OPERATIVE ORAL MAXILLOFACIAL-HEAD AND NECK SURGERY

（Second Edition）

口腔颌面-头颈外科手术学

（第2版）

主编 邱蔚六

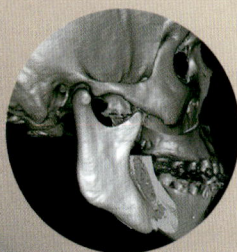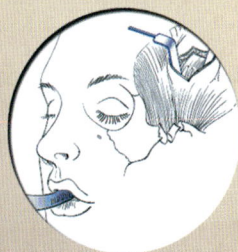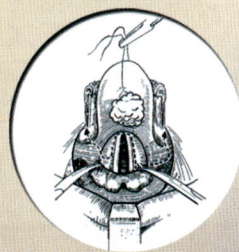

时代出版传媒股份有限公司
安徽科学技术出版社

图书在版编目(CIP)数据

口腔颌面-头颈外科手术学 / 邱蔚六主编. -- 2 版.
--合肥:安徽科学技术出版社,2022.9
ISBN 978-7-5337-8118-7

Ⅰ.①口… Ⅱ.①邱… Ⅲ.①口腔颌面部疾病-口
腔外科手术②头部-外科手术③颈-外科手术
Ⅳ.①R782.05②R65

中国版本图书馆 CIP 数据核字(2022)第 149534 号

KOUQIANG HEMIAN - TOUJING WAIKE SHOUSHUXUE(DI 2 BAN)

口 腔 颌 面 - 头 颈 外 科 手 术 学(第2版) 主编 邱蔚六

出 版 人:丁凌云 选题策划:汪海燕 责任编辑:汪海燕
责任校对:戚革惠 责任印制:梁东兵 装帧设计:武 迪
出版发行:安徽科学技术出版社 http://www.ahstp.net
(合肥市政务文化新区翡翠路 1118 号出版传媒广场,邮编:230071)
电话:(0551)63533330
印 制:安徽新华印刷股份有限公司 电话:(0551)65859178
(如发现印装质量问题,影响阅读,请与印刷厂商联系调换)

开本:889×1194 1/16 印张:46.25 字数:1460 千
版次:2022 年 9 月第 2 版 2022 年 9 月第 1 次印刷 累计第 3 次印刷

ISBN 978-7-5337-8118-7 定价:468.00 元

邱蔚六简介

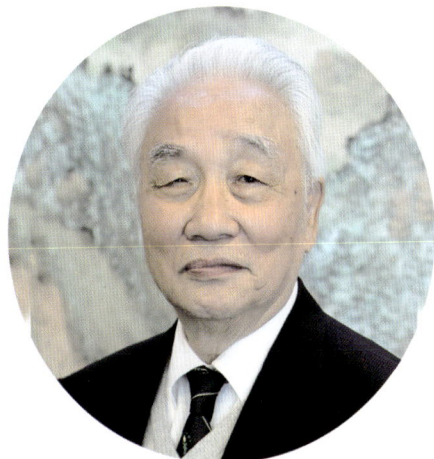

中国工程院院士,中国医学科学院学部委员。1932年10月出生于四川省成都市。1955年毕业于四川医学院(现四川大学华西医学中心)。曾任上海第二医科大学口腔医学系主任、口腔医学院院长、附属第九人民医院院长等职。现任上海交通大学荣誉讲席教授,上海交通大学医学院第九人民医院口腔颌面外科终身教授、主任医师、博士生导师;香港牙医专科学院名誉院士;日本大阪齿科大学名誉教授;以及国际牙医学院大师和4个国际学会院士或成员。擅长颌面部肿瘤、整复外科及颞下颌关节外科。曾获国家发明奖、科技进步奖共3项,获部市级一、二、三等科学技术进步奖和何梁何利科学技术进步奖共36次。其中"游离前臂皮瓣软腭再造术"及"经关节镜滑膜下硬化疗法治疗颞下颌关节脱位"获国家发明奖(1996,1997),有关后者的技术被国外专著引用。在国内首先对颞下颌关节强直伴发阻塞性睡眠呼吸暂停低通气综合征(OSAHS)患者行手术矫治。倡导"综合序列治疗"。

曾30多次出访国外和讲学。1989年,作为特别演讲者,应邀在美国第71届口腔颌面外科年会上做了"头颈部肿瘤的处理——中国的经验"的专题报告,为中国学者在该年会上做专题报告的第一人。

主编、协编专著各20余本;在国内外杂志上发表论文400多篇。1991年开始享受国务院特殊津贴。曾被评为全国先进教师(1989)、上海市先进教师(1996)、全国卫生先进工作者(2004)、上海市教育功臣(2018)、国之名医(2019),并获得首届中国医师扬子杯奖(2004)、上海市科教系统伯乐奖(2007)。2009年获中国口腔颌面外科华佗奖,以及由国际口腔颌面外科医师学会(IAOMS)颁发的最高奖项——杰出会士奖(Distinguished Fellow Award),在IAOMS建会的50年中,全球仅7人获此殊荣。

编委会名单

主　　编　邱蔚六

副 主 编　张志愿

主编助理　郑家伟

编　　者（以姓氏拼音为序）

第2版前言

国家"十二五"重点出版项目《口腔颌面-头颈外科手术学》(第1版)于2014年问世以来,已出版印刷两次,并获得华东优秀科技图书一等奖。应出版社之邀约,作者拟在原著基础上进行第2版的编写,对第1版内容进行一些补充和修改。为顺应医学发展趋势,第2版在原著的基础上主要增加了以下新内容:

1.在总论中增加了精准外科、数字外科及超声骨刀在口腔颌面-头颈外科手术中的应用等内容。

2.随着牙槽外科手术的发展和新技术的应用,在第2章中增加了10项具有新意的牙槽外科手术内容。

3.3D技术已在科技领域特别是医学领域被广泛应用,本书特别增加了"3D打印技术在口腔颌面-头颈外科手术中的应用"一章。

4.为体现显微外科技术的进步,本书增加了"穿支皮瓣在口腔颌面-头颈外科手术中的应用"一章。

由于当代科学技术的快速发展,原书的内容已经跟不上时代的进步,必须不断进行修订增补。但愿每次修订都能循着"存菁去芜,求新与除旧"的原则去做好工作。欢迎读者提出意见和建议,使本书精益求精,好上加好。

鉴于新冠疫情的影响,本书出版时间有所延后,特致歉意。

2021年8月于上海

第1版前言

手术是外科学中最主要和最基本的治疗方法,任何一名外科医师都必须掌握外科手术的基本操作方法、基本手术程序及术前、术中、术后(围手术期)的各种处理。此外,由于外科学中亚学科(二、三级学科)的发展,一名优秀的外科医师还必须掌握解剖学(包括局部解剖学、应用解剖学),水、电解质平衡,以及麻醉学等最基本的科学知识,才能使手术取得优异而圆满的结果。

近年来,在口腔颌面外科领域,各类手术学的参考书层出不穷,其中质量较高者包括周树夏主编的《口腔颌面外科手术学》(1994),以及笔者与张道珍主编的《口腔颌面外科学手术图解》(1996)等。以上图书都有一个共同特点,即叙述全面,几乎在该范围内应属"大全",因而导致重复内容较多,如都有"局部麻醉术""脓肿切开引流术""牙及牙槽外科手术"和"颈外动脉结扎术""气管切开术"等,而这些在学生教科书中也有叙述,大同小异。因此,笔者在接受安徽科学技术出版社邀请编著一本手术学专著时,就决定扩充本书的内容,并删除一些不必要的内容,定名为《口腔颌面-头颈外科手术学》。除口腔颌面外科同道外,还邀请了有关眼科、耳鼻咽喉科和头颈外科等兄弟学科的专家共同参与编著,以提高本书的内容质量。

本书共21章,版面字数约106万字,图1 350余幅。其特点是:

1.鉴于口腔颌面部手术与头颈部其他手术的共性——在同一相邻解剖区域,大多病损较表浅和可视,症状近似,患者可首诊于各相关科室,等等,也鉴于近年来我国头颈外科同道良好的协作和手术技术的发展,作者将口腔颌面部手术与眼科、耳鼻咽喉科、头颈外科、整形外科等有关手术,特别是以往很少包含在头颈外科内的眼科肿瘤手术与整形手术综合在一起编撰成书,并命名为《口腔颌面-头颈外科手术学》,这是一个尝试。在当今学科交叉、临床推崇整合医学(holistic integrative medicine)的情况下应是符合时代要求的。

2.内容尽量求新求精。本书除介绍基本手术操作和手术方法外,还着重收入了有关整复外科、显微外科、内镜外科、导航外科和介入手术、阻塞性睡眠呼吸障碍手术等内容,以利于发挥和推广各学科的专业优势,冀求取得更优良的手术效果。进入21世纪以来,生命科学、数字医学等的飞速发展促使临床外科学与时俱进,功能外科、微创外科、数字外科业已成为外科发展的主旋律。

(1)功能外科(functional surgery)的主旨是既要提高患者的生存率或治愈率,又要保证手术后患者的生活质量(quality of life,QOL),两者缺一不可。其精髓是千方百计地进行多学科综合治疗(multidisciplinary treatment,MDT)或多学科综合序列治疗(multidisciplinary synthetic and sequential therapy,MSST),而不是仅仅依赖于外科手术;还应在循证医学的基础上尽量缩小手术范围,以保存可以保留的组织。

为了挽救生命、提高生存率,对必须扩大手术范围造成组织或器官缺损者,则应用现代整复技术予以修复,不单单是组织体积及器官形态的修复,有时甚至要求做所谓的动力性修复(dynamic reconstruction)。20多年来,介入诊断学(interventional radiology)、介入手术(interventional surgery)、腔镜或内镜(endoscopy)和机器人手术(robotic surgery)都得到了快速发展。由于这些手术的微创性和有效性,微创外科(minimal invasive surgery)与精确外科(precision surgery)的理念自然也应运而生,而且更进一步促进了功能外科的发展。为了达到上述目的,本书特别增加了对有关内容的阐述。

(2)数字医学的进步推动着微创外科的发展,而微创外科与数字外科又进一步推动了功能外科医疗质量的进一步提高,保证了患者术后的生存质量。数字医学包含术前的手术模拟(surgery simulation)、3D打印技术、导航外科(navigation surgery)及机器人外科,均已应用于临床。机器人外科可以使视野广阔,手术野可放大8~10倍;机械臂具有7个自由度,360°运行,突破了人手转动的极限;手术野呈三维状态;可以避免施术者手的颤抖,使操作更为精确,具有极大的优越性。遗憾的是,与胸、腹、盆腔等机器人外科手术相比,口腔颌面-头颈外科的机器人手术尚处在初级阶段。在国外,机器人应用于口腔颌面-头颈手术的报道也不多。在这种现实下,本书对模拟外科、3D打印技术和导航外科做了专门章节的介绍,但是尚缺机器人外科方面的内容,实属遗憾。希望能于再版时补充这方面的内容。

(3)睡眠问题,特别是阻塞性睡眠障碍,不仅涉及睡眠时打呼噜影响他人,更重要的是由于长期缺氧可导致心肺功能障碍及儿童的生长发育不良。这也是近年来肺科、神经科、耳鼻咽喉科、口腔颌面外科、口腔正畸科等所关心的问题。为此本书对阻塞性睡眠障碍手术也做了专门章节的介绍。

3.参加本书编写的作者多具高级职称,有丰富的临床经验。他们分别来自上海交通大学医学院附属第九人民医院、中国医学科学院附属肿瘤医院、复旦大学附属肿瘤医院、复旦大学附属眼耳鼻喉科医院,以及中国人民解放军第二军医大学附属长征医院等。为了阐述他们的观点,在每个手术最后均设有关于该手术的"经验与评述",力求阐明该手术的价值、优缺点和今后还需改进的方向与设想等,以便临床选用。

4.本书的图解分别采用线条图与术前、术中及术后照片,并辅以解说,与以往手术学采用全线条图解有所差别。这也是一次尝试,最终效果也有待于进一步评定。

本书内容相对充实,覆盖面广,符合现代医学发展方向,可作为临床有关专科——口腔颌面外科、眼科、耳鼻咽喉科、头颈外科、整形外科等临床医师、医学专业研究生等有价值的参考书。本书经安徽科学技术出版社申请,获得了2014年度国家出版基金的资助。为了保证质量,又请各位编写者对全书做过校正和图片增补。

由于水平和经验的限制,本书肯定还有不少不尽如人意甚至错误之处,希望读者不吝赐教,以便再版时修正。

本书部分线条图由李小玲女士绘制。全书由房笑、王琪赟女士协助文字加工和整理,对她们付出的劳动,谨致谢忱!

2014 年 3 月于

上海交通大学医学院   附属第九人民医院
口 腔 医 学 院

目录

第1章 总 论

一、手术发展的历史和地位

手术是外科治疗的主要手段和方法。

从广义上来说，凡是应用手的技巧（手工）进行的任何治疗操作都可称为手术（operation），因此手术并不都是外科的专利。除大外科系统外，妇产科、眼科、耳鼻咽喉科及口腔医学中的牙体牙髓科、牙周科等也都离不开手术。这是由于这些科室均起源于大外科系统，是从大外科系统分离出来的。即使在大内科系统，骨髓穿刺、介入治疗等也属于手术。因此，可以说手术治疗仅是相对于内科系统以药物治疗为主而言的。

手术在医学史上从何时开始，也就是说外科学发源于何时是一个很难考证和说清楚的问题。可以肯定的是：手术学应该是在人类历史进程中，随着医学的发展，特别是随着近代外科学及其分支逐渐发展成熟后而形成的一门学科。但是，手术学本身并不是一门独立的学科，它是为外科学及其分支服务的治疗学，因而在其前常须冠以所属学科领域的名字，诸如"腹部外科手术学""神经外科手术学""耳鼻咽喉科手术学"等。本书命名为"口腔颌面-头颈外科手术学"则是清楚表明：它是为口腔颌面外科及头颈外科服务并为其所用的。

从现有的资料来看，在口腔颌面颈部手术中，我国是最早施行唇裂手术的国家。据周大成考证，这一记载见于《晋书·魏咏之传》。书中写道："魏咏之，字长道，任城人也。家世贫，素而躬耕为事，好学不倦，生而兔缺，年十八，闻荆州刺史殷仲堪帐下有名医能疗之……医曰：'可割而补之，但须百日进粥，不得笑语。'咏之曰：'半生不语，而有半生，亦当疗之，况百日耶？……'及瘥，仲堪厚资遣之。"这一段文字生动地记录了患者的名字、职业、求医经过和治疗结果。唯一令人感到遗憾的是尚无法知道手术的程序和术式。这一文献已被当代整形外科专家 D. Ralph Millard 收入他的专著 *Cleft Craft* 中，并称这是世界上关于唇裂手术的最早记载，说明已被国际上认同。

国际公认，牙医学是由被称为牙科之父的法国的 Pierre Fauchard（1678—1761）最早从外科学中独立出来的一门学科，而且他的最早一部著作就是有关牙外科学的专著 *Le chirurgien Ou traite des dents*。然而很少有人知道，早在西晋时代，《晋书·列传》中的《温峤传》中就曾记录过因拔牙而致死的病例。周大成的考证原文是："峤先有齿疾，至是拔之，因中风，至镇未旬而卒……"此外，在东方古国印度，有对战争中逃兵和不贞洁妇女割鼻的刑罚，Sushruta 约在公元前 800 年即记录了用全额皮瓣整复全鼻缺损的方法，而且沿用至今。这是口腔颌面部整复外科史上最古老的文献之一，开创了整形外科的先河。

尽管我国和印度在口腔颌面部手术方面做出过上述贡献，然而真正外科手术的发展都只是在近代，特别在 20 世纪。众所周知，手术治疗的发展密切依赖于解剖学、病理学、麻醉学、输血、无菌抗菌技术，以及抗生素的进步和发展。解剖学知识奠定了外科手术方案制订的可行性，病理学肯定了外科手术的必要性，麻醉学保证了手术能完美和安全地实施，而无菌术和抗菌术等措施则保证了患者术后创口的愈合和顺利康复。当然，外科技术的进步和各种现代化设备及精良手术器械的问世，也都对外科手术学的发展起着巨大的作用。

在漫长的医学发展历史长河中，只有经历无数次的临床实践和科学研究的成功与失败，才能使现代外科手术达到几近完美的程度。

解剖学经典著作《格氏解剖学》（Gray，1859）是沿用至今的教材和参考书之一，它是手术学宝贵的基础。

这里还不得不提出在麻醉学方面做出重大贡献的两位牙科医师。他们是 Horac Well（1815—1848）和 William Thomas Green Morton（1819—1868）。前者首先将氧化亚氮（俗称"笑气"）应用于拔牙手术（1844）；后者则第一个将乙醚用于一例下颌下区手术（1846），并成为麻醉学史上的一段佳话。

需要补充说明的是：1846 年 10 月 16 日，Morton 在麻省总医院实施"第一例"乙醚麻醉手术，此手术是公开地在媒体关注下完成的（图 1-1）。所以在很多书籍里都将 Morton 的工作定义为现代麻醉学的开端，并在每年的 10 月 16 日召开全美的麻醉医师年会（ASA）。然而，在此之后却发现早在 1842 年 3 月 30 日（在 Morton 施行麻醉 4 年半之前），一位美国麻醉医师 Crawford Long 在美国佐治亚州已用乙醚麻醉为一位患者实施了颈部肿瘤摘除术，但当时此事没有被媒体公开报道。碰巧的是这两次手术都是在患者上颈部进行的。为了纪念 Long 的贡献，1993 年，美国总统布什下令将每年的 3 月 30 日定为美国的医师节。

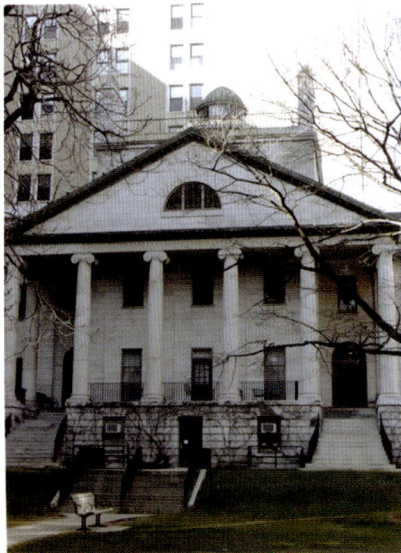
（1）

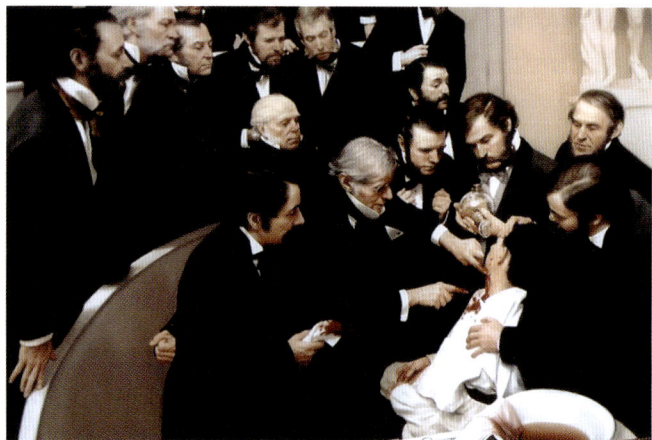
（2）

图 1-1　公开报道第一例乙醚麻醉下施行的下颌手术
（1）施行第一例乙醚麻醉手术所在的建筑物"Ether Dome"，坐落在美国波士顿麻省总医院内；
（2）在乙醚麻醉下施行第一例下颌下区手术的场景（油画）

手术中的大量失血威胁患者生命，而输血则是纠正手术失血的重要保证。20 世纪初 Karl Landsteiner（1901）发现 ABO 血型后，使手术输血的安全性得到了绝对的保证。

在 19 世纪前中期，手术几乎是没有任何无菌和抗菌概念的。这在 Albert S. Lyons 与 R. Joseph Petrucelli 合著的 *Medicine：An illustrated history* 一书中可反映出来。迄今仍保存在哈佛大学博物馆的反映前述乙醚麻醉下施行下颌下区手术的一幅油画中也证实了这一点（图 1-1）：不但参观学习手术的学生不穿隔离衣，不戴口罩，甚至术者本人和助手都不穿消毒衣，不戴帽子，也不戴橡皮手套。直到 19 世纪后期至 20 世纪初期才由 Mikulicz-Radecki 倡议术者应戴口罩，Halstand 首先在手术中戴消毒橡皮手套，Furbringer 则提出了手和手臂的洗手消毒法。加之蒸汽灭菌的应用，才使手术的无菌术逐步趋向完善。

当然，20 世纪初至 20 世纪 30 年代青霉素与磺胺类药物的相继问世，则使抗菌术得到了更大的发展。

从上述内容可以得出这样的结论：手术是技术，但它已不单纯是技术，手术也是科学，手术还是艺术。

外科医师也不应仅是会开刀的"杰出工匠",外科医师也应是学术型的外科医师(academic surgeon)。

二、口腔颌面-头颈手术的特点

作为一名外科医师,要做好手术或者要精通手术必须符合两方面的基础要求:一是必须通晓解剖知识(包括解剖变异),二是必须具有非常扎实的操作基本功(包括异常情况的处理)。满足了这两条,再难的手术也可以完成,没有做过的手术也可以创新。除此之外,作为一名口腔颌面外科或头颈外科医师,还必须具备口腔医学、肿瘤学、眼科学和耳鼻咽喉科学等方面的知识,必须具有整复外科学、显微外科学的技术和技巧。只有这样,才能保证口腔颌面-头颈外科手术的高质量、高水平,在治愈疾病的同时,使患者获得良好的生存质量。

与全身其他部位的手术比较,口腔颌面-头颈外科手术还具有下述特点:

(1)口腔颌面颈部上接颅底,下连胸腔,解剖结构复杂,重要组织众多。口腔颌面颈部是上摄食管、上呼吸道的所在部位。12对脑神经均通达和支配口腔颌面颈部组织与器官。颅脑及口腔颌面颈部血供均源于颈动脉及锁骨下动脉(含椎动脉、甲状颈干、肋颈干)系统。手术稍有不慎,不但会引起重要血管、神经损伤,还可导致颅内缺血性损害及气胸、纵隔气肿等严重并发症。因此,熟悉解剖、细致操作且减少创伤是口腔颌面颈部手术十分重要的原则。

(2)口腔颌面颈部组织血供丰富,血液循环流畅。其有利的一面是组织再生能力强、创口愈合快,抗感染能力也相对较强;不利的一面是手术中出血多、创面渗血多、总失血量大。由于不能像四肢手术那样可以应用止血带止血,因而常需借助其他方法来降低或减少手术中失血,诸如通过术中降压麻醉、低温麻醉及各种手术操作来达到减少术中出血的目的。

有时由于彻底止血较困难,口腔颌面颈部手术后发生继发性出血的概率也较高。不但可出现失血性休克,而且由于解剖的关系,会出现血肿压迫上呼吸道而发生窒息。因此,术后的严密监护和及时处理是十分重要的。

(3)口腔颌面颈部生理腔穴多,诸如口腔、咽腔、喉腔、鼻腔、鼻旁窦等无不与外界沟通。腔内均有微生物常年定殖。因此,口腔颌面-头颈手术,特别是口腔颌面部手术多为污(沾)染手术而不是无菌手术。为此,对抗菌的要求较高,特别是预防性抗生素应用的概率较高。术后抗感染,包括患者饮食、营养的供给,提高患者的免疫功能,以及严格术后护理等措施和要求也与一般外科手术的要求有所不同。

(4)口腔颌面颈部的生理功能可能是全身最多的,也是最复杂的。口腔是消化道的开口,咀嚼、吞咽是实施消化功能的第一、第二步。口、鼻腔则都是上呼吸道的门户,如果闭锁则人将窒息。发音和语言功能是相辅相成的,也是人际交流的第一信号。面部的外形(唇、颊、耳、鼻等)和表情更是人际交流的原始感官。信号也好,感官也罢,不但都有非常重要的生理功能而且兼具重要的社会功能。为此口腔颌面-头颈手术除保障其安全性外,必须考虑最大限度地保存这些功能;即使在不能保存时,也要力争重建和恢复这些生理功能和社会功能。

(5)麻醉的困难与麻醉和手术间的干扰一直都被认为是口腔颌面-头颈手术的难点。麻醉的困难主要发生在一些张口受限、颈部瘢痕挛缩及在口腔、口咽、喉咽部有占位性病变的患者,这些情况下往往给气管插管带来不同程度的困难。其次是麻醉医师与手术医师为了维持呼吸通道及因手术所在区域而共抢一个解剖部位——口腔、鼻腔和咽腔。最后,由于缺损修复的需要如制备背阔肌皮瓣,患者有时须较大幅度地改变体位,也增加了麻醉的不方便。好在经过多年的临床实践和经验积累,特别是一些器械的应用和技术改良,诸如气管镜、盲探技术等,使得目前的气管插管技术有了明显的提高。更重要的是,由于麻醉医师与手术医师间的密切协作,已使得这些情况在目前获得了极大的改善。

(6)加强术中及术后的呼吸道管理也是口腔颌面-头颈手术的重要一环。防止术中的呼吸道吸入,除依靠插管和气囊外,主要靠手术医师提高警惕,随时吸出血液或分泌物。口腔颌面-头颈手术后的呼吸道监护和管理则是防止术后发生上呼吸道梗阻的重要措施。术后上呼吸道梗阻的发生可由于术区血肿、水肿(有时是声门水肿),也可由于组织缺失和移位(如过中线的下颌骨缺失、咽后壁组织瓣转移术等)而发生。在术前有缺氧症状的患者(如睡眠呼吸暂停低通气综合征)术后发生上呼吸道梗阻的可能性更大。为此,一些预防性措施,例如减轻水肿药物的给予、延长气管内插管的拔除时间(最长者可在术后 3 d 以后),以及给予预防性气管切开等,都是口腔颌面-头颈手术后必须重视和考虑的问题。

三、消毒和灭菌

　　消毒和灭菌是预防术后感染的重要举措,同时也是阻断疾病医源性传播的重要环节。口腔颌面-头颈术后感染不仅增加患者痛苦和延误治疗时间,还可能导致功能障碍及增加面颈部瘢痕和畸形等不良后果。无菌的整复或美容手术,则对消毒、灭菌的要求更高。

　　近年来已发现,除艾滋病毒可通过医源性传播外,乙型病毒性肝炎的传播与口腔颌面外科关系也十分密切。它既可以通过器械或医师的手传染给另一患者,也可以通过唾液或血液直接感染医师。据报道,口腔颌面外科医师的感染率竟可高达 21%。上海交通大学医学院附属第九人民医院口腔颌面外科的研究曾证明:牙槽血及拔牙器械盘标本的乙型肝炎表面抗原(HBsAg)检出阳性率分别为 6% 与 6.7%,拔牙室环境的 HBsAg 检出阳性率也达 6.2%。因此,从控制传染病的角度来看,消毒、灭菌对口腔颌面-头颈手术来说,也是十分重要的。

（一）手术室与手术器材的消毒灭菌

　　口腔颌面外科手术室的消毒灭菌要求与一般手术室的要求基本相同。在有条件的单位,门诊小手术室应与拔牙室或治疗室分开。手术室中进行感染创口手术时应在无菌或污染创口手术进行完毕后再进行,以防止交叉感染。有条件的单位可专设独立的感染创口手术室。手术室内的空气消毒一般以紫外线照射消毒法最为常用,也可用 0.05% 氯己定(hibitane)液行喷雾消毒。

1. 口腔内手术器械的消毒

　　(1)干热消毒法:160℃干热消毒 30 min 以上,对乙型肝炎病毒有明显的灭杀作用,是一种手术器械的有效消毒方法。

　　(2)煮沸消毒法:是最简单的消毒法。用自来水或过滤的清水煮沸 30 min;用 2% 碳酸氢钠液 (沸点为 105℃)效果更佳,并可防止金属器械生锈。玻璃器皿应先用纱布包好,放入冷水或温水中徐徐加热煮沸,以防破裂。橡胶物品宜在水沸后放入,以免变软或老化。

　　(3)药液浸泡消毒法:锐利的有刃器械,如刀、剪、凿等,为防止变钝、生锈,可用浸泡消毒法。目前,较常用的消毒液消毒法有:①70% 乙醇浸泡 30 min;②1% 苯扎溴铵 (bromogeramine)液加 0.5% 医用亚硝酸钠 5 g 浸泡 30 min;③0.1% 氯己定液加入 0.1% 医用亚硝酸钠浸泡 30 min。

　　器械在消毒前应擦净表面的油脂,分开关节及轴道,并全部浸入液体中;若中途另加物品,应重新计时。使用前必须用灭菌生理盐水冲洗。

2. 手机、骨钻及钻针的消毒

　　将电钻直机头或风动骨钻机头用高压蒸汽或甲醛蒸气消毒灭菌。使用时,由护士将钻机接于机头上,再自机头套入消毒布套,并松系于电机支柱或电源线上即可使用。每次消毒前机头应拆开并擦净油污,用时加入灭菌润滑油。钻针可用甲醛蒸气或浸泡消毒法消毒。

　　甲醛蒸气消毒的方法是:将器械放入内盛 36%～40% 的甲醛液(formalin)的密闭消毒器中,40 min

后即可达消毒目的。

为了保证手术器材的消毒灭菌质量,现各医院均有统一的消毒灭菌设备和各种不同等级要求的手术室。

(二)手术者的消毒灭菌

手术者的消毒灭菌包括清洁准备(更换手术衣、裤、鞋、帽和口罩)、洗手、穿手术衣、戴橡皮手套等步骤,其原则、方法与普通外科的要求完全相同。

洗手前要求修剪指甲,除去甲垢,用肥皂刷洗指尖至肘上部 10 cm 处 1～3 遍;擦干,然后用消毒液浸泡。多年来用得最多的浸泡液仍然是 70% 的乙醇,浸泡 3～5 min 即可。对乙醇过敏者也可选用其他洗手浸泡液或擦洗液,如 1:1000 苯扎溴铵,或 0.5% 碘而康,或灭菌王,或 4% 葡萄糖氯己定,或 0.2% 过氧乙酸。过氧乙酸对多种病毒(包括肝炎病毒)的灭杀有效,不但可以杜绝患者之间的交叉感染,对医务人员的健康也有一定的保护作用。

应当指出,随着科技的进步,相继有不少消毒剂和用法出现。各类不同的浸泡液(特别是擦洗液)可能都有不同的使用方法和要求,使用前应详细阅读说明书,以便正确使用。

(三)手术区的消毒灭菌

1. 术前准备
除急诊手术外,患者术前应理发、沐浴、剃净手术区附近的毛发,剪短鼻毛(美容手术可不剃发,但应多次洗头)。通口腔的大手术,特别是需要植骨、植皮者,应先做牙周洁治、充填龋齿、拔除残根等,并用 3% 过氧化氢液、1:5000～1:3000 高锰酸钾液或 0.1% 氯己定液含漱或冲洗。取皮区或取骨区,除洗净皮肤污垢外,须刮净切口周围至少 15 cm 区内的毛发。取皮区用酒精消毒后包扎;取骨区应在术前 2 周开始准备,每日 1 次,用酒精消毒后包扎,并在手术日的早晨再消毒 1 次。

2. 消毒药物
(1)0.1% 苯扎溴铵:刺激性小,是口腔颌面-头颈手术常用的一种消毒剂。

(2)碘酊:杀菌力强,但刺激性较大。常用浓度:头皮部为 5%,面颈部为 2%,口腔内为 1%。皮肤消毒,应待其干燥后再用 70% 酒精脱碘。碘过敏者忌用。

(3)氯己定:是一种广谱抑菌、杀菌的新型消毒剂,毒性及刺激性甚微。且其在有血液、血清等存在时仍有效,故已被广泛应用。常用浓度:皮肤消毒使用 0.5% 溶液,口腔冲洗、含漱或黏膜、创口消毒使用 0.1% 溶液。由于其无色,故对整复美容手术区的消毒更为适用。

(4)弱蛋白银:用于眼附近手术的眼内消毒。常用浓度为 5%。若无此药,也可用 0.25% 氯霉素眼药水及四环素眼膏。

(5)70% 乙醇:是最常用的一种消毒剂。加入少量稀盐酸配制成 1% 的盐酸乙醇,可作为应用有色消毒剂后的脱色剂。

3. 消毒方法及范围
消毒一般应从术区中心开始,向周围环绕扩展涂药,不可遗留空白或从周围向中心涂拭;但在感染创口,则应从清洁的周围开始,再涂擦到患处。除涉及额、头皮部手术外,消毒前应先常规戴帽,遮盖头发。

对幼儿及全麻患者,在口内、口周、鼻孔附近消毒时,敷料蘸药不可过多,以防药物经咽腔流入呼吸道。在使用有刺激性药液于眼周消毒时,应先用四环素眼膏涂布结膜囊,并嘱患者轻轻闭眼,再消毒眼周,以避免药液流入眼内。凡与口鼻腔相通者,应先消毒口鼻腔再消毒面颈部。消毒区按手术区及范围,应大于手术区 5 cm,方能保证有足够的安全范围。常用手术消毒范围见表 1-1。

4. 消毒巾铺置法
口腔颌面部因有腔、道、孔、裂,头皮部又有头发,故手术铺巾有一定的特殊性。除门诊口腔内小手术外,均宜用消毒巾包头。

（1）包头法（图 1-2）：请患者自己或由护士协助抬头,将两块消毒巾重叠铺于头颈下手术台上。待头部放下后,再用双手分别将上层消毒巾根据手术要求自两侧耳前或耳后区包向中央,将头和面上部包于消毒巾（除眼或额部手术外,双眼均应包入巾内,如为全麻鼻腔插管,也应一并包裹）,用巾钳固定。

表 1-1　口腔颌面颈部常用手术消毒范围

手术区域	消毒范围
口腔内手术	①全部口腔；②面部（上）眶上缘,（下）颈上舌骨水平线,（两侧）耳前
面部手术	（上）发际,（下）颈上舌骨水平线,（两侧）耳前
腮腺区手术	（上）耳周发际上 5 cm,（下）包括颈中部,（前）中线,（后）耳后 5 cm。因麻醉或手术需要显露口腔者,则应消毒口内及全面部
下颌下区手术	（上）颧骨至鼻翼上唇,（下）锁骨上水平线,（前）过中线,（后）耳后 5 cm
颏下区手术	（上）上唇全部,（下）锁骨水平线
颈部手术	（上）颧骨至鼻翼上唇,（下）胸部乳头水平线,（前）过中线 5 cm。如在双侧或中线处手术,对侧颈也应全部消毒,（后）颈后三角、同侧项部及乳突发际上 5 cm
胸部手术（包括取皮、皮瓣,取肋骨等）	（上）锁骨上 5 cm,（下）平脐,（外）过腋后线包括全部肩关节及腋下,（内）过对侧锁骨中线。如手术部位为双侧,应全部消毒
腹部手术（包括取皮、皮瓣制备等）	（上）两乳头水平线,（下）耻骨联合,（外）腋后线,（内）过中线 5 cm。如手术部位为双侧,应全部消毒
股部手术（包括取皮、取筋膜等）	（上）平髋,（下）膝关节下 5 cm
上臂部手术（包括皮瓣制备等）	（上）全肩部、腋下,前胸侧至乳头线部；（下）肘关节下 5 cm

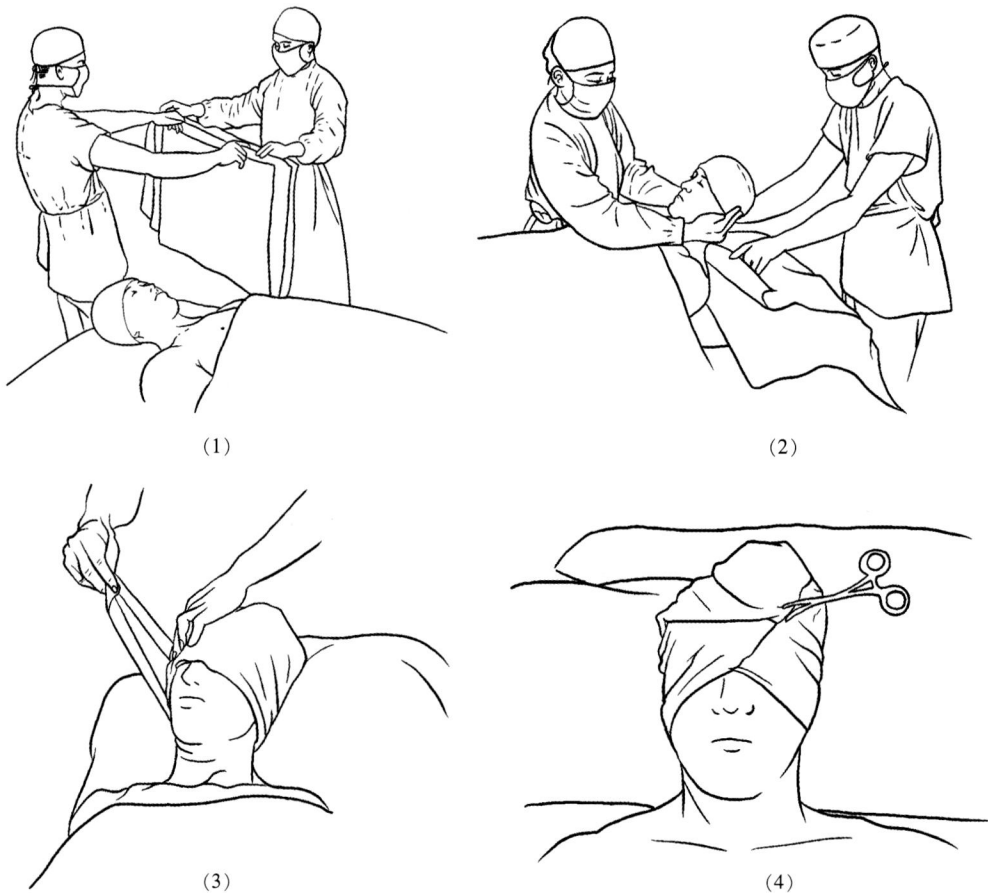

（1）　　　　　　　　　　　　　　（2）

（3）　　　　　　　　　　　　　　（4）

图 1-2　口腔颌面外科手术的包头法步骤
按照（1）—（4）顺序操作

(2)手术野铺巾法:①孔巾铺巾法。用有孔巾将头面部遮盖,仅于孔部显露术区,用巾钳或缚带固定。仅适用于门诊小手术。②三角形手术野铺巾法(图1-3)。用3块消毒巾,呈三角形遮盖术区周围皮肤,以巾钳固定。适用于口腔、鼻及唇颊部手术。③四边形手术野铺巾法(图1-4)。用4块消毒巾,呈四边形,将术区周围皮肤遮盖,用巾钳固定或于皮肤上缝合固定。适用于腮腺区、下颌下区及颈部手术等。

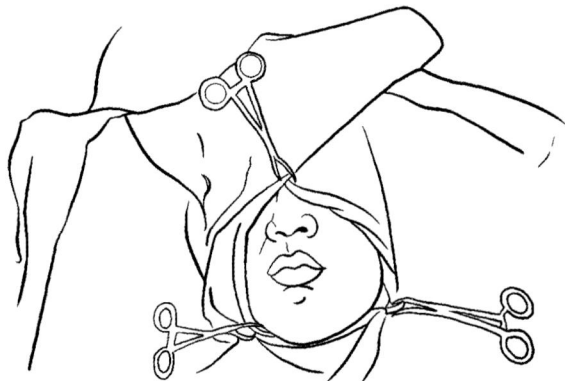

图1-3 三角形手术野铺巾法

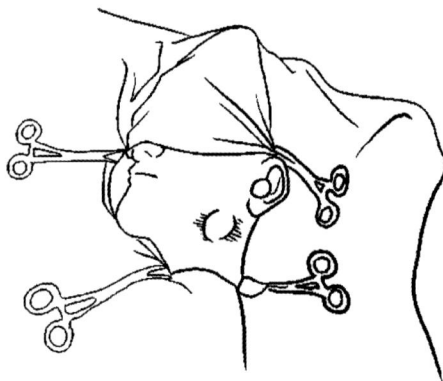

图1-4 四边形手术野铺巾法

铺巾时,应按手术的不同要求,调整手术野大小及形状,并保证消毒区要大于显露区。在手术野周围铺巾后,为防止消毒巾与皮肤不贴合,可加用粘贴手术巾(adhesive membrane)加固,以闭合术区与非手术区的交通。最后,再加用消毒巾、大消毒布单遮盖全身,大单之孔要正对术区。

若在术中切开探查或做冰冻切片,有可能扩大手术范围者,在消毒、铺巾时,应有充分估计,避免临时再行扩大消毒区及重换消毒巾。

四、常用手术器械及其应用

识别常用手术器械,了解其性能、用途和使用方法,方可使手术顺利、正确地进行。关于特殊器械的应用,将在各有关手术中提及。本段仅介绍传统手术器械及其应用。

1. 手术刀

手术刀可分为钢刀、电刀、热刀(产热而无电火花发生)、光刀(二氧化碳激光)、声刀(超声)等各类。目前国内临床上以全钢刀、电刀最为常用。

钢刀系由手术刀柄及可更换的各种刀片组成。我国出产的手术刀柄有3、4、7号三种,其长短、大小各有不同,因而其所配置的刀片也因刀柄而异。口腔颌面颈部手术常用的刀片有10、11、12、15、21、23号(图1-5)。使用时一般用持针钳或大血管钳夹持刀片进行更换。口内手术几乎全部应用11号(角形尖刀)刀片配置3号刀柄。口腔后部或咽部手术有时须用12号刀片(弯形尖刀或镰刀状刀),并配以较长的7号刀柄。面部手术主要采用11号刀片,有时也采用15号或10号刀片。颈部或头皮手术则多使用4号刀柄配置21、23号刀片。

电刀系采用特制的电热装置的器械,利用尖端电能进行组织切割,亦可利用其进行电凝止血。电刀头可为特制的不锈钢针,也可接特制刀柄,配以11号刀片。后者在不通电时也可用于切割,临床使用甚为方便。

手术用光刀主要为二氧化碳激光刀,须经专门训练方能掌握,目前临床应用很少。近年超声刀有逐渐推广的趋势,但超声刀主要用于切割骨组织,对软组织手术并不适用。

执刀方法(图1-6)一般有执弓式、抓持式、执笔式、反挑式四种,口腔颌面颈部手术以执笔式应用最

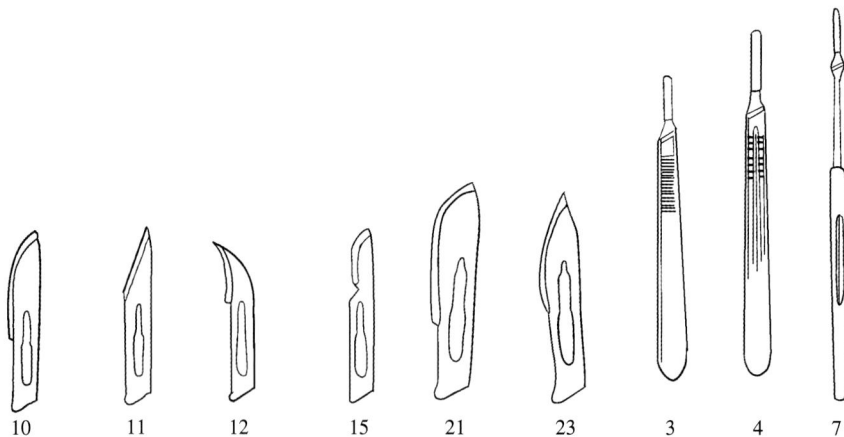

10	11	12	15	21	23	3	4	7

图 1 - 5　各种型号的手术刀片与刀柄

多。执笔式的优点是可以小指做支点,因而比较稳定,切口准确;在牙槽黏膜上做切开时,常可避免滑脱误伤正常组织。反挑式主要应用于牙槽部手术及脓肿切开。颈、头皮切口,或在身体其他部位切取移植组织(如皮瓣形成,取肋骨、髂骨等)时,也可采用抓持式或执弓式。使用电刀时应一律采用执笔式。应用光刀虽也采用执笔式,但因聚焦的要求,不能以手做支点,常是悬空切割。这就要求术者一定要有更多的基本训练才能掌握。

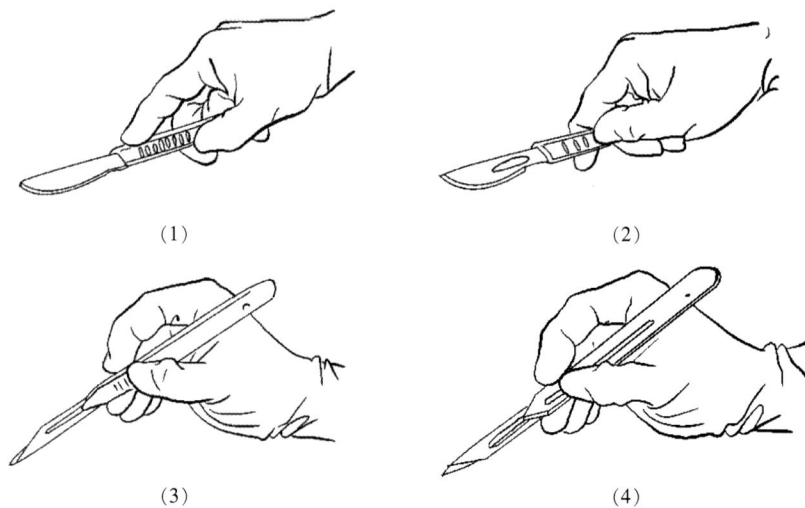

（1）

（2）

（3）

（4）

图 1 - 6　各类执刀法
(1)执弓式;(2)抓持式;(3)执笔式;(4)反挑式

2. 手术剪

手术剪(图 1 - 7)有弯直两型,各型又有不同长短、大小之分。剪头又分锐、钝及一页尖一页钝三类。口腔颌面颈部手术以钝头细长弯剪(亦称"深部手术剪"或"综合手术剪")最常用。既可做锐分离,又可做钝分离,还可以减少误伤正常组织的机会。面部整复手术时,则常用锐头小直剪或小弯剪。大的尖头剪或一页尖、一页钝的剪常用以剪线。还有粗页钝刃的金属丝剪,亦为口腔颌面颈部手术常用的器械。

手术剪的主要用途是锐分离,剪开或剪断组织;线剪则用于剪线、拆线;钢丝剪主要用于剪断各种金属丝。

正确的持剪法(图 1 - 8)是大拇指及无名指伸入圈套中,示指扶持关节或体部。临床容易犯的错误是以中指代替无名指,如此,常影响手术剪张闭的灵活性和持剪的稳定性,应予以注意。

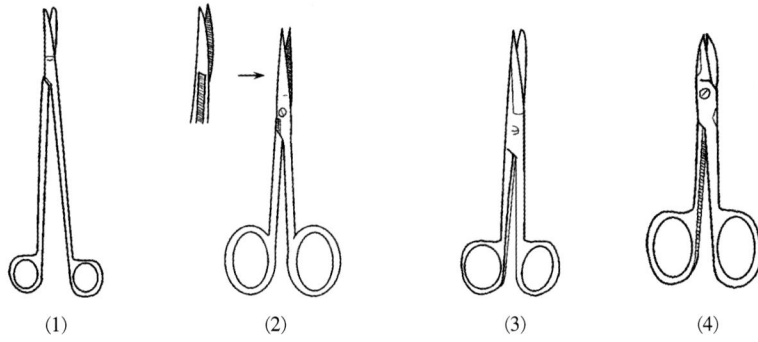

图 1-7 各类手术剪

(1)(2)手术用剪;(3)线剪;(4)金属丝剪

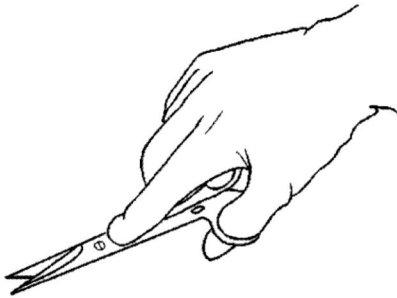

图 1-8 正确的持剪法

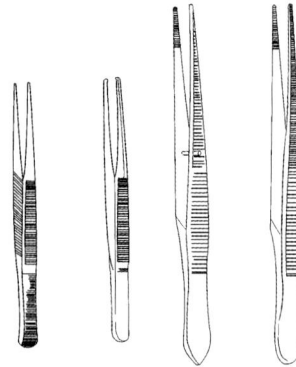

图 1-9 各类组织镊

3. 组织镊

组织镊(图1-9)分有齿与无齿两种。大小、长短可根据手术需要选择。口腔颌面颈部手术所用组织镊多为宽柄细头,镊头细对组织损伤小。一般外科所用的组织镊对口腔颌面颈部手术是不适用的。

组织镊的用途主要是牵引组织,协助分离、解剖及缝合等。有齿镊夹持比较牢固,但损伤较大,主要用于皮肤、皮下、筋膜等组织的牵引;无齿镊夹持牢度虽较差,但对组织损伤小,故多用于黏膜、血管、神经、肌肉等组织的牵引。

正确的持镊方法是,镊之一侧由大拇指扶持,另一侧由示指、中指、无名指三指共同扶持;只用示、拇两指的持法及镊柄向手心的持法都是错误的(图 1-10)。

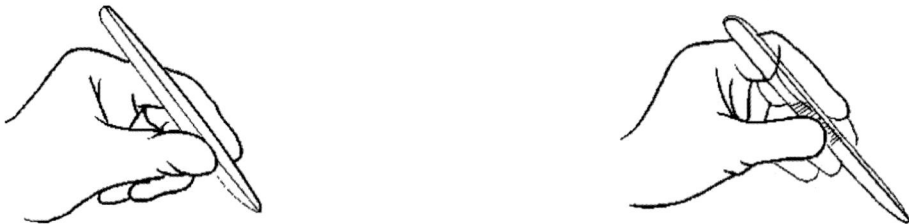

图 1-10 组织镊的握持方法

左:错误;右:正确

4. 血管钳

血管钳(图1-11)有弯、直两种类型。根据其大小又可分大、中、小三号。大号血管钳亦称"深部血管钳"或"开来（Kelly）血管钳",中号血管钳亦称"普通血管钳"或"小开来",小号血管钳亦称"蚊式血管钳"。血管钳是有齿无钩的,有钩者则称为"有钩血管钳"或"柯克（Kocher）血管钳"（图 1 - 12）,亦有直钳、弯钳两种。

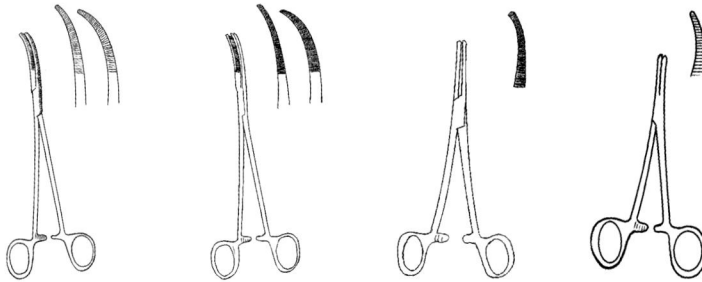

图 1 - 11　各型血管钳

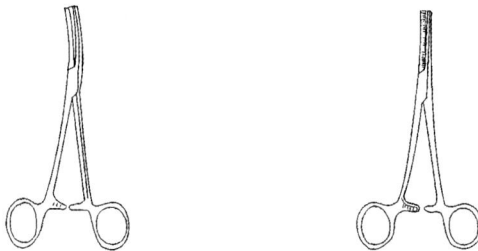

图 1 - 12　有钩血管钳

在口腔颌面颈部手术中使用最多的是小号血管钳,主要用以钳夹皮下及浅部组织的细小出血点。中号血管钳主要用于较大出血点、较粗血管及小束组织的钳夹。大号血管钳则多用于大束组织及大块肌肉的钳夹,由于其柄较长,也常用于咽部等深区的止血。有钩血管钳主要用于钳夹较厚的、易滑脱的大块肌肉或组织束,但不能用以直接钳夹出血点。血管钳除具有止血作用外,在钝分离中也是主要的器械。有时中、小号血管钳也可代替组织镊用以牵拉组织。其优点是,夹持比较牢固,如遇出血还可立即进行钳夹止血。

血管钳的持钳法与持剪法基本相同。以血管钳代替组织镊的握钳法见图 1 - 13。

5. 组织钳

组织钳（图 1 - 14）亦称"鼠齿钳""皮肤钳"或"阿里（Allis）钳"。其在口腔颌面颈部手术中,主要用以牵引被切除的组织;有时也可钳夹消毒棉球、消毒巾、纱布垫或剥离子。与一般外科手术不同的是,不用于钳夹牵引正常皮肤,以免损伤过大,但有时仍可用于钳夹牵引皮下组织。

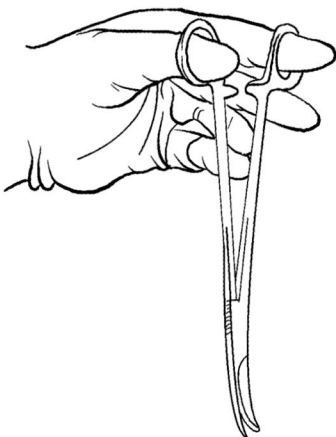

图 1 - 13　以血管钳替代组织镊的握钳法

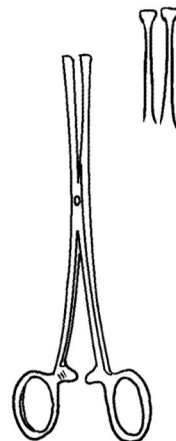

图 1 - 14　组织钳

6. 牵引钩

牵引钩(图1-15)亦称"拉钩"或"露钩",种类很多。口腔颌面颈部手术以应用双头直角式牵引钩及单钩(整复手术时)较多。其他类型可根据实际需要选择。

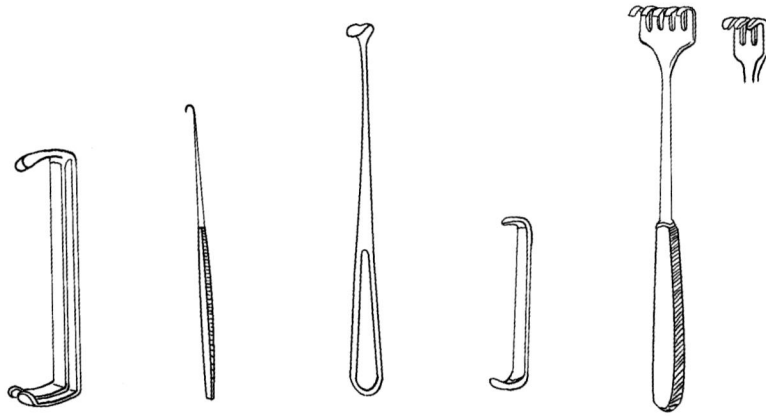

图1-15 各类牵引钩

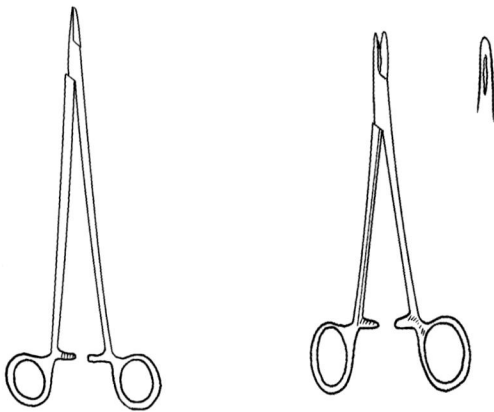

图1-16 持针钳

牵引钩的主要用途是协助手术区的显露。使用时注意勿滥用暴力,以免损伤组织。

7. 持针钳

持针钳(图1-16)亦称"持针器"。为适应缝针的不同规格,亦有不同长短和大小之分,应用时应注意配伍。如小针配用大持针钳,则针易夹断;如大针配用小持针钳,则针易打滑、旋转。

持针钳主要为缝合时夹持缝针之用。持针钳夹持缝针的正确部位是针的中后1/3交界处。缝合时,手指切不可穿进持针钳圈套内,以保证缝针能在各种角度弧形前进(图1-17),并不致因用力不当而撕裂组织。这一点在口内创口的缝合时尤为重要。

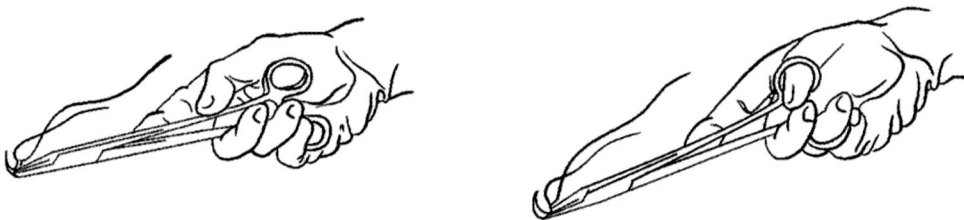

图1-17 持针器的握持法
左:正确;右:错误

8. 缝针

缝针有弯、直两种类型。在弯、直两种类型中又均有圆针及三角针之分。三角针前半段呈三棱形,故甚锋利。缝针的规格繁多,应视需要进行选择。一般的缝针在末端有眼孔,以备穿线;另有一种针线已制成一体者,称为无损伤缝针。

圆针主要用于缝合黏膜、肌肉、皮下组织,三角针则主要用于缝合皮肤及坚硬的瘢痕组织,无损伤缝针则用于缝合血管、神经。

缝针的大小一般以针径×针长(单位为 mm×mm)来表示。口腔颌面颈部手术中主要应用0.3×

10、0.4×10、0.5×12、0.6×14、0.7×17 的弯针,直针应用极少。

9. 缝线

我国目前常用的缝线有四大类:丝线、肠线、尼龙丝与金属丝(医用不锈钢丝、银丝等)。前两者,尤以丝线在口腔颌面颈部手术中应用最多。口内及面部手术多用 5-0、3-0 及 1 号线,颈部大块肌肉、大血管的结扎可用 4、7 号线。

肠线有可被组织吸收的特性,故主要用于组织内的缝合;近年亦有合成的可吸收的皮肤缝线问世。丝线主要用作皮肤、口腔黏膜的缝合及结扎出血点或血管。整复手术的皮肤缝合也可采用细尼龙线。无损伤缝针上的线则主要为尼龙线。金属丝只用于减张缝合或牙和骨组织的连接固定。

10. 巾钳

巾钳(图 1-18)主要作用是固定手术巾和皮肤垫,偶也可做牵引被切除组织之用。

11. 器械钳

器械钳(图 1-19)亦称"海绵钳"或"环钳",有环状及三叉形两种。主要用途是传输消毒器械和敷料,环状钳亦可用以夹持消毒棉球和牵引被切除组织。

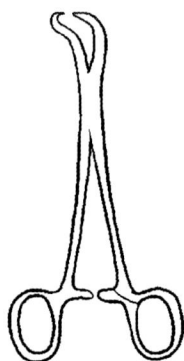

图 1-18　巾钳

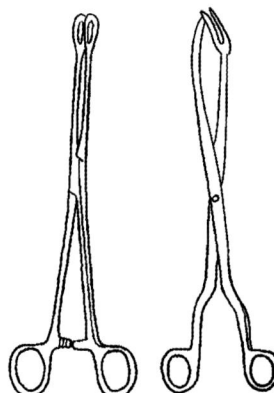

图 1-19　器械钳

12. 吸引头

口腔颌面颈部手术使用的吸引头(图 1-20)以细长、柄有孔及带蕊者为宜。管径一般为 3～5 mm。主要用途是吸出手术区的血液、囊液、脓液或唾液,以使手术野清晰。

13. 开口器

开口器(图 1-21)有钳形、丁字形(或称"鸭嘴形")及弓形三种,以前两种为常用。主要用途系协助张口,显露口内手术区。

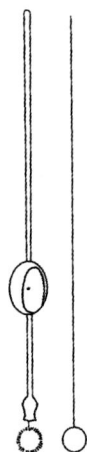

图 1-20　吸引头

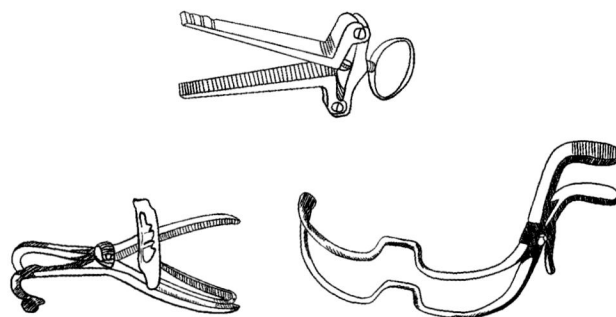

图 1-21　各类开口器

14. 口镜及压舌板

口镜(图1-22)为口内手术常用辅助器械。主要用途为牵开口颊,反射光源使之投照到狭小、隐蔽的微小区域,例如牙槽窝。手术用压舌板为不锈钢制成,呈弧形或直角形。主要用途为压舌,以显露口咽或口底部。

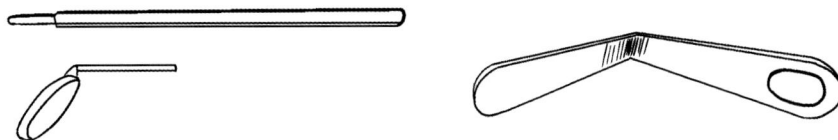

图1-22 口镜及压舌板

15. 骨膜剥离器

骨膜剥离器(图1-23)种类甚多。口腔颌面颈部手术以弯头骨膜剥离器与双头骨膜剥离器为常用。前者多用于口外手术,后者多用于口内手术。

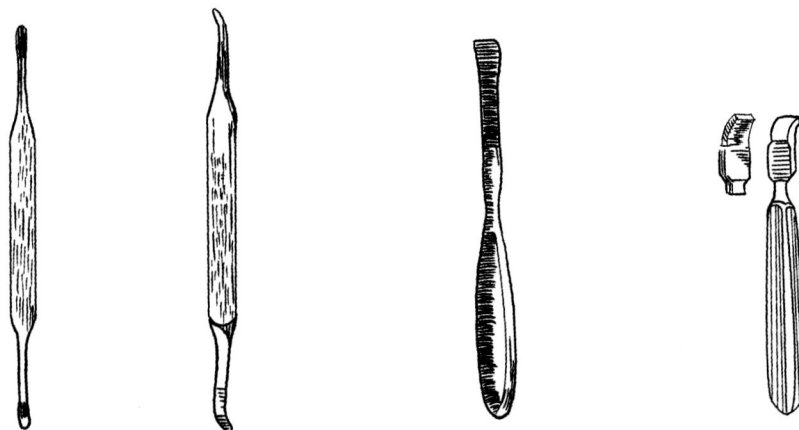

图1-23 各类骨膜剥离器

16. 骨凿及骨锤

骨凿(图1-24)有单面刃、双面刃之分。根据不同长短、大小、刃面形状而又分成各种类型,可根据手术需要选用。骨凿的主要用途是凿除骨质或凿断骨连接。一般牙槽部手术多用单面刃的小骨凿,颌面骨手术时则选用较大的骨凿。

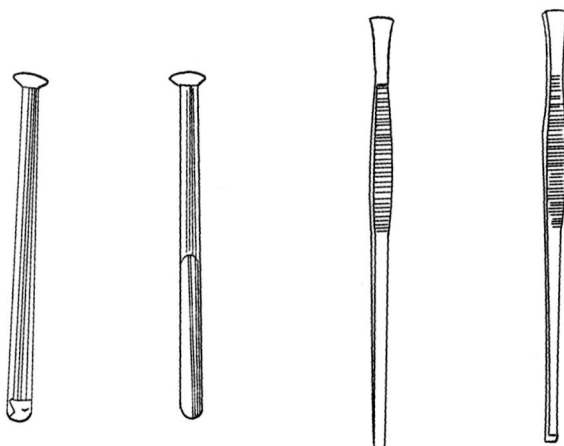

图1-24 各类骨凿

骨锤亦有不同大小，选用时宜与骨凿大小相配，以期获得适当的敲击力量。

17. 骨剪

骨剪（图1-25）有直头、弯头、单关节、双关节之分，主要用于修整骨尖或剪断骨连接。双关节骨剪使用较省力，故常用于颌面骨手术。

18. 咬骨钳

咬骨钳（图1-26）亦有直头、弯头、单关节、双关节之分。头式种类亦甚多。主要用途为咬除多余骨质，修整骨面。牙槽部手术时用直头的咬骨钳较为方便，颌面骨手术以双关节咬骨钳最适用、最省力。

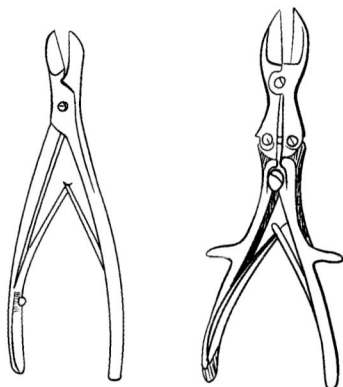 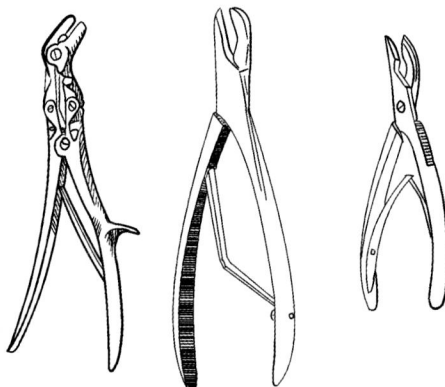

图1-25　各类骨剪　　　　　　　　　　图1-26　各型咬骨钳

19. 骨锉

口腔颌面颈部手术以双头骨锉（图1-27）最为适用。主要用途为锉平骨面，使之光滑圆整。应用时要注意与一般骨锉不同的是，只有一个方向运动才能发挥锉平的作用，因此不应来回拉锉。

20. 持骨钳

持骨钳分为二齿头、四齿头、多齿头三种。一般以四齿头及多齿头（图1-28）钳夹比较稳固。主要用途系钳持或牵引骨断端。

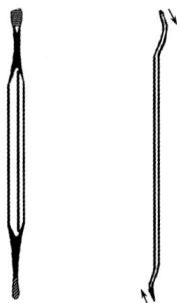 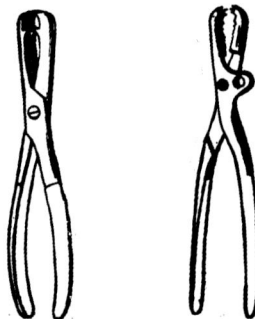

图1-27　骨锉　　　　　　　　　　　图1-28　持骨钳

21. 骨锯

骨锯包括有线锯、电锯及气动锯等种类。主要用于切断颌面骨。使用线锯时，一般应在两端呈大于直角的情况下拉锯，否则有折断的可能。颌面骨手术时用的电锯或气动锯以摆动式或伸缩式（往复式）为佳，应用旋转式时要避免因打滑而损伤正常组织。

22. 骨钻

骨钻有手摇、电动、风动三种。可根据需要配上各种骨钻或不锈钢针。手摇式虽效率较低，但比较安全，设备简单，故最常用。电动式和风动式效率较高，但要注意掌握操作要领，勿损伤正常组织。骨钻的主要用途是行骨质钻孔、骨间结扎术,有时也作协助凿骨之用。

23. 刮匙

刮匙(图1-29)有单头和双头之分,头又有各种式样,主要用途为清除腐碎骨质及刮除肉芽组织等。

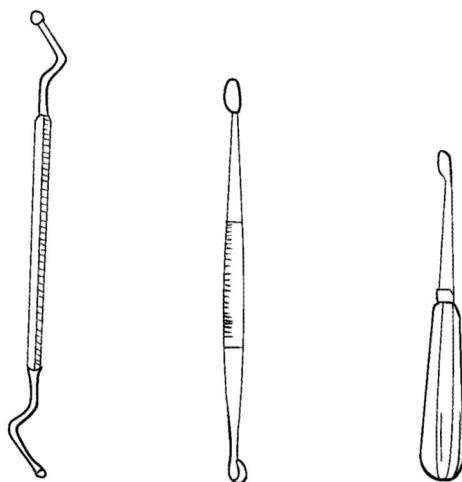

图1-29 各型刮匙

24. 钢尺、两脚规

两者主要用于整复手术设计时精确测量、定点、画线,为颌面整复手术不可缺少的工具。

五、基本手术操作

与其他手术一样,口腔颌面颈部手术的基本操作也可分解为显露、止血、解剖分离、打结、缝合、引流等6个方面。

(一)显露

手术野的充分显露是手术能否顺利进行的先决条件。口腔颌面颈部手术野的显露与切口、体位、照明均有密切关系。

1. 切口

由于解剖特点,口腔颌面颈部手术切口的选择必须综合考虑以下因素:

(1)解剖:要考虑重要解剖结构(神经、血管、腮腺导管等)的正常行径,手术切口尽量与之平行,以求减少损伤。例如,常用的下颌下切口,宜在沿下颌下缘1.5cm左右(面神经下颌缘支可在距下颌骨下缘0.3～1.4cm处斜行向上),如此可避免损伤面神经下颌缘支。

(2)部位:原则上切口应选择在病变区上或其邻近部位,以期获得较好、较直接的显露。由于功能及美观的特殊要求,面部手术的切口又常须考虑选择比较隐蔽的部位,如下颌下缘、耳前、下颌后区等处(图1-30)。如一定要在面部行切口,也应尽量与皮纹(图1-31)一致,或选择天然褶皱部(如鼻唇沟等)做切口,以期获得最小、最轻微的瘢痕;避免由于切断皮肤致弹性纤维张力增加,从而导致过多的瘢痕增生。

(3)长短:切口长短应视具体情况而定。一般在病变区上的切口,只要与病变相适应即可显露;离病变区较远的切口则需稍长才能充分显露。切口的长度最好以恰能充分显露为宜。切口过短,由于强力牵拉组织,损伤反而严重,对创口愈合不利;切口过长,则牺牲正常组织过多,还可导致直线瘢痕收缩,对患者也不利。另外还要事先考虑到因手术需要而延长切口或附加切口的可能性,故在设计切口时,要尽可能留有能延长切口的余地。切口必须延长时,可设计成弧形、"S"形或角形。

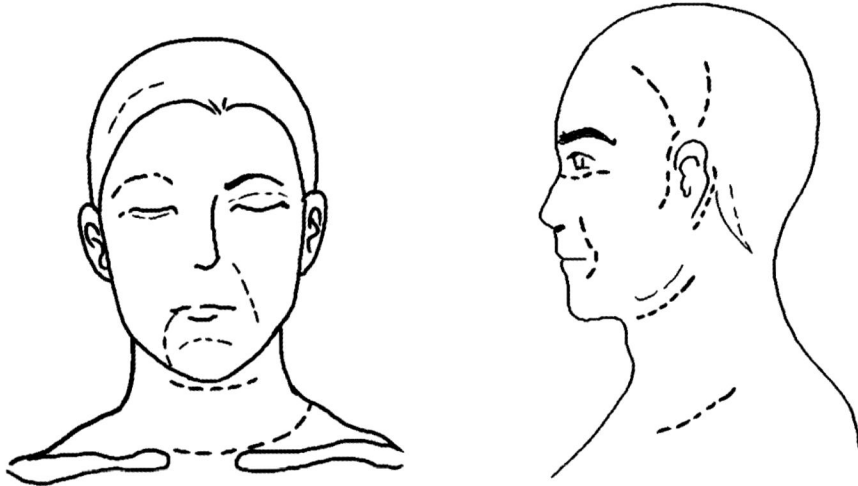

图 1 - 30　口腔颌面-头颈手术的各类切口示意图

选择好切口后,对长的皮肤切口可以用亚甲蓝画线标记,以使切割更为准确。切口两侧还可以亚甲蓝标记数点,以便缝合时准确对位。切开时,皮肤要用手绷紧或固定;手术刀要与组织面垂直,力争准确敏捷地、整齐地一次切开;并要求切口从起点至止点均应在同一深度。如此,缝合后方能达到创缘接触严密、张力均匀、愈合良好、瘢痕不明显或仅遗留很细小的线状瘢痕的效果。切忌在皮肤上来回拉锯式切割和斜切,以致创缘不齐。一个不整齐的创缘,不仅增加了缝合时正确对位的困难,且可致两侧组织高低不平,愈合后瘢痕也很明显。

除少数整复手术外,各层组织(如皮肤、筋膜、肌肉)均应逐层分别切开。

做肿瘤手术时多采用电刀,也可用光刀。使用电刀或光刀时,皮肤层仍宜先用钢刀切开,以避免愈合后形成明显的瘢痕。深层组织及黏膜可直接用电刀或光刀切割。使用电刀时,刀尖移动速度宜稍慢,否则达不到止血效果。

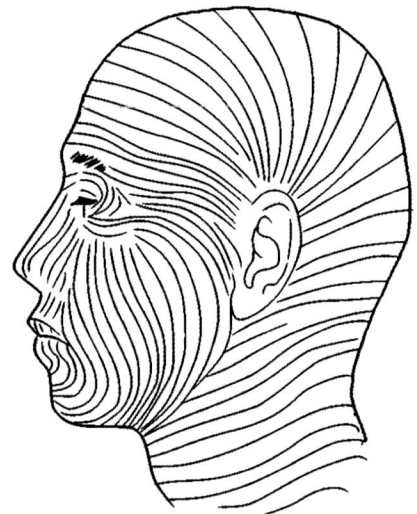

图 1 - 31　头面颈部皮纹走向示意图

面部整复或美容手术一般使用钢刀而不使用电刀切割组织。

2. 体位

体位对某些手术区的显露十分重要。例如,行气管切开及颈外动脉结扎术时,如肩不抬高,头后仰或侧向不够,显露气管和动脉均十分困难,在这些情况下,体位甚至比切口更为重要。因此,凡涉及颈部的手术,垫高肩部应该作为常规做法。

3. 照明

对于深部手术区,特别是口内、咽部等手术区,照明也是显露的重要环节。例如,断根拔除时牙槽窝须明视。施行腭裂整复术、咽成形术时照明非常重要。近年来,随着冷光源的发展,出现了利用特制的小灯头冷光光源或用光纤系统直接进入深部手术区照明的方法,大大提高了显露的清晰度。

除上述外,手术区的显露还可借助牵引钩、张口器等器械。在使用这些器械时,要注意轻柔而不能用暴力,以免损伤正常组织。使用开口器时,还要特别注意避免对牙的损伤。

（二）止血

止血和减少出血的方法有下述几种：

1. 钳夹、结扎止血

这是用得最多、最普遍的方法,即用血管钳对看得见的出血点进行迅速和准确的钳夹。钳夹的组织要少,以免过多地损伤正常组织。表浅的微细血管,钳夹后即可止血;对较大的出血点则须钳夹后用丝线分别进行结扎止血。也可电凝止血。浅部组织的结扎不宜过多,对某些患者,过多的线头可引起感染或组织排斥反应,影响创口愈合。在创面植皮的情况下,结扎线头也是越少越好。

对某些钳夹组织稍多、钳夹端较短及钳夹组织内含有明显血管者,单纯结扎有滑脱的可能,此时可用缝扎法加固。对于大块的肌束,例如胸锁乳突肌,则可先以大血管钳钳夹后再行切断,以减少肌肉中小血管出血,其断端也需缝扎才能避免滑脱。肌肉缝扎方法见图1-32。

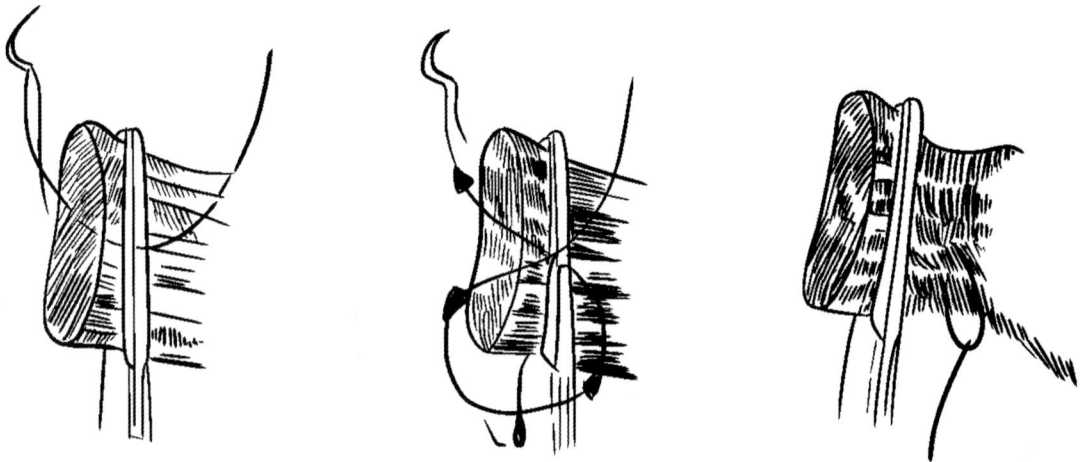

图1-32 肌断端缝扎示意图

2. 阻断止血

(1)对知名血管或手术区中较粗的血管,应细心分出,将两侧钳夹或结扎后再切断,可以防止和减少出血。一般知名动静脉结扎切断后所留断端长度至少应为该血管径的两倍(图1-33),并应行双重甚至三重结扎,以防滑脱。对动脉的第二次结扎如用贯穿缝合法,则更为牢靠。

(2)颈外动脉是口腔颌面部血流供应的主要来源,因此,阻断结扎或切断颈外动脉主干或其分支是预防和处理手术中出血的重要方法之一。是否需要结扎,应视手术类型、出血量多少而定。如颈外动脉(或其分支)就在手术野中,则常先行预防性结扎以减少出血。

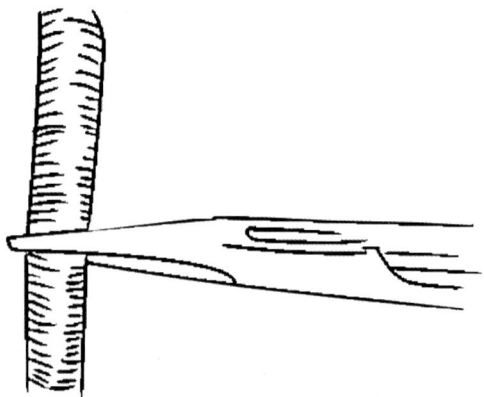

图1-33 血管所留断端长度应为管径的2倍以上

由于头颈部血管侧支循环较多,因此在某些情况下,双侧颈外动脉结扎的止血效果比单侧更佳。

(3)对于血液循环丰富而又不易以一般血管钳钳夹、结扎止血的组织,例如舌、头皮等部位,可在切口周围(或切除物周围)先做圈式或栅栏式缝扎止血(图1-34)。

(4)栓塞止血:这是近年来借助介入疗法进行血管内栓塞术以减少手术野出血的一种有效方法。对

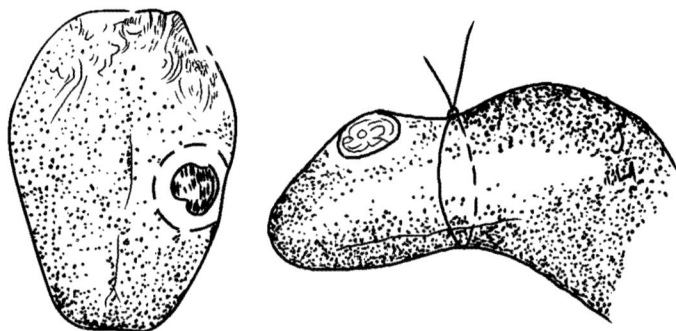

图 1 - 34　圈式或栅栏式缝扎止血

易出血的手术,例如上颌骨切除术、动静脉畸形手术,应事先行栓塞术,可有效减少术中出血。栓塞止血也是阻断止血法的一种。

3. 压迫止血

对于较大面积静脉渗血或瘢痕组织的渗血,主要用温热盐水纱布压迫止血。对于局限性渗血又查不到明显出血点的疏松组织出血区,可用荷包式缝合或多圈缝合压迫止血;如组织基底移动性差不能缝合,可转移一块肌肉或其他邻近组织覆盖加压止血。

骨髓腔或骨孔内的出血,则主要用骨蜡填充压迫止血。对组织腔内的出血,还可以碘仿纱条填充压迫止血,以后再逐渐分期抽除。在发生紧急的动脉出血时,可以手指立即压迫出血点,然后用钳夹或其他方法进行止血。

4. 药物止血

分全身用药与局部用药。全身用药主要针对凝血功能有障碍的患者,或大量输血时作为辅助性用药,以增强凝血机制。手术时止血主要还是依靠局部用药,包括吸收性明胶海绵、止血海绵、中药止血粉等。将这些药物敷贴于出血面上,再以盐水纱布轻压片刻,可起到止血效果;但对较大的动脉出血仍是无效的。按 1∶1 000 比例将肾上腺素溶于普鲁卡因溶液或生理盐水中(每 10 ml 加 1 滴)行组织内注射,或直接用肾上腺素盐水纱布压迫创口,由于局部压力增加及血管收缩,对减少手术野出血也有一定好处。药物止血常用于头皮手术及腭裂整复术时。但应注意:用量较大时,特别对小儿可引起心率加快;药物作用过后,有由于血管扩张而再发生继发性出血的可能。

5. 热凝止血

用电刀或光刀手术可显著减少出血量,尤以光刀更为显著。上海交通大学医学院附属第九人民医院口腔颌面外科等单位的动物实验证明:光刀比电刀减少出血量约 90%。国外的报道也证实,光刀手术比电刀或钢刀手术的出血量大大减少。光刀手术不仅用于肿瘤外科,而且用于烧伤瘢痕切除植皮及颈部皮瓣转移等整复手术。但光刀对口径在 0.5 mm 以上的血管仍无封闭止血作用,还是要依靠其他方法止血。

6. 低温止血

借助局部低温冷冻技术或全身低温降压麻醉,也可有效地减少手术出血。对不需精细解剖的手术,可用液氮行局部冷凝后再行切除;对于需要精细解剖或创面较大的手术,则以选择低温麻醉为宜。低温麻醉（体温降至 32℃ 左右）可有效地减少周围组织的血容量,从而减少出血。此外,对机体特别是中枢神经系统也有保护作用,还可增加机体对休克的耐受性。

7. 降压止血

手术中使收缩压降至 80 mmHg 左右,也可有效地减少术中出血量,但时间以 30 min 左右为宜,对心血管疾病患者禁用。

手术结束时,对手术野应反复检查和彻底止血。口腔颌面颈部手术后,可借患者强烈咳嗽（全麻时由麻醉师协助刺激气管）的方法,以协助鉴定止血是否完全、有无结扎线松脱等情况。最后再按层关闭创口。

（三）解剖分离

解剖分离为显露深部及切除病变组织的重要手段。应在正常组织层次中进行,即做到手术层次清楚。要达到这一点,首先必须有明确的解剖学概念。例如腮腺手术:面神经恰在颈深筋膜浅层之下,如翻皮瓣时正好沿颈阔肌与颈深筋膜浅层之间分离直至前缘,往往不需要费力即可显露面神经分支;又如皮瓣或皮管形成时,在深浅筋膜两层之间分离,不但出血少、损伤小,皮下脂肪球也可获妥善保护,术后血液循环得以保证。其次,欲达到层次清晰的解剖,主刀、助手互相配合,做好组织牵引,是技术操作的关键。组织间总有潜在间隙,在无牵引力的情况下,这些正常的潜在间隙是不清楚的,只有当外力牵引后才会出现。术中沿此间隙分离,则解剖将十分顺利;否则杂乱无章,层次模糊,组织损伤大,出血也多。

当然,在有炎症、瘢痕的情况下,则粘连较重,正常的组织界限也不清楚。此时按层次解剖往往就有比较大的困难。虽可在远离炎症或瘢痕组织的正常区域开始解剖,但有时还是无法避免较多的组织损伤,出血一般也较多。

解剖分离的方法基本可分为两类,即锐分离与钝分离。锐分离主要用手术刀及手术剪,往往应用于精细的层次解剖或分离粘连结实的瘢痕组织。一般应在直视下进行,动作要细巧、准确。钝分离主要用血管钳,也可用刀柄、手指、纱布和剥离子等逐步推进分离。钝分离多用于分离正常肌肉、疏松结缔组织及摘除有包膜的良性肿瘤,可在非直视下进行。对于层次不清而又含有重要血管、神经的区域,钝分离是比较安全的方法,但对组织损伤较大,故操作时更应细致,避免过度暴力,以减少组织撕裂伤。

解剖分离过程中,要经常用盐水纱布覆盖创面,避免组织在空气中长时间暴露。整复手术时,对组织更要倍加爱护,避免不必要的牵拉、夹扭和压迫软组织。

（四）打结

打结是外科手术重要的基本功,主要用于结扎血管和缝合时。打结既要求速度快,同时又要求质量高、方法正确(方结、外科结)。速度慢,常延误手术时间;方法不正确(假结、滑结),质量不高,则结易滑脱,甚至造成术后出血,给患者带来不必要的痛苦。为此,必须苦练基本功。

口腔颌面颈部手术时,以单手打结(图 1-35)和持针钳打结(图 1-36)最常用。单手打结最好练就左右手均能打结。持针钳打结法在口内缝合及缝线过短时用得很多,亦应熟练掌握。

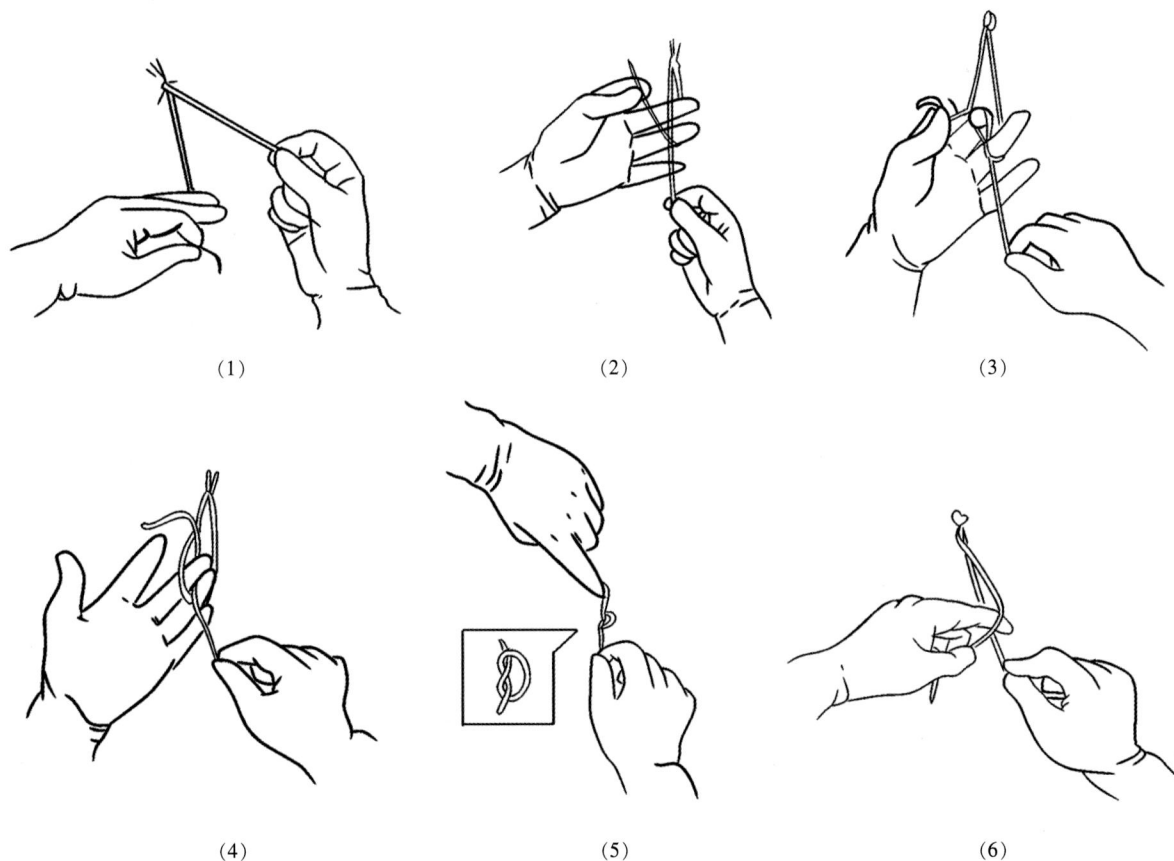

(1)　　　　　　　　　(2)　　　　　　　　　(3)

(4)　　　　　　　　　(5)　　　　　　　　　(6)

图 1-35　单手(左)打结步骤

（7）　　　　　　　　　　（8）　　　　　　　　　　（9）

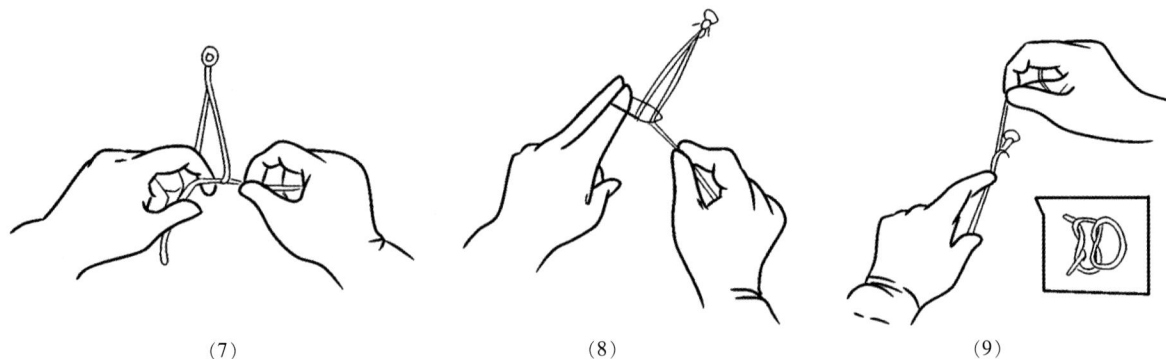

图 1 - 35　单手（左）打结步骤（续）

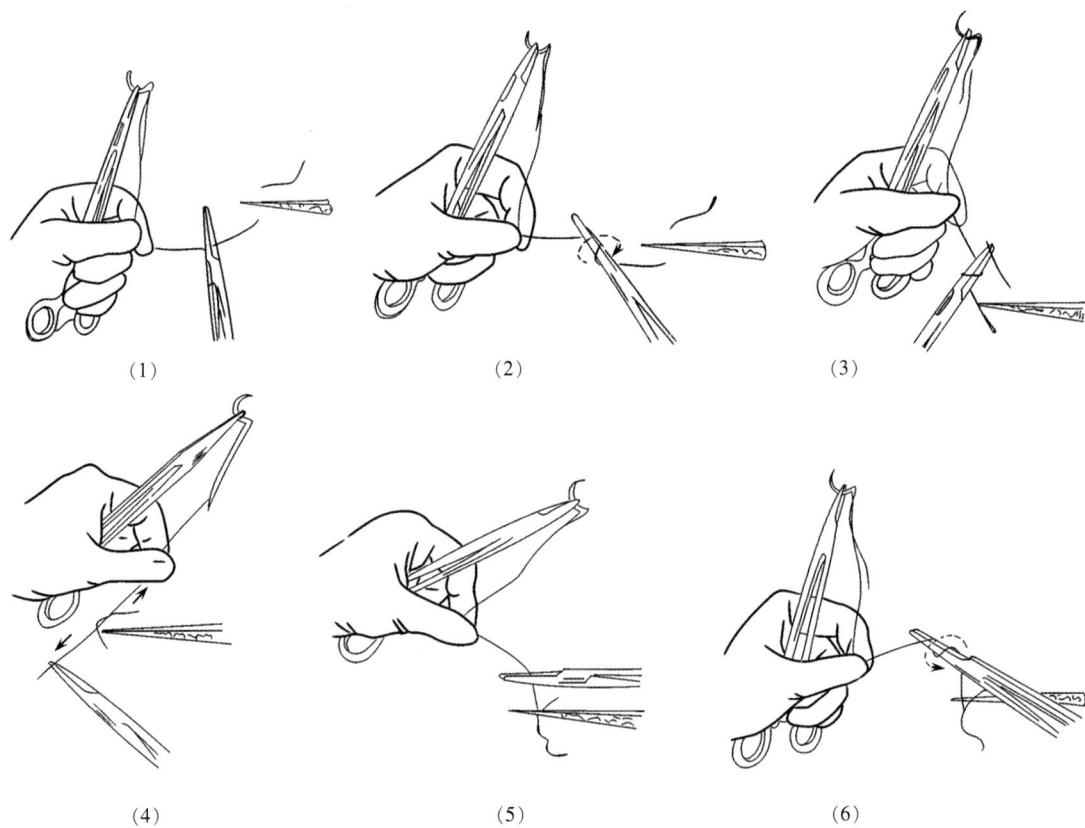

（1）　　　　　　　　　　（2）　　　　　　　　　　（3）

（4）　　　　　　　　　　（5）　　　　　　　　　　（6）

图 1 - 36　持针钳打结步骤

　　打结收紧结扣时要注意尽量使三点（两手用力点与结扎点）成一线，否则结扎组织容易撕脱或结扎松脱。这一点在表浅的部位十分容易做到，但在深部就比较困难。为了达到这一目的，必须将两手或至少要有一手的示指伸入深部近结扎处，才能使三点尽可能在一条直线上。

　　打结时，每个结扣都必须是顺的，否则容易断线或结扎不紧。所以打结时，必须经常使用线交叉或手交叉的方法（图 1 - 37）。一般在打第一个结扣时多使用线交叉法，以免影响助手扶持血管钳的视野；而在打第二个或第三个结扣时，则以手交叉法较为方便。

　　组织缝合打好第一个结扣时，应将两根线头引向一侧（图 1 - 38），再打第二个结扣，如此才不易松脱。这对口内牙龈黏膜的缝合尤为重要。

　　对深部组织的结扎，用手引线颇感不便，此时可用长血管钳尖头持游离线（俗称"钓鱼线"），横过结扎血管钳之尖端，扣住组织后引出，再行打结（图 1 - 39）。

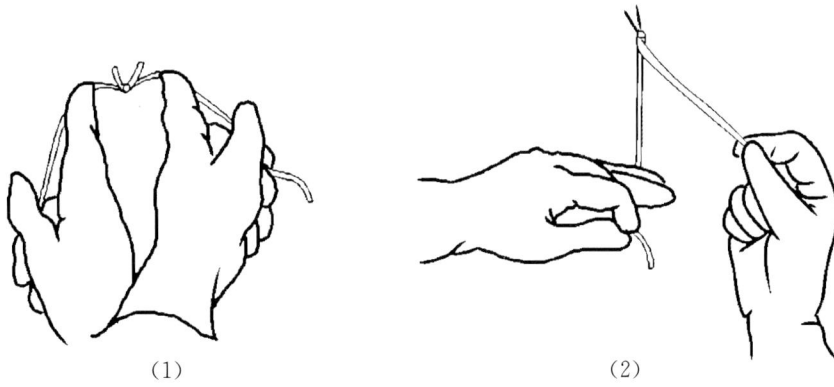

（1）

（2）

图 1-37　单手打结法

（1）手交叉；（2）线交叉

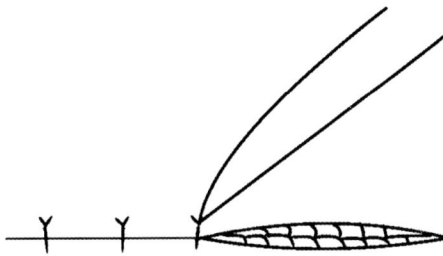

图 1-38　缝合时打结的要点

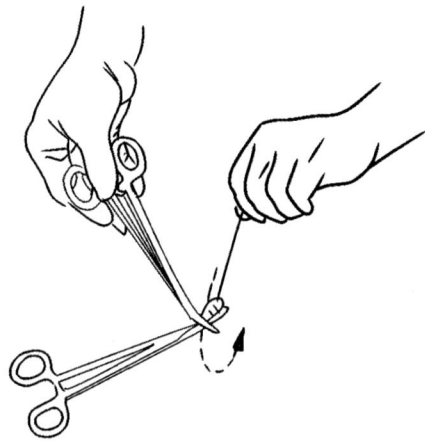

图 1-39　游离线打结法

　　无论是结扎止血点还是缝合、打结完毕后,术者应两手将线合拢,轻轻提起,然后由助手将线剪断。组织内结扎线头所留长度一般为 1 mm 左右,但对较大的血管及大块肌肉束等粗线结扎,为防止滑脱,可增加到 2～3 mm。皮肤、黏膜的缝合,为拆线时牵引方便,结扎线头应留 5 mm 以上。线头留得较长时,剪线比较容易;如需留短线时则对技术要求稍高,为了提高准确性,可将剪微张,以剪之一侧紧贴结扎线向下滑动至结扣处,然后向外上方稍加翻转剪断(图 1-40)。如此,可使留下之线头在 1 mm 左右。

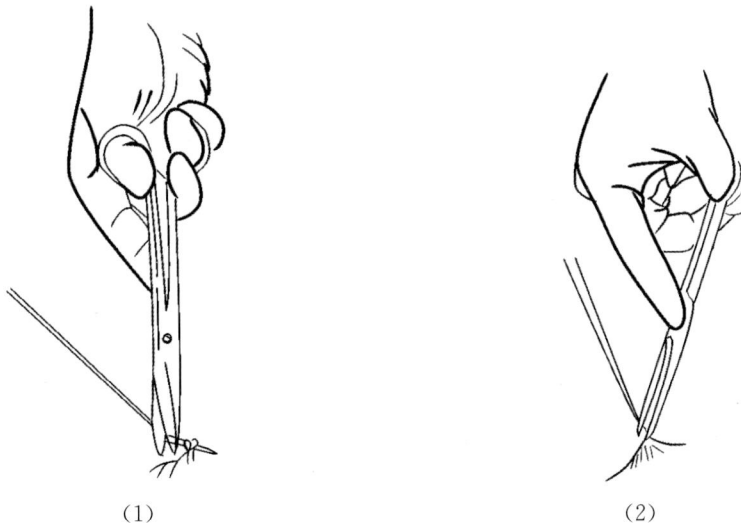

（1）

（2）

图 1-40　组织内结扣的剪线法

（1）尖刃向下滑动；（2）至结扣之上剪断

图1-41　缝合进针时针尖应与皮肤垂直
左侧不正确,右侧正确

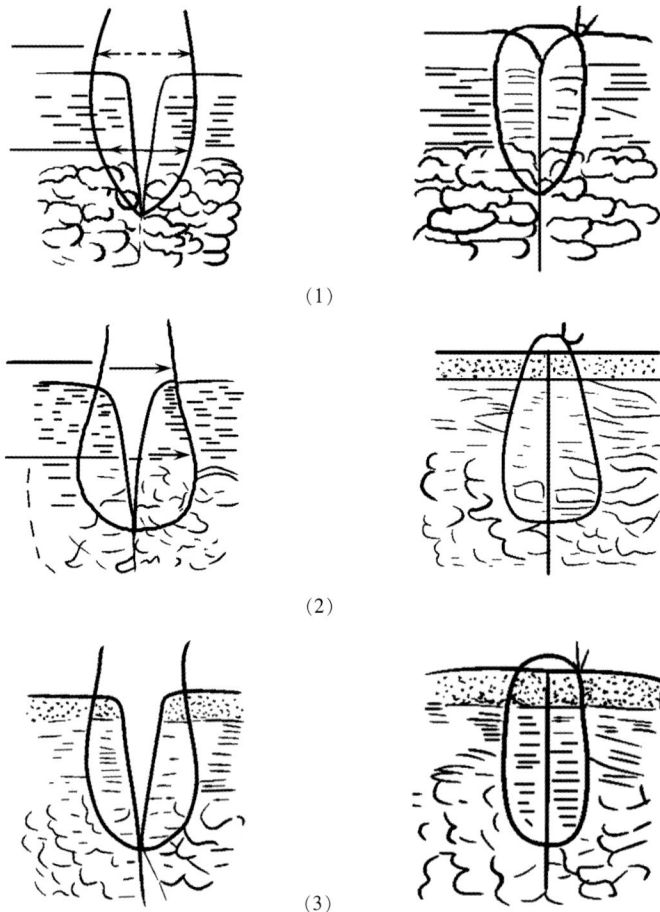

（五）缝合

缝合可使手术分离开的组织或切除后的剩余组织重新就位,以达到创口一期愈合的目的。除某些口内手术后的骨暴露面及感染创口外,所有创口,特别是软组织创口,均应行初期缝合。

1. 缝合的基本要求

（1）要正确对位,接触良好,各层次要分别缝合。

（2）应尽量消灭无效腔,否则易导致创口感染。

（3）应在无张力或最小张力下进行缝合,以免创口裂开和愈合后瘢痕过粗。

（4）二切缘如果一侧是固定的,一侧是游离的,除个别情况外,原则上应先缝游离侧,后缝固定侧。这一点在缝合口内黏膜瓣及游离皮片或皮瓣时均应遵循。

（5）面颈部皮肤缝合时,除沿凹陷皱纹的切口可做内卷缝合使其与皱纹一致外,一般要防止创缘内卷及过度外翻,以免导致感染和愈合后瘢痕明显。要达到这一目的有两点应予以注意:①缝合应包括皮肤全层,皮肤缘较薄时,还应带入部分皮下组织(为避免线头反应,皮下一般可不缝合,或仅做几个定点缝合)。缝合进针时,针尖应与皮肤垂直(图1-41),方可达到一定的缝合深度。②皮肤创缘内卷往往是皮肤切口两侧进针间距大于皮下间距的结果,皮肤创缘过度外翻则是皮肤切口两侧进针间距小于皮下间距的结果。明确这一道理,皮肤应当可正确对位缝合(图1-42)。

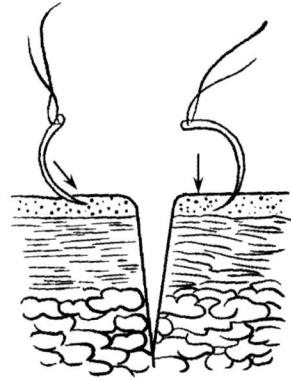

(1)

(2)

(3)

图1-42　切口的缝合
(1)创缘内卷;(2)创缘过度外翻;(3)创缘略外翻,缝合正确

(6)皮肤缝合进针点离创缘的距离和缝合间距密度,应以创缘紧密吻合无裂缝为原则。具体要求则因各种手术性质及部位而有所不同。例如,整复手术时,皮肤缝合进针点距创缘 2～3 mm,每针间距 3～5 mm;舌组织缝合时,由于组织易撕裂,进针点距创缘可增至 4～5 mm;颈部皮肤缝合时,缝合间隔密度一般也可增至 5 mm。

(7)缝合时线结的松紧度应适宜。如过紧会压迫创缘,影响血运,导致边缘坏死;还会因缝线的切割作用而在拆线后遗留明显的缝线压迹,黏膜则可能发生撕裂。过松则创缘不能紧密接触或发生错位,可导致创缘渗血及愈合后瘢痕增粗。

(8)在某些功能部位(如口角旁、下眼睑等),要避免过长的直线缝合,以免愈合后瘢痕直线收缩,致正常解剖移位。这一点应在设计切口时即考虑到。如缝合时方发现切口过长,此时应按对偶三角瓣法做附加切口,进行"Z"形曲线缝合(图 1-43)。

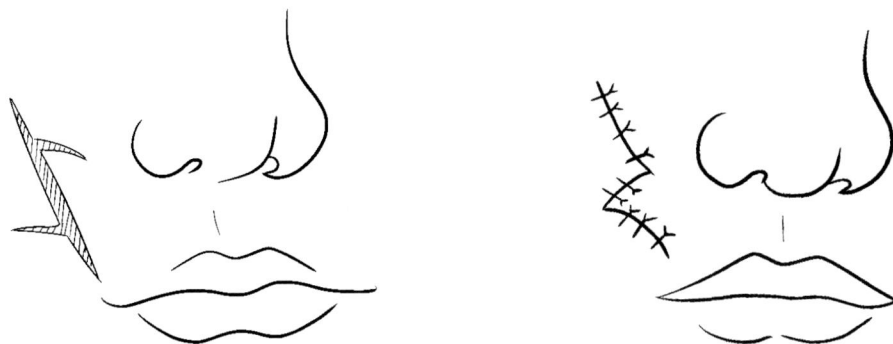

图 1-43 口角、鼻旁切口曲线缝合示意

2. 缝合的基本方法

(1)创口原位缝合法:通常指无组织缺损、整齐、无张力创口的复位缝合。

单纯缝合:分间断缝合与连续缝合两种。在口腔颌面颈部手术中,肌肉、筋膜、皮肤等均以间断缝合为主。一般用正缝法,即结扣在上[图 1-44(1)];缝合皮下时,为减少线头对组织的干扰,也可采用反缝法,即结扣在下。双圈式缝合,类似一般外科的"8"字缝合法[图 1-44(2)],常用于软腭及舌部缝合时,比一般的间断缝合更为牢靠,且具轻度外翻作用。

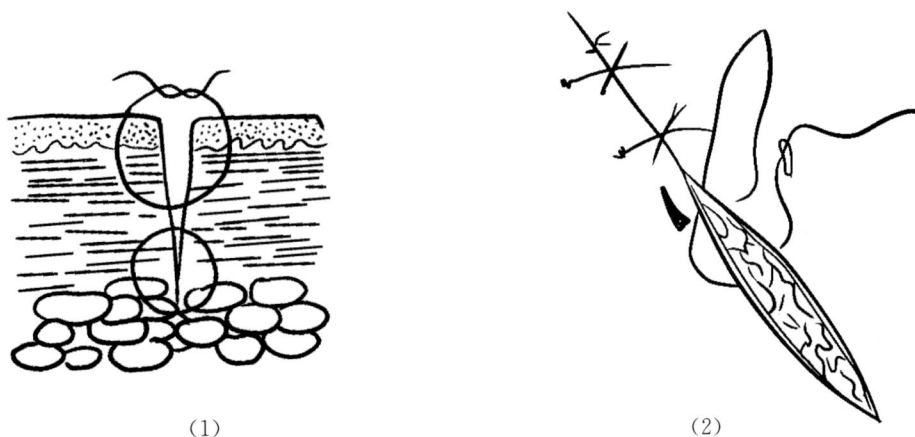

(1) (2)

图 1-44 皮肤原位间断缝合法
(1)正缝法(结扣在上);(2)双圈式缝合法

间断缝合的优点是创缘对合较好,万一出现一针断线时不致影响全局,缺点是缝合速度较慢。

连续缝合(图 1-45)又可分为单纯连续缝合及锁边连续缝合。在口腔颌面颈部手术中主要适用于移植皮片自身嵌接处或供组织区,如股外侧切取阔筋膜时的皮肤缝合。

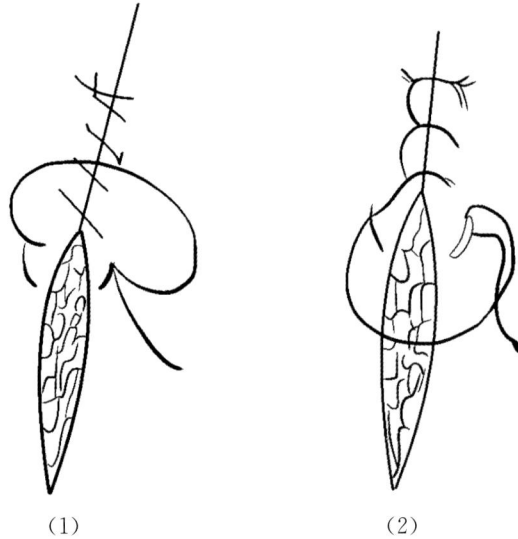

图 1－45　连续缝合法
(1)单纯连续缝合；(2)锁边连续缝合

　　连续缝合的优点是速度较快，但万一发生断线则可能使整个切口缝线松脱。近年由于强度较大的尼龙线等的问世，也有学者用以连续缝合面颈部创口。

　　外翻缝合：外翻缝合亦称"褥式缝合"。适用于创缘较薄的黏膜、松弛的皮肤及有内卷现象的创缘。这种缝合法的特点是有更多的创缘组织面外翻接触，保证愈合。此法口内黏膜缝合时应用很多，整复手术时为了某部位的形成要求也常应用(如唇裂修复术时唇红的对缝)，用此法可以帮助形成更为明显突起的唇珠。

　　外翻缝合(图 1－46)有纵式、横式之分。应注意，后者若应用不当，可使创缘缺血，甚至可引起边缘坏死。因此，正确的缝合应是，一针横外翻式缝合之进出针点间距不宜过宽(一般不超过 4 mm)；针间距宜较大；在二针外翻缝合之间再辅以间断缝合(图 1－47)。选择纵式或横式外翻缝合，还应考虑创缘血供方向。最好使缝线方向与血供方向一致。例如，一般皮肤切口的血供多与创缘垂直，故以采用纵式外翻缝合为宜；腭裂手术时硬腭部腭瓣的血供则为与创缘平行，以采用横式外翻缝合更为合理(图 1－47)。

　　无论是纵式还是横式外翻缝合，都要注意切口两侧的皮肤进针距离一定要相等，否则会使形成的创面不齐，或导致小部分创面暴露。

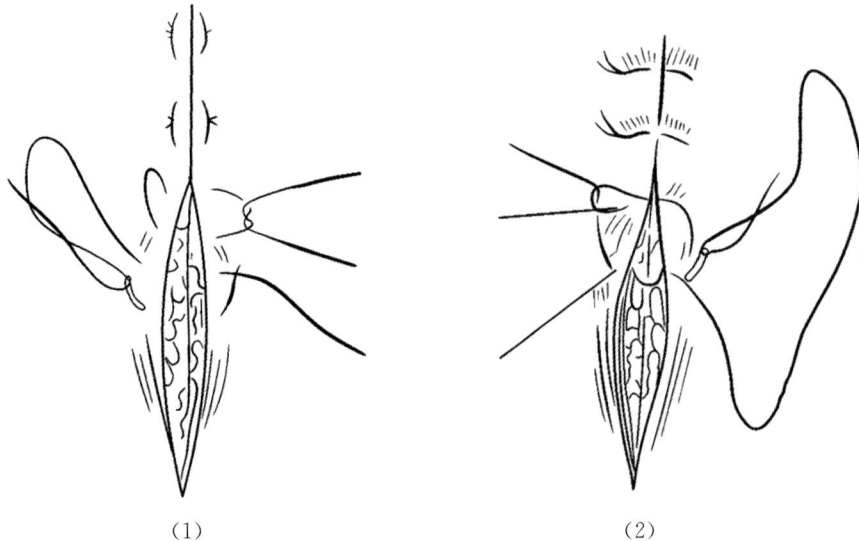

图 1－46　外翻(褥式)缝合法
(1)横褥式；(2)纵褥式

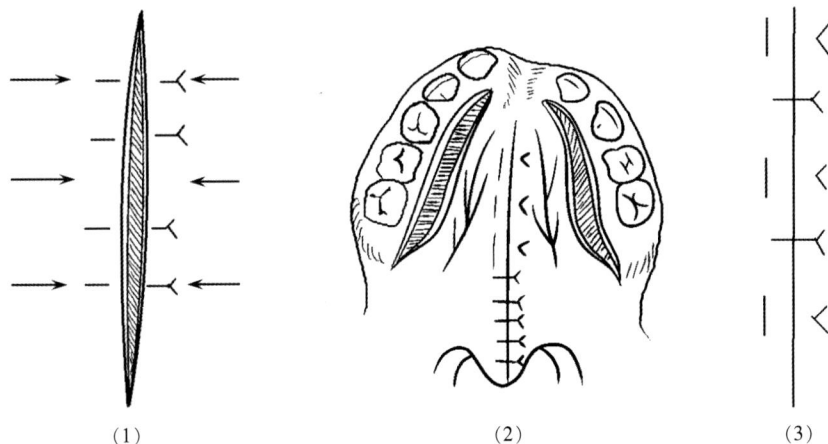

图 1 - 47 外翻(褥式)缝合法示意
(1)皮肤缝合的纵褥式;(2)腭裂黏膜缝合的横褥式;
(3)横褥式加间断缝合示意

皮内缝合:皮内缝合(图 1-48)系指真皮层内的缝合,亦分间断缝合及连续缝合两种。它的优点是缝线不穿过皮肤,可以使创口愈合后遗留最小的瘢痕。但要求正确对位,缝合技巧要求很高。因此,除在整齐、无张力、切口小的整复或美容手术外,一般较少应用。

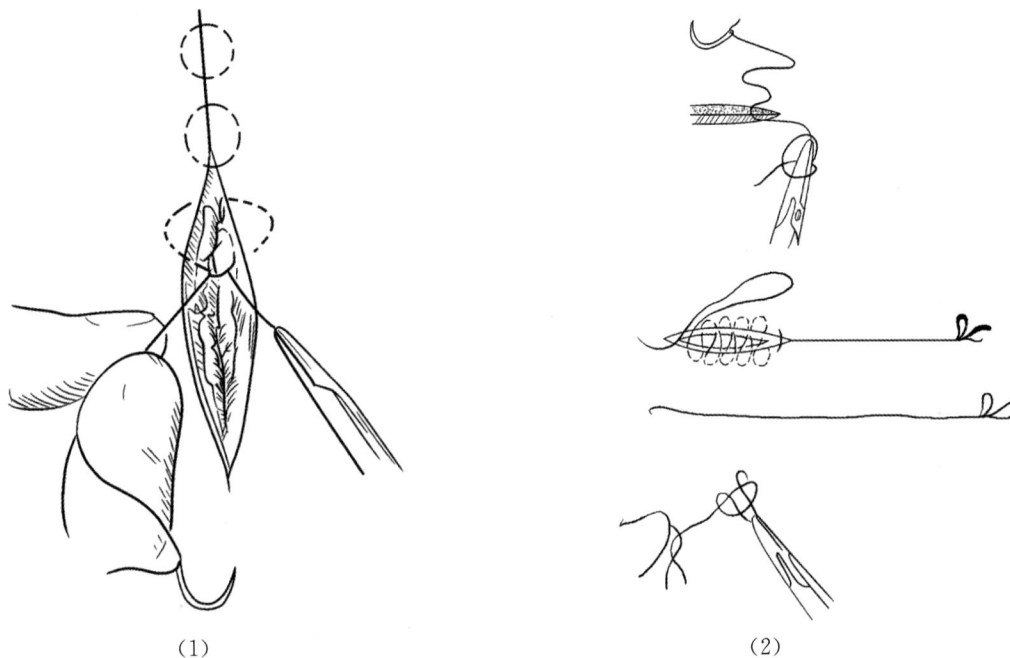

图 1 - 48 皮内缝合法
(1)间断缝合;(2)连续缝合

(2)张力创口缝合法:张力主要发生在有组织缺损时,如不经处理常因张力大而导致缝合困难。如勉强缝合,又常可因张力过大而在后期发生创口裂开,造成继发感染、愈合不良等问题。因此,对有张力的创口应尽量做到减张缝合,其方法有以下几种:

潜行分离:适用于张力较小的创口。在切口两侧皮下组织层用锐刀、锐剪做潜行分离(图 1-49),使皮肤与深层组织分开,利用皮肤的弹性延伸相对靠拢,从而可在无张力或少张力的情况下缝合。潜行分离范围的大小一般与创口张力大小成正比。

　　辅助减张法：有组织缺损的创口经潜行分离措施缝合后仍有一定张力时，可采用辅助减张法。例如，在切口两侧附加几针减张缝合（图1-50）。用这种方法缝合的伤口愈合后瘢痕仍较粗，故这种方法一般只限于非面部供皮创面的直接关闭。面部的辅助减张法可用火棉胶、松香乙醚无菌纱布或蝶形胶布与缝线做垂直交叉粘贴固定（图1-51）。唇裂手术后的唇弓固定亦属辅助减张法。

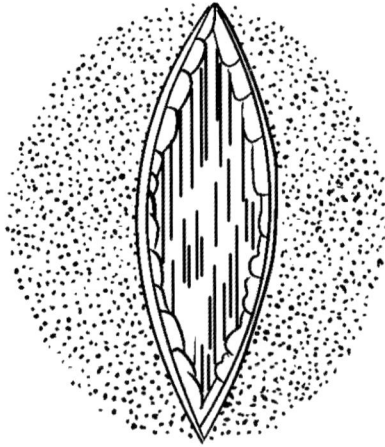

图1-49　潜行分离

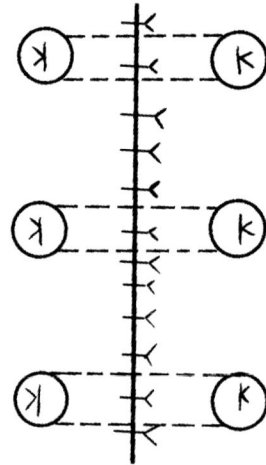

图1-50　辅助减张法——加用减张缝合

　　附加切口：当组织缺损过多时，即使行广泛的潜行分离或用辅助减张法，仍不能达到在无张力或少张力的情况下缝合。这时可应用附加切口的方法以进一步增加潜行分离面积，分散和松弛缝合缘的张力，故附加切口有时也可称"松弛切口"，典型的例子就是腭裂或腭穿孔手术时应用的松弛切口。对皮肤缺损创面的关闭，附加切口往往是通过形成不同的皮瓣转移缝合。

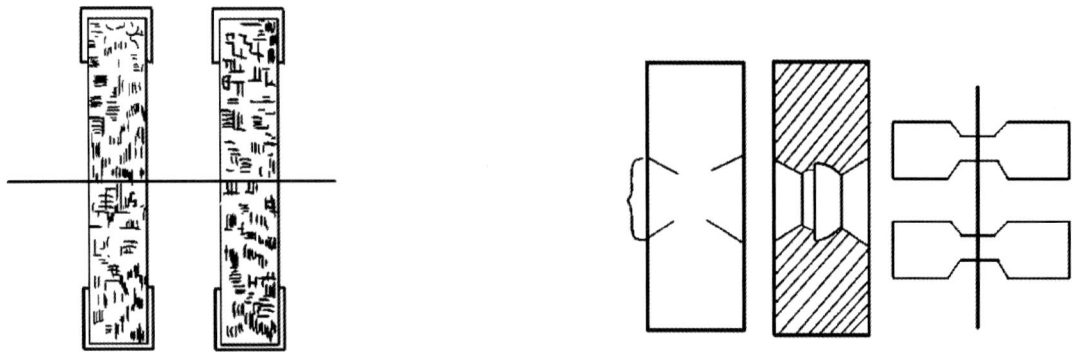

图1-51　辅助减张法——火棉胶或蝶形胶布粘贴

　　（3）一些特定情况下的缝合法如下：

　　组织内无效腔缝合法：无效腔可形成创口积液或积血，是切口感染的原因之一。因此，缝合时应注意消灭无效腔。缝合方法见图1-52。

　　三角皮瓣尖端缝合法：整复手术中最常出现三角式皮瓣切口的缝合，由于三角皮瓣尖端血液循环较差，如果缝合不当，可造成尖端组织坏死。原则上三角尖端90°以上者可用直接缝合法；如小于90°，则以皮肤-皮下-皮肤环式缝合法（图1-53）为宜。

　　两侧创缘厚薄不均或高低不等的缝合法：两侧创缘厚薄不均多因一侧皮下组织切除较多或切开时刀锋偏斜造成，创缘高低不等则多由深层组织缝合时对位有误差所致。这两种情况在皮肤缝合时都应加以矫正。矫正缝合的原则是：薄（低）侧组织要缝合稍多而深些，而厚（高）侧组织要缝合稍少而浅些（图1-54），如此可调整皮肤至同一平面上。

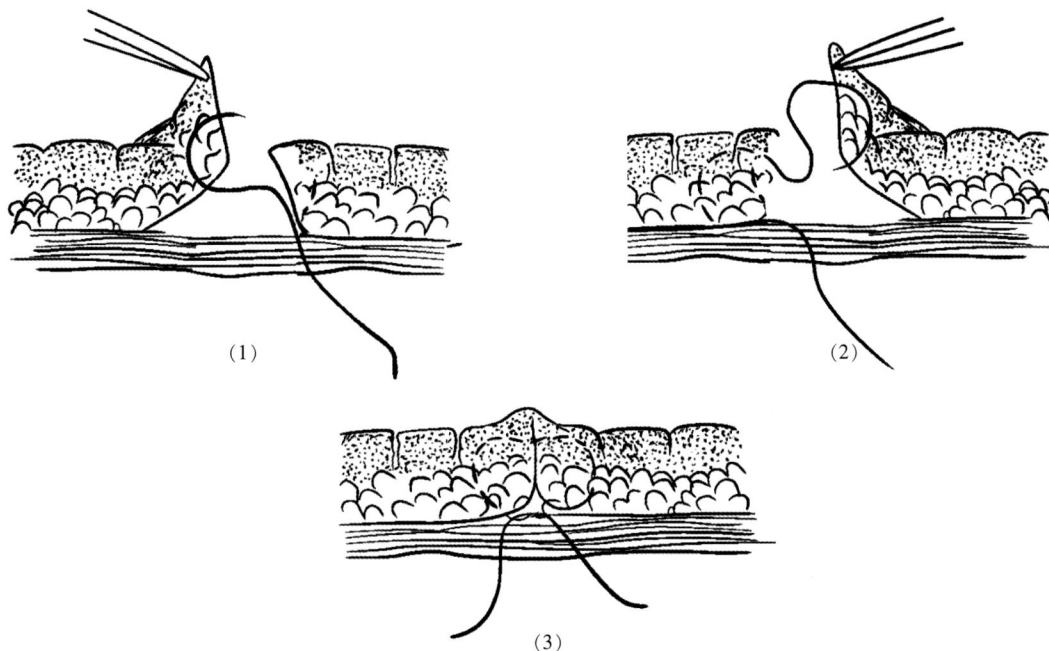

(1)

(2)

(3)

图 1-52 组织内无效腔缝合法
按照(1)—(3)顺序操作

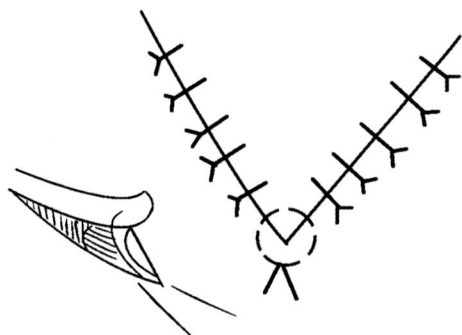

图 1-53 三角皮瓣尖端缝合法

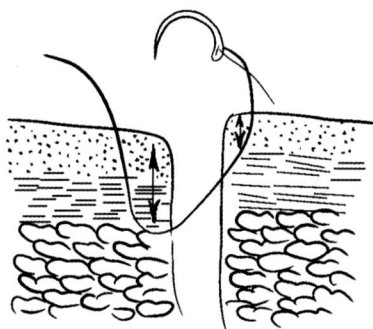

图 1-54 两侧创缘厚薄不均或高低不等缝合法

两侧创缘长度不等的缝合法:两侧创缘不等多见于半月形创面,一般是外弧径大于内弧径;偶亦见于较长的切口,由于缝合时对位不准而造成缝合至一侧末端时出现创缘长短不等。两侧创缘长度不等缝合的结果,往往是在缝合一侧的末端形成小的皮肤折叠突起,临床俗称"猫耳"或"狗耳"。解决的办法之一如图 1-55 所示。

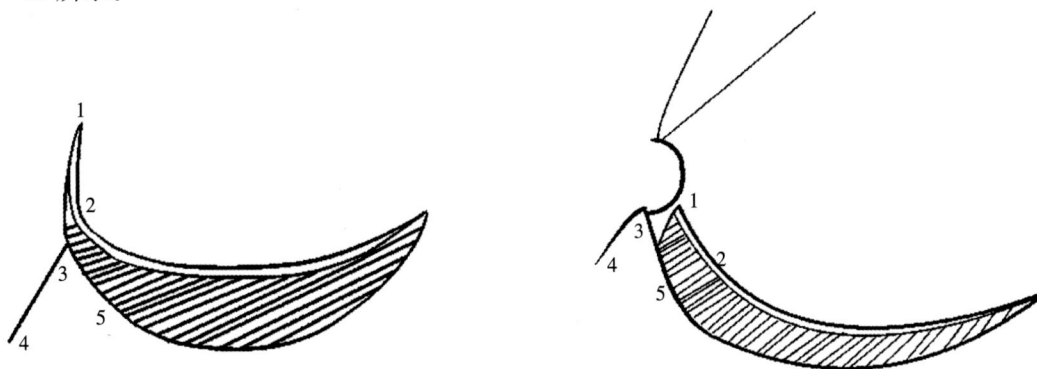

图 1-55 两侧创缘长度不等缝合法

　　三角形创面缝合法（图1-56）：较小的三角形创面，可以在潜行分离的基础上做"Y"形缝合；而较大的三角形创面，有时则需做附加切口缝合。

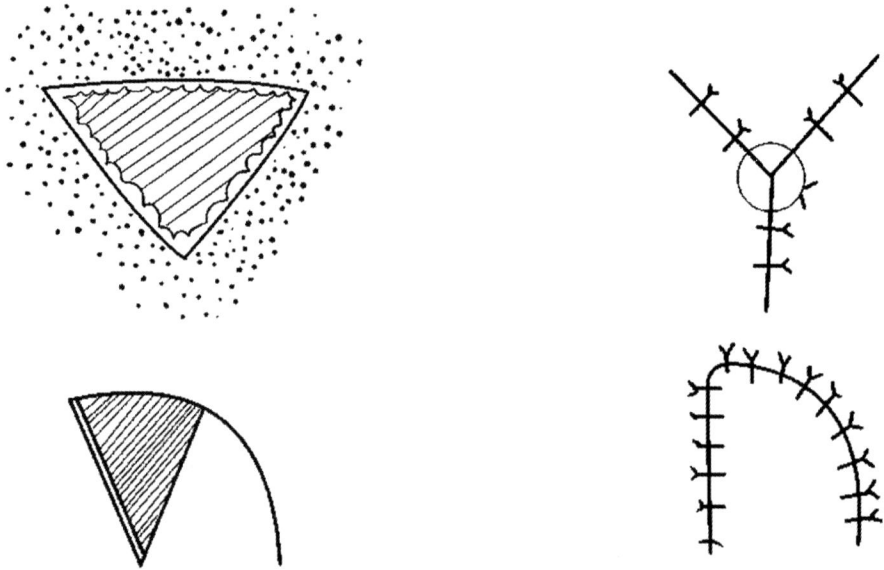

图1-56　三角形创面缝合法

　　椭圆及菱形创面缝合法（图1-57）：小的椭圆形创面，人多可在切口两侧皮下做潜行分离后行直接缝合；较大的椭圆形创面，有时可由于增加长轴的长度过大而形成过长的直线瘢痕，或由于短轴过宽致张力过大而不能进行缝合。此时往往采用两侧附加切口以闭合之。近年来，对菱形缺损的创面缝合法有了更多的研究和发展。通过几何学的精确设计，使附加切口形成的菱形瓣转移获得了满意的效果

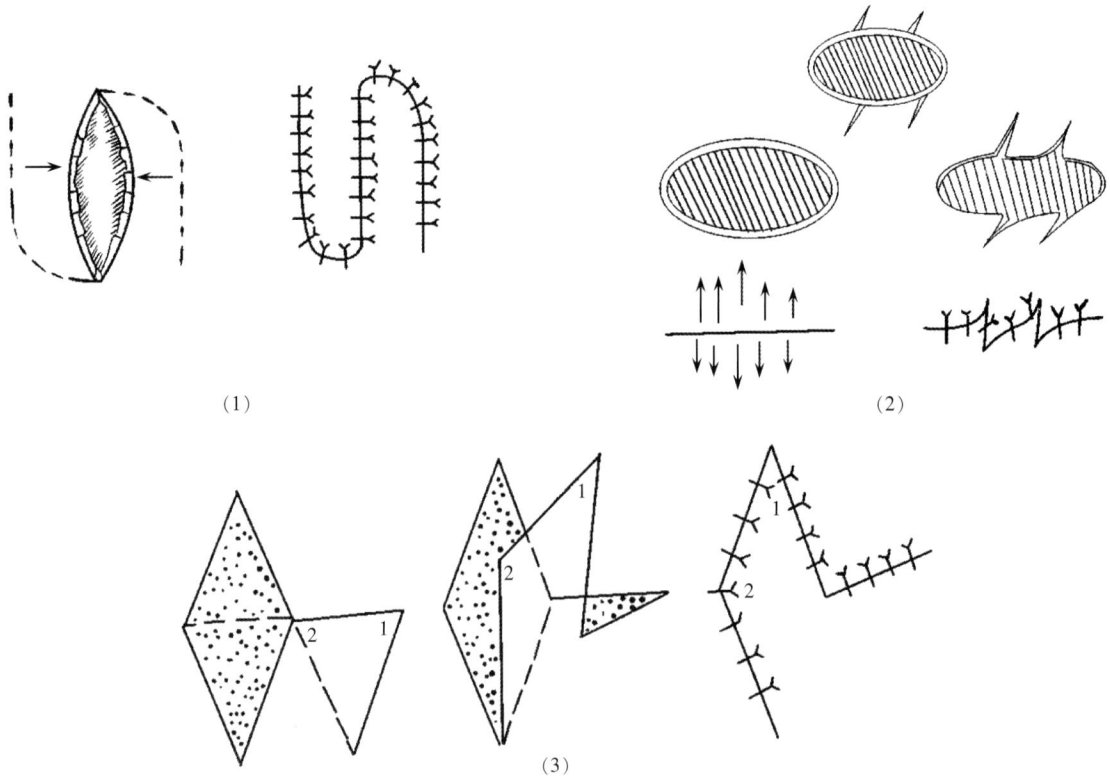

(1)　　　　　　　　　　　　　　　　　　　　　　(2)

(3)

图1-57　椭圆及菱形创面缝合法
(1)(2)附加切口法；(3)菱形瓣法

（图1-57）。菱形缺损与椭圆形缺损有近似之处。由于菱形的边是相等和平行的,因此也可称之为"直边椭圆形"。根据这一点,对一些较大的椭圆形缺损创面也可以按菱形缺损设计转移缝合,比一般椭圆形创面附加切口缝合的方法可能更佳。

圆形创面缝合法(图1-58):较小的圆形创面,通过附加切口可变为椭圆形创面或三角形创面进行缝合(图1-58)。此两法均需要切除更多些的皮肤。因此,对较大的圆形缺损则以附加切口"Z"形缝合,或以分割的多菱形瓣缝合法为佳。这样不但可以避免过多的组织切除,还可形成曲线缝合。

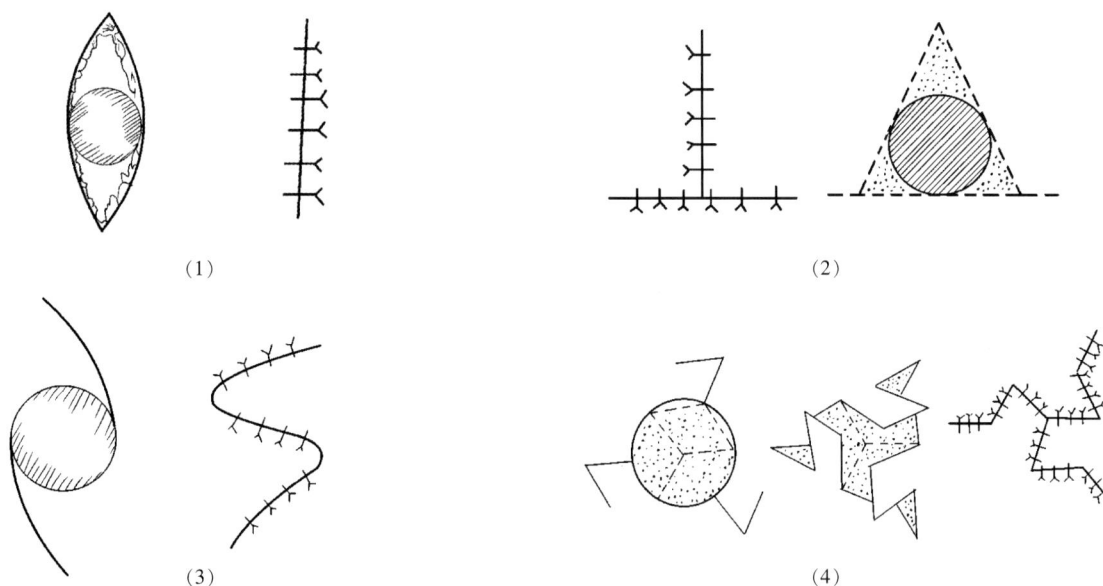

(1)　　　　　　　　　　(2)

(3)　　　　　　　　　　(4)

图1-58　圆形创面缝合法
(1)(2)(3)附加切口法；(4)菱形瓣法

（六）引流

引流的主要目的是使创口或组织间隙内的渗出物、血液、分泌物或脓液(感染创口)排出体外,从而保证创口的愈合。但是,并不是每个手术都需要引流,引流必须正确应用,否则反而导致继发感染,使创口延迟愈合。

1.放置引流物的适应证

(1)感染或污染创口:感染创口如做脓肿切开等,必须放置引流物,以使腔内脓液得以不断排出;切口有污染或手术本身属于污染创口,为防止感染,也应考虑放置引流物;无菌创口,特别是单纯整复手术的创口,一般不放置引流物。

(2)无效腔:手术中因组织缺损无法完全消灭无效腔者,应放置引流物,以免形成积液;口内手术后留有开放性无效腔时,也需放置引流物。

(3)止血不全:手术创口止血不够满意,或因各种原因而无法彻底止血时,为预防血肿形成,也应放置引流物。

2.引流方法

口腔颌面外科常用引流方法(图1-59)有以下几种:

(1)片状引流:引流物一般用废橡皮手套剪成条状制成。此法主要应用于口外创口引流,偶尔也应用于口内创口引流。

(2)纱条引流:可用油纱条也可用碘仿纱条进行引流。前者主要用于口外脓腔引流,后者主要用于口内创口引流。

（3）管状引流：常用普通细橡皮管、导尿管等，引流作用较好。多用于口外创口和脓肿切开后的引流。用于后者时，还可通过导管注入药液或进行脓腔冲洗。

（4）负压引流：是用细塑料管或橡皮管自创口引出，接于吸引球或吸引器装置上，使创口产生负压。一方面，可使引流物排出；另一方面，不需外力加压包扎即可使创面之间紧贴，以利创口愈合。因此，负压引流是目前应用最广的方法，特别是应用于口腔颌面颈部较大手术，例如颈淋巴清扫术、腮腺切除术、下颌骨切除术等。

上述的前三种引流主要起开放创口的作用，故亦可统称"开放式引流"；负压引流因创口是密封的，故亦称"闭合式引流"。

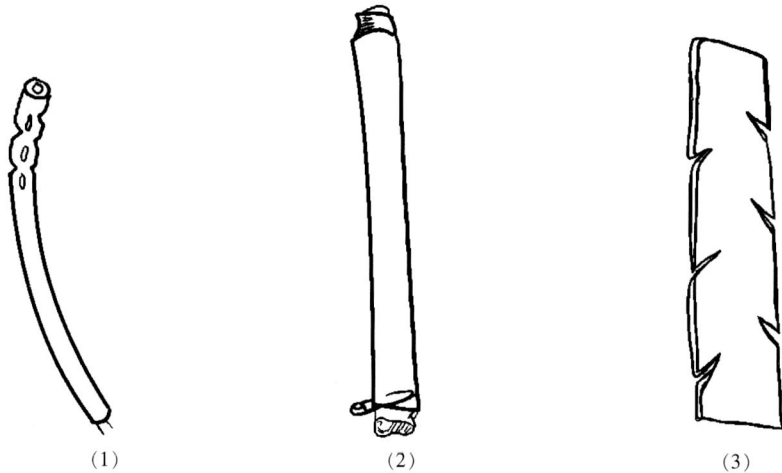

图 1－59　各类引流物
（1）橡皮管；（2）烟卷式；（3）橡皮片

3. 引流应注意的事项

（1）引流时间：引流物放置时间应根据手术不同而异。污染创口，或为防止积血、积液者，多在手术24～48 h 后去除；脓肿或无效腔的引流物放置时间则应根据脓液及渗出物消除时间而决定。负压引流的去除时间系以引流量为准，一般每24 h 引流量不超过 20 ml，或不超过 30 ml 时即可拔除引流管。

（2）引流的部位：除负压引流外，引流物放置的部位一般应在创口最低处，以利于重力引流。引流口要有适当大小：太小，引流不畅；太大，在引流部位可形成较粗大的瘢痕。

（3）引流物的固定：引流物应予以妥善固定，以免滑入组织深部或向外脱出。避免滑入深部可在引流条或引流管外端穿以别针，而最常用的则是在引流口附近缝线加以结扎。

（4）负压引流的装接：应将引流管连接于吸引球或吸引器装置上。每日应记录引流量。

六、创口的处理

（一）创口愈合的过程

用钢刀手术后缝合的创口，在两创缘的缝隙间首先出现炎症反应，充以血液和含有纤维蛋白原的渗出，并迅速形成凝块。同时组织内出现白细胞和巨噬细胞浸润。这两种细胞浸入凝血块后，可将死亡的细胞、可能存在的细菌及无活力的组织吞噬消化，以后即进入组织修复阶段。此时，主要靠结缔组织细胞和组织细胞渗入血凝块，进而形成纤维细胞，并分裂为成熟的结缔组织。在结缔组织的间质内，还有胶原组织形成,借以连接两侧创缘。同时,增生的毛细血管也伸入凝血块内,以供应所需营养。一般这种结缔组织的成熟视不同部位及张力大小需要 6～10 d 可达到临床创口的初期愈合。创口愈合后,愈合部位就形成瘢痕。瘢痕由结缔组织和上皮组织组成。结缔组织内的细胞成分逐渐减少,并为致密的胶原纤维束所替代,上皮仅有薄的基底膜和上皮细胞,而无真皮结构及皮肤附件。

用电刀及光刀手术后的切口愈合与钢刀基本相同,但在早期组织学反应上与钢刀略有差异。上海交通大学附属第九人民医院口腔颌面外科的动物实验观察证明:电刀手术缝合后的切口,早期炎症反应更为明显,切口在 7 d 时出现组织学上的初步愈合;光刀手术缝合后的切口创缘,早期主要表现为凝固性坏死,切口要在术后 10 d 方才有组织学上的愈合。这一点对确定临床拆线时间颇为重要。

缝合创口一般在 7～10 d 内全部愈合者,称为初期或一期愈合。未经缝合创口的愈合往往是通过肉芽增生,最后再为上皮覆盖的过程,临床称为二期或延期愈合,拔牙创口的愈合一般即属此类。这种创口愈合后结缔组织最多,如在软组织部位,将形成最明显的瘢痕。

(二)临床创口分类

1. 无菌创口

系指未经细菌侵入的创口,以外科无菌切口最多,早期灼伤及某些早期化学性损伤已经及时处理者,也可以是无菌创口。口腔颌面颈部手术的无菌创口主要是为面、颈部手术的创口。

2. 污(沾)染伤口

系在非无菌条件下发生的创口,如在与口腔、鼻腔相通或直接在口腔内进行手术时的创口;由各种损伤而引起的创口,若受伤时间短,细菌未侵入深层组织引起化脓性炎症者,也多属于污染创口。

3. 感染创口

若细菌已繁殖并引起组织急性炎症、坏死、化脓的创口,或在此情况下进行手术的切口,如脓肿切开引流切口、颌骨骨髓炎病灶清除术切口等均为感染创口。

(三)各类创口的处理原则

1. 无菌创口的处理

(1)无菌创口不论组织有无缺损,皆应争取做组织整齐与严密的缝合(有组织缺损者可行皮瓣转移或植皮)。如怀疑有血肿或污染的可能时,可放置橡皮条引流 24～48 h,个别无效腔过大、渗出物较多的创口应放置 72 h 以上。

(2)无菌创口除为拔除引流及怀疑有感染外,一般不轻易打开创口观察,以避免污染。

(3)位于面部严密缝合的创口可予以早期暴露,在手术后 24～48 h 内随时以 95％乙醇、3％硼酸混合溶液洗去创口渗出物。

(4)面部的无菌创口一般应做早期拆线(张力过大及有手术特殊要求者除外)。由于面部血液循环丰富,手术后 5 d 即可拆线;其他部位一般在术后 7 d 左右拆线;用光刀手术后的创口,拆线应推迟至 14 d 以后。

2. 污染创口的处理

(1)污染创口也应力争做初期缝合。如为损伤引起,应行清创术后方可做初期缝合。可能发生感染者,缝合后应放置引流物;引流物放置时间与无菌创口相同。不能缝合者(如腭裂手术后的松弛切口),应覆盖包以碘仿纱条的油纱布,抽除的时间一般应视各类手术要求及创口愈合情况而定。

(2)经缝合后的污染创口,除为拔除引流物或怀疑创口有感染时,一般也不宜随意打开检视。

(3)污染创口位于面部经缝合者,也可予早期暴露处理。

(4)污染创口的拆线时间,位于口外者与无菌切口相同;位于口内者应在 7～10 d 拆除(腭裂应在 10 d

以上）。不合作的小儿患者，口内缝线可不必拆除，任其自行脱落。

（5）对污染创口应给予预防感染措施，如内服磺胺类药物或应用抗生素。若怀疑可能出现破伤风杆菌感染时，应注射破伤风抗毒素（TAT）。口腔内应给予各种漱口剂含漱。

3. 感染创口的处理

（1）感染创口一般不应立即做初期缝合，应在感染被控制或进行手术清除病灶以后才可考虑缝合。缝合时不宜过紧，被缝合组织不应太少，并常规放置引流物，引流口要大。引流物的去除应视有无脓性渗出而定。一般应在无脓液排出 48 h 后去掉；反之，应继续引流。脓肿切开后不应缝合，可仅放置引流物。

（2）感染创口应覆盖敷料，并定时检视和换药，脓多者可每日 2 次。

（3）对肉芽创面并有大量脓性分泌物的创口，应予以湿敷。药物可根据致病菌与创口性质来选择：一般细菌感染可用 0.1％呋喃西林（furacilin）或 0.1％依沙吖啶（rivanol），厌氧菌感染可用 3％过氧化氢溶液，绿脓杆菌感染可用 1％醋酸（acetic acid）、2％苯氧乙醇（phenoxyethanol）或 0.1％～0.5％多黏菌素（polymyxin），以及 0.2％～0.5％庆大霉素（gentamycin）溶液。大面积肉芽创面感染已控制，但有残留水肿肉芽时，可用高渗盐水湿敷。经处理后的肉芽创面，应争取早期植皮（自体或异体），使之早期愈合。

（4）有脓腔存在的创口，应保持引流通畅，并以各种消毒及抗生素溶液冲洗脓腔（药物选择原则与局部湿敷使用药物原则相同）。如遇炎性肉芽组织过度增生堵塞瘘管时，应刮除、剪除或烧灼之。

（5）感染创口经处理后缝合者（例如颌骨骨髓炎术后），由于组织炎性浸润变性，容易发生创口裂开，故不宜过早拆线，一般应在 1 周之后。

（6）感染创口在愈合过程中可根据具体情况予以全身或局部应用抗菌药物，并应加强营养和维生素 C 的摄入，以促使创口早期愈合。

（四）术后换药

1. 换药的意义与目的

因为不是每一次换药都要在创口周围或创口内应用药物，有时只换一些敷料，在此情况下换药也可称为"敷料交换"。换药的主要目的是保证和促进创口的正常愈合，因此，换药只能在达到上述目的时方可进行。具体说来，在下述情况可进行换药：无菌或污染创口为了拔除引流物或怀疑有感染时；敷料滑脱不能保护创口时；创口有大量脓性分泌物或渗出物时；创口有渗血或疑有血肿形成时；创口包扎过紧，影响呼吸或疼痛时；观察创口愈合情况及皮瓣营养情况时（暴露创口不在此列）；创口不清洁，有碍正常愈合时；其他情况应根据不同手术要求而定。

2. 换药的时间与地点

换药时间以早查房前最为适宜。这样便于观察前一日创口的变化，从而及时处理。换药地点以特设的换药室最为理想，可以保证无菌操作的顺利进行，减少交叉感染的机会。不能起床的患者，可在床旁换药，但应在病室清洁工作以前或清洁工作完成半小时后进行，避免空气污染。

3. 换药的技术

（1）一般操作过程：①以手先除去外层敷料，再以镊子去除内层敷料时应顺切口方向揭开，以免撕裂创口。如内层敷料与创口粘连过紧时，切勿强拉，可用盐水、依沙吖啶或过氧化氢溶液浸湿后再行移去。②用乙醇棉球自创口内缘向外擦拭，已接触外界皮肤后就不要再向内擦拭。③对于有创面的创口，创面只能用盐水棉球或其他消毒液涂拭清洁，不能用乙醇棉球涂拭。④应清除创口内外的异物，如线头、坏死组织等。⑤脓性分泌物过多时，应用消毒溶液或抗生素冲洗。欲行细菌培养，在打开创面时即应自创面或脓腔采取标本，或直接将引流物送作培养。⑥换药完毕后应盖以外敷料（暴露创口例外），一般应有 3 层以上纱布，然后用胶布或绷带固定。

（2）拆线：①拆线前应用碘酊或乙醇涂擦缝合处消毒。②拆线如果为一次拆完，一般也宜按间隔拆线操作，万一创口有裂开倾向，还可及时停止拆除其他缝线。③拆线时，一手以无齿镊将线头提起，在一端紧贴皮肤处剪断,然后向被剪断侧拉出。如任意在他处剪断后拉出,有将感染带入深层组织的可能。同样,拉出线头如向非剪断侧,则有使创口裂开的危险(图1-60)。④拆线完毕,如发现创口张力过大,或有轻度裂开倾向时,可以蝶形胶布牵拉,减少张力。

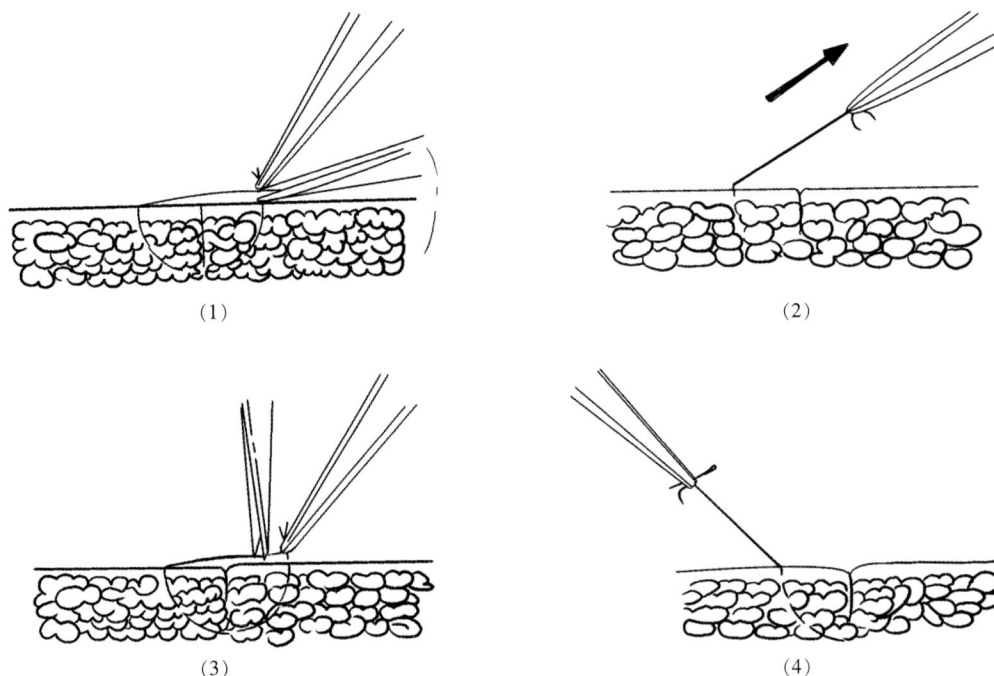

图 1-60　拆线的操作方法
(1)(2)正确;(3)(4)不正确

(3)无效腔的处理:软组织无效腔的处理原则是加压,以缩小无效腔体积,促进创口的生长愈合。较小的软组织无效腔可在相应部位的表面置以折叠的纱布卷和干棉球,外用纱布、胶布粘贴包扎固定。较大的无效腔除用纱布卷、棉球外,还可用印模胶塑成相应的形状加压固定,但应注意压力要适当,以免皮肤发生缺血性坏死。骨组织无效腔主要以敷料填充,直至长满肉芽为止。

(4)肉芽创面的处理:不健康或有脓性分泌物的大面积肉芽创面应行湿敷。健康的肉芽创面,大者应争取二期植皮,小者可覆盖纱布以促进创口愈合。过高的肉芽组织,有碍上皮生长覆盖时,需用剪刀、手术刀或刮匙除去,小的可用硝酸银烧灼处理。

(5)坏死组织的处理:组织坏死常易并发感染,故首先应严密控制和预防感染的发生。坏死组织分界尚不明确时,应予以湿敷以等待分离;如坏死组织分界已明确时,应早期将其剪除。一般表皮坏死可任其自行干燥脱落,痂下愈合;强力除去表皮坏死痂壳对创面的生长反而不利。

(6)线头感染的处理:个别缝合处出现感染时,应及时拆除该针缝线;如多数缝合处发生缝线感染而不能拆除缝线时,可用消毒针头挑破脓头,然后涂以2%碘酊。组织内的线头感染引起经久不愈的窦道者,用刮匙搔刮窦道常可刮出感染的线头,以后创口可自行愈合。

七、手术学的未来和展望

任何事物都具有双重性或两面性,手术亦不例外。手术可以治愈或缓解疾病,然而手术本身可给患者带来创伤,是一种有创治疗。手术创伤的程度可因手术类型、患者自身条件而有所不同,轻者给患者带来不同程度的痛苦，重者甚至可致患者丧命，这就是手术的两面性。因此，自有手术以来，外科医师都在追求对患者尽量减少创伤，不仅是组织、器官上的创伤，还有生理和心理上的创伤。为此，减少手术创伤，减少因手术带来的应激反应，尽量缩短患者术后的康复时间，都是外科治疗永恒的追求。

20 世纪末，外科学界出现了"微创外科"（minimally invasive surgery，MIS）的新概念。经过约 20 年的临床实践，微创外科的概念已为外科医师所普遍接受，并被认为将成为 21 世纪外科发展的主旋律。微创外科是在传统外科（或称"经典外科"）基础上发展而来的一场深刻的外科技术革命，自然也就应当是手术学未来的发展方向。

（一）微创外科

到目前为止，对微创外科尚无一个公认的定义，因为微创外科方兴未艾，还在发展。但顾名思义，凡能减少（或最小侵袭）患者机体组织器官、生理及精神心理创伤的手术均可归入微创外科之列。因此，微创外科应该是一个大的相对性的概念。如果把微创外科仅仅理解为内镜手术、腔镜手术、小切口手术等，都是不全面和不正确的。黄志强将微创外科定义为："微创外科是指在任何外科创伤应激状况下，达到和保持最佳的内环境稳定（局部及全身）状态。"这是在更高层次上的理论性概括。

微创外科是提高手术质量、造福患者的外科手术发展方向，也是外科医师长期追求和奋斗的目标。

微创外科的正式命名虽然是在 20 世纪末，但微创外科的雏形的出现已非常久远。追溯历史，早在 16 世纪，外科止血方法即已从用烙铁热凝法到结扎血管法，处理枪伤的创口时也不用传统的沸油而改用清凉油。这些改良均贯穿着微创外科的理念。

尽管 Wickham 在 1983 年首次使用"微创外科"的名称，但此名称真正被广泛肯定、应用和公认却是在 1987 年法国医师 Philippe Mouret 在腹腔镜下完成首例胆囊切除术之后。

历史和经验均已证明，科学、技术、工程是密不可分的。微创外科的出现和发展也证实了这一点。微创手术主要是技巧，但如果没有科学的理念，没有新技术、新材料、新器械的支持是不可能出现的。微创外科的出现应是基于 20 世纪后期高科技的迅猛发展，其中主要又是信息技术，特别是在计算机发展的基础上出现的现代数字化诊断仪器（CT、MR、DSA、B 超和三维成像等），先进的各式内镜、腔镜和微创手术器械，以及分子水平研究，特别是基因、分子信号传导等研究的深入，促进了靶向治疗等各类微创治疗手段的发展。没有上述这些，微创外科或手术将是无源之水或无本之木。

与其他外科系统一样，自 20 世纪 80 年代以来，口腔颌面颈部的微创手术也从无到有在逐步开展。最早起步的应属在全身关节内镜基础上研制出来的颞下颌关节镜手术（Onishi，1975），紧接其后的则应是在内镜下的微创甲状腺手术（Gagner，1995）及内镜（或辅助下）的涎腺手术（Katz，1991）……目前口腔颌面颈部微创手术正逐步在各个亚科中开展。例如口腔颌面神经疾患、颌面创伤、正颌手术，以及口腔颌面-头颈部肿瘤的微创手术等。

1. 口腔颌面颈部微创手术的应用现状

（1）颞下颌关节内镜手术：目前多用于治疗或诊断与治疗同期完成，很少单独用于诊断。颞下颌关节内镜手术目前主要用于：①经保守治疗无效的关节结构紊乱病（即关节内紊乱病，ID）；②骨关节病；③关节囊内纤维性粘连；④习惯性颞下颌关节脱位及化脓性关节炎、滑膜软骨瘤病等疾患。此外，颞下颌关节内镜还可辅助髁突骨折治疗、关节植骨术、关节强直成形术及全关节置换术等。

颞下颌关节内镜手术可在一定程度上代替以往的开放性手术治疗，减轻了患者的痛苦，达到了微创手术的目的。颞下颌关节内镜微创手术应当说是目前口腔颌面外科微创手术相对比较成熟和开展较多的一种。

（2）涎腺内镜手术：主要用于导管内涎石（可粉碎）取出术、炎症灌洗术及明视下导管扩张术等。也可行内镜辅助下的腮腺、下颌下腺切除术。对内镜辅助下的腺体切除，目前尚有不同看法，经验还需要进一步积累。

（3）口腔颌面创伤的微创手术：应用得较多的是髁突下骨折、下颌支骨折及面中 1/3 骨折（特别适用于眶骨骨折）的内镜辅助微创手术。对面深部（包括上颌窦、颞下窝）异物的取出，应用内镜定位手术有较为理想的效果，创伤小且成功率高。

（4）口腔颌面神经疾患的微创手术：常用的有影像学导向和/或定位的射频温控热凝术、内镜辅助下眶下管减压术、内镜辅助下颅内微血管减压术（治疗三叉神经痛、面肌抽搐）、舌咽神经痛内镜辅助的神经根切断术等。

（5）口腔颌面-头颈肿瘤的微创手术：①影像学引导下面深部或颈深部细针吸取活组织检查术；②大型颌骨良性囊性病损的开窗减压术；③介入治疗，包括药物治疗、血管内栓塞治疗、基因靶向治疗等；④激光或冷冻治疗；⑤组织内间质放疗；⑥局部热疗及射频消融治疗等（详见第 23 章）。

介入治疗在减少口腔颌面手术的术中出血、先天性动静脉畸形及假性动脉瘤的治疗中不但是微创的，而且在一定程度取得了比传统手术治疗更为满意的效果。

对于甲状腺肿瘤的腺叶切除微创手术，目前还有不同意见和争议。

对口腔颌面头颈部恶性肿瘤的微创手术，由于临床医师对微创手术是否有违"根治性"手术及肿瘤"整块切除术"原则的质疑，且尚存不少顾虑，所以未能提出十分有效的术式。然而由于肿瘤治疗理念上的转变，区域性颈淋巴清扫术（selective neck dissection）的提出，使因一律施行根治性颈淋巴清扫术，或因节段性下颌骨切除而给患者带来的功能伤害等大为减轻，因而术式的改进和选择似也应被看作微创治疗的性质。

（6）导航手术（navigation surgery）：导航手术为计算机辅助外科（computer aid surgery，CAS）的一种，其优点是可提高手术设计的精确性和可靠性，并可避免损伤重要组织。目前，导航手术在口腔颌面-头颈外科中可用于颅底外科的颅底肿瘤手术、颞下颌关节成形术，以及口腔颌面整复与美容外科中的正颌手术、轮廓成形手术等。此外，导航手术还可应用于口腔种植外科，避免损伤下牙槽神经和上颌窦穿孔，能使种植体安全、准确地就位（详见第 20 章）。

（7）显微外科：显微外科技术在口腔颌面外科手术中的应用已有 30 多年历史，临床涉及面广，特别适用于口腔颌面整复外科和口腔颌面神经外科（详见第 17 章）。显微外科技术被认为是整复外科发展史上的第三次飞跃。它可以修复巨大的组织缺损。由于是在显微镜下操作，手术十分准确和精细；由于它可以一期修复缺损，缩减了手术次数和疗程，这些也都应被看作微创手术的范畴。

以上列举的仅是目前在口腔颌面颈部手术中已被应用和正在研究观察疗效的一些手术。随着医学的发展，相信今后还会有不少口腔颌面-头颈微创手术问世。

2. 传统手术与微创手术的关系

外科学历经了数百年的发展，积累了不少临床实践经验。在发展的过程中，一些手术被自然淘汰，而另一些手术则更趋成熟，并成为公认的、有效的传统或经典手术而被保留下来。任何新的手术或治疗方法总要经历临床考验，总要在实践中去最后评估它的价值和作用。外科手术最主要的是要确定适应证。没有适应证的手术或治疗方法，其结果就是被滥用，或被错误地当成"万能手术"。微创手术同样如此，哪些是微创手术的适应证，哪种微创手术适合哪些疾病或哪种情况下的治疗，都需要在实践中不断总结和摸索，才能得出准确的结论。在此之前，一些传统的手术仍占据着主要地位，至少在一段时间内还谈不上微创手术代替传统手术的问题。为此必须辩证地来看待传统手术与微创手术的关系。

综上所述，作为一名外科医师，对传统的外科技术，特别是本章前面所提到的基本操作都必须熟练掌握，否则是难以施行微创手术的。因为微创手术大多要借助现代外科技术在内镜或显微镜下操作，需要更高的技术，需要特殊的临床前训练。要知道外科基本操作技术与现代操作技术只能是互补的，而不是相互排斥的。

对传统手术与微创手术的理念也需要求得辩证的统一，不可对立起来看。例如，传统手术强调手术野的显露，致一般手术切口都较长、较多，创面较大，但其目的也是为了减少创伤面而不是故意制造创伤。小切口、少切口可能会使手术野显露不良，强行牵拉反而会造成更大的组织创伤，从而与微创的目的背道而驰。如有争议的甲状腺腺叶切除术及经口内的下颌下腺切除术莫不如此。同样,如果微创手术的时间耗费大大地超过传统手术,试问是哪一种手术带来的创伤更大呢?

3. 微创手术中需要进一步研究的问题

除了前述的口腔颌面颈部手术需要继续进行临床实践,摸索和确定手术适应证外,更重要的是,需要科学地、系统性地、前瞻性地进行临床研究,以进一步明确微创手术的优缺点。已有研究证明:与传统手术对比,腹腔镜手术中的应激反应和对术中呼吸、循环的影响反较传统的开放性手术为重;但在术后,微创手术的应激反应及对呼吸循环的影响则较轻,术后的恢复快、恢复期较短。遗憾的是对口腔颌面颈部手术还未见这方面的对比研究报道。

总之,微创手术是21世纪外科手术发展的重要方向,任重道远,对各外科亚科如此,对口腔颌面颈部外科同样如此。

（二）精准外科

精准外科(precision surgery)概念的形成比精准医学(precision medicine)早。精准医学的正式提出是在2011年,由Maynard V. Olson综合美国工程院、美国科学院、美国国立卫生研究院、美国科学委员会等的意见后,提出了联合倡议——走向精准医学,继而美国总统奥巴马在2015年国情咨文中正式批准"精准医学"计划。在此之后,英国、中国等国也相继提出了精准医学的概念和研究计划。

综观医学发展史,精准外科、精准诊断、精准放射治疗等均在精准医学理念提出之前即已出现。美国提出的精准医学计划主要着眼点在肺部疾病,特别是肺癌的内科诊治方面。其基于利用现代分子医学(含基因组学、代谢组学、分子网络、信号转导等)、数字医学的手段和大数据理论,针对所谓精准的"靶向治疗"或"靶向药物"的内科治疗,其与外科学、放射治疗学所追求的精准概念并不完全一致。

外科治疗追求的精准主要体现在手术方面,主要是追求完美的功能和解剖结构外形恢复的统一(功能性外科、整复外科等);精准外科和微创外科所追求的理念是一致的,只有精准才能做到微创,才能做到患者功能和外形恢复的统一,才能使患者享受回归社会的幸福。

以口腔颌面颈部手术为例,早在20世纪末期已将快速原(成)型技术(rapid prototyping,RP)和反求工程(reverse engineering,RE)技术应用于手术后立即整复的手术中,获得了微创(手术精确)、外形对称和谐(美观)等的良好效果。而这些也为后来蓬勃发展起来的3D打印技术(3D Printing)打下了坚实的基础。

所谓精确放射治疗则是在出现立体三维定向放疗、三维适形放疗等技术后逐渐形成的。它的优势在于治疗靶点集中,从而提高了疗效,并可减少副作用和并发症的发生。因而,在21世纪初就出版了《肿瘤精确放射治疗学》一书。

综上所述,精准医学可以是广义的,也可以是狭义的。广义的精准医学理念是任何医疗手段都应追求精准、追求微创、追求良好的效果;而狭义的精准医学理念则是不同的临床学科,针对自定的诊治目标,追求有特色的"精准××"……

（三）数字医学与数字外科

数字技术在信息、互联网,特别是计算机科学快速发展的基础上,形成了人工智能(artificial intelligence,AI)时代。在医学领域中,信息科学与生命科学结合,继而形成了一种新理念和新技术,即数字医学(digital medicine)。鉴于数字计算机具有很强的学习与阅读能力,在影像医学和病理学诊断中发展很快。有资料显示,在影像诊断及病理学诊断中,其正确诊断的概率与人相当,甚至超过人类。例如AI诊断系统"天医智"(BioMind)与全国选拔出的25位有经验的影像诊断医师对225例神经影像学诊断的测试结果显示:AI仅用时15 min,诊断正确率为83%;而医师组用时30 min,诊断正确率为63%。曾有过人工智能仪与病理医师为乳腺癌淋巴结转移进行诊断的比赛,结果显示,AI诊断正确率显著高于病理医师。同样用于人类肿瘤诊断的 AI"沃森医师"(Dr. Watson)也有过战胜病理医师的记录。

数字外科(digital surgery),亦称为"计算机辅助外科"(computer aided surgery or computer assisted surgery,CAS),也是数字医学中的一种。

CAS 主要包括 4 个方面:①影像引导外科(image guided surgery,IGS);②手术方案的指定与手术模拟(surgery simulation);③导航外科(navigation or 3D navigation);④机器人(远程)外科(robotics aided surgery)。①至③内容详见本书第 20 章,此处仅重点探讨一下机器人外科。

机器人外科于 1996 年正式面世,手术机器人名为达·芬奇(Da Vince)机器人,其虽名为"机器人",实际上是一种手术器械。至 2018 年为止,全球已有成品 3 700 多台,其中 2 400 余台在美国,手术人数以百万计,因此,美国也是机器人外科手术经验最丰富的国家。严格地讲,机器人手术不是智能机器人能独立进行的手术,而是按医师的意志操纵着机器人的机械臂和手在直视下用特殊的器械来进行手术,因而其更科学的称呼应该是"机器人辅助外科手术"或"机器人工臂辅助手术"。目前所谓的智能机器人只能被看作一种高精尖的手术器械,不是真正的"智人"。

机器人手术具有不少优点:首先,它是一种微创手术,只需经皮打洞,或经自然管道(如口、鼻腔、食管、肛门、生殖道等)进行手术。其次,在三维立体、视野放大的情况下进行手术,可达到创伤小、操作精确的目的。手术出血少。打结、缝合等方面均具有比人工手术更强的优势。再次,手术操作稳定,可以避免人工手颤抖的缺点。最后,术者能节省体力,操作不费劲,且可以在信息传控技术下远程施术。

机器人手术也有不足之处:第一,因为医师没有触感,对诸如血管搏动的判断有一定缺陷;第二,机器人手术主要用于软组织手术;第三,有的手术时间甚至长于开放手术;第四,器械体积大,手术费用高;第五,医师必须通过特殊培训方可手术。

目前,机器人手术尚不能替代全部传统手术,它有一定的适应证。在口腔颌面-头颈外科手术中应用尚不多。根据已有的经验,它主要适用于口咽、咽、舌根、喉、甲状腺手术,实践的力度还应加大,经验还需进一步总结。

(邱蔚六)

(四)超声骨刀的临床应用

以往,对骨组织的切割主要应用骨凿、金属线锯、往复锯及骨钻等。近年由于超声骨刀的兴起,有大步取代以上传统器械的趋势,在此予以简要介绍。

超声骨刀手术系统是指利用压电超声频率微振荡刀进行骨切割的一种骨外科手术设备,具有很强的软硬组织识别功能,同时采用冷切割模式,可大大提升手术的精确性与安全性。口腔颌面部神经血管丰富,由于超声骨刀独特的安全性与高选择性,在口腔颌面外科手术中得到了广泛的应用,尤其适合牙槽外科、种植外科、正颌外科,甚至关节和侧颅底外科等。在牙槽外科和种植外科领域,可用于阻生牙/多生牙拔除、埋伏牙的牵引、骨皮质切开术、囊肿切除、上颌窦提升、下颌骨颊舌侧去骨、颏部及外斜线取骨、腭部及上颌结节取骨等;在正颌外科方面,可用于上颌扩弓、Le Fort Ⅰ型截骨、BSSRO、牵张成骨、颏成形截骨、上下颌骨根尖下截骨等;在关节和侧颅底外科方面,可用于髁突/颧弓截断、颞骨开窗、侧颅底截骨等。

1. 超声骨刀的工作原理

超声骨刀的共振工作头可以在系统内共振发生器的控制下,经手柄换能器,将电能转换为机械能,经高频超声振荡,切割下所需要的骨组织。超声骨刀的工作频率为 24~29 kHz,刀头的摆动幅度水平方向为 60~200 μm,垂直方向为 20~60 μm,此摆动是肉眼无法观察出变化的微幅振动。

2. 超声骨刀的特性

(1)软硬组织识别功能:骨组织声阻抗高,软组织声阻抗低。超声骨刀工作频率低于 29 kHz,对声阻抗高的骨组织及钙化、矿化硬组织可直接产生力学破坏作用,但无法切割软组织,加之设备机身内置高灵敏度的压力传感器,可大大加强组织识别功能。由于具备这种功能,便可最大限度避免损伤黏膜和血管神经等软组织,即使刀头接触软组织也不会对其造成损伤,从而降低了操作风险和难度。

（2）冷切割模式:高聚焦超声技术在切割时产生的热量极少,再加上适量的冷却水在刀头和术区形成水雾,可以使创口温度大致保持在38℃以下。水雾冲洗创口使手术进行中创口清晰,术区视野良好,便于操作。

（3）提高手术的精确程度,缩小手术切口及术区:超声骨刀工作精度以微米计,最小手术切口长3.5mm、宽0.5mm,而且操作握持仅需很小的力度,切割时无震动,切割轨迹不受限制。术区出血少,手术中创口清晰,切割创口规则平滑,手术的创口和术区缩小。因术区要求小,故手术切口也相应缩小,明显提高了手术精确性、可靠性及整个手术的水平。

（4）提高手术的安全性:超声骨刀对切割表面有止血作用。超声空化作用可限制血液渗出,且利于从工作区清除骨屑,使医生能非常清楚地看到手术区;又因其具有组织识别功能,可最大限度地避免损伤黏膜、血管、神经等软组织,只要不是非常用力地把刀头按压在软组织上,就不会造成软组织损伤。当超声骨刀进行切割时,仅在刀头尖端有肉眼看不到的微幅度摆动,无骨钻的高速旋转,无骨锯和咬骨钳的剧烈物理运动和震动,对周围软组织不会造成任何损伤,不会缠卷。

（5）切割不受限制:超声骨刀的工作尖坚固耐用,且振幅受到控制,因而切割精度非常高。另外,手柄操纵非常灵活,工作尖的设计符合解剖形态,易于进行棘手的手术。多种用途、形状、角度和弯度的手术刀头,满足不同手术部位的需要,可进行复杂切割和在狭窄、难以到达的角度直接施术。

超声骨刀是目前口腔外科手术中较理想的骨切割工具,但需正确使用,若发生某些情况（如术中使用不当、操作模式或工作刀头选择不正确、切骨时施加较大压力等）,在一定程度下,增加的压力反而会妨碍工作刀头的振荡,将切割的动能转化为热能,不但有可能减少其使用寿命,同时也可能会出现黏膜损伤、骨壁损伤等并发症。

超声骨刀是基于外科手术对精确性和安全性的需要而出现的。超声骨刀利用可控的三维超声振动,具有很强的软硬组织识别能力,可以最大限度地避免损伤神经、血管和软组织,开启了骨切割和骨整形的新时代。该设备具有多种手术刀头,适合于各种解剖条件下的切骨术和骨整形术。口腔颌面部神经血管丰富,由于超声骨刀独特的安全性与高选择性,利用其在口腔内进行骨手术,要优于传统方法。传统方法是用高速涡轮机或锯切割骨组织,该方法常会引起患者恐惧不安,术后易发生创口出血、肿胀和疼痛等并发症。超声骨刀能很好地解决上述问题。它具有精确性高、不损伤软组织、出血少、手术野清晰和创伤小等优点,尤其适合牙槽外科、种植外科、正颌外科,甚至关节和侧颅底外科等。在牙槽外科和种植外科领域,可用于阻生牙/多生牙拔除、下颌骨颊舌侧去骨、颏部和外斜线取骨、骨皮质切开术、上颌窦开窗、上颌扩弓、腭部和上颌结节取骨等;在正颌外科方面,可用于Le FortⅠ型截骨、BSSRO、颏成形截骨、上下颌骨根尖下截骨等;在关节和侧颅底外科,可用于髁突/颧弓截断、颞骨开窗、侧颅底截骨等。在术中能够有效保护重要解剖结构,如下牙槽神经血管束、腭降神经血管束、颈内外动静脉、三叉神经等;术中也可按照缺损大小,自主决定取骨位置、大小和范围。

因此,超声骨刀骨科手术系统作为一种新型的骨科动力系统,解决口腔骨手术过程中所遇到的难题,真正地实现了微创外科和口腔外科的结合,在治疗领域中具有广泛的应用前景。

（杨 驰）

参 考 文 献

[1] 邱蔚六.口腔颌面外科理论与实践[M].北京:人民卫生出版社,1998:1-8.
[2] 陈孝平.外科学[M].北京:人民卫生出版社,2002:1-4.
[3] 黄志强.21世纪微创外科的发展——外科微创化:21世纪外科的主旋律[M]//黄志强.微创外科进展及发展战略.杭州:浙江科学技术出版社,2003:9-13.
[4] 黄志强.微创外科进展及发展战略[M].杭州:浙江科学技术出版社,2003:14-25.
[5] 邱蔚六.口腔颌面部微创手术之我见[J].微创医学杂志,2008,3:1-2.

第2章 牙槽外科及颅颌面种植外科手术

一、牙槽外科手术

（一）高难度阻生第三磨牙超声骨刀拔除术

下颌第三阻生牙去骨拔除是牙槽外科常见的难度较高的手术，也是最易引发并发症的手术。回顾文献并总结，高难度下颌阻生第三磨牙的定义如下：拔除难度大（去骨多、创伤大和耗时长）、易引起严重并发症的下颌阻生牙。

1. 手术指征

下颌第三磨牙在全颌曲面体层片和 CBCT 影像上需符合以下任一条：①低位阻生牙（第三磨牙的殆平面或最高平面低于第二磨牙的牙颈线）或完全骨埋伏牙；②阻生牙几乎所有或完全位于下颌支内；③根肥大（牙根中部的宽度大于牙颈部的宽度）骨粘连，或牙根有明显弯曲；④与下牙槽神经紧贴或接触；⑤阻生牙以外的下颌骨高度小于整体的 50％。

2. 术前准备

询问病史，进行临床及影像学检查，明确诊断；了解过敏等有关病史，尤其是对局麻药的反应；注意患者的全身情况，解除患者恐惧心理；采用 2％利多卡因进行下牙槽神经阻滞麻醉和局部浸润麻醉。

3. 四种超声骨刀去骨法

（1）术式1：整体去骨拔除法（图 2-1）。适用于部分骨埋伏牙且去骨量较小，根据影像和术中所见设计整体截骨线，整块去除阻力骨，暴露牙并挺出。

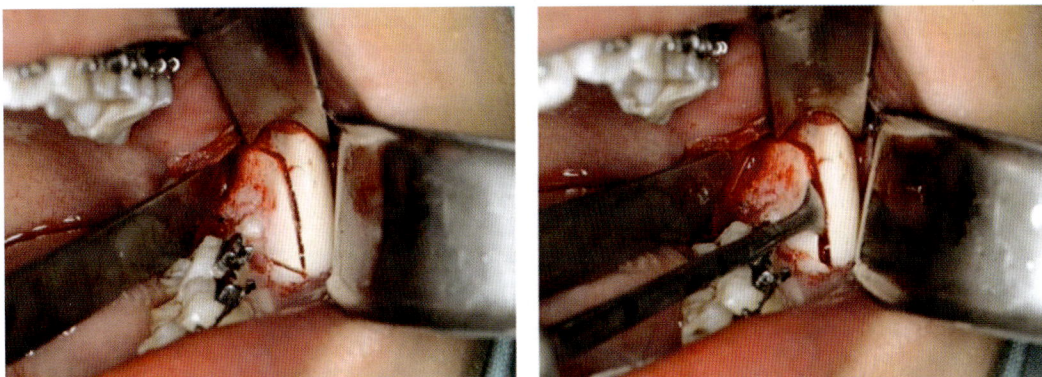

(1)　　　　　　　　　　(2)

图 2-1　整体去骨拔除法

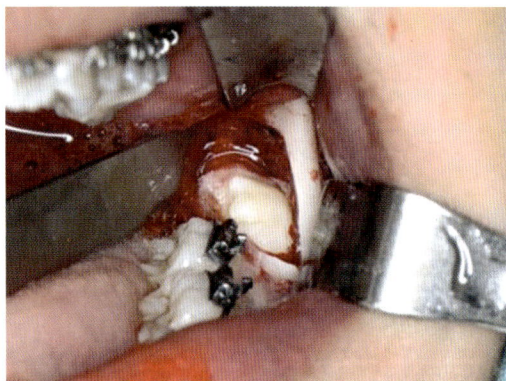

(3)

图 2-1 整体去骨拔除法(续)

(1)手术视野暴露和截骨(注意截骨线设计)；(2)用宽扁平刮匙或剥离器撬开骨块并取出；(3)暴露牙冠并挺出

(2)术式 2:分块去骨拔除法(图 2-2)。适用于部分或完全骨埋伏牙且去骨量和面积较大,根据影像和术中所见设计整体截骨线和分块截骨线,分块去除阻力骨,暴露牙并挺出。

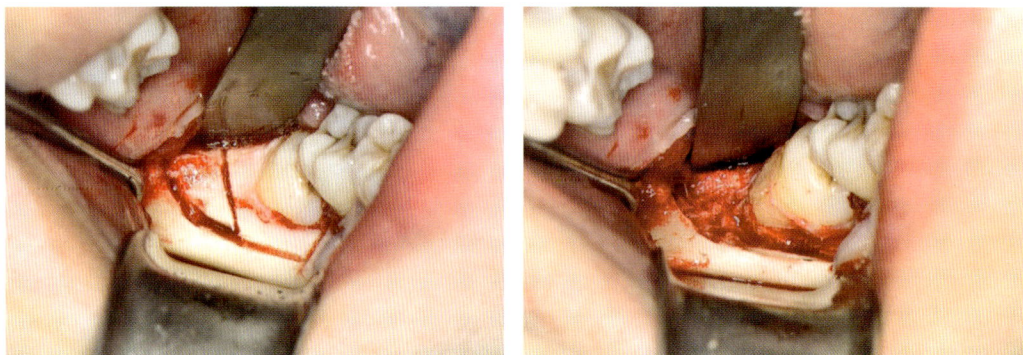

(1)   (2)

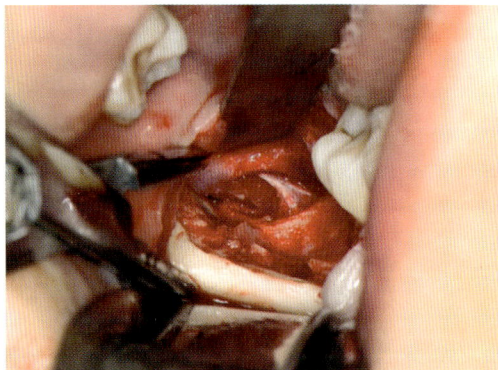

(3)

图 2-2 分块去骨拔除法

(1)术中分块截骨；(2)去骨后暴露整个牙根；(3)轻拨牙体即可脱位

(3)术式 3:去骨分牙拔除法(图 2-3)。适用于根分叉大的骨埋伏牙,根据影像和术中所见设计整体截骨线,去除阻力骨,暴露牙,分析最佳分牙线,超声骨刀切牙冠深度 2mm,用扁平骨凿轻敲分牙,挺出。

(4)术式 4:牙骨连体拔除法(图 2-4)。适用于反复发生炎症后牙骨粘连的骨埋伏牙,根据影像和术中所见设计整体截骨线,无须先去骨,将牙和周围骨组织一并挺出。

(1)

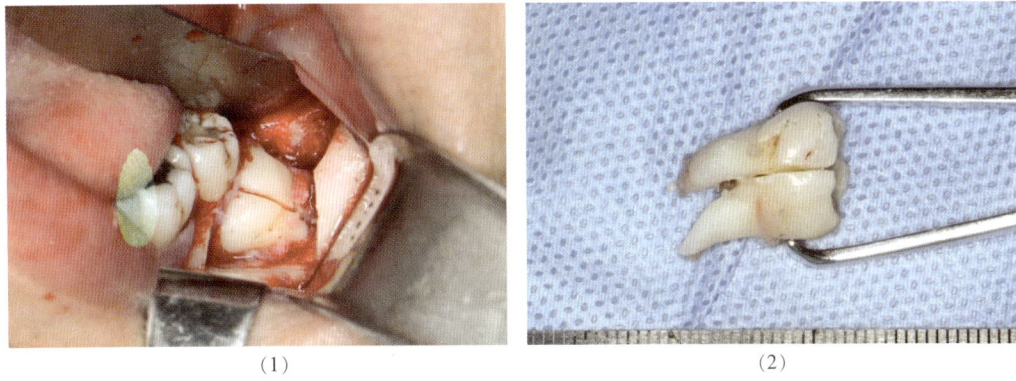

图 2 - 3 去骨分牙拔除法

(1)确定分牙线后,用超声骨刀沿分牙线切牙冠深度 2 mm,再用扁平骨凿轻敲分牙;(2)离体牙见分牙线恰好与根分叉延续

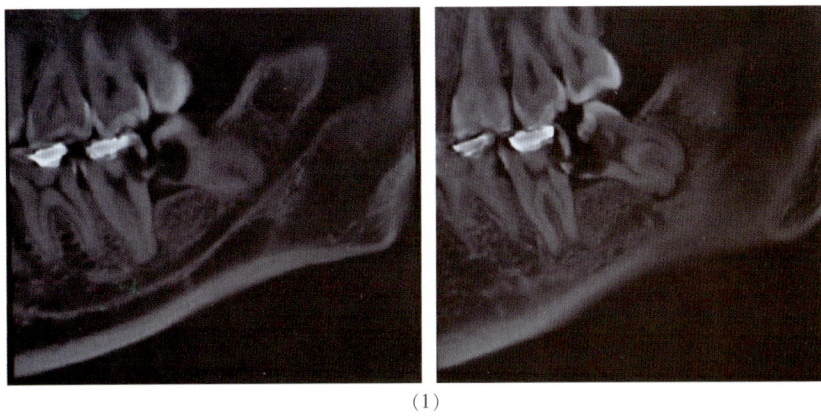

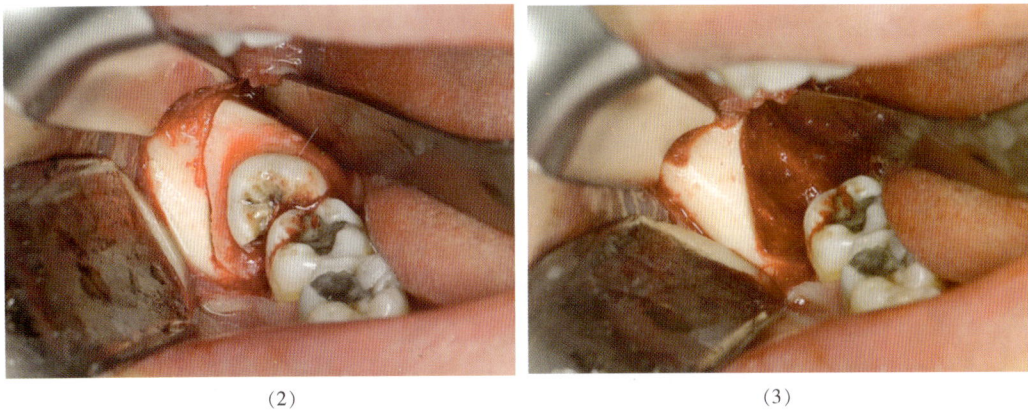

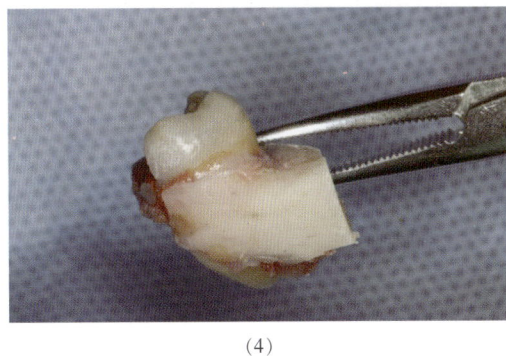

(1)

(2) (3)

(4)

图 2 - 4 牙骨连体拔除

(1)连续 CT 矢状面扫描见根尖周炎,根尖与神经管关系密切;(2)截骨线;(3)牙骨连体拔除后;(4)牙骨相连(舌侧面观)

4. 术中、术后并发症的诊断和处理

（1）术中严重并发症包括：下牙槽神经血管束和/或舌神经血管束损伤、牙或牙根进入翼下颌间隙。预防措施为：采用超声骨刀可显著降低神经及血管损伤的发生率，术中截骨时，用脑压板保护舌侧软组织。在挺除牙齿时注意施力方向，避免将牙齿挺入翼下颌间隙。

（2）术后严重并发症包括：术后血肿或水肿影响呼吸、下颌骨骨折和严重化脓性感染。由于高难度阻生齿在拔除时去骨较多，术后反应必然会较重，术后即刻局部冷敷，并口服抗生素3 d，可有效降低术后并发症的发生率。

5. 经验和评述

高难度下颌第三阻生牙解剖位置深，暴露较困难，周围神经血管丰富，造成手术操作困难和易发生严重并发症。上述4种方法基本涵盖了高难度下颌阻生牙拔除时所遇到的情况，可应用于临床上绝大部分高难度下颌阻生牙拔除病例。术前影像检查对疑难阻生牙的去骨设计非常重要，高难度下颌第三阻生牙除全景片外，还要有CBCT检查，这能更有效地观察到牙及牙根与邻牙、下牙槽神经管、颊舌侧骨板厚度、埋伏牙的深度和角度等众多信息。根据CBCT检查结果制订手术计划：截骨线方向和深度，选择哪种方法去骨和牙脱位的方向等。

（二）第二磨牙远中植骨术

下颌第三磨牙阻生的发生率为66%～77%，其中68.5%的阻生下颌第三磨牙与第二磨牙紧密相邻，因此拔除术后往往会导致第二磨牙远中牙周袋形成和牙槽骨丧失，进而引起松动和继发根面龋。目前临床常规不给予任何治疗，也有研究者采用拔牙同期骨替代物移植来修复第二磨牙远中骨缺损，包括自体骨（用涡轮机拔牙时取下的牙槽骨）、同种异体骨、富血小板血浆、人工合成的骨代用品（如Bio-Oss、生物活性玻璃、羟基磷灰石）及不同材料的混合物。自体骨移植作为移植的金标准，仍存在不足之处，如供骨区并发症、需开辟第二术区、手术可能需要住院或全麻、供骨量受限等，使其应用受到一定的限制。

1. 手术指征

适应证：①年龄≥25岁；②根据病史、临床表现、影像学检查诊断为中低位阻生下颌第三磨牙并伴有邻近第二磨牙远中骨质缺损深度超过4 mm的患者。

禁忌证：①邻近第二磨牙的牙根吸收至牙髓暴露，或者有根尖病变，无保留价值者；②下颌第三磨牙区有肿瘤、骨折；③患者有严重牙周病且治疗无法控制者；④患有较严重的系统性疾病、肿瘤患者。

2. 术前准备

询问病史，做临床及影像学检查，明确诊断；了解过敏等有关病史，尤其对局麻药的反应；注意患者的全身情况，排除不宜植骨的病例；采用2%利多卡因进行下牙槽神经阻滞麻醉和局部浸润麻醉。

3. 手术方式

从第二磨牙远颊角龈缘向后沿颊侧斜行切开至下颌支颊侧，切透骨膜（图2-5）；然后在第二磨牙远颊角沿龈缘向前剥离至第一磨牙远中，若第三磨牙埋伏较深，需要暴露的术区较大，则再向前剥离牙龈至第一磨牙近中。在骨膜下翻瓣暴露手术视野，用下颌支拉钩、长拉钩和脑压板分别牵开后方、颊侧和舌侧软组织，暴露牙槽嵴顶及颊舌侧骨界。结合阻生牙的情况选用超声骨刀4种去骨法

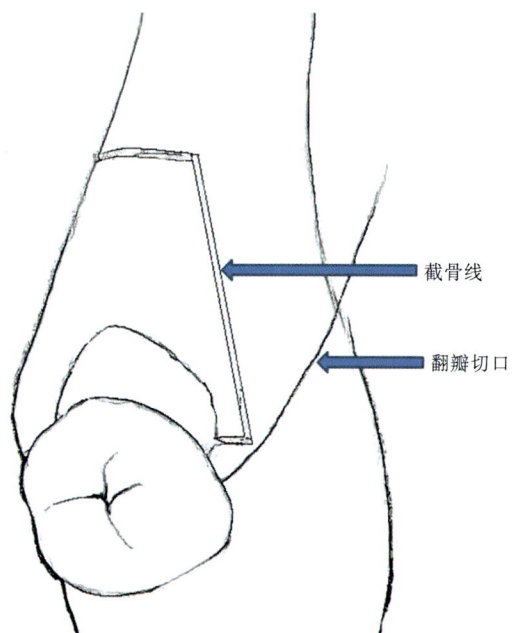

截骨线

翻瓣切口

图2-5　切口的起点和方向

拔除下颌阻生第三磨牙。将超声骨刀截下的自体骨置入无菌的容器中,用咬骨钳碾碎,并加入拔牙创内吸取的自体血液混合,使之成为半凝固混合物,即刻在第二磨牙远中将自体植骨材料混合物填满骨缺损处,在无张力下使用可吸收缝线严密缝合,见图 2-6。

4. 术中、术后并发症的诊断和处理

术中及术后并发症和超声骨刀拔牙类似,与单纯拔牙术不同之处在于,植骨术术后一旦感染,容易化脓并导致植骨失败。

因此,我们认为预防措施在于:①在术前应进行牙周基础治疗,充分去除第二磨牙远中的菌斑和牙结石;②切口应在第二磨牙的远中

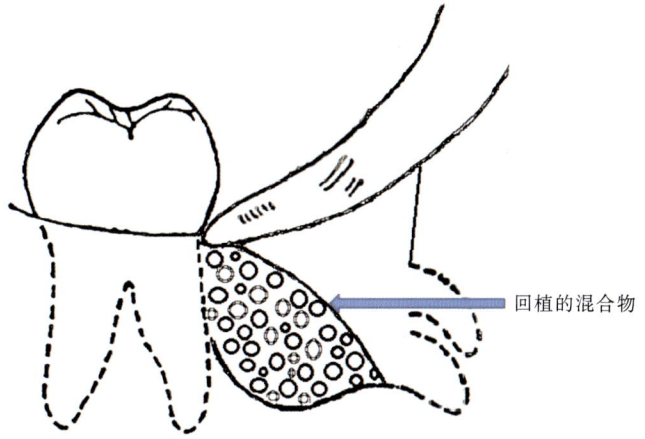

回植的混合物

图 2-6　拔除阻生第三磨牙并在第二磨牙远中植骨

颊侧,避免与植骨区相通;③术中应严格止血,适当加压充填骨缺损区以消灭无效腔;④严密缝合创口,必要时加用可吸收膜覆盖术区以避免植入物外露;⑤术后应口服抗生素预防感染,应用抑菌含漱液保持口腔清洁;⑥术后 6 个月内禁止牙周探诊,以提高植骨手术的成功率。

一旦发生感染,在抗感染治疗无效的情况下,则应该将移植物取出,清创引流,创口可愈合。

5. 经验和评述

采用超声骨刀截骨时将去除的自体骨再利用,不需要开辟第二术区,同期既解决牙槽病灶又修复骨组织。杨驰团队进行的前瞻性随机对照临床研究显示该方法可有效修复第二磨牙远中骨质缺损,预防牙周袋形成(图 2-7 和图 2-8)。自体牙槽骨的松质骨拥有较好的成骨能力,其疏松多孔的结构有利于营养物质的扩散及微小血管的重建;皮质骨虽然基本无骨诱导及传导能力,但是能在植骨早期提供良好的力学支撑,其存活的成骨细胞也能够提供一定的成骨能力。骨组织对温度十分敏感,在 47℃ 中 1 min 即可造成骨细胞凋亡;当温度上升到 60℃,即可造成不可逆性骨坏死。在去除第三磨牙的阻力骨过程中,受到热损伤的牙槽骨边缘可形成纤维组织,自体碎骨的成骨能力也大大下降,易引起延迟愈合和植骨失败。超声骨刀的冷切割模式可有效保留骨活性,使骨损伤降到最低。但震动过程中仍有部分热能产生,因此需严格遵守切割过程中的慢速、缓进、冷却,避免在骨界面形成热损伤。

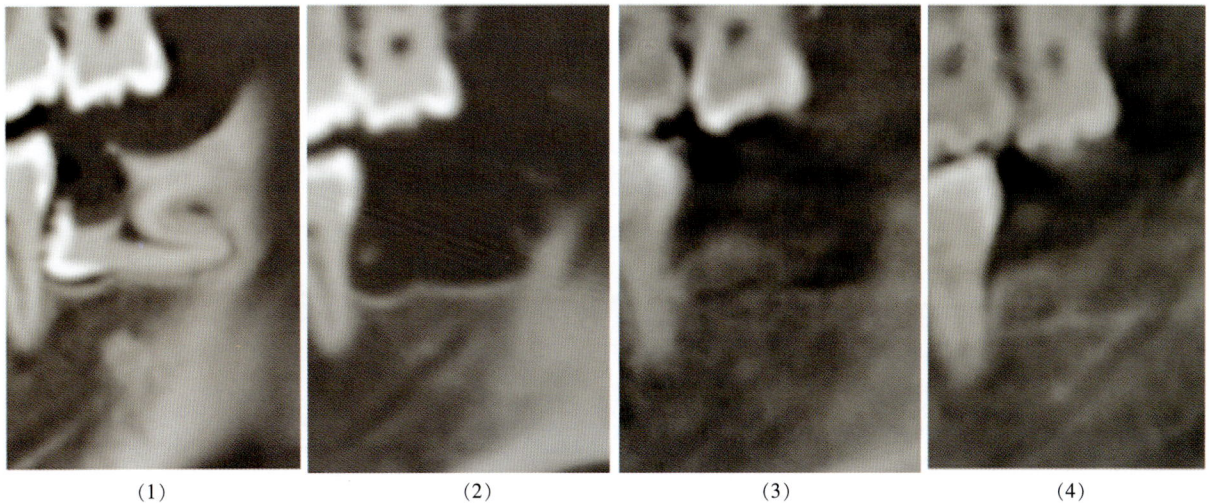

(1)　　　　　　(2)　　　　　　(3)　　　　　　(4)

图 2-7　单纯拔牙不植骨组
(1)术前;(2)术后 1 周;(3)术后半年;(4)术后 1 年

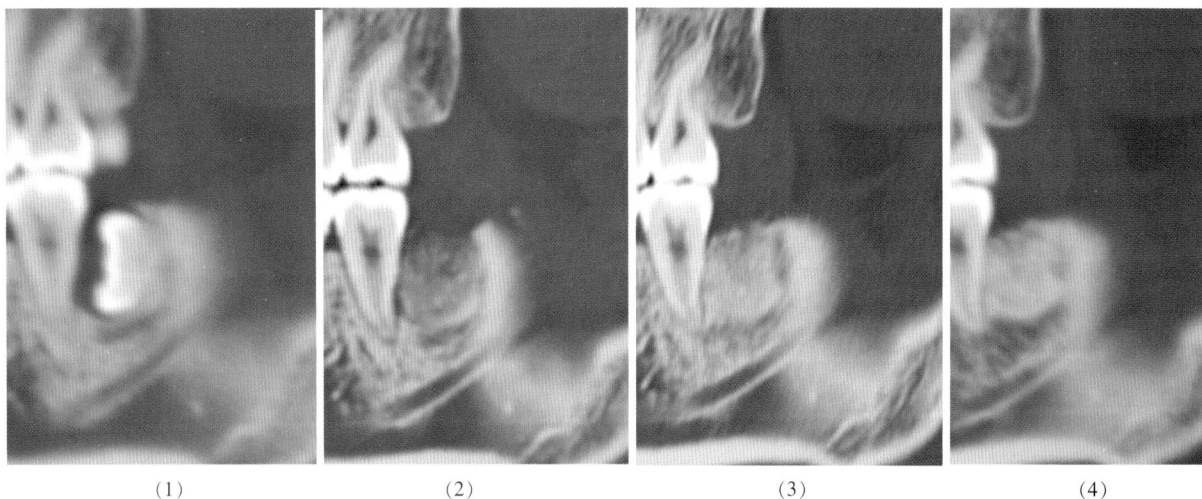

(1)	(2)	(3)	(4)

图 2-8　拔牙后即刻植骨组

(1)术前；(2)术后1周；(3)术后半年；(4)术后1年

（杨　驰　戈　旌）

（三）超声骨刀辅助皮质骨切开植骨术

加速成骨正畸技术利用牙槽外科的微创手术，通过颊侧或颊舌侧骨板上围绕目标牙的牙根形成线状和点状的骨创以去除骨皮质，辅助加速正畸治疗。我们这里特指在传统骨皮质切开技术的基础上，结合引导组织再生原理，即在骨表面放置可吸收的植骨材料，以增加牙槽骨量及恢复牙周组织的完整性，并同期实现快速牙移动的目的。

1. 手术指征

该手术适用于 CT/CBCT 显示唇颊侧骨质菲薄，尤其是伴发骨开裂/骨开窗、有正畸治疗需求的患者。可应用于Ⅱ类错𬌗畸形的掩饰性治疗，Ⅲ类错𬌗畸形术前去代偿治疗，双颌前突拔牙内收及开𬌗患者。

2. 术前准备

询问病史，根据临床及影像学检查，CBCT 或 CT 三维术区重建，观察牙槽骨骨质情况，并判断有无骨开裂或骨开窗的发生或其发生部位；口腔卫生不佳，术前2周进行牙周洁治处理；提前粘接正畸托槽，注意术前需取下弓丝，以利于手术操作。

3. 麻醉与体位

患者采用头正卧位，如下前牙区麻醉，下颌应轻微抬起。

4. 手术步骤

(1)麻醉：采用2%利多卡因进行下牙槽阻滞麻醉和局部浸润麻醉。

(2)切口：前牙唇侧做保留龈乳头的水平沟内切口及双侧垂直梯形切口[图2-9(1)]，切口延伸至目标牙的下一牙位，翻开黏骨膜瓣至前牙根尖根方水平[图2-9(2)]；在根方翻开的骨膜处注入含1:10万肾上腺素的2%利多卡因后，用尖刀片进行彻底的骨膜松解。

(3)皮质骨切开术：使用超声骨刀（Silfradent）于唇侧骨面选择性去除骨皮质。切口穿透骨皮质，深达骨松质。牙根间隔处行垂直切口，并从牙槽嵴顶下2～3mm延伸至根尖下2～3mm，与水平切口相连，包绕牙根[图2-9(3)]。由于下前牙区牙根表面牙槽骨往往较薄，为避免伤及牙根，可省去点状去骨皮质操作。

(4)植骨：人工骨替代材料 Bio-Oss（Geistlieh AG）或 Bio-Oss 人工骨混合自体骨后植入[图2-9(4)]。自体骨来源于埋伏阻生的第三磨牙拔除时的去骨。前牙区平均骨植入物总量为1.5g。尽量植入到釉牙骨质界高度。表面覆盖可吸收胶原膜,将 2 块 25 mm×25 mm 的 Bio-Gide(Geistlieh AG)胶原膜提前缝合在一起。覆盖植骨区后,于胶原膜下端,将松解过的骨膜上提,并与胶原膜缝合固定在一起[图2-9(5)]。最后调整胶原膜的位置,使屏障膜的范围超出骨缺损区边缘 2～3 mm,并稍高于牙龈缘。

(5)创口关闭:使用 4-0 的可吸收缝线行颊舌侧牙龈乳头对位间断缝合[图 2-9(6)]。由于胶原膜的位置稍高于牙龈缘,通过缝合可将胶原膜紧贴牙齿,利于冠方形成良好封闭。创口关闭及术后处理:龈瓣复位缝合,使之完全覆盖胶原膜。使用吊颌帽 3 d,以减少术后肿胀及水肿。术后常规使用抗生素及漱口水控制感染。

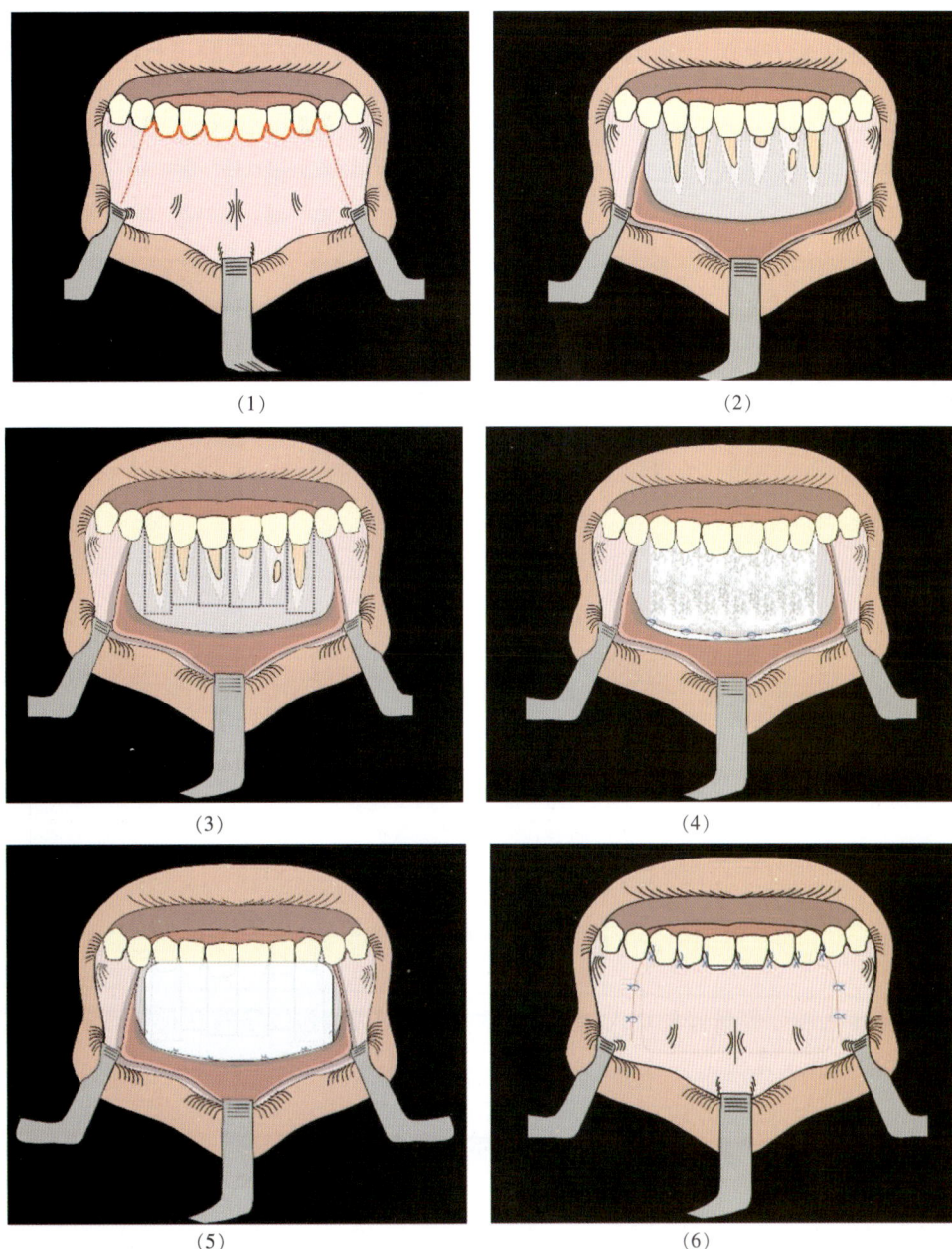

(1)

(2)

(3)

(4)

(5)

(6)

图 2-9　改良式皮质骨切开术联合植骨术的操作步骤

(1)前牙唇侧做保留龈乳头的水平沟内切口及双侧垂直梯形切口;(2)翻开黏骨膜瓣至前牙根尖根方水平;
(3)使用超声骨刀于唇侧骨面选择性去除骨皮质,牙根间隔处行垂直切口,并从牙槽嵴顶下 2～3 mm 延伸至根尖下 2～3 mm,与水平切口相连;
(4)人工骨混合自体骨后植入;(5)表面覆盖可吸收胶原膜;(6)创口关闭

5. 重要解剖结构的辨认与保存

注意颏孔处颏神经的保存;黏骨膜瓣根方的骨膜松解;使用超声骨刀截骨时,注意勿伤及牙根。

6. 术中、术后并发症的诊断和处理

术中常见的并发症同局麻药注射并发症，如晕厥、过敏反应、特异体质反应等，根据具体情况进行对症处理。术后常见的并发症如下唇麻木，可配合药物治疗等；伤口裂开、骨植入材料外漏，可冲洗伤口、行抗感染治疗，严重排异反应则需取出植骨材料；术后肿胀、疼痛等，可给予适当的激素、止痛药及抗生素等。

7. 经验和评述

改良皮质骨切开及植骨术，即在传统方法基础上，强调根上1/3牙槽骨量的恢复。这就要求在冠方生物屏障膜的完全覆盖。胶原膜机械强度有限，抗张强度小，常会发生膜的移位或塌陷。由于近牙槽嵴顶处翻瓣切口的缝合张力影响充填骨材料的位置，为此，我们将下方的骨膜进行松解、上提并与胶原膜下端固定，不仅有减张作用，还能防止骨植入物向下移位。根冠部，胶原膜稍高于牙龈缘，我们发现适当暴露的胶原膜不但没有增加感染的概率，还有利于龈缘处翻瓣切口的紧密关闭，降低创口裂开率，并防止植入物外漏。改良术式可使植入材料不易发生移位，最大限度地维持根冠方骨量。治疗前后CT表现见图2-10。

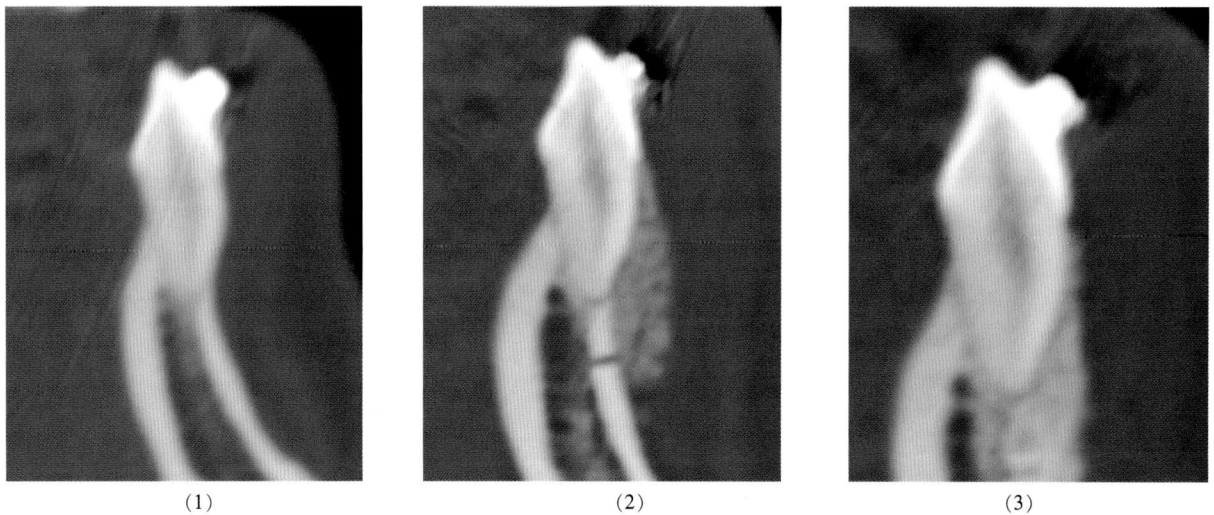

图 2-10　治疗前后 CT 表现
(1)治疗前；(2)术后即刻；(3)术后 6 个月

（四）骨皮质切开联合骨膜包裹式植骨术

采用自体骨膜替代胶原膜覆盖骨植入材料的一种方法，用类似包饺子的方式利用骨膜将植骨材料包裹，以维持骨增量的高度及宽度。

1. 手术指征

该手术适用于 CT/CBCT 显示唇颊侧骨质菲薄而伴不严重骨开裂者。

2. 术前准备

同改良法。

3. 麻醉与体位

患者常取平卧位，同改良法。

4. 手术步骤

(1)麻醉：同改良法。

(2)瓣的设计：采用膜龈联合处的水平切口[图2-11(1)]，而不同于常规沟内切口。初始切口不能切透骨膜，保留骨膜的完整性是该技术的关键点。为了减少手术损伤，未使用垂直松弛切口。术中使用电刀将骨膜上的黏膜瓣分离至颊部,以充分暴露骨膜。于最底部切开骨膜,并沿骨面向牙槽嵴顶方向分离黏膜全层[图 2-11(2)]。在此过程中,需注意颏神经血管束的保护及骨膜的完整性,避免组织的撕裂或穿孔。

(3)皮质骨切开术:超声骨刀去骨皮质术操作同改良法。在水平切口下方使用动力钻以相对方向打孔 5 对[图 2-11(3)],以便将骨膜缝合固定于骨面,要求仅穿透骨髓质浅层。打孔方向与牙槽骨面成 20°～30°角,斜形打孔以利于缝线的顺利穿入。建议提前穿入 5-0 的可吸收缝线,可避免出血及因植骨材料的放置而影响后续缝合操作。

(4)植骨术基本操作[图 2-11(4)]同改良法。通过提前穿入骨孔的缝线,将骨膜缝合固定于骨面,像包饺子一样包裹植骨材料[图 2-11(5)]。当骨膜不能完全覆盖植骨区时,可放置大小合适的 Bio-Gide 胶原膜(Geistlieh AG)。

(5)创口关闭[图 2-11(6)]及术后处理同改良法。

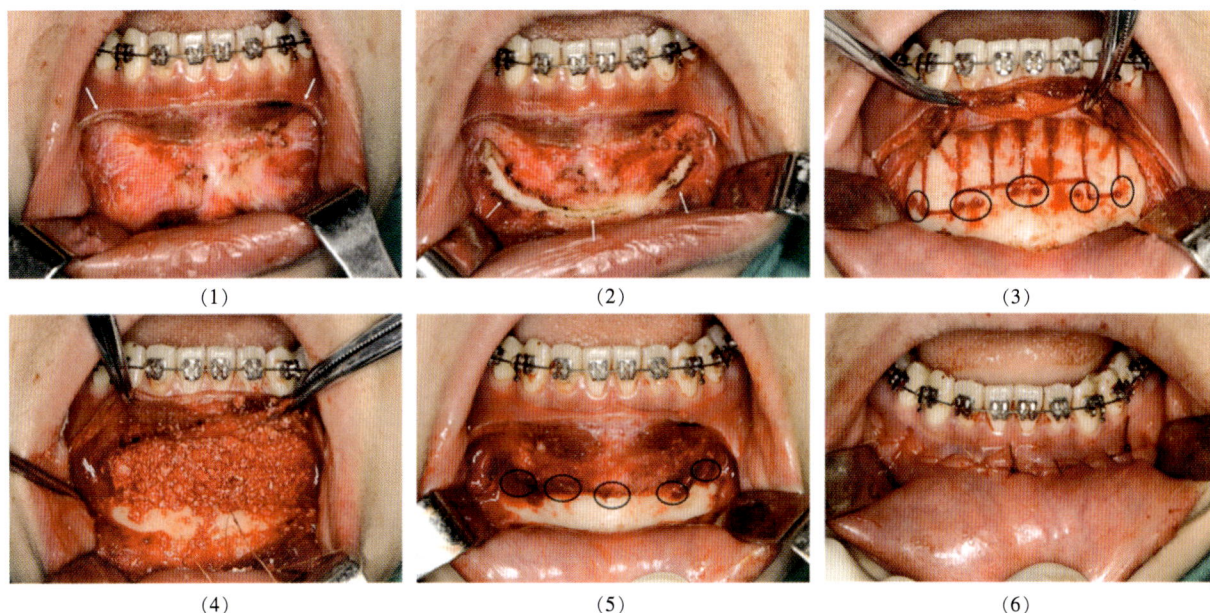

(1)　　　　　　　(2)　　　　　　　(3)

(4)　　　　　　　(5)　　　　　　　(6)

图 2-11　骨皮质切开联合骨膜包裹式植骨术的操作步骤

(1)膜龈联合处的水平切口;(2)最底部切开骨膜,并沿骨面向牙槽嵴顶方向分离黏膜全层;
(3)水平切口下方使用动力钻以相对方向打孔 5 对;(4)人工骨混合自体骨后植入;
(5)通过提前穿入骨孔的缝线,将骨膜缝合固定于骨面;(6)创口关闭

5. 重要解剖结构的辨认与保存

注意颏孔处颏神经的保存;需完整分离骨膜;使用超声骨刀截骨时,注意勿伤及牙根。

6. 术中、术后并发症的诊断和处理

基本同改良法;若不慎伤及骨膜,造成骨膜裂开或穿孔,轻者将骨膜直接缝合,严重者可使用胶原膜加盖缝合。

7. 经验和评述

骨膜是一种正常的结缔组织膜,不仅可作为连续物理屏障,也能促进新骨的形成,提高骨移植物的存活率。该术式能防止移植材料的移位,利于其塑形,促进骨再生在需要的部位发生,最终能有效增加牙槽骨的高度及宽度。该术式治疗前后 CT 表现见图 2-12。该技术也存在一些缺点,比如操作复杂,对术者手术技术要求高、手术时间长。特别是在完整分离骨膜及为了将骨膜缝合固定于骨面而行骨表面成对打孔术等操作难度比较高,需要术者的耐心及细心。对于骨开裂患者,由于根上方缺少骨支持,易造成近牙槽嵴顶处龈缘组织封闭不全,植骨区与口腔直接交通,从而发生骨植入材料外漏等并发症。因此,该术式更适合牙槽骨菲薄或骨开窗者。

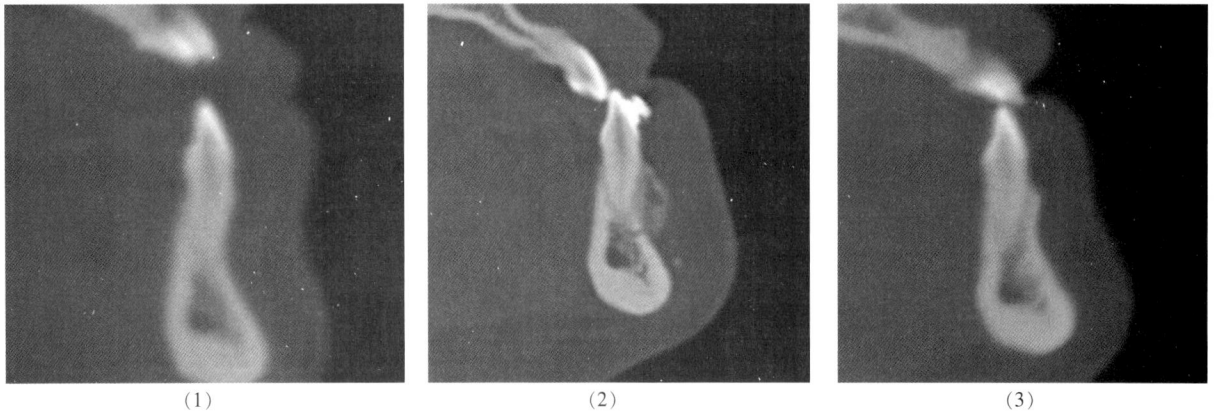

|（1）|（2）|（3）|

图 2 - 12　治疗前后 CT 表现

（1）治疗前；（2）术后即刻；（3）术后 6 月

（五）超声骨刀辅助埋伏阻生牙牵引术

1. 手术指征

埋伏阻生、位置重要、发育良好、具有保留价值的牙齿；若 CBCT 或 CT 显示离重要解剖结构（如下齿槽神经、上颌窦和鼻腔等部位）近，直接拔除有伤及邻近组织的风险。

2. 术前准备

CBCT 或 CT 三维重建埋伏牙，设计开窗位置，牵引方向，并提前粘接正畸支抗装置。

3. 麻醉及体位

局部麻醉，患者采用卧位，充分暴露埋伏牙侧。

4. 手术步骤

（1）翻瓣：根据埋伏牙阻生的部位，设计手术切口，翻粘骨膜瓣。

（2）超声骨刀去骨，暴露埋伏牙的牙冠，并围绕埋伏牙的牙根行近远中向及根方下水平向的皮质骨切开，深度为 2mm 左右，以突破骨皮质为宜。见图 2 - 13。

（3）清理牙面，使用肾上腺素充分止血，隔湿干燥，粘接牵引附件。

（4）无菌生理盐水冲洗创口，将黏骨膜瓣复位缝合。

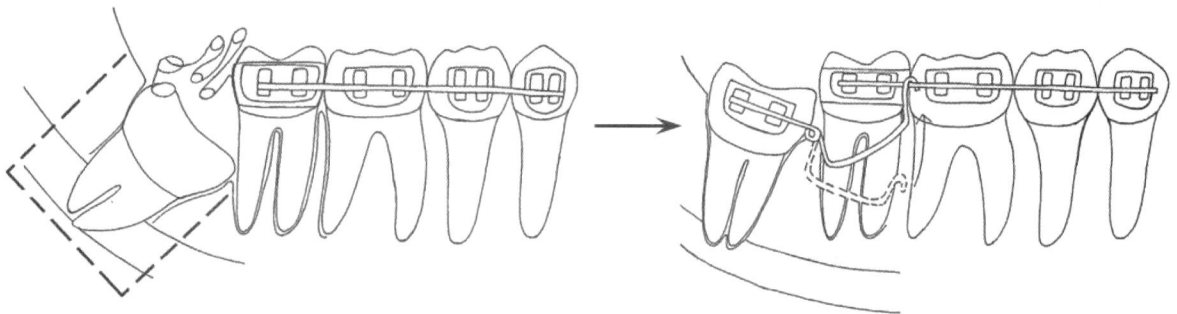

图 2 - 13　埋伏牙周围行皮质骨切开术

（此例为牵引离神经管近的阻生第三磨牙后再予以拔除）

5. 重要解剖结构的辨认与保存

手术中以牙冠暴露面积能够粘接矫治装置即可，尤其不能伤及釉牙骨质界，以免牙龈退缩。使用超声骨刀截骨时，只需穿破唇颊侧骨皮质，不需过深，以免损伤下齿槽神经血管束、上颌窦和鼻腔黏膜等部位。

6. 术中、术后并发症的诊断和处理

(1)术中附件脱落:重新酸蚀、冲洗及吹干,建议使用自酸蚀粘接材料,可简化操作,增加成功率。

(2)术后附件被牙龈软组织覆盖,影响加力:建议在局麻下重新暴露附件的加力部位。

(3)术后附件完全脱落:重新开窗粘接。

(4)术后肿胀、疼痛等:术后给予适当的激素、止痛药及抗生素等。

7. 经验和评述

超声骨刀辅助埋伏牙牵引,行埋伏牙周围的皮质骨切开,可刺激局部牙移动,有效缩短牵引时间,顺利完成牵引治疗,参见图2-14。杨驰等报道,皮质骨切开辅助牵引阻生第三磨牙较常规手术开窗牵引术缩短疗程46.7%,并且未增加术后并发症的发生。此外,粘接附件应动作迅速,充分隔湿,建议术中使用肾上腺素充分止血配合自酸蚀粘接材料,即刻粘接,增加成功率。

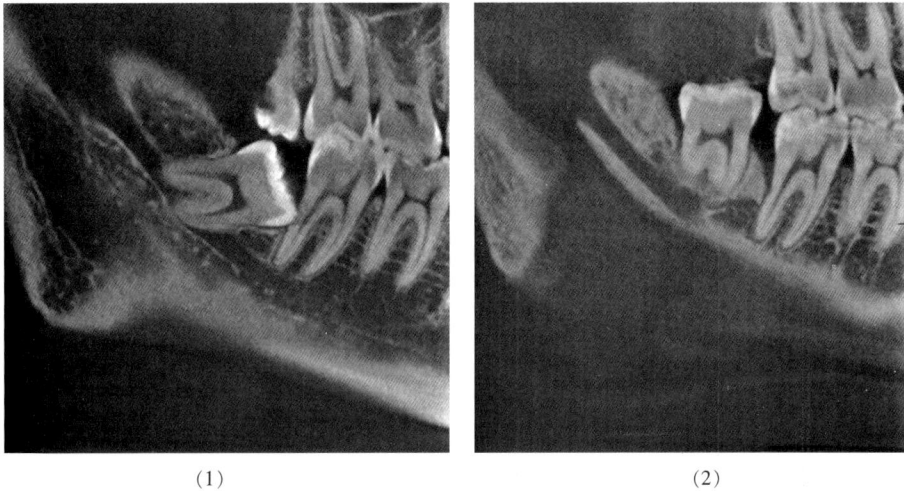

(1)　　　　　　　　　　　　　　(2)

图2-14　牵引离神经管近的阻生第三磨牙,使之脱离下颌神经管接触后,再予以拔除
(1)治疗前;(2)牵引完成

(六)改良腭中缝切开辅助扩弓术

上颌牙弓狭窄是正畸、正颌治疗中一类较难解决的问题。引起上颌牙弓狭窄可能的原因包括先天性因素、功能性因素(如口呼吸)、不良习惯(如吮指习惯)、咬合因素(后牙反𬌗、个别牙严重错位和早接触等)。青春期和青春前期的患者常通过改善不良习惯、活动或固定式矫治器扩弓的方法纠正;而青春发育后期和年轻成人矫正效果不佳,正畸治疗手段非常局限,往往需要手术辅助扩弓来解除上颌牙弓的狭窄。其中腭中缝切开术辅助扩弓是临床效果可预期的一种治疗方式。

1. 手术指征

重度牙弓狭窄,常伴有上前牙前突或上颌牙列重度拥挤,见图2-15。

2. 术前准备

(1)全麻手术的常规准备。

(2)正颌外科手术常规准备:X线头影测量;模拟手术:VTO或计算机模拟手术。

(3)颌骨手术动力系统与超声骨刀。

(4)扩弓装置:牙支持式扩弓器应于术前粘接固位;骨支持式扩弓器应消毒灭菌,做好放置准备。

3. 麻醉与体位

患者采用仰卧位,麻醉采用经鼻插管。头稍后仰。

4. 手术步骤

(1)翻瓣方法:同Le Fort Ⅰ型截骨术。

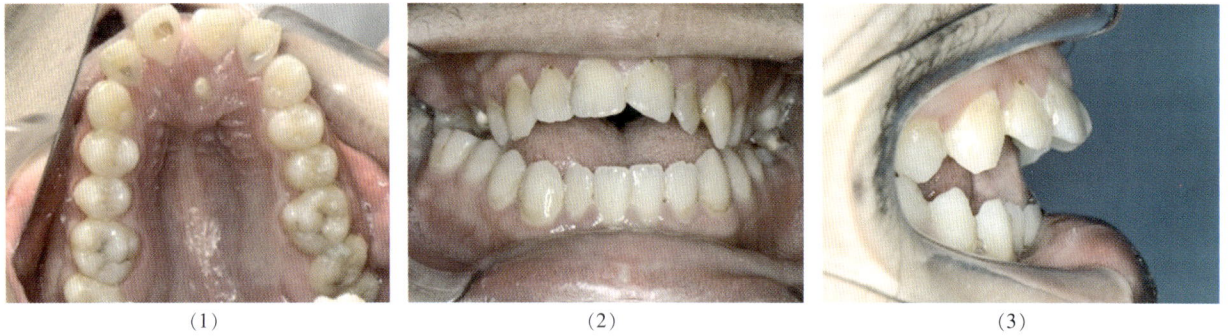

（1）　　　　　　　　　　（2）　　　　　　　　　　（3）

图 2－15　上颌牙弓狭窄伴上前牙前突
（1）牙合面观；（2）正面观；（3）侧面观

（2）鼻底区骨切开：沿鼻中隔两侧由后向前切透腭骨水平板及上颌骨腭突骨皮质，切开范围为腭骨后缘至前磨牙腭侧，后转向尖牙与第一前磨牙之间，切透骨皮质全层至牙槽嵴，见图 2－16。

（3）根尖下水平骨切开（图 2－17）：此步骤应使用超声骨刀以保护牙神经活力。于根尖下 5 mm 以上水平切开牙槽突的骨皮质，切口范围为第二（或第三）磨牙远中至第一前磨牙近中。

（4）垂直辅助切开：垂直向连接鼻底区域切口与后牙段水平切口。

（5）翼突的处理：同 Le Fort Ⅰ型截骨术，应凿断翼突与上颌骨的连接，以彻底松解后牙段。并检查双侧第二磨牙至第一前磨牙段是否彻底松解。

5. 重要解剖结构的辨认与保存

详见正颌手术 Le Fort Ⅰ型截骨术。

6. 术中、术后并发症的诊断和处理

（1）出血：见第 14 章。

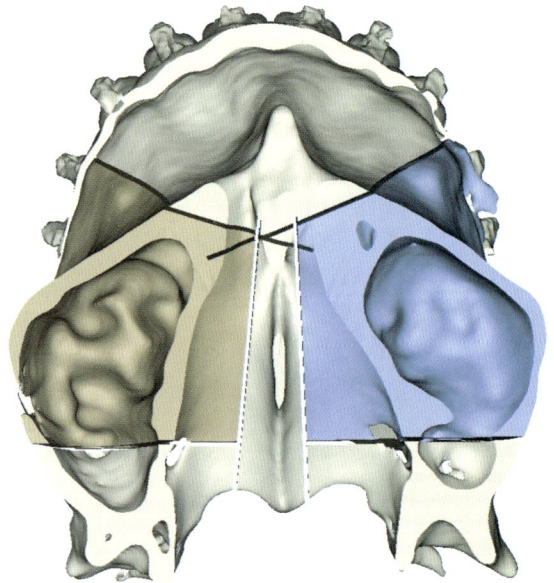

图 2－16　鼻底骨切口

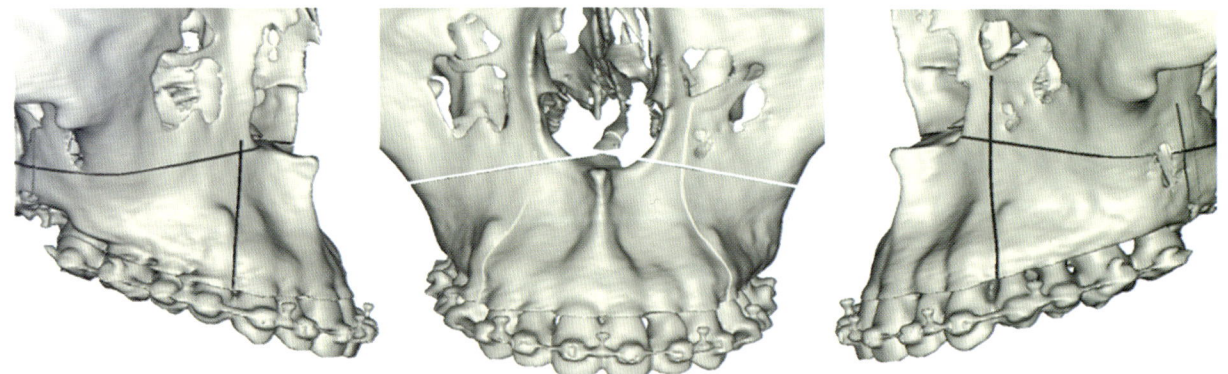

图 2－17　外侧切口

（2）牙根损伤：见第 14 章。

（3）感染：见第 14 章。

7. 经验和评述

腭中缝劈开术是一种有效的辅助扩展牙弓宽度的方式。传统的腭中缝劈开术使用小骨凿由前鼻脊劈开至后鼻脊，费时费力且损伤较大。术后扩弓过程中出现中切牙间隙，可能伴有牙龈退缩的风险，十分影响美观。而改良的术式将双侧后牙段扩宽(图 2-18),必要时可将鼻底切口延长至上颌尖牙与侧切牙之间,改善了前牙段的美学效果。鼻底切口操作时应不离断上颌骨鼻中隔及上颌窦区域骨的连接,以减少手术创伤、增加上颌骨术后稳定性,只需切断影响扩弓效果的质地较为坚硬的皮质骨。由于超声骨刀的使用,进一步减少了手术创伤。

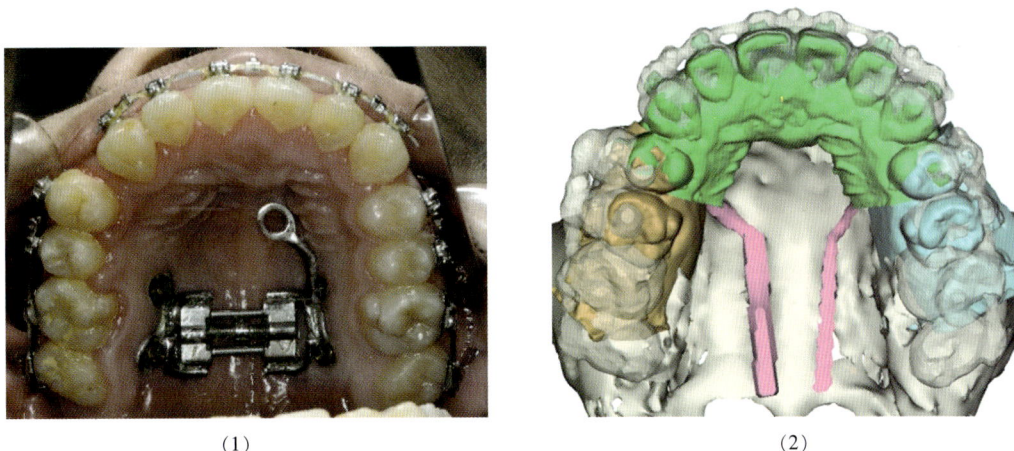

(1)　　　　　　　　　　　　　　　　(2)

图 2-18　术后新骨改建

(1)腭部扩弓器;(2)CT 示新骨形成

(杨　驰　马志贵　谢千阳　刘小涵)

(七)上颌窦内异物取出术

上颌窦底壁由前向后覆盖上颌第二前磨牙到第三磨牙的根尖,如果窦底与根尖之间骨壁菲薄,临床进行牙体牙髓治疗或者拔牙术等牙科操作时,牙根、根充物等异物可能进入上颌窦,甚至发育异常的上颌第三磨牙,或者初期稳定性差的种植体也可移位于上颌窦内。取出上颌窦内异物的方法主要有牙槽窝扩大取根法、冲洗法、上颌窦前壁入路取根法。牙槽窝扩大取根法视野不清,操作时间长、创伤大,成功率低,易造成口腔上颌窦瘘,且损失了牙槽骨的骨量,影响后续种植修复;冲洗法盲目操作,费时费力,牙根若被上颌窦黏膜包埋,则不易冲出,大量灌洗液冲入上颌窦容易造成窦内感染。笔者推荐应用超声骨刀,由上颌窦前壁开窗,取出上颌窦内异物,以保存牙槽骨骨量。

1. 手术指征

断根、根充物、种植体等由医源性因素导致的进入上颌窦内的异物;异位于上颌窦内的第三磨牙;无急性化脓性炎症。

2. 术前准备

询问病史,做临床及影像学检查,明确诊断;应用相关软件进行三维重建,明确异物位置(图 2-19);了解过敏等有关病史,尤其是患者对局麻药的反应;注意患者的全身情况,解除患者恐惧心理。

3. 麻醉与体位

患者取仰卧位,头稍后仰,脸稍偏向对侧。

4. 手术步骤

(1)口内黏膜及口周皮肤以 2% 碘酊及 75% 酒精消毒。

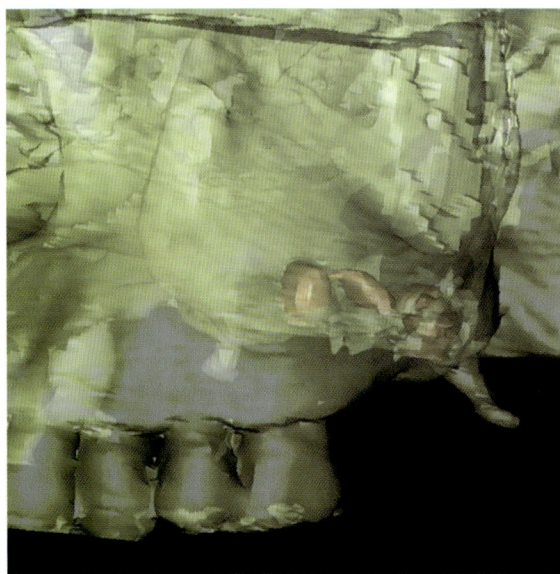

图 2-19　术前设计(棕红色表示进入窦内的磨牙牙根)

（2）2％利多卡因加1：10万肾上腺素局麻药物，于唇侧前庭沟行局部浸润麻醉，腭侧腭大孔进针，进入翼腭管内，进针深度2.5～3.5 cm，回抽无血，即可注入药物0.5～1 ml。

（3）应用超声骨刀在异物对应的上颌窦前壁开窗（图2-20），开窗大小视异物体积和位置而定；钝性分离窦腔黏膜，以免损伤黏膜表面的血管神经。

（4）取出异物，若周围有炎性肉芽组织或伴发的囊肿则一并取出。如果异物位置过深，视野不清，无法在直视下被取出，则可通过内镜辅助定位（图2-21）。注意保存上颌窦黏膜。

（5）如果取下的前壁骨板体积较大，则用钛板固定复位骨板（图2-22）；若去除的骨板体积小，则无须复位。

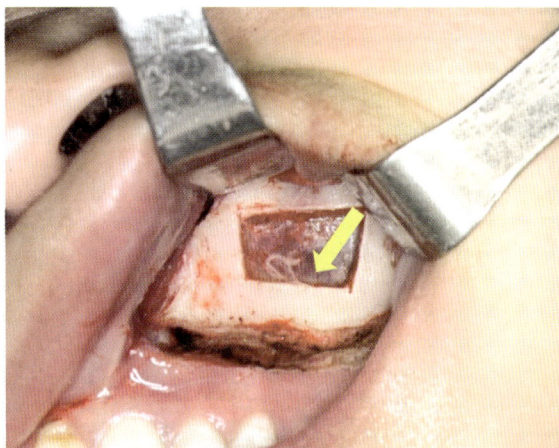

图2-20　上颌窦前壁开窗
（黄色箭头示穿行于上颌窦黏膜的神经）

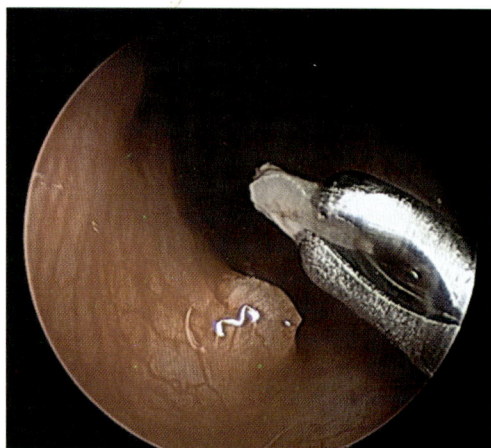

图2-21　内镜辅助取根

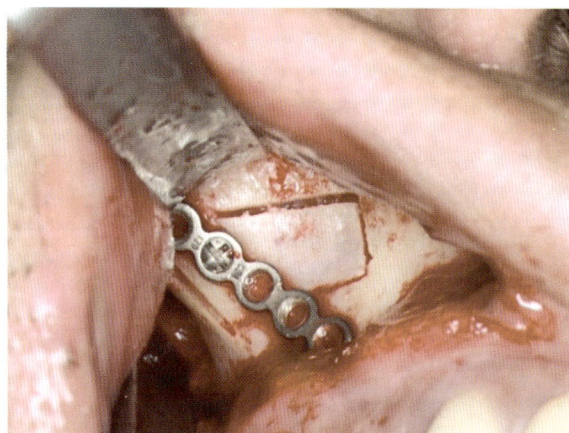

图2-22　钛板固定骨板

（6）当同时伴有口腔上颌窦交通时，若时间短且直径＜5 mm时，搔刮牙槽窝出血，置胶质银止血明胶海绵；若直径＞5 mm，但无明显上颌窦炎，则同期颊侧滑行瓣封闭；若有明显上颌窦炎，则先引流，酌情二期修补瘘口。

5. 重要解剖结构的辨认与保存

恒牙牙根、上颌窦黏膜、牙槽骨及颌骨等。

6. 术中、术后并发症的诊断和处理

术中常见的并发症同局麻药注射，如晕厥、过敏反应、特异体质反应等，根据具体情况进行对症处理。

术后常见并发症为疼痛、肿胀及鼻腔渗血，告知患者1～2 d内可能有鼻腔渗血，疼痛于术后3～5 d可自行消失，肿胀一般在7 d左右自行消退。

7.经验和评述

应用超声骨刀截骨,精确度高,速度快,出血少,对骨的损伤小,能有效保护软组织和神经,且减轻术后反应。从上颌窦前外侧壁开窗,视野清晰,加以内镜辅助,即使异物位置较深或伴发囊肿,都可被顺利取出。且手术时间短、成功率高,术后疼痛和肿胀时间短。值得注意的是,上颌窦黏膜的炎症在异物被取出后可自行恢复正常,故无须刮除上颌窦黏膜,反而术中需注意保护上颌窦黏膜,以保存其正常生理功能(图 2-23)。

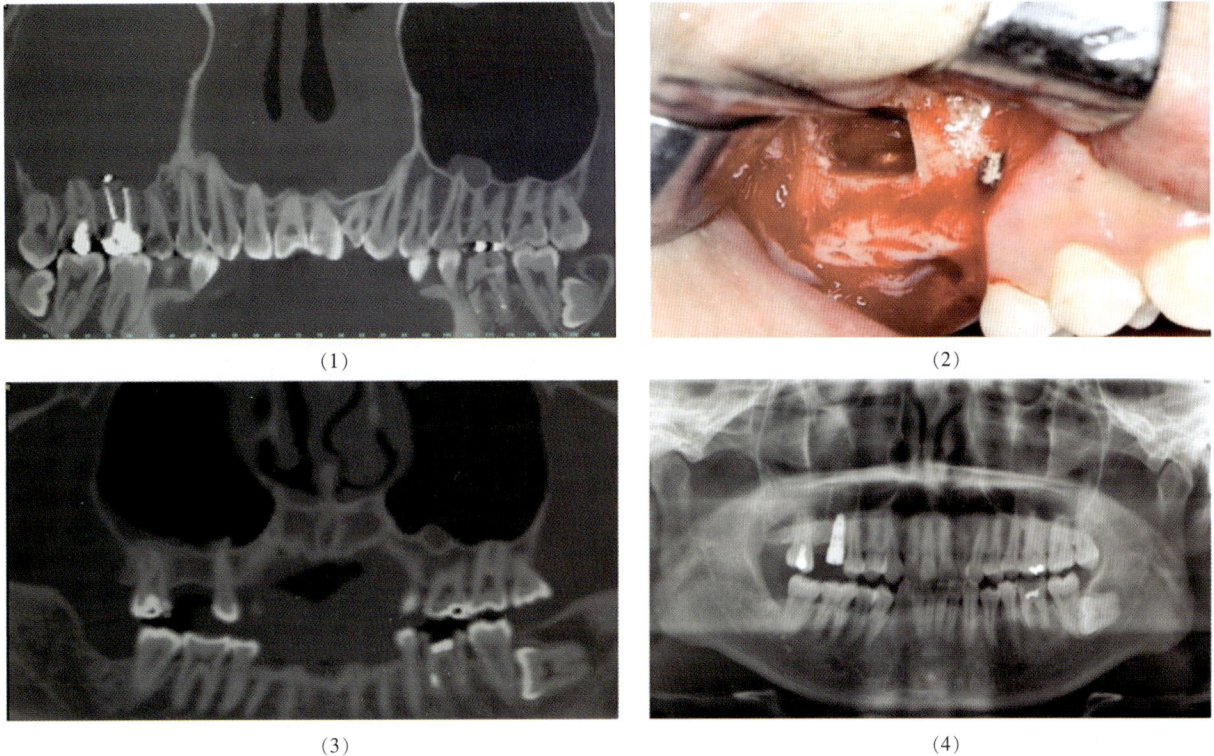

图 2-23　根充物进入上颌窦

(1)右上第一磨牙根充物进入上颌窦内,引起严重上颌窦炎;(2)前壁开窗取出异物,同时拔除右上第一磨牙,从牙槽窝引流;
(3)10 个月后,上颌窦炎完全消失,牙槽骨高度保存完好;(4)种植修复右上第一磨牙

(八)上颌窦内良性囊性病变的功能性手术

清除上颌窦内囊性病变,主要包括 Caldwell-Luc 术式和功能性鼻内镜手术。鼻内镜手术对于上颌窦后壁、底壁和前外侧壁的处理存在死角,且视野狭窄,若囊性病变体积较大,也难以通过鼻内镜手术取出,该项技术也不适合在口腔外科推广;传统 Caldwell-Luc 术式由尖牙窝入路、刮除全部窦黏膜、下鼻道开窗,不仅术中出血多,影响视野,而且术后影响上颌窦正常生理功能和外形、面部感觉异常、面部畸形、慢性上颌窦炎等并发症发生率高。笔者认为,对于突入上颌窦的良性病变,应施行功能性手术,其治疗原则为彻底清除病变,同时保存上颌窦黏膜和骨壁。

直径超过 3.5 cm 的囊肿称为大型囊肿,常伴面部膨隆,病变范围广,可累及恒牙牙根、上颌窦、鼻腔等重要解剖结构,并可压迫破坏表面骨质,致其吸收成薄壁,如果一期手术全部刮除,若囊壁与上颌动脉、翼静脉丛、上颌窦黏膜、眶底等紧密相邻,刮除时易损伤这些重要解剖结构,导致术中大量出血,术后也会引发严重并发症;术后留有较大骨无效腔,易于发生感染;如果腭部骨质破坏,甚至会造成口腔上颌窦瘘。近年来,开窗减压术逐渐成为治疗大型颌骨囊性病变的常用手段,旨在减轻囊内压力,使囊性病变逐渐缩小,促进周围骨壁新生。

1. 一期刮除法

（1）适应证：①良性囊性病变突入上颌窦；②囊性病变与上颌窦黏膜之间有较清晰的界限，术中容易分离囊壁和窦黏膜，可在摘除囊肿同时完整或基本保存上颌窦黏膜；③上颌窦内无急性化脓性炎症。

（2）术前准备：同异物取出术。

（3）麻醉与体位：同异物取出术。

（4）手术步骤：手术入路基本同异物取出术，开窗（图2-24）大小以可以暴露上颌窦黏膜和囊壁分界，且可以取出囊性病变为宜。如果术中可获得完整的上颌窦前壁骨板，则在清除病变后，填塞带蒂颊脂垫瓣（图2-25）后，用钛板将骨板复位固定。

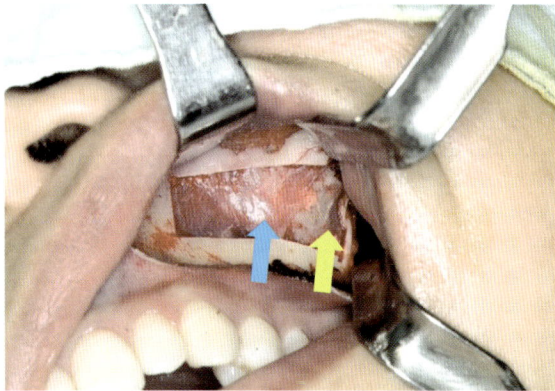

图2-24　上颌窦前壁开窗
（蓝色箭头示窦黏膜，黄色箭头示囊壁）

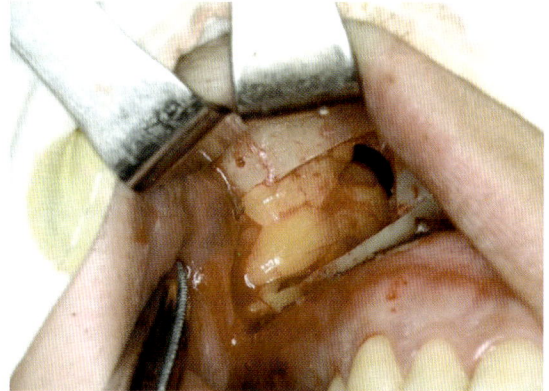

图2-25　带蒂颊脂垫瓣填塞

如果病变主体位于颧牙槽嵴远中，则在颧牙槽嵴外侧的上颌窦骨壁开小窗（图2-26），或用咬骨钳咬除上颌窦后壁少量骨板，暴露病变；对于已破坏上颌窦前壁的囊性病变，则从骨壁破坏处进入，尽量少去除周围的正常骨板，清除病变后无须复位骨板，仅填入带蒂颊脂垫瓣。

（5）重要解剖结构的辨认与保存。

（6）术中、术后并发症的诊断和处理。

术中并发症如下：①同局麻药注射。如晕厥、过敏反应、特异体质反应等，根据具体情况进行对症处理。②出血。多为损伤后牙槽神经血管束所致，可于出血处压迫、结扎，或用电刀烧灼。

术后并发症如下：①疼痛、肿胀、鼻腔渗血等。同异物取出术。②眶下区麻木。服用神经营养药物1～3个月。③复发。牙源性角化囊肿复发率高，若复发，可重行功能性手术。

（7）经验和评述：手术既需要彻底刮除囊壁，又要尽量保存窦黏膜。如果窦黏膜与病变之间有骨板相隔，在刮除病变时窦黏膜不会受损；如果无骨板间隔，则术中需要辨清窦黏膜与囊壁的分界线，以分离囊壁和窦黏膜。当病变体积小，主要在颧牙槽嵴远中时，仅去除颧牙槽嵴后方少量骨壁即可；当囊性病变体积大，必须由上颌窦前外侧壁入路，才可能在直视下分离囊壁与窦黏膜。上颌窦前外侧骨壁对面形影响较大，如果可获得完整骨板，刮除病变后需将骨板复位，以保证上颌窦形态的完整性，避免软组织长入；如果前壁骨板有破坏，无法复位，则应尽量少去骨，减少骨量的损失；颧牙槽嵴远中骨缺损对面形的影响不大，因此可不复位骨板。手术最重要的是要尽量保存上颌窦黏膜和骨板，这样术后上颌窦腔的体积

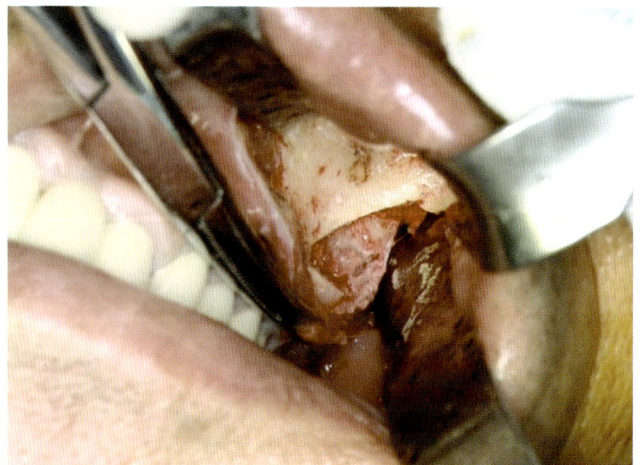

图2-26　颧牙槽嵴远中侧开窗

可基本恢复正常(图 2-27),而不会像上颌窦根治术后一样,窦腔向内塌陷。

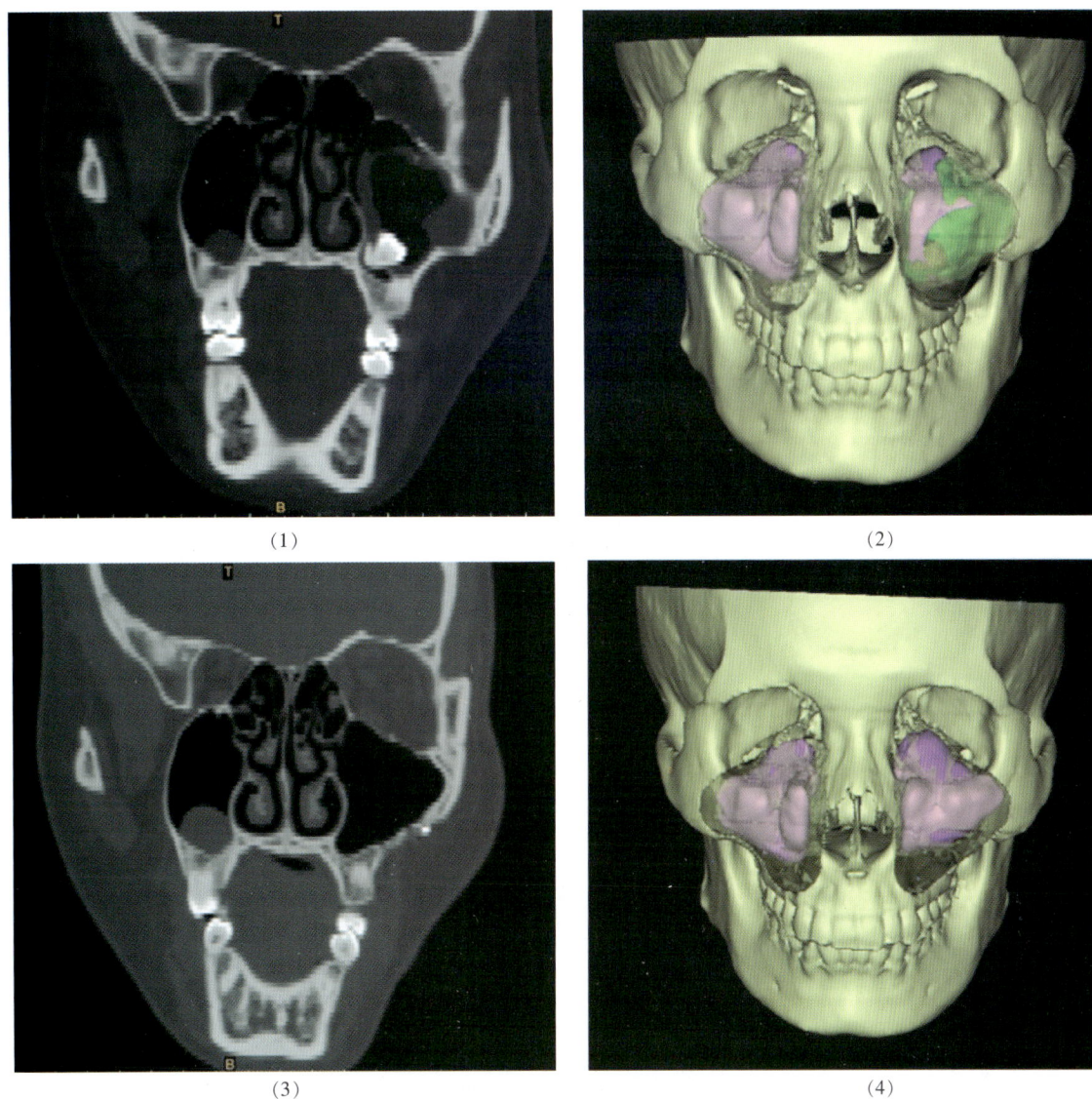

(1)　　　　　　　　　　　　　　　　(2)

(3)　　　　　　　　　　　　　　　　(4)

图 2-27　冠状面 CT 及 Mimics 软件三维重建图

(1)(2)术前,健侧窦腔体积为 17 484.99 mm³,患侧窦腔体积为 1 525.22 mm³;(3)(4)术后 21 个月,患侧窦腔体积为 15 641.53 mm³

2. 开窗减压法

(1)适应证:①良性囊性病变突入上颌窦;②囊性病变体积巨大,直径超过 3.5 cm;③囊性病变与上颌窦黏膜之间无明显界限,术中不易分离囊壁和窦黏膜,盲目摘除极易损伤上颌窦黏膜;④囊性病变继发感染等原因导致上颌窦内有化脓性炎症;⑤囊性病变与鼻腔、眶底、翼腭管、恒牙等重要解剖结构接触紧密。

(2)术前准备:同一期刮除法。

(3)麻醉与体位:同一期刮除法。

(4)手术步骤:局麻下,在囊性病变唇侧骨板最薄处去除部分骨壁,形成约 1.5 cm×1 cm 的窗口,切除开窗处的部分囊壁送病理检查。

用氯霉素和生理盐水反复冲洗囊腔,直到冲出液体中无脓液和囊内容物。如果囊性病变累及的恒牙有松动或牙根吸收,则拔除相应累及牙。碘仿纱条打包缝合至开窗处(图 2-28),防止开窗口闭合或黏膜组织长入。

术后 7 d,利用藻酸盐印模材料或硅橡胶印模材料制备开窗口阴模,制作囊肿塞,可配合负压吸引。

指导患者佩戴囊肿塞及冲洗囊腔,嘱患者每日定时用氯霉素清洗囊腔2~3次。每隔3~6个月重新拍摄CT,观察囊性病变缩小、上颌窦炎情况。如果囊性病变体积明显缩小,与上颌窦腔分界明显,刮除时不会累及上颌窦黏膜和其余重要解剖结构,则施行二期手术刮除囊性病变,刮除后填塞带蒂颊脂垫瓣。

（5）重要解剖结构的辨认与保存:同一期刮除法。

（6）术中术后并发症的诊断和处理:同一期刮除法。

（7）经验和评述:开窗减压术（图2-29）可使囊性病变体积显著缩小50％以上,并且促进周围骨质新生。一般开窗3个月后病变体积可缩小50％以上,6个月后体积可缩小80％以上,因此引流3~6个月后即可进行二期刮除手术。负压吸引前期可加快病变缩小速度。

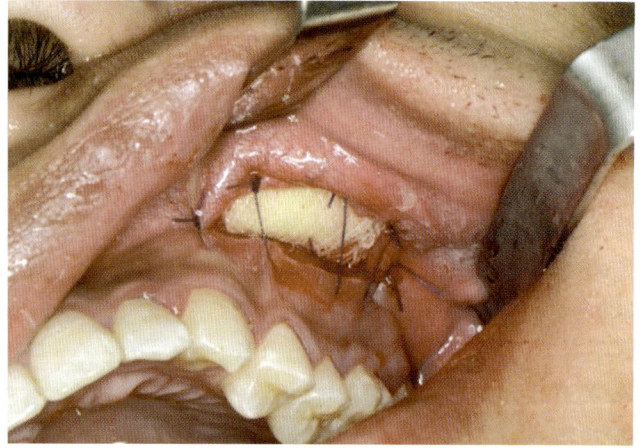

图2-28　碘仿纱条填塞开窗口

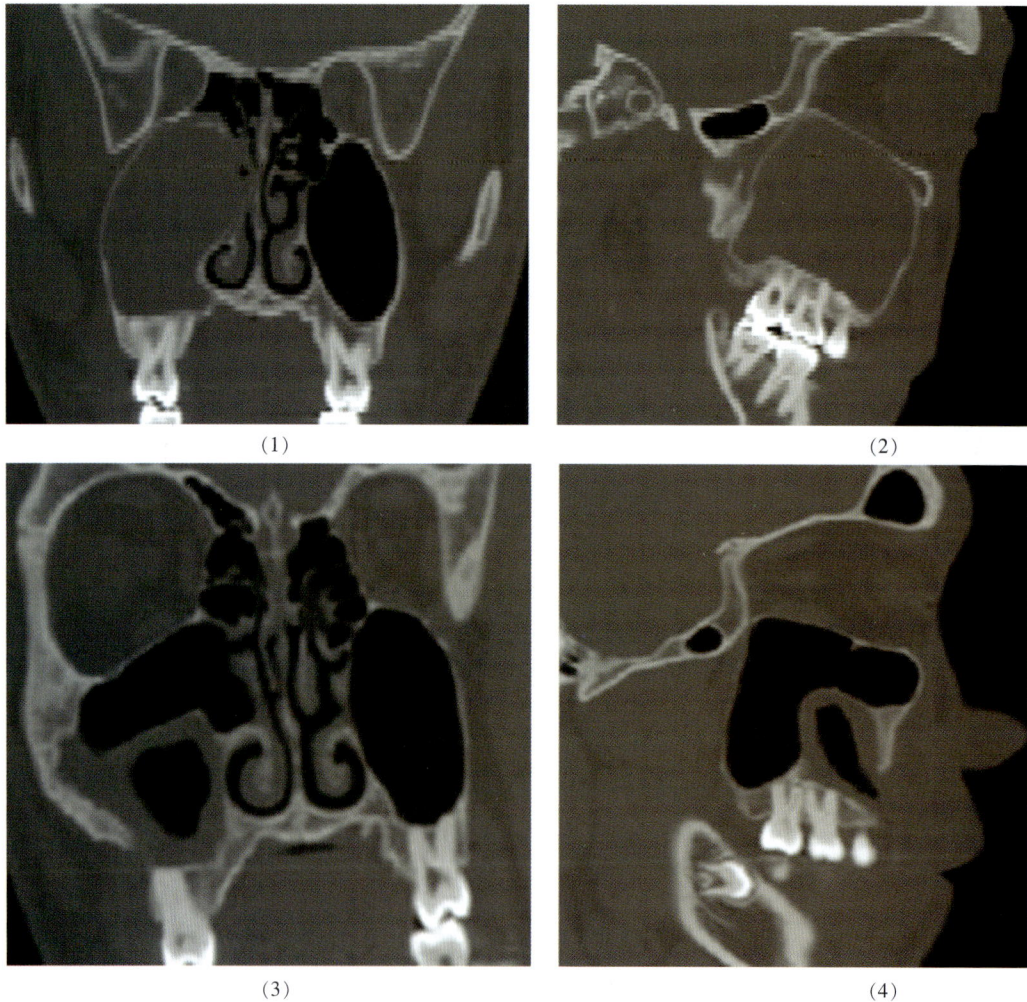

(1)

(2)

(3)

(4)

图2-29　牙源性角化囊肿开窗减压术

(1)(2)术前冠状面、矢状面CT;(3)(4)引流15个月后冠状面、矢状面CT,囊肿体积明显变小

（九）口腔上颌窦瘘封闭伴同期上颌窦提升术

口腔上颌窦瘘（Oroantral fistula，OAF）最常见于上颌第一磨牙拔除术后，一般直径小于 5 mm 的 OAF 可自行愈合，瘘口过大时则需要适当的手术修复。如果不修补瘘口，不仅会发生上颌窦炎，而且影响缺失牙的修复。OAF 修补术常用的手术方法包括颊侧或腭侧滑行瓣、带蒂腭侧转移瓣、颊脂垫瓣转移等。但应用软组织瓣覆盖瘘口，当患者有种植需求时，实施上颌窦提升术等骨增量手术就变得十分棘手，因为口腔黏膜与上颌窦黏膜结合在一起，完整地剥离、抬起窦底黏膜几乎不可能实现。如果将上颌窦提升术和骨移植修复骨缺损同期完成，不仅可节省患者等待种植修复的时间，减少手术步骤，还降低了感染风险。

1. 手术指征

口腔与上颌窦相通，创口迁延不愈；患者有种植牙需求；无急性上颌窦炎。

2. 术前准备

(1)如果上颌窦内有急性炎症，则需经牙槽窝引流至急性炎症消失为止。

(2)若口腔卫生条件不佳，术前 2 周进行牙周洁治。

(3)其余同拔牙术前准备。

3. 麻醉与体位

同异物取出术。

4. 手术步骤

(1)消毒铺巾和局部麻醉：口内口外常规消毒铺巾后，用大量生理盐水冲洗口腔和上颌窦，然后行前庭沟和腭侧局部浸润麻醉。

(2)植骨床制备、颊侧瓣松解：首先将瘘口周围的口腔黏膜切至骨壁，与牙槽骨分离，但不要去除（图2-30），对半严密缝合后将其推向上颌窦方向，这样口腔黏膜与剩余的窦底黏膜即可形成连续的一层黏膜屏障（图2-31）。再沿龈乳头至前庭沟做梯形瓣，掀起全层黏骨膜瓣。按照术前设计，用上颌窦提升相关工具将黏膜层上抬至适当高度，分离时注意紧贴骨面，动作轻柔，勿造成黏膜穿孔，最终制备出植骨所需空间。在掀起的颊侧瓣骨膜下注射局麻药，然后进行松解，使颊侧瓣可以无张力封闭瘘口。

(3)植骨、瘘口封闭：在牙槽窝内先放入 Bio-guide 胶原膜，使胶原膜与刚才抬起的黏膜层接触，近远中与牙槽骨接触，然后按照术前设计植入相应的 Bio-Oss 骨粉，再将近远中的胶原膜翻转覆盖骨粉。如

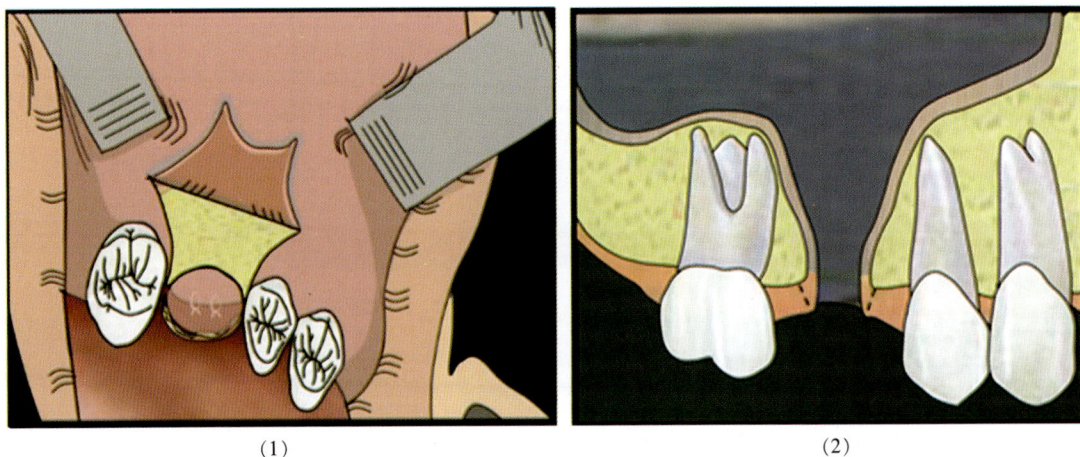

(1)　　　　　　　　　　　　　(2)

图 2-30　瘘口周围口腔黏膜与骨面分离

(1)黏膜切口；(2)矢状剖面图

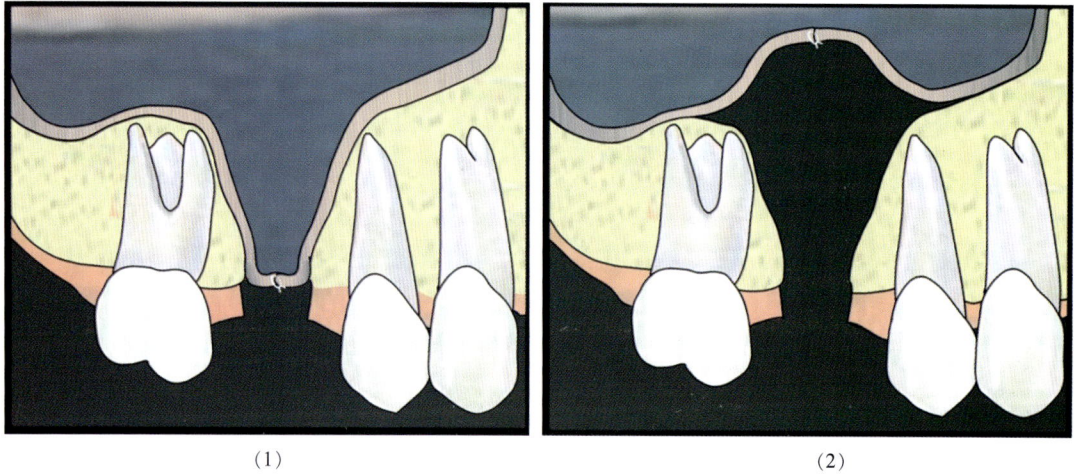

图 2 - 31　对半缝合瘘口周围黏膜并上抬，与剩余窦黏膜形成连续的一层屏障
（1）上颌窦黏膜缝合；（2）上颌窦黏膜上抬

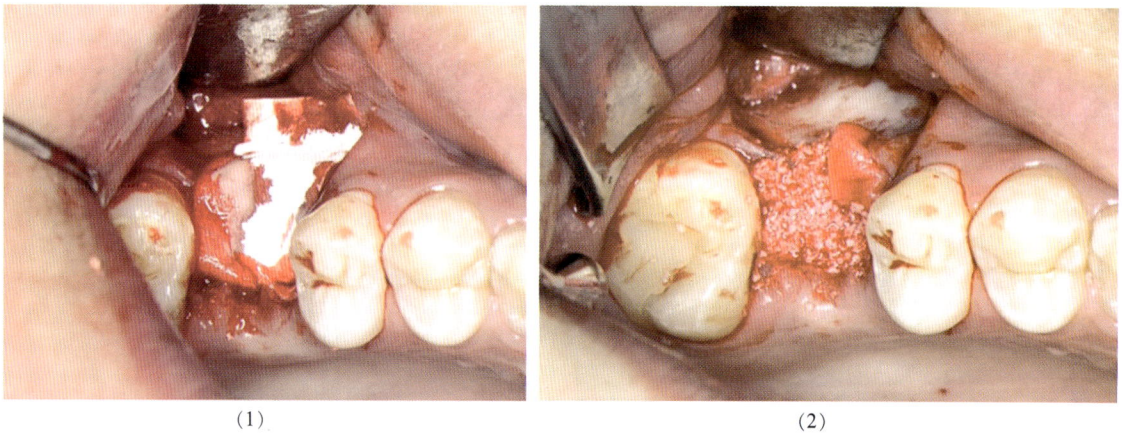

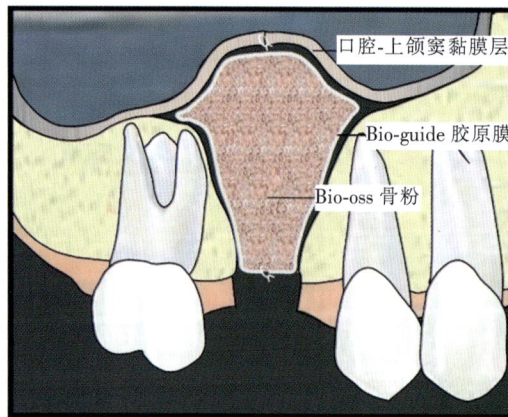

图 2 - 32　原瘘管植骨
（1）窦底覆盖胶原膜；（2）植入 Bio-Oss 骨粉；（3）矢状剖面图

果无法完全覆盖，可盖一张新的胶原膜（图 2 - 32）。水平褥式缝合颊侧瓣与腭侧牙龈，间断缝合龈乳头处和颊侧延长切口。

5. 重要解剖结构的辨认与保存

上颌窦黏膜、牙槽骨、瘘口周围软组织。

6. 术中、术后并发症的诊断和处理

术中并发症同上颌窦内良性囊性病变的功能性手术,术后并发症包括疼痛、肿胀、感染等,若有感染,则需将所植骨粉全部去除,充分引流。

7. 经验和评述

植骨修复需要足够的骨组织支撑,而仅用软组织瓣封闭瘘口,骨组织不会随之再生。因此,当患者有种植需求时,OAF 的修复应同时考虑封闭瘘口、上颌窦提升、牙槽骨重建,为将来种植修复打下基础。上颌窦黏膜在 OAF 处连续性中断,且口腔与上颌窦相通,使窦腔内容易发生炎症。因此,在 OAF 区域行上颌窦提升术的关键在于控制炎症和恢复黏膜的连续性。上颌窦瘘封闭伴同期植骨术后,增生的上颌窦黏膜完全恢复正常,局部的黏膜增生并不影响植骨术的预后(图 2-33)。与传统 OAF 修补术去除瘘管的软组织形成新鲜创面不同,我们将这部分口腔黏膜对半缝合,使之与残存的上颌窦黏膜形成连续的一层,可以支撑骨移植材料,加之 Bio-guide 胶原膜的间隔,进一步防止骨粉漏入上颌窦腔内,降低了术后感染风险。这样就实现了 OAF 封闭术和上颌窦提升术同期完成,而不用像以前文献中报道的,骨块移植修复 OAF 后二期再行上颌窦提升术。

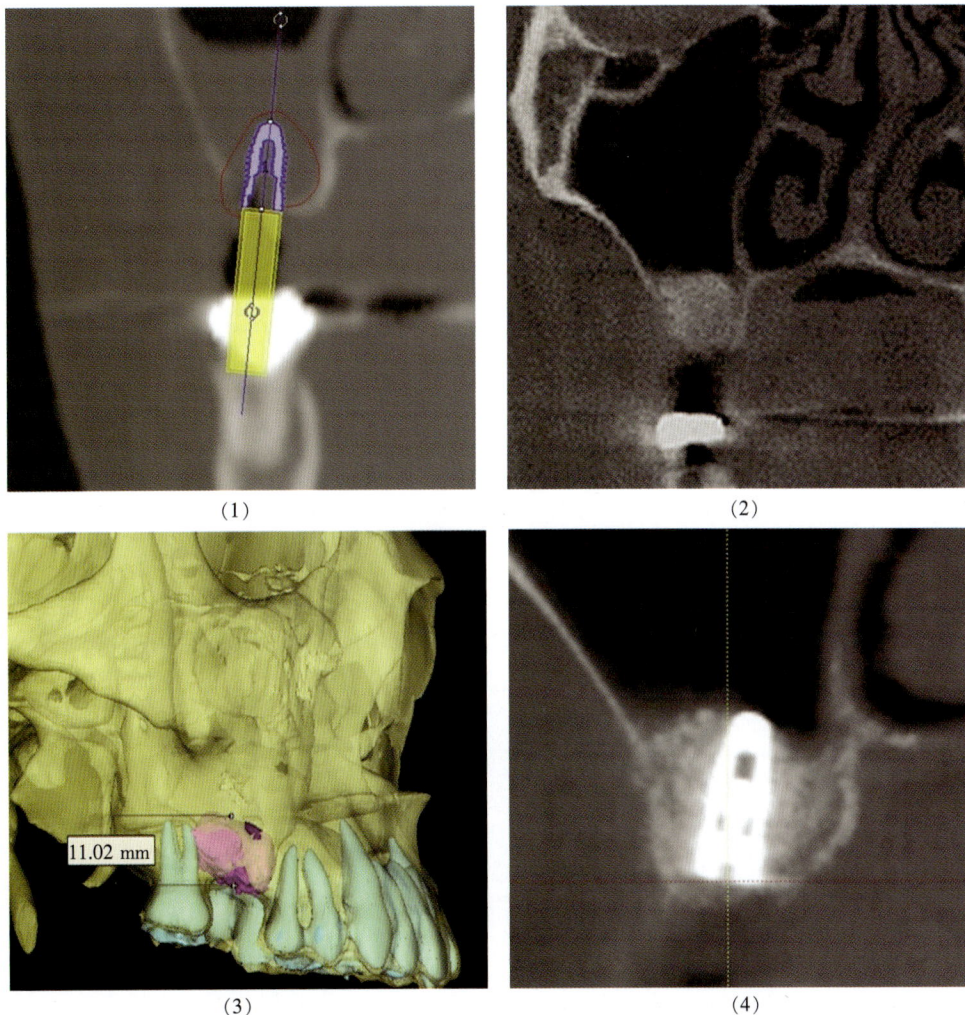

图 2-33　植骨术的预后

(1)术前设计种植体位置和植骨高度,上颌窦黏膜局部有增厚;(2)术后半年 CT 冠状面图示,上颌窦内无炎症,骨粉高度可;
(3)三维重建图,紫色示 Bio-Oss 骨粉,高度为 11.02 mm;(4)种植修复

(杨　驰　胡颖恺　刘小涵)

（十）下颌舌侧骨板牙槽嵴重建术

1. 手术指征

由于各种原因（外伤、牙周病等）造成剩余牙槽骨骨量（高度和宽度）严重不足（图2-34），需要进行骨增量手术来增加牙槽骨的三维骨量，恢复骨弓轮廓，为理想的牙列修复，特别是种植修复时能在正确的轴向和位点植入种植体创造条件。

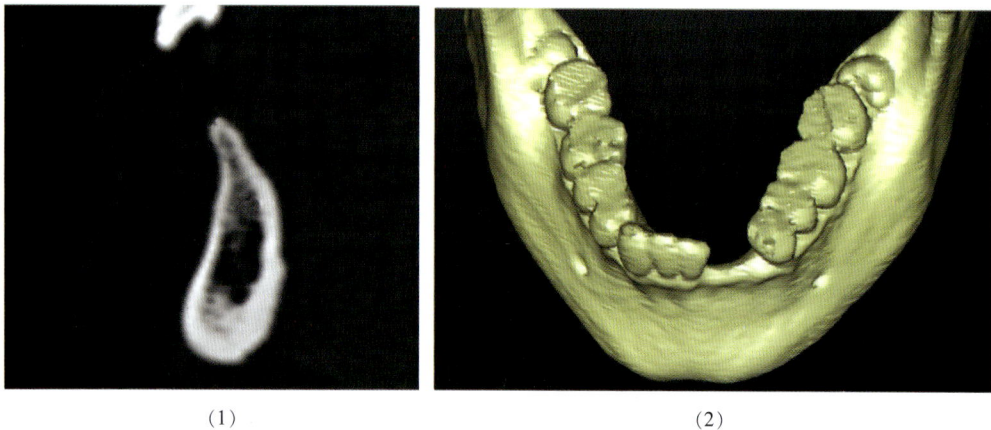

（1）   （2）

图2-34　CT显示牙槽嵴水平向骨量严重不足
（1）矢状面；（2）三维重建

2. 术前准备

询问病史，进行临床及影像学检查。

临床检查包括诊断模型准备、临床咬合关系的检查记录、邻牙及对颌牙的检查、缺损区软组织情况的记录。

（1）影像学检查包括薄层的CT或CBCT拍摄，将CT数据或CBCT数据导入软件进行三维重建后，测量牙槽骨缺损区的高度和宽度，通过对邻近组织的测量、软件模拟，预估需要恢复的三维骨量，包括体积、高度和宽度，然后根据Onlay植骨的骨吸收率，预估需要的植骨量（图2-35）。

（2）了解患者有无过敏等有关病史，尤其是对局麻药的反应；注意患者的全身情况，解除患者恐惧心理，与患者充分交流，告知术后可能出现的并发症如疼痛、肿胀及暂时性神经损伤症状等。

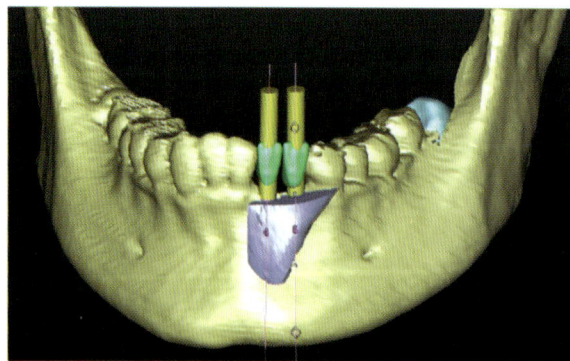

图2-35　利用软件模拟计算植骨量

3. 麻醉和体位

常规局部阻滞麻醉及浸润麻醉。若患者恐惧心理严重及预估手术时间长，可考虑镇静麻醉辅助或全身麻醉。患者取平卧位，头稍后仰。

4. 手术步骤

(1)常规口内口外消毒铺巾。

(2)根据术前预估植骨量,选择在一侧或两侧下颌用 2% 利多卡因或阿替卡因行下牙槽神经、舌神经、颊长神经阻滞麻醉,第二磨牙远中颊侧及舌侧局部浸润麻醉。在需要植骨的区域扩大两个牙位进行浸润麻醉。

(3)在第三磨牙区域切开翻瓣(图 2-36),切口设计可参考第三磨牙舌侧去骨拔除切口,充分暴露取骨区,剥离舌侧黏骨膜瓣,可以用脑压板插入舌侧保护舌侧黏骨膜瓣及舌神经。

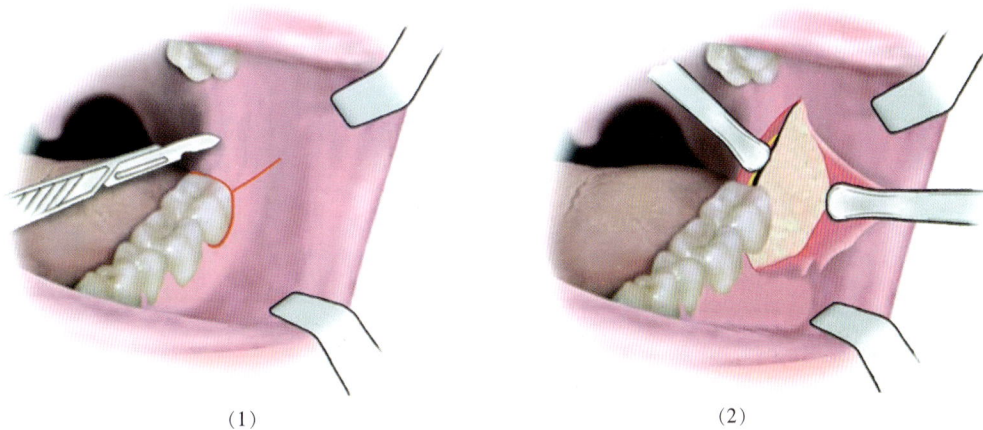

| (1) | (2) |

图 2-36　第三磨牙区切开翻瓣示意图
(1)切口;(2)翻瓣

(4)按照术前设计的取骨范围使用超声骨刀完成截骨线,见图 2-37、图 2-38。

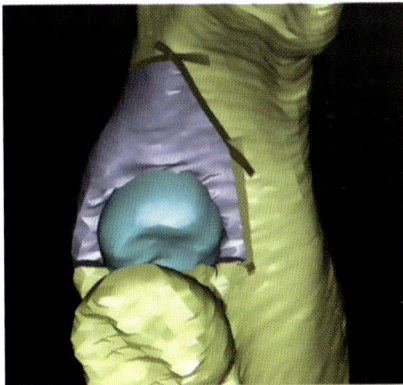

图 2-37　计算机软件模拟截骨方案　　　　图 2-38　超声骨刀完成截骨线

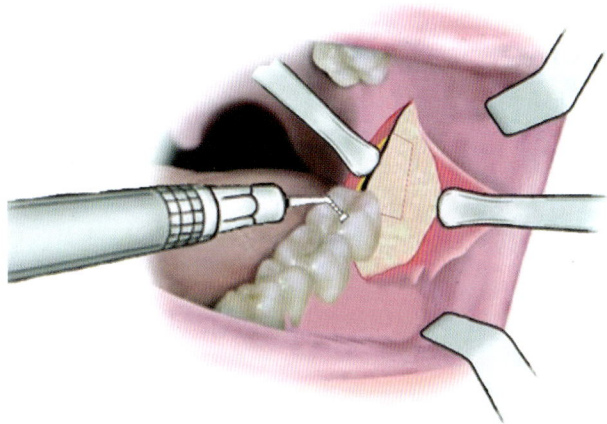

(5)取下骨块。如有第三磨牙,则将其一并拔除。

(6)检查拔牙创,冲洗后缝合。

(7)需要在植骨区切开、翻瓣。暴露需要植骨的唇侧牙槽嵴。

(8)修整骨块,将修整下来的多余的小骨块及骨屑放置在生理盐水中待用。

(9)对植骨床进行去皮质预备,超声骨刀或者球钻预备植骨床的营养孔。将骨块的松质骨面朝向植骨床,皮质骨面朝外,用钛钉将骨块固定在植骨床上(图 2-39),确保骨块稳定不动。用超声骨刀或者球钻修整骨块边缘。

(10)将多余的小骨块及骨屑用咬骨钳咬碎或用骨磨碾碎后,与吸收率较低的植骨材料(如 Bio-Oss)混合,充填骨块及植骨床之间的间隙,骨块表面覆盖可吸收胶原膜减缓骨粉吸收。

（11）唇侧黏骨膜瓣充分松解减张，务必达到无张力缝合。

5. 重要解剖结构的辨认与保存

舌神经在下颌第三磨牙区域一般走行于第三磨牙牙槽嵴顶舌侧下方1~1.5 cm，在某些人群中位于牙槽嵴顶下方0.5 cm。因此切口位于第三磨牙区颊侧而不是嵴顶切口，将黏膜完整剥离后用剥离子或者脑压板保护舌侧黏骨膜瓣，同时也可保护舌神经。如果需要术中同期拔除埋伏低位第三磨牙，则需要术前确认第三磨牙和下颌管的位置关系，选择合适的第三磨牙脱位方向，避免损伤下牙槽神经。下颌孔位于下颌骨下颌支内面中央稍偏后上方，呈漏斗形，其口朝向后上方。男性的下颌孔位置约相当于下颌磨牙的颌平面，女性及儿童的下颌孔位置较低。下颌孔前方有一锐薄小骨片，为下颌小舌，超声骨刀截骨时注意截骨线位于下颌小舌前方（图2-40），避免损伤下牙槽神经血管束。

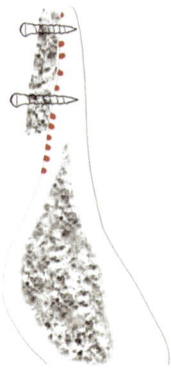

图2-39 用钛钉将骨块固定在植骨床上
（下前牙菲薄的牙槽骨）

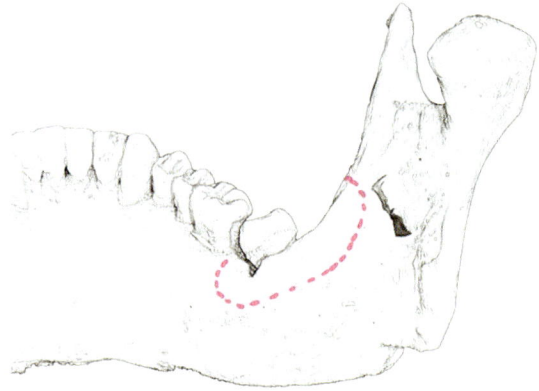

图2-40 超声骨刀截骨线位于下颌小舌前方

6. 术中、术后并发症诊断和处理

术中常见的并发症同局麻药注射，如晕厥、过敏反应、特异体质反应等，根据具体情况进行对症处理，术后常见并发症如下：

（1）术后创口开裂：创口无张力缝合，创口双层缝合或褥式缝合，使创口边缘外翻，术区术后冰敷。

（2）血肿：出血来源包括松质骨腔、大血管断裂或剥离肌肉等。找到出血点，采取适当的出血控制措施，减少术后血肿的可能性。

（3）感染：术前1 h口服抗生素预防感染，术后口服或静脉输注抗生素预防感染，可酌情使用激素减少水肿反应。

（4）舌部感觉障碍：使用激素及扩血管药物减少神经水肿反应，同时可应用营养神经药物。

（5）肿胀：术后术区冰敷，供骨区局部注射糖皮质激素以减少水肿反应。

7. 经验和评述

传统的Onlay植骨供区一般采用颏部正中联合部位或者下颌骨下支外斜线部位。颏部可于正中联合两侧同时取骨，且操作简便易行，但术后下前牙及术区多有麻木等不适感，恢复期较长，还易出现颏部下垂等并发症。下支部位外斜线部位由于解剖因素，多为皮质骨，极少能取到松质骨，皮质骨虽然抗感染能力强，但是成骨愈合时间长。下颌骨第三磨牙舌侧在能保证取到一定骨量的同时，骨块兼有皮质骨及较厚的松质骨，松质骨能促进血管长入成骨，与植骨床形成良好的骨愈合，而皮质骨抗感染能力强，因此舌侧取骨（图2-41）的骨块具备两者优势，植骨后骨吸收少，成骨速度快，且具有一定的抗感染能力。

舌侧去骨应用于大面积的骨增量手术时，需要完善术前测量设计，预估植骨量，确定截骨范围。同时术中注意对舌神经及周围软组织的保护，这需要临床医师具备一定的手术技能。

(1)

(2)

(3)

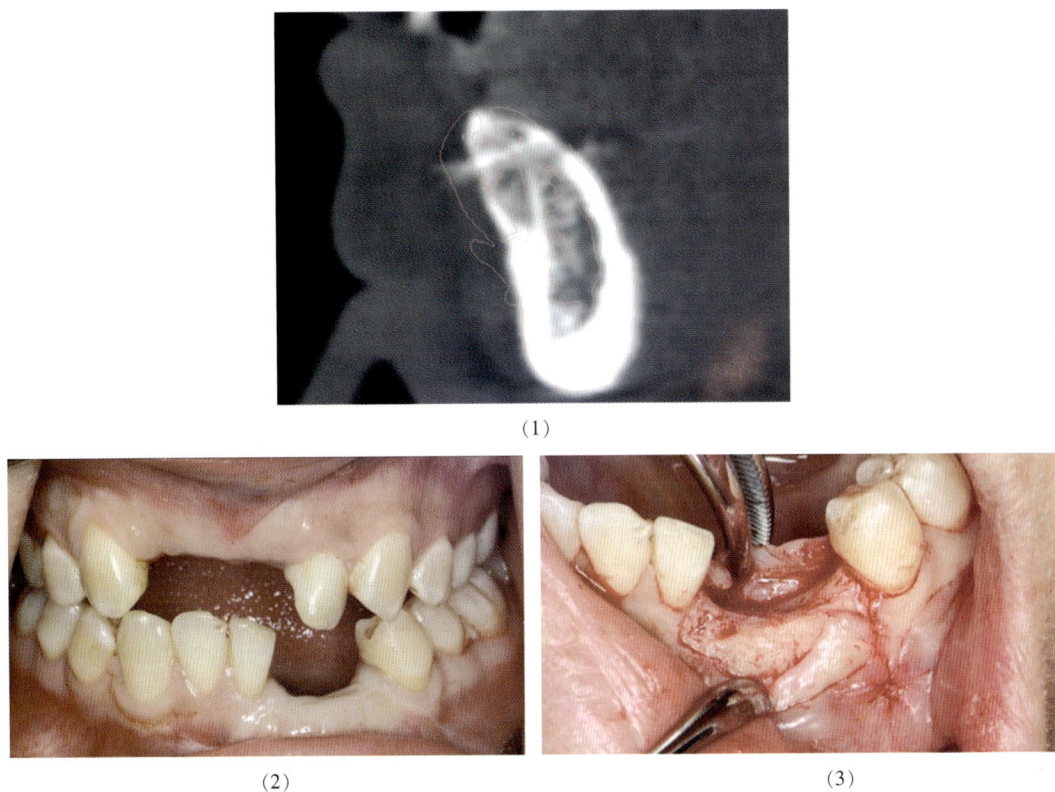

图 2 - 41　舌侧取骨术后 8 个月

(1)矢状面 CT,红色轮廓线为植骨术后下颌骨轮廓线;(2)下前牙区牙槽嵴饱满;

(3)种植手术中翻瓣后可见植骨区成骨良好

（杨　驰　钱文涛）

二、牙 种 植 术

　　牙是人体不可缺少的功能器官之一,当因疾病、外伤、手术等原因导致牙缺失后,会对患者的咀嚼、语言、面容及心理等方面造成影响,必须通过牙的修复来替代自然牙的功能。牙种植术是指将金属或非金属材料制成特定的形状,植入人体牙槽骨内或牙槽骨表面的过程,在此基础上完成种植牙的修复。经过半个多世纪的努力,现代牙种植技术逐渐发展成一门新的学科,牙列缺失、缺损后的种植修复在发达国家已成为常规牙修复手段。

（一）骨量不足牙种植术

　　种植治疗成功的基础是"骨结合"(osseointegration)。骨结合形成的必要条件之一就是拟种植部位具有足够的骨量和理想的骨质。临床研究表明,理想的牙槽突宽度应使种植体的唇颊侧与舌腭侧留有至少 1 mm 厚度的骨组织,而理想的骨高度应大于 10 mm。但是,在实际的临床病例中,牙缺失后,由于牙槽骨发生进行性萎缩,在后牙区,由于存在上颌窦与下牙槽神经的解剖结构,易导致牙槽突高度不足;在上颌前牙区除造成宽度不足外,牙槽突唇侧骨板吸收更为常见,在根方形成明显的倒凹,导致牙槽突形态向腭侧偏移并且唇向倾斜。如果不进行有效的骨组织增量处理,牙种植体的植入位置和方向就必须依赖于现有的牙槽突的骨量与形态,造成牙种植体的位置和轴向与所受负荷方向之间的偏差,导致不良的生物力学结果。这不仅影响种植牙的远期效果,也影响前牙种植修复的美学效果。对于此类病例,种植治疗的同时就需要在垂直或水平方向增补骨量使种植治疗成为可能，并可以提高种植治疗的成功率。另外，先天缺牙的病例及由于口腔肿瘤而行颌骨切除的患者更是存在骨量不足的问题。

目前，增补骨量的方式主要有：①牙槽骨植骨；②引导骨再生术（GBR）；③骨挤压术；④骨劈开术；⑤牙槽骨牵张成骨术；⑥上颌窦提升术。上颌窦提升术在本章后面部分进行讨论，本章将前 5 种方法一并作为骨量不足牙种植术进行讨论。

1. 手术指征

（1）适应证：各种原因导致的拟种植部位的骨量不足，包括垂直向和/或水平向骨量不足。其中，根据骨量不足的具体情况分类：①骨劈开术适应证。各种原因造成的前牙区拟种植部位的牙槽骨宽度不足，牙槽嵴宽度在 2 mm 以上，牙槽嵴的骨皮质之间存在骨松质。②骨挤压术适应证。上颌拟种植部位的牙槽骨宽度不足，但宽度在 3 mm 以上；Lekholm 和 Zarb 分类法中的Ⅲ—Ⅳ类骨。③牵张成骨术适应证。外伤或肿瘤导致的拟种植部位的严重垂直向骨量不足（垂直向骨缺损＞10 mm）。

（2）禁忌证：同全身或局部常规手术禁忌证。

2. 术前准备

（1）常规口腔检查：检查缺牙区骨和黏膜的条件，利用探针确定缺牙区牙槽骨的水平向距离。

（2）特殊检查：①曲面体层摄片。作为常规的种植前影像学检查，根据其放大率初步测量拟种植区牙槽嵴的垂直高度。②牙 CT。必要时行牙 CT 检查，进一步明确缺牙区牙槽骨的宽度和高度。

（3）术前 1 周，常规行口腔洁治：术前应适量进食，消除紧张心理。术前刷牙、漱口。

（4）消毒铺巾：酒精消毒口周皮肤，消毒后铺洞巾。

3. 麻醉和体位

局部麻醉，根据术区选用浸润麻醉或阻滞麻醉方式。如果需口腔外供骨区，须全身麻醉。患者仰卧位。在操作上颌时，上颌殆平面与水平面成 45°。在操作下颌时，下颌殆平面与水平面平行。

4. 手术步骤

手术流程如图 2 - 42 所示。

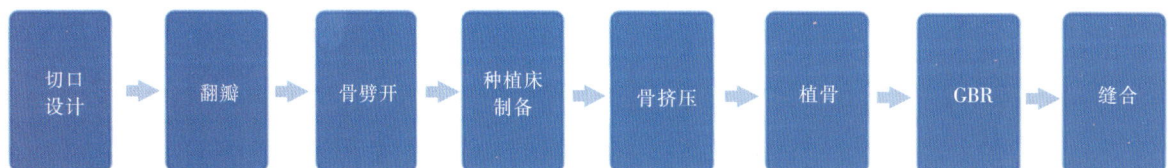

图 2 - 42　骨量不足牙种植术的手术流程

（1）切口：①种植部位常规的牙槽嵴顶水平切口；②梯形切口：牙槽嵴顶偏腭侧做水平切口，两侧颊侧延伸切口至前庭沟。供骨区根据部位不用选择不同的取骨方式设计切口。

（2）翻瓣：种植部位常规的黏骨膜瓣分离。于牙槽嵴顶剥离全厚黏骨膜瓣，剥离至牙槽嵴高度 2/3 处或牙槽骨厚度明显增加处，在此处切断骨膜，仅剥离黏膜瓣。既充分暴露牙槽嵴顶及其冠方部分骨质，也保留了颊侧骨壁根方部分的骨膜。

（3）骨劈开：用牙周探针测量牙槽骨的厚度，用薄的骨凿在拟种植床的唇侧骨壁上做近中、远中两条骨切口，切口向根方呈梯形延伸达骨厚度明显增加处或基底部。切口切透唇侧骨皮质，但不伤及腭侧骨皮质，切口间距应在保证与邻牙保持 2 mm 距离的前提下尽量加大。如果拟种植上颌双侧的前牙，应在中线两侧形成两个骨皮质瓣，避开骨联合处坚硬的骨嵴，避免损伤鼻腭神经管。在牙槽嵴顶正中做横向骨切口，与两个纵向切口相连，用薄的骨凿向根方轻轻凿入，将唇侧骨板与腭侧骨板渐渐分离，底部青枝骨折，形成唇侧带骨膜的骨瓣。操作必须耐心细致，避免骨瓣断裂和腭侧骨板穿孔。骨凿使用时用力方向应指向腭部，以减少对脆而薄的唇颊侧骨板的损伤。

（4）种植床的制备：圆钻定位，先锋钻确定种植床的深度和方向，系列钻制备种植窝。骨劈开的病例，用先锋钻在形成的骨板间隙内，按照所需的角度、方向和深度制备种植体植入道。

　　(5)骨挤压:利用骨挤压器,按直径从小到大的顺序将其轻敲揳入骨内,将种植窝逐步扩大并挤压松质骨,增加骨密度。每号骨挤压器到达所需深度时,轻柔地转圈状摇动使种植窝进一步扩大,并且利于下一号挤压器的揳入。如果骨质致密,挤压困难,可以配合种植窝制备钻交替使用,逐渐达到所需的直径和长度。应注意唇腭侧骨板,预防撕裂。

　　(6)植入种植体:手动植入种植体。如果临床无法达到足够的初期稳定性,则选择二期植入种植体。

　　(7)植骨:根据骨缺损类型,将相应的骨移植材料利用上置法或内置法植入骨缺损区域。①上置法(Onlay):上置法(图 2 - 43)以增加骨高度为主。将骨移植材料利用钛钉固定于高度不足的牙槽骨表面。②内置法:内置法可以同时增加骨高度与骨宽度。将骨移植材料置入劈开的牙槽骨之间,移植材料如为自体块状骨,应行必要的修整,使之与受植区相吻合,修整时应注意保存松质骨;如为生物材料移植,可在移植区骨皮质表面打孔,使新骨更容易生成。

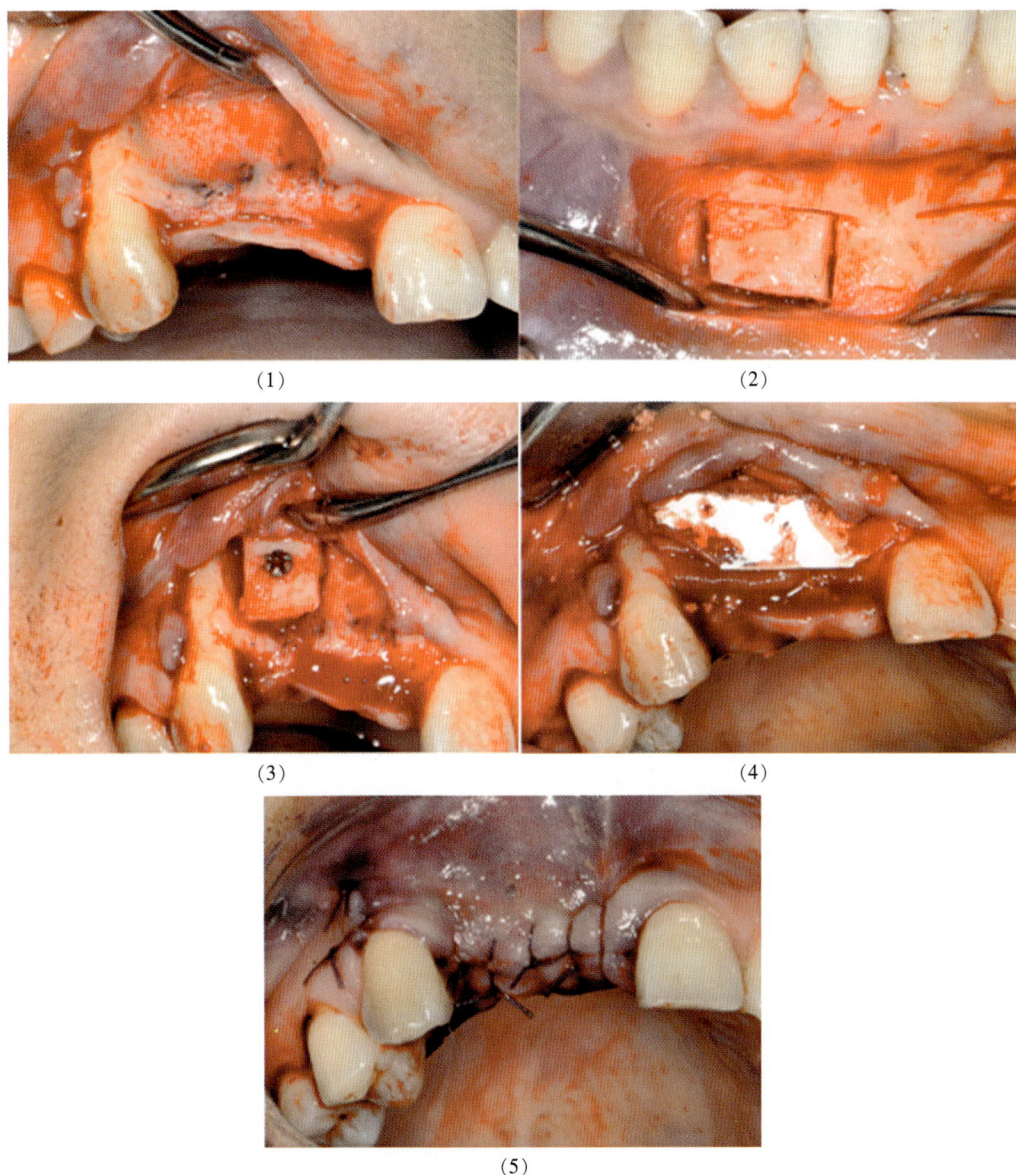

(1)

(2)

(3)

(4)

(5)

图 2 - 43　Onlay 植骨技术的应用

(1)切开翻瓣,显露骨面,显示骨宽度不足;(2)供骨区以超声骨刀取块状骨;(3)修整块状骨,螺丝固位;
(4)在块状骨与受区间植入骨替代材料,盖可吸收胶原膜;(5)对位严密缝合,手术完成

（8）GBR 技术（图 2 - 44）：根据骨缺损的状况，修整生物膜，完全覆盖骨缺损区域，并且超出缺损区边缘 2 mm，与周围骨壁完全贴合。生物膜应该与周围骨壁固定，对于不可吸收膜通常采用钛固定钉；而可吸收膜由于吸收血液后与骨面具有一定的黏合度，无须固位钉即可固定形成封闭的骨腔。

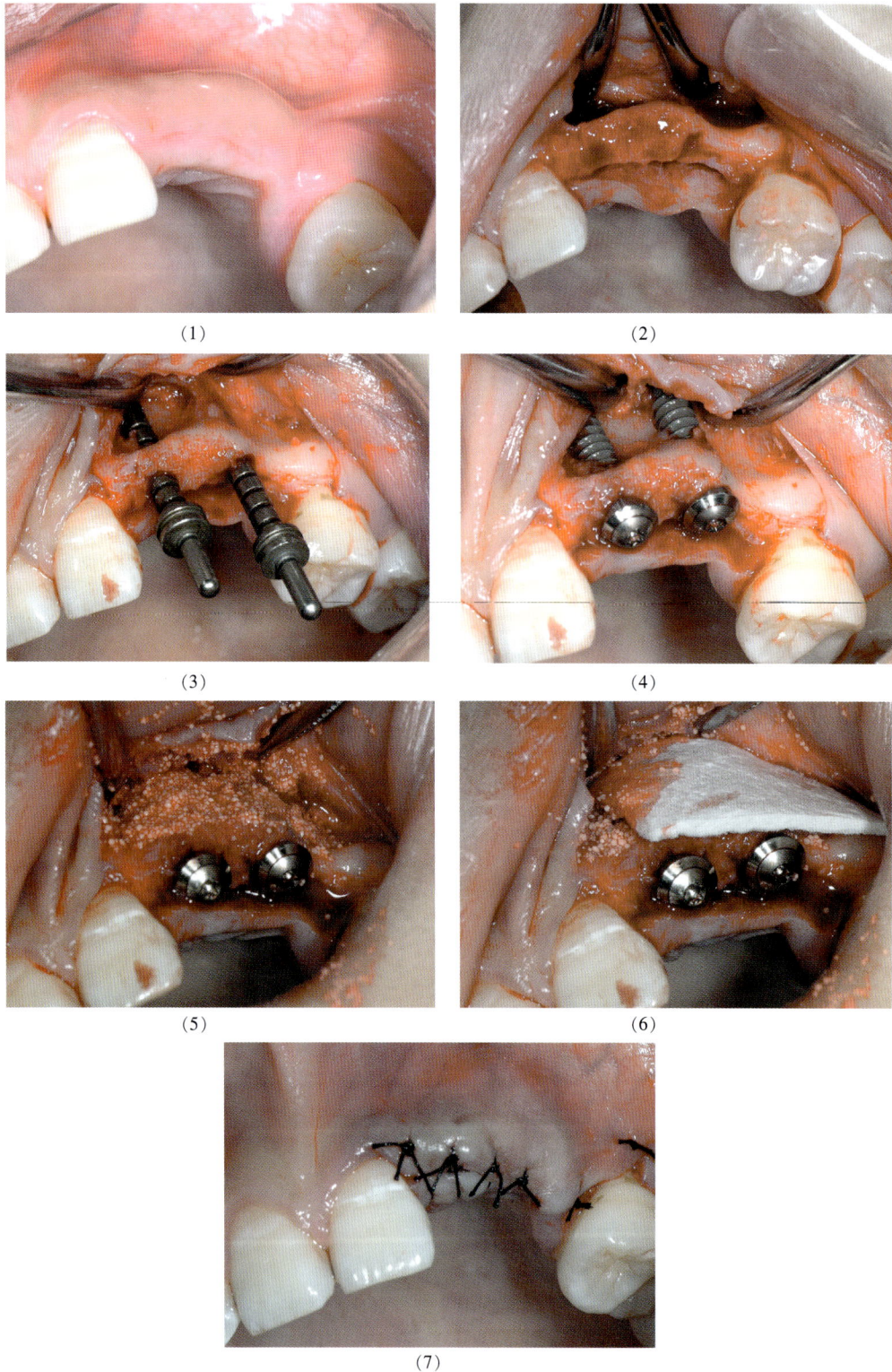

（1）　　　　　　　　　　　　　　（2）

（3）　　　　　　　　　　　　　　（4）

（5）　　　　　　　　　　　　　　（6）

（7）

图 2 - 44　GBR 技术的应用

（1）缺牙区牙槽骨水平向唇侧存在凹陷；（2）术中翻瓣见牙槽骨宽度欠佳；（3）种植术中，完成种植窝制备，唇侧骨板穿通；
（4）完成种植体植入，唇侧骨板穿通；（5）人工骨材料；（6）可吸收生物膜就位；
（7）无张力缝合，唇侧外形得到补偿，为补偿吸收，扩充多于正常的 1/4

(9)无张力缝合：若行牙槽骨牵张成骨术，则在翻瓣后在牙槽骨不足区水平截骨，在两侧附加2条垂直截骨线，形成保留软组织附着及血液供应的输送骨块。固定牵引器：垂直固定牵引器。经5～7d，按每日牵引1mm的速度施加垂直牵张力，将输送骨块牵开，使骨间隙保持一定张力，刺激新骨不断增生，增高牙槽骨，一般持续10～25d。牵张结束后需要固定60d，待新骨形成稳定后，拆除牵引器。牵张成骨过程主要保护骨膜与髓质骨血液供应，逐步牵开扩张并保持骨稳定固位。牵引器拆除后30d，巩固牵引效果，使软组织得到较好的愈合。行常规的种植体植入术。具体术式参阅牙槽骨牵张成骨术。

操作时根据患者骨量不足的具体情况决定具体步骤。

5. 重要解剖结构的辨认与保存

需注意的是，解剖结构根据供骨区而不同，如下牙槽神经或上颌窦。

6. 术中、术后并发症的诊断和处理

(1)术中并发症：①创口不愈。植骨量大，创口张力过大，裂开，导致伤口裂开。松解切口，重新缝合。②意外骨折。牵张成骨术中劈开牙槽骨作为牵引供骨区，易造成牙槽骨的意外骨折。为了避免发生骨折，要注意骨凿的使用方向和力度。

(2)术后并发症：①感染。非自体骨移植物引起感染。抗感染治疗，必要时取出骨移植物。②黏膜裂开。伤口张力过大，导致伤口裂开。松解切口，重新缝合。③膜暴露。膜外露，需取出膜，重新固定。④移植骨吸收。各种外力因素如压迫、临时活动义齿的使用等造成骨移植物移位或大量吸收。必要时，须重新固定骨移植物。⑤种植体脱落。种植体未形成骨结合，待骨移植物愈合后，重新种植。

7. 经验和评述

骨增量技术的发展重点解决了口腔种植治疗中的骨量不足问题及种植义齿的美学问题。如果说骨结合理论奠定了口腔种植理论基础，那么这些技术则确立了口腔种植学独立的临床地位，成为口腔种植学发展历程中另一个重要的里程碑：①扩大了口腔种植的适应证；②提高了口腔种植的成功率；③提高了口腔种植的美学效果。我们在临床操作中根据患者具体骨量不足的情况选择不同的治疗计划。如肿瘤切除后颌骨修复的患者由于牙槽骨量大量缺失，可以行牵张成骨术后再进行种植修复；如先天缺牙患者牙槽骨水平向牙槽骨量不足，可以行骨劈开术进行种植修复。

牙槽骨植骨是增加种植部位骨高度和骨宽度的有效手段，可以与其他骨增量术联合应用。关于植骨材料，自体骨和人工骨替代材料各有其利弊，在临床运用中推荐将上两者混合后植于骨缺损区，以达到更好的生物学效果。在运用骨引导再生术的过程中也须注意其缺点：①成骨量受限制。GBR技术多用于牙槽嵴厚度不足时，以增加牙种植区唇颊侧厚度，但增加牙槽嵴垂直的高度一般不超过6mm。②钛膜易暴露而感染。③不可吸收膜如钛膜、聚四氟乙烯膜(e-PTFE)需二次手术取出。

骨增量技术使理论上确立的牙种植体的三维位置关系在技术上得以实现，提高了口腔种植的美学效果，使得种植义齿向"人类的第三副牙"迈进了一步。

（二）即刻牙种植术

根据种植体植入时机的不同，口腔种植外科手术可分为延期种植、即刻种植和延期即刻种植3种。即刻种植(immediate implant)是指在拔牙后同期植入种植体，无须给予拔牙创口愈合时间。大量的体外实验和临床研究表明，只要适应证选择合适、选用优质的种植系统、外科手术过程操作精细、上部结构设计合理，即刻种植能获得与延期种植相似的高成功率。

即刻种植与延期种植相比，能有效地防止拔牙后牙槽骨的吸收，较好地保存牙槽嵴的高度和宽度，有利于维持牙龈软组织的良好外形，以利于获得理想的美学效果。即刻种植技术减少了患者外科就诊次数，大大缩短了整个治疗时间，使患者能够早期恢复咀嚼功能；并且术中可根据拔牙窝的方向指导种植体植入到一个更理想的解剖位置，有利于义齿修复且更符合生物力学要求。但应当注意的是，使用即刻种植技术可能会出现种植窝软组织封闭困难、种植体初期稳定性不良、易发生感染等问题。

1. 手术指征

（1）适应证：①带有少量骨丧失的外伤性失牙；②根折，需拔除的患牙；③广泛龋坏，不能治疗的患牙；④严重牙周骨丧失，无溢脓的牙周病牙；⑤先天性恒牙缺失，有乳牙滞留；⑥牙根内吸收或外吸收；⑦周围软组织健康，有足够的黏骨膜可以利用。

（2）禁忌证：①拔牙时有溢脓；②相邻软组织有蜂窝织炎；③拔牙创缺乏足够的骨质；④周围解剖结构（下牙槽神经管、上颌窦、鼻腔）限制种植体植入；⑤有不利于创口愈合的全身疾患；⑥有不良卫生习惯且不能纠正。

在具体病例选择上，要根据患者的不同情况来决定，很难一概而论。需要指出的是，随着技术和材料的发展，现在的禁忌证可能在将来就是适应证。

现在所报道的大量病例显示，即刻种植多用于前牙和前磨牙区的单个牙修复。因为前牙和前磨牙牙根相对较直，拔牙时牙槽窝的损伤相对较小，牙根形态与种植体相似，可利用的骨量较多，且所受的咀嚼力较小。从美观和修复时间方面考虑，患者对前牙的要求也更高。

2. 术前准备

（1）全身检查：即刻种植前的全身检查内容与延期种植相同，需要确定患者的全身情况是否适合行种植手术。

（2）口腔检查：常规检查如记录患牙的部位、数目；患牙间隙的近、远、中距离及牙龈距离；患牙区牙槽嵴高度、宽度、形态，前庭沟的深度；患牙区牙龈情况，黏膜的厚度，龈乳头的状况，邻牙状况。重点还需关注患牙颈部的形态和大小、颊舌侧骨壁的吸收程度、周围软组织的数量和角化龈的厚度。

（3）影像学检查：临床检查只能对骨的外形、高度、宽度做大致的判断，要了解牙槽骨详细的解剖形态和患牙牙根的状况，需要行影像学检查才能做出最终的评估。

根尖片和全景片是应用较多的两种影像学检查手段。这两种检查具有费用相对较低、放射剂量较小、操作简单、易普及等优点，因此在种植治疗中最为常用。通过 X 线片可获知：①患牙牙根颈部的宽度，牙根的长度，牙根的数目，牙根长轴的方向，与邻牙的位置关系，等等。②患牙有无根尖周炎，有无根折，并且可预计拔牙的难易程度。③种植部位有效的骨高度和骨宽度。有效骨高度的测量应该从有足够宽度的牙槽骨水平向开始，直到特定的解剖结构（如鼻腔底、上颌窦底和下牙槽神经管）。

（4）术前用药：①术前常规做洁治。②术前 1 h 口服阿莫西林 2 g 或先锋Ⅵ号 2 g。术前预防性使用抗生素，特别是在进行植骨等一些特殊的外科手术时，可有效地减少术后感染的概率，缩短创口愈合时间，降低手术失败的风险。③消毒。患者术前使用 0.12%～0.2% 氯己定含漱。口腔外皮肤消毒，范围是两侧眶下、颈上部、双侧耳前区域，口腔内使用 2% 碘酊消毒。消毒 3 遍后铺巾。

3. 麻醉和体位

即刻种植多用于前牙和前磨牙，麻醉采用口腔内局部浸润麻醉。可选用 2% 利多卡因，按 1:50 万的比例加入肾上腺素，或使用阿替卡因肾上腺素注射液（必兰），根据骨质结构、拔牙的难易程度、患者对麻药的耐受程度等，注入剂量为 0.8～1.2 ml/牙。根据患牙位置和切口设计范围，将麻醉药物注射至唇舌侧及牙槽嵴顶骨膜下方。提倡局麻同时进行静脉镇静药的配合。患者一般取仰卧位，术者、助手及器械护士的位置可根据术者习惯而定。

4. 手术步骤

参见图 2-45、图 2-46。

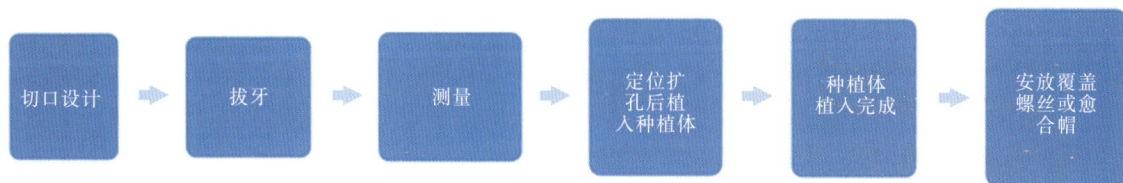

图 2-45　即刻种植术流程图

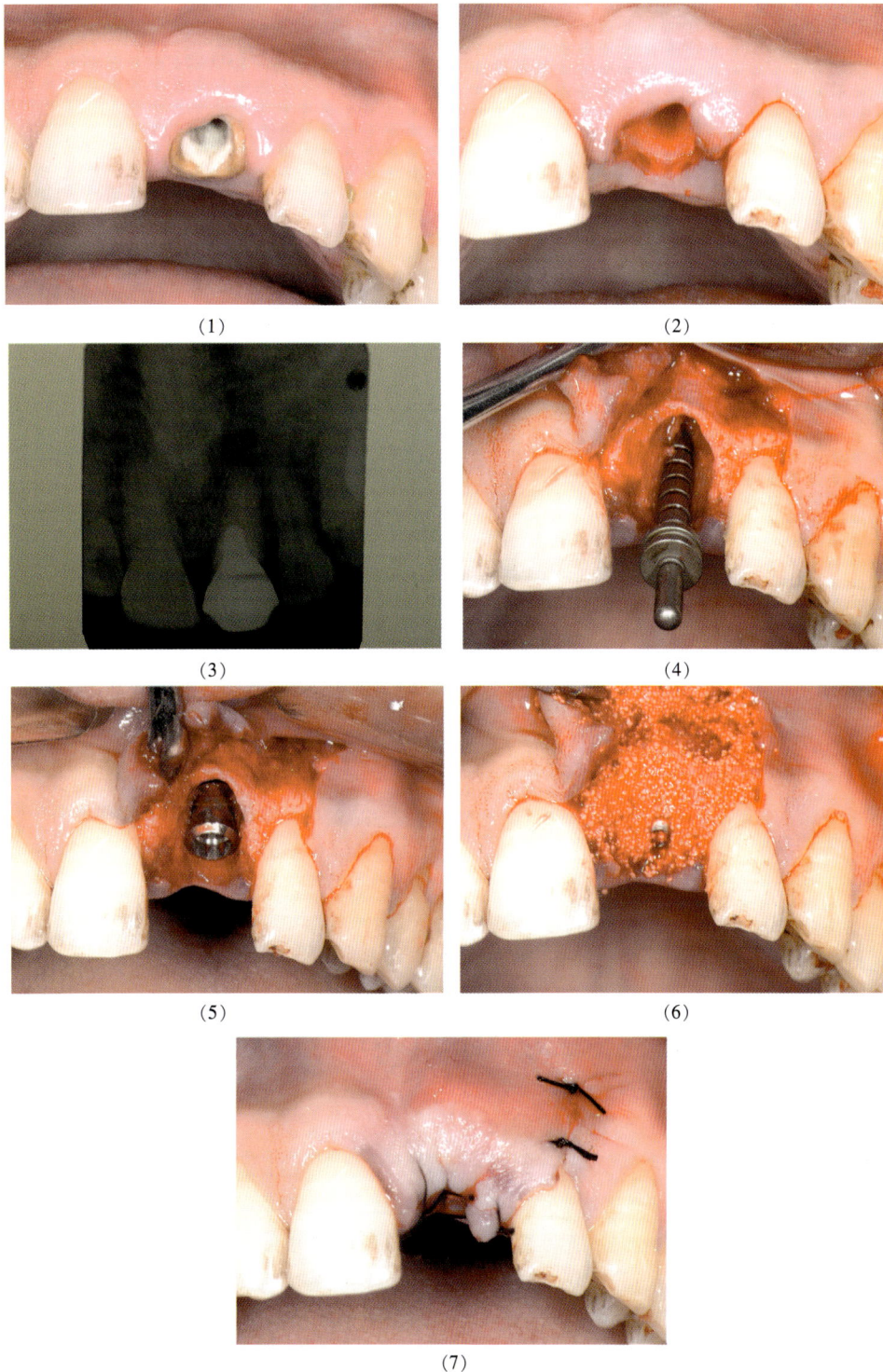

(1)　　　　　　　　　　　　　　　　(2)

(3)　　　　　　　　　　　　　　　　(4)

(5)　　　　　　　　　　　　　　　　(6)

(7)

图 2 - 46　即刻种植手术过程

(1)残根;(2)术中拔除残根,注意保留唇侧骨壁;(3)根尖片,示 21 无保留价值;(4)术中种植窝预备,唇侧骨间隙超过 1.5 mm;
(5)种植体植入完成,使用 TE 种植体;(6)人工骨粉置于唇侧骨间隙;(7)缝合完成手术

(1)切口设计。

切口设计原则:术野暴露充分,黏骨膜瓣有充分血供,保护牙间乳头,埋入式种植能够完全关闭创口。

切口的选择:在即刻种植中,术前可根据临床和 X 线片的检查,预先设计是否少做切口或不做切口。
当患牙牙根体积较小、牙槽骨无吸收、牙龈健康,估计拔牙顺利、视野清晰时,可采用上述方法。但不能为
保护软组织美观,在一些术野不清、骨缺损不明确的病例中采用不行切口或减小切口的方法,这会导致种

植体表面暴露不易被发现,增加手术失败的风险。

做切口的时间:做切口时间在拔牙前后均可。对于一些估计拔牙较困难的病例,拔牙前先行切口和翻瓣,可在直视下操作,有利于保护牙槽骨。

切口的类型:常规行牙槽嵴顶切口,对一些牙根颈部宽大,估计植入的种植体与骨壁间有缺损,需行植骨手术的病例,可增大切口范围,使术野清晰,便于操作。以缝线做边缘缝合作为牵引,防止黏膜损伤。要注意保留牙间乳头。

(2)拔牙:无创伤拔牙术对即刻种植是一项重要的技术。如果不能行无创伤拔牙,造成医源性的大块牙槽骨缺损,可成为即刻种植的相对禁忌证。因此在拔牙过程中应尽量减少骨损伤。拔牙过程中避免用力摇晃患牙,或用宽的牙挺以薄的牙槽嵴为支点,造成薄弱的骨壁折断。应使用较细的牙挺放置于牙周膜间隙处,将患牙挺松后完整取出。多根牙应分根后拔除。无创拔牙器械的使用很好地减少了手术中拔牙的创伤,尽可能多地保留了牙槽骨。拔牙后用刮匙、球钻彻底去除牙槽窝内的所有软组织及牙体碎片,并用大量生理盐水冲洗。

当拔牙过程中发现有脓液时,应推迟种植体的植入时间,放弃即刻种植,也不能进行任何软硬组织的移植。应搔刮、冲洗、关闭感染区域。在术前就应告知患者出现这种情况的可能性。

(3)测量:观察拔牙窝的形态、骨壁缺损情况,测量拔牙窝深度和拔出的患牙,包括牙颈部的宽度、牙根的长度,从而确定种植体的直径和长度。即刻种植对于拔牙窝有一定的要求:①拔牙窝周围存在足够的骨壁:四壁牙槽骨或三壁的骨裂缺损,缺损在冠根向少于5 mm;②为了获得良好的初期稳定性,拔牙窝根方要有足够健康的骨质(4～6 mm);③为了有良好的美学效果,拔牙窝必须有足够的颊侧骨壁;④有闭合创面所需的足够的软组织。

可将与种植体配套的指示杆放入拔牙窝内,确定拔牙窝的深度。种植体至少应植入拔牙窝根方下3～5 mm,以确保获得良好的初期稳定性。埋入式系统种植体领口应平齐牙槽嵴或置于牙槽嵴下1～2 mm,非埋入式系统种植体颈部应位于邻牙釉牙骨质界下2～3 mm。观察指示杆与拔牙窝之间的空隙,如果牙根粗大,拔牙窝与种植体间密合部分少,初期稳定性将会受到影响,应适当增加植入深度,以加大种植体与骨的接触面积。确定种植体植入深度和种植体长度后,即可知预备的深度。

如拔牙窝周围骨量不足,预计不能获得良好的初期稳定性,应及时放弃即刻种植,改用延期种植。

(4)定位、扩孔、种植体的植入。

定位:使用球钻在牙槽窝内定位,不能在根尖最深点定位,要充分利用根方牙槽骨以获得良好的初期稳定性。要将种植体安放在邻近的厚的牙槽骨处,远离薄的牙槽骨或穿孔区域。在上颌前牙区,最好安放在拔牙窝的腭侧。球钻的长轴应与设计的种植体长轴一致。

导向:拔牙后,拔牙窝唇颊侧壁通常是一层薄的皮质骨,在预备种植窝时,应避免对这层骨壁施加任何压力,因为过大的压力可造成骨壁的吸收而影响最终的成功率。在使用先锋钻进行导向时,钻头深度与种植体颈部水平位置一致。埋入式系统种植体领口应平齐牙槽嵴或置于牙槽嵴下1～2 mm,非埋入式系统种植体颈部应位于邻牙釉牙骨质界下2～3 mm。到达预定深度后放入同样直径的指示杆,观察深度和方向。如未达到预定深度和方向,应及时进行调整,直至符合要求。

扩孔:根据已定的深度和方向进行扩孔。每次预备后可用带刻度及确定直径的指示杆测量种植窝深度和直径,检查长轴方向。对于一些拔牙窝本身骨量不足、骨质又很疏松的病例,再用扩孔钻预备种植窝会丧失更多的骨组织。可以在使用导向钻后使用骨挤压技术减少骨量损失,提高种植窝周围骨密度,以利于获得更好的初期稳定性。挤压过程中要求敲击力度适中,准确控制方向。由于真正预备的深度仅牙槽窝根方的3～5 mm,所以不需要攻丝。因为拔牙窝颈部一般已十分宽大,也不需要颈部成形。

整个钻孔过程要保持合理的钻速,因各个系统设计及钻头材料的不同,钻速有所不同,可根据厂商提供的资料确定钻速。术中采用提拉式扩孔,使用4℃的生理盐水反复冲洗术区,降低术区局部温度,防止骨坏死。

种植体的植入:螺纹状种植体有一定的自攻能力,可以用机用或手用适配器顺时针旋入种植体至预定深度。旋入过程中要避免唾液和橡皮手套的污染。如果在手术中发现种植体不能达到初期稳定性,就应该放弃即刻种植。

安放覆盖螺丝或愈合帽:埋入式系统安放覆盖螺丝,关闭创口,行黏膜下愈合。非埋入式系统根据软组织的厚度选择不同高度和宽度的愈合帽。尽量选择平齐或稍高于黏膜平面的愈合帽,可产生良好的边缘封闭效果并对软组织有支持作用。非埋入式系统如需行 GBR 技术,可改用高度较低、体积较小的愈合帽,行埋入式愈合。

(5)GBR 技术。

GBR 技术的适应证:由于炎症及拔牙前、拔牙中创伤造成的骨缺损,拔牙窝与种植体之间可产生楔状空间。种植体周骨缺损在 1 mm 以下不必植骨,而 1 mm 以上者应植骨,以利于新骨修复。

植骨材料和屏障膜的分类:骨移植可根据材料不同分为自体骨移植、同种异体骨移植、异种骨移植。自体骨移植是植骨的金标准。自体骨可来源于植床制备过程中的骨碎片、磨牙后区、颏部及上颌结节。由于自体骨获取量可能不足,又增加了创伤部位、延长了手术时间,并且移植后有吸收的危险,故应用受到很大限制。同种异体骨,如脱矿冻干骨,其骨诱导能力低、吸收快,不能诱导形成足够的骨量。Bio-Oss 是目前应用较为广泛的异种骨移植材料,它采用化学方法去除了牛骨中所有的有机成分,保留了无机成分,具有良好的生物相容性和高度的骨诱导性。

屏障膜置于软组织和骨缺损区之间,能很好地维持组织瓣下的空间,稳定、保护血凝块,允许迁移速度较慢的成骨细胞先进入骨缺损区,阻止干扰骨形成且迁移速度较快的结缔组织和上皮细胞进入,实现缺损区的骨修复再生。根据屏障膜能否被吸收,可将其分为可吸收膜和不可吸收膜。可吸收膜能维持间隙、具有可吸收性,无须二次手术取出。包括胶原膜、聚乳酸膜等。不可吸收膜主要用于当缺失形态不能自动维持一个足够的空间时,如钛强化的聚氟乙烯膜(e-PTFE),它具有良好的机械性能和抗塌陷能力。不可吸收膜需二次手术取出,而且膜暴露后易发生感染,造成早期脱落,引起骨充填量的减少。

手术操作:在确定即刻种植体初期稳定性后,方能进行植骨。可先在周围骨壁用小球钻打孔,使血液渗出,将自体骨与植骨材料混合,植入骨缺损区,覆盖暴露的种植体,植骨材料的厚度应大于 2 mm。根据缺损区的情况,将膜修剪成需要的形状和大小,屏障膜边缘要超出缺损区 2 mm,将膜覆盖于植骨区表面。可吸收膜不需要固定,钛膜可使用 2~4 枚钛钉固定在周围骨壁上。

(6)创口关闭和缝合:使用无切口即刻种植,因为牙龈和愈合基台之间几乎没有间隙,可以不进行缝合。对于使用非埋入式系统,无论是否行植骨,初期创口的完全关闭并不是必需的。只要将牙龈包绕在愈合帽周围缝合,不暴露移植物即可。埋入式系统需要软组织的初期关闭。若发生关闭困难,可行垂直松弛切口或行骨膜水平线状切口来增加组织瓣的松弛度。但由于两侧牙龈黏膜弹性不足,无法行拉拢缝合时,则需要局部转瓣或游离移植黏膜瓣来关闭创口。临床上常采用唇侧梯形黏骨膜滑行瓣来关闭创口。然而在美学要求较高的前牙区,因为组织瓣滑行将导致前庭沟变浅、膜龈线退缩、附着龈缩窄,解剖外形将被破坏。也可使用游离黏膜和/或结缔组织移植片覆盖于覆盖螺丝上来关闭牙槽窝。但是这些术式的外科技术要求高,延长了治疗时间,开辟了第二术区。可用褥式加间断缝合无张力严密关闭创口。

5. 术中、术后并发症的诊断和处理

(1)术中并发症及处理。

出血:因黏骨膜剥离损伤大或黏骨膜下剥离广泛,尤其是术后压迫不够,均易发生黏膜下或皮下出血。术中如为软组织出血,一般采取压迫止血即可。因全身因素造成有出血倾向者,应对因处理。

神经损伤:多因术中剥离时损伤颏神经或种植体植入时压迫或直接创伤所致,前者多可恢复,后者应去除种植体,解除压迫,重新选位植入或使用短种植体。神经损伤后可给予营养神经的药物促进其恢复。为了避免对神经的损伤,术前应清楚神经的走向和变异,通过 X 线检查,了解神经和种植床的关系,确定种植体的长度、直径及植入的位置、深度。要保证种植体的末端和下牙槽神经管间至少有 1 mm 的距离。在上前牙区种植时,钻孔方向不能太偏腭侧和近中,以保护鼻腭神经不受损伤。手术时密切关注患者对疼痛的反应,及时调整钻头的方向和深度。

腔隙损伤：上颌种植时，由于骨量不足、术前位置判断不准确、术中钻孔用力过猛等，容易穿通上颌窦或鼻底黏膜。术前应了解腔隙的解剖和变异，通过 X 线确定其位置，设计好种植体的位置。术中一旦发生损伤，可通过直接探查和 X 线片来确定。损伤较小时，可换用较短的种植体；损伤较大时，则应关闭瘘口，延期种植，术后使用抗生素预防感染。

邻牙损伤：当缺隙近远中距离小，邻牙长轴倾斜，牙根向缺牙区弯曲，钻孔定位、定向不当时，可引起邻牙损伤，表现为牙髓炎、根尖周炎的症状。一般采用髓病的治疗方法，如伤及根尖，必要时需行根尖切除术。

侧穿：侧穿一般是由于骨量相对不足、对倒凹估计不够、钻孔方向不当造成的，易发生在上前牙的唇侧、下前牙的舌侧。在术前应通过扣诊和 X 线片判断倒凹情况，确定钻孔方向，并在术中不断及时调整。如侧穿较小，可用自体骨或人工骨覆盖穿孔处，或行 GBR 技术；如侧穿较大，估计会影响种植体的初期稳定性，应关闭创口，等骨愈合后再行种植。

（2）术后并发症及处理。

出血：种植术后的少量渗血，无须特殊处理。提倡术后早期冷敷，晚期热敷。术后大量出血需考虑有全身系统疾病，必要时给予止血药物。

水肿：手术后有轻度水肿属于正常现象，如手术操作粗暴、手术时间过长，可导致水肿加剧。因此，应尽量缩短手术时间，减少手术创伤，术后及时冷敷，必要时使用糖皮质激素 3～5 d。

术后感染：由于术中无菌操作不规范、术后口腔卫生不良、患者全身免疫力下降等，可造成种植体周围感染并伴有瘘管的形成。为预防术后感染，术前应保证患者全身情况良好，术前和术后预防性使用抗生素，术中规范性操作，术后要求患者保持良好的口腔卫生。一旦出现感染和瘘管，可用过氧化氢及生理盐水冲洗，再用 2% 碘酊清洗瘘管，全身使用抗生素。如种植体稳定性不良，应及时取出。

创口裂开：组织瓣设计不合理，缝合过紧或过松，尤其在诱发感染的情况下，容易导致局部创口开裂。一旦发生创口裂开和黏膜穿通，应使用过氧化氢及生理盐水冲洗，及时清创，全身使用抗生素控制炎症，然后将黏膜瓣缝合覆盖种植体，避免种植体暴露。

6. 经验和评述

（1）种植体的选择基于尽可能高地提高骨结合率。一般螺纹状种植体优于柱状种植体，表面粗糙的种植体优于机械加工表面的种植体。虽然柱状种植体植入新鲜拔牙创能获得良好的效果，但是锥形的具有解剖形态的种植体是更好的选择。与柱状种植体相比，这样的种植体更接近天然牙的解剖形态，其颈部宽于根部，如 Replace 系统、ITI 的 TE 种植体。锥形种植体的优点是在前牙区更有利于获得良好的美学功能。颈部较大的直径能对颊侧软组织提供良好的支持，从而保证牙根原有的突度。增加种植体的稳定性，锥形种植体颈部较大直径可促进种植体骨界面的密合度。锥形设计减少了术中发生侧壁穿的机会，避免了植骨材料或膜的应用，降低了治疗费用。

（2）术中应尽可能多地收集预备过程中的自体骨碎屑，以备填充种植体与骨壁之间的间隙或行 GBR 技术时使用。

（3）由于即刻种植的可预见性，膜暴露可能引起感染等原因，对于有些种植体和拔牙窝之间几乎无楔状空间，或者在种植体周围有厚的骨壁围绕，可尝试不使用屏障膜。在小而窄的缺损中，单独应用骨移植材料也能获得良好的效果。然而，对于一些患者，即使拔牙窝周存在余留骨壁，但是如果颊侧骨壁薄，存在吸收的可能，不使用植骨和屏障膜技术后的效果可预见性低。特别是牙周组织属于薄、扇形的那一类患者，更易发生软组织的退缩，造成美学方面的问题。

（4）即刻种植的问题之一是难以获得拔牙窝的完全覆盖。即使获得初期创面的闭合，在愈合的早期仍会出现软组织的开裂，容易引起感染和上皮、结缔组织进入植骨区。为了避免这种问题，有一种方法，是在拔牙后 6～8 周上皮完全覆盖创面后再安放种植体，即延期即刻种植。由于可以有足够的软组织获得初期闭合，屏障膜暴露的概率就大大降低了，适合于即刻种植同时行 GBR 技术的患者。

（三）上颌窦提升术

对于上颌后牙区来说，由于上颌窦底位置较低或者牙槽萎缩，造成可用骨的高度不足，严重限制了种植术区的选择及种植修复的效果。随着牙种植术的普及，越来越多的患者开始追求接近自然牙列的种植义齿修复方式。这促使口腔外科医师开创了许多特殊的外科技术，将其应用于临床并不断改进。上颌窦提升术便是通过外科方法增高窦底黏膜以获得足够的种植可用骨骨高的一类手术。上颌窦提升术分类方法众多，根据手术是否开窗分为开窗植骨式、非开窗植骨式。根据种植体植入的时机又可以分为分期上颌窦成形法、上颌窦提升同期种植术。根据是否将种植体封闭于黏膜下，又可将该手术分为潜入式和非潜入式。我们根据上颌窦提升术的外科程序，将上颌窦提升术分为上颌窦窦底挤压提升、上颌窦前壁开窗植骨加以介绍。若无特别说明，本章所指的上颌窦提升术是指广义的上颌窦提升。

1. 手术指征

不同种植系统表面处理技术、形状设计、长短大小差别显著，因此准确地说各种植系统存在着不同的种植手术指征。总体来说，上颌窦底至牙槽嵴顶距离即垂直骨高度小于 10 mm，龈距离基本正常的磨牙区或前磨牙区，都可以考虑上颌窦提升术。本书仅以 ITI 种植系统为例，就上颌窦提升的病例选择和术式选择做一综述。

（1）适应证：①垂直骨高度大于 12 mm，无须进行上颌窦提升，常规植入种植体。骨质较疏松者考虑单纯骨挤压。②垂直骨高度介于 8～12 mm，可行单纯的上颌窦底提升，植入 8～10 mm 的种植体。术中根据情况无须或者只需植入少量自体骨或者骨移植物，垂直骨高度为 5～8 mm，可行上颌窦底挤压提升植骨，同期种植 8～10 mm 长度的种植体。③垂直骨高度小于 5 mm，应该根据患者情况，先行上颌窦底提升，延期种植或者同期种植。在选择上颌窦提升的具体术式时，除垂直骨高度外，还应结合患者对手术的耐受程度，以及临床判断种植体的初期稳定性和长期效果。在无法保证种植体初期稳定性的情况下，应分期进行种植手术。种植时间一般放在植骨后的 6～8 个月，术前应摄片判断植骨材料的成骨情况。值得注意的是，种植体根方应保留至少 2 mm 的骨高度；一般种植体的长度也不应小于 10 mm；对于种植体长度小于 10 mm 的，修复时应该考虑和长种植体的联冠修复。

（2）禁忌证：全身或局部常规种植手术禁忌证，上颌窦的肿瘤、囊肿、息肉，以及近期涉及上颌窦损伤的上颌骨骨折、上颌窦急性炎症、上颌窦黏膜过敏者。对于上颌窦的慢性炎症患者，由于黏膜脆性增加并可能残存感染因素，也应尽量避免手术或择期手术。针对绝经期后患有骨质疏松的女性患者，因在行上颌窦开窗时易发骨窗的骨折，也应避免手术。

2. 术前准备

（1）术前常规口腔检查：检查缺牙区骨和黏膜的条件。对于牙槽嵴严重萎缩导致的牙槽嵴高度不足、咬合间距过大的患者，考虑上颌牙槽嵴 Onlay 植骨。

（2）摄片检查：曲面体层摄片是种植术前最常规的影像学检测方法，根据放大率可以初步测量上颌窦底到牙槽嵴顶的高度，排除上颌窦慢性炎症或囊肿等病变，观察骨质密度及上颌窦内有无骨分隔，有效诊断上下颌可能存在的其他病变及余留牙的状态，进而选择合适的上颌窦提升病例。当然，曲面体层摄片属于二维平面摄片，且在水平方向和垂直方向上都存在放大率和扭曲现象。为了获得准确的数据，拍片时要在口腔相应部位放置固定直径的钢球，以获得上颌窦位置的准确数据。随着 CT 技术的发展和普及，我们一般建议计划行上颌窦提升术的患者进行 CT 螺旋扫描。CT 可以将多个连续的层面图像重建成横断面、冠状面、矢状面及体层图像，可以准确显示上颌牙槽突的垂直高度和颊舌宽度、上颌窦底位置、皮质骨和松质骨的密度、上颌窦黏膜的厚度及是否存在上颌窦病变。对于同期种植的病例应当制作术前模板，可在种植位点放置一定直径的牙胶或者钢球。检查所设计的植入位置、方向是否合理，特别是针对无牙颌要求全口修复的病例，还可以有效预测种植后的修复效果。

（3）手术前 1 周，常规口腔洁治。术前刷牙，保证手术时牙周组织健康无炎症。患者术前应适量进食,消除紧张心理。

（4）消毒铺巾:使用酒精消毒口周皮肤,用灭菌王进行口内消毒,特别要注意前庭沟转角处的消毒,消毒后铺洞巾。

3. 麻醉和体位

常用局部麻醉,采用浸润麻醉或阻滞麻醉方式。上颌骨的骨密度比较低,浸润麻醉的效果是理想的,一般选用酰胺类麻醉剂。需要留意的是,使用阿替卡因肾上腺素注射液（必兰）的时候注意多点注射,既可取得良好的麻醉效果,又能避免局部组织渗透压过高造成软组织坏死。患者仰卧位,上颌殆平面与水平面成 45°角。头偏向术者一侧,以便于助手牵拉唇颊沟暴露术区。

4. 手术步骤

（1）上颌窦挤压提升(图 2 - 47 至图 2 - 49)。

切口设计:在有足够可用骨宽度的条件下,只需行牙槽嵴顶的"一"字形切口;对于潜入式种植的患者,可以考虑腭部水平切口,缝合时可以完全封闭种植体表面。

种植窝预备:先用球钻定位,再用先锋钻预备至距上颌窦底约 2 mm,扩孔钻逐级扩孔至预定直径,保留窦底 2 mm 的骨量。预备接近指定高度时能明显感到骨质变硬,这是由于窦底黏膜下的骨密度明显增高。上颌后牙区的骨密度一般较低,使用螺旋状种植体时不要对种植窝进行攻丝。对于海绵状骨,在进行上颌窦挤压前,应该根据情况考虑先行骨挤压技术。可选用圆头的骨挤压器械,将骨组织向两侧挤压,可有效地增大骨密度。骨挤压器械每级相差 0.5 mm,挤压时应该逐渐增加深度,直至预备到最后的种植窝,直径小于种植体直径 0.5 mm。在调用不同级别的挤压器前,应该使用同级别的扩孔钻扩大种植窝颈口,防止皮质骨断裂。

挤压:选用凹头骨挤压器械,沿着先锋钻备洞长轴方向进入,轻度敲击,提升上颌窦局部窦底黏膜和骨块。后牙区的骨挤压器一般为弯柄设计,以便在患者开口度较小的情况下沿种植窝长轴进入。做挤压的时候,种植医师将拇指和示指置于牙槽嵴顶握住成形器保证其稳定性。同时应该有一助手固定患者头部,以缓解挤压时可能导致患者无法耐受的头部震荡。对于骨密度较大的个别患者,挤压可能造成颊舌侧的骨壁穿孔或者裂纹出现,应根据情况行 GBR 技术,覆盖可吸收性屏障膜。

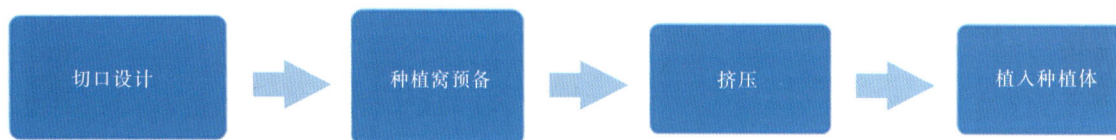

图 2 – 47　上颌窦挤压提升流程示意图

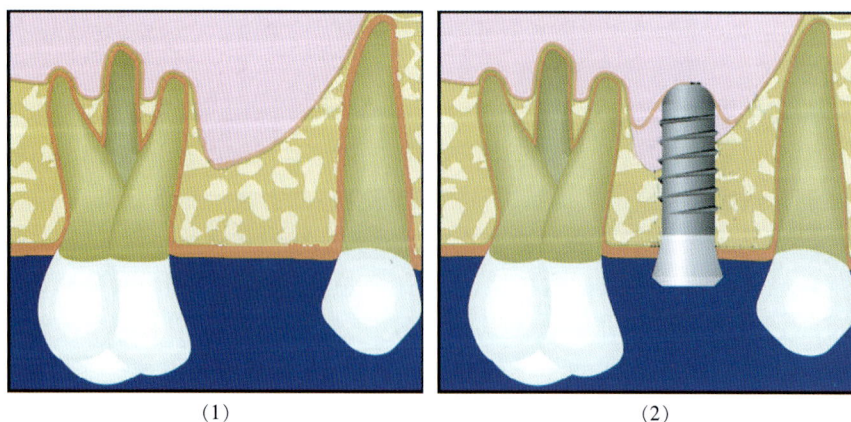

（1）　　　　　　　　　　　　　　　　　　　　　（2）

图 2 – 48　上颌窦挤压提升术示意图

（1）术前上颌窦底骨高度不足;（2）上颌窦挤压提升术后,植入种植体,上颌窦底黏膜抬高

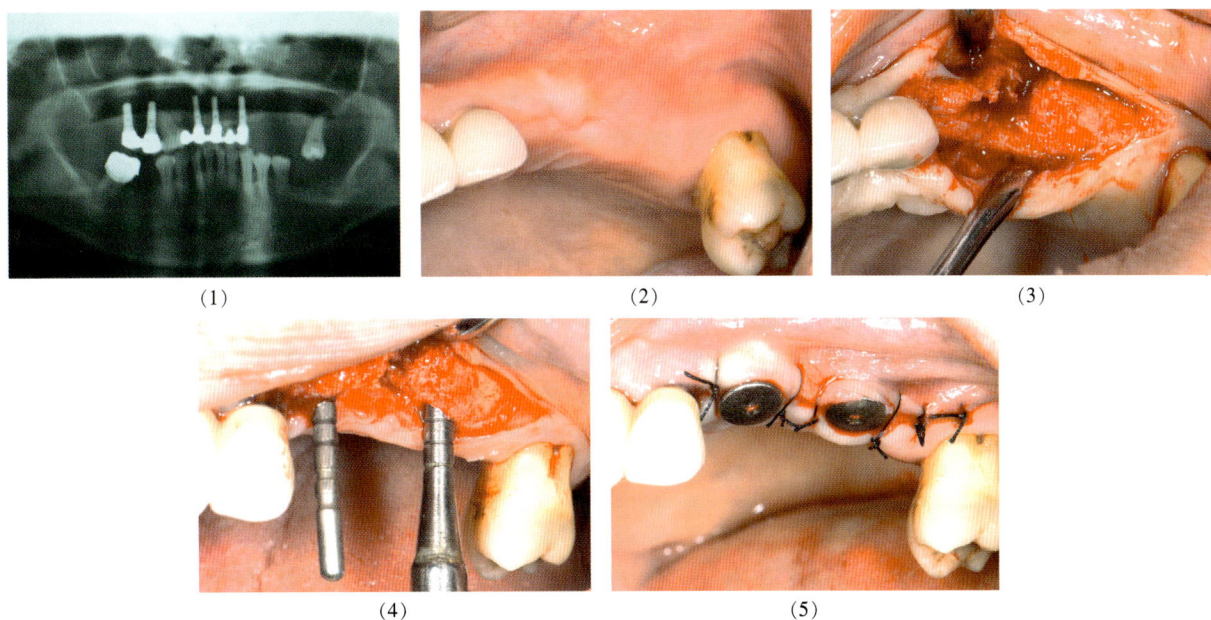

(1)　　　　　　　　　　(2)　　　　　　　　　　(3)

(4)　　　　　　　　　　(5)

图 2 - 49　上颌窦底挤压提升术

(1)全景片示缺牙区上颌窦底骨高度不足;(2)口内缺牙区情况;(3)术中翻瓣;
(4)先锋钻定种植窝洞的方向,至上颌窦底皮质骨,使用上颌窦提升器械;(5)手术完成

植入种植体:旋入或者敲入种植体。有学者主张在种植窝内放置骨移植材料,然后再植入种植体。根据我们的经验,上颌窦挤压提升窦黏膜高度一般小于 4 mm,如果种植体和种植窝紧密相连,不需要在种植窝根方放置骨移植物,上颌窦挤压提升术中植入骨代用品反而会增加窦黏膜撕裂的可能性。在可用骨宽度得以保证的前提下,应该尽量选择较宽直径的种植体以保证远期效果。

(2)上颌窦开窗植骨(图 2-50、图 2-51)。

切口设计:常用 15 号手术刀于牙槽嵴顶形成"一"字形切口,在水平切口的近中做附加垂直切口。翻瓣暴露颊侧骨壁,方便上颌窦的开窗操作。由于术中所需自体骨常取自上颌结节,水平切口的长度可根据情况延及上颌结节,注意切透黏骨膜直达骨面。

翻瓣:利用上颌窦拉钩或上颌窦开窗专用小拉钩,将颊侧黏骨膜瓣连同术侧口角一并向外上方拉起,腭侧黏膜仅少许剥离暴露牙槽嵴顶。翻瓣原则为充分暴露术区,过大的牵引力可压迫软组织,导致术后明显水肿。

开窗:选用 2 号锋利球钻,平行于开窗处颊侧骨面形成一圆形或者椭圆形的骨岛,确保骨岛底位于上颌窦黏膜上方而不会进入余留的牙槽嵴内,大小适中。操作时应注意寻找支点,轻度施压钻磨,当钻磨处暴露出淡蓝色或粉红色光泽时表示离窦腔黏膜已十分近,应当停止开窗操作,考虑剥离黏膜。如果在上颌窦开窗的中间位置存在窦内间隔,可在间隔骨壁的两侧开 2 个小窗,方法同上。使用超声骨刀开窗时,用刀形或者斧形工作头切透骨壁,形成转角较圆钝的矩形骨窗,工作时应避免工作头与骨面的点角状接触。

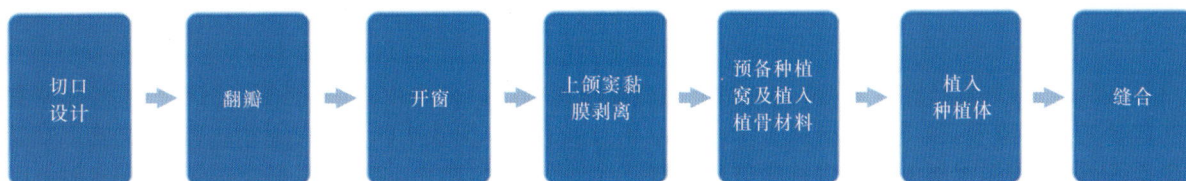

图 2 - 50　上颌窦开窗植骨流程示意图

(1)　　　　　　　　　　　(2)　　　　　　　　　　　(3)

(4)　　　　　　　　　　　(5)

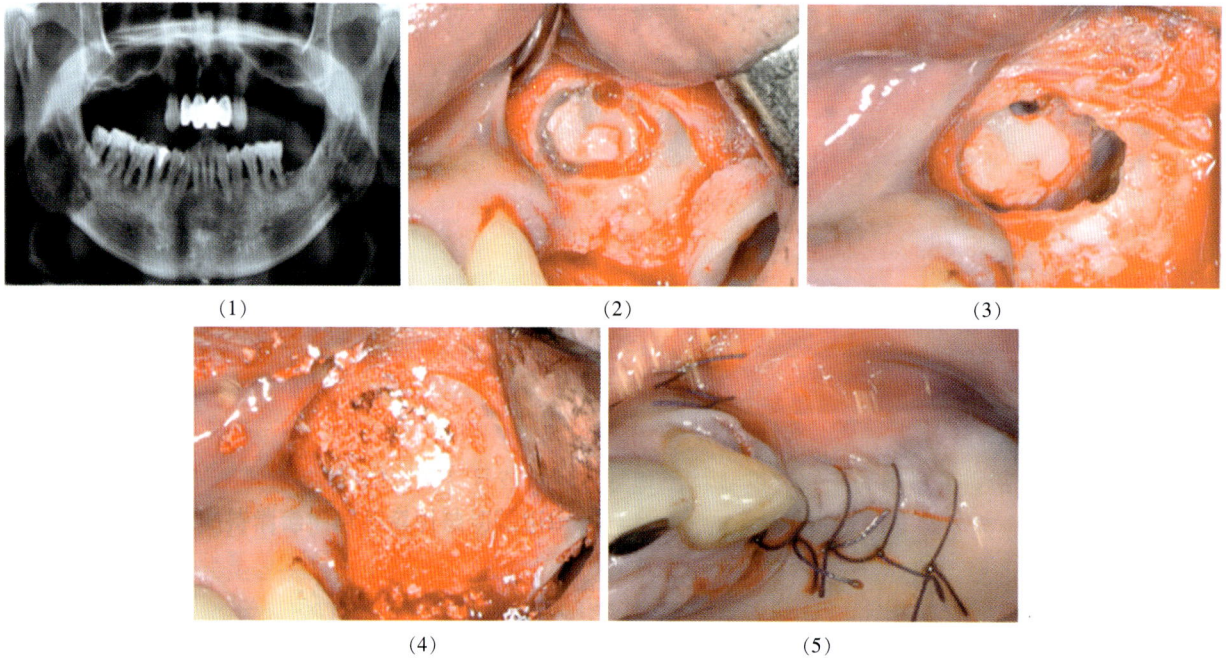

图 2－51　上颌窦开窗植骨

(1)全景片示缺牙区上颌窦底骨高度严重不足;(2)以超声骨刀于上颌窦外侧壁开窗;(3)以外提升器械推起上颌窦底黏膜;
(4)于上颌窦植入骨替代材料;(5)盖膜后对位严密缝合

　　上颌窦黏膜剥离:将上颌窦窗起子置于骨岛上方,向上颌窦内轻轻锤击移走骨面,亦可将金属口镜的柄卸下替代上颌窦窗起子。采用刮匙或上颌窦黏膜剥离子从开窗部位圆缓转角处进入,进入时注意紧贴窦内骨面,缓慢移行,骨岛厚度菲薄时应先剥离取下,避免敲击过程中折裂、尖锐边缘划破窦腔黏膜,取下的骨岛磨碎后可作为移植物。黏膜完整剥离后会随呼吸运动上下移动,可作为黏膜剥离完整的依据加以记录。也可使用超声骨刀的蝶形工作头分离骨窗黏膜。

　　预备种植窝及植骨材料:于设计位点处定点、扩孔、制备种植窝。扩孔过程中可在提升的窦底黏膜下放置吸收性明胶海绵等保护黏膜。收集扩孔过程中扩孔钻带出的骨组织以备植骨。骨量不足者,一般可于最接近术区的上颌结节处取骨。由于上颌窦腔可延伸至上颌结节,取骨时应根据影像学检查避免取骨位置过高。对于存有阻生牙的患者最好考虑拔除阻生牙同期拔牙创取骨,术前应估计拔牙难度和拔牙创骨量。注意取骨时不要混入软组织,取骨范围也不可过大,以免导致邻近神经血管损伤及组织肿胀。国外学者多采用髂嵴松质骨,取骨后可将髂嵴皮质骨复位,再将软组织分层缝合、引流。该法优点在于髂嵴取骨处松质骨会再生恢复,未造成组织缺损,极少有术后并发症。由于需要口外切口,除非需要大量自体骨,一般不被国内患者所接受。

　　取骨后,可用咬骨钳将自体骨碾碎,和人工骨以1∶1的比例混合,与术区吸取的少量干净血液调拌均匀置于钢杯中。目前国内的人工骨以异种骨成品材料为主,牛骨无机骨基质(Bio-Oss)由于具备较好的骨引导和支架作用,在临床应用较为广泛。国外现在开展使用多孔羟基磷灰石(HA)和冻干皮髓质异体骨按1∶1比例混合(人工骨和自体骨混合),结合PRP(血小板密集型静脉血)和PPP(含少量血小板血浆)技术,极大地提高了上颌窦提升种植术的质量,并能有效抵抗成骨后的吸收。

　　植入种植体和移植物:沿种植窝长轴植入种植体,用一骨匙向植骨区输送移植骨并尽量压实。充填时,从上颌窦内面的后部开始充填,一直充填到最侧面的前部。术中注意避免过锐的碎骨片刺破黏膜。可根据充填情况决定是否覆膜。

　　缝合:将黏骨膜瓣复位,严密缝合。临床操作若感到初期稳定性一般,即使是非潜入式种植系统,也应尽量采用潜入式的种植方式。单纯的上颌窦提升属于 Inlay 型植骨,仅限于窦底黏膜与骨壁间植入骨移植物,并不改变牙槽嵴表面形态和原本的咬合间距。一般情况下不会出现黏膜无法关闭的情况。

术后处理:术后常规静脉应用抗生素 3 d,首日加入激素控制水肿。术侧鼻腔滴注呋麻滴鼻液及抗生素,交替滴用,每日 6 次。局部可用冰敷减轻患者局部水肿和淤血症状。

医嘱:患者应避免擤鼻、打喷嚏和剧烈咳嗽。

5. 重要解剖结构的辨认与保存

(1)上颌窦黏膜(maxillary sinus mucoperiosteum):健康状态的上颌窦黏膜呈粉红色,厚 0.3～0.8 mm,具有一定的弹性。长期吸烟的患者黏膜则较薄且脆,呈黄色。大多数情况下,上颌窦开窗手术接近上颌窦黏膜时可以看见透过上颌窦腔的黏膜呈淡蓝色,这可作为开窗手术的止点标志,加之黏膜本身有弹性,手术操作时一般不容易撕裂。保证上颌窦黏膜的完整性是上颌窦提升术成功的关键因素。

(2)下鼻甲:正常情况下,下鼻甲位于鼻底以上 5～9 mm。上颌窦裂口开口于中鼻道,对于部分严重骨吸收的无牙𬌗病例,牙槽嵴吸收到了鼻底水平。由于上颌窦提升时植骨的垂直高度一般要高于种植体 2 mm,因此,上颌窦底提升术要避开该部位,避免上颌窦裂孔的阻塞。

6. 组织缺损的处理与立即整复

(1)骨组织:在预计行上颌窦提升的病例中,部分上颌牙槽嵴严重萎缩的患者,由于骨萎缩造成咬合间隙过大,除了需要进行上颌窦提升外,还需要进行牙槽嵴顶 Onlay 型骨移植,常用带有皮质骨的块状骨如髂骨、颅骨或颏部中央骨,利用植入的种植体的固定骨块。需要注意的是,同期种植时必须有一定的可用骨骨高,以维持一定的初期稳定性。还有部分病例由于长期戴用组织面缩窄的可摘义齿,形成了刀刃状的牙槽嵴,需要采用 GBR 技术处理。

(2)软组织:对于任何骨移植手术来说,都需要有足够的软组织覆盖创面,才能有效地预防感染和防止骨吸收。上颌窦提升术属于 Inlay 植骨,并无牙槽嵴形态改变,一般情况下不会出现黏膜明显不足。只有当采用非潜入式种植手术,且组织张力过大时,才有无法拉拢缝合和无法直接关闭愈合螺丝两端特别是两种植体之间创面的情况。术中一般采用简单的"L"形或"T"形小组织瓣转移至缺损区。对于伴有 Onlay 型植骨的上颌窦提升病例,由于单纯植骨造成黏膜相对不足,导致角化龈不足、边缘龈过薄、牙间乳沟萎缩、龈颊沟消失的情况,可考虑使用腭部黏膜的游离移植技术或者带蒂黏膜瓣。腭侧组织供瓣区一般选择在上颌前磨牙区腭侧的脂肪区或者牙龈区,该区的血供丰富,且无重要的神经组织,术后并发症少,切取后无感觉异常。如无特殊情况,美容性的软组织移植一般放在修复前二期手术时进行,可根据软组织恢复的情况做适当调整,对于龈颊沟消失的病例,也可以同期行龈颊沟成形术。

7. 术中、术后并发症的诊断和处理

(1)术中并发症。

上颌窦黏膜穿孔:部分患者由于生理性的窦黏膜菲薄,或者某些病理因素(炎症)和不良习惯(吸烟)导致上颌窦黏膜脆性增高,可能在术中穿孔,穿孔的黏膜必须经过修复,否则会出现相关的症状。小的黏膜穿孔可通过折叠黏膜的方法封闭,大的穿孔使用可吸收的胶体材料覆于穿孔黏膜的上面。当出现黏膜穿孔时,应在术中检查上颌窦黏膜是否存在慢性感染,避免造成移植物的感染导致种植失败。

上颌窦裂口堵塞:口腔-上颌窦瘘一般发生于后牙即刻种植时,拔除上颌后牙时意外形成瘘口。对于较小的瘘口,无须特别处理。较大的瘘口,可用吸收性明胶海绵填塞拔牙创底部,口内黏膜缝合尽量封闭瘘口。同时缓行种植术。

(2)术后并发症。

切口裂开,移植材料丧失,保护膜暴露:缝合时组织张力过大可能导致切口裂开,可重新缝合,手术缝合时应该注意减张。少数黏膜较薄的患者为防止上颌窦侧面纤维组织面形成,可考虑覆盖保护性生物膜。

种植体口腔方向脱落:种植术后感染、过早或不均衡负载都能造成种植体的脱落。脱落一般发生在种植后 3～4 周,种植体脱落后应该刮扒种植窝,形成新鲜创面并使血液充盈。等到拔牙骨创完全愈合后再考虑种植修复。

种植体脱入上颌窦:种植体窦内丧失的可能性较小,当种植体较短且早期负载时容易脱入上颌窦,可采用外科手术取出脱落的种植体。

急、慢性的上颌窦炎症：感染对于任何形式的植骨种植来说都是潜在的威胁。术前严格诊断程序选择适应证、术后通过静脉及提升侧鼻腔给予足量的抗生素和消肿药物，一般都能有效地预防感染，减轻肿痛。必要时可以请耳鼻咽喉科医师会诊，行经鼻外侧壁的上颌窦开窗引流。

8. 经验和评述

可用骨骨量不足一直是牙种植领域有待解决的基本问题。到目前为止，口腔种植领域的骨缺损重建主要有 Onlay 植骨、Inlay 植骨及牵张成骨等几种方式。上颌窦提升术归根到底也是为了解决上颌后牙种植区的可用骨高度不足问题，本质上属于 Inlay 型植骨。因此，骨移植材料的改进在很大程度上决定了上颌窦提升术的未来。自体骨因具备骨引导性和骨诱导性，仍是目前骨移植的最好选择。但由于需要额外的供骨区域而且吸收速度快，常需要与其他骨代用品联合使用。植骨材料的改进，种植体表面技术的突破，牵张成骨术的开展及 PRPP 等技术的应用，都极大地扩展了上颌窦提升术的适应证范围。同时由于这些种植材料和技术的不断改进，很多以前需要依靠外科方法获得的种植条件和修复效果可以通过更为简单的修复设计方式加以解决，如短种植体的联合应用、颧种植体的应用。这在某种程度上又缩小了上颌窦提升术的适应范围。目前越来越多的种植患者和医师开始倾向于这种简单化的修复原则。我们的观点是：种植体长度和植入方式的选择并不仅仅取决于缺牙部位的骨组织，还取决于余留对殆牙的状态，以及对将来的上端修复体的功能期望。举个例子，如果下颌是功能完好的天然牙，患者希望尽可能恢复原有的咀嚼功能，则应该考虑上颌窦提升植入长的种植体，并采用联冠修复体。如果对殆是种植牙或者其他形式的义齿，患者对咀嚼硬物没有特殊要求时，则可以采用短种植体联冠修复、颧种植体修复甚至普通种植体的桥体修复方式。笔者曾采用 3 颗 6 mm 的 ITI 种植体联冠修复一名上颌窦底低平患者的上颌后牙缺失，3 年后复诊时种植体稳定性良好，患者表示了极高的满意度。

（赖红昌）

（四）颧骨种植体植入术

由于种种原因所致的上颌骨后牙区严重萎缩，是临床上非常棘手的种植病例，尽管有许多方法试图克服这一困难，如上颌窦开窗植骨、大块自体骨移植、骨牵引术等，但治疗周期均较长，从治疗开始到结束常常需要 1 年以上时间，另外进行大型植骨手术不得不从身体其他部位取骨，相关并发症的产生和远期效果的不确定性使此类患者承受了更大的痛苦。近年来，Branemark 教授及其研究小组研制了专门用于颧骨区植入的种植体，称为颧种植体（zygomatic implant）。颧种植体的主要优点：一是避免大量植骨手术；二是治疗周期缩短，一般 3 个月内就能恢复咀嚼功能。条件合适的患者甚至可以即刻负载，术后马上恢复咀嚼功能，大大减少了患者的手术次数和痛苦。颧种植体从牙槽嵴腭侧植入，沿着颧牙槽嵴一直进入颧骨。颧种植体的最终目的是获得双重骨固位，一个在颧骨，一个在上颌骨。该方法利用颌面部致密的颧骨来辅助固位，并合理分散咬力。Branemark 教授报道在 12 年间 187 例患者总共 164 枚颧种植体的总成功率为 97.6%，包括严重吸收的上颌无牙殆患者和上颌骨缺损患者。这个成功率远远超过了任何以前报道的用于处理上颌骨严重吸收患者的骨瓣和种植技术。在处理这类困难病例时，颧种植体有着惊人的成功率。

近些年来，国内外许多学者对颧骨进行了细致的研究，发现大多数人的颧骨是种植体的良好植入床。与此同时，不少学者在临床实践中已经发现颧骨具有良好的骨密度，于是颧骨在颌面部骨折治疗中经常用来固定小钛板，在正颌治疗中作为支抗点使牙弓缩小，在手术切除后颌面修复中，颧骨常植入种植体为面部赝复体提供固位。上颌骨缺损后，颧骨作为缺损区残留的最佳骨量逐渐为外科和修复科医师所重视。

颧种植体（Branemark 种植系统，Nobel Biocare 公司，瑞典）最初是一种有自攻螺纹并具有良好机械表面处理的纯钛种植体，近年来其表面处理已经更新为 TiUnite 表面，比起机械表面可以获得更可靠的初期稳定性。颧种植体每 5 mm 一种规格，从 30~52.5 mm 共 8 个不同的长度。种植体的头部呈 45°，用来补偿颧骨到上颌骨连线之间的倾斜角度。种植体前后具有不同的直径,近尖端1/3植入颧骨的部分直径为4.0mm,穿过上颌牙槽嵴的部分,即后2/3直径为4.5mm(图2-52),颧种植体有一系列的专用器械和钻头(图2-53)。在牙槽嵴平面,种植体具有一定角度的头部可以和Branemark系统的各种上部结构相连接。

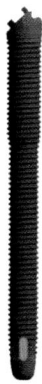

图 2 - 52   颧种植体 TiUnite 表面处理   图 2 - 53   不同长度种植体及专用器械

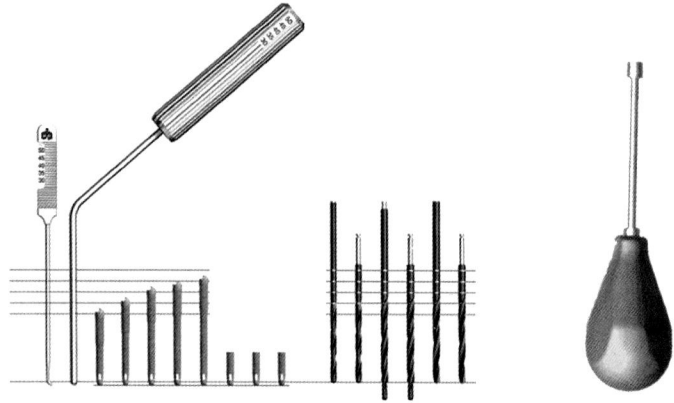

1. 手术指征

(1)适应证:颧种植体主要用于两类患者,一类是上颌后牙区严重萎缩的患者,另一类是由于外伤、肿瘤切除等因素导致的上颌骨缺损的患者。

上颌牙槽嵴严重萎缩患者的具体指征如下:①无牙𬌗患者上颌前牙区有足够的骨量,允许2~4枚标准种植体的植入,上颌后牙区骨吸收严重,不接受上置法(onlay)或内置法(inlay),植骨手术就无法行常规种植体的植入,可以应用颧种植体;②整个上颌骨前后牙区均严重萎缩,上颌前牙区骨量不足,必须接受植骨手术才能进行常规种植体植入,后牙区可应用颧骨种植体,避免其他植骨手术;③上颌牙列缺损患者,前牙存在,单侧或双侧前磨牙和磨牙缺失合并严重的骨吸收,在这种情况下,颧种植体联合至少两枚常规种植体可以为固定修复提供足够的支持。

(2)禁忌证:①颌间距离过小。这是最常见也是最容易被忽视的问题。颌间距离较小的原因很多,颞下颌关节紊乱病患者、软组织瘢痕严重的外伤患者等都可能使张口度减小,对颌为天然牙或固定修复体也常常是制造困难的原因之一。无论任何原因的颌间距离受限都是该技术应用的禁忌证。原因很简单,有限的颌间距离限制了长钻头进入的正确角度,医师无法按照计划制备种植体床,更谈不上植入颧种植体了。②患者有急性或进行性的上颌窦炎症。应该首先对上颌窦炎症进行彻底的治疗,然后接受颧种植体的植入。③全身情况或心理因素不支持该手术的选择。

2. 术前准备

由于颧种植体的长度是常规种植体的3~4倍,那就意味着在起始点很小角度的误差就可能导致末端的重大偏差,由于穿颧种植手术相对比较复杂,因此要求把术前计划做得尽可能详细,保证手术的安全性和精确性。

(1)术前设计:无牙𬌗患者常规的设计如图2-54所示,在相当于上颌第二前磨牙的腭侧区域左右各植入1枚颧种植体,前牙区植入2~4枚常规种植体,然后将所有种植体用固定桥或杆式结构连接,义齿恢复到6—6即可(图2-55)。

(2)术前检查:包括全身医学检查和局部口腔情况检查,同口腔常规手术的术前检查。另外,临床上不能有上颌窦疾病的任何症状,软硬组织没有任何病理现象,其他必要的口腔治疗应全部结束。

(3)术前放射学检查:进行摄片来明确解剖结构和病理情况,但要准确了解上颌骨前牙区和后牙区具体的骨量情况及颧骨的情况,CT是必需的术前检查。须排除上颌窦的炎症,评估颧骨的骨量;因颧骨的个体差异比较大,有时甚至同一患者左右颧骨对上颌骨牙槽嵴能为颧种植体提供支持的骨量多少也有不同估计。

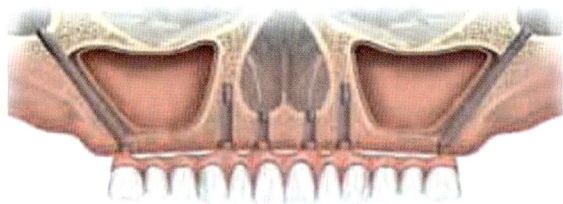

图 2-54　颧种植体设计示意图

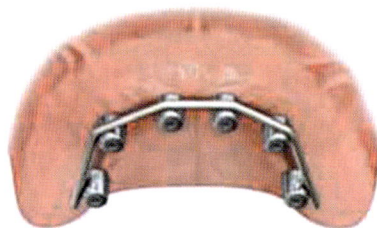

图 2-55　颧种植体必须和前牙区种植体连接成一体

3. 麻醉与体位

一般手术在深静脉镇静或全麻下进行，体位以在牙椅上或手术床上平躺、头部略抬高为好。

4. 手术步骤

颧种植体植入一般使用 Le Fort Ⅰ型前庭区切口（图 2-56）或改良牙槽嵴切口（图 2-57），种植体植入需要颧骨周围的广泛剥离，从上颌前庭到眶下缘，以及围绕颧突附近区域。一般在双侧第一磨牙之间，采用牙槽嵴顶部切口和颧牙槽嵴区附加松弛切口（图 2-56），仔细剥离，向上显露眶下孔，向外显露上颌窦前外侧壁，向后显露颧牙槽嵴，暴露上颌骨和颧骨，保护腮腺导管及附近血管、神经。

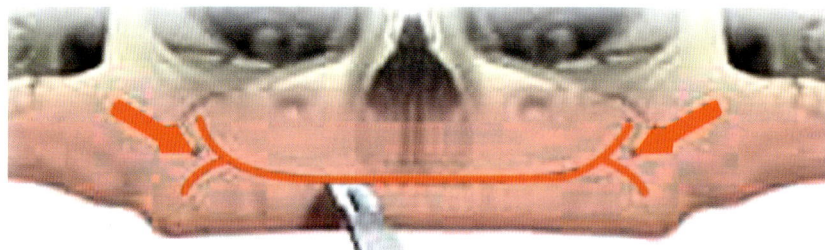

图 2-56　Le Fort Ⅰ型前庭区切口

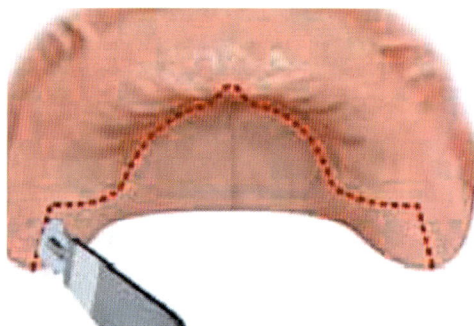

图 2-57　改良牙槽嵴切口

术中可视程度比较有限，需要预备上颌窦前外侧壁窗来控制相对于周围解剖结构的种植体轴向，有助于看清种植体的角度和终点的位置。在上颌窦外侧壁靠近颧牙槽嵴处开窗（图 2-58）5 mm×10 mm 大小，矩形开窗容易形成锐利的尖角，有时会导致上颌窦黏膜撕破，椭圆形的窗口相对比较安全。将上颌窦黏膜向上推，尽可能保持上颌窦黏膜的完整性。该窗口显示了颧种植体通过的状态，可以观测种植体植入颧骨的位置和方向，而且从窗口可以进行冲洗降温，保证了植入手术中钻头的冷却，避免在颧骨植入区域产生过热现象。

植入外科模板（图 2-59），也可以使用旧义齿作为简易模板，定点并开始植入。植入定点应尽量靠近牙槽嵴以减少杠杆力，并尽可能向后（即磨牙方向），钻头穿过上颌窦沿着颧牙槽嵴穿透颧骨，到达颧骨外

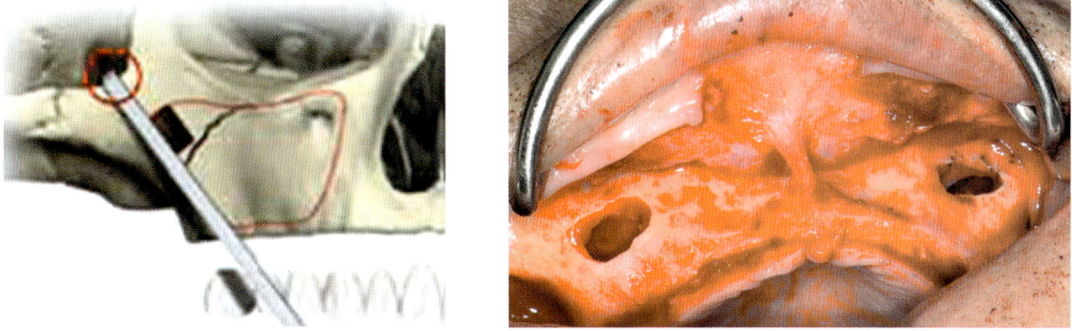

图 2 - 58 上颌窦外侧壁窗示意图及临床实例

侧壁。手术时由于钻头较长,应注意保护周围组织,应用钻头保护器能够有效避免术中旋转的钻头伤及软组织。借助外科模板的定向作用,注意保持方向,防止钻头方向偏斜,避免伤及眶底和深部颞下窝,同时控制深度,在突破颧骨表面后及时停止,以防穿透面部皮肤。在整个植入过程中,需要不断测量植入深度,同常规种植类似,系列列钻逐级扩孔制备种植窝。

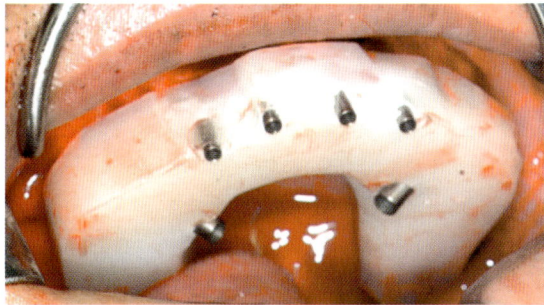

图 2 - 59 颧种植体植入定位外科模板

　　每一次钻孔结束后使用专用的尺测量备洞的长度,与术前测量的长度对照,逐级制备结束后,确定需要的种植体长度,以低速或手动植入颧种植体(图 2 - 60),直到颧种植体的尖端到达颧骨表面并且其最宽的部分固位于牙槽嵴。由于种植床周围软组织较多,植入过程中要防止将软组织卷入,影响骨结合。

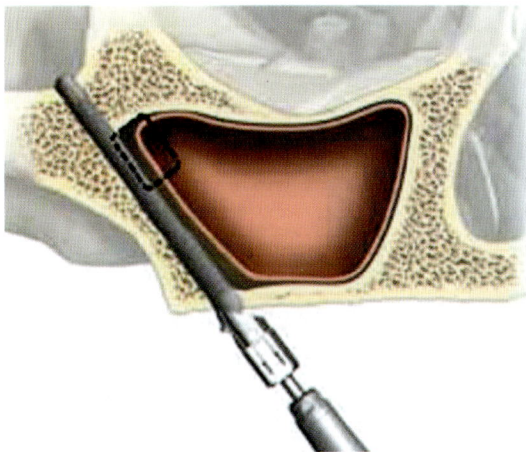

(1)

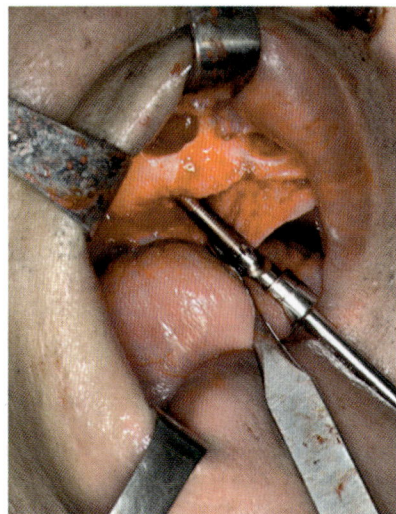

(2)

图 2 - 60 种植体轴向示意与植入

(1)种植体轴向示意图;(2)术中植入情况

颧种植体头部呈45°角,植入完成后,须将种植体头部旋转至修复所需的理想位置,与其他种植体相互协调,获得共同就位道。植入时最高钻速2000 r/min,种植体最高植入速度为45 r/min,最大扭力为50 N·cm。见图2-61、图2-62。

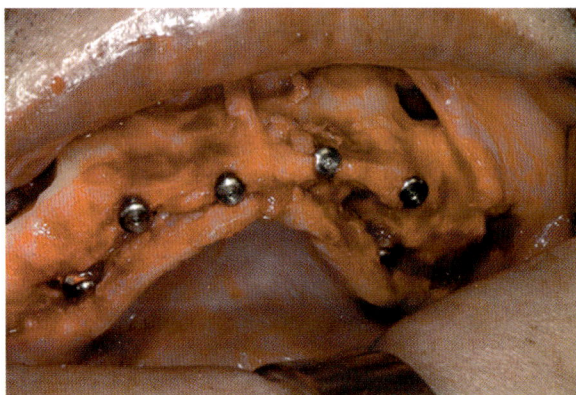

图2-61　前牙区种植床植入自体碎骨

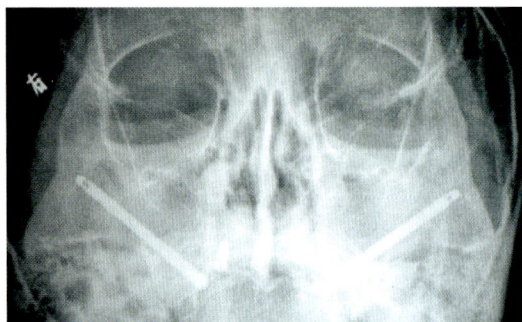

（1）

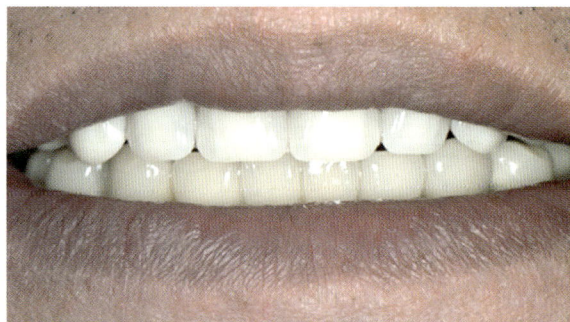

（2）

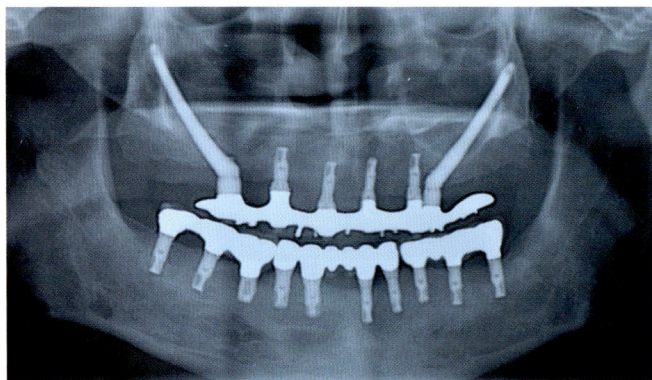

（3）

图2-62　颧种植体固位的上颌赝复体
（1）术后华氏位片可见颧种植体植入后情况;（2）修复完成后;（3）修复完成后5年随访全景片

经过多年的应用和发展,有学者提出了一些改进方法,例如上颌窦开槽技术简化植入程序并提高颧种植体的植入效率。最近几年,Nobel公司更是推出了Nobelguide规划软件,将种植体包括颧种植体的植入与即刻负载紧密结合,使颧种植体的使用更加安全和便捷。

5. 重要解剖结构的辨认与保存

（1）眶下神经血管束:上颌骨的前面有眶下孔（图2-63）,眶下神经、血管从此孔穿出。眶下孔距眶下缘中点下方5～7 mm,眶下神经走行于眶下管内,眶下管与颧骨毗邻,颧种植体植入前向上剥离,看到眶下神经血管束,即可停止。这是颧种植体植入术的第一个标志点。

（2）Schneiderian 黏膜覆盖，上颌窦就位于上颌骨内，这是上颌骨重要结构特点之一。上颌窦黏膜非常薄，文献报道其厚度为 0.3～0.8 mm，但弹性较好，术中剥离要仔细，尽可能保持其完整性。由于此类患者的上颌骨多为严重骨吸收（图 2-64），缺牙后长期缺乏牙齿的功能刺激，再加上正常呼吸时产生的负压，上颌窦不断向牙槽嵴扩展变大。因此上颌窦底常常就是一薄层剩余牙槽嵴，前牙区骨水平就是鼻底水平。一些上颌骨严重吸收的患者，上颌窦底甚至与鼻底经常位于同一水平。熟悉上颌窦在上颌骨内的情况和上颌窦与颧骨的特殊关系，对颧种植体植入具有重要意义，事实上颧种植体必须穿过上颌窦腔再进入颧骨。

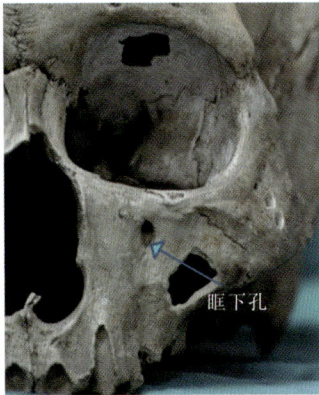

图 2-63　眶下孔位置

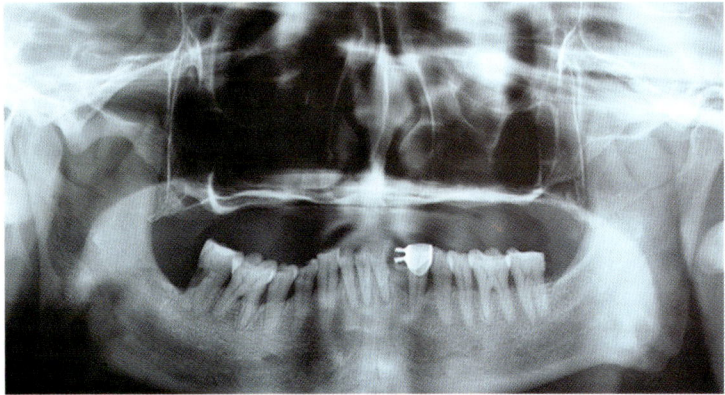

图 2-64　上颌窦腔扩大，上颌骨严重吸收

（3）颧骨：颧骨呈四边形，位于面中部两侧，左右对称，是颌面部最坚硬的骨之一，具有三面、五缘和四突起。三面即颊面、颞面和眶面，四突起包括额突、颞突、眶突和上颌突。颧骨与上颌骨连接部最为宽大，为种植体植入提供了良好的解剖条件。颧骨是决定面中 1/3 轮廓最重要的骨骼之一。颧骨的组织学分析表明，颧骨为规则的骨小梁，骨质致密，骨密度达到 98％。颧骨骨块粗大，体部坚实，根据文献报道，大多数人颧骨的长度、厚度允许为颧种植体提供良好固位。颧骨的诸多优点使其在许多领域得到利用，如颌面部骨折时放置小钛板，正畸治疗中植入固定支抗，以及上颌骨缺损后植入种植体等。颧种植体应尽可能在颧骨最宽大处植入并穿出（图 2-65），以获得最大固位力。

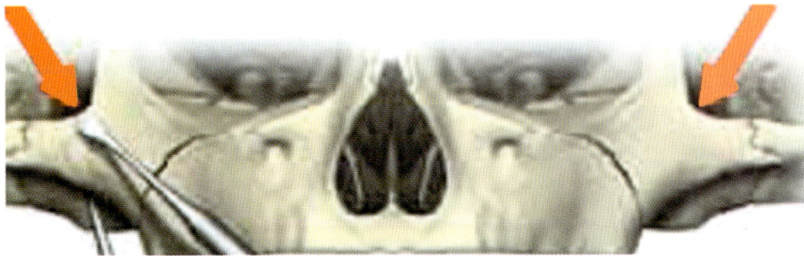

图 2-65　颧种植体穿出颧骨示意图

（4）切牙孔和鼻底：在正常解剖情况下，上颌中切牙的腭侧约 5 mm 处有切牙孔，切牙管与鼻中隔相邻，鼻腭神经、血管从此孔通过。上颌骨的吸收总是从垂直和水平两个方向上进行，骨的丧失也是如此。上颌骨前部的吸收使切牙孔距离牙槽嵴很近，有时甚至就位于牙槽嵴顶。颧种植体的植入必须有前牙区常规种植体的辅助支持，当在吸收的上颌骨前牙区植入种植体时，切牙孔和鼻底的解剖就必须考虑了。计划种植的位置是否有足够的骨量，与切牙孔的三维关系如何。由于切牙孔内存在软组织，种植体进入切牙孔与上皮组织接触，将造成骨与种植体的不完全骨结合，影响其长期稳定性和使用寿命。

6. 组织缺损的处理与立即整复

一般组织缺损多出现在前牙区，由于患者整个上颌骨严重吸收，前牙区骨水平接近鼻底，牙槽嵴菲薄，临床上多利用尖牙区残存的骨量结合同期植骨来保证种植体的安全植入。此时，还必须考虑到切牙孔的位置，严重吸收的上颌骨，切牙孔就位于牙槽嵴顶。种植时须注意保护和避开此解剖结构。

7. 术中、术后并发症的诊断和处理

（1）术中并发症：根据近年来颧种植体植入的文献报道，术中常见的并发症主要有以下几种：

上颌窦黏膜破裂：如在上颌窦黏膜剥离时出现破裂，应及时采用可吸收生物膜修复，并于术后给予密切观察。

植入路径错误：有可能误伤颧骨附近正常解剖结构。多由于术前准备不充分，术中须及时纠正植入角度以防止相关组织结构的损伤。

（2）术后并发症主要集中在以下两方面：

术后水肿：由于种植体植入需要颧骨周围的广泛剥离，组织剥离范围从上颌前庭沟到眶下孔，以及围绕颧突附近区域，该切口不可避免地造成患者术后的水肿、面部淤斑。因此，术中尽量减小翻瓣范围，缩短手术时间，术后冰块冷敷，面颊部加压，可以有效减少水肿的发生。如果术前准备充分，患者条件许可，可以在模板或实时导航的指导下使用无瓣手术，无疑彻底避免了此并发症的产生。应用3～5 d抗生素预防感染，术后2周内一般不戴临时活动义齿。

种植体周围组织炎症：集中体现在种植体周围软组织健康上，由于颧种植体植入点在牙槽嵴腭侧的腭部黏膜上，部分患者会出现种植体周围炎。

8. 经验和评述

术前修复指导原则：从口腔修复角度确定种植体位置已经是口腔种植医师认可的常规。患者的面形和轮廓、不良习惯、水平和垂直上下颌骨间关系、对𬌗牙齿的状态等都应该考虑。修复完成后，牙的位置在术前就须确定好，在此范围内选择每一枚种植体适宜的位置和角度。因此，外科模板是贯彻这一修复指导原则的比较好的方法之一。简单的外科模板，是最终修复体牙面外形的简单复制。制作足够坚强和精确的修复体，尽可能减少弯曲部件，对功能、美观、发音和卫生应该进行综合考虑、适当平衡，要有利于长期维护，达不到以上要求的修复体容易发生种植体脱落、螺丝松动等问题。

生物机械考虑：生物机械的稳定性决定所需种植体的数目。对比常规种植体，颧种植体在承受水平负载时有一个逐渐增加的弯曲倾向。一方面是由于颧种植体本身都比较长，另一方面很多情况下上颌骨牙槽嵴仅仅残留很有限的骨支持。因此，种植体必须和前牙区稳定的常规种植体进行刚性坚强连接。根据临床经验和生物机械理论计算，两枚颧种植体应该至少在前牙区有另外两枚稳定的常规种植体辅助支持。引起种植修复部件弯曲的力对修复体的长期寿命无疑是一种危害，由于种植体受力不理想，因此力的分布应该进行合理分配。采取的方法包括：增加上颌弓的交叉稳定性，减少颊侧力臂，减少杠杆力（近、远、中和前、后方向），保证义齿修复后的平衡，减少尖牙诱导。

（吴轶群）

（五）支抗种植体植入术

1945年，Gainsforth最早进行了种植体作为支抗的研究，但未能获得长期稳定的效果。直至70年代末，在骨结合理论的指导下，牙种植体作为正畸支抗再次被应用于正畸领域。大量动物实验和临床研究证明，种植支抗不但能完成牙齿助萌、牙列拥挤、深覆𬌗深覆盖等畸形的正畸治疗，而且还能保持支抗种植体的自身稳固，在完成正畸治疗后直接进行牙齿修复体的永久修复。同时作为支抗的种植体逐步得到发展，产生了各种系列的支抗种植体来满足临床的需求。

1. 手术指征

（1）强支抗关闭拔牙间隙：在成人正畸治疗、牙槽前突患者治疗中更适宜。

（2）压低局部伸长牙齿：主要适用于长期后牙缺失，对颌牙伸长，恢复垂直颌间隙。

（3）打开前牙深覆𬌗深覆盖，达到前牙内收的目的。

（4）直立后牙。

(5)局部牙槽骨缺损的骨牵引。

2. 术前准备

(1)除全身因素外,主要是口腔局部的检测。包括术前研究模型、曲面体层片、定位片的测量,必要时拍摄三维 CT 片等进行影像学观察研究,以及做计算机模拟测量手术等。

(2)完成各项检查后,获取各种指标和信息,最后确定治疗方案。

(3)确定植入支抗种植体的系统与类型,准备相配套的手术器械及工具。

3. 麻醉与体位

(1)不论应用何种支抗种植体的植入手术,如牙种植体、微型支抗种植体等,采用局部浸润或阻滞麻醉的方法即可。

(2)种植手术常规在牙椅上完成,因此选半卧位,上颌手术时患者头略后仰,使下颌殆平面与地面成 $45°\sim90°$。

4. 手术步骤

如采用牙种植体作为种植支抗植入,其植入方法完全与传统牙种植体植入方式一致,请参照有关章节。下面主要介绍微型支抗种植体的基牙植入术式。

(1)微型支抗种植体(图 2-66):较适合植入上颌前牙区、磨牙区唇(颊)腭侧;下颌磨牙区的颊侧根方,该区骨组织致密,是较理想的植入部位。

(2)选择植入区的位置应位于附着龈处。

(3)采用局部浸润麻醉。

(4)选定附着龈处,使用牙周探针在附着龈上标记植入部位。同时用探针测量软组织的厚度,探及龈下的骨组织面,确定位置,明确植入种植体的方向。

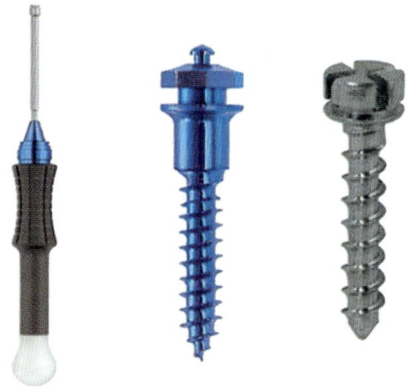

图 2-66　种植支抗及植入工具

(5)确定颊侧膜龈联合位置,在附着龈处植入微型支抗种植体。植入时利用该种植体的自攻功能,直接用螺丝刀旋入。在旋入过程中,要把握植入的方向,保持种植体的稳定,旋紧即可。植入过程见图 2-67。

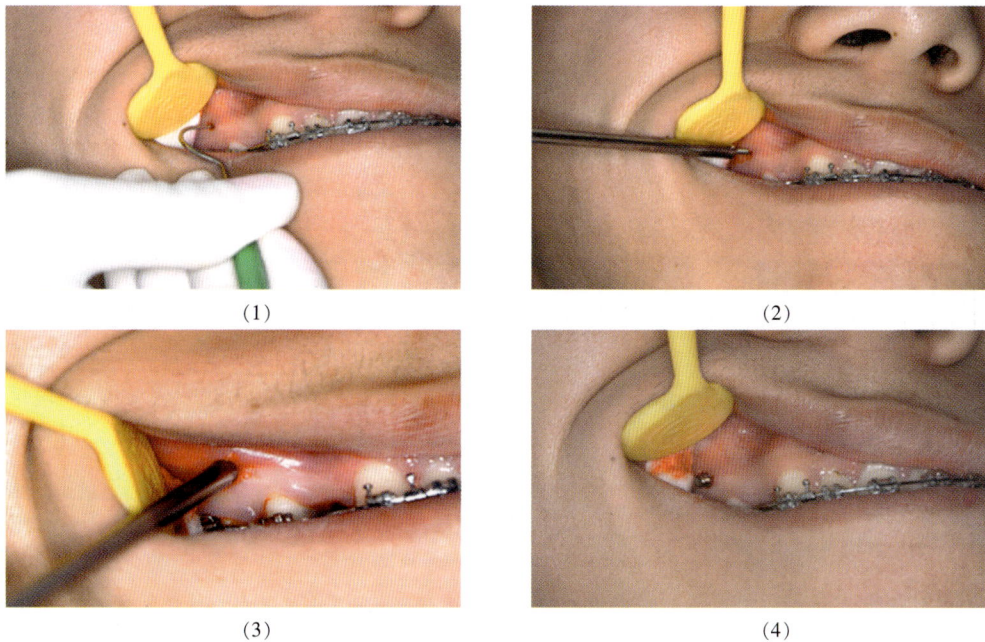

(1)　　　　　　　　　　　　(2)

(3)　　　　　　　　　　　　(4)

图 2-67　种植支抗植入过程

(1)确定支抗植入点;(2)自攻支抗钉开始植入;(3)支抗钉植入上颌骨;(4)支抗钉植入后情况

（6）手术完成后摄片，检测种植体植入的位置与方向及其与邻近组织的关系。

（7）由于植入的种植体与骨组织之间形成一定的机械嵌合，达到良好的初期稳定性，若正畸力小于2 N可完全即刻负重。具体病例见图2－68。

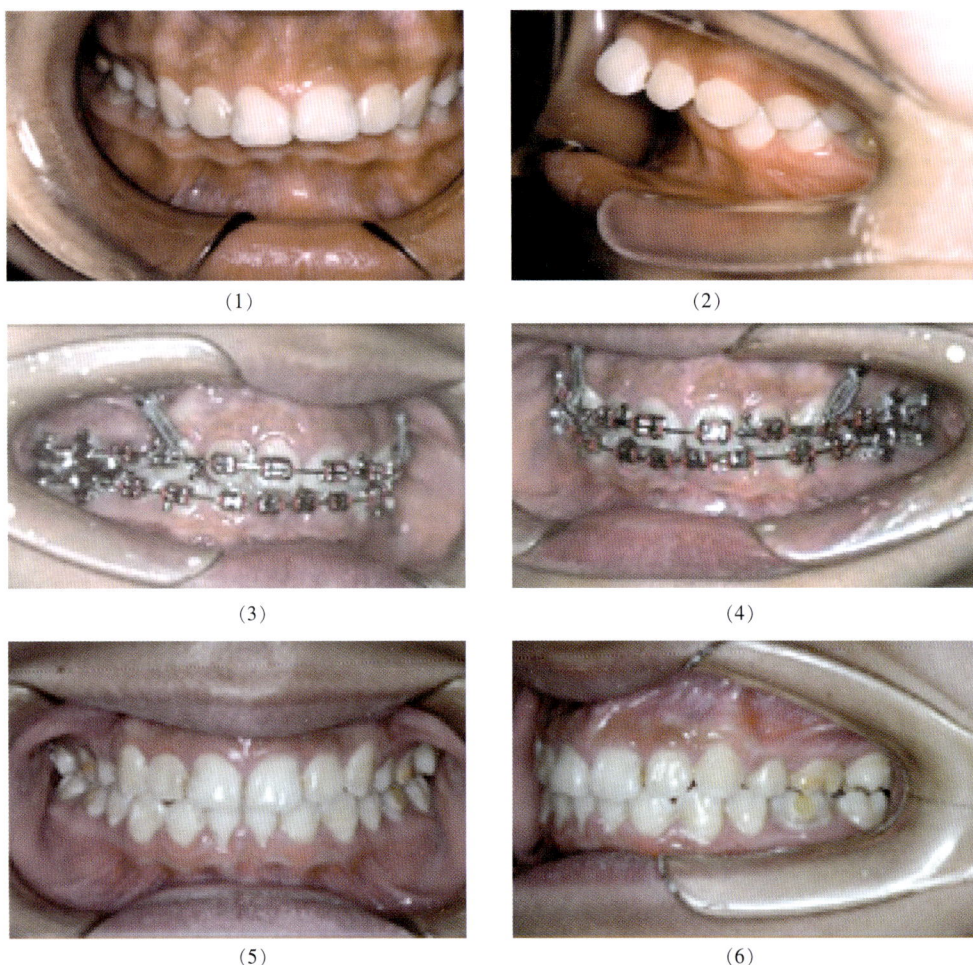

图 2 - 68　双侧上颌后牙区应用种植支抗回收和压入上切牙并关闭间隙
（1）骨性Ⅱ类，深覆𬌗深覆盖，开唇露齿；（2）双侧植入支抗钉侧面观；（3）提供上颌最大支抗力，最大限度回收和压入上切牙；
（4）正畸结束后正面观；（5）患者达到Ⅰ类关系，矫正了开唇露齿；（6）建立了正常覆𬌗覆盖，改善侧貌

5. 重要解剖结构的辨认与保存

（1）下颌神经管：下颌神经管是下颌骨最重要的形态结构特征之一，该管位于下颌骨松质骨间的皮质骨管道内，管道内有下牙槽神经、血管通过。在下颌支内，该管行向前下，于下颌体内侧向前呈水平位，当其经过下颌各牙槽窝下方时，沿途发出小管至各牙槽窝，以接纳下牙槽神经、血管的分支。最后在第一、二前磨牙处与颏孔相连接。因此，在行下颌磨牙区支抗种植体植入时，下颌神经管是须引起重视的解剖结构。尤其是牙槽骨有吸收、解剖变异等使神经管相对移位时，更应仔细辨认与保护。

（2）上颌窦：上颌窦位于上颌骨内，是上颌骨重要的结构特点之一，系鼻旁窦中唯一与牙根、牙槽骨关系密切者。上颌窦的下壁即为牙槽突的底部，由前向后，位于第二前磨牙至第三磨牙的根尖上方，与上述牙根尖之间隔以较厚的骨质，或仅覆盖一层黏膜，其中以第一磨牙腭侧根及第二磨牙的近中颊侧根距上颌窦下壁最近。因此，在上颌后牙区颊侧或腭侧植入支抗种植体以前一定要摄片检测，了解拟植入区与上颌窦之间的关系。尤其是在腭侧植入时，由于角度的原因，一定要掌握植入的方向，避免种植体进入上颌窦。

（3）牙根：牙根位于牙槽窝内，不同牙的牙根形态各不相同。牙根形态与牙稳固性密切相关。如作用

力较小的中切牙与侧切牙,多为单根。尖牙位于牙弓转弯处,受力较大,虽为单根,却大而粗壮。而前磨牙与磨牙大多为 2～3 根,尤其是上颌第一、二磨牙均系 3 根,且根分叉较大,腭侧根大于颊侧根,下颌磨牙的牙根扁而宽。了解牙根的解剖形态与其在牙槽骨的位置,在行支抗种植体植入时能避免伤及牙根。

6. 术中、术后并发症的诊断和处理

(1)邻牙牙根损伤。

原因:①解剖变异或牙根倾斜;②后牙牙根扩展;③种植体植入时方向偏移。

处理:一旦损伤邻牙牙根,立即将种植体退出,重新植入。

预防:术前常规摄片,认真测量,术中谨慎操作,一般可以防止邻牙牙根受损。

(2)上颌窦损伤。

原因:①解剖变异、上颌窦腔巨大;②上颌后牙颊侧植入点过高;③后牙腭侧植入时方向不准确。

处理:退出种植体,上颌窦一般不需特殊处理;2 周后重新植入。

预防:熟悉上颌骨的解剖,术前仔细测量,术中准确把握种植体植入方向。

(3)下牙槽神经损伤。

原因:①解剖变异,下牙槽神经靠近牙根部;②颏孔近双尖牙根方;③种植时植入点与植入方向偏移。

处理:退出种植体并调整方向后再植入,若有神经麻木症状应予药物治疗与物理治疗。

预防:熟悉下牙槽神经走向与颏孔的位置,术前精心准备、设计,由有一定种植手术经验的医师操作。

(4)感染。

原因:①口腔内有感染病灶,术前未处理;②种植体未植入附着龈处,而种植体表面为移动黏膜;③手术致感染较少见。

处理:轻度的软组织感染按常规感染处理,即清洁、冲洗创口,含漱液漱口,适当抗生素治疗。若上述处理效果不佳,应取出种植体,炎症控制后 2 周考虑再次植入。

预防:术前先清除与治疗口腔内病灶,种植体植入点选择附着龈处,避免移动软组织覆盖种植体造成种植体周围炎。

(5)种植体脱落。

原因:种植体脱落一般发生在早期,主要原因是:①植入区骨质疏松;②植入后缺乏早期稳定性;③植入后即刻负重过大。

处理:种植体脱落创口一般不需做特别处理。

预防:选择好的骨量区植入,手术操作要规范熟练,植入后要有初期稳定性,即刻负重不宜过大。

7. 经验和评述

支抗种植体种类较多,目前最常用的是微型支抗种植体,对该类种植体做以下手术经验总结和评述:

(1)微型支抗种植体由钛金属组成,骨结合部分通常不做表面处理,种植体长度在 10 mm 左右,直径为 1～2 mm。其特点为:①具有自攻作用的种植体植入简单,不需钻头制备窝洞,直接拧入即可负重;②由于种植体直径较小,对种植部位限制较少,常可以植入两牙根之间的牙槽嵴,其使用范围明显大于其他类型种植体;③价格便宜。

(2)支抗种植体常植入牙槽骨与颌骨的不同部位。因此,术前必须仔细检查与测量,了解种植体拟植入部位与相邻组织解剖结构之间的关系,尤其是一些重要解剖结构,如下牙槽神经、颏孔、上颌窦、腭大孔等。要求种植医师对颌面部的解剖相当熟悉和了解。

(3)支抗种植体在上颌区唇颊侧植入时,往往是位于根方的膜龈联合处,应该选择靠近附着龈一侧植入,因为该区域的软组织固定,不易移动,可以避免植入后软组织覆盖种植体及术后种植体周围炎的发生。

(4)在种植体旋入过程中,一定要保持种植体的稳定,切忌有晃动的情况出现,否则将影响种植体的早期稳定性,甚至造成种植体脱落。同时种植体旋入就位时有八九分紧度即可。

（六）髂骨移植同期种植下颌骨重建术

颌骨是人体颌面部重要的组织之一,任何原因造成的下颌骨缺损均伴有相关区域牙的缺失。因此,临床上行下颌骨重建除了恢复下颌骨的连续性和完整性外,还须采用种植技术恢复牙列缺失和口腔功能。髂骨移植同期种植体植入始于 20 世纪 70 年代,由于髂骨粗大,骨源丰富,能恢复重建下颌骨的高度和厚度,种植体植入后负荷能力强,因此髂骨是目前下颌骨重建、种植体植入最理想的骨块之一。

1. 手术指征

（1）适应证:因外伤或肿瘤截骨造成一侧下颌骨体部分缺损者或一侧下颌骨体缺损者,受区有知名动静脉可供吻合者。

（2）禁忌证:由于髂骨塑形较困难,因此一侧下颌骨缺损超过中线或双侧下颌骨缺损者不适宜选用髂骨修复。

2. 术前准备

（1）术前检查与准备是手术成功的关键之一,首先是通过详细询问病史,仔细检查患者的全身状况,根据手术大小,评估患者身体条件对手术的适应性,或者按颌面外科病房要求完成体检与术前准备。

（2）全身情况确认后,必须对拟受植区做更进一步的反复检测,检测手段包括术前研究模型、颌面曲面体层片、三维 CT 片等影像学观察研究,为治疗方案的最终确定提供有价值的信息。

（3）颌骨重建者可根据所获信息行 CAD/CAM 三维模型制作,模拟行骨切除手术,并根据骨缺损的范围和形态选择合适的骨组织瓣进行移植,最后在重建骨上模拟种植手术。

（4）颌骨重建和种植是一项系统工程,在治疗计划制订期间与患者的沟通十分重要,除向患者详细介绍颌骨重建种植的特点、效果及整个种植治疗周期外,还须告知术中、术后可能会出现的问题和并发症,以及术后或重建完成后的随访与口腔保健等有关事项,使整个治疗计划在实施过程中得到患者的充分支持、配合和理解。

（5）一旦种植系统确定后,须准备好全套该种植系统操作器械,同时要备足该系统不同尺寸的种植体和种植体的数量,以确保种植手术中的不同选择与运用。

（6）常规制作种植外科模板,以导向模板为佳。

3. 麻醉与体位

常规采用全麻鼻插管。颌骨切除与移植时,患者取仰卧位、垫肩、头后仰偏健侧;取髂骨侧臀部垫沙袋抬高。而当种植体植入时患者应取仰卧位,抽去垫肩,头居中抬高 15°～20°为佳。

4. 手术步骤

以一侧下颌骨体部切除、髂骨移植同期种植（图 2 - 69）为例。（亦可参阅有关下颌骨切除与髂骨切取的章节。）

（1）下颌骨切除髂骨移植术。

切口设计:自下颌角下缘 2 cm,平行于下颌骨下缘向前达颏部下方,切开皮肤、皮下组织及颈阔肌。

翻瓣及显露下颌骨:在颈阔肌深面颈深筋膜浅层分离面动脉及面前静脉,切断结扎该动静脉远心端,近心端安置动静脉夹,阻断血流备用;在下颌下腺包膜浅面向上翻起组织瓣至下颌骨下缘,术中注意保护面神经下颌缘支,切开骨膜,在前磨牙处分离、结扎出颏孔的颏神经血管束,显露下颌骨颊侧骨面及肿瘤膨隆区域。

截除下颌骨与肿瘤:根据术前检测结果与术中所见情况确定肿瘤外安全缘边界为截骨区,拔除截骨线上的牙,剥离颊舌侧牙龈及下颌骨内侧面附着的颏舌肌、颏舌骨肌及下颌舌骨肌;在拟截骨线上分别从颊舌侧引入钢丝锯,逐一截断下颌骨,或用电锯截断下颌骨。

切取髂骨:按下颌骨截除的大小范围设计切取髂骨的范围,单纯修复下颌体一般仅截取髂嵴即可,因此切口常规沿髂嵴顶设计,至髂前上棘处再沿向内侧,沿股动脉进行,整个切口呈弧形,以适合下颌体的

(1) (2)

(3) (4)

(5) (6)

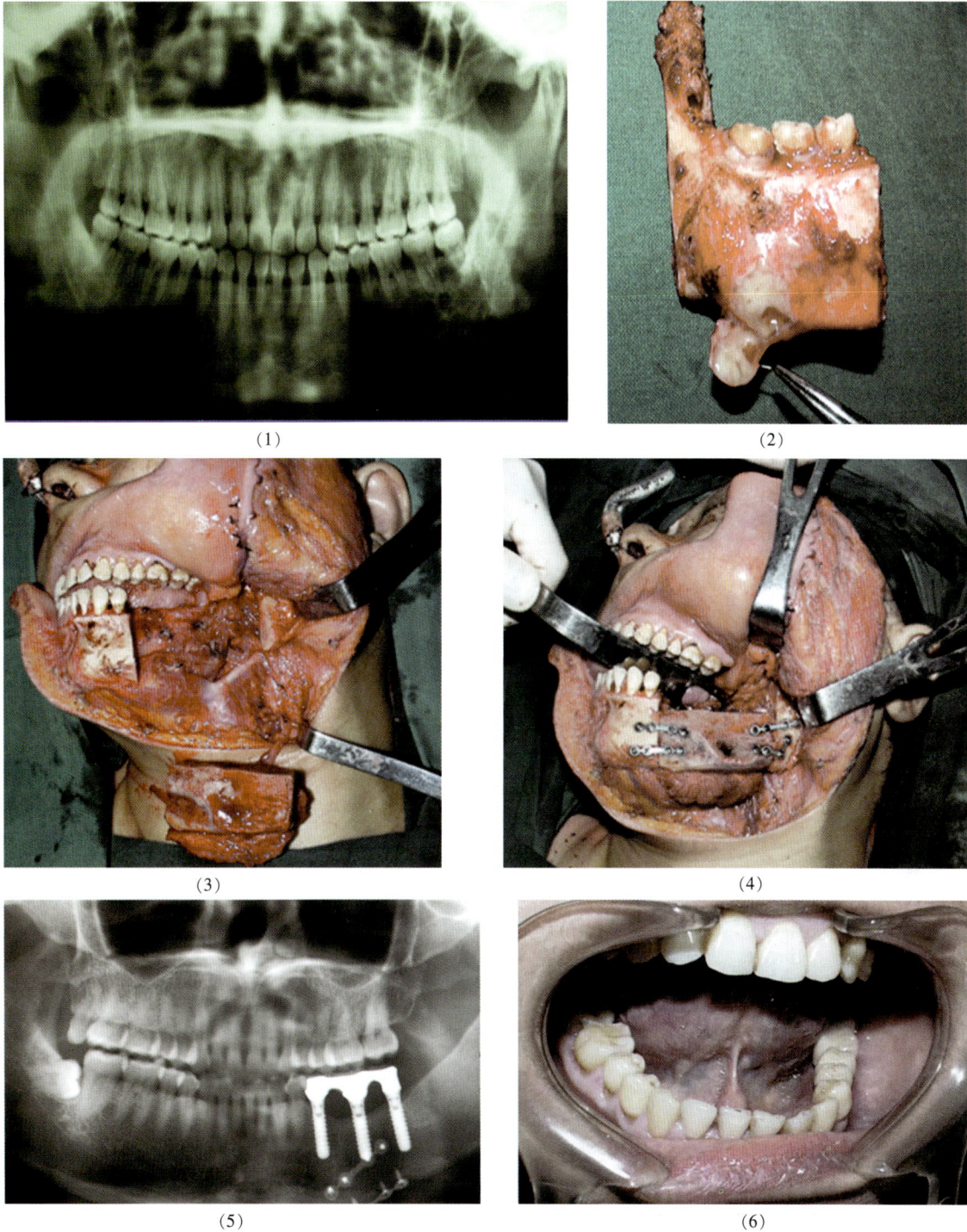

图 2 - 69　一侧下颌骨体部切除、髂骨移植同期种植

(1)术前 X 线片显示左下颌骨肿瘤侵犯;(2)肿块标本;(3)下颌骨缺损情况;(4)血管化髂骨移植修复缺损,同期种植;
(5)种植后 2 年 X 线片显示种植体骨结合良好;(6)种植固定义齿口内观

形态。具体步骤简述如下:①按以上设计在近腹股沟韧带处分层切开,显露股动脉;②沿股动脉向上解剖,在髂外动静脉外侧解剖旋髂深血管,并沿此血管解剖直至髂前上棘下方,沿途切断并结扎其分支;③髂嵴内层及髂骨内侧附着的腹内、外斜肌及腹横肌等应保留不少于 2 cm 的宽度,以保证旋髂深血管对髂骨的血供,同时,在切开外唇及外侧附着的肌肉时,勿损伤腹外侧皮神经;④用电锯按设计要求切取髂骨。

血管吻合和移植骨塑形固定：①将切取的髂骨瓣移至受区，为尽快恢复移植骨的血供，应先行供、受区血管吻合，即将旋髂深静脉与面前静脉、旋髂深动脉与面动脉用9-0无创缝针、线行端端吻合；②按下颌骨缺损的形态与大小，对移植骨进行塑形，恢复下颌体的原有形态、弧度和高度，并充分考虑到上、下颌骨的关系即上、下颌之间的距离，移植骨就位后用微型钛板或小钛板行坚强内固定，钛板放置和钛钉固定的位置不能影响种植体植入的部位。

（2）种植体植入术：下颌骨移植完成后，种植体植入术是下颌骨功能重建的关键手术，目前最常用的骨内种植体多为螺旋形纯钛种植体，或SLA表面处理、Slactive表面处理种植体等，手术基本步骤类似，下面以Branemark种植体植入手术为代表做一介绍。

切口与翻瓣：位于牙槽嵴顶部或偏唇侧0.5 cm处做一垂直或弧形切口，切口长度止于种植体外0.5~1.0 cm，切透黏骨膜瓣，用骨膜分离器紧贴骨面翻起黏骨膜瓣，充分显露下颌骨、移植骨面及种植体拟植入区域，可用缝针做组织瓣边缘缝合牵引。植骨同期行种植体植入术则无须行切口与翻瓣。

制备种植窝：首先安置种植外科模板，按术前设计及模板要求先用球钻做定位钻孔，确定每枚种植体植入的位置。然后用2 mm裂钻按预定方向钻至设定的深度，如植入两枚以上种植体，除了模板导向外，还应常规使用指示杆进行定位导向及深度测定。其操作方法是：先在2 mm扩孔后的第一个种植窝内插入2 mm指示杆，测方向与深度无误后，在其相邻部位制备第二个种植窝，其裂钻方向应平行于指示杆所示相邻种植窝的长轴方向，两种植窝中心之间的距离不小于7 mm，按此方法完成其他种植窝的2 mm钻制备。继续用导向钻将该孔的上方扩大成3 mm直径，仍保持种植窝长轴方向不变。接着用3 mm直径裂钻将孔下方亦扩大成3 mm直径。再用3 mm以上裂钻扩孔，达到与植入种植体直径与深度相匹配。最后用成形钻扩大种植窝上口并形成种植体颈部的阶台。如果移植骨上方皮质骨较薄或无皮质骨，成形钻可省略。上述整个过程均在冰生理盐水冲洗降温下进行，种植手机转速控制在1500~2000 r/min。

制备螺纹：手机转速控制在15~25 r/min，用螺纹钻制备种植窝骨壁上的螺纹。操作时只需把握螺纹钻的方向与角度，切勿盲目用力，退出时采用倒转，避免骨内螺纹破坏，同时用大量冰生理盐水冲洗降温，制备螺纹这一步骤不是每个患者都需要采用，应根据移植骨质量来决定。大部分髂骨移植，由于以松质骨为主，骨质较疏松，因此无须制备螺纹或仅制备髂骨上方皮质骨的螺纹。制备螺纹步骤也可用手工完成。

种植体植入：根据种植窝制备的尺寸选择相匹配的种植体，用手工器械或手机缓缓植入种植窝，可加力旋紧至40~45 N，使种植体顶部位于骨面下2 mm。种植体植入过程中，大部分种植体在种植手机自动停止时能自动就位，但部分种植体可能未完全就位，此时可换用手动棘轮扳手旋入。种植体上端的螺孔拧入覆盖螺帽。

关闭创口：用生理盐水冲洗创口表面的骨屑、血凝块等异物，将黏骨膜瓣或移植组织瓣复位，在无张力的情况下严密缝合。

（3）种植体基台连接术：血管化髂骨移植基台连接术通常在种植体植入3个月后进行。

切开、翻瓣：在牙槽嵴顶部平行切开黏骨膜或皮瓣，剥离该组织瓣，显露种植体上方的覆盖螺帽，卸下覆盖螺帽，刮除种植体与覆盖螺帽之间可能存在的软、硬组织，尤其是Branemark种植体颈部外六角部位常有少量骨组织长入，影响基台的就位，应彻底去除。

修整黏骨膜瓣：移植骨表面的黏骨膜瓣或组织瓣常有明显的结缔组织增生现象，术中应予以均匀修薄，使修整后的黏骨膜瓣或组织瓣的厚度为1~2 mm。避免由于组织瓣过厚而致基台不能穿龈或因组织瓣过厚与骨组织贴合不良易致的种植体周围炎发生。

安装基台：测量种植体表面牙龈或组织瓣的厚度，据此厚度选择相应高度的种植体基台。原则上基台应穿出牙龈缘表面2 mm以上，同时结合患者的颌间距离调整基台的高度，以符合种植义齿修复的需求。

戴入愈合帽：在基台上方手工旋入愈合帽以保护基台中心的螺丝，无须过紧，防止卸除愈合帽时影响中心螺丝的固位。

关闭创口：在基台两侧牙龈或组织瓣做间断缝合即可，缝合后牙龈或组织瓣应与骨面贴合，基台暴露于口腔，必要时组织瓣表面可打包加压。术后7～10 d拆线，2周后取印模修复，常规行种植固定修复。

5. 术中、术后并发症的诊断和处理

(1)下颌骨及肿瘤切除同期行髂骨移植系颌面外科手术，术中、术后并发症的诊断和处理请参照相关章节。

(2)骨穿孔。

原因：①多见于下颌前牙区域。该部位移植骨厚度不足，种植窝制备时易造成唇、舌侧骨板穿孔。②种植窝制备中，钻头长轴的方向未控制好。

处理：种植手术中若发现移植骨唇、舌侧发生小的骨穿孔，可取些自体骨覆盖穿孔处。若发生较大的骨穿孔，影响种植体的初期稳定性，应立即终止种植体植入术，局部植骨延期种植。

预防：骨穿孔在常规牙种植术中较常见，因此在移植骨种植手术中应予以重视。①术中测量移植骨的厚度，测得髂骨的厚度应大于拟植入种植体直径4 mm；②种植窝制备中，应掌握好钻头的方向，钻头由细到粗逐级扩孔；③移植骨厚度不足时，不宜同期种植。

(3)无初期稳定性。

原因：①髂骨骨质疏松；②髂骨设计与植入时未将髂嵴面皮质骨置于口腔侧。

处理：由于髂骨以松质骨为主，处理稍有不当即会造成植入种植体初期稳定性差，一旦发生，即先退出种植体，在种植窝内植入部位用自体松质骨或人工骨粉充实，然后再次植入种植体。或直接植入大于原先直径的种植体。

预防：髂骨骨质较为疏松，维持植入种植体初期稳定性重在预防。①术前设计要充分考虑髂骨的解剖结构与特征，将髂嵴上方的皮质骨置于口腔侧，使种植体颈部具有较厚的皮质骨，增强种植体初期稳定性；②种植窝制备时减少钻头反复上下提拉的次数：如拟植入直径为4.0 mm种植体时，钻头制备到上一级3.75 mm即可；③无须制备螺纹。

(4)副损伤。

原因：①种植手术设计与操作不当；②术前准备不足或病例选择不当。

处理：①手术设计与操作不当造成移植骨骨折时，应及时取出种植体进行骨折处理；②操作中钻头方向偏离，造成邻牙牙根损伤或触及钛板固定螺丝，此时应立即调整钻孔方向或调整植入点。

预防：尽管副损伤在种植手术中较易发生，但大多数可以预防。①熟悉颌面部组织与牙的解剖；②加强术前检测，精心设计，提供准确的骨量分析；③术前与颌面外科医师加强沟通，共同研究设计方案，制作外科模板，设定种植体的正确位置与方向；④种植手术要规范操作，逐级扩孔，用方向指示器随时测量方向与深度。

(5)感染。

原因：①手术区或手术器械消毒不严，造成创口污染；②口腔卫生不良，术后菌斑形成刺激所致；③种植窝制备中钻速过快或强行加压，降温措施不力而造成骨热损伤。

诊断：①牙龈红肿、充血，龈袋形成，但组织尚未增生形成种植体周围炎；②龈组织覆盖种植基台与冠桥的连接部，产生龈组织的慢性增生性龈炎，炎症后期可形成瘘管。

处理：种植体周围炎的处理主要是去除菌斑，加强口腔卫生，修整不利于清除菌斑的修复体。若为增生性龈炎，可行增生牙龈切除术。一旦瘘管形成，应拆除修复体与基台，切除瘘管，彻底刮除肉芽组织。

预防：①加强口腔卫生，术前3 d和术后7 d常规含漱剂漱口；②在选择种植体及对基台进行调整时，一定要注意选择并保持基台颈部的光滑，避免损伤基台颈部的光滑面，修复体的设计要考虑有利于菌斑的清除；③修复完成后每年1～2次定期复查，包括全口洁治与桥体卸下清洗。

(6)软组织穿孔。

原因：①缝合时组织瓣张力过大；②组织瓣内卷；③局部创口感染。

诊断：任何原因引起的软组织穿孔，最后均会导致种植体外露。

处理：修整穿孔部位龈组织或组织瓣,刮除不健康组织或肉芽组织,去除创缘上皮组织;对于无感染的组织瓣穿孔,松解组织瓣后,重新对位缝合。感染创口处理以清创、冲洗、引流为主。

预防：软组织穿孔主要发生在一期种植术后2周内,其预防措施主要是术中缝合时,尽可能松弛组织瓣,做到对位无张力,采用褥式加间断缝合法。同时注重口腔卫生,术后常规预防性应用抗生素等。

（7）种植体松动。

原因：种植体松动的本质是种植体与其周围骨床之间未形成有效的骨结合,取而代之的是纤维组织包裹种植体,最终导致种植体松动。主要原因是：①种植技术的失误导致骨组织的热损伤,种植窝制备不良等；②异物排斥反应；③持续性慢性种植体周围炎,导致种植体周围不可逆进行性骨吸收；④种植体分布或修复设计、制作不良,局部负荷过重或应力过分集中。

诊断：种植体未与周围骨组织结合,临床检查种植体松动,叩诊为浊音;X线检查,种植体周围骨组织有严重吸收或存在透射阴影。

处理：一旦发生种植体松动,应立即将其取出,种植窝彻底刮治后让血液充盈,咬纱布卷30 min。取出某个种植体后,若剩余种植体数目足以支持修复体,仅需检查或调整修复体,使其力学分布达到均匀合理,否则可于3个月后在原部位重新种植。

预防：①要有扎实的外科基础和精细的外科技巧,规范操作,减少局部组织的创伤；②种植窝制备必须使用带有慢速钻的种植机,备有冰水降温措施,避免骨组织的热损伤；③加强口腔卫生,定期复查去除菌斑,预防种植体周围炎的发生；④修复体的设计和制作要合理,𬌗力分布要均匀,避免某些局部负荷过大。

（8）种植体或其他机械部位的折断。

原因：①种植体或机械等自身的质量问题；②修复体设计不当,长期负荷过重；③咀嚼硬物。

处理：①种植体下1/3处折断,周围组织无感染,可关闭软组织,种植体骨内断段不必取出;如位于颈部处折断,予以磨平后,更换稍长基台重新修复。②基台、中央螺丝、桥体等附件折断,设法取下折断物予以修理或更换。

预防：①选择经过长期临床检验、有高成功率的种植体；②修复体的设计要合理,技工制作精密度高,应力要均匀。

6.经验和评述

（1）种植系统的选择：为尽最大努力确保骨移植同期种植手术的成功,选择一种好的种植系统是必不可少的。目前国际上种植系统有数百个,各种种植体的特点与种植体之间的差异是客观存在的,因此选择历史悠久,知名度高,经过长时期大量病例的临床实践,并取得相当高成功率的种植系统,才能取得良好的临床效果。同时,我们还要考虑对所选择的种植系统的熟悉程度,要求种植手术与种植修复医师对该系统的操作与特点都比较熟悉,除接受过该系统的专项培训外,临床上必须有较好的常规牙种植基础并积累了一定的牙种植经验,这样才能使颌骨重建同期种植在技术上得到充分保证。

（2）种植部位和种植体数量的选择：种植部位即为颌骨缺损和重建区域,每个患者的颌骨缺损范围和缺牙数目、缺牙部位不同,因此其植入种植体的数量也不相同。种植体数量的确定主要考虑几个方面的因素：①移植骨的质量和局部解剖条件；②缺失牙的数量和部位；③支持修复体的需要。根据我们的经验,磨牙区以一个种植体支持一个牙冠为佳,前牙区2个种植体可支持3～4个单位的桥体。半颌支架式固定义齿至少需要8个种植体,如果采用覆盖义齿则只需2～4个种植体。从理论上讲,种植体数量越多,越可以提供稳定的支持,减少单个种植体的负荷,因此有学者设计2个种植体支持单个磨牙也不为过。除上述情况外,还得考虑2个种植体之间及种植体与自然牙之间的距离。

（3）一次种植手术和二次种植手术：一次种植手术和二次种植手术是依完成种植所需要的手术次数来分的。早期,临床上又按种植体的构造将其分为一段式种植体和二段式种植体。经过长期临床检验,一段式种植体已被淘汰。目前,临床上主要有穿龈（非埋入式）和非穿龈（埋入式）之分。一次种植方法简便,通过一次手术即可使种植体颈部穿出牙龈,直接暴露在口腔内,可减少一次基台连接手术,拆线后即可行暂时修复体修复,3 个月后做永久修复。其不利的一面是种植体的颈部和基台直接暴露在口腔内,早期易发生感染或微动,不利于种植体与骨组织的结合。而二次种植,由于第一次手术后种植体未穿龈,不暴露于口腔内,特别是对于下颌骨移植同期种植的患者,选用非穿龈埋入式种植体既可使移植骨和种植体与口腔完全隔离,避免移植骨与种植体的感染,又可使种植体在移植骨内保持初期稳定性,有利于种植体与移植骨之间的骨结合,提高颌骨重建同期种植的成功率。如果术者必须选用穿龈式种植体,我们的经验是:术中应增加种植体埋入的深度,口腔黏膜行严密缝合。如果颌骨重建后选用延期种植,应在骨移植 3～6 个月后行种植体植入术,此时可选用直接穿龈种植体。

(4)手术设计与操作技巧:髂骨移植同期种植行下颌骨功能重建术,手术设计与操作是颌骨重建成功与否的关键,应重点关注以下事项:①有条件者,术前制作 CAD/CAM 模型,根据手术难易程度设计手术方案,行肿瘤及颌骨切除与种植模拟手术,确定颌骨切除与修复的范围,选择移植骨、种植体植入的数量、位置和方向。常规制作种植外科模板。②髂骨骨源丰富,具有足够的厚度与高度,切除时应参照原有下颌骨的高度和厚度,最大限度地恢复下颌骨尤其是牙槽骨的高度。髂骨设计中还应注意其移植的方向,设计髂嵴面的皮质骨朝向口腔侧,使重建后的下颌骨上方具有较厚的皮质骨,以增加种植体初期稳定性。同时,应根据重建下颌骨的高度与厚度选择相当长度与直径的种植体植入。③基台连接术中,常发现移植骨表面即种植体上方黏膜明显增厚,或者移植修复的皮瓣增厚,术中应予以彻底修整,切除增厚黏膜下组织,使基台连接后高于口腔黏膜 2 mm,为后期种植修复提供必要的基本条件。

(七)腓骨移植同期种植下颌骨重建术

目前最受人们关注的是血管化腓骨移植,Chang 和 Wei 等 1999 年分别报道腓骨瓣在颌面外科和整形外科中的应用。单一腓骨移植为任何下颌骨缺损的修复提供了足够的骨量,血管化腓骨移植是修复半侧以上下颌骨缺损最理想的方法之一。

1. 手术指征

(1)适应证:因外伤或肿瘤切除造成半侧下颌骨缺损、下颌颏部缺损、双侧下颌骨体部乃至全下颌骨缺损者,受区有知名动静脉可供吻合者。

(2)禁忌证:除全身情况不适合手术及受区缺乏可供吻合的动静脉外,各类下颌骨缺损均无绝对禁忌。

2. 术前准备

(1)常规术前准备参照本章髂骨移植同期种植下颌骨重建术。

(2)通过各项检查明确肿瘤的性质与切除范围,设计同侧或对侧腓骨应切取的范围,常规采用多普勒超声血流仪观察腓骨的血供情况。

(3)根据下颌骨缺损的范围、牙齿缺失的数目、移植骨的特征、术者的经验,选择合适的种植系统及种植体的规格与数目。

(4)如肿瘤切除同时伴有软组织的缺损,可利用小腿外侧皮肤的腓动脉穿支,根据缺损范围设计游离腓骨复合瓣的皮岛,修复口腔黏膜的缺损。

(5)常规制作种植外科模板,有条件者制作 CAD/CAM 模型。

3. 麻醉与体位

采用全麻插管。患者取平卧位,垫肩,头后仰、偏健侧;取腓骨侧屈膝。当肿瘤切除、腓骨移植完成后,行种植体植入时患者应取仰卧位,抽去垫肩,头居中抬高 15°～20°为佳。

4. 手术步骤

以双侧下颌骨体部肿瘤切除腓骨重建为例。

(1)下颌骨切除腓骨移植术。

切口设计:双侧颌下、颏下切开皮肤、皮下组织至颈阔肌,必要时附加下唇正中切口。

翻瓣及显露下颌骨：在双侧下颌切迹或咬肌前缘解剖出面动脉及面前静脉；一侧结扎切断面动脉及面前静脉的远心端，近心端置动静脉夹备用，另一侧常规结扎切断。在下颌下腺包膜浅面向上剥离至下颌骨下缘，保护好面神经下颌缘支。切开骨膜，在两侧双尖牙处分离、结扎出孔的颏神经血管束。显露下颌骨颊侧面及肿瘤。

截除下颌骨及肿瘤：确定肿瘤外安全缘截骨范围，先拔除截骨线上的牙齿，剥离颊舌侧牙龈及下颌骨内侧面所附着的肌肉与骨膜；在双侧截骨线上引入钢丝锯，逐一截断双侧下颌体部，或用电锯截骨。

腓骨切口设计与进路：根据下颌骨截除与缺损范围设计切取腓骨的长度。采用前外侧进路时，设计以腓骨近侧 2/5 和远侧 3/5 交点为中心，沿腓骨纵向切开皮肤及小腿筋膜，沿比目鱼肌和腓骨长肌间隙进入，在胫后肌后方，屈拇长肌内侧即可找到腓动静脉，在二头肌腱后下缘分离腓总神经并加以保护，然后自腓总神经和腓骨长肌间隙进入。

切取腓骨：锐性分离附着于腓骨外侧的肌肉，近端通常在腓骨颈下，远端于外踝上 40～60 mm 处，根据下颌骨缺损长度用钢丝锯截断腓骨，在腓骨外侧面保留 2～3 mm 薄层肌袖，腓骨后侧保留含腓动静脉 5～10 mm 的肌袖。然后进一步游离腓骨血管，长度可分至胫后血管分叉处。

腓骨瓣成形：根据双侧下颌骨缺损的范围、形态将腓骨分段切开塑形，仅靠骨膜及肌袖连接即能保证骨瓣血供。因此，术中切勿伤及骨膜与肌袖，建议在断蒂前尽可能完成骨瓣成形，分段处用微型钛板固定。

血管吻合与移植骨固定：腓骨瓣由于血管蒂较短，同时考虑到骨瓣恢复血供的时间越短越好，因此，常规先行腓动静脉与面动脉、面前静脉端端吻合。然后将腓骨瓣置入缺损区，充分考虑和准确测量出修复后的颌骨形态，上、下颌关系及适当的颌间距离，种植体植入与修复的良好位置。再次对腓骨瓣进行塑形，确认达到上述要求后用钛板固定。

（2）种植体植入术：骨移植完成后，种植体的植入是关键。不同种植系统的种植体植入术基本类似，下面以 4 枚 ITI 种植体植入术为例做一介绍。

切口与翻瓣：常规位于牙槽嵴顶部做一垂直切口，切口长度止于设计植入种植体外 5～10 mm 处，切透黏骨膜直达骨面，用骨膜分离器剥起黏骨膜瓣，暴露整个手术野，如暴露不佳可在唇系带处附加切口。植骨同期种植则无须行上述切口与翻瓣。

制备种植窝：常规 4 枚种植体的植入部位为双侧双尖牙区之间，种植体之间的距离等分。按术前设计置入外科种植模板，在模板标记位置用一小球钻进行定位，钻开皮质骨。先用 2 mm 带有深度标示的先锋钻制备种植窝至预定深度，然后插入指示杆测量深度。观察方向和位置，如存在误差，即刻予以调整，改变方向或增加深度。在指示杆引导下逐一导向预备另 3 个种植窝，同时插入指示杆检测 4 个种植窝长轴方向是否相同，即 4 个种植体要保持平行，避免将来修复时金属连接杆就位困难。我们强调的是种植体的长轴方向须一致，但种植体的植入位置可以不在同一直线上，这符合多枚种植体的设计原则。继用成形钻 2.8 mm（用于植入 3.3 mm 直径种植体）、3.5 mm（用于植入 4.1 mm 直径种植体）、4.2 mm（用于植入 4.8 mm 直径种植体）扩孔至预定深度，上述每一步亦须用指示杆检测。由于是腓骨重建的下颌骨，其具有双层皮质骨，因此理论上说应用肩台钻制备肩台。如是骨质疏松者，可免去此步骤。

制备螺纹：成形钻预备完的种植窝骨壁光滑，直径比植入种植体直径小 0.5 mm，为配合种植体表面的螺纹构造，需在种植窝骨壁形成螺纹状，使种植体旋入时完全匹配与吻合。方法是用手动螺纹成形器置于棘轮扳手下缓慢旋入攻丝，螺纹制备的深度与骨密度有关。腓骨由于骨质致密，一般攻丝应至整个种植窝深度，如骨质较疏松时则攻丝至一定深度即可，甚至可免去攻丝步骤，直接将种植体自攻植入，保证植入种植体的初期稳定性。

种植体植入：按种植窝制备的直径与深度选择种植体，首先用手动适配器将种植体旋入，通常在旋入至种植体的 1/2 或 2/3 深度时可感到阻力逐渐增加，改用手动棘轮扳手以每分钟 15～20 转的速度将种植体缓缓旋入，要求种植体粗糙表面位于骨组织内，而光滑的颈部位于骨平面上。由于要求种植体在埋入的方式下愈合，所以采用小的专用覆盖螺丝旋入种植体。

关闭创口:用生理盐水冲洗创口表面血块、骨屑等,在无张力的情况下采用褥式加间断的方式严密缝合。

(3)种植体基台连接术:请参照髂骨移植同期种植下颌骨重建术(图 2-70、图 2-71)。

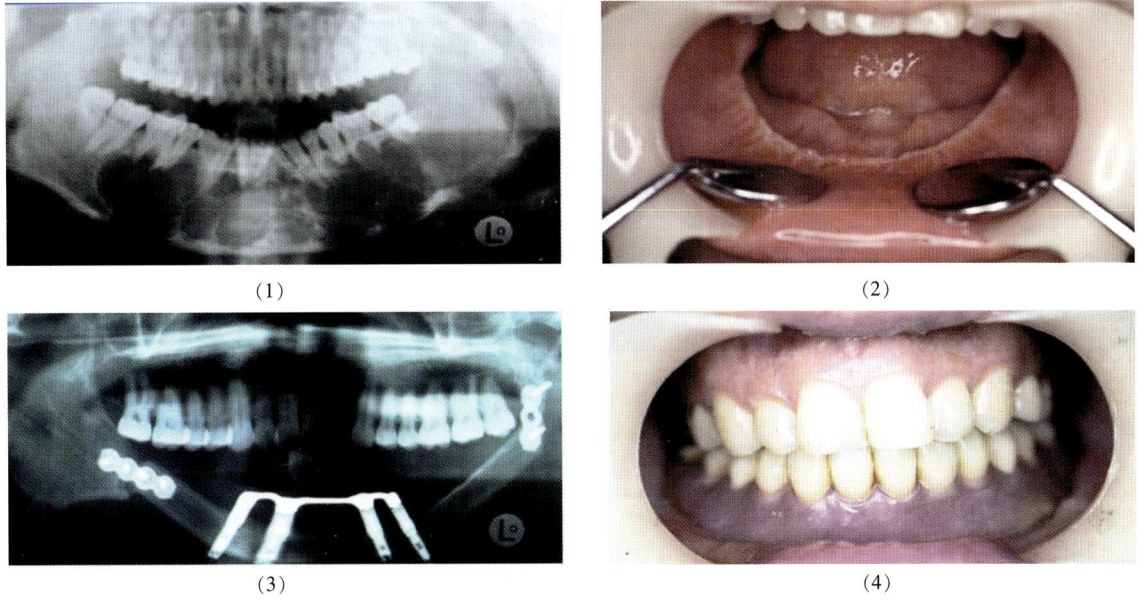

(1)　　　　　　　　　(2)

(3)　　　　　　　　　(4)

图 2-70　双侧下颌骨切除腓骨移植,种植修复恢复咀嚼功能
(1)术前 X 线片显示双侧下颌骨肿瘤广泛侵犯;(2)腓骨移植修复术后口内观;
(3)种植后 5 年 X 线片显示种植体骨结合良好;(4)种植覆盖义齿口内观

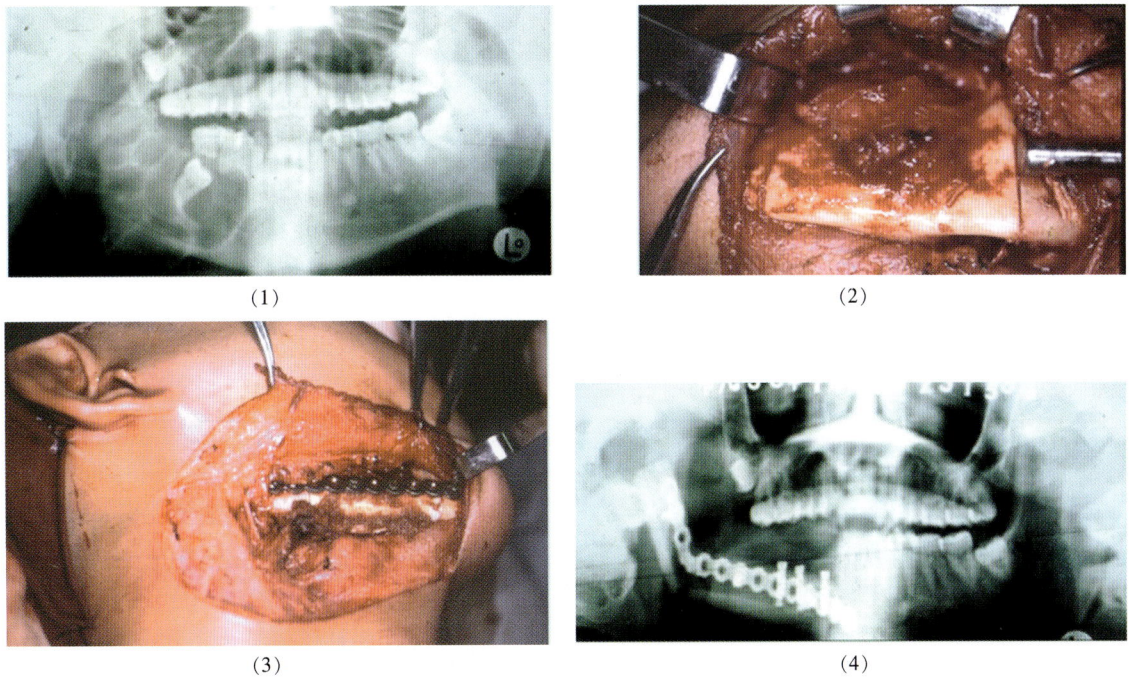

(1)　　　　　　　　　(2)

(3)　　　　　　　　　(4)

图 2-71　一侧下颌骨体部肿瘤切除腓骨重建同期种植修复

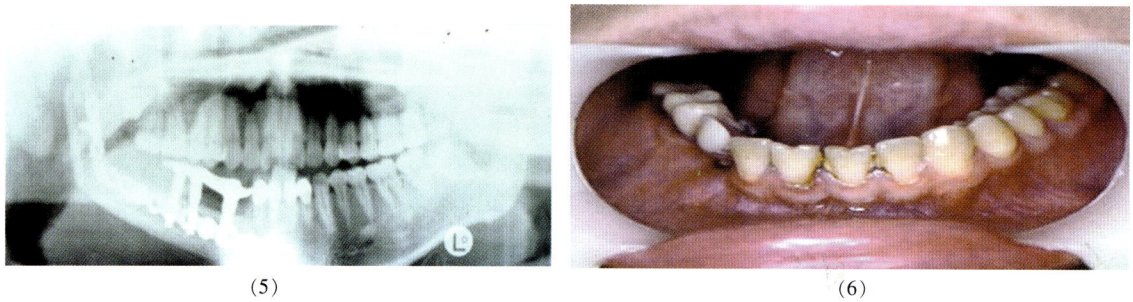

(5)   (6)

图 2-71　一侧下颌骨体部肿瘤切除腓骨重建同期种植修复(续)

(1)术前 X 线片显示右下颌骨肿瘤侵犯;(2)肿块切除;(3)腓骨移植并固定,同期种植体植入;
(4)种植术后 3 个月 X 线片显示骨结合良好;(5)种植后 10 年 X 线片显示种植体骨结合良好;(6)种植固定义齿口内观

5. 术中、术后并发症的诊断和处理

并发症的诊断和处理请参照"(六)髂骨移植同期种植下颌骨重建术"相关内容。

6. 经验和评述

基本内容类同于"(六)髂骨移植同期种植下颌骨重建术",可参照相关内容。仅将腓骨移植的不同点叙述如下:

(1)腓骨特点:腓骨为管状骨,是唯一能提供 200 mm 以上骨段的组织瓣,特别适合一侧以上,甚至整个下颌骨缺损的修复。同时,应利用腓骨特有的血供优势,任意将腓骨一次或多次切开,以完成良好的重建骨的塑形。而其他移植骨是无法做到的。

(2)种植修复设计:双侧下颌体部切除同期骨移植与单侧骨移植在种植修复设计上是不同的,单侧下颌体部缺损骨移植同期种植后通常行种植固定修复,而双侧的患者由于下颌体部包括牙列完全缺失,移植骨范围大,而且腓骨除了长度优势外,其厚度与高度均显不足,按常规全下颌固定修复需植入不少于 8 枚种植体,而如此细长的腓骨植入众多种植体后可能对腓骨的强度有一定影响,甚至由于负荷过大导致骨折等。因此,按我们的经验,全下颌体部切除腓骨移植患者,以植入 4 枚种植体行种植覆盖义齿修复较为理想。

(3)参照腓骨的尺寸选择种植体:根据解剖学的特征,腓骨的高度较小,一般在 12～15 mm,因此,临床上选择种植体长度时应尽可能参照腓骨的高度,充分利用腓骨双层皮质骨的优势,增加种植体初期稳定性和骨结合的强度,弥补腓骨高度不足的影响。术中即使个别种植体将双层皮质骨打穿也无须处理。除高度外,腓骨的厚度也略显不足,通常植入种植体的直径在 4 mm 左右,直径过大有可能将腓骨侧壁打穿。因此,在选择种植体直径时,应常规测量腓骨的厚度,保证植入种植体后两侧壁各有 1～1.5 mm 厚骨壁为宜。

(4)腓骨植入位置靠近口腔侧:由于腓骨的高度与下颌骨的高度存在较大的差异,移植后的下颌骨不能恢复到原有的高度,因此,要求移植的腓骨位置靠近口腔侧,尽可能恢复原有牙槽嵴的高度,切忌移植腓骨与下颌骨下缘齐平,缩小由于高度不足而引起的上、下颌间距离增大,避免种植修复后的冠根比例不协调或倒置。这尤其是在一侧下颌体部切除的腓骨移植患者中显得更为重要。

(5)防止热损伤:腓骨具有双层皮质骨构成的坚硬骨质,种植窝制备中,一定要选择锐利的骨钻,在大量冰盐水冲洗降温下进行,钻速控制在 700～1500 r/min,扩孔时要反复提拉骨钻,达到最佳的降温效果,避免骨组织的热损伤。切忌使用暴力钻孔。

(6)常规使用攻丝技术:腓骨的皮质骨与松质骨比例为 1:1,骨质极为致密,术中应常规在种植窝制备完成后行螺纹制备,并要求种植体植入时无过大的骨阻力。否则,在种植体植入中途易发生"骨卡"现象,即出现种植体进退两难的尴尬现象。

(7)腓骨重叠移植:上述提到腓骨的高度不足,仅为下颌骨高度的 1/2～3/5。因此,在行同期种植时,尽量将移植骨上提靠近口腔侧,增加种植体的长度来弥补腓骨高度不足。但临床上仍不甚满意。近年来,根据腓骨血供与解剖特点,我们采用腓骨重叠技术,将腓骨截断后叠加,可完全恢复原有下颌骨的高度,彻底改变了原有腓骨高度不足及种植修复后冠根比例倒置等不足。同期种植中,如果选择一定长度的种植体植入,种植体完全可穿透上层腓骨并进入下层腓骨内,可达到上、下层腓骨之间的固定作用,临床效果令人满意。具体病例见图 2 - 72)。

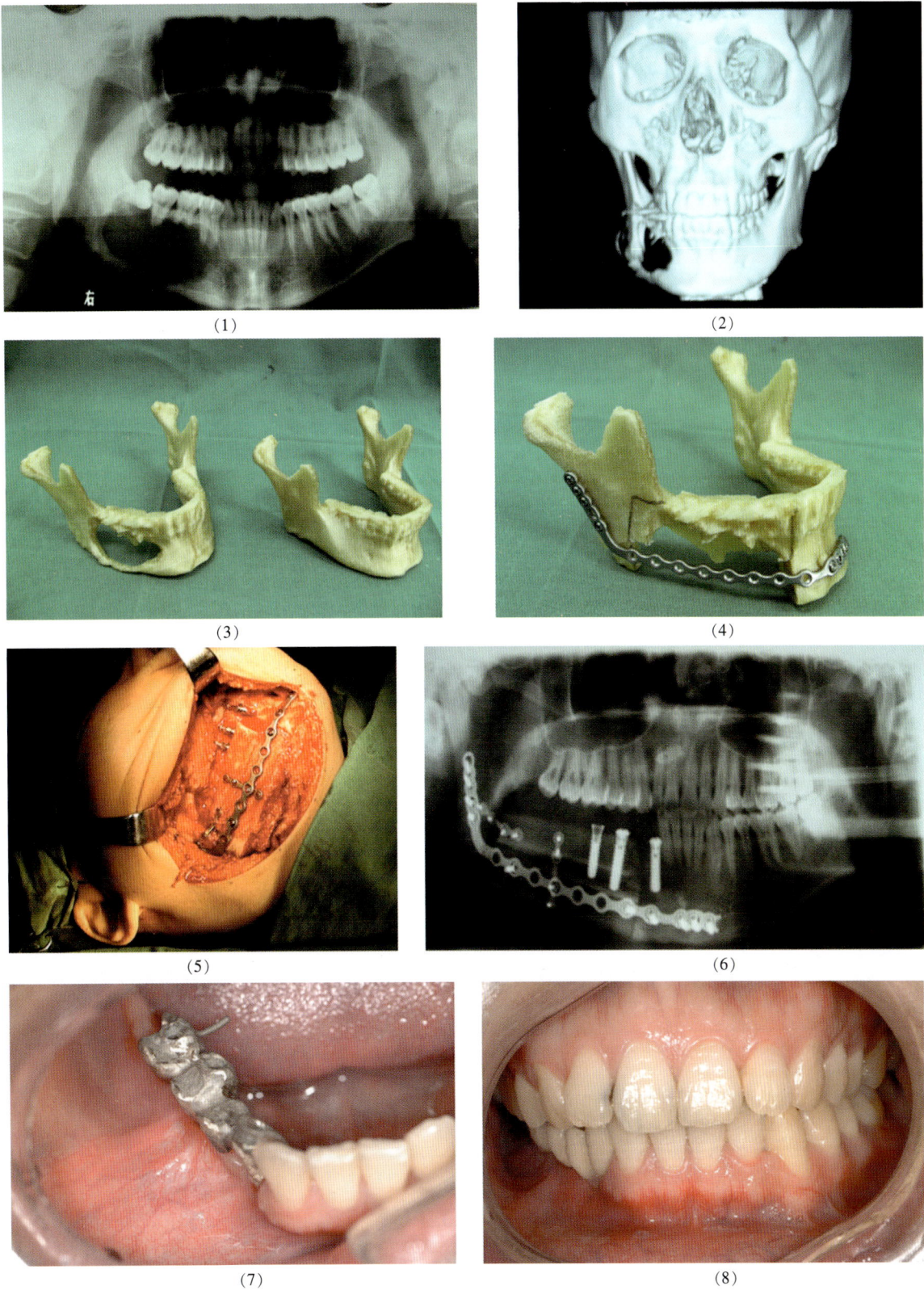

<table>
<tr><td>（1）</td><td>（2）</td></tr>
<tr><td>（3）</td><td>（4）</td></tr>
<tr><td>（5）</td><td>（6）</td></tr>
<tr><td>（7）</td><td>（8）</td></tr>
</table>

图 2 - 72　单侧下颌骨缺损腓骨重叠移植,同期种植修复恢复咀嚼功能

(1)术前 X 线片显示右下颌骨肿瘤侵犯;(2)CT 图像可见右下颌骨肿瘤情况;(3)CAD/CAM 模型;(4)按照正常下颌骨形态塑形钛板;
(5)双层腓骨移植钛板固定,同期种植体植入;(6)术后 4 个月 X 线片显示种植体骨结合良好;(7)贵金属内冠试戴;(8)种植固定义齿修复良好

（张志勇）

（八）腓骨移植同期种植上颌骨重建术

肿瘤术后造成上颌骨和腭部缺损，由于面中部广泛软、硬组织缺失，功能性上颌骨重建一直是个非常棘手的问题。上颌骨缺损的同时均伴随着大量牙的缺失和形成口鼻腔的交通，严重影响着患者的咀嚼和发音功能，对患者面中1/3的外形破坏也比较大。上颌骨重建不仅要封闭口鼻腔交通并恢复颌骨的解剖形态，恢复良好的外形，更重要的是必须恢复牙列，达到口腔各项功能的重建。20世纪90年代以来，显微外科和牙种植技术不断发展和成熟并且广泛应用于临床，使上颌骨修复技术得到了显著进步。种植体和移植骨的良好结合和稳定支持使咀嚼功能的恢复得以实现，上颌骨缺损患者的功能和美观得到了明显的改善，在上颌骨重建中，种植技术越来越成为功能性修复不可缺少的一部分，而腓骨移植同期种植则是近年来临床上上颌骨修复最常见的术式之一。

腓骨肌瓣为双层密质管状骨，其长度适用于上、下颌骨跨中线缺损的修复，独特的供血方式有利于将骨瓣分为多段，尤其能满足上颌骨情况复杂的塑形。血管化腓骨瓣逐渐成为上、下颌骨广泛缺损修复的一种常规程序，其主要优点如下：供区并发症发生率较低；骨瓣长度可观；腓骨肌皮瓣可同时修复软、硬组织缺损；骨瓣制备可与头颈部手术同步，互不干扰；密质骨与松质骨之比接近1∶1，是非常理想的种植床，种植体植入腓骨时有足够的初期稳定性。肿瘤切除后，复合组织瓣修复，种植体同期植入无疑有较大的优点，同期手术缩短了种植修复的疗程，可以一次性完成肿瘤切除、颌骨重建及种植体植入工作，大大缩短了术后牙列缺损和面部畸形的时间，减轻患者痛苦同时减少手术次数和医疗费用，患者也容易接受。下面具体介绍腓骨移植同期种植上颌骨重建术的相关内容。

1. 手术指征

上颌骨的缺损类型相当复杂，分类方法也种类繁多，种植技术的应用也视具体情况而选择。根据缺损范围的大小，上颌骨缺损可以分为牙槽嵴缺损、上颌骨部分缺损及全部缺损。上颌骨的小型缺损一般采用局部软组织瓣就可以达到修复目的，如不结合骨移植则无须进行同期种植。小型缺损如腭裂、牙槽裂及牙槽嵴缺损要联合使用局部软组织瓣和非血管化骨移植来分隔口鼻腔并关闭缺损，同期种植体植入也不提倡，等待3个月后进行二期种植能够获得稳定的临床效果。

由于外伤、肿瘤切除等因素导致的上颌骨单侧和双侧缺损往往是相当大型的缺损，因此要求移植组织瓣能提供大量的组织以充填大型缺损，在显微外科及血管化皮瓣技术普及以前，肌皮瓣联合颅骨、肋骨、髂骨移植是上颌骨自体组织重建的主流方法。考虑到要保证骨的成活，多数病例也不进行同期种植。Tideman将自体髂骨碎骨片及骨髓移植储存于预制的钛网托槽内，经压缩塑形而恢复上颌骨形态并延期行种植体植入。近些年来，国内外学者应用腓骨移植同期种植完成上颌骨的功能性重建获得了良好的效果。对于一些大的上颌骨缺损，特别是双侧上颌骨缺损，血管化腓骨瓣移植是一个理想的修复方法，移植骨瓣不仅能够给修复体提供稳定的腭部支撑，而且可以接受牙种植体的植入，较为理想地解决了大型上颌骨缺损修复效果差的问题。

2. 术前准备

颌骨缺损时，常常累及邻近结构，更增加了缺损的复杂性。颌骨缺损区尤其是上颌，种植体植入时可视程度非常有限，特别是当应用一些复杂的种植技术，如穿颧种植术、种植牵引术时，手术的复杂性使得详尽的术前计划成为必需条件。牙种植体的长期成功主要依赖于种植体在骨内生物机械的稳定性，如何精确地在理想的位置植入种植体，对患者的长期预后意义重大。临床检查仅能提供有限的信息，获得相关重要数据对提高成功率至关重要。因此，术前的各种检查、模型外科、CAD/CAM数据、计算机模拟术前规划及计算机辅助术中导航等，对种植修复具有重要意义。

根据患者的局部和全身条件，腓骨移植同期种植修复的术前评价内容主要包括：①局部缺损的部位和范围。术前应用各种检查明确缺损的具体情况，如头颅正侧位片等，有必要时可对颌骨缺损区和移植骨瓣进行三维CT或MRI扫描，进一步制作快速原型，再进行分析。确定肿瘤破坏的范围、程度，截骨线的部位,颌骨缺损的形态、大小等,从而制订模拟外科手术计划,根据临床检查和放射学数据对颌骨肿瘤的切除范围在快速原模型上进行模拟切除,缺损范围同时模拟修复,以确定供区取骨的大小和形状。②了解患者余留牙的数目和分布情况,估计常规修复体制作的可能性,明确是否有必要进行外科修复和种植。③修复模型外科。包括术前咬合关系的保留,利用面弓转移患者的牙殆关系;应用面模技术或计算机模拟镜像技术初步还原缺损的部位、大小,测定缺损修复所需软、硬组织的量。制作外科模板,确定种植体最佳位置和方向后准备转移到术中。④预计外科修复所需要的骨肌皮瓣,检查供区情况。如腓骨移植术前,其供骨区末端的临床检查,对照的下肢血管造影术或 Doppler 检查,B 超检查进入皮岛的升支血管情况,了解腓动静脉的走行及变异,等等。⑤植入种植体所需骨的数量和质量。种植体要长期行使稳定的支持功能,必须有足够质和量的骨组织来支撑,在最佳受力方向种植体周围骨量是否有缺损,需要植骨的量等,应在术前予以确定。⑥正确选用种植体的类型、数量及尺寸等,并注意种植体的合理分布。

术前应用螺旋 CT(图 2-73)对患者上颌及其附近区域包括鼻、鼻窦等扫描,明确病变范围及周围结构受累情况,将三维 CT 数据输入 CAD/CAM 系统,制作 1:1 快速原模型并建立三维实体模型。在计算机虚拟模型和快速原模型上进行相关数据的测量和分析:包括距离的测定,植入角度预测,如果植入种植体考虑利用邻近区域的颧骨,那么对颧骨前后径进行测量及尽可能获得颧骨的最大固位力也应该成为术前计划的一个内容。对每一位患者均术前取模,采用面弓转移其牙殆关系,并上殆架。利用快速原模型和口腔内取的石膏模型进行外科手术模板制作。拍摄颌骨定位片(图 2-74),确定上下颌骨的位置关系,为植骨位置、种植位置及修复效果提供参考依据。针对上颌骨广泛缺损的修复设计如图 2-75 所示。

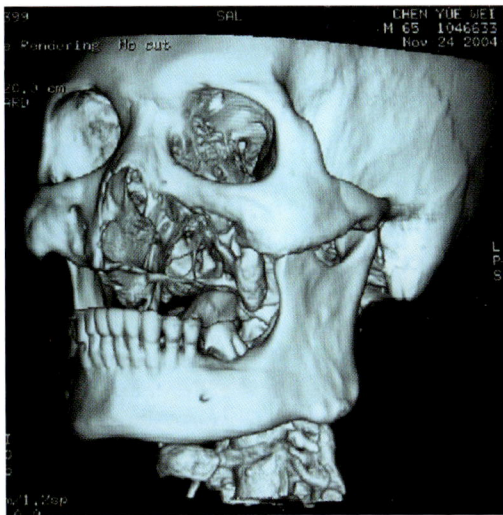

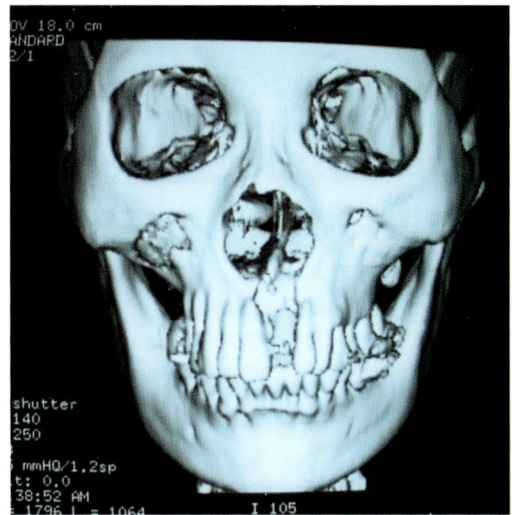

图 2-73　三维 CT 显示上颌骨缺损情况和肿瘤累及范围

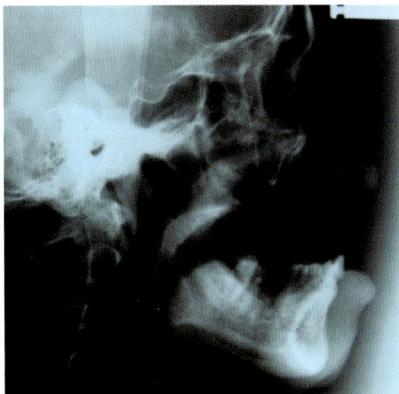

图 2-74　颌骨定位片显示缺损颌骨之间的位置关系　　图 2-75　双侧上颌骨缺损腓骨修复颧种植体植入示意图

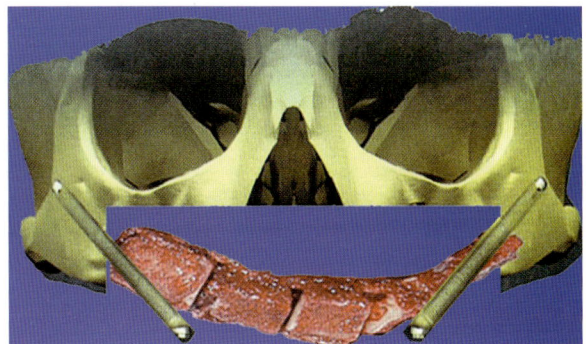

3. 麻醉与体位

一般手术在气管插管全身麻醉下进行，平卧、肩下垫枕。

4. 手术步骤

上颌骨的切除和腓骨移植的详细过程见相关手术章节，本节仅介绍有关上颌骨缺损腓骨移植同期种植的程序。大多数的上颌骨缺损是复合性的，需要重建骨和软组织，以提供牙列的形态结构、面部的皮肤覆盖及鼻腔和口腔的黏膜覆盖。因此，大多数上颌骨的复合性缺损需要用两层软组织夹骨的三明治式移植进行重建。我们经过多年的实践和研究，提出并应用血管化骨瓣联合颧种植体重建上颌骨缺损（图2－75），临床效果良好。

常规肿瘤切除后，制备腓骨瓣，将腓骨分为三个血管化骨段带皮岛，三段骨之间使用小钛板固定，按照术前模板塑形腓骨，使其形成正确的牙弓形态。皮岛用来分隔口鼻腔，同时关闭腭部缺损。同期两侧各植入1枚颧种植体，穿过腓骨和颧骨，视具体情况前牙区植入2～4枚常规牙种植体。颧种植体分别在骨瓣和颧骨上获得双重固位。具体病例见图2－76。

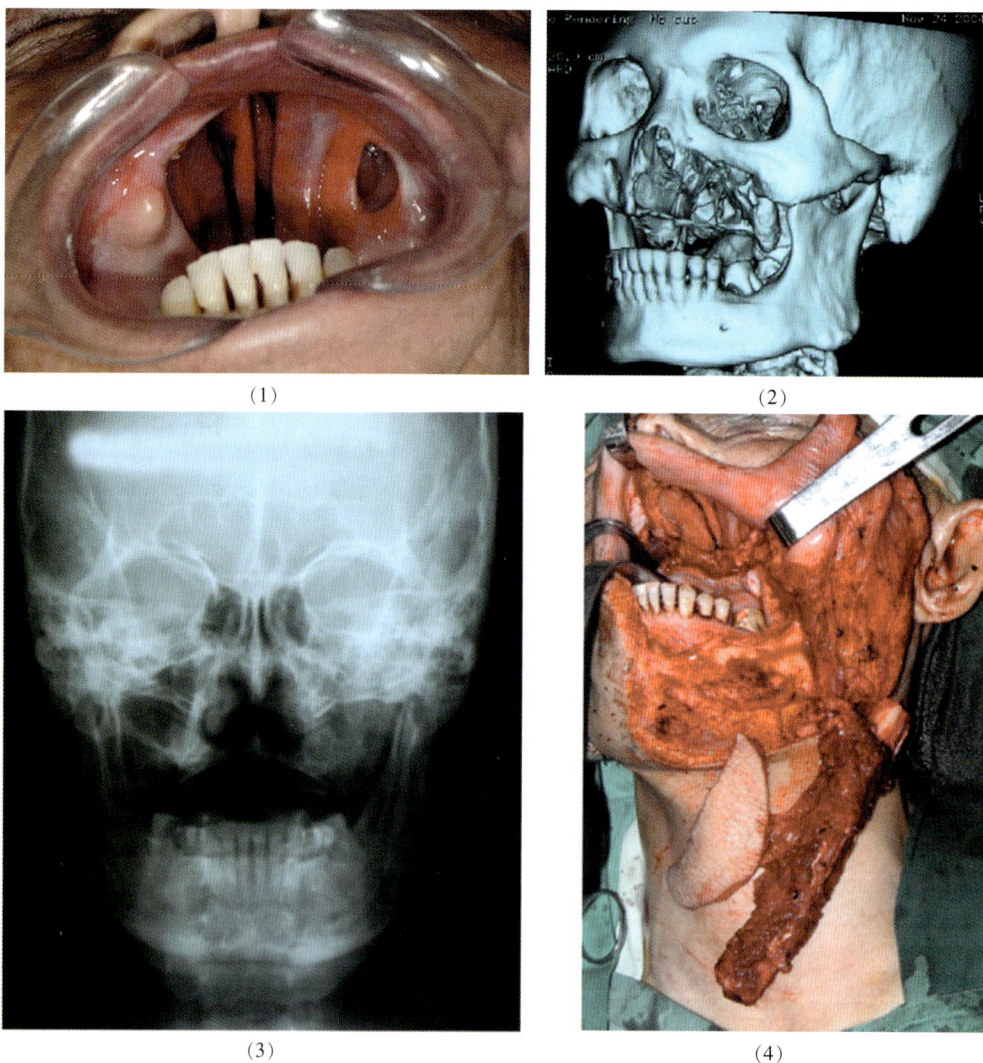

(1)

(2)

(3)

(4)

图2－76　颧种植体结合血管化腓骨修复双侧上颌骨缺损

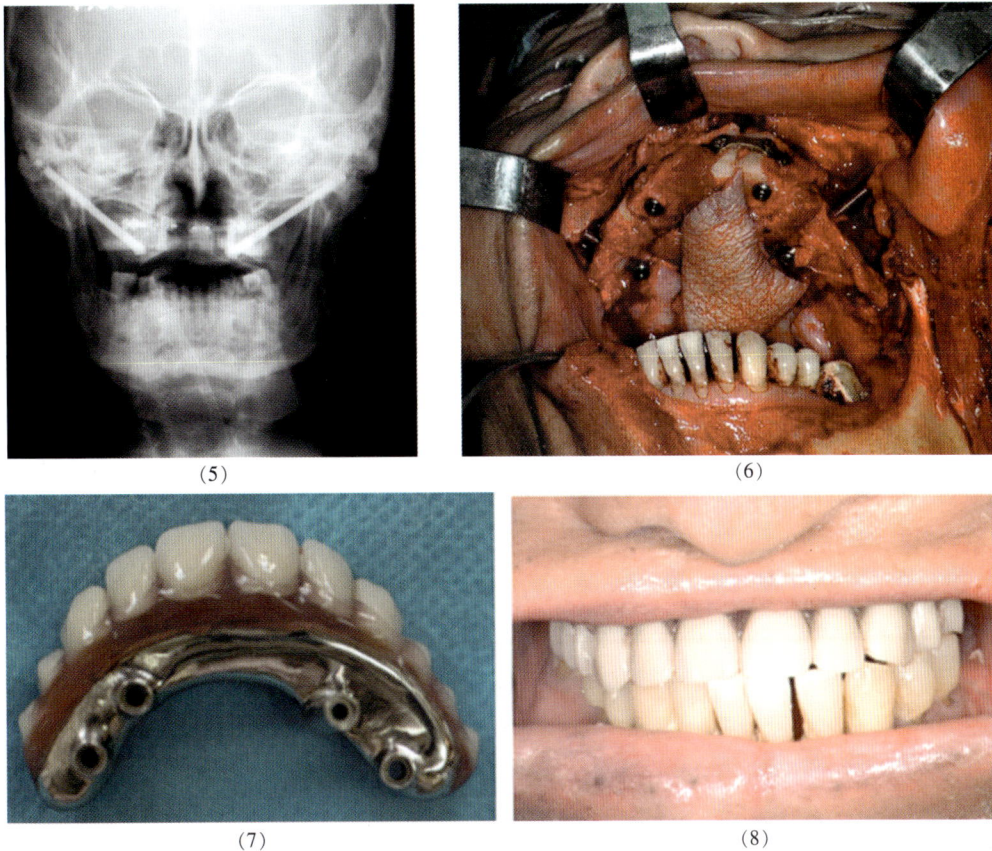

(5) (6)

(7) (8)

图 2 - 76 颧种植体结合血管化腓骨修复双侧上颌骨缺损(续)

(1)上颌骨缺损口内观;(2)三维 CT 图像;(3)术前 X 线片;(4)血管化腓骨瓣移植;(5)术后 X 线片;
(6)双侧上颌骨缺损血管化腓骨修复,种植体植入;(7)义齿外观;(8)修复完成后口内情况

5. 重要解剖结构的辨认与保存

在实施上颌骨重建中,熟悉上颌骨、颧骨及其周围解剖结构与种植外科间的关系无疑是非常必要的。上颌骨切除后,功能性重建应该尽量借助邻近区域残留的骨组织来辅助固位,尽管有血管化腓骨提供坚强的支撑,但使移植骨瓣与残存组织共同承力并尽可能恢复正常的生物机械传导对种植体长期的功能更为有利。

(1)上颌骨的结构:上颌骨位于中部,是一对中空的棱锥形骨,左右各一,内含上颌窦,是面中 1/3 最大的骨,构成面中部的骨性支架,参与眶底、鼻底、口腔顶及颞下窝等的构成。上颌骨分 1 体和 4 个与邻近骨相连的骨突。①上颌体。上颌体内部主要是上颌窦构成的空腔,有前后左右 4 个壁。与其邻接的部分有颧骨、鼻骨、犁骨和蝶骨等。上颌体有 4 个面,上面朝向眶腔,参与构成眼眶下壁,内含眶下管并通眶下孔;后面朝向颞下窝,下部隆起为上颌结节,是种植外科取骨的常用部位之一;内侧面向鼻腔,上颌窦开口就位于此处;前面朝向面部,上达眶下孔,下方为尖牙窝,此处骨壁较薄,是上颌窦提升术常选的开窗进路。②4 个骨突。向上伸出接额骨的部分称为额突;向下为牙槽突,即牙所在部位的骨质;向外侧有颧突与颧骨相连,上颌骨切除后在残存颧骨植入种植体支持赝复体也是临床常见的选择;向内侧为腭突,两侧上颌骨的水平腭突相连接组成硬腭前部,这里是植入正畸种植腭部支抗的部位。临床上做种植时应熟悉这些骨性标志。

(2)颧骨的应用解剖与种植外科的关系:颧骨是颌面部骨质比较致密的部位之一,颧区承力的发现为上颌骨缺损修复开辟了一条新的途径。颧骨呈四边形,位于面中部两侧,左右对称,是颌面部最坚硬的骨之一,具有三面、五缘和四突起。三面即颊面、颞面和眶面,四突起包括额突、颞突、眶突和上颌突。颧骨与上颌骨连接部最为宽大,为种植体植入提供了良好的解剖条件。颧骨是决定面中 1/3 轮廓最重要的骨骼之一。颧骨的组织学分析表明,颧骨为规则的骨小梁,骨质致密,骨密度达到 98%。颧骨骨块粗大,体部坚实。根据文献报道，颧骨的平均长度：男性为 24.93 mm，厚度为 8.0 mm；女性平均长度为 25.40 mm，厚度为 7.6 mm。大多数人颧骨的长度、厚度允许为颧种植体提供良好固位。颧骨的诸多优点使其在许多领域得到利用，如颌面部骨折时放置小钛板，正畸治疗中植入固定支抗，以及上颌骨缺损后植入种植体等。

6. 组织缺损的处理与立即整复

大多数的上颌骨缺损是复合性的，需要重建骨和软组织，以提供牙列的形态结构、面部的皮肤覆盖及鼻腔和口腔的黏膜覆盖。因此，大多数上颌骨的复合性缺损需要用两层软组织夹骨的三明治式移植进行重建（图 2 - 77）。

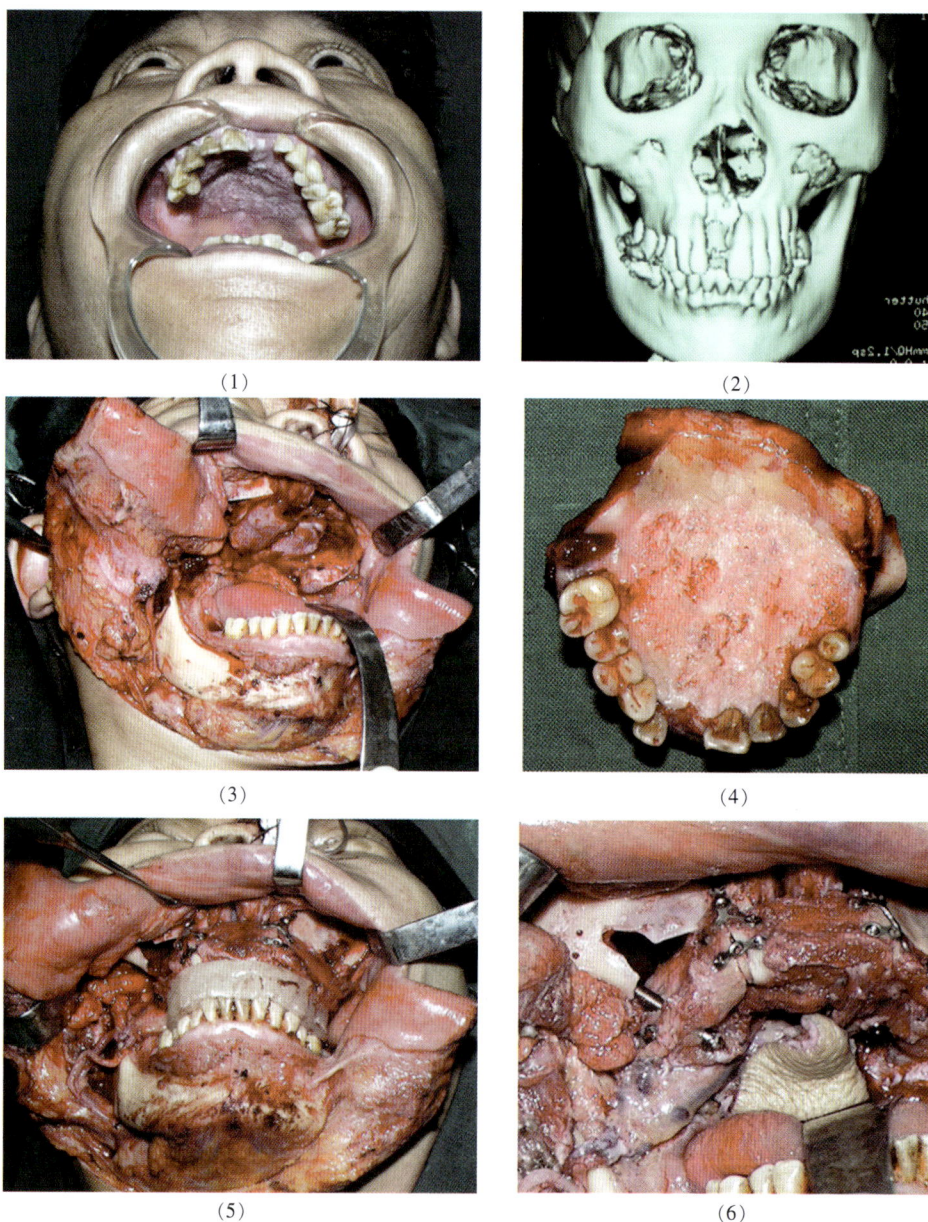

(1)

(2)

(3)

(4)

(5)

(6)

图 2 - 77　上颌骨缺损后组织缺损的处理和立即整复

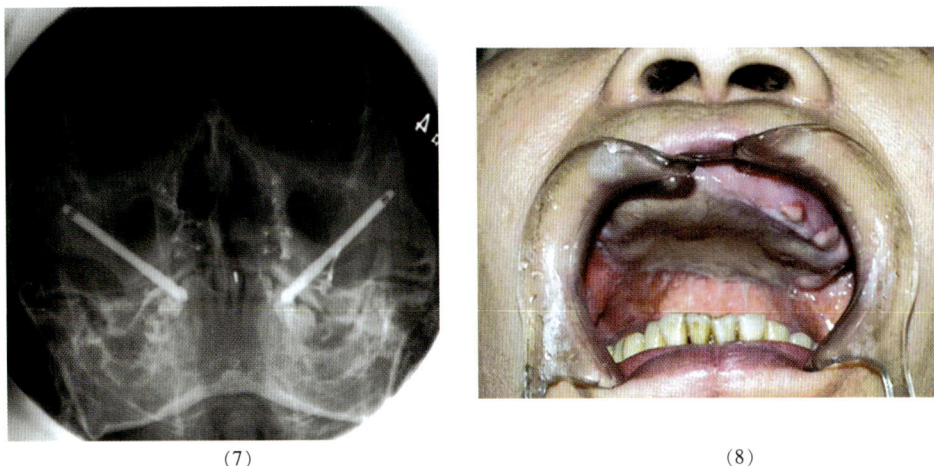

<table>
<tr><td>(7)</td><td>(8)</td></tr>
</table>

图 2-77　上颌骨缺损后组织缺损的处理和立即整复(续)
(1)上颌及腭部肿瘤;(2)三维 CT 图像;(3)上颌骨缺损口内观;(4)手术标本;
(5)根据术前模板重建上颌骨形态;(6)血管化腓骨瓣移植,双侧上颌骨缺损血管化腓骨修复,种植体植入;
(7)术后 X 线片;(8)上颌骨大范围缺损得到良好处理和立即整复

7. 术中、术后并发症的诊断和处理

术后并发症多为局部创口感染、出血和骨瓣坏死,应用抗生素预防创面感染和吸入性肺炎。感染的预防目前比较成熟,而且血管化骨移植技术也有助于解决传统的骨和软骨移植的一些诸如感染、吸收等难题。

一旦发生血管化骨瓣坏死,对上颌骨缺损修复将是灾难性的,这也是血管化骨瓣的主要缺点,要求术者具有较高的手术操作水平,否则一旦血管吻合失败将会带来较大的手术创伤。因此,手术的选择要量力而行,专业的分工合作是解决此类问题的方法,肿瘤外科、显微外科和种植外科的密切合作是保证手术成功的关键。

术中仔细结扎可能的出血点,术后密切观察病情变化,注意创口出血情况,出血较明显、局部处理不能止者,常须打开创面寻找出血点并结扎。

8. 经验和评述

上颌骨缺损重建的方法很多,包括常规赝复体修复、种植支持的赝复体、外科骨瓣修复、骨瓣移植结合牙种植体修复、钛网修复等。上颌骨缺损重建的最终目标是关闭颌骨切除后的缺损,分割口鼻腔,尽可能恢复患者的正常生理功能。一个成功的修复设计必须充分利用残余的腭部颌骨和余留牙,最大限度地使修复体获得支持、稳定和固位。对患者来说,就是以最小的代价获得最大的功能和美观效果。血管化腓骨肌皮瓣不仅分隔了口鼻腔,而且提供了骨结合牙种植体植入的基础,重建了骨性的牙弓,恢复了牙列的功能。这样考虑到咀嚼力穿过完整上颌骨的分布,因此重建了上颌骨适宜的生物机械状态。骨性腭部的修复提供了一个稳定的基底来对抗下颌牙弓。广泛的腭上颌骨缺损常常涉及上颌骨垂直部分的缺损。眶底和颧骨对人的口腔功能和美观起着举足轻重的作用。上颌骨垂直部分的切除常常导致面中部和眶的严重畸形,并且对功能产生深远影响。血管化骨瓣不仅重建了垂直的支柱系统,修复了眶下缘和颧突,而且分割了口鼻腔,血管化骨瓣重建的眶下缘允许种植体的植入,解决了眶赝复体的固位问题。在某些情况下,当缺损涉及颧骨和眶底时,患者的外形出现严重畸形,此时单纯应用赝复、种植或外科修复均无法得到满意修复,多学科的联合和协作就非常必要。

上颌骨缺损后,颧骨作为缺损区残留的最佳骨量逐渐为外科医师和修复医师所重视。颧骨呈金字塔形,为种植体植入提供了良好的解剖基础。由于颧骨具有良好的骨密度,在颌面部骨折治疗中经常用来固定小钛板,在正颌治疗中作为支抗点使牙弓缩小。在本节所述方法中,颧种植体穿越血管化骨瓣和颧骨获得了双重骨固位。

在手术切除后颌面修复中,颧骨常植入种植体为面部修复体提供固位。我们在术前借助三维 CT 和快速原模型对患者的颧骨和上颌骨进行了测量和研究,评价其骨质、骨量、可供种植体固位的最大厚度,并对颧骨附近重要解剖结构进行了保护。由于患者的个体差异,并不是所有颧骨都适合植入颧种植体。在上颌骨修复中,颧种植体还起到将骨瓣固位于颧骨的作用。

（吴轶群）

三、颅颌面种植手术

（一）耳缺失种植赝复体修复术

长久以来,传统的耳赝复体(义耳)利用外耳道将义耳插入,或采用胶水黏合、借助残留组织倒凹或借用眼镜框架连接等方法固位义耳,但所有的这些方法的固位效果均不甚理想。主要的缺点是患者使用起来十分不便,且固位不牢靠,易脱落损坏,黏结剂常易导致局部皮肤过敏和炎症。而以颞骨区骨内种植体为支持的耳赝复体为义耳的固位建立了牢固的基础,弥补了传统义耳固位不稳定的缺陷,具有外形逼真、佩戴脱卸方便、固位可靠、无须辅助装置等诸多优点。

1. 手术指征

(1)适应证:先天性及发育因素,外伤、感染或肿瘤手术等后天性因素引起的外耳组织大部分缺损或缺失,采用整形外科的方法难以修复或效果不佳者,患者体质较弱不能承受较大或多次手术,患者不愿接受多次整形手术,均可采用种植义耳赝复体的方法进行重建修复。

(2)禁忌证:部分耳组织缺损而采用整形外科的方法可以获得良好的修复效果者,一般不选用此法重建。

2. 术前准备

(1)术前通常应进行常规全身状况的检查,如血常规、出凝血时间、肝肾功能等。拍摄 CT 片以明确种植体植入部位骨组织的情况。

(2)手术区皮肤无炎症、无皮肤病变。

(3)剃除耳周 3~5 指距离内的毛发。

(4)制作义耳的蜡型,帮助确定义耳的位置,以利于选择适宜的种植体植入位置,获得更好的修复效果。

3. 麻醉与体位

一般采用局部浸润麻醉,2％利多卡因加 1∶(20 万~40 万)肾上腺素或阿替卡因局麻药,在拟种植部位的皮下、骨膜下进行浸润。对不能耐受局麻手术者,可以选择在全麻下手术。一般选择侧卧位,头偏向健侧,可以在患者的头底下垫一个小枕头,使患者处于比较舒适的体位,同时,耳平面与地面平行,便于手术操作。

4. 手术步骤

(1)将手术区按常规进行消毒铺巾,要将耳周的头发包在消毒巾内,如果头发易滑出可以用手术粘贴膜将之固定,避免头皮碎屑等进入手术创口内,影响骨结合的形成。

(2)皮肤切口不能设计在植入的种植体顶部,切开后要能广泛地暴露颞骨的乳突。有时乳突气房较大,必须在术中改变种植体植入的位置。如果暴露不充分,将造成操作困难。通常在缺耳区的外耳道后方,一般距外耳道口的中心约 30 mm,从乳突到颞部做一弧形切口(图 2 - 78)。也可以先在皮肤上标记出需植入种植体的位置,在其外方 10 mm 处做从乳突到颞部的弧形切口。种植体植入的理想位置在距外耳道口的中心约 20 mm 处,右侧相当于时钟的 8 点和 11 点,左侧在相对应的 4 点和 1 点处,两枚种植体之间距离至少 15 mm,也可根据预先制作的赝复体情况来确定种植体植入的位置。

(3)切开皮肤、皮下组织及骨膜,用骨膜分离器紧贴骨面翻开组织瓣暴露骨面。如果采用一次手术的方法,不要切开骨膜,在骨膜上锐性分离组织瓣,然后依据事先设计的种植体位置,用环形切刀切除骨膜,一般为 6 mm 直径的圆孔,暴露出骨面(图 2 - 79)。

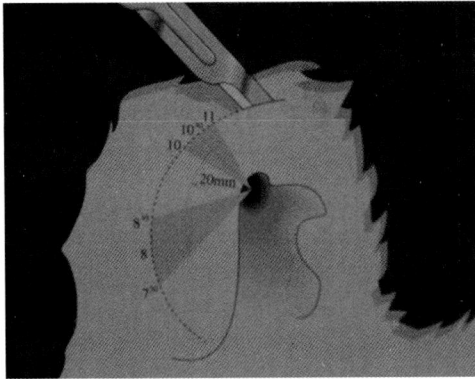

图 2 - 78　手术切口设计

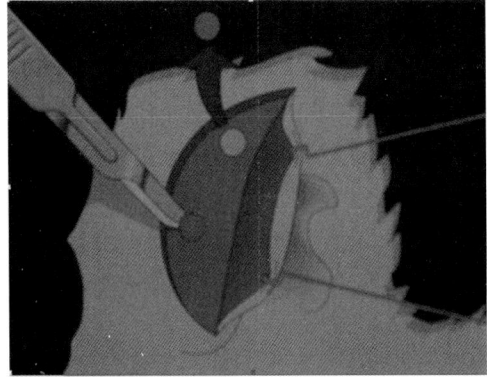

图 2 - 79　翻开组织瓣后切除骨膜

(4)按照设计的种植体植入位置,先用 2 mm 直径、深度控制在 3 mm 的球钻在骨面上钻孔,钻透皮质骨后逐渐加深到 3 mm 深度。在此过程中,要反复用钝头的探针检查窝洞的底部,颞骨的厚度有限,穿透内层硬骨板就是硬脑膜,所以在钻孔时要反复检查,一旦探及底部为软组织表明已穿透内层骨板,就不能再加深了,以免穿破硬脑膜。若钻孔深度在 3 mm 时感觉底部骨质较厚,宜更换 4 mm 深度球钻加深至 4 mm。大多数情况下,成年人颞骨的厚度可以植入长度为 4 mm 的种植体[图 2 - 80(1)]。若穿透薄层皮质骨后,其下方为空洞状结构,表明进入了乳突气房,应立即更换种植体植入的位置。在钻孔时要始终用生理盐水冲洗冷却,水必须冲在钻头和骨面直接接触的地方,冲洗用的生理盐水以冷藏后的更佳。钻孔的速度一般控制在 1500~2000 r/min,反复做上下提拉的动作,使孔略有扩大,这样既利于盐水进入钻头切割处,又便于切削下的骨屑排出孔外。钻头上黏附的骨屑也要及时清理干净,以免造成骨的热损伤,进而影响骨结合的形成。种植体植入的理想位置在距外耳道口的中心约 20 mm 处,右侧相当于时钟的 8 点和 11 点处,左侧在相对应的 4 点和 1 点处,两枚种植体之间的距离至少 15 mm,根据局部解剖和修复的情况尽可能扩大两枚种植体之间的距离。种植体要选择短的、带有凸起边缘的,可有效地增强种植体的固位和稳定。

球钻制备完成后,根据其深度选用 3 mm 或 4 mm 的成形钻扩大、加深骨孔直至应预备的深度。成形钻的上部明显增大,不仅能在操作时避免钻孔过深,而且能在骨面上形成一个平面,使种植体的凸起部分与骨面有最大的接触;钻的尖端是钝的,即便已经穿透了内层骨板,也可以减少脑膜破损的危险。

然后用攻丝钻,这一过程必须在低速的状态下进行,一般低于 20 r/min,也可以用手动工具进行[图 2 - 80(2)]。攻入的扭力应根据骨质的不同来选择,一般骨质致密的可以用到 32~45 N·cm,骨质软的攻入的扭力要小些,在 20~30 N·cm。将攻丝钻轻轻地压在制备的种植口上,它有一定的自攻作用,会按照已预备的种植窝的正确方向进入,不要强行扭入,否则将破坏原有的种植窝,进而可能影响种植体植入后的初期稳定性。攻入到植入的深度并锁紧后,反转将攻丝钻取出。这一过程也要用大量生理盐水冲洗。

(5)打开种植体的无菌包装,在种植体上连接好转移装置,低速植入种植体,一般低于 20 r/min,或手动植入。在种植体邻面槽未完全进入窝洞之前不需冲洗冷却,否则生理盐水会被带入骨髓组织的空隙内。将种植体植入,完全就位,并以 32~45 N·cm 扭力锁紧。如果未完全就位,可以用手动工具加紧。使用手动工具时必须非常小心,不可使用过大、过猛的扭力,以免损伤骨组织,这一过程也应使用生理盐水冲洗。用扳手固定转移装置,拧松固位螺丝,取下转移装置。

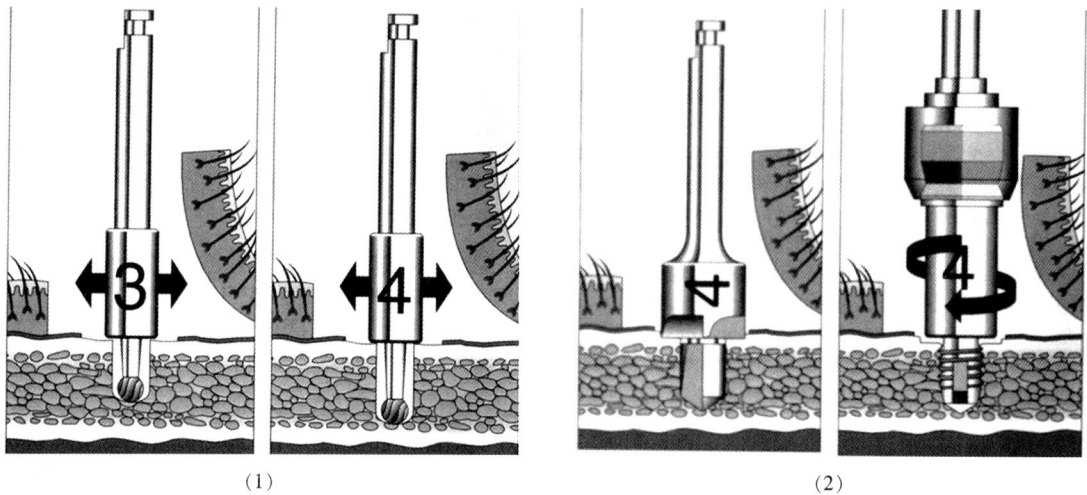

图 2 - 80 选择骨钻及攻丝

（1）依据骨组织的厚度先选择3mm深度的骨钻,再更换4mm深度的骨钻;（2）依据深度选择成形钻扩大,再用攻丝钻备孔

（6）在种植体上旋入覆盖螺丝,如果采用二次手术暴露种植体上端的方法,将组织瓣直接复位缝合,待3～6个月的愈合期后,再行二期手术。

（7）如果采用一次手术的方法,必须将种植体、今后放置修复杆的位置及周围的组织瓣进行修整,去除所有的皮下组织及毛囊、皮脂腺等［图2-81(1)］,基本达到薄中厚皮片的厚度,约1mm为宜。这样软组织愈合后,种植体周围不会因为皮脂腺的分泌、组织移动导致局部清洁差;也不会由于组织残留、修复杆下的组织增生,引起金属对皮肤的刺激。也可以使用游离皮片移植的方法,取毛发较少的区域,如耳后、上臂内侧等区域,直接移植到骨面或骨膜上,将皮片的边缘与骨膜直接缝合。以皮片为中心,将周围的皮下组织做楔形切除,使种植体周围的软组织能达到致密、固定并逐渐移行的效果。将组织瓣或皮片复位缝合后,在皮片上方触摸到种植体后,精确标出种植体的位置,用打孔器在其上方的皮肤上打一直径4mm的孔,暴露出种植体的覆盖螺丝,并将周围的软组织清除干净［图2-81(2)］。

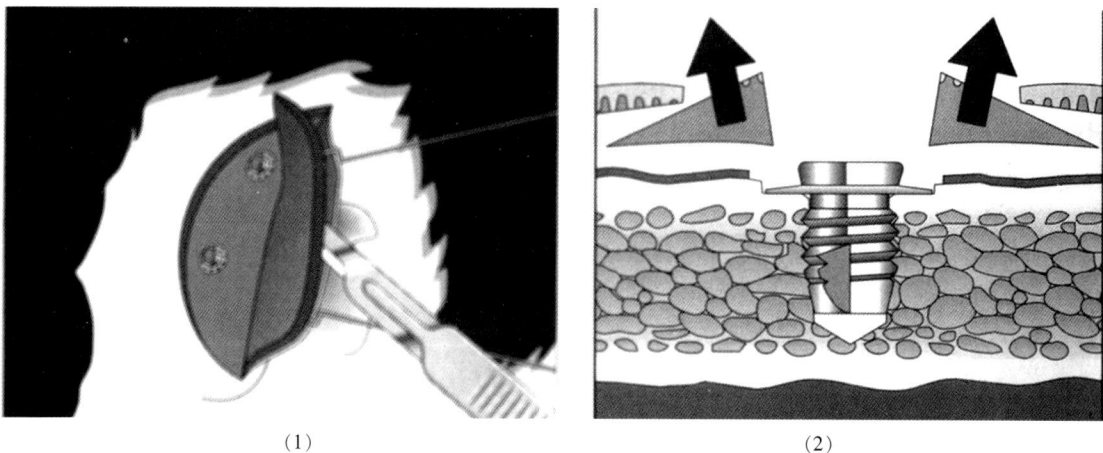

图 2 - 81 修整软组织瓣及周围组织

（1）修整软组织瓣至薄中厚皮片;（2）采用游离皮片移植时,周围组织瓣修整成楔形(剖面观)

（8）卸下覆盖螺丝,暴露出种植体的上口,按照周围软组织的厚度来选择基台,以高出周围软组织2～3mm较好。基台有不同的穿软组织高度,通常有3mm、4mm、5.5mm和7mm几种选择,最常用的高度是3mm和4mm。将基台的内六方与种植体的外六方正确对位,拧紧中央螺丝,扭力在20～30N·cm。在中央螺丝上再拧入塑料保护帽［图2-82(1)(2)］。这种塑料保护帽一般有两种直径:6.5mm和14mm,可根据种植体之间的距离来选择,尽可能选直径大的。由于塑料保护帽的直径明显大于基台直

径,可以在其下方的基台周围用油纱布缠绕,有助于对基台周围的皮片加压,避免术后皮片下积液影响皮片的愈合。由于软组织的最终高度很难确定,也可以选用愈合基台,待软组织愈合后再更换修复基台。

(9)手术区域术后应予以加压包扎[图 2-82(3)]。

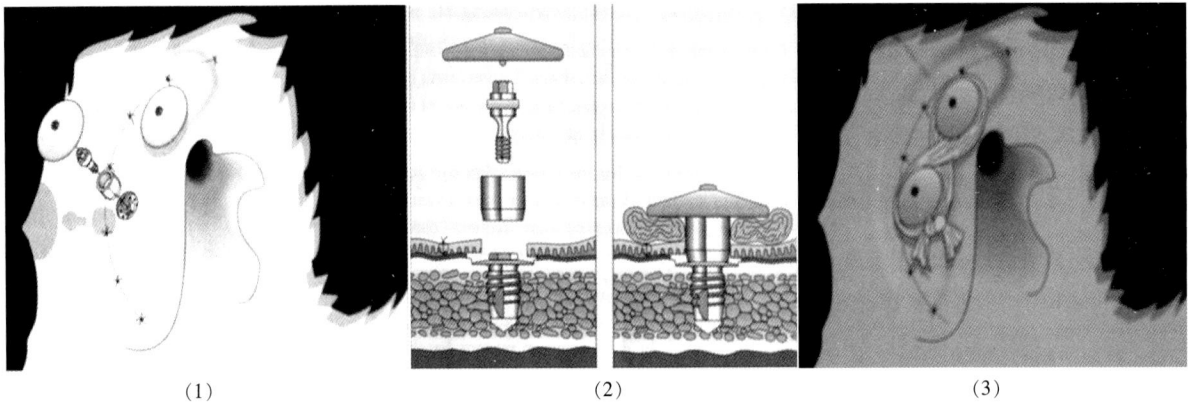

(1)　　　　　　　　　　(2)　　　　　　　　　　(3)

图 2-82　拧入基台及其周围皮片加压
(1)拧入基台及上方的保护帽;(2)拧入基台及上方的保护帽(剖面观);(3)基台周围的皮片加压包扎

5. 重要解剖结构的辨认与保存

外耳由耳郭和外耳道组成,耳郭突出在外,由耳周围肌连接附着在外耳道外口周围。耳缺失通常是耳郭及周围组织的缺失,多残留有外耳道,有时外耳道外口封闭,因此外耳道外口的位置确定后,也就决定了耳赝复体的位置。耳郭基底部位于颞骨的鳞部外耳道的后方,也是种植体植入的位置,此处为双层皮质骨构成的薄层骨板,内面为颅中窝的硬脑膜。下方与乳突相连,上方为颞骨的颧突,乳突部的内面还有乙状窦沟,乳突内为小房结构,种植体植入时不要穿透颞骨的内层骨板,以免损伤硬脑膜及静脉窦造成出血。乳突内的小房结构骨质松软,不利于种植体的稳定和固位,不能作为种植体植入的位置。

6. 术中、术后并发症的诊断和处理

(1)术中并发症:在颞骨区钻孔时穿透颞骨内板可导致相应的颅内组织损伤,通常与操作不当有关。Tjellstrom 报告的 214 名在耳周施行种植的患者中有 24 名在种植窝底部可窥见尚未损伤的颅中窝硬脑膜,32 名乙状窦暴露者中有 11 名窦壁受损出血。为避免穿透颞骨内板,钻孔时要严格控制深度,术前做颅骨 CT 检查,明确颞骨的厚度,选取有足够厚度颞骨的区域植入种植体。

在邻近颞骨乳突的部位植入种植体时,有时患者的乳突气房较大,可导致种植体初期稳定性不良,在钻孔前要做 CT 检查,明确乳突气房的大小,术中在使用圆钻钻透皮质骨后,可以用钝头探针进行探查,如果感觉过分疏松,应及时更换种植体植入的位置,确保植入后能获得良好的初期稳定性。

(2)术后并发症:种植体基台周围软组织炎症和感染与种植体周围皮肤的移动密切相关。可能由于皮下组织层太厚,基台螺丝松动或没有形成种植体骨结合,导致修复部件的移动而引起种植体周围软组织炎症。患者通常有局部软组织充血、肿胀、疼痛感,有时还有少量组织液渗出等症状。如果没有形成骨结合,种植体松动,应及时取出种植体,彻底刮除局部炎性肉芽组织,使种植窝内血液充盈,新生的骨组织将重新长满种植窝,一年后可以在原来的位置上重新植入种植体。因为需要等待的再次植入的时间太长,原种植窝重新愈合后的骨组织有可能欠佳,通常选择在邻近骨组织内再植入一枚种植体。基台螺丝松动引起的局部软组织炎症,经上紧基台螺丝、局部清洁、冲洗处理后,在基台和软组织间放入消炎、收敛的药物,一般软组织几日后恢复至正常状态。如果由于基台周围的皮肤活动度大,刺激皮肤引起局部炎症,必须将过厚的皮下组织手术切除,术后局部加压 2~3 周,加强观察和随访。

如果术后 1 周有部分或几乎全部的移植皮片或组织瓣坏死发生,除愈合时间延长外,经保守治疗后软组织均能完全愈合。

如果两枚种植体植入得过于邻近,也可能引起皮肤的刺激症状。因此,植入的两枚种植体基台之间的距离在 15 mm 以上,可以有效地避免这种情况的发生。局部皮肤病变也可以引起刺激症状。

个人卫生差或局部清洁方法不正确都能引起皮肤刺激症状。应当注意在局部清洁时不要使用尖锐的器械，避免使用酒精和氯己定溶液进行局部清洁。

长期的基台周围组织反复感染应该做培养，并给予有效的抗生素治疗。

7. 经验和评述

(1)种植体植入数目的改变：传统的耳缺失种植赝复体修复时通常需植入3枚种植体，理想的位置在距外耳道口的中心约20mm，右侧在相当于时钟的7、9、11点处，左侧在相对应的1、3、5点处，两枚种植体之间的距离大于10mm，目的是使足够多的种植体能给赝复体提供良好的固位作用。但在实行种植体植入手术时，由于植入的种植体数目较多，且需保证种植体之间的距离，下方的种植体即5点和7点处的种植体常易植入到乳突小房，不易获得良好的初期稳定性；种植体之间必须有10mm以上的距离是因为耳赝复体通常采用杆-卡的方式固位，植入的种植体之间的距离过近，影响修复部件的制作和放置。现在多采用一侧植入2枚种植体的方法，右侧在相对应的8点和11点处，左侧在相对应的4点和1点处，2枚种植体之间的距离至少15mm，既达到了稳定和固位的作用，减少了进入乳突小房的概率，也为修复部件的制作提供了更大的空间。

(2)修复时间的改变：常规的修复是在种植体植入后3～6个月骨结合形成后进行的，而对于患者来说，越早获得赝复体就越能早日以正常人的形象回归社会。随着种植体形态、表面处理的改进及对种植体骨结合形成原理等的深入研究，即刻负载成为可能。耳缺失时种植体植入在颞骨的鳞部，此处为双层皮质骨构成的板状骨，种植体植入可以穿透双层皮质骨，获得良好的初期稳定性。植入时的扭力大于35N·cm，且此处的骨面平整，选用有凸起边缘的种植体，更有助于提高种植体的初期稳定性。因此，选择即刻负载已成为当前的趋势。由于此处的皮肤须修整成薄中厚皮片或植皮，必须局部加压包扎，待软组织愈合后才能开始修复部件的制作，所以事实上只能做到早期负载而不是严格意义上的即刻负载。

（二）眼眶缺损种植赝复体修复术

1. 手术指征

(1)适应证：眼球及周围软组织因肿瘤、外伤等原因手术摘除眼内容物及眼睑组织等遗留眶内陷畸形，眼内容物摘除及部分眶周软组织、硬组织缺损凹陷畸形，这类缺损如采用整形外科的方法难以修复或效果不佳者，患者体质较弱不能承受较大手术或多次手术或不愿接受多次整形手术，均可采用种植义眼赝复体的方法进行重建修复。

(2)禁忌证：采用整形外科的方法可以获得良好的修复效果者，一般不选用此法重建眼及眶周组织缺损。

2. 术前准备

(1)术前通常应进行全身状况的常规检查，如血常规、出凝血时间、肝肾功能等。拍摄CT片明确眶周骨组织的情况。

(2)手术区皮肤无炎症、病变。

(3)如果眼眶缺损区眼窝过浅，种植手术前应先行眼窝成形术，以利于赝复体的就位并获得良好的修复效果。残留的鼻泪管、泪管等应手术清除或结扎，外露的睑结膜等也需手术切除，保证眼窝内软组织干燥清洁。

(4)与赝复体修复医师讨论植入的种植体位置。

3. 麻醉与体位

一般选用2％利多卡因加1：(20万～40万)肾上腺素局麻药，在设计种植部位的皮下、骨膜下进行浸润麻醉。对不能耐受局麻手术者，可以选择在全麻下手术。一般选择平卧位，头位于正中。

4. 手术步骤

(1)将手术区按常规进行消毒铺巾，要将耳周的头发包在消毒巾内，如果头发易滑出，可以用手术粘贴膜将之固定,避免头皮碎屑等进入手术创口内,影响骨结合的形成。

(2)皮肤切口位于眶周种植体植入处的外缘,与耳种植体植入的要求相同,种植体的位置(图 2-83)一般位于眶上、眶外侧缘,此处的骨质致密、有足够的厚度,如果骨的宽度不够,不要选择有凸缘的种植体;眶上缘和眶外侧缘的种植体植入方向不要呈直角,以免修复困难;植入在眶上缘的种植体,要尽量偏向眼窝,以免由于种植体基台向外凸起而影响赝复体的美观。如果眶周骨组织缺损较多,可以选择在颧骨植入种植体,为赝复体的固位提供良好的支持。颧骨处植入的种植体可以选择常规种植体的长度,依据术前 CT 片,以及与赝复体修复医生共同选定的种植体的位置来确定。

(3)种植体的植入和皮瓣的处理与耳部种植体植入相同(图 2-84)。

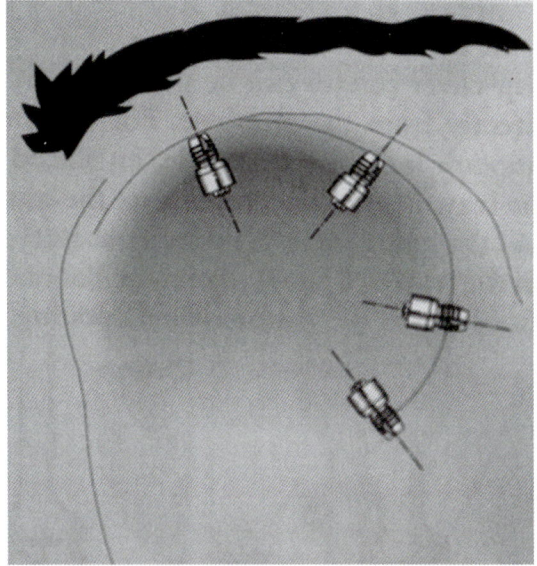

图 2-83 眶部种植体的常用植入部位

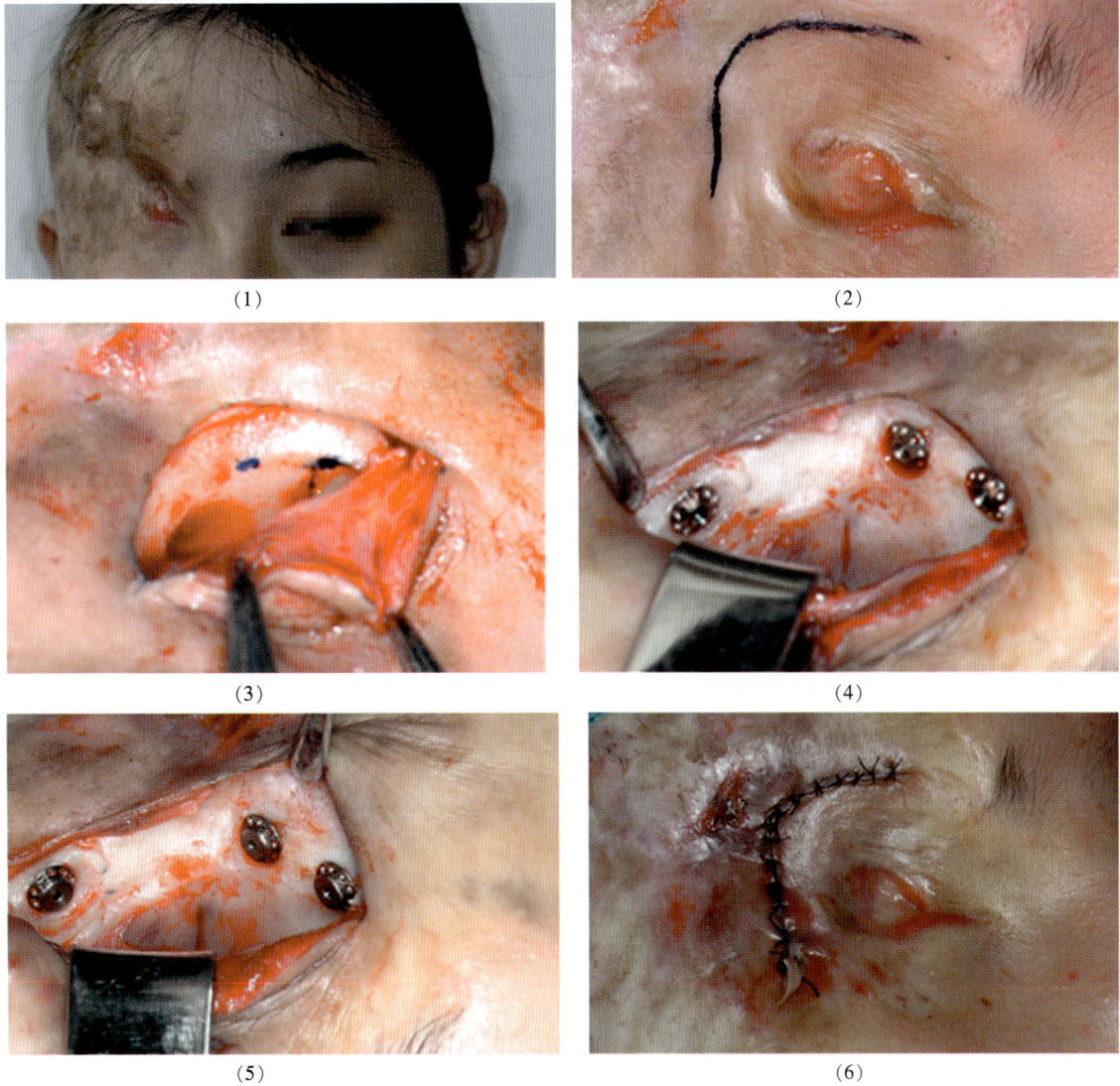

(1)　(2)　(3)　(4)　(5)　(6)

图 2-84 修整软组织瓣及周围组织

109

(7)

(8)

(9)

(10)

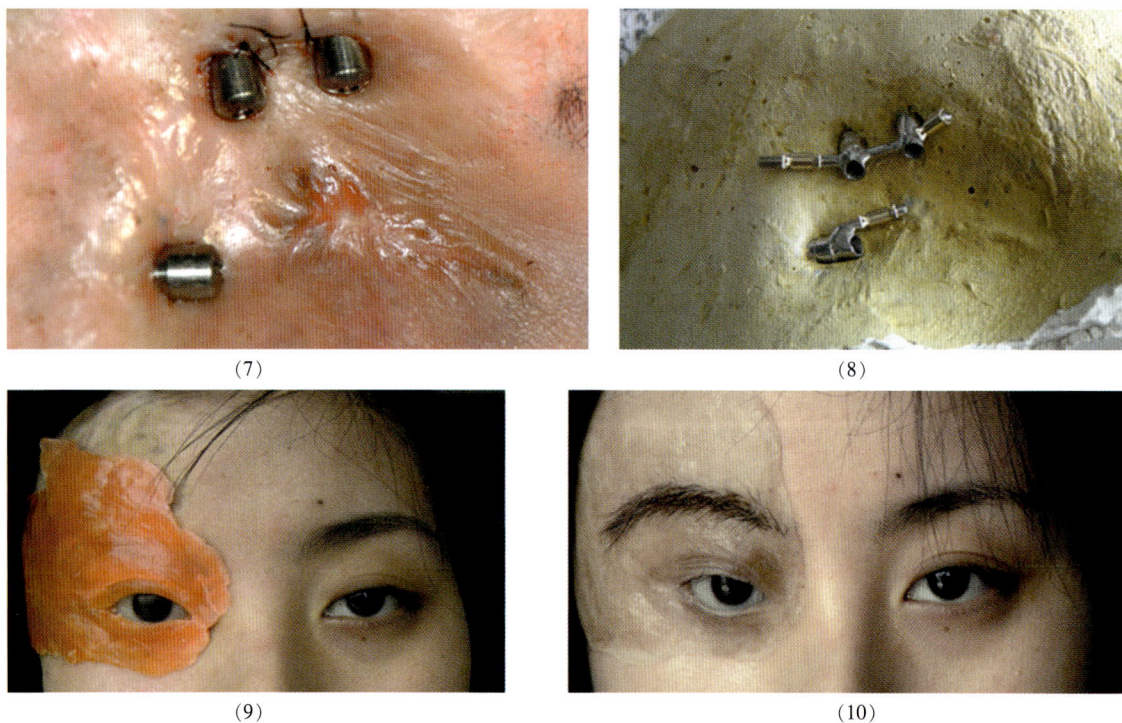

图2-84　修整软组织瓣及周围组织（续）

（1）术前眼部缺损；（2）切口设计；（3）翻瓣拟植入种植体位置；（4）植入3.75 mm×4 mm颅颌面种植体；（5）拧入封闭螺丝；（6）缝合创口；（7）二期手术更换愈合基台；（8）模型上支架试合；（9）患者眶部支架试合，赝复体蜡型试戴；（10）赝复体完成

5. 重要解剖结构的辨认和组织保存

眼眶是由上颌骨、额骨、筛骨、腭骨、颧骨、蝶骨和泪骨7块颅骨组成的，在眶部植入的种植体通常位于眶缘，尤其是额骨和颧骨组成的上缘和外侧缘，此处骨质增厚，结构致密，除了眶上缘内侧有眶上孔，孔内有眶上血管和神经通过外，表面仅覆盖骨膜、皮下组织和皮肤，没有其他重要的结构，是种植体植入的理想位置。眼眶的前部是眼睑，其内有泪器、眼球及球后间隙内的眼外肌神经血管束等，当选择种植赝复体时，应减少由于腺体组织分泌造成的局部组织炎症，泪腺也应去除。眶内软组织要尽量去除，一般不保留眼外肌及球后脂肪结缔组织，给赝复体留下足够的空间。

6. 术中、术后并发症的诊断和处理

在额骨和颧骨组成的眶上缘和外侧缘处骨质增厚，植入颅颌面种植体的长度为3～4 mm，一般不易穿透额骨颅内板，造成颅内组织损伤。眶外侧骨量不足或缺损时，需在眶上缘同时植入三枚种植体，为保证种植体之间有足够距离，眶上缘内侧植入时可进入眶上孔，损伤眶上神经血管束，影响种植体的稳定和骨结合的形成。如果3 mm圆钻已进入眶上管内，应及时更换植入位置，可以将植入点移向眶上孔近中偏内侧，同时选择有边缘凸起的种植体以增加种植体与骨的接触。眶外侧缘在额骨和颧骨连接处较薄弱，不应选作种植体植入的位置。残留的睑板及睑缘组织要彻底去除，不要有残留，腺体组织分泌物堆积、不能及时清除干净是造成局部软组织炎症的主要原因。眼外肌及球后脂肪结缔组织的残留，不仅影响所制作的赝复体的美观，而且眼肌的运动也使得赝复体不能和软组织紧密贴合，局部摩擦也是引起软组织炎症的原因之一。

7. 经验和评述

当眼睑存在而眼内容物缺失时，可以通过在眼窝内植入假体的方法来修复。而眼睑组织也缺失后，很难用整形外科的方法修复，只能采用赝复体来修复缺损恢复外形美观。此时需要利用眼窝的倒凹来获得固位，且赝复体亦有一定的厚度，所以眼眶内的组织不能保留过多。采用种植体支持的赝复体还需附加固位装置，眶内组织要尽量去除，给赝复体和修复部件足够的空间。睑板腺与睫毛腺、泪腺都必须去除

干净,否则产生的分泌物存留于赝复体和皮肤之间,易引起皮肤感染。

在眶上缘和外侧缘植入的种植体位置,除应选择骨质好的区域外,更应与制作赝复体的医生共同讨论,使植入的位置既有利于固位与稳定,又能使得赝复体的支架结构易于制作,同时兼顾良好的修复效果。一般种植体的方向应向眶内,种植体之间尽可能平行,如同时在上缘和外侧缘植入种植体,两者之间的角度不应为直角,以<45°为宜。由于眶缘较为圆钝,因此不要选择带有凸起边缘的短的种植体,凸起的边缘可能会突出到眶骨缘之外,影响美观,眶缘软组织反复摩擦易磨破,进而造成软组织的感染。

眼眶缺损种植赝复体的固位方式通常采用杆卡式结构或磁性固位体来固位,这两种方法都需要制作支架将植入的种植体通过上部结构连接起来以获得良好的固位效果,同时也减少单一种植体遭受非正常力量时松动脱落的概率。这就要求植入的种植体之间有足够的距离,一般两种植体中心点之间的距离以>15 mm为好,既利于上部支架结构的制作和固位体的放置,也便于患者的清洁和维护。

(三)鼻缺损种植赝复体修复术

1. 手术指征
(1)适应证:鼻部或面中 1/3 区恶性肿瘤切除、外伤等原因导致的缺损,鼻部缺损经整形外科治疗失败者。

(2)禁忌证:整形外科治疗可以获得良好修复效果的,也可不选用此法。

2. 术前准备
(1)术前通常应进行常规全身状况的检查,如血常规、出凝血时间、肝肾功能等。拍摄 CT 片明确鼻缺损区周围剩余骨组织的情况。

(2)手术区皮肤无炎症、病变。

(3)如果考虑种植赝复体修复鼻部缺损,鼻骨不宜保留,尽量保留前鼻嵴。种植手术前应先行修整鼻中隔基底部,采用薄层皮片移植,以利于种植体的植入、赝复体的就位并获得良好的修复效果。

(4)与赝复体修复医师讨论植入的种植体位置。

3. 麻醉与体位
一般选用 2% 利多卡因加 1:(20 万~40 万)肾上腺素局麻药,在设计种植部位的皮下、骨膜下进行浸润麻醉。对不能耐受局麻手术者,可以选择在全麻下手术。如需在额窦处植入种植体,应选择全麻。一般选择平卧位,头位于正中。

4. 手术步骤
(1)将手术区按常规进行消毒铺巾。

(2)切口根据设计的种植体位置而定,与耳种植体植入术的要求相同。常见的植入部位是额骨、上颌骨的牙槽突,如鼻缺损同时伴有部分上颌骨的缺损,还可选择颧骨、残余上颌骨及上颌结节作为植入的部位。尽可能选择骨量丰富、利于修复的位置;种植体在骨量许可的情况下,选择长度较长的。通常鼻缺损可选择在鼻底上颌牙槽突的位置植入两枚常规种植体,如有可能应在额骨植入种植体,以形成稳定的支架,有利于赝复体的固位稳定和种植体的长期成功。如同时伴有上颌骨的缺损,可以利用颧骨和上颌结节,在这些位置植入种植体来增加赝复体的固位和稳定。植入的种植体数目可以多于事先讨论的,修复时可以选择更适宜制作支架位置的种植体,也可以将其作为种植失败的储备。

5. 重要解剖结构的辨认和组织保存
鼻位于面中 1/3,外鼻呈三角形,由鼻骨和鼻软骨构成骨性和软骨架,与上颌骨、额骨和筛骨相邻。鼻缺失后,除鼻腔底部的上颌前部牙槽骨和上颌骨腭突处骨质较丰富外,外侧骨壁均非常薄弱,不适宜选来作为种植体植入的部位。鼻腔底部中线位置,即左右上颌骨融合处的骨性突起是前鼻棘,犁骨和上颌骨腭突最前部的结合处构成切牙管,管内有鼻中隔动脉降支和鼻腭神经通过,上颌前部的牙槽骨内还有中切牙、侧切牙和尖牙,与鼻腔底部紧邻。尖牙处有突起,突起前部是切牙窝。在鼻底部植入种植体时要避免损伤上前牙的牙根、切牙窝处的骨壁侧穿。额骨的内外侧板之间有额窦，两侧额骨在中线处融合形成眉间，颅内面有额嵴突起，中线处的骨量较多，是选择植入种植体的适合部位。外鼻缺失后边缘残留非常薄弱的骨嵴等应予以修整，以适合种植体的植入，避免赝复体对骨嵴上的软组织压迫造成局部疼痛、感染等症状；鼻甲亦应完全去除，给赝复体的制作留下足够的空间。

6. 术中、术后并发症的诊断和处理

在鼻腔底部植入的种植体多位于两牙根间，牙根常有弯曲，尤其上颌尖牙牙根长，种植时极易损伤，制备种植窝或植入种植体时患者会有明显的牙痛症状，此时不要植入种植体，应及时更换其他的位置植入，否则由于种植体紧贴牙周膜，牙齿疼痛的症状很难消除。尖牙窝处有时骨量不足，而此处又是放置种植体的适合位置，在种植体有良好初期稳定性的前提下，可以在种植体暴露的部位植自体骨或人工骨，表面覆盖引导组织再生膜。额部中线处植入种植体一般也应选择常规种植体，沿鼻根部穿过额窦到达额骨内外板之间，额窦的结构与乳突气房相似。因此，主要依靠额骨内外板固位，要非常小心，到达内侧致密骨板后不要继续深入，以免造成颅内组织损伤；植入的种植体紧贴外侧骨板，以期获得良好的初期稳定性，如果初期稳定性不能保证，应放弃植入。

7. 经验和评述

由于鼻位于面中1/3且突起在外，一旦缺失将对患者的面形造成极大改变，同时也影响发音等功能。采用整形外科的方法，很难恢复正常鼻的外形。赝复体通常依靠局部倒凹和利用眼镜来辅助固位，固位装置也阻碍了鼻部的通气功能。多数义鼻主要依靠植入在鼻腔底部的种植体固位，因额骨处的种植体植入比较困难，手术风险较大，多不被选择植入种植体。由于仅利用鼻腔底部的种植体固位，不如同时在额部植入种植体，可以形成三角形的更稳定固位结构。因此鼻及周围组织缺损时，要选择骨量较丰富的其他部位植入更多数目的种植体，以制作稳定的支架结构，必要时在额部植入种植体。

鼻腔底部可供种植的骨量参差不齐，中线区是可供种植的较好部位，侧切牙和切牙间、尖牙和双尖牙间的位置应依据牙根的长度和轴向选择植入，以不伤及牙根、不造成侧壁穿孔的情况下尽量选择较长的种植体为原则，多数情况下可以植入常规尺寸的种植体，较之3 mm、4 mm的超短种植体可以提供更好的固位。因需给义鼻留有足够的空间制作鼻孔与残留的鼻腔相通，多选择在尖牙和双尖牙间植入种植体。额骨中线处植入种植体时通常植入的方向与鼻骨的方向一致，植入的种植体穿过额窦到达额骨内外板间，可以最大限度地利用有限的骨量，增加初期稳定性，便于制作支架结构。同时伴有上颌骨的缺损，可以利用颧骨和上颌结节等部位植入种植体来增加赝复体的固位和稳定。与制作赝复体的医生在手术前讨论植入的部位和数目是非常重要的。鼻缺损种植赝复体的固位方式通常采用杆-卡式结构或磁性固位体来固位，需将所有的种植体连接在一起，形成稳定的支架结构以避免和减少侧向力对种植体长期存活的影响。一般不需植入过多的种植体，种植体之间应留有15 mm的间隙，以利于制作赝复体固位支架，也便于患者的清洁和维护。

（黄　伟）

参 考 文 献

［1］ BRUSCHI GB, SCIPIONI A, CALESINI G, et al. Localized management of sinus floor with simultaneous implant placement：a clinical report[J]. International Journal of Oral and Maxillofacial Implants,1998,13：219-226.

［2］ BUSER D, MERICSKE-STEM R, BERNARD J P, et al. Long-term evaluation of non-submerged ITI implants. Part 1：8-year life table analysis of a prospective multi-center study with 2359 implants[J]. Clinical Oral Implants Research,1997,8：161-172.

［3］ FUGAZZOTTO PA. Immediate implant placement following a modified trephine/osteotome approach：success rate of 116 implants to 4 years in function[J]. International Journal of Oral and Maxillofacial Implants,2002,17：113-120.

［4］ FUGAZZOTTO PA, VLASSIS J. Long-term success of sinus augmentation using various surgical approaches and grafting materials[J]. International Journal of Oral and Maxillofacial Implants,1998,13：52-58.

［5］ HAAS R, DONATH K, FÖDINGER M, et al. Bovine hydroxyapatite for maxillary sinus grafting：comparative histomorphometric findings in sheep[J]. Clinical Oral Implants Research,1998,9:107-116.

[6] JENSEN O T,SHULMAN L B,BLOCK M S,et al. Report of the sinus consensus conference of 1996[J]. International Journal of Oral & Maxillofacial Implants,1998,19:199-207.

[7] KOMARNYCKI O G, LONDON R M. Osteotome single-stage dental implant placement with and without sinus elevation:a clinical report[J]. International Journal of Oral and Maxillofacial Implants,1998,13:799-804.

[8] LEBLEBICIOGLU B,ERSANLI S,KARABUDA C,et al. Radiographic evaluation of dental implants placed using an osteotome technique[J]. Journal of Periodontology,2005,76:385-390.

[9] LUNDGREN S,ANDERSSON S,GUALINI F,et al. Bone reformation with sinus membrane elevation:a new surgical technique for maxillary sinus floor augmentation[J]. Clinical Implant Dentistry & Related Research,2004,6:165-173.

[10] LUNDGREN S,ANDERSSON S,SENNERBY L. Spontaneous bone formation in the maxillary sinus after removal of a cyst:coincidental or expected reaction[J]. Clinical Implant Dentistry & Related Research,2003,5:78-81.

[11] NKENKE E, KLOSS F, WILTFANG J, et al. Histomorphometric and fluorescence microscopic analysis of bone remodelling after installation of implants using an osteotome technique[J]. Clinical Oral Implants Research,2002,13: 595-602.

[12] NEDIR R, BISCHOF M, VAZQUEZ L, et al. Osteotome sinus floor elevation without grafting material:a 1-year prospective pilot study with ITI implants[J]. Clinical Oral Implants Research,2006,17:679-686.

[13] ROSEN R P, SUMMERS R, MELLADO J R, et al. The bone-added osteotome sinus floor elevation technique: multicenter retrospective report of consecutively treated patients[J]. International Journal of Oral & Maxillofacial Implants,1999,14:853-858.

[14] SUMMERS R B. A new concept in maxillary implant surgery:the osteotome technique[J]. Compendium of Continuous Education in Dentistry,1994a,15:152-160.

[15] SUMMERS R B. The osteotome technique. Part 3. Less invasive methods in elevation of the sinus floor[J]. Compendium of Continuous Education in Dentistry,1994b,15:698-708.

[16] BRANEMARK P-I,SVENSSON B,VAN STEENBERGHE D. Ten-year survival rates of fixed prostheses on four or six implants ad modum Branemark in full edentulism[J]. Clin Oral Implants Res,1995,6:227.

[17] TIDEMAN H,SAMMAN N,CHEUNG LK. Immediate reconstruction following maxillectomy:a new method[J]. Int J Oral Maxillofac Surg,1993,22(4):221-225.

[18] BROWN JS,ROGER SN,MCNALLY DN,et al. A modified classification for the maxillectomy defect[J]. Head & Neck,2000,22(1):17-26.

[19] CHANG YM,COSKUNFIRAT IK,WEI FC,et al. Maxillary reconstruction with a fibula osteoseptocutaneous free flap and simultaneous insertion of osseointegrated dental implants[J]. Plast Reconstr Surg,2004,113(4):1140-1145.

[20] 张志勇,邱蔚六. 髂骨移植与种植体的临床研究[J]. 中国口腔种植学杂志,1999,4:34-36.

[21] 张志勇,黄伟,孙坚. 血管化与非血管化移植同期种植的比较研究[J]. 中国口腔种植学杂志,1997,2(3):123-126.

[22] 张志勇. 中国种植外科学的回顾与进展[J]. 口腔颌面外科杂志,2002,2(12):98-100.

[23] 张志勇. 颌骨重建与种植修复[J]. 中华口腔医学杂志,2006,14(4):103-107.

[24] FRODEL JL JR,FUNK GF,CAPPER DT,et al. Osseointegrated implants:a comparative study of bone thickness in four vascularized bone flaps[J]. Plast Reconstr Surg,1993,92:449-455.

[25] 黄伟,张志勇,竺涵光,等. 应用腓骨肌瓣-种植体一期功能性修复下颌骨缺损[J]. 中华口腔医学杂志,1999,34(1): 80-83.

[26] SHIMIZU T,OHNO K,MATSUURA M. An anatomical study of vascularized iliac bone grafts for dental implantation [J]. J Cranio-maxillofac Surg,2002,30:184-188.

[27] KRAMER FJ, DEMPF R, BREMER B. Efficacy of dental implants placed into fibula-free flaps for orofacial reconstruction[J]. Clin Oral Implants Res,2005,16(1):80-88.

[28] 吴轶群,张志愿,张志勇,等. 颧种植体在上颌骨缺损重建中的应用探讨[J]. 上海口腔医学,2005,14(3):210-214.

[29] 吴轶群,张志勇,张志愿,等. ITI种植体即刻植入血管化髂骨修复下颌骨缺损12例分析[J]. 上海口腔医学,2005,14 (4):103-107.

[30] 吴轶群,张志勇,张志愿,等. 颧种植体的植入及定位导向[J]. 中华口腔医学杂志,2006,14(4):103-107.

[31] BRANEMARK P-I,GRONDAHL K,OHRNELL L,et al. Zygoma fixture in the management of advanced atrophy of

the maxilla：technique and long-term results［J］. Scand J Plast Reconstr Surg Hand Surg，2004，38：70-85.

［32］ BOYES-VARLEY JG，HOWES DG，LOWNIE JF，et al. Surgical modifications to the Brånemark zygomaticus protocol in the treatment of the severely resorbed maxilla：a clinical report［J］. Int J Oral Maxillofac Implants，2003，18(2)：232.

［33］ DANIEL VAN STEENBERGHE，CHANTAL MALEVEZ，JOHAN VAN CLEYNENBREUGEL，et al. Accuracy of drilling guides for transfer from three-dimensional CT-based planning to placement of zygoma implants in human cadavers［J］. Clin Oral Implants Res，2003，14(1)：131.

［34］ NKENKE E，HAHN M，WILTFANG J，et al. Anatomic site evaluation of zygomatic bone for dental implant placement［J］. Clin Oral Implants. Res，2003，14：72-79.

［35］ YUKI UCBIDA，MASAAKI GOTO，TAKESHI KATSUKI，et al. Measurement of the Maxilla and Zygoma as an Aid in Installing Zygomatic Implants［J］. J Oral Maxillofac Surg，2001，59：1193.

［36］ MALEVEZ C，ABARCA M，DURDU F，et al. Clinical outcome of 103 consecutive zygomatic implants：a 6-48months follow-up study［J］. Clin Oral Impl. Res，2004，15：18-22.

［37］ MICHAEL S，BLOCK，THOMAS SALINAS. Reconstruction of a nasomaxillary defect with traditional and infraorbital zygomaticus implants：report of a case［J］. J Oral Maxillofac Surg，2002，60：1362.

［38］ THOMAS J，BALSHI，GLENN J，et al. Quadruple Zygomatic implant support for retreatment of resorbed iliac crest bone graft transplant［J］. Implant Dentistry，2003，12(1)：47.

［39］ ULM CW，SOLAR P，GAELMANN B，et al. The maxillary sinus：a study of physical dimension［J］. Int J Oral Maxillofac Surg，1995，24：279-282.

［40］ KAHNBERG KE，EKESTUBBE A，GRONDAHL K，et al. Sinus lifting procedure. I. One-stage surgery with bone transplant and implants［J］. Clin Oral Implants Res，2001，12：479-487.

［41］ 牛学刚，赵铱民，王艳清，等. 与种植体植入相关的颧骨区骨性结构测量研究［J］. 口腔颌面修复学杂志，2003，4(4)：209-212.

［42］ 赵晋龙，何黎升，刘宝林，等. MDIC 种植体颧骨种植在全上颌骨缺损功能重建中的应用［J］. 实用口腔医学杂志，2004，20(2)：133-135.

［43］ REISBERG D，HABAKUK S. Use of a surgical positioner for bone-anchored facial prostheses［J］. Int J Oral Maxillofac Implants，1997，12：376-379.

［44］ BRANEMARK P-I，TOLMAN D. Osseointegration in craniofacial reconstruction［J］. Quintessence，1998：141.

第3章 口腔颌面部创伤手术

一、微创紧急气管切开术

常规的气管切开术已见诸许多手术学著作中,本书不重复叙述,仅对微创紧急气管切开术(mini tracheotomy)进行介绍。对于微创气管切开术,大部分病例可在 1 min 内完成,以前多用于紧急情况下,目前也用于气管切开麻醉。

1. 手术指征

(1)上颌骨骨折,主要是 Le Fort Ⅱ型、Ⅲ型骨折或者因爆炸伤致粉碎性骨折。

(2)下颌骨体部双发骨折或粉碎性骨折。

(3)严重的舌、口底损伤。

(4)颈部严重损伤致出血及肿胀。

(5)颌面伤伴颅脑伤且有呼吸障碍。

(6)咽异物、上呼吸道烧伤、气管食管伤、喉气管伤等。

(7)气管切开麻醉。

2. 术前准备

快速气管切开器(图3-1),每套共5件:①弯形穿刺针,可插入针芯;②穿刺针芯;③切开刀及刀柄;④外套管;⑤内套管。

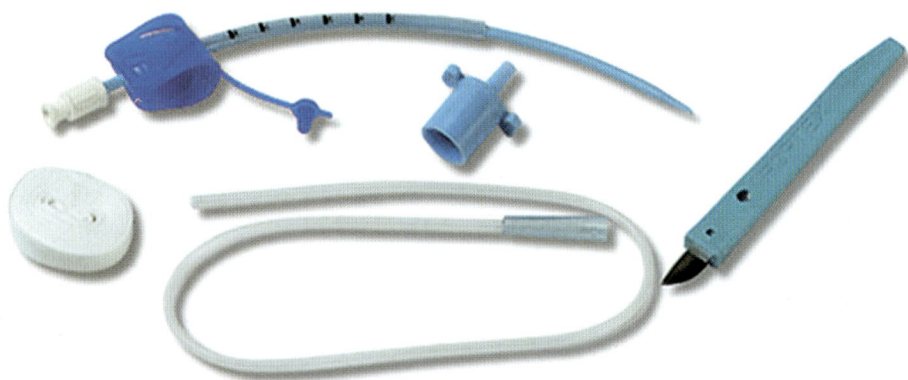

图 3-1　快速气管切开手术器械套装

3. 麻醉与体位

(1)穿刺部位局部浸润麻醉。

(2)仰卧,肩垫高,头颈保持正位,尽量使气管前移靠近皮下,充分暴露穿刺部位。

4. 手术步骤

手术者以左手拇指及中指固定患者颈部气管;示指置于其环状软骨之下、颈前正中线上,以指示穿刺针刺入部位。

右手持套有针芯的弯形穿刺针，在颈前正中线相当于第2、3、4气管环之间，针尖正对皮肤刺入，穿过皮下组织及肌肉层，向气管方向穿进，穿刺针进入渐深，感觉稍有抵抗时，表示已达气管前壁。再稍用力会有突然进入空腔的感觉，此时应立即使针尖顺势向下、向气管隆突方向再推进少许。

刺入气管时，不可用力过猛，以免刺伤气管后壁。左手固定针管，右手拔出针芯，若有空气吹出，表示穿刺针确已插入气管内。如无空气吹出，则表示穿刺针尚未进入气管，需立即重行穿刺。

穿刺针刺入气管内后，右手持已装上外套管的切开刀，撑开刀片，将珠形的刀尖经穿刺针近端的圆孔套入小槽内，将外套管紧贴穿刺针柄端的马鞍形片的槽内。

将切开刀及外套管沿穿刺针的小槽与马鞍形片的轨道向气管推进，当珠形的刀尖超越针远端时，外套管即已随切开刀片进入气管内，此时以左手固定外套管，右手将刀片收拢后从外套管内退出，拔出穿刺针，将套管的系带于颈后打结固定，插入内管。

5. 重要解剖结构的辨认

本手术关键在于穿刺进入正确的气管软骨环。一般取头后仰位，方便气管向前方暴露。扪及突出于皮肤的甲状软骨后，在其下方2cm左右进针，即可进入正确部位。

6. 术中、术后并发症的诊断和处理

穿刺时，如果直接穿入位于颈前区的颈前静脉，可能造成出血，此时一般暂时压迫止血后，再向颈正中略偏移即可。

微创紧急气管切开，因软组织创面较小，在术后可能出现皮下气肿。一般可以在气管切开以后，在气管套管和软组织之间放置一碘仿纱条，以利气管内气体导出体外，可有效预防皮下气肿发生。

7. 经验与评述

大部分病例可在1min内完成手术，多用于紧急情况下。

本手术的优点是可在较短时间内完成手术，无须其他设备；可用于对突然发生严重呼吸困难的患者及前线战伤引起呼吸困难的患者进行抢救。但在有些情况下，宜用常规气管切开术，特别是小儿，因儿童气管细软、管腔狭小，快速气管切开器难以准确插入气管内，还容易损伤气管及周围组织而引起并发症。

婴幼儿、呼吸困难严重而烦躁不安或颈前有肿块压迫者，估计术中难度较大，最好先插入气管镜或气管内插管，使呼吸通畅，待患者较为平静再行手术，便于手术顺利进行，也有利于气管定位。

二、颌面部骨折的坚强内固定原则

骨折内固定原则亦称"AO原则"，是创伤外科最常用的治疗技术之一。20世纪50年代以来，随着科技进步和基础研究的深入，对骨折愈合、骨折固定的生物力学有了进一步了解，内固定器材和内固定方法也得到了不断改进。1958年，内固定研究会AO/ASIF成立，在总结以往内固定失败教训和成功经验的基础上，基于Müller曾经提出的骨折治疗原则，通过归纳和补充，重新提出四项治疗原则，即骨折端解剖复位、坚强内固定、无创外科和无痛性早期功能运动。

坚强内固定（rigid internal fixation）对口腔颌面创伤外科贡献最大，其主要内涵是利用不同的金属板或非金属板、螺丝来固定颌骨，防止其移动，从而达到尽量使复位骨早期愈合的目的。

1. 手术指征

（1）适应证：①手法复位外固定不能维持功能复位及牵引不能达到预期目的者；②关节附近的撕脱骨折；③有移位的关节内固定；④骨折断端间嵌夹软组织难以回复者；⑤有移位的陈旧性骨折及畸形愈合需切开矫形者；⑥骨缺损、骨不连接在植骨同时进行内固定者；⑦不适于做长期颌间固定或牵引者，如老年颌骨骨折、多发性骨折等；⑧伤后时间短、软组织条件好的开放性骨折。

（2）禁忌证：①全身情况不能耐受麻醉和手术创伤者；②伴有严重心、脑血管疾病者；③严重骨质疏松,内植物达不到内固定目的者;④骨髓炎及有活动性感染者;⑤软组织或皮肤大块缺损未获修复者;⑥某些位置良好的嵌入骨折,骨折愈合后既不影响功能,又无后遗症者,一般不必进行内固定;⑦骨折伴有血友病、严重糖尿病者,内固定手术要特别慎重。

内固定手术的适应证和禁忌证大多是相对的,应结合患者具体情况及技术设备条件做出决定。对某骨折患者用内固定或外固定均可达到同样目的的,则应选择既简单又有效的方法。对儿童骨折内固定的适应证宜从严掌握。主张手术时间越早越好,避免二次创伤带来的不利影响。

2. 颌面骨骨折坚强内固定的基本原理

(1)张力带原则:Pauwels 将张力带固定的机械原理应用于骨折内固定中。任何偏心负重骨都承受着弯曲应力。其应力分布是在凸侧产生张力、凹侧产生压力,任何骨折移位表现为张力侧的分离。为使偏心负重的骨折恢复承重能力,必须应用张力带原则来吸收其张力。所以在骨折加压内固定时,如使用钢板,则钢板应放在张力带侧,以对抗和转化张力,使其成为压力,从而保持两骨折端的紧密接触。

在负重条件下,正常下颌骨为偏中心负重,使骨的牙槽嵴一侧具有张力,而下颌骨下缘一侧为压力,见图 3-2。因此,行加压钢板内固定时,其钢板应放在骨的张力侧,钢板即承受张力,经钢板加压后,使骨折张力侧的张力转变为压力,从而使钢板起到纵轴加压内固定作用。钢板如放在压力侧,则不但不能使骨端加压,反会增加原张力侧的张力,使张力侧骨端更加分离,既容易造成钢板松动、疲劳和折断,也会影响骨折愈合。

(2)骨内应力轨迹原则:颌面骨属于低应力骨,并呈中空的框架结构。来自咬合运动的应力被力柱结构分散传递。力柱结构大致分两类:一类是垂直力柱,包括鼻上颌内侧力柱、颧上颌外侧力柱和翼上颌后力柱;另一类是水平力柱,包括眶下缘和颧弓。垂直力柱内为压应力轨迹,水平力柱内为张应力轨迹,见图 3-3。

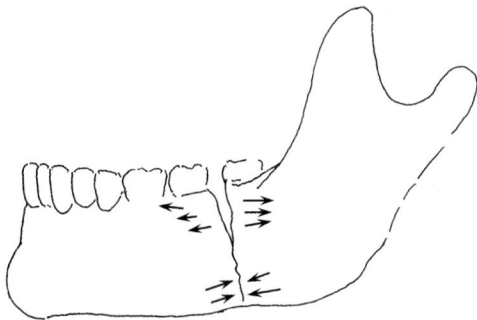

图 3-2　下颌角骨折后骨断端应力分布　　　图 3-3　上颌骨的生理应力轨迹

下颌骨则属于高应力骨,具有很强的抗力结构。下颌骨在生理状态下,舌侧和颊侧交替受到扭矩和剪力作用,下颌骨的功能负载主要由骨内主应力轨迹承担,即沿牙槽嵴分布的张应力轨迹及沿下颌下缘分布的压应力轨迹,见图 3-4。

骨折发生时,即可视为骨内应力轨迹的中断。Müller 认为,骨折处存在应力时,两骨折断端之间将形成纤维软骨;在骨折处无应力时,两骨折断端之间将产生直接骨性愈合。骨折部的力学环境对骨折愈合方式有很大影响。应力大小对成软骨细胞有显著作用,应力越大,成软骨细胞数量越多,出现越早,持续的时间也越长,所以在骨折端因固定不牢而出现应力时,可刺激成软骨细胞处于活跃的分泌状态,以形成巨大的软骨痂来稳定骨折端,以后软骨发生钙化,逐步完成软骨内成骨。如内固定较坚强,骨折端稳

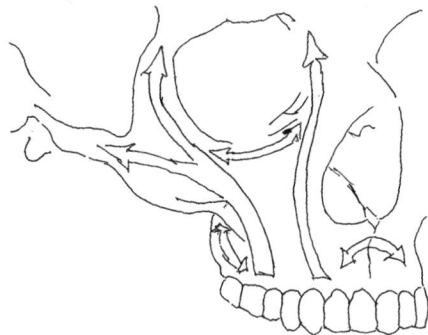

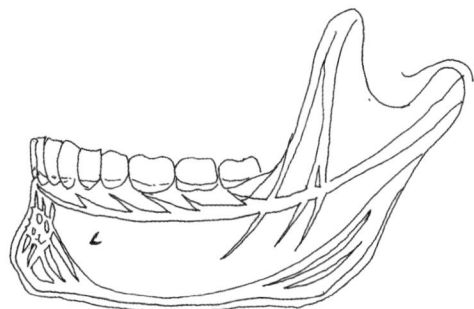

图 3-4　下颌骨的生理应力轨迹

定,局部应力较小,则对成软骨细胞的刺激较弱,细胞的分泌功能降低,形成软骨就少。

因此,骨内应力轨迹原则即通过内固定重建应力轨迹,使骨折处的应力得以分散传递,促使骨折快速愈合。

三、颅颌面软组织损伤的处理

（一）大片撕脱伤的处理

撕脱伤是指由强大的机械力量导致的组织撕裂或撕脱。如发辫被卷入开动着的机器中,以致大块头皮甚至连同额、颞及部分面颊软组织被撕脱。因车祸而致的头面部软组织被撕脱,其挫伤程度往往更为严重,污染更厉害,还可能伴有颅面骨骨折。

撕脱伤的伤情一般较严重,其创缘多不整齐,出血较多,皮下组织或肌肉常有挫伤,骨面裸露,疼痛剧烈,伤者容易发生休克和继发感染。

1. 手术指征

伤者生命体征平稳,无生命危险情况下,可考虑进行软组织撕脱伤处理。

2. 术前准备

首先要防治休克,酌情给予镇静、止痛、输液或输血。全身情况允许者应及时清创。

3. 麻醉与体位

全麻,仰卧位。

4. 手术步骤

（1）软组织清洗:根据创面沾染的异物不同,可用肥皂水或其他有机溶剂清洗软组织表面污渍,达到清洁创面和周围软组织的目的。

（2）创面冲洗:用3‰过氧化氢溶液和生理盐水反复冲洗创面,这种机械性的冲洗,可将沾染于创口表面的细菌去除;根据创伤原因的不同,可以考虑用抑菌剂或抗生素溶液冲洗创口。

（3）创面修整:去除创口已经坏死的组织,并做创缘的修剪。在这个过程中,可以将撕脱软组织的供血动脉进行分离,并加以修整,以备软组织的血管吻合。

（4）撕脱组织的复位和缝合:如撕脱的组织尚有蒂部存留,则应在充分清洗后,将组织复位、分层缝合;如已损伤其蒂部的主要血管,应将断裂的血管修整后做血管壁修复或吻合,如能恢复其蒂部血供,则被缝回的组织瓣多不会坏死;完全撕脱、游离的组织瓣,如组织挫伤不重,应将与其供血的血管相回流的血管找出,经修剪、处理后做血管吻合游离移植;如组织挫伤严重,估计再植后易发生血管栓塞和继发感染,组织瓣不易成活者,可剪除其皮下及深层组织,保留其皮肤层做全皮游离移植;只有在被撕脱的组织已严重挫伤或碾碎、伤后已超过 6～8 h,已不能用以植回时,才将其废弃不用。创面在清创后酌情做游离植皮或延期修复。

5. 经验和评述

头皮撕脱伤深浅、范围与暴力的大小和速度有关。头皮多在帽状腱膜下与骨外膜之间被撕脱分离,有时亦可连同部分骨外膜一并撕脱。严重的全头皮撕脱伤,前起眼睑及鼻根部,后至上颌线及发际,两侧达外耳,除头皮外,尚可累及额肌、枕肌、眉、上睑皮肤及外耳。

头皮撕脱伤早期处理应在抗休克治疗和处理其他重要部位脏器损伤及伤员全身情况稳定之后进行。急诊清创以后最理想的是将完全撕离的头皮组织经小血管吻合,行头皮再植。如不具备这种手术治疗条件,可分两种情况:①当颅骨外膜没有被撕脱,且完整残留在颅骨表面,则游离皮片移植消除创面是最简捷的方法,愈合好,恢复快;②当颅骨外膜一并被撕脱时,则修复比较复杂,必须用带有血运的组织瓣移植,方可在裸露的颅骨创面上成活。

部分头皮撕脱且面积较小者,可利用残存的正常头皮,设计局部皮瓣转位覆盖裸露的颅骨,供区有颅骨膜存在,可于其上进行皮片移植。较大面积头皮撕脱则需利用远处带蒂皮瓣,吻合血管的游离皮瓣或大网膜移植加植皮或骨外板打洞加植皮等方法修复头部创面。

(二)软组织火器伤的清创原则

颌面部处于暴露部位,在高爆武器普遍使用的现代战争中,致伤机会较多。但是,由于颌面部的解剖生理特点,软组织供血系统侧支循环多,局部血运丰富,淋巴系统回流好,抗感染力强,受损伤的组织再生修复力也强;因此,对于颌面部火器伤只要处理得当,其预后多数较好。

1. 争取时间,保证清创质量

颌面部软组织火器伤的伤情较非火器伤复杂,伤口多呈哆裂状或盲管状,特别是爆炸后的软组织细菌污染程度较重,伤道内集聚有不同程度的坏死组织,或受到烧灼、震荡后失去生机的组织,加上凝血块、金属片、碎骨片、碎牙片等异物,有利于细菌的生长和繁殖,不利于伤口的愈合。因此,要在细菌生长繁殖侵袭人体以前,尽早通过清创术将这些物质彻底清除,同时控制伤口出血,尽可能地将已污染的伤口处理为较清洁的伤口,为伤口愈合创造良好的条件。

一般认为,细菌在进入创口 6 h 以内,处于静止或适应环境的时期,尚未大量繁殖,而且细菌多停留在损伤组织的表浅部位,易于通过机械性冲洗或清创而被清除。因此,伤后应争取时间,对伤口做彻底的机械性冲洗,尤其是对深部的盲管状伤道,有必要用等渗盐水反复冲洗,而且还要用 3% 过氧化氢溶液反复清洗创面,彻底清除伤口深部或伤道的凝血块、坏死组织及所有异物,以保证清创质量。

2. 珍惜组织,尽力保留

颌面部火器伤后的清创,在软组织的取舍上,较身体其他部位要求为宽。清创过程中,除必须切除已失去活力的组织外,即使是组织缺血,或大部分组织游离仅残留少量组织相连时,亦应保留。用刀刃削刮创缘至新鲜创面或渗出血液时即可。

新鲜而完全断离的软组织,绝不可轻易放弃缝合。用无菌等渗盐水洗涤后,经过抗生素溶液浸泡处理,对小面积的游离组织及时缝回原处,多数能够完全存活,或仅在远端出现少许坏死而不影响全局;对大面积的游离组织,在条件许可的情况下,则应找出其主要血管断端,借助手术显微镜进行血管吻合,将皮瓣植回原处;对眼睑、眉际、耳、鼻、唇等部位的损伤,清洗时可不必做创缘修整,尽量减少这些特殊部位的组织缺损,缝合时,创缘必须精确对合,缝合要仔细,缝合针线要细小,防止发生错位畸形。

3. 力争缝合,不受伤后时间限制

颌面部软组织火器伤清创缝合,可不受伤后至清创时所延迟时间的严格限制,只要伤口无明显化脓,伤口周围无明显的浸润性硬结,并对伤口内的异物和坏死组织清创比较彻底,都可以进行一期缝合,但必须放置引流条。

对于颌下区、颈部软组织火器伤的伤口,以往不主张在清创的同时进行一期缝合。但临床实践证明,在保证清创质量的前提下,于低位放置通畅的引流物,并加强抗感染措施,是可以进行一期缝合的。但是,对于深部的盲管状伤道,清创后不能立即缝合,放置半管状引流条,待伤口感染得到控制后,再行延期缝合。

尽量缝合或关闭口腔黏膜伤口。颌面部软组织火器伤后,在缝合颊部、口底及下颌骨周围与口腔穿通的伤口时,必须首先缝合好口腔黏膜,而后再缝合肌肉与皮肤伤口,以防止伤口浸泡在涎液之中,受食物污染而导致继发感染。假如口腔黏膜有缺损,拉拢缝合有困难,可设计邻近组织瓣,转移修复;缺损范围较大而又暂不植骨时,可采用碘仿纱条覆盖保护创面,以后逐日或隔日换药,以待其生长肉芽组织自行愈合。一定要纠正只缝合伤口的皮肤层,而忽视缝合口腔黏膜或不采用任何措施来保护黏膜伤口的错误做法,以防止伤口发生感染,导致整个伤口裂开。

4.及时修复中小型软组织缺损创面

一般情况下,对于较清洁的中小型软组织缺损创面,在认真做好清创手术之后,可立即采用面颊部的邻近皮瓣、皮下组织蒂皮瓣或颈部皮瓣修复组织缺损创面。额部及鼻背部的软组织缺损,可用游离植皮修复。这样可明显地缩短疗程,提高救治质量。

面颊部有大型软组织洞穿性缺损时,不应勉强做相对拉拢缝合,因为勉强拉拢会引起周围组织解剖移位,明显增加瘢痕畸形,给后期整复手术带来很大困难。正确的处理应沿缺损的腔窦边缘,游离一部分口腔黏膜,并使其外翻与外侧皮肤边缘做相对缝合以消灭创缘。所遗留的洞形缺损,留待后期用双层皮瓣进行整复。

四、颧骨复合体骨折复位固定术

颧骨复合体(zygomatic complex,ZMC)是面中部主要的突出部位,由于其特殊的解剖位置,在外力作用下易引起骨折,其发生率仅次于鼻骨骨折。关于其骨折的分类,较具临床实践价值的是 Zingg 在 1992 年提出的分类法。具体如下:

A 型骨折:颧弓骨折及颧骨部分骨折。其又分为 A1 型[图 3-5(1)]:单纯性颧弓骨折;A2 型[图 3-5(2)]:眶外侧壁骨折;A3 型[图 3-5(3)]:眶下缘骨折。

B 型骨折[图 3-5(4)]:完全性单发颧骨骨折,颧骨复合体与周围骨分离移位。

C 型骨折[图 3-5(5)]:多发性颧骨骨折。即在 B 型基础上的颧骨多段骨折。

需根据不同类型的骨折,选择不同的术式。

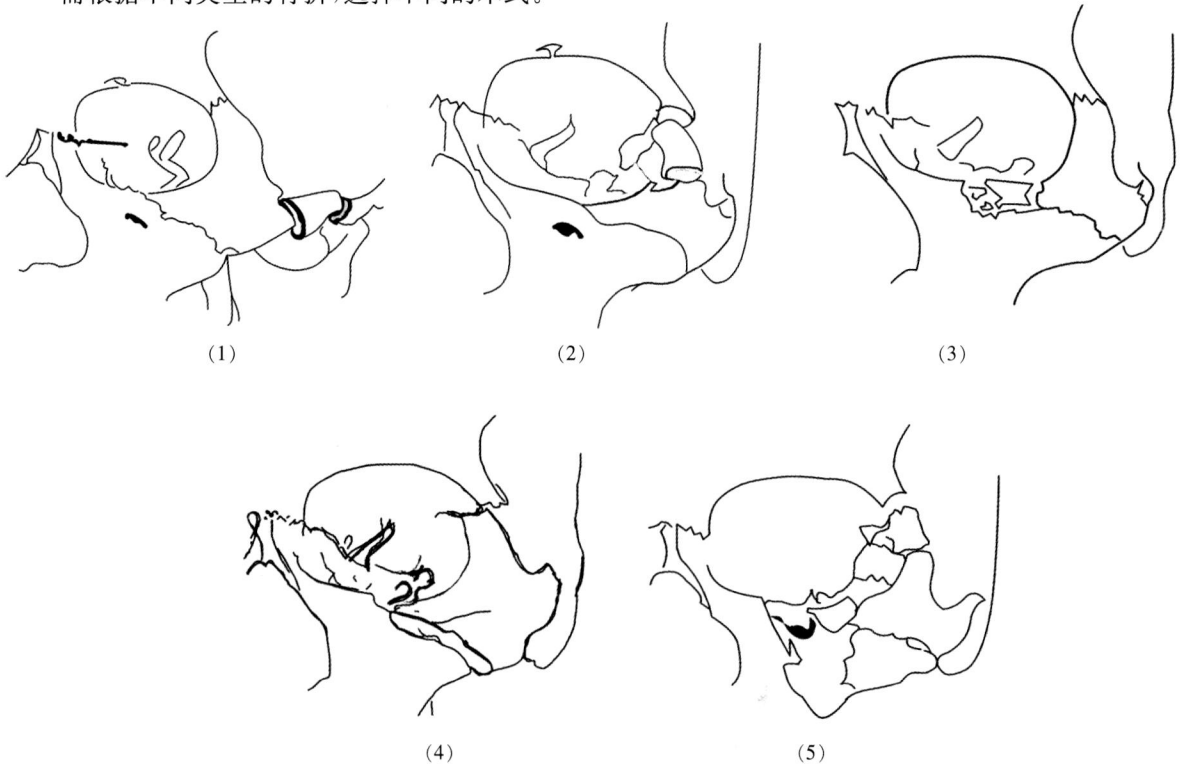

(1)   (2)   (3)

(4)   (5)

图 3-5　颧骨复合体骨折的 Zingg 分类

(1)A1 型,单纯性颧弓骨折;(2)A2 型,眶外侧壁骨折;(3)A3 型,眶下缘骨折;
(4)B 型,完全性单发颧骨骨折;(5)C 型,多发性颧骨骨折

（一）闭合性复位术

闭合性复位术又被称为"颧弓牵引术"，主要适用于单纯性颧弓骨折，即 Zingg A1 型。

1. 手术指征

单纯颧弓骨折，张口受限，颧弓部凹陷明显（尤其是在肿胀消退后）者。

2. 术前准备

（1）摄华氏位片或颧弓切线位片、CT 或三维 CT。

（2）准备大号巾钳或单齿钩。

3. 麻醉与体位

局麻，平卧，头偏向健侧。

4. 手术步骤

局部消毒，麻醉前先在骨折凹陷处标记，同时描出初步的颧弓轮廓。麻醉起效后将巾钳或单齿钩的锐尖直接刺入皮肤，深入至塌陷的骨折片深面或钳住移位的骨折片，左手压骨折两端，右手向外牵引，此时可听到骨折复位声响，直至张口度恢复，外形恢复原来的弧度（图 3-6）。最后轻轻将器械退出。颧弓上下各垫一纱布卷，包扎固定，防止局部再受任何外力。

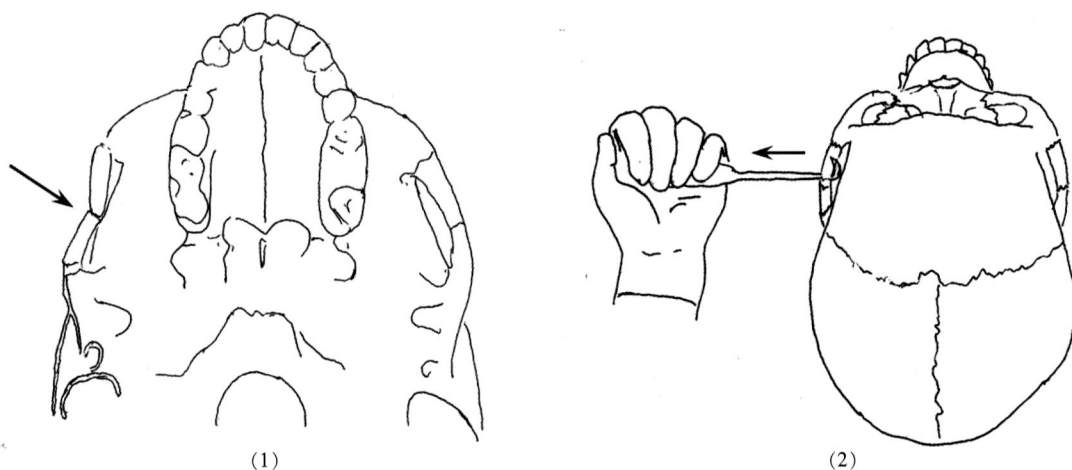

图 3-6　颧弓骨折的闭合性复位术
（1）术前；（2）术后

5. 重要解剖结构的辨认与保存

手术成功的关键在于复位着力点应准确放置在骨折最凹陷处，故术前标记很重要。

6. 术中、术后并发症的诊断和处理

（1）颧弓部不对称，局部塌陷明显：需再次行手术治疗。

（2）张口受限，张口度小于 3 横指：2 周后可行张口训练。

7. 经验和评述

此法操作比较简单，不需做外部切口，损伤少，并发症少。但存在无法明视骨折断端的问题，因而只能行外固定。

（二）颞部入路复位术

颞部入路复位术又称"Gillies 法"，主要适用于单纯颧弓骨折，即 Zingg A1 型。

1. 手术指征

单纯颧弓骨折,张口受限,面部塌陷。

2. 术前准备

(1)摄华氏位片、颧弓切线位片、CT或三维CT。

(2)准备剥离器。

(3)剃去患侧耳上约10cm的头发。

3. 麻醉与体位

局麻,平卧,头偏向健侧。

4. 手术步骤

在颞部发际后4cm、颧弓上方做一长约2cm的水平切口,切开皮肤、颞浅筋膜和颞肌筋膜后,在颞肌浅面做一皮下隧道,经隧道放置剥离器于颧弓下方,以剥离器向外撬动骨段,使之复位(图3-7)。另一只手触摸骨折处,防止撬力过大,并帮助骨折复位。但须注意,器械不要抵在顶骨上,以免引起压迫性颅骨骨折。对周围组织稍加分离,可防止骨折复位后移动。

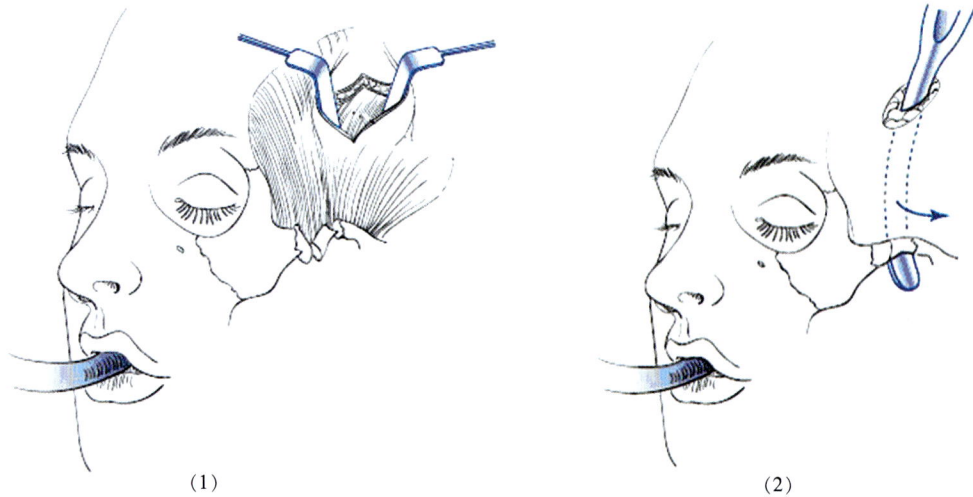

图 3-7 颧弓骨折的颞部入路复位术
(1)颞部切口；(2)插入剥离器

5. 重要解剖结构的辨认与保存

需保护颞浅动静脉不受损伤,切口务必在颞浅动静脉前方发际内,器械接近颧弓时务必位于颧弓内侧,以避免损伤面神经。

6. 术中、术后并发症的诊断和处理

(1)颧部不对称,局部仍塌陷明显:需再次行手术治疗。

(2)张口受限,张口度小于3横指:2周后可行张口训练。

(3)面神经颞支损伤:颞部运动减弱甚至局部面瘫,故术中尽量避开面神经走向,行钝性分离。

7. 经验和评述

虽然此法切口隐蔽、操作简单,但切口至骨折复位点路径长,手术分离创伤大,且无法明视骨折断端,故骨段固定有一定困难。

（三）口内入路复位术

口内入路复位术又称"Keen法",适用于单纯颧弓骨折,即Zingg A1型。

1. 手术指征

单纯颧弓骨折,张口受限,面部塌陷。

2. 术前准备

(1)摄华氏位片或颧弓切线位片、CT 或三维 CT。

(2)准备骨膜剥离器。

(3)全口洁治。

3. 麻醉与体位

局麻,平卧,头偏向健侧。

4. 手术步骤

从口内磨牙区的前庭沟做长约 2 cm 的水平切口,切开黏骨膜,用骨膜剥离器沿上颌骨表面向后上方伸至颧弓骨折内侧,向骨折受力的相反方向用力抬起移位颧弓至正常位置,即可在口外骨折处感觉到凹陷变平,然后剥离器前后移动以恢复颧弓完整的外形。见图 3-8。

5. 重要解剖结构的辨认与保存

眶下神经血管束从位于眶下缘中点下方约 0.5 cm 眶下孔穿出,剥离时朝后上方向,一般不会伤及。前庭沟切口后缘仅达第一磨牙远中侧,剥离时动作轻柔,颊脂垫的疝出机会将大大减少。

6. 术中、术后并发症的诊断和处理

(1)颧部不对称,局部仍塌陷明显:需再次行手术治疗。

(2)张口受限,张口度小于 3 横指:2 周后可行张口训练。

(3)术中大出血:手术剥离时应尽量紧贴上颌骨外后壁至颧弓。

7. 经验和评述

此法切口位于口内,操作简单。但有无法明视骨折断端、难以固定、口内手术入路易感染等缺点。

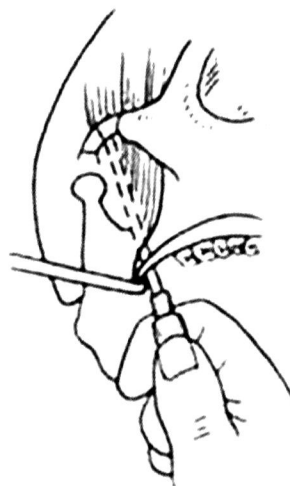

图 3-8 颧弓骨折的口内入路复位术

(四)局部小切口切开复位术

适用于 Zingg A2 型、A3 型、B 型骨折。微创,隐蔽。

1. 手术指征

颧面部塌陷畸形,张口受限,复视,全身情况能够耐受手术。

2. 术前准备

(1)摄 CT 或三维 CT。

(2)有眼球活动受限或视物困难者,请眼科会诊。

(3)合并颅脑损伤或全身情况难以耐受手术者,待全身情况稳定后手术。或采用简单复位方法,以避免可能引起的严重功能障碍和面部畸形。

3. 麻醉与体位

全麻,平卧,头偏向健侧。

4. 手术步骤

眉弓外切口,顺眉弓向外做长约 2 cm 弧形切口,切开皮肤、皮下、肌层,剥离骨膜,以暴露颧额缝的骨折(图 3-9);口内上颌后牙前庭沟切口,剥离器从骨膜下向上分离,以暴露颧上颌缝骨折,并松解眶下神经血管束,显露眶下缘骨折(图 3-10)。当显露所有支柱后,经口内前庭沟切口伸入一器械至颧骨体后下方,用力使颧骨复位,检查骨折线、颧骨外形高点及眶下缘的连续性是否完全恢复,若已恢复则不用再做切口。否则应做结膜切口或眶缘切口或睑下切口,以暴露眶下缘骨折处(图3-11)。然后以小钛板或微钛板固定。颧额缝、眶下缘选用1.3～1.5 mm微钛板,颧上颌支柱选用2.0 mm小钛板。

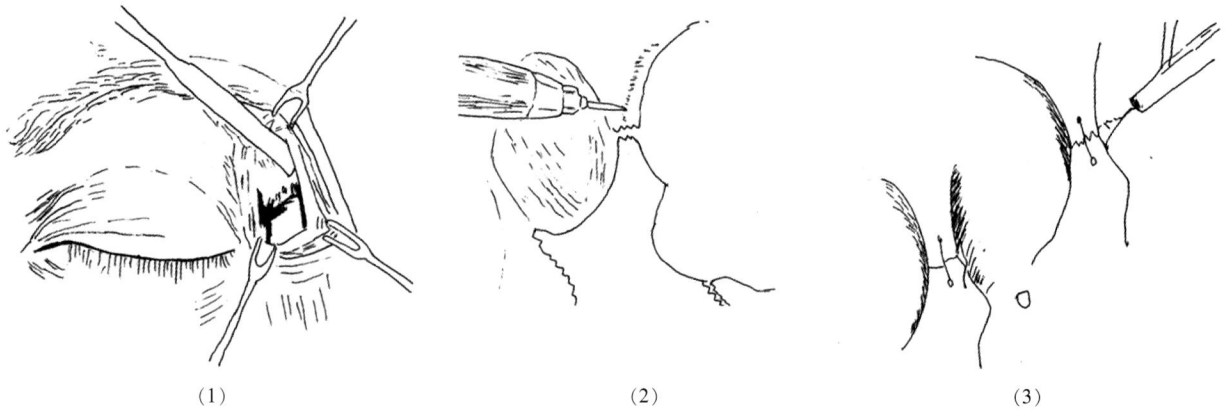

(1)　　　　　　　　　(2)　　　　　　　　　(3)

图3-9　经皮颧额缝骨折固定术

(1)显露骨折部位；(2)骨断端钻孔；(3)固定

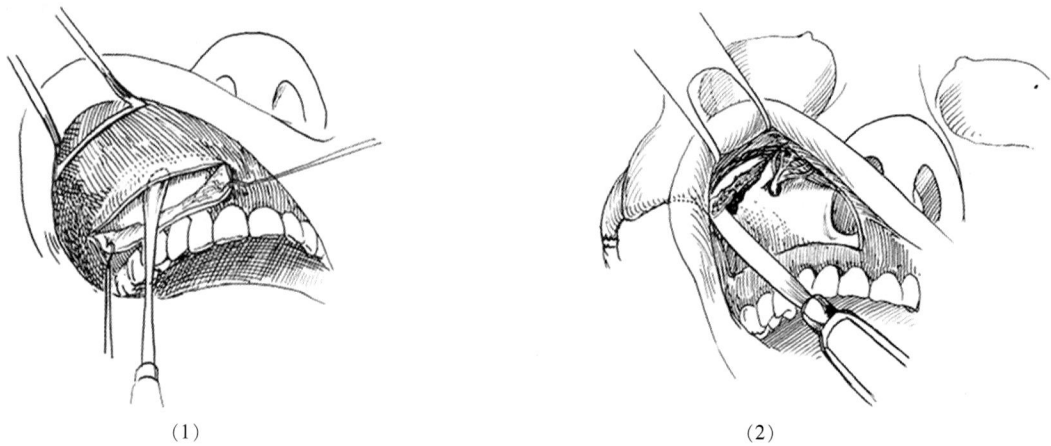

(1)　　　　　　　　　　　　　　　　(2)

图3-10　经前庭沟颧上颌缝骨折固定术

(1)切口及分离黏骨膜；(2)显露骨折部位并固定

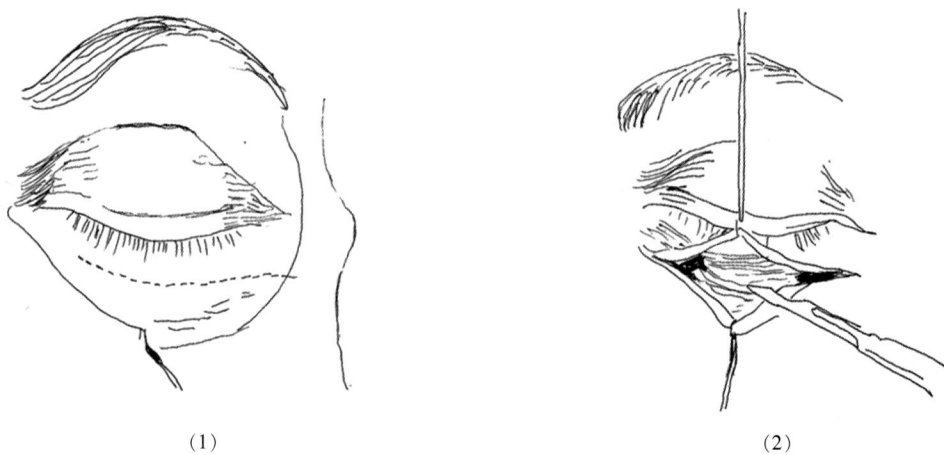

(1)　　　　　　　　　　　　　　　　(2)

图3-11　眶下缘骨折固定术

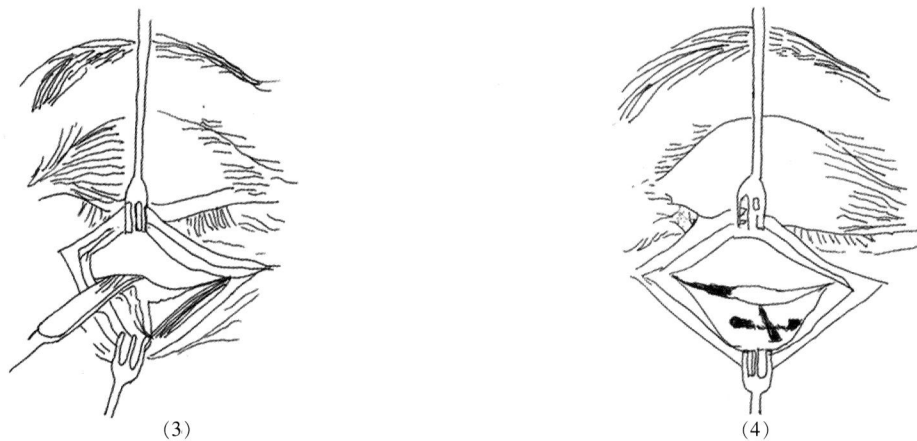

图 3－11 眶下缘骨折固定术(续)
(1)切口；(2)分离；(3)显露骨折部位；(4)固定

5. 重要解剖结构的辨认与保存

眉弓皮肤入路时切口不能超过眉弓外侧 0.5 cm,以免损伤面神经颞支。切面应倾斜,以防损伤毛囊,导致眉毛脱落,致双侧不对称。结膜切口、眶缘切口或者睑下切口至骨膜下暴露眶底骨面时,务必注意不能使眼球过度受压,可用眼球护板从眶底骨膜下轻轻拉开眼内容物,暴露眶底骨面后再复位。经口内前庭沟切口向上剥离时应注意切勿损伤眶下神经血管束,若眶下缘骨折因眶下神经血管束的存在而难以固定时,可将神经血管束周围组织稍作松解,然后再固定。

6. 组织缺损的处理与立即整复

眶底若有明显的骨质缺损,眶内容物嵌入上颌窦时,应首先小心将嵌入的眶底组织复位,眶底骨性缺损应用自体骨或其他材料修复。自体骨一般多用颅骨外板,其他材料可选用各种生物相容性好的替代材料。

7. 术中、术后并发症的诊断和处理

(1)眼并发症:最严重的并发症为失明,虽然可在受伤时出现,但医源性失明也有报道。因此,应强调眼科协同处理的重要性。术后 48 h 内,应经常检查视力情况。约有 30% 的患者手术后出现暂时轻度视力改变,视力严重下降者应行眶内探查,尤其注意眶内有无出血或止血不彻底的情况。

持续复视是最常见的眼部并发症,发生率近 7%。因神经受损和眼外肌挫伤而致的复视,应在随访至少 6 个月后再决定是否手术处理。

眼球内陷,一般认为是眶容积改变或相对改变引起的,尤其是眶底塌陷引起眶容积的改变所致,有人认为是外科手术后眶内脂肪坏死的结果。因此眶内的手术应细心,动作轻柔。如眶底有缺损,需在眶内植骨或者植入生物相容性好的替代材料等。

(2)下睑移位:下睑可分为外板(皮肤、眼轮匝肌)和内板(睑板/囊睑筋膜和结膜)两层。下睑外翻系外板损伤所致,最常见于睑下入路,皮肤及眼轮匝肌瘢痕引起下睑外翻。其结果,轻者出现巩膜外露或结膜刺激症状,重者可发生角膜溃疡。下睑内翻系内板损伤造成,多见于经结膜入路术后。结膜、睑板或囊睑筋膜的瘢痕挛缩,导致角膜与睫毛摩擦,角膜暴露。下睑移位及巩膜外露的有效治疗方法是按摩。如症状严重,保守治疗无效,应予手术矫正。睑外翻多与术前下睑过度松弛有关,睑板部分切除术可使下睑复位并收紧,可配合睑板前部挛缩松解术。重度睑外翻病例可采用皮片移植予以矫正。睑内翻最有效的治疗方法是在后板区移植腭黏膜,松解瘢痕,使下睑趋向外翻。

(3)面部不对称:术后面部不对称的主要原因是初次手术时复位及固定不妥,陈旧性骨折骨断端吸收或受压变形,多数需行手术矫正。重度不对称需行截骨术或骨移植术进行整复。有条件的可在导航下手术。

(4)其他:眶下神经损伤通常发生于受伤时,系骨折线横过眶下孔所致。术中需松弛眶下孔,术后给予营养神经药,但效果难以预料。

8. 经验和评述

此法可在直视下开放复位进行内固定,效果良好,术后瘢痕小,应仔细操作,使面神经功能无损伤,外形及功能恢复良好。最适用于早期 Zingg B 型骨折。

（五）开放复位固定术

适用于颧骨复合体粉碎性骨折,含或不含颧弓粉碎性骨折,即 Zingg C 型。

1. 手术指征

颧骨体粉碎性骨折,含或不含颧弓粉碎性骨折,张口受限,面部塌陷畸形,复视,全身情况能够耐受手术。

2. 术前准备

(1)摄三维 CT,有条件者制作三维头模,模型外科切割、拼对,预成钛板做模板。

(2)有眼球活动受限或视物困难者,请眼科会诊。

(3)合并颅脑损伤或全身情况难以耐受手术者,待全身情况稳定后手术。或采用简单复位方法,以避免可能引起的严重功能障碍和面部畸形。

3. 麻醉与体位

全麻,平卧,头偏向健侧。

4. 手术步骤

取患侧头皮半冠状切口,头皮切口位于发际后至少 2 cm,由颅顶开始,延伸至耳轮根,必要时切口可向对侧延长。切面应尽量倾斜,以多保留毛囊。切开头皮及颞顶筋膜后,在颞肌筋膜浅层表面分离。在颧弓上方近 2 cm 处做一水平切口,切开颞肌筋膜浅层,显露颞脂垫,然后在颧骨及额骨骨膜下分离,以避免损伤面神经颞支。于骨膜下向下剥离,可显露眶缘、眶壁、颧骨、颧弓、额骨、鼻骨及上颌骨前壁(图 3 - 12)。松解各骨折片,去除其间的骨痂,由颧弓开始,按术前模型切割后的方式拼接,在模板的指导下先恢复颧弓的长度及弧度,来确定颧骨的前突度及面侧宽度,然后恢复颧骨体上、下和前端,并以颧蝶缝的恢复为标志。与模型对照,尽量使双侧面形对称。最后用预成钛板完成坚强内固定。

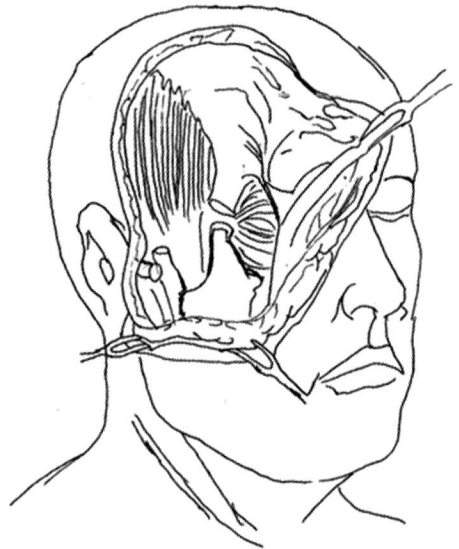

图 3 - 12　冠状切口广泛暴露颧骨骨折

5. 重要解剖结构的辨认与保存

(1)面神经颞支自颞面干发出后,经髁突浅面或前缘距耳屏前 10～15 mm,出腮腺上缘,紧贴骨膜表面,越过颧弓后段浅面,行向前上,分布于额肌、眼轮匝肌上、耳前肌和耳上肌。切开头皮及颞顶筋膜后,经颞肌筋膜浅层深面向下分离,可有效避免损伤面神经颞支。

(2)在松解眶上神经血管束后,往下剥离眼球时,切勿使其过度受压,可用眼球护板从眶底骨膜下轻轻拉开眼内容物,暴露眶底骨面后再复位。

(3)眶下神经血管束从位于眶下缘中点下方约 0.5 cm 眶下孔穿出,此结构较粗大,解剖此处时,小心操作,可避免损伤。

6. 术中、术后并发症的诊断和处理

(1)眼部并发症:同局部小切口切开复位法。

(2)面部不对称:术后面部不对称的主要原因是初次手术时复位及固定不妥,或是骨折部位多,以及长时间后骨断端吸收,Zingg C 型骨折最易出现,常需行截骨术或骨移植术进行整复。

(3)颞部凹陷畸形:多由于手术时颞肌剥离过大,术后没有复位引起。因此在固定完伤口并冲洗后,应行颞肌复位并原位缝合固定。

(4)其他:眶下神经损伤通常发生于受伤时,系骨折线横过眶下孔所致。术中需松弛眶下孔,术后给予营养神经药,但效果难以预料。

7. 组织缺损的处理与立即整复

眶底若有明显的骨质缺损,眶内容物嵌入上颌窦时,应首先小心将嵌入的眶底组织复位,眶底骨性缺损应用自体骨或其他材料修复。自体骨一般多用颅骨外板,其他材料可选用各种生物相容性好的替代材料。颧骨颧弓缺损,可取髂骨、肋骨或植入生物替代材料。游离骨移植需考虑骨吸收问题。

8. 经验和评述

此法优点在于显露充分,明视下复位固定易于操作且复位固定效果好,并避免了面部多处切口和术后瘢痕。但具有出血多,切口周围感觉消失,易引起局部秃头症、面神经损伤、颞部凹陷畸形等缺点。

五、眶骨骨折复位固定术

(一)爆裂性骨折复位固定术

合并有爆裂性骨折(图 3-13)的眶下壁骨折,眶缘完整,眶内软组织嵌顿于骨折处,眼球垂直方向运动受限,发生复视和眼球内陷。

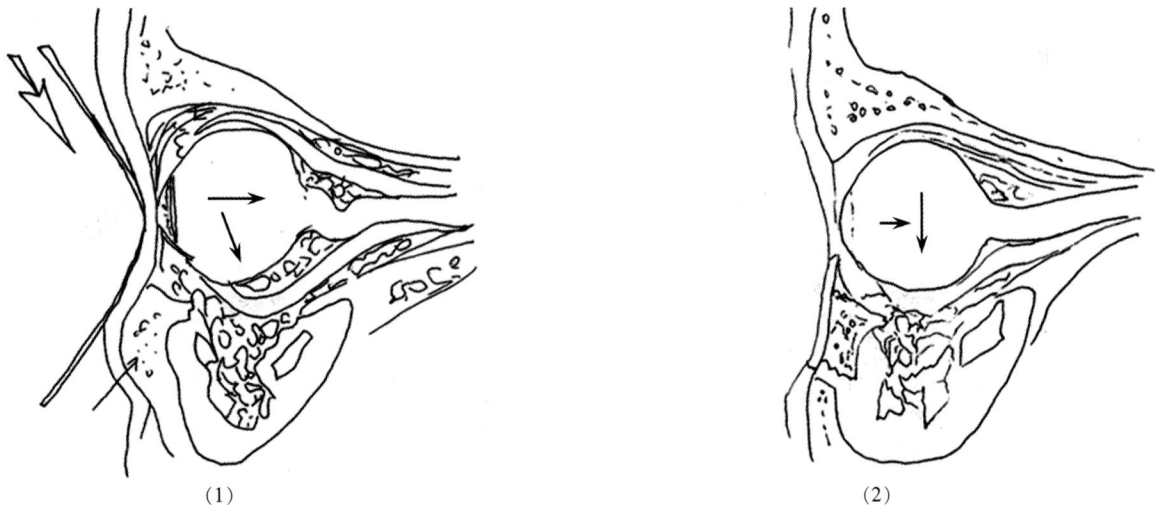

(1)　　　　　　　　　　　　　　　　　　　　(2)

图 3-13　爆裂性骨折模式图
(1)单纯性眶底爆裂性骨折;(2)合并眶缘骨折的眶底爆裂性骨折

1. 手术指征

(1)适应证。

眼球的强迫旋转运动受限。在球结膜表面麻醉下用有齿镊夹住下直肌止端,做牵拉试验,牵拉眼球做垂直和旋转运动。若运动受限,是牵拉试验阳性(图 3-14),乃眼外肌嵌顿所致;若运动不受限,是牵拉试验阴性,乃运动神经受伤所致。术前做肌电图,肌电图正常,表示眼肌嵌顿,是手术适应证;如果肌电图不正常,表示有神经损伤,不适合手术。

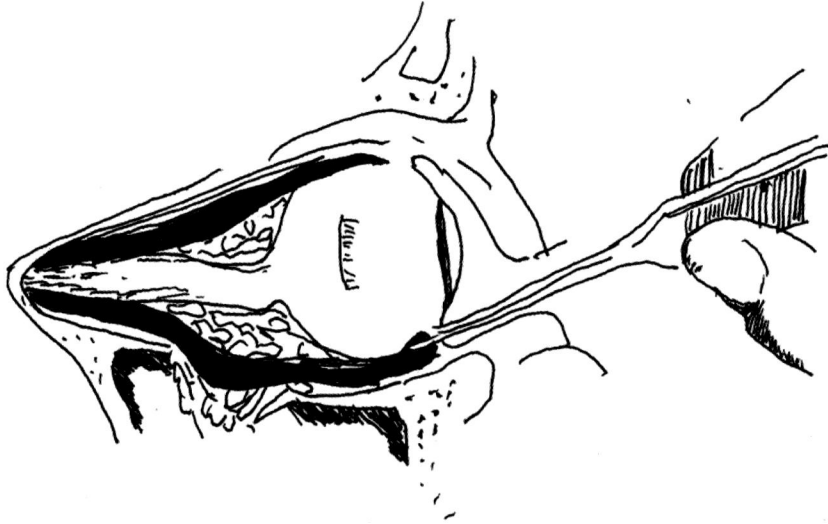

图 3－14　眼外肌嵌顿导致的牵拉试验阳性

X线及CT检查。可以证实眶底骨折的部位、形态、范围，有无眶内容脱出及是否合并眶内、外、上壁骨折。

眼球陷落。常伴有上睑假性下垂、睑板上沟加深及水平方向睑裂缩短者。早期陷落多因眶底下沉、软组织陷入副鼻腔、眼外肌嵌顿于骨折处将眼球拉向后方所致，晚期陷落则因眶内脂肪坏死、萎缩或眼球后瘢痕组织收缩所致。

（2）禁忌证。

伤后不适宜立即手术，特别是尚有外伤性水肿时。但亦不宜太晚，特别是儿童，骨的生长很快，超过7 d被嵌顿的组织就不容易游离；超过3周，就可以发生各种后期并发症，使手术变得难于进行。

有学者曾提出，爆裂性眶下壁骨折提倡保守治疗，不赞成手术。但多数人认为，是否手术应根据具体情况确定，即有无上述的3条适应证。凡伤后没有出现复视，或者经过2周后复视逐渐减轻者，除非X线检查显示眼下壁有大片缺损，将来有可能发生眼球内陷者外，基本上不应手术。

对合并有眼球穿通伤及外伤性视网膜脱离的病例，应首先处理穿通伤，禁忌过早进行眼眶手术，以免加重眼球的损伤。

2. 术前准备

（1）摄三维CT，尤其要做冠状位重建，以明确眶底爆裂性骨折的程度和软组织嵌顿程度。

（2）有眼球活动受限或视物困难者，请眼科会诊。

（3）合并颅脑损伤或全身情况难以耐受手术者，请神经外科评价，待全身情况稳定后手术。

3. 麻醉与体位

局部麻醉。根据采用的切口位置，注入2%利多卡因和0.75%丁哌卡因各半混合液，并加入数滴肾上腺素。患者头部轻度后仰，使颜面中线与身体形成一直线，术者可以同时看到两侧的颜面。

4. 手术步骤

（1）暴露眶底骨折：①皮肤切口（图3－15）。在距下睑睫毛下缘2 mm处，做皮肤水平切口，用蓝色染料做标记。局部浸润麻醉，助手用指压着眶下动脉，切口深达眼轮匝肌及睑板，分开眼轮匝肌，暴露眶隔并剥离，直达眶缘，然后沿睑板下缘切开眶缘处骨膜，循眶下壁向后剥离，并用器械将骨膜抬起，暴露骨折区。此切口的优点是术中游离被嵌顿的眶内组织比较容易，手术后瘢痕很少。②结膜切口（图3－16）。用缝线牵开下睑，沿睑板下缘水平切开结膜，沿眶隔后方剥离结膜至眶缘，水平切开眶缘处骨膜，剥离骨膜暴露骨折区。此切口优点是：适用于小而没有眼球运动受限的爆裂性眶底骨折，手术后没有皮肤瘢痕。③上颌前庭沟切口。适用于较大的爆裂性眶下壁骨折。优点是：分离嵌顿的眶组织比较容易，能较好地清除上颌窦内的碎骨，填塞上颌窦，以恢复眶下壁外形。缺点是这个切口可以影响尖牙及前磨牙的存活率,对 12 岁以下儿童,切口入路可以破坏恒牙的生长。

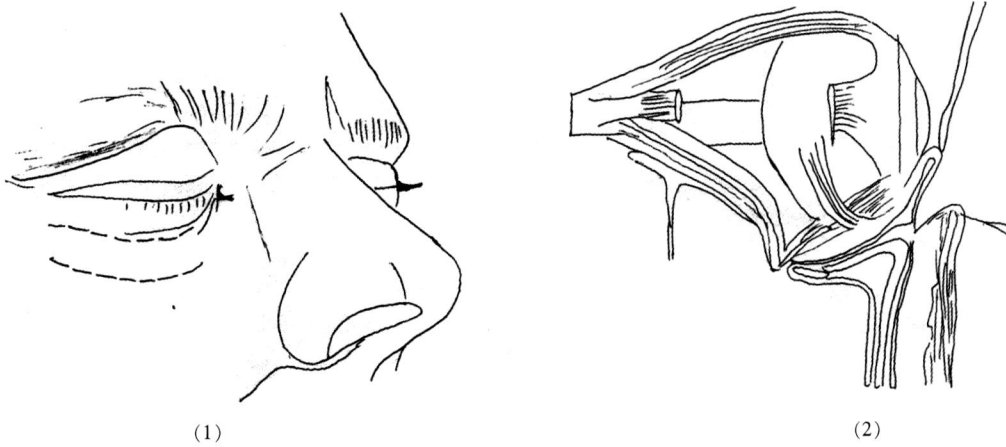

(1)

(2)

图 3 - 15 经皮睑缘切口

(1)切口;(2)分离

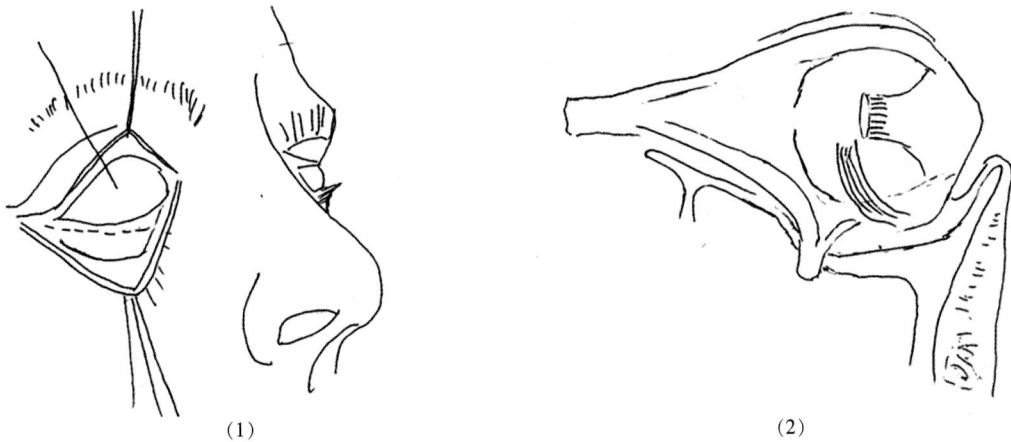

(1)

(2)

图 3 - 16 经结膜切口

(1)切口;(2)分离

(2)暴露骨折区,去除碎骨片:暴露骨折区后,将骨膜从眶底掀起,以浸泡有 1∶5 000 肾上腺素的药棉填塞止血。操作时不要损伤眼球、眶下沟及眶下神经。

(3)松解被嵌顿的软组织:将眶下壁骨折充分暴露,直到缺损的后部边界,用睑板将下直肌、下斜肌及眶内软组织推向上方。用骨膜分离器及组织钳伸入骨质缺损处,夹住被嵌顿的组织,从骨折部位向上提拔,将被嵌顿组织提起后,再次重复牵拉试验,直至眼球各方向运动均恢复正常。然后取出碎骨,将吸引器伸入上颌窦并吸出血块及碎骨片。

(4)重建眶下壁(图 3 - 17):嵌顿的组织可以很快地游离,牵拉试验显示眼球运动完全恢复正常,除了很小的眶下壁骨折不需要修补外,其余各种眶下壁骨折都必须修补。

修补眶下壁可以使用自体骨移植。自体骨一般多取自髂骨光滑的内侧面或上颌窦前

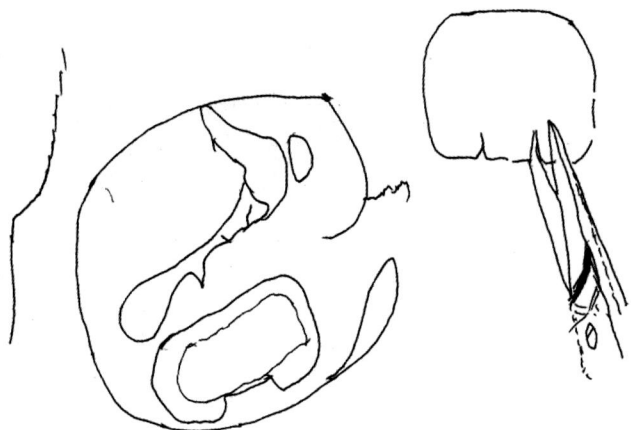

图 3 - 17 眶下壁重建

壁;或者采用生物材料,如羟基磷灰石、钛网、聚乙烯、甲基丙烯酸甲酯等。

不论采用何种材料,其最终目的都是重建眶下壁,封闭眼眶与上颌窦的联系,恢复受伤前眼眶的容积。

5. 重要解剖结构的辨认与保存

(1)术中应取柔软钝头的脑膜拉钩分开切口,并且要间歇放松,以免损伤眼球。

(2)术中应保护眶隔,避免切穿,以免眶脂溢出。

(3)不要任意扩大手术区而造成眼内出血,分离眶后部骨折及植入移植片时,不要压伤眼眶后部的血管和视神经,以免造成眶后大出血及视神经损伤,甚至失明。

6. 术中、术后并发症的诊断和处理

术后常见的并发症包括眼球内陷矫正不足、眶下神经损伤、上睑下垂、限制性斜视及复视加重。植入物量估计不足是导致术后眼球内陷矫正不足及下睑下垂的主要原因。修补眶下壁骨折时,植入物压迫眶下神经,是眶下神经损伤的直接原因;但若植入物量过大,则会导致眼球运动障碍、眼球偏位、复视;眼外肌嵌顿分离不彻底或者植入物压迫眼外肌都可导致限制性斜视及复视。

7. 经验和评述

(1)爆裂性骨折有不同的类型,严重程度也不相同;因此,术者必须随时检查,调整手术方法。

(2)爆裂性骨折主要是指眶下壁及眶内壁骨折,很少有累及眶上壁者,爆裂性骨折不一定都要手术治疗,有的可以不手术,当下直肌被嵌顿时,不要硬拉出来,而是要将骨折缝加大,让嵌顿的肌肉松解后取出。

(3)术中发现眼球被固定,牵拉试验失败,X线摄片有骨折即应手术。

(4)上颌窦腔植入纱布条时,不能太紧,要定期取出,防止化脓。植入片和眶底之间不要留有无效腔,以免细菌滋生。

（二）鼻眶筛骨折复位固定术

鼻眶筛(naso-orbita-ethmoid,NOE)是人体最为复杂的解剖区域,特指面中部由两侧眶上孔和眶下孔之间构成的矩形区域,范围包括鼻骨、额骨、上颌骨额突、泪骨、筛骨,位于颅、眶及鼻三者交叉区域,又称"鼻上颌泪额筛区"。图3-18所示为目前临床常用的Markowitz分类法。

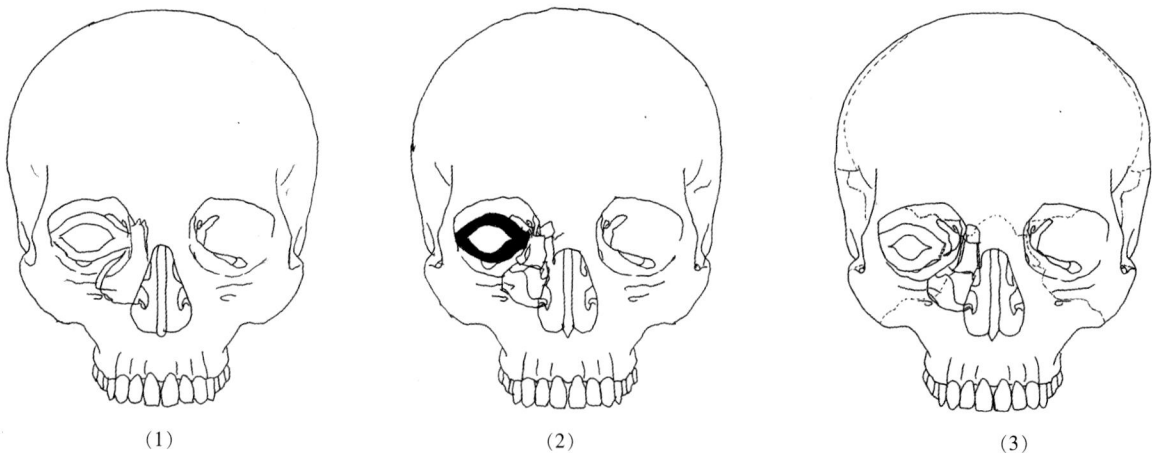

| (1) | (2) | (3) |

图3-18 鼻眶筛骨折的Markowitz分类法

(1)Ⅰ型:中央骨段整块骨折,无移位或轻度移位,内眦韧带未剥离;

(2)Ⅱ型:中央骨段部分粉碎、移位,但内眦韧带未从骨片上剥离;(3)Ⅲ型:中央骨段粉碎性骨折,内眦韧带剥离

1. 手术指征

(1)适应证:①严重的面部畸形和功能障碍。突出的表现是以鼻根部为中心的面中部畸形。鼻根及内眦部因骨折下陷而呈扁平状,内眦角变平、内眦窝消失,伤侧眼裂缩短,而内眦距中线的距离明显比对侧增宽,可有眼球移位。鼻泪管损伤导致溢泪。②出血。鼻出血常见,多为鼻黏膜损伤所致。若有筛前

动脉或筛后动脉破裂,则出血猛烈,一般鼻腔填塞法难以止血。③眼部症状。上、下眼睑淤血,可出现典型的"眼镜征"。多伴有程度不等的眼部损伤,如球后血肿、视网膜水肿和视神经损伤、眼球内陷、眼球运动受限等,眶骨膜撕裂后可有复视和半侧头痛。

(2)禁忌证:①患者昏迷;②脑脊液鼻漏和耳漏较多;③有颅内感染症状和体征;④休克或血容量不足;⑤有威胁生命的胸腹、四肢伤;⑥局部有感染。

但早期处理不当或延期处理容易造成骨折错位愈合,软组织瘢痕收缩,导致面部畸形,使得Ⅱ期整复变得十分困难。

2. 术前准备

(1)摄三维 CT,最理想的方式是薄层扫描,并重建鼻眶筛区,可明确骨折的分类,以便明确手术方式。

(2)鼻眶筛骨折往往合并前颅底骨折,可能存在脑脊液鼻漏,宜请神经外科评估,待全身情况稳定后手术,或神经外科协同手术,同期修补脑脊液鼻漏。

(3)若同时存在视神经损伤,也可请眼科协同处理。

3. 麻醉与体位

全麻,取平卧位。

4. 手术步骤

(1)手术切口的选择:一是要求手术视野开阔,最大限度暴露骨折断端,以利于骨折复位固定;二是要求切口隐蔽,瘢痕不明显,以利于同步同术野进行整形美容及功能重建。因此往往需要用多个切口联合才能达到要求。常用的切口有:①冠状切口:能显露眶上缘、眶外侧壁、鼻根、额缝和额弓。不需附加切口,即可从颅顶取得所需移植骨块。冠状切口是显露 NOE 区域最好的方法。国内外文献有报道,在颌面部骨折中采用此切口取得满意的效果。②下睑切口:可显露眶底、眶下缘和颧颌缝。

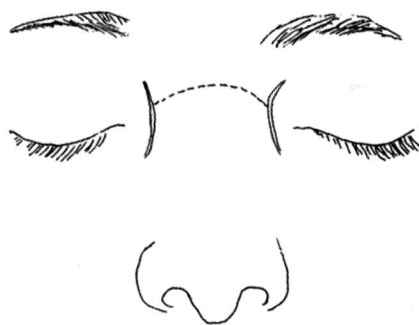

图 3-19　鼻根正中和外侧切口

③口内前庭切口:根据需要决定切口长短,能显示上颌骨前外侧壁、颧骨体,向上与下睑切口相通,向外与冠状切口潜行相通。④鼻根正中切口(图 3-19):内眦韧带附着骨片能得到解剖复位和固定。⑤鼻根外侧切口(图 3-19):能显露鼻额缝和内眦、鼻泪管等。

(2)骨折片的固定(图 3-20):尽可能地将骨折片准确、完全复位,必要时可先将骨折片用医用钢丝结扎。根据具体情况用微型钛板固定于额骨、梨状孔、眶上缘或眶下缘上。

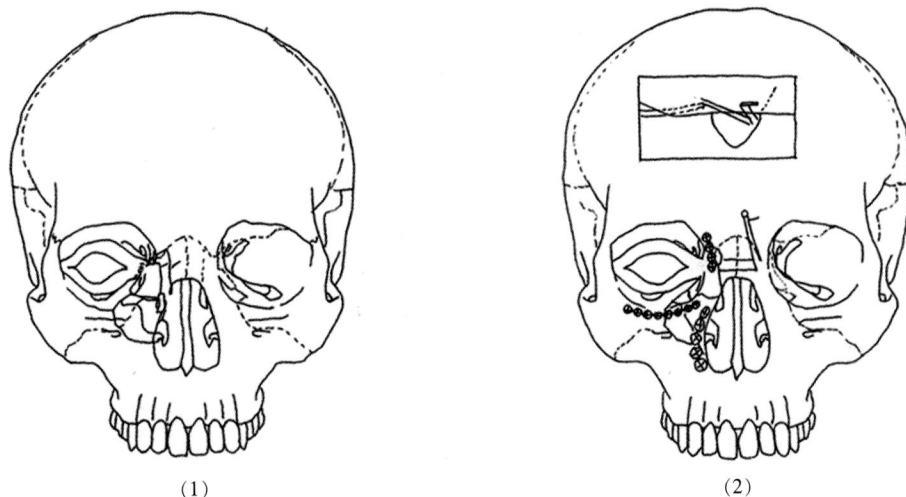

(1)　　　　　　　　　　　　　　　　　　(2)

图 3-20　骨折片的固定图

(1)医用钢丝固定;(2)钛板固定

不完全骨折：经口内上颌龈颊沟切口进入，显露眶下缘和梨状孔，用钛板做坚强内固定。

完全性骨折：冠状切口＋口内切口显露，冠状切口是显露 NOE 区域最好的方法。将移位的额突上部复位并用钛板和螺钉固定在眶上缘上；NOE 下部骨折处理同不完全骨折，也可经下睑缘下切口进入。双侧完全性骨折时，骨折段呈单一整体移位，显露后用钛板和螺钉将骨折段固定于眶下缘、梨状孔和额骨上。

5. 重要解剖结构的辨认与保存

（1）眶谷的重建：即使经细致的复位重建后，NOE 骨折的患者仍可出现鼻眶区肥厚，尤以鼻眶谷明显。其原因是冠状头皮瓣的简单复位并不能保证与下方骨组织的紧密接触。解决的方法是，创口缝合后用印模或热凝塑料鼻背夹板压迫，仔细修整，尤其注意鼻尖部形态恢复，磨除干扰眼睑和内眦韧带部分，伸入鼻眶谷(naso-orbital valley)，术后数日内用胶带加压保持，形成鼻眶谷。

（2）内眦韧带及其附丽骨片的处理（图 3-21）：经鼻复位内眦韧带附丽骨片是维持眦间距离最重要的步骤，在泪窝后方钻一小孔（粉碎性骨折无须钻孔），用医用钢丝做穿鼻结扎(transnasal wiring)，尽可能收紧形成水平褥式固定。必要时辅用微型钛板加固。无论 NOE 骨折是否为双侧，都应将一侧上颌骨额突用钢丝与双侧额突做水平褥式固定。

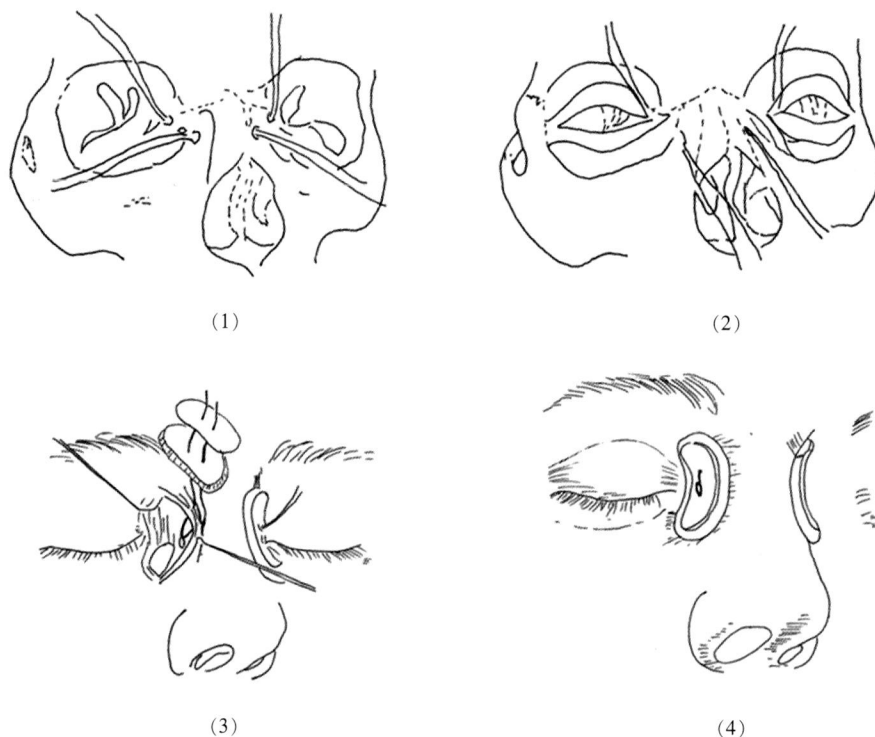

(1)　　　　　　　　　　(2)

(3)　　　　　　　　　　(4)

图 3-21　内眦韧带及其附丽骨片的处理
(1)钻孔；(2)经鼻置入医用结扎丝；(3)用微型钛板加固；(4)实行双侧结扎固定

6. 术中、术后并发症的诊断和处理

（1）视神经损伤的判断及早期处理：视神经分为球内段、眶内段、视神经管内段（骨管内段）及颅内段。视神经管内段位于狭窄的视神经管中，长 5～6 mm。骨管由蝶骨小翼上下两根相接形成，由三层脑膜包裹。其硬脑膜分为二层，外层与骨膜融合在一起；内层则与蛛网膜和软脑膜相连，有固定该段视神经的作用。软脑膜上的小血管提供该段神经营养，眼动脉亦在管段中并进，整个视神经管位于眶尖部。

视神经管骨折的原因，多见于眶尖部损伤。临床诊断的依据有以下几点：

视力下降：伤眼视力的改变，随伤情轻重而异，有的伤后立即锐减，甚至失明，瞳孔直接对光反应消失，间断对光反应灵敏，经 3～4 d，视力可逐渐恢复，经 4～7 周完全恢复。如果伤后视力消失，1 周后无好转,则以后的视力难以恢复。

视野改变:早期呈向心性缩小,或颞侧或外下方视野丢失。平面视野检查有中央暗点、傍中央暗点或视盘-黄斑联合暗点。

眼底变化:伤后 3 周,视盘颞侧淡白,毛细动脉变细。以后可以加重,甚至整个视盘苍白,显示视神经已萎缩。

鼻出血:视神经管旁的筛骨及蝶窦骨折,窦内黏膜受损,可发生出血,流入鼻腔。其发生率达 80%,成为本病的一个重要体征。

X 线摄片:少数病例可以看到颅骨骨折线,但如果无骨折线,也不能排除视神经管骨折。

对视神经管内段创伤的治疗,在伤后早期,为预防血管收缩,应早期做球后注射血管扩张剂;当视网膜中央动脉有痉挛或血栓形成时,要及时使用抗血管痉挛药物。为了减少视神经本身及其营养血管因水肿而遭受压迫,可以适当使用大剂量皮质类固醇和纤维溶解酶。

手术治疗一般采用视神经管减压术,目的是使视神经管减压或切除蛛网膜粘连。

具体手术方法请参阅专著,手术一般由神经外科与眼科医师执行。

(2)眶骨骨折的处理和眼球内陷的矫正:眶内壁骨折是 NOE 骨折的重要表现,同时并发眶下壁爆裂性骨折,是后期眼球内陷的重要原因。复杂眶骨骨折手术指征及时间的选择尚有争议,多数学者支持早期治疗。黄炜等认为:复视 14 d 不缓解,眼球内陷超过 2 mm 及 CT 证实骨折面积较大或有组织嵌塞及局部外观畸形必须及时手术,同时施行视神经管开放减压术。并应在早期大量使用皮质类固醇、脱水剂及营养视神经药物如胞磷胆碱、脑细胞生长肽等。但眼球有破裂伤是早期手术的绝对禁忌证。NOE 骨折伴随眼球损伤无法进行手术而导致眼球内陷、复视等畸形得不到改善,Ⅱ期整复时常不易达到理想效果。为此,初期手术中应力争达到精确复位。

(3)创伤性鞍鼻畸形的矫正:外鼻支架大致可分为上方的骨性支架和下方的软骨性支架,NOE 骨折主要为上方的骨性支架骨折,但骨折后产生的畸形往往涉及整个外鼻,故治疗亦应考虑恢复整个鼻支架的正常结构。NOE 骨折常合并鼻中隔的塌陷、鼻背短缩,因此手术时不仅要重建鼻背高度,同时还要尽量恢复鼻部长度。特别是后期伴有表面瘢痕者,鼻背处软组织弹性差,只有采用自体骨组织移植才能将塌陷的鼻部软组织稳定撑起,恢复鼻的长度及鼻背、鼻尖的高度。

7. 经验和评述

提倡尽早手术,按序处理。首先,应进行额窦骨折处理,尤其注意鼻额管的损伤,根据额窦骨折的具体情况选择单纯骨折复位固定、额窦填塞、额窦颅腔化等手术;其次,通过复位骨折片、修补骨缺损和坚强内固定完成中央骨段的重建;再次,复位并固定内眦韧带,维持眼球的正常位置;最后,进行眶内侧壁的重建及外鼻骨性支架重建。

六、内镜辅助下髁突骨折的微创复位固定术

1. 手术指征

在临床中多用于髁突骨折、髁突外侧重叠移位及髁突中度脱位的病例。

关节内镜在髁突骨折治疗中不能应用于陈旧性骨折,即使移位很小的陈旧性骨折也不能达到很好的治疗效果;也不适用于粉碎性骨折和髁突严重脱位的患者。

2. 术前准备

(1)摄三维 CT,尤其冠状位重建,以明确髁突骨折的位置,以及髁突头和关节凹的相对关系。

(2)准备必要器械,一般临床应用较多的器械有穿颊拉钩和侧壁螺丝刀,用来进行微创的接骨板的固定。

3. 麻醉与体位

全麻，平卧位，头偏患侧。

4. 手术步骤

口内入路（图3-22）与下颌骨支矢状劈开后退术的切口相似，在下颌支前缘、翼下颌韧带前外方做长2～3cm的纵行切口，顺下颌骨支内外侧骨板分离至骨断端。此过程中应避免损伤下牙槽神经血管束。分离后通过拉钩提拉形成内镜工作间隙，置入内镜（图3-23），在内镜直视下行骨折的复位。复位后置入四孔微型钛板固定，侧壁钻头和侧壁螺丝刀（图3-24）可直接钻孔后以螺钉固定。若无侧壁钻头等器械，则需利用穿颊拉钩（图3-25）在耳前区骨折相应皮肤处做一小的穿刺切口，插入套管，利用套管形成的通道钻孔行钛板固定。以上操作均在内镜下进行，因此始终可以观察到下颌支断端骨的对合情况，保证精确的解剖复位和良好的咬合关系。

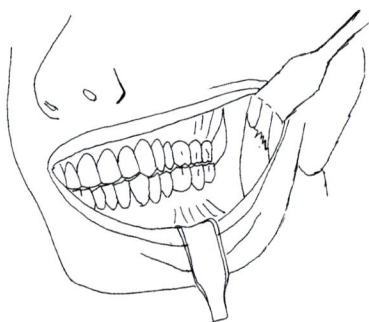

图3-22 髁突低位骨折的口内手术入路

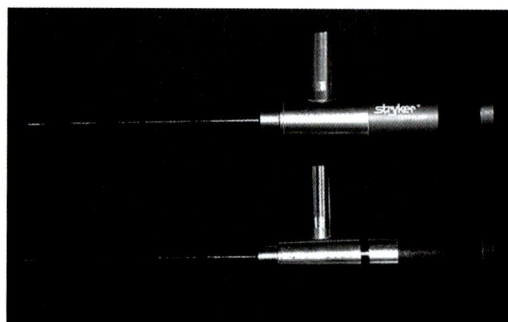

图3-23 内镜镜头

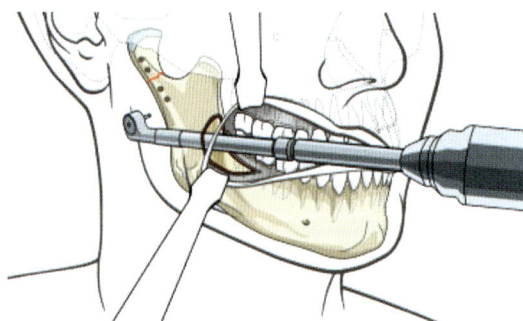

（1）

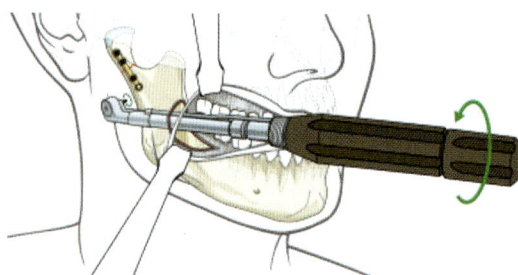

（2）

图3-24 用侧壁钻头和侧壁螺丝刀固定术

（1）钻孔；（2）微型钛板固定

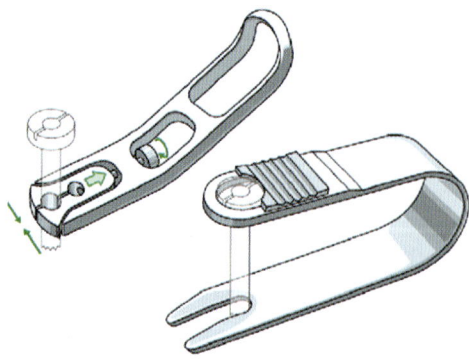

（1）

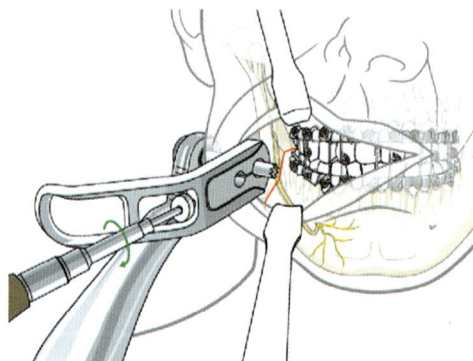

（2）

图3-25 穿颊拉钩固定术

（1）拉钩；（2）固定骨折

5. 重要解剖结构的辨认与保存

通过扣诊找出下颌骨内侧、外侧、下缘、后缘和下颌切迹等的位置。可用标志点包括下颌骨内侧缘、下颌角点对侧的切迹、下颌角、下颌骨后缘、颞下颌关节区、颧弓、下颌支前缘和下颌体的外侧边界。

6. 术中、术后并发症的诊断和处理

微创髁突骨折复位固定术最可能出现的并发症为术区出血,这种情况出现的原因往往是在分离下颌骨下缘和后缘时,未将位于此部位的颈外动脉分支小心保护。一般来说,通过一些特殊器械,如下颌骨下缘和后缘的骨膜剥离器及下颌骨拉钩可以有效防止术中损伤相关小动脉。一旦出现类似并发症,在术中应寻找其出血点,并用双极电凝进行止血;术区出血若在术后出现,应在保证上呼吸道通畅的前提下,打开口内创口进行引流,并压迫止血,必要时可通过手术止血。

7. 经验和评述

微创(内镜辅助)髁突骨折复位固定术手术操作有一定难度,术者需要经过内镜操作的特别训练。其最大的优点在于避免了口外切口,美观效果良好,但手术开放时间长。就手术适应证而言,对移位较多、骨折部位较高、骨折时间较长的病例不合适。有研究指出,内镜辅助的髁突骨折复位内固定手术对于无移位和轻微移位的颈下区髁突骨折有一定的治疗优势,既避免了通过口外入路的面部瘢痕,又避免了非开放治疗长 3 周左右的限制下颌骨功能运动时间。因此,笔者认为,通过微创治疗髁突骨折有较严格的适应证,否则会出现骨折复位不佳、固定不可靠等并发症。

七、全面部骨折的处理

鉴于上下颌骨骨折的手术已在多本手术学书中叙述,本章从略。本节主要探讨全面部骨折(panfacial fracture)的处理。

全面部骨折主要指面中 1/3 与面下 1/3 骨骼同时发生的骨折,多由于严重的交通事故、高空坠落和严重的暴力伤造成。由于面骨维持着面部轮廓,一旦发生多骨骨折,则面形遭到严重破坏,且经常累及颅底、腹腔脏器和四肢。

手术原则:应恢复患者正常的咬合关系,恢复面部的高度、宽度、突度、弧度和对称性,复位内眦韧带和眼球的移位和内陷,修复明显的骨缺损。

1. 手术指征

(1)适应证:闭合性骨折,一般上面部和中面部骨折采用冠状切口,可加用睑缘下切口,下颌骨根据骨折部位选择口外局部切口或口内切口。

(2)禁忌证:生命体征尚未平稳的患者。

2. 术前准备

摄三维 CT 重建片,准备扁平、钝性剥离器及头皮夹等。

3. 麻醉与体位

采用插管全身麻醉,仰卧位。

4. 手术步骤

(1)冠状切口:切口在发际内,两侧沿耳前褶皱处向下至耳屏前,视骨折的范围确定切口的大小,切开皮肤时出血明显,一般在浸润麻醉药内加入少量肾上腺素,有助于减少渗血。采用头皮夹止血,然后将额部皮瓣沿骨膜上向下剥离至眶上缘附近,切开骨膜,将皮瓣推向下,暴露眶上孔,凿除眶下缘的骨质,使眶上神经随皮瓣向下游离。继续暴露鼻背及两侧颧额缝部位,骨折处得以充分暴露,以钛钉、钛板复位固定,对鼻骨骨折原则上仅给予复位,不用内固定。皮瓣复位后,在鼻背两旁外加纱布卷施行外力扶正,压迫固定即可。

（2）睑缘下切口：在下睑缘下2mm做切口，经眼轮匝肌和眶隔之间可直达眶下缘，如需探查眶底可切开眶下缘骨膜，在骨膜下向后分离便可达眶底，显露眶底骨折或缺损。此种切口可方便地进行眶下缘骨折固定和眶底植骨，同时可避免术后睑外翻。

（3）口内前庭沟切口：对上颌骨前壁、梨状孔和颧颌缝处骨折的暴露，可采用口内前庭沟切口，沿骨膜下分离，在颧骨和眶外侧缘处可与冠状切口的分离平面相通，使面中部诸骨均能在直视下处理。复位时可用器械撬动或摇动使骨折复位。下颌骨骨折可根据情况采用口内或口外切口，如下颌角和体部的骨折，均可通过口内切口暴露骨折，利用穿颊器进行皮肤的垂直骨折内固定。

5. 重要解剖结构的辨认与保存

（1）剥离至眶上孔附近时，要避免损伤眶上神经。应先分离出眶上神经，然后在其下缘凿除部分骨质，则可将神经游离出来，随皮瓣向下分离。

（2）向下暴露鼻、眶、颧骨骨折处时，切勿损伤眼球及内眦韧带。

6. 组织缺损的处理与立即整复

全面部骨折常需要植骨，冠状切口可就近切取半层颅骨作为植骨材料，用以修复眶底、上颌骨缺损，免除了另开手术区的缺点。

7. 术中、术后并发症的诊断和处理

及时处理术后感染、局部水肿。其余可参考有关手术的本项叙述。

8. 经验和评述

对于有牙颌的伤员，一般采用的是由下向上、由外向内复位的原则，即先行下颌骨复位，后行上颌骨复位。因为下颌骨骨质较厚，强度大，发生粉碎性骨折的概率较上颌骨低，容易达到精确复位与固定，恢复形态。当下颌骨的形态与咬合重建后，上颌骨以下颌骨咬合关系为参照进行复位，然后以颌间固定维持咬合关系，即可恢复面中部的高度。接下来复位颧骨颧弓骨折，以恢复面部的宽度和侧面的对称性。最后复位鼻-眶-筛骨折、眶底骨折和内眦韧带，完成侧面突度的重建（图3-26）。实践经验证明这是一种良好的复位固定顺序。但这种方法对无牙颌伤员则不适用，此时可根据情况利用原来的义齿参照进行复位，或尽量进行比较接近颌关系的骨折复位。

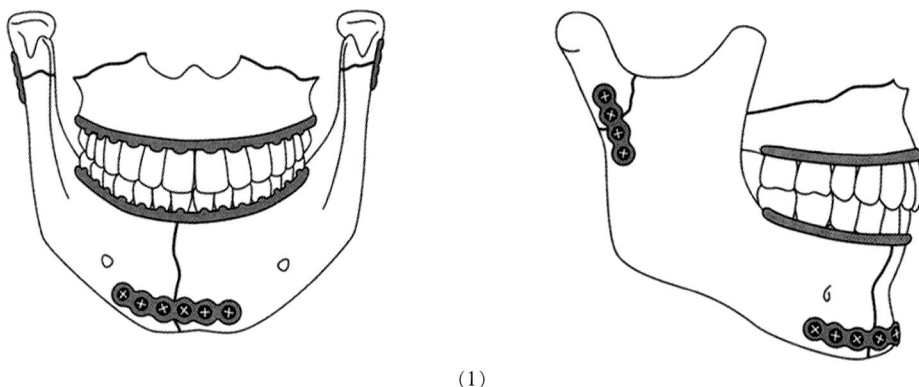

（1）

图3-26 全面部骨折的基本复位顺序（正侧面）

(2)

(3)

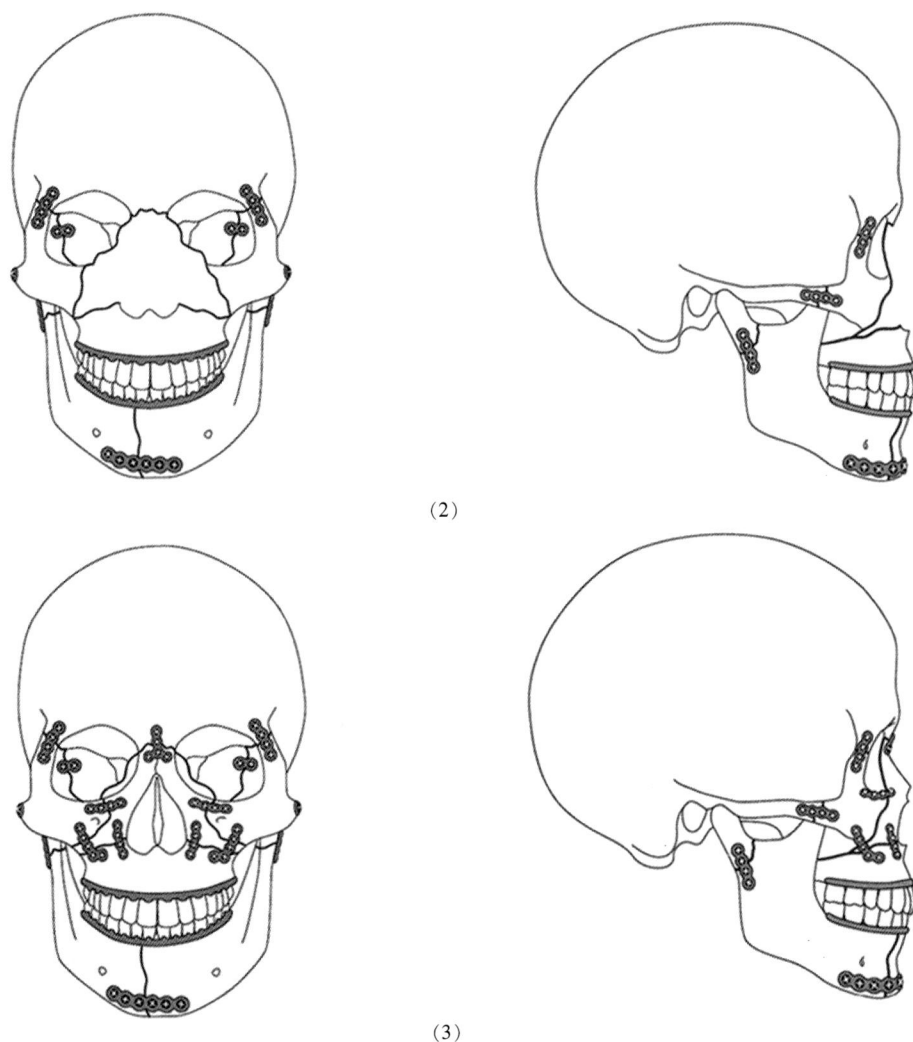

图 3 - 26　全面部骨折的基本复位顺序(正侧面)(续)
(1)固定面下 1/3 骨折;(2)固定面上 1/3 骨折;(3)固定面中 1/3 骨折

八、微创颌面颈部金属异物取出术

　　传统的开放性手术,由于组织切开出血、牵拉移位,造成寻找异物困难,且有一定的盲目性,它更适用于表浅或位置固定的异物(如嵌入骨组织的异物)。对于一些部位较深、无固定标志的异物,可借助 X 线透视机、微创内镜等设备,采用微创方法取出。在有明确伤道的情况下,大部分异物可以在 X 线透视下直接取出。但对于一些没有明确伤道,或者伤道位于解剖复杂区域者,需结合 X 线透视和内镜技术,行微创取出术。

1. 手术指征

　　适应证:位于软组织深部的金属异物;X 线透视下直接钳取有困难或会损伤重要神经血管;伤道入口消失。

2. 术前准备

　　影像学检查,可采用 CT,明确异物定位和周围重要结构的相对位置关系。

3. 麻醉与体位

除儿童和青少年需全麻外,成年者多在局麻下进行。体位根据异物所在的部位而有所不同。

4. 手术步骤

（1）在 X 线视频监视下定位,首先用 5 号金属针经皮肤或黏膜穿刺,直至触及异物,在此过程中,一边深入一边注射麻药。

（2）在距第一穿刺点约 2 cm 处进行同样的操作,用成三角技术使两针尖相触。

（3）抽出第一穿刺针,做小切口（长约 3 mm）,进行内镜套管穿刺,并与第二穿刺针和异物相接触,在 X 线引导下分离异物周围组织。

（4）抽出第二穿刺针做小切口（长约 3 mm）,进行第二内镜套管穿刺,并与第一内镜套管和异物相接触,如有必要可进一步分离异物周围组织。

（5）经第一套管插入内镜,在内镜监视下,用林格液冲洗,保持视野清晰,另一套管内插入探针及微创手术剪,进一步分离异物周围的纤维假膜,用活检钳取出异物。

5. 经验和评述

（1）陈旧性异物伴感染的患者,可根据窦道的方向,了解异物所在的部位,必要时可以往窦道内注射少量亚甲蓝,以便术中根据亚甲蓝标记寻找异物。

（2）术中找到异物后,不可盲目夹取或用器械做不适当的捅拨,防止异物移位。可用血管钳轻探,确认是异物时方可轻巧夹出;若异物周围已有纤维组织包裹,先将包膜拨开后再夹取;对于长柱形异物或已变形的不规则异物,将周围组织拨开,夹住其主体,沿一定的方向轻轻取出。尤其应当注意的是不能在取出异物时拉破大血管,造成大出血等致命危险。

（3）主要异物取出后,还应仔细检查和去除伤口内的其他细小异物及非金属类的异物。异物伤口内常有炎性肉芽组织,应细致地刮除。术后放置引流条充分引流。

（史　俊）

参 考 文 献

［1］周树夏.手术学全集·口腔颌面外科手术学［M］.2 版.北京:人民卫生出版社,2004.

［2］王大章.口腔颌面外科手术学［M］.北京:人民卫生出版社,2003.

［3］张益,孙勇刚.颌骨坚强内固定［M］.北京:北京大学医学出版社,2003.

［4］蔡志刚.口腔颌面外科［M］.2 版.北京:人民卫生出版社,2011.

［5］安金刚,张益,孙勇刚,等.47 例鼻眶筛骨折的临床分析［J］.现代口腔医学杂志,2003,17(1):54-56.

［6］张益.对颌骨骨折治疗中误诊误治和难点问题的讨论［J］.中华口腔医学杂志,2004,39(1):22-24.

［7］顾晓明.颌面部骨折内固定的新理念［J］.中华口腔医学杂志,2007,42(2):65-66.

［8］MANSON PN,GRIVAS A,ROSENBAUM A,et al. Studies on enophthalmos,Ⅱ:the measurement of orbital injuries and their treatment by quantitative computed tomography［J］. Plast Reconstr Surg,1986,77:203-214.

［9］WHITEHOUSE RW,BATTERBURY M,JACKSON A,et al. Prediction of enophthalmos by computed tomography after 'blow out' orbital fracture［J］. Br J Ophthalmol,1994,78:618-620.

［10］中华口腔医学会口腔颌面外科专业委员会口腔颌面创伤学组.全国第二次口腔颌面创伤专题研讨会会议纪要［J］.中华口腔医学杂志,2001,36:91-93.

第4章 口腔颌面－头颈肿瘤及类肿瘤手术

一、颌骨囊肿减压术

减压术(decompression)，也称"造袋术(marsupialization)"，最早由 Partsch 于 1892 年在德文文献中介绍。近年来，此术式逐渐被接受而在临床推广。颌骨囊肿减压术是在囊性病变表面开窗，局部打开骨质及囊壁，引流出囊液，并制作塞制器保持引流口通畅，使囊腔内外压力保持平衡；在颌骨的功能活动状态下，囊肿外周骨新生，颌骨形态改建，囊腔逐渐减小，外形得以恢复。通常开窗术后的减压时间为 6～18 个月，减压后囊肿完全消失者不需Ⅱ期手术，未完全消失者可行Ⅱ期手术刮除缩小的囊肿。

开窗减压术的目的不是直接根除囊肿，而是使囊腔缩小，恢复颌骨外形，最大限度地保护颌骨的形态及功能。

1. 手术指征

减压术在临床上适用于各类颌骨牙源性囊性病变，尤其以巨大囊性病变疗效显著。

(1)下颌骨牙源性角化囊肿，包括颌骨多发性角化囊肿[基底细胞痣(癌)样综合征]。

(2)下颌骨单囊性(壁型)成釉细胞瘤。

(3)青少年下颌骨囊肿。

(4)部分大型上颌骨牙源性囊肿。

2. 术前准备

(1)影像学检查：下颌全景片，头颅正侧位 X 线片，头颅 CT 检查和 CBCT 检查。

(2)临床检查：囊性病变诊断不明确时可以穿刺，根据有无囊液明确诊断。

(3)常规行局麻或全麻化验检查，排除手术禁忌。

(4)全麻手术术前 6 h 禁食，术前 0.5 h 肌注苯巴比妥和阿托品。

3. 麻醉与体位

(1)麻醉：建议采用全身麻醉，尤其对青少年及老年患者安全性较高，对部分患者也可酌情行局麻手术。

(2)体位：全麻术式采用仰卧位，局麻术式仰卧位或仰坐位均可。

4. 手术步骤

(1)开窗口设计：采用口内切口，通常选择口腔黏膜囊壁骨质薄弱区或囊肿中心区，利于囊腔向心性地缩小。对于病灶范围内无保留价值的牙齿，如阻生牙、严重龋齿等，可修整拔牙窝周围骨质作为开窗口；而其他需保留牙功能的患者则选择在游离龈近前庭沟的位置；发生在下颌支的囊肿，开窗口可以设计在磨牙后垫的区域；如果囊肿范围很大，累及双侧下颌骨，可以制备两个开窗口。

(2)切除范围：切透黏骨膜，显露病变区，切除 1.0 cm×2.0 cm 囊肿表面骨皮质和附着的囊壁，引流出囊液，冲洗干净囊腔，术中切除囊壁组织送病理检查。

(3)开窗口处理(图 4-1)：开窗口残留囊壁与黏膜缝合打包，先以单股打包线做底衬，覆盖碘仿凡士林纱布包充填开窗口，然后用剩余单股线完成打包。

5. 术中与术后注意事项

（1）术中去除开窗口的骨壁和囊壁时，注意保护其余囊壁的完整性，避免过多骨壁暴露，影响骨质再生。

（2）术中打开窗口后应探查囊腔的大小和形态，检查有无分隔，如果有明显的房间隔应去除，以形成一个完整的囊腔。

（3）术后一周拆包，同时制作并佩戴塞制器（图4-2），避免开窗口闭合，保持引流口通畅。塞制器的设计应考虑固位、咬合及舒适性等问题。

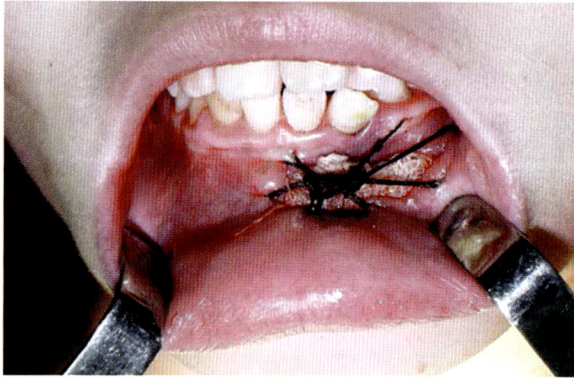

图4-1　颌骨囊肿术中开窗口打包

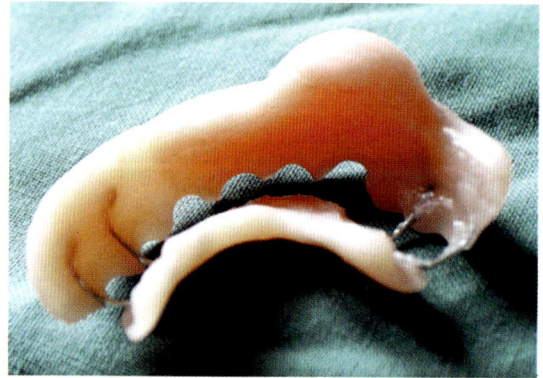

图4-2　颌骨囊肿减压术后制作的塞制器

（4）佩戴塞制器后每日多次进行囊腔冲洗，保持囊腔清洁，避免感染。

（5）术后每1～3个月随访1次，临床检查囊壁缩小愈合情况，逐步磨改塞制器外形，同时行全景片及CT检查，测量病灶长径变化。若囊肿退缩至开窗口，则去除塞制器，临床观察；若囊腔未完全消失，则行Ⅱ期囊肿刮除术。

（6）对于不能按时复查或依从性差的患者，选用开窗减压术应慎重。

6. 组织缺损的处理及立即修复

（1）开窗减压后颌骨形态的改变是个缓慢的过程，囊腔缩小的同时外形线也由不规则逐渐变为规则，呈椭圆形，由下颌支、牙根等术中难以到达或难以完整刮除囊壁的位置退缩到开窗引流口区域，因而Ⅱ期手术能够彻底刮除囊壁。这从一方面解释了减压术复发率相对较低的原因。

（2）临床发现开窗后原本被推移的下牙槽神经管可逐步恢复到正常的位置，似乎这些结构都带有记忆性，这种有趣的现象可能需要通过研究骨的生理学去解释。同样，另一无法解释的现象是被推移的牙齿能够自动回转并恢复至正常的牙位，与对颌牙形成良好的咬合关系，这是任何人工干预都难以达到的治疗效果。研究还发现，对于增长迅速的病例，开窗后3个月即开始有新骨形成，病灶缩小速度快；青少年患者病变缩小的速度相对比较快，开窗期短，而老年人的开窗期相对较长。

7. 术中、术后并发症的诊断和处理

（1）术中开窗口的选择非常重要，是决定减压术成功与否的关键。健康功能牙齿的保留意义显著。

（2）术后塞制器的制作及戴后1周内多次摘戴冲洗尤为重要，可避免开窗口周围组织回缩生长而影响塞制器正常使用。

（3）术后随访期间的每日冲洗与塞制器的定期磨改有利于囊肿向开窗口正常生长；未能良好合作患者常影响囊肿愈合；弃用塞制器患者常引起开窗口闭合，导致囊肿复发。

（4）塞制器去除，行Ⅱ期刮除术患者，待术时间不要超过3个月，避免囊肿重新生长。

8. 经验和评述

（1）颌骨巨大角化囊肿、单囊性成釉细胞瘤虽然是良性肿瘤，但常规保守治疗的复发率高，根治性手术后功能、外形损失大，因此在选择治疗方案时颇为棘手。减压术治疗这类疾病时可以在保留颌骨的同时控制术后复发，表现出其特有的优越性，而且操作简便、创伤小、风险低、经济性好，因而有广阔的应用前景。回顾文献资料，多数学者认为减压术能在保全颌骨功能形态的基础上降低术后复发率，因此可将其作为颌骨巨大囊性病变保守治疗的首选方法。

（2）早在 20 世纪六七十年代即有人应用开窗减压术治疗颌骨囊肿，虽然在临床上获得很好效果，但这种治疗方法并没有成为主流。目前，功能性外科的概念被广为接受，我们有必要介绍减压术在颌骨外科的应用价值，通过临床和实验研究，对此做客观评价。上海交通大学医学院附属第九人民医院口腔颌面外科 1993 年开始尝试以开窗减压术治疗颌骨大型囊性病变，自 1999 年以来，对此进行较系统的研究。统计分析，1999 年 10 月至 2004 年 10 月，影像学表现为下颌骨囊性病变 107 例，经病理（WHO，1992）证实，其中牙源性角化囊肿（odontogenic keratocyst，OKC）61 例，基底细胞痣综合征（basal cell nevus syndrome，BCNS）10 例，囊性成釉细胞瘤（cystic ameloblastoma，CA）21 例，其他牙源性囊肿（odontogenic cyst，OC）15 例。开窗减压期维持 5～24 个月，平均为 16 个月。总有效率为 87.9%。本组资料随访期为 2～5 年，未发现复发。其中，牙源性角化囊肿的疗效优于囊性成釉细胞瘤，其中单房型角化囊肿疗效优于多房型，单房型或多房型囊性成釉细胞瘤的疗效没有统计学上的差异。

二、甲状舌管囊肿（窦、瘘）摘（切）除术

1. 手术指征

经临床触诊、B 超等检查确诊的甲状舌管囊肿或窦、瘘（thyroglossal duct cyst，sinus or fistula）患者。

2. 术前准备

（1）术前应复习病史及临床检查以明确诊断。位于舌骨平面以上者，应与皮样（或表皮样）囊肿相鉴别，后者无囊液，双合诊呈"面团样"感觉。位于舌骨平面以下者有时易与甲状腺锥叶腺瘤相混淆，临床鉴别有困难时需行甲状腺核素扫描鉴别之。B 超检查可发现甲状舌管囊肿中有囊液，具有重要的鉴别意义。甲状舌管瘘术前应行瘘管 X 线造影检查或 MRI 结合造影检查，探明瘘管长度及其走向。

（2）术前若病变区局部有继发感染或形成脓肿，应先行局部引流，配合全身应用抗生素，在急性炎症控制后再行手术切除。

3. 麻醉与体位

（1）麻醉：儿童选用全麻，成人可用局麻或全麻。

（2）体位：仰卧位，垫肩，头后仰约 45°，以充分显露舌骨区。

4. 手术步骤

（1）切口设计：在囊肿表面皮肤顺颈部皮纹设计横切口。如为瘘，则设计梭形切口，将瘘口一并切除。如囊肿或瘘位置较低，必要时可在舌骨平面设计附加横切口，二切口呈平行阶梯状。

（2）切开皮肤、皮下、颈阔肌后，沿囊肿或扪及的索状瘘管周围游离至舌骨体，切勿分开与舌骨连续处。

（3）于舌骨体中段左右各 1 cm 处切开游离附着肌肉及骨膜，用骨剪剪断两侧舌骨体，使其与囊肿或瘘相连（囊肿位于舌骨平面以上者可不必行舌骨中段切除）；向上继续游离病变区域深面，可通过触诊确定囊肿范围，将其仔细分出。如为瘘，应向上追至舌盲孔，将瘘管连同周围约 0.5 cm 的肌肉组织行"柱状切除"，以完整切除主瘘管及细小分支；如开口于舌盲孔，则应切除瘘口周围黏膜。

（4）冲洗伤口，检查创面，对可疑部位应继续追踪。如已追至舌盲孔，应先关闭瘘口周围黏膜，继用可吸收线在黏膜下行荷包缝合，以充分封闭口咽通道，并对舌根下肌肉残端行严密贯穿缝扎，以减少无效腔。切除的舌骨断端无须固定，通过对附着肌肉及骨膜进行拉拢缝合定位即可。

5. 重要解剖结构的辨认与保护

如为外瘘，有学者主张可在术前向瘘管内注射亚甲蓝染色，以显示主瘘管及其细小分支；术中可根据断面有无黏液（囊液）溢出或蓝染的管腔决定是否需要继续追踪。但也有人认为术中瘘管一旦破裂，亚甲

蓝外溢将造成术创污染，更加无法辨别。可酌情采用此法。术中应耐心、仔细，使瘘管尽可能不破，如发生破裂，应尽快缝扎破口，以确保完整切除。

6. 术中、术后并发症的诊断和处理

（1）术后出血、血肿：多因术中止血不彻底、肌肉残端渗血所致，需行血肿探查、清除术。预防：术中应仔细止血，严密缝扎肌肉残端，放置引流物，配合全身应用止血药物。

（2）术后感染、口咽瘘：多因缝合不严，遗留无效腔，引流不畅，造成积液感染。口咽部伤口缝合不严或裂开可形成口咽瘘。如发生感染，应在充分引流后予以加压，配合全身应用抗菌药物；对于口咽瘘，则需行鼻饲，保持口腔卫生，同时应用上述措施，必要时可在控制感染后手术探查，重新严密缝合。

7. 经验和评述

手术成功的关键：舌骨切除，柱状切除，严密缝合预防口咽瘘。

三、鳃裂囊肿（窦、瘘）摘（切）除术

1. 手术指征

经临床触诊、B超、穿刺涂片等检查确诊的鳃裂囊肿或窦、瘘（branchial cleft cyst，sinus or fistula）患者。

2. 术前准备

（1）术前应复习病史及临床检查以明确诊断。鳃裂瘘术前可行瘘管X线造影检查或MRI结合造影检查，探明瘘管长度及其走向。

（2）术前若病变区局部有继发感染或形成脓肿，应先行局部引流，配合全身应用抗生素，在急性炎症控制后再行手术切除。

3. 麻醉与体位

（1）麻醉：全麻。

（2）体位：仰卧位，垫肩，头偏向健侧。

4. 手术步骤

（1）第一鳃裂病变多位于下颌角部上下，可选择下颌支后缘切口或行腮腺切除术常规切口。如有瘘口，可将其周围梭形切除，沿管道剥离。如瘘上端至外耳道软骨，需切除关联部分。如瘘未通过外耳道，应仔细将皮肤与软骨分开。第一鳃裂病变常与面神经关系密切，应仔细解剖、保护之。部分可与腮腺粘连严重，或腮腺有明显的慢性炎症，可行腮腺浅叶切除术。

（2）第二鳃裂囊肿可在颈上部做横行、"T"形或沿胸锁乳突肌行弧形切口，鳃裂窦、瘘一般在瘘口处做梭形切口。病变越过颈动脉分叉向上延伸者，须仔细分离颈内、外动脉及舌下神经，牵开二腹肌后腹及下颌骨，充分显露术野。

（3）第三、四鳃裂病变可在颈下部囊肿表面做横切口，窦、瘘管行径过长时，可做多个横行阶梯式切口，见图4-3。

（4）内瘘口的处理：第一鳃裂瘘内口通向外耳道，第二鳃裂瘘内口通向咽侧壁，第三、四鳃裂瘘内口则通向梨状隐窝或食管上段，术中应将内瘘口受累皮肤一并切除。黏膜缝合后应先关闭瘘口周围黏膜，继用可吸收线在黏膜下行荷包缝合，以充分封闭通道，并对下方肌肉残端行严密贯穿缝扎，以减少无效腔。

（5）复发病变的处理：对于复发特别是多次复发的病例，应充分认识手术的困难及风险。必要时可行类似"区域性颈清术"，第二鳃裂来源者如部位深在，粘连广泛，甚至可在下颌角区截断下颌骨，以暴露咽侧；术后行颌骨复位，钛板固定。

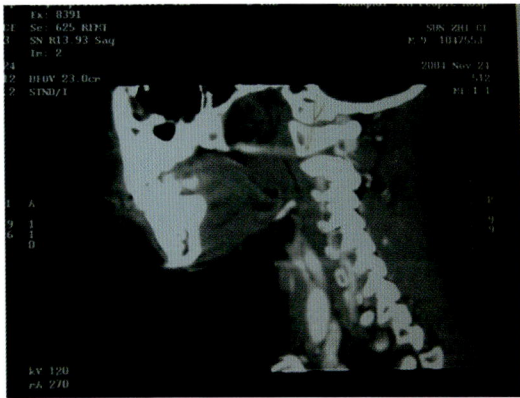

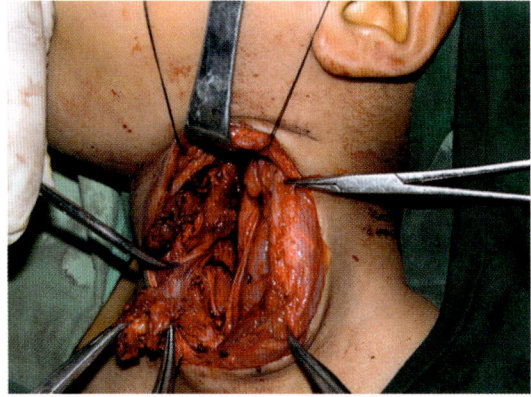

（1）　　　　　　　　　　　　　　　　　　（2）

图 4-3　第三鳃裂囊肿复发灶手术切除

（1）术前 CT 复发病灶显示；（2）术中切除病灶显示

5. 重要解剖结构的辨认与保护

（1）第一鳃裂病变常与面神经及腮腺关系密切，应注意保护面神经，预防涎瘘。

（2）第二鳃裂囊肿多位于下颌角、颈上部，窦、瘘外口多位于颈中部胸锁乳突肌前缘。此部位解剖复杂，位置较深，应注意保护颈鞘内结构及舌下神经、副神经，避免损伤。

（3）第三、四鳃裂病变靠近颈根部，术中应注意对颈鞘内结构、臂丛、膈神经、胸导管等的保护。

（4）有关亚甲蓝示踪法作用及优缺点详见"甲状舌管囊肿（窦、瘘）摘（切）除术"一节。

6. 术中、术后并发症的诊断和处理

（1）术中出血、血肿及术后感染、口咽瘘的处理详见"甲状舌管囊肿（窦、瘘）摘（切）除术"一节。

（2）复发：多为手术不彻底造成上皮残留所致。行鳃裂窦、瘘切除时，应以锐性解剖为主，以完整切除窦、瘘管；在剥离时，应稍离开窦、瘘管，避免刺破造成上皮残留导致复发。

其余并发症及诊治请参考"颈淋巴清扫术"相关章节。

7. 经验和评述

（1）对于初次手术的鳃裂囊肿，可行摘除术。

（2）对于鳃裂窦、瘘，需行切除术，注意内外瘘口的处理。

（3）对于多次复发的病例，手术难度较大，应充分认识手术的困难及风险。

四、神经纤维瘤切除术

神经纤维瘤（neurofibroma）是神经组织来源的良性肿瘤，但常侵犯皮肤、皮下组织，并可向肌肉等深部组织扩展，引起面部畸形。巨大神经纤维瘤不易彻底切除，该手术具有整形的性质，常以改善面部外形为主要目的。

1. 手术指征

神经纤维瘤常导致面、头颈部严重畸形，出现眼、耳等器官的功能障碍，少数可恶变。其治疗方法为手术切除。确诊为神经纤维瘤者应尽早手术切除，以免其发展为不易整复的巨大畸形或恶变。

2. 术前准备

（1）常规行全身检查，详细了解主要脏器的功能。术前准备充足血源，因该肿瘤术中出血较多。

（2）瘤灶多发者应仔细询问家族史，检查全身皮肤，摄片检查全身骨骼，排除神经纤维瘤病。

（3）神经纤维瘤患者，大多有不同程度的颜面部的畸形，术前应做详细的局部检查，确定组织缺损（肿瘤破坏）和增生的部位、大小及性质。考虑手术设计及整复方法，做出科学、准确的设计。

（4）术前6h禁食。

（5）术前0.5h肌注苯巴比妥和阿托品。

3. 麻醉与体位

（1）麻醉：采用全身麻醉。

（2）体位：仰卧位，垫肩，头后仰偏健侧固定。

4. 手术步骤

（1）切口：根据肿瘤的位置、范围确定手术切口，以切除受累、多余、变形的组织为原则，但不要切除过多，以免造成修复困难。

（2）显露切除肿瘤：按设计切开皮肤（如皮肤扩张明显可切除部分皮肤）、皮下组织，向上、下方翻起皮瓣，显露肿瘤的浅面和边缘。以锐性分离为主，切开肿瘤深面，保护深层重要的神经血管，注意术中止血。范围局限、体积较小的肿瘤应一次完全切除；范围广泛、体积巨大的肿瘤以整形为目的，可切除主要部分。

（3）缝合创口：为减少出血，可边切、边压、边缝合。

5. 重要解剖结构的辨认与保护

神经纤维瘤病变比较弥散，界限不清，术中应注意避让重要的神经和血管。如肿瘤位于神经干，切除时应尽量保持神经干的完整性；如肿物包裹神经干而无法分离，而且切断神经干后不会造成严重的并发症，可节段切除受累的神经干后端端吻合。

6. 组织缺损的处理及立即修复

神经纤维瘤切除大多可分期手术，一般不会引起严重的组织缺损。术前应该对切除范围进行精心的设计，避免因切除组织过多造成组织缺损、创口关闭困难。

缺损过大者应立即行组织瓣修复术（图4-4）。

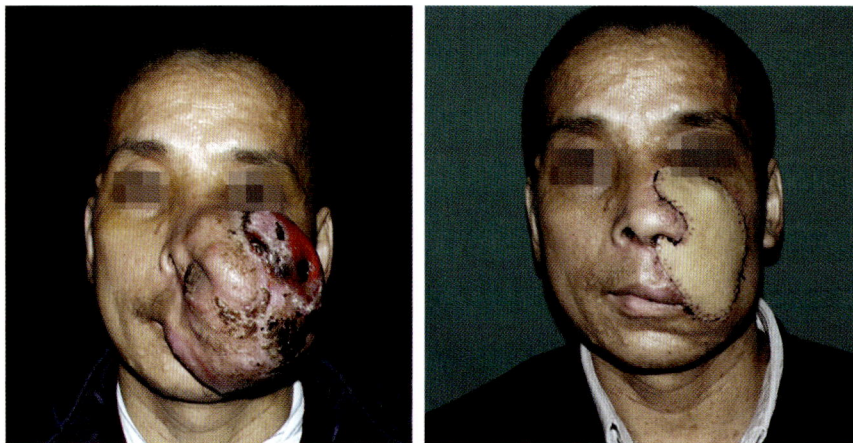

（1）　　　　　　　　　　　　　　　（2）

图4-4　左面部神经纤维瘤切除＋组织瓣修复

（1）术前；（2）术后

7. 术中、术后并发症的诊断和处理

（1）神经纤维瘤虽系良性肿瘤，但其边界不清，且常与皮肤和深部组织粘连，形状不规则，有时伴有明显的畸形，术前应做精心设计，争取既尽量切除肿瘤，又尽量恢复患者形态。

（2）神经纤维瘤切除术出血量很大，常用的止血方法有：局部注射含有肾上腺素的生理盐水，温热盐水纱布加压，缝扎止血，采用锐分离尽量缩短手术时间，使用电刀双极电凝超声刀，等等。

（3）术中出血会导致术野不清，不能为追求手术速度而慌乱切除，要注意保护重要的血管、神经。

（4）术后大出血：多为术中止血不彻底所致，应及时打开创口，彻底止血。

（5）术中、术后应严密观察患者的生命体征，准确计算出血量，及时补液、补血。

8. 经验和评述

神经纤维瘤切除术是治疗神经纤维瘤有效的术式,手术成功的关键是在保证外形和功能的前提下尽量全部切除肿瘤。术前常规 CT 检查对判断肿瘤的范围和估计手术的难度很重要。术中出血的控制及术后感染的预防是手术成功的关键。

五、神经鞘瘤摘除术

神经鞘瘤(neurilemmoma)又称为"雪旺细胞瘤",为发生于颅神经、外周神经和自主神经的良性肿瘤。在头颈部好发于第 8 颅神经,也可发生于颈交感干、颈丛皮神经,尤以颅神经和颈交感干常见发生;在口腔颌面部多发生于咽旁间隙、腮腺区和颌后区,也可发生于颌骨内;在颈部则多见于颈内侧尤其是颈动脉三角区。发生于颈交感干者可引起霍纳综合征而表现为患侧面部皮肤干燥无汗、上睑下垂、睑裂变小,发生于腮腺面神经的神经鞘瘤偶可引起患侧面瘫,发生于迷走神经者可引起声嘶、干咳、进食呛咳,发生于感觉神经者可有压痛。神经鞘瘤摘除术是治疗神经鞘瘤的主要途径。

1. 手术指征

神经鞘瘤为良性肿瘤,生长缓慢但无自愈性。肿瘤生长至压迫邻近神经和其他器官可引起相应症状,因此,临床上诊断为神经鞘瘤者应择期手术。

2. 术前准备

(1)常规行全身检查,详细了解主要脏器的功能。

(2)行神经系统检查,了解术前神经是否受累,并与术后相对比。

(3)行颈部 CT 或 MRI,详细了解肿瘤的部位和病变的范围,以及肿瘤和颈总动脉、颈内动脉、颈外动脉、颅底的关系。

(4)术前 6 h 禁食。

(5)术前 0.5 h 肌注苯巴比妥和阿托品。

3. 麻醉与体位

(1)麻醉:一般采用全身麻醉,根据肿瘤位置及对术后组织肿胀程度的预测决定是否先行预防性气管切开。

(2)体位:仰卧位,垫肩,头后仰偏健侧固定。

4. 手术步骤

(1)入路:巨大的颈内侧、咽旁神经鞘瘤可上达颅底,下至梨状窝,术中易损伤颈内动脉和诸颅神经,应慎重选择手术入路,在良好的暴露下进行肿物切除,不可选择口内入路。

(2)切口:手术切口不宜保守,应能良好暴露术野。肿瘤多沿神经长轴生长,切口设计也应该遵循这一原则。

(3)分离显露:逐层分离至肿瘤包膜表面,神经鞘瘤大多包膜完整。

(4)摘除肿瘤:平行于神经长轴层层切开肿物外层包膜达肿物真包膜后,将肿物摘出,术中需注意保持肿物最外层包膜的连续性,术中切开的神经干纤维不需缝合。发生于面神经干的神经鞘瘤,如神经无法保留,可在面神经切断、肿物摘除后,用神经移植修复缺损的面神经。颌骨内神经鞘瘤应经口外途径充分暴露肿物后彻底切除。多次复发的神经鞘瘤,应于术中行冰冻活组织检查,如为恶性或已发生了恶性变,应按恶性肿瘤处理,进行更加广泛的根治性切除,术后辅以放射治疗、化疗以提高疗效。如颈部未发现可疑的淋巴结,可不必行颈淋巴结清除术。

(5)缝合皮肤切口:术腔放引流管,然后逐层缝合皮下和皮肤。

5. 重要解剖结构的辨认与保护

术中注意辨认颈总动脉、颈内动脉、颈外动脉、颈交感干。在肿瘤较大时,颈总动脉、颈内动脉、颈外动脉常位于肿瘤的深面,术中应该紧贴包膜剥离以避免造成大出血。如肿瘤深面粘连明显,也可将颈动脉上下端游离出来,预防性阻断。

6. 组织缺损的处理及立即修复

神经鞘瘤多不引起严重的组织缺损,对创腔留置引流物后直接关闭即可。如软组织腔隙较大,为预防术后出血及感染,可以采用邻近软组织转移充填。

7. 术中、术后并发症的诊断和处理

(1)肿瘤突入翼下颌间隙、咽旁间隙或颅底区时,可将下颌骨于下颌角处截断,向两侧牵开,直视下剥离、摘除肿瘤后,再复位固定下颌骨。

(2)迷走神经、舌下神经、副神经、交感神经、颈丛来源的神经鞘瘤多位于颈鞘深面,术中可先将颈动脉、颈内静脉游离保护后再剥离肿瘤。

(3)绝不能为切除肿瘤而直接切断紧贴或穿过肿瘤的神经干。神经干紧贴肿瘤时,应沿纵轴方向切开其外膜,小心、仔细剥开神经纤维束,再切除肿瘤。神经穿过肿瘤者,可将肿瘤切开,分离出神经干后再切除肿瘤。

(4)神经损伤应立即端端吻合。

(5)临床上生长迅速并伴有明显神经受损症状与体征的神经鞘瘤应行术中冰冻活检,排除恶性占位的可能。

(6)对术后呛咳症状明显,并有发热的病例,应及时进行肺部透视或 X 线摄片。如发现肺部感染,应及时采取抗感染措施。

8. 经验和评述

神经鞘瘤摘除术是治疗神经鞘瘤有效的术式,手术成功的关键是尽量保证手术的彻底性。术前常规 CT 或 MRI 检查对判断肿瘤的范围和估计手术的难度很重要。

（张陈平　季　彤）

六、脉管畸形与血管瘤的手术治疗

（一）深部静脉畸形的手术激光治疗

静脉畸形是临床上常见的先天性血管畸形,主要发生于头颈部,浅表型约占 2/3,深部型约占 1/3。前者部位表浅,治疗较为方便,液氮冷冻、手术切除、Nd:YAG 激光照射、硬化剂注射、平阳霉素注射等均可获得满意效果;但深部(腮腺区、面颈深部)静脉畸形由于表面覆盖正常组织,激光无法穿透正常组织到达病灶,因此无法通过直接照射来达到治疗目的。1993 年起,笔者所在单位开展了手术翻瓣 Nd:YAG 激光治疗深部静脉畸形的研究,取得了良好效果。

1. 手术指征

(1)腮腺咬肌区静脉畸形。

(2)下颌下区静脉畸形。

(3)颧弓下、面侧深区(颞区、颞下区)、颈部静脉畸形。

2. 术前准备

(1)常规行全身检查,详细了解主要脏器的功能。

(2)行头颈部 MRI 或 MRA 检查,详细了解病变的部位和范围。

(3)术前 6 h 禁食。

(4)术前 0.5 h 肌注苯巴比妥和阿托品。

3. 麻醉与体位

(1)麻醉:一般采用气管内插管,全身麻醉。

(2)体位:仰卧位,垫肩,头后仰,头部固定。

4. 手术步骤

(1)术区准备:全麻显效后,常规消毒铺巾。

(2)切口:根据病变不同部位设计切口。腮腺区病变做腮腺常规"S"形切口[图 4 - 5(1)],颈部病变做弧形切口,额部病变做冠状切口,等等,以充分显露病变,结合皮瓣血供以符合美观要求为原则。

(3)翻瓣[图 4 - 5(2)]:逐层切开皮肤、皮下组织,达腮腺咬肌筋膜及静脉畸形的边缘。采用边暴露边激光照射凝固的方式向周围扩展。对于较深层的病变,可先行浅层病变凝固,剥离后继续暴露深层以激光照射,直至病变完全萎缩。

(4)激光照射:选用 1 064 nm 波长红外激光,经石英光纤输出至需照射的病变部位。照射原则上以激光能量密度作为评估治疗的指标。由家兔面神经照射的实验得出较安全的剂量为 70 W/cm^2,能量密度为 140 J/cm^2。实际操作中,根据病变大小,计算激光功率密度,即光纤末端到目标 1.0～1.5 cm,测算光斑圆形面积,调节输出光功率,保持在 30～70 W/cm^2 的有效范围。照射时需用冰生理盐水持续冲洗降温。治疗剂量按体表面积以 70～140 J/cm^2 为宜。照射由边缘向中央进行,照射后可见病变立刻萎缩、消退或成黑色块状[图 4 - 5(3)]。深部病变经浅表照射、去除凝固块状物后继续照射,直至病变消失[图 4 - 5(4)]。

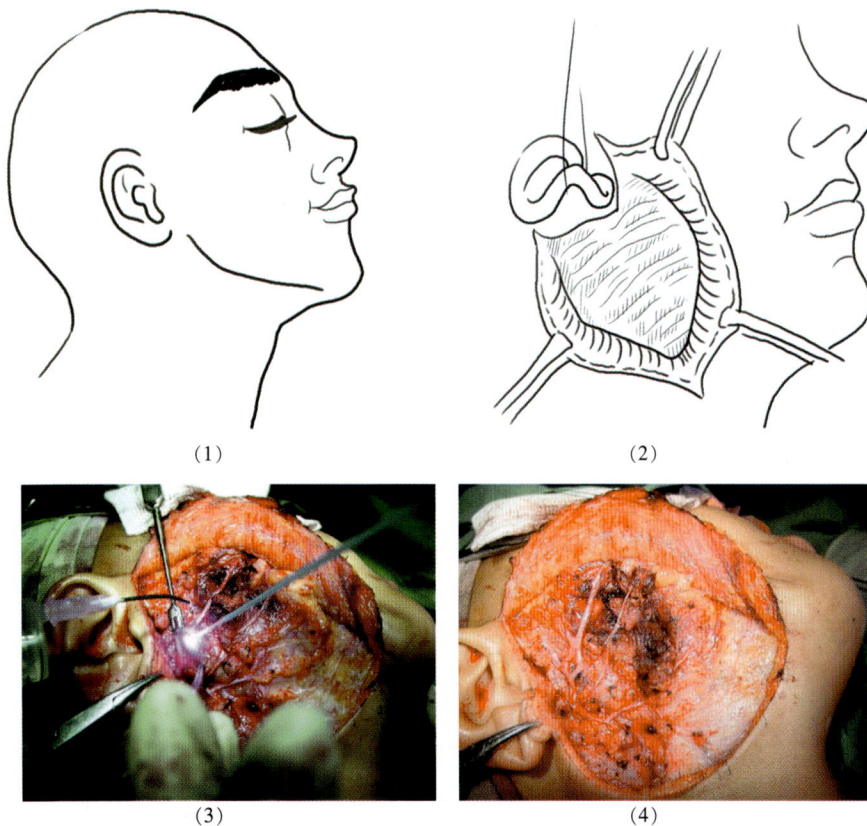

(1)

(2)

(3)

(4)

图 4 - 5　深部静脉畸形的手术激光治疗
(1)腮腺区"S"形切口;(2)翻瓣;(3)连续激光照射病变;(4)病变基本消失

(5)补充硬化剂注射:当病变位于颧弓或颞下窝等较深部位,无法暴露其最大病变截面时,不可盲目直接照射,深部残存病变行硬化剂注射。

(6)术后处理:治疗结束后,以氯霉素冲洗创面,充分止血,将组织瓣复位,分层缝合。酌情放置橡皮片或负压引流,加压包扎。

5. 重要解剖结构的辨认与保存

（1）Nd:YAG 激光翻瓣照射深部静脉畸形时,应考虑周围正常组织结构的热损伤问题。涉及的组织主要有神经、血管、肌肉、骨骼和腺体等。由于 Nd:YAG 可被血红蛋白选择性吸收,在照射其他组织如肌肉、腺体等时,不出现组织挛缩,形态无明显变化或照射中心点苍白,与病变的颜色反差易于区别而不致误伤。同样,血管经照射后,管壁破裂出血,也较易与病变区别并做结扎处理。

（2）治疗腮腺咬肌区病变时,术中需仔细辨认和保护面神经及其分支。面神经呈树网状分布且较纤细,而病变往往包绕神经。除保证 Nd:YAG 激光剂量在神经安全阈内之外,还应仔细辨认神经束,避免盲目照射,并观察照射靶区的即刻反应,同时以冰生理盐水降温,这样可大大减轻神经的热损伤。

（3）激光照射骨骼可致点状骨膜碳化发黑而无挛缩,因与病变硬度不同,也较易区分。

6. 组织缺损的处理及立即修复

翻瓣激光治疗深部静脉畸形的优点是组织损伤小,不会造成组织缺损畸形,故一般不需组织缺损修复。

7. 术中、术后并发症的诊断和处理

（1）手术中慎勿损伤面神经的各分支。术中应首先定位面神经的分支如下颌缘支,再逐渐向病灶逼近。翻瓣时,如离病灶较近,采用刀片剥离可能会较电刀更为精细。应尽可能不要暴露、去除过多的覆盖组织。如病变与面神经关系密切,无法行面神经分支剥离,提倡做沿神经分支的"放射状"切口,暴露深层病变。激光热凝时,应注意保护面神经分支。常用的方法是先行"神经脱帽",用神经拉钩向两侧依次牵拉,用激光直接照射深层病变,持续用生理盐水冲洗面神经分支。无法行"神经脱帽"时,应沿神经分支的"放射状"切缘边冲洗神经降温边以激光照射。应严密注意病变表面神经分支有无挛缩,以避免其因激光照射受损,如导致碳化等。对激光靶区应注意观察组织是否挛缩,以区别是病变还是其他正常组织,避免误伤面神经、腺体、导管等结构。术后如有面瘫表现,应常规使用神经营养药物,加速神经功能恢复。

（2）翻瓣激光术中出血多为病变剥破而致,一般情况下可采用缝合止血、再行照射的方法。如遇病变较大及表浅皮肤受累,应估计无法翻瓣暴露的可能性,不做盲目翻瓣。只要有正常皮肤位于病变的边缘,仍可行翻瓣手术,否则应视为手术禁忌。术中如遇病变破裂,则应以止血为主,如缝扎、填塞止血等;同时,术中逐层解剖时,术者应充分估计到翻瓣是否能较完整暴露病变,尽量不做超过根治的暴露。基于功能外科的原则,宜多用激光热凝,再于残留病灶内注射硬化剂。

（3）对于病变累及口底、咽侧的患者,常规行预防性气管切开术,以防术后肿胀、窒息。

（4）激光治疗后组织反应性水肿常见,可用激素控制。术后严密注意呼吸道是否通畅,及时吸痰。

8. 经验和评述

手术翻瓣联合 Nd:YAG 激光适合于 80% 的深部静脉畸形的治疗,该方法有助于避免周围组织损伤,免除手术切除可能带来的大出血,尽可能保存面部组织,增进美观和改善功能,提高患者的生活质量,具有良好的应用前景。对于巨大的深部静脉畸形,目前尚无特别有效的治疗手段。采用手术翻瓣激光凝固联合硬化剂注射、手术部分切除、静脉栓塞等的综合方法,可以控制病灶发展。探索新的有效的治疗手段,是今后的研究方向。

（二）动静脉畸形的手术治疗

口腔颌面部动静脉畸形（arteriovenous malformation）分为软组织动静脉畸形和骨组织动静脉畸形两类,其中软组织动静脉畸形过去被称为"蔓状血管瘤"和"动静脉瘘",骨组织动静脉畸形被称为"颌骨中心性血管瘤"。过去,手术切除是口腔颌面部动静脉畸形的主要治疗手段,但手术治疗不能根治病变,还会造成新的继发畸形和功能障碍。随着对口腔颌面部动静脉畸形认识的逐渐深入,介入栓塞治疗已逐渐成为首选的治疗方法,手术仅作为该病所致面部畸形的整复手段。

1. 软组织动静脉畸形的手术治疗

（1）手术指征：范围局限的颌面部各部位的动静脉畸形。如范围巨大、血管畸形严重、手术不能彻底切除者，不宜手术治疗。

（2）术前准备：①颈动脉造影，了解病变的血供情况；②备血至少 1 500 ml；③头颈部皮肤、供皮区或供瓣区皮肤准备；④术前其他常规准备。

（3）麻醉与体位：①麻醉，气管内插管麻醉；②体位，仰卧位，头偏向健侧。

（4）手术步骤：以耳颞区动静脉畸形切除为例。

术区准备：全麻显效后，常规消毒铺巾。

术前栓塞：DSA（数字减影血管造影）下经股动脉穿刺，选择栓塞动静脉畸形，减少术中出血。

暴露颈总动脉，准备必要时暂时阻断血运：沿下颌下区胸锁乳突肌前缘做长约 7 cm 的切口，切开皮肤、皮下脂肪、颈阔肌，直达胸锁乳突肌前缘的颈深筋膜浅层，牵开胸锁乳突肌，剪开颈动脉鞘，暴露颈总动脉，而后分离出一段动脉，在其下带入橡皮片备用。

结扎病变周围的动脉分支：根据颈动脉造影显示的病变周围动脉血供情况，先切开病变基部皮肤及皮下组织，而后找出蚯蚓状屈曲的、粗细不等的动脉分支，加以钳夹切断、结扎。较粗的动脉尚需做双重贯穿缝扎（图 4-6）。继续向两侧病变边缘切开组织，同法结扎进出病变的动脉分支。

掀起病变，连同耳郭及皮肤一起切除：深入分离病变基部组织，不断钳夹深部渗血创面，采用电烙和缝扎法止血，最后向上完全掀起病变组织，结扎耳后、颞浅及有关病变组织的动脉，连同外耳一并切除，见图 4-7。

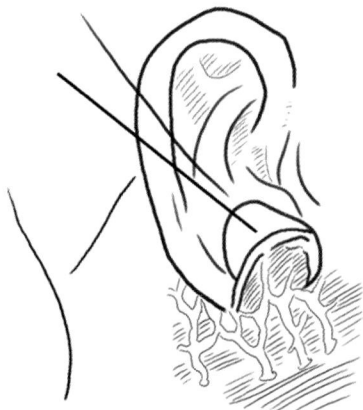

图 4-6　结扎切断粗的动脉分支，充分止血　　　　图 4-7　彻底切除病变组织，局部加压包扎

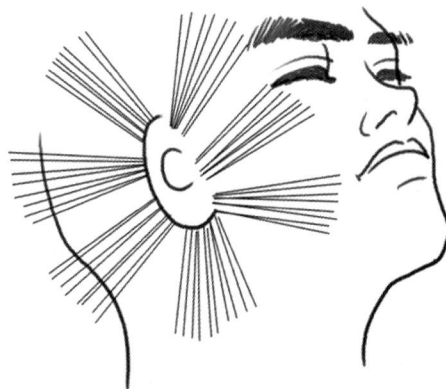

充分止血：剪除周围栅栏状缝扎线，清洗创面，进一步结扎活泼出血点，电烙和缝扎肌层渗血处，彻底止血。

（5）重要解剖结构的辨认与保存：

术中如遇出血凶猛时，可暂时用橡皮片勒住颈总动脉以利止血，但每次不应>5 min。

在显露颈动脉窦时，要用 1% 普鲁卡因局麻药封闭注射，以阻断颈交感神经的反射。

应保留颈外静脉，防止回流受阻而致局部肿胀。

（6）组织缺损的处理及立即修复：视缺损范围和深度，可采用断层皮片游离植皮或用邻近组织瓣修复缺损，其下均需妥善置放引流物，断层皮片尚应戳出几个小孔，以加强引流。包扎皮片区创面，关闭供瓣区创面。

（7）术中、术后并发症的诊断和处理：主要并发症是术中和术后出血。

为减少出血，术前可行动脉超选择栓塞。术中必须全部、充分结扎病变周围的进出入动脉，减少出血，保证手术顺利进行。

病变切除后,要做进一步彻底止血,避免术后渗血和血肿形成。

术后严密观察有无出血情况,常规注射抗生素和止血剂。24～48 h抽出引流条或引流半管,7～10 d拆除缝线。

2. 颌骨动静脉畸形的手术治疗（下颌骨截骨术）

（1）手术指征:适用于病变范围大、出血凶猛的病例,或因拔牙导致病变破裂大出血的病例。拔牙引起大出血时,应作为急症手术处理。如患者伴失血性休克,应先予纠正。近年来由于介入治疗技术的进展,颌骨动静脉畸形的治疗应首选栓塞治疗。如无效,再考虑颌骨切除术。

（2）术前准备:①拍摄正侧位X线片,了解病变在颌骨内的具体情况;②常规行颈动脉造影术,了解病变组织的血供情况;③备血至少2 000 ml;④常规皮肤准备。

（3）麻醉与体位:①麻醉。气管内插管麻醉。②体位。仰卧位,头偏向健侧。

（4）手术步骤:

必要时先行病变栓塞,以减少术中出血。若无效,再行颌骨切除术。

按常规在患侧耳后及下颌下缘约2.0 cm处做切口,显露颈阔肌后,在下颌角前缘结扎面动静脉。切开骨膜,显露下颌体及颏前部。

常会遇到骨穿破处病变大出血,应迅速用骨蜡或纱布填塞病变,助手用力压迫出血部位止血。

沿颏部骨膜向口底伸入长血管钳,使之穿出口底黏膜,略作两侧扩张后,引入钢丝线锯,保护好内、外两侧软组织,先拔除患侧中切牙,而后迅速锯断颌骨,并用骨蜡做骨面填塞止血。

沿颌骨内、外侧缘切开舌侧黏膜直达磨牙后垫附近,同时切断下颌舌骨肌、二腹肌前腹和颏舌骨肌附着,用骨膜分离器使其与骨面分离。将断离的下颌骨迅速向外侧牵开,在翼内肌与下颌支内侧快速显露下颌孔上缘的神经血管束,分离出血管后加以结扎,即可明显阻断出血。

切开颊侧前庭沟黏膜,直达下颌支前缘,两侧黏膜切口连接,切断咬肌附着,用骨膜分离器向颊侧下颌支部分离,同时切断翼内肌,向下颌支内侧分离,达下颌切迹附近。置入钢丝线锯,保护好两侧软组织,很快将下颌支横行锯断,即可将颌骨动静脉畸形的整块下颌骨截下,见图4-8虚线部位。

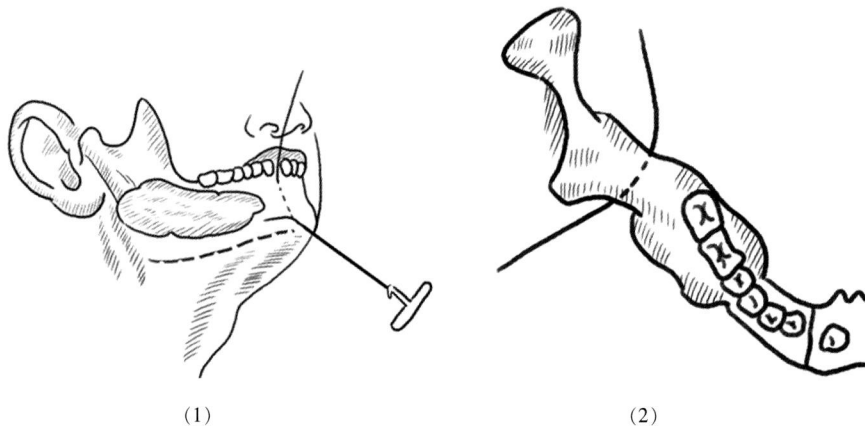

（1）   （2）

图4-8　中心性下颌骨动静脉畸形截骨线示意
（1）侧面观;（2）骀面观

下颌切迹断面用骨蜡填塞止血,整个伤口用生理盐水冲洗清洁,进一步结扎止血。

先缝合口腔黏膜层,直至对侧舌侧。对侧颌骨断面处在舌侧缝合紧张,容易形成裂隙,往往术后在此处裂开,造成伤口感染。为避免发生这种情况,应在断面凿去一块斜面骨组织,使此处的黏膜松弛,而后加以严密缝合。

为了防止穿通口腔,在缝合口腔黏膜完毕后,应再加缝一层黏膜下组织。

再次冲洗伤口后,如需及时植骨,可在此时进行植骨;否则分层缝合伤口,创腔内放置引流物,包扎伤口。

(5)重要解剖结构的辨认与保存：

面动脉及面前静脉：在颈阔肌深面、下颌角前切迹处颈深筋膜浅层内分离，面前静脉自下颌下腺浅面上行，面动脉位于其前方，自下颌下腺的面动脉沟中穿出，常位于 2～3 个下颌下淋巴结之间，然后越过下颌下缘向前上走行。分离后结扎切断面前静脉及面动脉。

面神经下颌缘支：面神经位于颈阔肌深面，自腮腺穿出后在咬肌表面走行，或在下颌下缘下走行，其范围为下颌下缘上、下 1.5 cm 之间，位于面前静脉及面动脉的浅层。在下颌下缘下 2 cm 处结扎切断面前静脉，在静脉深层翻瓣向上，可有效保护面神经下颌缘支。如面神经颈支妨碍翻瓣向上，可将其切断，切断前需确认其为颈支。

上颌动脉：平髁突颈部水平，在腮腺内自颈外动脉分出，在髁突颈部的深面向前上内走行，经颞下窝进入翼腭窝。因此，下颌骨切除分离至髁突区域时容易出血。

下颌孔及下牙槽神经血管束：下颌孔位于下颌支内侧中部，下牙槽神经血管束自下颌孔进入下颌骨，走行于下颌管中，一侧下颌骨切除术需将此神经血管束结扎切断。

颌周肌组织：下颌骨切除术中主要是离断附着于下颌骨的肌组织，下颌骨外侧面主要是附着于下颌角的咬肌，内侧面由前向后有附着于上、下颏棘的颏舌肌和颏舌骨肌，二腹肌凹的二腹肌前腹，内斜线的下颌舌骨肌，下颌角内侧的翼内肌，下颌骨冠突的颞肌腱，以及髁突前内的翼外肌。在离断颌周肌及软组织的过程中，显露下颌骨正中联合，下颌骨下缘、前缘、后缘、髁突及冠突。

(6)组织缺损的处理及立即修复：视缺损范围和程度，可采用人工材料如钛修复板或自体骨移植，常用髂骨或腓骨瓣修复下颌骨缺损。

(7)术中、术后并发症的诊断和处理：

面神经下颌缘支损伤：术中如不慎损伤面神经下颌缘支，应做标志，在关闭伤口前用神经外科方法予以吻合。

上颌动脉损伤出血：下颌骨切除术中一般不需要结扎切断上颌动脉，在分离至髁突区域时，应注意保护起自髁突颈后方、走行于其深面的上颌动脉。损伤上颌动脉可导致较严重的出血。此时应迅速将标本取下，填塞吸收性明胶海绵及纱布止血，压迫片刻后逐层去除，结扎活泼出血点。上述处理不能奏效者，可结扎颈外动脉止血。

腮腺瘘：腮腺包绕下颌支后方、下颌支外侧咬肌浅层、下颌支内侧翼内肌深层，术中应避免损伤腮腺。如有腮腺损伤应予以缝合，以免形成腮腺瘘。一旦有腮腺瘘发生，可加压包扎，一般均可治愈。加压包扎无效者，可行小剂量放射治疗。

3. 上、下颌骨动静脉畸形并发软组织动静脉畸形的手术治疗

(1)手术指征：适用于病变范围大、出血凶猛的病例，或因拔牙导致病变破裂大出血，且经介入栓塞治疗失败的病例。

(2)术前准备：①拍摄颌骨正侧位 X 线片或头颅 CT，了解病变在颌骨内的具体情况；②常规行颈动脉造影术，了解病变组织的血供情况；③备血至少 2 000 ml；④常规皮肤准备。

(3)麻醉与体位：①麻醉。气管内插管麻醉。②体位。仰卧位，头偏向健侧。

(4)手术步骤：

必要时先行颌骨及软组织病变栓塞，如无效再行手术处理。

先显露颈总动脉，在其下带入橡皮条以做暂时阻断血运的准备。

按照颈动脉造影所显示的有关进出入病变组织增粗的各动脉分支及其伴行静脉，切开皮肤及皮下组织，将其加以分离，经钳夹、切断后结扎，但应保留颈外静脉，防止回流受阻而导致局部肿胀。

掀起病变组织，追踪至上、下颌骨动静脉畸形病变部位，视出血情况而定。如出血已控制，则用咬骨钳扩大病变表面的骨组织，而后用刮匙刮净骨腔，最后用骨蜡充填骨腔。如果出血仍较凶猛，则在纱布块填塞下，行上、下颌骨部分截骨术，或一侧上、下颌骨截除术。一般情况下，经过颈外动脉及有关动静脉处理后，颌骨动静脉畸形已得到控制，只需进一步处理病变即可达到治愈目的。

最后切除上端病变,整体切除动静脉畸形。

(5)重要解剖结构的辨认与保存:因病变范围大,手术涉及组织结构多,需予以仔细辨别与保护。可能涉及的解剖结构包括:①面动脉及面前静脉;②面神经下颌缘支;③上颌动脉;④下颌孔及下牙槽神经血管束;⑤颌周肌组织,其辨认与保护如前述。在行上颌骨切除时,还需注意:

保护眼球及眶内容物:在截开上颌骨额突、截开颧上颌连接时,应注意避免损伤眼球及眶下裂走行的神经血管。在眶下缘处骨膜下向上向后掀起眶内容物,用专用眼球拉钩保护眶内容物,于直视下截开上颌骨额突与鼻骨的连接,然后暴露眶下裂,在骨膜分离器保护下,用锯截开颧上颌连接。

避免上颌动脉损伤:上颌动脉在髁突颈内后方由颈外动脉分出,穿翼外肌上、下两头之间,经翼上颌裂进入翼腭窝。上颌动脉在翼腭窝内的位置距翼上颌连接下端25 mm,翼上颌连接的高度为14.6 mm,故断离翼上颌连接时,一定要注意在上颌动脉的下方离断,并保持一定的安全界限,否则损伤上颌动脉会导致大出血。

(6)组织缺损的处理及立即修复:①视缺损范围和程度,可采用人工材料如钛修复板或自体骨移植,常用髂骨或腓骨瓣修复上、下颌骨缺损;②对于软组织缺损,常用前臂游离皮瓣、胸大肌肌皮瓣或背阔肌肌皮瓣行立即修复。

(7)术中、术后并发症的诊断和处理:

面神经下颌缘支损伤、上颌动脉损伤出血、腮腺瘘的处理如前述。

在行上颌骨切除时,还需特别注意保护眼球及眶内容物。保留眼球的上颌骨扩大切除术,在离断上颌骨眶面时应用眼部护板,以保护眼球免受损伤,并应保护眶面骨膜。如有破损,在上颌骨切除后应对位缝合好,勿使眶内容之脂肪组织外露,否则将致术后下睑水肿,严重者可长期不消退。

在显露颈总动脉时,不要伤及颈内静脉和迷走神经。

可以一次同时结扎下牙槽神经血管束,但以分离出下牙槽神经为宜,以避免患侧麻木。

下颌骨截骨后缝合黏膜时,要修整骨断面,使其成为斜面,以利严密关闭创面,不致术后因张力较大而裂开,造成局部感染。

术后常规注射抗生素及止血剂,控制感染和出血。48 h后抽除引流管。7～10 d拆除口腔内、外缝线。

(8)经验和评述:动静脉畸形是一种高流速血管畸形,其形成与患者出生前发育、血流动力学作用和其他刺激因素有关。动静脉畸形可与其他脉管畸形同时存在,治疗前必须完善各种检查,包括超声检查、磁共振(MRA)和数字减影血管造影(digital subtraction angiography,DSA)检查。动静脉畸形的根治相当困难。结扎供养动脉将会降低畸形区域的血流阻力,使周围微瘘中的血液反流至大瘘中,反而增加畸形体积。结扎同侧颈外动脉,由于结扎侧动脉压力突然下降,对侧颈外动脉,甚至颈内动脉、椎动脉之间吻合支扩张开放,形成广泛的侧支循环,继而增加病变区域的血供,因而应予以坚决反对。颌面部动静脉畸形的治疗原则是:相对局限的软组织病变——辅助栓塞后手术或硬化剂治疗,相对弥漫的软组织病变——以栓塞(双重栓塞疗法)为主的综合治疗,颌骨病变——永久性栓塞治疗,或暂时性栓塞后手术治疗,可参阅第18章"口腔颌面-头颈部介入诊断与手术"相关内容。

(三)舌淋巴管畸形的手术治疗

淋巴管畸形是淋巴系统的先天性发育畸形,按其临床特征及组织结构,分为大囊型和微囊型两类,但临床上淋巴管畸形多见,常为大囊和微囊的混合型。头颈部淋巴管畸形占全身病变的70%以上,主要与头颈部淋巴管系统丰富有关。一般而言,颈部病变(过去称为"囊性水瘤")多为局限性,大囊型,手术容易完全切除。而口底、颊、舌的淋巴管畸形多为边界不清、弥漫性、微囊型病变,舌淋巴管畸形常呈巨舌症,引起颌骨畸形、开𬌗、反𬌗、牙移位、咬合关系紊乱等;舌黏膜表面粗糙,呈结节状或叶脉状,有黄色小疱突起;在长期发生慢性炎症的基础上,舌体可以变硬。舌淋巴管畸形常难以完全手术切除,一般采取舌部分切除术切除大部分病变;残存病变,术后配合硬化剂注射治疗。其他常见的是面颊部淋巴管畸形,其性质、处理原则与舌淋巴管畸形大致相同。本节将以舌淋巴管瘤为例叙述其手术治疗。

1. 手术指征

(1)舌淋巴管畸形(巨舌症)可引起牙殆异常和颌骨发育畸形,并影响口腔器官功能和外形,应及时手术切除。

(2)残存病变,术后可配以硬化剂注射治疗。也可以考虑分期切除术。

2. 术前准备

(1)舌淋巴管合并感染时,应在感染控制后再行手术。

(2)术前应配血备用。其他术前准备同常规手术。

3. 麻醉与体位

(1)一般可采用局麻,但儿童或手术范围较大者,需采用全麻。

(2)手术体位以仰卧位为宜。

4. 手术步骤

(1)切口:可根据病变范围和部位,做"V"形、双"V"形(图 4-9)或"U"形加倒"V"形切口。

(2)用粗丝线行贯穿舌前部的牵引,将舌尽量拉出,以确定切除范围,便于手术操作。

(3)用亚甲蓝画出舌背、侧缘及腹面的切口。

(4)用粗丝线于舌根部行"8"字形贯穿缝扎,暂时阻断血液供应。

(5)沿切口线切开黏膜、舌腱膜及舌肌,将病变组织提起,由后向前切除。切除过程中如出血较剧,可采用边切边缝的方法以减少失血。

(6)将残存的蒂在后方的两侧肌黏膜瓣向中线拉拢,与舌腹的舌形瓣对合,用细丝线以间断及褥式交替缝合法缝合,共同形成一个近似正常形态的新舌体。

(7)创口处理:拆除缝扎线,结扎创面上的活跃出血点,冲洗创口,缝合肌层,最后缝合黏膜,并放置橡皮引流条。

图 4-9、图 4-10 为舌淋巴管畸形(巨舌症)病例的手术示意。

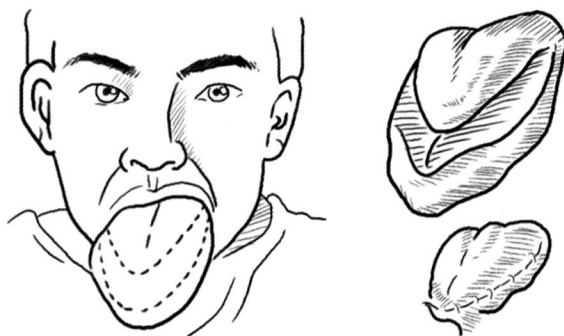

图 4-9　舌淋巴管畸形的手术治疗示双"V"形切口线及缝合后

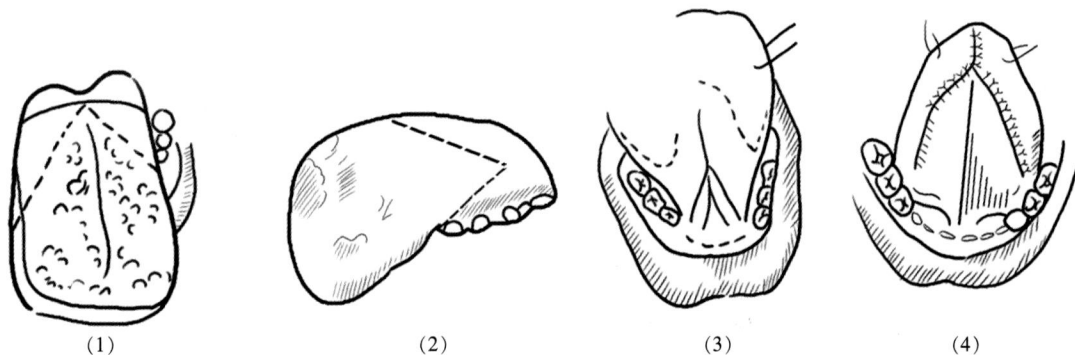

(1)　　　　　　　(2)　　　　　　　(3)　　　　　　　(4)

图 4-10　舌淋巴管畸形治疗

(1)舌背切口线;(2)舌侧切口线;(3)舌腹切口线;(4)缝合后

5. 重要解剖结构的辨认与保存

术中应注意保护舌动脉（但必要时也可予以切断结扎），避免损伤下颌下腺导管开口、舌下静脉等解剖结构。

6. 组织缺损的处理及立即修复

舌缺损在1.5cm以内者，可直接拉拢缝合。缺损范围超过1/2者，需行前臂皮瓣移植修复术。

7. 术中、术后并发症的诊断和处理

（1）舌体组织血运丰富，术中容易出血。为减少出血，可采用缝扎法暂时阻断舌动脉的血液供给。舌体部分切除后，在创口缝合前，应将该缝扎线拆除，并将创面上的活跃出血点一一结扎，以防术后出血。缝合创口时，应严密缝合肌层，防止术后渗血。

（2）因舌体运动度大，组织脆嫩，缝合时应用较粗的丝线，进针点应距创缘0.5～1.0cm，并打三道结，以防缝线切破组织和缝线松脱。

（3）缝合黏膜时，应缝至肌深层，并行褥式加间断缝合，以减少肌创面渗血和预防创口裂开。

（4）术后严密观察，注意舌体和口底肿胀发展趋势，如肿胀发展很快，应及时处理，以防血肿形成、舌后坠导致上呼吸道梗阻。

（5）术后可选用抗生素及地塞米松，防止术后感染及水肿，并注射止血剂。术后禁食1周，采用鼻饲，以后再改为流质饮食，并注意口腔清洁，加用雾化吸入。术后24～48h抽出引流条，术后9～10d拆线。

（6）术后主要并发症为术后出血、血肿形成和组织水肿，并可因局部肿胀、舌后坠导致上呼吸道梗阻。因此，术中需彻底止血，严密缝合肌层。缝合黏膜时，宜做褥式加间断缝合，并放置橡皮引流条。术后需严密观察病情变化，尤其是注意呼吸道通畅情况。若局部肿胀发展很快，需及时处理，以防窒息。

8. 经验和评述

舌淋巴管畸形的轻重程度不一，可选择的治疗方式不同。表浅的微囊型淋巴管畸形可采用激光治疗、平阳霉素注射治疗，效果良好；对淋巴管畸形引起的巨舌症，单纯手术切除，由于切除病变组织不彻底，常需反复多次手术，术后配合硬化剂注射。

（四）面颈部大囊型淋巴管畸形（囊性水瘤）切除术

大囊型淋巴管畸形即传统所称的"囊性水瘤"，好发于儿童，面颈部多见，一般为多房性囊腔，彼此间隔，内有透明、淡黄色水样液体。病损大小不一，表面皮肤色泽正常，呈充盈状态，扪诊柔软，有波动感。与深层静脉畸形不同的是体位移动试验阴性，但有时透光试验为阳性。面颈部囊性水瘤的首选治疗方法是穿刺抽吸囊液，然后向囊腔内注射平阳霉素或OK-432。

1. 手术指征

（1）病变范围大，阻塞呼吸道或消化道引起严重功能障碍者。

（2）手术年龄以2岁以上为宜，阻塞呼吸道时则不受此限。

2. 术前准备

（1）囊性水瘤可引起喉和气管移位，导致气管内插管操作困难，故术前应请麻醉科会诊，并做好气管切开术准备。

（2）术前配血备用。

（3）一般常规术前准备，必要时行囊内穿刺，吸出少量囊液，并注入等量亚甲蓝溶液染色，以利术中与正常组织鉴别。

3. 麻醉与体位

（1）一般采用气管内插管全身麻醉。

（2）仰卧位，头偏向健侧，肩下垫一小枕。

4. 手术步骤

（1）切口：切口设计依病变大小而异。如为大型病变，应以病变为中心，顺皮纹方向做一横向弧形切口[图 4-11(1)]。切口长度及切除皮肤的多少依病变大小而定。一般切口的两端应超出病变边缘少许，切除皮肤的范围应严格掌握，仅切除过多的皮肤，不可过多切除。

（2）显露病变：沿切口切开皮肤、皮下组织及颈阔肌，结扎并切断颈外静脉，即可显露囊性水瘤浅面[图 4-11(2)]；继而在颈阔肌深面分别向上、下方剥离颈部皮瓣，剥离范围以超过病变边缘为准，但向下剥离时，剥离至锁骨上缘即可；然后切断胸锁乳突肌，并分别向上、下方剥离该肌。至此，病变浅面完全暴露在视野下。如病变位于胸锁乳突肌后侧和锁骨上方的颈后三角，则不必切断胸锁乳突肌，将其适当剥离并用拉钩拉向内侧，显露出病变前界即可[图 4-11(3)]。分离皮瓣时应细心，如切破病变，可导致囊液流出，囊壁塌陷，增加分离的难度。用电刀分离周围组织，用尖拉钩拉开皮瓣，于颈阔肌与病变间找出间隙，上、下分离牵拉开皮瓣，充分暴露病变。

（3）剥离病变：病变有完整的包膜，一般可在锁骨上方，于病变的下缘，紧贴包膜做锐性或钝性分离，将病变组织与周围正常解剖结构小心分开[图 4-11(4)]。当分离进行至深层时，颈内静脉与病变各分叶间的纤维粘连常较明显，需将其切断。钳夹、结扎颈内静脉与囊性病变间小的静脉交通支。标本游离过程中，需牢记的是病变常侵入肌间隙和咽旁间隙，因此，要有足够的耐心分离出病变的所有分叶，完整摘除[图 4-11(5)]。由于病变血管不丰富，一般出血较少。

（4）创口处理：用生理盐水冲洗创口后，仔细寻找出血点，一一结扎，彻底止血。创口内放置橡皮片或负压引流管，分别缝合颈阔肌与皮肤，轻轻加压包扎。

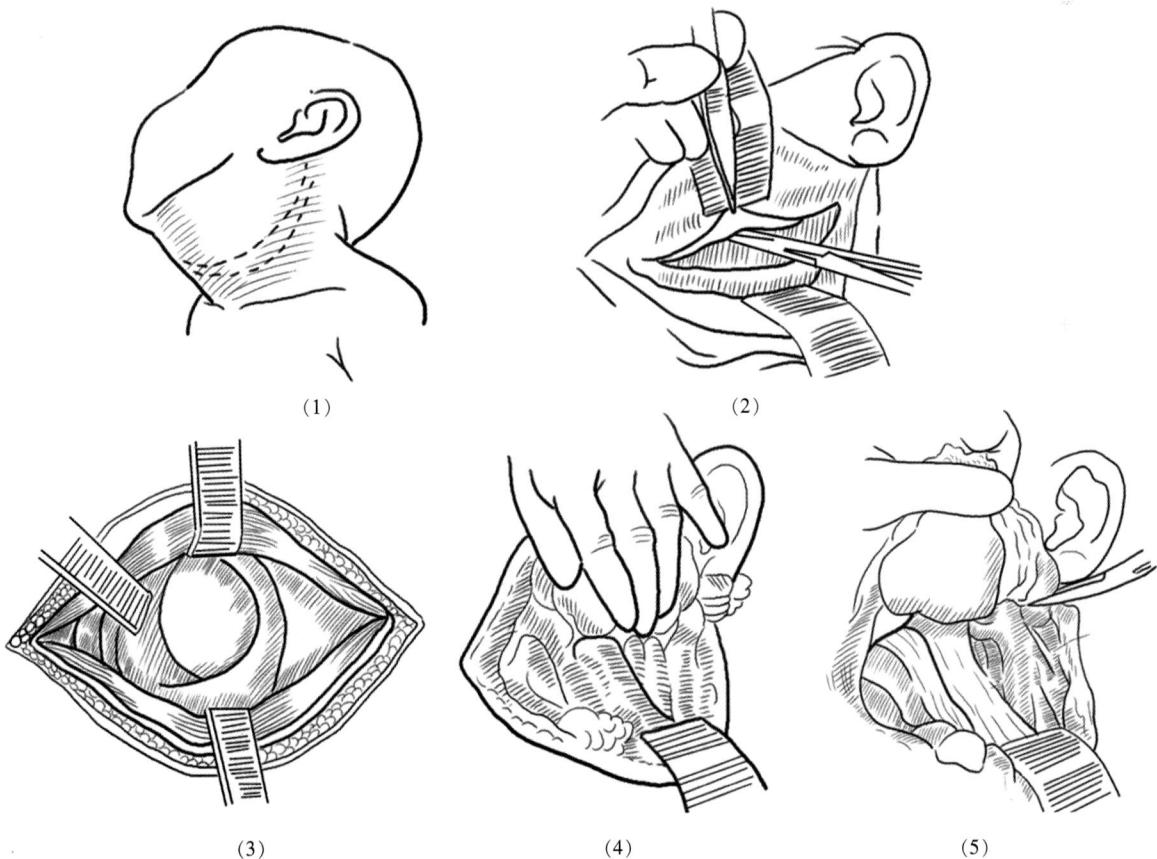

（1）　　　　　　　　　　　　（2）

（3）　　　　　　　　（4）　　　　　　　　（5）

图 4-11　大囊型淋巴管畸形的手术治疗

(1)切口示意；(2)切开皮肤及皮下组织，分离颈阔肌，显露病变；
(3)充分显露病变；(4)沿囊壁向深层分离；(5)保护颈部大血管及神经，尽量完整摘除病变

5. 重要解剖结构的辨认与保存

（1）在颈深部，病变往往包绕颈部重要解剖结构如颈总动脉、颈内静脉、迷走神经、副神经等，甚至突入臂丛神经与肌腹之间，或向深部达胸膜顶的表面；因此，必须在直视下，分清并保护好这些重要结构后，

再小心仔细地剥离病变,见图4-12。

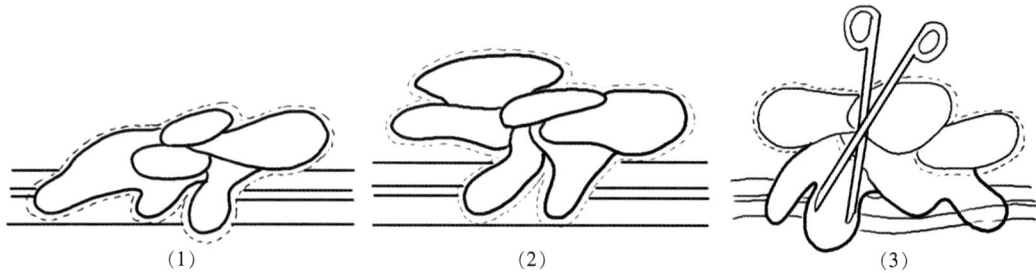

图4-12　大囊型淋巴管畸形的手术结果示意
(1)全部切除——沿虚线切除全部病变;(2)次全切除——沿虚线切除大部分病变,残留实线部分的斑片样病变;
(3)部分切除——切除虚线范围内的病变

(2)在颈前部,病变可包绕喉、气管与食管,也需仔细分离,避免损伤这些重要结构。

(3)喉返神经沿气管与食管所形成的沟内上行,于环甲关节的后侧穿入喉内,剥离此部位病变时,切勿损伤喉返神经。

(4)在上颈部,病变往往包绕颈内、外动脉,舌下神经与二腹肌等重要结构,并可伸延至颅底,同样需在明视下注意保护好这些重要结构后,细心剥离,直至完全摘除病变。

(5)大囊型淋巴管畸形可以完全被摘除,也可残留。对残留病灶可以局部注射硬化剂。

6. 术中、术后并发症的诊断和处理

(1)因病变表面皮肤、皮下组织较薄,在切开皮肤、皮下组织时,应注意避免切破囊壁。

(2)因囊壁菲薄,容易撕裂,在剥离囊肿时忌用器械夹持。一旦囊腔壁剥破,需将裂口结扎,以防囊腔内液体流出,囊壁萎缩,给剥离操作带来困难;同时可避免被钳破的囊壁残留,导致术后复发。

(3)分离病变深面时,一定要耐心细致地进行,切勿损伤颈部重要神经、血管及肺尖部胸膜等重要解剖结构。值得强调的是,颈内静脉壁薄,颜色与囊性水瘤近似,而且囊壁常与颈内静脉紧密相连,勉强分离有损伤颈内静脉的危险,而且导致囊壁残留。因此,分离有困难时,可将颈动脉鞘切开后进行分离,将血管鞘与病变一并切除。

(4)在气管周围分离病变时,除需注意避免损伤邻近重要解剖结构外,尚应注意避免气管导管在气管内上下移动,以致气管导管从气管内排出,造成患者窒息。

(5)剥离病变时,一般应彻底剥净,以防囊壁残留,导致术后复发。但是,勉强剥离有损伤重要解剖结构的危险时,可残留部分囊壁,用2％碘酒、75％乙醇涂搽残留的囊壁,或填入含有5％鱼肝油酸钠的纱布,以破坏其内膜,减少术后复发的机会。

(6)病变位置高达腮腺区时,术中有损伤面神经下颌缘支的可能,可先解剖面神经下颌缘支,加以保护,然后剥离病变。

(7)囊性水瘤波及腋窝时,可根据幼儿的全身情况,决定一次同时切除或分期手术。一次同时切除时,待病变从锁骨下血管分离出来后,将其推向腋窝,然后沿胸大肌下缘做一切口,钝性分离至腋窝,再将病变自切口向外牵拉、剥离和切除。

(8)对胸腔纵隔的病变,需要开胸手术切除,手术大而复杂,尤其对小儿更具危险性。对此类病例,可仅切除颈部病变,在其基部做缝扎切断,胸腔残余病变内注射平阳霉素或OK-432,促使残留病变萎缩。此外,对出生后几个月的婴儿,因病变异常巨大导致呼吸困难而施行手术时,最好分期切除,即第1次切除病变的一部分,3个月后,再做第2次手术。

(9)术后常规应用抗生素预防感染,并应用止血药物,减少渗血。术后24～48 h拔除引流。拔除后仍须轻轻加压包扎,但不能影响患儿呼吸。术后发现创腔积液时,要及时排空积液。术后7～9 d拆线。如填入鱼肝油酸钠纱布于残留囊内,则需在术后3～5 d内抽除。

(10)术后主要并发症为颈部重要解剖结构损伤和囊壁残留,导致术后复发。其预防措施见上文术中注意要点所述。此外,还需注意防止上呼吸道梗阻和肺炎的发生,特别是当病变包绕喉、气管与食管或婴幼儿已有呼吸困难时,应先做气管造口,然后施行手术。

7. 经验和评述

面颈部大囊型淋巴管畸形应首选硬化剂注射治疗。如必须手术治疗时,应做好充分术前准备,尤其是对婴幼儿患者。囊性水瘤常向颈深部扩展,包绕颈部重要解剖结构如神经、血管、气管、食管等,向上可达颅底咽旁区,向下可伸展至胸腔、纵隔,引起呼吸、吞咽困难。这些特点增加了手术的复杂性和危险性。囊性水瘤包绕胸段气管、食管、肺尖和大血管时,切除胸腔内的病变有相当大的困难和危险,特别是幼儿,危险性更大。对于此类病例,可先切除颈部病变,胸腔残余病变可注射平阳霉素,使其硬化或萎缩,不必强求彻底切除。

(五)血管瘤的手术治疗

血管瘤与脉管畸形有所不同,前者多于出生后始发现,临床呈皮肤病损,呈杨梅样增生;随婴幼儿生长发育而同步生长且生长较快。90%以上的血管瘤可以自发性消退,故一般不主张早期手术。为了控制其生长速度,目前多以药物治疗为主,例如皮质激素、钙通道阻滞剂等。只在有可能影响面部功能、外观容貌或生长特别迅速时,才考虑局部切除术或应用冷冻、激光等辅助治疗。

当然,对那些还能消退的血管瘤,仍可行手术切除。手术方案应视肿瘤大小、部位等综合决定。

(郑家伟)

七、颈动脉体瘤切(摘)除术

颈动脉体瘤是位于颈动脉分叉处的一种化学感受器肿瘤,发自颈动脉体,是临床上比较少见的肿瘤,多发生于青年人,生长比较缓慢。颈动脉体瘤多数为良性肿瘤,但持续增大可压迫气管及周围神经,产生相应的症状。如压迫食管,可产生吞咽困难;压迫气管,可出现呼吸困难甚至窒息;累及喉返神经,可引起声音嘶哑;压迫臂丛神经,可引起肢体麻木、疼痛、感觉异常及偏瘫;压迫颈交感神经,可产生 Horner 征;如瘤体破裂,可引起大量咯血及窒息。肿瘤常位于上颈部、下颌角下方、胸锁乳突肌前缘,质地中等,无痛,与颈动脉关系密切,局部可触及搏动,听诊可闻及杂音。

1. 手术指征

在颈总动脉分叉处,以影像学检查确定为动脉体瘤且有压迫症状,全身情况良好,无严重脑血管病变者。

2. 术前准备

(1)颈动脉造影、DSA、CT 或 MRI 检查。

(2)患侧颈内动脉行暂时球囊阻断(TBO)试验(详见第 18 章),明确大脑 Willis 环的通畅情况及脑血管状态,决定是否需要进行颈动脉重建术。

(3)做好颈动脉重建术的准备。

(4)备血 800 ml。

(5)术前其他常规准备。

3. 麻醉与体位

(1)麻醉:采用气管内插管麻醉,并在术中用脑电图(EEG)、脑血流图直接监测脑血流改变,及时发现并处理患侧脑缺血。

(2)体位:患者平卧,头后仰于手术台上,肩部垫枕,使颈部伸直,头部偏向健侧 45°。

4. 手术步骤

(1)颈动脉体瘤剥离术:将肿瘤从血管壁上剥离下来。颈动脉体瘤与颈动脉之间有一个分离平面,称为动脉外鞘。在这一平面进行肿瘤剥离,一般不需阻断颈内动脉血流,不需进行血管移植。此术式适用于肿瘤较小,不紧密包裹颈总、颈内及颈外动脉者。

（2）颈动脉体瘤切除术:肿瘤紧密包绕颈总动脉分叉处,剥离困难,需进行肿瘤连同部分颈总、颈内及颈外动脉切除。

术区准备:全麻显效后,常规消毒铺巾。

切口:沿胸锁乳突肌前缘或沿下颌下 3～4 cm 做弧形切口,延长至能显露颈部肿块及全部颈动脉为止。

沿切口线分别切开皮肤、皮下组织及颈阔肌,并将颈阔肌翻瓣,以暴露胸锁乳突肌前缘。沿胸锁乳突肌前缘做锐性分离,在血管旁分离肿瘤。一般肿瘤常附着于颈总动脉分叉处,分离困难,而且瘤体上有许多滋养血管,因此剥离时极易出血或发生血管撕裂。为更好地显露颈总动脉,可根据需要,分离并牵拉肩胛舌骨肌。切开颈动脉鞘,细心游离颈总动脉至颈动脉分叉处,控制甲状腺上动脉,避免损伤经常横跨该动脉第一部分的喉上神经。绕颈外动脉置一硅胶带或无损伤动脉夹,若需要充分显露颈内动脉,也可进行分离。然后解剖颈内动脉上端,并用硅胶带环绕颈动脉加以控制。如粥样斑延伸至颈动脉分叉以上,分离二腹肌可使颈内动脉的显露更加完全。对于老年患者,应特别注意保护颈动脉。为避免栓塞,此时不应解剖颈动脉分叉本身。

在颈总、颈外、颈内动脉得到控制后,术者应与麻醉师核查患者血流动力学的稳定性。在颈动脉阻断期间,血压应维持在正常水平,并使患者全身肝素化。若行持续 EEG 监护,其描记特点要明确。然后,在颈动脉、颈外动脉、甲状腺上动脉的远端和颈总动脉放置血管钳。只有保持脑部正常血供后,才能完整切除颈动脉体瘤。切除瘤体后,结扎颈总、颈内和颈外动脉残端。

冲洗创面,充分止血,缝合创口。

5. 重要解剖结构的辨认与保存

（1）颈上部颈动脉周围的重要神经尽可能保留:面神经下颌颈缘支从腮腺前缘或下端穿出,行于颈阔肌深面与颈深筋膜浅层之间,在下颌下缘平面,自后向前依次越过面后静脉、下颌角、面前静脉的浅面。在翻瓣过程中应仔细辨认,防止损伤。

（2）迷走神经位于颈内静脉和颈总、颈内动脉之间的后方,并且有分支喉返神经支配喉肌,在分离颈动脉时,可采用橡皮片牵引保护,防止损伤。

（3）舌下神经经二腹肌后腹深面进入颈动脉三角,呈弓形跨过颈内、外动脉的表面,于舌骨大角上方,再经二腹肌后腹深面进入下颌下三角。舌下神经发出降支,在颈鞘浅面下行,与第三颈神经分支组成舌下神经袢。在分离颈动脉体瘤的过程中应尽量保护。

（4）副神经经二腹肌后腹后份深面穿出后,在乳头尖下约 3.5 cm 处进入胸锁乳突肌上份前缘的深面,在分离颈内动脉时,需要注意辨认和保护。

在不影响分离暴露和切除颈动脉体瘤的前提下,颈内静脉也应尽量保留。

6. 术中、术后并发症的诊断和处理

（1）脑缺血:是较常见的严重并发症,轻者偏瘫,重者持续昏迷或死亡。为防止脑缺血发生,除术前准备判断脑侧支循环外,还可采用控制性高血压。重建血管时,尽量减少血流阻断时间。术后要严密监护患者,收缩压维持在 100 mmHg 以上,及时补充血容量。

（2）脑血栓或栓塞:一般发生于术中或术后 48 h,也可发生于术后数周。主要原因是阻断一侧颈动脉后,脑血流减少或减慢,以及脑血管痉挛,导致脑血栓形成。为防止其发生,术中可使用低剂量肝素,术后继续用 10 d 以上。术中切断或封闭颈上神经节,可防止脑血管病变发生。

7. 经验和评述

采用该法,必须做好术前、术中、术后准备,如术前正确评价 Willis 环的状态,做好必要的检查,如 DSA、TBO 试验等;术中测定颈内动脉残端压;术后采取预防脑血管并发症的有力措施,如补足血容量和应用血管扩张剂,保证脑血管有足够的血供。禁用凝血剂,防止血栓形成。术后绝对制动、平卧,防止直立性低血压。

（张志愿）

八、颈动脉重建术

颈动脉是头颈部的主要动脉干,是维系大脑活力的生命线。颈内动脉直径约 0.5 cm,每分钟通过 350 ml 血液,两条颈内动脉供应大脑全部血液的 85%。临床研究发现,对未进行术前颈动脉评价的颈动脉结扎或切除患者,结扎或切除颈动脉后可出现严重的并发症,甚至可致患者死亡。如结扎颈动脉后,25% 的患者在手术中出现脑缺血症状;手术后 24 h 内,65% 出现轻度偏瘫,25% 可于晚期出现,并且持续时间更长;一旦血流量减少,可导致脑动脉梗死,随后出现脑水肿、脑移位和颅内压升高,发生继发性恶性循环,最终导致患者死亡。另外,单纯行颈动脉切除的患者,尽管大脑的侧支循环良好,但由于结扎端血栓形成,术后长期低血压,可导致术后发生脑缺血和卒中。因此,颈动脉重建术可以恢复患侧大脑的血流,防止脑缺血发生;而颈动脉切除及重建术还能给晚期头颈癌累及颈动脉患者提供一个根治的机会,大大降低单纯颈动脉切除的高死亡率及高神经系统并发症的发生率。

1. 手术指征

术前不能耐受脑血管缺血性试验,即不能耐受患侧颈内动脉血流阻断(TBO 试验)的患者。

2. 术前准备

(1)术前详细询问病史,进行全面体检,特别应注意有无卒中、一过性脑缺血历史和颈部血管杂音。

(2)颈动脉造影、DSA、CT 或 MRI 检查。

(3)患侧颈内动脉行暂时球囊阻断(TBO)试验,明确大脑 Willis 环的通畅情况及脑血管状态。

(4)术前常规准备供区皮肤。

(5)备血 800 ml。

(6)术前其他常规准备。

3. 麻醉与体位

(1)麻醉:采用气管内插管麻醉,并在术中用脑电图(EEG)、脑血流图直接监测脑血流改变,发现并及时处理脑缺血。

(2)体位:患者平卧,头后仰于手术台上,肩部垫枕,使颈部伸直,头部偏向健侧 45°。

4. 手术步骤

(1)术区准备:全麻显效后,术区常规消毒铺巾。

(2)切口:颈动脉体瘤患者的手术切口与颈动脉体瘤切除术的切口相似,沿胸锁乳突肌前缘或沿下颌下 3~4 cm 做弧形切口,延长至能显露颈部肿块及颈动脉为止。若术中需要,可向上或向下延长。如肿瘤延伸到颅底,手术暴露困难时,可将下颌骨做垂直暂时切开,牵拉后便于暴露颈总动脉和高位颈内动脉及颈外动脉。完全切除后,将下颌骨做坚强内固定。颈动脉被恶性肿瘤侵犯而需要切除的,手术切口根据原恶性肿瘤手术切口而定,必要时延长颈部手术切口,以利于充分暴露手术野。

(3)颈动脉体瘤患者的肿瘤暴露和切除方法:与颈动脉体瘤切除术相同,将肿瘤完整切除后,选择相应修复重建材料,重建颈动脉血流。目前用于颈动脉切除后重建的材料主要有自体大隐静脉、股浅动脉、人工血管等。大隐静脉抗感染能力较强,在低血流时通畅率高,远期通畅率也高,应作为首选材料。颈外静脉虽在同一切口内取材,方法简便,但颈外静脉壁薄,容易瘤样扩张,一般不宜采用。股浅动脉具有一定的机械强度,抗感染能力强,口径合适,是颈动脉重建的可靠材料。其缺点是需附加一次血管吻合手术,血管栓塞的机会增加。人工血管亦为常用的颈动脉重建材料,不需由自体取材为其优点;但人工血管不耐感染,感染或放射区不宜采用。

(4)颈段颈动脉重建(图 4-13):颈段颈动脉指颈总动脉分叉处,以自体大隐静脉移植为例,按肿瘤切除原则切除肿瘤后,根据肿瘤连同颈动脉切除后颈动脉缺损的长度,切取股部一段大隐静脉。大隐静

口腔颌面－头颈外科手术学

脉口径应与颈内动脉口径接近，长度应比切除肿瘤后动脉缺损的长度稍长一些。取下的静脉两端钳夹，腔内灌注肝素溶液（20 mg/100 ml 生理盐水）使管腔扩张，并应注明大隐静脉瓣的方向，以免吻合时阻碍血流。大隐静脉移植重建颈动脉，可采用与颈总动脉端侧吻合的方式，亦可采用端端吻合的方式。血管移植前，全身血肝素化。以端侧吻合为例，将大隐静脉远端剪成斜面，与颈总动脉做端侧吻合，采用 5-0 尼龙线连续外翻缝合。缝毕，去除颈总动脉上的心耳钳，用血管夹夹住移植的大隐静脉。然后，结扎切断颈外动脉。颈内动脉用小号心耳钳阻断后切断。采用上述缝合方法，将大隐静脉另一端和颈内动脉做端端吻合。血管移植完成前（缝合最后 1～2 针前），应暂放松大隐静脉上的阻断夹，使血凝块完全冲出，第 2 个吻合口缝毕，切断颈总动脉在吻合口的远端，残端结扎并缝合。

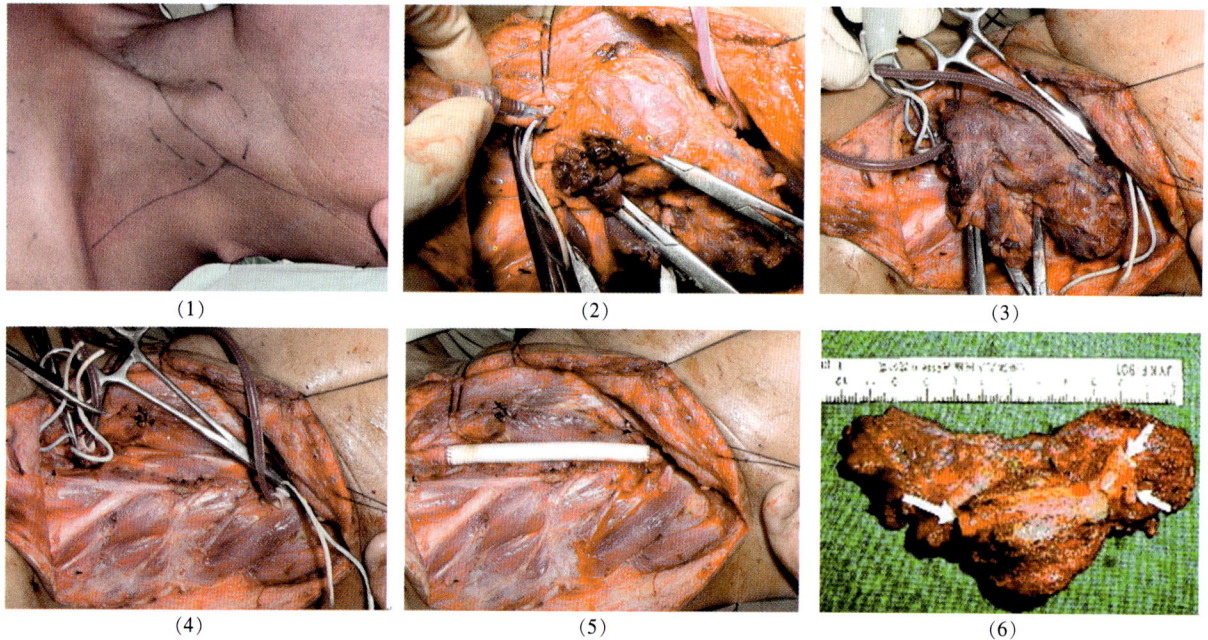

图 4-13 颈段颈动脉重建术
(1)切口；(2)残端压测量；(3)转流管；(4)在转流的同时切除肿瘤；(5)人工血管重建；(6)切除标本

(5)颈动脉高位切除重建术（图 4-14）：肿瘤侵及颈内动脉位置较高，颈动脉重建时暴露颈内动脉比较困难，无法进行颈部动脉与颈内动脉吻合，可考虑采用此法。颈动脉高位切除时，为了暴露颈内动脉更长距离，需附加耳后切口行乳突根治术，去除中耳及内耳结构，面神经改道前移，显露颞骨段颈内动脉进行吻合。亦可用电钻磨去颅底骨质，使颈内动脉充分暴露。手术要点与前者相同，其中适度暴露颈内动脉近颅端是吻合血管成功的关键。

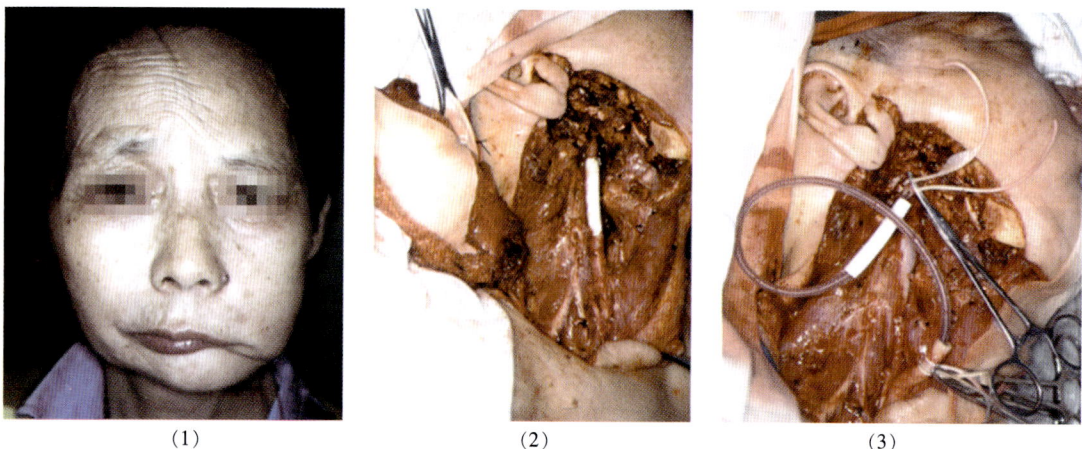

图 4-14 颈动脉高位切除重建术（右腮腺癌复发累及颈动脉）

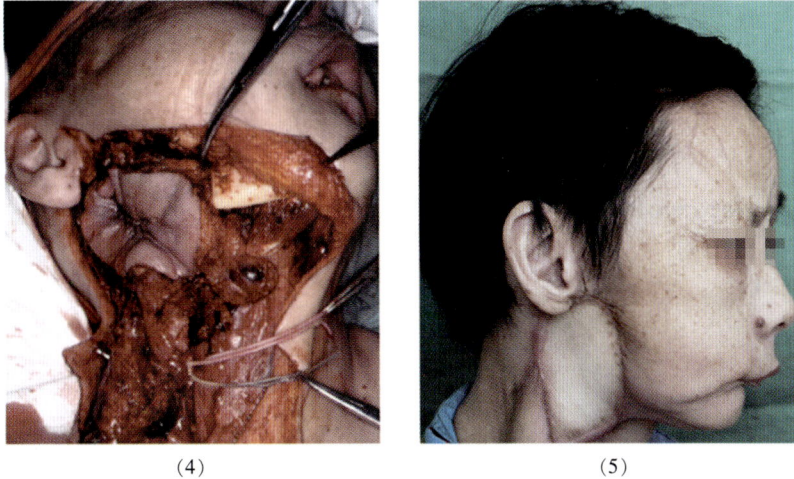

<table>
</table>

(4)　　　　　　　　　　(5)

图 4-14　颈动脉高位切除重建术(右腮腺癌复发累及颈动脉)(续)
(1)术前;(2)切除范围;(3)动脉转流;(4)人造血管搭桥吻合;(5)术后侧面

　　(6)颅内外颈动脉搭桥重建术(图 4-15):切除颈动脉位置过高,接近颅底,在技术上无法进行高位颈动脉重建术,可考虑采用此法。手术有两种术式。一种由同侧动脉搭桥,取颞部进颅切口,在颞骨鳞部和颧弓上后份打洞,显露颞窝底部,识别棘孔和卵圆孔。在腰部放置引流管排放脑脊液,以利牵开颞叶。在卵圆孔后方、棘孔内侧打开颅窝底,显露颈内动脉水平段(岩段)。在切颈部肿瘤时,游离颈动脉近心段,备好移植血管。阻断颈动脉前,给患者静滴戊巴比妥,以抑制脑电兴奋,同时静滴肝素 5 000 U。用小血管钳钳夹颈内动脉水平段的近远中段,切断动脉,结扎远端。用 8-0 单丝尼龙线将人工血管远心端与颈内动脉水平端的近心端做端侧吻合。近心端经耳前皮下隧道进入颈部(亦可经下颌骨、颞肌和颧骨深面的隧道入颈),与颈内动脉远心端吻合。然后放松血管钳,当移植血管出现搏动后,将骨瓣复位,最后缝合创口。另一种术式为由对侧动脉搭桥。如同侧颈部肿瘤广泛侵犯颈总动脉和锁骨下动脉,无法用同侧动脉搭桥时,可选择此种术式。即用自体大隐静脉与对侧动脉吻合,经颅部横行磨出的骨槽,以右侧翼点开窗入颅,即位于颧弓中点上方约 3.8 cm 处,此处系枕、额、蝶、颞四骨相会处,深面沟内有脑膜中动脉前支经过。将移植大隐静脉吻合于右侧大脑中动脉,以重建部分大脑循环。

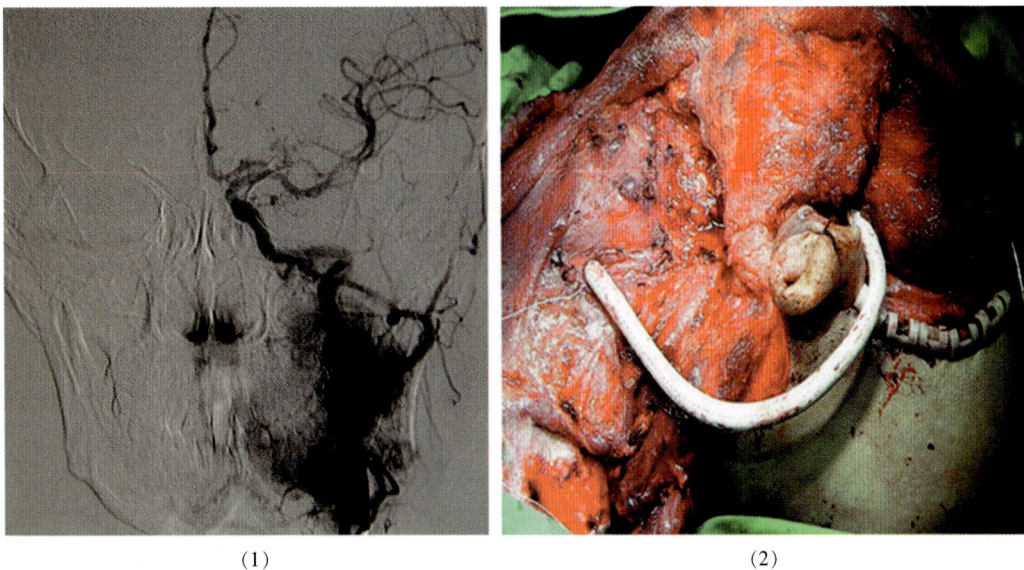

(1)　　　　　　　　　　(2)

图 4-15　颅内外颈动脉搭桥重建术

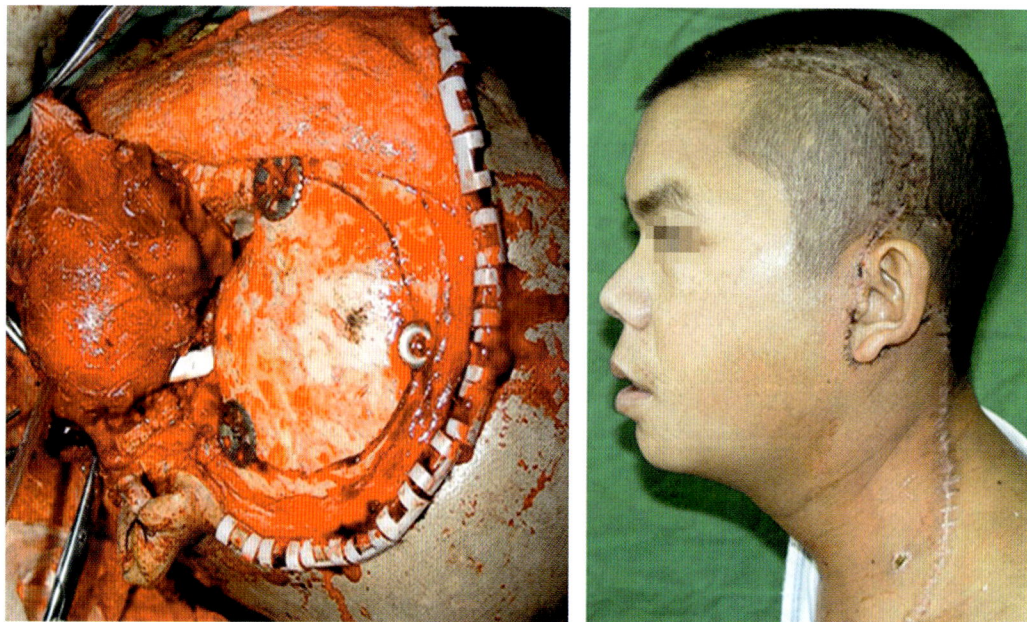

图 4 – 15　颅内外颈动脉搭桥重建术（续）

(1)左侧恶性颈动脉体瘤的 DSA 成像；(2)颅内外颈动脉人工血管搭桥术；(3)搭桥术后颅骨复位，肌瓣覆盖；(4)术后侧面像

（7）重建的颈动脉表面和颈部缺损可采用组织瓣覆盖，因为有血供良好的足够组织瓣覆盖、优良的缝合技术，以及术后大剂量抗感染、抗凝等防治措施，可以避免颈动脉破裂及栓塞的发生，其中以带蒂胸大肌皮瓣应用较多。组织瓣覆盖的手术操作按相应的组织转移整复术进行。

（8）关闭创口：冲洗创面，充分止血，分层缝合伤口，置负压引流物，敷料包扎。

5. 内、外转流术的应用

巨大肿瘤，尤其是包绕颈内动脉的肿瘤，手术时出血多，必须长时间阻断颈内动脉血流。为此，必须暂时性应用转流术维持大脑血液供应。

（1）内转流术（internal shunt）：

将肿瘤与颈总动脉分离，充分显露颈总动脉以利插管，静脉注射肝素（1 mg/kg 体重），防止血栓形成。

阻断血流，切开颈总动脉壁，将 14—16 号塑料管向颈内动脉方向插入。放松绕过颈内动脉的橡皮带，当塑料管内有逆流血液充填时，排放气泡。将导管的近心端由颈总动脉向近心端送入，越过控制血流的橡皮管，向深部插入。拉紧上、下方的橡皮带，在血流通畅的情况下，将肿瘤摘除。

肿瘤摘除后拔除动脉内的塑料管，此时必须注意防止因气泡或血凝块而致的脑栓塞。导管拔除后，阻断血流，用生理盐水由动脉切开处冲洗动脉管腔，去除血凝块，切口用无创缝合线连续缝合。缝合完毕时，留 2 针缝线暂不打结，放松颈内动脉控制带，使气泡与逆流的血液一并流出，然后结扎缝线。放开颈总动脉阻断带，血流再通。静脉注射鱼精蛋白 1.5 mg/kg，以中和肝素。

（2）外转流术（external shunt）：方法基本同内转流术。所不同的是，在颈总动脉做切口后，还需要在瘤体上缘、血流控制带下方做颈内动脉切口。导管经两切口分别向近心端及远心端插入，越过血流阻断带，然后拉紧。插管时需注意，应将导管的一端先插入颈内动脉，待逆流血液充满导管、排出气泡后，再将其另一端插入颈总动脉。

应用外转流术，以自体大隐静脉重建颈内动脉的方法见图 4 – 16。应用内转流术，以人工血管重建颈内动脉的方法见图 4 – 17。应用颈外动脉重建颈内动脉的方法见图 4 – 18。

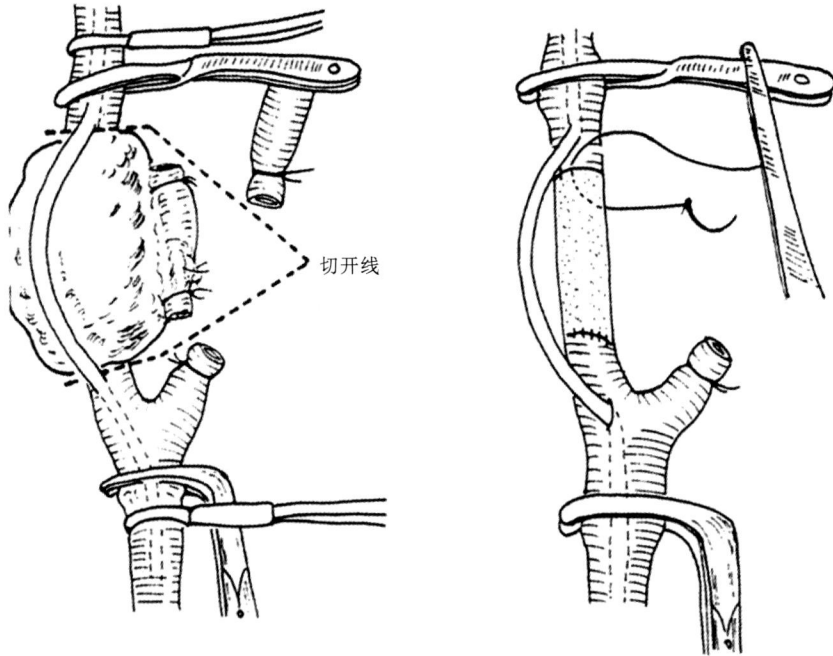

图 4-16　应用大隐静脉重建颈内动脉(外转流术)

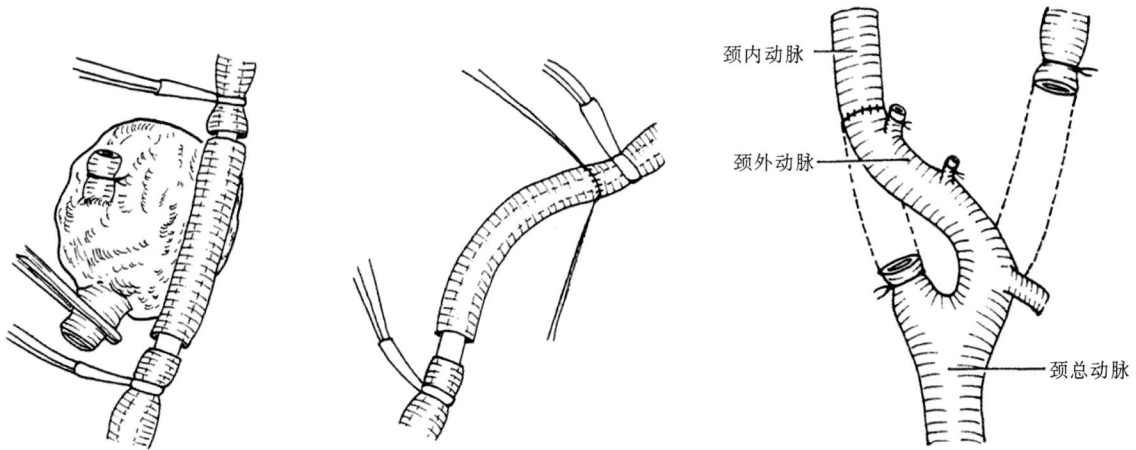

图 4-17　应用人工血管重建颈内动脉(内转流术)

图 4-18　应用颈外动脉重建颈内动脉

6. 重要解剖结构的辨认与保存

　　颈动脉体瘤切除术后的血流重建过程中,应尽可能保护好颈动脉周围的重要神经,如面神经、迷走神经、副神经和舌下神经等。对于恶性肿瘤累及颈动脉者,需要在根治肿瘤的前提下,尽量保留具有重要功能的神经。对于恶性肿瘤侵及颅底,需行高位颈动脉重建或颅内外颈动脉搭桥重建者,应按照颅底手术过程中的注意事项保护颅内结构及颅底神经血管。

7. 组织缺损的处理与立即整复

　　(1)移植血管早期容易出现血管阻塞,后期则容易发生血管破裂。而血管阻塞、内膜损伤、血流缓慢与术后患者血液凝固性增高有关。影响移植血管通畅的主要因素有:①移植血管放置时发生扭曲;②因动脉受到高压冲击,使移植的血管扩张或变形;③血管受到钳夹损伤;④血管受压或外膜损伤。术中应尽可能减少对移植血管的损伤。

　　(2)为防止移植血管破裂,可采取一些措施,如在移植静脉外套以人工血管加以保护。

　　(3)重建的颈动脉表面和颈部缺损可采用组织瓣覆盖,尤其是移植血管吻合口,防止移植动脉大出血。其手术损伤采用相应的组织瓣转移整复。

8. 术中、术后并发症的诊断和处理

（1）血栓形成：主要原因是局部感染、吻合口过窄或吻合技术欠佳。预防措施：切取大隐静脉时，应避免损伤静脉壁和保留静脉瓣；吻合血管时，不要损伤血管内膜；全身肝素化和局部应用肝素；一旦确定血栓形成，应立即探查，吸出血栓或重做移植。

（2）颈动脉破裂：主要由于局部感染，特别是咽瘘形成，导致颈动脉或吻合口破裂，出现致命性大出血。一般多发生于术后1周左右。术前曾行放疗、继发感染、手术涉及上消化道、术中颈部缺损未予修复者较易发生。预防措施：术中当颈动脉区被口咽分泌物污染时，应避免尝试颈动脉重建；不宜采用人工血管；在移植血管外套以人工血管加以覆盖，颈动脉重建处采用组织瓣加以保护。

（3）脑缺血：轻者偏瘫，重者持续昏迷或死亡。为防止脑缺血发生，除术前准确判断脑侧支循环外，还可采用控制性高血压。重建血管时，尽量减少血流阻断时间。术后要严密监护患者，收缩压维持在13.3 kPa(100 mmHg)以上，及时补充血容量。

（4）脑血栓或栓塞：主要原因是脑血流减少或减慢，以及脑血管痉挛，导致脑血栓形成。另外，吻合口血栓也可沿动脉干延伸至颅内，栓塞Willis环。为防止其发生，术中可使用低剂量肝素，术后继续用10 d以上。术中切断或封闭颈上神经节，可防止脑血管病变发生。

9. 经验和评述

颈动脉重建术必须做好术前、术中、术后准备，与颈动脉体瘤切除术相同，如术前正确评价Willis循环的状态，做好必要的检查，如DSA、TBO试验等；术中测定颈内动脉残端压；术后采取预防脑血管并发症的有力措施，如补足血容量和应用血管扩张剂，保证脑血管有足够的供应。禁用凝血剂，防止血栓形成。术后绝对制动、平卧，防止直立性低血压。术后需要监测移植血管的通畅性和颅神经并发症的发生及变化情况，组织瓣的观察与其他软组织瓣转移修复相同。

（张志愿）

九、唇肿瘤切除整复术

唇部的肿瘤多见于下唇，上唇比较少见，下唇的肿瘤中又以鳞状细胞癌最为多见，上唇的肿瘤则以基底细胞腺瘤最为常见。早期唇癌无论手术、化疗和热疗多可取得满意的疗效。中晚期唇癌应进行以手术治疗为主的综合治疗，根据临床分期决定是否同时采取颈部淋巴结的清扫术。

术后所造成的唇组织的缺损可通过手术加以修复。由于唇对外形的影响很大，故无论是肿瘤手术还是外伤所造成的唇组织的缺损都应行立即整复。整复原则：唇缺损时，如尚伴有前牙的牙槽缺失或前牙脱落，则应先行义齿修复，以预防在唇瓣愈合后瘢痕收缩而失去义齿修复的位置；并可协助手术，使唇瓣在正常位置愈合，从而使唇部在术后显得更为丰满美观。

本节重点介绍部分唇切除整复和全唇切除整复的手术方法。

（一）部分唇切除整复术

1. 手术指征

该手术方法适应于肿瘤切除或外伤后造成的上、下唇部1/2左右的组织缺损。有全身疾病不能耐受手术的，或者局部肿瘤不能根治的患者忌采用此方法。

2. 术前准备

（1）常规行全身检查，详细了解主要脏器的功能。

（2）术前6 h禁食。

(3)术前0.5 h肌注苯巴比妥和阿托品。

(4)唇周围皮肤清洁,男性患者应刮净胡须或修面。

3. 麻醉与体位

(1)麻醉:一般采用全身麻醉。

(2)体位:仰卧位,垫肩,头后仰,头部固定。

4. 手术步骤

常规消毒铺巾,充分暴露手术野。

(1)上唇1/2组织缺损。

Abbe-Estlander瓣转移修复法(图4-19):①在下唇中部切取一与缺损形态相符合的唇组织瓣。切口一般设计成"V"形,沿唇红缘水平掀起,有时候为了保证组织量,可以将切口设计成"W"形。②近中线唇红缘不切断保留为蒂部,皮肤切口进入唇红区0.5 cm,以唇动脉作为血运供应来源的血管蒂,蒂内肌肉部分离断、部分保留。③将切取唇瓣向上旋转180°填入上唇缺损处,尖端与缺损尖端缝合,两侧与缺损边缘分层缝合。④下唇组织切取后,缺损部分直接拉拢缝合。⑤唇瓣转移后2周可断蒂修整,3周后可再行口角开大术,使两侧对称。⑥在皮下组织和口轮匝肌之间稍许潜行分离以防止缝合时皮肤内卷,而后逐层缝合组织与皮肤,肌层缝合要牢靠,不留间隙,以保证愈合良好,且缝合时对位要准确,两侧唇红缘要对齐。

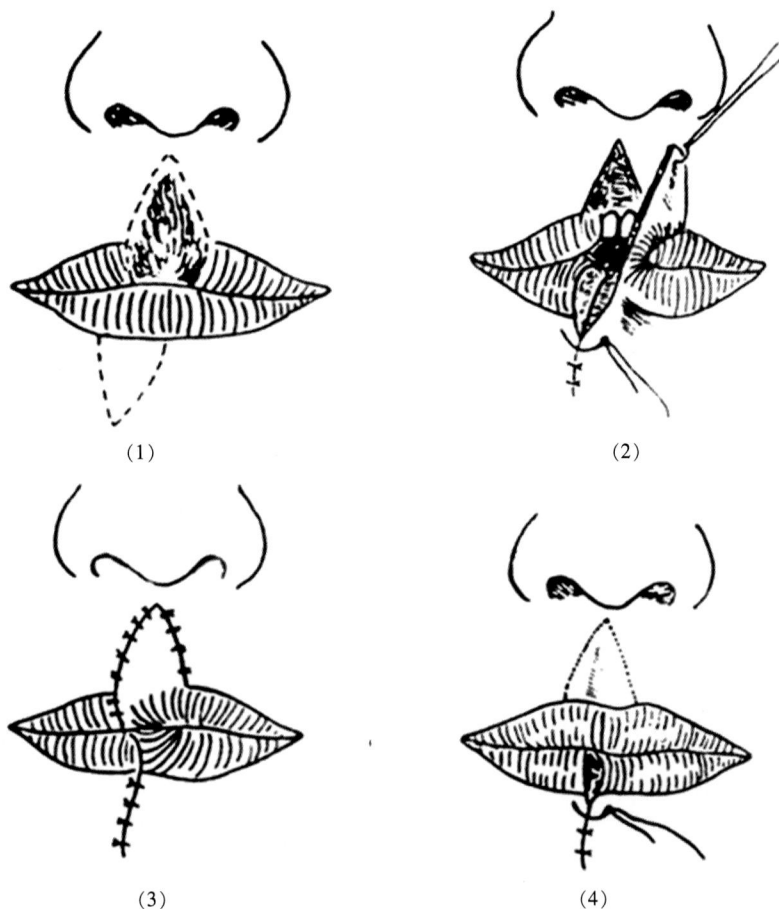

(1)　　　　　　　　　　　　　(2)

(3)　　　　　　　　　　　　　(4)

图4-19　上唇缺损Abbe-Estlander瓣转移修复法

(1)切口设计;(2)术中Abbe-Estlander瓣旋转显示;(3)创面缝合像;(4)术后2周断蒂显示

鼻唇沟组织瓣转移修复法(图4-20):①在缺损部分的上缘,沿鼻唇沟、鼻底做切口,向上沿鼻唇沟延伸1.5 cm;②从上颌骨表面分离组织,沿颊龈沟切开黏膜,将分离出的组织向内推进,将新月形的组织瓣用于修补上唇缺损；③将鼻唇沟、鼻底的创口拉拢缝合。

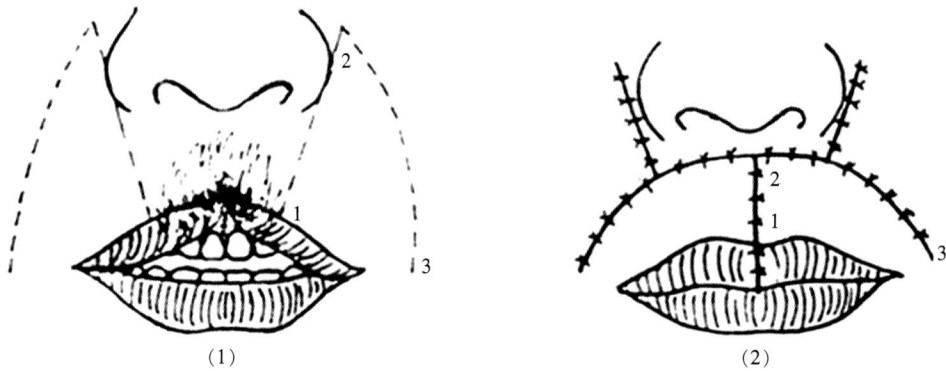

图 4 - 20　上唇缺损鼻唇沟组织瓣转移修复法
(1)切口设计；(2)创面缝合像

（2）下唇 1/2 组织缺损。

Bernard（唇颊组织瓣滑行推进）修复法（图 4 - 21）：①在两侧口角部设计一底与口裂平行的正三角形切口，三角形底的长度应为上唇长度减下唇剩余唇长度再除以 2。②将三角形之两侧斜边全层切开，底边只切透肌层而保留黏膜，然后将三角形内的皮肤、肌肉全部切除弃去。再于下唇颊沟褶皱处平行向后切开。③残存的下唇组织瓣即可向中线滑行推进，在中线部位对位分层缝合。④口角两侧留下的三角形黏膜瓣向外翻转，经修整后与皮肤缝合即形成新的下唇唇红缘。

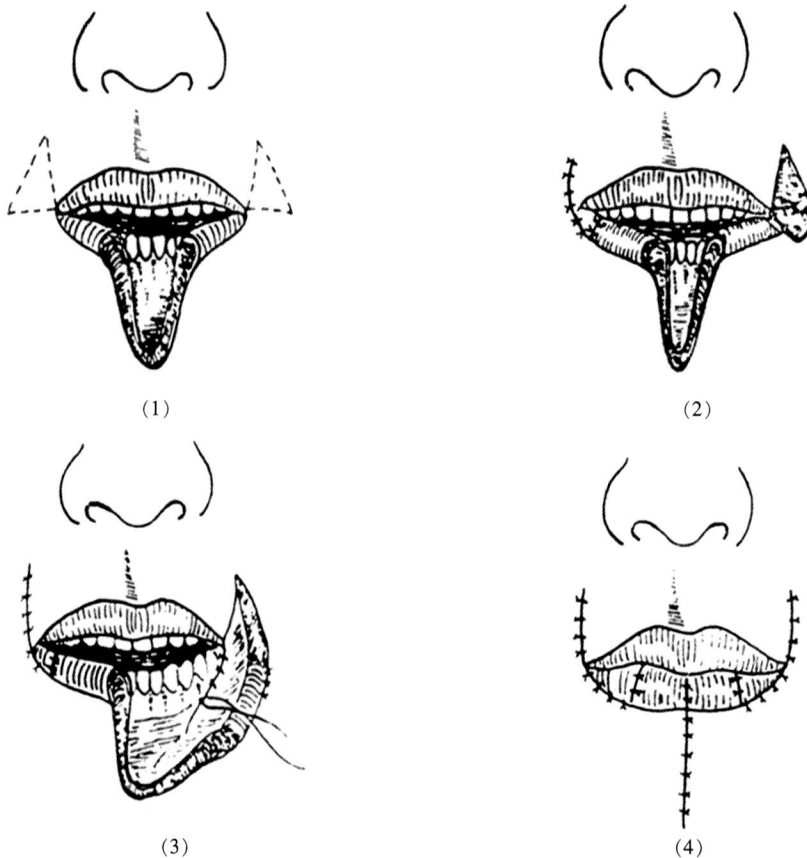

图 4 - 21　下唇缺损唇颊组织瓣滑行推进修复法
(1)切口设计；(2)术中切除三角瓣组织；(3)术中组织瓣滑行显示；(4)创面缝合像

带蒂扇形瓣修复法(图 4-22):①以缺损侧的口角为中心,做贯穿唇颊组织全层的弧形切口,弧的半径为缺损的宽度;②沿切口围绕口角到达上唇,然后将切口返回至唇红缘附近,形成一个基底窄、含血管蒂的瓣;③将此瓣旋转推进;④先修复口轮匝肌,再将瓣周围的缺损分层缝合;⑤遗留缺损区,由于颊部组织的弹性,可分层直接缝合关闭。

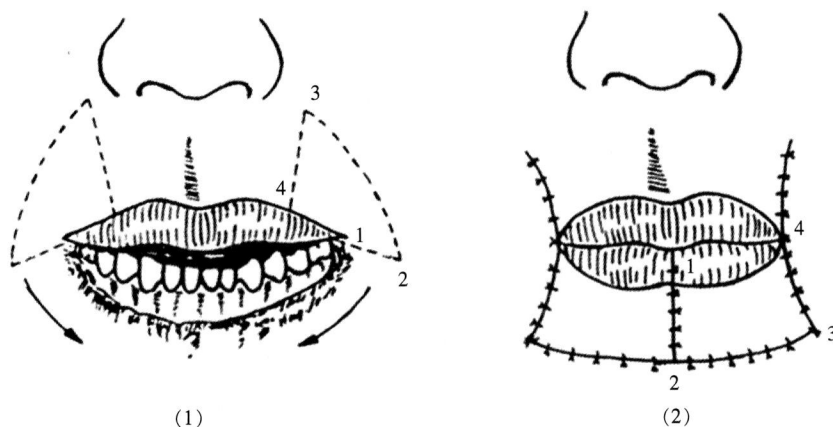

图 4-22 全下唇缺损带蒂扇形瓣修复法
(1)切口设计;(2)创面缝合像

血管神经化的扇形瓣修复法:此法在保留供应血管的同时,对扇形瓣的运动和感觉神经也做了保留,使唇的功能和形态更加理想。①手术切口的设计可以与经典的扇形瓣修复手术相同,也可以由两侧口角各设计一个瓣向中心推进,共同修补缺损;②分离时,注意保护神经纤维,保留部分颊肌肉及全部的颊黏膜,其余肌肉离断;③将两侧瓣充分分离后,于中央缝合,缝合时注意对位,以免组织过剩。

(二)全唇切除整复术

1.手术指征
因肿瘤切除、外伤造成的全唇缺损。

2.术前准备
同半唇修复术。对于需要采用游离皮瓣或游离肌皮瓣修复的患者,术前准备中除全麻常规检验外,需做血脂及血黏度检验。

3.麻醉与体位
同半唇修复术。

4.手术步骤
常规消毒铺巾,充分暴露手术野。如需皮瓣修复,可同时消毒供瓣区。

(1)三合一整复术:本法是 Abbe-Estlander 法与鼻唇沟组织瓣手术的结合,其设计原则和手术方法与前述相同。

(2)血管化游离(肌)皮瓣移植术:对于肿瘤和类肿瘤手术或外伤后的全上唇或全下唇的缺损,修复已不可能采用局部组织瓣,只能采用游离皮瓣或游离肌皮瓣修复。常用的皮瓣是游离前臂皮瓣(图 4-23),常用的肌皮瓣是游离股前外侧皮瓣。

沿下颌下缘设计手术切口,由下颌角至中线。

分离颈部表浅组织,暴露所需的动静脉(最常用的是面外动脉与颈外静脉),标记好待用。

根据手术设计及组织缺损情况,在相应部位制备带血管蒂的组织瓣。手术设计中,所采用组织瓣的大小应比预计缺损区大 1~2 cm。皮瓣下血管蒂与皮瓣间不能形成脱离。

断蒂后,显微镜下吻合供受区血管。吻合完成后检验动静脉的充盈情况及组织瓣的色、形、质。血管

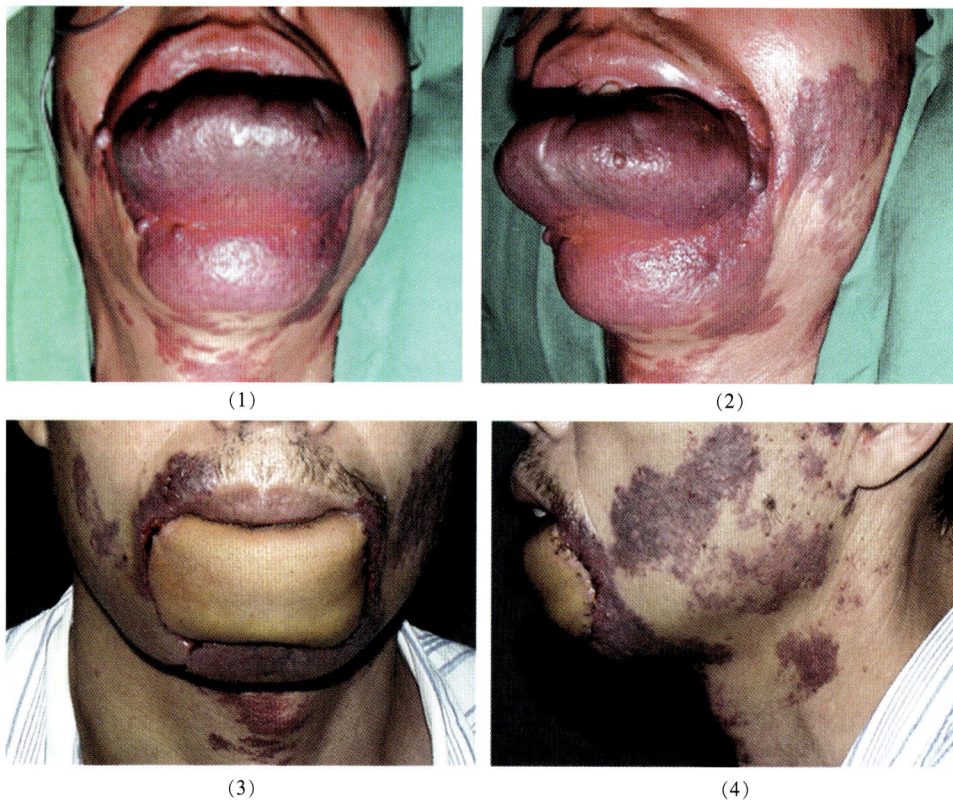

图4-23 下唇全缺损游离前臂皮瓣修复

(1)下唇静脉畸形术前正面像；(2)下唇静脉畸形术前侧面像；(3)游离前臂皮瓣修复下唇缺损术后正面像；

(4)游离前臂皮瓣修复下唇缺损术后侧面像

蒂不能形成扭转。皮下隧道应分离充分,对血管蒂不能形成压迫。

根据缺损区具体形态,对所取组织瓣进行适当的修整,防止组织过多形成扭曲。

缺损区皮瓣移植修复后组织瓣下可以采用筋膜悬吊于两侧口角口轮匝肌上,以防术后组织瓣下坠,影响闭口功能。

对位缝合创口。

(3)带蒂皮瓣转移术:本法主要适用于全上唇缺损。常用的是额部或顶部带蒂皮瓣,血供来自颞浅动脉主干及其分支(额支或顶支)。此方法目前已较少采用。

手术切口一般设计为腮腺切口,向上沿发际至额部,向下沿下颌骨下缘切开至中线。也可通过皮下的隧道进行翻转。

额部皮瓣设计原则同游离皮瓣,将供应血管与周围组织分离,制备血管蒂,血管蒂长度应该充分,避免翻转后张力过大。

额部的组织缺损一般张力较大,难以直接拉拢缝合,可以通过腹部植皮或术前应用皮肤扩张器以关闭创口,这也是本法的不足之处。

5. 重要解剖结构的辨认与保存

唇的肌肉组成除了环绕口裂的口轮匝肌外,在口角处两侧尚有面部表情肌参与其中,当做唇及唇周修复手术时,应按肌纤维方向进行缝合,以免引起术后口唇和面部变形;黏膜下层有黏液腺及上、下唇动脉形成冠状的动脉环,走行其间,且靠近黏膜,当唇部组织瓣交叉转移修复时,应注意避免损伤唇动脉环。同时在修复中还应注意保护人中、腮腺导管等重要解剖结构。

6. 术后处理

(1)保持口腔清洁,每次进食后,应用含漱剂漱口。

(2)术后一般不需做切口引流,如"V"形切除范围太大,可用唇弓固定,保护伤口,防止裂开。

(3)术后适当使用抗生素。

(4)术后 7～10 d 即可拆线。

7. 经验和评述

为了取得较好的修复效果,在唇修补手术时应该注意以下几点:

(1)供区组织的选择:组织的选择以接近唇面部的为好,这是一条重要原则。唇部皮肤质地柔软,肤色协调,中有口轮匝肌,内衬黏膜,这种解剖组织结构上的特点,身体其他部位的组织无法代替,只有采用唇部的邻近组织或对侧唇组织,才能完全符合唇组织的正常结构;但当唇组织缺损范围较大时,才需考虑选用远位组织。因此选择供区组织时,不仅应考虑受区所需要的组织量,也要考虑供区组织的肤色、质地和可供量,供区取材部位创面的处理,以及是否影响供区功能问题。

(2)受区组织的处理。

切除原则:对残存的唇红组织应尽量加以保存和利用,不应轻易切除;注意保护人中等重要解剖结构;唇癌切除遵循"无瘤原则",不受修复的限制与影响。

转移瓣的应用:如采用唇瓣交叉修复时,应注意修复后上、下唇外形的比例和协调关系,唇瓣断蒂时,断蒂部位的选择要适当。一般应先照顾被修复的部位,使其有充分的组织可被利用,以免被修复的部位唇红组织过少而影响修复后的效果。游离组织瓣的取材、制备和修复要以缺损区静态时的设计为标准。

游离植皮的选用:以选用全厚皮片为好。先将瘢痕切除,使口唇恢复正常位置后再行植皮。应注意几点:瘢痕组织必须彻底切除;矫正后的唇的高度或长度一般应比正常位置要高或长约 0.5 cm,以补偿植皮后期收缩;要注意恢复和重建正常解剖形态,包括人中、唇弓及下唇窝等。

唇部外形丰满度的影响因素:唇组织修复术后的支撑取决于唇组织修复时需要量的正确估计。一是注意软组织的需要量要够,不应过紧;二是牙槽骨的缺损要行修复,如术前遇缺牙或牙槽骨缺损,应先行义齿修复。除静态时唇部组织两侧对称外,应尽量做到动态平衡。

括约肌系统主要行使闭口功能,防止流涎,在修复手术中应该注意恢复括约肌的形态和功能,否则因为括约肌的功能受损或丧失,将会使患者十分痛苦。

十、舌肿瘤切除整复术

舌是口腔内重要的功能器官,轮廓乳头将舌分为前 2/3 的舌体和后 1/3 的舌根。舌切除术是治疗舌肿瘤的主要手术。根据肿瘤的性质、范围,将舌切除术分为舌部分切除术、半舌切除术、舌根切除术、全舌切除术、舌咽喉联合切除术。

(一)半舌切除整复术

1. 手术指征

(1)限于半侧舌的良性肿瘤。

(2)舌前 2/3 的恶性肿瘤已侵及舌肌、距舌中线 1 cm 以上可行半舌切除;舌癌易发生早期转移,且转移率高,应根据舌浸润深度和影像学来评估颈部是否行同侧颈淋巴清扫术;如颌舌沟黏膜或口底黏膜受累,应行部分下颌骨切除术。

2. 术前准备

(1)按舌局部切除术行口腔准备。

(2)全身检查,包括胸透、血尿粪常规、肝肾功能和心电图检查等。

（3）如为鳞状细胞癌,应行同侧颈淋巴清扫术前常规准备,必要时做下颌骨部分切除术前准备。

（4）行 CT 检查,详细了解肿瘤的部位和范围及颈部淋巴结的情况。

（5）备血,必要时术中输血。

（6）术前 12 h 禁食。

（7）术前 0.5 h 肌注苯巴比妥和阿托品。

3. 麻醉与体位

一般选用气管内插管全麻。体位取仰卧位,垫肩,稍仰头。

4. 手术步骤

（1）舌体鳞状细胞癌患者应先行同侧颈淋巴清扫术,并根据对侧颈部情况决定是否行双侧颈淋巴清扫术。

（2）用开口器撑开口腔,全麻者咽部填塞消毒纱布,用 4 号线在舌尖两侧各缝一针做牵引线,助手将两线拉开,术者持刀自舌尖向后将舌劈开,到肿瘤后方 1～1.5 cm 处横向侧方切断患侧舌体。遇到活跃出血点时,用止血钳夹住血管后结扎止血。对同时行颈淋巴清扫术者,可先将颈外动脉或舌动脉结扎后再行半舌切除术,以减少术中出血。将舌背黏膜与舌腹黏膜相对,用 1 号及 4 号线间断缝合;后部舌背黏膜与口底黏膜相对缝合。缝合时注意舌体位置在中线处,勿使扭转。缝毕取出咽部纱布条,剪去牵引线。

（3）如果为舌体癌患者,病灶未明显侵犯口底,但肿瘤浸润厚度≥1 cm,术中应彻底清扫同侧口底区组织（包括舌下腺、舌旁淋巴组织、舌侧黏骨膜和口底肌群）,以达到完整舌-口底-颈联合根治的目的。应避免手术在口底区非直视下、不完整清扫或遗漏,造成术后复发与转移。必要时选择颏孔前旁正中入路断离并外展患侧下颌骨,以利于直视下切除口底区组织。

（4）如果舌癌已侵犯口底,则需切除口底组织及部分颌骨,自下唇正中纵行全层切开下唇及颏正中线,与颌下切口相连接,翻开下唇及唇颊组织瓣,矩形切除部分下颌骨体及下颌支前部、冠突,保留下颌骨下缘;如肿瘤已侵犯颌舌沟或舌侧牙龈,则应节段性切除下颌骨,切除半舌、口底组织及舌侧牙龈组织。

（5）将切除的半侧舌体及矩形骨块连同口底组织自下颌骨舌侧分离后拖至下颌下,与颈淋巴清扫切除的组织一起整块取下。创面充分止血后用生理盐水或蒸馏水冲洗,半舌切除后需行皮瓣修复,下唇组织瓣复位分层缝合。

5. 重要解剖结构的辨认与保护

采取下颌下切口应注意保护面神经下颌缘支、面动脉及面前静脉。半舌切除后,会引起舌动脉的断裂而出血,应立即找到血管并给予结扎;另外,通过对舌的淋巴引流途径进行深入研究后,发现舌体淋巴除了回流至颈深上淋巴结（Ⅱ区）或颌下淋巴结（Ⅰ区）以外,口底区域的淋巴结在舌淋巴引流中也不容忽视。换句话说,传统的舌体癌治疗中非连续性颈淋巴清扫并不能清除所有可能受累的淋巴结。因此,对需行半舌切除的舌体癌患者,我们强调必须同时彻底清扫同侧口底区组织（包括舌下腺、舌旁淋巴组织、舌侧黏骨膜和口底肌群）,以达到完整舌-口底-颈联合根治的目的。

6. 组织缺损的处理及修复

限于半侧舌的良性肿瘤或舌前 2/3 的癌瘤已侵及舌肌,距舌中线 1 cm 以上者行半舌切除,一般采用皮瓣修复可满意地恢复舌的外形和体积。临床上对病灶在 2～4 cm 大小、有较深浸润块、接近中线或侵犯口底、但与下颌骨不粘连且伸舌不受限的舌癌,通常选择半舌切除术（或舌大部切除术）,同时行患侧功能性或根治性颈淋巴清扫术,在组织瓣选择方面游离瓣以前臂皮瓣（图 4 -24）及股前外侧皮瓣为好;除此之外,薄的肌皮瓣也可应用,诸如颈阔肌皮瓣、胸锁乳突肌皮瓣及股薄肌皮瓣均可选用;如同时伴有颌骨节段性缺损,可考虑同期或Ⅱ期行血管化髂骨或腓骨肌皮瓣修复。

7. 术中、术后并发症的诊断和处理

（1）术中出血多,要求切除精准迅速,寻找活跃出血点,例如舌动脉等,给予妥善结扎,骨创渗血可应用骨蜡止血。

（2）手术完毕立即插入鼻饲管,抽尽胃内分泌物,可减少清醒时呕吐。

（3）注意清醒前护理,及时用吸引器清除口内分泌物,保持呼吸道通畅。

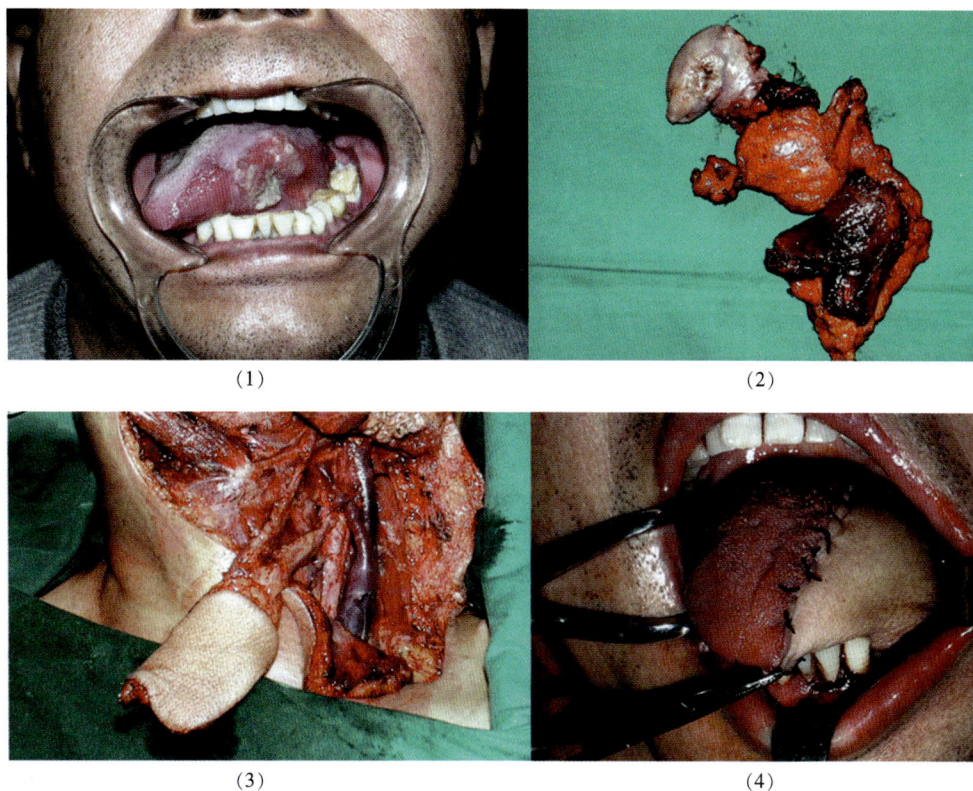

(1)　　　　　　　　　　　　　　(2)

(3)　　　　　　　　　　　　　　(4)

图 4-24　左舌腹鳞癌半舌切除加前臂皮瓣修复

(1)病灶术前像；(2)舌颈根治标本；(3)术中前臂皮瓣游离移植显示；(4)术后前臂皮瓣修复半舌缺损舌背像

(4)对血管化游离皮瓣移植患者，术后 1 周内严密观测皮瓣，术后 1 周平卧位，头部制动。

(5)术后 1 d 开始鼻饲流质饮食，并采取半卧位。

(6)每日进行口腔护理 2 次。

(7)全身应用抗生素预防感染。

(8)术后 6～7 d 拆除下唇及下颌下、颈部缝线

(二)舌根肿瘤切除整复术

1. 手术指征

(1)舌根部良性肿瘤或瘤样病变，如混合瘤、淋巴管瘤、异位甲状腺等。

(2)舌根部恶性肿瘤，距会厌部有一定距离(>1.0 cm)，切除后不影响会厌功能者。

2. 术前准备

(1)术前行牙周洁治，用漱口液漱口，保持口腔清洁。

(2)术前全身检查同半侧舌切除术。

(3)根据切除肿瘤性质及手术情况估计出血量，备血。

(4)术前行气管切开术。

3. 麻醉与体位

气管切开插管全麻。体位取仰卧位，垫肩，头稍后仰。

4. 手术步骤

(1)局麻下行气管切开接麻醉机。

(2)如为舌根鳞状细胞癌，应根据具体情况先行单侧或双侧颈淋巴清扫术。

(3)如患者能大张口，又为良性肿瘤，如多形性腺瘤、异位甲状腺等，将舌牵出口腔能显露肿瘤时，可

将舌自中线劈开,梭形切除肿瘤后拉拢缝合。如舌根肿瘤较小,<3 cm且未累及口底,也可用舌骨上入路,切开舌骨、舌肌及口底、咽侧黏膜,显露肿瘤后完整切除。

（4）若舌不能拉出,或为中晚期恶性肿瘤,需做下唇正中纵行切口,甚至正中或颏孔前旁正中锯开下颌骨;然后切开口底及舌体,充分显露后切除肿瘤,下颌骨离断处复位后以钛板固定,最后分层缝合切开的各层解剖组织(图4-25)。

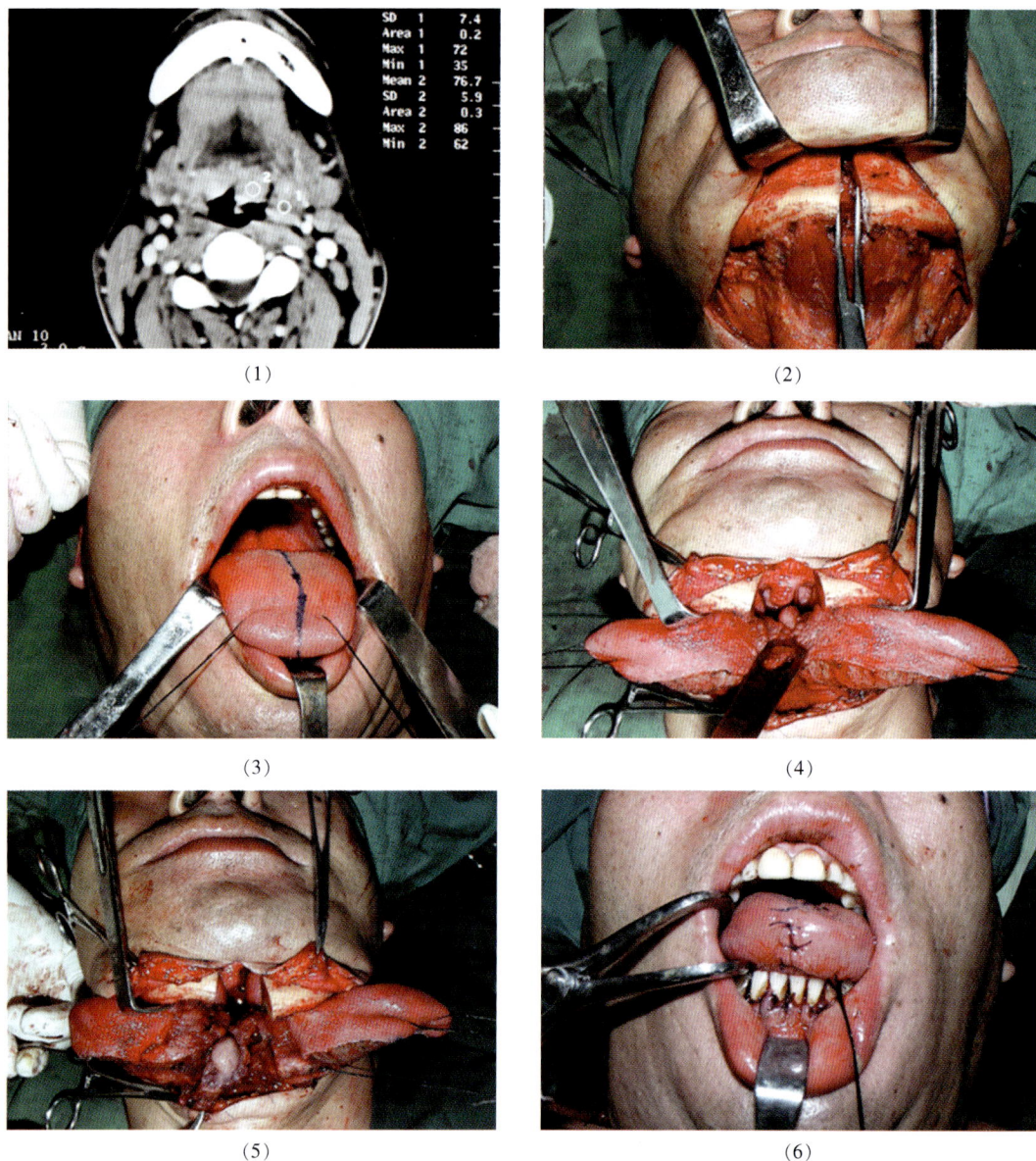

图4-25　舌根肿瘤正中进路切除术
(1)病灶术前CT显示;(2)术中下颌骨正中劈开;(3)术中舌正中切开切口设计;(4)术中舌根部肿瘤显示;
(5)术中舌根部肿瘤切除;(6)术后舌体缝合像

（5）如肿瘤位于舌根侧部,切开下唇全层,自正中线或颏孔前旁正中锯开下颌骨后,沿牙槽嵴内侧下部切开口内黏膜,向后直到咽前柱,将舌向健侧牵拉,显露肿瘤,然后呈楔形或梭形切除肿瘤,创缘拉拢缝合,或切口与咽侧壁切口拉拢缝合;若咽侧壁受累,舌根部切除面积较大,可用皮瓣移植修复口内缺损。

（6）若一侧舌根部肿瘤范围较大、累及咽侧壁时,沿唇颊沟切开黏膜后,还要在下颌角部截断患侧下颌骨,牵下颌骨向前后方,有利于显露肿瘤,彻底切除舌根及咽侧病灶;然后以血管化游离组织瓣修补缺损,下颌骨离断处复位后以钛板固定,下唇组织瓣复位,分层间断缝合下唇正中切口及唇颊沟黏膜、下颌下切口。

(7)如舌根癌已侵犯会厌,则需将舌根及会厌一并切除,有颈淋巴结肿大者,需先做一侧或双侧颈淋巴清扫术。颈前做"U"形切口,深及颈阔肌深层。翻瓣后切断二腹肌和茎突舌骨肌,在舌骨舌肌两侧浅面找到双侧舌下神经,分离神经后牵开。切断舌骨舌肌,在其深面找到舌动脉,见到舌背支后予以切断及结扎。沿甲状软骨上缘切开软骨外膜,将上 2/3 软骨膜光整分离,向下翻开。分离结扎喉上动脉,保留环状软骨,显露舌根肿瘤。在肿瘤以外 1 cm 以上,轮廓乳头前切断舌组织,取下肿瘤。切除范围包括舌根、整个会厌部及上半喉。彻底止血后将舌体断端肌肉缝扎数针,喉室黏膜局部对合修复。两侧咽侧切口与舌根两侧创面间断缝合。舌体断面切口与喉前连合、甲状软骨断面用 7 号粗丝线缝合 3～5 针,留长线,将舌体向后下牵引,将喉向上提,移去垫肩,将头前屈后拉紧 7 号缝线并打结,以完成舌喉吻合。翻下的甲状软骨膜复位缝合。冲洗创面,烟卷式引流,逐层关闭切口。换气管套管后缝合创口。

5. 重要解剖结构的辨认与保护

采取下颌下切口应注意保护面神经下颌缘支,仔细解剖面动脉及面前静脉。舌根切除术中应尽量找到舌动脉并根据病灶情况给予保护,从而保证舌体的血液供应;舌根部恶性肿瘤,要仔细检查病变距会厌谷的距离,我们认为只有切除舌根病灶后仍然大于 1.0 cm 距离时才不会影响会厌功能,否则需将舌根及会厌一并切除。当然,病灶限于一侧时,可以适当放宽保留会厌的指征。

6. 组织缺损的处理及修复

舌根部缺损,可为部分也可为全缺失:舌根切除后组织缺损若少于 1/2,可直接拉拢缝合,或设计邻近瓣进行修复;如组织缺损超过 1/2,原则上均需行血管化薄肌皮瓣修复,如前臂皮瓣、股前外侧皮瓣、斜方肌皮瓣等;如果为全舌根缺失,则舌体部亦无法保留,为典型的全舌缺损,仍应以股前外侧皮瓣或胸大肌为最佳的供瓣。如伴随颌骨节段性缺损,可考虑行同期或Ⅱ期血管化髂骨或腓骨肌皮瓣修复。

7. 术中、术后并发症的诊断和处理

(1)术中出血多,要求切除精准迅速,寻找活跃出血点,给予妥善结扎,骨创渗血可应用骨蜡止血。

(2)术毕即插鼻饲管,术后第 1 日开始鼻饲流质,一般维持 6～7 d,待能吞咽进食后方可拔管;舌根会厌切除者鼻饲管需留置 15～30 d,可吞咽流质后方可拔管。

(3)保持口腔清洁,每日 2 次口腔清洁护理,如发生咽瘘,需留置鼻饲管直到瘘口闭合。

(4)每日清洗消毒气管套管 2 次,待反应期过后,堵管 24 h 无呼吸困难后方可拔管;行舌根会厌切除者气管套管需半个月至数月后方可拔管,多数在 1 个月左右。

(5)全身用抗生素预防感染。

(6)术后 6～7 d 拆除皮肤及下唇黏膜缝线,舌部缝线 10～14 d 拆除,舌根部缝线可任其自行脱落。

(三)全舌切除整复术

1. 手术指征

(1)一侧舌癌已超过中线,累及对侧不能保留时需行全舌切除术。

(2)舌根肿瘤范围较广,累及两侧舌根时需行全舌切除,病灶累及会厌时需行全舌及全喉切除术。

2. 术前准备

(1)术前准备同舌根肿瘤切除术。

(2)双侧有颈淋巴结肿大时需行双侧根治性颈淋巴清扫术,如对侧未触及淋巴结肿大可行功能性颈淋巴清扫术,保留一侧颈内静脉。

(3)准备血管化肌皮瓣行舌再造修复术,做好供瓣区的准备。

(4)备血,以备术中输血。

(5)做好全舌(喉)切除的准备工作,包括患者的思想工作。

（6）可行术前或术中胃造瘘,术后营养支持。

3. 麻醉与体位

气管切开全麻。仰卧,垫肩。

4. 手术步骤

（1）局麻下行气管切开接麻醉机。

（2）如为鳞状细胞癌,应先行双侧颈淋巴清扫术。颈淋巴清扫术毕,做下唇正中切开后,舌尖缝一针将舌向前下方牵拉,显露肿瘤后界,在后界以后 1～1.5 cm 处切断舌根,如后界距会厌谷1 cm以上,会厌功能可不受损伤,仅将舌体前 2/3 及部分舌根一并切除即可。为减少切除时出血,在行双侧颈淋巴清扫时可将双侧舌动脉结扎,根据病灶情况,应一并切除口底组织,并行下颌体矩形切除,保留下颌下缘,或行一侧下颌骨节段性切除。舌缺损应即刻行游离肌皮瓣或带蒂肌皮瓣舌再造术;对行一侧下颌骨切除者,缺损组织较多,宜用股前外侧皮瓣或胸大肌皮瓣行舌再造术。注意:若肿瘤侵犯舌根、会厌谷及会厌,则应行全舌及全喉切除。因切口接近会厌谷,术后会厌功能受损伤,极易发生误吸,应行全喉切除及喉造瘘,形成呼吸道与消化道分离,可防止术后食物误吸入呼吸道;继续向上与口底舌根切口相连,切除全舌,创面充分止血,且用生理盐水或蒸馏水冲洗,0.01 g/L（1 mg/dl）氮芥稀释液冲洗浸泡,重新消毒后,用肌皮瓣行舌再造修复。

全舌切除术中,如果口底未被累及,也可以采用双侧口底黏膜和口底肌切开,将舌从口内经下颌骨下方拉出（pull through）的方式,可避免下颌骨离断和钛板固定。

5. 重要解剖结构的辨认与保存

采取下颌下切口时应注意保护面神经下颌缘支、面动脉及面前静脉。全舌切除术中会引起舌动脉的断裂而出血,应立即找到血管并给予结扎;如果舌根肿瘤范围较广,累及双侧舌根,需同时行全舌切除术;若病灶累及会厌,需行全舌及全喉切除术。

6. 组织缺损的处理及修复

全舌切除患者,修复应以选择厚肌皮瓣移植为佳,因其可提供较多的组织量。对这类病例当以股前外侧皮瓣带部分股外侧肌为首选。如同时伴有颌骨节段性缺损,可考虑同期或Ⅱ期行血管化髂骨或腓骨肌皮瓣修复。

7. 术中、术后并发症的诊断和处理

（1）同舌根肿瘤切除术。

（2）清醒前注意呼吸、脉搏、血压。保持气管切口清洁、气管套管通畅,有分泌物时及时用吸引器吸出。

（3）注意颈部缝合口的清洁。

（四）舌咽喉联合切除整复术

1. 手术指征

舌癌或舌根恶性肿瘤范围较广,病灶累及会厌时需行全舌及全喉切除术。

2. 术前准备

（1）术前准备同舌根肿瘤切除术。

（2）双侧有颈淋巴结肿大时需行双侧根治性颈淋巴清扫术;如对侧未触及淋巴结肿大,可行功能性颈淋巴清扫术,保留一侧颈内静脉。

（3）准备血管化肌皮瓣行缺损修复术,做好供瓣区的准备。

（4）备血,以备术中输血。

（5）做好全喉切除的准备工作,包括患者的思想工作。

（6）同期行双侧颈淋巴清扫术或颈动脉结扎、重建病例,术前进行 DSA 和 TBO（暂时性球囊阻断实验)检测,并应使患者与其家属充分了解手术的危险性及预后。

(7)术前行胃造瘘。

3. 麻醉与体位

气管切开全麻。取仰卧位,垫肩。

4. 手术步骤

(1)局麻下行气管切开接麻醉机。

(2)如为鳞状细胞癌,应先行双侧颈淋巴清扫术。颈淋巴清扫术后在环状软骨上方切断气管,钝性分离胸骨甲状肌、胸骨舌骨肌,在环状软骨平面附近用血管钳夹住后切断、结扎,充分显露甲状腺及甲状软骨。将甲状腺峡部钝性从喉平面上分离,直到气管水平,钳夹后切开、结扎甲状腺峡部,分别向外牵拉,注意缝扎两侧断端,避免引起出血,继续将甲状腺自气管上分离,显露气管深部的食管肌层,紧靠舌骨切断舌骨上肌群,显露舌骨中 1/3,用拉钩钩住甲状软骨一侧,将甲状软骨翻向另一侧,显露其后缘,沿着边缘剪断咽下缩肌附着;再沿甲状软骨缘切开软骨膜,从切口滑行分离内侧软骨膜到梨状窝,并显露喉上神经血管束,钳夹后切断、结扎。用切骨剪切断舌骨中外 1/3 交界处,使中 1/3 舌骨连于喉头上,在环状软骨上缘切断气管,拔出气管插管,从切断口插入气管,并缝合一针固定在皮肤切口上,用组织钳夹住甲状软骨,向上掀起,分离气管后壁与食管前壁肌层,向上到杓状软骨。向上与口底、舌根切口相连,切除喉、舌骨中 1/3、会厌及全舌,创面充分止血,且用生理盐水或蒸馏水冲洗,0.01 g/L(1 mg/dl)氮芥稀释液冲洗浸泡,重新消毒后,用肌皮瓣行缺损修复。气管需行永久性气管造瘘,将环状软骨修剪,保留环形软骨环,并适当向下剥离,环状软骨下方以颈前带状肌和肌皮瓣充填,以防止环状软骨塌陷,同时将环状软骨按上下左右方向缝合四针固定于颈前皮肤上,然后将气管内黏膜稍行分离后与皮肤相对缝合,最后将喉套管插入。

5. 重要解剖结构的辨认与保存

采取下颌下切口应注意保护面神经下颌缘支、面动脉及面前静脉。对于晚期舌癌或舌根恶性肿瘤患者,病灶累及会厌时需行全舌及全喉切除术,术中尽量保留环状软骨,这样进行喉造瘘后一个月左右即可拔除喉套管。如环状软骨亦切除,用气管软骨造瘘者则需永久戴喉套管,否则造瘘口有可能发生气管萎陷或狭窄,影响呼吸。

6. 组织缺损的处理及修复

近年来,晚期舌癌"救治性手术"于临床得到开展,如舌癌病灶侵犯全舌并累及会厌,则应选择全舌全喉切除术,同期行双侧颈淋巴清扫术及喉再造术,可考虑保留相对健侧的颈内静脉,以减少颅脑并发症,修复则以选择巨大厚肌皮瓣移植为佳。而晚期舌癌伴晚期颈淋巴转移并侵犯颈动脉者,除扩大切除转移灶及颈动脉外,同期还需行颈动脉重建(图 4-26)。

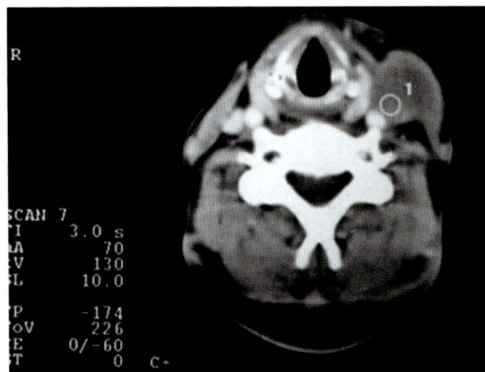 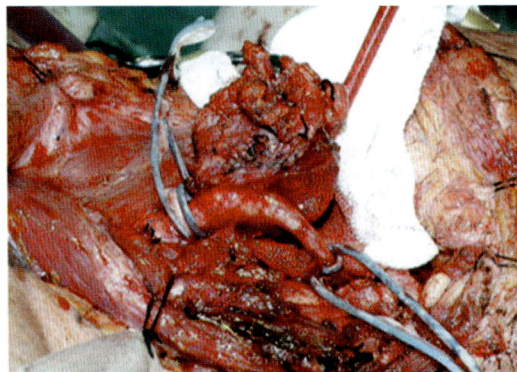

(1)　　　　　　　　　　　　(2)

图 4-26　晚期舌癌颈部转移灶侵犯颈动脉行颈动脉重建术

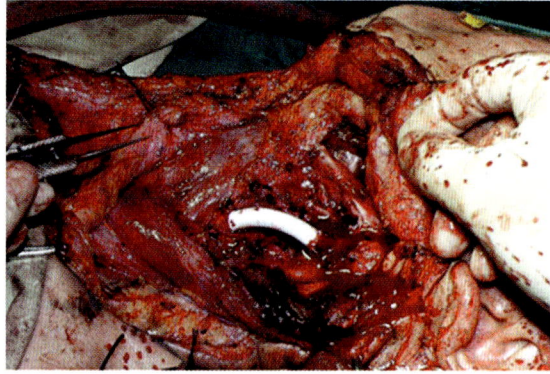

（3）

图 4-26 晚期舌癌颈部转移灶侵犯颈动脉行颈动脉重建术（续）

（1）术前颈部转移灶侵犯颈动脉 CT 显示；（2）术中颈部显示转移灶侵犯颈动脉；（3）术中颈淋巴清扫，显示人造血管颈动脉重建

7. 术中、术后并发症的诊断和处理

（1）同舌根肿瘤切除术。

（2）清醒前注意呼吸、脉搏、血压。保持切口清洁、气管套管通畅，有分泌物时及时用吸引器吸出。

（3）注意颈部缝合口的清洁。

（4）环状软骨保留患者反应期过后可拔除喉套管，造瘘口盖一层纱布以防异物进入气管。如环状软骨切除，用气管软骨造瘘者需永久戴喉套管，否则造瘘口瘢痕有可能挛缩，发生狭窄，影响呼吸。

8. 经验和评述

口腔颌面部器官缺损再造以舌缺损再造最为常用。舌是语言、吞咽和协助口腔行使咀嚼功能的重要多功能性器官。舌的运动灵活，在说话时是发齿音、舌腭音及卷舌音等不可缺少的器官；在咀嚼时，舌起着输送和搅拌食物的作用；在吞咽时，舌根向后推移与腭部，特别是软腭接触，并使会厌后倾，关闭气道，将食物团块压迫进入食管，完成最后的吞咽动作（口咽相），这种压迫作用在吞咽动力学方面被称为口咽推进泵动力结构。因此，舌体因肿瘤切除或外伤造成缺失或功能不足时可导致发音不清；食物团块不能很好被拌和，导致食物被囫囵吞下；由于舌根不能后移，会厌关闭不全，还可发生误吸，并伴发吸入性肺炎等并发症。舌缺损量的大小与功能丧失的程度成正比，因此舌缺损到一定限度（≥1/2 舌）时必须行舌再造术，以最大限度地恢复舌的生理功能，同时也有利于舌外形的恢复，达到美观的效果，有助于患者心理康复。

十一、颊肿瘤切除整复术

颊部位于面侧，形成口腔前庭的侧壁。上界为颧骨、颧弓下缘，下界为下颌骨下缘，前界为鼻唇沟、口角，后界为咬肌及翼下颌韧带。颊部的基本肌肉为颊肌，颊咽筋膜的致密部分与此相连。脂肪垫形成颊部外形，脂肪垫的部分表面由其他面部表情肌所覆盖。颊部的内侧由口腔黏膜覆盖，其黏膜与唇黏膜相连。颊部结构由外向内包括皮肤、皮下组织、颊筋膜、颊部肌肉、颊脂体、黏膜下组织和黏膜。颊的厚度由后向前移行，愈接近口角愈薄，平均在 0.5～2 cm。本节所指颊肿瘤是指发生在颊黏膜的肿瘤，国际抗癌联盟（UICC）TNM 分类分期方案中，颊黏膜解剖分区包括：①上下唇黏膜口内部分；②颊黏膜表面；③磨牙后区；④上下龈颊沟。由于颊肿瘤累及的情况不同，导致手术切除范围可以概略分为非洞穿性缺损与洞穿性缺损两类。本节以颊癌为例描述手术步骤。

（一）颊部肿瘤切除术

1. 手术指征

（1）非洞穿性切除：颊黏膜良性肿瘤，癌前病变及早期颊癌未突破颊肌。

（2）洞穿性切除：晚期颊癌累及并突破颊肌。原发于颊部皮肤的恶性肿瘤累及颊肌。

2. 术前准备

CT/MRI 等影像学检查评估肿瘤侵犯范围及与上、下颌骨的关系。术前口腔洁治，漱口水清洗口腔。根据手术需要备血。

3. 麻醉与体位

全身麻醉，仰卧位。

4. 手术步骤

手术根据选择的整复方式，分为一组或两组手术。

颊部原发病灶切除：①切口设计，在肿瘤边界 1.5～2 cm 外设计切口，如需要可以一并设计颈部淋巴清扫切口。手术入路可选择经口腔入路或者口外切口联合颈淋巴清扫切口。②病灶切除，沿设计的切口线锐性切开黏膜，随后用电刀切除肿瘤。根据需要保留或结扎腮腺导管。③常规行淋巴清扫，根据需要保留面动脉和静脉以备皮瓣吻合。④经下颌骨内侧或外侧制作皮下隧道与颈部相通。⑤根据缺损大小与深度选择合适的修复方法。

5. 经验与评述

原发病灶切除应遵循以下几点：

（1）足够的深度：即使早期病例，亦必须使切除深度包括黏膜下脂肪、筋膜层。对已侵及黏膜下者，切除深度必须超过肌层。对癌瘤已波及皮下组织者，应常规做洞穿性切除。

（2）足够的边界：应在癌瘤可判断的临床边界以外 1.5～2 cm 的正常组织处做切除。癌灶位于颊前份近口角者，应将包括邻近口角的上、下唇一并切除；邻近龈颊沟者，应含邻接的牙槽突一并切除；波及翼颌韧带区者，应包括下颌支前份及上颌结节部一并切除，并注意清除咽侧前份及翼区受累组织。已出现张口受限的患者应注意颞肌、翼内肌及咬肌的处理，特别是颧弓深面颞下区处理应引起重视。当晚期的颊癌已侵及颌骨，并有颈淋巴结转移时，可行颊颌颈联合根治术。

（二）颊部缺损整复术

1. 手术指征

原发癌瘤切除后遗留的缺损，原则上应同期立即整复。根据缺损的范围可分为洞穿性缺损及非洞穿性缺损。颊部缺损修复重建的方法选择见表 4-1。

表 4-1　颊部缺损修复重建的方法选择

方　　法	适　应　证
游离皮片	小到中等缺损，不适用放疗过患者
颊黏膜邻近瓣	小到中等缺损，不适用放疗过患者
颊脂垫瓣	颊部后份小到中等缺损，不适用放疗过患者
额瓣、颞肌或颞肌筋膜瓣	面积较大缺损，可以用于放疗过患者，有可能需要植皮
颈阔肌瓣和胸锁乳突肌瓣	中等到大的缺损，放疗过患者慎用
胸大肌皮瓣	面积较大缺损和洞穿缺损，特别是复合组织缺损，可以用于放疗过患者
斜方肌皮瓣	面积较大缺损和洞穿缺损，特别是复合组织缺损，可以用于放疗过患者
前臂皮瓣	面积较大缺损和洞穿缺损，可以用于放疗过患者，供区有可能需要植皮
上臂皮瓣	面积较大缺损和洞穿缺损，可以用于放疗过患者
股前外侧皮瓣	面积较大缺损和洞穿缺损，特别是复合组织缺损，可以用于放疗过患者

（1）适应证：适用于颊各类型缺损修复，特别适用于颊洞穿性缺损。

（2）禁忌证：①同侧颈外动脉已被结扎或切除，或前额皮肤异常者；②因切取皮瓣造成供区畸形，拒绝接受手术者。

2. 术前准备

同颊部肿瘤切除。

3. 麻醉与体位

全身麻醉，仰卧位。

4. 手术步骤

颊部癌瘤缺损较小的创面可行直接拉拢缝合；切除后如创面过大，不能直接将组织拉拢缝合时，可用游离植皮、游离皮瓣（前臂皮瓣、股前外侧皮瓣等，制备方法见相应章节）或带蒂皮瓣（额部皮瓣、胸大肌岛状皮瓣等）转移整复，以免瘢痕挛缩影响张口（图4-27）。

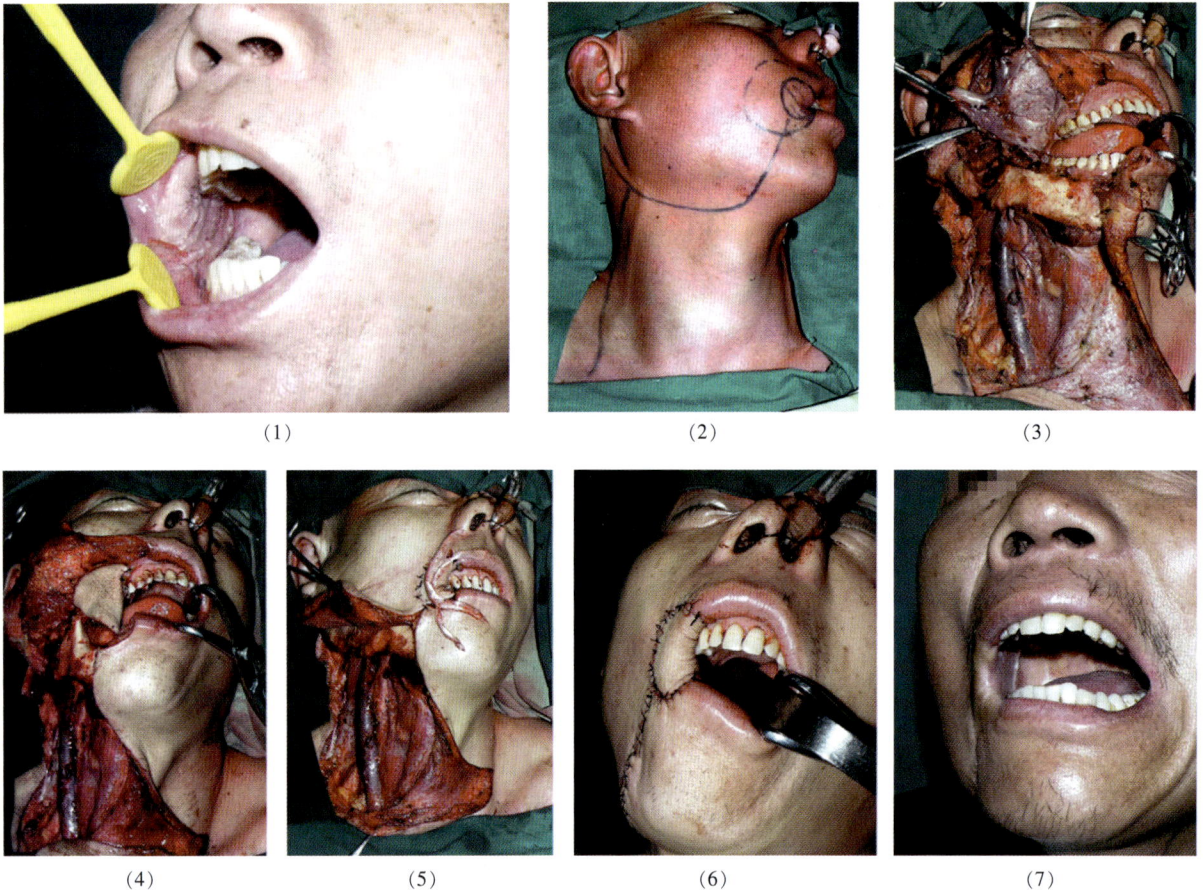

（1）　　　　　　　　　　（2）　　　　　　　　　　（3）

（4）　　　　　　　（5）　　　　　　　（6）　　　　　　　（7）

图4-27　颊黏膜癌联合根治术

（1）右颊癌原发灶；（2）颈淋巴清扫术、原发灶切口设计；（3）联合根治术后示组织缺损；（4）前臂皮瓣修复缺损区；
（5）阔筋膜悬吊口角；（6）颊、口角缺损前臂皮瓣修复重建后；（7）修复重建术后6个月

附：游离皮瓣的制备

由于游离皮瓣的制备已在相关章节进行阐述，本节仅描述额瓣、颈阔肌肌皮瓣的制备与应用。

（一）额瓣制备

前额皮瓣由颞浅动脉的前支供血，而颞浅动脉在皮下行进是恒定的。带皮肤蒂的额瓣转移，在20世

纪 60 年代初期即已开始应用,70 年代末、80 年代初即有人提出用仅带皮下组织蒂的裸露蒂隧道皮瓣修复口腔内缺损,因不需断蒂,缩短了治疗时间,减少了手术次数。

1. 适应证

前额区的缺损,采用全厚皮片移植。

2. 手术步骤

(1)瓣的设计:前额部整块皮瓣均可选用;因两侧颞浅动脉的前支末梢有吻合,故可保留。

一侧血管蒂而另一侧颞浅动脉切断,同样可以成活。用于修复颊切除后的缺损,其皮瓣应超过中线,皮瓣蒂通过颧弓下形成的隧道,把瓣引入口腔,在没有张力前提下修复缺损,注意皮瓣蒂部不能扭曲和受压。

(2)切口及瓣的制备:手术可分两组进行,预先测出颞浅动脉及其额支的行径。先在一侧鬓角内切开皮肤至同侧的前额侧眉弓外上方,再按设计的大小,切取皮瓣。皮瓣应包括全厚皮、额肌及骨膜上组织全层,而蒂部只需在皮肤的真皮以上翻开,切取皮下组织及颞浅动静脉,深侧到颞肌的浅筋膜以上,其蒂宽约 2 cm,切取后结扎止血。

制作皮下隧道,隧道要宽松,以通过额瓣为准。根据缺损情况将瓣与周围组织缝合,如修复洞穿性缺损,则要在额瓣中份去除大约 1.5 cm 宽的表皮,以便折叠额瓣。

(二)颈阔肌肌皮瓣制备

颈阔肌肌皮瓣的应用是在有关肌皮血供研究的基础上提出的。由于颈阔肌肌皮瓣肤色与面部近似,肌肉菲薄而宽阔,其厚度及弹性与口腔黏膜相近,且可供面积大,供区表浅易制备,肌蒂薄而柔软,方便折转通过隧道和塑形,供区创面一般可直接缝合等,目前已有不少用于修复颊部缺损的成熟经验。但多数用于肿瘤切除后创面修复,因嫌其肌皮瓣蒂部宽,不宜旋转;加之此类患者在肿瘤切除时,多联合行颈淋巴清扫术,肌皮瓣多源性供血来源受到损伤,影响了瓣的成活率,以上这些原因阻碍了此瓣的广泛应用。

1. 适应证

适于颊中等范围缺损修复。

2. 手术步骤

(1)瓣的设计:以面动脉及颏下动脉滋养的上蒂型颈阔肌瓣,瓣蒂应位于下颌角至颈部的中 1/3 区,按需设计宽度,为了能直接关闭供瓣区,多数学者主张在 6 cm 以内,瓣长可至锁骨上窝。为保证成活,瓣的长宽比以 2∶1 为宜,故一般在 6 cm×12 cm 范围。先预测出口内缺损面积大小,缺损区下缘至同侧下颌骨下缘间距离,后者为所需瓣蒂长度。还要考虑瓣到达缺损区的途径,经由下颌骨外侧与内侧所需要的蒂长度不同。

(2)切口及瓣的制备:由已设计的肌皮瓣远端开始,切开皮肤、皮下组织、颈阔肌,在颈深筋膜浅层的浅面仔细锐性解剖,保护好颈阔肌深面的血管网不受损伤。分离肌皮瓣近下颌下缘时,注意面动脉和颏下动脉分支至颈阔肌支的完整。为便于肌皮瓣的折转进入口腔,面动脉的近心端常于下颌下缘之内侧切断、结扎。此时肌皮瓣的血供由面动脉之远心端借助面部丰富的侧支循环逆行灌注完成。对同期施行颈淋巴清扫术患者,若颌下三角无明显转移淋巴结,可将面动脉的主干保留并游离,这样瓣的血供更为可靠。

(3)蒂的修整:颈阔肌肌皮瓣折转进入口内,将皮瓣蒂表皮切除,形成创面,这样在瓣折转后可一期关闭创口。

(4)瓣的移位:颈阔肌肌皮瓣修复颊缺损,需向上折转 180°,为保证蒂部血管网不因折叠而受压,应注意肌皮瓣不要向上过度牵拉,使得蒂部转折处较松弛。术后缝合创口不要有较大张力,包扎术区时也不要有压力,这是保证瓣成活的关键措施之一。

3. 颊部重建的经验与评述要点

(1)恢复颊部软组织的体积,避免变形、张口受限。

（2）恢复有关功能如语言表达能力、鼻腔通气能力及眼球保护功能。

（3）恢复面部的安静状态及表情运动状态下的面部对称。

（4）在面颊自然连接处设计切口以隐蔽手术瘢痕，如鼻唇沟、鼻旁或耳前。

（5）尽量选择颜色和质地相匹配的组织瓣修复面部皮肤缺损。

（季　彤）

十二、下颌骨切除整复术

（一）下颌骨边缘性切除术

边缘性切除术（marginal resection of mandible）是适用于病灶范围较小，以保留下颌骨连续性为目的的术式。根据病灶部位可选择保留下颌骨下缘的帽檐式（矩形、方块）切除术，即切除牙槽嵴；或下颌升支前缘及部分牙槽嵴的"L"形切除；或保留牙槽嵴的完整性，切除下颌骨下缘的倒方块。

1. 手术指征

（1）累及下颌骨的小范围良性肿瘤或瘤样病变，牙龈瘤、软组织血管畸形、成釉细胞瘤、黏液瘤等。

（2）紧邻下颌骨的临床早期恶性肿瘤，如牙龈癌、口底癌。

2. 术前准备

（1）全身检查，评价重要脏器功能，估计手术和麻醉风险。

（2）拍下颌骨全景片，建议行颌面及颈部增强 CT、增强 MRI 检查；评估病灶范围，了解颈部淋巴结情况，制订手术计划，估计下颌骨切除范围；与患者充分沟通治疗计划。

（3）口腔准备，进行全口洁治。

（4）术前禁食水，常规肌注术前针。

3. 麻醉与体位

（1）麻醉：经鼻腔插管全身麻醉，固定麻醉管。

（2）体位：平卧位，垫肩，头后仰偏健侧，显露手术区。

4. 手术步骤

（1）切口：一般采用下颌下切口，沿下颌骨下缘约 1.5 cm 设计，尽可能利用皮肤自然纹理，切口长度以充分显露术区为原则，必要时下唇正中切开（对于恶性肿瘤还应考虑行颈淋巴清扫的切口要求，同时下唇正中打开）。位于下颌骨中线区者可采用双侧颌下区切口，下唇不必打开。小范围的良性病变可以采用口内切口。

（2）翻瓣：分层切开皮肤、皮下脂肪至颈阔肌，紧贴颈阔肌深面翻瓣，解剖保护面神经下颌缘支，结扎面动静脉，暴露下颌骨下缘，剥离颊舌侧骨膜至病灶区，充分显露术野。若下唇正中切开，沿前庭沟径路，切断颏神经血管束，翻唇颊瓣到达病灶区。

（3）下颌骨方块切除：根据疾病的性质确定下颌骨切除范围。良性者在肿瘤外 0.5 cm 切除，保留骨膜；恶性者至少扩大 1.0 cm 做整块切除，不保留骨膜。拔除截骨线上的牙齿，用线锯或摆动锯沿病灶范围方块切除下颌骨（图 4-28）。截骨线应圆滑，尽可能避免形成直角。骨锉

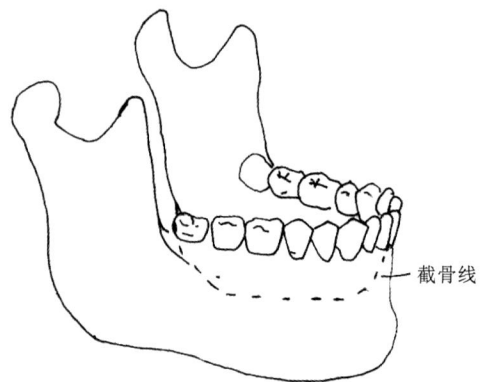

—— 截骨线

图 4-28　下颌骨帽檐式（矩形、方块）切除术示意图（保留下颌骨下缘）

锉平截骨面,电凝或骨蜡止血。

(4)关创:冲洗创面,检查术区,彻底止血。关闭口内创口,颌下区置负压引流管,口外创口分层缝合。

5. 重要解剖结构的辨认与保护

(1)面神经下颌缘支:位于颈阔肌深面的颈浅筋膜,大部分行于下颌骨下缘之上,从面动静脉浅面越过。翻开颈阔肌瓣后在下颌骨下缘与面动静脉交界区的颈深筋膜浅层可见该神经。

(2)下牙槽神经管:对于下牙槽神经血管束能够保留的病例,应避免下牙槽神经管的损伤。通常下牙槽神经管位于下颌骨下缘之上 1.0 cm,术前全景片了解神经管的走向,术中注意锯骨范围。

6. 组织缺损的处理与立即整复

下颌骨边缘式切除保留了下颌骨的连续性,除部分牙列缺失外,其𬌗关系健全,不需立即整复,创口原位缝合或做滑行瓣关创。颌骨的部分缺损可二期移植自体骨,并行牙种植术,恢复咬合关系。

7. 术中、术后并发症的诊断和处理

(1)术中过度牵拉、电刀烧灼等因素可以导致面神经下颌缘支的损伤,出现术后口角歪斜。术后进行适当神经营养治疗,3~6个月后多数可以恢复。

(2)术中截骨缘未处理,表面过于尖锐可能导致术后局部黏膜破溃,骨面暴露,严重者导致口内外瘘,伤口迁延不愈。术中注意截骨面处理,关创时消除无效腔。

(3)术中术后骨折。术中应注意截骨线的设计,避免截骨区应力过于集中,操作尽可能使用机械骨科器械,术后嘱患者自我保护。

8. 经验和评述

下颌骨边缘式切除术是下颌骨常见术式,能较好保留下颌骨的形态和功能,且手术操作简便,并发症少。但应注意适应证的选择,对于已出现下颌骨骨髓腔破坏或无牙颌的恶性肿瘤患者应慎用。术中注意截骨线的设计,适形切除受累的下颌骨,不必强调外形上的方块切除,否则会导致局部应力集中。

(二)下颌骨部分切除术

下颌骨部分切除术(partial or segmental resection of mandible)是指下颌支、角部、体部或颏部的节段性切除,下颌骨连续性部分中断,牙列缺失。

1. 手术指征

(1)累及上述部位、范围较大的颌骨交界性肿瘤,如成釉细胞瘤;用刮除术治疗后仍反复复发的良性肿瘤,且病变范围大,无法保留下颌骨下缘,如角化囊肿、基底细胞痣综合征等。

(2)侵犯下颌骨的牙龈癌,累及下颌骨舌侧骨面的口腔癌。

2. 术前准备

(1)全身及局部的检查同下颌骨边缘性切除术。

(2)术前3 d口腔准备,全口洁治,拆除不良修复体,消除牙龈炎。

(3)健侧牙列制作斜面导板。

(4)需同期下颌骨重建者进行供骨区的检查。

(5)术前禁食水,肌注术前针。

3. 麻醉与体位

同下颌骨边缘性切除术。

4. 手术步骤

(1)切口及翻瓣:同下颌骨边缘性切除术。采用下颌骨下缘下 1.5 cm 切口。若病变范围大,或突破骨膜,或病变性质为恶性,应考虑下唇切开,以充分显露术区。同样切开皮肤、皮下组织,保护面神经下颌缘支、翻瓣。下颌支区成釉细胞瘤突破骨膜翻瓣时,应考虑切除周围部分咀嚼肌,范围包括咀嚼肌的起止端。若需采用血管化骨移植重建下颌骨,则行下颌下三角清扫,解剖面动脉、面总静脉或颈外静脉作血管吻合用。

（2）下颌骨节段性切除（图4-29）：根据疾病的特点保留或不保留骨膜，以0.5 cm或1.0 cm作为安全缘确定截骨线，拔除截骨线上牙齿并分离两侧牙龈，以锯截断病灶前端下颌骨，骨蜡止血，将骨端外展，分离舌侧附着软组织至后截骨线，锯截除下颌骨，检查截骨面，止血。对于下颌骨体部及颏部的病灶采用垂直截骨；在下颌支区采用乙状切迹至下颌角的斜行截骨，尽可能保留下颌支后缘以利于下颌骨重建，并注意结扎下牙槽神经血管束；若髁突不能保留，外展下颌骨时分离咬肌和翼内肌，切断颞肌在冠突的附着，剥离翼外肌附着和关节囊，保留关节盘，将下颌支和肿瘤一起切除。若要即刻骨重建，截

图4-29　下颌骨节段性切除范围示意图
（包括下颌骨下缘）

骨前需标记上下颌关系，可采用以下几种方法：健侧戴斜面导板，上下颌咬合固定位置，在患侧游离端用小钛板与上颌骨临时固定标定位置关系，截骨后再重新上钛钉，恢复截骨前上下颌关系；截骨前弯制重建钛板，钻孔标定位置关系，取下钛板后截骨，重建时以钛板恢复上下颌关系。或采用3D打印制作导板引导恢复咬𬌗关系。

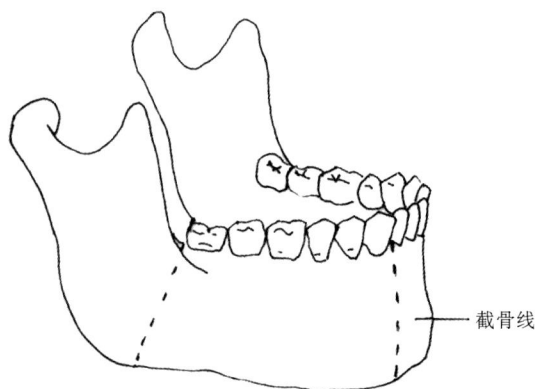

（3）下颌骨即刻整复见"组织缺损的处理与立即整复"。

（4）关创：冲洗手术创面，锉平截骨面锐缘，修整牙槽嵴骨面形态，使之圆滑，避免关创时局部牙龈张力过大。口内黏膜褥式加间断缝合，肌层和皮下组织分层对位缝合，置负压引流物。颏部缺损关创时应注意颏棘附着肌肉的复位固定，预防舌后坠，必要时应行预防性气管切开术。

5. 重要解剖结构的辨认与保护

重要解剖结构的辨认同下颌骨边缘性切除术。下颌下三角清扫时注意以下几个结构：

（1）舌下神经：在二腹肌肌腱深面向前弯曲到下颌舌骨肌的深面。

（2）舌神经：舌神经较粗扁，银白色，行于舌骨舌肌和下颌舌骨肌之间，由下颌下腺导管上外侧向下行进，勾绕导管后向内进入舌肌，并有神经纤维至颌下神经节，易与下颌下腺导管鉴别。术中根据以上解剖关系识别导管与舌下神经及舌神经，可避免神经损伤。

（3）面动脉：在下颌下三角，面动脉从二腹肌后腹下缘的深面穿出，经下颌下腺后内侧的动脉沟弯行至下颌骨下缘。结扎面动脉远心端，将下颌下腺由前向后分离并外展，可在二腹肌后腹的前下缘深面见面动脉近心端。解剖并结扎，注意保护，避免血管夹伤，以备血管吻合之用。

6. 组织缺损的处理与立即整复

下颌骨缺损重建常用以下几种方法：

（1）重建钛板修复：以重建钛板和钛钉坚固桥接下颌骨两侧断端。钛板应放置在近下颌骨下缘的位置，紧贴下颌骨外形，两侧各有4枚钛钉固定，钛钉贯穿颊舌侧骨皮质。钛板可在术中弯制，也可术前预制。弯制时尽可能减少反复塑形，避免金属损伤。由于金属存在应力疲劳的固有特性，单纯重建钛板修复后易出现钛板断裂或钛钉松脱；因此，不建议将此方法作为永久性修复方法，可将钛板作为自体骨移植的临时固定支架。

（2）非血管化骨移植：常采用自体髂骨移植。髂骨外形弧度与下颌骨近似，有足够的厚度和高度，手术操作可分两组同时进行，供区术后并发症少（骨瓣的制备详见第16章）。用上述方法恢复上下颌关系，修整移植骨块，通常高度恢复约2.0 cm，顶端牙槽嵴低约0.5 cm，再以重建钛板固定下颌骨断端及移植骨块。为稳妥起见，种植牙宜行二期修复术。但此法对大范围复合组织缺损不适用。

（3）血管化骨移植：常采用自体血管化髂骨或腓骨或肩胛骨，髂骨适用于体部缺损，腓骨能用于多数情况的下颌骨缺损（血管化骨制备参见第17章）。如用上述方法恢复上下颌关系，根据缺损情况对骨瓣

塑形,钛钉固定,之后吻合血管。由于血管化骨具有明显活力及血供,可选择同时在移植骨上行种植术。此法对于复合性缺损和受植区条件不好的情况是首选。

7. 术中、术后并发症的诊断和处理

(1)术中神经的损伤,如面神经下颌缘支、舌神经、舌下神经损伤的处理与前文相同。

(2)由于下颌骨连续性中断,术后可能出现咬合关系改变,要求在术中精确标记上下颌关系,保持双侧髁突的生理位置,必要时术后调殆。

(3)术后舌后坠,导致呼吸困难。术中应注意颏舌肌、颏舌骨肌和二腹肌的复位,必要时行预防性气切。

(4)血肿,术区肿胀,引流管堵塞。需即刻打开伤口清创,检查出血点,彻底止血,反复冲洗创面,术后加强抗感染治疗。

(5)移植骨失败,局部伤口流脓,坏死组织排出,可直接探及移植骨,骨质表面粗糙,色灰白。术中注意预防植骨失败,改善植骨床条件,特别是对于非血管化骨移植,应以充足的健康软组织包裹移植骨。注意移植骨的摆位,避免吻合血管的扭转或折叠,避免负压引流管直接压迫血管蒂。植骨失败处理:充分引流,改善局部环境,全身抗感染治疗,稳定后打开伤口清创,去除移植骨肌袖,改血管化移植为非血管化移植。经过上述处理创口仍不能愈合,则取出移植骨,改其他修复方式,或二期修复。

8. 经验和评述

下颌骨节段性切除时根据病变的性质和范围考虑是否保留骨膜,术前制备斜面导板,术中注意上下颌关系,恢复髁突至生理位置。不建议永久性钛板修复,推荐血管化骨移植,血管化髂骨特别适用于下颌体部缺损,腓骨适用于各个部位缺损,肩胛骨瓣适用于体部和支部的缺损。此外还应考虑咬合关系的恢复,可行立即或二期牙种植术。只恢复外形不恢复牙列应被认为不是完整的现代修复概念。

(三)下颌骨半侧切除术

下颌骨半侧切除(hemimandibulectomy)指下颌骨正中联合至一侧髁突的切除。

1. 手术指征

(1)累及一侧下颌骨尚未过中线的巨大良性和交界性肿瘤,骨质菲薄,易发生病理性骨折,保留下颌骨有困难的病例,如成釉细胞瘤、角化囊肿、基底细胞痣综合征等。

(2)原发于下颌骨、尚未过中线的恶性肿瘤,需行下颌骨器官切除,如下颌骨中心性癌、下颌骨骨肉瘤等。

(3)累及一侧下颌骨的牙龈癌、口底癌、舌癌等恶性肿瘤。

(4)发生于下颌骨内、可危及生命的血管畸形,栓塞治疗无效。

2. 术前准备

同下颌骨部分切除。

3. 麻醉与体位

同下颌骨帽檐式切除术。

4. 手术步骤

(1)切口及翻瓣:采用下颌下及下唇正中切口,具体同下颌骨帽檐式切除术和部分切除术。切开皮肤、皮下组织至颈阔肌,颌下区翻瓣,解剖保护面神经下颌缘支,结扎面动静脉。如果需要,应先行颈淋巴清扫术,之后下唇正中切开,可于口腔前庭区翻唇颊瓣,结扎颏神经血管束。根据病变的性质和侵犯的范围考虑是否保留骨膜或牙龈。剥离咀嚼肌附着,切开下颌升支前缘黏膜,剥离冠突颞肌附着,完全显露下颌骨颊侧。

(2)下颌骨半侧切除(图 4-30):钝分离下颌骨舌侧软组织,拔除下颌骨中线牙齿,线锯中线截骨,骨面止血。将患侧骨端向外牵拉,暴露舌侧黏膜,由前向后切开软组织与下颌骨的附着至升支。向外上牵拉旋转下颌骨，切开翼内肌与下颌骨舌侧附着，保护舌神经，探及下颌小舌，解剖下牙槽神经血管束，予结扎切断。充分游离颞肌与冠突的附着，外拉暴露关节囊。分离翼外肌在髁突颈的附着，切开关节囊，将关节盘保留在关节窝，分离髁突，完整切除一侧下颌骨。如果需要下颌骨重建，可在翻瓣后行下颌下三角清扫，解剖保留血管吻合所需动静脉。如果为恶性肿瘤，强调下颌骨和颈部淋巴结缔组织整块切除。

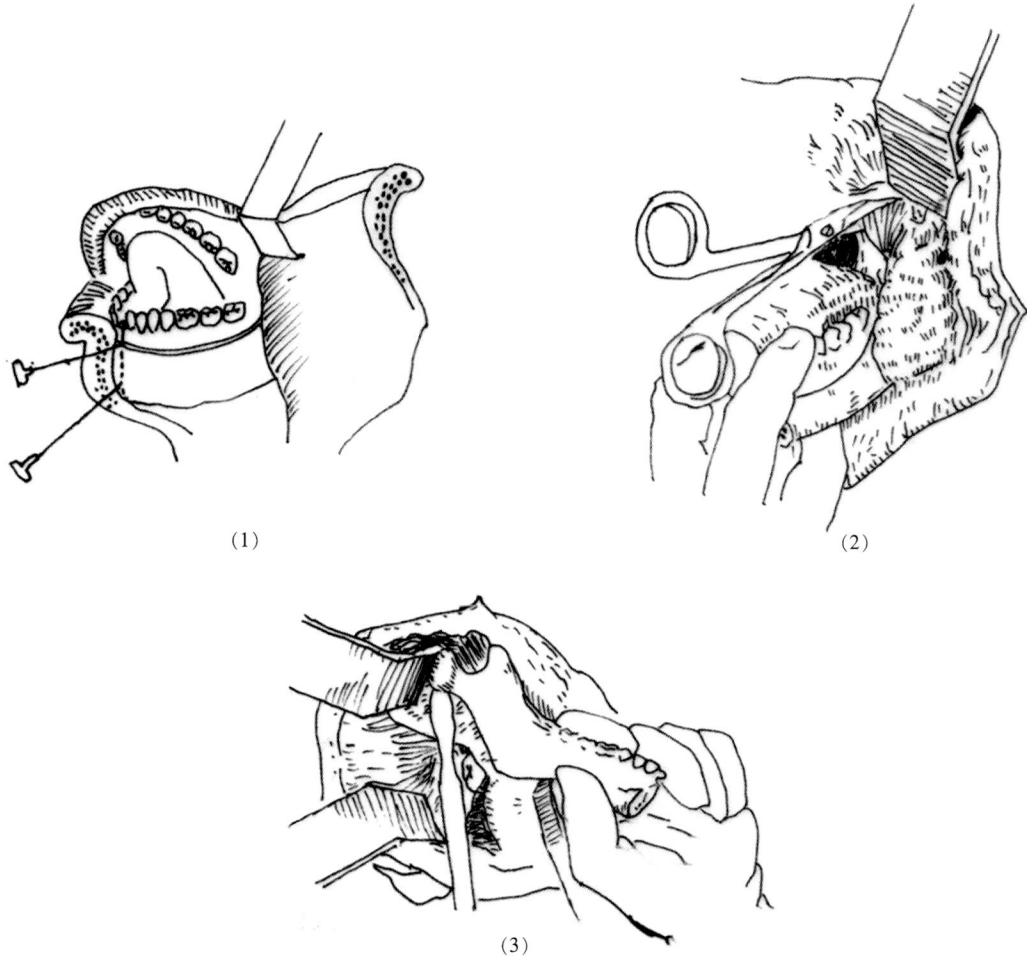

(1)

(2)

(3)

图4-30　下颌骨半侧切除术步骤
(1)下颌骨中线处行节段性截骨；(2)剪断冠突的肌附着；(3)离断髁突，剪断肌附着，取出下颌骨

　　(3)下颌骨重建：冲洗创面，彻底止血。下颌骨重建建议采用血管化腓骨肌（皮）瓣（骨肌皮瓣制备详见第17章）。上下颌位置关系的确定同下颌骨部分切除术。重建钛板可在截骨前预先弯制或截骨后固定健侧下颌骨的情况下弯制，注意关节头的位置。将腓骨瓣转移至缺损区摆位，确定骨瓣截骨位置，根据下颌骨的形态通常可将其截成三段，即前牙区、体部和升支。腓骨塑形时注意保护腓骨外侧皮岛，避免牵拉致皮岛滋养血管痉挛。还应注意保护腓骨骨膜，避免大范围剥离，预防骨瓣供血不足，特别是末端骨段。塑形摆位结束后固定钛板，将移植腓骨固定在钛板上。常规吻合供区和受区血管，检查骨瓣血供及出血点并止血，防止术后血肿。

　　(4)关创：唇颊瓣复位，口内黏膜褥式加间断缝合，带皮岛的以皮岛覆盖组织缺损区。置负压引流管，口外伤口分层对位缝合。术后可行预防性气管切开。

　　5.重要解剖结构的辨认与保护

　　同下颌骨部分切除。

　　6.组织缺损的处理与立即整复

　　同下颌骨部分切除。

7. 术中、术后并发症的诊断和处理

同下颌骨部分切除。

8. 经验和评述

下颌骨半侧切除术是颌骨的经典手术,属器官切除。如果肿瘤侵犯周围软组织,手术时应注意软组织有足够的切除范围,避免肌肉起止点肿瘤残留。该手术操作方便,层次清楚,易掌握,但对下颌骨重建技术有一定要求。牙列重建可同期或二期行牙种植,在此基础上行义齿修复。

(四)下颌骨全切除术

1. 手术指征

(1)下颌骨全切除术(total mandibulectomy)适用于累及全下颌骨的巨大良性或交界性肿瘤,其他治疗方法无效的病例,如成釉细胞瘤、角化囊肿、基底细胞痣综合征等。

(2)累及双侧下颌骨的颌骨原发恶性肿瘤,如颌骨中心性癌、骨肉瘤等。

(3)破坏双侧下颌骨的颌骨外恶性肿瘤,如口底癌。

2. 术前准备

同下颌骨部分切除。此外,应用 CAD/CAM 技术重建上下颌骨模型,术前分析及模型外科,也可术前预制重建钛板。

3. 麻醉与体位

同下颌骨部分切除。

4. 手术步骤

(1)切口及翻瓣:切口采用双侧下颌下切口,可附加下唇正中切口。切口线沿下颌骨下缘下 1.5 cm 水平走行至双侧颌后区。同上述术式一样切开皮肤至颈阔肌,保护面神经下颌缘支,结扎面动静脉。如果需要,先行颈淋巴清扫术,制备受区吻合血管。之后向上翻瓣,根据病变性质和累及的范围确定是否保留骨膜、牙龈或确定骨外软组织的切除范围。

(2)全下颌骨切除:下唇正中切开,向双侧翻唇颊瓣,同一侧下颌骨切除术剥离双侧下颌角、冠突的肌肉附着,钝分离舌侧软组织。将一侧下颌骨向外向上牵拉,分离翼内肌附着,向上钝分离,结扎下牙槽神经血管束。钝分离髁突软组织附着,切开关节囊,剥离髁突,游离一侧下颌骨。以同样方法分离另一侧髁突,连同肿瘤完整切除全下颌骨。

(3)下颌骨重建:建议采用血管化腓骨肌(皮)瓣修复。根据术前设计方案取腓骨肌(皮)瓣,制备方法见第 17 章。调整患者体位,头正位,放置重建钛板,唇颊瓣复位,观察面中线及侧面形态,观察上颌牙槽嵴与重建下颌骨位置关系是否符合术前设计。腓骨瓣塑形,根据术前设计将其截成 5 块骨段,使之符合下颌骨形态要求。固定移植骨,常规血管吻合,检查移植骨血供,出血点止血。

(4)关创:冲洗手术创面,彻底止血。软组织复位,同一侧下颌骨切除术关闭口内外伤口,注意颏舌肌、颏舌骨肌与移植骨悬吊固定,减轻舌后坠。双侧各置一负压引流管,分层缝合皮肤。

(5)气管切开术:常规行气管切开术。

5. 重要解剖结构的辨认与保护

同下颌骨部分切除。

6. 组织缺损的处理与立即整复

如上述。骨重建的其他注意事项同下颌骨节段性切除术和下颌骨半侧切除术。

7. 术中、术后并发症的诊断和处理

同下颌骨半侧切除术。

8. 经验和评述

下颌骨全切除术的难点在于颌骨重建,术前需结合 CAD/CAM 技术设计手术方案,确定重建下颌骨的形态和位置关系，最大限度恢复缺失下颌骨的形态和功能。此术式仍有一些技术细节需进一步完善，特别是重建下颌骨的功能运动，如：咀嚼肌与腓骨再附着，下颌骨运动，颞下颌关节的功能重建。

十三、上颌骨切除整复术

上颌骨位于面中份，是构成面中 1/3 的主要骨性结构。上颌骨切除术（maxillectomy）是治疗上颌骨肿瘤的主要手术。根据肿瘤的性质、范围，将上颌骨切除术分为上颌骨部分切除术、上颌骨次全切除术、上颌骨全切除术、颅外扩大根治术、颅颌联合切除术。

（一）上颌骨部分切除术

1. 手术指征

上颌的良性肿瘤，或者位于牙龈、腭部的恶性肿瘤未累及上颌窦的病例，且恶性肿瘤分化程度较高，排除恶性淋巴瘤或者恶性黑色素瘤等，可做上颌骨部分切除，见图 4-31。

2. 术前准备

（1）术前常规行口鼻腔清洁、牙周洁治。

（2）同修复科医生共同制订手术计划及修复方式，并预制腭护板。

（3）可根据需要备血。

3. 麻醉与体位

上颌骨部分切除术需要经口腔气管内插管全麻。肩略垫高，头后仰，缝合气管插管于口角处皮肤，防止术中气管插管脱落。

4. 手术步骤

（1）经口内切除牙槽突和腭部的上颌骨部分。

切口：从一侧前庭沟底做水平切口，直接切透黏骨膜，根据切除范围可将切口向后延伸至翼突上颌缝或向前延伸至前鼻棘。

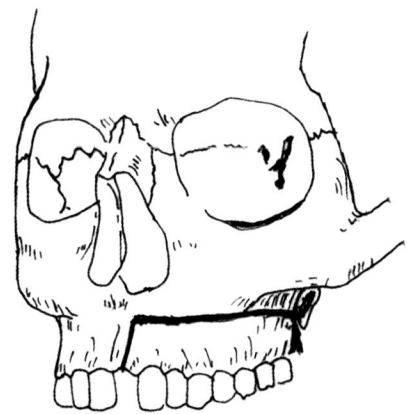

图 4-31 上颌骨部分切除术切除范围

切骨：拔除截骨线所累及的牙齿。可用宽骨刀自前庭基部、牙槽骨的根尖上方凿开骨组织，向后延伸至上颌结节。纵行劈开腭中缝或者矢状方向劈开上颌骨。对累及软腭的上颌骨切除，还应该用组织剪剪断软腭黏膜、腭腱膜及鼻腔黏膜。最后用骨凿凿开翼突上颌缝，将部分上颌骨连同肿瘤一并切除。可以采用电动或气动工具进行截骨，减少创伤和术中出血，切除范围更加精准。

（2）创口处理：充分止血后，可以进行植皮保护颊侧的创面，碘仿和油纱布填塞创腔，并即刻佩戴腭护板。

5. 重要解剖结构的辨认与保存

上颌骨部分切除后，常常会引起腭大神经血管束的断裂和翼丛的破裂而出血。在上颌骨块切除后，立即找到活跃出血点并给予结扎，翼丛出血主要靠压迫止血。

6. 组织缺损的处理及立即修复

上颌骨切除后通常不采取即刻修复，待二期赝复体修复，视情况也可立即修复，自体血管化髂骨、腓骨肌皮瓣修复重建。

7. 术中、术后并发症的诊断和处理

（1）术中出血多，要求切除精准迅速，切除上颌骨后立即压迫止血，并寻找活跃出血点，例如腭大动脉等，给予妥善结扎。骨创渗血可适量应用骨蜡止血。

（2）颊侧创面的植皮,可以在一定程度上预防术后颊部的瘢痕挛缩,并有利于后期赝复体的佩戴。因此,在条件允许的情况下,应妥善保护移植皮片。

（3）术后严密观察,特别注意创面的渗血,保持呼吸道通畅。

（4）适当应用抗生素、地塞米松、补液。

8. 经验和评述

上颌骨部分切除无须做面部切口即可完成。手术后对面容影响较小。上颌骨部分切除后患者会丧失上颌牙列并致口腔与上颌窦相通,影响术后的饮食和语言。需二期赝复体修复或自体组织移植修复。

（二）上颌骨次全切除术

1. 手术指征

同上颌骨部分切除术。

2. 术前准备

同上颌骨部分切除术。

3. 麻醉与体位

同上颌骨部分切除术。

4. 手术步骤

（1）切口:根据上颌骨次全切除(subtotal maxillectomy)的范围可选择以下两种手术入路(图 4 - 32)。

Weber-Fenguson 切口,自上唇中部至鼻小柱基部稍下方,而后沿鼻侧面沟边缘直抵内眦下 1 cm 处。若需要做上颌骨全切或扩大切除,切口可以在此基础上,自此沿眶下缘皮纹(或睑缘)做横行切口达外眦下 1 cm。按设计线切开皮肤、皮下组织至骨膜。再沿前庭沟切开黏膜至上颌结节处。

经口角至下颌下切口,对于肿物累及上颌骨后份的次全切除可选择此切口。自口角转至颌下,距下颌骨下缘 1.5 cm 处做弧形切口,妥善保护面神经下颌缘支,结扎颌外动脉和面前静脉。沿下颌体、下颌支向上,切开前庭沟黏膜,暴露上颌骨。

（2）翻瓣:可用电刀锐分离骨膜,如果肿瘤没有突破上颌窦前壁亦可用骨膜分离器进行钝分离。分离至眶下孔处,对眶下神经血管束进行结扎。继续向外侧剥离,充分显露上颌骨、颧骨和上颌结节。

（3）截骨(图 4 - 33):拔除截骨线上累及的牙齿。顺鼻腔顶、鼻骨前端,沿眶下缘并斜向颧牙槽至上颌结节处,凿断翼突上颌缝。应用骨刀从中缝或者矢状劈开上颌骨,使之纵折。同上颌骨部分切除,用组织剪剪断软硬腭部的黏膜、肌肉、韧带等,将上颌骨连同肿瘤一并取下。

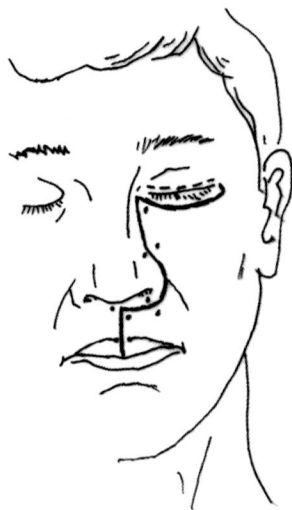

图 4 - 32　Weber-Fenguson 切口及口角-下颌下切口

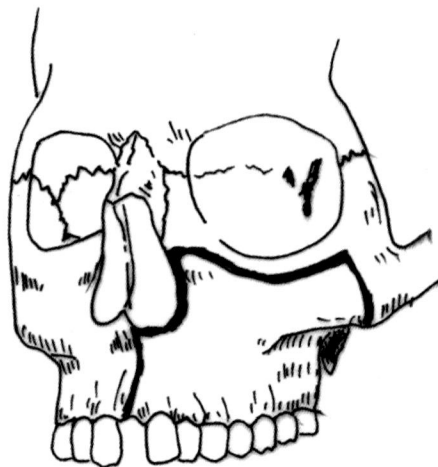

图 4 - 33　上颌骨次全切除截骨范围

（4）创面植皮及缝合包扎：充分止血后，在大腿内侧取中厚皮片，覆盖在翻起的唇颊瓣创面上，边缘与创缘缝合并打包，对皮片进行加压包扎。截骨创腔内填塞碘仿油纱布团，可以同时戴入腭护板。颜面皮肤准确对位缝合。大腿植皮处可以用油纱布加压包扎。

5. 重要解剖结构的辨认与保存

上颌骨次全切除翻瓣时注意寻找眶下神经血管束。内眦动脉末梢可能会引起活跃出血，应妥善结扎。采取颌下切口应注意保护面神经下颌缘支、颌外动脉及面前静脉。上颌骨次全切除在于保留眶下缘，因此截骨时应特别注意截骨线的方向，避免突破眶下壁而损伤眶内容物。其余同上颌骨部分切除。

6. 组织缺损的处理及立即修复

同上颌骨部分切除术。

7. 术中、术后并发症的诊断和处理

同上颌骨部分切除术。

8. 经验和评述

Weber-Fenguson 切口是经典的上颌骨切除入路。上颌骨前部的显露程度较好，术后遗留面部瘢痕明显。下颌下进路对于侵及上颌骨后份的肿瘤比较适用，而且翼腭窝区显露较好，能保留部分上颌骨，符合肿瘤外科与功能性外科的手术原则和要求。如同时行缺损立即修复，应选择骨肌皮瓣，以利同期或二期行牙种植术。

（三）上颌骨全切除术

1. 手术指征

良性肿瘤破坏一侧上颌骨，恶性肿瘤已累及上颌窦或者原发于上颌窦的恶性肿瘤须行上颌骨全切除（total maxillectomy）。

2. 术前准备

同上颌骨次全切除术。

3. 麻醉与体位

同上颌骨次全切除术。

4. 手术步骤（图 4 - 34）

（1）切口：①Weber-Fenguson 切口，同上颌骨次全切除术；②经口角至下颌下切口，适用于保留部分上颌骨前壁的上颌骨切除，同上颌骨次全切除术。

（2）翻瓣：掀开上唇，切开前庭沟黏骨膜，向上颌结节延伸，用骨膜分离器贴骨面向上向外剥离，掀起唇颊瓣。如肿瘤已经突破上颌窦前壁，应用电刀进行正常皮下组织锐性分离。分离结扎眶下神经血管束。继续切开内眦，沿眶下缘至外眦皮肤，将一侧的唇颊瓣完全掀开，显露整个术区。

（3）截骨：①切开鼻骨下缘的骨膜，显露眶外侧缘上颌骨额突的骨面，牵开眶内容物，骨凿或电锯斜向鼻侧，切断上颌骨额突和泪骨。②向上牵开眶内容物，显露眶下裂，切断部分咬肌附着，保护好眶内容物，电锯锯断眶外缘与颧骨的连接。如颧骨也被肿瘤累及，则须将颧骨一并切除。③拔除截骨线累及牙齿，宽骨刀矢状垂直劈开上颌骨，或电锯做前后向截骨。④组织剪剪断软腭处黏膜、肌肉、韧带。⑤如采取上述步骤后，上颌骨仍不能取下，应检查是否咬肌附着没有剪断，肿瘤是否有阻挡，是否软腭后缘软组织没有完全离断，应用组织剪将以上阻力一一解除。⑥为了防止术后张口受限，建议剪断冠突上面的肌肉附着或者截断冠突，特别是经下颌下入路者。⑦游离足够长的颞肌筋膜瓣，或者取大腿阔筋膜，穿过球下蜂窝脂肪组织与对侧上颌骨或鼻骨做缝合固定，形成新的眶底，防止眶内容物下陷而引起复视。亦可用钛网即刻重建眶底。⑧创面植皮及缝合包扎，同上颌骨次全切除术。

5. 重要解剖结构的辨认与保存

保护颅底和眶内容物，特别是使用骨凿时。其余同上颌骨次全切除术。

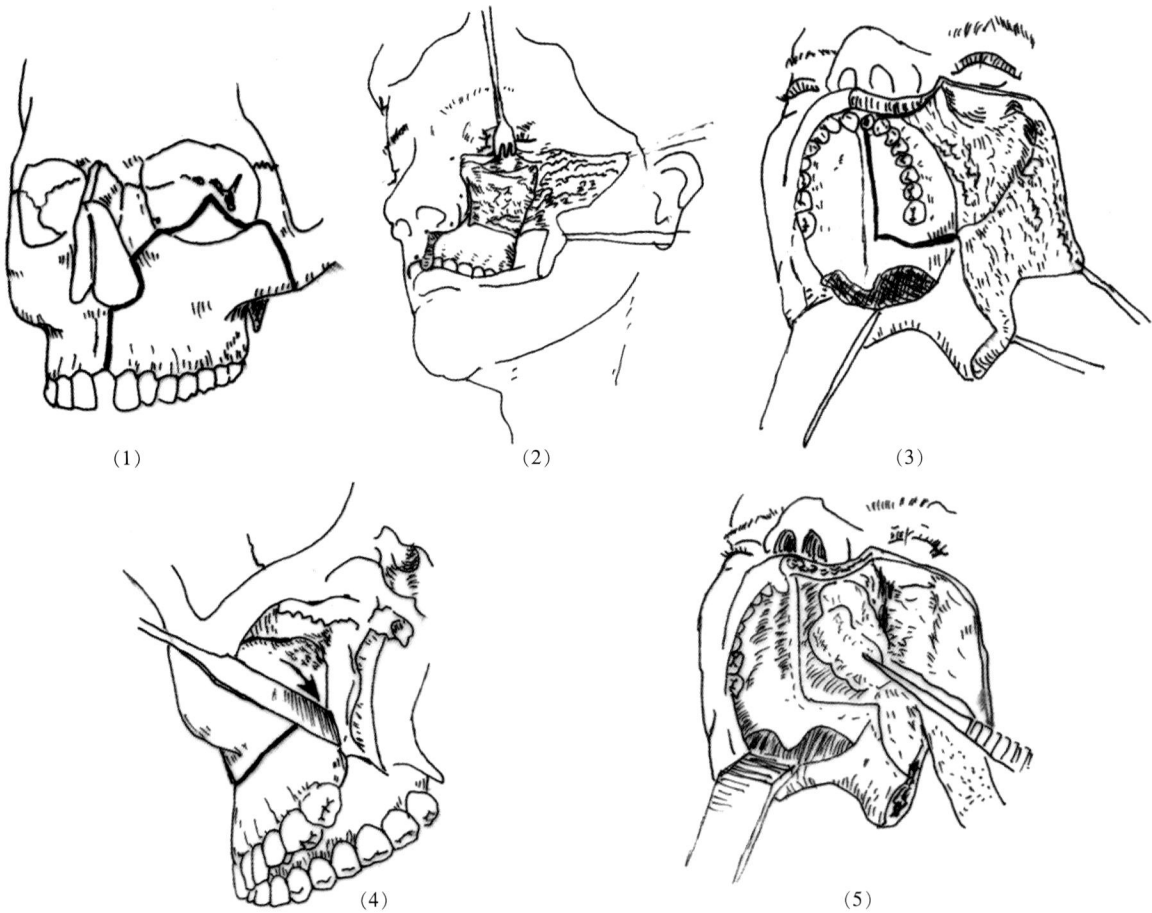

图 4-34　上颌骨全切除术
(1)上颌骨全切截骨范围；(2)经 Weber's 入路，翻开皮肤组织瓣；(3)显露患侧上颌骨与对侧上颌骨的连接；
(4)以骨凿离断翼上颌连接；(5)上颌骨全切后创面堵塞碘仿纱条并加压包扎

6. 组织缺损的处理及立即修复
同上颌骨部分切除术。

7. 术中、术后并发症的诊断和处理
截断上颌骨额突、眶外侧及颧突时注意保护眼球。遇到骨块不能顺利取下的时候，首先检查是否骨性结构均已断开；其次检查是否肌肉或筋膜的附着没有完全剪断，不可暴力强行撕下。应用组织剪剪断软组织的时候，注意不能剪破气管插管。其余同上颌骨部分切除术。

8. 经验和评述
截骨时方向要严格把握，避免造成颅底骨折等严重并发症。其余参见上颌骨次全切除术。

（四）颅外扩大根治术

1. 手术指征
恶性肿瘤已经侵及上颌窦顶部，眼眶、鼻腔的中鼻甲下缘，筛骨迷路及额窦、蝶窦。扩大根治方位包括下颌冠突、下颌支前缘、翼突、眶内容物、颧骨和部分颧弓、筛窦内容物等，可行颅外扩大根治术（extra-cranial radical resection）。

2. 术前准备
同上颌骨全切除术。

3. 麻醉与体位

同上颌骨全切除术。

4. 手术步骤

（1）切口：Weber-Fenguson切口，同上颌骨全切除术，水平切口沿睑裂可延伸至颞下颌关节区。

（2）翻瓣：同前掀开唇颊瓣后，向上分离结扎眶下动脉，显露上颌窦前壁、眼眶、颧突、翼腭窝区、咬肌、下颌支和颞下颌关节。

（3）解剖颞下窝，结扎上颌动脉：暴露下颌支后缘，向后牵拉腮腺，暴露颌内动脉并妥善结扎，减少伤口出血。电刀横断咬肌和颞肌，应用电锯或线锯截掉冠突和下颌支前缘，必要时可结扎颞浅动脉。剪断翼外肌在髁突上的附着。

（4）切开硬腭，至骨面。

（5）截骨：①电锯或骨凿横断颧额缝、额颌缝。②与眶下裂保持水平，向后凿开颧颌缝。③拔除截骨线上的牙齿，沿硬腭切口方向截骨。④凿开上颌结节和翼突根部，并剪断翼突上面的附着翼内肌等。⑤切断眶蒂，用骨膜分离器进入眶腔分离，显露视神经和血管束，血管钳钳夹后妥善双重结扎。取下整个标本。

（6）创面植皮缝合伤口：同上颌骨全切除术。

5. 重要解剖结构的辨认与保存

防止颅底骨折。

6. 组织缺损的处理及立即修复

同上颌骨全切除术。

7. 术中、术后并发症的诊断和处理

同上颌骨全切除术。

8. 经验和评述

同上颌骨全切除术。

（五）颅颌面联合切除术

颅颌面联合切除术（cranio-maxillofacial resection）适用于上颌窦恶性肿瘤累及颅底者，须行上颌骨颅底联合切除术。详见本章第十八"颅颌面肿瘤联合根治术"。

十四、根治性颈淋巴清扫术

原发于口腔颌面-头颈部的恶性肿瘤，其转移多经淋巴系统，首先表现为颈部淋巴结的转移。目前，对头、颈、口腔颌面部恶性肿瘤转移灶的治疗，采用放射治疗和化学治疗的效果一般均不理想，而颈淋巴清扫术常可达到根治的目的。经过近一个世纪的临床实践，根治性颈淋巴清扫术（radical neck dissection，RND）已趋于标准化、规范化，在提高患者的生存率方面，发挥了决定性作用。

（一）单侧根治性颈淋巴清扫术

1. 手术指征

（1）口腔颌面部恶性肿瘤，临床或病理证实的淋巴结转移和穿透淋巴结包膜累及副神经和颈内静脉的病例。

（2）口腔颌面部某些恶性程度高（如腺癌、未分化癌等）、易发生转移（如舌癌、口底癌等）的恶性肿瘤，临床虽未发现颈部有可疑转移的淋巴结，仍可考虑做单侧根治性颈淋巴清扫术（unilateral radical neck dissection）。

（3）某些经证实的颈部转移癌。

2. 术前准备

（1）术前进行详尽的全身系统检查，详细了解主要脏器的功能，客观评估患者的手术耐受性。

（2）原发灶及区域性淋巴结做全面检查，包括：①原发灶部位及区域性淋巴结的回流关系；②原发灶必须完全能控制（隐匿型原发灶除外）；③颈部淋巴结是否已有临床转移，若有转移则应明确所在部位、大小、质地、活动度，以及其与主要血管、神经有无粘连固定等；④颈部淋巴结若与颈动脉粘连固定，术前应行健侧颈动脉造影，以了解 Willis 环是否畅通。

（3）排除其他器官的远处转移，特别是肺、肝及骨，必要时应做 X 线摄片、CT、MRI 及 DE-CT 检查确定。

（4）治疗和控制术区的炎症，配备足量的全血及做抗生素皮肤过敏试验。

（5）拟行带蒂皮瓣修复者，在设计切口时应考虑好组织瓣的切取和转移问题；对采用游离组织瓣修复者，则应选择并保护好供吻合用的动静脉。

3. 麻醉与体位

（1）麻醉：一般采用气管内插管全身麻醉，也可采用局部浸润或颈丛阻滞麻醉。

（2）体位：取仰卧体位，头转向健侧，垫肩、伸颈，使颈部尽量伸直，以利于术野显露。

4. 手术步骤（图 4-35）

（1）切口：切口设计应多取矩形或类"Y"形，应避免切口及切口交界在颈动脉上面；同时皮瓣切口交叉应成 90°角，避免成锐角。手术或活检的切口瘢痕，应包括在切口内一并予以切除。

（2）翻瓣：前至中线，后达斜方肌前缘；上至下颌骨下缘，下方以显露锁骨为界。根治性颈淋巴清扫一般不应保留转移淋巴结表面的颈阔肌。

（3）手术应自下向上解剖。先分离、切断胸锁乳突肌，慎勿损伤其深面的颈内静脉，然后切断肩胛舌骨肌肩胛头，再将此肌向前上翻起。

（4）解剖颈动脉鞘，分离颈内静脉时勿用暴力，应层次清楚地解剖，以防因破裂而产生气栓。

（5）颈内静脉下端结扎部位，除锁骨上、气管旁淋巴结有转移等情况外，宜在锁骨上 1～2 cm 处结扎。结扎前应充分游离颈内静脉段 2～3 cm 长，并将颈总动脉与迷走神经辨认分开，以防误扎。应用 7、4、1 号缝线分别行三重结扎（近心端第 3 次结扎时可用缝扎），然后切断，以防出血及回缩。

（6）沿椎前筋膜平面由颈动脉向后解剖剥离锁骨上三角，注意勿过分向下剥离，以免损伤胸膜致发生气胸。

（7）锁骨上三角内脂肪结缔组织的分离应至斜方肌前缘为止，深部应在椎前筋膜平面以上，以免损伤其深面的膈神经与臂丛；结扎并切断颈横动静脉及回流到锁骨下静脉的颈外静脉（有时颈外静脉汇入颈内静脉）。切断颈横血管之前一定要看清膈神经，以防误伤。

（8）清扫颈后三角时，沿斜方肌前缘、椎前筋膜浅面向上，可见副神经；如欲保留副神经，则可沿副神经分离至副神经穿出胸锁乳突肌后缘处，并套线以做标志。

（9）沿胸骨舌骨肌外侧缘切开颈深筋膜浅层，沿肩胛舌骨肌向上剥离，清扫颈前三角区时，注意勿损伤带状肌群；同时沿颈内静脉向上，并切断自后深面穿出的颈丛分支，须注意勿伤及膈神经出口处。

（10）将肩胛舌骨肌在舌骨附着处切断，然后向后上解剖颈动脉三角；在解剖至颈动脉窦附近时，操作应轻柔，也可应用 1‰利多卡因在血管外膜下行颈动脉窦封闭，以免发生颈动脉窦反射，导致血压骤降、心率变慢及心律不齐等综合征发生。

（11）沿胸锁乳突肌和颈内静脉深面向上剥离至乳突，自后向前切断胸锁乳突肌的止点；在其浅面及前面，应平下颌下缘水平切除腮腺下极，并给予缝扎，以免形成涎瘘。如无下颌下淋巴结转移，要保护面神经下颌缘支,同时还要注意结扎穿行于腮腺下缘中的颈外静脉上端的面后静脉。

（12）前侧应沿舌骨上缘及对侧二腹肌前腹边缘向上解剖,以清扫颏下三角淋巴结与脂肪蜂窝组织,以免遗漏。

（13）将游离的颏下区整块组织向后翻,越过同侧二腹肌前腹进入下颌下三角进行清扫。此时应注意保护舌神经及舌下神经,下颌下腺导管应在接近口底处结扎、切断。向后可见二腹肌后腹前上缘处的颌外动脉近心端,应行双重结扎后切断。

（14）颈内静脉颅端结扎应在高位施行,应将整块组织向上牵拉,在二腹肌后腹深面小心分离,显露颈内静脉,此时须仔细结扎其颅外分支,以防出血;并注意保护前方的迷走神经、舌下神经及后方的副神经（不保留者例外）勿受损伤。颅端也行三重结扎后予以切断,取下整块组织。

（15）整个标本取下后,创面应彻底止血,冲洗,抗癌药湿敷。分层缝合,并负压引流。

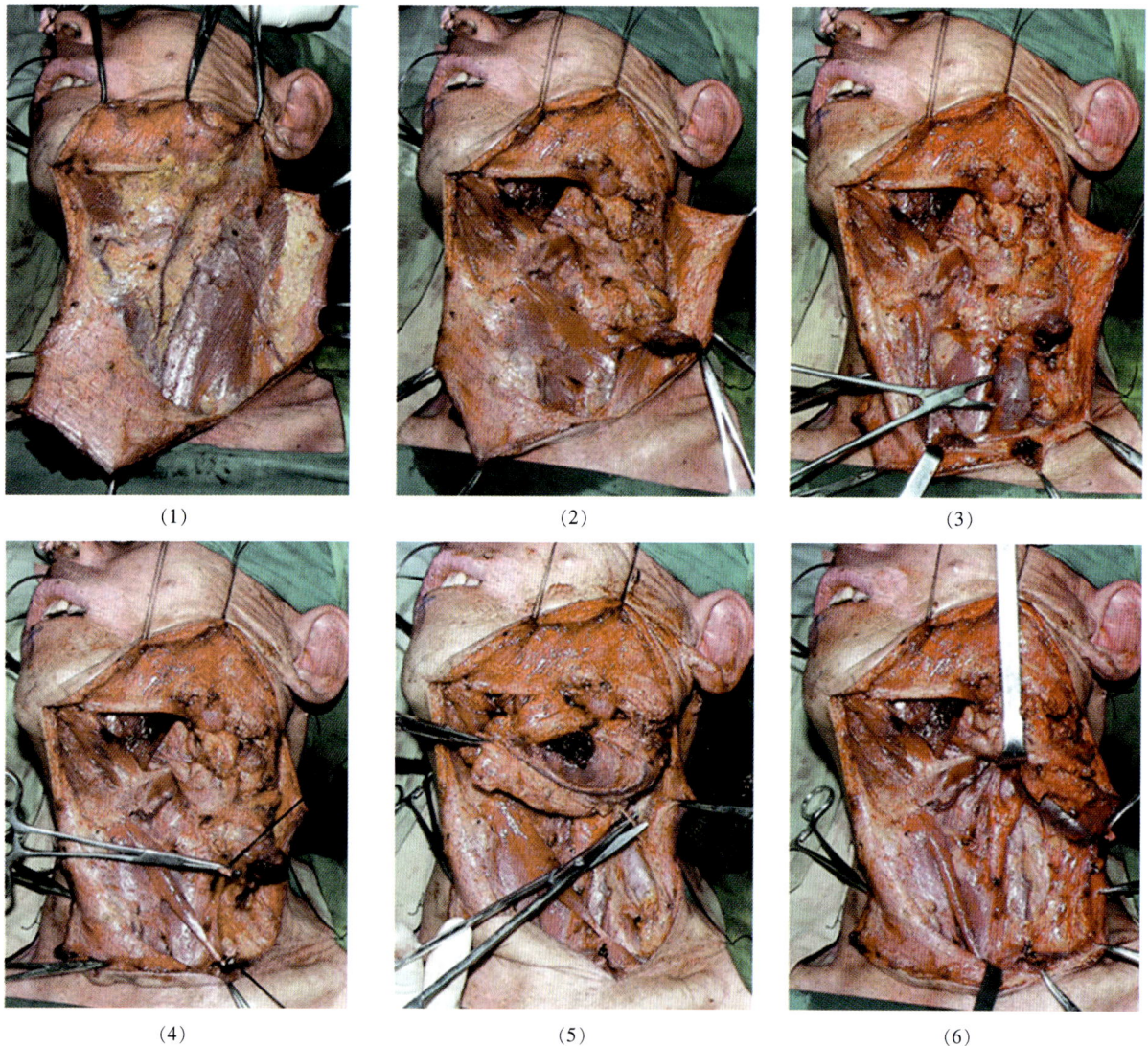

(1)　　(2)　　(3)

(4)　　(5)　　(6)

图4-35　单侧RND的手术步骤

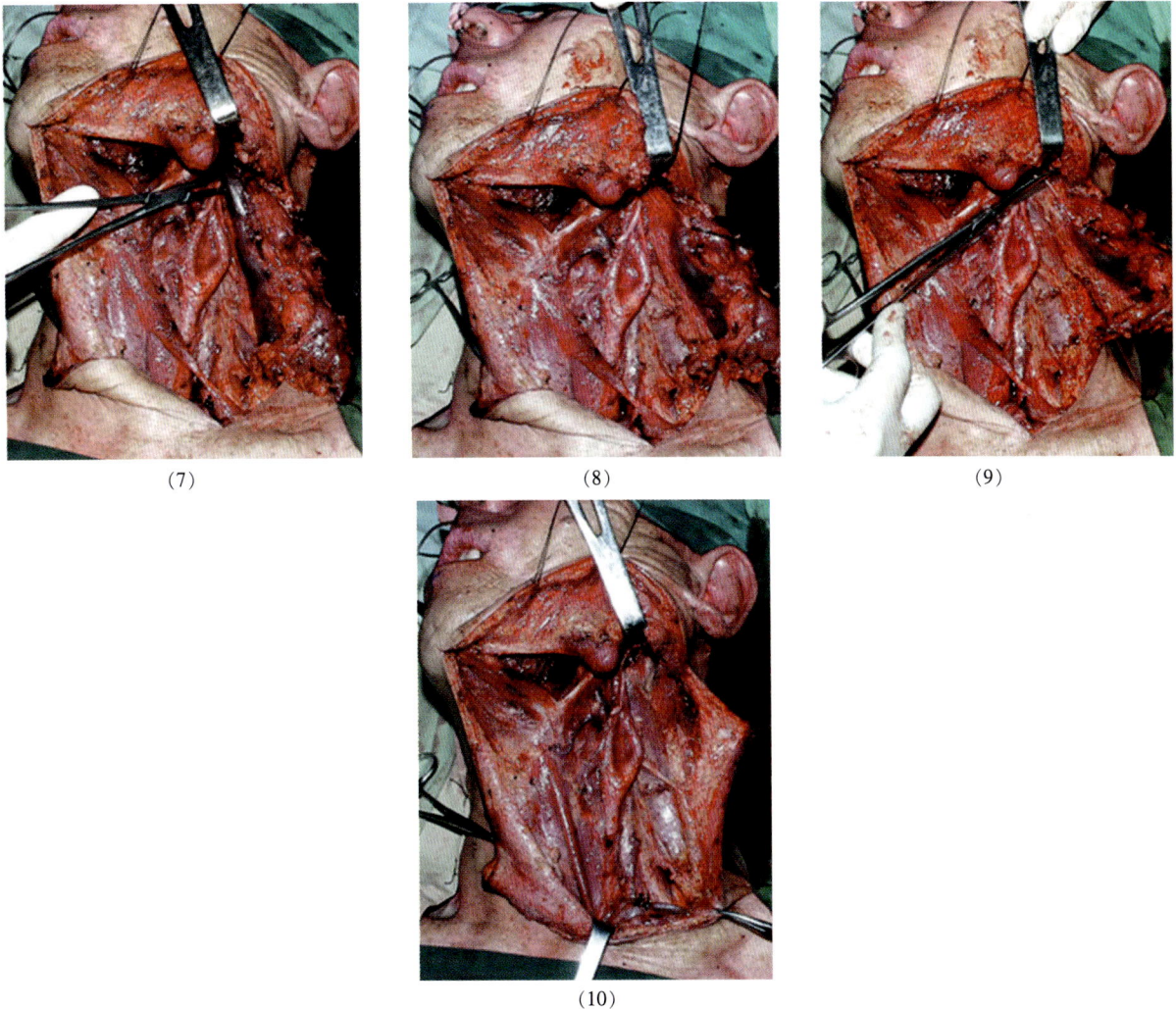

（7）　　　　　　　　　　（8）　　　　　　　　　　（9）

（10）

图 4 - 35　单侧 RND 的手术步骤（续）

（1）RND 翻瓣；（2）分离、切断胸锁乳突肌；（3）分离颈内静脉；（4）结扎颈内静脉下端；（5）分离、剪断副神经远颅端；

（6）清扫锁骨上三角与颈前三角区；（7）清扫颏下、下颌下三角，分离颈内静脉；

（8）结扎颈内静脉入颅端，切断胸锁乳突肌的止点；（9）分离、切断副神经近颅端；（10）RND 清扫后创面

5. 重要解剖结构的辨认与保存

结扎前应充分游离近心端颈内静脉段 2～3 cm 长，并将颈总动脉与迷走神经辨认分开，以防误扎，同时注意避免损伤颈内静脉外侧深面、前斜角肌前缘经过的胸导管（左）及淋巴管（右）。切断颈横血管之前一定要看清膈神经，以防误伤。

6. 组织缺损的处理及立即修复

可考虑用带蒂胸大肌、斜方肌等，对可能暴露的颈动脉进行覆盖保护。

7. 术中、术后并发症的诊断和处理

（1）分离颈内静脉时如不慎破裂，应立即用手指压迫破裂口，防止空气进入，再继续分离结扎。如已发生气栓，可表现为血压下降、发绀、循环障碍等症状。除采取一般急救措施外，此时应立即将患者置头低位，并将身体向左侧倾转，使空气局限于右心室，然后再做右心室穿刺，抽吸空气。

（2）颈动脉窦反射，导致血压骤降、心率变慢及心律不齐等综合征发生。如万一发生，可用阿托品静脉注射，或用升压药维持血压。

（3）迷走神经损伤。常因未充分游离颈血管后鞘就切断颈内静脉而发生误伤，此时应立即吻合。

（4）乳糜瘘/右淋巴瘘。术中锁骨上窝或术后引流物有清亮或乳白色液体，切勿钳夹、缝扎破口；胸锁

乳突肌覆盖；术后发现，停止负压引流，局部加压，禁食，10～14 d；如无效，则手术缝扎。

（5）胸膜顶穿通时，可在手术最后时加压呼吸，缝扎。

8. 经验和评述

单侧根治性颈淋巴清扫术是口腔颌面部癌瘤的基本手术，传统的根治性颈淋巴清扫术，除保留颈动脉、迷走神经、膈神经等主要组织外，余均需切除。由于术侧颈部凹陷变形、上臂举高受限和肩部不适、颈部紧缩和麻木感较明显及面部水肿等原因，现在根治性颈淋巴清扫术的适应证已经比较局限，主要适合于转移较广泛或颈淋巴结临床阳性的病例。

（二）同期/分期双侧根治性颈淋巴清扫术

1. 手术指征

口腔颌面部恶性肿瘤超越中线而临床上又发现有双侧颈淋巴结转移的病例应予首选，对位于中线部位或虽为非中线部位但易于双侧颈部转移的一些癌瘤，如恶性黑色素瘤和低分化黏膜表层瘤等，亦应持积极态度。

分期双侧颈淋巴清扫术（staged-bilateral radical neck dissection）一般两侧手术间隔期至少在3周。

2. 术前准备

行同期双侧颈淋巴清扫术（simultaneous bilateral radical neck dissection）时，最好准备两组人员同时进行手术，并常规做好预防性气管切开术的准备，还应使患者家属充分了解手术的危险性及预后。双侧同期根治性颈淋巴清扫术应常规做蛛网膜腔插管测定脑压。其他参见单侧根治性颈淋巴清扫术。

3. 麻醉与体位

（1）麻醉：一般采用气管内插管，降温降压全身麻醉，原则上禁用乙醚、氯氨酮等促使颅内压增高的药物。

（2）体位：取仰卧位，头部正中抬高15°～30°，有利于头部淋巴、血液回流，从而降低颅内压力。

4. 手术步骤

（1）切口：分期手术采用矩形瓣或改良矩形瓣切口，同期手术切口以"H"形为好。

（2）手术中淋巴清扫的步骤和方法同单侧颈淋巴清扫术。

5. 重要解剖结构的辨认与保存

同单侧根治性颈淋巴清扫术。

6. 组织缺损的处理及立即修复

同单侧根治性颈淋巴清扫术。

7. 术中、术后并发症的诊断和处理

双侧颈淋巴清扫术的主要并发症是术中结扎、切除双侧颈内静脉后颅内压明显升高，致脑缺氧、脑水肿、脑出血而死亡。为防止这种情况的发生，保证手术安全，必须采取保持颅内压稳定和快速降低颅内压的积极措施，包括：术后抬高头位15°～30°；降温降压麻醉；控制补液量，一般控制在1 500～2 000 ml/24 h，尿量不少于500 ml/24 h为宜；应用脱水剂和利尿药物；适量甚至大量应用激素对抗利尿激素的释放，减轻脑水肿，降低颅内压；术中、术后脑压监测：如脑压很高（＞26 cmH$_2$O），可抽取脑脊液，少量多次，5～10 ml/次；术后气管造口可防止因颌面颈部肿胀而致呼吸道梗阻。其他并发症及处理参考单侧根治性颈淋巴清扫术。

8. 经验和评述

双侧同期根治性颈淋巴清扫术的手术危险性应高于分期根治性颈淋巴清扫术。因此，应充分重视前述的术中及术后处理。有作者建议保留一侧颈外静脉，但仍不应忽视气管切开、脑压监测、应用激素等有效处理手段。在笔者等所在科室的经验中尚无手术死亡病例。同期双侧根治性清扫的5年生存率为47.1%。当然，对能分期手术者，其手术安全性会提高。

近年来由于功能性颈淋巴清扫术的开展,行同期功能性清扫术时安全性会更高,即使是一侧行根治性的,另一侧行功能性的,也比同期双侧根治性手术安全性更佳。

十五、改良性(功能性)颈淋巴清扫术

功能性颈淋巴清扫术[modified (functional) neck dissection]是经典的根治性颈淋巴清扫术的改良术式。随着根治性颈淋巴清扫术的广泛开展和经验的积累,在部分指征恰当的病例实施不切除颈内静脉、胸锁乳突肌及副神经的颈淋巴清扫术,亦可达到根治的目的,且具有保存患者颈部的外形和功能,以及避免颅内并发症发生的优点。

1. 手术指征

(1)临床颈淋巴结未触及但疑有转移的 N0 病例。

(2)临床已有肿大淋巴结但数目不多、体积不大且完全活动,但疑为转移的 N1 病例。

(3)原发灶已被控制或可控制者。

2. 术前准备

参见根治性颈淋巴清扫术。

3. 麻醉与体位

参见根治性颈淋巴清扫术。

4. 手术步骤

(1)切口:可选择矩形切口、类"Y"形切口或平行切口(图 4 - 36)。

(2)沿颈阔肌深面翻瓣,暴露颈外静脉,如不需要其作为受区吻合血管,可分别在其上下端游离,结扎,切断。

(3)沿胸锁乳突肌两侧纵行切开筋膜并充分游离,在其中上 1/3 处切勿损伤神经及其分支。牵拉胸锁乳突肌暴露位于锁骨上缘的肩胛舌骨肌,并切断其肩胛头。于锁骨上窝自下而上分离清扫颈深筋膜中层的脂肪和淋巴组织。

(4)于颈内静脉下端仔细切开颈动脉鞘膜,并沿其两侧自下而上解剖、分离。颈内静脉前内侧的一些分支,如甲状上静脉及面总静脉可予以保留以减轻术后水肿。将颈内静脉充分游离后以橡皮片牵拉清扫血管旁的脂肪淋巴组织,并结合清扫颏下、下颌下三角。

(5)在颈后沿斜方肌前缘解剖,于中下 1/3 交界处找寻副神经并沿该神经分离。清扫其周围的脂肪、淋巴组织直至颅底(图 4 - 36)。

(6)冲洗、湿敷及关闭创口等步骤均同单侧根治性颈淋巴清扫术。

5. 重要解剖结构的辨认与保存

参见根治性颈淋巴清扫术。

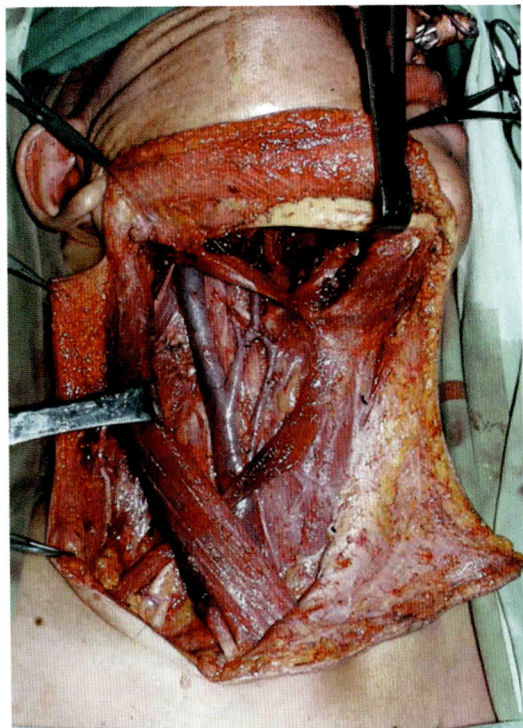

图 4 - 36　功能性颈淋巴清扫术后,胸锁乳突肌、颈内静脉及副神经完整保留

6. 组织缺损的处理及立即修复

参见根治性颈淋巴清扫术。

7. 术中、术后并发症的诊断和处理

参见根治性颈淋巴清扫术。

8. 经验和评述

改良性颈淋巴清扫术/功能性颈淋巴清扫术以其可以保存颈部外形，维持颈部正常功能和提高生存质量而在临床上的应用日渐普遍，但考虑口腔癌多转移至颈深上淋巴结，保留颈内静脉及胸锁乳突肌有可能影响手术的彻底性；因此，目前功能性颈淋巴清扫术仍主要应用于临床颈淋巴结阴性，即 N0 病例，N1 病例使用应慎重选择。

十六、区域性（择区）颈淋巴清扫术

经过长期的临床医疗实践，人们发现头颈部癌瘤的淋巴转移有其规律性。上呼吸道-消化道鳞癌（鼻咽癌除外）患者，均极少发生 V 区转移。口腔癌一般转移到 I—III 区，舌癌少数情况下可转移至 IV 区。口咽癌转移至 II—IV 区，亦可到咽旁和咽后淋巴结。喉癌、下咽癌和颈段食管癌转移到 II—IV 区淋巴结。下咽癌也可能发生咽旁和咽后淋巴结转移，而颈段食管癌和晚期声门型喉癌可转移到气管旁。

区域性（择区）颈淋巴清扫术（selective neck dissection），即针对头颈部不同区域的引流特点而实施的清扫术式。该术式更趋功能性，更为合理。

（一）肩胛舌骨上淋巴清扫术

肩胛舌骨上淋巴清扫术（supraomohyoid neck dissection）主要清扫 I—III 区淋巴结群及脂肪结缔组织。上界为下颌骨下缘，后界为胸锁乳突肌后缘，前界为肩胛舌骨肌上腹，下界为肩胛舌骨肌肌腱。

1. 手术指征

（1）cN0，T≥2 的口腔、口咽鳞癌患者。

（2）cN0，T≥2，累及中线，或原发灶已接近或超越中线者，同侧 N+者，建议行双侧肩胛舌骨上淋巴清扫术。

2. 术前准备

参见根治性颈淋巴清扫术。

3. 麻醉与体位

参见根治性颈淋巴清扫术。

4. 手术步骤

（1）切口：一般可设计为上颈部（舌骨水平）与颈部皮纹一致的弧形切口。于颈阔肌下方翻起切口皮瓣，注意避免损伤面神经下颌缘支、颈外静脉及耳大神经。暴露范围为下颌骨下缘、腮腺下极、胸锁乳突肌前缘（上 2/3）和肩胛舌骨肌上腹。

（2）分别清扫颏下及下颌下三角；之后清扫颈内静脉旁淋巴组织：上界近颅底，下界为肩胛舌骨肌与颈内静脉交界，后界齐胸锁乳突肌后缘，见图 4-37。

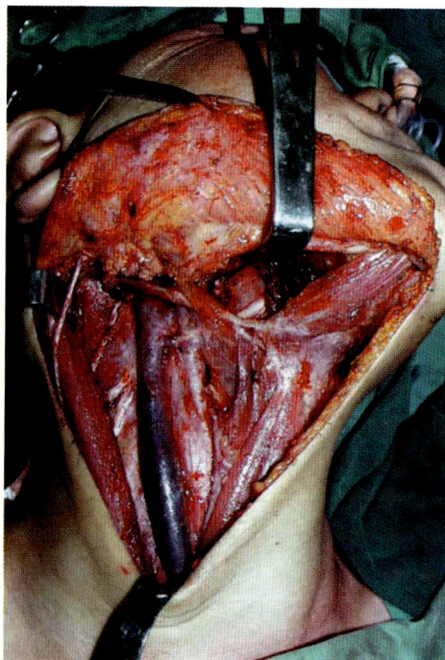

图 4-37 肩胛舌骨上颈淋巴清扫术后，示该三角内重要组织完整保留

5. 重要解剖结构的辨认与保护

肩胛舌骨上淋巴清扫术原则上应保留颈内静脉，注意保护舌下神经、迷走神经、副神经等重要结构。

6. 术中、术后并发症的诊断和处理

参见根治性颈淋巴清扫术。

7. 经验和评述

肩胛舌骨上淋巴清扫术目前已成为口腔癌及口咽癌 N0 患者的首选颈部手术。其余参见根治性颈淋巴清扫术。

（二）后外侧颈淋巴清扫术

后外侧颈淋巴清扫术（posterior-lateral neck dissection）系指对Ⅱ、Ⅲ、Ⅳ、Ⅴ区的颈淋巴清扫。

1. 手术指征

（1）鼻咽癌放疗后，颈部淋巴结未控制的病例。

（2）外耳及枕部等区域的皮肤癌。

（3）腮腺区恶性肿瘤，如黏液表皮样癌、腺癌、恶性混合瘤等。

2. 术前准备

参见根治性颈淋巴清扫术。

3. 麻醉与体位

参见根治性颈淋巴清扫术。

4. 手术步骤

（1）切口：一般可设计为拐杖形的弧形切口，上起乳突，下至锁骨上近中线处。于颈阔肌下方翻起切口皮瓣，注意避免损伤面神经下颌缘支、颈外静脉及耳大神经。暴露范围为腮腺下极、胸锁乳突肌及斜方肌前缘。

（2）分别清扫颈内静脉旁及颈后三角区淋巴组织：上界近颅底，下界为锁骨上，前界为胸锁乳突肌前缘，后界为斜方肌前缘。

5. 重要解剖结构的辨认与保护

参见根治性颈淋巴清扫术。

6. 术中、术后并发症的诊断和处理

参见根治性颈淋巴清扫术。

7. 经验和评述

参见根治性颈淋巴清扫术。

（三）外侧（侧方）颈淋巴清扫术

外侧（侧方）颈淋巴清扫术（lateral neck dissection）适用于声门下受侵的喉癌、甲状腺癌及下咽下部受侵的下咽癌病例，清扫范围为Ⅱ—Ⅳ区，保留颈内静脉、胸锁乳突肌、副神经及颈丛神经，需同时清扫气管、食管周围淋巴结。

1. 手术指征

（1）T1—T4 声门上型喉癌、下咽癌和口咽癌 N0 的选择性单侧或双侧清扫，≥T2 的声门型喉癌 N0 的同侧选择性清扫。

（2）喉癌和下咽癌 cN1 颈部的同侧治疗性颈清扫、选择性清扫。

（3）喉癌、下咽癌和口咽癌 cN2 颈部对侧选择性清扫。

（4）甲状腺分化癌在清扫中央区(气管前间隙)发现可疑阳性淋巴结。

2. 术前准备

参见根治性颈淋巴清扫术。

3. 麻醉与体位

参见根治性颈淋巴清扫术。

4. 手术步骤

（1）切口：采用与颈部皮纹一致的弧形切口，从环状软骨水平到胸锁乳突肌连线。

（2）暴露：全程切开皮肤及颈阔肌，从颈阔肌下方翻起切口上份皮瓣，注意避免损伤耳大神经，找到并保护好面神经下颌缘支，保留颈外静脉。手术区暴露应包括同侧带状肌、颌下三角、胸锁乳突肌全长的前1/2和腮腺尾部。

（3）解剖胸锁乳突肌：用蚊式钳夹住胸锁乳突肌表面薄的筋膜，向前内侧牵引，用手术刀或电刀沿胸锁乳突肌全长切开此层筋膜，将筋膜从肌肉表面锐性解剖开，到达胸锁乳突肌前缘。将肌肉向后方牵引，将筋膜与胸锁乳突肌内侧剥离，处理小穿支血管，可直接用电凝或结扎；但对于靠近颈内静脉的穿支血管，宜先钳夹后电凝，以避免损伤颈内静脉。

（4）解剖副神经：在胸锁乳突肌内侧解剖过程中，可在其中上1/3部位找到副神经上段。副神经一般在进入胸锁乳突肌之前分为胸锁乳突肌支和斜方肌支，两支均应妥善保留。清扫的上界为二腹肌水平，在保护好面神经下颌缘支的情况下，可用电刀切开腮腺下极，将筋膜与二腹肌下缘分开，后腹向上，便于二腹肌下淋巴结的清除。沿副神经走行，在血管钳的分离和保护下，切开表面覆盖的组织，一直向上达二腹肌，副神经下面可见到颈内静脉上端，仔细将副神经游离出来。后上方标本从头夹肌表面分离后向前达颈鞘。枕动脉在此三角内，应予以结扎或电凝。

（5）解剖颈鞘：颈内静脉位于颈总动脉的外侧，由于清扫时侧拉的关系，颈内静脉可位于颈部总动脉的前方。其表面的筋膜和脂肪组织便容易和清楚地与之分离，不易损伤血管和神经。于颈动脉分叉上方找到并保护好舌下神经，将淋巴脂肪组织从其表面分开。此时，清扫标本已完全与大血管分开，甲状腺上动脉和面总静脉通常可保留下来。沿胸骨舌骨肌外侧缘切开，从而完成颈清扫标本的切除。

5. 重要解剖结构的辨认与保护

注意保护颈内静脉、舌下神经、迷走神经和副神经等重要结构。

6. 术中、术后并发症的诊断和处理

参见根治性颈淋巴清扫术。

7. 经验和评述

参见根治性颈淋巴清扫术。

（四）前间隙淋巴清扫术

前间隙淋巴清扫术(anterior compartment dissection)适用于Ⅵ区淋巴结，或称颈部脏器周围淋巴结(juxta-visceral lymph nodes)转移者，引流甲状腺、下咽、气管、颈段食管等处。

1. 手术指征

（1）分化型甲状腺癌：常规清扫同侧Ⅵ区淋巴结，特别是原发灶已侵及甲状腺被膜的患者。一般清扫气管前和同侧气管、食管及喉返神经周围的淋巴脂肪组织即可。如果双侧腺叶均有明显受侵，应同时行双侧气管食管沟清扫，清扫下界应深入上纵隔。

（2）喉癌有声门下侵犯。

（3）下咽、颈段食管癌及气管癌。

2. 术前准备

参见根治性颈淋巴清扫术。

3. 麻醉与体位

参见根治性颈淋巴清扫术。

4. 手术步骤

(1)切断甲状腺血供:于胸骨上缘切断一侧带状肌,翻向上方。切断甲状腺峡部。牵拉带状肌及颈鞘向外侧,寻找甲状腺上动静脉、甲状腺下动脉及中静脉,分别予以切断和结扎。

(2)解剖喉返神经:于气管食管沟找到喉返神经,暴露其颈部全长,以便于清扫过程中保护喉神经,注意动作要轻柔,必要时可使用手术镜,便于辨认甲状腺和喉返神经。

(3)清扫气管食管沟:将所有位于气管食管沟和颈总动脉之间的脂肪组织切除,上界为甲状软骨,下界为胸骨切迹或无名动脉上方,实际上包括一部分前上纵隔淋巴结。

(4)清扫甲状腺周围及环甲膜淋巴结:一般在甲状腺切除的同时清除甲状腺周围及环甲膜淋巴结,与甲状腺腺叶标本一起切除。

5. 重要解剖结构的辨认与保护

喉返神经通常解剖并保留,除非淋巴结转移癌已侵犯神经,这时可以同时切除。当下咽或颈段食管癌有咽后淋巴结转移时,应该同时清扫咽后淋巴结。

6. 术中、术后并发症的诊断和处理

参见根治性颈淋巴清扫术。

7. 经验和评述

参见根治性颈淋巴清扫术。

十七、联合根治术

唇及口腔癌多为鳞癌,有较高的淋巴转移率。在切除口腔癌原发灶的同时,往往要考虑进行颈淋巴清扫术。对于较晚期的口腔癌患者,则需要进行联合根治术,即包括唇及口腔癌原发灶、相关引流区和颈部淋巴组织。

1. 手术指征

(1)下唇、舌、颊、下牙龈、口底癌瘤累及下颌骨,疑有或已有颈淋巴结转移者。

(2)下颌骨原发恶性肿瘤疑有或已有颈淋巴结转移者。

(3)虽无颈淋巴结肿大,但下颌癌瘤分化程度低或侵犯范围广,有颈淋巴结转移可能者。

(4)尚无远处转移,全身情况尚好者。

(5)有可能完全切除原发癌及颈部转移癌者。

2. 术前准备

(1)全身检查:包括血、尿、粪常规检查,心肺情况,肝肾功能,等等。如有高血压、贫血或心、肺、肝、肾功能不良等,术前应做必要的治疗,尽量加以纠正和改善,以减少术中和术后的并发症。

(2)面、颈、胸部皮肤准备。

(3)术前用药:按全身麻醉给予麻醉前用药,并做好输血、输液准备。

(4)牙周洁治。

(5)在健侧上、下颌牙预制颌间固定用装置或预制斜面导板,以备术后应用,防止下颌骨偏位。

3. 麻醉与体位

一般采用气管内插管全身麻醉。取仰卧位,肩背部垫小枕,使头转向对侧并稍后仰。

4. 手术步骤

通常为原发灶手术与颈部手术的叠加,如前所述。一般采用先颈部后原发灶手术的顺序。

5. 重要解剖结构的辨认与保护

（1）颈部有十分重要的血管和神经，参见颈淋巴清扫术。

（2）面神经下颌缘支在颈阔肌深面，面动脉和下颌下缘相交处经过，在结扎面动脉及面前静脉时，应显露并保护面神经下颌缘支。

6. 组织缺损的处理与立即整复

下颌骨缺损的移植骨源可分为自体骨、异体骨和人工生物材料。目前临床应用较多的是自体骨移植。髂骨可能是最好的下颌骨体部修复的骨源，而腓骨在长度及塑形方面优于髂骨。根据实际缺损情况及患者自身对修复的要求进行选择。

7. 术中、术后并发症的诊断和处理

参见前述各原发灶及颈淋巴清扫术。

8. 经验和评述

由于下颌骨骨膜淋巴管导致口腔癌淋巴道扩散理论的被否定，现今，如下颌骨骨膜未被直接侵犯，一般应尽量保存下颌骨，而不必强调完整或整块（en bloc）切除的原则，亦即颈淋巴清扫与原发灶不一定要连续切除，而可以分开手术。临床上应根据个体情况选择手术方法。

（张陈平　季　彤）

十八、颅颌面肿瘤联合根治术

颅颌面肿瘤联合根治术是指原发于鼻窦、上颌窦、颞下颌关节、颞下窝、翼腭窝、咽旁间隙、腮腺、眼眶和耳部等部位的肿瘤已侵犯（破坏）颅底骨结构，或者颅内肿瘤向外生长已破坏颅底骨结构并侵及上述部位，范围涉及口腔颌面外科、神经外科及耳鼻咽喉头颈外科等肿瘤的外科治疗。要求术者既要熟悉颅底解剖及神经外科手术的技能，又要熟悉口腔颌面、眼、耳、鼻的解剖及手术技能，才能彻底切除肿瘤。

邱蔚六于1978年率先采用颅（颅中窝）、颌面（上颌骨、颧骨及眶内容物、部分下颌骨）联合切除术治疗1例颞下窝软骨肉瘤，成功切除了被称为"一板之隔"的颅底结构，突破了"禁区"，开创了一条颅内与颅外相结合的手术途径，达到了有可能整块切除肿瘤及受累组织，减少局部复发，提高患者生存率的目的。对颅颌面联合切除后遗留的颅底及颌面部大面积缺损，笔者所在科室于1980年率先采用显微外科技术行血管吻合、血运重建的游离组织瓣移植立即封闭式修复，及时恢复了患者的容貌与某些生理功能，有效地提高了患者的生活质量。立即修复获得成功，有力地促进了颅颌面联合切除术的进一步推广应用。

1. 手术指征

原发于筛窦、额窦的恶性肿瘤或起于上颌骨（含上颌窦）、颧骨、眶区、颞下窝、颞下颌关节区、腮腺区，以及口腔颌面其他部位的恶性肿瘤波及颅前窝和（或）颅中窝底，无远处转移，全身情况较好的病例。临床上伴有三叉神经第二、三支分布区域的剧痛或麻木、开口受限，提示肿瘤已侵及颅底结构。均应常规做X线摄片、CT，必要时可做MRI等检查，证实有翼腭窝受侵、上颌窦后壁及翼板破坏，筛窦、颞下颌关节区或乳突骨质受侵者，均应考虑颅颌面联合切除术。

如确证癌瘤已侵入蝶窦（仅前下壁受累除外）、脑实质受侵及鼻咽部、椎前间隙侵犯，蝶骨有大片吸收，或卵圆孔、棘孔明显被破坏扩大，或破裂孔区已受累，或确证有远处转移，应视为手术禁忌。

依据肿瘤部位，颅颌面联合切除术可分为经额骨、经颞骨和枕骨进颅的3种手术进路和4种手术类型。

（1）颅前窝入路及颌面联合根治术（图4-38、图4-39）：主要为切除鼻腔、上颌骨、筛窦和眶内肿瘤及其所波及的颅前窝底骨板所采用的手术途径。手术采用蒂在同侧的额部皮瓣或选用冠状头皮皮瓣切口。开窗由额侧进颅，前颅底骨切开线循健侧筛板外缘向后，通过鞍结节前缘及前床突，在患侧与眶上裂相交于颅中窝凿骨线。

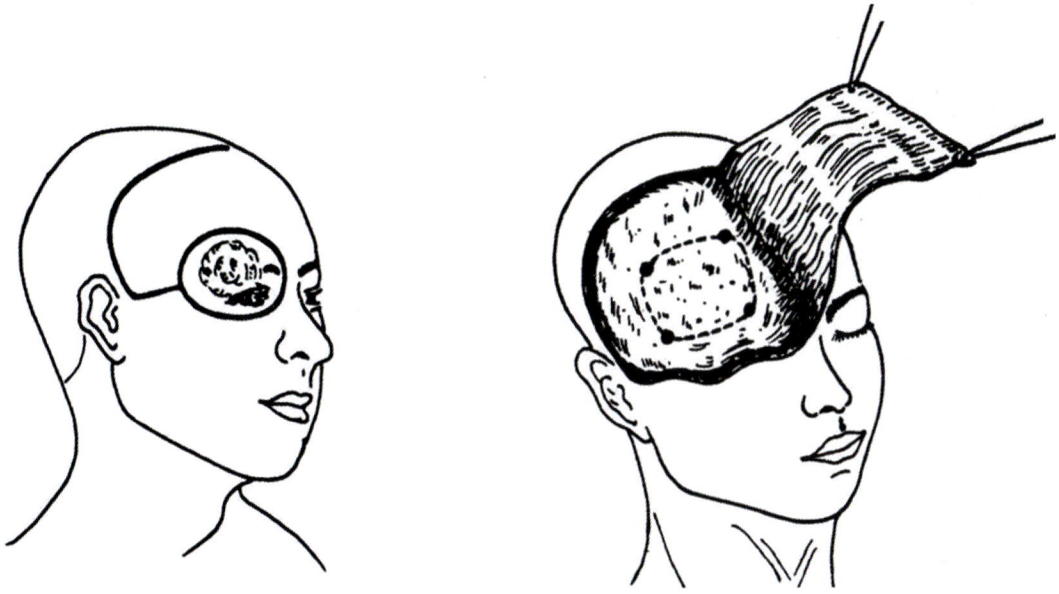

图 4 - 38　颅前窝手术入路示意

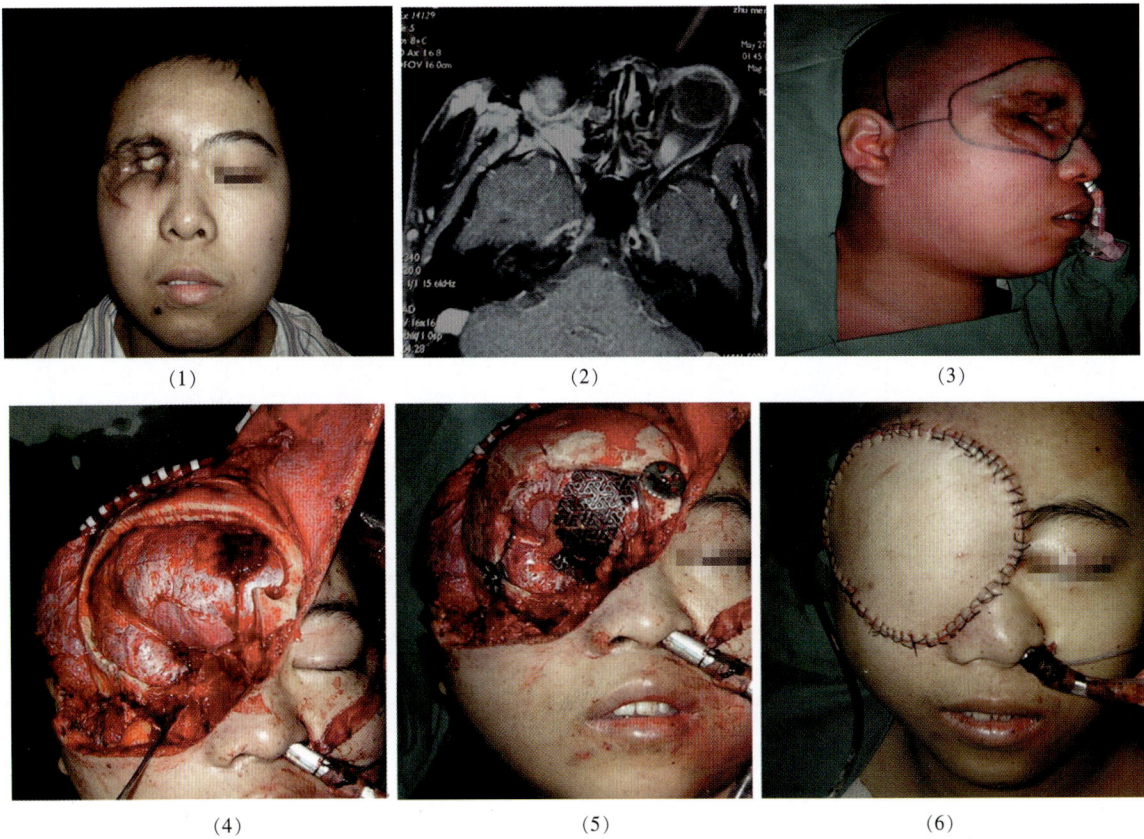

(1)　　　　　　　　　　(2)　　　　　　　　　　(3)

(4)　　　　　　　　　　(5)　　　　　　　　　　(6)

图 4 - 39　颅前窝颌面联合切除

(1)术前;(2)MRI 片显示复发肿瘤侵犯颅前窝;(3)手术切口;(4)手术切除;(5)钛板衬壁;(6)胸大肌皮瓣修复

　　(2)颅中窝入路及颌面联合根治术:主要为切除鼻旁窦、上颌骨、颞下窝、翼腭窝部位恶性肿瘤侵及颅中窝底骨板所采用的手术途径。手术采用蒂在同侧的额部头皮瓣联合颌面部 Weber-Ferguson 切口、

Morre 切口或加用其他辅助切口。开窗由颞侧进颅，骨切开线循棘孔—卵圆孔—眶上裂—颞下颌关节顶连线。（图4-40、图4-41）

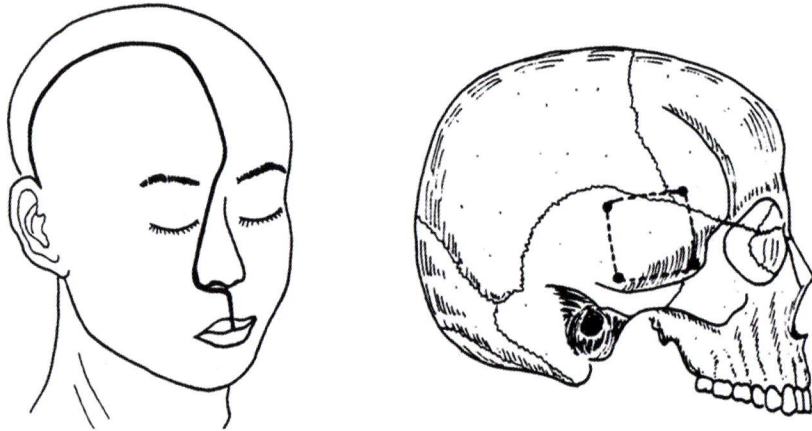

图4-40 颅中窝手术入路示意

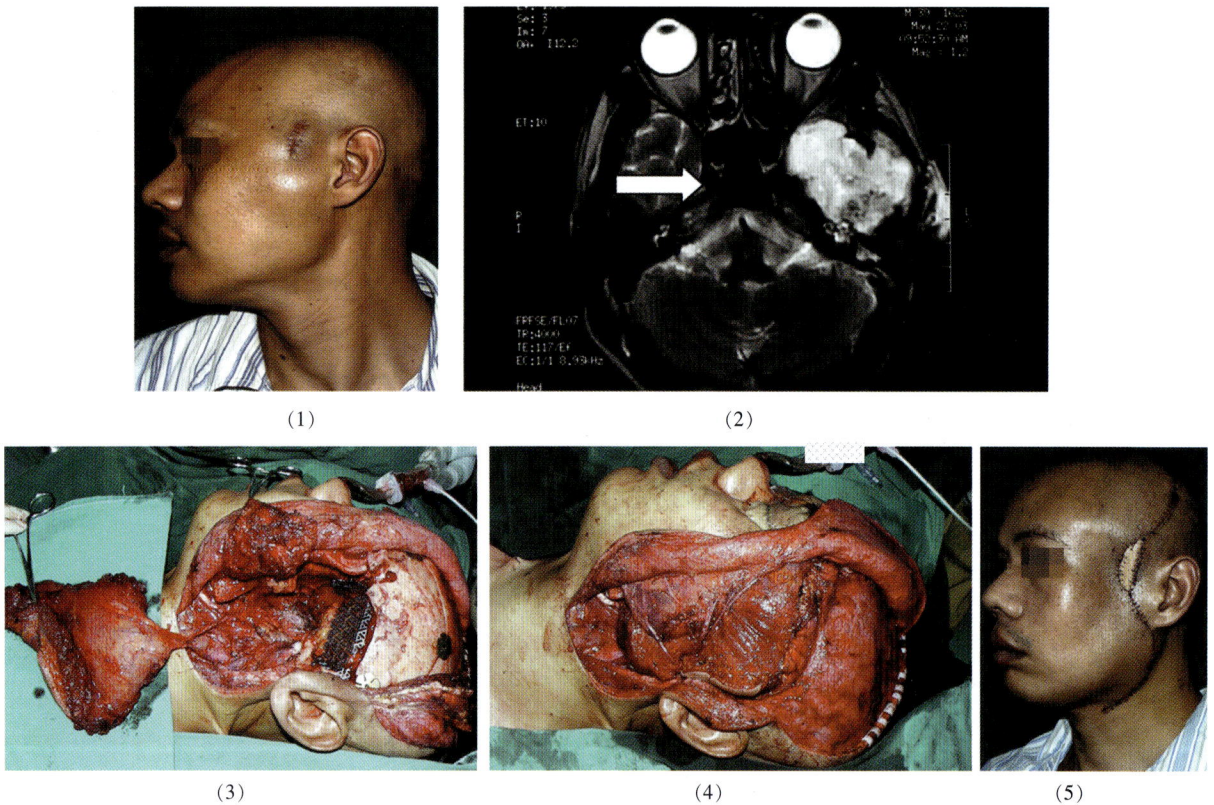

（1）　　　　　　　　　　　　　　　　　　　（2）

（3）　　　　　　　　　　　　（4）　　　　　　　　　　（5）

图4-41 颅中窝颌面联合根治术
（1）术前；（2）MRI显示肿瘤侵犯颅中窝；（3）颅中窝钛板＋胸大肌皮瓣修复缺损；（4）修复后；（5）术后

　　（3）颅前、中窝入路及颌面联合根治术：主要为切除肿瘤已侵及颅前窝和颅中窝底骨板所采用的手术途径。切口设计也是采用蒂在同侧的额部头皮瓣联合颌面部切口（图4-42）。开窗由额、颞联合骨瓣进颅（图4-43）。

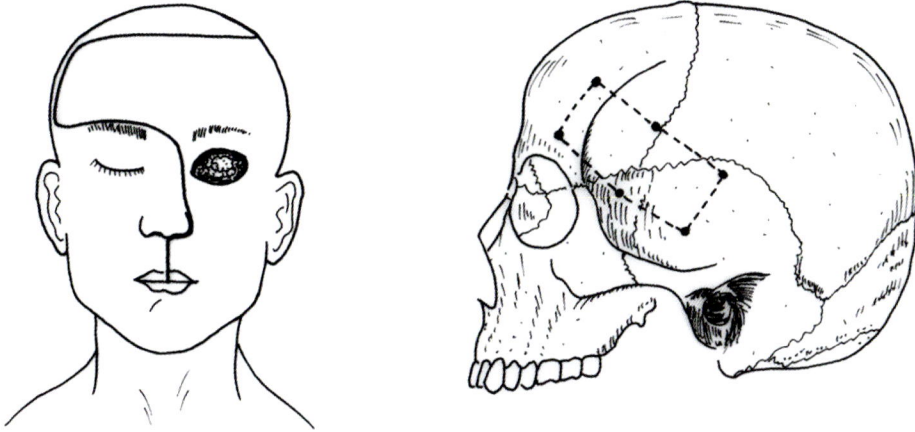

图 4 - 42 颅前、中窝联合手术入路示意

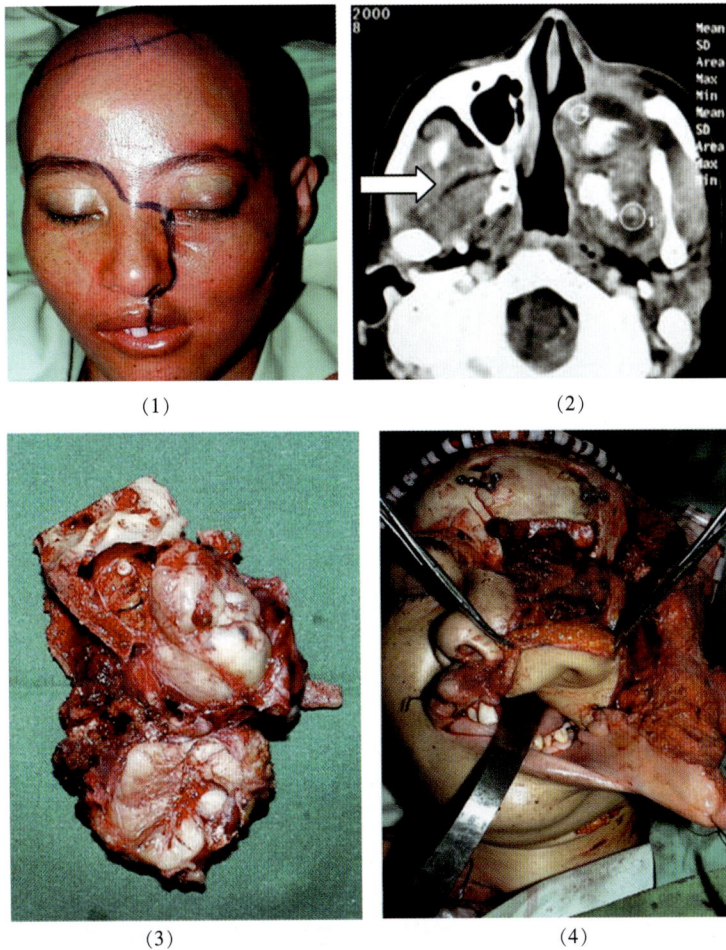

(1)

(2)

(3)

(4)

图 4 - 43 颅前、中窝颌面联合根治术

(1)标记手术切口；(2)MRI 显示肿瘤侵犯颅前、中窝底；(3)切除后标本；(4)胸大肌游离皮瓣颅底重建

(4)颅后窝入路及颌面部联合根治术(图 4 - 44、图 4 - 45)：主要为切除耳道、颞下颌关节、腮腺区等部位已侵犯颅后窝的晚期恶性肿瘤所采用的手术途径。手术采用耳后枕部迂回皮肤切口，于乳突部位切断胸锁乳突肌，解剖至枕骨基部，头侧弯，以便暴露位于 C1 横突和颞后窝之间的空隙，显露面神经管和乙状窦后可以切除乳突，直至枕骨髁；经枕骨开窗进颅后窝。

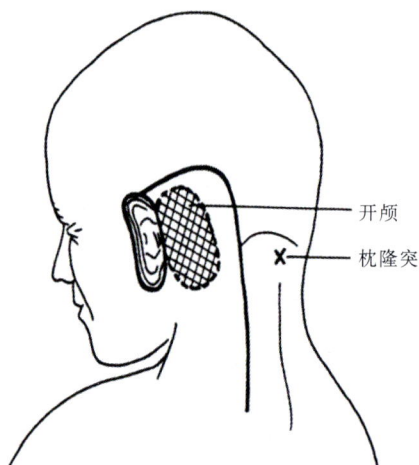

图 4 - 44　颅后窝手术入路

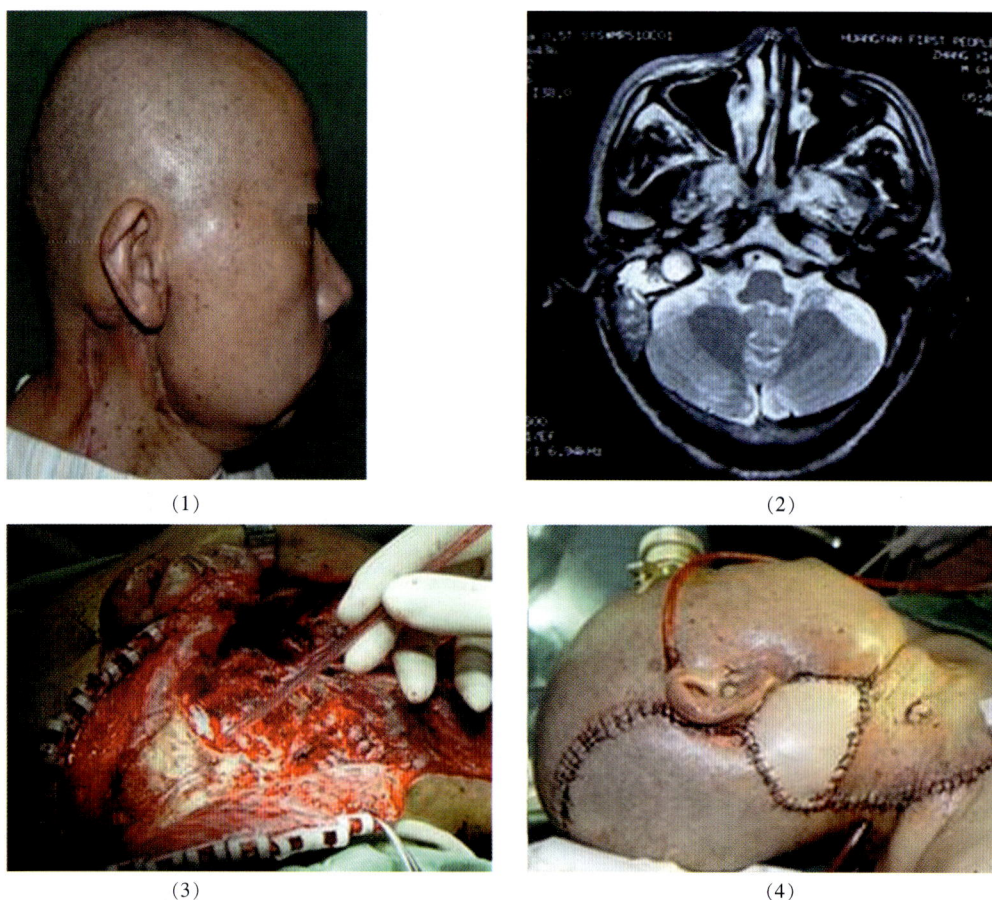

图 4 - 45　颅后窝颌面联合根治术

(1)术前复发；(2)MRI 显示肿瘤复发灶侵犯颅后窝；(3)手术中；(4)背阔肌皮瓣修复缺损

2. 术前准备

(1)一般检查同头颈部大手术、开颅术的检查。

(2)认真查体，根据颅神经功能障碍(如眼球运动、三叉神经分布区感觉丧失或减退、面瘫、开口度和呛咳等)情况，估计病变的范围。

(3)特殊检查：①头颅平片。了解病变对骨的破坏情况，如筛板、筛蝶窦、蝶骨、翼突、卵圆孔、棘孔、岩骨和颈椎等骨质有无破坏。②血管造影。了解肿瘤的供血情况,以及供血血管、静脉引流情况、与颅内血管的关系。如血供丰富,可考虑术前先行辅助性颈外动脉栓塞术。③CT 和 MRI 检查。可清楚了解肿瘤之全貌及与周围结构的关系,对估计切除范围、确定术式有重要的参考价值。

(4)应用抗生素:对原发于鼻腔、鼻窦和耳部的原发肿瘤,或经鼻腔、鼻窦和口腔入路的手术且肿瘤有破溃者,均应在术前应用抗生素 2～3 d。局部做口腔清洁护理,必要时做术前连续 3 d、每日早晨 1 次的咽拭子细菌培养加药物敏感试验。

(5)备皮:术前 1 d 剃去头发。对考虑要行立即整复者,要包括供皮区的皮肤准备。

(6)按气管内全身麻醉术前护理要求准备。

(7)对涉及鼻咽、口咽部的大范围手术或者有开口困难、估计术后会发生呼吸道梗阻者,应在术前行气管切开术。

(8)对于术后暂不能经口进食的患者,应在术前或术中插入鼻饲管。

3. 麻醉与体位

(1)麻醉:均采用经气管或口腔插管降温麻醉。术中维持浅低温(30～32 ℃)可增加机体对创伤及失血的耐受性,有利于缩小脑容积,降低颅内压。此外,在显露和整块切除颅底组织的操作过程中,短暂地适当降低血压,可减少出血,保证手术野干净、清晰,有利于安全而准确地操作。

(2)体位:一般患者平卧,头后仰,固定于神经外科专用手术床上。

4. 手术步骤

(1)颅内手术:翻开额-头皮皮瓣。在额部(颅前窝)或颞骨鳞部(颅中窝),以后者为例:前至额颞交界,后至颞下颌关节窝水平,上齐发际,下平颧弓水平,行颅骨钻孔;线锯锯开,形成上附颞肌的颞骨骨瓣;向患侧翻转,显露颞叶硬脑膜。如需同时切除颅前窝,则在额部增加一个蒂在中线、向健侧翻转的额骨骨瓣。

给甘露醇,脱水后,从颅中窝外上侧开始沿硬膜外自颅底分离。循脑膜中动脉显露棘孔,结扎切断脑膜中动脉。此后,自棘孔向前寻找卵圆孔,并切断三叉神经第三支,再向前在圆孔处切断三叉神经第二支;稍加分离,可见眶上裂,于此处分别切断三叉神经第一支及动眼神经、滑车神经和外展神经。以锐利小骨凿按棘孔—卵圆孔—圆孔—眶上裂—颞下颌关节窝顶连线凿开颅底,再分别于眶上裂及颞下颌关节鼓板部(如关节窝有肿瘤侵犯,则在骨性外耳道顶部)引出线锯,锯断颞鳞部及额颞交界处骨质。至此,颅中窝切除线即告完成。如欲同时行颅前窝切除,则从额骨瓣下界起始,向下后分离额叶硬脑膜,切断嗅神经,显露筛窦、筛板直至鞍结节前缘及前床突。从健侧筛窦外缘开始,通过鞍结节前缘及前床突部凿骨,在患侧与眶上裂相交于颅中窝的凿骨线;再自健侧筛窦凿骨线上通一线锯至健侧鼻腔,锯断剩余的额骨、鼻骨。至此,颅前窝的颅内切骨线亦告完成。患侧视神经的切断在标本取下时进行比较安全。

(2)颅外手术:颅外切除术视原发肿瘤波及范围而定。由于病例多属晚期,故一般均包括上颌骨、颧骨、下颌支及眶内容物的切除;如欲保存眶内容物,则颅内手术分离至眶上裂处不应切断通过眶上裂的颅神经,否则将影响眼球的运动功能。

(3)切除标本及关闭创口:颅内外手术均完成后,肿瘤标本一般可整块取下。彻底止血并仔细检查硬脑膜有无破裂,对有脑脊液漏出的破孔区,应以 3-0 细丝线做严密缝合;骨瓣复位,缝合骨膜数针或以微型钛板固定。采用含有抗生素的生理盐水冲洗创面,放置引流物,关闭创口。

5. 重要解剖结构的辨认与保存

颅底的上方即从颅内观为颅窝,它可分为三部分(图 4-46):颅前、中、后窝。

(1)颅前窝:由额骨眶板、筛骨筛板、蝶骨小叶和体前部构成。鼻腔、筛窦、蝶窦均在颅前窝之下,该区病变有鼻腔和眼眶症状,如有脑脊液漏,可自鼻腔流出。

(2)颅中窝:由蝶骨和颞骨组成,窝两侧容纳颞叶前部。蝶骨大翼居小叶边缘之下的一部分为眶板后部,成为窝底的前壁;大翼后下部分渐厚,与颞骨岩部顶延续,组成蝶鞍两旁的颅中窝底。前壁大、小翼之间为眶上裂,有动眼神经、滑车眼神经、外展眼神经和眼神经及眼上静脉和脑膜小动脉通过。其眶下裂通

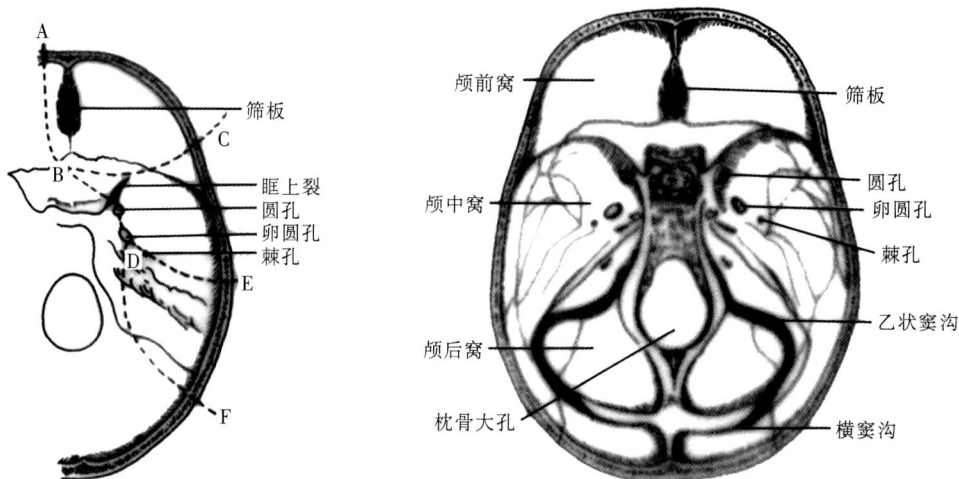

图 4 - 46　颅底切骨线示意
AC：颅前窝；CBDE：颅中窝；EDF：颅后窝

翼腭窝，窝底孔隙有圆孔、卵圆孔和棘孔，从前内至后排列成一斜线。圆孔居眶上裂后，上颌神经经此入翼腭窝。圆孔后为卵圆孔，通颞下窝，内有下颌神经及连接翼丛和海绵窦的导血管通过。棘孔位于卵圆孔外侧，有脑膜中动脉经过，在颅中窝或颅前、颅中窝联合切除术中，必须将脑膜中动脉暴露后结扎或用双极电凝处理较为妥当。三孔斜线内侧，蝶骨体后外与底枕锥体尖之间为破裂孔。颈内动脉由岩锥体尖出颈动脉管内口，经破裂孔入颅操作宜谨慎，须辨清并加以保护。

临床上，原发性或继发性侵犯颅中窝底的恶性肿瘤会累及途经的神经组织，产生一系列神经症状，可以作为早期诊断颅底受累病变的一个重要依据。此外，肿瘤一旦侵犯颅底骨至圆孔、卵圆孔和棘孔，孔结构遭破坏，被视为行颅颌面联合切除术的禁忌。因为三孔连线内侧为脑干生命中枢结构，迄今仍被视为"手术禁区"。

（3）颅后窝：是3个颅窝中最大、最深的一个，由枕骨和颞骨的岩部后上面组成。颅后窝中心为枕骨大孔，窝中央居小脑。颅底桥小脑角，经静脉孔、岩尖和眶上裂等区是病变好发部位。乙状窦在乳突内侧，禁忌损伤乙状窦，以免导致难以控制的大出血。下行至枕骨和岩骨间的颈静脉孔，颈静脉微偏前外，孔内除颈静脉球外，还有舌咽眼神、迷走神经和副神经通过。孔区占位性病变可使这些颅神经受压麻痹，产生颈静脉孔综合征。

6. 组织缺损的处理与立即修复

（1）脑膜缺损：通常因掀颅骨瓣造成的硬脑膜撕裂，只要用 3-0 细丝线直接严密缝合即可。因肿瘤侵犯，切除后所致的脑膜缺损，多数文献作者采用颞肌筋膜或帽状腱膜颅骨膜修复，能达到良好的修复效果，脑脊液漏均在术后 1～2 d 停止。

（2）颅底骨及软组织缺损的修复：近年来，由于显微外科技术的迅速发展和广泛应用，多数作者主张采用吻合血管的游离组织移植修复颅中窝缺损。如腹直肌肌皮瓣、背阔肌瓣、胸大肌瓣、前臂皮瓣、髂骨和肩胛骨瓣等，究竟用哪一种组织瓣移植较为合适？应根据缺损面积大小、组织多少来设计。如仅仅是颅中窝底缺损，尚有部分上颌骨做支撑，可设计用组织量少、结构简单、操作方便的前臂皮瓣或肩胛皮瓣携带部分肩胛骨。如颅前、颅中联合上颌骨、颧骨切除术后遗留颅及面中 1/3 组织洞穿型大面积缺损，需要修复颅底、口腔内及颜面部皮肤缺损的三维重建，必须要移植大量组织。根据我们的临床经验，选择吻合血管的由单条供养主干动脉携带 2～3 块组织瓣（被称为单蒂双叶瓣或单蒂三叶瓣）移植或选择由 2 块独立的游离组织瓣通过血管吻合后连接起来成为 1 块（串联皮瓣）修复缺损。最常用的单蒂多叶瓣是由肩胛下动脉携带肩胛皮瓣（或肩胛骨瓣）、前锯肌和背阔肌肌皮瓣组成的复合组织瓣，最常用的串联皮瓣是游离胸大肌肌皮瓣联结前臂皮瓣。

近年来,以 Brånemark 种植系统为代表的骨内种植体的迅速发展,以及新型材料、生物力学、生物技术、信息技术和计算机辅助设计(CAD)、计算机辅助制造(CAM)等的发展,使以骨内种植体为固位基础的颅颌面种植修复重建获得了重大进展。颅颌面种植赝复体是利用骨内种植体,包括颧种植体、颞乳突种植体等,其可为赝复体提供足够的强度和固位。植入固位种植体的常见部位是额骨、颧颞乳突、残余上颌骨及上颌结节。至于骨移植后采用种植赝复体修复,由于主要由移植骨承受咬合力,一般只需 2 个骨内种植体。

7. 术中、术后并发症的防治

颅颌面联合切除术最严重的并发症是术中发生意外,因脑干受压引起的呼吸、心搏骤停和不易控制的大出血致死,其次是术后继发感染及脑脊液漏。

(1)减少脑组织损伤:脑组织损伤主要发生在涉及颅中窝切除的病例。由于颅中窝距脑干很近,暴露颅底术区常需采用脑压板剥离和推移脑组织,若操作不当,可造成脑干受压或脑组织不同程度的挫裂伤。避免这些并发症的关键是尽可能缩小脑容积,操作小心轻柔。本组病例均采用低温麻醉,术前做腰椎穿刺,置入塑料管,并连接测脑压装置。手术开始做颅骨钻孔时,即静脉注入地塞米松及脱水剂(20%甘露醇)。掀起骨瓣时,脑容积已有明显缩小,允许在无张力的情况下分离硬脑膜,暴露颅底。部分病例脑容积缩小不够满意,可再次静滴脱水剂,必要时可由腰穿塑料管抽出少量脑脊液。颅前窝联合切除术常在鸡冠处有硬脑膜撕裂,而脑脊液外溢也是降低脑压、易于暴露颅底的因素之一。为防止术后脑水肿,应继续留置脑压装置 2~3 d,并使用地塞米松及脱水剂。

(2)减少出血:设计入颅部位及入颅方式,应尽可能避开容易出血的硬脑膜静脉窦。颅骨钻孔、剥离硬脑膜、线锯锯骨均应仔细。硬脑膜与颅骨板障静脉穿通支断裂出血,可用电凝止血。知名血管如经棘孔穿入的脑膜中动脉,筛前、筛后动脉支应予缝扎。部分病例硬脑膜撕破,在牵拉不当引起脑组织局部的挫裂伤后,应分别用银夹、电凝止血,清除硬膜下血块后,缝合硬脑膜裂口。关闭创口前,常规做骨缺损周围硬脑膜与颅皮下悬吊,并于硬膜外腔留置引流物,以避免硬膜外血肿形成。

(3)预防术后感染:因颅内伤口是无菌伤口,而颅外伤口尤其是口腔内伤口是污染伤口,颅颌面联合切除术通常是颅内外交通,极易造成术后感染,引起化脓性脑膜炎或脑膜脑炎,其中最严重的是绿脓杆菌感染,死亡率很高。为此,术前均常规在口咽、鼻咽或结合膜囊、肿瘤创面分别做细菌培养及药物敏感试验,术中创腔亦做细菌培养,一旦感染发生,能迅速有效地选择敏感药物。本组 46 例常规术前连续 3 d 做咽拭采样、细菌培养和药物敏感试验,其中 2/3 病例有致病菌如金黄色葡萄球菌、链球菌、大肠杆菌等生长。术后参照药物敏感试验预防用药,仅 2 例发生感染,经加大抗生素用量,有效地控制了感染,未发生严重的颅内并发症。

此外,手术程序应严格遵循先颅内、后颅外的原则。颅外手术时,尽量保护脑膜不受污染。肿瘤切除后,反复用生理盐水及 1%过氧化氢、抗生素液冲洗伤口。术后硬脑膜外留置负压引流管 3~5 d,参照细菌药物敏感试验应用抗生素 5~7 d。

8. 经验和评述

众所周知,原发于颞下窝的肿瘤,或上颌窦后部、口咽部、颞下颌关节及腮腺深叶已侵犯到颅底的晚期恶性肿瘤,常因位置深在,涉及颅内及重要血管、神经,手术途径困难,难以完整切除。以往通常采用紧贴颅底切除肿瘤的保守方法,导致手术不彻底,易复发,预后差。颅颌面联合切除术的成功发展,为波及颅底的晚期口腔颌面部恶性肿瘤提供了手术治疗机会,扩大了手术适应证。Catalano 等总结了颅颌面联合切除术优于以往手术的三大优点:①整块切除肿瘤;②直视颅底,有效地保护颅内组织,估计侵犯程度;③充分暴露颅底结构,有利于肿块切除和切除后修复。根据 Ketchan 的报告,54 例以颅前窝为主的联合手术(含良性肿瘤),其中位生存期为 8 年,实际 3 年、5 年生存率分别为 51%和 49%。上海交通大学医学院附属第九人民医院口腔颌面外科的资料显示:46 例颅中窝或颅前窝和颅中窝联合切除术治疗原发于上颌的恶性肿瘤 25 例(其余 21 例为原发于颌面部其他部位),3 年、5 年生存率分别为 48.8%和 35.1%,其中 1 例上颌窦鳞癌患者曾先后 2 次手术后翼突部位复发,于 1984 年 11 月行颅中窝联合颅外手术,1997 年 12 月随访(术后 13 年 1 个月)无瘤生存,2004 年 10 月(术后近 20 年)随访,仍无瘤生存,见图 4-

47。因此,我们认为,颅颌面联合切除术为涉及颅底的晚期口腔颌面部恶性肿瘤找到了一种可供选择的手术方法,提供了可能根治的机会。

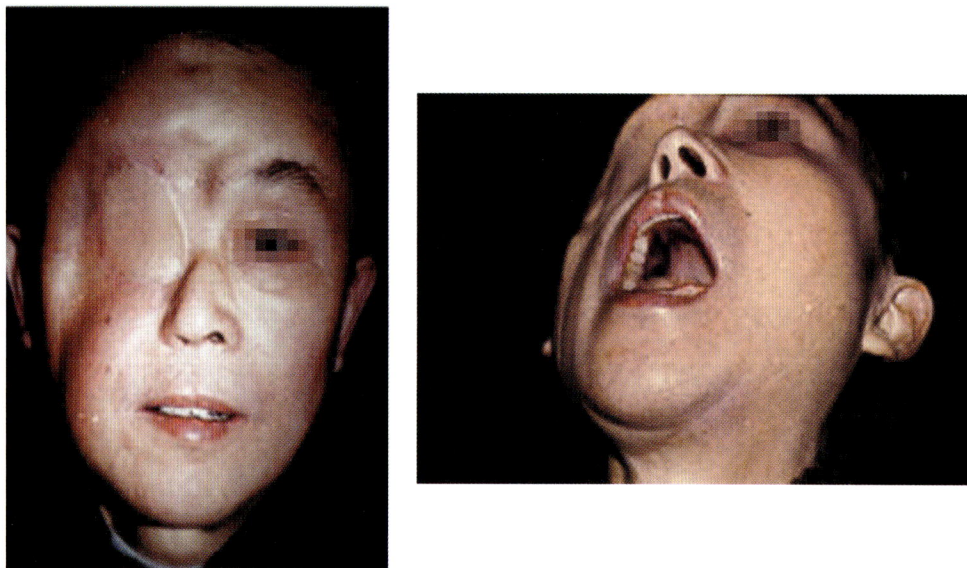

图4－47　颅中窝、上颌骨联合切除术后无瘤生存20年

（张志愿　邱蔚六）

附：

上海交通大学医学院附属第九人民医院口腔颌面-头颈肿瘤外科2003—2013年行颅颌面联合切除术116例,随访6～11年的结果显示:5年总生存率为72.9％(图4－48)。其中,良性肿瘤5年生存率为94.4％,恶性肿瘤为59.0％,见图4－49。在2017年CNNC发布的头颈部恶性肿瘤指南中,Ⅲ—Ⅳ期的生存率明显较高(图4－50),这项工作还被国际颅颌面外科学会前主席David评价为"杰出的工作(outstanding work)"。

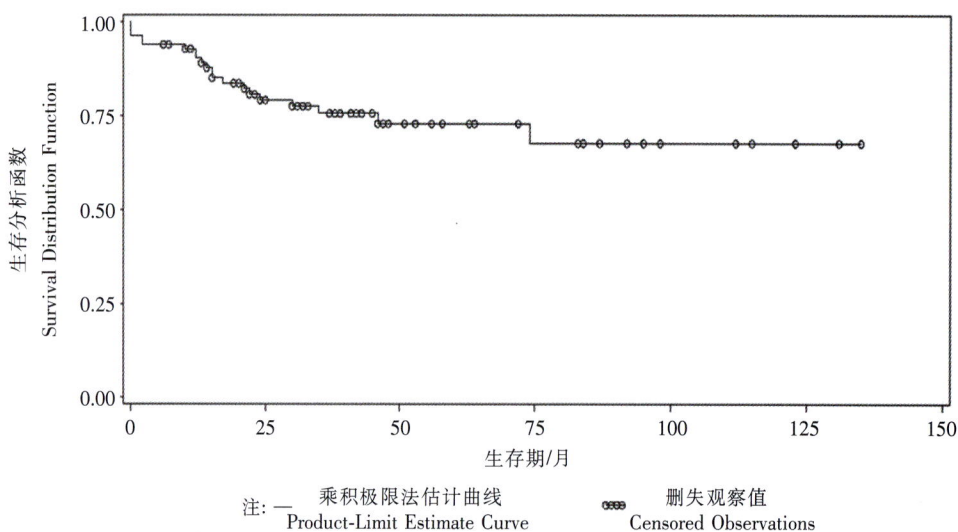

注:　—　乘积极限法估计曲线　　　删失观察值
　　　　Product-Limit Estimate Curve　　Censored Observations

图4－48　总生存率曲线:5年总生存率为72.9％

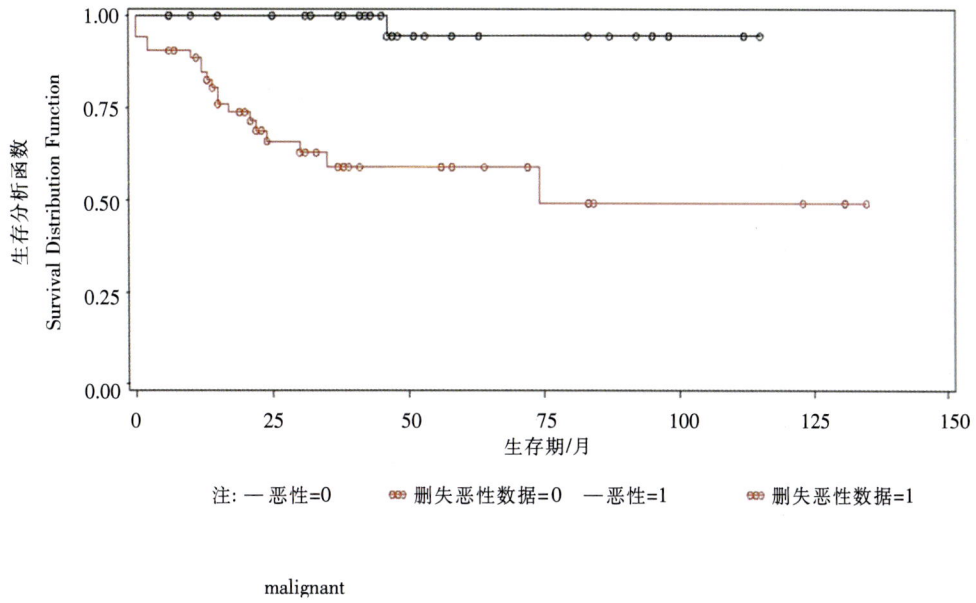

malignant

图 4 - 49　良性肿瘤 5 年生存率为 94.4%;恶性肿瘤为 59.0%

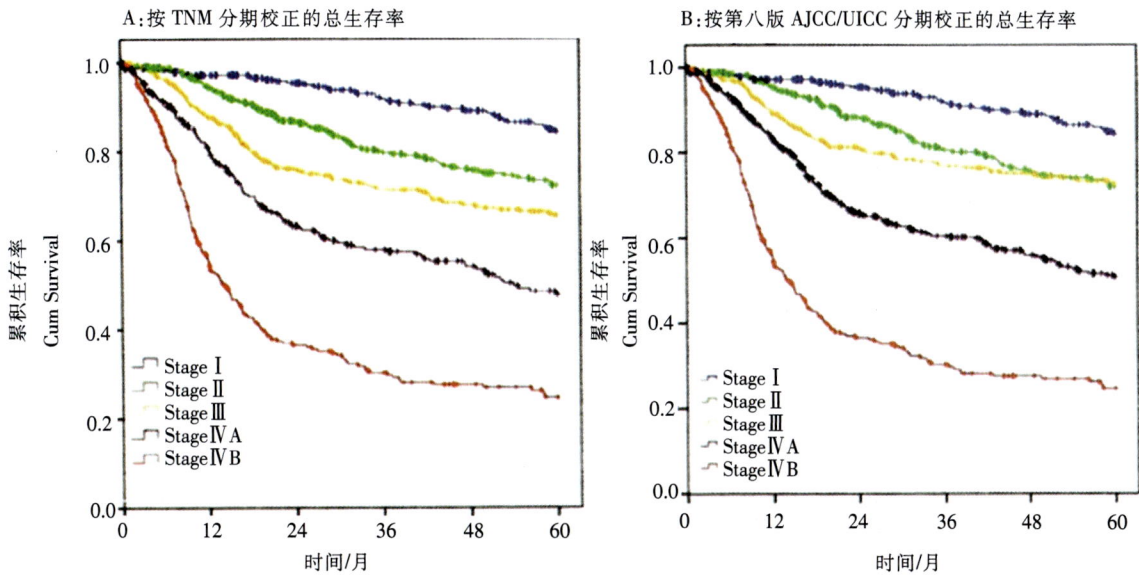

图 4 - 50　2017 年 CNNC 发布的头颈部恶性肿瘤Ⅲ—Ⅳ期的生存率

第5章 眼肿瘤手术

眼肿瘤是眼科重要疾病,主要包括良性肿瘤和恶性肿瘤,某些部位(如眼睑)还包括癌前病变。根据解剖部位,眼肿瘤分为眼睑肿瘤、眼球肿瘤和眼眶肿瘤。眼良性肿瘤主要影响患者外观,一般不会直接损害患者视功能。眼恶性肿瘤多发生于眼睑,其中基底细胞癌占眼睑恶性肿瘤 70% 以上,皮脂腺癌、鳞状细胞癌和黑素瘤等虽然发病率较低,但恶性度均高于基底细胞癌,复发和转移率较高。眼球、眼眶恶性肿瘤主要包括视网膜母细胞瘤、葡萄膜黑素瘤、淋巴瘤和腺样囊性癌等,发病较眼睑肿瘤少见,但容易影响患者视力,视力下降和失明患者比例明显高于眼睑肿瘤患者。与系统性肿瘤相比,眼恶性肿瘤致死率相对较低,尤其是眼睑恶性肿瘤,患者五年生存率平均超过 90%。眼内、眼眶恶性肿瘤死亡率较高,治疗比较棘手。手术是眼肿瘤治疗的最主要方法,大部分原发性眼肿瘤,尤其是眼睑和眼眶肿瘤,手术治疗可起到根治作用。Mohs 法手术切除眼睑恶性肿瘤可在提高根治率的同时,最大限度保存眼睑正常组织,积极改善患者预后和生存质量。即使对于伴有局部淋巴结甚至远处转移的病例,手术切除原发灶仍是治疗的重要环节之一,有助于减少放化疗的剂量,降低副作用。

一、眼睑肿瘤切除和缺损修复术

眼睑肿瘤按性质分为良性肿瘤、癌前病变和恶性肿瘤。

常见的眼睑良性肿瘤包括鳞状细胞或基底细胞乳头状瘤(图 5-1)、色素痣(图 5-2)、黄色瘤(图 5-3)、血管瘤(图 5-4)、囊肿(图 5-5)和神经纤维瘤(图 5-6)等。

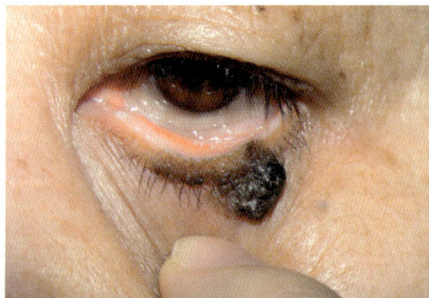

图 5-1 眼睑基底细胞乳头状瘤外观

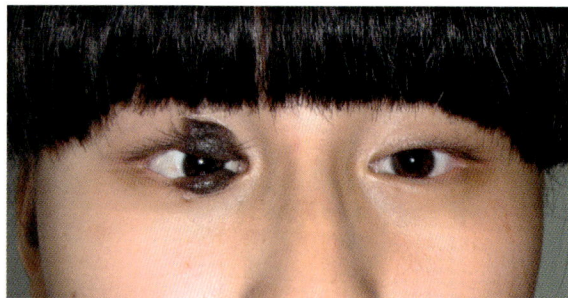

图 5-2 眼睑色素痣外观

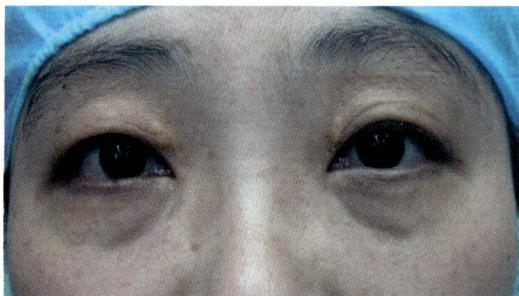

图 5-3 眼睑黄色瘤外观

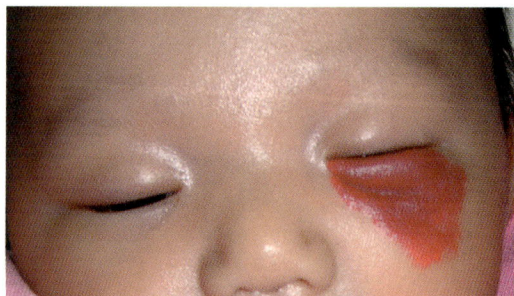

图 5-4 眼睑血管瘤外观

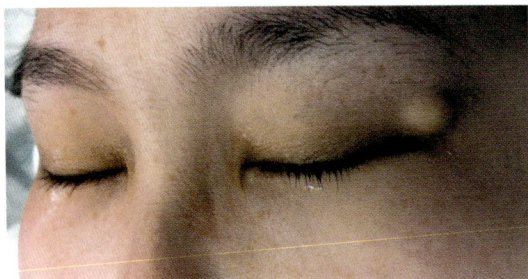

图 5-5 眼睑囊肿外观

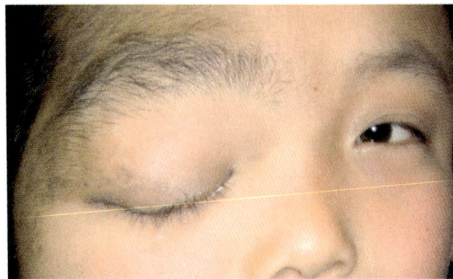

图 5-6 眼睑神经纤维瘤外观

眼睑癌前病变少见,目前已知的包括光化性角化病、Bowen 病、放射性皮肤病和着色性干皮病等常见眼睑恶性肿瘤,按照发病率高低顺序依次为基底细胞癌(图 5-7)、鳞状细胞癌(图 5-8)、皮脂腺癌(图 5-9)和恶性黑素瘤(图 5-10),这四种肿瘤占眼睑恶性肿瘤的 95% 以上。

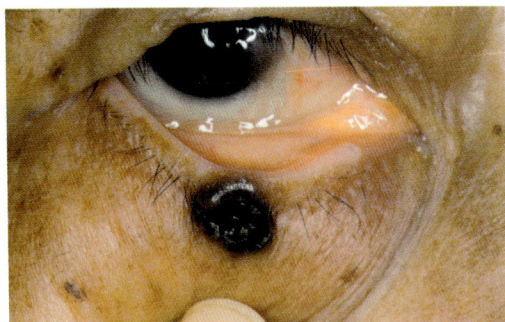

图 5-7 眼睑基底细胞癌外观

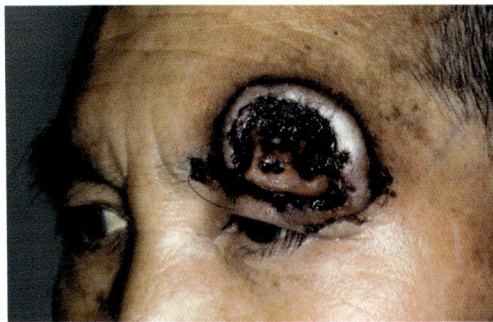

图 5-8 眼睑鳞状细胞癌外观

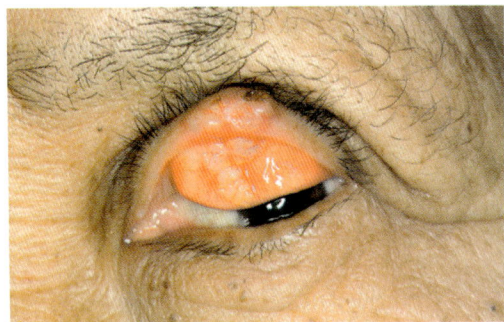

图 5-9 眼睑皮脂腺癌外观

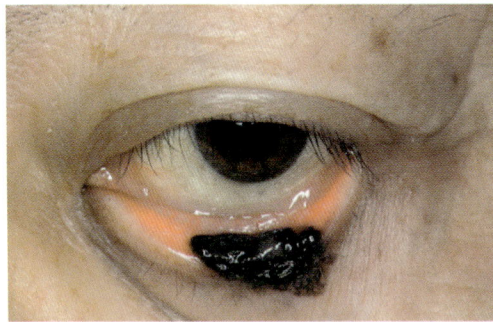

图 5-10 眼睑黑素瘤外观

眼睑肿瘤大多需要手术切除。眼睑良性肿瘤多数范围局限、边界清楚,可完全切除并直接对位缝合。某些眼睑良性肿瘤,如体积巨大的色素痣和神经纤维瘤等,肿瘤切除后眼睑缺损大,术中必须同期修复眼睑缺损。眼睑恶性肿瘤手术治疗必须达到根治效果,以减少术后复发和转移,切除范围往往较大,肿瘤切除的同时需行眼睑部分或全层缺损的再造。

根据肿瘤切除范围,眼睑肿瘤切除术分为非控制性切除术和控制性切除术,前者用于良性肿瘤的切除,后者用于癌前病变和恶性肿瘤的切除。

(一)眼睑肿瘤切除术

1. 术前准备

(1)术前检查:

全身检查:眼睑肿瘤一般局麻手术即可。如果肿瘤体积大、切除范围广泛或术中需要行局部淋巴清扫或患者年迈,则需行全麻手术,患者应进行必要的系统性检查,包括血尿常规、出凝血时间、胸片、心电图、肝肾功能、血糖、肝炎三系等项目,以排除活动性系统性病变。

眼部检查:常规检查视力、眼前节、眼底、眼压,做泪液分泌试验;重点明确眼睑肿瘤的形状、部位、范围、深度,以及有无累及结膜、睑板、泪点,这与制订手术方案有着密切的关系;某些眼睑恶性肿瘤容易被误诊,如皮脂腺癌易误诊为睑缘炎、结膜炎或睑板腺囊肿等,要详细检查以明确诊断;应检查患者的皮肤弹性和松弛程度,可供术中选择眼睑缺损的修复方法;行泪道冲洗和泪囊区挤压检查,排除慢性泪囊炎,为手术创造条件。

影像学检查:眼睑恶性肿瘤需行 B 超、CT 和 MRI 等影像学检查,必要时行 PET 检查,判断肿瘤范围、是否有局部侵袭或转移及远处转移情况,为选择治疗方式提供必要的参考。

活组织检查:眼睑肿瘤手术一般基于临床诊断进行,但某些情况下需要进行活组织检查,如反复发作的眼睑或结膜炎症样改变、睑板腺囊肿样改变,患者未明确诊断前不愿采取完全切除手术。怀疑局部淋巴结转移而又不能确定时也需要行活组织检查诊断。

(2)心理准备:眼睑在容貌中占有重要地位,术前应与患者及其家属进行充分的沟通,告知术后眼睑畸形的可能,取得患方的充分理解。

(3)术前拍照:手术前后的外观对比不仅能让患者形象地感受到经过手术后的容貌变化和手术效果,而且也是医师总结和积累经验的重要资料。对患者的影像学资料也应拍照或刻录留存,不仅可作为术前术后对比,更可为判断日后肿瘤复发提供依据。

(4)其他准备:为预防术后感染,术前结膜囊内滴用抗生素眼药水 2～3 d;复杂或巨大的肿瘤,术前当日全身预防性应用抗生素和止血剂,防止术后感染和出血过多;巨大神经纤维瘤患者应术前备血;若肿瘤侵犯到眼睑邻近颅面部组织器官或向前哨淋巴结转移,术前应请神经外科、口腔外科或头颈外科医生会诊,必要时行联合手术治疗;伴有眶内侵犯的情形,术前应按照眼眶肿瘤术前准备处理。

2. 麻醉

(1)局部麻醉:是眼睑肿瘤手术最常用的麻醉方法,主要适用于成人的范围相对局限的眼睑肿瘤。一般用 2% 的利多卡因进行局部麻醉。如果手术所需时间较长,可将 2% 利多卡因和 0.75% 的丁哌卡因等量混合使用,或将 2% 利多卡因与 1% 丁哌卡因等量混合使用。在不明显增加毒副作用的前提下,不仅麻醉效果增强,且术后可较长时间维持镇痛作用。在排除禁忌的情况下,在局麻药中加入适量的肾上腺素,有助于收缩血管、减少术中出血,便于手术操作。

(2)全身麻醉:眼睑肿瘤手术全身麻醉应用较少,适应证主要包括:肿瘤体积大,需要切除和修复的范围广泛,或者需要异位切取修复组织;肿瘤发生眶内侵犯或淋巴结转移,需要行眶内容物剜除术或颈部淋巴清扫手术;儿童患者,不能配合局麻手术;情绪特别紧张的成年人;年迈体弱患者。

3. 重要解剖结构的辨认与保存

(1)眼睑外部标志:

眼睑皱襞:眼睑皮肤表面有四条皱襞,分别为上睑皱襞、下睑皱襞、鼻颧皱襞和颧骨皱襞。这四条皱襞不仅关系到患者外观,而且与所在部位皮纹走向一致,因此手术切口在皱襞线上或顺着皱襞方向,可减少术后瘢痕形成。上睑皱襞系重睑所在位置,外形最明显,对眼部外观影响较大,术中应尽量维持其形状。鼻颧皱襞相当于颜面动静脉部位,手术时要避免因破坏而引起出血。

睑缘与灰线:上下睑皮肤和黏膜交界处为睑缘,分为前后两层,其分界呈一灰白色线,称为灰线。灰线是眼睑前后两叶分界的标志,也是手术入路标志。基底细胞癌、鳞状细胞癌等往往只侵犯前层组织,术中可保留灰线以后的后层组织。皮脂腺癌如果没有进入上皮内形成派杰样浸润,也可只切除后层组织。如果睑缘和灰线受累,则需要行全层眼睑切除,术中缺损修复难度增加。

睫毛:睫毛对于维持眼睑美观十分重要,伴有睫毛丢失的眼睑缺损,应尽量采用缺损两端接近或对合的修复方法,避免睫毛密度的不均匀。

(2)眼睑的血管和神经:

眼睑动脉:眼睑通常形成两个动脉弓,分别为睑缘动脉弓和周围动脉弓,前者位于睑板与眼轮匝肌之间,后者位于睑板上缘附近。眼睑动脉弓发出的小血管十分丰富,并互相吻合,手术易引起出血,因此术中应尽量避开较为粗大的血管。

眼睑静脉:眼睑静脉按其回流途径,分为浅层和深层两个系统,浅层回流到面静脉和颞浅静脉,深层经眼静脉回流到海绵窦。这些静脉均无静脉瓣,故眼睑肿瘤细胞可通过此通道进入颅内,手术时应注意。

眼睑神经:眼睑神经的分支主要行走于眼轮匝肌与睑板之间,由此发出细支向前到皮肤,向后到睑板和结膜,因此手术麻醉时,应将麻药注入肌下疏松结缔组织中。

(3)眼睑的肌肉和结缔组织:

提上睑肌:提上睑肌起自总腱环,止于睑板上缘和睑板前面,部分肌纤维穿过眼轮匝肌至于睑缘皮肤。手术时注意勿损伤提上睑肌,避免术后上睑下垂。

眶隔:眶隔是连接睑板与眶缘之间的纤维膜。上睑眶隔从眶上缘骨膜起向下延伸,与提上睑肌腱膜融合,外侧与外眦韧带和眼轮匝肌部分纤维融合,内侧覆盖泪前嵴和内眦韧带。下睑眶隔附着于下眶缘,外侧与外眦韧带相连,内侧与内眦韧带和泪囊相连。眶隔的作用是把眼睑和眼眶分开,可阻止眼睑病变如感染等向眶内侵犯,手术时应尽量避免损伤眶隔。

内外眦韧带:内眦韧带为一坚韧的致密结缔组织束,位于泪前嵴到上颌骨额突,分为深浅两支。深支较薄,位于泪囊后方,止于泪后嵴;浅支较厚,分成上下两支,分别于上下睑板内端相连。外眦韧带起于上颌骨颧结节,止于眼轮匝肌和上下睑板外侧。内外眦韧带对于保持眼睑外形具有重要作用,术中应力求保持内外眦韧带的完整,若需离断和部分切除,应将断端解剖复位,防止术后内外眦畸形。

(4)睑板:上睑板较大,睑缘处长 30 mm,中央部宽 10 mm,向两侧变窄,厚 1 mm。下睑板中央部宽 5 mm。睑板的内外侧和内外眦韧带相连,内面和睑结膜紧密相贴,不易分开。睑板在维持眼睑形状中起重要的支撑作用,而且睑板腺分泌的油性物质是泪膜的重要组成部分,手术要最大限度避免或减少睑板的损伤,缺失的睑板必须行邻近睑板滑行或睑板替代物移植修复。

4. 眼睑良性肿瘤切除术

眼睑皮肤良性肿瘤切除术:

(1)适应证:眼睑皮肤层良性肿瘤、癌前病变。

(2)禁忌证:眼睑恶性肿瘤、眼睑皮下良性肿瘤。

(3)手术步骤:①根据肿瘤形状,用亚甲蓝沿肿瘤外缘 1~2 mm 做圆形、椭圆形或梭形标志线,标志线应尽量与皮纹方向或肿瘤长径方向一致。②肿瘤下方或周围浸润麻醉,避免将麻药注入囊性病变内部。③沿标志线切除肿瘤及瘤旁组织。④缝合。若眼睑缺损不大,可直接拉拢缝合或充分分离皮下组织后再拉拢缝合;为降低切口张力,防止术后瘢痕形成,必要时分层缝合;切口两端可适当延长,便于去除多余的皮肤;若不能直接缝合,则先行眼睑缺损修复术,再行缝合。

眼睑皮下良性肿瘤切除术:

(1)适应证:眼睑皮下良性肿瘤。

(2)禁忌证:恶性肿瘤、眼睑皮肤层良性肿瘤。

(3)手术步骤:①肿瘤周围皮下浸润麻醉。②在肿瘤对应平面沿皮纹或瘤体长轴方向切开皮肤。③分离皮下组织至肿瘤前表面或包膜。④钝性分离肿瘤周围组织,使肿瘤与周围组织完全分离,有包膜的肿瘤注意保持其完整性。⑤用止血钳或有齿镊夹持将其完整取出。⑥皮样囊肿/表皮样囊肿往往在骨缝处生长,术中有时需要去除部分粘连的骨膜甚至骨组织,防止术后复发。⑦分层缝合皮下和皮肤组织。

5. Mohs 法手术切除眼睑恶性肿瘤

(1)适应证:眼睑恶性肿瘤。

(2)禁忌证:眼睑良性肿瘤。

(3)手术步骤:①在肿瘤边缘外皮肤距肿瘤 2 mm 用亚甲蓝画线。②肿瘤周围浸润麻醉或局部神经阻滞麻醉。③沿画线位置完整切除肿瘤及其邻近眼睑组织,肿瘤如果累及睑缘,行眼睑全层切除,否则行前层或后层切除。④沿缺损区边缘分别切取 2 mm 宽的组织,标记号码并注明切取部位后,连同瘤体一起做冰冻切片检查。基本切缘数量为单纯前后层缺损4个、全层缺损3个，实际上术中根据情况，所取切缘数量往往不止于此。如显示某一边缘阳性，则再切除相应部位的1～2mm宽度组织做冰冻检查，直至所有切缘均为阴性为止。⑤重新铺巾，更换手术衣和手术器械，进行眼睑缺损修复。

（二）眼睑缺损即期修复

1. 眼睑全层直接缝合术（图5-11）

（1）适应证：年轻患者眼睑缺损不超过1/3，老年患者眼睑缺损小于40％。

（2）手术步骤：①切除肿瘤后，将肿瘤缺损区修剪成五边形（楔形），其中远离睑缘两边的夹角形成锐角；②用3-0丝线在睑缘行2～3针间断缝合，暂不打结；③牵引睑缘缝合，对齐睑缘和睑板后用5-0或6-0可吸收线在睑板上行3～4针间断层间缝合并固定；④将睑缘缝线打结固定；⑤用5-0丝线或6-0尼龙线间断或连续缝合皮肤切口；⑥若眼睑皮肤张力过大，可在创缘做单个或连续多个"Z"形瓣后再间断缝合。

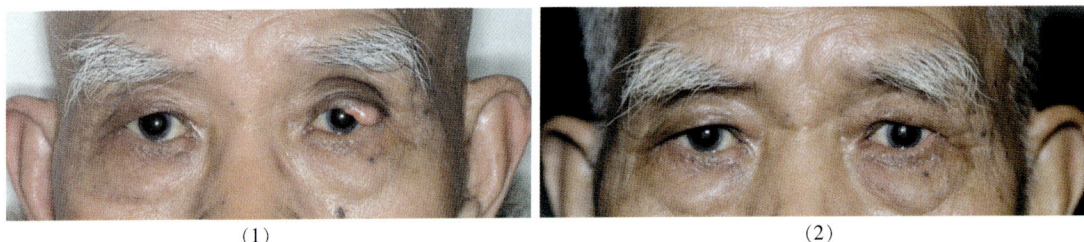

（1）　　　　　　　　　　　　　（2）

图5-11　眼睑全层直接缝合术

（1）患者左上睑板腺癌；（2）肿瘤切除后全层直接拉拢缝合

2. 滑行皮瓣修复术

在缺损区的两侧皮下潜行分离，将缺损左右或上下方的皮肤滑行到缺损部位进行修复，分为水平滑行皮瓣修复和垂直滑行皮瓣修复。

（1）适应证：眼睑肿瘤切除后无法直接拉拢缝合的前层皮肤缺损。

（2）禁忌证：眼睑缺损的范围过大，无法直接拉拢缝合；皮瓣轴向有垂直性瘢痕通过，转移皮瓣难以存活。

（3）手术步骤。

水平滑行皮瓣修复（图5-12）：①缺损未累及睑缘，将缺损修剪成矩形后，视缺损大小及皮肤的弹性决定一侧滑行还是两侧滑行，沿缺损上下缘平行睑缘做皮瓣切口，潜行剥离后将皮瓣向缺损区滑行；②如果缺损累及睑缘，则沿灰线将眼睑劈开，在缺损区的下缘向一侧或两侧做平行睑缘的皮肤切口，潜行剥离后将皮瓣向缺损区滑行；③缺损较大，皮瓣滑行距离较长时，可向颞部延伸，一般不向鼻壁侧延伸；④皮瓣滑行对合后，皮瓣的蒂部两侧会出现皮肤皱褶，可通过三角形切除加以修复。

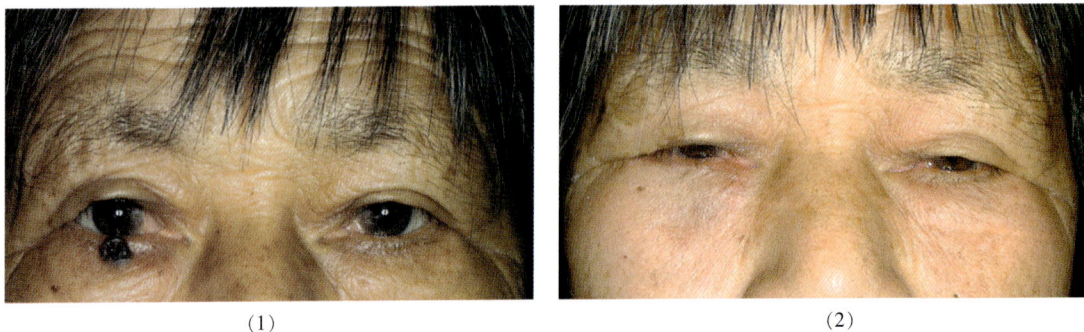

（1）　　　　　　　　　　　　　（2）

图5-12　眼睑全层直接缝合术

（1）患者右下睑基底细胞癌；（2）切除前层病变组织后采用水平滑行皮瓣修复

垂直滑行皮瓣修复(图 5-13):①将缺损修剪成矩形,沿缺损的左右两侧分别垂直向上或向下延长皮肤切口,长度等于或略小于缺损区的垂直径,向下牵拉以估计皮瓣长度是否合适,上睑的滑行范围大于下睑,可以修复较大的缺损,下睑滑行过长,容易造成下睑外翻;②在缺损区上缘两侧做延长的三角形皮肤切除,使水平切口能较好地隐藏在眼睑皱褶或皮纹中;③潜行分离皮瓣,垂直滑行至缺损区,用 5-0 丝线或 6-0 尼龙线间断缝合。

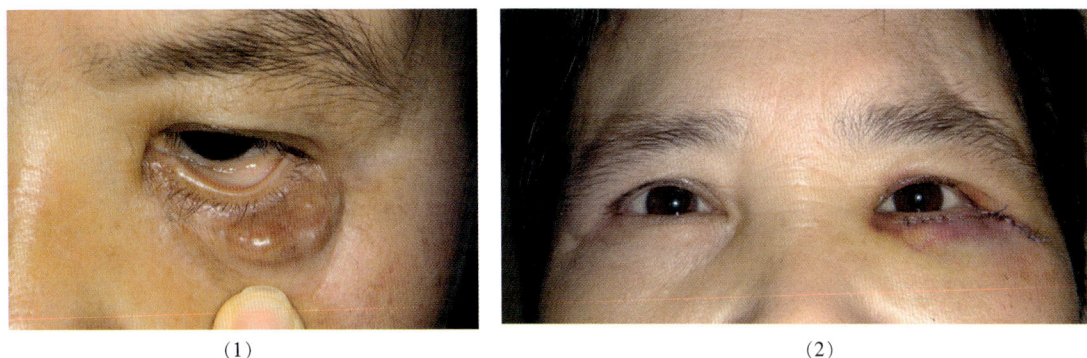

图 5-13　垂直滑行皮瓣修复
(1)患者左下睑皮脂腺癌;(2)切除肿瘤后采用垂直滑行皮瓣修复前层缺损

3. 旋转皮瓣修复术

在缺损一端的旁边形成局部皮瓣,进行一定角度旋转后修复缺损部位,一般皮瓣的长度略短于皮瓣蒂部到缺损另一端的长度,宽度与长度之比通常不大于 1:5。皮瓣转移形成的蒂部畸形不宜即期修复,以防止皮瓣缺血坏死。常用的旋转皮瓣来源部位包括颞部、鼻部、额部、眉间和对位眼睑等。

(1)适应证:眼睑肿瘤切除后无法直接拉拢缝合的前层皮肤缺损。

(2)禁忌证:眼睑缺损的范围过大,宽度超过 2 cm;皮瓣轴向有垂直性瘢痕通过。

(3)手术步骤。

鼻唇沟旋转皮瓣修复下睑缺损(图 5-14):①用亚甲蓝按缺损区的形状和大小在鼻侧鼻唇沟标出皮瓣的位置,其蒂部位于内眦,宽度与长度之比通常不大于 1:5。②沿画线切开皮瓣,在轮匝肌下分离皮瓣,注意保留适当的蒂部范围。③在肌肉层下方充分分离供区两侧组织,直至拉拢对合后没有明显张力为止。④将皮瓣转位至缺损区,按照缺损区需要修剪大小和厚度。从尖端开始向蒂部,用 5-0 可吸收线间断缝合肌肉和皮下组织,用 5-0 丝线间断缝合皮肤。⑤分层缝合供区切口。

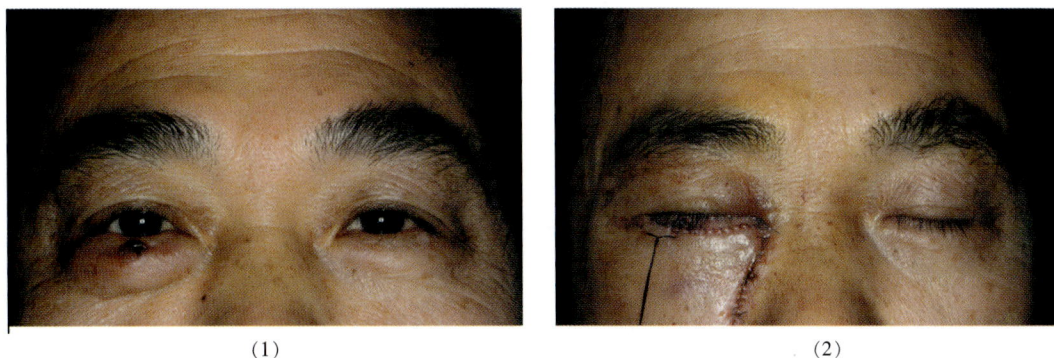

图 5-14　鼻唇沟旋转皮瓣修复下睑缺损
(1)患者右下睑基底细胞癌;(2)病变切除以后行鼻唇沟旋转皮瓣修复

颞部旋转皮瓣修复下睑缺损:①按缺损区的形状和大小在颞部标出皮瓣的位置,其蒂部位于外侧眶缘附近;②沿画线切开皮肤全层和部分脂肪组织,在相应层面充分分离皮瓣至合适的蒂部长度;③充分分离供区两侧组织，直至张力完全松解为止；④将皮瓣转位至缺损区，按照需要修剪形状和大小，将皮瓣分层对位缝合；⑤缝合供区切缘。

4. 游离植皮修复术（图5-15）

游离植皮主要采用全厚皮片。根据皮肤移植后色泽和质地差异，可取用的皮肤顺序依次为对侧松弛眼睑、耳后、锁骨上、上臂内侧等。

（1）适应证：眼睑浅层大范围缺损，无法用皮瓣修复。

（2）禁忌证：眼睑全层缺损，单纯植皮无法重建眼睑结构。

（3）手术步骤：①按缺损区形状在供皮区画线标记，根据皮肤的收缩特点，供皮区范围一般比缺损区大15%～20%；②局部浸润麻醉，用圆刀片沿画线切开皮肤，仔细分离皮片，并去除皮下脂肪，防止术后缺损区臃肿；③将供皮覆盖于缺损表面，用5-0丝线间断缝合；④如果皮片下方有较明显腔隙，则缝线留置长线头，打包加压固定。

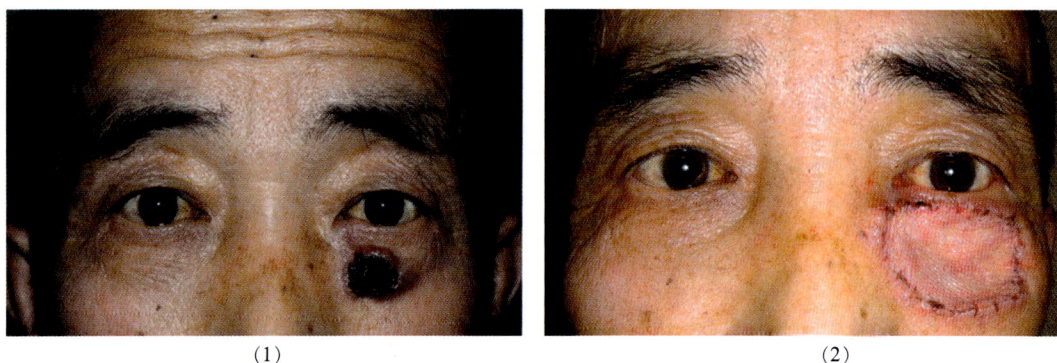

（1）   （2）

图5-15　游离植皮修复术
（1）患者左下睑基底细胞癌；（2）肿瘤切除后采用游离植皮修复

5. 下睑全层滑行组织瓣修复上睑缺损（Cutler-Beard手术）

（1）适应证：大范围包括全部上睑全层缺损，无法通过皮瓣修复。

（2）手术步骤：①将组织边缘修剪成矩形。②对应缺损范围，在下睑缘下方5mm处水平切开下睑全层组织。在水平切口的两端向下做两个垂直切口，直至下穹隆最低处，长约20mm。③充分分离下睑全层瓣后向上牵拉，将结膜和皮肤与上睑缺损边缘分别对位缝合。④将桥的下缘皮肤和结膜创面间断缝合。⑤8～10周后，在上睑缘处切断移植瓣，将上睑前后层对合后间断缝合，再将桥的原离断边缘制成新创面，将下睑的创缘和桥下缘的新创面分层对位缝合。⑥皮肌瓣经下睑缘桥的下面缝合于上睑缺损处。⑦8～10周后切开皮瓣并翻转结膜，使上睑缘由角化结膜组成。

6. 下睑全层旋转180°的组织瓣修复上睑缺损（Müstarde法）

（1）适应证：垂直向缺损较大的上睑全层缺损。

（2）手术步骤：①画线。拉紧缺损两侧组织，确定实际所需修复缺损大小，在下睑做与缺损对应宽度的标记线。②从一侧标记线算起，在相当于原上睑1/4长度（即7～8mm）的位置上做一基点，移植瓣的蒂部一般设计在鼻侧，然后在基点与亚甲蓝所标出的缺损区边界之间画出所需旋转的下睑组织瓣的形状。③沿该画线全层切开下睑，切至蒂部一侧时应距睑缘约5mm。④在外眦部沿下睑缘延线向外下方做一切口，切断外眦韧带下支，然后将下睑颞侧的组织向鼻侧牵引，将下睑切口分层缝合。⑤把下睑移植瓣向上旋转180°至上睑缺损处，与上睑缺损的切缘做分层缝合。⑥经4～6周，沿下睑缘切断皮瓣蒂部，于组织瓣转角处切开上睑，使残留的蒂部组织能完全纳入上睑，下睑沿愈合线做全层切开，重新将下睑缘对位缝合。

7. Tenzel旋转滑行组织瓣修复眼睑缺损

（1）适应证：缺损宽度在下睑长度1/4～1/2的下睑全层缺损，占上睑1/3～2/5大小的中央全层缺损。

(2)禁忌证:缺损宽度超过眼睑长度 1/2。

(3)手术步骤:①沿外眦部做向下的半圆形切口标志线,半圆直径为距离外眦约 2 cm;②沿着标志线做半圆形皮瓣切口并潜行分离;③切断外眦韧带上支,将上睑外侧肌半圆形皮瓣向内侧旋转,分别与睑板及皮肤肌肉层缝合;④分离穹隆部结膜并向前推移,连续缝合于皮瓣的下缘;⑤旋转皮瓣与外侧眶缘内的骨膜缝合固定,并与外眦韧带下支缝合固定;⑥分层缝合关闭切口,切除多余的三角形皮肤。

8. Hughes 手术

(1)适应证:缺损宽度超过下睑长度 70% 的下睑中央部全层缺损,以及 40%~50% 的下睑外侧缺损。

(2)手术步骤:①将下睑创伤范围切成矩形后,测量缺损大小;②翻转上睑,于睑缘上 4 mm 处水平切断睑板,切开范围与缺损宽度对应,在切缘两端做垂直向上切口,到达穹隆部;③分离睑板结膜瓣后向下翻转,修复下睑后层缺损,前层缺损多用游离植皮修复;④6~8 周后,沿下睑缘剪断 Hughes 瓣,在 Hughes 瓣与提上睑肌之间分离至上穹隆,将 2 mm 的结膜向前翻转缝合在睑缘上面,使睑缘由结膜覆盖。

9. 上睑全层组织瓣滑行修复下睑缺损(反向性 Cutler-Beard 手术)

(1)适应证:水平向长度为下睑缘长度的 1/2~2/3,垂直向长度在 8 mm 以内的下睑缺损的修复。

(2)手术步骤:具体方法见 Cutler-Beard 手术。但上睑滑行幅度不如下睑,因此可修复的下睑垂直宽度一般不超过 8 mm,另外上睑的桥必须有 6~7 mm 的宽度保留,防止术后上睑内翻倒睫。

10. 改良的 Fricke 修复术

(1)适应证:全上睑缺损。

(2)手术步骤:①设计眉上皮瓣,蒂部在颞侧,皮瓣比缺损大 30% 左右,且蒂部宽度比皮瓣宽度大30% 以上;②按照设计范围做切口,皮下潜行分离;③将皮瓣向下移位于全上睑缺损处,皮瓣的下缘为睑缘部位;④牵引上穹隆结膜覆盖,作为皮瓣的衬里,用 5-0 丝线将结膜与皮瓣边缘缝合,作为新睑缘,必要时游离移植口唇黏膜补充衬里;⑤缝合固定皮瓣;⑥经 6~8 周皮瓣愈合后,进一步修正皮瓣形状。

(三)眼睑肿瘤切除和即期修复手术并发症的诊断和处理

1. 术中并发症的表现和处理

(1)出血:眼睑肿瘤手术一般出血不多,但神经纤维瘤术中出血往往较多。可通过应用电刀、给予止血药和术后加压包扎、引流等解决。

(2)上睑下垂:较大的眼睑肿瘤可侵犯提上睑肌,或者肿瘤切除时可能损伤提上睑肌,术中应仔细辨别提上睑肌结构,一旦损伤应立即给予修复。

(3)眼外肌损伤:较大肿瘤或肿瘤累及上穹隆结膜时,肿瘤切除时可能损伤上直肌;剪开提上睑肌内、外角及节制韧带时,剪刀过分靠近眶缘可损伤上斜肌。上直肌损伤表现为眼位下斜和上转受限,上斜肌损伤产生的眼位异常容易判断,术中一旦确认眼外肌损伤,应立即行断端对位缝合。

2. 术后并发症的诊断和处理

(1)出血:神经纤维瘤如果术中止血不彻底,术后极易发生出血,此时挤压清除积血、加压包扎,必要时需再次手术止血。

(2)感染:术后感染诊断不难。一旦出现感染,应及时清洁换药,全身和局部应用抗生素控制炎症。若切口已化脓,应尽早拆线,必要时置入引流条。

(3)眼睑外翻:主要由瘢痕收缩或植皮不够引起。轻度的外翻可不处理,严重的外翻应根据引起外翻的原因做对应处理,如行游离植皮术修复皮肤缺损,或行睑缘融合对抗瘢痕收缩等。

(4)眼睑内翻:眼睑后层缺损如果没有得到充分重建,前层可形成内翻倒睫,需要手术处理。

(5)睑缘切迹:多数因为眼睑前层切口未能正确对位缝合所致。处理方法为沿灰线位置劈开睑缘组织，潜行分离，向睑缘部移行眼睑前层组织，通过褥式缝合固定在睑板上。

（6）穹隆狭窄：修补的睑板宽度不够或穹隆部结膜不足可导致穹隆狭窄。单纯睑板不够而结膜不缺的，可于穹隆部行通过眶下缘骨膜的褥式缝合3针，加深穹隆；结膜不足导致的穹隆狭窄，宜于相对应的角膜缘切开球结膜，潜行分离球结膜，向穹隆部牵拉结膜，并行通过眶下缘骨膜的褥式缝合固定。

（7）皮瓣或皮片坏死：制作皮瓣时，如果长宽比过大，旋转角度过大或者有垂直向瘢痕，则可发生皮瓣坏死。皮片移植也可因空腔形成或加压力量过大，导致缺血坏死。皮瓣和皮片一旦出现坏死迹象，应针对病因迅速处理。

（8）上睑下垂：术后患者术眼上睑高度明显低于健眼，说明手术造成了提上睑肌的损伤。提上睑肌及其腱膜的轻度损伤一般可通过直接缝合修补；若提上睑肌结构完整性受到严重破坏，必须利用针对额肌的手术矫正上睑下垂。

（9）眼睑闭合不全：如果患者眼球上转功能良好，眼睑闭合不全不严重，多不需处理；明显的闭合不全易导致暴露性角膜炎，应行额肌瓣松解术或眼睑再造术，降低上睑缘高度。

（10）皮瓣臃肿：转移的皮瓣容易比邻近眼睑组织肥厚，尤其是颞浅动脉岛状皮瓣，可在术后半年进行修复。

（四）经验和评述

1. 肿瘤完全切除或部分切除的选择

本章重点讨论的是肿瘤的完全切除，但有些眼睑肿瘤并不能或不必完全切除。神经纤维瘤往往体积巨大、范围广泛、边界不清，手术很难完全切除，术中应根据出血情况、组织缺损程度等确定肿瘤切除的范围；对已发生远处转移且原发肿瘤体积巨大的眼睑恶性肿瘤，强求完全切除局部肿瘤不仅无助于改善患者预后，而且造成无法完全修复的眼睑缺损，此时应以部分切除的姑息性手术缓解患者痛苦为主。

2. Mohs 法在眼睑恶性肿瘤控制性切除中的应用

以往眼睑恶性肿瘤切除手术根据病理类型确定切缘范围，一般需要切除肿瘤边缘眼睑组织 5～8 mm，造成严重的眼睑缺损，给修复带来极大困难。采用 Mohs 法手术切除，可有效避免发生上述状况。

3. 眼睑血管瘤的处理原则

血管瘤大多可随年龄自行消退，很少需要手术治疗。手术主要针对学龄前后仍不消退病例，或者初发病变影响功能而保守治疗无效的病例。

4. 眼睑整复术的基本要求

眼睑在外貌中占有重要地位，移植的皮肤最好位于同侧眼部，其次是同侧额颞部、耳后、锁骨上等位置，以保证移植皮肤颜色与眼睑相似或相近；睑板和结膜对于维持眼睑形状和保护角膜十分重要，因此眼睑重建的关键在于后层修复；若眼睑需全层再造，可部分行游离植皮，部分用血供较好的皮瓣，避免供血不足导致组织坏死。

5. 累及睑缘肿瘤的处理

切除累及睑缘的肿瘤后，修复时皮肤缘与结膜缘应错开 1 mm 对位缝合，令结膜覆盖皮缘，防止术后皮肤切口刺激角膜。

6. 移植皮片大小的确定

游离皮片会发生收缩，因此取皮时一般放大 10％～20％。眼睑植皮后，为对抗皮片的继发性收缩，有时施行眼睑融合。但对婴幼儿最好不用眼睑融合，防止弱视的发生。

7. Cutler-Beard 手术的处理要点

Ⅰ期手术时，下睑水平切口要距下睑缘 3 mm，保留睑缘动脉弓，以使桥状睑缘获得足够的血供；Ⅱ期手术剪断滑行移植瓣时，下睑要处于比较松弛的状态，否则容易发生下睑外翻或下坠；剪断移植瓣时，结膜要比睑板保留得多一些,防止修复后的上睑缘皮肤内卷而刺激角膜。

8. Müstarde 法修复上睑缺损要点

测定缺损区范围时应给予适当力度的牵拉,从而判断下睑移植组织的范围;保护好睑缘动脉弓,防止移植组织瓣的坏死;术后不能用绷带加压包扎,以免妨碍移植瓣的血供受阻,另外蒂部的剪断时间必须在术后 18 d 以后,以确保移植瓣的存活。

9. Tenzel 皮瓣修复下睑缺损要点

为了减少皮瓣滑行时来自颊部的牵拉力,皮瓣分离的范围至少要超过缺损区最低处 10 mm,如果分离得很充分,而滑行时皮瓣所受的牵拉力较大,则说明颞侧切口的长度不够,仍需将切口向颞侧延伸;当缺损的宽度接近或达到下睑长度的 1/2 时,上述的方法只能用于修复下睑缺损区的皮肤肌肉层,缺损区的睑板结膜层还需用其他替代物来修复。

二、结膜肿瘤切除和修复术

1. 术前准备

常规检查视力、眼前节、眼底、眼压;重点进行局部检查,确定肿瘤的形状、大小、部位、深度等,为手术方案的制订提供参考;泪道系统检查,排除慢性泪囊炎;泪液分泌相关指标检查,明确眼表的健康状况;影像学检查协助判断肿瘤是否形成局部浸润;肿瘤已蔓延到穹隆部结膜,需行眶内容剜除术的患者,术前按照眼眶肿瘤准备;术前抗生素眼药水点眼 2～3 d;术前患者谈话,了解患者心理状况,缓解和疏导患者紧张情绪;术前医学照相,保存医学资料;婴幼儿需全麻者应按照全麻要求行全身系统检查,包括系统体检、影像学检查、生化检查等,排除全麻禁忌证。

2. 麻醉

以局部浸润麻醉加表面麻醉为主,儿童患者需行全身麻醉。

3. 重要解剖结构的辨认与保存

(1)睑结膜:睑结膜分为睑缘部、睑板部和眶部。睑缘部结膜为癌肿的好发部位。睑板部结膜与睑板紧密相连,不能移动,再加上此部血管丰富,故手术时不仅移动十分困难,而且容易出血。自睑板上缘至穹隆部为眶部结膜,手术时若损伤过多,术后易产生瘢痕粘连。

(2)球结膜:球结膜最薄,覆盖在眼球前面的巩膜上,分为角膜缘部和巩膜部。角膜缘部指角膜缘 3 mm 以内的球结膜,在下方与眼球筋膜较为紧密融合在一起。巩膜部球结膜与眼球筋膜疏松相连,容易移动,因此常利用其这一特点做球结膜转位或游离移植修补球结膜缺损。

(3)穹隆结膜:穹隆结膜位于睑结膜和球结膜之间,是结膜中最厚、最疏松的部分,分为上、下、内、外四个部分。上穹隆位于上睑与眼球之间,提上睑肌腱膜和上直肌与其关系密切,上穹隆手术时应避免损伤以上结构。下穹隆位于下睑与眼球之间,下直肌和下斜肌联合筋膜形成的悬韧带附着于下穹隆。内穹隆最浅,距离角膜缘仅 7 mm。外穹隆位于外眦与眼球之间,手术损伤易影响眼球及眼睑运动。颞上穹隆结膜为多数泪腺导管的开口处,手术时要尽量避免损伤。

(4)结膜分泌腺:结膜上皮细胞间有分泌黏液的杯状细胞,泪腺和副泪腺位于睑板上端及穹隆结膜,可分泌浆液性液体,这些分泌性结构损伤过多可导致结膜干燥症。

(5)结膜的血管:结膜血管丰富,静脉多于动脉,动静脉之间、动脉之间、静脉之间广泛交通,因此结膜损伤后容易愈合。

4. 结膜肿瘤切除术

(1)适应证:结膜良性和恶性肿瘤。

(2)手术步骤:①翻开眼睑,置开睑器,暴露结膜肿瘤;②良性结膜肿瘤在瘤体边缘 2 mm 直接切除肿瘤,恶性肿瘤则按 Mohs 法手术,在切除肿瘤的基础上,进行切缘和基底部组织的控制切除;③游离创面周围的球结膜,然后缝合球结膜创缘,必要时将缝针穿过浅层巩膜组织,使结膜瓣能在固定位置愈合;④涂抗生素眼膏,加压包扎;⑤术后 1 周拆线。

5. 游离结膜和唇黏膜移植结膜缺损修复术

(1)适应证:结膜肿瘤切除所致大范围的结膜缺损。

(2)手术步骤:①亚甲蓝画线标记切取结膜、唇黏膜,范围与缺损区结膜大小相近。取同侧或对侧颞上方结膜,或取下唇黏膜。②结膜、唇黏膜下浸润麻醉,使结膜、唇黏膜隆起。③用圆刀片切取结膜、唇黏膜,注意不要损伤巩膜和唇黏膜下腺体,切取过程中在结膜、唇黏膜移植片四边做预置缝线。④将预置缝线连同移植片一同提起,转移到结膜缺损创面处,将移植片底面与创面对合铺平。⑤将四边用间断缝合固定于创缘。⑥间断缝合移植片切取处创面。

6. 结膜肿瘤切除术并发症的诊断和处理

(1)肿瘤复发或恶变:与肿瘤切除不彻底有关。复发结膜肿瘤可再行手术切除。色素痣和黑变病复发应考虑恶变可能,必须尽快手术切除。

(2)睑球粘连:肿瘤体积大,切除范围广,可引起术后睑球粘连。明显的睑球粘连应手术分解,必要时行游离结膜移植或游离口腔黏膜移植覆盖创面。

(3)斜视和复视:因术中损伤眼外肌引起,需行眼肌手术矫正。

7. 经验和评述

(1)皮样脂肪瘤有时邻近外直肌,术中应注意避免损伤。

(2)结膜色素痣和黑变病等如果体积不大,可随访观察,因为手术可能刺激其增生转化,一旦切除不尽,很可能会复发、恶变。

(3)结膜黑斑病诊断性手术时,如果体积大、范围广,需要做地图样活检。

三、眼内肿瘤手术

眼球是视觉器官最重要的组成部分,它担负着重要的视觉功能。眼内肿瘤虽属少见,但严重危害视功能,甚至危及生命。根据肿瘤发生在眼球的部位不同,将其分为葡萄膜肿瘤和视网膜肿瘤。儿童和成人最常见的眼内恶性肿瘤分别为视网膜母细胞瘤和葡萄膜恶性黑素瘤。眼内肿瘤手术方法很多,鉴于本书的特点和要求,本节以视网膜母细胞瘤为例,介绍眼球摘除术,同时介绍眼座植入手术。

1. 术前准备

视网膜母细胞瘤患者多为婴幼儿,需全麻手术,术前应行详细的系统检查,重点检查心肺系统情况和出凝血功能,排除全麻禁忌证;详细检查及严格核对患眼和健眼,向患者及家属说明手术的必要性,取得家属理解和同意;全身应用镇静药物;用抗生素眼药水冲洗结膜囊;术前连用 3 d 抗生素眼药水。

2. 适应证

E 期肿瘤。

3. 禁忌证

A—D 期患者,肿瘤已有球外蔓延。

4. 麻醉

患者多为婴幼儿,采用全麻方式。

5. 手术步骤

(1)开睑器开睑,沿角膜缘环形剪开球结膜。

(2)从球结膜切口伸入眼科弯剪刀,钝性分离球结膜,暴露四条直肌止端。

（3）先用有齿镊抓住内直肌附着点，然后用斜视钩将其勾起后在距巩膜附着点 3～4 mm 处将其剪断，然后依次直接剪断下、外、上直肌。

（4）将眼球过度下转，用斜视钩勾出横行的上斜肌，贴巩膜剪断。向鼻侧牵引眼球，同时向外拉开颞侧球结膜，用斜视钩紧贴巩膜面钩住下斜肌，将其剪断。

（5）先用血管钳夹住内直肌残端，将眼球向外牵拉，然后将闭合的视神经剪自内眦部伸入球后，尽量靠近眶尖处将视神经剪断，将眼球向外提出，剪断眼球后其他牵连组织。

（6）分别以上、下直肌及内、外直肌为一组，用 5-0 丝线做褥式缝合，形成"十"字形的肌肉交叉。

（7）分层缝合筋膜和结膜组织。

（8）结膜囊内涂抗生素油膏，绷带加压包扎。

6. 眼球摘除术并发症的诊断和处理

（1）眼肌残端过短或撕脱：可在直肌止端或其稍前方做一牵引缝线，以作剪断视神经时牵拉眼球之用。

（2）视神经剪除过短：牵引提起球结膜和筋膜组织，寻找视神经残端，若看不到则可将示指伸入眶尖附近触摸，触及后用闭合的蚊式血管钳夹住视神经残端，提起予以剪除。

（3）剪破眼球：用脑压板或深拉钩扒开眶脂和软组织，仔细寻找残留的后极部眼球组织，用止血钳钳住后剪除，用抗癌药反复冲洗眶腔，避免肿瘤眶内扩散。

（4）眼球摘除困难：于 3 点和 9 点处放射状剪开角膜缘切口处的球结膜，并做外眦切开术，以减少眼球脱出的阻力。

（5）术中出血：先用温热盐水纱布填塞加压数分钟，若无效，则用浸有适量肾上腺素溶液的纱布填塞止血，或用止血海绵局部填塞加压止血。

（6）结膜囊狭窄：术后早期佩戴合适的义眼可防止结膜囊缩窄；若结膜囊狭窄已经不能容纳义眼时，应选择适当的结膜囊成形术。

（7）眼眶发育畸形：儿童患视网膜母细胞瘤摘除眼球后，眼眶失去充填物支持，会造成患儿眼眶发育畸形，可行定期更换义眼片或行扩张器植入进行预防矫正。

眼座植入眼窝凹陷矫正术

1. 适应证
因眼球肿瘤而摘除眼球者。

2. 禁忌证
眼球或眼眶恶性肿瘤放疗后，眶内软组织缺血挛缩，不宜行 HA 眼座植入术者。

3. 麻醉
球后阻滞麻醉和结膜下浸润麻醉。

4. 手术步骤

（1）Ⅰ期 HA 眼座植入术：①按上述方法摘除眼球，在离断直肌前用 5-0 可吸收线预置缝线，用血管钳将 4 条直肌固定在手术巾上；②在 HA 眼座上用长 5 号针头钻 2 个平行的隧道，用 5-0 可吸收线穿过隧道；③用适当直径的钢材植入肌锥内，估计所需植入 HA 眼座的大小；④将 2 张消毒过的塑料薄膜边缘部分重叠置于术野，将眼座置于薄膜上，眼座连同薄膜一起压入肌锥内；⑤用止血钳在眼座与眼球筋膜之间分离，并适当调整眼座位置；⑥将内、外直肌与眼座上的线结扎，用 2 根线分别与上下直肌结扎；⑦用 5-0 可吸收线间断缝合筋膜，用 5-0 丝线连续缝合结膜；⑧结膜囊内植入眼模，涂抗生素眼膏，加压包扎；⑨术后 2 周拆除结膜缝线。

（2）Ⅱ期 HA 眼座植入术：①结膜下浸润麻醉，置入开睑器；②水平剪开球结膜和眼球筋膜，必要时在眼球筋膜的上、下方用 3-0 丝线各做一根牵引缝线，以利于术野暴露；③向下分离眼球筋膜至合适深度，若眼球筋膜较深,可将其花瓣状切开,形成上、下、内、外 4 个象限;④嘱咐患者运动眼球,如出现组织凹陷,凹陷之下为直肌与眼球筋膜的结合处,用血管钳夹住直肌断端,用 5-0 可吸收线做圈套缝线;⑤继续向眶深部分离,保留足够的肌锥间隙;⑥按Ⅰ期植入的方法将 HA 眼座植入肌锥内;⑦其余步骤同Ⅰ期 HA 眼座植入术。

5. 术中、术后并发症的诊断和处理

(1)眼座暴露:小于 3 mm 的暴露,可保守观察,观察期间将眼模取出,并给予抗生素眼药水处理,大于 3 mm 的暴露必须手术修补。

(2)感染:一旦发生眼座感染,必须及时取出,全身和局部给予抗生素处理。

(3)上睑下垂:主要发生于Ⅱ期眼座植入,寻找上直肌时过于向眶上壁分离损伤了提上睑肌,轻度损伤可自行恢复。若半年后不恢复,则必须行提上睑肌修复术或缩短术。

(4)残留眼窝凹陷:主要因为植入眼座过小或植入位置过深引起,可在眶底骨膜下或眼座后方充填人工充填材料矫正,必要时可考虑更换眼座或调整其位置。

6. 经验和评述

(1)视网膜母细胞瘤眼球摘除术应尽量多剪除一段视神经(不少于 10 mm),以免残端残留有瘤组织。术后将眼球送病理检查,若视神经末端有瘤组织浸润,则应行补充化疗。

(2)眼球摘除术术中应尽量保留球结膜,以便保证结膜囊的正常大小,便于术后安装义眼。

(3)由眼球外侧进剪触不到视神经时,可将眼球水平拉向对侧,亦可向上托起眼球,然后在下方伸入剪刀剪断视神经。

四、眼眶肿瘤手术

眼眶组织结构多样,肿瘤类型繁多,但发病率具有相对集中的特点。成人眼眶良性肿瘤主要为泪腺多形性腺瘤,恶性肿瘤主要为泪腺腺样囊性癌,儿童眼眶最常见良、恶性肿瘤分别为血管瘤和横纹肌肉瘤。眼眶恶性肿瘤普遍恶性度较高,严重危害患者健康。某些眼眶良性肿瘤,如神经纤维瘤,可呈现恶性肿瘤生长特点,造成眼眶骨性和软组织结构的广泛破坏。视神经及其鞘膜来源的肿瘤多为良性,但往往严重损害视力,并可存在颅眶沟通,治疗棘手。静脉性血管瘤并非真性肿瘤,单纯手术治疗已逐渐让位于激光、硬化和手术相结合的综合治疗。海绵状血管瘤亦非真性肿瘤,而是一种特殊类型的眼眶血管畸形,但因为该病变往往包膜完整、边界清楚、血流量较少,多数情况下手术仍是首要选择。

1. 眼眶肿瘤手术的基本原则

(1)手术要尽可能在直视下进行,深部病变可借助头灯、放大镜和内镜辅助完成,切忌对视野以外区域进行分离或牵拉等操作,防止视神经、眼外肌和血管等眶内重要结构损伤。

(2)眼眶肿瘤手术要尽量在瘤体或包膜以外间隙进行分离,力争做到完整切除肿瘤,防止病变残留、复发或恶变。

(3)术前进行导航设计,有助于术中避开重要解剖结构并判断病变是否切除完整。常见眼眶肿瘤手术主要包括前路开眶术、外侧开眶术、外侧联合内侧开眶术及眶内容剜除术等。应根据病变部位、范围、性质等特点选择手术入路,优先选择结膜或皮肤径路的前路开眶术,外侧开眶术损伤较大,仅作为其他径路不能满足治疗要求时选用。

2. 术前准备

(1)全身准备:常规进行血尿常规、出凝血时间、胸片、心电图、肝肾功能、血糖、肝炎、HIV 等指标检查;明确是否有影响手术进行的生理情况,包括全身性疾病或头面部疾病,如高血压、糖尿病、肝脏疾病、女性月经期,以及口腔炎症、鼻窦炎等。

（2）眼部检查：首先检查眼部视力，视功能检查还包括瞳孔对光反射、视野等；常规检查眼前后节结构，尤其是检查眼底视盘是否因肿瘤压迫出现病理性改变；眶浅部肿瘤描述肿瘤大小、部位、质地、边界和活动度等特点，眶深部肿瘤重点检查眼球突出情况、眼球运动是否受限、眼球是否有移位，以及移位方向。皮肤径路术前备皮，结膜径路手术常规冲洗结膜囊。

（3）影像学检查：CT 和 MRI 检查对眼眶肿瘤手术特别重要，尤其对深部肿瘤，其是临床判断肿瘤性质、明确肿瘤范围和边界、选择手术径路的重要依据，检查获得数据也是术前进行导航设计的必要条件。

3. 麻醉

成人眶浅部肿瘤采用局部麻醉，可行局部浸润麻醉或神经阻滞麻醉；深部肿瘤多采用全身麻醉，外侧开眶必须全麻。儿童眼眶肿瘤手术均采用全麻。

（一）前路开眶术

1. 皮肤切口前路开眶术

外上方皮肤入路。

（1）适应证：主要适用于好发于外上方眶浅部肿瘤，如泪腺肿瘤、皮样囊肿等。

（2）重要解剖结构的辨认和保存。

眶隔：为一起源于眶上面的纤维膜，与眶缘骨膜融合于提上睑肌腱膜，分离至眶缘时眶隔呈展开膜状物自眶缘向下展开。手术分离经过眶隔时尽量减少损伤范围，最大限度维持其眼睑眼眶的分隔屏障作用。

提上睑肌：该肌肉外角穿行于眶部泪腺和睑部间，止于眶外结节和睑外侧韧带上缘。手术时注意不要损伤。

泪腺：眶部泪腺位于眶顶前方，借助筋膜组织悬吊在泪腺窝内，前部是眶隔，后部与眶脂肪相连。睑部泪腺位于穹隆结膜下，有泪腺导管开口于此，除泪腺多形性腺瘤等上皮源性肿瘤外，手术时要保留睑部泪腺，防止术后干眼。

（3）手术步骤：①沿眉弓下缘做弧形切口，瘤体较大时切口可在到外眦后水平向外延长，形成"S"形切口。②切开皮下组织肌肉等，暴露眶缘，泪腺肿瘤沿眶缘切开骨膜，分离进入骨膜下间隙，达肿瘤部位。③缝合牵拉肿瘤，切忌损伤肿瘤包膜，进一步分离并连同包膜切除肿瘤，如骨膜有累及，则切除受累部分。恶性肿瘤小范围的骨质侵犯部分亦应一并切除，范围大无法手术切除，术后给予放射治疗。④分层间断缝合骨膜、皮下组织和皮肤。

内上方皮肤入路。

（1）适应证：适用于眶内上象限浅部肿瘤。

（2）重要解剖结构的辨认与保存。

眶上神经血管束：位于眶上缘中内 1/3 交界处，术中损伤会导致额部皮肤麻木，应注意保护。

滑车：位于眶上切迹内侧约 5 mm 处，有上斜肌通过此处，防止损伤后出现斜视。

（3）手术步骤：①紧贴眉弓下缘做弧形切口，切口长度为 2～3 cm；②沿眶缘切开眶隔，暴露骨膜；③根据病变需要从骨膜下分离，切开骨膜后注意保护内眦韧带、泪囊、泪小管等结构；④沿提上睑肌内侧向深部分离暴露肿瘤，沿瘤体或包膜外分离，完整取出肿瘤；⑤分层间断缝合骨膜、皮下组织和皮肤。

眶上方皮肤入路。

（1）适应证：眶前上方和内上方浅部肿瘤。

（2）手术步骤：①沿眉弓下缘中部做切口，两端可达内、外眦部。切开皮肤及皮下组织，暴露眶隔。②分离到达眶上缘处水平切开眶隔。纵行分离脂肪及提上睑肌，暴露瘤体。③继续向周围和深部分离肿瘤周围组织，分隔开提上睑肌和上直肌以后完整切除肿瘤。

（3）术中、术后并发症的诊断和处理。

提上睑肌损伤:肿瘤体积大或粘连严重,分离时可能损伤提上睑肌,术中应在肿瘤摘除后立即修复。

滑车及上斜肌损伤:肿瘤取出后应仔细检查滑车和上斜肌,一旦有损伤,应及时行断端缝合,避免术后斜视。

下睑睫毛下皮肤入路。

(1)适应证:眶下方浅部肿瘤。

(2)手术步骤:①下睑睫毛下2 mm平行睑缘做皮肤切口,切口可向外眦下方延长1 cm左右,必要行外眦切开,以充分扩大术野;②在轮匝肌和眶隔之间向深部分离,达到眶下缘附近;③水平打开眶隔进入眶内,暴露肿瘤;④充分游离肿瘤周围正常组织,将肿瘤完整切除。

(3)术中、术后并发症的诊断和处理。

下睑退缩:多因术中皮下组织缝合没有对位整齐所致,应在同一水平对缝皮下组织,防止出现下睑退缩。术后出现的下睑退缩可尝试行按摩和牵拉下睑处理,必要时需要再次手术矫正。

下睑切口瘢痕:切口如果距离睑缘过远,术后切口愈合后容易留下可见痕迹。设计切口和切开皮肤时,应注意保持与睑缘的适当距离。

结膜入路。

(1)适应证:眼球周围肌锥外肿瘤;肌锥内肿瘤,如果距离眶尖尚有安全距离,且粘连不严重,也可行结膜入路。必要时可像下睑皮肤切口一样切开外眦,扩大术野范围。

(2)手术步骤:①在肿瘤部位的下睑穹隆结膜处弧形剪开结膜及筋膜囊,钝性分离至直肌附着点。②继续向深部分离,可直接暴露肌锥外肿瘤;肌锥内肿瘤根据所在位置,选择在两条直肌之间剪开肌间膜,暴露肿瘤。③充分分离肿瘤周围组织后将其取出。④连续缝合结膜切口。

(3)术中、术后并发症的诊断和处理。

结膜瘢痕:多因缝合时没有对位整齐所致,术中即时调整,术后可行瘢痕切除术。

视力下降或丧失:结膜切口空间有限,尤其是肌锥内操作,可能牵拉损伤视神经,造成视力下降或丧失。术中严密观察瞳孔情况,一旦发现视力受损迹象,立即停止手术,并考虑给予大剂量激素冲击治疗。术后视力丧失主要见于出血引起的眶压增高,发现后要及时切开重新止血、引流。

（二）外侧开眶术

1. 适应证

眶外侧肿瘤体积巨大,球后肌锥内肿瘤位于眶尖,或为粘连严重的眶后部肿瘤,需要充分暴露术野时,采取外侧开眶术,有时也根据病变位置采用外侧开眶结合内侧结膜入路,或结合外上方皮肤入路。

2. 重要解剖结构的辨认与保存

(1)面神经:面神经颞支在外眦和耳屏之间的颧弓中部达到表面并紧贴颧弓骨膜。分离颧弓骨膜时必须严格在骨膜下平面分离。颞支向上走行于颞浅筋膜表面,颞浅筋膜脂肪将颞深筋膜分为两层,在此间隙分离,可有效避免损伤该支神经。

(2)颞下窝:为颧弓深部腔隙,分离颞下窝的颞肌附着点时注意不要进入与颞窝相邻的眶上裂,防止损伤进出眶上裂的血管神经结构。

(3)颧额缝:为颧骨和额骨的分界线,外侧开眶术时常在此缝上方5 mm切开骨壁,可有效避免损伤颅脑组织。

3. 手术步骤

(1)外眦水平切口:自外眦角向外侧水平切开皮肤2.5～3 cm,切开皮下组织深达骨膜,剪开外眦韧带。

(2)沿切口两侧在骨膜面向上下分离,上至眶上缘,下至眶下缘水平。

(3)沿眶外缘外3～5 mm弧形切开骨膜,达眶上下缘水平。

(4)剥离眶内外骨膜,将眶外缘骨壁暴露。

(5)垂直于眶缘,用电锯锯开上下端,锯开前可在上下缘锯口上下方事先用电钻打好固定孔。

(6)在锯口末端连线用骨凿断开眶外侧壁深部,用持骨钳取出骨瓣。

(7)在外直肌走行部位边缘,从眶缘向眶尖部纵行剪开眶内侧骨膜及肌间膜,向肌锥内分离,暴露肿瘤。

(8)用脑压板分离肿瘤两侧脂肪组织,摘除肿瘤。

(9)充分止血后用钛钉钛板固定骨瓣。

(10)分层缝合骨膜、皮下组织和皮肤切口。

(三)内侧开眶术

手术从眶内侧壁或在内镜辅助下从筛窦进入眶内。

1. 适应证

眶内侧深部肿瘤,或者筛窦同时存在病变。

2. 禁忌证

筛窦有感染性炎症或存在慢性泪囊炎时应先解决感染问题方可手术。

3. 手术步骤

(1)眼眶内缘距内眦 5 mm 左右处切开皮肤至骨膜,切口长约 4 cm。沿骨膜下分离,注意对应泪囊水平损伤骨膜,防止破坏泪囊和内眦韧带。

(2)将内眦韧带、泪囊向外分离,暴露上颌骨额突,沿筛骨纸板向眶内分离暴露至泪囊窝后方,如果筛窦没有病变累及,注意分离力度,防止损伤筛骨纸板。

(3)水平切开骨膜,沿着内直肌边缘进入肌锥,暴露肿瘤。

(4)充分分离肿瘤周围组织后切除肿瘤。

(5)分层缝合骨膜、皮下组织和皮肤切口。

(四)内外联合开眶术

1. 适应证

肌锥内视神经内侧肿瘤较大或粘连严重,需要最大限度提供手术视野时,采取该手术方法。

2. 手术步骤

(1)行外侧开眶,方法同外侧开眶术。

(2)做内侧结膜切口,泪阜处行弧形切口,最大可达一半眼球范围,眶内分离操作同结膜径路手术。

(3)沿内直肌进入眶内以后,暴露视神经内侧和眶尖部肿瘤,必要时可离断内直肌。

(4)充分分离暴露肿瘤后将其娩出。

(5)复位内直肌和骨瓣。

(6)间断缝合骨膜、皮下组织,连续缝合结膜和皮肤切口。

(五)眶内容物剜除术

此为破坏性很大的手术,在少数情况下使用。

1. 适应证

眼眶恶性肿瘤如果广泛侵犯眶内组织结构,已经无法通过局部切除根治,则采取眶内容物剜除术。

2. 手术步骤

(1)全眶内容物剜除术:全眶内容物剜除术切除包括眼球、骨膜在内的全部眶内组织。根据肿瘤范围,可保留或不保留眼睑。如保留眼睑,则在外眦切开1cm,将上、下睑翻转,分离上下睑板缘穹隆部结膜。剪开结膜,上、下结膜切口两端采用在内眦对位缝合的方法。

沿眶缘360°切开骨膜,用骨膜剥离子沿颞上象限开始剥离骨膜,分离至眶上裂和眶下裂、筛动脉位置时,应注意充分止血。筛骨纸板十分脆弱,注意尽量保护其结构完整。

尽可能将眶内容物向后分离,在剪断眶尖组织以前,用止血钳夹住该部位组织,电凝止血,检查病变组织是否切除干净。

切取大腿内侧韧厚皮片覆盖眼眶创面,加压包扎。

(2)部分眶内容物剜除术:分为保留眶前部组织和后部组织的部分眶内容物剜除术。前者保留眼球和毗邻眼球的眶前部组织,后者切除眼睑、结膜、眼球和肿瘤周围5～10mm范围组织,保留眶深部组织,如果骨膜没有侵犯,也可一并保留。

(3)扩大眶内容物剜除术:适用于骨质有侵犯的情形,可根据受累部位部分或大部切除眶外侧壁、眶顶等,有时需要多学科联合手术。

3.组织缺损的处理与立即修复

(1)眶腔游离植皮(图5-16):一般用取皮刀或取皮鼓取股内侧游离皮片,置于眶腔骨壁上。皮片与眶缘皮肤间断缝合,皮片表面留数个小孔,便于引流。打包加压,使皮片与眶壁紧密接触。包扎10～14d后拆线。

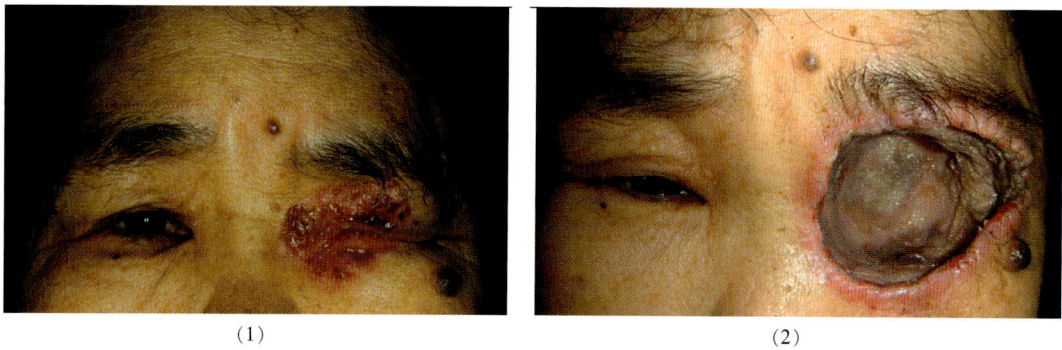

(1)   (2)

图5-16 眶腔游离植皮
(1)患者右眼睑鳞状细胞癌侵犯眼眶;(2)眶内容物剜除术后行游离植皮覆盖眶骨面

(2)睑裂缝合:将保留的上下睑皮肤对位缝合,并放置引流条,适用于眼睑保留且皮肤量大的患者。

4.术中、术后并发症的诊断和处理

(1)出血:主要因止血不彻底,尤其是眼动脉、筛动脉和进出眶上裂和眶下裂的血管。术中分离到上述部位时应充分电凝止血,术后放置引流物。采用睑裂缝合的患者引流换药不能解决时,可考虑给予加压包扎数日。

(2)感染:眶内容物剜除手术创面大,容易发生感染,术后要每日清洁换药,并预防性给予抗生素2～3d。

(3)面部畸形:眶内容物摘除术后遗留严重的面中部畸形,需要通过植入赝复体加以改善。

(4)皮片坏死:游离皮片过厚,术后容易血供不足坏死,取皮时要避免切取全层皮肤或中厚皮片,皮片表面要留孔引流,防止皮片下空腔形成。一旦出现坏死,应彻底清除坏死组织。

（六）经验和评述

(1)任何时候,都要尽量把保证视力安全作为手术的重要环节,术中要随时观察瞳孔情况,及时处理视力损害事件。

（2）应充分估计眼眶手术的困难和风险，重视术前的规划和设计，如通过导航和内镜辅助，提高手术安全性和成功率。

（3）选择不同手术入路时应明辨眼眶相应部位重要组织结构和解剖标志点，如提上睑肌、泪器、眶上神经、眼外肌等。

（4）尽可能不切开外眦，保留外眦正常外观；如切开外眦，切口要整齐，并使外眦呈锐角。避免切开再缝合时出现外眦畸形。

（5）注意保护眼眶邻近部位的组织结构，如外侧开眶时注意保持与颅内的安全距离，内侧入路时不要损伤筛窦。

（6）肌锥内肿瘤手术以适当力度的间歇性压迫止血为主，避免长时间压迫或盲目烧灼。

（7）术中应注意不可将眼球过分向外牵拉，以防止眼球血供障碍而引起视力的损伤。

（8）术后宜放置引流条。

（9）部分眶内容物剜除时应行术中快速病理检查，切缘完全阴性时，方可停止切除，防止病变残留并再度进展。

（范先群　贾仁兵）

参 考 文 献

[1] 范先群. 眼整形外科学[M]. 北京：北京科学技术出版社，2009.

[2] JACK ROOTMAN. Disease of the orbit：A Multidisciplinary Approach[M]. 2nd ed. 2003，213-384.

[3] EVAN H BLACK，FRANK A NESI，CHRISTOPHER J CALVANO，et al. Smith and Nesi's Ophthalmic Plastic and Reconstructive Surgery[M]. 3rd ed. 2012：535-546.

[4] PFEIFFER ML，SAVAR A，ESMAELI B. Sentinel lymph node biopsy for eyelid and conjunctival tumors：what have we learned in the past decade？[J]. Ophthal Plast Reconstr Surg，2013，29(1)：57-62.

[5] HARVEY DT，TAYLOR RS，ITANI KM，et al. Mohs micrographic surgery of the eyelid：an overview of anatomy，pathophysiology，and reconstruction options[J]. Dermatol Surg，2013，39(5)：673-697.

[6] SHIELDS JA，SHIELDS CL. Sebaceous adenocarcinoma of the eyelid[J]. Int Ophthalmol Clin，2009，49(4)：45-61.

[7] VILLEGAS VM，HESS DJ，WILDNER A，et al. Retinoblastoma[J]. Curr Opin Ophthalmol，2013，24(6)：581-588.

[8] PEREIRA PR，ODASHIRO AN，LIM LA，et al. Current and emerging treatment options for uveal melanoma[J]. Clin Ophthalmol，2013，7：1669-1682.

[9] MAWN LA. Infantile hemangioma：treatment with surgery or steroids[J]. Am Orthopt J，2013，63：6-13.

[10] TAILOR TD，GUPTA D，DALLEY RW，et al. Orbital neoplasms in adults：clinical，radiologic，and pathologic review[J]. Radiographics，2013，33(6)：1739-1758.

[11] WWIZMAN N，HOROWITZ G，Gil Z，et al. Surgical management of tumors involving the orbit[J]. JAMA Otolaryngol Head Neck Surg，2013，139(8)：841-846.

[12] SCHWARCZ RM，COUPLAND SE，FINGER PT. Cancer of the orbit and adnexa[J]. Am J Clin Oncol，2013，36(2)：197-205.

第6章 喉癌的外科手术

一、喉声门上水平部分切除术

喉声门上水平部分切除术(supraglottic horizontal partial laryngectomy)是一种治疗声门上型喉癌的部分喉切除手术。手术切除喉室以上的喉部分组织,切除范围包括两侧室带、杓会厌皱襞的一部分、会厌及会厌前间隙。

1.适应证

(1)声门上型喉癌 T1—T2,位于会厌喉面,向下未侵犯喉室和声带,声带活动正常。

(2)杓会厌皱襞癌,局限于一侧,未侵犯环后区黏膜且同侧披裂未受侵犯者。

(3)声门上型喉癌 T3,肿瘤已侵入会厌前间隙或侵犯会厌舌面,但未累及舌根部。

2.术前准备

(1)常规行全身检查,详细了解主要脏器的功能。

(2)行颈部 CT、纤维喉镜或硬管喉镜等检查,详细了解肿瘤的部位和病变的范围。

(3)术前 6 h 禁食。

(4)术前 0.5 h 肌注苯巴比妥和阿托品。

3.麻醉与体位

(1)麻醉:一般采用全身麻醉,先行气管切开,气管内插入麻醉插管后开始全身麻醉。

(2)体位:仰卧位,垫肩,头后仰,头部固定。

4.手术步骤

(1)切口:考虑到需要行一侧分区性、功能性或根治性颈淋巴清扫术,可做患侧的大"L"形切口。切口从乳突尖开始,沿胸锁乳突肌后缘向下,至颈下部锁骨上 2～3 cm 处转为水平切口,达对侧胸锁乳突肌前缘。如需要行双侧颈淋巴清扫,则可做大"U"形切口。

(2)分离皮瓣:切开皮下组织达颈阔肌下,分离并翻起颈阔肌皮瓣,暴露胸锁乳突肌、颈前肌和舌骨。

(3)根据需要完成一侧或两侧分区性、功能性或根治性颈淋巴清扫。

(4)切断附着于舌骨的肌肉:在舌骨下缘切断颈前肌,并将颈前肌向下翻起,暴露甲状软骨和舌甲膜。

(5)剥离甲状软骨膜和切除甲状软骨:在甲状软骨上缘切开软骨膜,向下剥离至甲状软骨中部平面。用电锯在甲状软骨中上 1/3 交界处切开,切除上 1/3 甲状软骨板。

(6)切断舌骨:游离舌骨后,将舌骨两外侧剪断,舌骨体附着于甲状舌骨膜上,术终与上半喉一并切除。

(7)进入喉咽腔:如果肿瘤位于会厌喉面,从会厌舌面上方经会厌谷进入喉咽腔。用 Allis 组织钳夹持会厌,将会厌向外拉出,沿会厌两侧缘切开,此时可清楚地观察到声带以上的喉结构及两侧梨状窝,根据肿瘤的范围,决定切除的术式。如果肿瘤侵及会厌舌面,则应从咽侧入路。

(8)切除肿瘤:先在肿瘤对侧杓状软骨前方切开杓会厌皱襞,直达喉室,然后从后向前,沿声带上方喉室侧壁切至前连合,再用同样方法切开患侧至前连合,最后将声门上的喉室、室带、部分杓会厌皱襞、会厌、会厌前间隙、舌骨包括肿瘤一并切除。切除范围见图 6-1。

(9)修复喉腔创面:切除上半喉后,在两侧声带上缘均有创面,可利用预先向下剥离的甲状软骨膜覆盖在创面上,并缝合固定。

(10)封闭喉腔:此时把患者头部垫高,肩放平。用3～4根1号可吸收缝线从环甲膜进针,穿入下半喉甲状软骨板内面,并由上方穿出,再穿过舌根部,将上下缝线拉紧,将下半喉与舌根部固定缝合,封闭喉腔,见图6-2。再将原切断的颈前肌予以缝合,加固喉前和外侧壁。

(11)缝合皮肤切口:术腔放引流管,然后逐层缝合皮下和皮肤。

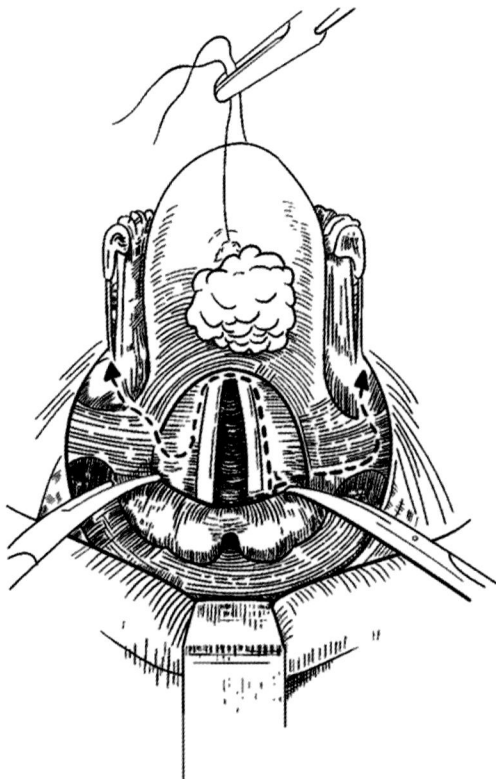

图 6-1　喉声门上部分切除术
虚线表示切除的范围

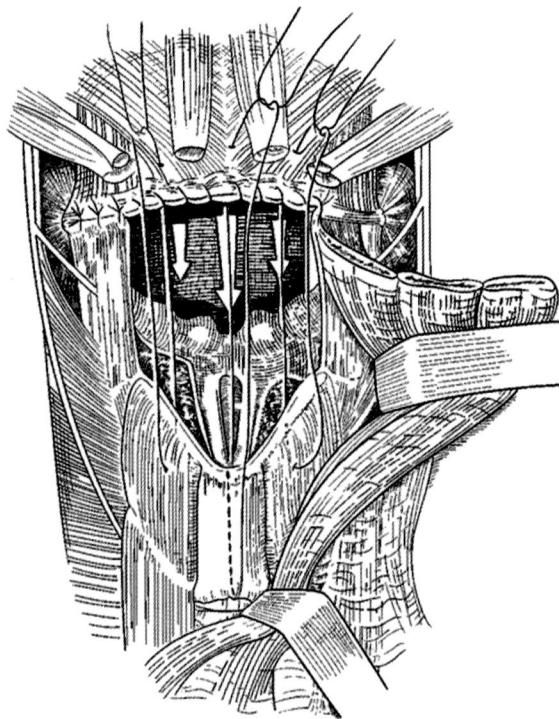

图 6-2　喉声门上部分切除术
将下半喉与舌根部固定缝合,关闭喉腔

5. 重要解剖结构的辨认与保存

喉声门上水平部分切除术是切除声门以上的上半部分喉,术中保护并避免损伤声带非常重要。建议进入喉咽腔后,在行喉部肿瘤切除时,手术者与助手交换位置,手术者站在患者头部方向,这样手术者可以看清肿瘤的范围,并在明视下切除声门上部分喉的结构,避免损伤声带。

6. 组织缺损的处理及立即修复

(1)上半部喉切除后创面的修复:建议用预先剥离的甲状软骨膜与声带上缘的创面缝合。如利用梨状窝黏膜覆盖声门上创面,在喉咽部梨状窝黏膜切除较多时,易造成两侧声带外移,致声带闭合不全,影响术后发音和吞咽功能。而利用甲状软骨膜覆盖则无此弊病。

(2)手术常规切除舌骨:采用舌根与下半喉固定缝合(下半喉上提)封闭喉咽腔的方法,有利于术后在吞咽时舌根覆盖喉部,避免或减轻误咽。

7. 术中、术后并发症的诊断和处理

(1)手术中判断是否有足够的手术切缘非常重要,手术切缘尤其是下切缘不够是造成术后复发的主要原因。必要时可依靠术中冰冻切片来确定。对切缘不够的病例,应放弃行喉声门上水平部分切除术,而改行全喉切除术或其他术式。

(2)由于本手术要切除整个会厌,术后误咽是本术式主要的并发症,因此术前应向患者做好解释工作,让患者有充分的思想准备,这样术后能积极地配合医生进行吞咽训练。多数患者最终都能克服误咽,正常进食。

（3）如术后有严重的误咽,有可能并发肺部感染,因此对术后呛咳症状明显并有发热的病例,应及时进行肺部透视或 X 线拍片。如发现肺部感染,应及时采取抗感染措施。

8. 经验和评述

喉声门上水平部分切除术是治疗声门上型喉癌有效的术式,手术成功的关键是严格掌握手术适应证。术前常规 CT 检查和喉内镜检查对判断肿瘤的范围很重要。

由于声门上型喉癌一般分化较差,恶性程度高,容易发生颈淋巴结转移,因此对临床 N0 期的病例,应常规行患侧Ⅱ、Ⅲ区的分区性颈淋巴清扫术。

二、喉声门上水平垂直部分切除术

喉声门上水平垂直部分切除术（supraglottic horizontovertical laryngectomy）又称"喉 3/4 切除术",是一种治疗侵犯一侧声带的声门上型喉癌的部分喉切除术。切除范围包括舌骨体、甲状软骨上半、会厌、双侧室带、会厌前间隙、一侧声带、一侧杓状软骨（必要时切除部分环状软骨及环杓关节）。

1. 手术指征

（1）声门上型喉癌 T2,肿瘤从声门上侵及声门,杓状软骨活动良好。

（2）声门上型喉癌 T3,一侧杓状软骨固定,会厌前间隙受侵。对侧声带及杓状软骨正常。

（3）下咽癌侵及一侧梨状窝内侧壁、杓会厌皱襞及会厌舌面部分。

2. 术前准备

同喉声门上水平部分切除术。

3. 麻醉与体位

同喉声门上水平部分切除术。

4. 手术步骤

（1）切口:考虑到需要行一侧分区性、功能性或根治性颈淋巴清扫术,可做患侧的大"L"形切口。切口从乳突尖开始,沿胸锁乳突肌后缘向下,至颈下部锁骨上 2～3 cm 处转为水平切口,达对侧胸锁乳突肌前缘。如需要行双侧颈淋巴清扫,则可做大"U"形切口。

（2）分离皮瓣:切开皮下组织达颈阔肌下,分离并翻起颈阔肌皮瓣,暴露胸锁乳突肌、颈前肌和舌骨。

（3）根据需要完成一侧或两侧分区性、功能性或根治性颈淋巴清扫。

（4）切断附着于舌骨的肌肉:在舌骨下缘切断颈前肌,并将颈前肌向下翻起,暴露甲状软骨和舌甲膜。

（5）剥离甲状软骨膜和切除甲状软骨:在甲状软骨上缘切开软骨膜,向下剥离至甲状软骨下缘。用电锯从患侧甲状软骨上角起向中线至甲状软骨 1/2 高度处切开,切除上 1/2 甲状软骨板。

（6）切断舌骨:游离舌骨后,将舌骨两外侧剪断,舌骨体附着于甲状舌骨膜上,术终与上半喉一并切除。

（7）进入喉咽腔:在舌骨上缘切入,从会厌舌面上方经会厌谷进入喉咽腔。用 Allis 组织钳夹持会厌,将会厌向外拉出,沿会厌两侧缘切开,此时可清楚地观察到声带以上的喉结构及两侧梨状窝,根据肿瘤的范围,决定切除的术式。

（8）切除肿瘤:先在肿瘤对侧杓状软骨前方切开杓会厌皱襞,直达喉室,然后从后向前,沿声带上方喉室侧壁切至前连合,再距患侧肿瘤下缘 5 mm 处切除患侧的肿瘤。最后,将患侧声带、喉室、室带、部分杓会厌皱襞,对侧的室带、整个会厌、会厌前间隙、舌骨包括肿瘤一并切除。可同时切除患侧梨状窝内侧壁。

（9）修复喉腔创面:切除肿瘤后,在两侧均有创面,可将预先向下剥离的甲状软骨膜覆盖在创面上,并缝合固定。然后用胸骨舌骨肌筋膜-舌骨瓣修复患侧喉部的缺损。

（10）封闭喉腔：此时把患者头部垫高，肩放平。将两侧咽侧黏膜与舌根两侧黏膜缝合，再将颈前筋膜和颈前肌与舌根黏膜下层缝合，两侧带状肌在中线缝合。

（11）缝合皮肤切口：术腔放引流管，然后逐层缝合皮下和皮肤。

5. 重要解剖结构的辨认与保存

喉声门上水平垂直部分切除术切除了声门上全部、会厌前间隙、舌骨及一侧的声带，术中保护并避免损伤健侧声带非常重要。建议进入喉咽腔，在行喉部肿瘤切除时，手术者与助手交换位置，手术者站到患者头部方向，这样手术者可以看清肿瘤的范围，并在明视下切除肿瘤，避免损伤健侧声带。

6. 组织缺损的处理及立即修复

肿瘤切除后喉腔的修复可设计三角形的甲状软骨膜瓣向内，将其人工骨折后移至声带缺失部位进行修复，笔者建议用胸骨舌骨肌筋膜-舌骨瓣修复。

7. 术中、术后并发症的诊断和处理

（1）手术中判断是否有足够的手术切缘非常重要，手术切缘尤其是下切缘不够是造成术后复发的主要原因。必要时可依靠术中冰冻切片来确定。对切缘不够的病例，应放弃行喉声门上水平部分切除术，而改行全喉切除术或其他术式。

（2）由于本手术要切除整个会厌，术后误咽是本术式主要的并发症。因此术前应向患者做好解释工作，让患者有充分的思想准备，这样术后能积极地配合医生进行吞咽训练。多数患者最终都能克服误咽，正常进食。

（3）如术后有严重的误咽，有可能并发肺部感染，因此对术后呛咳症状明显并有发热的病例，应及时进行肺部透视或X线拍片。如发现肺部感染，应及时采取抗感染措施。

8. 经验和评述

喉声门上水平垂直部分切除术是治疗侵及一侧声带的声门上型喉癌的有效的术式，手术成功的关键是严格掌握手术适应证。术前常规CT检查和喉内镜检查对判断肿瘤的范围很重要。

由于声门上型喉癌一般分化较差，恶性程度高，容易发生颈淋巴结转移，因此对临床N0的病例，应常规行患侧Ⅱ、Ⅲ区的分区性颈淋巴清扫术。

三、喉裂开声带切除术

喉裂开声带切除术（laryngofissure and cordectomy）的切除范围是一侧声带，主要的适应证是位于一侧声带膜部的早期喉癌。由于这一部位的病灶采取放疗和激光治疗可取得相同的疗效，目前这一术式已较少应用。

1. 适应证

声门型喉癌T1a病变，肿瘤向前未达前连合，向后未侵及杓状软骨声带突，且声带活动正常。

2. 术前准备

同喉声门上水平部分切除术。

3. 麻醉与体位

同喉声门上水平部分切除术。

4. 手术步骤

（1）切口：颈前正中垂直切口或平环状软骨下缘横切口，切口两侧达胸锁乳突肌前缘，呈小"U"形。

（2）分离皮瓣：向皮下切开皮下组织达颈阔肌下，分离并翻起颈阔肌皮瓣，暴露颈前肌和舌骨。

（3）暴露喉体：沿中线切开颈白线，分开胸骨舌骨肌，显露甲状舌骨膜、甲状软骨、环甲膜和环状软骨。

231

（4）喉裂开：切开环甲膜，检查声门下区是否被肿瘤侵犯。用电锯正中切开甲状软骨，然后用剪刀剪开喉内黏膜。用两个拉钩拉开两侧甲状软骨板，清楚地显露喉部的肿瘤。

（5）声带切除：在明视下距肿瘤5 mm处切除患侧声带，同时切除肿瘤相对应的甲状软骨内软骨膜。

（6）修复：可将患侧室带松解后，将喉内黏膜上下创缘直接间断缝合。

（7）关闭喉腔和缝合皮肤：将两侧颈前肌对位间断缝合关闭喉腔。术腔放引流管，逐层缝合皮下组织和皮肤。

5. 重要解剖结构的辨认与保存

喉裂开声带切除术切除了患侧的声带，术中保护并避免损伤健侧声带非常重要。因为该术式的适应证为位于声带中1/3的声门型喉癌，因此，可沿中线剪开喉内黏膜，尽可能不损伤健侧声带。

6. 组织缺损的处理及立即修复

由于该术式仅切除患侧声带，缺损较小，一般将患侧室带稍作松解后，便可直接把上下创缘缝合修复。

7. 术中、术后并发症的诊断和处理

（1）手术中判断是否有足够的手术切缘非常重要，手术切缘一般掌握在距肿瘤3～5 mm。必要时可依靠术中冰冻切片来确定。

（2）术后部分患者可能会出现误咽，一般经过一段时间的训练后都能克服。

（3）术后可能会出现声音嘶哑，但以后多能恢复比较满意的发音功能。

8. 经验和评述

喉裂开声带切除术是治疗位于一侧声带中1/3的声门型喉癌的术式，手术成功的关键是严格掌握手术适应证。术前常规CT检查和喉内镜检查对判断肿瘤的范围很重要。

随着喉显微外科技术的发展、激光技术在喉外科的应用，以及放疗技术的发展，对早期的声门型喉癌，放疗和CO_2激光手术都能取得和喉裂开声带切除术一样的远期疗效。况且放疗和激光手术创伤小，功能保护满意。因此，目前喉裂开声带切除术在喉癌的治疗中已经较少应用，基本被放疗或激光手术取代。

四、喉额侧垂直部分切除术

喉额侧垂直部分切除术（frontolateral partial laryngectomy）主要应用于治疗声门型喉癌，病变以一侧为主，对侧声带前端侵犯不超过3 mm。手术切除范围为：一侧声带，部分室带，前连合及前连合处的一条甲状软骨，对侧声带的前1/3。

1. 手术指征

声门型喉癌T1b病变，声带马蹄形病变前连合受侵。

2. 术前准备

同喉声门上水平部分切除术。

3. 麻醉与体位

同喉声门上水平部分切除术。

4. 手术步骤

（1）切口：颈前正中垂直切口或平环状软骨下缘横切口，切口两侧达胸锁乳突肌前缘，呈小"U"形。

（2）分离皮瓣：向皮下切开皮下组织达颈阔肌下，分离并翻起颈阔肌皮瓣，暴露颈前肌和舌骨。

（3）暴露喉体：沿中线切开颈白线，分开胸骨舌骨肌，显露甲状舌骨膜、甲状软骨、环甲膜和环状软骨。在甲状软骨板的上下缘及正中切开甲状软骨膜，剥离甲状软骨膜至甲状软骨板的后2/5。

(4)进入喉腔:横切环甲膜,探查声门下,如无肿瘤侵犯声门下,则分别于患侧甲状软骨板前 2/5 或 1/2 处及健侧距前中线 2~3 mm 处用电锯或剪刀垂直切开甲状软骨,直视下沿健侧甲状软骨切线从下向上垂直剪开喉内黏膜,应注意避免剪到肿瘤。

(5)切除肿瘤:用小拉钩牵开两侧甲状软骨板,充分显露位于声门的肿瘤。距肿瘤 5 mm 处切除肿瘤,垂直切除患侧甲状软骨板前 2/5 或 1/2 及部分对侧甲状软骨板的前部。连同声带肿瘤一并整块切除。

(6)喉腔修复:用 5-0 可吸收缝线将健侧声带前端与甲状软骨膜固定缝合,再将会厌根部向前固定于舌骨。将环后及梨状窝黏膜拉向喉内,与切缘黏膜缝合。取一蒂在下、宽 1.5~2 cm 的胸骨舌骨肌筋膜瓣修复喉腔的缺损。也可用患侧的甲状软骨膜修复喉腔的缺损。

(7)关闭喉腔和缝合皮肤:将两侧颈前肌对位间断缝合,关闭喉腔。术腔放引流管,逐层缝合皮下组织和皮肤。

5. 重要解剖结构的辨认与保存

喉额侧垂直部分切除术切除一侧声带、室带及部分对侧声带的前部,应注意保护和避免损伤健侧声带。

6. 组织缺损的处理及立即修复

肿瘤切除后喉部缺损除了应用胸骨舌骨肌筋膜瓣和甲状软骨膜修复外,亦可用颈前皮瓣进行修复。

7. 术中、术后并发症的诊断和处理

(1)手术中判断是否有足够的手术切缘非常重要,手术切缘不够是造成术后复发的主要原因。必要时可依靠术中冰冻切片来确定。对切缘不够的病例,应放弃行喉额侧垂直部分切除术,而改行扩大垂直部分喉切除术或其他术式。

(2)由于本手术要切除一侧的声带和室带,部分患者可能术后发生误咽,因此术前应向患者做好解释工作,让患者有充分的思想准备,这样术后能积极地配合医生进行吞咽训练。多数患者最终都能克服误咽,正常进食。

(3)如术后有严重的误咽,有可能并发肺部感染。因此术后呛咳症状明显,并有发热的病例,应及时进行肺部透视或 X 线拍片。如发现肺部感染,应及时采取抗感染措施。

(4)部分患者可发生术后拔管困难。如果是因为喉腔瘢痕粘连导致喉狭窄,可采用激光切除瘢痕后拔除气管套管。

8. 经验和评述

喉额侧垂直部分切除术是治疗病变以一侧为主,对侧声带前端侵犯不超过 3 mm 的声门型喉癌的有效术式,手术成功的关键是严格掌握手术适应证。术前常规 CT 检查和喉内镜检查对判断肿瘤的范围很重要。

由于声门型喉癌一般分化较好,早期不容易发生颈淋巴结转移,因此对临床 N0 的病例,不必行颈淋巴清扫术。

五、喉垂直部分切除及整复术

喉垂直部分切除术(vertical partial laryngectomy)(图 6-3)是一种治疗声门型喉癌的部分喉切除术,手术切除患侧甲状软骨板(或部分切除)、室带及声带,保留会厌、对侧的声带与室带、两侧杓状软骨、两侧(或一侧)甲状软骨。

1. 适应证

(1)声门型喉癌 T1、T2 病变,肿瘤局限于一侧声带。

(2)部分经选择的 T3 声门型喉癌。

2. 术前准备

同喉声门上水平部分切除术。

3. 麻醉与体位

同喉声门上水平部分切除术。

4. 手术步骤

（1）切口：颈前正中垂直切口或平环状软骨下缘横切口，切口两侧达胸锁乳突肌前缘，呈小"U"形。

（2）分离皮瓣：切开皮下组织达颈阔肌下，分离并翻起颈阔肌皮瓣，暴露颈前肌和舌骨。

（3）暴露喉体：沿中线切开颈白线，分开胸骨舌骨肌，显露甲状舌骨膜、甲状软骨、环甲膜和环状软骨。在甲状软骨板的上下缘及正中切开甲状软骨膜，剥离甲状软骨膜至甲状软骨板的后 2/5。

（4）进入喉腔：横切环甲膜，探查声门下，如无肿瘤侵犯声门下，则分别于患侧甲状软骨板前 2/5 或 1/2 处及健侧距前中线 2～3 mm 处用电锯或剪刀垂直切开甲状软骨，直视下沿健侧甲状软骨切线从下向上垂直剪开喉内黏膜，应注意避免剪到肿瘤。

（5）切除肿瘤：用小拉钩牵开两侧甲状软骨板，充分显露位于声门的肿瘤。距肿瘤 5 mm 处切除肿瘤，垂直切除患侧甲状软骨板前 2/5 或 1/2。连同声带肿瘤一并整块切除。

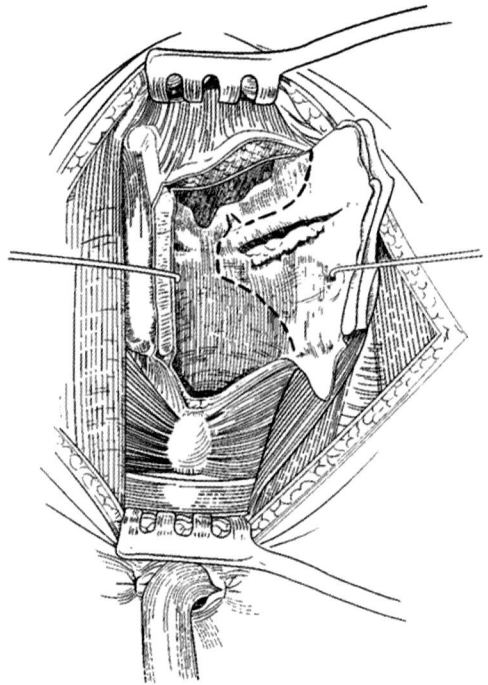

图 6 – 3 喉垂直部分切除术
虚线表示切除的范围

（6）喉腔修复：用 5-0 可吸收缝线将健侧声带前端与甲状软骨膜固定缝合，再将会厌根部向前固定于舌骨。将环后黏膜及梨状窝黏膜拉向喉内，与切缘黏膜缝合。取一蒂在下、宽1.5～2 cm 的胸骨舌骨肌筋膜瓣修复喉腔的缺损。也可用患侧的甲状软骨膜修复喉腔的缺损。

（7）关闭喉腔和缝合皮肤：将两侧颈前肌对位间断缝合，关闭喉腔。术腔放引流管，逐层缝合皮下组织和皮肤。

5. 重要解剖结构的辨认与保存

喉垂直部分切除术切除一侧声带和室带，应注意避免损伤健侧声带。

6. 组织缺损的处理及立即修复

肿瘤切除后喉部缺损的修复除了应用胸骨舌骨肌筋膜瓣和甲状软骨膜修复外，亦可用颈前皮瓣进行修复。

7. 术中、术后并发症的诊断和处理

（1）手术中判断是否有足够的手术切缘非常重要，手术切缘不够是造成术后复发的主要原因。必要时可依靠术中冰冻切片来确定。对切缘不够的病例，应放弃行喉垂直部分切除术，而改行扩大垂直部分喉切除术或其他术式。

（2）由于本手术要切除一侧的声带和室带，部分患者可能术后发生误咽，因此术前应向患者做好解释工作，让患者有充分的思想准备，这样术后能积极地配合医生进行吞咽训练。多数患者最终都能克服误咽，正常进食。

（3）如术后有严重的误咽，有可能并发肺部感染。因此，对术后呛咳症状明显，并有发热的病例，应及时进行肺部透视或 X 线拍片。如发现肺部感染，应及时采取抗感染措施。

（4）部分患者可发生术后拔管困难。如果是因为喉腔瘢痕粘连导致喉狭窄，可采用激光切除瘢痕后拔除气管套管。

8. 经验和评述

喉垂直部分切除术是治疗局限于一侧声带的声门型喉癌的有效术式,手术成功的关键是严格掌握手术适应证。术前常规 CT 检查和喉内镜检查对判断肿瘤的范围很重要。

由于声门型喉癌一般分化较好,早期不容易发生颈淋巴结转移,因此对临床 N0 的病例,不必常规行颈淋巴清扫术。

六、喉扩大垂直部分切除及整复术

喉扩大垂直部分切除术(extended vertical partial laryngectomy)主要用于治疗肿瘤位于一侧声带,向后已经累及声带突和杓状软骨的声门型喉癌,手术切除一侧甲状软骨板(前 2/3)、一侧声带和室带及杓状软骨,必要时切除部分环状软骨及环杓关节。

1. 适应证

声门型喉癌 T3,一侧声带和杓状软骨已固定,后连合及对侧喉无病变或对侧前连合少许受侵。

2. 术前准备

同喉声门上水平部分切除术。

3. 麻醉与体位

同喉声门上水平部分切除术。

4. 手术步骤

(1)切口:颈前正中垂直切口或平环状软骨下缘横切口,切口两侧达胸锁乳突肌前缘,呈小"U"形。

(2)分离皮瓣:向皮下切开皮下组织达颈阔肌下,分离并翻起颈阔肌皮瓣,暴露颈前肌和舌骨。

(3)暴露喉体:沿中线切开颈白线,分开胸骨舌骨肌,显露甲状舌骨膜、甲状软骨、环甲膜和环状软骨。在甲状软骨板的上下缘及正中切开甲状软骨膜,剥离甲状软骨膜至甲状软骨板的后 2/5。

(4)进入喉腔:横切环甲膜,探查声门下,如无肿瘤侵犯声门下,则分别于患侧甲状软骨板前 2/5 或 1/2 处及健侧距前中线 2~3 mm 处用电锯或剪刀垂直切开甲状软骨,直视下沿健侧甲状软骨切线从下向上垂直剪开喉内黏膜,应注意避免剪到肿瘤。

(5)切除肿瘤:用小拉钩牵开两侧甲状软骨板,充分显露位于声门的肿瘤。距肿瘤 5 mm 处切除肿瘤,垂直切除患侧甲状软骨板前 2/5 或 1/2。连同声带肿瘤和杓状软骨一并整块切除。

(6)喉腔修复:用 5-0 可吸收缝线将健侧声带前端与甲状软骨膜固定缝合,再将会厌根部向前固定于舌骨。将环后黏膜及梨状窝黏膜拉向喉内并与切缘黏膜缝合。取一蒂在下、宽 1.5~2 cm 的胸骨舌骨肌筋膜瓣,该瓣的前端连一小段舌骨,用小段舌骨修复杓状软骨切除后的缺损,用肌筋膜瓣修复喉腔的缺损。

(7)关闭喉腔和缝合皮肤:将两侧颈前肌对位间断缝合,关闭喉腔。术腔放引流管,逐层缝合皮下组织和皮肤。

5. 重要解剖结构的辨认与保存

喉扩大垂直部分切除术切除一侧声带和室带,应注意保护和避免损伤健侧声带。

6. 组织缺损的处理及立即修复

肿瘤切除后喉部缺损除了应用胸骨舌骨肌筋膜瓣和甲状软骨膜修复外,亦可用颈前皮瓣进行修复。

7. 术中、术后并发症的诊断和处理

(1)手术中判断是否有足够的手术切缘非常重要,手术切缘不够是造成术后复发的主要原因。必要时可依靠术中冰冻切片来确定。对切缘不够的病例,应放弃行喉扩大垂直部分切除术而改行其他术式。

(2)由于本手术要切除一侧的声带和室带,部分患者可能术后发生误咽,因此术前应向患者做好解释工作,让患者有充分的思想准备,这样术后能积极地配合医生进行吞咽训练。多数患者最终都能克服误咽,正常进食。

（3）如术后有严重的误咽,有可能并发肺部感染。因此对术后呛咳症状明显,并有发热的病例,应及时进行肺部透视或 X 线拍片。如发现肺部感染,应及时采取抗感染措施。

（4）部分患者可发生术后拔管困难。如果是因为喉腔瘢痕粘连导致喉狭窄,可采用激光切除瘢痕后拔除气管套管。

8. 经验和评述

喉扩大垂直部分切除术是治疗侵及声带突和杓状软骨的声门型喉癌的有效术式,手术成功的关键是严格掌握手术适应证。术前常规 CT 检查和喉内镜检查对判断肿瘤的范围很重要。

由于声门型喉癌一般分化较好,早期不容易发生颈淋巴结转移,因此对临床 N0 的病例,不必常规行颈淋巴清扫术。

七、喉次全切除及整复术

喉次全切除及整复术(tucker's operation)是治疗 T1b 声门型喉癌的一种术式,手术切除两侧声带、室带和一侧杓状软骨,保留环状软骨和至少一侧杓状软骨,然后用会厌修复喉部的缺损。

1. 适应证

声门型喉癌 T2 或 T3 病变,双侧声带前 1/2 或 2/3 受侵犯,声门下前中部侵犯小于 1 cm,向上肿瘤未侵犯会厌根部,至少有一侧杓状软骨声带突未受累者。

2. 术前准备

同喉声门上水平部分切除术。

3. 麻醉与体位

同喉声门上水平部分切除术。

4. 手术步骤

（1）切口:颈前正中垂直切口或平环状软骨下缘横切口,切口两侧达胸锁乳突肌前缘,呈小"U"形。

（2）分离皮瓣:向皮下切开皮下组织达颈阔肌下,分离并翻起颈阔肌皮瓣,暴露颈前肌和舌骨。

（3）暴露喉体:沿中线切开颈白线,分开胸骨舌骨肌,显露甲状舌骨膜、甲状软骨、环甲膜和环状软骨。在甲状软骨板的上下缘及正中切开甲状软骨膜,剥离甲状软骨膜至甲状软骨板的后 2/5。

（4）进入喉腔:横切环甲膜,探查声门下,如无肿瘤侵犯声门下,分别于两侧甲状软骨板前 2/5 或 1/2 处用电锯或剪刀垂直切开甲状软骨,直视下沿健侧甲状软骨切线从下向上垂直剪开喉内黏膜,应注意避免剪到肿瘤。

（5）切除肿瘤:用小拉钩牵开两侧甲状软骨板,充分显露位于声门的肿瘤。距肿瘤 5 mm 处切除肿瘤,切除范围包括:一侧的声带、室带、杓状软骨,对侧声带、室带。保留双侧甲状软骨后翼板、会厌和至少一侧杓状软骨。切除范围见图 6 - 4。

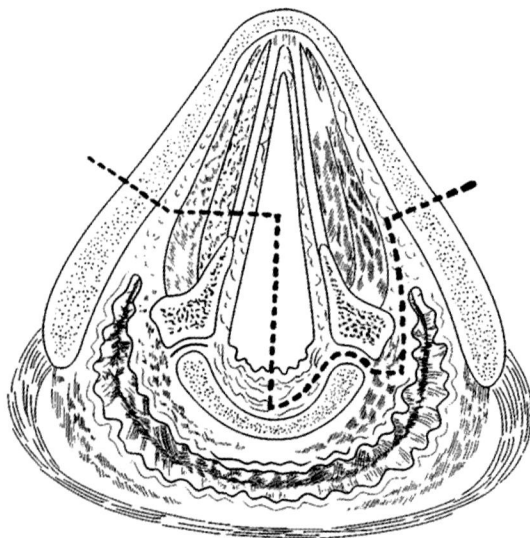

图 6 - 4 喉次全切除会厌整复术
虚线表示切除的范围

（6）喉腔修复：先将梨状窝内侧壁黏膜稍行分离，将其缝合覆盖喉后部创面，将两侧胸骨舌骨肌后缘与双侧下咽侧缘黏膜缝合。喉腔的缺损用会厌修复，为了松动和下移会厌，先将会厌与其附着韧带和舌面的黏膜分离至会厌上部，然后用 Allis 组织钳把会厌向下牵拉。将其下缘与环甲膜或环状软骨缝合，两侧缘与残留的甲状软骨后翼板缝合。见图 6-5。

（7）缝合肌层和皮肤：将两侧颈前肌对位间断缝合。术腔放引流管，逐层缝合皮下组织和皮肤。

5. 重要解剖结构的辨认与保存

在分离会厌舌面黏膜的过程中应注意防止穿透会厌舌面黏膜，后者可能影响会厌黏膜的血液循环。

6. 组织缺损的处理及立即修复

该术式的特点是用下移会厌来修复和重建喉部的缺损。下移会厌能替代切除的大部分甲状软骨的支架作用，保持呼吸道的通畅，而会厌喉面完整的黏膜又能避免术后喉腔的粘连。

7. 术中、术后并发症的诊断和处理

（1）手术中判断是否有足够的手术切缘非常重要，手术切缘不够是造成术后复发的主要原因。必要时可依靠术中冰冻切片来确定。对切缘不够的病例，应放弃行该术式，改行其他术式。

图 6-5　喉次全切除会厌整复术
用下移会厌修复喉部肿瘤切除后的缺损

（2）由于本手术要切除两侧的声带和室带，部分患者可能术后发生误咽，因此术前应向患者做好解释工作，让患者有充分的思想准备，这样术后能积极地配合医生进行吞咽训练。多数患者最终都能克服误咽，正常进食。

（3）如术后有严重的误咽，有可能并发肺部感染，因此对术后呛咳症状明显并有发热的病例，应及时进行肺部透视或 X 线拍片。如发现肺部感染，应及时采取抗感染措施。

（4）部分患者可发生术后拔管困难。如果是因为喉腔瘢痕粘连导致喉狭窄，可采用激光切除瘢痕后拔除气管套管。

8. 经验和评述

喉次全切除会厌整复术是治疗 T2 或 T3 侵犯双侧声带的声门型喉癌的有效术式，手术成功的关键是严格掌握手术适应证。术前常规 CT 检查和喉内镜检查对判断肿瘤的范围很重要。

由于声门型喉癌一般分化较好，早期不容易发生颈淋巴结转移，因此对临床 N0 的病例，不必行颈淋巴清扫术。

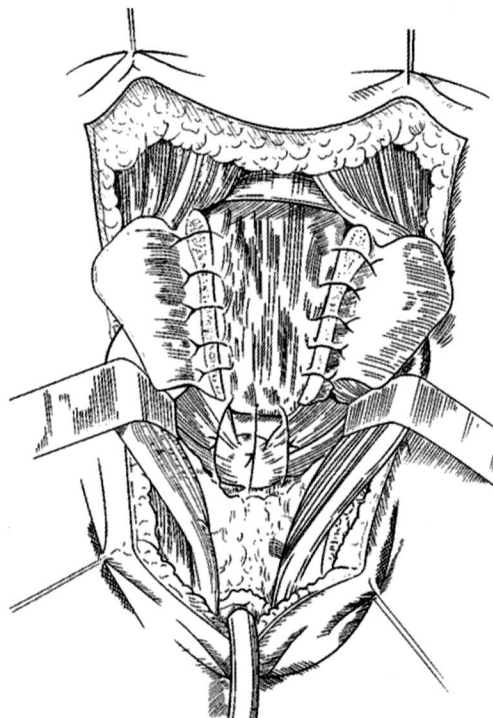

八、喉环状软骨上部分切除术

喉环状软骨上部分切除术（supracricoid partial laryngectomy，SCPL）1959 年首先由 Majer 和 Rieder 报道，是一类功能保全性喉切除手术，其目的是既能切除喉肿瘤，又能保留喉的发音、呼吸和吞咽功能。根据切除范围的不同，可分为环状软骨舌骨会厌固定术（cricohyoidoepiglottopexy 或 CHEP、Majer-Piquet 手术）和环状软骨舌骨固定术（cricohyoidopexy 或 CHP、Labayle 手术）等两种术式。前者主要适用于声门型喉癌，后者主要适用于声门上型喉癌。

（一）环状软骨舌骨会厌固定术（CHEP）

1. 适应证

（1）声门型喉癌 T1b：双侧声带癌，累及一侧声带全程、前连合，向后累及杓状软骨声带突及对侧声带前 1/3 或前 1/2，并有声带肌受侵犯和声带活动受限，但有一侧声带后 1/3 的黏膜正常，声带活动良好。

（2）T2 声门型喉癌：向上侵及喉室、室带和前连合，但未累及会厌根部及会厌前间隙，向下侵犯声门下区前中部分未超过 1 cm，后部未超过 0.5 cm。

（3）部分经过选择的 T3 声门型喉癌：如一侧声带固定的声门型喉癌，肿瘤的范围未超过适应证（2）。

2. 术前准备

同喉声门上水平部分切除术。

3. 麻醉与体位

同喉声门上水平部分切除术。

4. 手术步骤

（1）做颈前正中垂直切口或颈部"U"形切口。后者是笔者常用的切口，沿环状软骨上缘做一水平略带两侧向上的弧形切口，切口的两侧在胸锁乳突肌前缘，相当于舌骨的高度。切开皮肤、皮下组织及颈阔肌，向上翻起颈阔肌皮瓣至舌骨上 1 cm 水平，显露颈前诸肌。

（2）沿颈中线切开颈深筋膜，分离两侧胸骨舌骨肌、胸骨甲状肌和甲状舌骨肌，并于舌骨下缘切断胸骨舌骨肌和甲状舌骨肌，暴露舌骨、甲状软骨、环状软骨和环甲膜。

（3）在环状软骨上缘水平切开环甲膜进入喉腔，仔细检查并确定肿瘤下缘未超过声门下 1 cm。沿甲状软骨板两侧切断咽下缩肌，剥离两侧梨状窝黏膜。

（4）于甲状软骨切迹上缘水平切开甲状舌骨膜、会厌前间隙的结缔组织，并切断会厌根部，进入喉腔。先沿健侧甲状软骨上缘向外切开，切断健侧的杓会厌襞，并于健侧杓状软骨声带突前切断室带和声带，并向下至环状软骨上缘与环甲膜切口相连。然后沿患侧甲状软骨上缘向外切开，切断患侧的杓会厌襞，直到杓状软骨后方切除患侧的室带、声带和杓状软骨。并向下至环状软骨上缘与环甲膜切口相连，应注意尽量保留杓状软骨后面的黏膜。这样整个甲状软骨连同患侧的室带、声带

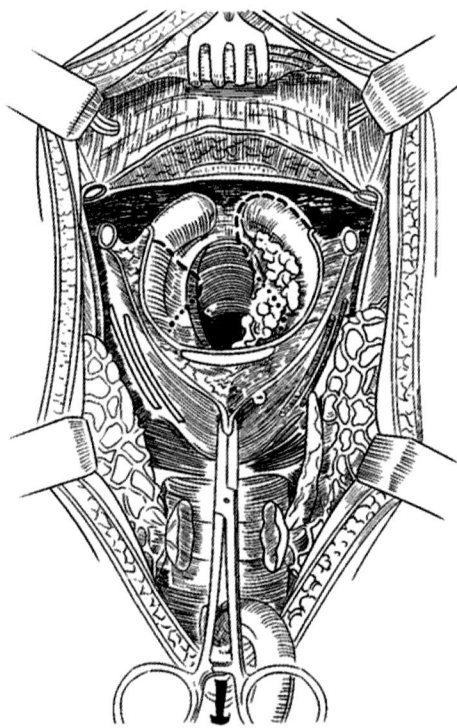

图 6-6　环状软骨舌骨会厌固定术
虚线表示切除的范围

和杓状软骨及健侧的室带和声带已被整块切除，仅保留环状软骨、健侧的杓状软骨及会厌软骨，见图 6-6。如声带癌仅限于声带中前 1/3，未累及声带突，可保留两侧杓状软骨，但肿瘤切除的安全边缘要在 0.5 cm 以上。

（5）仔细止血后，把患侧杓状软骨后面保留的黏膜与环状软骨切缘的黏膜缝合。用 3 根 1 号可吸收缝线做环状软骨、舌骨、会厌固定缝合。第一根在中线从环状软骨下缘进针进入喉腔，然后向上穿过会厌根部从舌骨上缘穿出，另外两针方法相同，但分别在中线旁两侧 1 cm 处。扎紧 3 根缝线，使舌骨下缘正好对接在环状软骨上缘，关闭喉腔，见图 6-7。

（6）逐层缝合舌骨下肌群，术腔放置负压引流管，再用丝线分层缝合切口。

5. 重要解剖结构的辨认与保存

在切除肿瘤时应注意避免损伤保留侧的杓状软骨和喉返神经。建议进入喉腔后,在行喉部肿瘤切除时,手术者与助手交换位置,手术者站到患者头部方向,这样手术者可以看清肿瘤的范围,并在明视下切除肿瘤。

6. 组织缺损的处理及立即修复

该术式在肿瘤切除后,喉腔的修复和重建方式是用 3 根 1 号无损伤缝线做环状软骨、舌骨和会厌的固定缝合。

7. 术中、术后并发症的诊断和处理

(1)手术中判断是否有足够的手术切缘非常重要,手术切缘不够是造成术后复发的主要原因。必要时可依靠术中冰冻切片来确定。对切缘不够的病例,应放弃行该术式,改行其他术式。

(2)由于本手术要切除两侧的声带和室带,部分患者可能术后发生误咽。因此术前应向患者做好解释工作,让患者有充分的思想准备,这样术后能积极地配合医师进行吞咽训练。多数患者最终都能克服误咽,正常进食。

(3)如术后有严重的误咽,有可能并发肺部

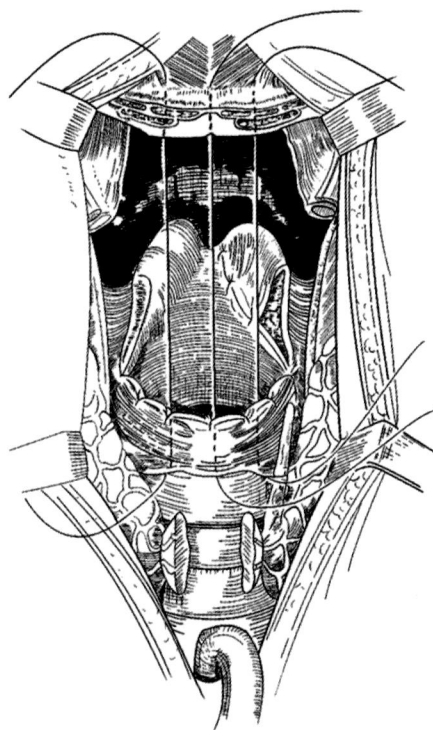

图 6-7　环状软骨舌骨会厌固定术
用 3 根 1 号可吸收缝线做环状软骨、舌骨、会厌固定缝合,关闭喉腔

感染。因此对术后呛咳症状明显,并有发热的病例,应及时进行肺部透视或 X 线拍片。如发现肺部感染,应及时采取抗感染措施。

(4)部分患者可发生术后拔管困难。如果是因为喉腔瘢痕粘连导致喉狭窄,可采用激光切除瘢痕后拔除气管套管。

8. 经验和评述

环状软骨舌骨会厌固定术(CHEP)是治疗 T1b、T2 或部分经选择的 T3 声门型喉癌的有效术式,手术成功的关键是严格掌握手术适应证。术前常规 CT 检查和喉内镜检查对判断肿瘤的范围很重要。

为了避免在整块切除甲状软骨时,尤其在靠近健侧环杓关节附近操作时,损伤健侧喉返神经,如果切除病变允许,笔者只切除两侧甲状软骨板的内侧 2/3 或 1/2。保留两侧甲状软骨板的外 1/3 或 1/2,并不影响环状软骨舌骨和会厌的固定缝合,对病变的根治也无影响,还省去了剥离两侧梨状窝的步骤,可缩短手术时间。

为了减少术后误咽和改善术后发音质量,笔者常规在切除患侧杓状软骨后用小块自体软骨埋植于原环杓关节处垫高,形成假的披裂,从而使新的喉腔在发音和吞咽时关闭得更紧。

由于声门型喉癌一般分化较好,早期不容易发生颈淋巴结转移,因此对临床 N0 的病例,不必常规行颈淋巴清扫术。

(二)环状软骨舌骨固定术(CHP)

1. 适应证

本术式主要适应于侵犯声门区的声门上型喉癌。

(1)声门上型喉癌累及舌骨水平以下的会厌、室带和一侧杓状软骨,导致一侧声带活动受限。

（2）声门上型喉癌累及前连合、一侧或两侧声带，一侧声带活动受限，但至少有一侧声带后 1/3 的黏膜正常，声带活动良好。

（3）声门型、声门上型和跨声门癌出现一侧声带活动明显受限或固定，但声门下区侵犯前中部分小于 1cm，尚可保留环状软骨和另一侧杓状软骨者。

2. 术前准备

同喉声门上水平部分切除术。

3. 麻醉与体位

同喉声门上水平部分切除术。

4. 手术步骤

（1）根据是否行一侧或双侧颈淋巴清扫术，采用不同的切口。如不做颈淋巴清扫术，手术切口同 CHEP；若需行一侧颈淋巴清扫术，可采用一侧的"L"形切口，切口上端起自乳突尖，沿胸锁乳突肌后缘向下，至该肌中下 1/3 处弧形转向中线，成水平切口；若需行双侧颈淋巴清扫术，则可采用大"U"形或"H"形切口。

（2）翻起颈阔肌皮瓣后，沿颈中线切开颈深筋膜，分离两侧胸骨舌骨肌、胸骨甲状肌和甲状舌骨肌，并于舌骨下缘切断胸骨舌骨肌和甲状舌骨肌，暴露舌骨、甲状软骨、环状软骨和环甲膜。

（3）在环状软骨上缘水平切开环甲膜进入喉腔，仔细检查并确定肿瘤下缘未超过声门下 1cm。沿甲状软骨板两侧切断咽下缩肌，剥离两侧梨状窝黏膜。

（4）在相当于会厌谷水平切开甲状舌骨膜进入咽腔。用 Allis 组织钳夹持会厌，并提出咽腔，先用剪刀沿健侧杓会厌襞，在健侧杓状软骨声带突前切断室带和声带，并向下至环状软骨上缘与环甲膜切口相连。然后把甲状软骨翻向患侧，看清肿瘤的范围，再沿患侧杓会厌襞剪开，直到杓状软骨后方切除患侧的室带、声带和杓状软骨。并向下至环状软骨上缘与环甲膜切口相连，应注意尽量保留杓状软骨后面的黏膜。这样整个甲状软骨、会厌连同患侧的室带、声带和杓状软骨及健侧的室带和声带已被整块切除，仅保留环状软骨和健侧的杓状软骨。如声带癌仅限于声带中前 1/3，未累及声带突，可保留两侧杓状软骨，但肿瘤切除的安全边缘至少要有 1cm。

（5）仔细止血后，把患侧杓状软骨后面保留的黏膜与环状软骨切缘的黏膜缝合。用 3 根 1 号可吸收缝线做环状软骨舌骨固定缝合。第一根在中线从环状软骨下缘进针进入喉腔，然后向上从舌骨上缘穿出，另外两针方法相同，但分别在中线旁两侧 1cm 处。扎紧 3 根缝线，使舌骨下缘正好对接在环状软骨上缘，关闭咽腔。

（6）逐层缝合舌骨下肌群，术腔放置负压引流管，再用丝线分层缝合切口。

5. 重要解剖结构的辨认与保存

在切除肿瘤时应注意避免损伤保留侧的杓状软骨和喉返神经。建议进入喉咽腔后，在行喉部肿瘤切除时，手术者与助手交换位置，站到患者头部方向，这样手术者可以看清肿瘤的范围，并在明视下切除肿瘤。

6. 组织缺损的处理及立即修复

该术式在肿瘤切除后，喉腔的修复和重建方式是用 3 根 1 号无损伤缝线做环状软骨和舌骨的固定缝合。

7. 术中、术后并发症的诊断和处理

（1）手术中判断是否有足够的手术切缘非常重要，手术切缘不够是造成术后复发的主要原因。必要时可依靠术中冰冻切片来确定。对切缘不够的病例，应放弃行该术式，改行其他术式。

（2）由于本手术要切除两侧的声带、室带和整个会厌，多数患者可能术后发生误咽。因此术前应向患者做好解释工作，让患者有充分的思想准备，这样术后能积极地配合医生进行吞咽训练。多数患者最终都能克服误咽，正常进食。

（3）如术后有严重的误咽，有可能并发肺部感染。因此对术后呛咳症状明显并有发热的病例，应及时进行肺部透视或 X 线拍片。如发现肺部感染,应及时采取抗感染措施。

(4)部分患者可发生术后拔管困难。如果是因为喉腔瘢痕粘连导致喉狭窄,可采用激光切除瘢痕后拔除气管套管。

8. 经验和评述

环状软骨舌骨固定术(CHP)是治疗侵犯声门区的声门上型喉癌的有效术式,手术成功的关键是严格掌握手术适应证。术前常规 CT 检查和喉内镜检查对判断肿瘤的范围很重要。

为了避免在整块切除甲状软骨时,尤其在靠近健侧环杓关节附近操作时损伤健侧喉返神经,如果切除病变允许,笔者只切除两侧甲状软骨板的内侧 2/3 或 1/2,保留两侧甲状软骨板的外 1/3 或 1/2,并不影响环状软骨、舌骨和会厌的固定缝合,对病变的根治也无影响,还省去了剥离两侧梨状窝的步骤,可缩短手术时间。

为了减少术后误咽和改善术后发音质量,笔者常规在切除患侧杓状软骨后用小块自体软骨埋植于原环杓关节处垫高,形成假的披裂,从而使新的喉腔在发音和吞咽时关闭得更紧。

由于声门上型喉癌一般分化较差,早期容易发生颈淋巴结转移,因此对临床 N0 期的病例,应行Ⅱ—Ⅲ区的分区性颈淋巴清扫术。

九、喉近全切除及整复术

喉近全切除术(near total laryngectomy,pearson's laryngectomy)也称为"Pearson 手术",是一种在切除 T3、T4 喉癌或下咽癌后,利用健侧保留的喉气管瓣做成发音管,来恢复患者发音功能的手术。

1. 手术指征

(1)喉癌,声门型或声门上型 T3、T4。

(2)梨状窝癌 T3、T4。

(3)颈段食管癌 T3、T4。

2. 术前准备

同喉声门上水平部分切除术。

3. 麻醉与体位

同喉声门上水平部分切除术。

4. 手术步骤

(1)根据是否行一侧或双侧颈淋巴清扫术,采用不同的切口。如不做颈淋巴清扫术,手术切口同CHEP;若需行一侧颈淋巴清扫术,可采用一侧的"L"形切口,切口上端起自乳突尖,沿胸锁乳突肌后缘向下,至该肌中下 1/3 处弧形转向中线,成水平切口;若需行双侧颈淋巴清扫术,则可采用大"U"形或"H"形切口。

(2)翻起颈阔肌皮瓣后,沿颈中线切开颈深筋膜,分离两侧胸骨舌骨肌、胸骨甲状肌和甲状舌骨肌,并于舌骨下缘切断胸骨舌骨肌和甲状舌骨肌,暴露舌骨、甲状软骨、环状软骨和环甲膜。

(3)纵行切开健侧甲状软骨板,用钩子拉开甲状软骨板后缘后,从喉室进入并向上切开,再在环状软骨后部纵行裂开,然后在明视下切除患侧甲状软骨和部分健侧甲状软骨、部分舌骨、会厌、双侧室带、双侧声带、患侧杓状软骨、杓会皱襞、环状软骨。从健侧杓会皱襞开始,保留一段喉黏膜,直到环状软骨和气管环处。喉内病变切除后,留有一个杓状软骨和一长条完整黏膜,可以缝合成一根约 0.4 cm 直径的发音管。

(4)将保留的喉气管瓣黏膜卷成发音管,发音管的大小以能包绕一根 14 号导尿管而无张力为宜,以满足发音的需要。

（5）关闭咽腔的方法与全喉切除术一样。在气管下端的前壁开一孔，做气管造口。

（6）逐层缝合舌骨下肌群，术腔放置负压引流管，再用丝线分层缝合切口。

5. 重要解剖结构的辨认与保存

喉近全切除术在切除喉部肿瘤后，要用健侧的喉气管瓣做成发音管，因此必须保留健侧的杓状软骨和一段喉气管黏膜。进入喉腔的入路除了经典术式经健侧喉室入路外，还可以经会厌谷入路。

6. 组织缺损的处理及立即修复

喉近全切除后用健侧保留的喉气管瓣做发音管需要至少2.5cm宽的黏膜。但通常喉剩余的黏膜会少于这个宽度，可用转移局部下咽黏膜瓣的方法进行补充修复。

7. 术中、术后并发症的诊断和处理

（1）手术中判断是否有足够的手术切缘非常重要，手术切缘不够是造成术后复发的主要原因。必要时可依靠术中冰冻切片来确定。对切缘不够的病例，应放弃行该术式，改行喉全切除术。

（2）制作的发音管的大小必须适当，做得过小造成以后发音时气流不能通过而无法发音。做得过大则可能引起以后进食时误咽。因此，缝合发音管时，一般以发音管能包绕一根14号导尿管而无张力为宜。

8. 经验和评述

如果正确掌握手术适应证，喉近全切除术能够使部分原本需要做喉全切除术的T3、T4期喉癌和下咽癌患者在完整切除肿瘤的前提下，保留发音功能。手术成功的关键是手术适应证的掌握、手术切缘的判断和适当大小的发音管的制作。

十、喉全切除术

喉全切除术（total laryngectomy）是一种主要用于治疗晚期喉癌或下咽癌，以及放射治疗后复发的喉癌的手术方法。虽然该术式能完整地切除喉部的肿瘤，疗效较好，但是由于术后患者失去发音功能，给患者的生活和工作带来不便，严重影响患者的生活质量。近几十年来，由于喉部分切除术和喉功能重建手术的普遍开展，喉全切除术有减少趋势。但是对晚期喉癌和下咽癌的治疗，喉全切除术仍然是一种较为常用的手术方法。

1. 手术指征

（1）声门上型喉癌：T3—T4病变。

（2）声门型喉癌：T4及选择性的T3病变；肿瘤侵及杓间区；肿瘤向声门下广泛侵犯。

（3）声门下型喉癌：向上扩展到声门区或侵犯环状软骨者。

（4）喉部分切除术后、激光手术后或放疗后复发的喉癌病例，已无喉部分切除术指征者。

2. 术前准备

同喉声门上水平部分切除术。

3. 麻醉与体位

同喉声门上水平部分切除术。

4. 手术步骤

（1）根据是否行一侧或双侧颈淋巴清扫术，采用不同的切口。如不做颈淋巴清扫术，手术切口同CHEP；若需行一侧颈淋巴清扫术，可采用一侧的"L"形切口，切口上端起自乳突尖，沿胸锁乳突肌后缘向下，至该肌中下1/3处弧形转向中线，成水平切口；若需行双侧颈淋巴清扫术，则可采用大"U"形或"H"形切口。

（2）翻起颈阔肌皮瓣后，沿颈中线切开颈深筋膜，分离两侧胸骨舌骨肌、胸骨甲状肌和甲状舌骨肌，并于舌骨下缘切断胸骨舌骨肌和甲状舌骨肌,暴露舌骨、甲状软骨、环状软骨和环甲膜。

(3)分离切断舌骨上诸肌,然后切除舌骨体或整个舌骨,这样可充分切除会厌前间隙,还可减少缝合下咽黏膜时的张力。

(4)先在甲状舌骨膜两外侧甲状软骨上角上方分离出喉上动静脉,并结扎切断。分离或剪断甲状软骨上角,然后沿甲状软骨翼板后缘切断咽下缩肌,将梨状窝黏膜自甲状软骨翼板后内侧面剥离。

(5)在第一气管环与环状软骨之间切断气管,如保留环状软骨,则在环甲膜处切开。用组织钳夹持环状软骨向上牵拉,用弯剪分离喉后部与食管前壁,达杓状软骨上缘及两侧梨状窝的黏膜下层。横行切开杓间区的黏膜,进入喉咽腔,直视下分别沿两侧杓会厌皱襞外缘剪开梨状窝前壁黏膜,会合至舌根部,切断舌根部下缘及会厌谷黏膜,整块切除喉体。

(6)喉咽部黏膜的切缘做间断缝合,然后把咽缩肌切缘做加固性间断缝合。再缝合先前切断的颈前肌和颈白线。术腔放置引流管。间断缝合切口的皮下组织和皮肤。

(7)利用切口上下皮瓣与气管断端缝合做气管造瘘口,放置气管筒。

5. 重要解剖结构的辨认与保存

(1)如果术前检查显示肿瘤局限在喉部,未侵及两侧梨状窝,术中应尽可能保存两侧梨状窝的黏膜。如果肿瘤侵及一侧梨状窝,估计该侧梨状窝黏膜无法保留,更应注意尽可能保留对侧梨状窝的黏膜,这样在喉切除后缝合喉咽腔时可有足够的黏膜,避免术后咽腔狭窄的发生。

(2)如果术前喉镜检查和影像学检查未提示会厌舌面受累,术中应尽可能保留会厌舌面的黏膜,这样可使缝合喉咽腔时有足够的黏膜。这种方法在喉咽癌手术需要切除比较多喉咽黏膜的情况下更为重要。

6. 组织缺损的处理及立即修复

喉全切除后喉咽腔的缺损一般通过直接的间断缝合都能顺利关闭。如肿瘤切除后剩余的喉咽黏膜太少,无法缝合,或估计虽能缝合但术后咽狭窄的可能性较大,可考虑做胸大肌肌皮瓣修复。

7. 术中、术后并发症的诊断和处理

(1)伤口感染:由于无菌技术的进步和抗生素的广泛应用,伤口感染已经较以前大大减少,但在一些全身营养状况不佳、有重要器官慢性病的患者,以及放疗后手术的患者仍可发生。为了减少术中感染,喉咽腔开放后,应随时吸净下咽的分泌物,术中彻底止血,闭合时减少无效腔,术腔放置负压引流物并保持通畅,术后颈部加压包扎,可减少感染的机会。

如果已经发生伤口感染,一般通过局部换药和全身抗生素的应用都能治愈。

(2)出血:术后原发性出血,多由术中止血不当、结扎线滑脱造成。继发性出血系由创口感染、血管壁糜烂等原因引起。为了避免术后出血,要求术中彻底止血,关闭伤口前仔细检查术野有无出血点。手术结束时观察如有鲜血从引流管、口腔、气管内涌出,应重新打开创口止血。

(3)咽瘘:术后唾液从创口漏出即为咽瘘。多为喉咽黏膜缝合不当、术前放疗、创口感染、喉咽黏膜缝合线裂开等原因引起。如果发生咽瘘,小的咽瘘经过局部换药,用抗生素生理盐水冲洗伤口等,多能自行闭合。如果咽瘘经过 2～3 个月仍未愈合,可考虑用瘘口周围皮肤或胸大肌肌皮瓣修复。

8. 经验和评述

喉全切除术是一种治疗晚期喉癌、下咽癌有效的手术方法,手术成功的关键是手术适应证的掌握、手术切缘的判断及手术技巧的掌握。

(周　梁)

第7章　下咽及颈段食管癌的手术治疗

下咽也称为"喉咽"，位于口咽与食管之间，是上呼吸道与消化道的最后分歧处。其前方为喉，连接呼吸道；其下为食管，为消化道。因此，下咽的功能障碍涉及呼吸与吞咽两个方面。

下咽分为3个亚区，即梨状窝区、下咽后壁区和环后区。梨状窝区又可分为梨状窝外壁、内壁，内外二壁在前方交会。梨状窝向内下即移行至环后区与食管入口相连接。环后区：上界为两侧杓状软骨及后连合，下界为环状软骨背板下缘，两侧与梨状窝内侧壁相连。下咽后壁：上自会厌谷水平，下接食管入口，黏膜肌层覆盖于椎前筋膜前。

下咽部有丰富的淋巴引流，引流梨状窝的淋巴管同喉上神经伴行，通过舌甲膜至颈深上、中组淋巴结，咽后壁淋巴引流至咽后及颈深上、中组淋巴结。下咽的下部和颈段食管的淋巴引流至气管食管旁淋巴结。下咽部发生恶性肿瘤，这些淋巴组织可以将肿瘤细胞暂时阻止在这些淋巴结内，所以有些下咽癌的患者最早表现为颈部淋巴结的肿大。

食管是消化道的开始，为一扁平、长管状肌性器官，覆盖有复层鳞状上皮的黏膜。其上端起始于下咽环后区，下行经颈部、胸部，穿过横膈裂孔入腹。食管全长为20～35 cm，平均为25 cm。管腔直径为1.5～2.5 cm。颈部食管自环后至胸骨上切迹（第2—3胸椎水平），长4.5～6 cm。前面借疏松结缔组织或弹力纤维附着在气管膜部。食管入口由环咽肌及食管本身环行肌层形成括约肌。颈段食管供血来源为甲状腺下动脉，神经支配为喉返神经。淋巴引流至锁骨上淋巴结、纵隔淋巴结及贲门区淋巴结。

下咽食管的解剖图如图7-1所示。

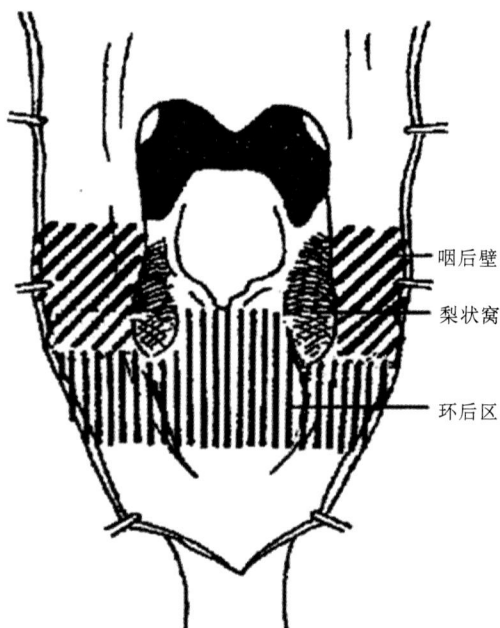

图7-1　下咽食管的解剖图（后面观）

咽后壁
梨状窝
环后区

一、下咽部分切除术

对于环后癌，手术治疗通常难以保留喉功能。T1期可以选择单纯放疗，保留喉。较大的肿瘤或放疗后未控的肿瘤，可以选择下咽、喉切除，或食管部分或全食管切除。对于早期的梨状窝癌和下咽后壁癌，利用下咽部分切除术进行治疗。下咽部分切除包括梨状窝切除术和下咽后壁切除术。

(一)梨状窝切除术

1. 手术指征

梨状窝癌 T1、T2 病变。如梨状窝癌局限于梨状窝外壁或内壁;或梨状窝癌侵犯杓会皱襞,但病变表浅,无明显喉内受侵,未引起喉固定;或梨状窝癌侵犯咽后壁。

2. 术前准备

手术前的影像学检查包括 X 线胸片、骨扫描等,可以判断有无全身转移。颈侧位 X 线片有助于判断肿瘤的大小及气管是否受侵,椎前组织是否受侵,等等。下咽食管钡造影有助于明确肿瘤的长度。CT 检查可帮助诊断肿瘤浸润程度及气管是否受侵、颈部淋巴结转移情况,特别有助于对气管旁淋巴结转移情况的诊断。手术前可以做下咽食管及气管的内镜检查,可以看到肿瘤的长度及肿瘤在腔内的生长形式,了解有无食管的多中心灶及气管受侵情况。但最后病变情况还得依靠手术探查,以确定最佳的手术方案。

手术前还需要全面了解患者原发病灶的范围、颈部淋巴结转移情况、营养状况及全身系统性疾病。大部分下咽癌患者常有过量吸烟、饮酒或慢性支气管炎病史,致使肺功能、肝功能下降,增加手术危险性。因此,在肿瘤手术前需先处理其他系统疾病,以便减少手术并发症及手术死亡率。有的患者因长时间吞咽障碍,导致营养状况不佳,白蛋白水平低,须先鼻饲 2 周以上,改善营养状况。如果不能插入鼻饲管,则行静脉高营养护理,可在 6 d 内达到正氮平衡。

3. 麻醉与体位

经口腔气管插管全麻,不用气管切开。患者取仰卧位。

4. 手术步骤

(1)切口:胸锁乳突肌中段前缘做 5～7 cm 的斜行切口。如同时做颈部淋巴结廓清术,可平行于甲状软骨中间做一水平切口,外端再做颈侧垂直切口,两切口相交。

(2)在颈阔肌下掀开颈部皮瓣,游离胸骨舌骨肌外缘,并从甲状软骨板切断胸骨甲状肌的附着,牵开此两条带状肌,暴露患侧甲状软骨板后缘及上缘,沿甲状软骨板上缘、后缘切开咽下缩肌,剥离甲状软骨膜,使之与带状肌一同保留备用。切除甲状软骨板的后 1/3(图 7-2)。为避免伤及喉返神经,注意保留环甲关节附近的甲状软骨下角。

(3)进入咽腔,切除肿瘤:甲状软骨板后缘相当于梨状窝外壁与下咽后壁的交界处,在此处切开梨状窝外侧壁,即进入下咽腔。观察肿瘤范围后,根据情况切除梨状窝黏膜(图 7-3、图 7-4)。明视下切除肿瘤,包括梨状窝外壁和内壁(图 7-5、图 7-6、图 7-7)。

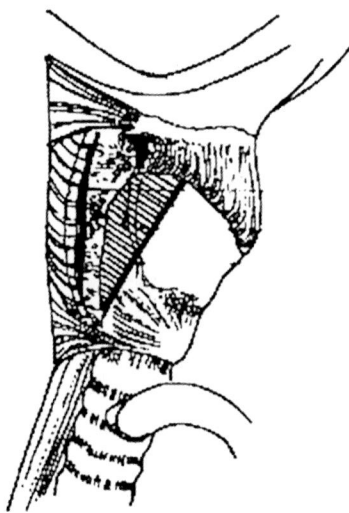

图 7-2 切除甲状软骨板的后 1/3

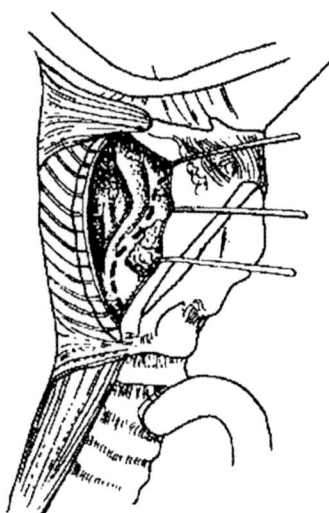

图 7-3 进入下咽腔,根据情况切除梨状窝黏膜

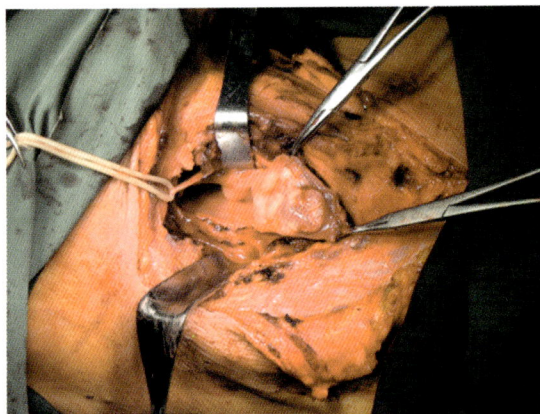

图7-4　进入下咽腔，暴露肿瘤

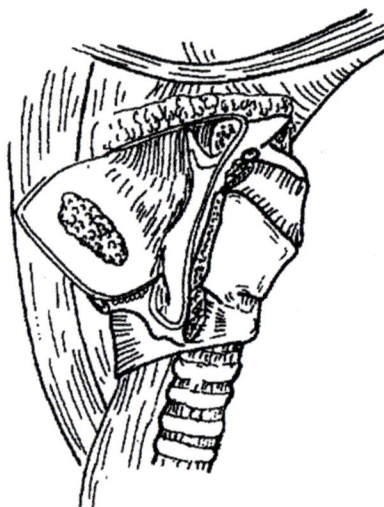

图7-5　根据肿瘤范围切除肿瘤

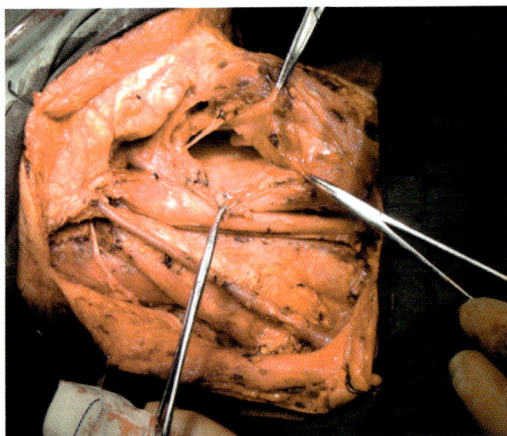

图7-6　肿瘤切除术后下咽缺损

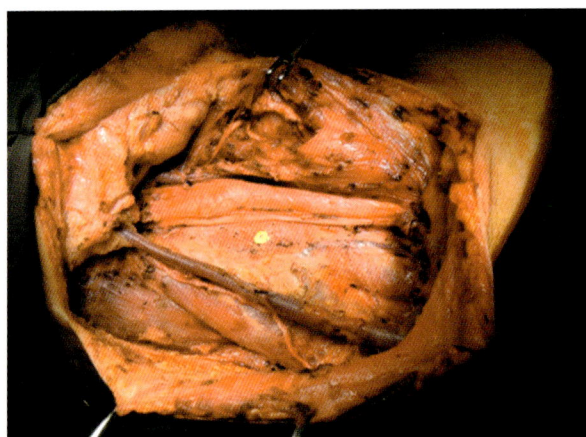

图7-7　在适当的肿瘤切缘外切除

5. 组织缺损的处理与整复

病变切除后，内侧切缘位于环后区的外界及构会皱襞，外侧切缘位于下咽后壁的外侧，形成下咽部的缺损。缝合咽腔和皮肤：将咽后壁黏膜游离，将咽黏膜与环后切缘、构会皱襞切缘拉拢缝合，利用咽下缩肌与预先保留的甲状软骨膜及带状肌在外层缝合加固。冲洗创口，放负压引流管，缝合皮下组织和皮肤切口。

（二）下咽后壁切除术

1. 手术指征

下界在食管入口上方的T1—T2的下咽后壁癌。喉、食管及椎前组织受侵为这一手术的禁忌证。

2. 术前准备

同梨状窝切除术。

3. 麻醉与体位

经口腔气管插管全麻。患者取仰卧位。

4. 手术步骤

（1）切口：切口如同梨状窝切除术切口。如果利用颈阔肌皮瓣修复咽后壁缺损，颈部皮肤切口应预留方形皮瓣,颈阔肌皮瓣的血管蒂在下颌下和颏下,要保留面动脉的颏支和皮支。

(2)显露患侧甲状软骨板后缘,切断结扎喉上神经血管,纵行切开梨状窝外侧壁黏膜,进入咽腔,显露肿瘤(图7-8)。

(3)沿肿瘤四周(安全界应在1.0cm以上)切开下咽黏膜和咽缩肌。一般保留位于椎前肌浅面的筋膜,切下标本。肿瘤切除后缺损见图7-9。

5.组织缺损的处理与整复

将颈阔肌皮瓣转入下咽,同下咽黏膜切缘缝合。其他还有使用颏下皮瓣、前臂游离皮瓣、游离空肠、游离胃壁瓣等进行修复。忌用各种肌皮瓣,以免下咽臃肿狭窄,导致严重误吸。局限的下咽后壁缺损,也可以游离植皮修复,甚至不修复,让创面自然愈合。

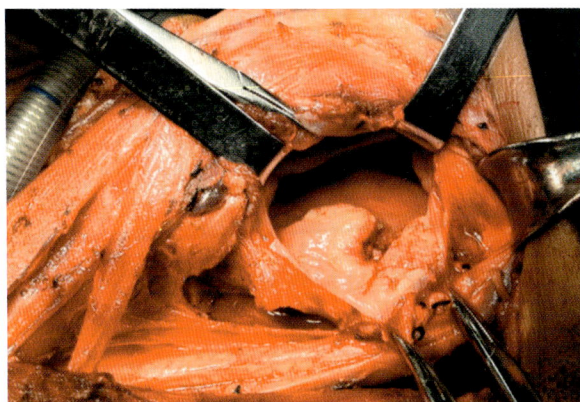

图7-8 显露下咽后壁肿瘤

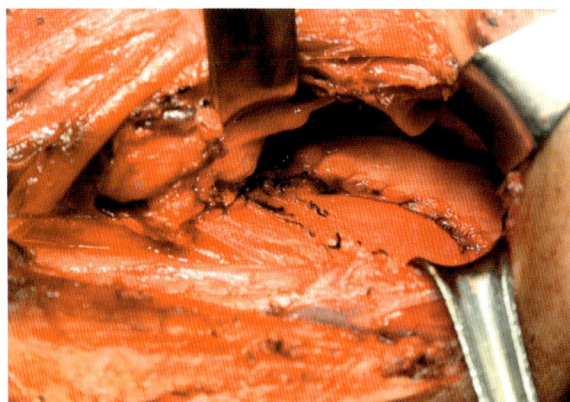

图7-9 下咽后壁肿瘤切除后缺损

二、梨状窝及喉部分切除术

此类手术适用于梨状窝癌侵犯喉,但尚未侵犯环后区及食管,可以在切除下咽肿瘤的同时切除部分喉,保留另一部分喉,达到切除肿瘤、保留喉功能的目的。杓状软骨固定或活动受限的,以往认为需要做喉全切除及下咽部分切除,造成喉功能的丧失。经过术前放疗,如杓状软骨恢复活动或病变局限于梨状窝及杓会皱襞,也可以进行梨状窝及喉部分切除,从而保留了喉功能。如果梨状窝尖部、环后区受侵,则不适宜做此类手术。

(一)梨状窝及杓会皱襞切除术

1.手术指征

侵犯杓会皱襞,引起杓会皱襞活动受限的肿瘤,比较局限的梨状窝内侧壁肿瘤(T2)。对杓会皱襞及声带固定,经过术前放射,恢复活动的,也适宜。肿瘤侵犯杓状软骨、声门旁间隙及食管入口,不适宜此类手术。

2.术前准备

同梨状窝切除术。

3.麻醉与体位

由于要切除部分喉,所以先于局麻下经气管第3、第4环做气管切开,插管全麻。患者取仰卧位。

4.手术步骤

(1)切口的设计与梨状窝癌切除术相同。

（2）按照梨状窝切除术的方法掀开颈部皮瓣，牵开带状肌，显露患侧甲状软骨，切除甲状软骨上 1/2。

（3）从咽侧壁进入下咽腔：切除部分甲状软骨后，可以直接剪开下咽侧壁进入下咽腔。如下咽侧壁有肿瘤，或为了扩大视野，也可以向上切断舌骨大角，距离甲状软骨上缘较高水平剪开咽侧壁黏膜，进入咽腔。此时可以在较好的视野下看清肿瘤的范围。

（4）切除肿瘤：沿会厌外侧缘剪开杓会皱襞前端，如果连同室带切除，则从剪开的杓会皱襞剪到喉室前端，从前向后剪开喉室；如果保留室带，则从剪开的杓会皱襞剪到室带上缘。外侧则沿已经切开的甲状软骨的水平切口，剪开附属的软组织结构，包括杓会皱襞、梨状窝、室带及室带旁组织。剪到甲状软骨板后缘与咽后壁的切口会合。此时仅在杓状软骨处尚未切开。一般保留杓状软骨，在杓状软骨前剪开杓会皱襞后端，与喉室或室带上缘的切口会合，切除患侧杓会皱襞及梨状窝。

5. 组织缺损的处理与整复

利用环后黏膜覆盖喉的创面。利用会厌谷黏膜、梨状窝外壁或下咽后壁黏膜关闭下咽腔。利用甲状软骨膜及带状肌在外层加固缝合。

（二）梨状窝及喉垂直部分切除术

1. 手术指征

梨状窝内侧壁肿瘤，容易侵犯杓会皱襞及声门旁间隙，引起声带固定，如果病变仅局限于此，或术前放疗 50 Gy，使肿瘤缩小到以上范围，可以做梨状窝及喉垂直部分切除。梨状窝尖部、环后受侵为手术禁忌。

2. 术前准备

同梨状窝切除术。

3. 麻醉与体位

需要先于局麻下做气管切开，然后经气管切开口插管全麻。患者取仰卧位。

4. 手术步骤

（1）切口：平行甲状软骨上下 1/2 交界做水平切口，长 5～7 cm。如同时做颈淋巴清扫术，另做颈侧垂直切口，水平切口外端与其相交。

（2）翻瓣：掀开颈部皮瓣，充分显露甲状软骨及环状软骨。游离胸骨舌骨肌外侧并牵开，切断胸骨甲状肌在甲状软骨的附着，在患侧甲状软骨后缘纵行切开咽下缩肌，剥离甲状软骨骨膜，连同胸骨舌骨肌一同牵开并保留，以备修复下咽及喉。显露出患侧甲状软骨板，从正中锯开甲状软骨。

（3）暴露肿瘤：在咽侧壁处剪开进入下咽腔。如梨状窝外侧壁也有肿瘤，可以向上切断舌骨大角，在甲状软骨上缘以上，剪开咽侧壁黏膜，进入咽腔。为有助于喉部分切除，可以沿会厌谷向对侧剪开。此时可以在较好的视野下看清肿瘤的侵犯范围。

（4）切除肿瘤：从会厌正中由上向下垂直剪开，经过前连合到环状软骨上缘。再沿着患侧甲状软骨下缘或环状软骨上缘（即环甲膜）向后剪开。同时剪开喉内外两侧，喉内侧切口到达环杓关节；在甲状软骨外侧，为保留环甲关节，斜行剪开甲状软骨，避开环甲关节到达甲状软骨后缘，与咽后壁的切口会合。此时仅在杓状软骨处尚未切开。从正中剪开杓间区，切除环杓关节，与以前切口会合，切除标本包括患侧梨状窝、半侧会厌及杓会皱襞、杓状软骨、半侧喉（室带、声带及声门旁间隙）及甲状软骨板。

5. 组织缺损的处理与整复

手术切除后的缺损主要是一侧喉结构，包括部分会厌、杓会皱襞、室带和声带及一侧梨状窝。喉部缺损可以利用预先保留的胸骨舌骨肌及甲状软骨骨膜进行覆盖，同时利用部分环后黏膜，从后向前拉过环状软骨背板，覆盖环杓关节区域。这样可以将半侧喉封闭。利用健侧半喉进行呼吸，同时减少误吸。一侧梨状窝缺损不必修复，直接将环后切缘与咽侧后壁切缘缝合。将余下的会厌自身缝合。由于咽会厌皱襞也同时做了切除，此处可以将咽会厌皱襞切缘与会厌谷黏膜或舌根黏膜切缘缝合，达到关闭咽腔的目的。

三、喉全切除及下咽部分切除术

梨状窝肿瘤更进一步发展,侵犯患侧半喉,引起声带固定,声门下侵犯超过 10 mm,此时,喉垂直部分切除已不可能获得安全的声门下切缘;或肿瘤侵犯会厌前间隙、会厌谷、舌根,但对侧杓会皱襞、室带、喉室、声带及声门下仍正常,可以行梨状窝及喉近全切除。该手术方式由于仅保留了发音功能,不保留经口鼻呼吸功能,术后进食不会误吸,故也适用于病变范围虽然可行前述下咽部分及喉部分切除,但因年老体弱,或心肺功能不良,不能耐受误吸者。如果杓间、环后黏膜受侵,则应行喉全切除及下咽部分切除术。

(一)梨状窝及喉近全切除术

1. 手术指征

梨状窝肿瘤 T3 病变,声门下侵犯超过 10 mm;或肿瘤侵犯会厌前间隙、会厌谷、舌根,但对侧半喉及声门下仍正常。也适用于病变范围虽然可行前述下咽部分及喉部分切除,但因年老体弱,或心肺功能不良,不能耐受误吸者。

2. 术前准备

同梨状窝切除术。

3. 麻醉与体位

于局麻下经气管第 3、第 4 环做气管切开,插管全麻。患者取仰卧位。

4. 手术步骤

(1)同时有颈淋巴清扫时,做一个非对称的围裙状皮瓣切口,从胸锁乳突肌上端开始,横过颈前,最低点与气管切开切口连续,并延续向上到右侧中颈止。如果锁骨上区显露受限,在下颈附加一短切口。于颈阔肌深面、颈外静脉以上翻起皮瓣,显露左颈软组织和颈部器官。

(2)沿带状肌内侧缘垂直切开右颈筋膜,显露甲状软骨板和其上缘。向下显露甲状腺,断开甲状腺峡部(图 7 - 10)。小心显露环甲肌。

(3)确认甲状腺上动脉和喉上神经,切断、结扎所有上部到甲状腺和喉的神经血管蒂,注意患侧甲状腺下动脉、气管、气管前脂肪、甲状旁腺、患侧喉返神经和食管。切断、结扎患侧下部喉神经血管蒂。从左侧咽食管筋膜和下咽缩肌触及甲状软骨板后缘,并切开这些组织,从甲状软骨上角到下角暴露软骨(图 7 - 11)。

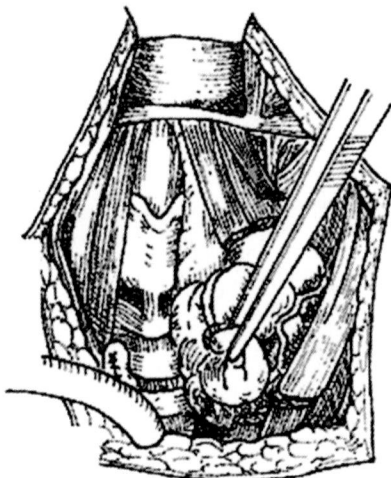

图 7 - 10　断开甲状腺峡部

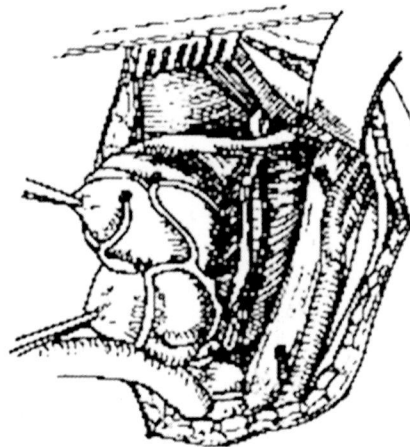

图 7 - 11　暴露甲状软骨侧缘

（4）纵行切开梨状窝外侧壁黏膜，进入咽腔，显露肿瘤。在会厌的侧缘剪断对室带和杓会皱襞。在适当的肿瘤安全切缘外切除对侧声带（图7-12）。切口向下经过声门下，再朝中线向前切，横过环状软骨弓。患侧，有肿瘤的半喉下面继续切开，到靠近后中线。

（5）切开环状软骨板前面，使环状软骨垂直裂开。使整个喉近全切除标本向外翻转（图7-13），切开环状软骨后面的左侧环杓后肌。

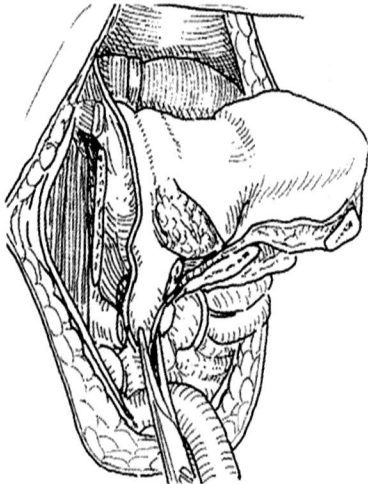

图7-12　在适当的肿瘤切缘外切除

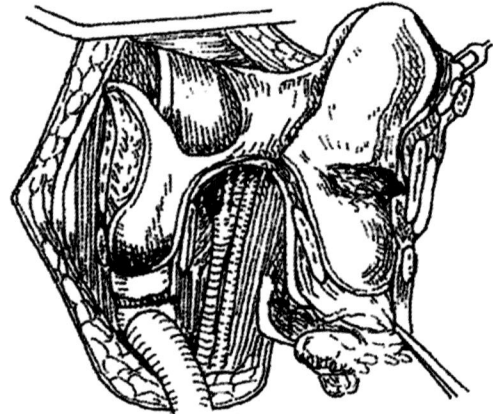

图7-13　将整个喉近全切除标本向外翻转

（6）将喉近全切除标本连同肿瘤整块游离，切下标本（图7-14）。

5. 组织缺损的处理与整复

缝合制作发音管（图7-15）：将残留的半个环状软骨剔除，咽瓣侧缘与残留喉的后缘缝合，形成一管状结构。管道要能包绕一根14号导尿管而无张力，喉剩余黏膜没有这样宽时，可以用局部的下咽黏膜瓣作为补充。在剩留的甲状软骨下角后方，靠近环状软骨处，注意避免损伤右侧喉返神经。关闭咽腔，气管前壁造瘘。

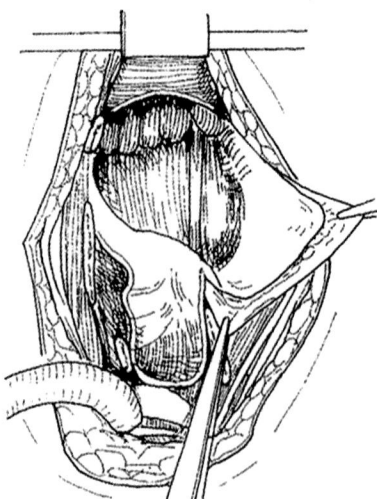

图7-14　切下标本

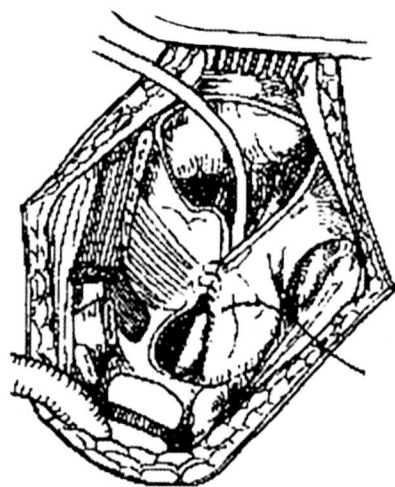

图7-15　缝合制作发音管

（二）喉全切除及下咽部分切除术

1. 手术指征

梨状窝癌侵犯杓间，侵犯环后区已近中线等。也适用于环后癌。手术禁忌包括下咽肿瘤侵犯食管入口或下咽近环周受侵。

2. 术前准备

同梨状窝切除术。

3. 麻醉与体位

如果喉内无明显肿瘤外突，可以先经口腔气管插管全麻，手术进行中，做气管切开，退出麻醉管，再从气管切开口插管，继续全麻。这样做可以避免患者在清醒状态下接受气管切开的刺激。如果喉内有明显肿瘤外突，不应经喉插入气管插管，而要于局麻下经气管第 3、第 4 环做气管切开，插管全麻。患者取仰卧位。

4. 手术步骤

（1）切口选择：一种是颈部"U"形切口。如需颈清扫，加一侧或两侧向肩部的斜切口。另一种切口是颈部"H"形切口。两侧颈部从乳突下向肩部的垂直切口加甲状软骨水平的横切口。适用于同时双颈清扫。另一种切口为"T"形切口，横切口在舌骨下方水平，颈前正中纵切口。

（2）掀开皮瓣，游离喉、气管两侧：在颈阔肌下将颈部皮瓣充分掀开，上部显露出舌骨，两侧显露出带状肌，下部显露出颈段气管。如果喉部的肿瘤没有外侵，带状肌可以保留，利用其加固咽部的吻合口。如果喉部肿瘤已经外侵，则相应侧的带状肌不能保留。切断胸骨舌骨肌及胸骨甲状肌的上端（图 7-16），将两束肌肉向下牵开保留备用。肩胛舌骨肌则随颈淋巴结切除。

（3）切除患侧甲状腺：断开甲状腺峡部，切断、结扎患侧甲状腺上下极血管，游离周围韧带，预备切除患侧甲状腺叶。将另一侧甲状腺的峡部断端缝合后，在甲状腺与气管间分离，将甲状腺向外牵开保留。

（4）横断颈段气管，做下切缘：显露出颈段气管，将口腔气管插管从口腔退出，在第 3、第 4 气管环处横断气管，将另外的消毒的气管插管经气管口插入，继续全麻。

（5）剥离健侧梨状窝外壁，预备保留：在健侧甲状软骨板后缘纵行切开咽下缩肌（图 7-17），在甲状软骨板内侧面剥离梨状窝外壁，以保留较多的健侧梨状窝黏膜，使咽部不致狭窄。

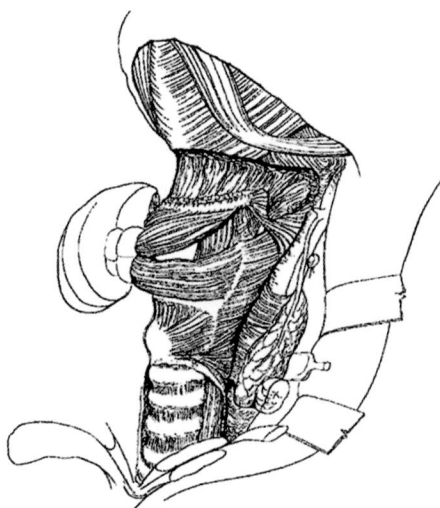

图 7-16　切断舌骨上肌群　　　　图 7-17　切开咽下缩肌

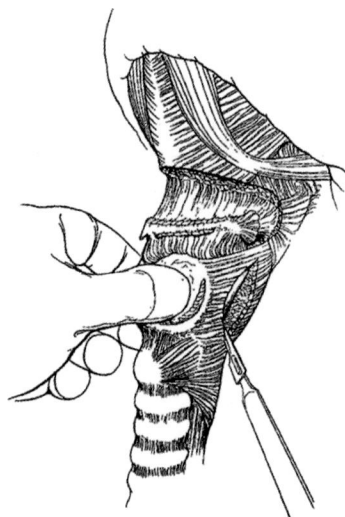

（6）切开会厌谷黏膜，进入下咽：在舌骨大角两侧分离出喉上血管束，切断、结扎。切断舌骨上肌群与舌骨的附着，切除舌骨。在舌骨水平继续深入分离，即可切开会厌谷黏膜，进入下咽。

（7）切除全喉及部分下咽：从会厌谷黏膜切口将会厌提起，即可看见下咽及喉内肿瘤。必要时，可以沿会厌两侧剪开咽侧黏膜，扩大切口。在明视下，距离肿瘤的边缘保留1～2 cm的安全界，分别剪开两侧的下咽黏膜。患侧应剪开梨状窝外侧壁或下咽后壁，以远离病灶。健侧可以在梨状窝尖部剪开，保留梨状窝外侧壁。两侧切口在环后会合。在气管造口水平，横断气管，沿膜样部后分离气管与食管，到达环后与环后切口会合，切除全喉、部分颈段气管及部分下咽标本（图7-18、图7-19）。

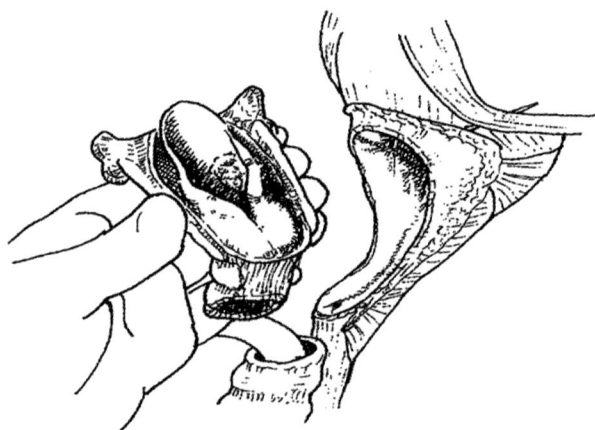

图7-18　切除全喉、部分颈段气管及部分下咽标本

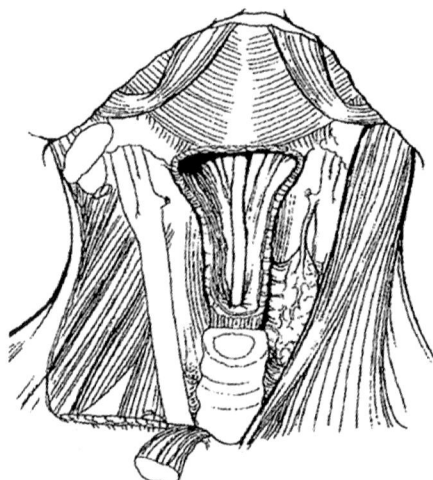

图7-19　切除全喉、部分颈段气管及部分下咽标本后的缺损

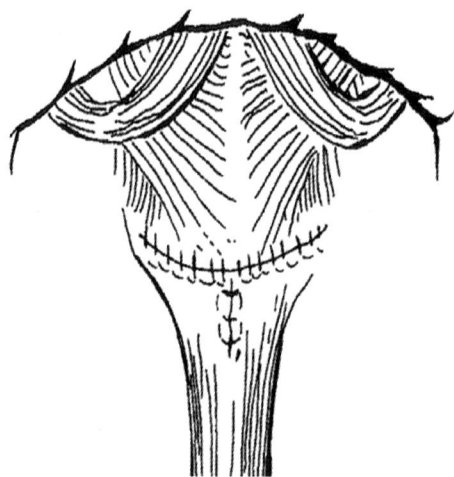

图7-20　修复关闭下咽

（8）修复关闭下咽（图7-20）：切除全喉及一侧梨状窝以后，剩下的下咽黏膜可以直接拉拢缝合。

（9）气管造口：将颈部气管口与四周的皮肤缝合，保留气管口开放。气管造口应尽量大，术后戴或不戴气管套管均可。

5. 组织缺损的处理与整复

切除全喉及两侧梨状窝，以及部分下咽后壁以后，直接缝合关闭易于发生下咽狭窄。可以用游离前臂皮瓣、胸大肌肌皮瓣等加宽下咽，然后进行下咽缝合，关闭咽腔。外层再利用肌皮瓣的肌肉与咽缩肌、舌骨上肌、带状肌缝合加固。

四、下咽全切除、喉全切除及食管部分或食管全切除术

晚期下咽癌已经侵及食管入口或颈段食管，需要切除全下咽及全喉，同时需要切除部分或全部食管。切除后需要利用修复手段重建咽与消化道之间的通路。

1.手术指征

(1)下咽癌侵犯食管入口及食管。

(2)咽后壁癌侵犯喉。

(3)颈段食管癌侵犯下咽或喉。

2.术前准备

同梨状窝切除术。

3.麻醉与体位

喉内无肿瘤可经口腔气管插管全麻,喉内有肿瘤可以局麻下气管切开,气管插管全麻。患者取仰卧位。

4.手术步骤

(1)切口同时做颈淋巴清扫时可采用颈部"U"形切口或"H"形切口。

(2)游离舌骨:颈部皮瓣分离后,紧贴舌骨切断舌骨上肌群,在甲状软骨上角和舌骨大角间切断、结扎喉上动静脉。

(3)切除或保留带状肌:如下咽癌外侵严重,可以将带状肌切除。肿瘤没有明显外侵时,可以保留胸骨舌骨肌。切断甲状腺峡部,将两侧甲状腺叶从气管分离,推开,保留。肿瘤如有外侵时,切除一侧甲状腺。

(4)清扫气管食管沟:在气管前和两侧,清除气管、食管附近的淋巴、脂肪组织。

(5)分离椎前筋膜间隙:将下咽和食管与后面的锥体在椎前筋膜之间分离。可以用手指做钝剥离,上至舌骨,下至上纵隔。

(6)横断气管:通过手术前了解和手术中在两侧下咽及食管的探查,估计肿瘤的下界,横断气管的水平选择为既可以使气管膜样部切缘在肿瘤下界,又能在颈部进行气管造瘘。如术前是经口腔气管插管,此时需另备一根消毒气管插管,经气管断端插入,继续全麻。

(7)横断咽腔:在舌骨上切开会厌谷,进入咽腔,可以看清下咽部。距肿瘤上界有足够安全界水平横断咽环(图 7 - 21)。

(8)切除食管:食管的切缘最好离开肿瘤下界 3～5 cm(图 7 - 22)。

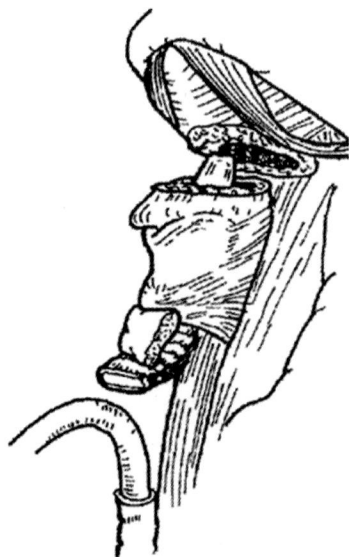

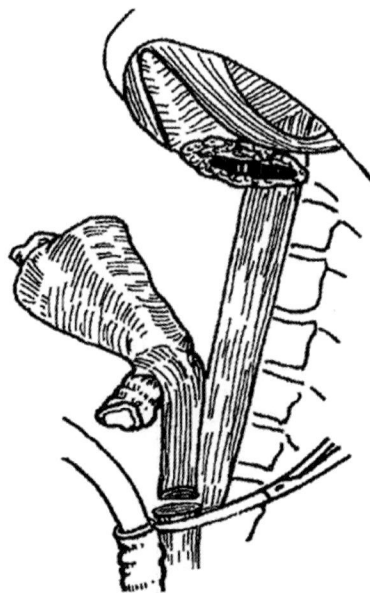

图 7 - 21　横断咽环　　　　　　　　　　　图 7 - 22　颈段食管切除

行全食管切除需采用食管剥脱法(图 7 - 23、图 7 - 24、图 7 - 25)。在颈部食管肿瘤下端切开食管,插入胃管到食管下端,此时如贲门已横断,则在食管下端取出胃管,用一根宽 1～2 cm 的布带与胃管系在一起，从颈部抽出胃管，将布带从颈部食管切口拉出。布带的下端与食管的下切口全层缝合。上提布带的上端即可将食管做内翻剥脱上提到颈部切除。

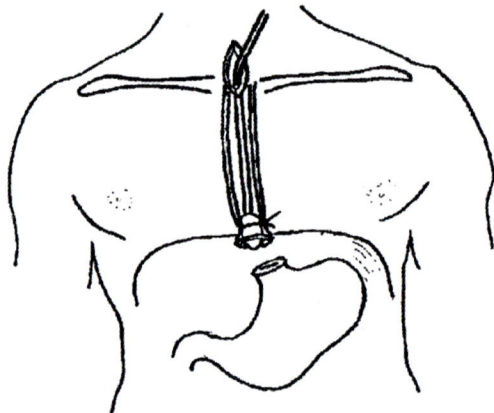

图 7-23　全食管切除，内翻剥脱

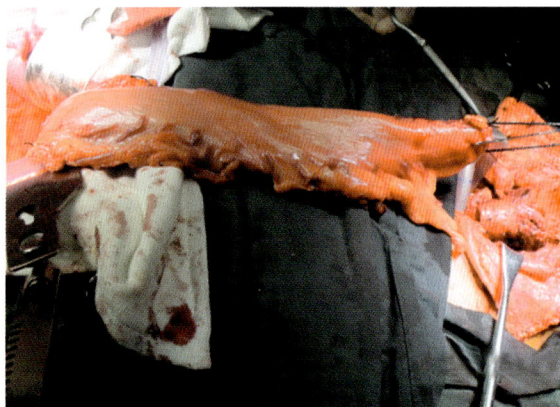

图 7-24　胃制备完毕

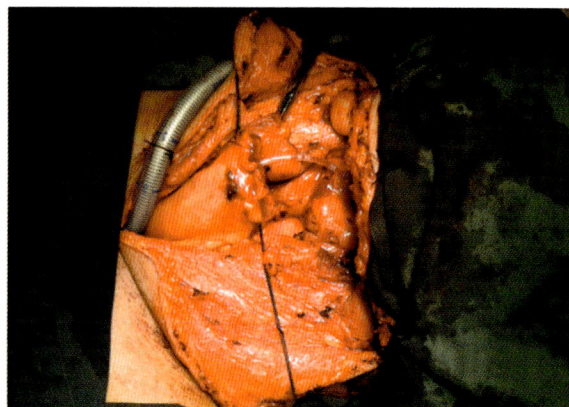

图 7-25　咽胃颈部吻合

5. 组织缺损的处理与整复

食管缺损的处理有两种：颈段食管切除，准备用游离空肠移植或皮瓣修复下咽食管缺损，这只适用于仅有食管入口受侵的病例；食管全切除，适用于颈段食管受侵广泛，只能全部切除，准备用胃或结肠替代下咽食管的病例。咽食管缺损修复将在下节评述。

五、保留喉的颈段食管切除术

颈段食管癌累及喉或病变上界较高、临近环后而无法留喉的病例，需要切除全下咽及全喉，同时需要切除部分或全部食管。对于病变上界距环后有一定距离，可以保留喉的病例，可采用颈段食管切除术或全食管切除术，切除后需要利用修复手段重建咽与消化道之间的通路。

1. 手术指征

单纯颈段食管肿瘤，上端在环后区以下，下端在胸锁关节，胸腔入口水平。禁忌证：有严重心肺或内脏疾患；颈段食管癌，已侵犯喉、气管；颈段食管癌已侵犯胸段食管或合并胸段食管癌。单纯因进食困难而有消瘦、营养不良患者不是禁忌证，可以在短期内（约2周）加强高营养、改善全身状况，然后手术。

2. 术前准备

同梨状窝切除术。

3. 麻醉与体位

患者全麻,气管插管。患者取仰卧位。

4. 手术步骤

(1)颈部在胸锁乳突肌前斜切口,下颈部可做领式切口,上端到舌骨水平。

(2)切断带状肌,切开甲状腺峡部,保护甲状腺上、下血管,将左侧甲状腺与气管分离,解剖喉返神经,使神经紧贴气管,将甲状腺连同甲状腺上、下血管与食管分离,向外侧推移,可以置于拉钩下。

(3)游离颈段食管,将其与气管分开。在食管左侧解剖到椎前筋膜,用手指在食管后、椎前筋膜前分离,向上至舌骨水平,向下手指贴胸椎,分离食管至胸内,直至手指无法再深入。食管与气管分离时要小心,不要损伤气管膜样部。

(4)在颈部食管肿瘤下端切开食管,经食管腔送下 1 cm 宽的布带,等腹腔手术组在食管下端缝住带子,将食管内翻逆行剥脱,从颈部拉出。

(5)在环咽肌下缘切断食管,颈段食管连同肿瘤即可取出。在环状软骨处找到环咽肌,纵行切开环咽肌(图 7 - 26),将环后黏膜与喉分离(图 7 - 27)。环状软骨后附着环杓后肌,应防止损伤。替代脏器从后纵隔送上后,将脏器与环后黏膜吻合(图 7 - 28)。如果颈段食管上切缘不够,可以将环后黏膜切除,在杓状软骨下吻合。

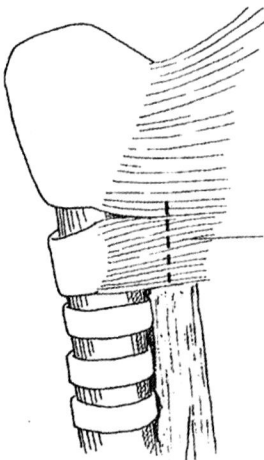

图 7 - 26　纵行切开环咽肌　　　图 7 - 27　分离环后黏膜　　　图 7 - 28　将脏器与环后黏膜吻合

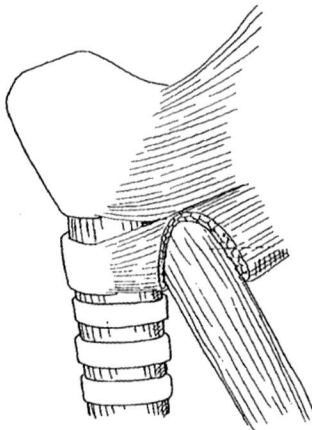

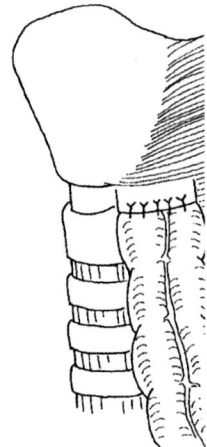

(6)如有颈部脏器受侵或喉返神经麻痹,应准备切除喉及气管。由于颈段食管和气管相邻,气管要多切除几环,气管造瘘水平要低。气管处如有外侵,应切除同侧甲状腺。

5. 组织缺损的处理与整复

用一段游离空肠来修复颈段食管缺损,在颈部做血管吻合,这是较好的选择。适用于肿瘤局限的病例,长度最好在 2~3 cm,因为颈段食管不长,要将肿瘤切净,在肿瘤边缘上下至少要切除 2 cm,还要留有足够的组织做吻合,肿瘤太长了就不适宜。空肠代食管术最好用于下咽癌侵犯食管入口的病例,这时喉及下咽已切除,食管入口切除后下端尚有一部分食管留下可以吻合。

六、下咽及颈段食管术后缺损整复术

下咽肿瘤广泛切除以后,需要下咽重建。重建方法取决于手术缺损的范围及喉的处理。下咽部分缺损的修复,首选肌皮瓣,其次可用小血管吻合的游离皮瓣。下咽全周缺损,首选小血管吻合的游离空肠。优点是手术死亡率低,手术不经过胸腔及纵隔,腹部操作也相对简单。手术危险性较小,吻合口瘘发生率低,术后吞咽功能恢复好,适合身体条件差,不能承受胸腹部手术的患者。缺点是需要小血管吻合的训练,食管上、下切缘可能不足。如果缺乏小血管吻合技术,也可用肌皮瓣卷成皮管,虽然不增加手术死亡率,但容易出现吻合口狭窄。对保留喉的下咽全周缺损及同时切除食管的病例,可选用带血管蒂的结肠移植修复,可大大减少误吸性肺炎的发生率。全喉、全下咽、全食管切除,胃上提,胃咽吻合,虽然手术时间长,风险大,但仍然是很多医生治疗下咽癌的主要外科手段。

（一）血管化游离空肠移植术

1. 手术指征

主要适用于侵犯颈段食管、病变非常局限(如1 cm以内)的下咽癌。由于空肠与食管的吻合受到胸骨和锁骨的限制,因此不能保证下切缘的安全范围,使得这类手术的适应证受到一定限制。

2. 手术步骤

上腹部正中纵切口开腹,提起空肠起始部,逐渐向远端伸展空肠及其系膜,离Treitz韧带至少15 cm。选择一段空肠,重建颈段食管。需要的空肠段应当比较直顺,为避免空肠过于弯曲,一般选择小肠动脉的第二或第三分支所供空肠段。此肠系膜一般只有一级血管弓,适合空肠展开。切断所需空肠段的两端,并沿两侧切开肠系膜,到达肠系膜根部,使此段空肠游离。呈扇形展开该段肠系膜,辨认并解剖出供血血管,于血管根部切断肠系膜血管(图7-29),其动静脉将与颈部的血管吻合。将该段空肠移至颈部待吻合。将留在腹腔的空肠行端端吻合,关闭肠系膜切口,逐层关腹。

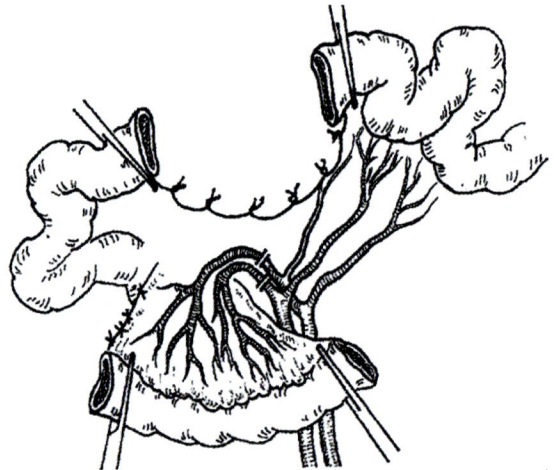

图7-29　游离空肠,在血管根部切断肠系膜血管

在颈部,解剖、游离出甲状腺上动脉或面动脉,与空肠动脉吻合;解剖、游离颈内静脉或颈外静脉与空肠静脉吻合(图7-30)。为使空肠蠕动方向与进食方向一致,将空肠近端同口咽吻合,远端同颈段食管吻合。一般先将空肠与咽、食管吻合固定后,再进行小血管吻合,有利于血管吻合的操作。消化道重建及血管吻合后术野见图7-31。

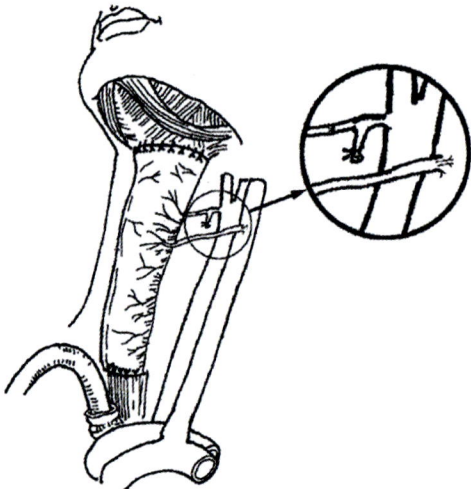

图7-30　吻合消化道,吻合血管

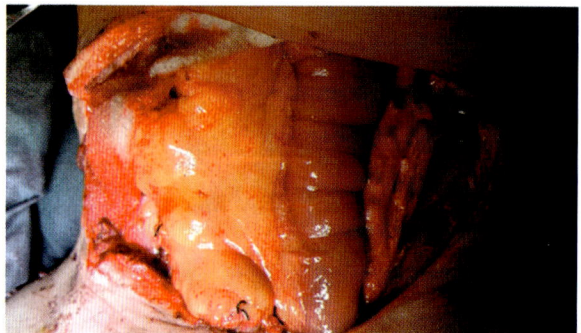

图7-31　消化道重建及血管吻合后术野

（二）胃上提咽胃吻合术

1. 手术指征

20 世纪 60 年代初次报道全下咽切除、胃上提、胃咽吻合术。该手术因胃血运丰富，吻合口瘘很少发生，且术后进食恢复快，所以为应用最多的重建下咽全食管的方法。其缺点是纵隔创伤及胃肠功能因迷走神经切断而导致生理扰乱较大。手术死亡率在 10%～16%，各种并发症发生率为 31%。尽管近年来国内这类死亡率有所降低，但全身情况差、心肺功能差的患者应慎用。

2. 手术操作

上腹部正中纵行切口，切口上端到达剑突下，下端到达脐上方。如切口限制腹腔操作，可以绕脐延长切口。开腹后保护两侧腹膜及腹壁。常规探查腹腔后进行游离胃的手术。先将胃提起，沿胃大弯将胃与大网膜间血管逐一切断、结扎，仅保留胃网膜右动静脉至其根部。沿胃大弯向左游离，切断、结扎胃网膜左动静脉至接近胃脾韧带处。胃脾韧带中有胃短动静脉从脾向胃走行。此时可以在脾后垫纱布垫，使脾脏下移，这样容易操作。逐一将胃短动静脉切断、结扎。游离膈肌下胃顶部的胃膈肌韧带直到贲门处。将贲门上方的腹膜反折分离开，钝性游离食管下段，并钝性扩大膈肌的食管裂孔，以利于食管的剥脱和胃上提。这一方向的操作结束，下一步游离胃小弯。解剖保留胃右动静脉，解剖出胃左动静脉，结扎、切断胃

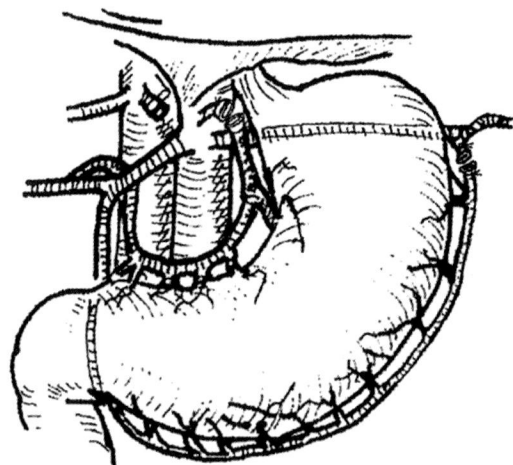

图 7-32　保留胃网膜右动静脉、胃右动静脉，结扎、切断胃网膜左动静脉、胃左动静脉

左动静脉（图 7-32）。切断贲门，食管下段用止血钳夹闭，胃贲门断端分两层缝合关闭。在幽门部位行幽门成形，即垂直于肌肉纹理方向切断幽门括约肌，然后把括约肌沿与肌肉纹理一致方向缝合，即纵切横缝，以延长括约肌，减轻幽门括约肌对胃排空的限制。切开幽门括约肌的过程中不要切开胃黏膜，一旦切开胃黏膜要立即缝合。经食管上端通下胃管，放开食管下段的血管钳，找到送下的胃管头，将一条食管布带一端与胃管用丝线系牢，从颈部抽回胃管，将食管布带通过食管带到颈部，布带的另一端仍留在食管内，与食管下段全层缝合、捆牢。用另外一条纱条分别与食管下段和胃底缝合。从颈部上提食管布带，将食管内翻拔脱至颈部，连同下咽全喉标本一同切除。食管与胃之间已经有纱条相连，从颈部继续牵引纱条，将胃经后纵隔食管床上拉至颈部（图 7-33）。在颈部切开胃底，造成胃的开口，将胃的开口同咽部切口分两层缝合（图 7-34）。

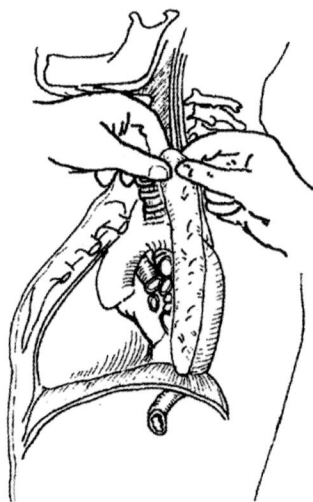

图 7-33　将胃经后纵隔食管床上拉至颈部

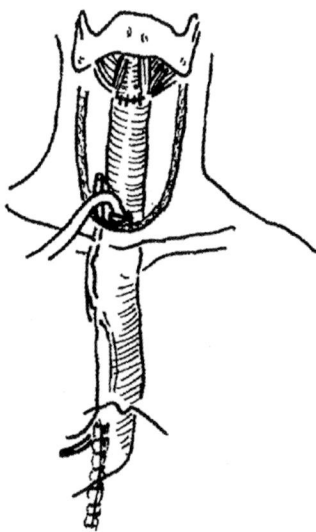

图 7-34　咽胃吻合

（三）带血管蒂结肠代食管术

1. 手术指征

主要用于不适合胃代替食管的患者（如胃已经有严重疾患，或者已行胃大部切除的患者，以及保留喉进行环后吻合的患者，为避免胃反流造成严重误吸，可用结肠代替食管）。

2. 手术操作

上腹部正中做切口至脐，再向左绕至脐下开腹。常规探查腹腔后，将大网膜同结肠分离。由于腹腔内常有粘连，在掀离大网膜时，要注意辨认，不要误伤结肠系膜，影响结肠血供。分别切断胃结肠韧带、肝结肠韧带和脾结肠韧带。检查结肠系膜内血管解剖情况，特别是血管弓吻合情况。通常一条动脉干通过动脉吻合弓，即足以维持被移植结肠的血供。传统上常用结肠中动脉为血管蒂行左半结肠移植，为保证结肠的血供，先用无损伤血管钳暂时夹闭结肠右动脉和结肠左动脉，观察结肠中动脉通过动脉吻合弓在所需结肠各分支的搏动情况。若动脉搏动良好，则可决定用结肠中动脉为血管蒂。根据所需长度开始游离结肠。剪开升降结肠的腹膜反折，切断、结扎结肠右动脉和中动脉的交通支和结肠左动脉。根据所需长度（测量游离结肠范围须以结肠系膜长度为准），分别在拟移植结肠的近、远端切断结肠及其系膜。实际上，结肠中动脉主干的位置常不恒定于横结肠的中部，可以根据该动脉偏右或偏左的位置，分别采用两根动脉（结肠中、右动脉或结肠中、左动脉）为血管蒂，以保证所需结肠段有良好的血供。结肠段与咽吻合的方式，理论上以顺蠕动吻合为好。结肠的生理蠕动方向与食物通过的方向一致为顺蠕动。将结肠近端与咽吻合，远端与胃吻合即为顺蠕动。但是实际上结肠段在术后一定时间因为与纵隔组织粘连，已失去蠕动功能，因此并不具有实际意义。此外，结肠段的选取受结肠中动脉位置的影响，多数情况下结肠中动脉位置偏右，故需以结肠右、中动脉为蒂，所取结肠段只能按逆蠕动方向吻合（图7-35）。游离结肠完成后，切断贲门，胃的贲门口分黏膜、肌肉浆膜两层缝合关闭。食管的贲门口与一条食管布带缝合、捆牢，食管布带的另一端经食管引出到颈部，预备食管内翻拔脱。用另外一条纱布带分别与食管贲门口和游离结肠的一端缝合、捆牢。为避免结肠血管蒂绕经胃前，要切开肝胃韧带，将游离的结肠从胃后方通过并到达膈下，以使血管蒂贴近脊柱，不受胃膨胀的影响。从颈部牵引食管布带，将食管内翻拔脱切除。食管与结肠之间的纱布带牵引结肠，经食管床（或胸骨后）上提至颈部，将移植结肠腹腔端同胃前壁吻合，颈端同咽吻合。再将腹腔结肠行端端吻合，如有必要，可以行幽门成形术（图7-36）。

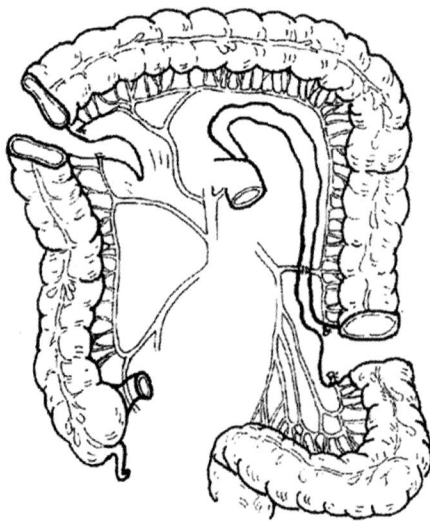

图7-35 游离结肠

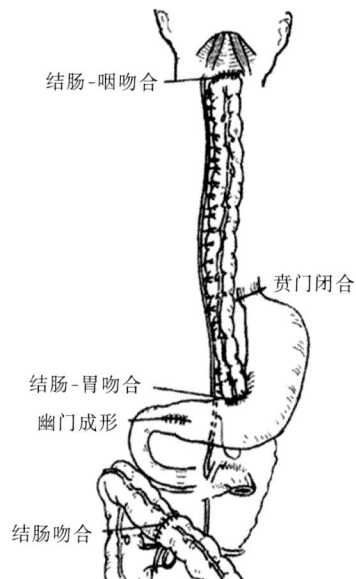

结肠-咽吻合

贲门闭合

结肠-胃吻合
幽门成形

结肠吻合

图7-36 重建消化道连续性

（四）胸大肌肌皮瓣修复术

1. 手术指征

下咽癌的外科治疗常需要切除全喉及一侧梨状窝,保留对侧梨状窝黏膜做下咽修复。如黏膜少,需要用胸大肌肌皮瓣修补。积极采用胸大肌肌皮瓣修复下咽,不仅增强了伤口的愈合能力,降低了咽瘘的发生率,还提供了对颈总动脉的保护,减少了术后颈总动脉破裂的发生率。

胸大肌肌皮瓣的供血血管(图 7-37)主要为胸肩峰动静脉的胸肌支和胸外侧动静脉。胸肌支走行于胸大肌和胸小肌之间。其体表投影是,从肩峰至剑突之间画一连线,从锁骨中点画一垂直线与前一线相交,胸肩峰动脉胸肌支先走行于垂直线,经过相交点后沿前一线走向剑突。该肌皮瓣皮肤的血供主要来自其深面的胸大肌的皮肤穿支。

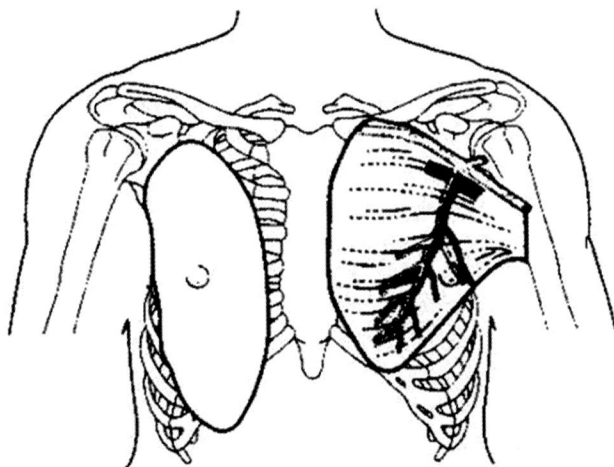

图 7-37　胸大肌肌皮瓣的供血血管

胸大肌肌皮瓣修复下咽之前要先确定下咽缺损的面积及肌皮瓣蒂的长度。蒂长度的设计是:以锁骨中点下缘稍外侧为中心点,从该点量至缺损区下缘,该长度即为肌皮瓣蒂的长度。切取肌皮瓣时,宜从下向上解剖。先切开胸部皮肤及皮下组织,掀开胸大肌表面的皮瓣,仅保留岛状皮瓣于胸大肌之上。在胸大肌深面将胸大肌深筋膜同胸小肌分离。蒂血管束位于胸大肌深面和其深筋膜之间,可在直视下解剖制作肌血管蒂。将胸大肌及其岛状皮瓣从肋骨转移到颈部,预备修复下咽。

胸大肌肌皮瓣修复下咽属于皮肤与黏膜的愈合。具体修复是将胸大肌肌皮瓣的皮肤缘与下咽切缘全周缝合,恢复下咽的圆桶状结构。黏膜与皮肤缝合之后,由于下咽黏膜下肌层不够用,因此要利用咽缩肌、喉外肌及带状肌与胸大肌缝合以加强修补。

利用胸大肌肌皮瓣修复下咽的优点是:其供血管解剖较恒定,血供可靠,成活率高;皮瓣切取面积大,可供修复较大面积缺损,肌肉组织量大,可供填塞无效腔;血管肌肉蒂较长,转移灵活,可折叠修复下咽与颈部皮肤缺损;不需更换手术体位,和原发灶手术同时进行,可缩短手术时间;供区创面可直接拉拢缝合,不需植皮。其缺点是:胸壁遗留切口瘢痕,影响美观;若皮瓣较大时,无法避免切取部分乳房,对女性患者造成明显畸形;较肥胖或胸大肌很发达的患者,有时该皮瓣显得过于臃肿。利用胸大肌肌皮瓣的方法相对简单、可靠,特别适合于高龄、体质差,不宜接受腹腔脏器修复下咽及食管的病例。胸大肌肌皮瓣一般不适合修复全周性缺损,因其过于臃肿,吻合口常易狭窄。

（五）主要并发症和处理

1. 食管内翻拔脱常见并发症及处理

主要为气管膜样部撕裂。气管膜样部与食管前壁紧密相贴,其间只有潜在的间隙可供分离。在内翻拔脱食管时,如果没有正确进入此间隙,或这一间隙被肿瘤侵犯形成局部粘连不能分离,或术前没有发现食管憩室与气管粘连,都可能造成气管膜样部撕裂。如能在食管拔脱时及时发现气管膜样部撕裂,应立即停止食管拔脱。2 cm 以上的撕裂,经气管简单缝合,很难成功。手术后出现纵隔气肿将造成致命性后果。对于较长和较低位的膜样部撕裂,要立即侧位开胸,游离气管膜样部进行缝合。对于较短和较高位的膜样部撕裂,如果经气管缝合比较容易,可以进行缝合,然后利用上提的胃,依托在其后方。由于胃在纵隔的依托作用,胃的浆膜层可以与气管膜样部逐渐粘连,膜样部不致坏死,撕裂处可以愈合。

2. 游离空肠并发症及处理

游离空肠因血管吻合技术或血管自身的原因,造成动脉不通或静脉阻塞,最终可造成空肠坏死,是一种严重并发症。为监视空肠成活情况,可以将一小段空肠显露在颈部皮肤切口外,术后3 d,估计空肠已经成活,再截除此段空肠,缝合皮肤切口。如果发生空肠坏死,将坏死空肠切除,颈部清创,造咽瘘、食管瘘及气管瘘三个瘘口,待患者身体情况好转,再考虑其他修复办法,例如再次游离空肠或胃上提、胃咽吻合。

3. 胃咽吻合术及结肠移植术后常见并发症及处理

（1）胃壁坏死:胃壁坏死分为胃壁部分坏死和全部坏死,主要是胃的局部或全部的血供障碍造成的。胃坏死的发生率一般不高,特别是全胃壁坏死更为少见。主要原因是在腹部操作时,游离胃的血管时处理不当。例如游离、结扎胃网膜血管时过于贴近胃大弯,误伤胃网膜右动脉等。术后一周至两周内,有持续性低热,颈部胃相应区域的颈部皮肤颜色发红且较暗,皮下的弹性较差。胃管中可有深咖啡色或黑色的液体吸出,胃壁局部或全部颜色发黑,或黑红相间,呈花斑状,胃弹性差,剪开不出血,应当考虑胃坏死。胃壁坏死带来的问题主要是咽瘘、纵隔感染、大血管出血等。前壁坏死,如位置较高可发生咽瘘;如位置较低,不仅发生咽瘘,而且胃液可以腐蚀位于胃前的气管和前纵隔结构,继发纵隔感染。后壁坏死,胃液直接流入后纵隔,引起后纵隔感染。全胃坏死,是最为严重的并发症,可继发咽瘘、纵隔感染、纵隔大血管出血等。全胃坏死常致命,患者体质常常急剧下降,选用另外的脏器替代坏死胃的手术也不易成功。

（2）结肠坏死:带血管蒂的结肠移植偶尔可发生坏死。主要原因是上拉结肠时,血管弓或血管蒂损伤、压迫或扭转。发现结肠坏死,应立即开颈、开腹,去除坏死的结肠,纵隔充分引流,控制感染,加强全身营养。移植的结肠全部坏死后,后果严重。

（3）咽瘘:胃的血运较好,与咽部的吻合口较易缝合,一般不易发生咽瘘。结肠移植后,比胃容易出现局部缺血坏死而导致咽瘘,常见吻合口后壁瘘。咽瘘多发生在根治性放疗失败的病例。

咽瘘一般出现在术后1～2周内。表现为患者体温升高,血常规指标升高,颈部皮肤发红,局部可触及波动感。伤口出现异味,甚至有液体或脓液流出。如有吻合口出血,可以伴有咽部引流物红染或黑便。吻合口后壁瘘,咽部内容物和感染物质会沿椎前向下到纵隔,患者吞咽时出现剧烈胸痛,提示吻合口瘘,漏出物到达纵隔。纵隔感染可以伴有一侧或两侧脓胸。消化道造影可以看见钡剂流入颈部、纵隔或胸腔。

一旦发生咽瘘,应当立即切开伤口,充分引流,剪除坏死组织及更换敷料。较小的咽瘘经换药多能自行愈合,大的咽瘘常需修复。胃咽吻合术后咽瘘,由于胃酸的刺激和腐蚀作用,要注意预防胃酸流向气管及气管造口,防止出现肺炎、哮喘及气管前大血管出血。对于结肠移植术后出现的吻合口瘘特别是后壁瘘,应及早经颈部切开探查,或行消化道造影证实。出现纵隔感染,应及时在纵隔放置引流管和冲洗管,同时进行纵隔引流和冲洗。力争引流充分,控制感染。如果出现脓胸,应立即放置胸腔闭式引流。全身应用抗生素。

预防措施:吻合时黏膜层要对合准确,避免张力,有效引流并消灭无效腔。

（4）颈总动脉出血:多发生在根治性放疗失败后进行手术挽救且术后发生较大咽瘘的病例。颈总动脉出血是一种凶险的并发症,若抢救不及时或措施不当,患者可因失血过多或血流入气管而窒息死亡。一旦发生出血,应当立即打开伤口敷料,用手指压迫动脉壁破口止血。若用手掌捂盖止血,常因压迫不到具体出血点而效果不好。同时迅速吸出流入气管内的血,维持呼吸道通畅。待血容量补足,血压升至正常或略高于正常水平,再进行颈总动脉结扎。术后应使血压维持在正常或略高水平,以保障结扎侧大脑血流灌注。给予吸氧,应用激素、甘露醇,减轻脑水肿。另外还应使用抗凝药物,防止血栓形成。临床实践证明,以上措施可以大大降低颈总动脉结扎后的死亡率和偏瘫率。

（5）胸腔并发症:主要有肺炎、气胸、胸腔积液及纵隔感染等。肺炎主要发生在肺功能差的患者。术后应加强吸痰。气胸主要由于食管内翻拔脱时胸膜损伤所致。少量胸腔积气可行抽吸,量较大时,应行胸腔闭式引流。胸腔积液多为反应性渗出,可行穿刺抽吸,一般不需胸腔闭式引流。纵隔感染较严重,可行纵隔引流及负压吸引,应在使用大量抗生素下进行救治。

(6)甲状腺及甲状旁腺功能低下:由于手术前放射治疗及手术中切除甲状腺、甲状旁腺,部分患者出现甲状腺及甲状旁腺功能低下。甲状腺功能低下,患者表现为面色苍白,全身水肿,体温下降,食欲下降,有时伴有间断性昏迷,血清甲状腺素水平降低,严重者可伴有水、电解质平衡紊乱。甲状旁腺功能低下,患者出现手足抽搐。治疗可以口服甲状腺素片,纠正水、电解质平衡,长期补充钙剂和维生素 D。

(7)气管造瘘口坏死:全喉全下咽及全食管切除后,气管造瘘口有时会出现坏死。主要由于分离气管过多,局部缺血所致。特别是颈部足量放疗过的患者,更容易出现气管造瘘口坏死。术后 1 d 或 2 d,气管壁特别是两侧壁褶皱,有痰痂且不易清除,颜色发黑,都是气管壁坏死的迹象。气管造瘘口坏死可以引起局部感染及前纵隔血管暴露、出血等致命性并发症。如果是前壁坏死,因伤口感染会波及气管前的无名动静脉,因此要特别注意观察。如坏死进行性发展,估计动静脉血管的暴露在所难免,应积极进行手术,切除坏死气管,利用胸大肌肌皮瓣进行修复,可以避免大血管出血。如果是后壁坏死,可以剪除坏死部分,局部换药。因气管后壁之后是胸胃,一般术后两周后胸胃与气管后壁形成粘连,不致产生大的并发症。两侧壁坏死,如无继续发展,可以做如上处理。发展缓慢的坏死,临床处理一方面积极换药,一方面可以局部进行红外线加温处理,促进局部血液循环,加快修复过程。一般可以等待重新上皮化。

(8)胃反流:胃反流属于手术后遗症。25%～50%的患者,手术后经鼻饲管或经口进食后,立即或移动体位后会出现胃内容物经口流出,称为胃反流。发生的原因是:术后胃动力学受影响,食物潴留;消化道括约肌消失。胃代食管后,胃的容积比食管的容积大,食物可以暂时停留在胃代食管中。如果同时有幽门开放障碍,食物的下行速度较慢;如果一次进食量较大,或进食较多液体食物,就会向上反流出来。减少每次进食量,直立体位进食,进食后不要立即平卧,都可以减轻或避免胃反流。但是部分患者的胃反流可能存在很长时间。

七、下咽及颈段食管癌手术的经验和评述

下咽癌的治疗应当是手术、放射及化疗的综合治疗。下咽癌病变部位隐蔽,早期不容易被发现;病变即使很小,也容易发生淋巴结转移;肿瘤沿黏膜下蔓延,手术确定安全切缘困难。因此,只有发挥放射线消灭亚临床灶及外科局部切除和修复的各自优势,才是合理的选择。从实践上看,单纯放射治疗,其 5 年生存率为 18%。据美国 2 939 例下咽癌治疗结果统计,外科手术加放疗的 5 年生存率达到 48%,而同期单纯放疗(主要为早期病例)仅达到 25.8%。

目前外科手术切除仍然是治疗下咽癌的主要手段之一。外科治疗的目的主要有以下几个方面:彻底切除肿瘤并提供适当的安全界,适当地保留喉功能,重建咽腔及上消化道,清除颈部淋巴结转移灶。当然,外科切除只是综合治疗方案的内容之一,放射治疗是另一个重要内容。放射治疗的作用有以下几个方面:消灭较小的、敏感的下咽肿瘤;在手术切缘以外提供更广泛的安全范围;控制颈部亚临床病灶,可以避免颈清扫手术;对于难以手术切除的病灶,放射后可能切除;对拒绝手术或不能手术的患者采取姑息性放疗。放疗与外科手术的结合,在放疗的时间安排上,目前多数为术后放疗。然而,Spector 报道,其 1964—1991 年 408 例梨状窝癌治疗结果统计显示,术前或术后放疗,生存率并无明显差异。1964—1978 年,为术前放疗量 3 000～3 500 c Gy;1978 年后,为术后放疗量 6 000～6 500 c Gy。

在综合治疗的原则下,也不排斥利用单一手段达到根治肿瘤的目的。例如,对于 T1N0 的梨状窝癌或咽后壁癌,特别是外突型病变,采用单纯放射治疗,局部控制率达到 79%,5 年生存率为 60%,临床效果也满意。

淋巴结转移率高是下咽癌的一个特点,下咽癌的治疗应当包括对颈部淋巴结的治疗,既包括对已经

出现的转移淋巴结的治疗,也应当包括对 N0 的治疗。下咽癌于就诊时颈部淋巴结转移率可以在50％～60％。下咽癌容易发生双侧颈部先后出现淋巴结转移。因此,下咽癌治疗的开始,就应当包括颈部淋巴结的治疗,既应当治疗患侧,也应当对对侧有适当的治疗。考虑到淋巴结转移的具体分布,对下咽癌 N0 病例,可以行颈部放射或颈侧淋巴清扫术,对 N1 也可以如此处理。对 N2、N3,应当行根治性颈淋巴清扫。颌下区较少出现淋巴结转移,一般不必手术清除。

下咽癌治疗的另一个原则应当是尽可能保留喉功能。过去,甚至现在,部分地区仍然有这样的认识:喉构成下咽前壁,当下咽原发病灶紧靠喉时,应将喉一并切除。甚至病变局限于咽后壁,从肿瘤根治考虑,可以保留喉时,也应牺牲喉。如果保留喉,在重建下咽时,由于局部无感觉,可以引起严重食物吸入。因此,在进行各种各样的下咽切除手术时,均须喉全切除。然而,从病理分析,梨状窝癌对喉的侵犯方式有直接接触式侵犯和沿黏膜下浸润扩展,除少数扩展到环后区外,对喉的侵犯一般局限于半侧喉软骨支架和喉内结构,这就为保留部分喉、保存喉功能提供了组织基础。以往切除部分下咽及全喉,以简化喉的修复、减少术后误吸并发症的做法,不应当继续应用。

采用单一手段治疗下咽癌的预后较差。如果单纯放疗,5 年生存率一般为 10％～20％。采用综合治疗,下咽癌患者生存率有明显的提高。5 年生存率在计划性综合治疗患者为 48.9％,放疗失败后挽救性手术患者为 25.0％,而单纯手术的患者仅为 20％。Triboulet 统计 209 例下咽癌及颈段食管癌治疗结果,手术采用下咽全切除、喉全切除、食管部分或全切除、胃咽吻合（127 例）、游离空肠移植（77 例）及结肠移植（5 例）修复,术后放疗,其手术死亡率为 4.8％,1 年及 5 年生存率分别为 62％及 24％,肿瘤位于下咽比位于颈段食管预后差,术后并发症、肿瘤残留都是预后不良的因素。颈部淋巴结转移与复发常常是治疗失败的重要原因。

笔者临床 200 例下咽癌手术治疗 5 年生存率为 39％。由于手术方式主要取决于病变的部位与不同病期,因而其生存率不具备可比性。

（唐平章　王晓雷）

八、早期颈段食管癌的内镜外科

近年来,随着内镜技术的不断进步与发展,现已有多种内镜外科手术应用于早期颈段食管癌的治疗。主要方法有:病变组织切除术,即内镜下黏膜切除术（endoscopic mucosal resection,EMR）和病变组织破坏术,包括氩离子凝固术（argon plasma coagulation,APC）、光动力疗法（photodynamic therapy,PDT）、激光治疗、微波治疗、局部注射治疗等。目前较常用的方法有内镜下黏膜切除术、氩离子凝固术及光动力疗法。

（一）内镜下黏膜切除术

内镜下黏膜切除术（EMR）是近年来应用较为普遍的一种早期食管癌治疗方法。这种方法具有诊断和治疗的双重作用,可以为术后的病理检查提供完整的黏膜标本,以精确评价病变浸润深度及切除治疗效果。

内镜下黏膜切除术（图 7-38）有多种术式,简要介绍如下:

（1）TADA 直接注射切除法,即双管道内镜法。这一方法需要双钳道内镜,黏膜下注射后,先在一个钳道插入圈套器并在病灶黏膜上打开圈套器,然后在另一个钳道中插入异物钳,应用异物钳抓起病灶黏膜,使广基病变变为亚蒂病变,接着收紧圈套器接通高频电切除之。

（2）INOUE 透明帽法（EMR-C）。黏膜下注射后,在内镜前端安装一合适的半透明塑料帽,将张开的圈套器嵌入帽槽内,当内镜插至病灶黏膜附近时,锁定靶病灶并启动负压将病灶黏膜吸入透明槽内,此时收紧圈套器,缚住靶病灶黏膜形成人工息肉,通高频电切除之。

（3）MAKUUCHI 黏膜吸入切除法（EEMR-tube）。黏膜下注射后,将特制的塑料外套管置于内镜外,外套管内有一特定的通道用于插入圈套器,圈套器释放在靶病灶黏膜上,调整好内镜、套管前端和病灶黏膜的距离后,将病灶黏膜吸入套管前端,收紧圈套器,通高频电切除之。

（4）黏膜套扎切除法（EMRL）。黏膜下注射,内镜前端安装一帽状接头,内置一橡胶圈,待启动负压将靶病灶吸入接头后,释放橡胶圈缚住靶病灶黏膜,形成人工息肉,然后从钳道伸出圈套器在橡胶圈的下方套住病变,以高频电流进行交替电凝、电灼,即可切除肿瘤。

此外,还有剥离活检、黏膜咬除、适形切除、大范围切除等。

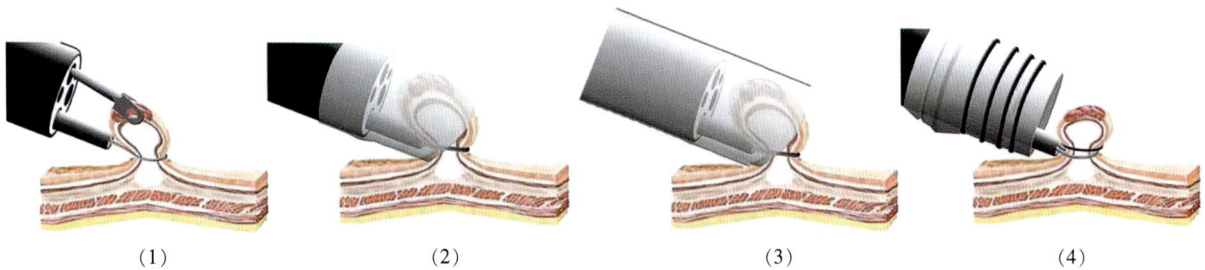

| (1) | (2) | (3) | (4) |

图 7 - 38　内镜下黏膜切除术

(1)TADA 直接注射切除法;(2)INOUE 透明帽法;(3)MAKUUCHI 黏膜吸入切除法;(4)黏膜套扎切除法

INOUE 透明帽法（EMR-C）是近年来应用较多,操作较为简单、安全的一种黏膜切除方法,此处将详细介绍这一技术。

1. 手术指征

（1）适应证：①内镜超声及病理诊断为重度不典型增生、原位癌及黏膜内癌（病变浸润局限于黏膜肌层以内）,病变直径小于 3 cm；②累及食管周径的 3/4 以内。

（2）禁忌证：病变超出上述范围,有明显心、肺、肾功能衰竭不能耐受内镜手术者。

2. 术前准备

治疗当日禁食、水 8 h 以上。

3. 麻醉与体位

治疗前 5 min 口服 2% 利多卡因 5 ml,术中左侧卧位。进镜前 2 min 缓慢静脉注射咪达唑仑（多美康）2 mg,治疗期间维持静脉通道,持续吸氧,监护心电、血压及血氧饱和度。

4. 手术步骤

主要步骤如图 7 - 39 所示：①内镜下碘染色发现早期癌病变；②选择恰当的部位,进行黏膜下注射；③安装透明帽进行黏膜切除；④切除标本与残留病变的处理。

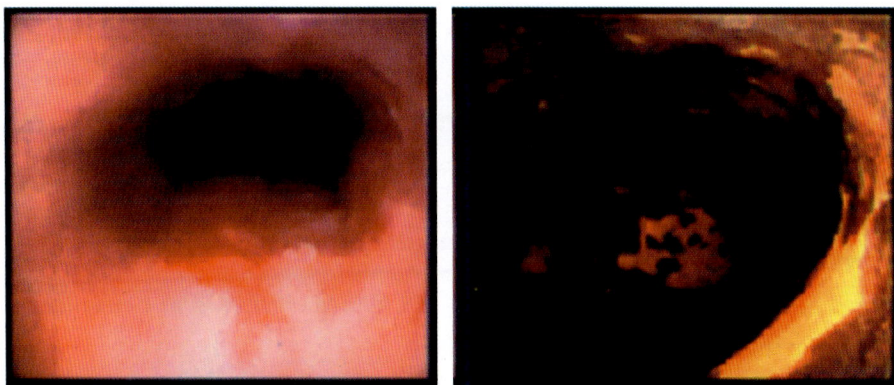

(1)

图 7 - 39　早期食管癌黏膜切除 INOUE 透明帽法的主要步骤

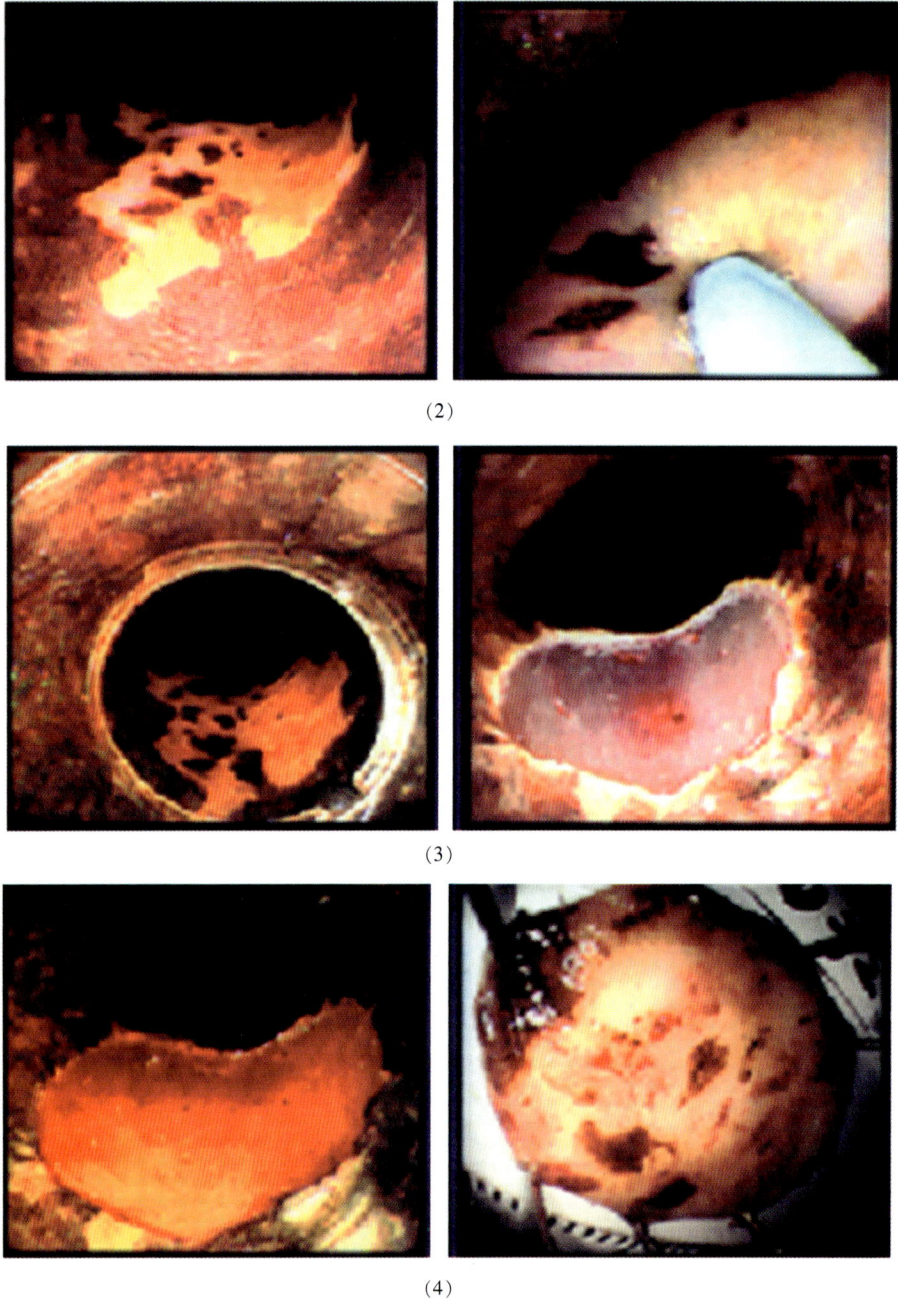

（2）

（3）

（4）

图 7 - 39 早期食管癌黏膜切除 INOUE 透明帽法的主要步骤（续）
（1）发现早期食管病变，碘染色确定病变的部位与范围；（2）选择注射部位，进行黏膜下注射；
（3）安装透明帽进行黏膜切除；（4）重新碘染色观察切除部位，处理切除标本

具体操作及注意事项如下：

（1）内镜下常规检查食管、贲门、胃和十二指肠以防有病变遗漏。碘染色，确定病变的位置与病变范围。

（2）黏膜下注射。其主要作用是使病变隆起以利于完全切除，并排除黏膜下浸润的病变（此时黏膜抬举征阴性），还可以防止穿孔。注射时应注意以下几点：

注射药品：目前应用的注射药品主要有生理盐水、肾上腺素盐水（1∶10 000）、1％透明质酸钠、羟基脯氨酸、甲基纤维素。前两者黏膜吸收较快，而后三者是胶样物质，黏膜吸收较慢，可以较长时间维持注射后人工息肉的形状，有利于黏膜切除的进行。此外，也可以采用高渗盐水、10％葡萄糖、10％甘油、5％果

糖及 50% 右旋糖酐等。注射透明质酸钠和生理盐水的效果比较见图 7-40。

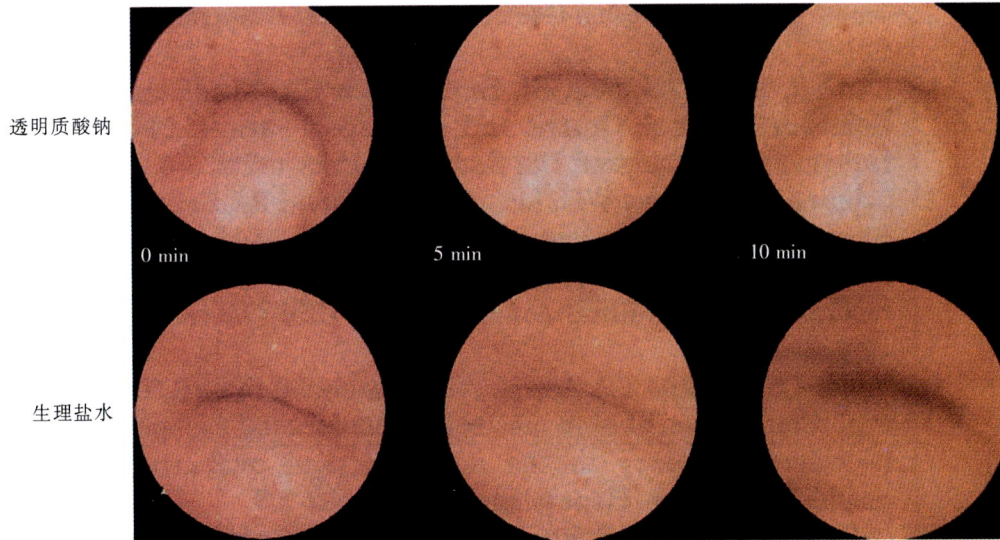

图 7-40　两种注射药品的效果比较

注射部位(图 7-41):注射部位与病变的距离应在 0.5 cm 以上,以保持病变部位的完整性。若病变部位被破坏,吸引时黏膜层易撕裂且黏膜层以下组织会被吸入透明帽内,易形成穿孔。注射部位可以选择在病变的近端也可以选择在病变的远端,建议初学时注射部位选择在病变的远端,第一次注射不成功可以在病变的近端进行第二次注射,熟练后可在病变的近端直接进行注射。第一次注射剂量不足时也可以补充注射,但原则是必须保持病变的完整性。

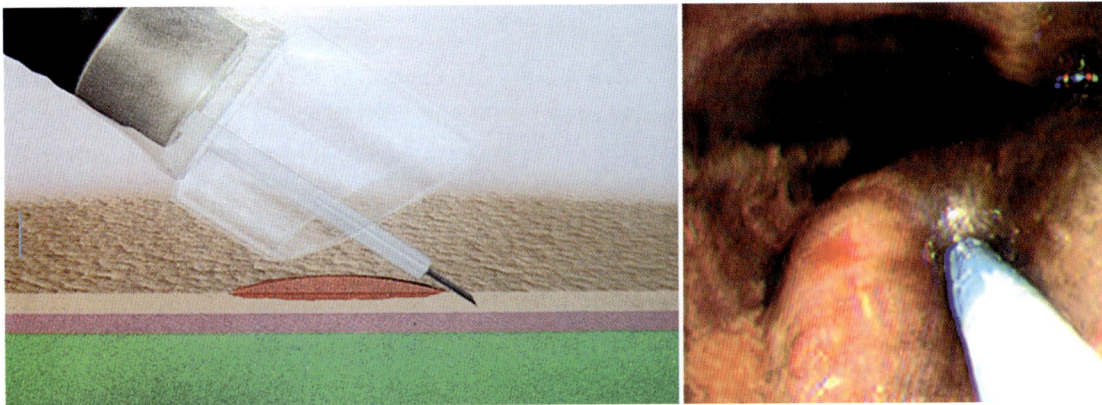

图 7-41　病灶区注射部位
左:注射部位示意图;右:内镜下所见注射情况

注射剂量:注射剂量要根据病变的大小,大者可适当增加注射剂量,而且在操作过程中可以随时进行补充注射。掌握的原则是病变周围至少 0.5 cm 的正常黏膜与黏膜下明显分离,要防止注射不足和注射过量。注射不足会造成黏膜下层组织误切,穿孔发生(图 7-42)。注射过量会导致黏膜切除范围过大,愈合后造成术后瘢痕狭窄(图 7-43)。我们在日常的临床工作中所用的剂量平均每例约为 18 ml。

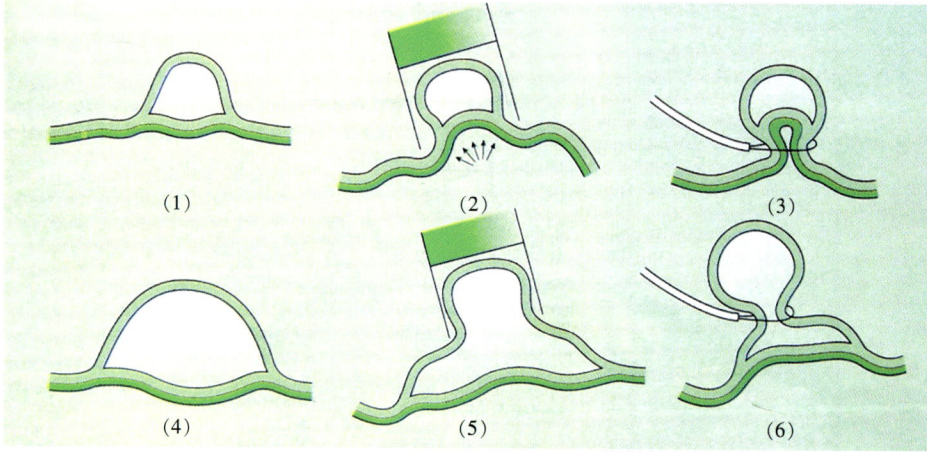

图 7 - 42　注射剂量掌握原则

（1）—（3）：注射不足导致肌层被吸到透明帽内切除，导致穿孔发生；

（4）—（6）：注射剂量足够时，可有效避免穿孔发生

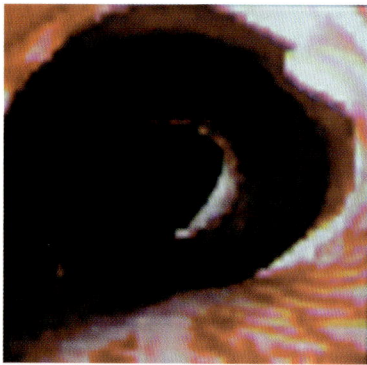

图 7 - 43　注射剂量过大，导致黏膜切除范围过大，已超过食管周径的3/4，术后愈合极易导致管腔狭窄

　　终止黏膜切除的指征（图7－44）：注射时若出现以下情况之一者，应立即终止黏膜切除：活动性出血、黏膜撕裂、黏膜层与黏膜下层没有有效分离。活动性出血可能是误伤血管所致，强行切除，会造成术后止血困难。黏膜撕裂后，吸引时会误吸黏膜下组织，切除会导致穿孔。黏膜与黏膜下层未分离则说明病变可能已侵犯至黏膜下层，应建议患者行手术治疗。

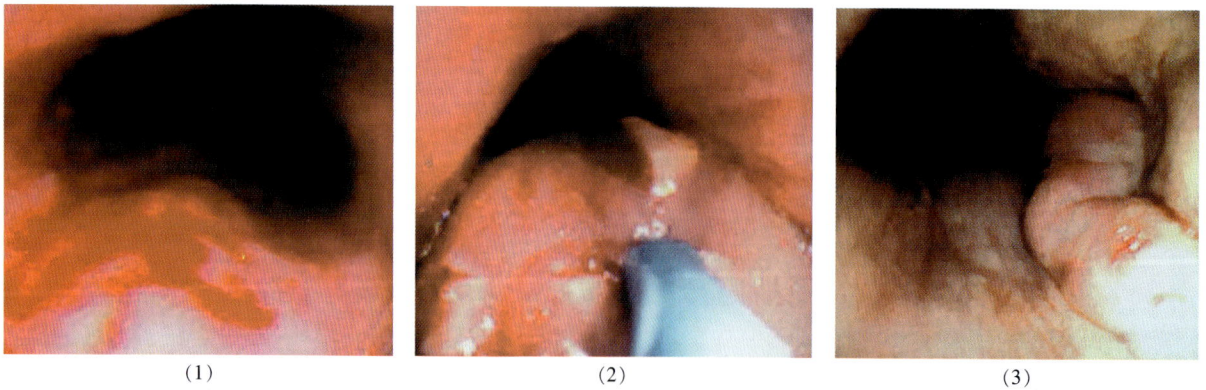

图 7 - 44　终止黏膜切除的情况

（1）注射后食管黏膜有活动性出血；（2）食管黏膜撕裂；（3）黏膜下血肿，病变部位与黏膜下层未分离

　　（3）安装透明帽（图7－45）。可根据病变大小选择合适的透明帽，用胶带固定在内镜前端以防脱落，

透明帽外周涂医用润滑胶以利于进镜。进镜后宜再次行碘染色以明确病变的位置。

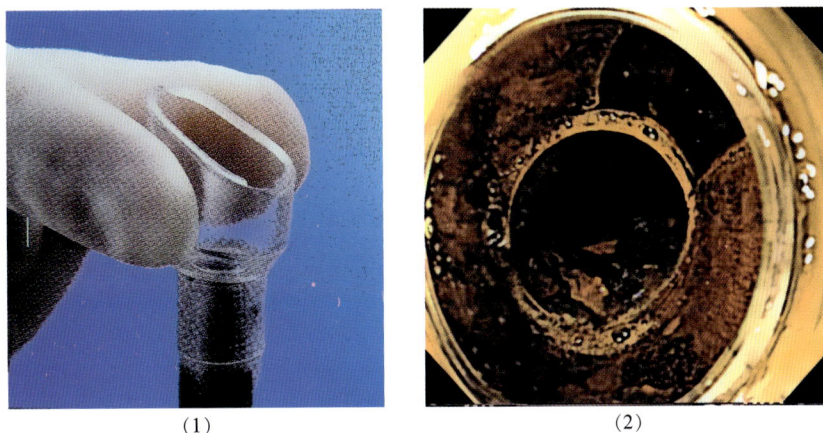

图 7 - 45　透明帽安装示意图
(1)安装透明帽;(2)内镜下所见安装好的透明帽

　　(4)放置圈套器(图 7 - 46)。首先进镜至交界线部位,吸引交界线处的黏膜至透明帽内,借助隆起的黏膜封闭透明帽前端同时释放圈套器,预置圈套器于透明帽前端边缘凹槽内(图 7 - 47),调整圈套器至最佳位置。

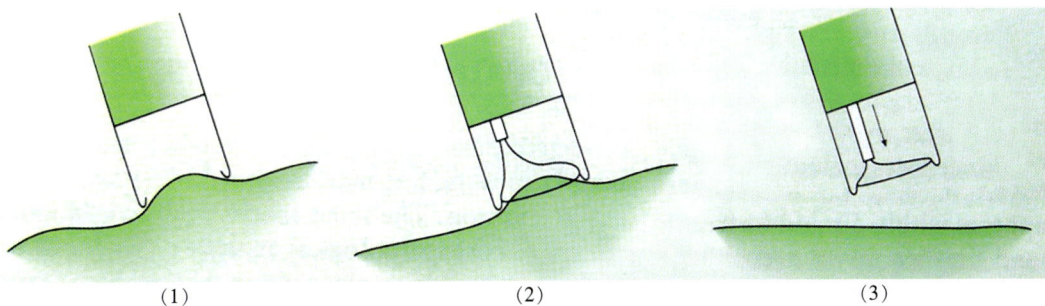

图 7 - 46　圈套器放置示意图
(1)吸引正常黏膜填充透明帽前端;(2)释放圈套器于透明帽边缘凹槽内;
(3)圈套器杆稍前推,使圈套器处于凹槽内最佳位置

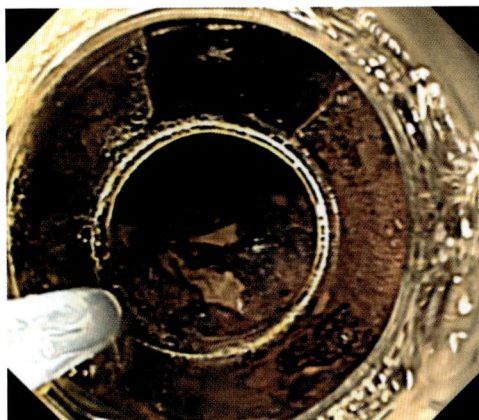

图 7 - 47　内镜下所见圈套器处于透明帽边缘凹槽内

　　(5)切除。切除时应注意以下两点:
　　切除位置的选择:切除位置的选择原则是尽量能将所有的病变一次性切除,但内镜下电灼标记病变部位的方法在食管的黏膜切除中并不可取。首先食管黏膜层较薄,这种标记极易穿透黏膜层损伤黏膜下层,破坏病变部位的完整性,导致切除失败;其次食管在内镜下观察是矢状位器官,切除时近端黏膜受吸引会阻

267

挡远端黏膜上的标记，因此这些标记起不到标记的效果。食管黏膜切除中仅靠碘染色已足以标记病变范围。

切除时机的掌握（图7-48）：病变黏膜组织吸入透明帽内时，有可能会附带吸入一部分固有肌层组织。因此，当圈套器套扎人工息肉后，一定要退出透明帽，在透明帽外快速放松、收紧圈套器1～2次，此时借助食管壁的张力，被套扎的固有肌层组织会滑脱。因此，切除一定要在透明帽外进行，在明确没有固有肌层被套扎的情况下，圈套器通电（功率28W，ICC 350，ERBE）切除。

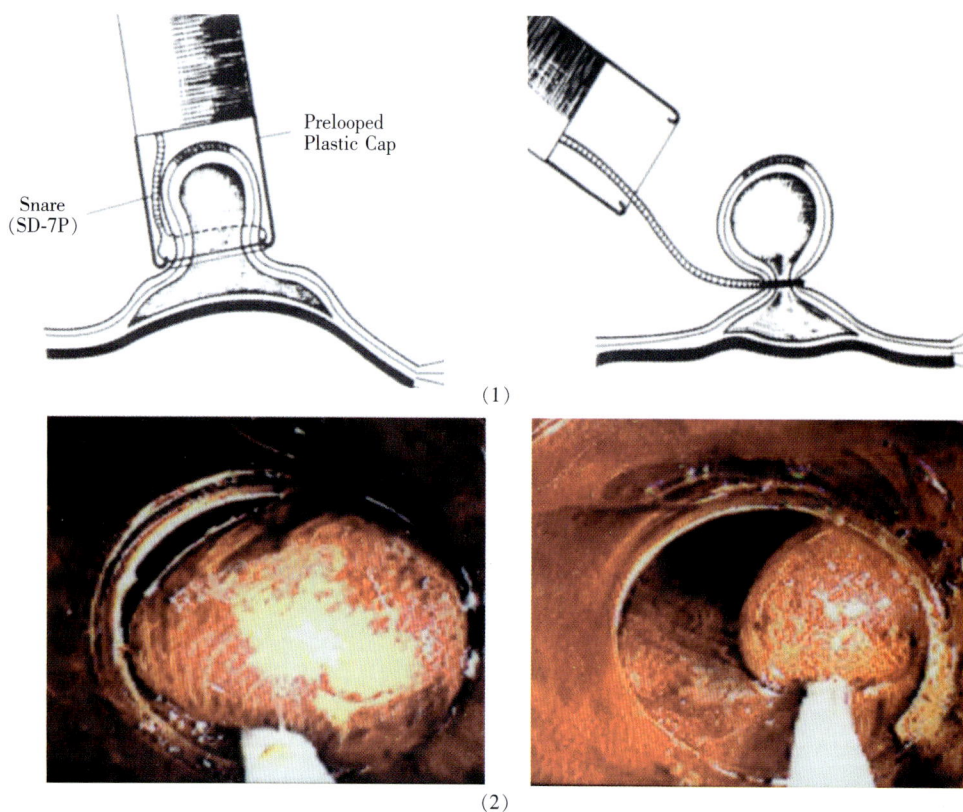

（1）

（2）

图7-48　在透明帽内套扎后，退至透明帽外，快速松紧圈套器1～2次，确定没有深层组织被套锁时通电切除
（1）套扎切除示意图；（2）内镜下所见套扎切除

（6）将切除的黏膜组织吸入透明帽内，退镜。碘染色切除标本，检查病变是否切除完整（图7-49）。

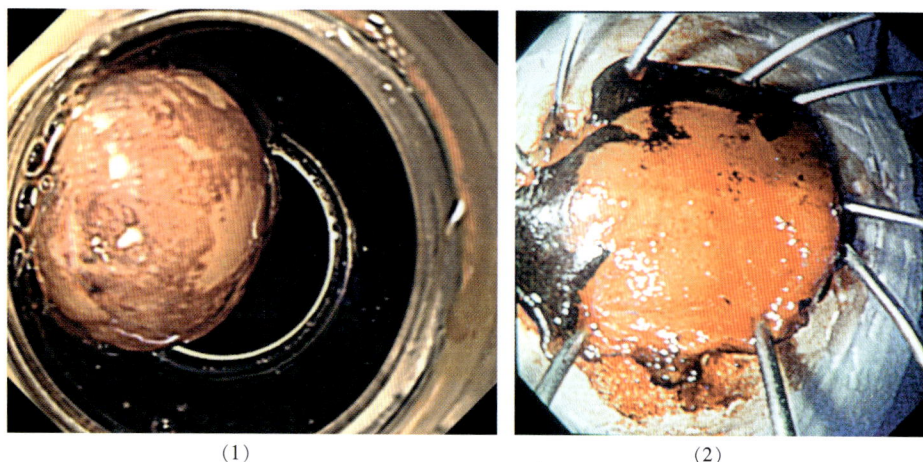

（1）　　　　　　　　　（2）

图7-49　病变通过透明帽取出
（1）病变被吸入透明帽内带出体外；（2）标本碘染色观察切除情况

（7）再次进镜，观察食管黏膜切除后创面有无出血、穿孔等。再次碘染色，观察病变是否切除干净（图 7-50），若有少量残留，应用氩离子凝固术（APC）治疗残留病变，功率为 25 W，氩气流量 0.4 L/min（APC 300，ERBE）。

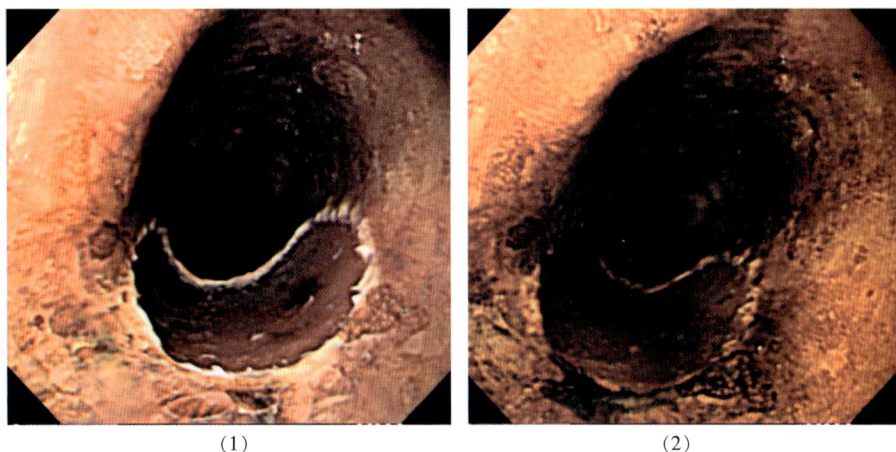

(1)   (2)

图 7-50 食管黏膜切除情况

(1)黏膜切除后形成的人工溃疡；(2)重新碘染色后观察切缘是否干净，是否有病变残留

（8）大范围病变的分块切除（图 7-51）。内镜下一次将整个病灶完全切除称为整块切除，将病灶分几部分多次切除称为分块切除。对于经验丰富的术者来说，病变的范围已不再是内镜下食管黏膜切除的绝对禁忌证，条件许可的情况下，可以通过分块切除治疗大范围的黏膜病变，但分块切除治疗时必须注意以下几点：①分块切除必须在一次治疗内完成，不可将部分残留病变留待第二次治疗时切除，因为术后形成的瘢痕会导致第二次治疗时黏膜切除不可行；②术前必须进行详细的手术设计，以合理安排每次切除的范围，达到最佳的切除效果；③再次切除时必须重新注射，以防止黏膜下注射药品被吸收；④分块切除应依食管近端向远端的顺序进行，若先切除远端病变，会造成近端食管黏膜无法吸引，则再次切除无法进行；⑤有效的麻醉保证。

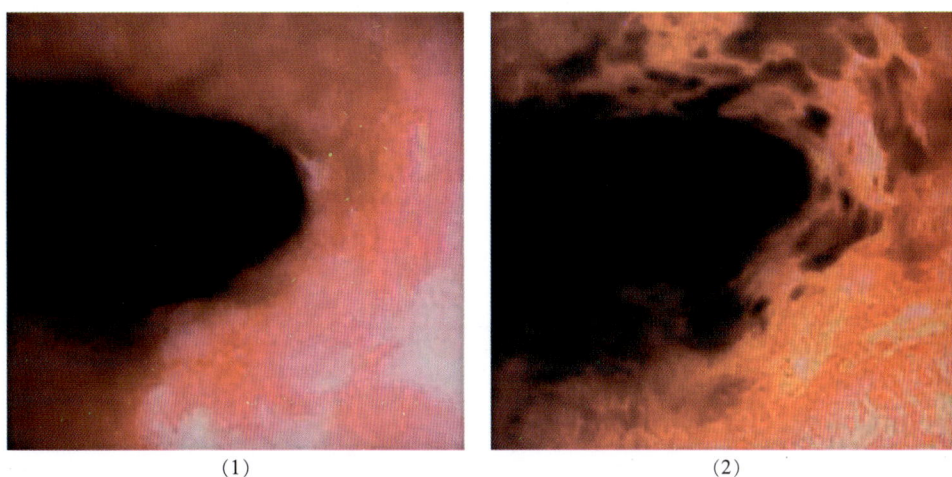

(1)   (2)

图 7-51 大范围病变的分块切除

(3)　　　　　　　　　　　　　　　　　(4)

(5)

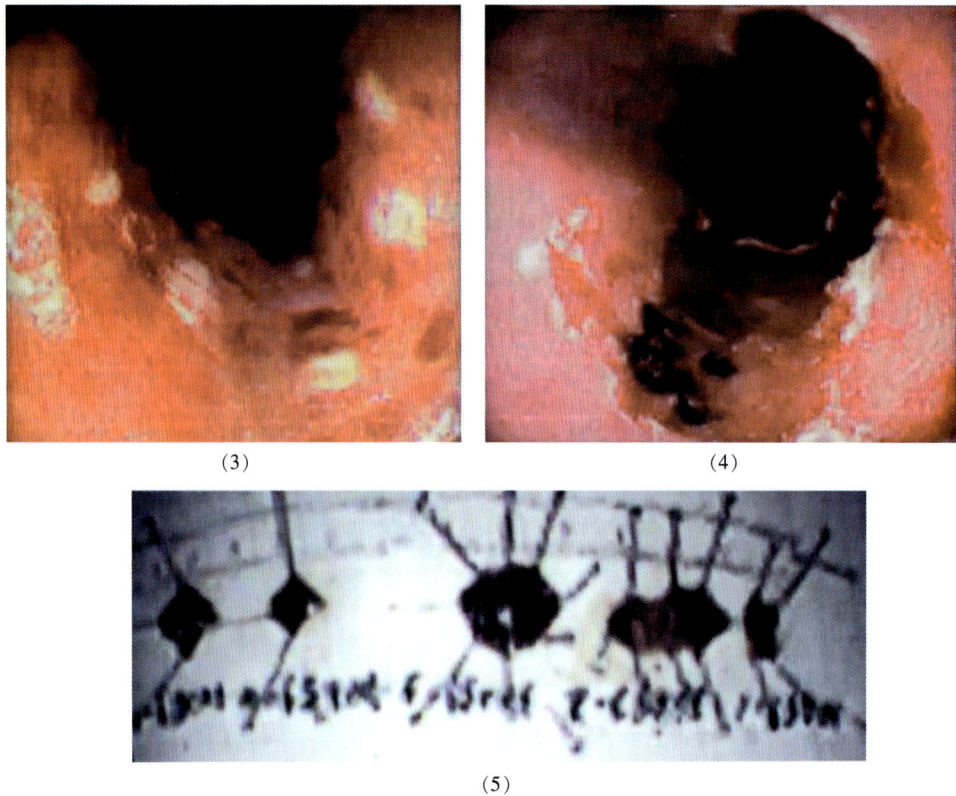

图 7－51　大范围病变的分块切除（续）

（1）（2）内镜下碘染色发现大范围病变，病理确诊为原位癌；（3）术前详细设计切除方案，标记每次切除的范围；
（4）按预先设计的切除方案，经过5次黏膜切除后，形成一个较大的人工溃疡；（5）切除的标本分别碘染色后观察

5.组织缺损的处理与整复

内镜下食管黏膜切除后形成的组织缺损无须特殊处理与整复，此人工溃疡可以自然愈合。黏膜切除直径小于3cm者2周后溃疡表面即全部由再生的鳞状上皮覆盖，4周后见完全愈合，形成瘢痕；直径大于3cm的溃疡则需要6～8周的时间才完全愈合，瘢痕形成。

6.术中、术后并发症的诊断和处理

黏膜切除术的并发症主要有穿孔、出血和狭窄。据以往的经验，其发生率分别为：穿孔0%，出血7%，狭窄5.6%，其他2.8%。

（1）穿孔（图7－52）：穿孔是食管黏膜切除最为严重的并发症，多是由于注射剂量不足，致使食管的固有肌层被吸到透明帽内而被切除，造成穿孔。对穿孔的避免及处理应注意以下几点：

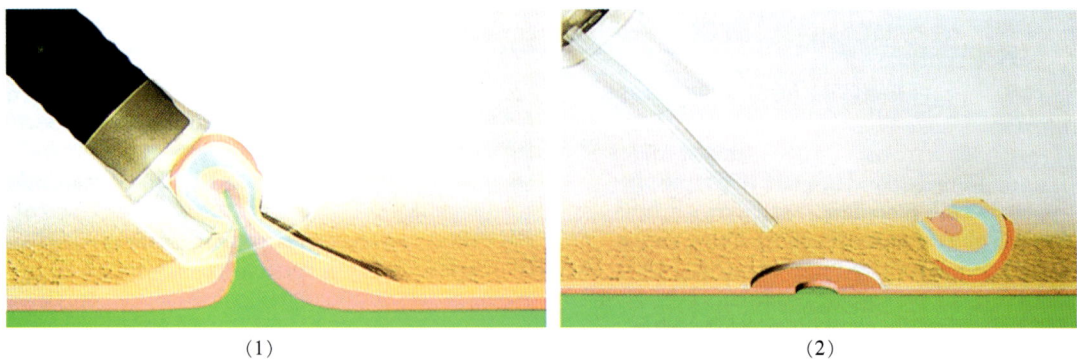

(1)　　　　　　　　　　　　　　　　　(2)

图 7－52　食管黏膜手术穿孔的发生机制

（1）固有肌层被吸入透明帽内；（2）吸入透明帽内的固有肌层被切除

黏膜下注射足够量的肾上腺素盐水,但并不是注射剂量愈多愈好,Makuuchi 等报道平均每例黏膜下注射约为 50ml,而我们的经验是每例平均 18ml 左右。注射是否有效主要取决于注射时病变及病变周围 1cm 的黏膜能否与黏膜下组织充分分离,而不在于注射的剂量,注射剂量过大则有可能导致黏膜切除范围过大,造成术后狭窄。

术中严格掌握切除指征与操作技巧。如注射时黏膜与黏膜下组织无明显分离或出现血肿,应立即放弃黏膜切除。建议手术治疗或血肿消退后再次治疗。圈套器锁紧人工息肉切除时,在切除过程中应快速松紧圈套器 1～2 次,以使可能吸入透明帽内的固有肌层在快速松开、收紧圈套器的过程中滑脱,减少穿孔发生的可能。

应用肾上腺素盐水进行黏膜下注射,可在短时间内向组织间扩散,大多数病例在行黏膜切除时先前注射的形状已经消失,影响切除效果。在分块切除的病例中每次切除前都应进行注射。胶样物质如 1% 透明质酸钠,在黏膜下扩散时间较长,能长时间保持注射时的形状,从而有效减少穿孔的发生。

并不是所有的穿孔均需手术治疗,如食管固有肌层缺损较小,大部分病例完全可以通过局部引流、深静脉营养、抗感染等保守治疗愈合。

(2)出血:黏膜切除术后出血有动脉出血和静脉出血两种,发生率分别为 1.4% 与 5.6%。术后出血经保守治疗后一般均能成功止血,其中内镜压迫创面、肾上腺素盐水冲洗对创面渗血有较好的止血效果。由于食管固有肌层较薄且无浆膜,黏膜切除后如应用电凝止血或注射止血时,切忌将其探头插到组织间或与组织接触时间过长,以防穿孔。氩离子凝固术(APC)(图 7-53)属于非接触热凝固病变组织的方法,同时其凝固区的深度浅表(一般不超过 3mm),应用于黏膜切除后动脉止血较为安全有效。APC 处理出血前,先用肾上腺素盐水对创面多次冲洗,找到确切的出血位置后,APC 凝固出血点 1～2 次即可止血。EMR 出血并发症的发生与否与切除的病变大小有一定关系,一般病灶＞2cm 者,出血机会相对增加。

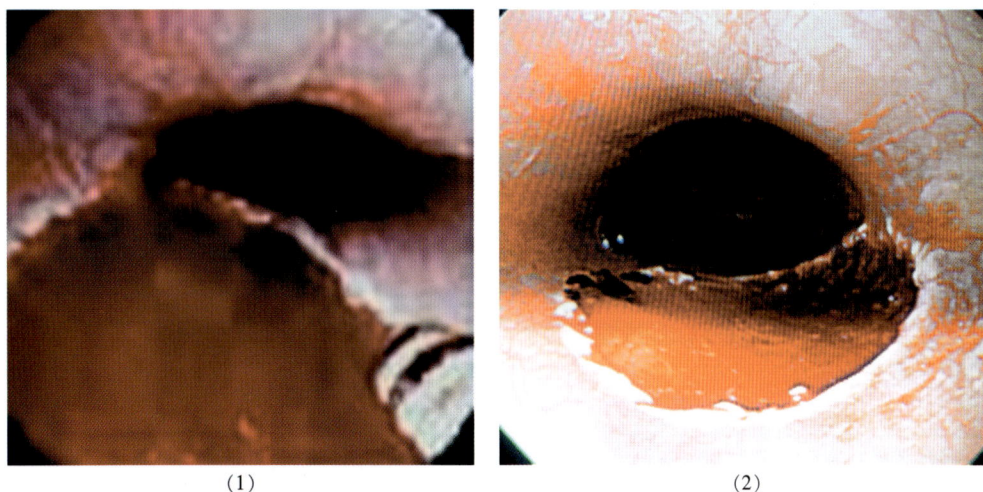

(1)　　　　　　　　　　　　　(2)

图 7-53　氩离子凝固术(APC)

(1)黏膜切除后出血;(2)APC 止血后

(3)狭窄:黏膜切除术后狭窄多是由于黏膜切除范围过大所致。因此,在黏膜切除术前应仔细设计黏膜切除范围,注射时剂量不要过大,从而避免过多切除食管黏膜造成的狭窄。一般切除食管黏膜大于食管周径 3/4,均可出现不同程度的狭窄。狭窄的患者可在术后每月行一次水囊扩张(图 7-54),3～4 次扩张治疗后症状均能明显缓解甚至消除。

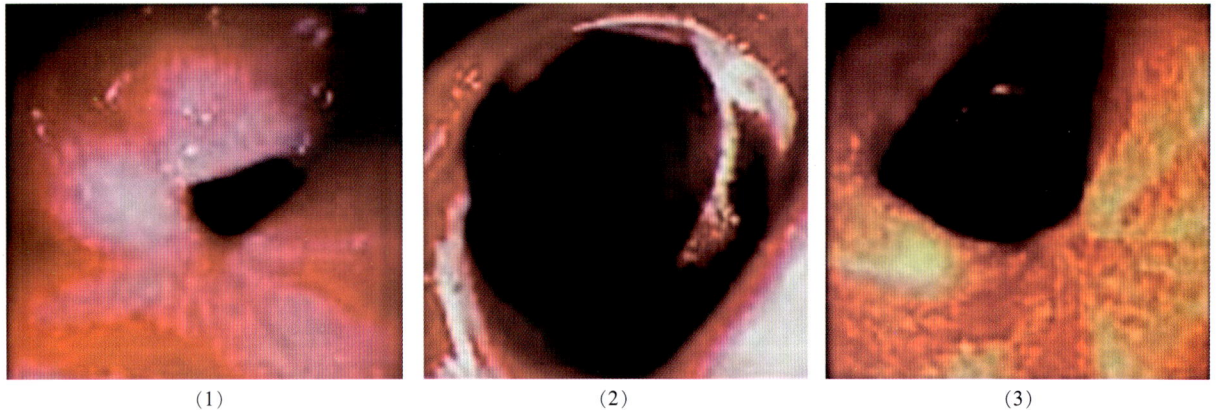

（1）　　　　　　　　　　　　（2）　　　　　　　　　　　　（3）

图 7 - 54　黏膜切除术后狭窄的水囊扩张治疗
(1)黏膜切除后狭窄；(2)扩张治疗；(3)扩张治疗后效果

7. 经验和评述

病灶范围的清晰显示，是保证内镜下完全切除的前提。食管黏膜碘染色可清晰勾画出病灶轮廓，对术前切除病灶范围的拟定及术后判断切除是否彻底均具有十分重要的价值。因此，术前、术后食管黏膜碘染色是必不可少的检查方法。

有效的黏膜下注射是保证内镜下黏膜切除成功的重要一步。注射后病变未隆起的可能原因有注射位置不正确，进针过深、已达肌层，或者病变已侵及深层组织（为 EMR 的禁忌证）。

准确吸入、套扎是肿瘤完全切除的关键技巧。吸入时，透明帽斜面应对向病灶，斜面口侧缘刚好放在口侧的拟切除线上，根据切除病灶的大小来调整吸入黏膜量。

食管黏膜切除术后，一般除 1～2 d 内略觉胸痛外，患者无明显不适感。1 周后能适应正常饮食及工作。

透明帽法近年来应用越来越广泛。其优点是对操作技术要求不高；采用标准单管道内镜；能在狭小的操作空间中切除较大病变。但与其他方法比较，透明帽法在切除病变时造成的伤口相对较深，发生并发症的潜在危险性较大。

尽管内镜下黏膜切除是目前效果较好的一种早期颈段食管癌治疗方法，但其仍存在一定的问题。缺少判定早期颈段食管癌病变浸润深度及淋巴结转移的客观标准，内镜超声虽可以解决病变浸润深度的问题，但对于淋巴结转移仍不能很好判定，这在很大程度上影响了对于黏膜切除的适应证的掌握。另外，对于多发病变及大面积病变的治疗仍有一定的困难。这些问题仍需要有新的黏膜切除技术来解决。

（二）氩离子凝固术

氩离子凝固术（APC）（图 7 - 55）是使用 1991 年德国 ERBE 公司开发出的用于消化道内镜的氩离子凝固器来进行非接触性热凝固的方法。其以氩气为介质，将高频电流传到靶组织，产生热损伤效应，使病变组织干燥凝固失活而很少产生碳化蒸发，因此在治疗中也很少产生烟雾，适合于内镜下应用。由于有高频电压电离氩气产生的氩离子流存在，当氩离子流接触因干燥凝固而导电性能下降的组织部位时，氩离子流会自动转向周围导电性能高的未凝固部位。因此，其对病变部位的治疗损伤程度较浅（一般控制在 3 mm 以内），大大降低了穿孔的发生率，尤其适合于早期癌的治疗。

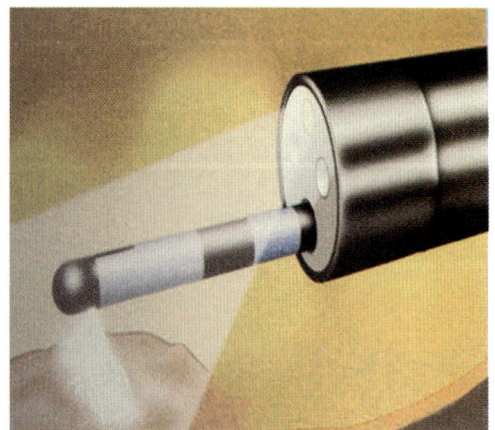

图 7 - 55　APC 技术

1. 手术指征

(1)适应证:①病理诊断为早期食管癌但患者拒绝手术、黏膜切除或切除失败者。②早期食管癌患者,因有明显心、肺、肾功能衰竭而无法手术或黏膜切除的病例。③早期食管癌多为原发,或并发贲门癌。对于前者,可为多发早期食管癌病灶,也可为早期食管癌合并各期食管不典型增生病灶。④黏膜切除后有少许残留或黏膜切除后局部复发者。

(2)禁忌证:①凡不适合消化内镜检查的均不适宜 APC 治疗;②出血伴休克或消化道积满血液影响视野,食管及胃底静脉出血,Mallory-Weiss 综合征引起的广泛出血;③合并急性或慢性心肌缺血、严重心律失常、严重肺部疾病、出血性疾病、其他严重的全身性疾病及不合作者。

2. 术前准备

术前首先要明确诊断,所有病例必须进行病理学活检及内镜超声等检查。上述检查证实该病例为早期食管癌,且无淋巴结转移等征象,方可进行 APC 治疗。治疗当日禁食、水 8 h 以上。

3. 麻醉与体位

治疗术中左侧卧位。进镜前 2 min 缓慢静脉注射咪达唑仑 2 mg,治疗期间维持静脉通道,持续吸氧,持续心电、血压及血氧饱和度监护。

4. 手术步骤

(1)进镜后首先全面检查食管,然后以 1.2% 碘染色,确定病变的距离与位置。

(2)明确病灶范围、数目后,将 APC 探头由活检钳管道插入,导管以伸出内镜前端 1 cm 左右为宜,应用 APC 在病变周围标上标志,将 APC 探头置于距离病变部位 2～3 mm 以内,由远及近沿食管走行,反复进退做刷墙样动作,进行烧灼凝固治疗(功率 28 W,氩气流量为 0.4 L/min),病变组织逐步发白直至变成棕黑色颗粒状,治疗时食管黏膜表面由白色变成黄色,直至变成棕黄色或棕黑色(图 7-56)。

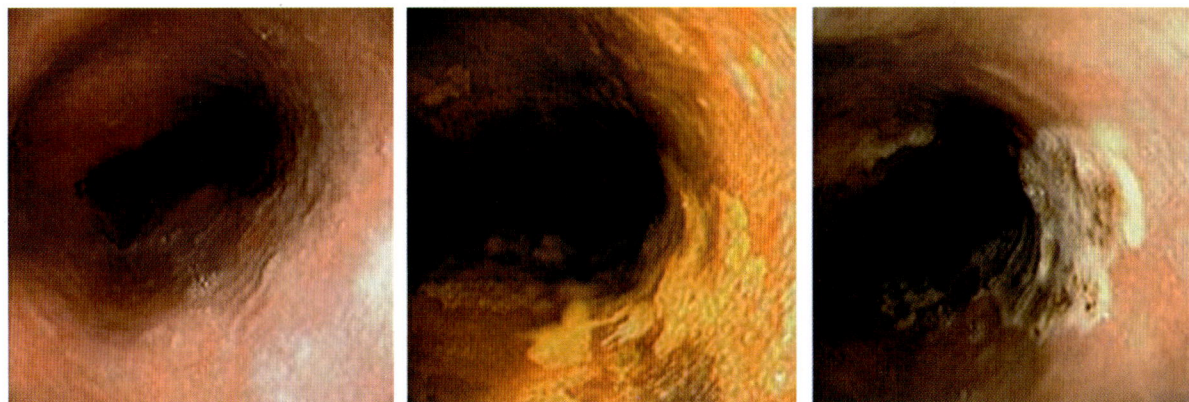

图 7-56　食管黏膜病变 APC 治疗后

食管黏膜表面粗糙,病灶部位稍隆起,碘染色后不着色,APC 治疗病变至棕黄色,局部呈黑色颗粒状

一般来说,每个部位每次至少要进行反复 3 遍的 APC 治疗。激光治疗与 APC 治疗的比较见图 7-57。

5. 组织缺损的处理与整复

APC 治疗后形成的组织缺损无须特殊处理与整复。APC 治疗 2 周后溃疡表面多由再生的与原病理类型相同的上皮覆盖,4 周多可完全愈合,形成瘢痕。

6. 术中、术后并发症的诊断和处理

(1)穿孔、狭窄:穿孔发生率很小。多与操作时氩离子束导管前端与病灶组织接触时功率过大及作用时间过长有关。另外,内镜注气过多和吸气较少也可能导致穿孔。而狭窄的发生则可能是热效应损伤固有肌层或作用面积过大所致。操作时应避免氩离子束导管前端与病灶组织接触;控制热效应对组织部位凝固的深度,避免使用大功率;治疗过程中不要对某一点作用时间过长,最好保持在 3 s 以内。大功率下

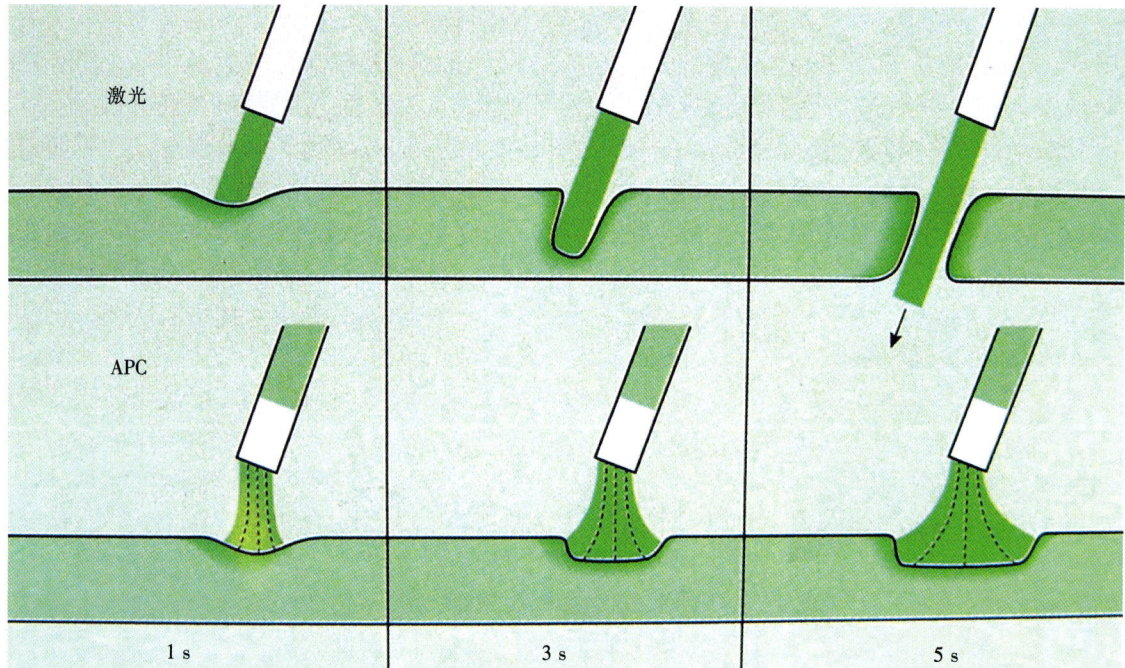

图 7 - 57　激光治疗与 APC 治疗的比较

激光作用组织时间过长导致穿孔，APC 在同样的时间内会作用于一个较广泛的区域，而损伤深度有限

超过 5 s，凝固的深度就会大于 3 mm，穿孔及术后狭窄即可能发生。部分直径较小的穿孔，可以通过禁食水、抗感染等保守方法治愈。如保守治疗无效或孔径较大，则需外科手术治疗。

（2）出血：早期癌病变多表现为黏膜糜烂、出血且病变较为广泛，病变组织血管丰富且较脆，在行 APC 治疗时容易产生出血及血肿等情况，多为创面渗血，应用肾上腺素盐水冲洗创面及内镜压迫，一般可以成功止血。

（3）发热：多为低热，应用抗生素治疗 1 周可痊愈。

（4）其他：如吞咽疼痛、咽下困难、胸骨后疼痛、黏膜下血肿等，禁食、禁水 3 d 及对症治疗可治愈。胃肠胀气也较常见，因此，APC 治疗后应多吸气。

7. 经验和评述

对于早期颈段食管癌，单独应用 APC 治疗的复发率和并发症发生率较高，故首选内镜下食管黏膜切除术，并尽可能地彻底切除癌组织，但是在以下情况下可联合 APC 治疗：①在 EMR 治疗过程中，当切除大部分癌组织后出现出血、患者不配合等情况时；②EMR 治疗后，对切除标本进行碘染色，同时经内镜下再染色，当证实食管病变有少量残留时；③经研究证实，大约有 15％ 的早期食管癌为多发病变，食管癌病灶多原发或者同时合并不同阶段的食管癌前病变，可应用 APC 治疗不同阶段的不典型增生病变；④EMR 治疗后复查，经病理确诊有复发病灶。

图 7 - 58 为 1 例早期食管癌经 APC 治疗后获得较好的近期疗效的病例。

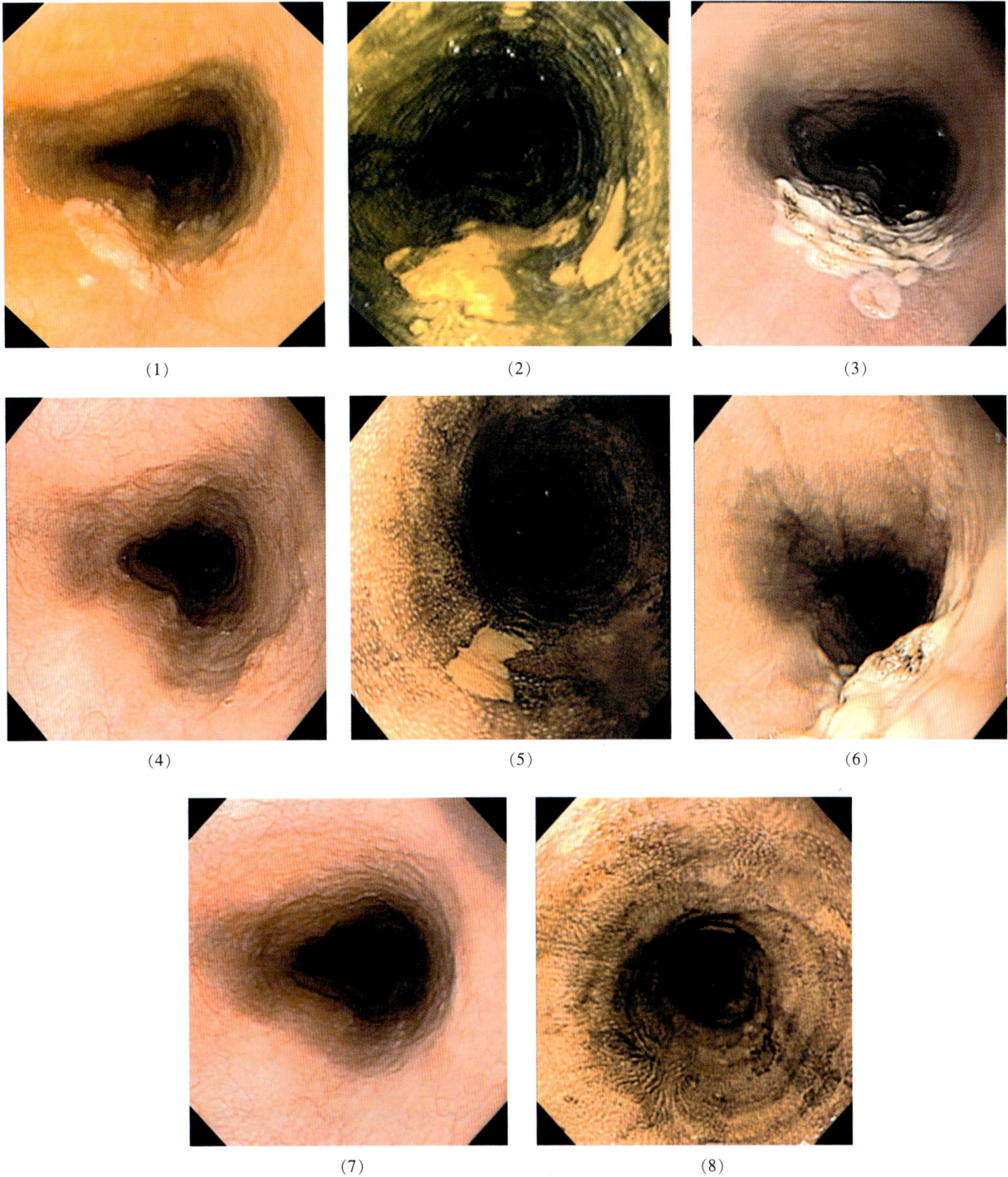

图 7-58　早期食管癌经 APC 治疗后

男性,75 岁,内镜下检查发现食管黏膜粗糙斑块样改变,病理活检显示为早期食管癌,拒绝黏膜切除术,遂行氩离子凝固术。治疗 2 个月后内镜下复查及病理检查发现病变复发,再次对病变做 APC 治疗,治疗 12 个月后内镜复查,提示病变消失,为治愈

(1)早期食管癌治疗前内镜下表现,表面不光滑,组织僵硬,白斑,局部食管壁略僵硬;

(2)病变碘染色后不着色,染色后病变边界清楚、锐利,病变有隆起感;(3)应用 APC 治疗,治疗后病变处黏膜凝固、干燥;

(4)APC 治疗 2 个月后内镜下复查,APC 治疗处呈瘢痕样改变,瘢痕周围即食管时钟位 5 点位黏膜糜烂;

(5)APC 治疗 2 个月后内镜复查碘染色情况,可见食管不着色面积明显缩小,糜烂处碘染色阳性,经病理活检证实局部有病变残留;

(6)应用 APC 治疗残留病灶,治疗处食管黏膜凝固、干燥;

(7)APC 治疗 12 个月后内镜复查,治疗处食管黏膜瘢痕样改变,局部未见明显异常;

(8)APC 治疗 12 个月后内镜复查碘染色情况,碘染色后未见明显阳性病灶

另外，黏膜切除后都需要复查和随访。复查时，若经内镜下碘染色及病理活检证实有局部复发，均再进行内镜下 APC 治疗。

APC 治疗过程中有以下注意事项：①在 APC 治疗中，必须使 APC 电极与组织之间保持适当的距离，以保证氩气的有效电离。不可将已启动的电极与食管壁密切接触，否则会导致气肿或食管壁的损伤。②在 APC 治疗时，应注意随时进行负压吸引，以避免大量氩气吹入引起胀气。③根据病变部位、早晚和大小等选择合适的输出功率，早期食管癌及其癌前病变主要位于食管的上皮层，上皮全层的厚度仅为 0.3～0.4 mm，因此，应用低能量低流量（功率 28 W，流量为 0.4 L/min）的氩气流即可，而晚期食管癌可以选择较高能量和流量的氩气流。

（三）光动力疗法

光动力疗法（PDT）又称"光敏疗法""光化学疗法"，是一种微侵袭性、引起局部组织破坏的非产热性治疗手段。其作用原理为：光敏剂经人体吸收后特异地在肿瘤组织中高浓度分布，经一定波长的光激发后，通过产生氧自由基或单价态氧等活性氧中间体导致细胞毒性作用，促使肿瘤细胞发生坏死，从而杀伤肿瘤细胞。

PDT 具有选择性微创治疗的特点，主要应用光源、氧和光敏剂。目前光源多用 630 nm 的红光，有较强的组织穿透能力，完全可以穿透食管黏膜到达黏膜下层组织，配合光敏剂在肿瘤中的高浓度分布，可以特异性地杀伤肿瘤细胞而不影响周围正常组织。新一代光敏剂的应用有效地克服了第一代光敏剂的缺点（如药物纯度低、长时间的皮肤光敏反应等），尤其是 5-氨基酮戊酸（5-ALA），光敏剂分布更加集中于黏膜组织中，治疗特异性更高，同时体内清除时间缩短，大大降低了光敏副作用。因此，PDT 是一种适合于早期食管癌的治疗方法。

1. 手术指征

（1）适应证：病理诊断为早期食管癌甚至更晚期的食管癌，拒绝手术者。

（2）禁忌证：除一般内镜检查禁忌证外，还包括：对光敏剂过敏者，白细胞$<2.5\times10^9$/L，血小板$<50\times10^9$/L，凝血酶原时间大于正常值的 1.5 倍，心、肝、肾功能差者。

2. 术前准备

口服、静脉或局部注射光敏剂，同时避光保护 2～3 d，待机体肿瘤组织充分吸收光敏剂后准备进行内镜下治疗。

3. 麻醉与体位

治疗术中左侧卧位。进镜前 2 min 缓慢静脉注射咪达唑仑 2 mg，治疗期间维持静脉通道，持续吸氧，持续心电、血压及血氧饱和度监护。

4. 手术步骤

不同光敏剂治疗程序不尽相同，光敏剂的用量及光照时间也不一样。大致操作过程为：患者做避光保护后，光敏剂经口服、静脉或局部给药，待机体吸收光敏剂一定时间后，局麻或全麻下行内镜检查，通过光纤将光引至病变处进行照射治疗，也可应用特殊的 PDT 透明帽配合可见光直接进行内镜下治疗。

5. 术中、术后并发症的诊断和处理

（1）皮肤光敏反应：典型的反应为皮肤轻、中度红斑，重者可发生肿胀、瘙痒、烧灼感或产生水疱，可有不适感。应注意避光防护，室内微光可起到光漂白效应，促发残存的光敏剂灭活。光敏反应严重者，可给予抗组胺药物治疗。应用高代谢新型光敏剂有助于避免发生皮肤光敏反应。

（2）局部照射反应：照射治疗初期可出现一过性的胸骨后疼痛、上腹部疼痛、恶心，以及氨基转移酶升高，通过对症治疗均可缓解；大面积治疗病变时，组织坏死可能导致食管腔狭窄，一般扩张治疗后狭窄的症状均可缓解甚至消除。

6. 经验和评述

PDT 对肿瘤组织的选择性较强，很少发生严重并发症。对于穿孔的处理，可参见图 7-59。不足之处在于患者易发生皮肤光敏反应,需避光一段时间。另外,PDT 需要光纤对肿瘤组织准确定位,如果肿瘤浸润较深,则不易受到光照,对疗效将有所影响,因此,PDT 对早期病例疗效较好(图 7-60)。

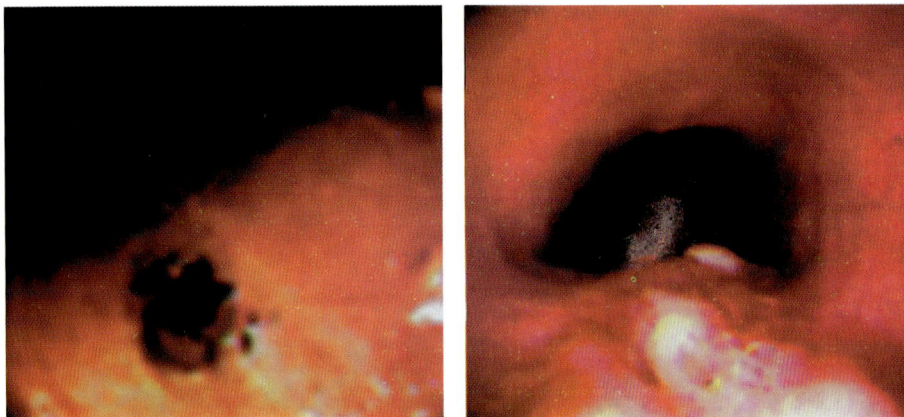

图 7-59　穿孔的处理

APC 治疗后,食管壁有一直径约为 5mm 的穿孔,经禁食、抗感染等保守治疗后,穿孔处愈合

目前,关于早期颈段食管癌的 PDT 治疗文献报道较少,远期疗效仍有待进一步评价(图 7-60)。

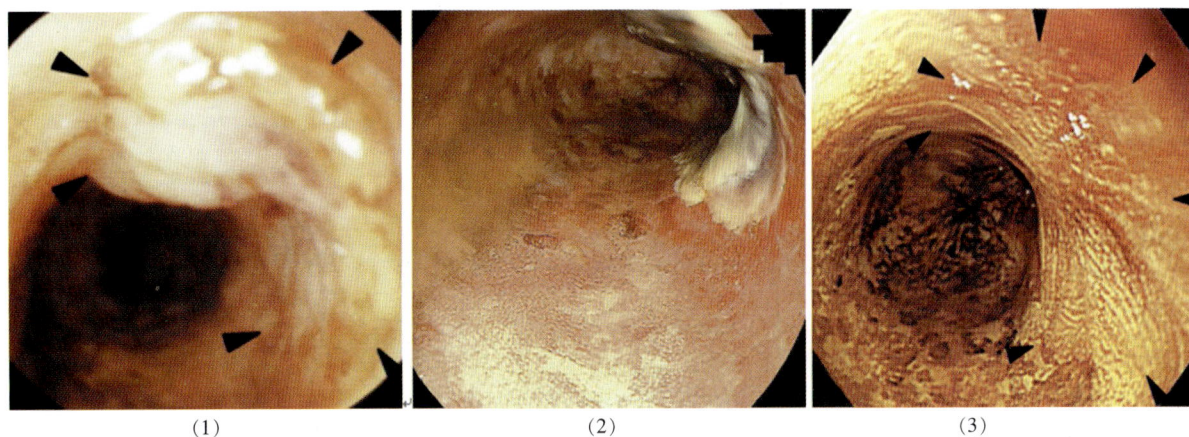

(1)　　　　　　　　　　(2)　　　　　　　　　　(3)

图 7-60　早期食管癌 PDT 手术前后

(1)内镜下所见早期食管癌病变区域碘染色不着色;(2)PDT 治疗后 1 周复查,见溃疡形成;

(3)PDT 治疗 3 个月后复查,瘢痕形成,碘染色未见病变残留

(姚汉青　王贵齐)

第8章　甲状腺和甲状旁腺手术

甲状腺是人体的一个重要内分泌器官,主要分泌甲状腺素,维持着人体的正常新陈代谢。甲状腺疾病是一种常见的外科疾病,通过合理的治疗大多数能痊愈。甲状腺手术作为外科的一项基础手术,至今已有100多年历史,随着对甲状腺解剖功能和病理生理的了解和手术方式的不断改进,术后并发症已经得到有效的改善。本章主要介绍三种甲状腺手术方式:甲状腺次全切除术、甲状腺腺叶切除术和全甲状腺切除术,以及甲状旁腺肿瘤的外科手术。

一、甲状腺次全切除术

甲状腺次全切除术,又称为"甲状腺大部切除术",是甲状腺外科最常用术式之一。一般指手术切除双侧大部分甲状腺组织,占甲状腺总体积的70%～90%,要根据病变的性质和患者的生理功能来决定手术切除范围。

1. 手术指征

(1)结节性甲状腺肿。

(2)毒性弥漫性甲状腺功能亢进,内科或放射性核素治疗无效者。

(3)淋巴细胞性甲状腺炎(桥本甲状腺炎)有气管压迫症状者。

2. 术前准备

(1)术前应进行常规实验室检查及重要脏器的功能检查,以确定患者对手术的耐受性;喉镜检查了解声带的活动情况。

(2)甲亢患者在病情未控制的情况下手术,极易造成术中、术后的甲状腺危象。所以甲亢未控制的患者一定要在术前做特殊准备,其主要目的是防止甲状腺危象的发生,同时减少甲状腺的血供,使腺体脆性降低,以利于手术操作。术前准备的方式有多种,最常用的是硫脲类药物联合碘剂的方法,可以辅助用普萘洛尔等药物,使手术更为安全。

3. 麻醉与体位

(1)麻醉:建议气管内插管全身麻醉;对无法耐受全麻的患者,可酌情行颈丛神经阻滞麻醉。

(2)体位(图8-1):仰卧位,患者肩下垫枕,枕部放一头圈,下颌尽量上抬,使颈前区比较突出,充分暴露手术野。

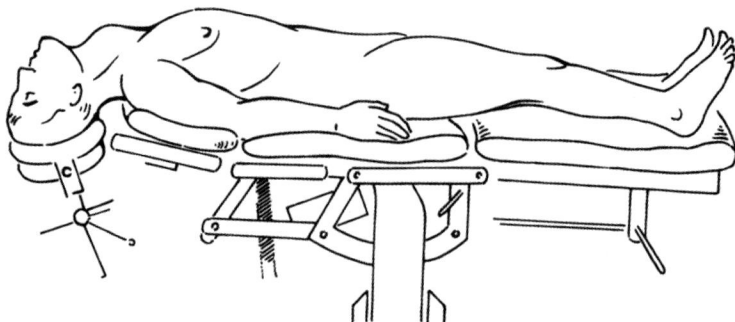

图8-1　手术体位

4.手术步骤

(1)胸骨切迹上 1 cm 水平弧形切口(尽量沿皮纹),做标记(图 8-2)。

(2)切开皮肤全层,切口两端应越过胸锁乳突肌内侧缘。

(3)切开皮下组织及颈阔肌,分别向上、下游离皮瓣(图 8-3),上至甲状软骨切迹,下至胸锁关节,显露带状肌。

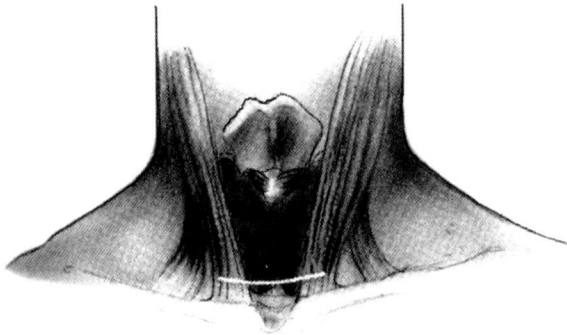

图 8-2　切口设计

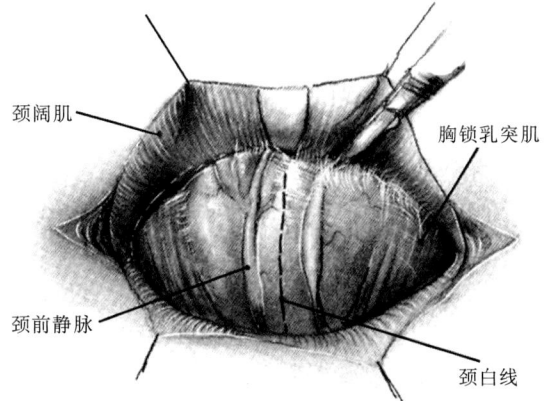

图 8-3　游离皮瓣

注意:①从美观角度考虑,切口选择不宜过高,胸骨切迹上 1 cm 做切口后充分游离皮瓣,并不影响手术操作;②皮瓣的游离应在颈阔肌和带状肌之间的疏松结缔组织中进行,尽量保留颈阔肌和带状肌的肌筋膜,这样可以避免出血,也可明显减少术后粘连。

(4)提起颈正中线(颈白线)两侧组织,向下切开颈白线直至甲状腺真被膜(外科包膜)。沿甲状腺真被膜表面向外侧游离、牵拉带状肌,暴露甲状腺(图 8-4)。

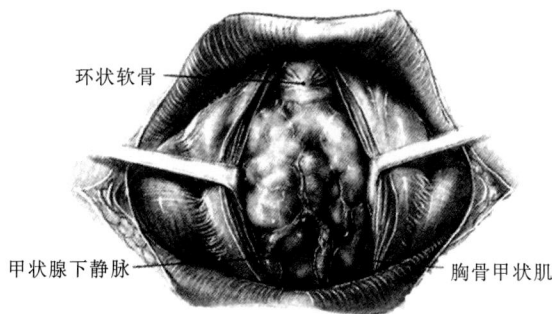

图 8-4　暴露甲状腺

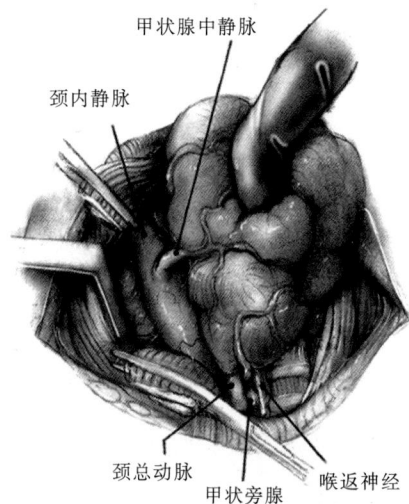

图 8-5　暴露甲状腺中静脉

注意:①甲亢患者的甲状腺表面血管迂曲扩张,壁薄而脆弱,在分离真被膜时应小心操作,以免造成出血而影响手术野;②一般不需要横断带状肌,只有肿瘤体积巨大,不能完全显露时,方可将带状肌横断,以利于手术操作。

(5)沿甲状腺包膜外侧充分游离甲状腺。在此操作过程中,首先需结扎甲状腺中静脉。中静脉离断后,甲状腺腺叶除其内侧部分外,已能从甲状腺床中提出,以便于处理甲状腺上、下动静脉和辨认喉返神经和甲状旁腺(图 8-5)。

（6）处理甲状腺上极（图8-6）：尽可能贴近甲状腺包膜解剖甲状腺上极，以免损伤喉上神经。我们在处理甲状腺上动静脉时采用"脱帽法"，即将甲状腺上血管的各主要分支逐一切断、结扎，这样有利于甲状旁腺的识别和血供的保护。

注意：①甲状腺上动脉与喉上神经外支呈平行走向关系，如距上极较远处大块结扎，易误伤喉上神经外支，导致环甲肌麻痹，使患者出现呛咳；②处理甲状腺上动脉时应双重结扎，以免线结脱落造成难以控制的出血；③超声刀等能量器械切断甲状腺上动脉后仍应予以结扎。

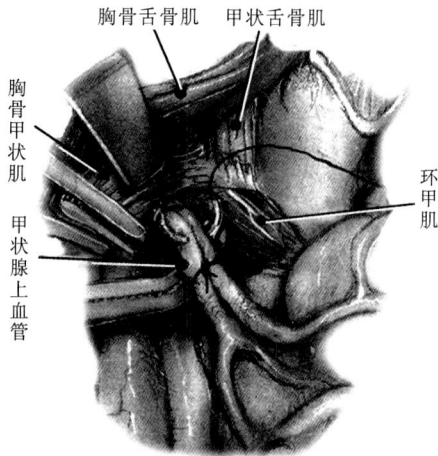

图8-6 处理甲状腺上极

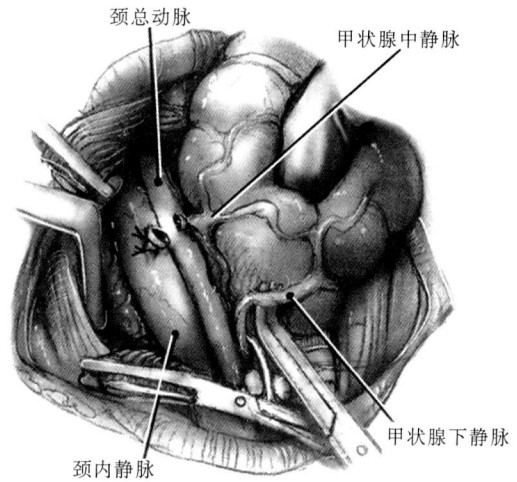

图8-7 处理甲状腺下极

（7）处理甲状腺下极（图8-7）：此时可将甲状腺向上提起，紧贴甲状腺表面分别结扎甲状腺下动静脉各分支，甲状腺下动脉位于甲状腺中部后下方，与喉返神经常有交叉上行，要认真识别喉返神经和甲状旁腺，并注意保护。

注意：①甲状腺下动脉周围常有脂肪围绕，并有较多细小血管分支，在分离血管时易出血，一旦有出血，切忌盲目钳夹结扎，否则易损伤喉返神经。应先压迫止血数分钟，再小心寻找出血点，给予结扎止血。②少数患者，喉返神经并不出现折返现象，而是从迷走神经直接入喉（大多在右侧）。给此类患者手术时，很容易在入喉处误伤其喉返神经，因此在切除甲状腺时，入喉处可适当多保留些甲状腺组织。

（8）甲状腺峡部的处理（图8-8）：将甲状腺峡部下方组织切开直至气管筋膜，然后用血管钳从下向上游离峡部与气管间隙，用两把血管钳并排钳夹后，切断峡部。亦可使用超声刀直接切断峡部。

（9）甲状腺腺叶次全切除（图8-9）：此时甲状腺腺叶已基本游离，可以将甲状腺组织向上提起，暴露

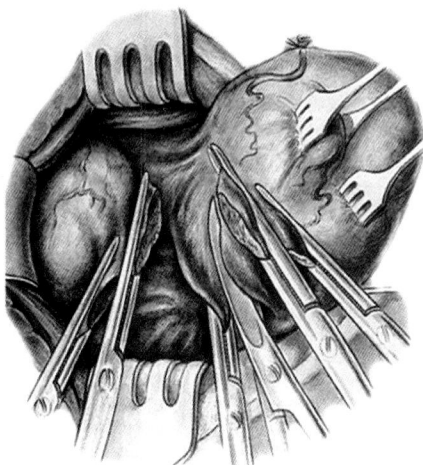

图8-8 处理甲状腺峡部

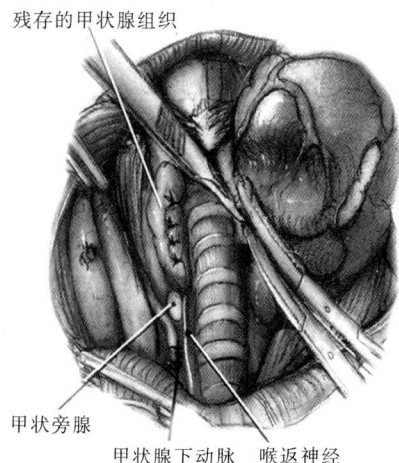

图8-9 甲状腺腺叶次全切除

甲状腺外侧面,拟画出一条切除线,将切除线上方较明显的血管切断、结扎,可以减少切除甲状腺时的出血。沿切除线向内逐步切除甲状腺组织,然后将已离断的峡部提起,沿气管旁将腺体内侧切开,与外侧断面会合后切除标本,即完成单侧甲状腺腺叶次全切除术。创面彻底止血后,将甲状腺被膜缝合关闭。对侧甲状腺同法予以切除。

注意:①甲状腺外侧面的切除要注意保留足够可以缝合的被膜,避免被膜过少导致的创面无法关闭。②缝合创面时,缝针的深度不可过深,避免误伤喉返神经。③甲亢患者的甲状腺组织切除量将影响术后疗效。过多易导致复发,过少会引起甲减,一般认为以两侧保留 3～5 g 为宜。④切除的腺体应仔细检查有无误切的甲状旁腺,如发现有误切的甲状旁腺,可将其切成碎片,移植入胸锁乳突肌内。⑤手术标本及时送冰冻病理检查,如为甲状腺癌,应切除剩余甲状腺,同时行同侧中央区淋巴清扫术。

(10)引流的放置和关闭切口:甲状腺次全切除完成后,在关闭切口前,要认真检查创面有无出血,尤其是甲状腺上下极血管结扎处、喉返神经入喉处及颈阔肌皮瓣。确认无出血后,气管两侧分别留置硅胶引流管各一根,由切口两端引出。然后关闭颈白线、颈阔肌,缝合皮肤。

5. 术后处理

(1)患者返回病房后,嘱患者尽可能减少颈部活动,避免剧烈咳嗽,减少线结脱落导致的术后出血。

(2)观察引流管引流出液体的颜色及量。注意颈部创面有无肿胀,皮下有无淤血,患者有无呼吸困难。

(3)术后当日可暂不进食,应用抗生素 3 d。

(4)术后 48 h 拔出引流管,术后 4～5 d 拆线。

6. 术后并发症的诊断与处理

(1)术后出血:患者术后可经引流管引流出 10～30 ml 淡血性渗出液,术后 24 h 引流量渐少且颜色转淡。如术后出现患者呼吸困难,颈部迅速肿胀,皮肤紧张呈青紫色或引流管内短时间流出多量鲜红色血液(常伴有凝血块),可诊断为术后活动性出血,应立即拆开伤口,彻底清除凝血块,找到出血点予以结扎,观察数分钟确认再无出血后清洗创面,重新置入引流管,关闭切口。

(2)呼吸困难:气管内分泌物阻塞、气管软化、气管痉挛、喉头水肿均可造成呼吸困难。若呼吸困难难以缓解,应及时行气管切开。待病情稳定,堵管 24～48 h 后患者呼吸正常,方可拔除气管套管。

(3)甲状腺危象:多为甲亢患者术前准备不充分而引起,术后出现高热、心率超过 120 次/min、烦躁、谵妄、休克等全身代谢功能严重紊乱症状。处理不及时或不当,常很快导致患者死亡。预防甲状腺危象的关键是:做充分术前准备,术中操作轻柔减少挤压,术后避免感染和精神刺激等。一旦出现甲亢危象,即应紧急处理:①碘剂的应用,降低血液循环中的甲状腺素水平,抑制外周血中 T4 转化为 T3。②糖皮质激素,拮抗应激。既可抑制甲状腺激素的释放,又可减少 T4 向 T3 转化并纠正在甲状腺危象时肾上腺皮质功能相对不全。③普萘洛尔,迅速阻滞儿茶酚胺释放,降低心率。④镇静剂,烦躁时可使用镇静剂,必要时采用人工冬眠。⑤支持疗法和对症治疗,有高热者可用药物降温或物理降温;缺氧者给予吸氧,同时给予大量维生素,尤其是 B 族维生素,并纠正水和电解质的紊乱及心力衰竭等。

(4)喉返神经损伤:往往为术中误切、误伤所致。切断或结扎所引起的喉返神经损伤是不可恢复的。一侧喉返神经损伤所引起的声音嘶哑,可由健侧声带向患侧过度内收而好转。双侧喉返神经损伤会引起严重的呼吸困难,需行气管切开,待病情稳定后可行部分声带切除术,拔除气管套管。

(5)低钙血症:甲状旁腺术中误切或其血供障碍均可造成术后低钙血症。轻者主诉手足麻木,严重者可引起手足抽搐,往往在术后 24 h 内出现。出现症状时静脉注射 10% 的葡萄糖酸钙后很快缓解,可先予每日 10% 葡萄糖酸钙 10～20 ml 静脉滴注,逐渐改用钙剂口服,症状缓解不明显时,需加用维生素 D₃。

7. 经验和评述

甲状腺次全切除术是临床常用的手术方式之一,常用于治疗结节性甲状腺肿、甲亢及甲状腺炎等。手术方式并不复杂,但术中应注意甲状腺组织的切除量,喉返神经、喉上神经、甲状旁腺的辨别与保护及彻底止血。它仍是一种应用广泛、安全有效的术式。

二、甲状腺腺叶切除术

甲状腺腺叶切除术是指切除一侧腺叶全部甲状腺组织的术式。

1. 手术指征

（1）局限在一侧腺叶的甲状腺腺瘤。

（2）局限在一侧腺叶的结节性甲状腺肿。

（3）局限在一侧腺叶，单发癌灶，肿瘤原发灶小于4 cm，复发危险度低的分化型甲状腺癌。

2. 术前准备

同甲状腺次全切除术。

3. 麻醉与体位

同甲状腺次全切除术。

4. 手术步骤

甲状腺腺叶切除术（图8－10）的体位、切口、暴露与甲状腺次全切除术基本相似。切除的步骤为先处理甲状腺中静脉，然后分别处理甲状腺上极、下极血管，显露喉返神经，沿甲状腺外侧向内紧贴气管表面游离腺叶，在峡部离断标本，缝合峡部残端，手术完成。

注意：①甲状腺腺叶切除术是切除一侧全部的甲状腺组织，但仍要注意对甲状旁腺的识别和保护。由于甲状腺肿瘤可能因为多发于两侧腺叶而需要对另外一侧腺叶再次手术，如第一次手术不注意保护甲状旁腺，会明显增加二次手术低钙血症的风险。②术中应注意辨别和保护喉返神经。左侧的喉返神经要绕过

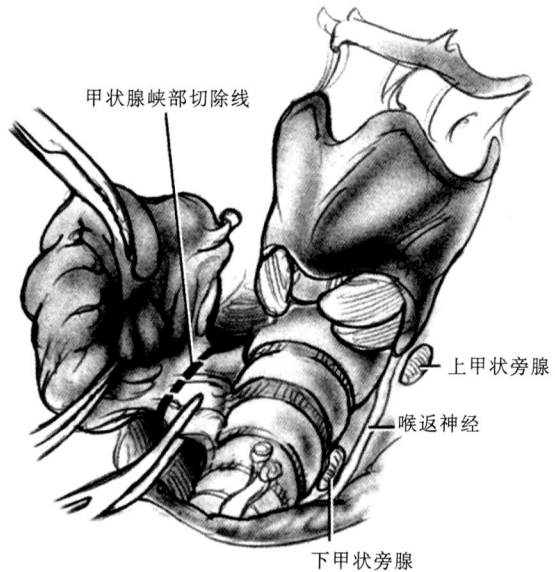

图8－10　甲状腺腺叶切除

主动脉弓向上折返，位置相对固定；右侧喉返神经是绕锁骨下动脉向上折返，其位置变化较大，在分离甲状腺背外侧组织时要有耐心，仔细操作，避免误伤喉返神经。

5. 术后并发症的诊断和处理

同甲状腺次全切除术。

6. 经验和评述

甲状腺腺叶切除术亦是常用的甲状腺外科术式之一，是对病变位于一侧腺叶的甲状腺组织全部予以切除。手术中辨别喉返神经的要求比次全切除术高，因此只有在术中正确识别和保护喉返神经，才能安全地行甲状腺腺叶切除术。

三、全甲状腺切除术

全甲状腺切除术，即切除人体的全部甲状腺组织，其手术技巧要求高，如果处理不当，会产生严重的术后并发症，应该引起足够重视。

1. 手术指征

(1)具有以下特征的分化型甲状腺癌:多灶癌,原发灶大于 4 cm,不良病理亚型,广泛浸润型滤泡性癌,腺外侵犯,双颈淋巴结转移,远处转移。

(2)甲状腺髓样癌。

(3)巨大的双侧结节性甲状腺肿,出现明显气管食管压迫症状或严重影响外观者。

2. 术前准备

同甲状腺次全切除术。

3. 麻醉与体位

同甲状腺次全切除术。

4. 手术步骤

同甲状腺次全切除术。但是需要切除全部甲状腺组织,包括两侧腺叶及峡部,见图 8 - 11。

注意:①术中应高度注意保护甲状旁腺及其血供,以免造成术后顽固性低钙血症。由于甲状旁腺血供主要来源于甲状腺下动脉,当行双侧中央区淋巴清扫术后,更易引起低钙血症。②注意保护喉返神经,至少一侧的喉返神经应保留,以免术后出现严重呼吸困难。③青少年甲状腺癌患者的临床症状多较严重,但治疗效果良好,大多数患者可以长期生存。故更应注意掌握全甲状腺切除术的指征,更好地保护患者的外观和功能。

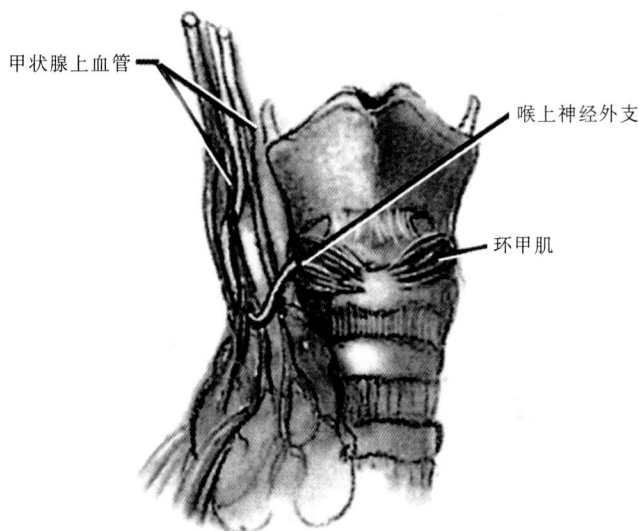

图 8 - 11　全甲状腺切除

5. 术后并发症的诊断和处理

(1)同甲状腺次全切除术,术后 1 d 应常规监测血钙磷水平,如发现有低钙血症,应及时补充钙剂。

(2)双侧甲状腺癌行全甲状腺切除及颈淋巴清扫术者,术后 3 d 时可能出现由于回流受阻造成的喉头水肿。故术后可用糖皮质激素数日,以减少喉头的水肿。

6. 经验和评述

不正规的全甲状腺切除术,术后会造成较严重的并发症和后遗症,最常见的是甲状腺功能低下和低钙血症,所以在具体诊治时必须严格掌握适应证。

四、甲状旁腺肿瘤的外科手术

甲状旁腺是调节钙磷代谢,维持体内钙磷内环境稳定的主要器官。甲状旁腺功能亢进患者,由于甲状旁腺素的过量分泌,可引起严重的代谢紊乱,临床上可出现骨病变、尿路结石、肾实质钙化及消化道病变。如未能得到及时诊断和治疗,极易发生病理性骨折、骨骼变形、肾实质钙化及肾功能障碍等严重后果。临床上原发性甲状旁腺功能亢进症,可由腺瘤、癌和甲状旁腺增生造成,其中以腺瘤最多见,可以单发或多发,占 80%～90%,增生次之,占 10%～20%,癌症＜1%,偶见囊肿。1925 年 Mandl 完成了世界上首例甲状旁腺肿瘤手术。常见手术方式有甲状旁腺探查术、甲状旁腺瘤切除术、甲状旁腺次全切除术、甲状旁腺全切除术＋自体移植术、微创甲状旁腺瘤切除术等。

1. 手术指征

(1)血清钙值＞2.75 mmol/L 或血清游离钙＞1.28 mmol/L,同时伴有低血磷者。

（2）血清 PTH 明显增高者。

（3）影像学检查有骨病变者。

（4）有肾功能低下者。

（5）有尿路结石者。

（6）合并消化道病变者。

（7）影像学提示甲状旁腺区有占位者。

（8）不能长期随访观察者。

骨型和肾型原发性甲状旁腺功能亢进,只要没有难以耐受的麻醉与手术的严重并发症,均应积极手术治疗。对无症状的生化型甲状旁腺功能亢进病例,应根据血清钙的水平来决定是否手术治疗。当血清钙＞2.75 mmol/L 时,应手术治疗;当血清钙＜2.75 mmol/L 时,可以随访观察,不急于手术。

2. 术前准备

（1）术前通过 B 超、CT 或核素扫描明确肿瘤部位,尤其是异位肿瘤部位,可以减少术中探查盲目性。目前在 CT 或 B 超引导下的细针穿刺可抽吸甲状旁腺组织行细胞病理学检查、PTH 测定及免疫组化染色,能对甲状旁腺肿瘤准确定位,并可与甲状腺肿块相鉴别。

（2）对严重骨质疏松症患者,日常活动及术中搬动时应小心,避免骨折。

（3）泌尿系结石伴梗阻或有肾功能不全者,应首先手术解除梗阻,改善肾功能。

（4）当血清钙＞3.75 mmol/L 时,可出现高血钙危象,高血钙危象一旦发生,全身状况可迅速恶化,出现多系统严重症状,如高热、脱水、休克、昏迷和肾功能衰竭等,死亡率可高达 60%。故高血钙危象一经诊断,必须紧急救治。通过充分补液、利尿,在短时间内使血清钙降至 2.75～3 mmol/L,待全身情况改善后再做手术,较为安全。

（5）多发性内分泌腺瘤综合征有肯定的手术指征,对 MEN I 型合并卓-艾综合征时,应先切除病变的甲状旁腺;对 MEN II 型合并嗜铬细胞瘤者,应先切除嗜铬细胞瘤,而后再行甲状旁腺肿瘤切除术。

（6）术前应予低钙、低磷饮食,嘱多饮水。

3. 麻醉

通常选择气管插管全麻或颈丛神经阻滞麻醉。

4. 体位

同甲状腺手术。

5. 手术步骤

由于需在术中才能明确肿瘤的性质,故应在探查手术后方能最终确定术式。

（1）术野显露:做胸骨上水平弧形切口,切开颈阔肌后,分离皮瓣至甲状软骨水平,切开颈白线,暴露甲状腺,切断、结扎甲状腺中静脉,将甲状腺腺叶向前内侧牵开,即可显露术野(图 8 - 12)。

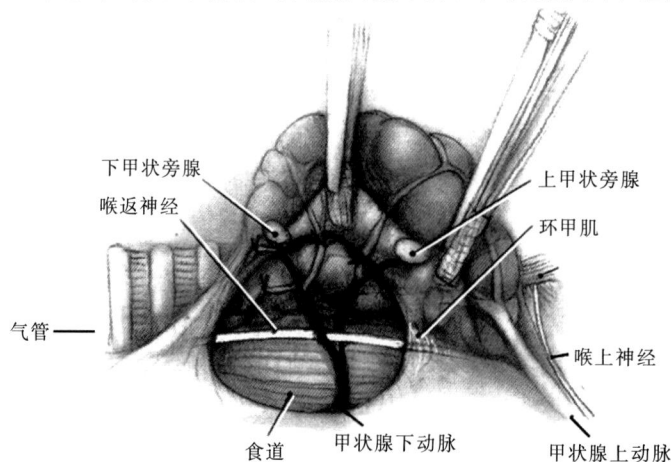

图 8 - 12　甲状旁腺解剖示意

（2）甲状旁腺探查及术式：原发性甲状旁腺亢进是选择单侧还是双侧颈部探查，至今仍有争议，但随着定位诊断的水平提高，现在越来越多地选择单侧探查术（图 8-13）。

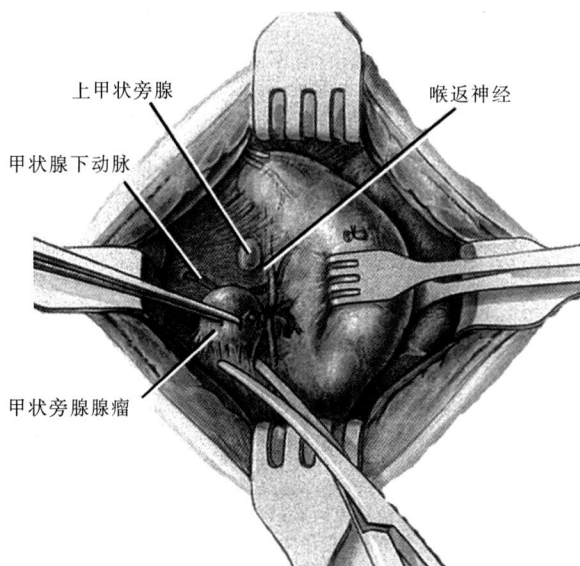

图 8-13　甲状旁腺单侧探查术

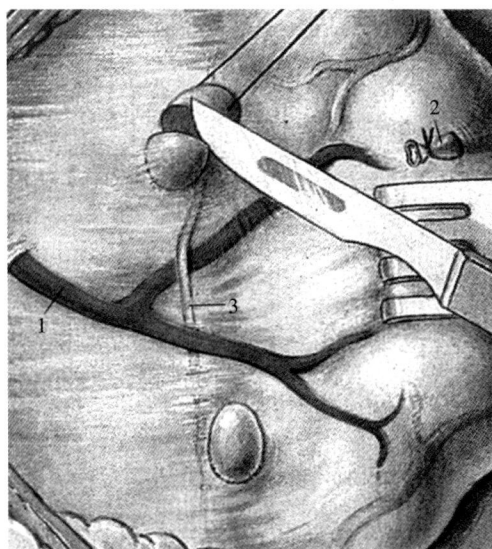

图 8-14　甲状旁腺增生的处理
1.甲状腺下动脉；2.甲状腺中静脉；3.喉返神经

注意：甲状旁腺探查时，要求术野暴露清楚、操作轻柔、止血彻底，切忌盲目触摸和胡乱解剖分离。应在甲状腺后背侧做解剖，以显露气管，并确认喉返神经和甲状腺下动脉，在此过程中，肿大的甲状旁腺多会暴露在术野，然后根据不同诊断选择术式。

当发现甲状旁腺瘤时，切除甲状旁腺瘤即可，在术中应送冰冻病理检查。

当发现为增生时，手术方式有两种，即次全切除与甲状旁腺全切除＋自体移植术。①次全切除术（图 8-14），即切除 3 个增生较明显的甲状旁腺和 1 个最接近正常大小的甲状旁腺的 1/2～3/4，注意保护其血液供应；②甲状旁腺全切除＋自体移植术，即切除全部甲状旁腺，选择 1 个增生较轻的甲状旁腺切取其 1/4～1/2 并切成 1 mm³ 左右的小碎组织块，然后移植于前臂肱桡肌中。

当诊断为甲状旁腺癌且没有颈淋巴结转移时，行包括同侧甲状腺及峡部、气管周围淋巴脂肪组织和部分胸腺组织在内的整块切除；有区域颈淋巴结转移时，应行联合根治术。

（3）术毕应留置负压引流管，然后逐层缝合颈白线、颈阔肌与皮肤。

6. 重要解剖结构的辨认与保存

（1）熟悉甲状旁腺的解剖：上甲状旁腺的位置较固定，通常位于喉返神经入喉处周围，但有时可异位于气管食管沟、食管后、颈动脉鞘和甲状腺实质内等部位。下甲状旁腺的位置多变，通常位于甲状腺下动脉与喉返神经交叉点的周围，但有时可异位于前上纵隔和颈动静脉之间等部位。

（2）80％～90％甲状旁腺的血供来源于甲状腺下动脉，沿着甲状腺下动脉分支探查有利于寻找。

（3）寻找甲状旁腺有时要与脂肪组织、淋巴结和甲状腺结节区别。淋巴结质硬而不易变形，甲状旁腺质软而易变形；甲状腺结节不能在甲状腺内移动，而甲状旁腺因位于甲状腺真假包膜间，故可在甲状腺表面移动；脂肪组织无固定形态、表面色泽光亮、置生理盐水中上浮，而甲状旁腺有一定形态、表面色泽呈金黄色、置生理盐水中下沉。

（4）若颈部探查未找见病变的甲状旁腺，而甲状腺内有结节时，应切除甲状腺内结节送病理检查。在颈部探查没有发现病变的甲状旁腺时，应考虑异位于纵隔内的可能性，必要时可劈胸探查纵隔。

7. 术后并发症的处理

（1）暂时性低钙血症：如手术成功，血清钙水平一般术后 24 h 内降至正常或出现低钙血症，在术后

1 周内最明显,可以持续数周或数月。当出现手足麻木或搐搦时,应静脉注射 10％葡萄糖酸钙 10～20 ml,亦可用 10％葡萄糖酸钙 20ml 加入 5％葡萄糖水内缓慢滴注,如仍不能控制症状,可加用 $\alpha\text{-}D_3$ 0.25～0.5 $\mu g/d$,加服骨化三醇,在治疗期间应检测血清钙水平。

（2）低镁血症:甲状旁腺功能亢进可影响镁代谢,当补充钙剂不能控制手足搐搦时,应考虑到低镁血症。轻度的低镁血症可用 10％硫酸镁 10ml 肌肉注射,每日 2～4 次,共 34 d;严重低镁血症可静脉滴注硫酸镁,第 1 日 5 g,第 2、第 3 日改为 2 g。治疗期间要复测血清镁。

（3）高钙血症持续和高钙血症复发:术后 1 年内血钙再度升高称为高钙血症持续,术后 1 年以上再次出现高钙血症称为高钙血症复发。高钙血症持续和高钙血症复发约占初次手术病例的 5％,其中高钙血症持续占绝大多数。高钙血症复发较少见,排除其他原因引起的高钙血症后,可以再次手术。但术前的定位非常重要,因大多数病例是异位甲状旁腺瘤所引发的。

8. 经验和评述

甲状旁腺肿块的性质判断对确定是否手术、手术方法等都十分重要。除借助于常规检验诊断外,必要时可请内分泌医师协同处理。

（吴 毅 向 俊）

第9章 唾液腺外科手术

一、舌下腺摘除术

舌下腺为囊肿的好发部位,典型舌下腺囊肿(单纯型)位于下颌舌骨肌以上的舌下区,表面黏膜呈浅紫蓝色,扪之柔软,有波动感。潜突型(口外型)舌下腺囊肿表现为下颌下区肿物,口底囊肿不明显,触诊柔软,与皮肤无粘连,不可压缩。哑铃型舌下腺囊肿患者在口内舌下区及口外下颌下区均可见囊性肿物。在唾液腺肿瘤中,舌下腺肿瘤约占1%,约90%为恶性。

根治舌下腺囊肿的方法是切除舌下腺,使残留部分囊壁不致造成复发。潜突型者可全部切除舌下腺后,将囊腔内的囊液吸净,在下颌下区加压包扎,不必在颌下区做切口摘除囊肿。对舌下腺肿瘤的治疗,要根据其性质决定,恶性肿瘤应行根治术,局限于腺体内的良性肿瘤,可行舌下腺摘除术。

1. 手术指征

各种类型的舌下腺囊肿及局限于舌下腺内的良性肿瘤。

2. 术前准备

(1)术前仔细询问病史,囊性病变可行穿刺检查,初步明确病变性质。

(2)全麻患者术前禁食,局麻患者不宜空腹,且应注射镇静剂。

(3)术前1d用含漱剂漱口。

3. 麻醉与体位

患者取仰卧位,经鼻腔或口腔插管,全身麻醉;成人亦可应用局麻(舌神经阻滞加局部浸润麻醉)。

4. 手术步骤

(1)患者取仰卧位或坐位,术中应保持良好的照明。

(2)手术需在局麻或全身麻醉下进行。若为局麻,可行舌神经阻滞麻醉加局部浸润麻醉,可使术中保持良好的镇痛状态,有利于组织分离和减少渗血。

(3)手术前确认下颌下腺导管开口及舌下皱襞,以免术中损伤。

(4)沿舌下皱襞稍外侧,做与下颌弓平行的弧形切口(图9-1),以显露舌下腺。

(5)自舌下腺表面分离周围组织,内侧注意保护下颌下腺导管、舌神经及舌深静脉;深面注意保护舌下动静脉,将其到舌下腺的分支予以切断、结扎。

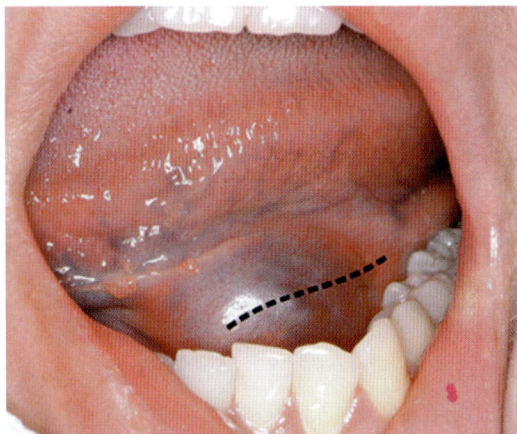

图9-1 舌下腺摘除术切口

(6)腺体摘除后,仔细检查有无出血点。

(7)创口缝合不宜过密,3~5针即可,可放置橡皮引流条并固定。

(8)术后1~2d抽去引流条,1周后拆线。

5. 重要解剖结构的辨认与保存

（1）术中应仔细分离和保护下颌下腺导管，如识别困难，可从导管口插入探针予以确认。术中一旦损伤导管，可行导管改道术，即将下颌下腺导管的断端分离后，将导管壁从一侧和切口黏膜边缘悬吊缝合一针，并判断有无唾液从导管口溢出。

（2）术中注意保护舌神经，明确其与下颌下腺导管的解剖关系，以免误伤。

（3）术中注意保护舌下动脉及静脉、舌深静脉，将这些血管到腺体的分支结扎，否则可引起出血或术后血肿。

6. 组织缺损的处理与立即整复

舌下腺摘除术后很少发生组织缺损，如果术后存在组织缺损，可设计邻近瓣修复，如舌瓣、颊黏膜瓣等。

7. 术中、术后并发症的预防和处理

（1）术后应密切观察口底肿胀及渗血情况，可给予消肿、止血的药物。

（2）若术后局部出血或肿胀，舌体、口底抬高，应再次手术探查止血，必要时行预防性气管切开。

（3）术中如误将下颌下腺导管结扎或缝扎，唾液排出受阻，术后数小时即可发生急性下颌下腺肿胀，应将可疑缝线拆除，松解被结扎的导管。

（4）常规应用抗生素，保持口腔清洁，预防刀口感染。

8. 经验和评述

由于舌下间隙解剖结构复杂，加之手术视野较小，舌下腺摘除术有一定难度。术中除保护舌神经及下颌下腺导管外，彻底止血也至关重要。

二、下颌下腺摘除术及下颌下三角清扫术

下颌下腺位于下颌下三角，是肿瘤和炎症的好发部位，下颌下腺肿瘤约占唾液腺肿瘤的 10％，其中约 55％为良性，良性肿瘤又以多形性腺瘤多见。由于特殊的解剖结构，下颌下腺涎石病多见，炎症反复发作后，腺体可出现纤维化而呈肿块表现。

1. 手术指征

（1）慢性下颌下腺炎。

（2）下颌下腺腺体及腺体导管连接处结石，而腺体已有纤维化者。

（3）下颌下腺非肿瘤型疾病，如类肿瘤型舍格伦综合征。

（4）下颌下腺良性肿瘤，如混合瘤。

（5）下颌下腺低度恶性肿瘤。

（6）如为混合瘤、下颌下腺低度恶性肿瘤，应同时行下颌下三角清扫术。

2. 术前准备

（1）明确手术指征，慢性下颌下腺炎做单纯下颌下腺摘除术，下颌下腺混合瘤应做下颌下三角清扫术，疑为恶性肿瘤时应做颈淋巴清扫准备。

（2）全麻患者术前 10 h 禁食，并应用镇静剂和抑制外分泌腺分泌的药物，如苯巴比妥、阿托品等。

（3）急性下颌下腺炎或慢性下颌下腺炎急性发作时，应在急性炎症控制后再择期手术。

3. 麻醉与体位

患者取仰卧位，麻醉方法为全麻，经鼻腔或口腔插管；成人亦可应用局部浸润麻醉。

4. 手术步骤

（1）患者取平卧、后仰位，垫肩，头偏向健侧。

（2）可在局麻或全麻下进行手术。若为局麻,主要为浸润麻醉,术中根据疼痛情况可追加局部麻醉。

（3）切口（图9-2）设计在下颌骨下缘下1.5～2 cm处,平行于下颌下缘,长5～8 cm。

（4）逐层切开皮肤、皮下组织及颈阔肌,向上翻瓣,注意保护面神经下颌缘支。

（5）打开腺体包膜,暴露下颌下腺。沿下颌下腺周围的正常疏松结缔组织分离,注意重要血管、神经的解剖关系。

（6）于上端角前切迹处分别结扎面动脉和面前静脉（图9-3）,确认面神经下颌缘支。

（7）于腺体前缘将下颌舌骨肌向前牵开,显露其深面的舌神经、舌神经襻、下颌下腺导管（图9-4）。切断、结扎舌神经襻及下颌下腺导管,注意保护舌神经、舌下神经。

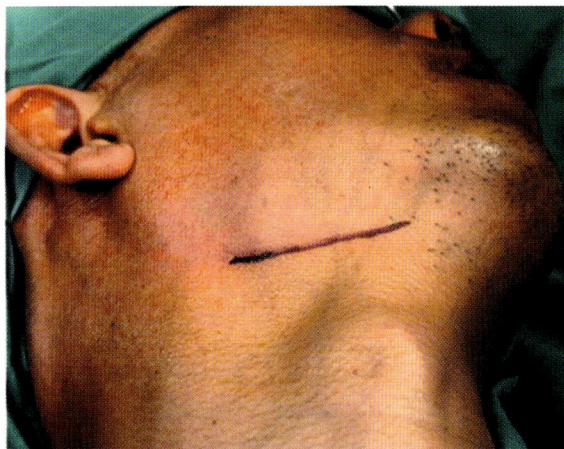

图9-2 下颌下腺摘除术切口

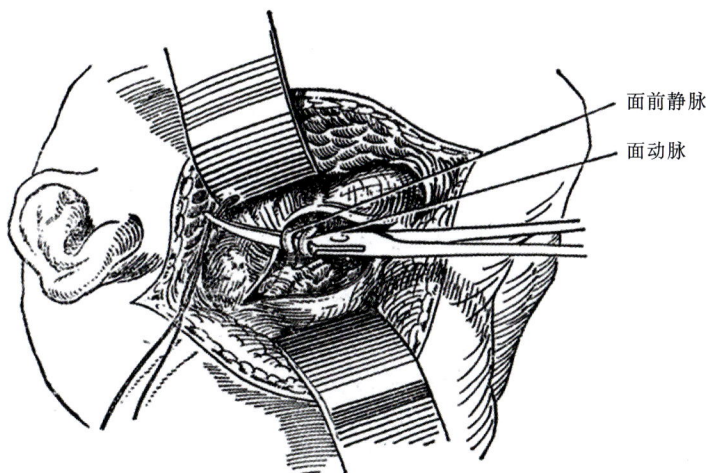

面前静脉
面动脉

图9-3 下颌下腺摘除术
分离、结扎面动脉和面前静脉

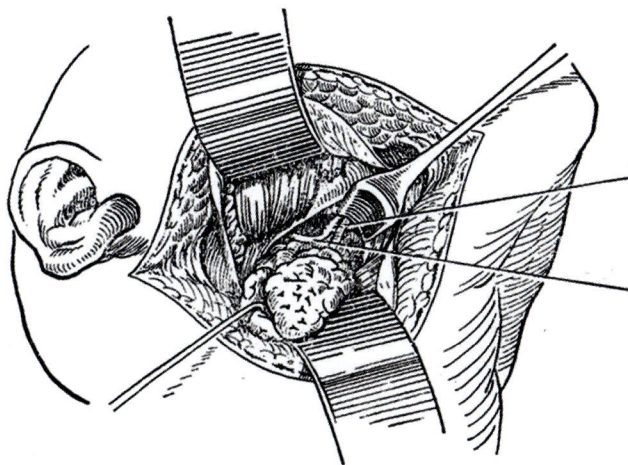

图9-4 下颌下腺摘除术
显露下颌下腺导管及舌神经

289

（8）在腺体深面、二腹肌后腹上缘，双重结扎面动脉近心端。

（9）下颌下三角清扫范围除摘除下颌下腺外，还应包括下颌下三角区的淋巴结与结缔组织。

（10）术毕，冲洗创口，仔细检查创口有无出血点，放置橡皮引流条24～48 h。局部加压包扎5～7 d，消灭无效腔。若置负压引流物，应于2～3 d后拔除，术后进半流质或软食，酌情使用抗生素。

5. 重要解剖结构的辨认与保存

（1）面神经下颌缘支约在下颌下缘平面，位于颈阔肌深面与颈深筋膜浅层之间，自后向前越过下颌角、面前静脉浅面，与面动脉的关系不定，可位于其深面也可位于其浅面，可依上述标志解剖面神经下颌缘支。

（2）面动脉在咬肌附着处前缘呈弓形绕过下颌骨下缘行至面部，面前静脉位于其后面，可在咬肌附着处前缘与下颌下缘交界处解剖颌外动脉和面前静脉。

（3）舌神经与下颌下腺导管具有特殊的解剖关系，将下颌舌骨肌向前牵开后可清晰显示辨认。

（4）舌下神经经二腹肌后腹深面进入下颌下三角，位于下颌下腺导管的深面，在结扎导管时易损伤，术中应注意辨认。

6. 组织缺损的处理与立即整复

术后局部凹陷畸形对面容的影响较小，组织缺损所形成的无效腔，采用负压吸引或加压包扎的方法即可消灭，不需整复。

7. 术中、术后并发症的预防和处理

（1）切开翻瓣时注意保护面神经下颌缘支。

（2）分离下颌下腺深面时，注意保护舌神经、舌下神经，以免因损伤而引起舌感觉、运动功能障碍。

（3）下颌下腺摘除后，由于下颌骨的支撑，局部留有一空腔，易积液，引发呼吸困难或继发感染。术中应彻底止血，术后应加压包扎，消灭无效腔。

（4）面动脉近心端要结扎牢靠，颏下动脉为面动脉分支，沿下颌舌骨肌表面前行至颏部，术中注意将其结扎，以防术后出血。

（5）术后严密观察患者呼吸情况，注意术区有无肿胀，负压引流是否通畅，如有血肿形成应尽快探查止血。

8. 经验和评述

由于手术视野清晰，下颌下腺摘除术难度较小，但术后大出血危及患者生命的严重并发症也有报道，教训深刻。其原因多为术者粗心大意、血管结扎不牢、术后观察不细致。因此，术中彻底止血、术后严密观察是预防此类并发症的关键。

三、腮腺切除术

腮腺是涎腺中最大者，分深、浅两叶，唾液腺肿瘤约80%发生于腮腺，大多为良性（80%）。良性肿瘤以多形性腺瘤和沃辛瘤多见，恶性肿瘤以腺泡细胞癌、黏液表皮样癌、腺样囊性癌多见。对良性肿瘤或低度恶性肿瘤应行腮腺浅叶或全叶切除术，对高度恶性肿瘤应行根治术。

1. 手术指征

（1）位于腮腺的良性肿瘤、恶性肿瘤。

（2）反复发作的慢性腮腺炎，范围广泛的涎瘘，保守治疗无效者。

（3）类肿瘤型病变如类肿瘤型舍格伦综合征、嗜酸性粒细胞淋巴肉芽肿。

2. 术前准备

（1）术前仔细询问病史及做临床体检，初步明确病变性质。腮腺区占位性病变病理类型具有多样性。术前应做必要的检查，如B超、CT和MRI等检查，有条件的可做组织穿吸活检，明确肿块的性质和部位，以确定手术方案。若术前无法明确诊断,术中可同期行冰冻病理检查,以明确肿块的性质,选择合适的术式。

(2)皮肤按常规准备。

3.麻醉与体位

经鼻腔或口腔插管,全身麻醉。

4.手术步骤

腮腺手术范围(术式)的选择、适应证目前定义为:①腮腺全切术,切除范围包括腮腺浅叶及深叶,其适应证为腮腺深叶的良性肿瘤和腮腺恶性肿瘤。②腮腺浅叶切除术,切除范围为面神经浅面的腮腺,其适应证为腮腺浅叶的良性肿瘤。③腮腺部分切除术(腮腺肿瘤区域性切除术),切除范围为肿瘤及肿瘤周围部分正常腮腺组织,其适应证为腮腺后下部良性肿瘤和腮腺浅叶其他部位直径小于 1.5 cm 的良性肿瘤。

现以腮腺浅叶切除术的手术步骤为例加以叙述。

(1)患者取仰卧位,垫肩,头偏向健侧。

(2)手术一般选择在全麻下进行。

(3)一般选择"S"形切口(图 9-5),上端起自耳屏前颧弓根部,沿皮纹切开,绕开耳垂向后,沿下颌支后缘后方顺下颌角方向向前至舌骨大角平面。也可沿耳垂后向上延伸,再沿发际或发际内向下做切口(图 9-6),这样使切口更隐蔽。

(4)切开皮肤、皮下组织及下颌下区的颈阔肌,沿腮腺咬肌筋膜浅面翻瓣,显露腮腺上、前、下缘即可。向后翻瓣至胸锁乳突肌前缘。

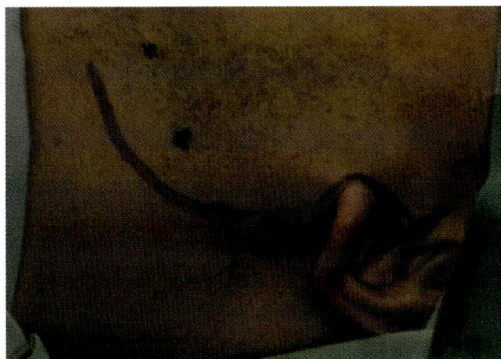

图 9-5　经典类"S"形切口

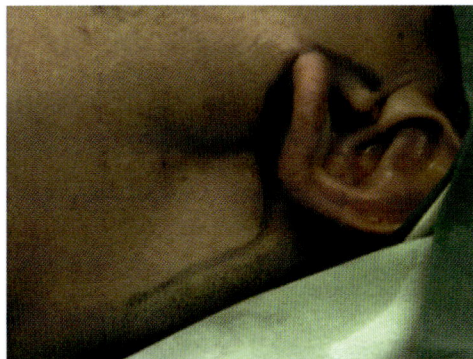

图 9-6　后缘切口位于发际内

(5)解剖面神经:寻找解剖分离面神经可采用顺行解剖法,即从主干解剖分离面神经(图 9-7);亦可采用逆行解剖法,即从面神经分支开始解剖分离面神经(图 9-8),术中可根据肿瘤部位和术者经验选择不同分支,一般选下颌缘支或颊支。

如采用逆行解剖法,通常在下颌角后上方处能找到面神经下颌缘支,沿下颌缘支追踪至总干,再解剖至其他各分支,沿途结扎、缝合残留的腺体,并结扎、切断腮腺导管;最后切除浅叶及肿瘤。

(6)如行腮腺全切除术,应按下述步骤进行:①仔细游离面神经总干及各分支,此亦称为"面神经脱帽";②游离残存的腮腺深叶组织;③颈外动脉一般穿过深叶内,应在进入腺体处结扎、切断,之后,腮腺深叶较容易分离切除。

(7)腮腺部分或区域性切除术系指肿瘤外周 0.5 cm 行病灶切除,应注意勿损伤面神经。腮腺导管应予保留。

(8)腮腺恶性肿瘤是否同期行颈淋巴清扫术,应视肿瘤病理性质和局部淋巴结是否有转移而综合考虑。一般而言,临床确定有颈淋巴结转移时,应做治疗性颈淋巴清扫术。临床无明显颈淋巴结转移迹象或为低度恶性肿瘤时,不做选择性颈淋巴清扫术,高度恶性肿瘤宜行选择性颈淋巴清扫术。

(9)术毕应冲洗创口,检查有无出血点,局部加压包扎或留置负压引流管,消灭无效腔,酌情应用抗生素。术后 48 h 抽去引流条,手术区加压包扎 7～10 d。负压引流术后引流物通常放置 2～3 d,去除负压引流管后局部继续加压包扎1周。

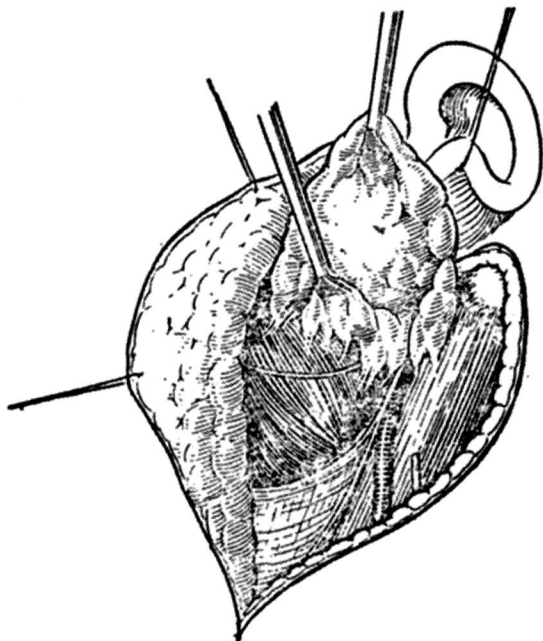

图9-7　腮腺肿瘤浅叶切除术
由下颌缘支追踪至主干及其他分支

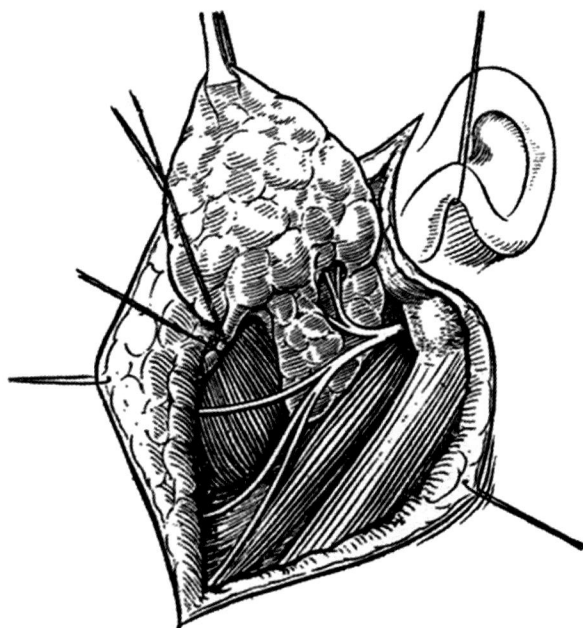

图9-8　腮腺肿瘤浅叶切除术
由主干追踪至其他分支

5.重要解剖结构的辨认与保存

（1）腮腺肿瘤面神经的处理：如面神经未受累，应予以保留。如术前已有面瘫或术中见面神经穿过瘤体，应牺牲面神经，可做即刻神经吻合或神经移植。面神经与肿瘤有轻度粘连，但尚可分离者，如为高度恶性肿瘤，应牺牲面神经；如为低度恶性肿瘤，可考虑保留，术中可用液氮冷冻处理，或术后追加放疗。

（2）在翻瓣过程中应尽可能解剖游离耳大神经，并将其向后牵开，以保存耳郭的感觉，提高患者的生存质量。

6.组织缺损的处理与立即整复

术中可设计制备胸锁乳突肌瓣，修复腮腺切除后的组织缺损，既可改善面形，又可达到预防术后并发味觉出汗综合征的目的。

7.术中、术后并发症的预防和处理

（1）术后禁食酸性或刺激性食物，术区加压包扎，预防涎瘘。

（2）术后出现面神经暂时麻痹者，可给予神经营养药物。

（3）面神经未保留者，术后应注意眼的保护，给予眼罩，金霉素眼膏涂敷，以防暴露性角膜炎、结膜炎的发生。

（4）如最终病理报告为腮腺肿瘤性疾病，特别是恶性肿瘤，根据性质确定术后是否补充其他治疗，或定期随访。

8.经验和评述

腮腺肿瘤忌行简单的剜除术，术中至少要将肿瘤行区域性切除，并结扎腮腺残端，预防涎瘘。术中如面神经被误伤切断，应在显微镜下行断端吻合术；如手术需要切除面神经，对颧支和下颌缘支可考虑行神经移植（耳大神经或腓肠神经）。术中应止血彻底，对知名血管要结扎牢靠，防止术后血肿形成。

四、涎瘘整复术

涎瘘多为外伤性或医源性所致,可分为腺体瘘、腺管瘘,按瘘口的位置可分为口内瘘、口外瘘,后者需要手术整复。

1. 手术指征

唾液不经导管系统排入口腔而流向面颊皮肤表面。根据涎瘘部位分为腺体瘘和腺管瘘,腮腺是最常见的部位。

2. 术前准备

(1)术前应明确涎瘘性质,分辨是腺体瘘还是腺管瘘。如为腺体瘘,在挤压腺体时导管开口处仍可见唾液外溢,而腺管瘘则可见少量唾液甚至无唾液分泌,可选用造影、局部注入亚甲蓝等方法来明确。

(2)如有继发感染,在炎症控制后方可进行手术。

3. 麻醉与体位

患者平卧,应用局部麻醉或全身麻醉。

4. 手术步骤

(1)患者取平卧位,头偏向健侧。

(2)手术通常可在局麻下进行。

(3)腺体瘘的手术方法是切除瘘管,将瘘管四周的皮肤、瘢痕及瘘管切除,结扎腺体。皮肤、皮下组织、腺体的分层缝合应不在一个平面上。因此皮肤切口可考虑"Z"形皮瓣缝合。

(4)腺管瘘的手术方法是将外瘘变为内瘘。若手术不成功,腺体无炎症时,可将腮腺导管结扎。手术方法有导管端端吻合术、导管改道术、导管再造术。

(5)导管端端吻合术:陈旧性导管瘘先切开皮肤、皮下组织,分离瘘管,游离导管长约1 cm。新鲜创口先清创,找出导管断端。用塑料软管从腮腺导管口插入至断端,再将其引入另一断端,断端导管壁做端端吻合,严密缝合创面,加压包扎,留置塑料管2周后取出。

(6)行导管吻合术或导管再造术,管内应留置塑料管,以防止吻合口狭窄。导管再造术(图9-9)以颊黏膜瓣最为常用。

(7)对腮腺有慢性炎症、瘘管整复手术失败者,可考虑行腮腺浅叶切除术或低剂量放疗。

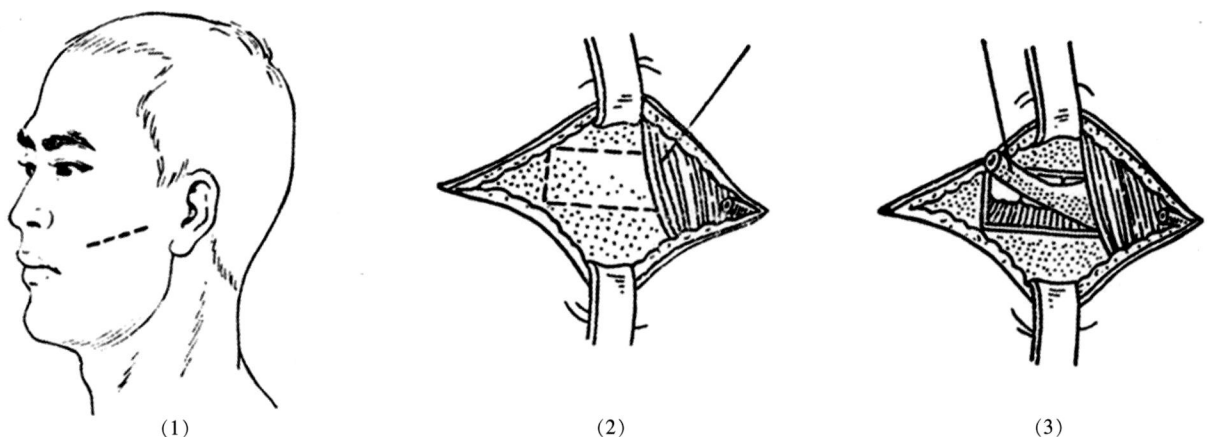

(1)　　　　　　　　　　(2)　　　　　　　　　　(3)

图 9-9　腮腺导管再造术

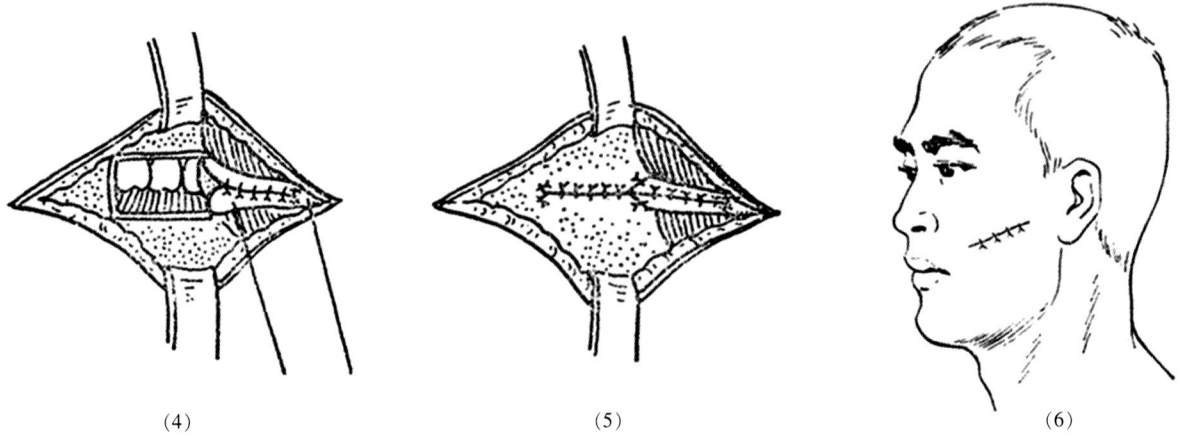

(4)　　　　　　　　　　　(5)　　　　　　　　　　　(6)

图 9 - 9　腮腺导管再造术（续）

(1)面部切口；(2)剥离颊肌，切开黏膜；(3)将颊黏膜瓣内卷，形成管状；(4)颊黏膜管向后外转移，与导管缝合；
(5)缝合颊黏膜；(6)缝合面部切口

5. 重要解剖结构的辨认与保存

术中应仔细辨认面神经及腮腺导管，切勿误伤面神经。

6. 组织缺损的处理与立即整复

如有小面积皮肤缺损，可设计邻近随意皮瓣修复，缺损面积较大者可以血管化组织瓣修复。

7. 术中、术后并发症的预防和处理

术后进流质，禁食刺激性食物，可同时口服阿托品，以减少唾液分泌。

五、唾液腺微创外科

　　微创外科是当今医学的重要发展趋势之一，内镜或内镜辅助下的微创外科目前已广泛应用于临床，如腹腔镜、关节镜等，在口腔颌面外科以往主要应用于颞下颌关节病的诊断与治疗。自 20 世纪 90 年代以来，内镜技术逐步应用于唾液腺疾病的诊治。1991 年 Katz 等报道应用软式纤维镜诊断唾液腺的阻塞性疾病，并采用套石篮在无直视下行取石术。1993 年 Konigsberger 等采用体内震波碎石术分解导管内结石，然后分别取出。1994 年 Arzoz 等应用硬性尿道镜，并结合体内震波碎石术及激光碎石术行唾液腺导管内结石碎石术，再用钳夹等方法取出。实践证明内镜介入的微创外科具有以下特点：诊断和治疗可一并完成，并且损伤小，可在直视下进行操作。内镜技术在唾液腺疾病方面的应用尚处于起步阶段，但发展较为迅速。

　　自 1994 年起，Nahlieli 和 Marchal 分别根据唾液腺的解剖特点，设计了专用于唾液腺导管阻塞性疾病的涎腺镜和相关器械，如单腔的诊断性涎腺镜、双腔的治疗性涎腺镜及相关器械（液电碎石机，冷光源，三晶片摄像系统，3 线及 6 线套石篮，球囊扩张器，抓钳和扩张探针等），使在导管内开展取石、扩张治疗成为可能。虽然这一技术应用时间不长，但取得了令人较为满意的结果，使唾液腺疾病的病因学诊断和微创治疗进入一个新的领域。上海交通大学附属第九人民医院从 20 世纪 90 年代末开始应用内镜技术诊断和治疗唾液腺非肿瘤性疾病，对慢性阻塞性唾液腺炎的导管内在表现进行了总结和分类，并逐步开展了内镜辅助下的导管扩张和取石术。

　　涎腺镜目前主要应用于唾液腺导管性疾病的诊断与治疗，可分为诊断性涎腺镜和治疗性涎腺镜。

(一)诊断性涎腺镜

应用涎腺镜诊断导管内的各种病变,见图 9-10,能明确导管内的各种不同的阻塞原因,特别是对常规检查无法明确的阻塞原因,如管壁增生、黏液栓子、阴性结石等。目前根据涎腺镜的镜下诊断,将唾液腺炎的导管内表现分为结石(图 9-11)和非结石两大类,非结石原因可分为管壁增生、黏液栓子、扭曲(kink)等,结石原因可分为阳性结石、阴性结石和结石嵌入。近年来各国学者应用涎腺镜对慢性阻塞性唾液腺炎进行病因学诊断,并进行分类和总结。

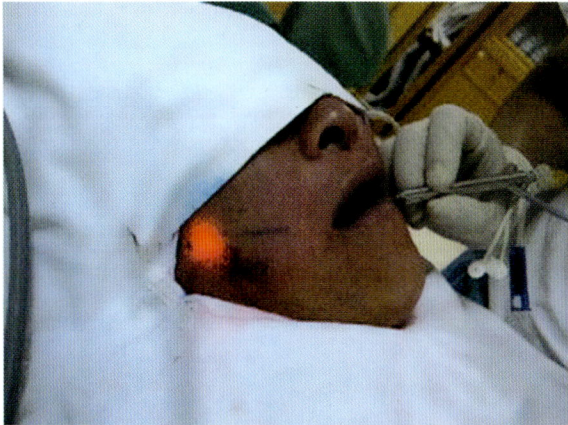

图 9-10 导管探查术

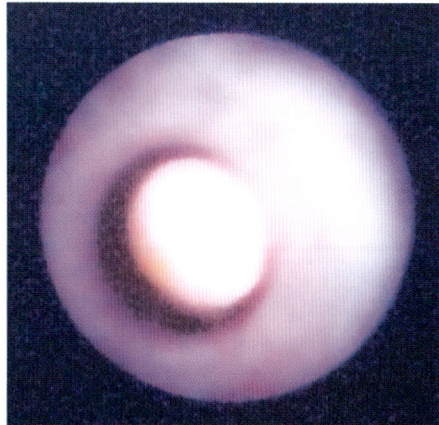

图 9-11 主导管结石

Nahlieli 报道了对 124 例慢性阻塞性下颌下腺炎涎腺镜诊断的结果,显示大多数阻塞原因为导管内结石,共 102 例(82.3%)。其他包括导管局部狭窄 12 例(9.6%),导管壁增生 4 例(3.2%),异物 4 例(3.2%),导管畸形 2 例(1.6%)。Marchal 总结了 79 例腮腺炎和 131 例下颌下腺炎的内镜下导管内表现:腮腺炎患者中有结石的为 50 例(66%),导管炎 31 例(39%),局部狭窄 6 例(8%),13 例为正常腺体。在下颌下腺炎患者中,导管内表现结石 106 例(74.1%),导管炎 15 例(10.5%),局部狭窄 8 例(5.6%),14 例为正常导管。

上海交通大学附属第九人民医院应用内镜对唾液腺导管阻塞性疾病进行诊断,结果显示:慢性阻塞性唾液腺炎导管内阻塞原因有多种,以导管增生性狭窄为主;慢性阻塞性下颌下腺炎导管内阻塞原因以导管内结石为主。这为临床进一步开展治疗提供了可靠依据。

(二)治疗性涎腺镜

1. 阻塞性唾液腺疾病的内镜外科

随着大量微创器械的研制和开发,临床在应用涎腺镜进行诊断的同时,可以开展相应的治疗,目前应用最多的是唾液腺导管内取石。对于较为大型的结石,可先行导管内碎石,碎石器械主要有震波碎石机(体内和体外)、钬激光碎石机等;取石器械方面主要有 3 线及 6 线套石篮、微型抓钳等。在治疗导管狭窄方面,主要应用导管球囊扩张器进行导管扩张治疗,并尝试应用导管支架来保持扩张状态。

涎腺镜应用于慢性阻塞性唾液腺炎的临床适应证,主要是:

(1)腮腺导管结石,主要是位于导管弯曲后的病例。下颌下腺导管结石,主要适用于结石位于 Wharton's 管较后段位置,在下颌咬合片显示位于下颌第二磨牙及以后的位置,传统的方法难以将结石取出,或准备行下颌下腺摘除术的病例。

(2)对于多发性结石和有结石复发史的病例,可行涎腺镜取石及探查清扫术。

（3）临床原因不明的下颌下腺或腮腺肿胀及造影显示有狭窄的病例，可行涎腺镜探查和扩张术。

涎腺镜辅助下治疗慢性阻塞性唾液腺炎主要根据阻塞的原因来选择不同的治疗方法。对于结石，应根据其部位和大小进行相应的治疗。一般而言，对于小型结石（直径<4 mm），可直接在涎腺镜辅助下行钳取或套石篮取石术（图9-12）。而对于较大的结石（直径>4 mm），可先用碎石机或钬激光进行碎石术，然后再采用吸引法、钳取法或套石篮取石术，将结石取出。对于导管炎及黏液栓子，可采用导管内清扫术。涎腺镜作为一种微创的治疗手段，一般无明显的并发症，常见的是术后肿胀不适。治疗失败的原因主要为导管局部狭窄明显，阻碍器械通过；结石嵌入增生的导管壁或腺实质。

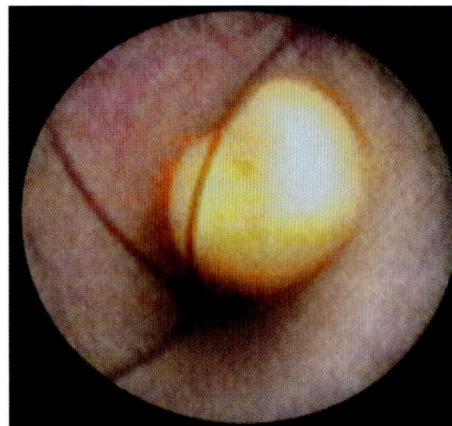

图9-12　套石篮取石术

2. 唾液腺内镜辅助外科

目前主要适用于内镜辅助下的腮腺区良性肿瘤切除术和下颌下腺切除术。

内镜辅助下的腮腺区良性肿瘤切除术主要采用较常规切口更小及隐蔽的切口，应用分离提吊/扩撑法先建起可操作腔室，通过内镜视野，再用高频超声刀沿面神经顺序分离后切除肿块。该手术创伤小，术后瘢痕不明显。由于唾液腺肿瘤的病理特点及生长方式的多样性，使微创治疗受到一定的限制，手术适应证相对较窄，目前仅尝试应用于腮腺小型良性肿瘤切除术，特别是腮腺前端及副叶区的小型良性肿瘤。

微创外科应用于下颌下腺切除术，目前仍处于探索阶段，动物实验外科显示，内镜辅助下行下颌下腺切除术是可行的，但需要经过一定的专业训练及临床实践。内镜辅助下的下颌下腺切除术，手术方法主要有以下三种：

（1）内镜下经口底下颌下腺切除术：全麻下经口内切口（第一前磨牙近中至第二磨牙远中舌侧），利用内镜口底入路，分别切断与下颌下腺有关的神经、动脉、静脉及导管，完整摘除下颌下腺。术中一般只对支配下颌下腺的动静脉切断结扎，减少了手术创伤，避免了神经损伤。腺体摘除后的腔隙，可以采用生物蛋白胶来填塞于下颌下三角，避免积液和感染。另外有报道，为改善手术视野，手术先行舌下腺摘除术，然后再行下颌下腺切除术，但目前对此术式尚有争议。

（2）内镜辅助下颌下腺摘除术（下颌下切口）：在下颌下做一长1.5～2 cm的切口，在内镜下行分离，逐步借助机械提吊形成腔室，继而进行腺体摘除操作。此术式创伤小，并发症少，术后瘢痕小而隐蔽。

（3）口外进路全内镜引导下的下颌下腺摘除术：目前尚处于试验操作阶段。有报道认为，该方法操作较为复杂，手术适应证范围小，临床推广应用尚需时间。

（竺涵光　俞创奇　王延安）

参 考 文 献

［1］邱蔚六.口腔颌面外科理论与实践[M].北京：人民卫生出版社，1998.

［2］俞光岩.涎腺疾病[M].北京：中国协和医科大学联合出版社，1994.

［3］王松灵.涎腺非肿瘤疾病[M].北京：科学技术文献出版社，2001.

［4］邱蔚六，张志愿.口腔颌面外科临床手册[M].2版.北京：人民卫生出版社，2001.

［5］袁书海.颌面颈手术并发涎瘘的临床分析[J].口腔颌面外科杂志，1998，8(1)：62.

［6］陈明芝，张国志.腮腺导管瘘的病因分析和治疗[J].口腔医学纵横杂志，1994，10(4)：230-231.

［7］MARCHAL F，DULGUEROV P，LEHMANN W. Interventional sialoendoscopy[J]. N Engl J Med，1999，341：1242-1243.

［8］俞创奇，杨驰，邱蔚六，等.内镜在慢性阻塞性涎腺炎诊断中的初步研究[J].口腔颌面外科杂志，2002，12(3)：192-194.

［9］俞创奇，杨驰，邱蔚六，等.内镜辅助慢性阻塞性腮腺炎的病因观察与药物灌注治疗[J].中国口腔颌面外科杂志，2003，1(3)：155-158.

［10］NAHLIELI O，BARUCHIN AM. Long-term experience with endoscopic diagnosis and treatment of salivary gland inflammatory diseases[J]. Laryngoscope，2000，110(6)：988-993.

［11］ MARCHAL F,DULGUEROV P,BECKER M,et al. Submandibular diagnostic and interventional sialendoscopy:new procedure for ductal disorders[J]. Ann Otol Rhinol Laryngol,2002,111(1):27-35.

［12］ NAHLIELI O,BARUCHIN AM . Endoscopic technique for the diagnosis and treatment of obstructive salivary gland diseases[J]. J Oral Maxillofac Surg,1999,57(12):1394-1401.

［13］ KATZ P. New techniques for the treatment of salivary lithiasis:sialoendoscopy and extracorporal lithotripsy:1773 cases[J]. Ann Otolaryngol Chir Cervicofac,2004 Jun,121(3):123-132.

［14］ GUYOT L,DUROURE F,RICHARD O. Submandibular gland endoscopic resection:a cadaveric study[J]. Int J Oral Maxillofac Surg,2005 Jun,34(4):407-410.

［15］ 高力,邵雁,谢磊,等.隐蔽小切口内镜辅助下腮腺良性肿瘤切除术[J].中华整形外科杂志,2004,20(4):290-301.

［16］ YASUSHI KOMATSUZAKI, KENTARO OCHI, NATSUKI SUGIURA. Video-assisted submandibular sialadenectomy using an ultrasonic scalpel[J]. Auris,Nasus,Larynx,2003,3(30):75-78.

［17］ 刘楠,刘静明,张罗,等.内镜下经口底入路行颌下腺切除术[J].口腔颌面外科杂志,2001,11(4):283-285.

第10章　颞下颌关节外科手术

一、非结构器质性颞下颌关节紊乱病手术

（一）关节周围肌群封闭治疗术

关节周围肌群主要包括咬肌、颞肌、翼内肌和翼外肌等咀嚼肌，其运动受三叉神经运动干分支——咀嚼肌神经支配。关节周围肌群封闭治疗术是治疗颞下颌关节咀嚼肌紊乱的一种常用方法，主要包括咀嚼肌神经封闭和压痛点封闭治疗。

1. 手术指征

咀嚼肌神经封闭适用于肌筋膜痛、下颌切迹有明显压痛点者。压痛点封闭主要适用于咀嚼肌附着点有明显压痛者，如冠突、颞部压痛点的局部封闭治疗。

2. 术前准备

询问病史，做临床及影像学检查，明确诊断；了解有无注射药物过敏史；注意患者的全身情况，解除患者恐惧心理；封闭药物采用 2% 利多卡因，或加用维生素 B_{12} 针剂。

3. 麻醉与体位

患者取坐位，头稍后仰，脸偏对侧。

4. 手术步骤

1）咀嚼肌神经封闭

（1）局部皮肤以 2% 碘酊及 75% 酒精消毒。

（2）闭口位，进针点位于颧弓下缘与下颌切迹中点（图 10-1）。

（3）针头与皮肤垂直进针，进针深度 2～2.5cm。

（4）回抽无血，即可注入药物 1.0～1.5ml，然后针头退出时边退边注射药物 0.5～1.0ml。

2）压痛点封闭

（1）触及咀嚼肌压痛最明显点。

（2）患者皮肤消毒同前，于压痛点处垂直进针，根据具体部位决定是否触及骨面，回抽无血后，缓慢注入药物 1.0～2.0ml。

5. 重要解剖结构的辨认与保存

颧弓、下颌切迹、冠突等位置。

6. 术中、术后并发症的诊断和处理

术中常见的并发症同局麻药注射，如发生晕厥、过敏反应、特异体质反应等，根据具体情况进行对症处理。

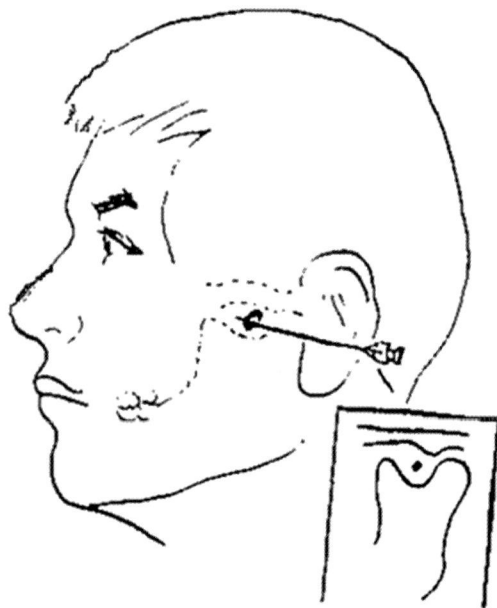

图 10-1　咀嚼肌神经封闭进针点

术后常见并发症为注射部位疼痛,告知患者一般在注射后 1～2 d 内可自行消失。

7. 经验和评述

咀嚼肌神经和压痛点封闭治疗一般连续 5 次为一个疗程,每周进行 1～2 次,可配合物理治疗和药物治疗等进行,对咀嚼肌紊乱类疾病有较好的疗效。

(二)关节囊内封闭药物治疗术

关节囊内封闭药物治疗术是颞下颌关节囊内病变的一种非手术治疗方法。有关节上腔注射和关节下腔注射,前者较为常用。关节腔封闭治疗以缓解关节区疼痛症状为主,多用于治疗骨关节病患者的反复疼痛。注射操作要轻柔,多次穿刺或穿刺不当可能造成关节腔内纤维粘连。

1. 关节上腔注射

(1)适应证:骨关节病反复发作的疼痛、颞下颌关节内紊乱反复疼痛、滑膜炎。

(2)术前准备:同关节周围肌群封闭治疗术。患者术前可行颞下颌关节 MRI 检查,以明确诊断,封闭药物也用 2% 利多卡因,或加用维生素 B_{12} 针剂;少数症状明显伴骨质破坏患者,可加少量皮质类固醇激素,但应严格控制使用次数。

(3)麻醉与体位:同关节周围肌群封闭治疗术。

(4)手术步骤:①嘱患者半张口,触及髁突上后方与关节窝间凹陷处,以此作为进针点,一般位于耳屏前 1.0 cm。②局部皮肤以 2% 碘酊及 75% 酒精消毒。③先垂直进针,于皮下注射少量药物,然后向前、上、内方向穿刺进入关节上腔,抵达关节窝骨面,后退 2～3 mm,进针深约 2.5 cm,回抽无血即可注射药物。注射后回抽有药液,即证实注射于关节腔内(图 10 - 2)。④注射药物为 1.0～2.5 ml,注射时应避免压力过大造成关节囊破裂。⑤若为治疗复发性脱位,用药量需控制,以免造成关节软骨退行性变,如 50% 葡萄糖一般不多于 1.0 ml,而 5% 鱼肝油酸钠一般注射 0.5 ml 于盘后区软组织中。

(5)重要解剖结构的辨认与保存:颞浅动静脉经耳屏前上行,穿刺前可用手指感受动脉搏动,进针时避开动静脉,以免引起出血及血肿。

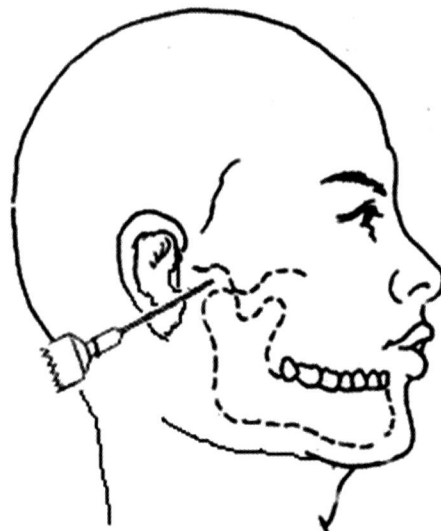

图 10 - 2　关节上腔注射

(6)术中、术后并发症的诊断和处理:术中并发症同关节周围肌群封闭治疗术。术后常见并发症如下:①注射后急性错𬌗:由关节腔注射后积液导致,无须特殊处理,做好患者的解释安抚工作,一般在数小时内消失。②面神经颞支麻痹:由局麻药物所致,一般在术后 2～3 h 消失。③注射后关节区疼痛:一般由于注射后关节压力过大所致,常在 1～2 d 后缓解。可嘱患者减轻关节负荷,局部冷敷。

(7)经验和评述:此法可缓解关节盘移位、骨关节炎或滑膜炎急性期的症状,操作简便,但通常不能使关节盘复位,一般连续 3～5 次为一个疗程,每周进行 1～2 次。

2. 关节下腔注射

(1)手术指征:颞下颌关节骨关节病症状发作期,影像学检查证实髁突有骨性改变者。

(2)术前准备:同关节上腔注射。

(3)麻醉与体位:同关节上腔注射。

(4)手术步骤:①嘱患者半张口,进针点同关节上腔注射。②局部皮肤以 2% 碘酊及 75% 酒精消毒。③先垂直进针,于皮下注射少量药物,然后向前、下方向抵达髁突后上方,再向内穿刺进入关节下腔,回抽无血即可注射药物。注射后回抽有药液,即证实注射于关节下腔内(图 10 - 3)。④注射药物为 0.5～

1.0 ml,若阻力很小,注入量在 1.5 ml 以上,则可推断患者有关节盘穿孔。

（5）重要解剖结构的辨认与保存:同关节上腔注射。

（6）术中、术后并发症的诊断和处理:同关节上腔注射。

（7）经验和评述:关节下腔穿刺较上腔穿刺困难,临床中应用较少。

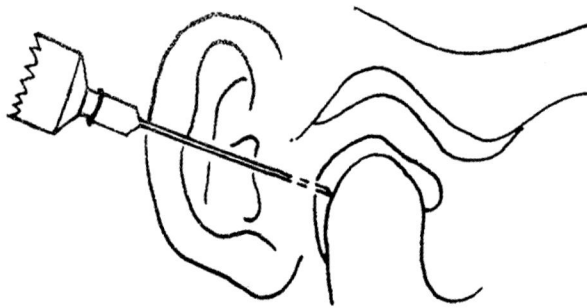

图 10 - 3 关节下腔注射

（三）关节腔灌注术

关节腔灌注术(arthrocentesis)是近年来治疗关节囊内病变的一种常用方法,指的是在关节上腔内放置两枚注射针,形成回流通路,在一定压力下用复方氯化钠溶液或乳酸林格液等灌洗液持续灌洗,以缓解疼痛和张口困难等症状。

1. 手术指征

关节盘前移位急性期、骨关节炎症状发作期、滑膜炎、化脓性关节炎等。

2. 术前准备

同关节周围肌群封闭治疗术。

3. 麻醉与体位

患者常取平卧位,头稍后仰,脸偏对侧。

4. 手术步骤

（1）局部皮肤以 2％碘酊及 75％酒精消毒。

（2）患者大张口,同关节上腔注射法,于耳屏前穿刺进入关节上腔后隐窝,并扩张关节腔,留置针头。

（3）患者闭口,于耳屏鼻翼连线耳屏前 3.0～3.5 cm,关节结节前下方处向内、后、上方穿刺进入关节上腔前隐窝,留置针头,两者形成一回流通路(图 10 - 4)。

（4）于一针头处缓慢持续注入灌洗液,保持一定压力,经另一针流出,一次使用灌洗液 250～500 ml。

5. 重要解剖结构的辨认与保存

颞浅动静脉的辨认与保存同关节囊内封闭药物治疗术,在穿刺前隐窝时,先寻找关节结节的位置。

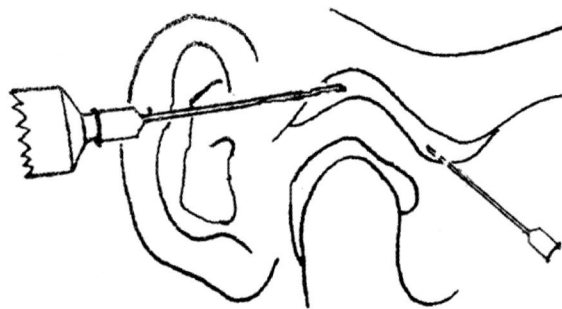

图 10 - 4 关节上腔灌洗

6. 术中、术后并发症的诊断和处理

同关节囊内封闭药物治疗术。

7. 经验和评述

本灌洗术能有效清除关节腔内的渗出液及炎性介质,对缓解疼痛、控制炎症有明显的疗效,但操作较复杂。

（蔡协艺）

二、结构器质性颞下颌关节病手术

(一)经颞下颌关节镜的微创手术

自从 1975 年日本的大西正俊将内镜引入颞下颌关节以来,颞下颌关节镜的微创手术经过数十年的发展,目前已经日臻成熟。关节腔内的结构性或器质性病变(internal derangement,ID)大部分可以进行关节镜手术治疗,其主要术式有 9 种,现分别介绍如下:

1. 粘连松解和灌洗术

Sanders(1986)首先对粘连松解和灌洗术(lysis and lavage)进行详细报道。此法比较简单,与诊断性关节镜技巧相仿,只需单套管穿刺即可。对持续性闭锁颌患者,可单用钝性探针或套管填塞器剥离关节上腔,达到解除关节盘对关节窝的吸盘效应(suction cup effect)和松解粘连的目的。在松解过程中不断用乳酸林格液彻底灌洗关节腔,如尚有炎症、充血,术后可注射固醇类药物。

(1)手术指征:①Wilkes-Bronstein 分期Ⅱ—Ⅴ期的患者,伴有关节疼痛者;②关节造影或 MRI 证实有关节盘的移位和粘连的形成;③退行性关节炎患者;④关节外伤致关节囊内出血或滑膜炎者。

(2)术前准备:①术前常规检查血常规和出凝血时间;②常规耳前皮肤备皮,上缘与耳郭上方平齐;③常规做关节腔造影或颞下颌关节 MRI 检查,评价关节盘的长度、厚度及变形情况,确定有无关节盘穿孔和髁突骨改变,以便做好术前设计;④当怀疑有骨组织改变时,还可进行关节片(断层更精确)、全景片和 CT 检查;⑤注意检查外耳道有无分泌物,患中耳炎者应先做治疗;⑥术前讨论,制订序列治疗的程序;⑦术前备好颞下颌关节镜及相关的缝合器械,并严格消毒。

(3)麻醉与体位:①一般采用局部麻醉,特殊患者采用全身麻醉;②患者仰卧位,头偏向健侧。

(4)手术步骤:①消毒、铺巾。常规消毒、铺巾、耳道内消毒,并放置与外耳道相适应的碘附棉球,隔断与外耳道的连通,防止液体流入外耳道。②选择合适的穿刺点。通常选用下外侧进路进行穿刺,穿刺点位于关节窝的顶端最凹处下1mm 处,即张口位髁突的后部(图 10-5)。③麻醉及穿刺。应用 2% 的利多卡因进行麻醉成功后,先以 11 号尖刀片在穿刺点表面皮肤做 3 mm 左右的小切口,外套管内置锐头内针进行穿刺。其穿刺方向向前、上、内,与矢状面成 30°夹角,注意必须向内倾斜以避免损伤外耳道。穿刺针进入关节腔内有明显的突破感且外套管的侧方管口见有液体流出,证实穿刺成功。导管进入关节囊后应退出锐头内针,更换为钝头填塞器。以其钝的末端向下感觉关节面,使外套管进入适当的深度。④诊断性关节镜检查。穿刺成功后,取出钝头填塞器,换上关节镜并插入外套管。首先进行诊断性关节镜检查,全面了解关节腔内的病变,之后将内镜头从外侧沟或内侧沟移行进入前上隐窝,以穿刺套管的长度测量、标出前上隐窝的穿刺部位;进行局部麻醉、切开皮肤,并穿刺进入前上隐窝。或者应用 5 号注射针先行关

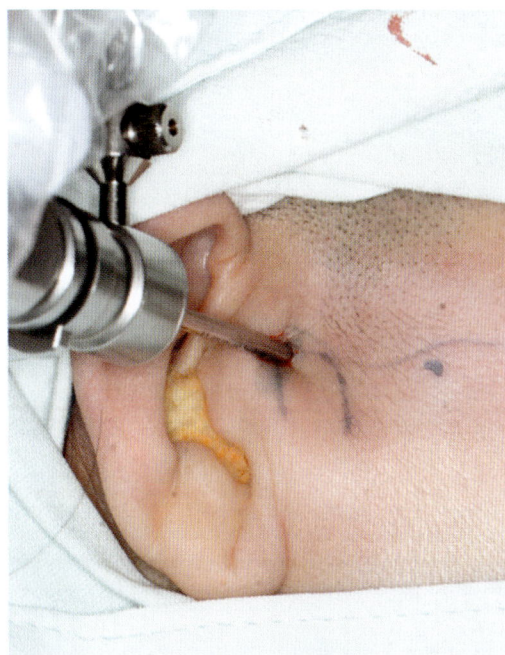

图 10-5　关节窝穿刺点

节前上隐窝穿刺,再更换 12 号针头穿刺,至此关节上腔灌洗回流通路(图 10-6)建立成功。⑤接三通管及回流装置。将输液皮条改造,一端与三通管连接,另一端与穿刺套管接通,以 50 ml 注射器抽满生理盐水与三通管连接,以供加压灌洗用。在关节镜检查的同时,助手持续轻轻加压推注灌洗液,以保持视野的清晰,并冲出关节腔内的致痛物质,达到灌洗治疗的目的。⑥松解粘连。对有粘连存在的患者,在内镜直视下应用探针、12 号注射针头或剪刀,将粘连带进行松解(图 10-7)。在松解过程中,要加压冲洗出纤维碎屑。⑦创口处理及术后医嘱:用 0 号线关闭耳屏前的皮肤切口。口服抗生素 3 d 预防创口感染,适当配给止痛药物;十字交叉绷带加压包扎 3 d;告知患者进半流质饮食 1 周;术后 1 周复诊拆线,皮肤切口仅 3 mm 长,无明显瘢痕遗留。

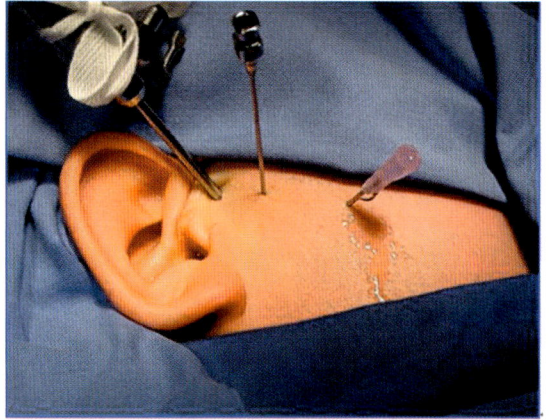

图 10-6　关节腔灌洗的回流通路

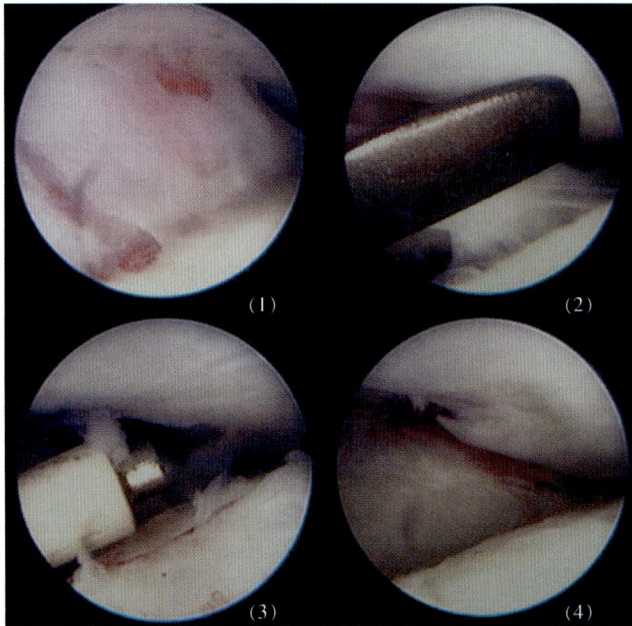

图 10-7　关节前隐窝的粘连松解

（5）重要解剖结构的辨认与保存:关节上腔镜下的解剖标志的识别,有助于保存正常结构。当关节镜头距离被观察物 1 mm 时,组织可被放大近 10 倍。颞下颌关节镜下可见到下列解剖结构:关节窝、关节结节、关节盘及其附着、髁突和关节囊。其关节镜下表现如下:

关节窝及关节结节:呈灰白色、光滑且有光泽、无血管分布,偶见细小凹凸区域,表面有纤维性被膜;关节结节后斜面及顶部纤维被膜增厚并呈前后向排列。

关节盘:呈球面状(上腔)和穹隆状(下腔),乳白色,表面光滑、反光、无血管分布,偶有细小浅窝及细小疣状隆起;张闭口时可见其运动。

滑膜:呈淡红色(内侧囊呈现淡蓝紫色),可见半透明血管网,光滑柔软有伸展性;盘后区上腔的滑膜面在闭口时呈明显的褶皱状,随张口运动而舒展,直至大张口时变平滑,闭口时其与关节盘后带的交界处形成一条明显的沟,被称为关节盘沟;盘前附着及外侧囊的滑膜向关节盘移行,相互的界限不太清晰。

髁突:呈球面状,表面光滑、无血管分布,灰白略泛黄。对于关节下腔,由于其狭小,周边不易被观察到,在关节镜操作时,应注意保护上述解剖结构,避免加重关节面的损伤。

（6）术中、术后并发症的诊断和处理。

术中出血:髁突周围血管丰富,术中若知名血管损伤,如颞浅动静脉、翼外肌动脉损伤,则可引起较多出血。较常见的出血还是在行穿刺时引起的颞浅动静脉的出血,可以采用堵住套管,加大压力推注生理盐水达到止血目的,然后在内镜直视下应用杯状钳取出血凝块;术后加压包扎并给予止血敏(酚磺乙胺)或口服止血药物。

创口感染:术后如果发生感染,易导致张口受限。术前必须做好皮肤准备;术中严格无菌操作,积极预防伤口感染的发生;术后应用抗生素预防感染,严密观察创口,并注意局部肿胀消退情况,有感染征象应及时处理。

复发:关节镜下粘连松解和灌洗术后,由于未对移位的关节盘进行处理及松解后的粘连纤维也未去除干净,使手术后的关节腔易于再次产生粘连。对此部分患者,可以视情况再次进行关节镜手术,必要时改用其他内镜术式进一步治疗。

(7)经验和评述:本手术是关节镜下松解粘连和缓解关节疼痛的一种最简单的术式。我们认为该术式与关节腔灌洗(单针或双针)的原理相仿,不能复位关节盘,且认为吸盘效应并不存在;即使有吸盘效应,也无须用关节镜手术,用关节腔穿刺注射即可。故该术式对治疗关节盘的移位并无太大效果。

2. 盘前附着松解及盘后区凝灼术

盘后区凝灼术:由 Bronstein 和 Merrill(1987)提出。首先完成粘连松解和灌洗,在用一钝性探针或套管填塞器将关节盘后组织向下牵引的同时,附加下颌手法复位(下颌向下牵引并向对侧运动)来使关节盘向后回缩。将移位的关节盘尽量复位,使髁突仅在关节盘下运动而不是在关节盘和盘后组织下滑动,覆盖应争取 100%。复位后的关节盘是脆弱的,缺乏稳定性,术中或术后前几周内的多种意外均有可能使其重新移位。对此,盘后附着凝灼术应运而生。McCain(1987)特别设计了双极凝固器(又称 McCain 双极凝固器),即用持续高电流凝固盘后韧带造成瘢痕化,使盘后附着收缩以助关节盘复位后的固定。Kondoh(1989)用关节镜导向,接触型 YAG 激光探头凝灼盘后附着,治疗伴有关节囊内纤维粘连的持续性锁结患者,以获得术后瘢痕收缩来防止复发。笔者开始用手动器械,但易造成出血多,影响手术视野,改用射频冷消融技术后出血少,详见后述。

(1)手术指征:Wilkes-Bronstein Ⅱ—Ⅴ期的患者均可纳入治疗。Ⅲ期患者可伴有疼痛、颌功能轻度障碍、运动受限,影像学可见关节盘为不可复性前移位、轻度盘肥大;Ⅳ期患者可伴有慢性疼痛、颌功能较严重障碍、运动受限,影像学可见关节盘为不可复性前移位、重度盘肥大,出现骨结构异常;Ⅴ期患者可伴有慢性疼痛、摩擦音、颌功能严重障碍,影像学可见伴有盘穿孔和明显盘变形的不可复性盘前移位,出现退行性骨质变化。

(2)术前准备:同粘连松解和灌洗术。

(3)麻醉与体位:同粘连松解和灌洗术。

(4)手术步骤:①—⑤操作步骤同粘连松解和灌洗术。⑥前附着松解。在关节镜的直视下,采用内镜手术刀或双极射频消融仪,在前上隐窝完成前附着和翼外肌上头部分肌纤维的松解(图 10-8、图 10-9),注意保护前隐窝近内侧的小动脉。松解完毕,应用锐头穿刺针插入肌腱松解处,推关节盘向后上使之复位,观察关节盘是否完全复位及复位的难易程度。对有粘连存在的患者,在内镜直视下应用探针或剪刀,将粘连带进行松解。在松解过程中,要加压冲洗出纤维碎屑。⑦盘后区凝灼术。采用双极电凝进行盘后区组织的凝灼,使盘后区组织收紧,以复位关节盘。⑧创口处理及术后医嘱。用 0 号线关闭耳屏前

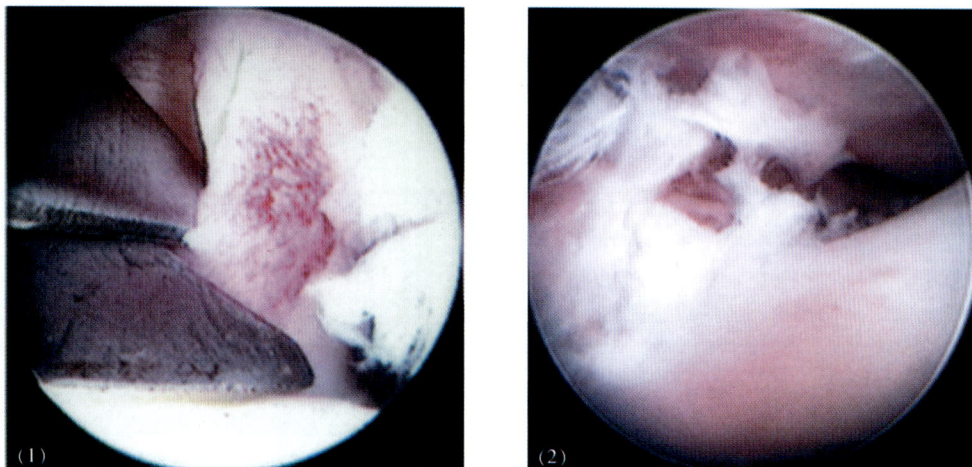

图 10-8　手动器械的前附着松解

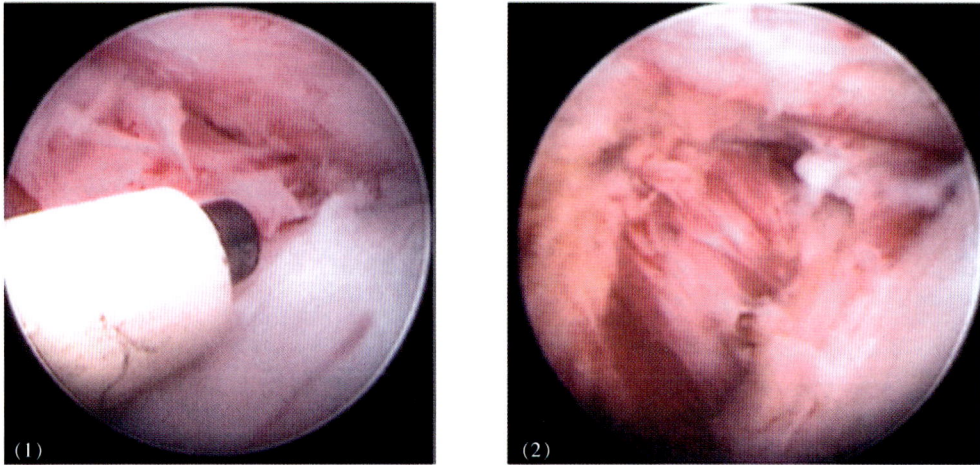

图 10 - 9　射频冷消融的前附着松解

的皮肤切口。口服抗生素 3 d 预防创口感染，适当配给止痛药物；十字交叉绷带加压包扎 3 d；告知患者进半流质饮食 1 周；术后 1 周复诊拆线，皮肤切口仅 3 mm 长，无明显瘢痕遗留。

（5）重要解剖结构的辨认与保存：①关节上腔镜下的解剖标志的识别，已如前述。②咬肌神经。咬肌神经（图 10 - 10）走行于翼外肌的深面。在进行前附着松解术时，可见到该神经位于关节前上隐窝的内侧 1/3 份的滑膜深面。因此前附着松解到此部位时应该谨慎，避免损伤该神经。③翼外肌动脉。在前附着松解时，与咬肌神经伴行的有翼外肌动脉，它从上颌动脉的翼肌段分出，走行于翼外肌的两头之间。前附着松解时，慎勿伤及此动脉，否则可引起出血而使手术暂时无法进行。前附着松解到关节前上隐窝的内侧 1/3 份的滑膜深面时，可见此动脉的搏动，注意不要切割太深，深度以不超过 5 mm 为佳，手术可以采用边松解边分离的方法，避免损伤该血管。

（6）术中、术后并发症的诊断和处理：①术中出血。同粘连松解和消除术。②术中翼外肌神经损伤。在进行翼外肌前附着松解时，偶尔会损伤该神经。预防损伤的方法主要在于熟悉该部位的解剖结构，了解该神经的走行及方向。它通常见于关节盘前附着的内中份交界处的滑膜深面，距离滑膜表面约 5 mm；同时在进行松解术时，要边松解边分离组织，便于识别该神经。对于术中该神经被损伤的患者，只能采用营养神经药物治疗，其他暂无特殊处理。③术后咬合紊乱。前附着松解后，由于关节盘位置的调整，使关节盘由前移位状态重新恢复正常的位置，导致髁突顶至关节窝的距离发生改变，以及术后关节腔积液、局部软组织肿胀等，患者会出现不同程度的暂时性错𬌗。但 1/3 的患者在术后 1 周左右咬合关系恢复正常；若术后 28 d 仍存在错𬌗，则应考虑采取适当的治疗方法（例如弹性牵引等）予以矫正，以尽快恢复患者的咀嚼功能。④创口感染。术后如果发生感染，易导致张口受限。术前必须做好皮肤准备，术中严格无菌操作，积极预防创口感染的发生，术后应用抗生素预防感染，严密观察创口，并注意局部肿胀消退情况，有感染征象应及时处理。⑤术后复发。关节镜术后进行 MRI 评价，发现可有 2% 左右的患者关节盘复位不佳。对此部分患者，视情况可以再次进行关节镜手术治疗；少数患者改为开放性手术。

（7）经验和评述：该术式并不能将移位的关节盘复位后进行有效的固定，关节盘易重新移位。

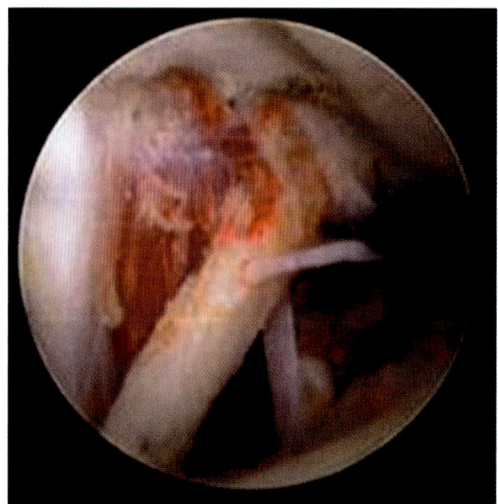

图 10 - 10　前隐窝滑膜下的咬肌神经

3. 盘前附着松解并关节盘牵引缝合术

由于凝灼术后的瘢痕化需数周方趋于成熟，为了获得即刻牵引固定效果，自20世纪90年代始，国际上曾有学者尝试用微创手术（内镜）治疗颞下颌关节盘移位。所有方法的共同特点是采用关节盘后区的牵引缝合来试图将关节盘恢复至正常位置，但术后的影像学检查显示：多数关节盘未被复位。自2001年始，杨驰等设计出新的关节镜下关节盘复位固定术，并研制出相应的缝合器械和内镜专用缝线，采用类似水平褥式缝合的方法，进行自外向内的1～2针缝合，并使缝合牵引的方向与移位的关节盘前后向长轴完全一致，经4000多例TMJ的临床应用，疗效及关节盘复位率均在95%以上。最长的临床疗效评价16年，最长的MRI评价15年。由此可见该法不但创伤小、用时短，且复位率高、疗效优异，故笔者认为它是治疗关节盘移位的首选方法。

(1)手术指征：同粘连松解和灌洗术。

(2)术前准备：同粘连松解和灌洗术。

(3)麻醉与体位：①一般采用局部麻醉，特殊患者采用全身麻醉；②患者仰卧位，头偏向健侧。

(4)手术步骤：常规消毒、铺巾、局部麻醉，采用颞下颌关节镜常规的双套管穿刺技术穿刺成功后，首先进行关节镜检查。全面了解关节病变之后，关节盘的复位固定手术按照如下步骤进行：

在关节镜的直视下，采用双极射频消融仪在前隐窝完成盘前附着及翼外肌上头的松解（图10-11），注意保护近内侧的小动脉。松解完毕后应用锐头穿刺针插入肌腱松解处，推关节盘向后上使之复位（图10-12），观察关节盘是否完全复位及复位的难易程度。

采用5号注射针在两个套管连线间、关节盘后带与双板区交界的体表投影处，进行皮下麻醉并穿刺进入关节上腔，探索缝合针穿刺点的位置和方向。

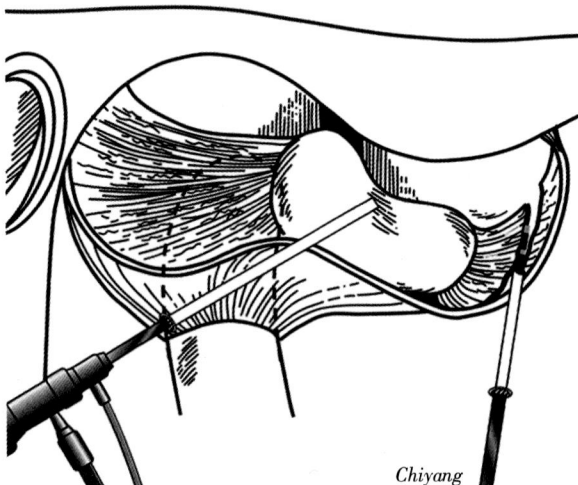

图10-11　盘前附着及翼外肌上头的松解

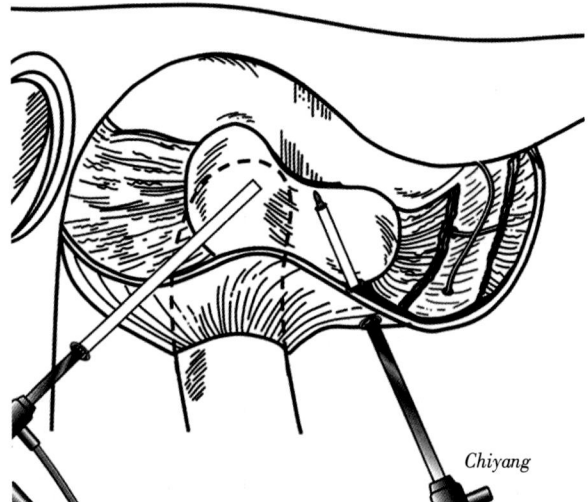

图10-12　关节盘向后上方复位

换用12号关节镜缝合针，按上述方法确定的穿刺点进入关节上腔，此时助手持关节镜，手术者于关节盘后带与双板区的交界线上，由外向内三等分的外1/3的中点穿刺进入关节盘。首先向下、再向后内上方穿入交界处组织，并从内1/3的中点穿出，可见林格液从穿刺针流出（图10-13）。

应用2%利多卡因进行外耳道软骨部组织的麻醉，其注射部位距耳屏尖端约为15mm，然后沿外耳道长轴的方向切开皮肤及软骨约3mm（图10-14），注意仅仅切透软骨层，勿将软骨下的韧带切开。

嘱患者保持张口位，助手一只手持关节镜、维持视野的稳定，另一只手把缝合针向前下抵在髁突后面，稳定关节盘。

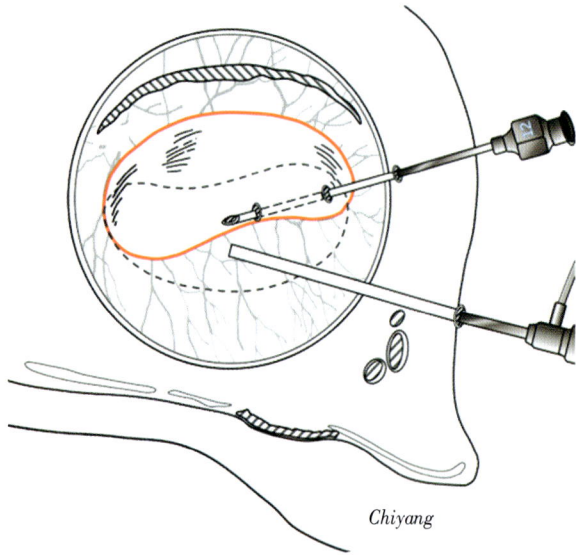

Chiyang

图 10 - 13　关节镜下缝合针穿过盘后带与双板区的交界线

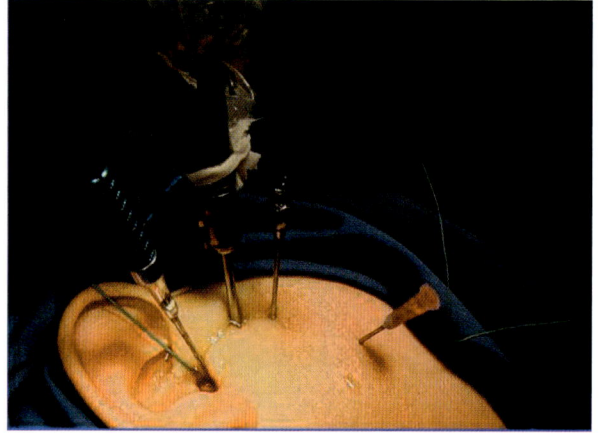

图 10 - 14　外耳道软骨切开穿刺

　　手术者在外耳道切口插入缝合针及套圈，注意缝合针勿穿破软骨，将特制缝合线从 12 号针穿入，调整针尖的位置，将缝合线尖端穿过套圈，旋转套圈 90°，将线收紧，同时将 12 号缝合针的尖端后退，便于套圈内的缝线从外耳道拉出(图 10 - 15)。此时助手注意勿将关节镜压于缝线或内含套圈的针上，以免增大拉出的阻力。拉出缝线，半针缝合完毕。

　　将缝合针反方向退至关节盘的穿刺点，再将其向后上推进至后上隐窝，调整缝线的长度，助手将此缝合针向前、下推压关节盘，便于术者在外耳道切口穿刺带有拉钩的缝合针，钩住缝线，将其导出关节腔至外耳道，至此完成关节盘双线牵引缝合固定术的第一针(图 10 - 16)。

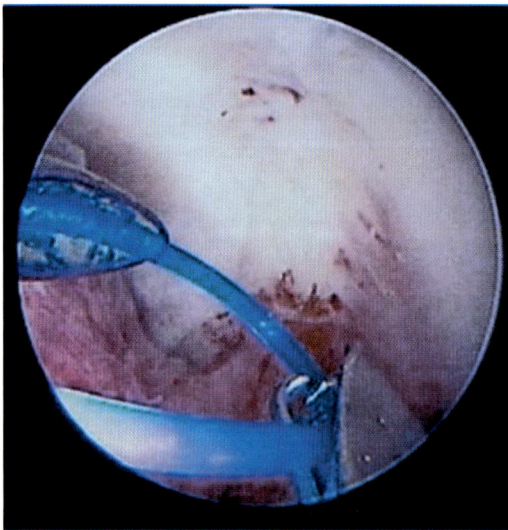

图 10 - 15　关节镜下利用套圈将缝线拉出

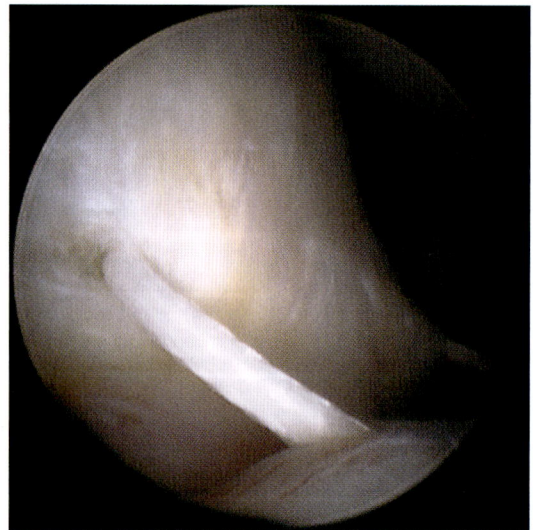

图 10 - 16　盘牵引缝合术第一针

　　内镜直视下检查关节盘复位的情况，确定是否需要第二针及缝合的位置；在第一针穿刺点的前方，按照前述方法缝合第二针，其穿刺点则从关节盘后带与双板区的交界线上，由外向内三等分的外 1/3 的中点穿刺进入关节盘，沿后内上方穿入交界处组织，穿刺时助手将第一针缝线拉紧，便于术者将缝合针刺入，并从内 1/3 的中点穿出，之后如同第一针缝合的方法完成第二针(图 10 - 17)。

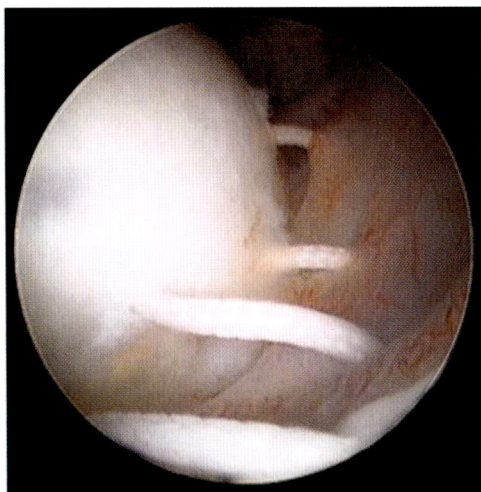

图 10 - 17　盘牵引缝合术第二针

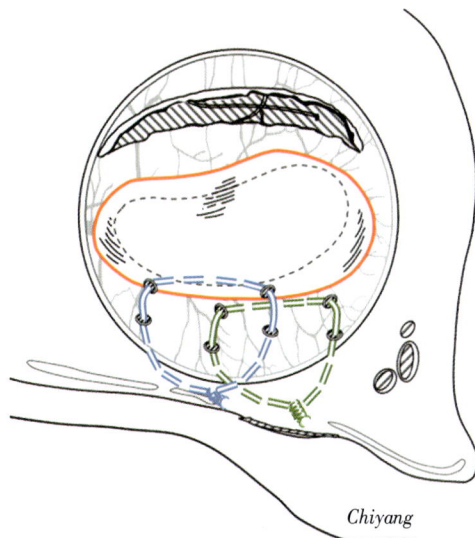

图 10 - 18　盘复位缝合术总示意图

内镜下检查关节盘是否完全复位,收紧缝线并让患者反复张闭口两次,打结 6~7 个,剪断缝线,用探针将线结放于外耳道软骨下。

用 0 号线关闭耳屏前和外耳道的皮肤切口,注意外耳道缝合线不能把软骨和皮肤一起缝合。在遇到关节盘内移位或外移位的情况时,其缝合的方向则应向外或向内做相应的调整,缝合针也相应向靠近耳屏或远离耳屏的部位进针。

术后医嘱及护理:口服抗生素 3 d,预防创口感染,适当配给止痛药物;十字交叉绷带加压包扎 3 d;告知患者进半流质饮食 1 周;所有患者手术后进行 MRI 检查,确定关节盘复位的情况;教会患者自行张口训练的方法,并持续至 3 个月或采用张口训练器进行;术后出现暂时性咬合紊乱的患者,可先观察 3~4 周,必要时给予适当的颌垫治疗;术后 1 周复诊拆线,皮肤切口仅 3 mm 长,无明显瘢痕遗留。

(5)重要解剖结构的辨认与保存:同盘前附着松解盘后区凝灼术。

(6)术中、术后并发症的诊断和处理:同盘前附着松解盘后区凝灼术。

(7)经验和评述:本手术是关节镜下治疗结构性器质性紊乱病(ID)的一种最主要的术式,其适用于 Wilkes-Bronstein Ⅱ—Ⅴ 期的患者,术后经 MRI 评价,获得了令人满意的治疗效果。原因在于:①缝合牵引的方向与移位的关节盘前后向长轴完全一致;②采用类似水平褥式缝合的方法,进行自外向内的 1~2 针缝合,并使缝合牵引的方向与移位的关节盘前后向长轴完全一致,使内外径长达 2 cm 的关节盘稳定在正常位置(图 10 - 18)。

4. 囊内清理术

囊内清理术(debridement)原指清创术或扩创术,此处是指清除囊内粘连物、关节腔内游离体及关节腔表面程度有限的骨组织刨削,以恢复光滑的关节面及合乎运动要求的骨轮廓。该手术器械锐利,必须在关节镜良好的监视下进行手术。近年来,杨驰等采用本法对囊内粘连软骨面破坏的患者进行治疗,获得了满意的初步疗效。

(1)手术指征:同粘连松解和灌洗术。

(2)术前准备:同粘连松解和灌洗术,并准备电动削刨器。

(3)麻醉与体位:同粘连松解和灌洗术。

(4)手术步骤:常规消毒、铺巾,局部麻醉成功后,采用颞下颌关节镜常规的双套管穿刺技术穿刺,首先进行关节镜检查。全面了解关节病变之后,按下列步骤进行囊内清理术:

常规的关节腔穿刺成功后,采用电动削刨器进行囊内清理术,去除囊内的病变软骨和粘连,有时可以进行关节盘穿孔的边缘修整。手术器械分手动型和电动型两种。一般用双套管穿刺方能进行。为了便于实现两套管末端互相接触,可利用一种专门设计的成三角器(triangulation)。带摄录机的关节镜固定于灌洗液输入的套管上,灌洗液输出的套管上可安放电动切割器(motorized cutting unit)或手动手术器械(如剪刀、活检钳、钝性分离器、手动关节刀、关节锉、探针等)。电动切割器有3种刀片可供选择:一种为全半径刀片(full radius blade),用于高强度切割;另一种为涡轮丝状刀片(turbo whisker),用于中度切割;最后为全半径丝状刀片(full radius whisker),用于末了的清扫切割。电动切割器用于消除粘连及纤维化组织,当它行使功能时,需通过关节镜导向。此外,这一系统尚具备一可变速率电能源和用于输出切割物的吸引系统。切割物可被收集于清洁的容器内以便术后离心病理检查。在满意的切割完成后,如有必要,关节镜和电动切割器可互换,在关节的另一端进行同样的切割。

对伴有关节盘移位的患者,同期进行颞下颌关节镜盘复位固定术,其具体步骤见前述。

用0号线关闭耳屏前和外耳道的皮肤切口,注意外耳道缝合线不能把软骨和皮肤一起缝合。

术后医嘱及护理:口服抗生素3d,预防创口感染,适当配给止痛药物;十字交叉绷带加压包扎3d;告知患者进半流质饮食1周;所有患者手术后进行MRI检查,确定关节盘复位的情况;教会患者自行张口训练的方法,并持续至3个月或采用被动张口训练器进行;术后出现暂时性咬合紊乱的患者,可先观察3～4周,必要时给予适当的颌垫治疗;术后1周复诊拆线,皮肤切口仅3mm长,无明显瘢痕遗留。

(5)重要解剖结构的辨认与保存:同盘前附着松解牵引缝合术。

(6)术中、术后并发症的诊断和处理:同盘前附着松解牵引缝合术。

(7)经验和评述:本术式曾经风靡一时,但过多的囊内切割和磨削会引起新的粘连而导致张口受限,故目前多用有限的清扫修整。笔者的做法是:细小和菲薄的粘连只要拨开即可,粗大和厚硕的粘连用手动器械和/或arthrocare射频消融仪清除。尽量避免做大范围的骨面修整,因为骨质裸露不但易发生粘连,也不能形成新的健康关节软骨面,除了一些尖锐的骨尖应磨除外,关节面的溃疡面可用arthrocare射频消融仪进行表面处理。

5. 盘后硬化疗法

详见颞下颌关节脱位手术。

6. 滑膜凝灼术

滑膜凝灼术(synovial cauterization)是在充血或有原纤维增生的滑膜上,用YAG激光或双极电凝器或arthrocare射频消融仪凝灼。电凝固术是指利用双极电凝器的探头凝灼感染的滑膜及切除多余的组织块。继膝关节镜在外科广泛应用电凝固术之后,颞下颌关节镜在外科中的电凝固术也得到了相应的发展。近几年来,有学者将钇-铝-石榴石激光应用于关节镜手术,激光由石英纤维导入,通过无接触形式,切除粘连和纤维组织,雕刻软骨,快速止血,并使破碎撕裂的滑膜组织和纤维软骨气化,并可通过关节盘穿孔到达下腔进行治疗,获得了满意的治疗效果。有证据表明,当输出功率为0.8J,脉冲频率为10Hz时,YAG激光具有充分的切除作用而无过多的热破坏,因此YAG激光凝固术治疗囊内粘连相对而言是安全的。

(1)手术指征:同粘连松解和灌洗术。

(2)术前准备:同粘连松解和灌洗术。

(3)麻醉与体位:同粘连松解和灌洗术。

(4)手术步骤:同盘前附着松解盘后区凝灼术。

(5)重要解剖结构的辨认与保存:同粘连松解和灌洗术。

(6)术中、术后并发症的诊断和处理:同盘前附着松解牵引缝合术。

(7)经验和评述:对充血或有原纤维增生的滑膜及囊内粘连物,采用双极电凝器进行凝灼,达到治疗目的。但在实际操作中,存在对粗大胶原束凝灼不全的问题和对正常组织热灼伤的缺点。采用钇-铝-石榴石激光进行关节镜手术,通过无接触形式,切除粘连和纤维组织,雕刻软骨,快速止血,使破碎撕裂的滑膜组织和纤维软骨汽化,并可通过关节盘穿孔到达下腔进行治疗,但设备费用昂贵,制约了激光手术的推广和应用。笔者认为,由于滑膜炎多继发于ID,故重点应该是关节盘复位固定。

7. 射频冷消融术

射频冷消融术(coblation)于1995年首先在大关节的内镜开始应用,之后杨驰于2001年将其引入颞下颌关节镜。它可进行诸如滑膜、韧带的切开,粘连组织的消融清除,关节软骨面修整,滑膜、韧带的紧缩等多种手术。由于射频冷消融术具有操作精确、残留物少、热损伤小、平整性好和同步止血等特点,故较普通的电外科更有优势。

(1)手术指征:①囊内粘连的松解消融;②关节盘前附着及关节盘前附着的松解;③关节盘穿孔边缘的修整;④关节腔内退变软骨的修整;⑤滑膜、韧带的紧缩或滑膜组织的增生。

(2)术前准备:同盘前松解牵引复位术。

(3)麻醉与体位:同盘前松解牵引复位术。

(4)手术步骤:常规消毒、铺巾,局部麻醉成功后,采用颞下颌关节镜常规的双套管穿刺技术穿刺成功后,首先进行诊断关节镜的检查。全面了解关节病变之后,按照如下步骤进行射频冷消融术:

盘前附着松解:在关节镜的直视下,采用双极射频消融仪在前隐窝完成翼外肌上头的松解,同盘前附着松解盘后区凝灼术。

囊内粘连的松解:同粘连松解和灌洗术。进行关节盘穿孔边缘的修整(图10-19),退变软骨的去除,滑膜、韧带的紧缩和增生的滑膜组织的切除(图10-20)。

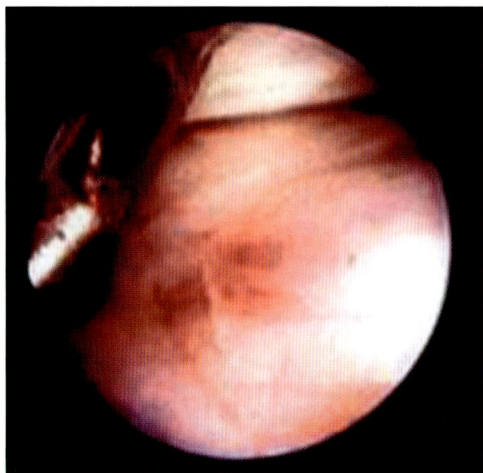

图 10-19　关节盘穿孔边缘修整　　　　　　图 10-20　增生滑膜切除及韧带松解

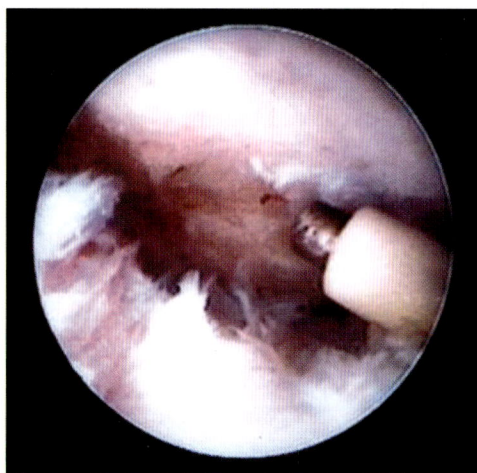

(5)重要解剖结构的辨认与保存:同盘前松解牵引复位术。

(6)术中、术后并发症的诊断和处理:同盘前松解牵引复位术。

(7)经验和评述:本手术是关节镜下治疗 ID 的一种最主要的辅助术式。由于本术式的应用,大大提高了关节盘复位的稳定性,术后经 MRI 评价,获得了满意的治疗效果。它使关节盘向后缝合牵引更为容易;减小了缝合复位后的关节盘向前的牵引力,从而使内外径长达 2 cm 的关节盘可以稳定在正常位置。

(二)开放性关节盘复位锚固术

1. 手术指征

(1)临床上持续出现张口受限、张口偏斜、关节区疼痛、颌骨畸形等,经一定的非手术治疗失败的患者。

(2)MRI 显示关节盘不可复性前移位,关节盘长度足以覆盖髁突前斜面,其后带后缘位于关节结节横嵴前方或关节盘后带和盘后区明显增厚(改建)(图10-21)造成关节镜复位困难者。

(3)虽然 MRI 显示 ID 仅为 Wilkins-Bronstein Ⅱ期或Ⅲ期早期,但患者年龄较大(40 岁以上)、张口受限超过 1 年或关节弹响超过 3 年者。

(4)关节镜手术失败或复发者。

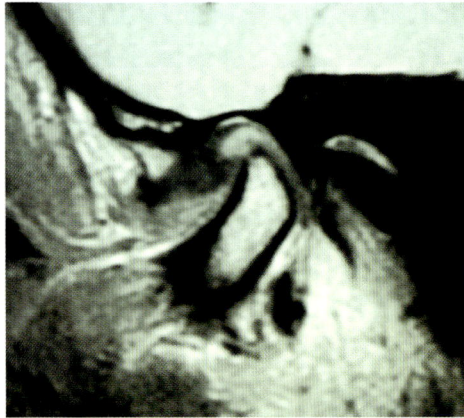

图 10-21　MRI 显示关节盘前移及后带增厚

（5）髁突囊内微骨折后关节盘移位造成张口受限者。

（6）无全身系统性或心理上的手术禁忌证。

2. 术前准备

（1）术前应取模，制作𬌗垫，以备术后戴用，缓冲关节压力。

（2）术前手术方法及术后功能训练宣教。

（3）术前头发、外耳道及耳郭沟窝内仔细清洗。

（4）耳周发际上 5 横指备皮，其余头发尽量结扎成发辫，以防进入术区。

（5）扎好头发，防止头发散落。

（6）全麻前常规禁食 12 h。

3. 麻醉与体位

（1）经鼻腔气管内插管麻醉。

（2）仰卧，肩稍垫高，头偏健侧。

4. 手术步骤

（1）切口：耳前、颞区角形切口（图 10-22）。

（2）翻瓣：切开皮肤、皮下组织，翻瓣暴露颞浅筋膜。在估计不损伤面神经的情况下，尽量选择颞浅动脉前方切开颞浅筋膜，保留颞浅动静脉。暴露颞深筋膜及腮腺咬肌筋膜层，在耳屏前方位置，相当于髁突颈部水平，面神经总干或颞面干水平走行于颞浅静脉浅面，分离至该处时，慎用电刀，多采用钝性分离。显露颞下颌关节韧带及关节囊（图 10-23）。于髁颈部切开骨膜，暴露髁突后骨面及乙状切迹。

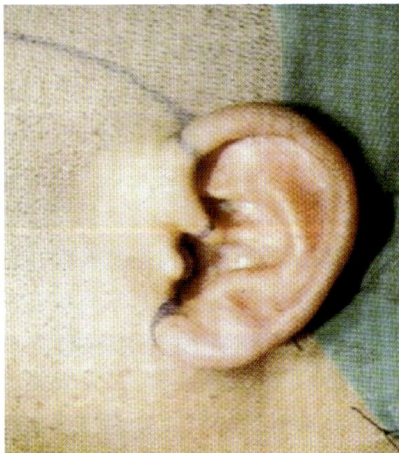

图 10-22　耳前、颞区角形切口

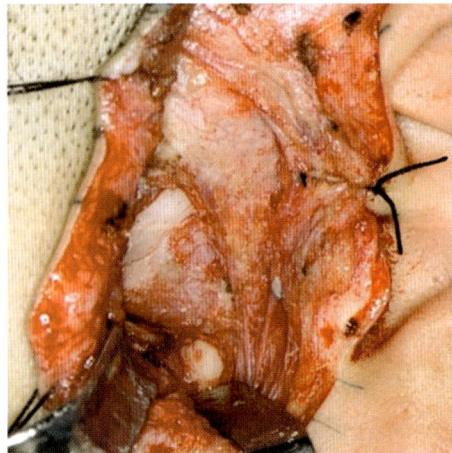

图 10-23　显露关节囊

（3）打开关节囊：在颧弓下方做水平切口，切开颞下颌关节韧带及关节囊（图 10 - 24），进入关节上腔，可见盘后区增生和关节盘前移位。

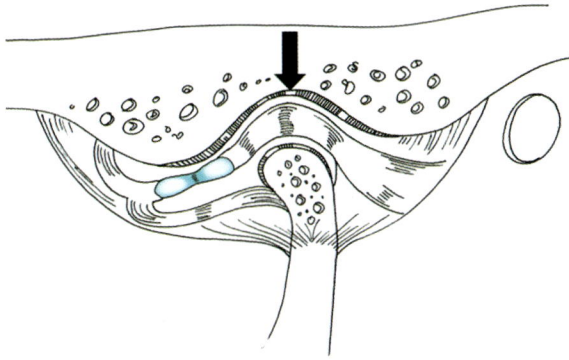

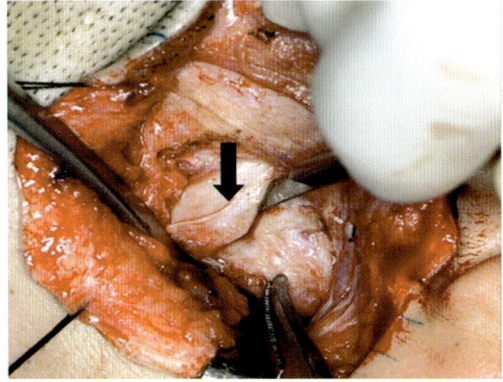

图 10 - 24　颧弓下方切开关节囊进入上腔

（4）松解前附着（图 10 - 25）：清理前隐窝的粘连组织，平行关节盘前缘尽量向前切开滑膜及部分翼外肌，切忌切开过深而损伤前方的翼外肌动脉、咀嚼肌神经和前内附着深面的翼丛。

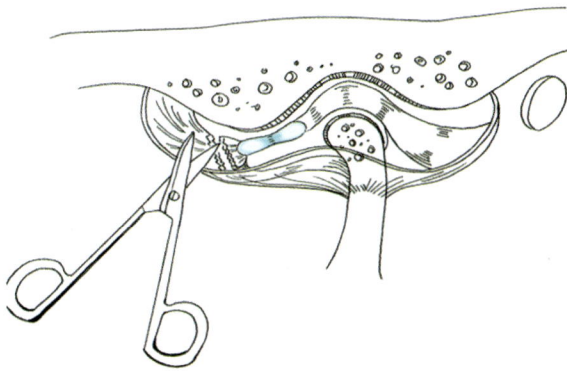

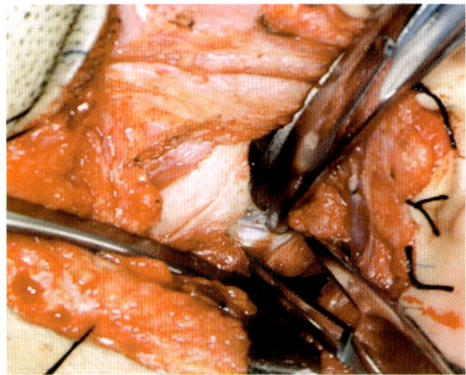

图 10 - 25　前附着松解

（5）关节盘复位：剥离前方的翼外肌浅层，注意不要切开前下附着，将盘后区向后推移，检查关节盘是否能复位至较理想位置。一般不需打开关节下腔，若髁突表面有小的骨尖存在，为防止术后出现关节盘穿孔，可进行髁突修整（详见髁突关节结节修整术）。

（6）安放锚固钉：髁突后骨面中内 1/3 和中外 1/3 处为常用的锚固钉安放位置（图 10 - 26），可将不吸收编织线系于锚固钉的凹槽内。

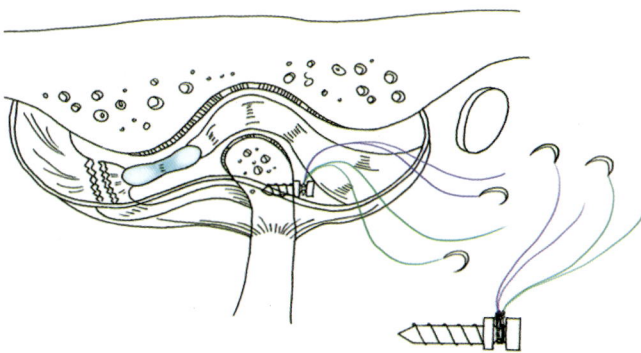

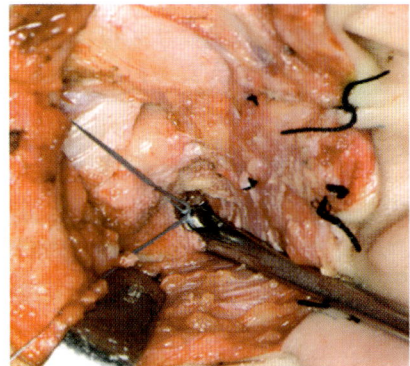

图 10 - 26　锚固钉安放位置

（7）关节盘缝合固定：将编织线分别缝合于关节盘后带后缘的中内 1/3 和中外 1/3 处（图 10-27），应注意将后上附着和后下附着全层缝合，防止撕脱。水平褥式缝合关节盘后外和后内 2 针。为防止矫枉过正，前附着可与翼外肌缝合。

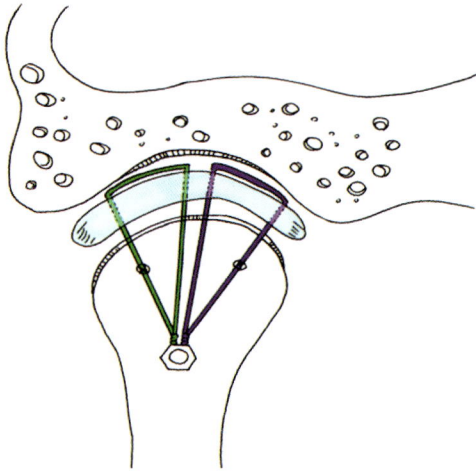

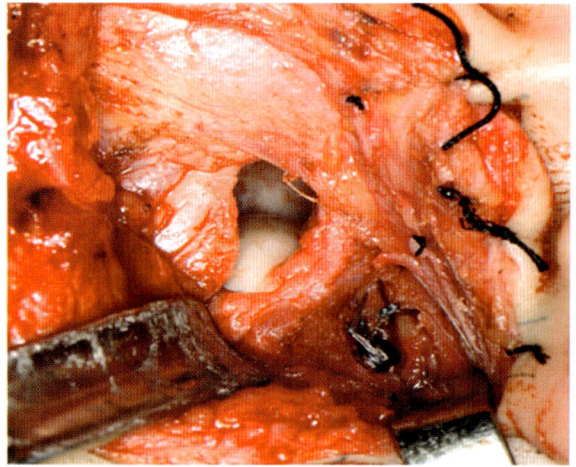

图 10-27　关节盘后区的水平缝合牵引

（8）皮下游离脂肪移植：取耳前皮下游离脂肪，大小为 2 cm×1 cm。将该脂肪与关节盘前缘和外侧缝合固定，填充前附着松解处（图 10-28）。

（9）缝合：冲洗，止血，分层缝合伤口，置负压球引流，加压包扎。

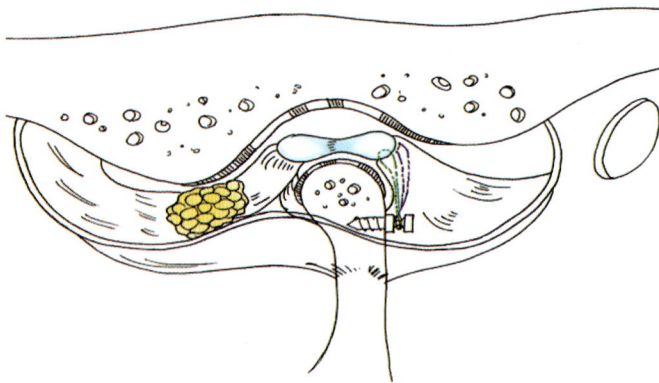

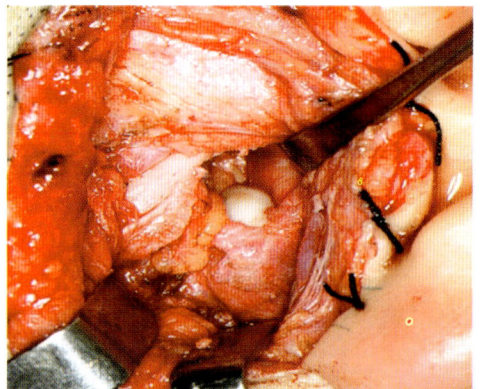

图 10-28　耳前皮下脂肪填塞于前附着松解处

5. 重要解剖结构的辨认与保存

主要防止面神经及分支损失。手术中切开颞浅筋膜层时，位于髁突颈部水平有面神经总干或颞面干通过，术中肉眼可见；分离时，采用钝性分离或使用血管钳松弛神经周围筋膜，用拉钩将其拉向下方保护，便于手术。面神经颞支位于颞浅筋膜内，走行于颞浅静脉前方，肉眼多不可见，打开颞浅筋膜前份时，应使用骨膜分离器进行剥离，防止颞支的损伤。

6. 术中、术后并发症的诊断和处理

（1）暂时性面瘫：表现为手术侧额纹变浅或消失，闭眼无力或闭眼不全，多于术后 6 个月内自行恢复，术后可使用神经营养类药物促进神经功能恢复，并使用滴眼液，避免出现眼部疾患。

（2）错𬌗：表现为手术侧的后牙开𬌗，多于 3～4 周内自行恢复，无须处理；部分患者可能有长期错𬌗存在，可辅以牙托槽颌间牵引，促进咬合关系的恢复。

（3）涎瘘：术后有效的加压包扎可避免涎瘘的出现。若出现涎瘘，可局部加压 2～3 周并口服阿托品治疗，必要时可采用小剂量放射治疗。

（4）术后张口受限：术后疼痛及瘢痕收缩可导致张口受限的出现，需进行长期有效的持续性被动张口训练（continuous passive motion，CPM）。

（5）继发骨关节病：表现为疼痛、张口受限，MRI 显示髁突吸收，如症状严重应行关节置换术。

7. 经验和评述

在关节盘长度和形态接近正常的情况下，应保存关节盘，用关节盘复位锚式固定术有较好的稳定性。锚固钉的位置位于髁突颈部后内及后外方，关节盘缝合的位置在盘本体的后内份及后外份，双钉双线或单钉双线的固定方式能使关节盘完全覆盖于髁突顶部并保持稳定。取游离脂肪填充，能够有效防止关节粘连，促进张口度恢复。

（三）带蒂颞筋膜脂肪瓣关节盘置换术

对于移位的关节盘，应尽量考虑行关节盘复位固定术。但对于关节盘中央（软骨本体）穿孔、关节盘变形及关节盘过短、自体髁突置换（如肋骨、肋软骨置换和胸锁关节置换）等情况，可考虑选择颞筋膜脂肪瓣替代关节盘或作为间置物。单纯关节盘切除术可引起继发性骨关节病，已不多用，关节盘切除后需用阻隔材料的观念得到广泛认同。目前，带蒂颞筋膜脂肪瓣置换关节盘是国际上运用最多、最为成熟的手术方法。

1. 手术指征

（1）Wilkins-Bronstein Ⅲ 和 Ⅳ 期 ID 中关节盘长度不足（复位后不能覆盖髁突前斜面和横嵴）和形态严重变化（如：球形）阻碍关节运动时，才考虑切除。

（2）Ⅴ 期 ID 中关节盘穿孔位于关节盘软骨本体（中央），无法进行关节盘复位固定手术者。

（3）关节恶性肿瘤。

（4）外伤后关节盘严重碎裂。

（5）自体髁突置换作为间置物。

2. 术前准备

（1）术前通过临床、MRI 检查明确诊断。

（2）耳周发际上 5 横指常规备皮，外耳道及耳郭沟窝内仔细清洗。

3. 麻醉与体位

（1）手术采用全身麻醉。

（2）采用仰卧位，头偏健侧。

4. 手术步骤

（1）切口：同开放性关节盘复位锚固术。

（2）打开关节囊：同开放性关节盘复位锚固术。

（3）关节盘切除：关节囊打开后可见关节盘缩短或穿孔（图 10 - 29），分别切断关节盘前、后各附着，取出关节盘（图 10 - 30）。盘后区血管较丰富，出血量大，可进行缝扎。观察髁突及关节结节表面有无退行性变或骨尖存在，若有则需同期行髁突/关节结节修整术，并注意保护软骨面及骨膜。

（4）颞肌筋膜瓣制备转移及固定：暴露颞

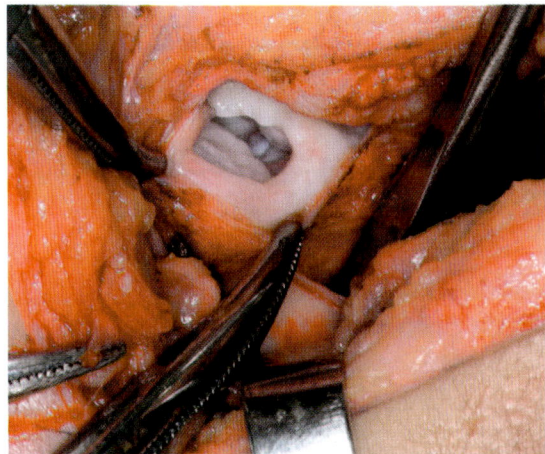

图 10 - 29　切开关节上腔，见关节盘大穿孔和部分髁突

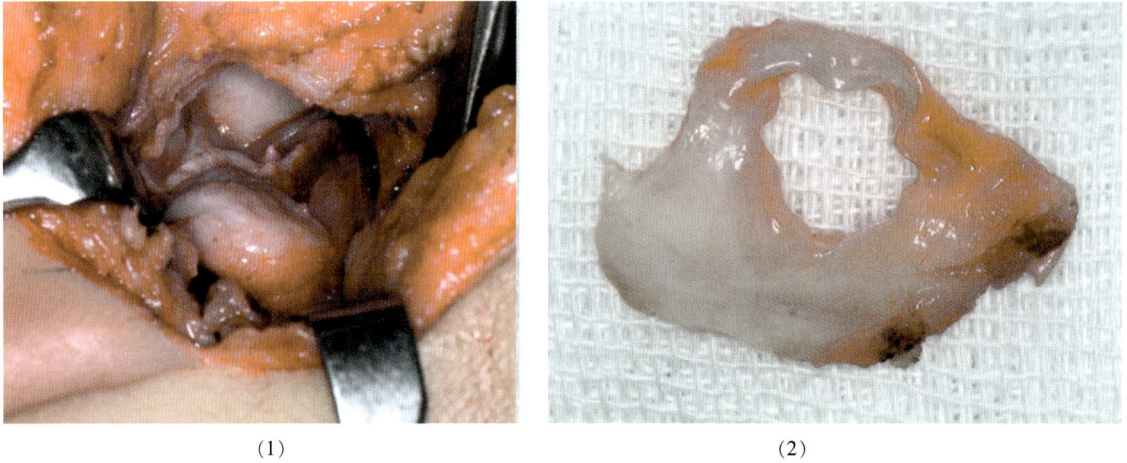

(1)　　　　　　　　　　　　　　　　(2)

图 10－30　切除关节盘

(1)切除关节盘,并适当修整有明显退变组织的关节结节;(2)被切除的关节盘(特点:穿孔大,盘本体明显变短、变形)

下颌韧带和关节囊外侧的颞眶动静脉,并结扎或电凝。以颞中动静脉为血管蒂,在颞部发际内取颞肌筋膜及其深面附着的部分脂肪,结扎后方、上方及前方的血管,取瓣厚度多在 3～6 mm,内含筋膜、脂肪和少量肌肉组织,自颧弓根部浅面入关节间隙,筋膜面覆于髁突软骨面,3-0 可吸收缝线缝合前内和后内关节附着,保证修复组织能完整覆盖所有的髁突关节面。此时血管蒂位于颞肌筋膜瓣的后外方(图 10－31 至图 10－35)。

(5)缝合:冲洗,止血,分层缝合伤口,放置引流物,加压包扎。

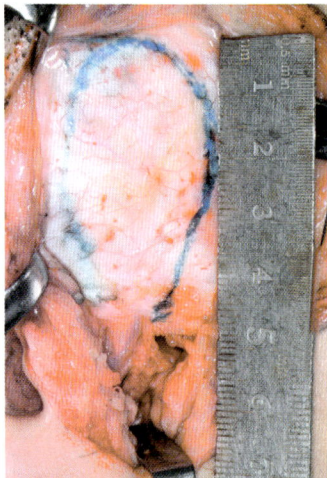
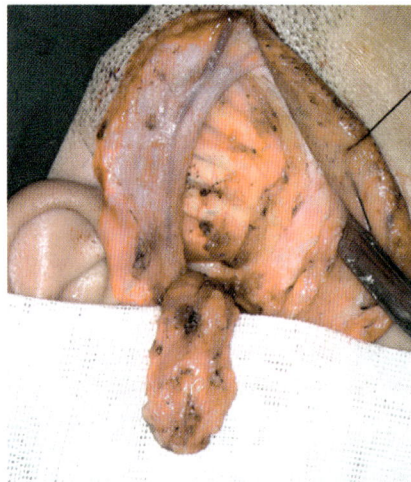
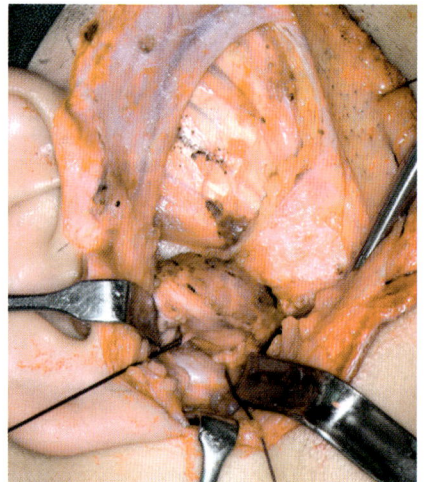

图 10－31　设计颞肌筋膜瓣　　**图 10－32　设计颞肌筋膜瓣制备完成**　　**图 10－33　内侧两点缝合**

以颞中动静脉为蒂,通常设计为　　瓣厚多在 3～6 mm,内含筋膜、脂肪和肌肉组织

4 cm×(2.5～3)cm 大小的颞肌筋膜瓣

5. 重要解剖结构的辨认与保存

(1)颞中动静脉:颞中动脉起自颞浅动脉,位于颞浅动脉的深面,且与之伴行;向上至近颧弓上缘处分为前、后支。前支行于颞深筋膜两层之间的脂肪组织内,分 3～4 支,彼此吻合成网;同时有细小分支浅出,与颞浅动脉的分支吻合,其中一支穿入并走行于颞深筋膜的深面,分布于颞深筋膜的前半部。后支在颞肌表面向后上方行 1～2 cm 时分 2～3 支,其中两支为肌支,分布于肌肉的后半部;另一支穿入并走行于颞深筋膜的深面,分布于颞深筋膜的后半部。颞中静脉与同名动脉伴行;在颞深筋膜浅、深两层之间与同名动脉的前支伴行。手术中 T 形切开关节囊后延伸切口不应过长,避免损伤该血管。

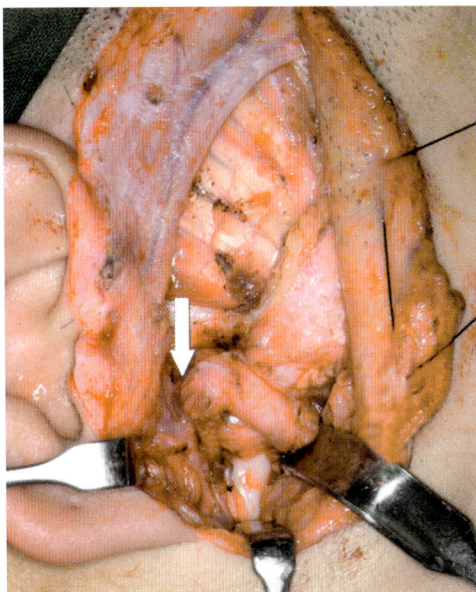

图 10‑34　完成转瓣后

隐约见颞中动静脉血管蒂(实心箭头),颞浅动静脉耳
颞神经被保存,髁突表面软骨无破坏

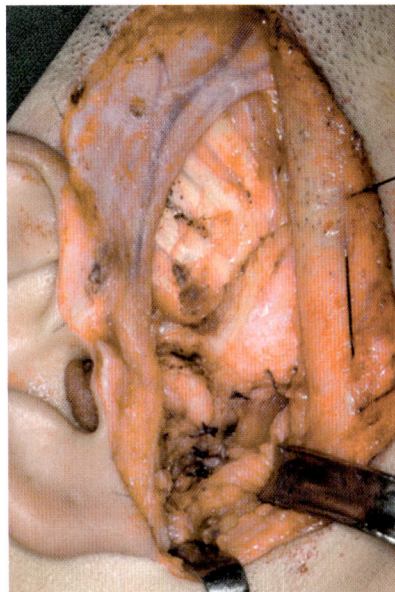

图 10‑35　缝合关节囊等组织

(2)面神经总干及分支:同开放性关节盘复位锚固术。

6. 组织缺损的处理与立即修复

颞肌筋膜瓣取瓣位置位于发际内,外观影响不明显,可不做修复,也可用生物材料填充。

7. 术中、术后并发症的诊断和处理

同开放性关节盘复位锚固术。

8. 经验和评述

保证颞肌筋膜瓣的血供十分重要。管径粗大的颞中动静脉做蒂的方法是首选,由于其血供丰富,因此可以取较大范围的颞肌筋膜瓣,从而使强度增加。因此,术中要小心保护颞中动静脉不被破坏;若由于外伤或二次手术导致颞中动静脉无法使用,可选用前份颞肌内无名小血管做蒂,其血供不及颞中动静脉,因此要求蒂宽为瓣宽的 2/3 以上,以保证血供。其不足之处在于蒂位于前方,后方稳定性欠佳,因此需要有好的固定方法,本章所述的锚式固定术可以解决这一问题。取瓣的厚度在 3～6 mm,这是考虑到颞肌筋膜瓣中不含有正常关节盘的弹性纤维,加大其厚度可以在一定程度上增加其抗压强度,并且瓣中包含有脂肪、肌肉及筋膜成分,可减少术后发生瓣吸收的可能。

(四)囊内髁突/关节结节修整术

正常的髁突及关节结节、关节窝表面都应是光滑的。长期的关节盘移位会导致髁突或关节结节表面的骨质出现退行性或增生性的改变,而一些较为尖锐的骨尖、骨突则会对关节盘或颞肌筋膜瓣产生病理性的力量,导致其穿孔或破损。为此,对于这些会对手术效果产生影响的骨质改变,术中应一并处理。

1. 手术指征

(1)关节盘位置和形态正常的关节,仅处理髁突。

(2)骨关节病(osteoarthritis,OA)与 ID 并存的情况应同时处理,这种情况占绝大多数。

(3)只有局部骨尖(突起),仅行骨修整即可,注意保护周围关节面。

(4)内侧或外侧小于 1/2 髁突的骨侵蚀和/或骨硬化,行髁突部分切除。

2. 手术步骤

切开、暴露等均同前述开放性手术。

（1）局部骨尖（突起）的处理：关节手术术中若见有髁突表面小骨尖存在，可使用刀片进行小骨尖的切除，使之平整。

（2）较大骨突/骨赘的处理：主要是髁突内侧或外侧小于1/2髁突的骨侵蚀和/或骨硬化。术中可使用锯片将骨突/骨赘锯除，并可使用球钻将锯除面打磨光整。

（3）髁突/关节结节退行性变：一般情况下，髁突及关节结节的退行性变可不做处理，若出现严重的髁突面及关节窝的凹凸不平，可使用球钻将其磨光整。

3. 经验和评述

髁突关节面的处理应小心谨慎，软骨面的破坏会直接导致髁突退行性变的发生。为此，手术应本着尽量减少去骨量和减小手术范围的原则进行。术中可沿髁突软骨外侧边缘部分，小心切开骨膜并拨开，掀起后完成去骨手术，然后复位骨膜并缝合。保证骨膜的完整性有助于髁突形态的改建。

（杨　驰　张善勇　郑吉驷　刘小涵）

三、特发性髁突吸收手术

特发性髁突吸收（idiopathic condylar resorption，ICR）原指目前病因尚不明确的，发病机制特殊，具有下颌支高度降低、下颌位置后移、偏缩颌或前牙开𬌗和后牙早接触等临床表现的一类累及单侧或双侧髁突的骨吸收性疾病。

多数患者伴有关节盘前移位，故由此推断，关节盘前移位导致的应力改变是青少年或成年患者出现髁突吸收的重要原因，其机制尚不明确。在青少年患者中，是髁突吸收还是髁突发育受阻，专家仍不能达成共识。对该类患者的治疗方式取决于关节盘的性质、患者的年龄和颌骨畸形的程度，有以下四种：

（一）关节镜下关节盘复位缝合术

1. 手术指征

患者年龄在25岁以下，髁突骨质吸收较轻微，关节盘长度足够，可行关节盘复位缝合术，分散及缓冲髁突所受应力，从而可减缓或改善髁突的进一步吸收，部分患者甚至有髁突再生长现象发生。

2. 术前准备

术前保存牙颌模型，其余同关节镜手术。

3. 麻醉与体位、手术步骤、重要解剖结构的辨认与保存

均同关节盘松解复位缝合术。

4. 术中、术后并发症的诊断和处理

重点在术后咬合重建。关节镜下关节盘复位固定术后，由于盘髁位置的恢复及关节腔积液等会造成患者手术侧髁突前下移动而表现为手术侧后牙开𬌗。大约在术后3周，随着关节腔积液的逐渐吸收，多数患者咬合会恢复到术前状态，对于那些仍存在错𬌗的患者可采用相应的𬌗板来进行咬合重建。戴用再定位𬌗垫功能矫治器，咬合蜡记录是在"𬌗重建"位置上采集的，咬合蜡所固定的新的咬合关系代表了下颌水平和垂直向移动的能力和程度。应使下颌沿着正中矢状线前下移动，让上下颌牙弓中线和面部中线保持一致，并且前牙区前伸量和后牙垂直打开量为8～10mm，下前牙区塑料帽必须盖过下颌前牙唇侧牙冠的切1/3，才能限制住下颌，起到稳定下颌在一个新的前移姿势位的作用。嘱每日戴用22h以上，戴用3～6个月，稳定盘髁位置后开始调磨下颌后牙的𬌗面和舌侧基托，每月调整的垂直高度约1mm，直至前牙覆𬌗覆盖正常、后牙在髁突新位置下完全建𬌗为止。

5. 经验和评述

此类手术及咬合重建适用于低龄患者，关键在于术后𬌗板的制作，诱导患者髁突自行生长达到高度的恢复,见图 10 - 36。

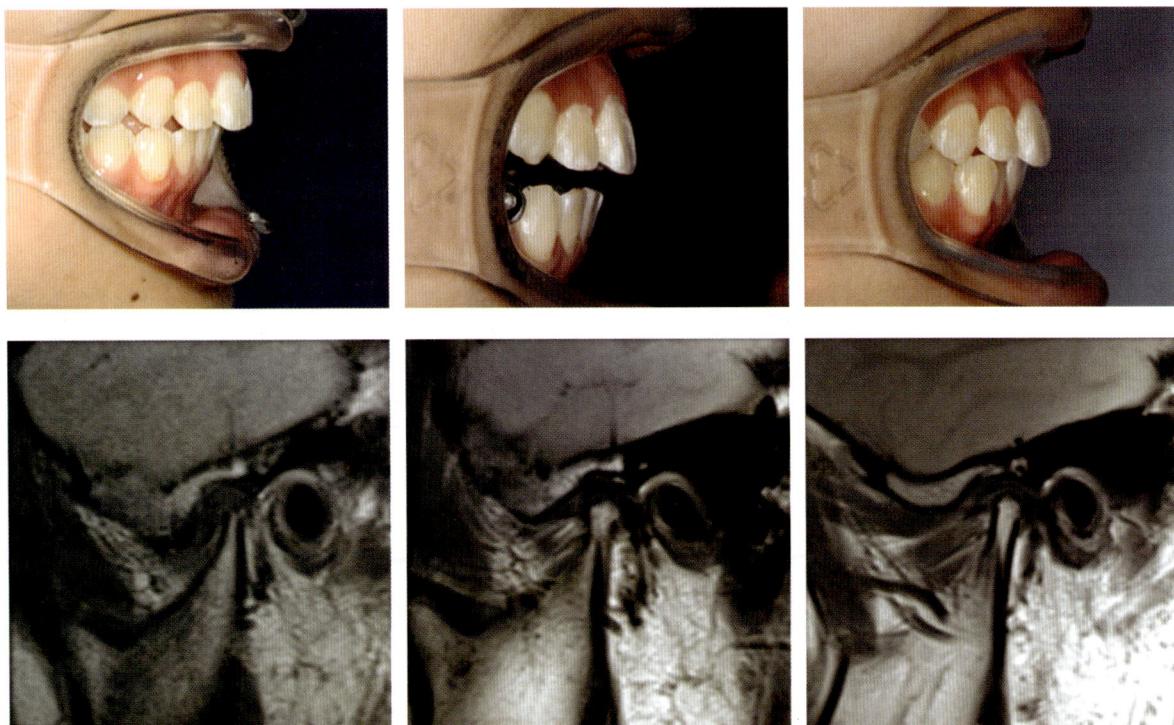

图 10 - 36 双侧 ICR,前牙水平型开𬌗,关节镜下盘复位术后下颌前导,半年后髁突再生,1 年后髁突形态稳定

(二)肋骨-肋软骨瓣髁突置换术

1. 手术指征

患者年龄偏大,髁突吸收明显,关节盘结构模糊不清,下颌后缩或偏缩颌畸形明显。

2. 术前准备

术前经模型外科制作𬌗板,要求前牙区恢复正常的覆𬌗覆盖、手术侧后牙开𬌗 2~3 mm,代偿术后移植的肋骨-软骨的改建。其余同肋骨-软骨移植关节重建术。

3. 麻醉与体位、手术步骤、重要解剖结构的辨认与保存

均同肋骨软骨移植关节重建术。注意术后将𬌗板固定于下颌,并行弹性颌间牵引 3 个月。

4. 术中、术后并发症的诊断和处理

重点在术后咬合重建。术后 3 个月后分次调磨𬌗板,以此逐渐关闭后牙区开𬌗并建立新的咬合关系。同时可酌情辅助正畸治疗。

5. 经验和评述

适用于关节症状明显或仍处于进行性吸收阶段,通过关节置换可纠正下颌后缩,不需正颌的患者(图 10-37)。临床上有肋骨置换的基础上再次出现吸收的病例。需要再次进行关节置换时,通常考虑使用人工关节。

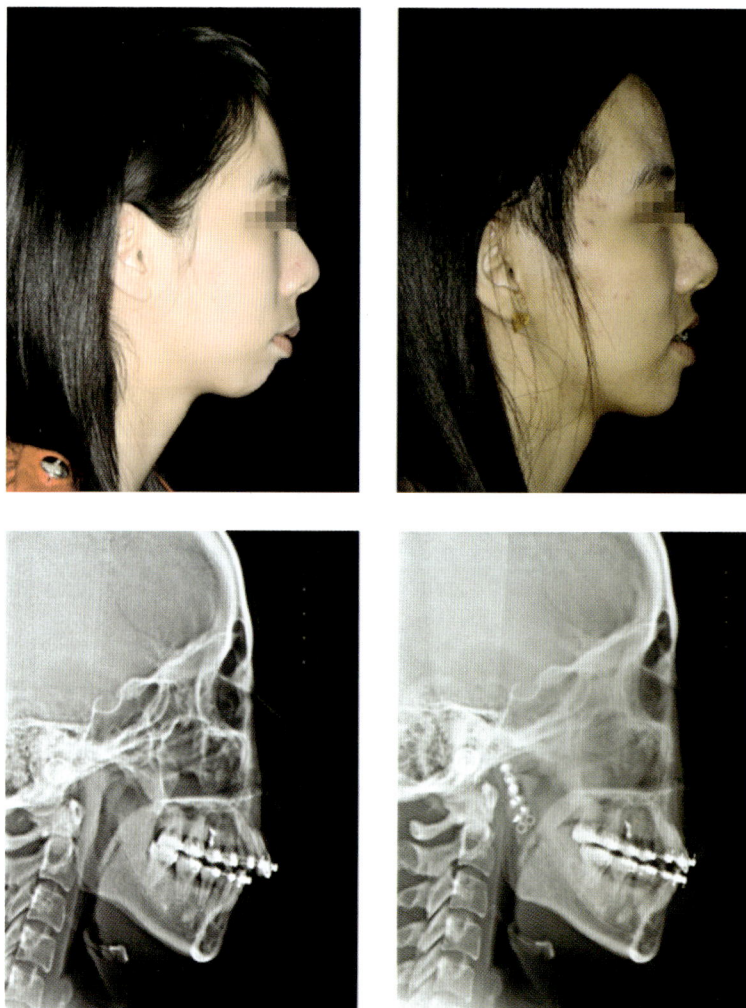

图 10－37 双侧 ICR，下颌后缩；经过术前正畸去代偿，行双侧肋骨－肋软骨瓣移植重建髁突，同期前移下颌

（三）人工关节髁突置换术

1. 手术指征

同肋骨－肋软骨瓣髁突置换术：大年龄患者，髁突严重吸收、关节盘严重退变；下颌后缩或偏缩颌畸形明显。

2. 术前准备

术前经模型外科制作𬌗板，要求前牙区恢复正常的覆𬌗覆盖、双侧后牙紧密咬合。手术侧后牙不需要预留改建空间，不要保留开𬌗。其余同人工关节重建术。

3. 麻醉与体位、手术步骤、重要解剖结构的辨认与保存

均同人工关节重建术。注意术后将𬌗板固定于下颌，并行弹性颌间牵引。

4. 术中、术后并发症的诊断和处理

重点在术后咬合关系的恢复。由于人工关节重建术后下颌位置较稳定，应在设计手术方案时尽可能恢复到最大牙尖接触的咬合关系，同时可酌情辅以正畸治疗。

5. 经验和评述

适用于关节症状明显或仍处于进行性吸收阶段，通过关节置换可纠正下颌后缩的患者，同期可以辅以上颌骨的正颌手术以改善患者的面形和咬合关系。人工关节重建术效果稳定、可靠、可预期，已逐渐成

为重建髁突的最有效方式。传统人工关节重建所使用的关节假体依赖进口，因此我们迫切需要开发适合国人的标准型和定制型关节假体。

（四）正畸正颌联合治疗

1. 适应证

患者存在偏缩颌畸形，但无关节症状；MRI虽提示髁突吸收及关节盘移位，但盘后区类盘样变，髁突表面硬化明显，髁突吸收停止，经长期随访，发现面形及咬合无进行性改变。

2. 术前准备、麻醉与体位、手术步骤、重要解剖结构的辨认与保存、术中术后并发症的诊断和处理等

详见颞下颌关节手术与正颌手术（图10-38）。

3. 经验和评述

此类手术前应确认髁突吸收已停止，否则极易复发。

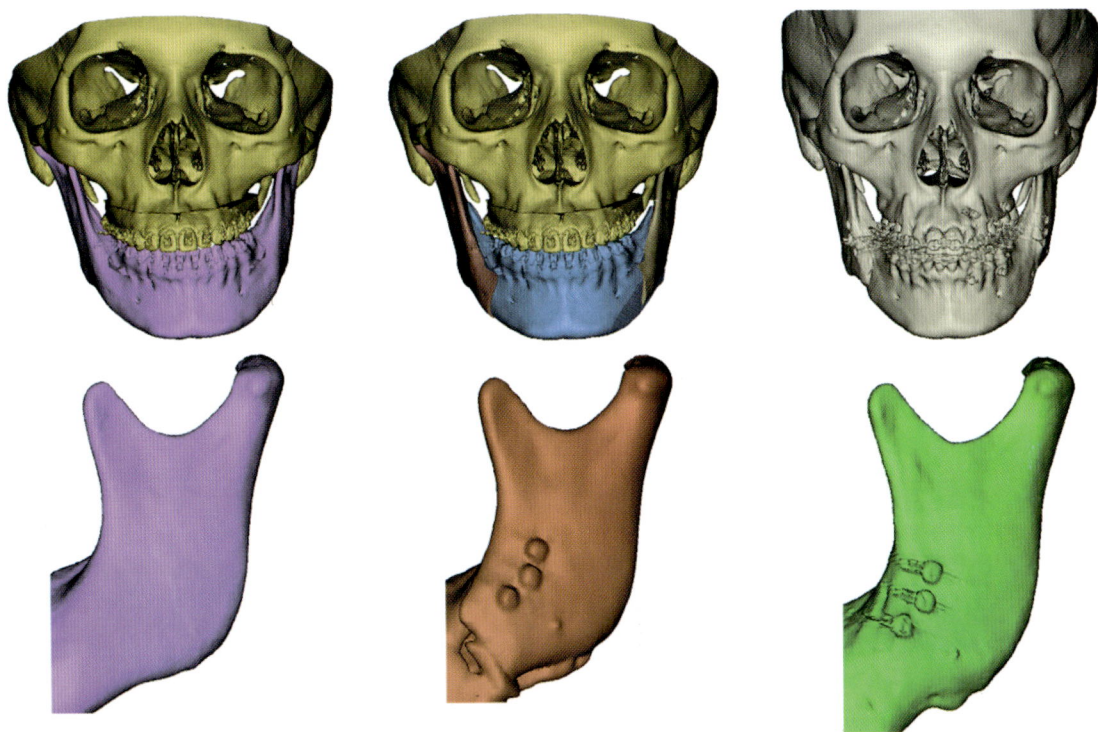

图10-38　左侧 ICR，下颌左偏（左侧上下两图）；经过术前正畸去代偿，行双侧矢状劈开，摆正下颌（中间上下两图）。术后1年效果稳定（右侧上下两图）。比较髁突形态，术前、术后即刻、术后1年无明显变化

（杨　驰　陈敏洁　王保利　谢千阳）

四、颞下颌关节脱位手术

单侧或双侧下颌髁突移位至关节结节的前上方，超越关节运动的正常限度，需借助外力才能回复至关节窝内，称为颞下颌关节脱位。脱位按性质可分为急性脱位、复发性脱位和陈旧性脱位，而需要手术介入的主要是指后二者。疗效评判标准分3级，治愈：术后无脱位，张口度正常（≥37 mm），无并发症；改善：术后仍偶有脱位，但患者认为对生活已基本无影响，可不需进一步治疗；无效：脱位频率及伴随病症同

治疗前。

（一）经关节镜盘后区硬化术

1. 手术指征

（1）复发性脱位患者。

（2）MRI 显示张口位髁突过度前移，而关节盘无移位者。

（3）无法耐受开放性手术的患者。

2. 术前准备

（1）耳前备皮。

（2）备复方氯化钠液或乳酸林格液 500～1 000 ml，术中冲洗用。

（3）5％鱼肝油酸钠硬化剂 2 ml。

（4）颞下颌关节内镜一套：外径 2 mm 的外套管及锐、钝套管芯各 1 只，1.7 mm 直径的内镜头，氙灯冷光源，监视器。

（5）5 ml 注射针筒及 7 号长针头，50 ml 冲洗针筒、输液管及三通开关。

3. 麻醉与体位

采用仰卧位，头偏向健侧。局部皮下及关节上腔浸润麻醉。

4. 手术步骤

（1）关节上腔扩张：请患者大张口，以 5 号注射针头于耳屏前凹陷处刺入关节上腔（注入液可回抽），注入利多卡因 3 ml。

（2）关节镜套管穿刺：耳屏与外眦连线的耳屏前 10 mm 左右做小切口，关节镜套管针穿刺进入关节上腔后隐窝，于前隐窝刺入针头建立引流通路。

（3）硬化剂注射：外侧囊刺入细长针头，内镜监视下于滑膜下注射 5％鱼肝油酸钠 2～3 点，总量不超过 0.6 ml，深度不超过 0.5 cm（图 10－6、图 10－39、图 10－40）。

（4）冲洗关节腔，小切口缝合 1 针，加压包扎，限制张口 2 周。

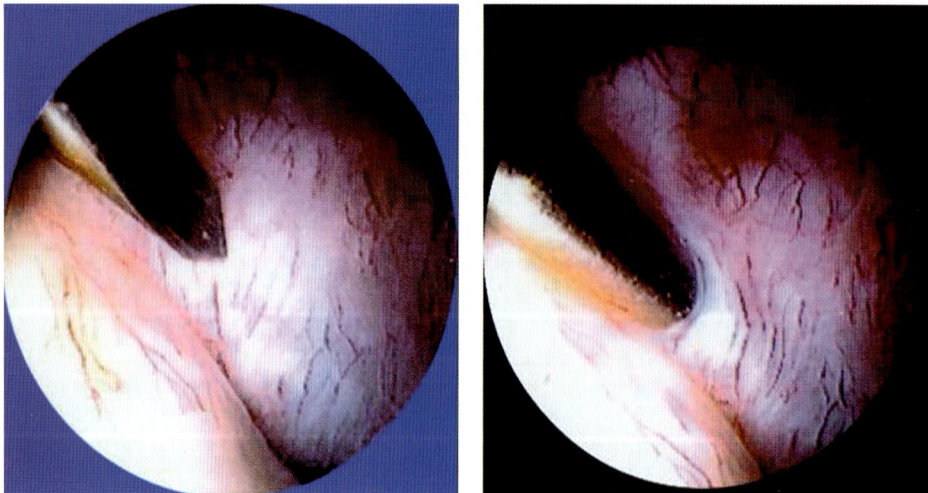

图 10－39　滑膜下注射鱼肝油酸钠

5. 重要解剖结构的辨认与保存

（1）颞浅动静脉：关节镜常规穿刺点为颞浅动静脉位置，动脉管壁厚且弹性好，一般不会损伤，静脉管壁薄易刺破。穿刺前应以细针头探查穿刺路径，尽量避开此动静脉。

（2）外耳道软骨前壁：关节上腔离外耳道前壁仅 3.8 mm，套管穿刺时易造成外耳道软骨前壁穿孔，故穿刺时角度尤为重要，一定要前上倾斜 15°～30°。

6. 术中、术后并发症的诊断和处理

（1）颞浅动静脉损伤出血：主要表现为小切口内大量血液涌出，可手指压迫止血，如无效，经皮缝扎即可。

（2）关节腔内出血：主要为滑膜下小血管出血，一般经灌洗后即可缓解或消失。

（3）暂时性面瘫：由于浸润麻醉的扩散麻痹了面神经，以颞支、颧支为主，表现为额纹消失和/或闭眼不全。随着麻醉药物的吸收和术区肿胀的消退，一般在术后数小时至 3 d内自行缓解。

（4）术后肿胀、疼痛：由于硬化剂的组织反应，术后的肿胀、疼痛较为明显，术后应给予适当的止痛片和激素类药物。

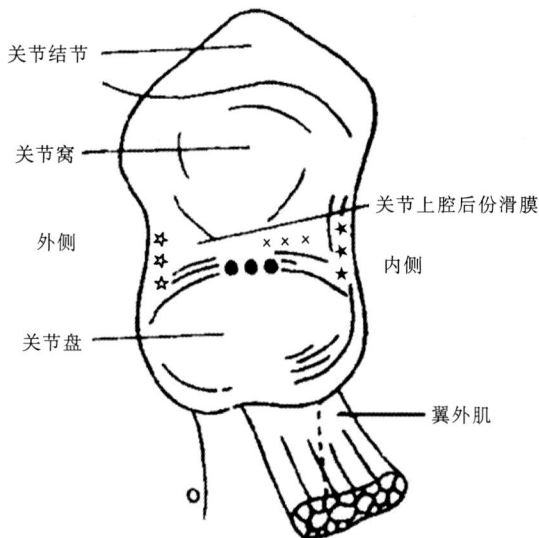

图 10 - 40 盘后区注射点示意图
★ 内侧囊；☆ 外侧囊；
● A 盘后区；× 盘后区的斜行突起（必选点）

（5）术后并发骨关节病：由于穿刺时关节面的损伤或硬化剂溢出至关节腔内，可能导致骨关节病的发生，表现为关节区长期、慢性的疼痛，影像学显示髁突的吸收等。故术中应减少关节内的创伤，锐性套管针进入关节上腔后，马上改用钝性套管针分离上腔；术后应进行关节腔的灌洗，以免药物残留。

7. 经验和评述

盘后区硬化剂注射可紧缩已松弛的关节诸韧带和关节囊，但由于注射点、深度及角度是凭经验确定的，因此存在一定的盲目性。1987 年由邱蔚六、哈琪等提出的关节镜下盘后区硬化术克服了传统囊外注射的盲目性，定位准确，可控制滑膜下注射深度，采用小剂量多点注射还可使单位剂量药物作用面积增大并可减少副作用。由于大部分患者伴有关节盘的可复性或不可复性盘前移位，术中还可同时进行关节盘的缝合固定手术，进一步减少复发。杨驰等报道：随访 4 年，有效率 95%，治愈率 82%，单纯滑膜下硬化疗法治愈率 84%，滑膜下硬化疗法＋牵引缝合术治愈率 100%。但对于顽固性的脱位仍建议采用开放性手术。

（二）颞下颌关节脱位开放性手术

颞下颌关节脱位开放性手术主要分为两大类：一类是去除机械阻力，以关节结节削除术或髁突部分切除术为代表，髁突部分切除术将继发下颌支高度降低、咬合紊乱的问题，目前已很少报道采用；另一类是在髁突移动过程中增加机械阻力，即关节结节增高术（eminence augmentation），采用关节盘折叠衬垫、颧弓骨折下移或用不同的移植物（髂骨、颞骨乳突、硅橡胶、微型钛板）增高关节结节。

1. 关节结节增高术

（1）手术指征：①MRI 显示盘髁关系正常，盘后区或关节囊注射硬化剂失败的复发性脱位；②手法复位失败，X 线或 CT 显示髁突及关节窝形态无明显变形的陈旧性脱位。

（2）术前准备：①术前头发、外耳道及耳郭沟窝内仔细清洗；②耳周发际上 5 横指备皮，其余头发尽量结扎成发辫，以防进入术区；③全麻前常规禁食。

（3）麻醉与体位：①手术采用经鼻插管全身麻醉；②仰卧位，头偏健侧，垫肩使头轻度后仰，下方放置头圈固定头位。

（4）手术步骤

髂骨移植关节结节增高术——

供骨区：

切口：平行髂前上棘外侧切开翻瓣，暴露髂骨。

取骨：髂前上棘顶端楔形切取髂骨，包含皮质骨与松质骨。

关节区：

切口：采用改良耳颞角形切口，切开翻瓣，暴露颞浅筋膜，于颞浅动静脉前方切开颞浅筋膜，尽量保留颞浅动静脉，暴露颞深筋膜浅层，沿颞浅、颞中静脉前方向前翻瓣，显露颧弓及关节囊。

打开关节上腔：在颧弓下方做水平切口，切开腮腺咬肌筋膜及部分咬肌，显露关节上腔，并向关节窝方向分离，清除关节窝内粘连组织，可暴露髁突及关节盘。

关节复位：沿髁颈浅面做纵行切口直达骨面，分离骨膜，显露下颌切迹，以下颌切迹为支点向下后推动下颌支，使髁突回复至关节窝内。

关节结节切开：关节结节后斜面中点斜向前上切开关节结节和颧弓根部（图10-41），下折关节结节形成楔状间隙。

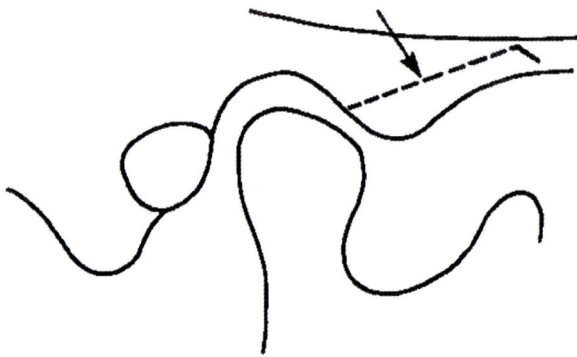

图10-41　关节结节增高术——关节结节截骨线
箭头所示为截骨线

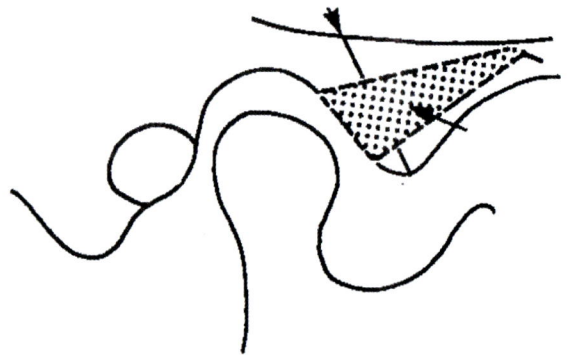

图10-42　关节结节增高术——髂骨植入
长箭头为植入的髂骨，短箭头为钢丝固定线

移植骨植入固定：将楔形髂骨修整后植入关节结节间隙（图10-42），不锈钢丝结扎固定，以开口器模拟开闭口运动，确认髁突不再脱位并能维持张口度3.5 cm左右。

缝合：冲洗，止血，分层缝合伤口，置负压球引流，加压包扎。

小钛板关节结节增高术——

切口设计及关节复位同髂骨移植关节结节增高术，但切口及翻瓣范围可小于髂骨移植关节结节增高术。如为复发性脱位，可不暴露关节上腔及下颌切迹。

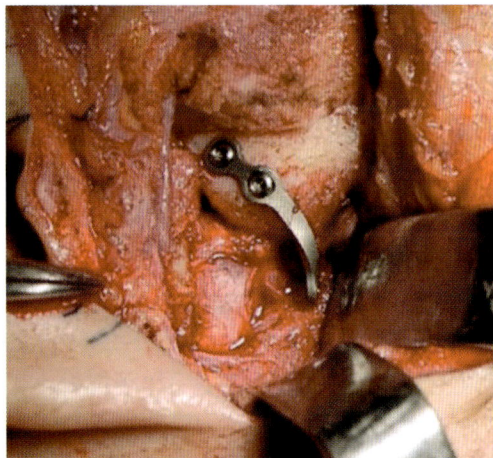

小钛板植入固定：显露关节结节外侧骨面，于关节前方钝性分离咬肌肌纤维形成间隙，以开口器维持张口度3.5 cm左右，将"L"形或"Y"形小钛板折叠成角，垂直部分固定于关节结节外侧，横向部分与髁突前斜面贴近并平行（图10-43），如关节盘已无法保留，可折叠缝合于髁突与钛板之间，反复张闭口确认髁突不再脱位并能维持张口度3.5 cm左右。

缝合：冲洗，止血，分层缝合伤口，置负压球引流，加压包扎。

（5）重要解剖结构的辨认与保存。

面神经及分支：髁突颈部水平有面神经总干或颞面干于颞浅动静脉浅面垂直向前交叉通过，术中肉眼可见，分离

图10-43　小钛板关节结节增高术

时采用钝性分离或使用血管钳松弛神经周围筋膜,用拉钩将其拉向下方保护。面神经颞支位于颞浅筋膜内,走行于颞浅静脉前方,向前翻瓣时切忌钳夹颞浅筋膜,缝合时亦应避开,防止颞支的损伤。

面横动静脉:位于面神经总干的深面,与面神经总干走行方向一致,术中可与面神经一并保护。

(6)术中、术后并发症的诊断和处理。

面神经损伤:由于术中面神经的牵拉和热灼伤,术后可能出现暂时性的面瘫(以颞支为主),表现为手术侧额纹变浅或消失,闭眼无力或闭眼不全,多于术后 6 个月内自行恢复,术后可使用神经营养类药物促进神经功能恢复,并使用滴眼液以避免出现眼部疾患。

脱位复发:由于髁突运动的反复撞击或固定不稳定,可能出现移植骨吸收,或钛板断裂,使脱位复发(图 10 - 44)。为防止复发,术中须坚强内固定移植骨或钛板,减少钛板反复弯制的次数;术后尽量避免快速或过度的张口运动。

术后张口受限:由于移植骨或钛板过于接近髁突,可能限制其运动,故术中固定移植骨或钛板前应先用张口器维持张口度 3.5 cm 左右,此时的髁突位置为其运动轨迹的最前点。

术后错𬌗:特别对于陈旧性脱位的患者,由于长期开𬌗或偏𬌗,上下颌已无法形成尖窝相对;另一方面髁突和关节结节的增生变形,使得髁突无法完全复位至关节窝顶,术后会出现错𬌗,需辅以颌间弹性牵引,甚至正畸治疗恢复咬合关系。

术后髁突吸收:由于髁突对移植骨或钛板的反复撞击,会产生髁突骨性损伤,表现为疼痛,影像检查髁突吸收。故

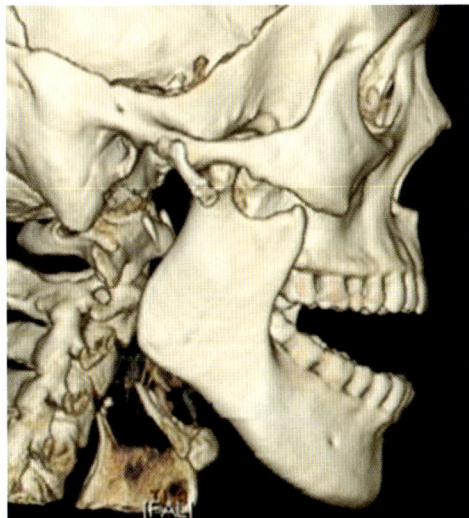

图 10 - 44　小钛板关节结节增高术后脱位复发

髁突与移植骨或钛板之间应有足够的软组织间置物,如完整的关节盘、前方的翼外肌和咬肌,即便关节盘不能保留也应置入颞肌筋膜瓣间隔。

(7)经验和评述:关节结节增高术于 1925 年首次被提及,经过多年的改进,取得了较为满意的疗效。骨移植关节结节增高术的主要不足:一是关节结节增加的高度有限,且强度不足,移植骨会出现一定程度的吸收,导致脱位复发;二是需要供区取骨,手术创伤相对较大。小钛板关节结节增高术操作简便,手术创伤小,是目前国际上流行的术式。小钛板的形式可能各不相同,应注意保持髁突与钛板间足量的肌肉间隔,防止过度的撞击力引起钛板松动、折断或髁突吸收。标准小钛板反复弯折易形成应力薄弱区,个性化打印的成型小钛板可避免此缺陷。

2. 关节结节凿平术(eminectomy)

(1)手术指征:①X 线或 CT 显示髁突及关节窝形态明显改变的陈旧性脱位;②矢状面 CT 显示关节结节增生导致的脱位;③伴随精神或神经系统症状严重、无法自控的复发性脱位。

(2)术前准备:同关节结节增高术。

(3)麻醉与体位:同关节结节增高术。

(4)手术步骤:①切口。同关节结节增高术。②关节复位。同关节结节增高术。由于该类患者髁突、关节盘及关节窝变形明显,假关节形成,关节复位时需修整髁突及关节窝形态,关节盘应尽量予以保留。如无法保留,则以颞肌筋膜瓣替代。③关节结节削除。将关节结节平关节窝平面磨平(图 10 - 45),反复运动髁突,确保无运动障碍。④缝合。同关节结节增高术。

(5)重要解剖结构的辨认与保存:除关节结节增高术中所

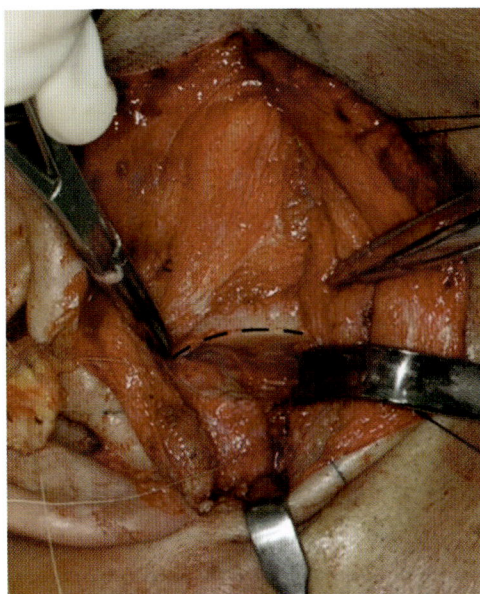

图 10 - 45　关节结节凿平术

(虚线为截除的关节结节)

提面神经及面横动静脉外,还应注意颞骨翼外板。其位于髁突深面,与关节窝和关节结节相连续。在使用电锯或骨凿截除部分关节结节时,不宜过深。

（6）术中、术后并发症的诊断和处理:同关节结节增高术。

（7）经验和评述:1951年Hilmar Myrhaug首次将该术式用于治疗复发性脱位,它与植骨的关节结节增高术相比,它的创伤小、操作简便。笔者认为,对于双侧脱位患者,应双侧同时进行,以免髁突运动不平衡。术中应将髁突前方的关节结节均匀降低高度,特别是近中线部分易残留,从而导致脱位复发。术后过度张口引起的肌肉酸痛和继发性内错乱是其主要问题所在。

（陈敏洁）

五、下颌骨髁突骨折手术

（一）髁突骨折复位固定术

髁突骨折分为髁头（囊内）骨折、髁颈骨折和髁突下骨折,其中囊内骨折是最常见的骨折类型。囊内骨折的骨折线累及髁突关节面,也被称为髁突矢状骨折、髁头骨折等。复位内固定术是治疗髁突骨折的有效手段之一。

1. 手术指征

总的原则是:综合考虑患者的年龄、全身状况和骨折造成的功能障碍,当复位内固定的效果优于闭合性治疗时应考虑开放性手术。

（1）骨折块较大（横径≥1/2髁突横径）,足以承载坚强内固定所需固位力者。

（2）移位骨折块成为髁突运动的机械障碍者。

（3）下颌支骨残端后上移位与关节窝直接接触,或外侧脱位与颧弓根部外侧面骨皮质接触,可能继发关节强直者。

（4）可能影响生长期患者下颌骨生长发育者。

（5）骨折引起下颌支高度降低,明显出现开𬌗和偏𬌗者。

2. 术前准备

一般术前准备同常规颞下颌关节手术,需要强调的是:

（1）术前冠状位CT能够明确髁突骨折块、下颌支残端及关节窝三者的位置关系,从而为治疗和预后提供参考,因此冠状位重建应作为常规检查。

（2）颞下颌关节MRI检查可以明确关节盘的位置、盘后区有无穿孔和断裂等,对于囊内骨折的预后判断有重要意义。

（3）生长期患者尚需术前拍摄全景片和头颅定位片,以便术后定期追踪观察时进行对比,评估其颌面部生长发育情况。

3. 麻醉与体位

（1）手术通常采用全身麻醉,特殊情况下可采用局部麻醉。

（2）患者仰卧位,头偏健侧,常规消毒铺巾。

4. 手术步骤

（1）采用切口隐蔽的改良耳颞进路,切开皮肤及皮下组织,向前翻瓣显露至颞浅神经血管束前方2cm,在颧弓上方沿神经血管束前缘切开颞浅筋膜至颞深筋膜浅层,结扎颞浅动脉的分支颧眶动脉,在颧弓下方切开腮腺上缘,沿颞浅神经血管束分离显露其分支颞中静脉,注意面神经颞支和颧支在颞中静脉表面横跨,用小拉钩保护。在颧弓上方切开颞深筋膜浅层至颧弓骨膜,用剥离子沿颧弓表面翻瓣显露关节囊和下方的髁突颈部。

(2)"T"形切开关节囊,切开前外方部分咬肌附着,显露骨折部位及前下方移位的骨折块和关节盘。

(3)松解骨折周围的粘连,准确复位骨折块。注意保护和复位骨膜,特别是关节面软骨膜和翼外肌附着,以防骨折块坏死和吸收。

(4)固定方法可使用长螺钉、钛板、医用24和26号内固定钢丝。骨折块较大的囊内骨折,以及髁颈和髁突下骨折采用双钛板固定,一块L型钛板靠近髁突外侧嵴的后缘放置,另一块直钛板在前缘固定(图10-46),以对抗翼外肌的牵引而导致骨块向前移位;对于骨折块较小的囊内骨折可采用长螺钉和钢丝固定,注意最好使用2个长螺钉进行双皮质固定,螺钉应位于髁突内外侧嵴的下方,以避免钉子末端穿出关节面而造成软骨损伤。如果固定空间有限,可以使用1个长螺钉双皮质固定,但是术后需要颌间制动,以防止骨折块转动移位。

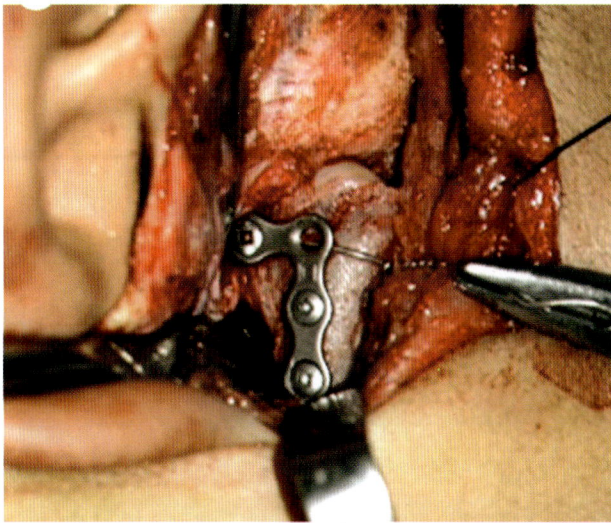

图10-46　髁突囊内骨折的钛板＋不锈钢丝固定

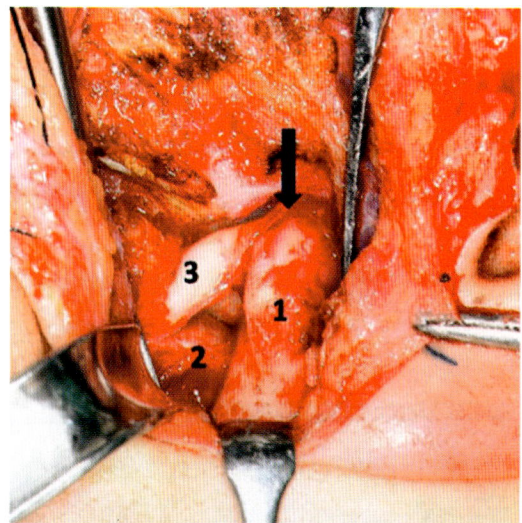

图10-47　关节盘后区韧带断裂

(5)骨折准确复位固定后,应常规检查关节盘的位置。如必要,需修复关节盘后区韧带并复位固定关节盘(图10-47至图10-49)。

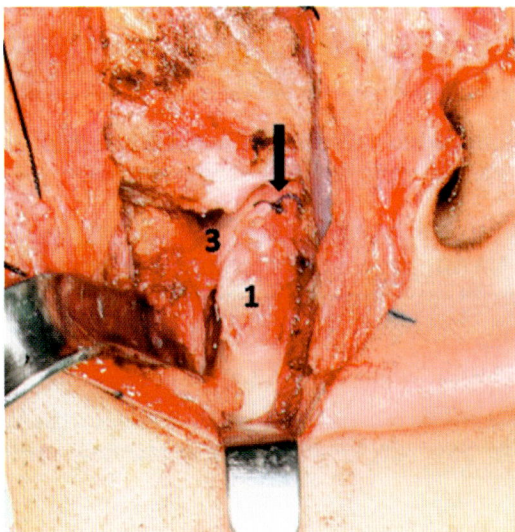

图10-48　关节盘复位缝合

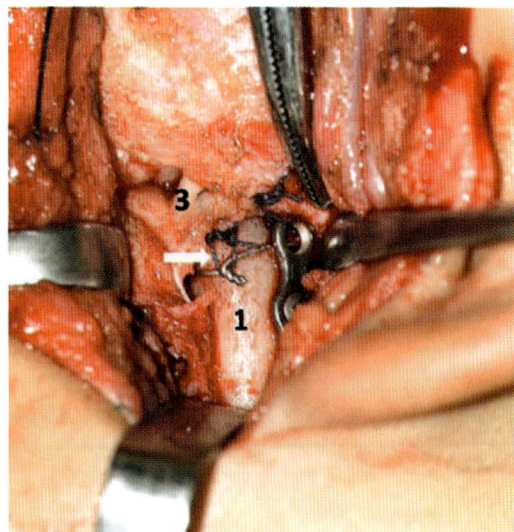

图10-49　利用缝线将盘后区韧带复位缝合于固定钛板及不锈钢丝上

（6）彻底止血，冲洗创面，留置引流物，分层缝合切口。

5. 重要解剖结构的辨认与保存

（1）面神经及其分支：同前。

（2）骨折块及关节盘：绝大多数情况下，内侧的骨折块与关节盘一起在外力和翼外肌的作用下向前、内、下方不同程度移位，因此需推开抬高的乙状切迹，在其深面寻找移位的骨折块。外伤后的髁突骨质很脆弱（尤其是儿童患者），在复位固定的操作过程中，动作应轻柔，避免骨折块的碎裂或二次损伤，避免翼外肌附着的撕脱，并尽可能减少（软）骨膜的损伤。

6. 术后处理

术后常规使用抗生素和激素，预防感染和减轻水肿。

髁突囊内骨折准确复位内固定后，大多可即刻或在短期内恢复创伤前的咬合关系，无须特殊处理。必要时（如伴有颌骨其他部位骨折）可辅以颌间弹性牵引，以帮助恢复咬合关系。

张口训练的强度与时机应根据具体情况而定：在固位力相对不足的情况下（如单钛板固定），可延迟至术后 3～4 周开始张口训练；在固位力充足的情况下，可尽早开始张口训练；儿童患者骨愈合能力强，术后 1 个月即可增加训练强度。

7. 经验和评述

颞下颌关节手术精细且复杂，髁突囊内骨折是否行开放手术治疗尚存争议。根据笔者的经验，手术成功的关键在于：①显露充分（采用改良耳颞切口在颞浅血管束前翻瓣可以充分显露到髁突和髁颈，有效保护面神经）；②髁突血供的保护（注意保护髁突的翼外肌附着，不要游离髁突）；③髁突表面软骨的保护；④稳定的固定；⑤关节盘的复位。随着计算机辅助设计和制作技术的应用，可在术前模拟骨折块复位，选择合适的固定部位和螺钉长度及方向，为术中准确固定提供参考（图 10 - 50、图 10 - 51）。

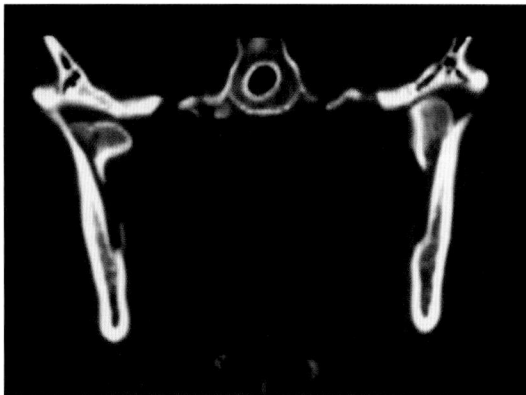

图 10 - 50　CT 示双侧髁突囊内骨折

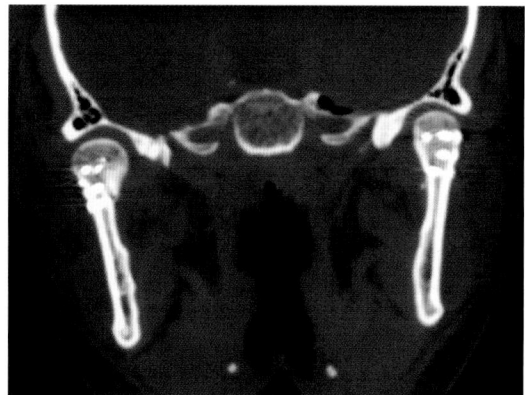

图 10 - 51　CT 复查髁突骨折固定后的疗效

（二）内镜辅助髁突下骨折复位固定术

髁突下骨折的骨折块较大、易于固定。采用口内入路在内镜辅助下进行骨折的复位固定术是口腔颌面微创外科领域发展相对成熟的技术之一。

1. 手术指征

一般来讲，具备手术适应证的髁突下骨折均可采用口内入路，在内镜辅助下进行复位内固定。

2. 术前准备

一般术前准备同常规颞下颌关节手术，需要强调的是：

（1）三维 CT 能够为治疗提供更多更有价值的骨折相关信息。

（2）内镜辅助髁突下骨折手术配套设备和器械的准备。

（3）术前口腔准备，全口洁治。

3. 麻醉与体位

（1）手术通常采用全身麻醉。

（2）患者仰卧位，头略偏健侧，常规消毒铺巾。

4. 手术步骤

（1）口内切口从患侧下颌第一磨牙前庭沟处延伸至下颌支前缘中份，全层切开黏骨膜直达骨面。

（2）紧贴骨面剥离黏骨膜和部分咀嚼肌附着，显露下颌体部、外斜线及下颌支外侧面，进一步向后上方解剖暴露骨折线和下颌支残端。

（3）用配套的下颌支后缘拉钩显露术区，辨明骨折断端相互位置关系，清理周围肉芽粘连组织。用骨折复位钳对位骨折块。

（4）从口内切口引入内镜并固定在拉钩上以监视术区，弯制钛板使之与骨折线两端骨皮质贴合，用配套的定板器放置钛板。

（5）在口外相应耳前区皮肤处附加小切口约 3 mm，插入穿通器至术区，在内镜监视下打孔、钛钉固定。通常需在骨折线的前外侧和后外侧分别固定一块钛板以加强固位。

（6）确认固定后的骨折块位置，彻底止血，冲洗创面，缝合切口。

5. 重要解剖结构的辨认与保存

（1）髁突及其附件：口内切口操作空间有限，沿下颌支向后上追踪至骨折线一般并不困难，但在髁突整体内侧重叠移位的情况下需将下颌切迹向下牵拉方能暴露髁突；在复位过程中，应避免过多向上剥离髁突周围组织以保护关节周围附件的完整。

（2）骨膜：在剥离下颌支骨膜的过程中应维持其完整性，尤其是下颌支后缘和内侧面须紧贴骨面进行操作，以免损伤深面重要的血管神经（如颌内动脉）。

6. 术后处理

髁突下骨折准确复位内固定后，大多可即刻或在短期内恢复创伤前的咬合关系，无须特殊处理。必要时（如伴有颌骨其他部位骨折）可辅以颌间弹性牵引以帮助恢复咬合关系。

髁突下骨折准确复位内固定后，一般无须刻意进行张口训练即可恢复术前张口度。术后 2 周张口度仍无改善，需综合考虑，排除关节内器质性病变，必要时进行张口训练。

7. 经验和评述

内镜辅助髁突下骨折复位固定术（图 10 - 52）在获得与传统开放手术相同疗效的同时，减少了手术创伤，避免了面部手术瘢痕（图 10 - 53）。但在同时伴有关节内损伤（如关节盘移位）的情况下，内镜手术显示出其局限性，通常仍需传统口外径路的开放性手术。

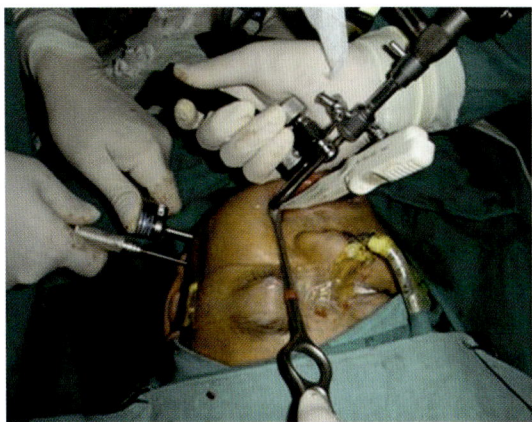

图 10 - 52　内镜辅助髁突下骨折复位固定术

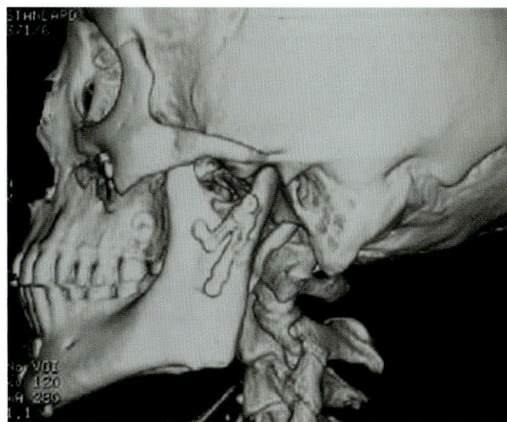

图 10 - 53　CT 复查手术疗效

（杨　驰　何冬梅　陈敏洁）

六、颞下颌关节强直手术

颞下颌关节强直按照冠状 CT 的分类主要有两种类型：一种是骨痂内侧存在髁突和关节盘残余结构；另一种没有上述结构，为完全的骨痂。这两种强直类型的手术治疗方法不同，对于有髁突和关节盘残余结构的关节强直，应尽量保存这些结构，仅仅去除外侧的骨痂即可（即外侧关节成形术）；而对于没有关节结构的强直，需要去除骨痂后进行关节重建。

（一）外侧关节成形术

随着外伤逐渐上升为关节强直病因的首位，髁突高位（囊内、髁颈）骨折后下颌支残端与关节窝之间形成强直骨痂，与感染性强直髁突软骨破坏和关节窝粘连形成骨痂而导致关节结构消失不同，髁突高位骨折引起的强直在骨痂内侧存在骨折后前内移位的髁突头，并且覆盖大部分关节盘，形成关节上下腔（图 10 - 54）。如能保留这部分结构，则仍能行使关节功能，因此诞生了仅去除外侧骨痂的外侧关节成形术。

1. 手术指征
（1）体检有张口受限，可伴有颌骨发育畸形。
（2）CT 冠状位显示关节骨痂内侧存在独立的髁突，其内外径大于髁突内外径的 1/3。
（3）MRI 显示关节盘覆盖于内侧髁突头上方。

2. 术前准备
（1）术前头发、外耳道及耳郭沟窝内仔细清洗。

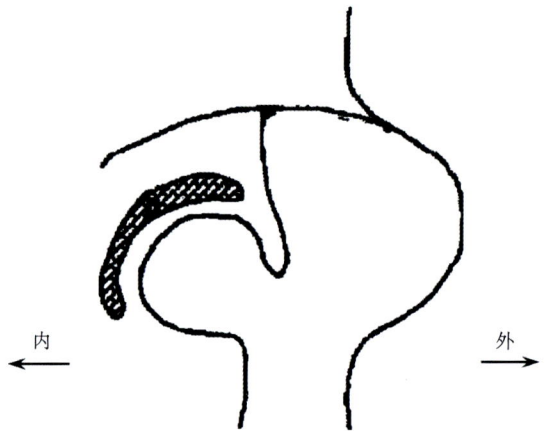

图 10 - 54　髁突囊内骨折后形成的特殊形态的骨痂

（2）耳周发际上 5 横指备皮，其余头发尽量结扎成发辫，以防干扰术区。
（3）全麻前常规禁食。

3. 麻醉与体位
（1）手术采用经鼻插管全身麻醉，张口过小的困难气道需要纤支镜辅助插管。
（2）仰卧位，头偏健侧，垫肩使头轻度后仰，下方放置头圈固定头位。

4. 手术步骤
（1）切口：采用改良耳颞角形切口，因需制备颞肌筋膜瓣，颞区的弧形切口应范围稍大。切开皮肤及皮下组织，暴露颞浅筋膜，于颞浅动静脉前方切开颞浅筋膜。术中尽量保留颞浅动静脉，但如颞浅动脉位置接近颞部，应予结扎以利于颞筋膜脂肪瓣的制备。暴露颞深筋膜浅层。

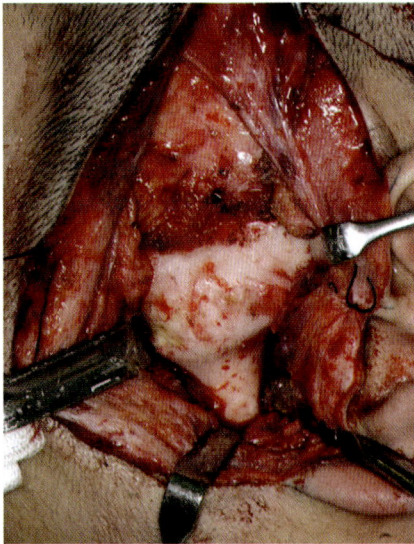

图 10 - 55　沿颧弓和下颌支方向行"T"形切开骨膜显露骨痂

（2）暴露骨痂（图 10 - 55）：沿颞浅、颞中静脉前方向前翻瓣，注意保护面神经颞支及面颞干。沿颧弓、下颌支方向"T"形切开骨膜。向上至颧弓上缘;向下至面神经总干,并结扎面横动静脉;向前至显露冠突;向后至外耳道软骨前缘。

(3)截骨:根据 CT 冠状面显示,分别在颧弓下颌下颌支髁突头与下颌支连接的上方设计截骨线(图 10-56),使其形成尖端向髁突头与关节窝间隙的楔形角度,从而只切除外侧骨痂而不破坏内侧的髁突头。沿颧弓下缘、外耳道骨壁前缘及髁颈楔形截除骨痂,后方多于前方,外侧多于内侧。截骨时以器械遮挡保护外耳道软骨及面神经。切除骨痂后可见前内侧的髁突头及表面的关节盘(图 10-57),切开关节盘后外接触,显露关节上腔并松解关节盘。对于病程较长的患者还应截除同侧乃至对侧冠突,同时剥离下颌支表面的咬肌附着,解除肌痉挛引起的张口受限。术中确认张口度在 35 mm 以上。

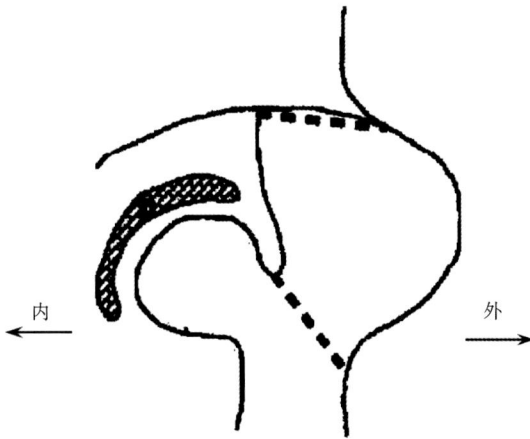

图 10-56　外侧成形术截骨线

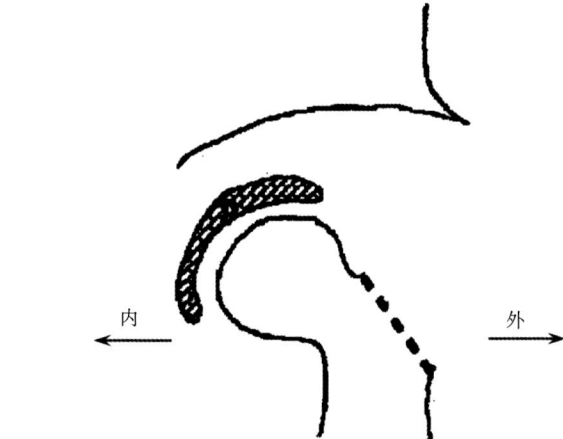

图 10-57　外侧成形术骨痂去除后保留内侧髁突小头及关节盘

(4)骨面修整:清除关节窝内纤维骨性组织,打磨外侧截骨面,使其平面低于内侧髁突头,如有渗血,将骨蜡涂布于截骨面止血。

(5)颞筋膜脂肪瓣的制备与填塞(图 10-58):颞筋膜脂肪瓣的制备同颞筋膜脂肪瓣关节盘置换术,其边缘与内侧的关节盘后缘缝合,防止截骨面之间再次成骨而导致强直复发。如外侧骨间隙较大,可采用脐周游离脂肪移植,充填截骨间隙。

(6)缝合:冲洗,止血,分层缝合伤口,置负压球引流,加压包扎。

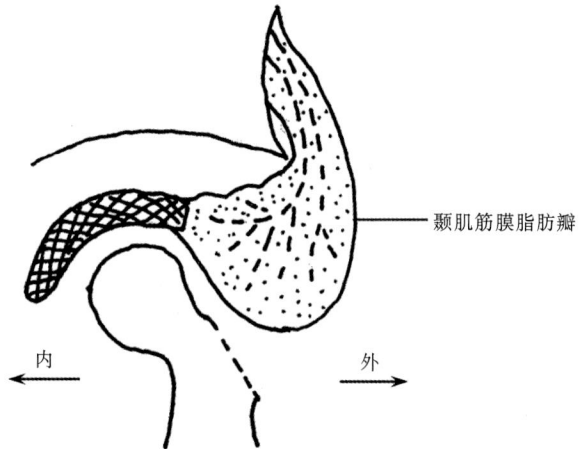

图 10-58　带颞中动静脉的颞肌筋膜瓣填塞间隙

5. 重要解剖结构的辨认与保存

(1)面神经及分支:同髁突囊内骨折复位固定术。

(2)颌内动脉:位于髁颈后内方的骨膜深面,术中应尽量不破坏髁颈内侧骨膜,截骨时以器械垫于骨痂与骨膜之间,以免电锯进入深面而误伤。

(3)外耳道软骨与骨壁:位于骨痂后方,由于骨痂往往与外耳道骨壁融合,并挤压外耳道软骨向后移位,故骨痂后方间隙较小。截骨时应以器械保护后方的外耳道软骨,外耳道骨壁部分应予保留。

(4)髁突小头及关节盘:多数位于骨痂前内方与下颌支融合,截骨线设计不当易将其连同骨痂一并截除。术前应充分估计截骨线方向,采用截骨导板精确去骨(图 10-59),或者分块截除骨痂,邻近髁突小头的骨痂以球钻磨除。

(5)颅中窝:为骨痂上界,与骨痂融合。使用电锯或骨凿时,方向应朝下方;使用球钻修整关节窝时,注意估计去骨量,宁少勿多。

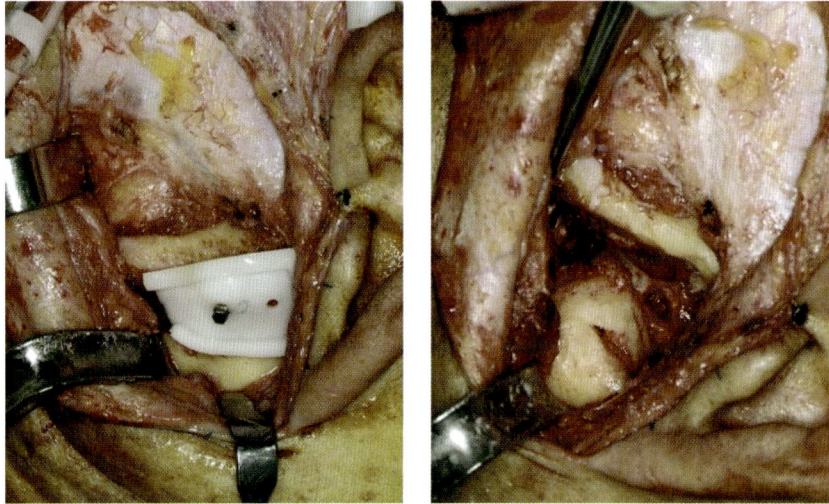

图 10-59　外侧成形术中采用截骨导板，可以精确去骨，保护内侧髁突头

6. 术中、术后并发症的诊断和处理

（1）面神经损伤：确认面神经及其分支，避免损伤及过度牵拉。

（2）颌内动脉出血：表现为骨痂深面较凶猛的出血，可先用止血纱布或吸收性明胶海绵填塞，如果失败，应立即行紧急颈外动脉结扎。

（3）颅底骨折：表现为脑脊液渗出或硬脑膜暴露，如无明显出血，颞筋膜脂肪瓣填塞即可；如伴有明显出血，应请神经外科医师会诊处理。术后应严密观察患者有无颅脑损伤体征。

（4）外耳道软骨或骨壁损伤：软骨损伤应同期修补，骨壁损伤应请耳鼻喉科医师会诊，判断是否影响听力。

（5）术后错𬌗：骨痂的去除将导致下颌支高度降低，单侧表现为向患侧的偏𬌗，双侧则表现为前牙开𬌗，术后需辅以颌间弹性牵引，甚至正畸治疗，恢复咬合关系。

7. 经验和评述

此术式由 Nitzan 于 1998 年首次提出，可单独采用，也可与同期的正颌手术联合应用。其最大的优点在于保存了内侧的带有关节面软骨的髁突头及关节盘，避免了关节重建，对发育期儿童和青少年具有更重要的意义，内侧的髁突头仍具有生长潜力，髁突和关节窝将继续发育和改建，避免了更为严重的颌骨畸形。术中骨痂去除的角度和量的掌握是关键，既要彻底去除粘连的骨痂，又不能损伤内侧的髁突头，颞筋膜脂肪瓣或脐周游离脂肪填塞亦是防止复发的重要措施。

（二）关节成形术

如果关节强直的成因来源于感染或粉碎性骨折，则形成的骨痂即为单一的骨痂而无髁突和关节盘残余结构（图 10-60）。清除此类骨痂，并进行必要的修磨形成假关节，即称为关节成形术，又可称为间隙手术（gap surgery）。

1. 手术指征

（1）CT 冠状位显示髁突与关节窝仅有骨融合。

（2）CT 冠状位显示关节骨痂内侧存在独立

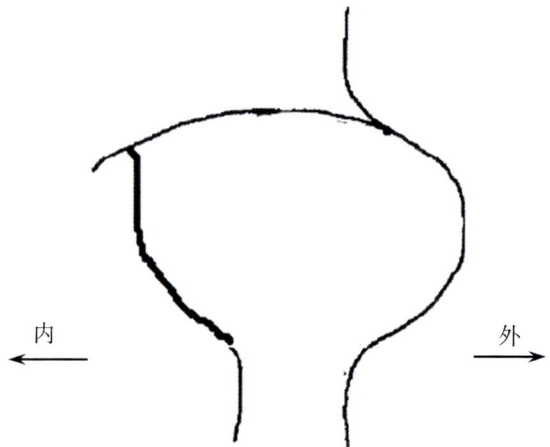

内　←　　　　　　　　　　　→　外

图 10-60　感染或粉碎性骨折形成的单一骨痂

的髁突头,但内外径小于髁突内外径的1/3。

2. 术前准备

同外侧成形术。

3. 麻醉与体位

同外侧成形术。

4. 手术步骤

(1)切口、暴露骨痂:同外侧成形术。

(2)截骨:根据CT冠状面显示设计截骨线角度,如不同期进行关节重建,应去除1 cm以上骨痂;如同期行关节重建增高下颌支,仅以单线截开骨痂即可。沿颧弓下缘、外耳道骨壁前缘及髁颈截除骨痂(图10-61),切骨时应从浅到深保持同样宽度,避免外宽内窄呈楔形。截骨时应注意器械方向,避免损伤颅底,并以器械遮挡保护外耳道软骨及面神经。对于病程较长的患者还应截除同侧乃至对侧冠突,同时剥离下颌支表面的咬肌附着,解除肌痉挛引起的张口受限。术中张口应在35 mm以上,以确认张口度恢复。

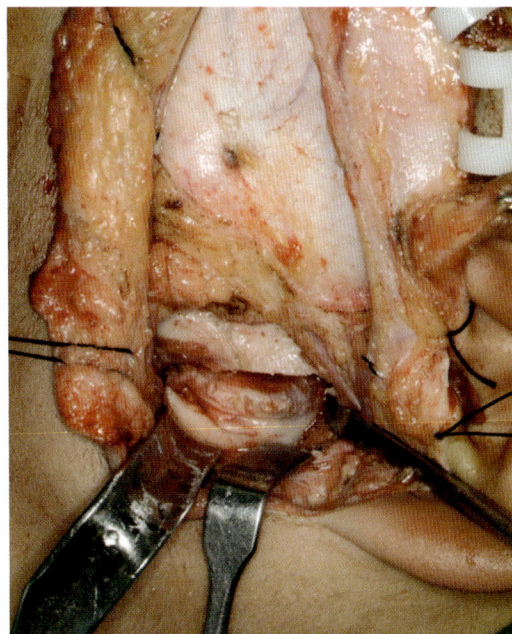

图 10 - 61　关节成形术的骨痂截除

(3)骨面修整:清除关节窝内纤维骨性组织,打磨假髁突头,使之与关节窝形成点面接触,骨蜡涂布于截骨面。

(4)颞筋膜脂肪瓣的制备与填塞:颞筋膜脂肪瓣的制备同颞筋膜脂肪瓣关节盘置换术。

(5)缝合:冲洗,止血,分层缝合伤口,置负压引流物,加压包扎。

5. 重要解剖结构的辨认与保存

同外侧成形术。

6. 术中、术后并发症的诊断和处理

同外侧成形术。

7. 经验和评述

关节成形术是一种比较传统的治疗关节强直的手术方法,其成功的关键是清理关节内侧的骨组织,使关节内侧间隙略大于外侧,去骨后的关节接触面应尽量小。另外,间置物可以有效地防止远期复发,最常用的是颞筋膜脂肪瓣,带血管蒂可以防止瓣的萎缩、吸收和穿孔。但关节成形术的最大缺陷是丧失了较多的下颌支高度,术后的偏殆、开殆较为严重。根据现代颞下颌关节外科的发展趋势,关节成形术的同期最好进行关节重建,恢复下颌支高度,甚至同期再加正颌手术,恢复面形和咬合关系。

(三)间隙成形术与肋骨软骨移植术

见本章"七(六)髁突-下颌支切除(修复)术"。

(四)冠突切除(切断)术和咀嚼肌切断术

如果关节强直的病程较长,引起咀嚼肌痉挛,甚至纤维化,即便解除了骨性融合,亦无法达到理想张口度。如关节强直术中发现此情况,应于患侧行冠突切除术和咬肌附着切断术,并同时于正常侧经口内行冠突切断术和咀嚼肌切断术。

1. 手术指征

(1)关节强直的病程大于1年。

（2）部分患者术前CT可见冠突肥大，上缘高于颧弓上缘。

（3）术中去除骨痂后，术中张口度仍不能达到正常。

2. 术前准备

同外侧成形术。

3. 麻醉与体位

同外侧成形术。

4. 手术步骤

（1）患侧：①切口，翻瓣，去除强直骨痂。②显露冠突。沿颧弓向前，切断部分翼外肌和咬肌附着；沿乙状切迹分离骨膜，直至冠突前缘。③冠突切除。以反向拉钩和骨膜分离器保护前方和下方软组织，往复锯平乙状切迹平面，切断冠突（图10-62），剥离颞肌肌腱，取出冠突。④咬肌附着切断。沿下颌支外侧分离骨膜及咬肌附着，必要时可以手指进行钝性分离，使咬肌肌束部分断裂。⑤缝合。冲洗，止血，分层缝合伤口，置负压引流物，加压包扎。

（2）对侧：①切口。口内下颌支前缘黏膜切开，直至骨面。②显露冠突。以骨膜分离器分离内外侧骨膜，直至探及乙状切迹。③冠突切断（图10-63）。两把骨膜分离器分别保护内外侧软组织，往复锯切断冠突，将冠突向上拨推，切断颞肌肌腱。④咬肌附着切断。沿下颌支外侧分离骨膜及咬肌附着。

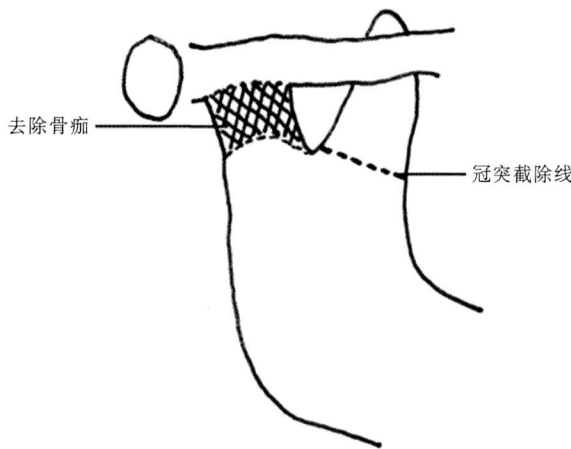

图10-62　患侧清除骨痂的同时行冠突切除

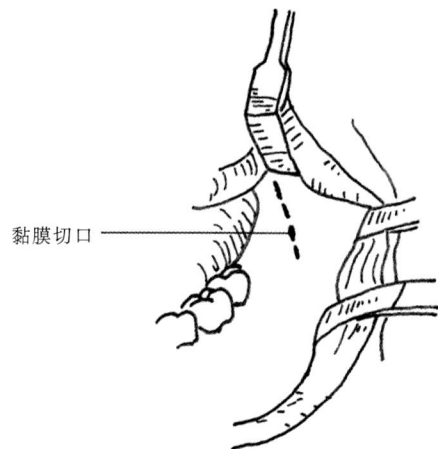

图10-63　对侧经口内切口冠突切断

5. 重要解剖结构的辨认与保存

显露对侧冠突时，下颌支内侧骨膜分离不宜过于向下，以免损伤下颌神经。下颌小舌是重要解剖标志。

6. 术中、术后并发症的诊断和处理

同外侧成形术。

7. 经验和评述

冠突切除（切断）术和咀嚼肌切断术的目的是解除肌肉痉挛引起的张口受限，增大张口度，是保证关节强直患者，特别是病程较长患者手术成功的重要环节。

（五）颞下颌关节手术与正颌手术

见本章"九、颞下颌关节与正颌外科手术"。

（杨　驰　何冬梅　陈敏洁）

七、颞下颌关节肿瘤及类肿瘤手术

（一）游离体摘除术——内镜和开放性手术

游离体是指由于关节内病变如滑膜化生、软骨剥脱等形成的关节腔内游离软骨小体,小至肉眼无法辨别,大至2cm,数量可多至成百上千,主要见于滑膜软骨瘤病。

1. 适应证

绝大多数颞下颌关节滑膜软骨瘤病患者关节上腔内游离体可用内镜手术摘除,但出现以下情况需考虑开放性手术：

(1)游离体直径大于1cm或位于关节下腔,内镜操作空间有限者。

(2)滑膜/骨/关节盘病变严重,需开放性手术切除者。

2. 术前准备

一般术前准备同常规颞下颌关节手术,需要强调的是：

(1)颞下颌关节MRI检查对于滑膜软骨瘤病具有诊断意义。

(2)病变累及关节窝或髁突时需CT检查,以明确骨质破坏情况。

(3)颞下颌关节镜相关配套设备和器械的准备。

3. 麻醉与体位

(1)内镜手术仅需局部麻醉,开放性手术通常采用全身麻醉。

(2)患者仰卧位,头略偏健侧,常规消毒铺巾。

4. 手术步骤

(1)内镜手术：

耳屏前1cm处经皮肤穿刺进入关节上腔,穿刺过程中逐层注入局麻药。

穿刺点处做3mm纵行皮肤切口,将穿刺锥插入套管一,经切口穿刺进入关节上腔。

拔出穿刺锥,插入内镜,观察整个关节上腔,定位游离体(图10-64)。

关节结节前下方5mm处经皮肤穿刺进入关节上腔,穿刺过程中逐层注入局麻药。此处另做一3mm长皮肤切口,插入套管二至关节上腔,形成灌洗环路。

通过关节灌洗可将直径3mm以下的游离体冲洗出来(图10-65),较大的游离体可分解后取出;对于个别直径1cm左右的游离体,可由外耳道附加横行切口至关节腔后取出(图10-66至图10-68)。部分游离体如与滑膜或关节盘粘连,可剥离后取出。部分滑膜病变可用射频消融探头进行清理。

彻底止血,冲洗创面,缝合切口。

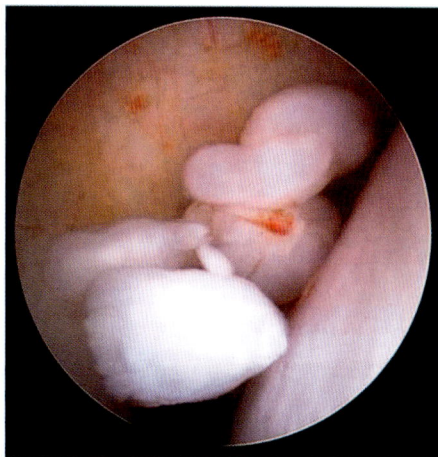

图10-64 关节镜下定位游离体

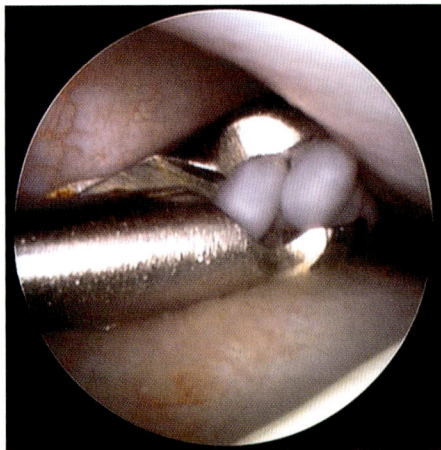

图 10-65　较小游离体的直接吸出或钳出

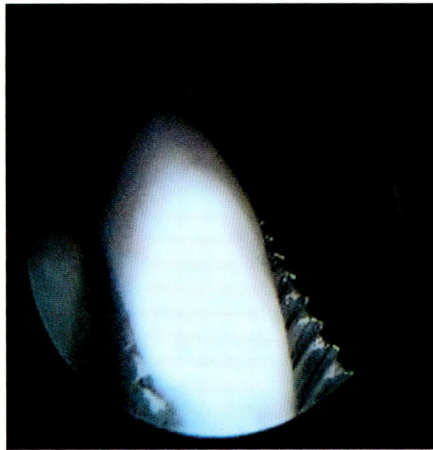

图 10-66　经外耳道切口的游离体取出（镜下）

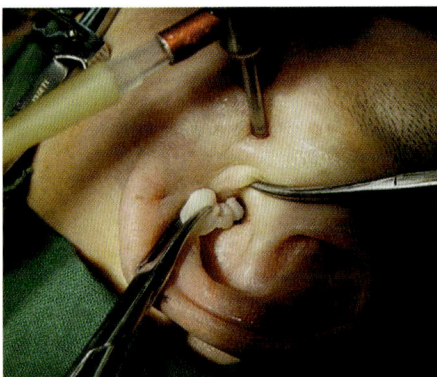

图 10-67　经外耳道切口的游离体取出（大体）

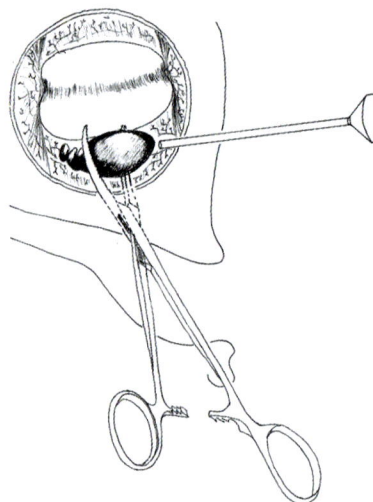

图 10-68　经外耳道切口的游离体取出（示意图）

（2）开放性手术：

全麻显效后常规消毒铺巾，经由改良耳颞切口暴露颞下颌关节囊。

"T"形切开关节囊，暴露关节上下腔。

清理关节腔，摘除所有游离体，游离体较多并向颞下颌间隙扩张时，需暂时离断颧弓或髁颈才能清除干净，见图 10-69、图 10-70。

滑膜/骨/关节盘病变严重者需一并切除。

彻底止血，冲洗创面，缝合切口。

5. 重要解剖结构的辨认与保存

关节盘及滑膜：穿刺进入正常颞下颌关节上腔后，关节镜下可见白色光滑的关节盘上腔面，其颞前、后附着表面覆盖有粉红色、富含毛细血管的滑膜褶皱；而滑膜软骨瘤病患者的滑膜呈黄白色、质地偏硬，关节盘表面可凹凸不平。

6. 术后处理

内镜手术后一般需局部加压包扎 2～3 d，去除包扎后即可开始张口训练，以防关节腔内粘连形成。

7. 经验和评述

颞下颌关节腔内游离体临床上最常见于滑膜软骨瘤病，病变可以是孤立病灶也可较为弥散，甚至破坏颅底/髁突骨质，通常 CT 显示病变区域不同程度钙化，因此需与成骨性恶性肿瘤相鉴别。滑膜软骨瘤病病因不明,单纯摘除游离体存在理论上的复发可能,但临床上复发并不常见,且即使复发亦可再次手术摘除,恶变为滑膜软骨肉瘤的可能性极低。

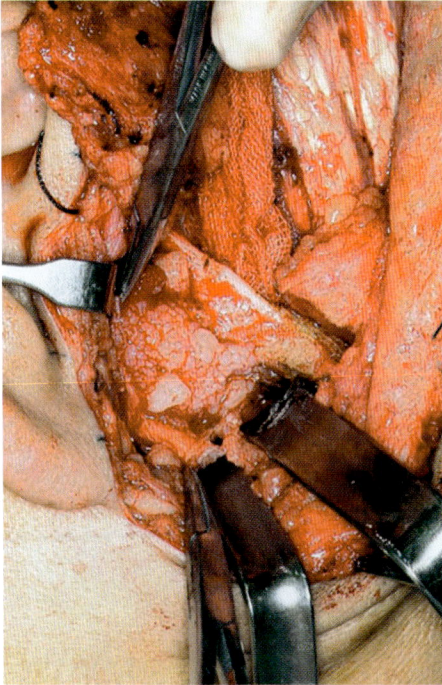

图 10 - 69　经改良耳前切口的游离体取出

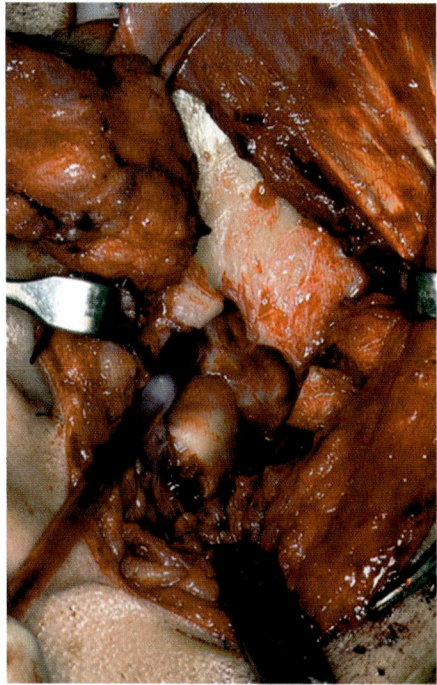

图 10 - 70　较大的关节腔游离体的暴露与取出

(二)赘生物切除术

由于髁突外侧和后缘韧带较强大,发生于髁突的良性增生性病变,如髁突增生、骨软骨瘤等多位于髁突的前内侧,且单侧发生,产生类似于脱位或偏颌症状;但髁突的大部分关节面均为正常,仍应尽量予以保留。

1. 手术指征

(1)临床表现:渐进性的颞下颌关节脱位表现,单侧后牙开𬌗,下颌中线偏斜;或咬合关系稳定,但颜面部偏斜。

(2)CT 显示髁突前内侧骨性突起,骨皮质完整(图 10 - 71)。

(3)MRI 显示关节盘覆盖于外侧髁突上方。

2. 术前准备

(1)术前头影测量及咬合记录,决定是否需要正畸、正颌联合治疗。

(2)术前手术方法及术后序列治疗宣教。

(3)术前头发、外耳道及耳郭沟窝内仔细清洗。

(4)耳周发际上 5 横指备皮,其余头发尽量结扎成发辫,以防进入术区。

(5)全麻前常规禁食。

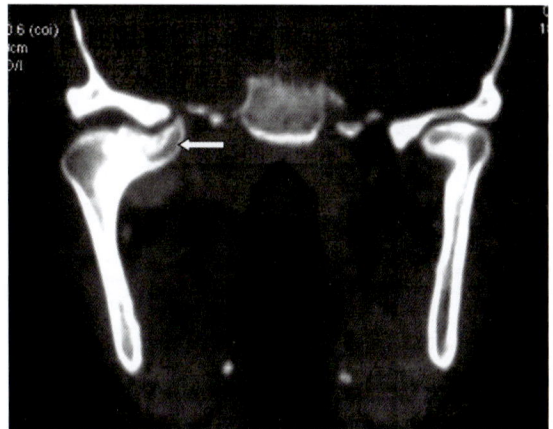

图 10 - 71　冠状 CT 诊断髁突赘生物

3. 麻醉与体位

（1）经鼻腔气管内插管麻醉。

（2）仰卧，肩稍垫高，头偏健侧。

4. 手术步骤

切口、翻瓣：同外侧关节成形术。

（1）打开关节下腔：沿髁突表面打开前、外侧关节囊，保留关节上腔完整性，并注意保护正常关节面，暴露增生部分。

（2）截骨：根据CT显示设计截骨线角度（图10－72），切除赘生部分的骨蒂（图10－73），尽量保留髁突（图10－74）。在剥离赘生物近颅底及前内部分时，应防止损伤颅底及翼丛。

（3）骨面修整：打磨截骨面，将骨蜡涂布于截骨面。

（4）缝合：冲洗，止血，分层缝合伤口，置负压引流物，加压包扎。

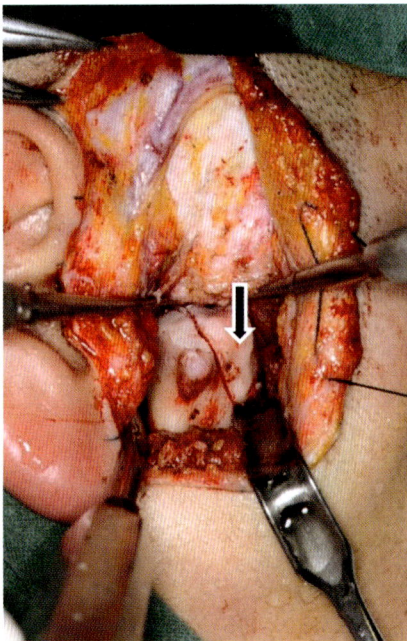

图 10－72　瘤体截骨线

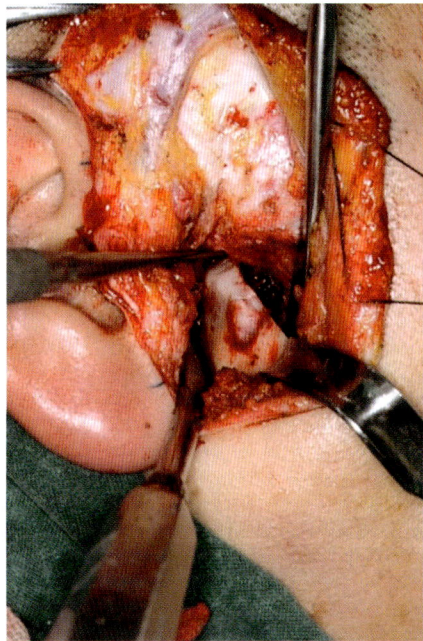

图 10－73　去除瘤体，保留正常关节面

5. 重要解剖结构的辨认与保存

（1）面神经及分支：同外侧关节成形术。

（2）颌内动脉：位于髁颈后内方的骨膜深面，术中应尽量不破坏髁颈内侧骨膜，截骨时以器械垫于髁突与骨膜之间，以免电锯进入深面而误伤。

（3）颅中窝：位于赘生物上方，可能因压迫吸收而变薄，剥离赘生物时忌暴力损伤。

6. 术中、术后并发症的诊断和处理

（1）面神经损伤：同外侧关节成形术。

（2）颌内动脉出血：表现为赘生物深面较凶猛的出血，可先用止血纱布或吸收性明胶海绵填塞，如果失败，应立即行紧急颈外动脉结扎。

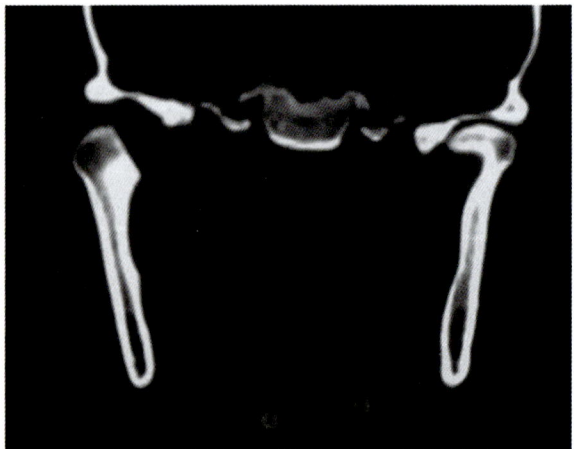

图 10－74　CT 示术后髁突

（3）颅底损伤：表现为脑脊液渗出或硬脑膜暴露，如无明显出血，颞筋膜脂肪瓣填塞即可，如伴有明显出血，应请神经外科医师会诊处理。术后应严密观察患者有无颅脑损伤体征。

（4）翼丛出血：剥离赘生物前内侧时，易牵拉出血，可以吸收性明胶海绵填塞止血。

（5）术后错殆：由于赘生物的缓慢生长，咬合关系会产生适应性改变，一旦去除赘生物，患者将无法建立咬合，术后需辅以颌间弹性牵引，甚至正畸正颌治疗，恢复咬合关系。

7. 经验和评述

此类赘生物多为良性，呈局限性生长，有骨蒂，故可采取局部切除的术式，但切除时需注意骨蒂的方向，避免残留。有些患者术后的咬合重建难度较大，需与正畸正颌医师联合，手术同期或二期行正颌手术。

（三）颅底关节窝切除（修复）术

一些颞下颌关节肿瘤及类肿瘤疾病（如滑膜软骨瘤病、腱鞘巨细胞瘤等）常累及颞骨关节窝，需手术切除病灶并修复颅底。

1. 手术指征

（1）直接累及关节窝的肿瘤及类肿瘤疾病，如滑膜软骨瘤病、腱鞘巨细胞瘤、滑膜肉瘤、转移癌等。

（2）颅底穿孔大于髁突截面积的 1/2。

2. 术前准备

一般术前准备同常规颞下颌关节手术，此外需要强调的是：

（1）CT、MRI 明确病灶范围。

（2）相关颅神经功能检查，以明确其受累情况。

（3）病变累及外耳道、内耳者需请耳鼻喉科会诊。

（4）病变广泛向上累及硬脑膜、向内累及海绵窦者需请神经外科会诊。

3. 麻醉与体位

（1）手术通常采用全身麻醉。

（2）患者仰卧位，头偏健侧，常规消毒铺巾。

4. 手术步骤

（1）通常采用头皮半冠状切口，全层切开头皮，结扎颞浅血管的顶支，在骨膜和颞肌筋膜表面向前下方翻瓣暴露至颧弓水平；颧弓水平以下在关节囊表面进行解剖，必要时可结扎颞中血管，从而暴露整个颞区和颞下颌关节区。

（2）切开颧弓处骨膜，从颧弓根部开始截断部分颧弓；颞上线下方 5 mm 处切开颞肌筋膜和颞肌直至颅骨外板，掀起整个颞肌瓣（图 10 - 75），从而显露颞骨鳞部、关节结节前斜面和颞下窝，必要时可暂时截断颧弓。

（3）用开颅钻打孔或超声骨刀切除关节上方全层颞鳞骨板，沿硬膜外间隙向颅底剥离，显露关节窝的颅腔面。

（4）打开关节上腔，显露关节窝的颅底面；将髁突向前下方推开，必要时可暂时截断髁突（不完全游离，保留翼外肌附着），从而完整暴露整个关节窝病灶。根据不同的病理类型，保证一定的安全缘，完整去除病灶（图 10 - 76）。

（5）确认硬脑膜完整后，颅底修复见本章"八（一）颅底-关节窝重建术"。

（6）彻底止血，冲洗创面，留置负压引流管，缝合切口。

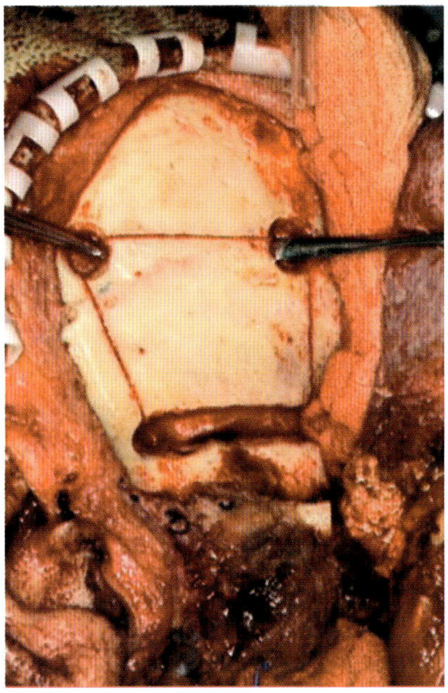

图 10-75　颞部翻瓣及颞骨开窗

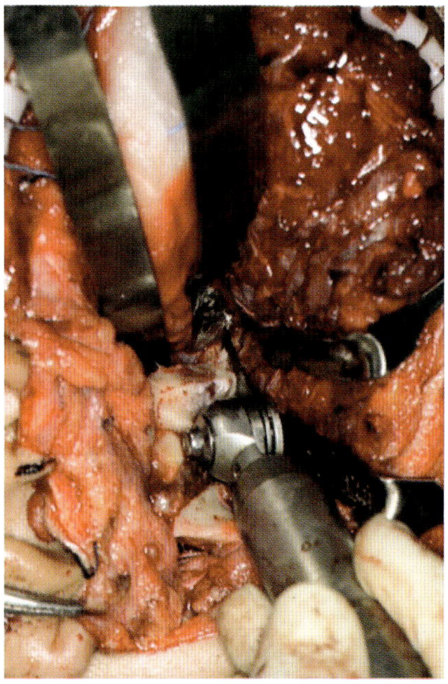

图 10-76　病变颅底骨切除

5. 重要解剖结构的辨认与保存

（1）茎突及卵圆孔：暴露颅底后，关节窝内后方有茎突，其内侧的颈鞘呈亮白色，应重点加以保护；卵圆孔位于关节窝和棘孔的前内侧，颞下颌关节和颞下窝肿瘤常累及卵圆孔，其内侧有海绵窦，因此卵圆孔是颅底手术重要的解剖标志。

（2）硬脑膜：硬脑膜的完整性对于预防术后颅脑并发症至关重要，颞下颌关节窝肿瘤及类肿瘤疾病极少累及硬脑膜，大多可完整剥离并保留硬脑膜；如出现硬脑膜破损，需用补片或筋膜加以修补，以防术后脑脊液漏和颅内感染。

6. 术后处理

术后应重点观察患者体温、神志、意识状态，以及瞳孔对光反射等神经系统情况。如出现异常，需请神经外科会诊并行急诊 CT 检查以判断病情。术后应选用能够通过血脑屏障的抗生素以防止颅内感染。术后需下颌短期制动 1～2 周，术后 1 个月内进软食，以避免关节窝负荷过大。

7. 经验和评述

颞下颌关节肿瘤及类肿瘤疾病行颅底关节窝切除（修复）术需要细致的术前准备，扎实的解剖基础，熟练的手术技巧，以及神经外科等兄弟科室的大力支持。颞下颌关节窝好发的骨巨细胞瘤通过上述措施一般都能够完整切除病灶并获得良好疗效。

（四）关节盘（囊）切除（修复）术

一些颞下颌关节肿瘤及类肿瘤疾病（如滑膜软骨瘤病、色素沉着绒毛结节性滑膜炎、焦磷酸钙沉积症等）常累及关节盘和关节囊，需手术切除病灶并修复关节盘（囊）。

1. 手术指征

（1）直接累及关节盘（囊）的肿瘤及类肿瘤疾病，如滑膜软骨瘤病、色素沉着绒毛结节性滑膜炎、焦磷酸钙沉积症等。

（2）累及相邻关节结构的高度恶性肿瘤，如髁突骨肉瘤、转移癌等需一并切除关节盘（囊）者。

2. 术前准备

一般术前准备同常规颞下颌关节手术，此外需要强调的是：

(1)MRI 检查关节盘(囊)等相关软组织受累情况,确定切除范围。

(2)CT 检查病灶钙化情况,帮助诊断及明确相关硬组织受累情况。

3. 麻醉与体位

(1)手术通常采用全身麻醉。

(2)患者仰卧位,头偏健侧,常规消毒铺巾。

4. 手术步骤

(1)采用改良耳颞切口,即沿耳前皮肤褶皱切开并向前上方发际内延伸约 5 cm,显露颞下颌关节囊。

(2)"T"形切开关节囊,探查关节上下腔,明确关节盘(囊)的病变范围。

(3)钳夹关节盘前附着和盘后附着,控制出血,切除关节盘。

(4)根据滑膜/关节囊受累情况切除相应病变组织,其中切除内侧囊时应非常仔细。

(5)颞筋膜脂肪瓣的制备与修复同前文的"颞筋膜脂肪瓣关节盘置换术"。

(6)彻底止血,冲洗创面,留置负压引流管,缝合切口。

5. 重要解剖结构的辨认与保存

主要是咬肌神经和翼丛。在切断关节盘前附着的过程中往往出血较多,使用电刀止血时由于电流刺激致翼外肌/咬肌收缩,容易损伤经关节囊前方向外走行的咬肌神经,可引起术后咬肌萎缩。因此可在关节盘(囊)前区注射局麻止血药后,再切断关节盘前附着;术中关节囊前内侧翼丛出血,应以压迫止血为主,避免盲目钳夹和缝扎止血。

6. 术后处理

术后留置引流管 3 d,局部加压 1 周,一方面是预防涎瘘的发生,另一方面是避免颞筋膜脂肪瓣供区无效腔和积液形成。术后 1 个月内进软食,术后的咬合紊乱一般较轻且会逐步自行恢复,无须特殊处理。术后可定期 MRI 检查以判断颞筋膜脂肪瓣的预后。

7. 经验和评述

以颞中动静脉为蒂的颞筋膜脂肪瓣血供丰富,转位后成活率高,抗感染能力强,厚度合适,且相对于传统颞肌筋膜瓣来说位置靠后,术后的凹陷隐蔽于发际内;但其转位后仅起关节衬里作用,术后不能模拟关节盘的正常运动。术后颞筋膜脂肪瓣的移位多向外侧,因此术中瓣游离端与内侧囊深面组织的缝合固定不可忽视。

(五)髁突切除(修复)术

发生于髁突的一些颞下颌关节肿瘤及类肿瘤疾病(如软骨母细胞瘤、骨巨细胞瘤、骨囊肿、骨肉瘤等)行髁突切除术后,需以自体组织(常用肋骨软骨)或人工材料加以修复。

1. 手术指征

(1)直接累及髁突(范围不超过下颌切迹水平)的肿瘤及类肿瘤疾病,如软骨母细胞瘤、骨巨细胞瘤、骨囊肿、骨肉瘤等。

(2)累及相邻关节结构的高度恶性肿瘤,如滑膜肉瘤、转移癌等需一并切除髁突者。

2. 术前准备

一般术前准备同常规颞下颌关节手术,此外需要强调的是:

(1)CT、MRI 检查明确病灶范围,帮助诊断和制订手术方案。

(2)对于髁突恶性肿瘤患者应详细做全身检查,排除转移癌可能。

(3)恶性肿瘤患者应纳入综合序列治疗程序;髁突的恶性肿瘤除明确颈淋巴结转移者外,一般不做选择性颈淋巴清扫。

(4)术前准备内固定钛板、钛钉及微动力系统。

3. 麻醉与体位

(1)手术通常采用全身麻醉。

（2）患者仰卧位,头偏健侧,常规消毒铺巾。

4. 手术步骤

（1）采用改良耳颞进路,即沿耳前皮肤褶皱切开并向前上方发际内延伸约 5 cm,显露颞下颌关节术区。

（2）类肿瘤和良性肿瘤:"T"形切开关节囊,探查髁突和关节上下腔,明确髁突病变范围。在病变下方的髁颈水平截断髁突,沿骨面剥离,切断翼外肌和关节附着,完整切除髁突。

（3）恶性肿瘤:保证一定的安全缘,沿关节囊和骨膜表面进行解剖,下方至下颌切迹水平,后方沿外耳道前壁解剖至内侧囊,前方切断翼外肌附着解剖至内侧囊,上方沿关节窝打开关节上腔,下颌切迹水平截断髁突,完整切除肿瘤(包括髁突和关节盘,不打开关节下腔)。

（4）除部分高度恶性肿瘤(如骨肉瘤)不主张一期修复外,均应行同期手术整复。见本章"八、颞下颌关节重建(置换)术"。

（5）口内颌间结扎,修整下颌支后外侧植骨床,移植肋骨软骨就位后钛板、钛钉内固定。其中固定近下颌角区钛钉需附加常规下颌下(后)切口,从颈深筋膜深面解剖至下颌骨,沿骨面暴露移植骨下端加以固定。

（6）彻底止血,冲洗创面,留置负压引流管,分层缝合切口,去除颌间结扎。

5. 重要解剖结构的辨认与保存

主要是上颌(颌内)动脉和翼丛。颌内动脉自颈外动脉分出后,向前上方走行,经髁突颈部的深面和经大多数翼外肌浅面至翼腭窝。在截断髁突和解剖髁突前内侧面时,应注意保护颌内动脉,避免意外损伤引起大出血,必要时可钳夹结扎止血。术中翼丛出血,应以压迫止血为主,避免盲目钳夹和缝扎止血。

6. 术后处理

术后留置引流管 3 d,局部加压 1 周,术后 1 个月内进软食。术后 2 周左右可在医师指导下开始适度张口训练。术后的咬合紊乱一般较轻且会逐步自行恢复,无须特殊处理。术后需定期行 CT 检查以判断移植骨的预后。

7. 经验和评述

颞下颌关节区恶性肿瘤不常见,当发现髁突骨质不规则破坏、周围软组织受侵袭时,应警惕转移癌的可能;应详细询问病史,全面体检和辅助检查,必要时可行 PET-CT 检查以排除转移癌可能。髁突的恶性肿瘤一般不会突破关节盘而累及关节上腔,关节盘可视为髁突肿瘤生长的一道生理屏障,因此不打开关节下腔的盘/髁复合体联合切除可获得较好的安全缘。

（六）髁突-下颌支切除（修复）术

一些颞下颌关节肿瘤及类肿瘤疾病(如骨纤维异常增殖症、成釉细胞瘤等)可直接累及下颌支,行髁突-下颌支切除术后,需以自体组织(常用肋骨软骨)或人工材料加以修复。

1. 手术指征

（1）直接累及下颌支的关节肿瘤及类肿瘤疾病,如骨纤维异常增殖症、成釉细胞瘤、骨巨细胞瘤等。

（2）累及髁突的高度恶性肿瘤,如骨肉瘤等需扩大切除范围后行修复术。

2. 术前准备

（1）一般术前准备同常规颞下颌关节手术。

（2）CT、MRI 检查明确病灶范围,帮助诊断和制订手术方案。

（3）对于髁突恶性肿瘤患者应详细做全身检查,排除转移癌可能。

（4）恶性肿瘤患者应纳入综合序列治疗程序;髁突的恶性肿瘤除明确颈淋巴结转移者外,一般不做选择性颈淋巴清扫。

（5）术前准备重建钛板、钛钉内固定及微动力系统。

（6）切除后不同期修复者需制作下颌斜面导板。

3. 麻醉与体位

（1）手术通常采用全身麻醉。

（2）患者仰卧位，头偏健侧，常规消毒铺巾。

4. 手术步骤

（1）采用联合进路：改良耳颞进路显露颞下颌关节术区；常规下颌下（后）切口约 5 cm，切开皮肤、皮下组织及颈深筋膜浅层，翻瓣至下颌骨下缘，切开咬肌及翼内肌附着，沿骨面（或骨膜）向上解剖至下颌切迹和下颌孔。

（2）类肿瘤和良性肿瘤："T"形切开关节囊，探查髁突和关节上下腔，明确髁突病变范围。从病变下方的下颌支正常骨面向前上斜行截骨至下颌切迹，冠突可酌情决定是否一并截除，但应尽可能保留下牙槽神经血管束；沿骨面剥离，切断翼外肌和关节附着，完整切除髁突-下颌支复合体。

（3）恶性肿瘤：保证一定的安全缘，沿关节囊和骨膜表面进行解剖，前方切断翼外肌附着解剖至内侧囊，切开部分咬肌附着，显露冠突，切断其颞肌附着，后方沿外耳道前壁解剖至内侧囊，上方沿关节窝打开关节上腔，下方从下颌角向前上方截骨，完整切除肿瘤（包括髁突、关节盘、冠突及下颌支）（图 10 - 77）。

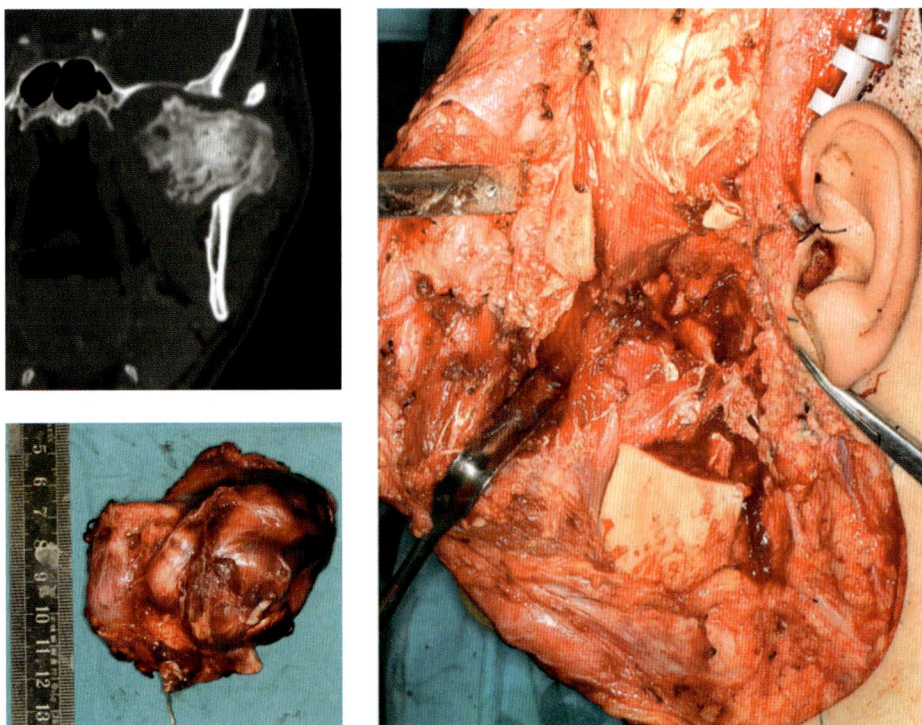

图 10 - 77　髁突软骨肉瘤的完整切除（瘤体＋关节窝＋颧弓＋髁突＋部分下颌支）

（4）除部分高度恶性肿瘤（如骨肉瘤）不主张一期修复外，制备对侧第 6 肋骨软骨瓣，长 8～15 cm，其中软骨部分 5～10 mm［见本章"八、颞下颌关节重建（置换）术"］。如一并切除关节盘者，需行颞筋膜脂肪瓣转移术（见关节盘切除修复术）。

（5）口内颌间结扎，修整下颌支后外侧植骨床，移植肋骨软骨就位后用重建钛板、钛钉内固定；如果肋骨较薄，可取较长肋骨，分段后折叠修复下颌支缺损。

（6）彻底止血，冲洗创面，留置负压引流管，分层缝合切口，去除颌间结扎。

5. 重要解剖结构的辨认与保存

面神经下颌缘支：面神经下颌缘支从面颈干分出后穿过腮腺咬肌筋膜至深筋膜表面，在下颌角水平向前行，支配口唇部的表情肌，如损伤可引起术后口角歪斜。常规下颌下（后）切口术中一般有两种方法可以避免损伤面神经下颌缘支：其一，在紧贴颈阔肌深面翻瓣至下颌下缘，解剖面神经下颌缘支后，切断结扎其深面的面动静脉，由此切入至下颌下缘骨面；其二，直接打开颈深筋膜浅层，提起腮腺下极，向上解剖至下颌下缘，面神经下颌缘支将随组织瓣一起向上掀起。

6. 术后处理

术后留置引流管3d，局部加压1周，术后1个月内进软食。术后2周左右可在医师指导下开始适度张口训练。术后的咬合紊乱一般较轻且会逐步自行恢复，无须特殊处理。术后需定期行CT检查以判断移植骨的预后。

7. 经验和评述

自体肋骨软骨移植后其骨愈合、改建能力强，在与下颌支残端骨整合的同时，软骨头可在形态和结构上发生改建，最终与正常髁突类似，从而能够维持正常的下颌运动。

（七）髁突-下颌支-下颌体切除（修复）术

一些颞下颌关节肿瘤及类肿瘤疾病（如成釉细胞瘤等）可累及整个下颌骨，行髁突-下颌支-下颌体切除（修复）术，需以自体组织（如腓骨肌瓣移植）或自体组织＋人工假体加以修复。

1. 手术指征

（1）累及整个下颌骨的肿瘤及类肿瘤疾病，如骨纤维异常增殖症等。

（2）累及髁突/下颌支的高度恶性肿瘤，如骨肉瘤等需扩大切除范围者。

2. 术前准备

一般术前准备同常规颞下颌关节手术。

（1）CT、MRI检查明确病灶范围，帮助诊断和制订手术方案。

（2）术前准备重建钛板、钛钉内固定及微动力系统。术前重建钛板的预制需要下颌骨三维CT和快速原型技术实现。

（3）切除后不同期修复者需制作下颌斜面导板。

（4）术前双侧小腿血管B超排除腓骨血供变异可能。

3. 麻醉与体位

（1）手术通常采用全身麻醉。

（2）患者仰卧位，头偏健侧，常规消毒铺巾。

4. 手术步骤

（1）采用联合进路：改良耳颞进路显露颞下颌关节术区；常规下颌下切口约5cm，切开皮肤、皮下组织及颈深筋膜浅层，翻瓣至下颌骨下缘，切开咬肌及翼内肌附着，沿骨面（或骨膜）向上解剖至下颌切迹和下颌孔，向前至颏孔（或正常骨质）水平。

（2）解剖面动脉和颈外静脉，留作与组织瓣血管蒂相吻合。

（3）类肿瘤和良性肿瘤："T"形切开关节囊，探查髁突和关节上下腔，明确髁突病变范围，切断翼外肌和关节附着，在病变以外的下颌体部正常骨面处截骨，沿骨面剥离，完整切除髁突-下颌支-下颌体复合体。

（4）恶性肿瘤：保证一定的安全缘，沿关节囊和骨膜表面进行解剖，前方切断翼外肌附着解剖至内侧囊，切开部分咬肌附着，显露冠突，切断其颞肌附着，后方沿外耳道前壁解剖至内侧囊，上方沿关节窝打开关节上腔。前方于瘤体边缘处截断下颌骨，完整切除肿瘤（包括髁突、关节盘、冠突、下颌体及下颌支）。

（5）如一并切除关节盘者需行颞筋膜脂肪瓣转移术（见关节盘切除修复术）。

（6）除部分高度恶性肿瘤（如骨肉瘤）不主张一期修复外，制备同侧以腓动静脉为蒂的腓骨肌瓣，带1cm拇长屈肌和胫骨后肌肌袖，长度根据下颌骨缺损大小决定。分段截骨，使塑形腓骨与预制重建钛板贴合；腓骨瓣的关节端需调磨圆钝，以与关节窝匹配。

（7）口内颌间结扎,移植骨与重建钛板就位,坚强内固定。

（8）显微吻合面动脉和腓动脉、颈外静脉和腓静脉。

（9）彻底止血,冲洗创面,留置负压引流管,分层缝合切口,去除颌间结扎。

5. 重要解剖结构的辨认与保存

腓总神经经腓骨头外侧行向胫前区支配胫前肌,因此制备腓骨肌瓣过程中如需解剖腓骨头,需仔细做紧贴骨面的剥离,操作要轻柔,避免损伤腓总神经。腓动静脉从腘动脉发出后,走行于拇长屈肌和胫骨后肌之间,发出滋养动脉和弓状动脉营养腓骨;胫神经和胫后动脉位于其内侧,术中需先确认胫后动脉的存在,以防切取腓骨肌瓣后腿部缺血坏死。

6. 术后处理

术后显微外科常规护理,给予活血扩容药物改善微循环,密切观察,如怀疑皮瓣危象,需及时探查。术后2周左右可在医师指导下开始适度张口训练。术后需定期行X线检查以判断移植骨的预后。

7. 经验和评述

腓骨肌瓣重建下颌骨是目前临床应用很成熟的方法,相对于髂骨肌瓣,腓骨肌瓣血供更稳定,变异少,术后供区的并发症也少,骨皮质丰富,利于术后种植牙,所以是目前临床上最常用的下颌骨重建方法。其不足之处是高度不足,影响后期义齿修复。

（八）颞下颌关节与正颌同期手术

见本章"九、颞下颌关节与正颌外科手术"。

（杨　驰　陈敏洁　白　果）

八、颞下颌关节重建（置换）术

（一）颅底-关节窝重建术

颞下颌关节肿瘤或类肿瘤等疾病侵犯颅底时,手术切除病变组织后可造成关节窝-颅底的缺损。这时需要重建颅底及关节窝缺损。常用的修复方法包括钛网、钛板、人工骨等异体组织及自体组织(如髂骨、各类软组织瓣等)移植。修复颅底及关节窝的目的在于:①修复颅底缺损,有效保护颅脑组织;②恢复关节窝形态,并以此作为颞下颌关节重建的基础。由于修复的种类众多,本文主要介绍同期重建颞下颌关节时采用颞肌筋膜瓣复合钛网或自体髂骨重建关节窝及缺损颅底的方法。

1. 自体髂骨加颞筋膜脂肪瓣重建术

（1）手术指征:颞下颌关节良、恶性病变,累及关节窝及局部颅底并造成颅底-关节窝吸收或破坏,经手术切除需要修复者。

（2）术前准备:①备皮。备光头,腹部及外阴备皮。②备血400～800 ml。③颌面外科动力系统一套。主机、往复锯、摆动锯、电钻等。④钛板或钛网器械盒。⑤抗生素。

（3）麻醉与体位:全身麻醉,采用神经外科头支架固定头颅,头偏向健侧。取骨侧髂部略垫高。

（4）手术步骤:①改良半冠切口附加耳前切口进路及肿瘤的切除,见颅底-关节窝切除术。②颞筋膜脂肪瓣的准备。③髂前上棘切口进路,切取外层髂骨块,厚度约8 mm。④缺损区修整边缘,修补破损的硬脑膜。⑤将切取的髂骨块塑形。⑥髂骨块修复关节窝区骨缺损,钛网或钛板固定,修复关节窝(图10-78、图10-79)。⑦颞筋膜脂肪瓣转移覆盖植骨区。

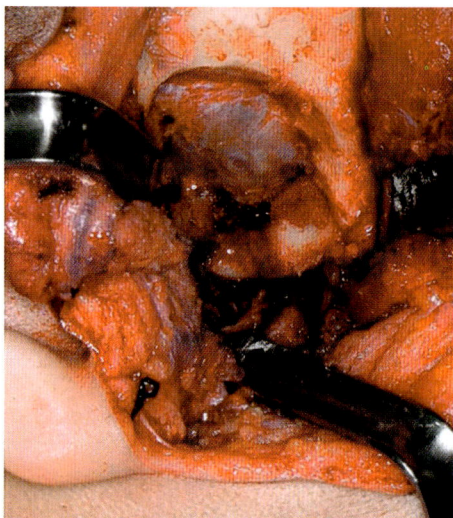

图 10－78　肿瘤切除后的颅底缺损

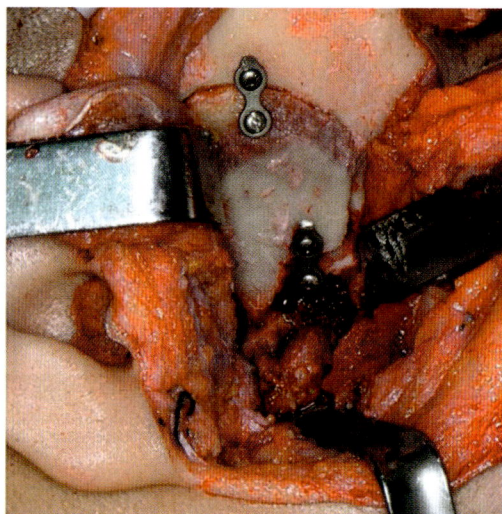

图 10－79　游离植骨修复骨缺损

（5）重要解剖结构的辨认与保存：①颞浅动静脉及其分支。尽量避开此动静脉。②棘孔。对肿瘤切除的内侧一般不超越棘孔内侧，注意避免脑膜中动脉损伤引起的大量出血。③颌内动脉及其分支。髁突截除时应加以注意，尤其在下颌支内侧操作时。多需要做预防性结扎以减少出血。④翼丛。下颌支内侧软组织剥离或操作时注意避免损伤翼丛，以减少出血及对手术视野的影响。⑤外耳道软骨。保持外耳道软骨的完整性。

（6）术中、术后并发症的诊断和处理：术中并发症基本类同于髁突及关节窝、颅底肿块切除术。

颅脑损伤：由于颅底骨缺损容易引起脑组织的损伤，在进行骨成形及固定时应严密保护脑组织，尤其是有硬脑膜破损或缺损时。采用钛网或钛板固定骨块时，固定在颅骨外板即可，防止钻孔进入颅腔引起脑组织损伤或出血。

颌内动脉及分支的损伤：颌内动脉的破裂常引起严重的出血。术中应加以避免或做预防性的结扎术。在关节窝内侧操作时，颌内动脉的分支脑膜中动脉较易受到损伤而引起较多出血，因此术中尽量在棘孔外侧操作，对少量的出血经压迫及止血海绵堵塞即可。对较大的动脉破裂口需要严密止血，在棘孔外缝扎血管。关节腔内出血：主要为滑膜下小血管出血，一般经灌洗后即可缓解或消失。

髂骨区积液或感染：主要因取骨后局部无效腔形成或引流不畅所致。因重建颅底及关节窝均仅需要薄层的骨，在取骨时可仅选择单层骨板及部分松质骨，采用往复锯或摆动锯等动力工具而不是骨凿，以减少损伤。关创时充分止血，复位软组织尽可能减少无效腔。留置负压引流管。术后制动并保持局部加压。为减轻组织反应，术后应给予适当的止痛和激素类药物。

（7）经验和评述：髂骨移植是自体骨移植的主要方式之一，在颅颌面外科修复重建中占有重要地位。采用游离髂骨移植的优点主要有：骨量充分，形态适宜，操作简易，取骨后局部功能障碍较小；采用髂骨移植修复颅底厚度适宜，有较强的可塑造性；髂骨含有较多的松质骨，较易存活。经过塑形后重建形成的关节窝在形态上较接近真实的解剖结构，是较理想的修复方式。

2. 钛网加颞筋膜脂肪瓣重建术

（1）手术指征：同自体髂骨＋颞筋膜脂肪瓣重建术。

（2）术前准备：①备皮。备光头。②备血 400～800 ml。③颌骨手术动力系统一套。主机、往复锯、摆动锯、钻等。④钛网器械盒。⑤抗生素。

（3）麻醉与体位：全身麻醉，采用神经外科头支架固定头颅，头偏向健侧。

（4）手术步骤：①改良半冠切口附加耳前进切口进路及肿瘤的切除，见颅底-关节窝切除术。②颞筋膜脂肪瓣的准备。③修整颅骨边缘。硬脑膜有破损时须修补。④钛网塑形（图 10－80）。安置及固定。

⑤颞筋膜脂肪瓣转移覆盖钛网,完成颅底及关节窝的修复。

(5)重要解剖结构的辨认与保存:同自体髂骨加颞筋膜脂肪瓣重建术。

(6)术中、术后并发症的诊断和处理:同自体髂骨加颞筋膜脂肪瓣重建术。

(7)经验和评述:钛网修复颅底缺损已有很长的历史,是异体材料中应用最多的。与自体骨移植修复相比,钛网修复较为简便、易塑形。其材料单薄,较利于修复颅骨这种形态单一的区域。而关节窝的形态复杂且需要一定的厚度,单纯采用钛网修复不能满足要求。

3. 颞部开窗加 Medpor 加颞筋膜脂肪瓣重建术

(1)手术指征:同自体髂骨+颞筋膜脂肪瓣重建术。

(2)术前准备:①备皮。备光头。②备血 400~800ml。③颌骨手术动力系统一套。主机、往复锯、摆动锯、钻等。④植入钛板或钛网器械盒。⑤术前设计截骨导板及头模。⑥抗生素。

(3)麻醉与体位:全身麻醉,采用神经外科头支架固定头颅,头偏向健侧。

(4)手术步骤:①改良半冠切口附加耳前切口进路及肿瘤的切除,但在切除时使用导板辅助截骨,具体类似颅底-关节窝切除术;②颞筋膜脂肪瓣的准备;③修整颞骨边缘,垂直翻转至颅底,重建颅底-关节窝,硬脑膜有破损时须修补;④钛板塑形,安置及固定移植于颅底的颞骨;⑤大号 Medpore 修补颞骨缺损,用钛钉固定(图 10-81);⑥颞筋膜脂肪瓣转移覆盖颞骨,完成颅底及关节窝的修复。

(5)重要解剖结构的辨认与保存:同自体髂骨+颞筋膜脂肪瓣重建术。

(6)术中、术后并发症的诊断和处理:同自体髂骨+颞筋膜脂肪瓣重建术。

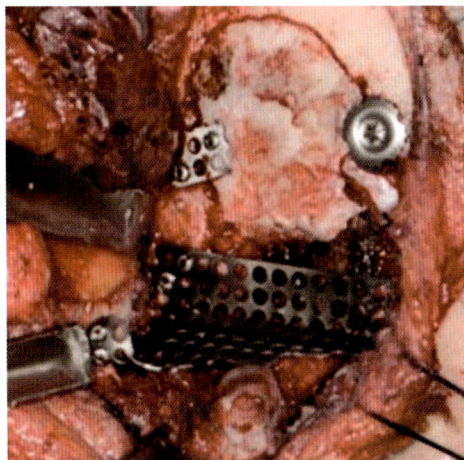

图 10-80　钛网重建颅底

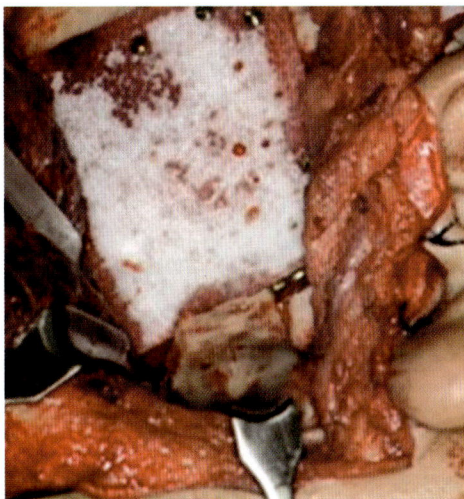

图 10-81　颞骨修复颅底,Medpore 修复颞骨缺损

(7)经验和评述:采用颞骨翻转修补颅底-关节窝,后期可与周围骨形成骨整合,能够恢复骨质的关节窝和颅底。颞部开窗时采用导板设计,使得取下的颞骨和颅底-关节窝大小缺损相仿,减少术中修整时间,更加精确。

(二)开放式髁突重建术

1920 年 Gillies 首次采用自体肋骨肋软骨行髁突重建术,其后国内外相继报道采用锁骨、胸锁关节、胫骨、腓骨、髂骨和未受累的冠突、下颌支残端,带血管蒂的趾关节游离移植或非生物代用品植(置)入以再造新的点面接触的假关节。自体髂骨、下颌骨供骨有限,趾关节移植手术操作复杂,其他生物及非生物代用品存在着组织相容性差及力学不相容性等问题,而自体肋骨、肋软骨在组织结构和生理学上都与下颌骨的髁突相似,适用于髁突再造,无退行性变,供肋区很少见并发症,且肋骨常可再生,所以自体肋骨肋软骨被认为是目前最适合行颞下颌关节重建的组织,儿童尤为适宜。

1. 手术指征

(1)颞下颌关节单侧或双侧真性强直,特别是骨粘连范围大者,尤以儿童最为合适。

(2)复发性颞下颌关节强直。

(3)髁突外伤或肿瘤所致的下颌垂直高度降低或颌关系丧失等。

(4)髁突放射性骨坏死。

(5)严重的关节炎性或吸收性病变。

(6)结缔组织或自身免疫性疾病。

(7)发育畸形。

(8)严重的颞下颌关节骨关节病。

2. 术前准备

(1)入院常规体检,查七大常规。

(2)常规药物敏感试验,备血及面、颈、胸部备皮。

(3)术前做上下颌牙弓夹板结扎或牵引钉颌间固定,儿童患者做上下颌牙颊面贴钩。

(4)常规做X线(全景片)、双侧关节的CT和/或MRI及临床检查,明确病变部位、性质及范围。了解胸腔及胸壁有无病变,以便做好术前设计。

(5)注意检查外耳道有无分泌物,患中耳炎者应先做治疗。

(6)术前备好电钻、钛板、钛钉和内镜等特殊器材。

3. 麻醉与体位

(1)宜做全麻。

(2)对于关节强直患者,如盲探插管失败,需做纤维支气管镜引导或气管切开插管。

(3)仰卧位,头偏向健侧,并将取肋骨侧垫高。

4. 手术步骤

(1)切口设计:采用耳前拐杖形切口,耳前部分切口可采用耳屏美容切口或耳前皮纹切口,颞区部分切口可以根据是否采用颞肌筋膜瓣在颞部发际上自由调整高度。两切口夹角为120°~150°。

(2)翻瓣:同开放性关节盘复位锚固术颞肌筋膜瓣制备。

(3)髁突切除:根据病变情况沿髁突颈部或髁颈下切除髁突。于髁突颈部的后内方保护软组织,髁颈前方用窄的弯钩骨膜分离器钩绕髁颈部,用摆动锯切断髁突颈部,在切断过程中不断用生理盐水冲洗降温,然后用持骨钳夹住髁突向外下方牵引,钝性分离关节囊的附着,稍向下扭转,即可取出髁突。如为关节强直,则当接近内侧骨板时,用骨凿将其劈开。之后在下颌切迹处推下颌向下,球钻修整下颌支断端、磨平边缘,沿下颌支后缘前方约1 cm,去除外侧的骨皮质,形成宽约1 cm的凹沟,便于固定肋骨。颞肌筋膜瓣覆盖关节窝。

(4)取肋骨:一般取对侧第6—8肋,具体方法参见第16章"四(一)肋骨及肋软骨切取术"。

(5)颌间固定:暂时做传统的颌间结扎或牵引钉颌间固定;对儿童患者无法应用上述方法的,则可应用牙冠颊面贴钩进行颌间固定。

(6)颌下切口植骨(图10-82):颌下切口暴露下颌支,将肋骨放置到位,使软骨头抵于关节窝内,肋骨部分则与下颌支外侧的凹沟贴合,在直视下植入钛钉。

(7)缝合创口:尽可能将翼外肌缝合固定于原来的位置,分层关闭创口,放置引流物,加压包扎创口,手术完毕后拆除颌间固定。

(8)术后处理:术后常规应用抗生素5~7 d;创口加压包扎5~7 d,拆线;术后1周内流质饮食,1周后进半流质,并逐渐恢复进软食和一般食物,不宜吃过硬食物;术后如有手术侧后牙轻

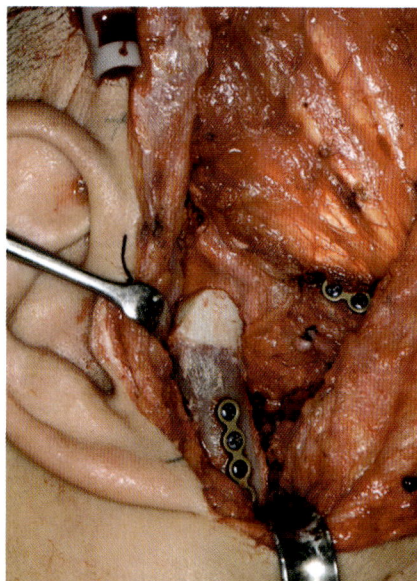

图10-82　肋骨肋软骨重建髁突

度开𬌗,可暂时观察;1周后应做被动开口练习;术后如果咬合不稳,应做𬌗垫,并做牵引治疗。

5. 重要解剖结构的辨认与保存

(1)面神经主干及其分支:这是手术中重点辨认的结构。如果有面神经刺激器,则很容易确认;临床上一般靠肉眼辨认,面神经呈银白色,有光泽,呈现为实性线条,主干粗约 0.2 cm,分支粗 0.03~0.1 cm。手术中易将其与筋膜细条、韧带、小动静脉和腮腺导管混淆。筋膜细条尽管有光泽,但一般呈细丝束状;小动静脉则没有光泽,色稍暗,有血充盈则可确认,挑起时呈细瘪状;腮腺导管则中空、灰暗、无光泽。为了保护面神经,在解剖过程中应非常小心,翻开组织瓣时,要用橡皮条予以标记并保护。面神经主干位于外耳道软骨之下、髁突颈部的后缘与表面,因此耳前切口不能低于外耳道软骨之下,手术接近髁突颈部时,应避免伤及面神经主干。另外,面神经的颞支与颧支也走行于关节囊的表面,翻瓣、切开关节囊时应注意保护,并要注意与关节囊及其外侧的颞下颌韧带进行鉴别。

(2)颞浅动静脉:该动静脉位置表浅,容易辨认,手术中一般不易损伤。需要注意的是,颞浅动脉的分支——颞中动脉在关节窝的后上缘分出,供应颞肌的中份,进行颞肌筋膜瓣重建关节盘手术时,更要注意保护该动脉。

(3)颌内动脉:该动脉位于面侧部深区,属于颈外动脉的终支之一,于髁突颈部的内后方起于颈外动脉,经髁突颈部的深面,前行至颞下窝,通常在翼外肌的浅面或深面行向前上,经翼突上颌裂进入翼腭窝。与该手术有密切关系的是颌内动脉的第二段(翼肌段),该段的分支主要供应咀嚼肌、颊肌及颞下颌关节囊等结构。在手术时,应注意不要随意打开内侧的关节囊,从而达到保护颌内动脉的目的。

6. 术中、术后并发症的诊断和处理

(1)术中出血:髁突周围血管丰富,术中若知名血管损伤,如颞浅动静脉、颌内动静脉损伤,则可引起较多出血,需显露钳夹血管。若暴露不好,则紧急用盐水纱布加压填塞出血部位,同时快速输液保持血压稳定,再结扎出血血管。

(2)术中面神经损伤:做耳前切口显露时,要防止损伤面神经颞支及颧支。在解剖上,此两支穿出腮腺上缘越过颧弓时,位于颧弓骨膜、颞筋膜浅层及颞浅筋膜三层混合的致密纤维组织中,再在颞部浅筋膜内穿行向上。因此,必须在颞筋膜浅层和颧弓骨膜的深面向下翻瓣,面神经颧、颞支方可得到保护。

(3)术后咬合紊乱:髁突重建术后,由于术后关节腔积液、局部软组织肿胀,患者会出现不同程度的暂时性错𬌗。但大多数患者术后1周咬合关系恢复正常,若出院时仍存在错𬌗,则应考虑采取适当的治疗方法(如弹性牵引等)予以矫正,以尽快恢复患者的咀嚼功能。

(4)术后创口感染:肋骨游离移植术后如果发生感染,易导致肋骨坏死,因此术前必须做好皮肤准备;术中严格无菌操作,积极预防感染的发生;术后严密观察伤口,注意局部肿胀消退情况和有无积液,有感染征象应及时处理,并全身预防性应用抗生素防止术后感染。

(5)术后面瘫:手术后部分患者可能出现额纹消失、眼睑不能闭合等,大多为术中牵拉过度引起,术后给予营养神经的药物治疗,如维生素 B_{12} 治疗,一般术后 3~6 个月均可恢复。

(6)面部不对称:患侧由于植入肋骨,较健侧相对丰满,此种情况我们不做特殊处理,待肋骨的骨改建完毕后会逐步好转。

(7)肋骨折断:术中切取肋骨时要细心操作,防止肋软骨与肋骨交界处折裂。

(8)穿破胸膜:术中发生胸膜撕裂时,在麻醉师的配合下给予处理。如胸膜破裂口小,请麻醉师吹肺、排除空气,在肺膨胀的情况下用 1 号丝线行荷包缝合,最好是从周围转一小块肌筋膜瓣覆盖固定于缝合口之上。如胸膜破裂口大,则要放置胸腔闭式引流管,一般情况下,术后 48 h 即可拔除。

7. 经验和评述

应用肋骨肋软骨进行髁突重建是目前最常用的一种方法,本手术的特点在于术中可引入内镜,并辅助植入钛钉,从而避免了颌后瘢痕的遗留,达到了微创美容的效果。另外手术切口设计、翻瓣等亦具有特色,可供大家参考。内镜辅助下肋骨肋软骨移植髁突重建术与传统手术不同,将内镜引入,使手术更为直观、创伤小,符合微创外科手术的要求,术后面部遗留瘢痕小,美容效果肯定。但目前由于受到内镜器材昂贵和操作困难的影响,其推广应用受到了一定的限制,但颊部穿通器可以广泛推广应用,亦可以达到减小手术瘢痕的目的。

附:带蒂半胸锁关节(sternoclavicular joint)

1. 手术指征

同肋骨肋软骨,但在以下三类患者,采用带蒂半胸锁关节更有优势:

(1)血供差:感染、骨代谢障碍(类风湿关节炎)、年龄大(绝经期女性)。

(2)下颌支外侧植骨条件差(其他修复失败)。

(3)占位性病变,需要骨与软组织修复。

2. 术前准备、麻醉与体位

同肋骨肋软骨。

3. 手术步骤

(1)切口设计、翻瓣、髁突切除:同肋骨肋软骨。

(2)下颌支后缘制备:颌下、颌后切口,暴露下颌角、下颌支,下颌支后缘纵向切除,以备带蒂半胸锁关节固定。

(3)带蒂半胸锁关节的制备:锁骨上窝横行切口,分离胸锁乳突肌的锁骨头与胸骨头,分离锁骨下半部骨膜,保留胸锁乳突肌的锁骨头与锁骨的附着,截取半片胸锁关节及锁骨。

(4)颌间固定:暂时做传统的颌间结扎或牵引钉颌间固定。

(5)植骨:经颈部皮下隧道,半胸锁关节置于下颌支后缘,钛板钛钉固定(图10－83)。

(6)缝合创口:尽可能将翼外肌缝合固定于原来的位置,分层关闭创口,放置引流物,加压包扎创口,手术完毕后拆除颌间固定。

(7)术后处理:同肋骨肋软骨。

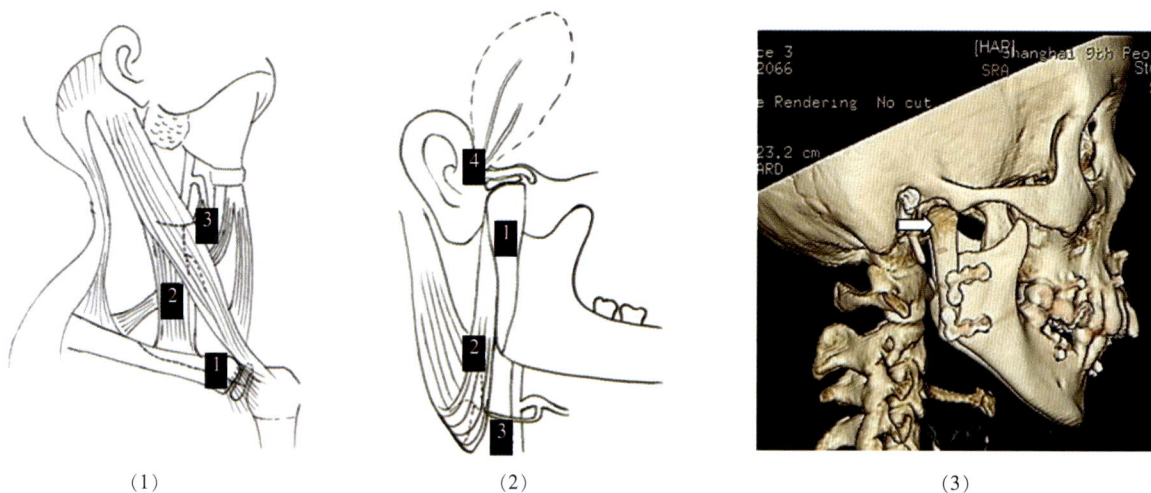

(1)   (2)   (3)

图 10－83 带胸锁乳突肌半层胸锁关节重建颞下颌关节
(1)骨瓣制备示意图;(2)带蒂骨瓣固定于下颌支后缘,间隔颞中筋膜脂肪瓣;(3)术后三维CT
1—胸锁关节;2—胸锁乳突肌锁骨头;3—血供来源于颌外动脉甲状腺上动脉的胸锁乳突肌支;4—带蒂颞中筋膜脂肪瓣

4. 重要解剖结构的辨认与保存

除了肋骨肋软骨所列之外,还应注意锁骨上窝的解剖结构,包括颈横动静脉。胸锁乳突肌深面分离和锁骨截骨时,忌暴力,深面须有保护,以免损伤锁骨上动脉。

5. 术中、术后并发症的诊断和处理

(1)—(6)同肋骨肋软骨。

(7)锁骨上动脉破裂:胸锁乳突肌深面分离和锁骨截骨时,忌用暴力,深面须有保护。一旦出血,危及生命。

(8)锁骨骨折:半锁骨的连接处为应力薄弱区,易骨折。术中可加固钛板,术后忌肩部负重。

6. 经验和评述

带蒂半胸锁关节比以往带蒂全胸锁关节创伤小;与以往游离半胸锁关节相比,其血管化的成功率更高,不易吸收,所带的胸锁乳突肌的锁骨头还可以填塞软组织缺损。

(三)内镜辅助髁突重建术

近年来微创外科在口腔颌面部的应用日益受到关注。内镜技术应用于颞下颌关节的重建,在减少手术创伤、缩短手术时间的同时,避免了明显的手术瘢痕。

1. 适应证

除需同时重建下颌体、下颌支的情况外,单纯髁突重建通常可以应用内镜技术。

(1)内镜辅助经改良耳颞进路的肋骨肋软骨重建髁突。

(2)内镜辅助经改良耳颞进路的颞下颌全关节假体置换。

2. 术前准备

一般术前准备同常规颞下颌关节手术,此外尚需准备:

(1)内镜监视系统、颊部穿通器、穿刺锥等手术器械。

(2)定制个体化全关节假体需术前头颅 CT 扫描和快速原型技术。

3. 麻醉与体位

(1)通常采用全身麻醉。

(2)患者仰卧位,头偏健侧,常规消毒铺巾。

4. 手术步骤

(1)采用改良耳颞进路,即沿耳前皮肤褶皱切开并向前上方发际内延伸约 5 cm,显露颞下颌关节缺损。

(2)口内颌间结扎,制备植入床:修整下颌支后外侧面使其与植入物相贴合,并使新的关节头位于关节窝内。

(3)肋骨软骨移植:先将 6 孔迷你钛板用短钛钉固定在移植肋骨外侧面,移植骨就位后,确认位置合适,经耳前切口,在直视下用双皮质螺钉固定移植骨近心端。

(4)内镜辅助远心端固定:制备内镜操作空间,颊部相应位置做 3 mm长皮肤切口,穿入颊部穿通器;从耳颞切口引入内镜,在内镜监视下经颊部穿通器打孔,固定远心端(图 10-84 至图 10-86)。

(5)彻底止血,冲洗创面,留置负压引流管,分层缝合切口,去除颌间结扎。

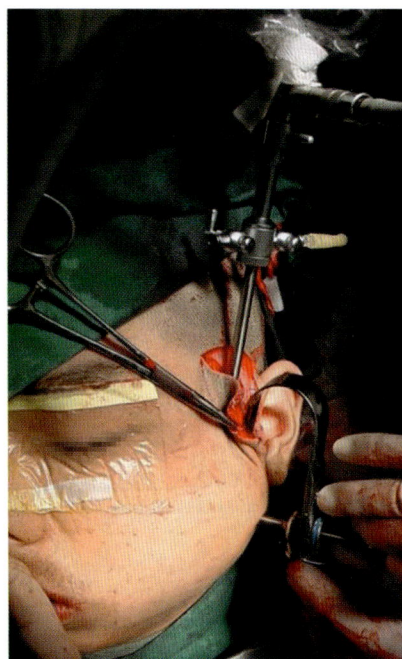

图 10-84　内镜下利用穿颊器行肋骨移植的钛钉固定

5. 重要解剖结构的辨认与保存

在植入物的固定过程中,尤其是在远心端,容易损伤下牙槽神经管,从而引起术后下唇麻木。因此,尤其是对于肋骨肋软骨移植,移植骨的摆位和方向至关重要,应尽可能避免与下牙槽神经管重叠,必要时远心端的钛钉可选用单皮质螺钉;而对于关节假体来说,术前个体化设计时即应考虑到避让下牙槽神经血管束。

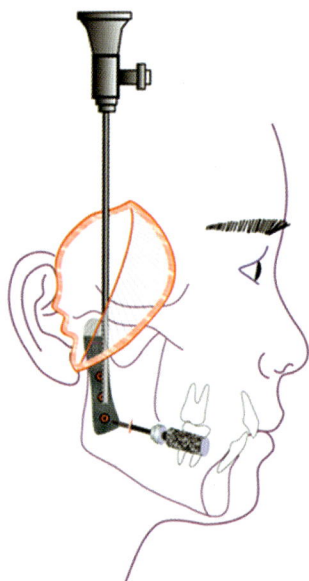

图 10-85 内镜辅助肋骨软骨重建髁突手术示意图

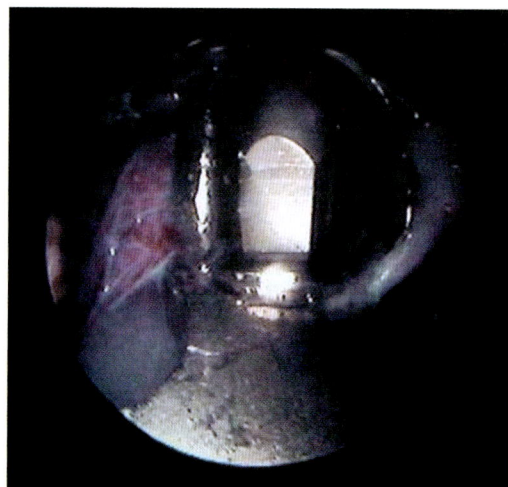

图 10-86 内镜辅助肋骨软骨重建髁突

6. 术后处理

同开放式髁突重建术。

7. 经验和评述

传统颞下颌关节重建术需要在耳前切口联合下颌下（后）切口。内镜技术引入后，用一个仅 3 mm 长的颊部小切口取代了传统的下颌下（后）切口，降低了面神经下颌缘支损伤的可能性，缩短了手术时间，避免了下颌下的术后瘢痕；而改良的耳颞切口术后瘢痕隐蔽，患者（尤其是女性患者）容易接受。但是内镜技术需要特殊的设备和专业的培训。

（四）髁突-下颌支重建术

根据自体肋骨肋软骨切取的长度，可以进行髁突重建术，亦可以进行髁突-下颌支重建术。

1. 手术指征

同髁突重建术。

2. 术前准备

同髁突重建术。

3. 麻醉与体位

同髁突重建术。

4. 手术步骤

（1）切口、翻瓣：采用耳前拐杖形切口需要应用颊部穿通器及在内镜辅助下完成，其具体方法同髁突重建术。与本方法不同，传统的手术是采用下颌后切口进行翻瓣显露，其具体步骤如下：自耳垂下后 1 cm 处开始，平下颌支后缘，向下绕下颌角，在距离下颌下缘下 1.5 cm 处平行向前，至咬肌附丽前 2 cm 处做一弧形切口。切开皮肤、皮下组织及颈阔肌，在下颌角、角前切迹处，解剖出面神经下颌缘支，结扎、切断颌外动脉和面前静脉。然后沿胸锁乳突肌和腮腺之间，于腮腺筋膜外，做锐性分离，使腮腺与胸锁乳突肌及深面组织分开，再切开下颌下缘骨膜及咬肌附丽，用骨膜剥离器自骨面向上剥离，并切断下颌支后缘骨膜。由于腮腺下极已被游离，当向上牵拉下颌支外侧软组织瓣时，腮腺亦随软组织瓣向上翻起，从而使向上牵拉的阻力减小，这样下颌支上部及髁突可得到较好的显露。

（2）去骨：基本同髁突切除术，在切除下颌支时，要注意保护下牙槽动脉和神经。

(3)取肋骨:方法参见第16章"四(一)肋骨及肋软骨切取术"。根据实际情况切取合适的肋骨长度,便于重建下颌支,必要时可以取两根肋骨,并制备成"L"形(图10-87),便于与下颌体部固定。

(4)颌间固定及植骨:颌间固定方法同髁突重建术。植骨时将两根肋骨平行排列,两根肋骨之间用微型钛板进行固定,并增加下颌支的宽度。

(5)缝合伤口:分层关闭创口,颞部创口放置负压引流物,加压包扎创口,颌后创口则放置负压引流物。手术完毕后拆除颌间固定。

(6)术后处理:术后常规应用抗生素5～7 d;创口加压包扎至术后5～7 d拆线;术后1周内流质饮食,1周后进半流质,并逐渐恢复进软食和一般食物,避免吃过硬食物;1周后应做被动开口练习;术后如果咬合不稳,应做𬌗垫,必要时可适当牵引。

5. 重要解剖结构的辨认与保存

同髁突切除术。

6. 术中、术后并发症的诊断和处理

同髁突切除术。

7. 经验和评述

本手术是一种传统的术式,若采用下颌后切口,术后容易遗留较大的切口瘢痕;采用改良切口及双肋骨重建等,则吸收了较为新颖的内容,达到更好的美观效果,亦为后期的修复治疗做好了充分的准备。该术式不但能够充分地去骨、减少复发,而且能维持患侧下颌支的高度,最大限度地恢复和发挥患者的咀嚼能力,同时亦能解决颌骨生长发育期患者的颌骨发育不良而出现的面颌畸形等问题。

(五)髁突-下颌支-下颌体重建术

对于伴有软组织缺损大的髁突-下颌支-下颌体重建术,需要进行吻合血管的骨肌皮瓣移植,在吻合血管的骨移植中,最先问世的是肋骨移植。Mckee(1971)首先应用吻合血管的肋骨移植做下颌骨再造并获得成功。之后相继有应用胸大肌骨肌皮瓣转移下颌骨重建术、胸锁乳突肌骨肌皮瓣转移下颌骨重建术、带蒂斜方肌骨肌皮瓣转移下颌骨重建术和髂骨肌皮瓣转移下颌骨重建术的报道。由于肋骨具有松质骨的优点,在形态上属于长而带弧形弯曲的扁骨,常被用于下颌骨缺损的再造。这里将予以重点介绍。

1. 手术指征

(1)下颌骨及口底恶性肿瘤联合根治术后,有骨及软组织缺损需立即修复者。

(2)下颌骨放射性骨髓炎和受区有慢性感染灶存在的患者,在肿瘤切除后,需立即行下颌骨重建者。

(3)下颌骨临界瘤手术切除后,有骨及软组织缺损需立即修复者。

2. 术前准备

(1)入院常规体检,查七大常规。

(2)常规药物敏感试验,备足量全血及面、颈、胸部备皮。

(3)全口洁牙,术前做上下颌牙弓夹板结扎或牵引钉颌间固定,儿童患者做上下颌牙颊面贴钩。

(4)常规做X线(全景片)、双侧关节及下颌骨的CT和/或MRI及临床检查,明确病变部位、性质及范围。了解胸腔及胸壁有无病变,以便做好术前设计。下颌骨及关节窝上方5 cm范围,进行层厚为0.625 mm的CT扫描,术前应用快速原型技术及镜面成像技术,制作头颅模型,并进行术前成型钛板的预

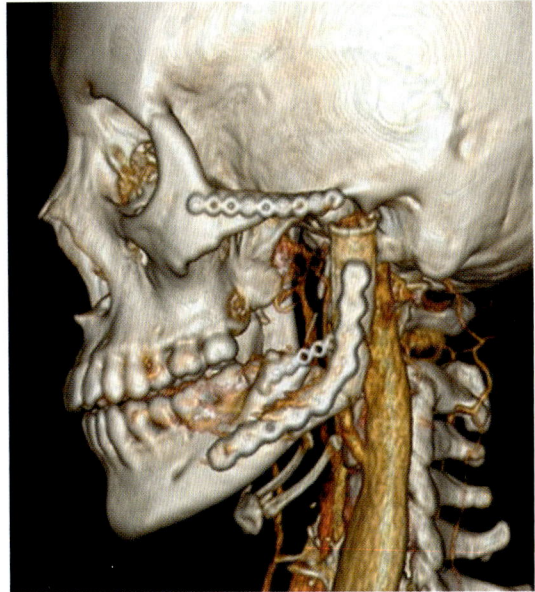

图10-87 用以重建髁突及下颌骨的"L"形肋骨

制（图10-88）及模拟切除病变的手术等。

（5）注意检查外耳道有无分泌物，患中耳炎者应先做治疗。

（6）术前备好电钻、内镜及内固定用的特殊器材。

（7）术前1～2 d应用抗生素。

3. 麻醉与体位

（1）宜做全麻，清醒下盲探插管气管内麻醉。

（2）如盲探插管失败，需做气管切开插管。

（3）仰卧位，头偏向健侧，并将取肋骨侧肩及臀部垫高。

4. 手术步骤

（1）受区准备：按常规进行下颌骨切除术。对于软组织缺损较大的患者，则要解剖出患侧用以接受供区血管吻合的面动脉、面前静脉；反复冲洗创

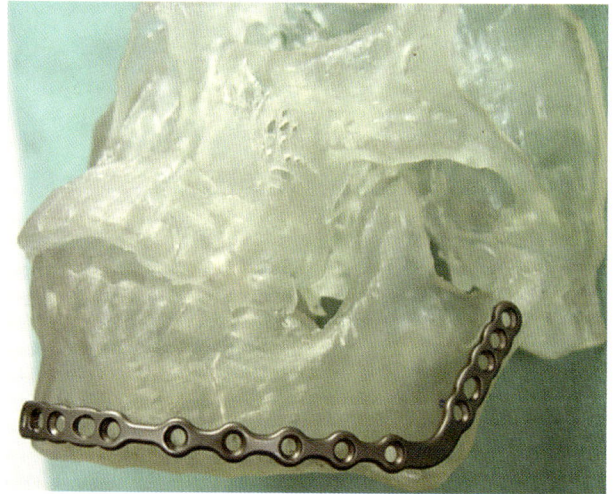

图10-88　术前头模预制钛塑形

口，结扎出血点，尽量减轻口腔内污染；用1号丝线严密缝合颊舌侧口腔黏膜，在缝合至前端骨断面时，此处常呈三角间隙状，不易严密封闭，易形成裂隙，故在缝合黏膜之前，用咬骨钳或骨凿将断面除去部分骨质，使断面形成斜面，锉平后缝合，此处即可消除张力而缝合平整；同时在宿主骨残端外侧造成1.5 cm×2 cm的新鲜骨槽，以备所植肋骨端插入（图10-89）或外贴附固定（图10-90）。为了避免口腔黏膜裂开穿通，在缝完口腔黏膜后，再用细肠线或细丝线做黏膜下层的缝合。

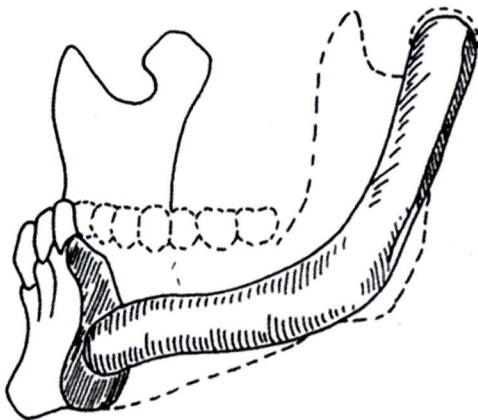

图10-89　肋骨插入固定于下颌骨

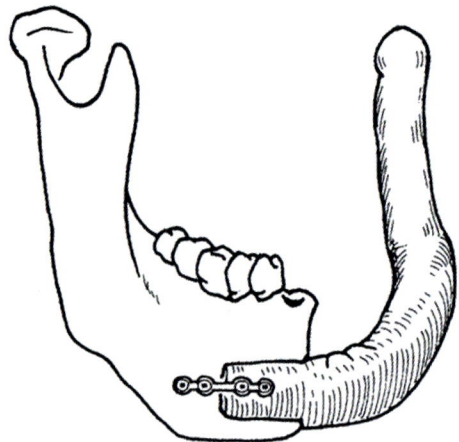

图10-90　肋骨卡槽式固定于下颌骨

（2）切取肋骨。

（3）植入肋骨：用球钻磨除断骨端受床的颊侧面皮质骨约1 cm×1 cm，同时咬除硬肋的内侧面皮质骨1 cm，使之相互贴附。在离体条件下，根据下颌骨缺损修复形态的需要，按照术前预制钛板的形态，在肋骨内侧板做一个或几个楔形切除，使肋骨便于弯曲达到预制钛板所需的外形，使两者完全贴合（图10-91）。接着将已塑形的肋骨瓣游离端内侧与宿主骨残端外侧的骨创面贴附，通过颊部穿通器钻孔、钛钉固定（图10-92）。对伴有软组织缺损者，首先用皮瓣修复口内的软组织缺损；对于肋骨前段切取的复合组织瓣，将胸廓内动静脉与受区的面动脉、面前静脉吻合；对于肋骨后段切取的复合组织瓣，将后侧肋间血管前支的动静脉与受区的面动脉、面前静脉吻合。

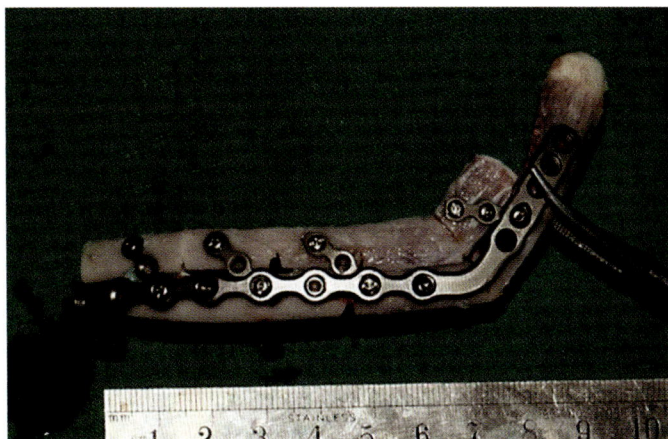

图 10-91　肋骨塑形后与预弯的重建钛板完全贴合

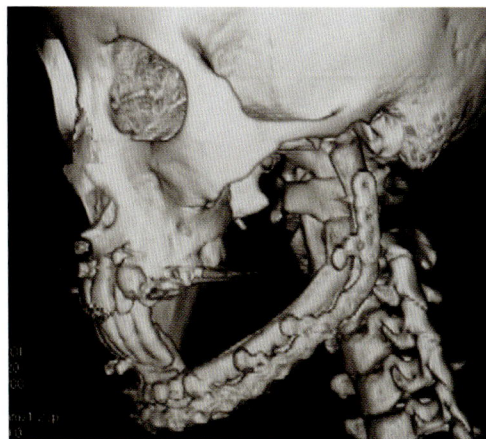

图 10-92　完成肋骨移植后的患者三维 CT

(4)缝合受区创口:受区的口外伤口分颈阔肌、皮下组织和皮肤三层缝合。在缝合皮肤之前,要放置引流条,一般情况下前后各置一根或者放置负压引流器,以充分引流出渗出物。

(5)术后处理:术后常规应用抗生素 5～7 d;根据引流量拔除引流条或负压引流器;创口加压包扎至术后 5～7 d 拆线;术后 1 周内流质饮食,1 周后进半流质,并逐渐恢复进软食和一般食物,避免吃过硬食物;术后如有手术侧后牙轻度开𬌗可不必处理;术后 1 周应做开口运动练习,必要时做被动开口练习;术后如果咬合不稳,应做𬌗垫。

5. 重要解剖结构的辨认与保存

(1)面神经及其分支:重点常规保护下颌缘支。

(2)受区面动脉及面前静脉的辨认与保存:按下颌下切口常规手术要求进行。

(3)供区动静脉的辨认与保存:胸廓内动静脉或后侧肋间血管前支的动静脉。操作时损伤肋间神经和肋间动静脉的情况罕见,操作时紧贴肋骨,应可避免。

6. 组织缺损的处理与立即整复

(1)较小组织缺损的处理:一般较小的组织缺损可以不用转瓣,仅用拉拢缝合即可;对于不能拉拢缝合者,可以应用邻近组织瓣修复。

(2)较大组织缺损的处理:对于肿瘤或放疗后的组织缺损,需要立即用游离皮瓣整复,如本章介绍的吻合血管的肋骨和腓骨肌皮瓣修复;亦见应用胸大肌骨肌皮瓣、胸锁乳突肌骨肌皮瓣、带蒂斜方肌骨肌皮瓣和髂骨肌皮瓣转移重建下颌骨者(详见第 16 章)。

7. 术中、术后并发症的诊断和处理

(1)受区感染:受区术前接受放疗后,软组织血运差;恶性肿瘤行联合根治的手术创伤大、手术时间长;植骨区与口腔内交通;术后伤口渗出物多,未能得到彻底的引流等,均可导致感染的发生。受区发生感染后,直接威胁到移植组织瓣的成活。处理这一并发症的关键是早期发现,在口外下颌下或颏下建立通畅的引流。对于植骨区与口腔内交通者,要设法关闭口内交通口。必要时进行局部刮治,咬除死骨,并通过口外的引流口用抗生素和 1‰的过氧化氢溶液交替冲洗。在局部治疗的同时,全身加用广谱抗生素。

(2)供区感染:供区发生感染主要是因为局部无效腔过大,渗出物未得到彻底引流。个别病例是切取皮瓣面积大、在张力大的情况下强行缝合所致。其预防是术后加压包扎,不宜过早地拔除引流条。一旦发现有感染,首先建立通畅的引流,并加强换药。

(3)术后肺炎:此手术创伤大、时间长,术中切取肋骨后要求术后平卧,限制运动,患者不敢咳嗽,加之术中的出血和唾液积聚于口腔,容易造成误吸,致使术后发生肺炎。其处理措施是:①麻醉插管后,气囊内充气或填塞咽腔要安全可靠;②术毕拔管前要吸净气管内的分泌物或误吸物;③术后给予雾化吸入,鼓励咳出黏痰,并给予化痰药物治疗;④加强对患者的护理,定时翻身,拍打胸背部;⑤一旦确诊肺炎的发生,则要加大广谱抗生素的用量,适当控制补液量,并定期拍胸片复查。

（4）术中胸膜撕裂：切取肋骨时造成胸膜破裂相对常见，在剥离肋骨上下缘和深面时，动作应轻柔准确，并有支点，肋骨剪除时应用宽的剥离子保护，防止器械或骨断端刺伤胸膜，确认骨膜剥离完整后再取骨，可防止撕裂。术中发生胸膜撕裂时，应在麻醉师的配合下给予及时处理。如胸膜破裂口小，请麻醉师吹肺、排出空气，在肺膨胀的情况下用1号丝线行荷包缝合，最好从周围转一小块肌肉瓣覆盖固定于缝合口之上。如胸膜破裂口大，则要放置胸腔闭式引流管，一般情况下，术后48h即可拔除，术后拍胸片检查胸腔情况。

（5）吻合血管危象：发生血管危象的常见原因有受区术前接受放疗后血管质量差，吻合血管的操作技术不熟练，供瓣的静脉回流差。因此，在吻合血管之前，一定要认真选择受区血管；熟练的吻合技术，无损伤的操作，再配合以术后的精心护理是吻合成功的关键。对于血管危象只要早期发现，及时进行得当的处理，仍有成功的希望。如果采用皮瓣面积较大，最好在吻合1条动脉的同时，吻合2条静脉。

（6）术后面瘫：手术后部分患者可能会口角歪斜，大多为术中牵拉过度引起，术后给予营养神经的药物治疗，如维生素B_{12}等治疗，一般术后3～6个月均可恢复。

（7）面部不对称：患侧由于植入肋骨，较健侧更为丰满或凹陷。为防止此种并发症，术前利用镜面反射的快速原型技术，制作头模，在模型上预制成型钛板，然后按照预制的钛板形状对肋骨塑形。

（8）肋骨折断：为防止这种意外，术中应严格按照手术要求，在"H"形切开骨膜后，剥离肋骨的上下缘时，应顺肋间肌纤维方向。肋骨深面骨膜的剥离，可以采用专门的"C"形骨膜剥离器紧贴肋骨，将所需长度的肋骨深面的骨膜剥离；或者先切断肋软骨一侧，将肋骨轻轻提起，另一手用普通骨膜剥离器，不断剥离至所需长度。用这种方法取肋骨，尤其要注意提起肋骨时动作应轻柔，防止肋软骨与肋骨交界处折裂。

8. 经验和评述

本手术的关键步骤是肋骨肋软骨（皮）瓣的切取。熟练掌握肋骨区的应用解剖是至关重要的。同时本手术术前采用先进的快速原型技术，制作头颅模型，在模型上预制钛板，术中则按照重建钛板的形态，对肋骨进行塑形、固定，大大提高了两侧面部的对称性。不但节省了手术时间，而且减轻了患者的创伤。熟练的吻合技术、无损伤的操作，再配合以术后的精心护理也是吻合成功的关键。另外，植入两根肋骨弥补了牙槽高度不足的缺陷，为术后行义齿修复提供了准备。

20世纪80年代以来，随着显微外科的迅速发展及其在口腔颌面外科的应用，已有许多不同的游离骨瓣或骨肌皮瓣被成功地运用在颌骨重建中，如髂骨肌皮瓣、肋骨瓣、胸大肌肋骨瓣、背阔肌蒂肋骨瓣、肩胛骨瓣和腓骨肌皮瓣等。Taylor（1975）首先应用血管化的腓骨游离移植修复胫骨的缺损，其后陈中伟等（1979、1986）多次报告使用腓骨瓣游离移植修复胫骨缺损；而直到1987年，Hidalgo才首先将其用于下颌骨缺损的整复。近年来，血管化腓骨移植整复下颌骨缺损愈来愈受到重视，并迅速广泛用于修复颌骨缺损，并同期种植义齿修复，可谓是一种良好的功能性修复方法。

血管化腓骨移植行髁突－下颌支－下颌体重建术的手术指征等与肋骨移植术基本相同，其腓骨移植等手术步骤请参阅第4章及第17章有关内容。

（六）全关节置换术

全关节置换术是在20世纪80年代以后在国外逐渐被应用于临床的，国内应用尚在起步阶段。全关节置换分为个体化（因人定制的）、标准化（有不同规格供选择）的两种。近年来随着数字技术的发展，计算机辅助设计全关节置换手术被逐渐推广和应用。

1. 适应证

（1）关节强直、退行性关节疾病或髁突吸收等引起的关节结构破坏。

（2）自体组织移植失败，尤其是一些有多次手术史者。

（3）多发性关节炎累及颞下颌关节者。

（4）植入物异物反应的补救。

2. 术前准备

（1）耳前备皮。

(2)0.3%氯霉素冲洗液。

(3)动力系统一套。

(4)人工关节器械盒。

(5)双侧置换时须备血。

(6)术前设计和打印数字化导板及模型(图 10 - 93)以指导手术。

(7)个性化人工关节需额外进行术前个性化设计,三维打印,精加工,术前匹配,术前测量钉子的长度(图 10 - 94)等。

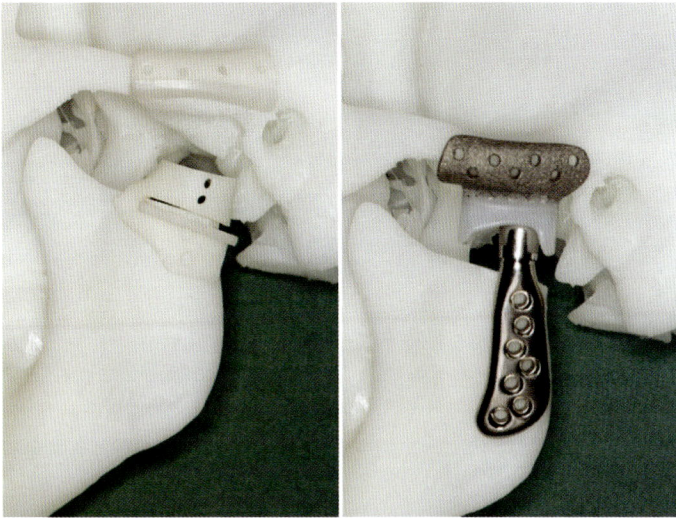

图 10 - 93　数字化导板及假体的术前模型匹配

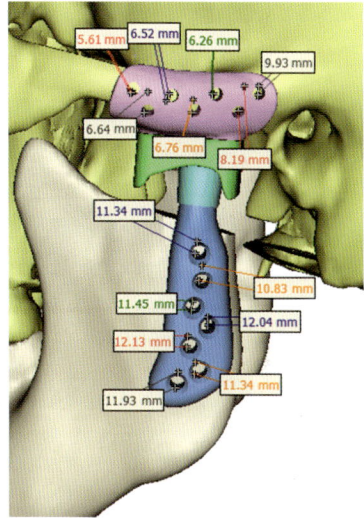

图 10 - 94　螺钉的术前测量

3. 麻醉与体位

采用仰卧位,头偏向健侧。局部皮下及关节上腔浸润麻醉。

4. 手术步骤

(1)0.3%氯霉素冲洗液冲洗外耳道 5 min。

(2)改良耳颞联合切口进路,显露髁突。

(3)颌下或颌后切口,显露下颌角(仅针对标准型假体,个性化假体无须此步骤)。注意保护面神经下颌缘支;切断咬肌附着至骨面,剥离咬肌附着,循骨面分离至与上方切口交通(图 10 - 95)。

(4)安放数字化髁突导板,在导板引导下,采用摆动锯对髁突颈部进行截骨,切除髁突(图 10 - 96)。

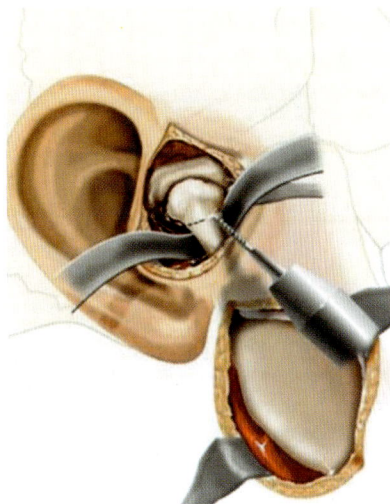

图 10 - 95　耳前切口与颌后切口分离至骨面后相互交通

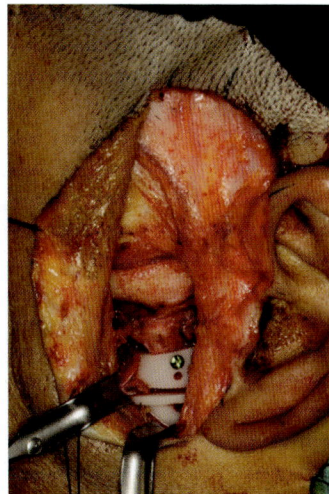

图 10 - 96　导板引导下的髁突截骨

（5）切断关节盘前、后及内侧附着，切除关节盘；如为双侧置换术，切除对侧骨髁突及关节盘。如关节盘形态条件尚可，可将其保留并移至内侧以充填无效腔并减少术中出血。

（6）关节窝制备及关节窝部件的植入：充分显露关节窝至关节后突，清除关节窝内粘连的软组织，安放数字化关节结节导板并进行截骨（图10‐97）。如为双侧关节置换，同法完成对侧的关节结节截骨。

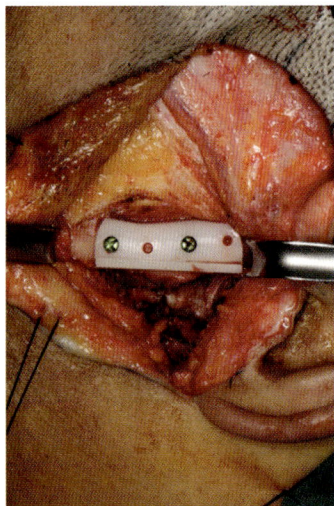

图10‐97 导板引导下的关节结节截骨

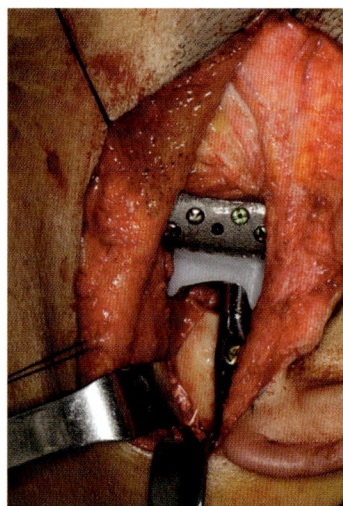

图10‐98 关节窝假体和下颌假体的就位及固定

（7）颌间结扎（若为个性化假体，则无须进行此步骤）：以盐水纱布覆盖创面并封闭切口；使用牵引钉进行颌间结扎；无法采用颌间结扎时使用内固定螺钉；如无法获得稳定咬合时，应采用殆板。

（8）完成口内颌间结扎后，重新消毒、铺巾。适当地磨改关节结节外侧区域使其光滑，并根据此前导板的钉孔位置放入关节窝假体，使其稳定地贴合关节窝的骨性解剖结构，并以螺钉固定。

（9）下颌支外形的磨改及髁突假体的植入：对于标准型假体，根据导板磨改下颌支区以符合假体骨面的形态；试戴髁突假体，先固定下方的螺钉。检查咬合关系及髁突的稳定性，确定位置良好后再固定最上方的螺钉。对于个性化假体，当下颌假体内侧面稳定地贴合在下颌升支表面时，髁突头位于关节窝后缘中1/3位置，使髁突头和关节窝形成良好和稳定的面接触，利用穿颊器和内镜辅助行下颌假体的固定（图10‐98至图10‐100）。

（10）取颌下脂肪（标准型假体）或颊脂垫（个性化假体），填塞假体周围无效腔，防止异位成骨。打开颌间结扎并确认咬合关系良好后，重新消毒、铺巾，分层缝合创面，留置负压引流管并局部加压包扎。

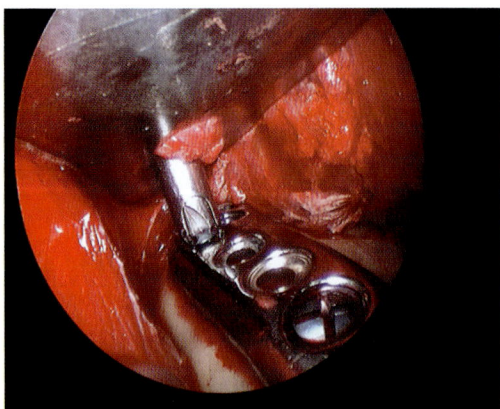

图10‐99 内镜辅助下颌假体的固定

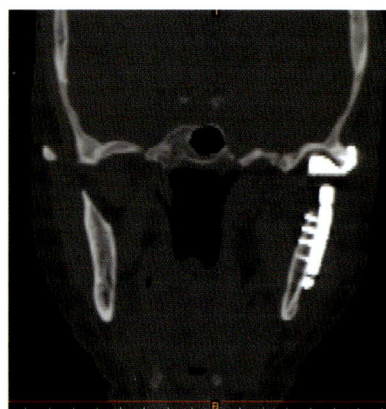

图10‐100 术后CT显示假体固定良好，螺钉长度匹配

5. 重要解剖结构的辨认与保存

(1)关节结节及关节后突:显露整个关节窝对于放置关节窝部件是非常重要的,术中需要完全显露关节结节,向后暴露关节窝至骨性外耳道前份以利于假体的就位,注意保护外耳道软骨,防止与外耳道穿通。

(2)下颌角:经颌下切口显露下颌角是髁突假体良好就位的关键,切开咬肌的位置应位于下颌角下缘,以利于咬肌的复位及缝合。咬肌粗隆多是需要磨改的区域。

6. 术中、术后并发症的诊断和处理

(1)出血:颞浅静脉较易损伤,有时仅有小的破口即可引起较多出血而干扰视野,可以结扎止血,如出血位于髁突颈部时需要注意面神经总干,防止误扎而引起面瘫。另外,在行髁突切除时避免上颌动脉的损伤引起大出血。如果上颌动脉破裂或断裂应予可靠结扎,如无法立刻止血时,可以下颌下切口在胸锁乳突肌前方显露颈外动脉并暂时阻断颈外动脉。

(2)面瘫:面神经出茎乳孔后经过髁突颈部,在该区域牵引或分离软组织、止血等操作易引起面神经损伤。因此,术中应非常细致地保护面神经,如明确有面神经断裂应予缝合;牵引等引起的面神经损伤多为暂时性的,术后可予一定的神经营养药物或针灸等促进神经功能的恢复。

(3)假体断裂、松动、磨损:与所有植入体一样,人工颞下颌关节植入后也可能存在这些问题。在出现断裂或松动时应予更换,对严重磨损的关节假体也应予以更换。目前人工关节的设计年限在 20 年左右,颞下颌关节假体的使用年限有待远期临床结果验证。

(4)颅底损伤:在固定关节窝假体时钻孔可能引起颅底的穿通损伤,在术中应严格避免此严重并发症,术前三维 CT 检查有助于对该区域解剖结构的了解,个体化设计的人工关节在固定螺钉的长度及方向上都有特殊的要求,因此,严格按照设计的要求操作一般均可避免颅底的损伤。

(5)术后咬合关系紊乱:术中颌间结扎不稳固或在假体位置放置上的误差,使术后出现咬合紊乱。在人工关节安装时,钻入两枚钛钉后需要检查咬合关系,在确定没有咬合紊乱时才可完成所有固定。

7. 经验和评述

人工关节置换术在国外的应用虽已有数十年历史,但仍未全面推广。个体化设计是基于现在计算机和先进工业加工技术发展起来的,最早的应用是在 20 世纪 90 年代初,10 余年的临床应用结果表明个体化人工关节设计的效果还是比较理想的,尤其对一些反复手术后关节区解剖结构复杂的病例,个体化的设计使手术更为简便,但昂贵的价格对于许多发展中国家的患者来说仍是难以接受的。自 2009 年起上海交通大学医学院附属第九人民医院口腔外科开始自主研发符合中国人颌骨解剖结构的个性化全颞下颌关节假体,借助于数字化的假体和手术设计,目前已进行小样本临床试验并获得了良好的效果,该假体实现了精准、高效、微创,同时避免了颌间结扎,并且大大降低了价格,具有广阔的应用前景。

标准化人工关节是人工关节置换的另一种设计概念,主要是针对个体化人工关节制作时间长、成本高的缺点,生产标准尺寸的人工关节。由于其解剖外形不能与个体真实的解剖结构完全匹配,因此在术中需要对关节窝及下颌支的骨做一定的修整。手术步骤及注意事项与个体人工关节基本类似。多数文献表明标准化人工关节可满足 70% 的临床需要,远期效果与个体化设计的人工关节基本一致。在采用标准化人工关节置换时,需对关节假体进行试样,因此对手术医师的经验有一定的要求。不同公司的假体有不同的使用说明,术前需要进行详细的了解。

(杨　驰　陈敏洁　张善勇　郑吉驷)

九、颞下颌关节与正颌外科手术

许多颞下颌关节疾病如关节强直、髁突特发性吸收、关节肿瘤等均同时伴有颌骨畸形存在。因此,在治疗时需要同时考虑这些颌骨畸形的治疗，采用与正颌手术的协同方式。本文主要介绍一些常用的手术式，如颏成形术、Le Fort Ⅰ型截骨术、下颌支矢状劈开术、牵引成骨术等在颞下颌关节外科治疗中的应用。

（一）颞下颌关节与正颌外科同期手术

1. 适应证

（1）颞下颌关节强直引起的轻度或中度牙颌面畸形，上、下牙列咬合基本匹配。

（2）颞下颌关节良性肿瘤或瘤样病变，引起继发性牙颌面畸形。

（3）发育性颞下颌疾病，同时存在牙颌面畸形。

（4）颞下颌关节盘移位、髁突特发性吸收伴小下颌、下颌偏斜等颌骨畸形。

2. 术前准备

（1）全麻手术的常规准备。

（2）正颌外科手术常规准备：X线头影测量，模拟手术（VTO或计算机模拟手术），模型外科制作。

（3）如术前无法完成模型外科时，应准备术中即刻模型外科制作材料以便术中制备咬合导板。

（4）颌骨手术动力系统及固定装置。

3. 麻醉与体位

仰卧位，经鼻插管麻醉。麻醉后行牙弓夹板固定或牵引钉植入备用。头偏向健侧。

4. 手术步骤

（1）颞下颌关节手术：去除病灶或完成关节强直间隙手术；手术进路最常用耳颞联合切口，同前章节所述。

（2）颌间结扎：如术中即刻模型外科制作时完成取模、咬合记录、𬌗位记录、转移𬌗架，按术前的方案完成模型外科操作及𬌗板制作。

（3）正颌外科操作：如需完成植骨重建髁突时，颌间结扎后先完成植骨，常见的肋骨移植术过程同前面章节所述；术中同期模型外科操作需等完成𬌗板制作后再进行正颌手术；正颌手术如颏成形术、Le Fort Ⅰ型截骨术、SSRO等的操作步骤见正颌手术有关章节。在颞下颌关节强直患者同期正颌手术需要植骨时，可将强直区取出的大量骨块切割成小块再植骨，尤其是需要较大幅度前移的颏成形手术，强直区的骨量多，可以加以充分利用。

（4）完成手术后需进一步检查咬合关系。

5. 重要解剖结构的辨认与保存

详见相关章节叙述。

6. 术中、术后并发症的诊断和处理

（1）出血：见颞下颌关节及正颌外科专门章节叙述。

（2）咬合关系紊乱：较多见于关节重建与正颌手术同时进行，或颌骨移动幅度较大时。术前模型外科的设计必须准确，手术中对重建的髁突位置确保位于关节窝后上，采用可靠的颌骨固定；术后如出现轻度的咬合紊乱为正常现象，可进行早期颌间牵引促进恢复，需要时进行正畸治疗（图10-101）。

7. 经验和评述

颞下关节手术与正颌外科同期进行是较常见的方式，对一些畸形程度较轻、对术前正畸治疗要求较低的病例较为适用。由于涉及关节手术，因此在设计上与单纯正颌外科存在一些差异，对关节位置的考虑较常规正颌手术更加严格。特别是一些术前无法完成取模进行模型外科治疗的患者，同期正颌手术需要在术中短时间内完成模型外科及𬌗板制作的工作，对操作者的要求较高。因此，对手术设计的要求更高。目前通过一些三维测量及手术模拟软件，如Proplan、Dolphin等可以较精确地进行测量及手术模拟。这为同期手术的准确性提供了较好的保障。同期手术的优点在于缩短疗程，充分利用可能需要植骨

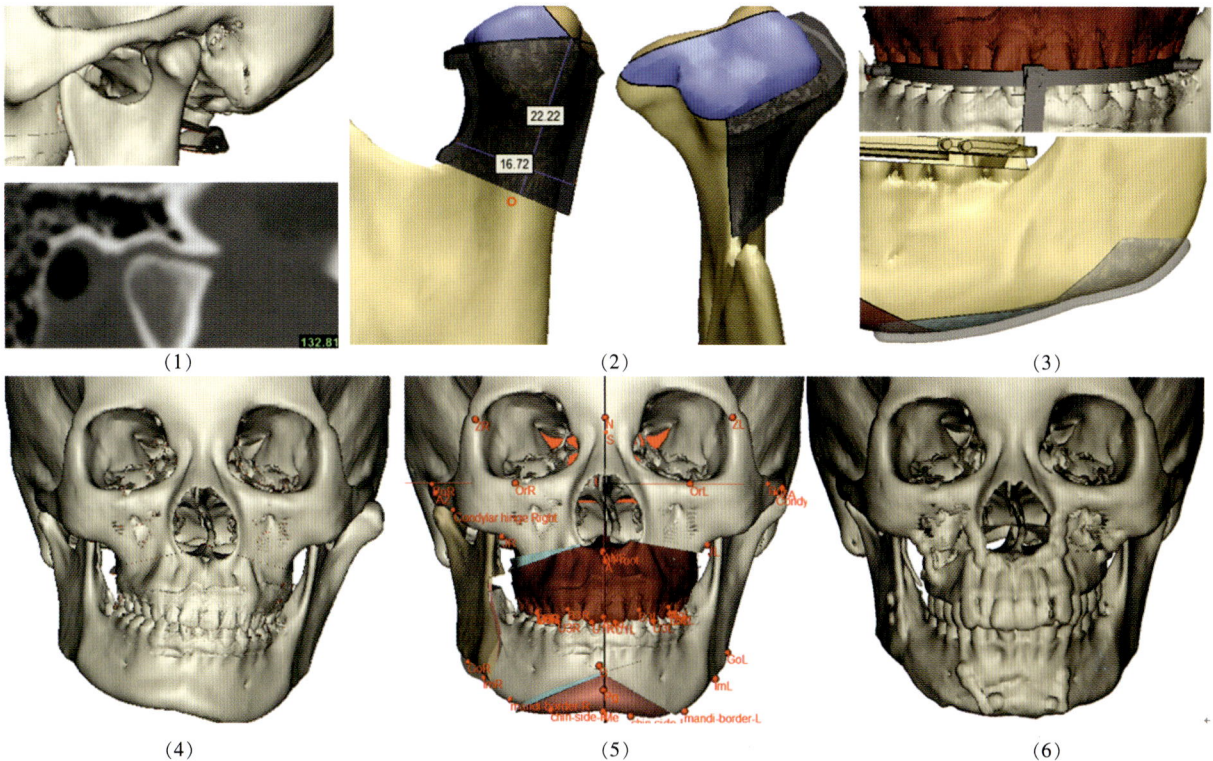

图 10 - 101 髁突骨软骨瘤关节-正颌同期手术

(1)髁突骨软骨瘤的术前 CT;(2)髁突修整二导板设计;(3)下颌下缘修整的导板设计;(4)术前颌骨 CT 三维重建;
(5)术前正颌设计,上颌 Le Fort Ⅰ型截骨纠正颌平面偏斜,下颌矢状劈开及颏成形;(6)术后颌骨 CT 三维重建

进行关节重建的时机矫正颌骨的畸形。如在关节强直进行同期颏成形术时,可以利用关节成形术时取出的大量骨组织进行颏成形术时的植骨,以减少术后复发。采用肋骨移植重建关节时可以同时恢复患者下颌支的高度,结合上颌骨 Le Fort Ⅰ型截骨术恢复殆平面,以矫正偏颌畸形。

(二)颞下颌关节与正颌外科分期手术

1. 适应证

(1)颞下颌关节强直引起的严重牙颌面畸形,或伴有严重咬合紊乱,需要进行术前正畸治疗。

(2)颞下颌关节良性肿瘤或瘤样病变,引起继发性牙颌面畸形,需要术前正畸治疗。

(3)发育性颞下颌关节疾病,同时存在重度颌骨畸形或需要进行术前正畸治疗。

2. 术前准备

见同期手术。

3. 麻醉与体位

仰卧位,经鼻插管麻醉。麻醉后行牙弓夹板固定或牵引钉植入备用。头偏向健侧。

4. 手术步骤

较多采用的是一期关节外科手术及同期牵引成骨术等,然后进入以正畸治疗为主的阶段,为二期正颌手术创造条件。二期正颌手术完成颌骨畸形的矫正。手术主要步骤参照正颌-正畸联合治疗。

5. 重要解剖结构的辨认与保存

见相关章节。

6. 术中、术后并发症的诊断和处理

见相关章节。

7. 经验和评述

对一些同期手术比较勉强的病例或分期手术治疗效果明显优于同期手术时，建议进行分期手术，以提高治疗的可靠性。关节外科手术与正颌外科手术的次序可以视具体情况变化，如关节强直时先采用牵引成骨治疗，然后进行关节成形术、关节重建及颌骨畸形矫正；也可先进行关节成形术，然后采用牵引成骨术延长下颌骨，再进行正颌-正畸联合治疗。在设计分期手术时需要考虑整个治疗过程的相关步骤，尽可能缩短疗程，使治疗的各个阶段有机连接，避免重复治疗。

（杨　驰　谢千阳）

第11章 颌面神经外科手术

一、神经痛及面肌痉挛的注射阻滞疗法

1903 年由 Schloesser 首次报道,目前常用药物为无水乙醇,以及维生素 B_{12}、激素、硫酸镁等配合 $1\% \sim 2\%$ 利多卡因,对疼痛的神经行注射阻滞疗法,可使疼痛缓解。疼痛发作期患者依靠药物治疗结合阻滞可使疼痛缓解且极为安全。近年来有报道采用表柔比星、辣椒素、A 型肉毒毒素(针对面肌痉挛)等进行阻滞治疗,近期疗效较为满意,但长期的疗效有待进一步的观察。阻滞治疗以 $5 \sim 10$ 次为 1 个疗程,每次间隔可为 2 d 至 1 周。可重复 $2 \sim 3$ 个疗程。该方法安全、经济、简单,是目前治疗三叉神经痛最为常用的手段。

1. 手术指征

一般无禁忌证,适合所有患者。

2. 术前准备

无特殊要求。

3. 麻醉与体位

通常采用坐位,在口腔治疗椅上进行。

4. 手术步骤

(1)眶上神经注射阻滞法:治疗三叉神经第一支痛,行同侧额部及眶上孔区治疗时,其标志是眶上孔。眶上孔多位于眶上缘中、内 1/3 交界或中点附近,其形态及位置的个体差异较大,多表现为单切迹。其宽度多为 $5 \sim 6\,mm$。一般可自体表皮肤摸到。骨孔常位于眶上缘 $1 \sim 4\,mm$ 处。在阻滞过程中,有时不易刺中眶上神经,致效果欠佳,可能与变异有关。

注射方法:患者取仰卧位或端坐位,术者以示指尖在患者眶上缘中间偏内侧部摸出切迹处,或用手指尖触压眶缘,力求先找到压痛点以助定位。皮肤常规消毒及局部麻醉后,用短细针头自切迹或压痛点处刺入皮肤,直达眶缘的骨性组织,当有传电感出现时,即表示刺中,位置准确,否则应改变针头的方向在附近寻找,直至出现放射痛为止。如有骨孔,可将针头插入少许,回抽无血,先注入 2% 利多卡因 $0.5 \sim 1\,ml$。在注射同时,应用左手拇指、示指压迫周围软组织,以减少乙醇扩散,从而使神经阻滞更加充分。通常有上眼睑水肿,但不需做特殊处理,数日后可自行消退。

(2)眶下神经、下牙槽神经、颏神经阻滞法:同局麻的操作,可参阅口腔颌面外科教科书。

(3)面神经阻滞法:

神经干阻滞法。

乳突前缘入路:患者头偏向健侧,穿刺点位于乳突尖上方 $1\,cm$ 处,进针后刺向乳突前壁,沿骨壁向患者头颅后上方进针,进针深度一般为 $2.5 \sim 3\,cm$,即可到达茎乳孔,部分患者同侧耳部有疼痛感。注射 2% 利多卡因 $0.3 \sim 0.5\,ml$,如出现面瘫,说明穿刺位置正确,反之应改变方向,重新穿刺和注射,直至位置正确。

乳突后缘入路:在乳突后缘根部、乳突尖上方 $1\,cm$ 处为穿刺点,针尖向前呈水平方向,向内自乳突沟达茎乳孔后缘穿刺,进针深度一般为 $3 \sim 3.5\,cm$。

面神经分支阻滞法。位于面部皮肤,经电生理刺激仪定位后确定穿刺点。注射范围可根据面肌痉挛的部位选择。

5. 重要解剖结构的辨认与保存

(1)熟悉眶上孔、眶下孔、颏孔、茎乳孔及下牙槽神经注射的解剖标志。

(2)注射针进入上述解剖结构时应注意避免直接刺伤神经。

(3)眶下孔阻滞时应注意穿刺深度,过深可经眶下管至球后,损伤球后组织,引起视力障碍。

(4)面神经干阻滞时,应注意穿刺方向和深度。

6. 术中、术后并发症的诊断和处理

(1)组织水肿:特别在眶上孔、眶下孔阻滞时最易发生,但不需做特殊处理,数日后可自行消退。

(2)血肿形成:眶下孔阻滞时最易出现,可给以局部冷敷、48 h后热敷,适当给予抗生素。

(3)球后组织损伤引起视力障碍:常发生于眶下孔阻滞,临床罕见。应立即请眼科会诊,指导治疗。

(4)茎乳孔穿刺应注意勿过于斜向前方,否则可穿入外耳道,应注意掌握穿刺深度,过深可刺伤颈动静脉及舌咽神经、迷走神经、颈交感神经。

7. 经验和评述

(1)对神经痛患者采用阻滞法,可暂时缓解疼痛,部分患者的缓解时间可达数年。但其远期疗效(3年以上)极差,临床上常用于疼痛发作期和全身体质差无法手术的患者。

(2)面神经阻滞法除造成短暂的面瘫外,对面肌痉挛的治疗效果也不理想。而采用无水乙醇和甘油注射,虽可解除面肌痉挛,但会造成较长时间的面瘫(6～12个月),一旦面瘫症状消失,面肌痉挛可再复发。

二、三叉神经周围支撕脱及骨管减压术

（一）三叉神经周围支撕脱术

三叉神经周围支撕脱术主要包括眶上神经、眶下神经、下牙槽神经、颏神经撕脱术,其中以眶下神经和下牙槽神经撕脱术为主。该手术已有百年历史,其特点是术式简单、并发症少,在门诊即可进行。

1. 手术指征

(1)适应证:①药物治疗无效;②药物治疗有效,但需不断增加剂量才能控制病情或发作间歇逐渐缩短者;③使用药物治疗后出现过敏症状或使用一段时间后出现白细胞下降、肝损害、严重头晕、胃肠道不适等并发症者;④经神经干封闭治疗或经无水乙醇注射治疗仍反复发作者;⑤伴有全身性疾病者或无法耐受开颅手术或射频治疗的老年患者;⑥对微血管减压术或射频治疗心存恐惧者。

(2)禁忌证:①局部有肿胀感染者;②肿瘤侵犯神经引起疼痛者;③封闭该神经后仍出现疼痛者;④患者全身情况无法耐受手术者。

2. 术前准备

(1)常规检查:血常规及出、凝血时间。

(2)老年患者有心血管系统疾病时应行心电图及胸片检查,必要时可在心电监护下手术。

(3)术前不需禁食。

3. 麻醉与体位

(1)麻醉:通常可采用局部麻醉,包括浸润和阻滞麻醉。对年龄大、体质差患者亦可采用全身麻醉。

(2)体位:均为平卧位。

4. 手术步骤

(1)眶上神经撕脱术:从口外进路,在患者眶上缘略偏上方于眉弓上缘以眶上缘中内 1/3 为中点做一切口,长 1～1.5 cm。切开皮肤、皮下组织、肌肉、骨膜,直达骨面,用骨膜分离器分离,显露眶上孔及眶上神经。用钝性分离法慢慢将眶上神经游离,因眶上神经很细,游离时很容易撕断,在眶上孔入孔处贴近骨面用血管钳夹住神经轻轻拉动,逐步缠绕血管钳,将神经自眶内向外拉出,尽量自孔内多拉出眶上神经,则神经可自较高部位撕脱。然后再将皮下远中端在软组织中分解出并剪断,结扎,止血,然后可自眶上切迹附近凿取一小块骨片填入眶上孔内,或用骨蜡填塞,并将软组织中的神经残端移位缝合到侧方位置。按常规缝合创口,术后给以适量抗生素及止血药。

(2)眶下神经撕脱术:常采用口内进路,口外进路一般很少用。眶下孔位于眶下缘中点下方 0.5～1 cm 处,与瞳孔及颏孔在一条直线上。可在患侧尖牙到第二前磨牙的唇颊沟处做一横行切口或弧形切口,长约 4 cm,切开黏膜,直到骨膜下,暴露骨面,然后自骨面剥离,向上掀起面颊部软组织直达眶下孔,显露眶下孔和眶下血管束,然后用钝性分离法游离眶下神经,在近孔平面用蚊式血管钳夹住神经,轻轻拉动并使神经缠绕在血管钳上慢慢扭转,使神经尽可能多拉出后撕脱。然后在远端将软组织中的神经剪断,神经残端移位缝扎。在眶下孔内的神经残端也可用电凝或用化学药物烧灼,也可在眶下孔内注入 0.5 ml 的无水乙醇,或在孔周凿一小骨片填塞入孔内,以减少复发的机会。

(3)下牙槽神经撕脱术:

口内进路:在翼下颌间隙寻找下牙槽神经。切口沿下颌支前缘至磨牙后区舌侧,做纵行切口,切开口腔黏膜,继则沿下颌支内侧骨面剥离,显露出下颌小舌及下颌孔,在其后上方找出进入下颌孔的条索状的神经血管束。用钝性分离法将神经分离出来,并用单钩将其牵出。对磨牙缺失者,可在下颌骨体部切断神经:一般在患侧磨牙区沿牙槽突颊侧做长 3～4 cm 的切口,切开黏膜和骨膜,剥离,翻开黏骨膜瓣,显露颊侧骨壁。用电钻或骨凿除去骨外板,然后用刮匙刮去松质骨,可见其中有稍隆起的管状骨壁。打开后,显露下牙槽神经,再用钝分离法将神经与血管分开,用单钩将下牙槽神经自骨管内牵出。找出下牙槽神经,再用两把血管钳分上下端分别夹住神经束的两端,从中间剪断,然后扭转血管钳,尽量将神经拖出撕脱。止血后分层缝合,安放引流条,24 h 后抽除。

口外进路:在下颌体部下缘约 1.5 cm 处做切口,向后绕下颌角向后上,形成长 4～5 cm 的长弧形切口。切开皮肤、皮下组织及颈阔肌,在向深部分离中应注意保护面神经下颌缘支。沿下颌下缘分离到咬肌并切断咬肌附着及骨膜。紧贴骨面向上翻,充分显露下颌角部的颊侧骨面,然后在下颌角到下颌最后磨牙牙槽嵴间连线中点处,用圆钻或骨凿钻开外侧骨皮质,做一直径约 1.5 cm 的圆形骨窗,直到骨松质;再用小刮匙去除骨松质,如见其中有稍隆起的管状骨壁即为下牙槽神经管,刮去骨管外壁,即可见下牙槽神经。分离神经并挑起,用蚊式血管钳夹住两端分别牵拉,尽可能长地牵拉出神经束并撕脱。另用骨蜡或凿出的松质骨堵塞管道,或向近远端分别注入无水乙醇 0.5 ml,分层缝合。

(4)颏神经撕脱术:

口内进路:在双尖牙前庭沟处做长 1.5～2 cm 的切口,翻瓣,钝性分离到前磨牙根部之间,可见颏神经出颏孔入软组织内。充分暴露颏孔及剥离出颏神经,用血管钳夹住两端,中间剪断,软组织端结扎后用电刀热凝;颏孔区用血管钳夹住后慢慢扭转,尽量将神经拉出撕断。颏孔用松质骨填塞或用骨蜡封闭,也可用电刀伸入孔内电凝,或在孔内注入乙醇等。

口外进路:在患侧颏孔区下颌下缘 1.5 cm 处做一长约 4 cm 的切口,切开皮肤、皮下组织及颈阔肌,沿下颌骨下缘切开骨膜,用骨膜分离器自骨膜下剥离,充分暴露出颏孔;分离出颏神经后切断。颏孔填塞缝合。口外加压包扎。对颏孔及下颌角部下牙槽神经均显露者,应尽量将两者间的一段神经全部抽出。

5. 重要解剖结构的辨认与保存

(1)眶上神经撕脱术:分离组织和寻找眶上神经时,应掌握深度和方向,手术应紧贴眶上缘骨面,如过于靠下则可能进入眶内,轻者引起眶内血肿,重者损伤眶内容物,导致视力障碍。

（2）眶下神经撕脱术：

面神经颊支：面颊部眶下区有面神经颊支，一般情况下在前庭沟切开到骨面再沿骨面向上剥离，是不易损伤神经的。口外进路要注意切口不要太靠下面。

眶下血管束：眶下血管与神经是伴行的，同出眶下孔，分离到眶下神经血管束后可先适当分离血管和神经，血管应尽量保留，可减少术后出血肿胀。撕断神经时血管如一并撕脱，则需两端结扎止血。

腮腺导管：腮腺导管开口位于第一磨牙颊侧黏膜，有一小突起，挤压腮腺可见清亮液体流出。口内进路时应在前庭沟做切口，注意切口不要太长，也不要太向后，偏颊侧则可能损伤腮腺导管口。

眶下缘可及骨性突起，做眶下孔阻滞麻醉时，左手示指需压住眶下缘，以防注射针滑过眶下缘刺入眼球。

（3）下牙槽神经撕脱术：

舌神经：口内进路时要注意舌神经的寻找，切开黏膜后于翼内肌与下颌支之间可见舌神经下行向前，经翼下颌韧带的下颌骨附着端与舌腭肌之间，向前内呈一弓形。越过下颌第三磨牙的远中舌侧下方时位置表浅，表面仅覆以黏膜，术中应注意保护，如伴有舌神经痛，则可在翼内肌前缘施行舌神经撕脱术来治疗舌神经痛。

颊神经（或称"颊长神经"）：颊神经行向前外，经翼外肌两头之间穿出，在冠突内侧沿下颌缘支前缘行向前下，在颞肌和咬肌前缘的覆盖下，穿过颊脂垫，分布于磨牙颊侧黏膜下，一般不易被损伤。

下牙槽神经撕脱术时应保护或结扎好下牙槽动静脉。

6. 术中、术后并发症的诊断和处理

（1）肿胀：神经撕脱术因神经位置较深，且口内外软组织松弛，术后易出现较明显的水肿和组织肿胀，患者术后常会感觉睑裂周围肿胀，睑裂缩小，下牙槽神经撕脱术时伴有吞咽困难及疼痛，唾液易积聚在口腔内而难以咽下。一般无须特殊处理，如症状严重，术后可给予补液，适当应用激素。

（2）出血：神经撕脱时可伴有同名动静脉的出血，如眶下动静脉下牙槽血管束等的出血，因此术后较易形成血肿。预防方法是术中彻底止血，术后加压、冷敷和使用止血药物。

（3）张口受限：常见于下牙槽神经撕脱术后，因肿胀、疼痛及翼内肌痉挛，均可出现程度不同的张口受限。术后给予适当的止血药及激素，可减少出血、肿胀。一般术后1～2周张口受限会逐渐好转，必要时做张口训练，以加大张口度。

（4）麻木：是神经撕脱术后最常见的并发症，无须处理。但应告知患者尽量用健侧咀嚼，以防手术侧颊黏膜或舌缘被咬伤。

7. 经验和评述

神经撕脱术由于其复发快、复发率高、术后麻木等缺点，现已是治疗三叉神经痛非主要手段，由于其操作较简单，故仅在基层医院应用较多。

（二）三叉神经外周骨管减压术

三叉神经痛患者中单分支痛者占36%，而其中以单纯第Ⅱ支（眶下神经）痛的比例最高，其次为第Ⅲ支（下牙槽神经）痛。

颅内段神经压迫学说已被多数学者接受，其中以血管压迫最常见，但仍有约15%未见颅内段的压迫性病变。为此笔者提出颅外病因假说：所有颅外骨管（孔）的绝对狭窄或神经伴行血管扩张导致的骨管相对狭窄均有可能引起三叉神经痛，特别是在排除颅内段神经压迫病因的单分支疼痛后。目前常用手术主要有眶下及下牙槽神经减压术。

1. 手术指征

（1）适应证：①仅有三叉神经第Ⅱ支或第Ⅲ支疼痛；②已排除颅内占位性病变；③无法承受开颅和射频治疗的患者。

(2)禁忌证:①伴有其他分支(2 支以上)疼痛;②颅内有明显占位性病变。

2. 术前准备

(1)常规检查:血常规及出、凝血时间。

(2)对老年患者有心血管系统疾病时应行心电图及胸片检查,必要时可在心电监护下手术。

(3)术前不需禁食。

3. 麻醉与体位

(1)麻醉:通常可采用局部麻醉。如眶下管减压术,一般采用眶下神经阻滞麻醉;下牙槽神经管减压术采用下牙槽神经、舌神经及颊神经阻滞麻醉,对后者如患者年龄大、体质差亦可采用全身麻醉。

(2)体位:二者均为平卧位。

4. 手术步骤

(1)眶下神经减压术:眶下孔、腭大孔阻滞麻醉及上前庭沟浸润麻醉。切口位于上颌中切牙至第一磨牙的唇颊沟。翻开黏骨膜瓣暴露眶下神经,沿眶下孔下缘凿开上颌窦前壁约 1 cm×1 cm。剥离上颌窦黏膜,显露上颌窦顶壁,以薄型小骨凿沿血管束走行方向凿除眶下管下壁骨质,显露眶下神经全程;用神经剥离器游离神经血管束,直至眶下裂。最后用器械探查眶下管下壁应无骨质存在,并证实上颌窦内无出血后关闭创口,无须引流。

(2)下牙槽神经减压术:沿下颌牙唇颊沟处切开黏骨膜,其范围可依据减压的长度来设计,通常为下颌牙尖牙近中至下颌第二磨牙远中。翻瓣后首先暴露颏神经,在其后方用电钻逐渐磨开下牙槽神经管,暴露下牙槽神经,将下牙槽神经剥离并充分游离。检查无出血后关闭创口,无须引流。根据解剖,位于颏孔区后方的下牙槽神经管距外侧较近,向后逐渐离外侧较远,根据我们的经验,下牙槽神经管减压术至下颌第二磨牙后无法再进一步减压,因为此处由于下颌骨外斜线的存在使外侧组织明显增厚。

5. 重要解剖结构的辨认与保存

(1)眶下神经减压术:术中应注意保护眶下神经,避免切断。进入眶下管减压时需注意掌握深度,过深可进入眶下裂,损伤球后组织,引起视力障碍。

(2)下牙槽神经减压术:术中应注意保护颏神经及下牙槽神经。磨开神经管时应掌握高度,避免损伤牙根。另外须注意下牙槽神经管出血,以免术后血肿形成。

6. 术中、术后并发症的诊断和处理

(1)术中并发症:①神经断裂。应尽可能立即行神经吻合术。②出血。可用吸收性明胶海绵或骨蜡填塞止血。

(2)术后并发症:①上、下唇麻木。最为常见,可给予营养神经药物。②球后组织损伤引起视力障碍。应立即请眼科会诊,指导治疗。③牙根损伤。根据情况,可考虑术后行根管治疗。④血肿形成。可给以局部加压、冷敷,必要时再次手术行血肿清除。

7. 经验和评述

对排除了颅内压迫因素的三叉神经(Ⅱ或Ⅲ支)痛患者采用眶下管及下牙槽神经管减压术治疗,其手术简单、成功率高、并发症少,最大优点在于能较好地保存三叉神经的生理功能。此类手术可在基层医院开展。其缺点是远期复发率仍较高,根据资料统计,2 年内疼痛缓解率为 80%,而 3 年以上复发率在 40%左右。

三、三叉神经痛射频温控热凝术

1965 年 Sweet 成功地证明了传导痛觉的无髓鞘细纤维在温度为 70～75℃时就发生变性,而传导触觉的有髓粗纤维可耐受 85℃以上温度,由此于 70 年代初首次报道了采用能精确控温的热疗即射频发生器治疗三叉神经痛,获得较好的疼痛缓解效果。其原理是在射频电流通过有一定阻抗的神经组织时,因高频电流的作用使神经组织内离子发生震动,与周围质点发生摩擦,组织内产热,形成一定范围的蛋白质凝固破坏灶,这样就能利用不同神经纤维对温度的耐受性,有选择地破坏传导痛觉的纤维,保留对热耐受性较高的传导触觉的纤维。而热凝时温度可通过电极尖端的热凝电阻直接测得并给予控制。

1. 手术指征

(1)三叉神经痛反复发作 2 年以上。

(2)经非外科治疗无效者。

(3)外科治疗(射频治疗、颅内手术、神经撕脱术及无水乙醇注射)失败者。

(4)有特殊需要的患者(从事危险工作者,如驾驶员、高空作业者等)。

(5)全身无严重的心脑血管系统疾病。

2. 术前准备

(1)术前常规 CT 颅底平面扫描,排除颅内肿瘤。

(2)全身检查:按全身麻醉要求进行,包括血常规、肝肾功能、心电图、胸片、血糖、HIV 等。

3. 麻醉与体位

采用全身麻醉,平卧位。

4. 手术步骤

(1)患者平卧位,头略偏向健侧 7°～15°。

(2)穿刺点:卵圆孔(图 11-1)的体表投影位于相当于两侧颞下颌关节结节连线与眶下缘中点(正视时瞳孔垂线上)向后垂线的交点处。根据上述体位投影有两种方式穿刺卵圆孔。

前入路法:穿刺点位于口角水平外侧 2.5～3 cm。该点与耳屏前 2.5 cm 点及眶下缘中点连线为穿刺进针引导方向(图 11-2)。

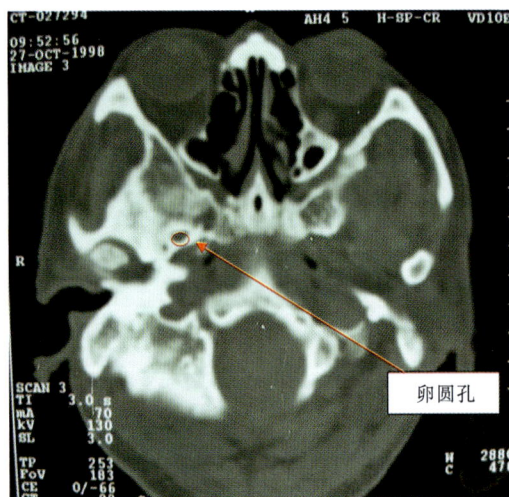

图 11-1　术前 CT 扫描示卵圆孔

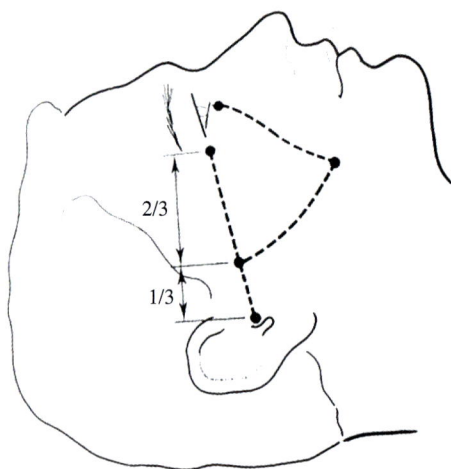

图 11-2　穿刺针进入卵圆孔的方向

侧入路法:与教科书所描述方向相同,即下颌切迹中点为穿刺点。

(3)操作程序:

进针:①在心电图、血压及氧饱和度监护下并吸氧。②按照上述穿刺点,首先用 2%利多卡因行局部浸润麻醉。③用带绝缘体的穿刺针按上述穿刺点进针。穿刺方向为向上、向内、向后,可直达颅底,深度约 8 cm,此时穿刺针可有一种落空感,同时伴有面部相应区域的疼痛感,部分患者有脑脊液渗出。

定位:在上述基础上进一步行 CT 颅底扫描,可见卵圆孔内有穿刺针并继续测量穿刺针进入颅内的深度(2 mm 一层扫描)(图 11-3、图 11-4)。如果无法直接进入卵圆孔(图 11-5),为避免反复穿刺造成血肿,可先行 CT 扫描,明确卵圆孔与穿刺针之间的方位,再进行穿刺,一般均可入孔。穿刺证实进入卵圆孔后,还可以进一步行刺激试验,以明确反应部位与疼痛部位是否一致。

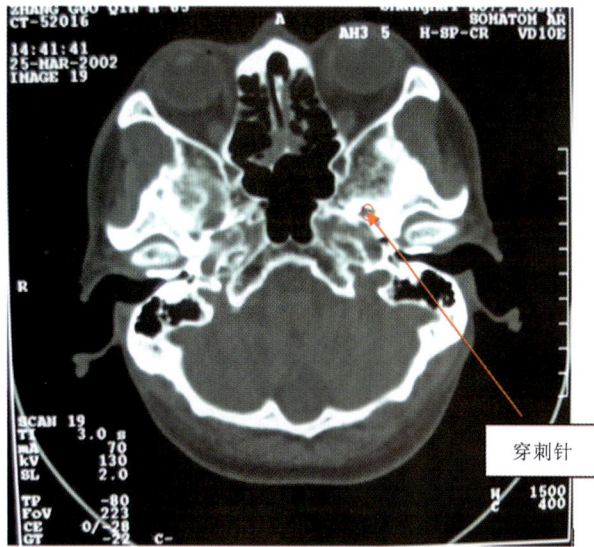

图 11 - 3　穿刺针进入卵圆孔

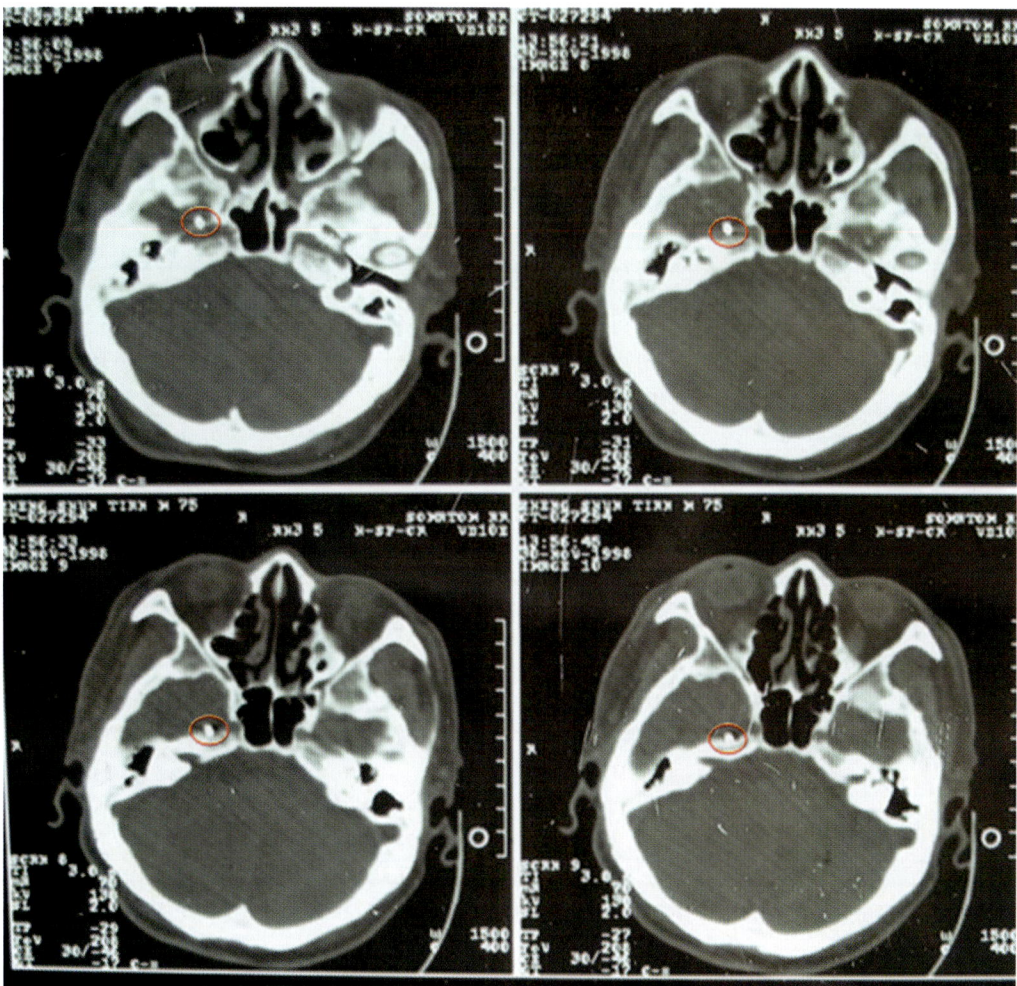

图 11 - 4　进入卵圆孔深度测量

红圈内显示穿刺针位置

加温：热凝温度及温控时间，通常采用冯殿恩提出的温度，80～85℃，时间为5～6 min，这两项指标常使疼痛缓解率得以提高，但同时术后面部感觉功能减退较为明显，使术后的生活质量有所下降。根据我国国情，目前国内众多患者的首要治疗目的是减轻疼痛，而将术后面部的感觉保留放置在次要位置，因而采用这两项参数。目前国外通常采用70～75℃，温控时间为3 min，这是因为国外学者更注重术后面部的感觉功能，宁愿采用较低温度来达到术后最大限度地保留面部感觉功能的目的，以此来保持原有的生活质量，但温度过低又常可使术后复发率增加。

在异丙酚短暂性全麻下，按80～85℃控温时间5 min进行控温热凝。

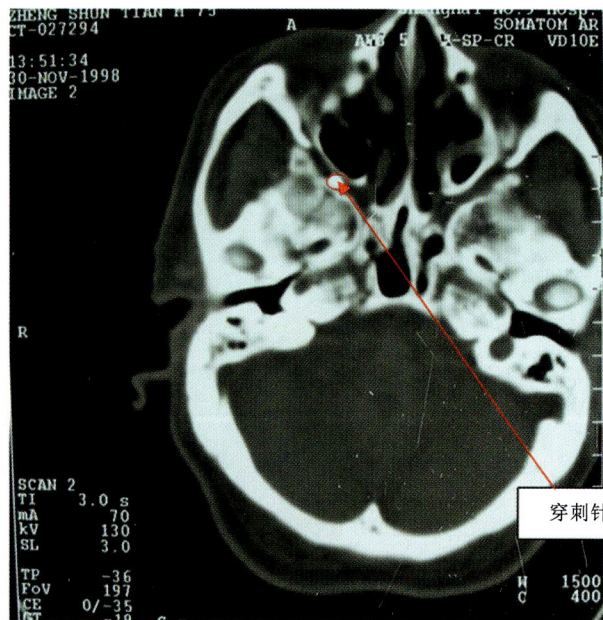

图11-5　穿刺针误入眶下裂

5. 术后处理

加温完毕，检查患者相应面部区域是否有麻木感出现、疼痛是否消失，必要时可增加热凝时间。

术毕采用能透过血脑屏障的抗生素静脉滴注，同时观察瞳孔有无变化。2 d后可出院。

6. 重要解剖结构的辨认与保存

（1）应熟悉颅底诸多孔隙与卵圆孔之间的关系，初学者应对照颅标本反复辨认颅中窝结构，并在此基础上用尸体标本进行多次演练，如有新鲜头颅标本则效果更佳。

（2）在上述基础上进行卵圆孔穿刺，穿刺前应明确标记穿刺点（即口角外2.5～3 cm皮肤处），该点与眶下缘中点及耳屏前2.5 cm之间连线为穿刺方向，连线亦应明确标志，以便穿刺过程中反复对照。

（3）穿刺开始即应严格掌握进针方向（向上、向后、向内），缓慢进针，在进入下颌冠突内侧及上颌结节外侧时，应用手指保护口内颊黏膜，以免穿透口腔。一旦进入颞下间隙内，应立即通过，避免反复穿刺，否则易刺破翼静脉丛造成血肿，增加穿刺难度。

（4）当穿刺针抵达颅底骨板时，不应急于反复穿刺卵圆孔，应首先检查进针方向是否正确，与所标志的连线方向是否一致，如方向一致可进一步探寻卵圆孔。如一时难以进入卵圆孔，应耐心细致地分析原因，尤其是进针方向是否有误。如有CT定位，则可先行CT扫描以明确卵圆孔与穿刺针之间的距离及方位，随后改变穿刺针方向，一般均能顺利进入卵圆孔。

（5）进入卵圆孔的标志有：进针方向、深度、术者手感（刺空感）、患者感觉（疼痛）、咬肌一过性痉挛、空针回吸有脑脊液等。同时可进行定位（X线侧位片、颅底片、刺激试验等，有条件者采用CT扫描则定位更确切）。定位明确后穿刺针入孔，进一步调整位置，以便所需热凝部位与患者疼痛的部位一致，最后行热凝治疗。

7. 术中、术后并发症的诊断和处理

（1）面部麻木感（facial numbness）：约98%的患者出现。无须特殊治疗。

（2）麻木性疼痛（anesthesia dolorosa）：发生率约为1.5%，其原因主要是热凝时并不是使神经组织全部失活，而是保留其部分功能。通常在4周后该症状可消失。

（3）角膜麻痹（cornea anesthesia）、角膜炎（corneitis）或失明：按国内外资料统计，其发生率为7%～11%。其中又有20%的患者有视力下降，造成的主要原因是穿刺深度难以把握。笔者采用CT定位方法后，其发生率下降至1%～2%。一旦发生角膜麻痹或角膜炎，应立即滴眼药水、涂眼药膏、戴眼镜，避免异物进入，并可请眼科会诊，必要时可行上、下眼睑缝合，封闭眼睑2～3周。

（4）咀嚼功能减退：其发生率通常为 20％～30％。常由于破坏三叉神经第三支的运动神经（trigemiral motor dysfunction）而致，鉴于三叉神经痛常为单侧发作，其射频治疗后的咀嚼功能可依靠对侧来补偿，因此患者的总体咀嚼功能下降并不明显。

（5）颅神经损伤（premanent cranial nerve deficit）：主要是听神经、滑车神经损伤，发生率约为 5％。主要表现为耳鸣、复视等，可给予营养神经药物。

（6）颅内出血或血肿（intracranial hemorrhage or infarction）：迄今在正式文献中尚无报道，而 Sweet 等人报道在某些私人通信中出现过本并发症，据此推测其发生率极低，约 0.2％。一旦发生可请神经外科会诊。

（7）死亡（perioperative mortality）：目前尚无死亡病例发生。

（8）穿刺失败（procedure failure）：发生率为 1％～2％。采用 CT 定位方法，能大大提高穿刺的成功率。

（9）疼痛复发（pain recurrence）：国外报道复发率为 20％～30％，国内为 10％～20％。可重复治疗。

8. 经验和评述

（1）CT 定位与传统定位方法比较：当前国外主要采用 C 臂放射机透视下带荧光束的穿刺针在屏幕上显示穿刺方向及进针部位，而国内主要靠头颅定位 X 线平片，脑脊液的溢出及方波刺激试验来判断穿刺是否正确。上述定位方法的主要缺陷有：无法客观显示穿刺针是否正确进入卵圆孔，一旦判断错误将导致严重的并发症（如失明、颅内血肿或出血等）。同时也无法正确把握穿刺针进入颅内的深度。国外的定位方法要求术者必须有丰富的经验，同时要有昂贵的仪器配套，因而目前不适宜国内开展。而国内常用定位方法更多地依赖术者的经验。对此，笔者近年来提出 CT 定位方法，其优点在于避免穿刺卵圆孔过程中的盲目性，能大大提高穿刺的成功率和安全性，客观地显示穿刺针是否进入卵圆孔，同时通过 CT 分层扫描能精确计算进针深度。依据笔者的多年经验，迄今采用 CT 定位方法在 500 余例患者的治疗中全部获得成功，无严重并发症发生，对三叉神经第一支的损伤发生率仅为 2％，疼痛缓解率达92.6％。

（2）射频热凝术优点。

有效率高、复发率低：冯殿恩等报道使用该法治疗 1 000 余例患者，总有效率达 90％。Taha 等总结国外 6 000 余例患者的治疗结果，总有效率达 80％。国内外的结果差异主要原因是采用热凝温度的不同。我科对 800 余例患者资料统计，总有效率达 85.7％。

安全性高：Sweet 等总结 1 万余例患者治疗结果无 1 例死亡，国内资料统计中亦无死亡病例，且严重并发症发生率在 3％以下。

对复发者可重复治疗：国内外资料统计显示二次射频热凝术治疗后疼痛缓解率在 95％以上。

治疗创伤小：术后第 1 日患者即能恢复正常生活，这一点对患者尤其重要。

综上所述，射频热凝术目前乃是治疗三叉神经痛最有效方法之一。但其不足之处是面部麻木，常使患者较难接受该治疗。国内外学者均认为射频热凝术在发展中国家具有良好的应用前景。

四、颅内微血管减压术

早在 1934 年，Dandy 就在行颅内三叉神经根切断术时发现了血管对三叉神经根的压迫作用，并认为在病理学上起重要作用，自此以后桥小脑角（cerebellopontine angle，CPA）段的血管神经压迫学说得到了多数学者的证实和公认，目前文献报道 71％～93％的三叉神经痛患者存在该区域的血管压迫。基于血管压迫理论，Gardner 首先于 1959 年将开放性微血管减压术（microvascular decompression，MVD）用于治疗三叉神经痛（TGN），由于直视的缘故，其手术成功率仅为 50％～60％。重要的里程碑是 Jannetta 在

1967 年正式命名和推广了 MVD,并且加入显微镜的应用,其手术成功率提高至 85%～90%。

微血管减压术既针对病因、保存神经生理功能,又有较好的手术疗效,是目前国际上治疗三叉神经痛的首选方法;也可应用于面肌痉挛及舌咽神经痛的治疗。其最大优点是能在术后继续保持神经功能。

1. 手术指征

与射频热凝术相同,但术前磁共振血管造影(MRTA)影像学检查结果须列入手术指征,MRTA 证实颅内三叉神经根面神经及舌咽神经有血管压迫者为主要的、重要的手术指征。

2. 术前准备

(1)术前常规 MRTA 扫描,排除颅内肿瘤。

(2)全身检查:按全身麻醉要求进行,包括血常规、肝肾功能、心电图、胸片、血糖、HIV 等。

3. 麻醉与体位

(1)麻醉:经鼻插管全身麻醉,静脉给予 20% 甘露醇 250 ml 快速滴注。

(2)抬高手术床,使术区略低于术者坐位时的视线。患者平卧,抬高患侧肩膀,头偏向对侧,下颌骨颏部距胸骨二横指,使患侧颈肩夹角＞100°(图 11 - 6)。

4. 手术步骤

(1)切口:采用乙状窦后进路,外耳道与枕外粗隆连线的近耳郭端横切口,长 4～5 cm。

(2)预防性止血:皮下注射肾上腺素的生理盐水溶液(每 10 ml 生理盐水＋2～3 滴肾上腺素),以减少出血。

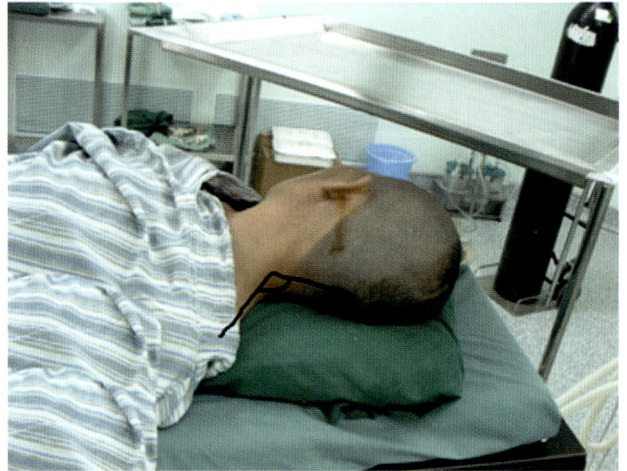

图 11 - 6　患者体位及切口设计

(3)显露颅骨:切开头皮、皮下组织和骨膜,分离骨膜上至外耳郭上缘、下至二腹肌窝,并用后颅窝张开器固定,暴露枕骨鳞部和乳突后部(图 11 - 7)。

(4)骨窗形成:气钻去除颅骨(约 3 cm 直径),显露硬脑膜(图 11 - 8),上缘必须显露横窦和乙状窦起始部,如乳突气房暴露,须用骨蜡填塞。

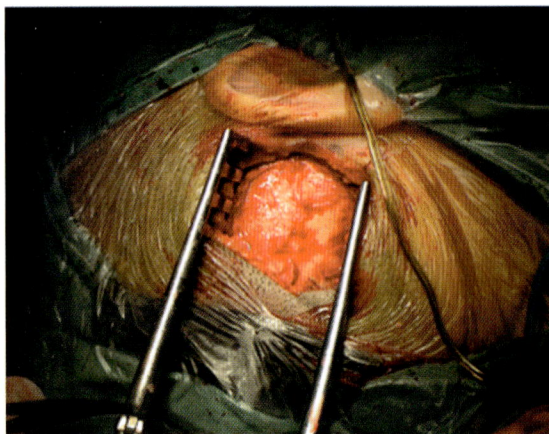

图 11 - 7　暴露枕骨鳞部和乳突后部

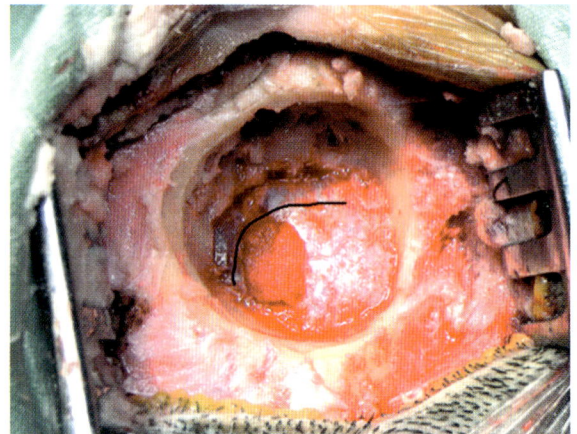

图 11 - 8　去除颅骨,显露硬脑膜

(5)切开硬脑膜:倒"T"形切口,上端尽量靠近乙状窦,硬脑膜牵引缝合于皮下,引流脑脊液,使小脑平面自然下降,露出桥小脑角,见图 11 - 9、图 11 - 10。

(6)显露三叉神经及责任血管:脑压板牵开小脑,将阻挡手术进路的岩静脉凝灼并剪断,清除三叉神经根周围的蛛网膜(图 11 - 11)。在肉眼、显微镜及内镜监视系统下寻找三叉神经根及其责任血管。

（7）血管减压：选用涤纶外科修补材料（DKS-P-1010）浸于庆大霉素和地塞米松混合液中备用，以减少组织异物反应的发生。责任血管如为静脉，则凝灼后剪断；如为动脉，则用专用神经分离器分离血管与神经，并在其间以涤纶外科修补材料折叠间隔（图 11 - 12、图 11 - 13）。

（8）三叉神经外膜梳理：以专用神经尖刀沿神经长轴划开神经外膜。

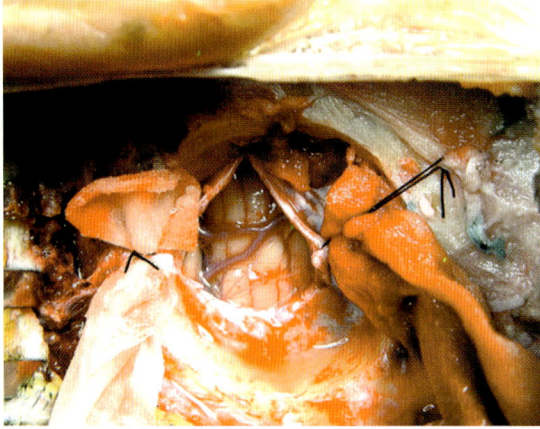

图 11 - 9　倒"T"形切开硬脑膜，显露小脑组织

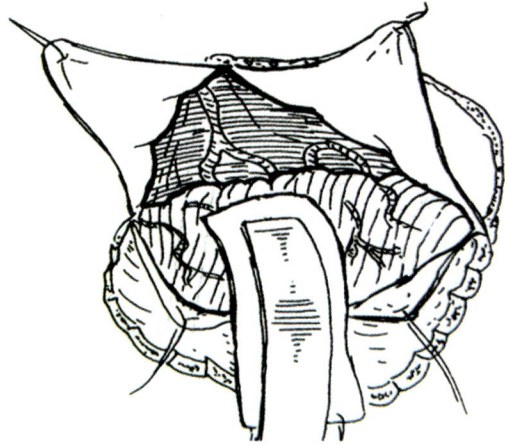

图 11 - 10　进入桥小脑角

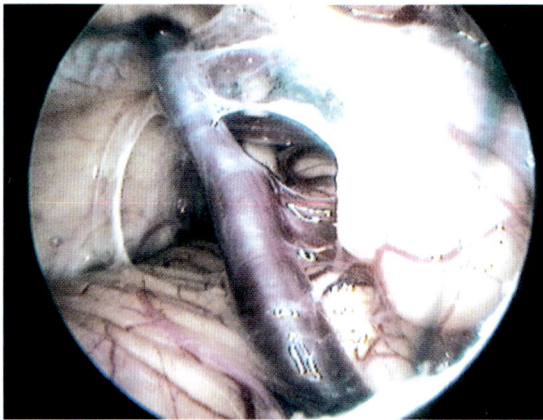

图 11 - 11　进入桥小脑间隙后，去除蛛网膜并凝灼岩静脉

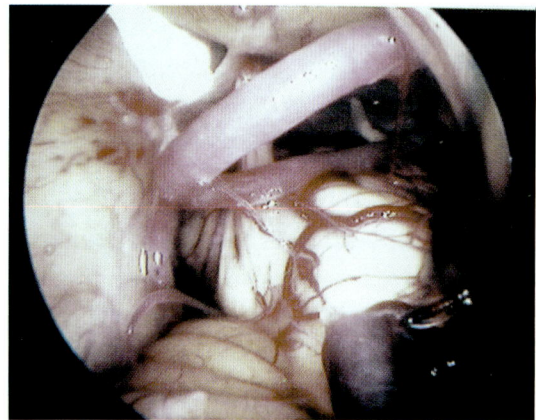

图 11 - 12　显示三叉神经与血管压迫关系

（9）关闭创口：反复冲洗，清除陈旧性出血，并确认无新鲜出血点。严密关闭硬脑膜，温盐水补充脑脊液，防止气脑。颅骨复位，关闭创口，加压包扎。

（10）舌咽神经痛、面肌痉挛的微血管减压术与上述手术步骤基本相同，其操作更简单，无须处理岩静脉，但必须熟悉桥小脑解剖，仔细辨认三叉神经、舌咽神经、面神经及迷走神经的位置和解剖结构。

5. 重要解剖结构的辨认与保存

（1）乙状窦后进路，打开颅骨后应注意辨认乙状窦和横窦，切开脑膜时应避开，否则易造成静脉窦出血，影响以后手术的进行。此外，术中暴露乳突气房，应用骨蜡及时填塞。

（2）切开脑膜进入桥小脑间隙，引流脑脊液，应注

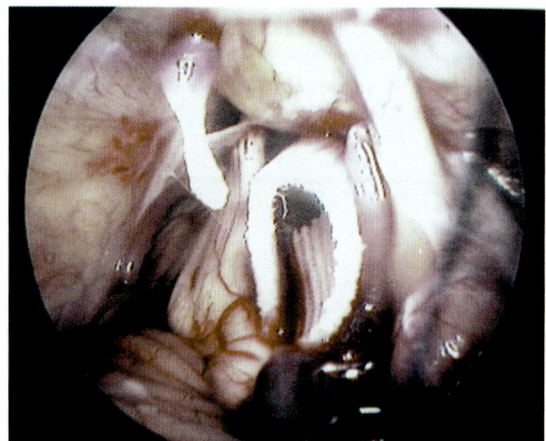

图 11 - 13　在三叉神经与血管之间置入间隔材料

意尽量减轻对小脑的压迫,防止术后小脑血肿或水肿发生。

（3）在大量脑脊液吸出后,小脑自然下降,使桥小脑间隙进一步扩大,去除蛛网膜即可显露岩静脉、面神经、前庭神经,有时能直接显露三叉神经、外展神经和周围血管。去除蛛网膜应注意吸引器的深度和力量,避免吸破岩静脉。

（4）首先处理岩静脉,通常用双极电凝将岩静脉凝固并剪断。如术中发生岩静脉出血,可用吸收性明胶海绵压迫止血,10～20 min后即可止血,在止血过程中应充分保护好其邻近的面神经和前庭神经。由于吸收性明胶海绵的置入使桥小脑间隙变窄,对下一步手术造成困难,术中应尽量避免。

（5）岩静脉处理完毕后,即可清晰显露内侧的三叉神经、外展神经和周围血管,包括小脑后下动脉、小脑前下动脉、小脑上动脉甚或椎动脉。仔细辨认上述结构后,用显微外科器械分离三叉神经和压迫血管,并置入间隔材料。分离过程中动作应轻巧,减少对神经和血管的牵拉,以避免术后的麻木和动脉损伤,特别是后者,一旦造成动脉出血,止血相当困难,可能会危及生命。

6. 术中、术后并发症的诊断和处理

（1）小脑内血肿、小脑扩张伴水肿、脑气肿:其发生率约2%,术后严密观察生命体征,特别是患者意识、高颅压征和瞳孔大小、二侧对称性及对光反射尤其重要。有异常者应立即行CT扫描,根据CT扫描结果,必要时及时行开颅减压术。

（2）静脉窦出血:压迫止血一般均可控制。

（3）脑干及动脉损伤:其发生率为0.1%～0.5%,是该手术发生死亡的主要原因。术中应尽量避免损伤脑干及动脉。

（4）邻近颅神经的损伤:其发生率为2%～3%,主要是面神经和前庭神经损伤,偶有外展神经损伤造成面瘫、听力下降或丧失、眼球运动障碍及复视。术中应充分保护好周围颅神经。术后可给予营养神经药物,个别患者可恢复。

（5）脑脊液漏:其发生率在1%以下,以耳鼻最为常见,可能原因为乳突气房未封闭。一般无须特殊处理,1～2个月后可自愈。

（6）面部麻木:其发生率约20%,主要是对三叉神经过度牵拉所致。术后可给予营养神经药物,6个月后可逐渐恢复,个别患者可永久麻木。

（7）低颅压征:其发生率约10%,主要表现为头晕及轻度头痛,但无高颅压征。适当增加补液量,数日后可消失。

7. 经验和评述

微血管减压术是目前较为公认的治疗三叉神经痛最为有效的方法之一。文献报道复发率为10%～15%,我科对300余名患者随访5年,复发率为3%。复发原因主要为间隔材料脱落、再粘连、新生血管再压迫及其他不明原因。对复发患者可药物治疗或再次手术,亦可采用其他治疗,如射频温控热凝术等。

针对病因治疗、完整保存神经生理功能是治疗三叉神经痛的发展方向。术前MRTA影像显示三叉神经根有血管压迫者为主要的适应证。本手术有可能发生手术死亡,因而无论术者或患者及其家属对手术的风险及严重并发症均应有充分的认识和准备。

（张伟杰　陈敏洁）

五、神经吻合、移植术

（一）面神经吻合术

1. 手术指征

端端吻合术主要适用于外伤中的切割伤或因手术入路所需的暂时性神经切断,神经组织一般无缺损或缺损小于 5 mm,直接拉拢吻合无张力者。神经吻合方法有外膜吻合法、束膜吻合法。束膜吻合法一般主要用于面神经干部位的吻合。

2. 术前准备

耳周发际内 5 cm 备皮剃发,男患者剃须。

3. 麻醉与体位

一般宜采用全身麻醉,也可根据手术的难易和患者配合程度选用局部麻醉。患者取仰卧、垫肩、头偏向健侧体位。

4. 手术步骤

神经吻合手术均强调应在手术显微镜或放大镜下操作。

(1)外膜吻合法(图 11 - 14):①断端制备。修除两断端不正常的神经组织。两断端游离的长度一般不超过 2 cm。②断端吻合。行外膜缝合时可根据外膜上的血管分布模式来对位。进针的边距一般为 1 mm 左右,在神经干部位做吻合,一般以 4～6 针为宜,确保断端有广泛的接触。在面神经分支,有时仅需做贯穿神经的一针吻合即可。

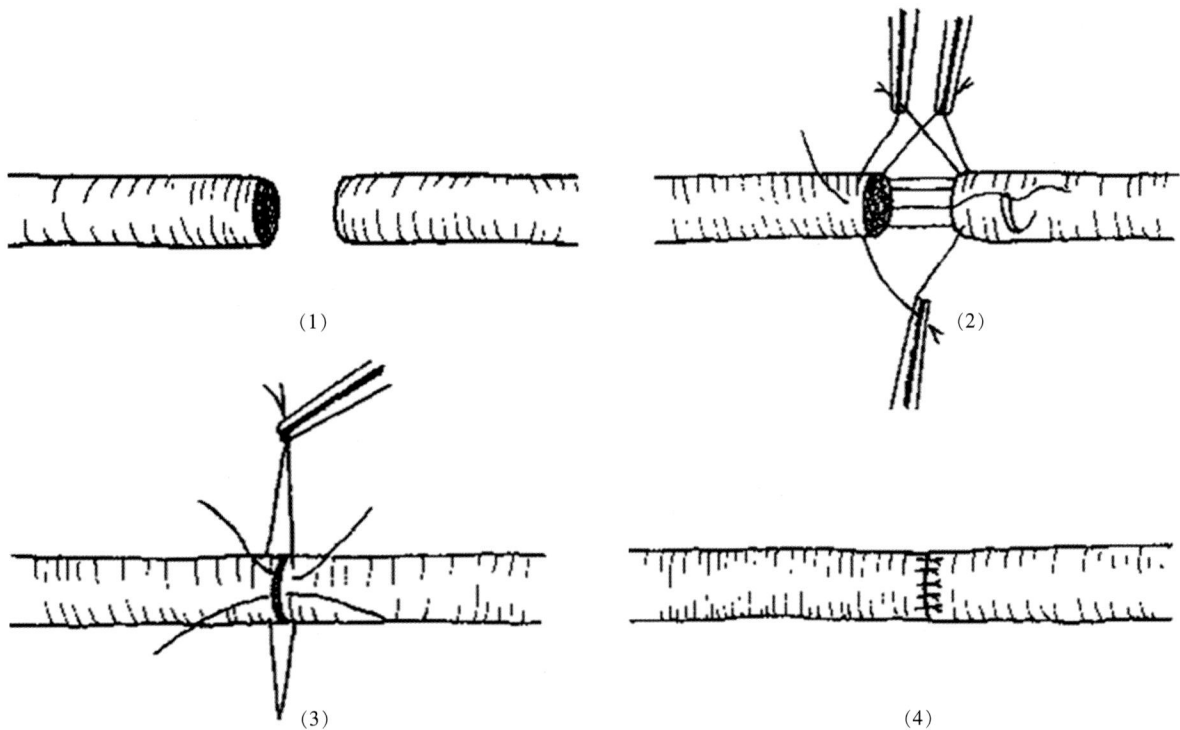

图 11 - 14　神经外膜吻合法
(1)修剪不正常的神经组织;(2)缝合神经外膜;(3)断端靠拢;(4)间断缝合

（2）束膜吻合法(图11-15)：①断端制备。除与外膜吻合法相同外，尚需去除两断端的外膜组织。②对应的束或束组吻合。吻合针数不宜过多，只要能确保吻合的神经束有广泛的接触面，而不是点状接触即可，一般一个束组吻合1～2针即可。

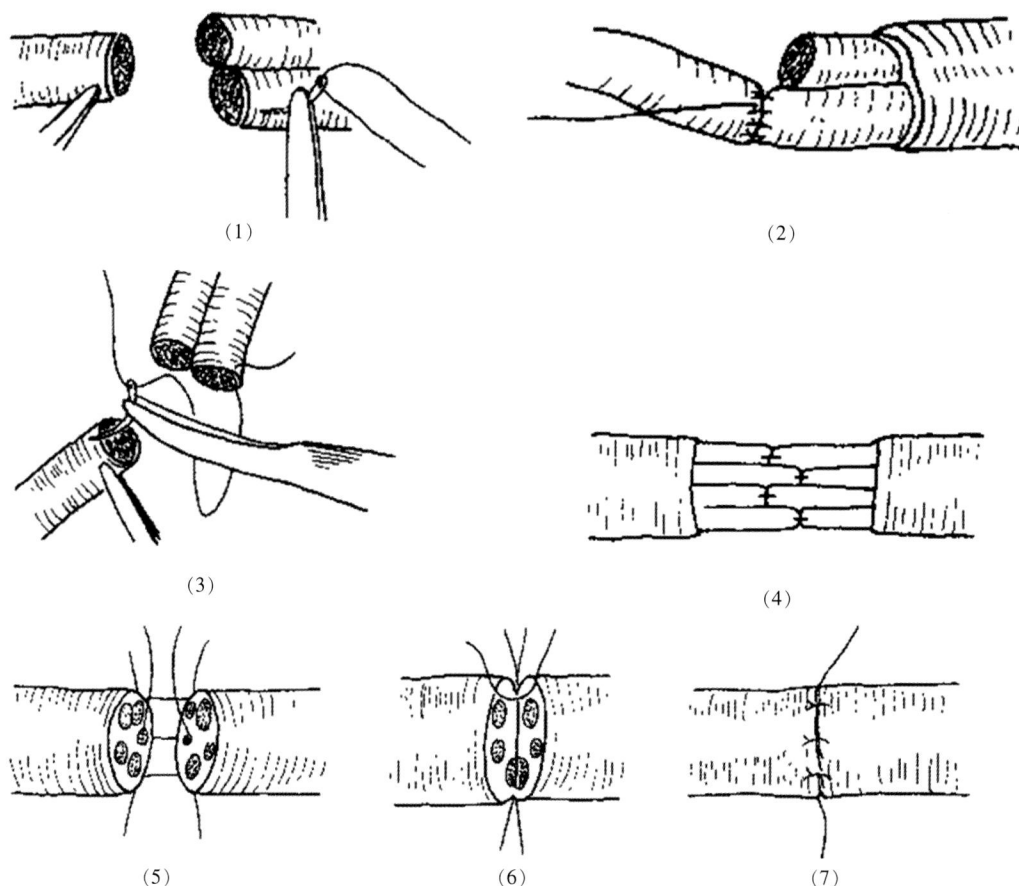

(1)

(2)

(3)

(4)

(5)   (6)   (7)

图 11-15　神经束膜吻合法
(1)缝针穿过神经束膜；(2)束膜缝合结扎；(3)缝针穿过另一端神经束膜；(4)各神经束切断不一，缝合不在同一平面；
(5)定点缝合神经束外膜和束膜；(6)缝合神经束膜；(7)缝合神经外膜

5. 经验和评述

（1）进行面神经吻合术时，应先将断端的神经外膜切除少许，显露神经束后再进行吻合，以避免神经外膜内卷而阻碍神经纤维的生长。

（2）神经吻合时只需缝合神经束外膜或束膜即可，勿使缝针穿过神经，以防止神经内瘢痕形成。一般缝合2针即可，较粗的神经支可缝合4针。

（3）神经吻合后，可用筋膜、静脉、羊膜或硅胶管等覆盖吻合口，以免断端长入纤维组织，妨碍神经轴索的对接生长，同时亦可起到防止吻合神经移位的作用。

（4）有条件时亦可采取微孔生物黏性膜将小神经分支黏合对位，形成一管状包被物。

（5）如面瘫在手术创口愈合后才发现或外伤时无条件行断端吻合术等，可在创口愈合、局部无明显炎症的情况下，尽早查明断裂分支后做神经断端吻合术。

（二）舌下神经吻合术

1. 手术指征

（1）舌下神经损伤的离断时间不超过1年。

(2)神经断端间无缺损,或解剖神经后吻合时无张力。

2. 术前准备

(1)对陈旧性舌下神经损伤,损伤情况术前难先明确,可能存在神经缺损,应做好神经移植的准备。

(2)患侧下颌下区常规备皮。

3. 麻醉与体位

局部麻醉或气管内插管行全身麻醉。患者平卧位,垫肩,头偏向健侧。

4. 手术步骤

(1)切口:一般采用稍向后上延长的下颌下腺切除术切口。

(2)显露下颌下三角:切开皮肤、皮下组织和颈阔肌,向后牵开或结扎、切断位于颌下腺表面的面前静脉,在颌下腺下极做包膜外分离,暴露二腹肌中间腱及前后肌腹,向上牵拉颌下腺,即可见横过舌骨舌肌表面的舌静脉。

(3)解剖舌下神经断端:在舌骨舌肌前后缘之间分离二腹肌中间腱和前后肌腹的深面,可见位于舌骨舌肌浅面的舌下神经。舌下神经断端很少移位。循神经干寻找中枢侧和周围侧两个断端。如果显露仍不够充分,有碍神经吻合操作,可将二腹肌中间腱向上牵开。

(4)吻合神经:在手术显微镜下做神经断端吻合,一般采用束膜缝合法或外膜-束膜联合缝合法。如发现神经断裂处在舌骨舌肌前缘至舌下区内(下颌舌骨肌深面),多为舌下神经分支损伤,不便使用手术显微镜,可在直视下做神经外膜缝合。

(5)关闭伤口:冲洗伤口,彻底止血,将二腹肌中间腱复位以保护舌下神经吻合处,分层缝合颈阔肌、皮下组织和皮肤,放置引流物,加压包扎。

5. 经验和评述

同面神经吻合术。

(三)舌神经吻合术

1. 手术指征

同舌下神经吻合术。

2. 术前准备

同舌下神经吻合术。

3. 麻醉与体位

同舌下神经吻合术。

4. 手术步骤

(1)切口:采用下颌下腺切除术切口。

(2)显露下颌下三角:切开皮肤、皮下组织和颈阔肌,在下颌骨下缘,咬肌前缘外结扎、切断颌外动脉和面前静脉,保护面神经下颌缘支。向前显露二腹肌前腹后缘,向后显露二腹肌后腹前缘。

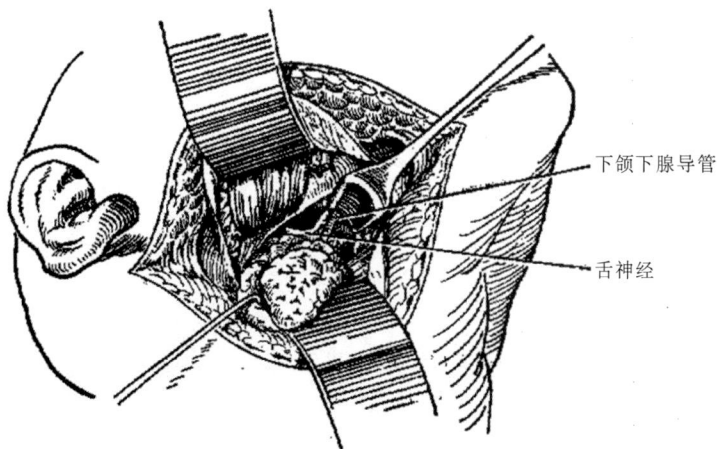

图 11 - 16　显露舌神经断端

(3)显露舌神经断端(图 11 - 16):将下颌下腺上面从下颌骨内侧下颌下腺窝中分离并向下牵拉,分离颌下腺浅叶前极,显露下颌舌骨肌后缘,并将其向前牵拉,由于舌神经通过颌下神经节与下颌下腺联系紧密,向后下方牵拉下颌下腺多易显露舌神经。再根据损伤部位向舌神经周围侧或中枢侧分离,显露舌神经断端,应特别注意神经与下颌下腺导管的关系,分离时切勿损伤此导管。

（4）吻合神经：在手术显微镜下修剪神经断端，做端端吻合。一般常采用外膜缝合法。

（5）关闭切口：冲洗伤口后，将下颌下腺复位，缝合下颌下腺包膜，分层缝合颈阔肌、皮下组织和皮肤，放置引流条，加压包扎。

5. 经验和评述

同面神经吻合术。

（四）耳大神经移植面神经修复术

1. 手术指征

新鲜创伤造成的面神经缺损（包括听神经瘤切除所致的面神经损伤）及陈旧性面神经断裂；在清创、神经断端修整和充分游离减张后，只要神经的两断端间存在 5 mm 以上的间隙，就应行神经移植术。若陈旧性面瘫、面神经或面部表情肌已严重萎缩，神经肌肉运动终板已退变者，则不宜行神经移植术。

2. 术前准备

（1）术前术区应备皮和清洁皮肤。

（2）术区皮肤应无感染或皮肤缺损及瘢痕。

3. 麻醉与体位

成人用全身麻醉，亦可局部麻醉，儿童以全麻为宜。患者平卧，头后仰位，头偏健侧。

4. 手术步骤（图 11－17）

（1）受区准备：按神经吻合术拢出面神经断端，修整外膜，显露神经束，并用锐利刀片在两断端形成新鲜、整齐的断面，生理盐水敷料覆盖。备用。

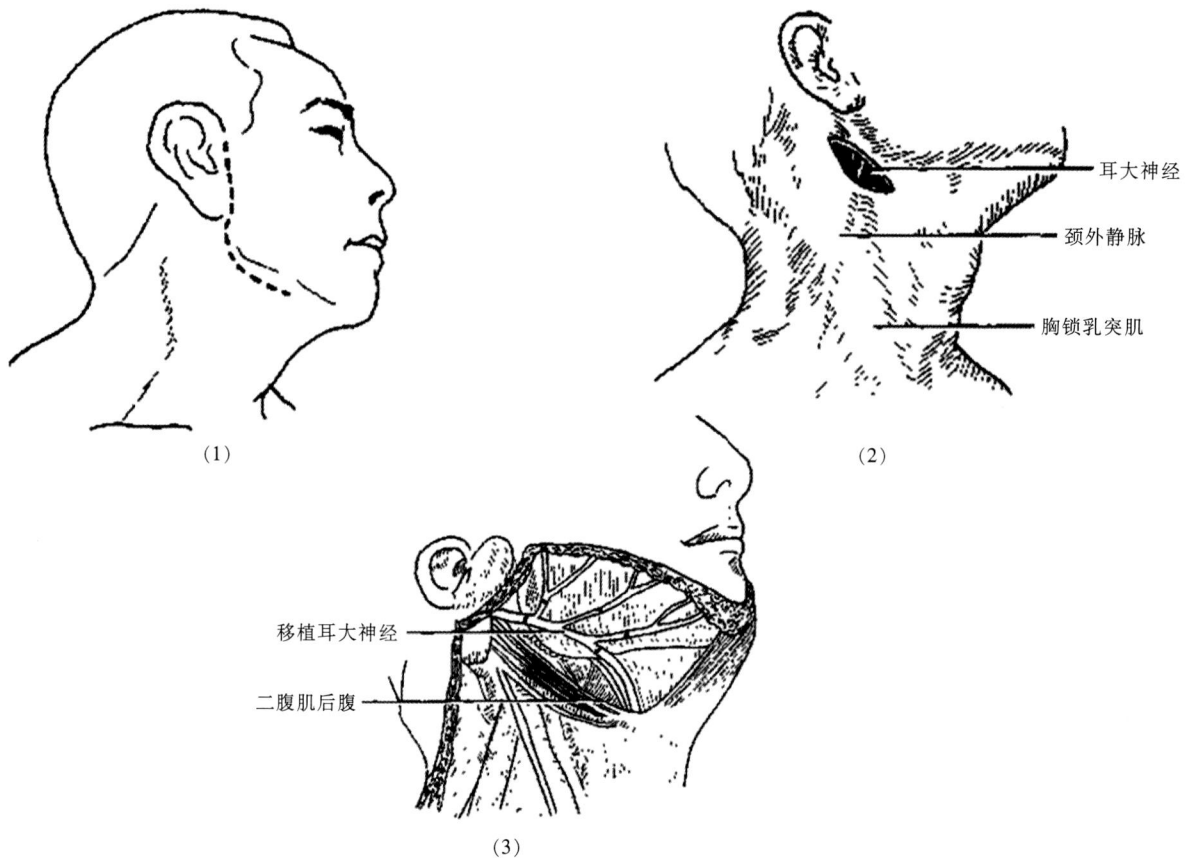

图 11－17　耳大神经移植面神经修复术
（1）切口；（2）耳大神经干位置；（3）耳大神经移植面神经修复

（2）切取耳大神经：如在腮腺肿瘤切除术中造成面神经缺损，则可沿切口后缘向后，翻起皮瓣，在胸锁乳突肌后缘中点稍上方找到穿出的耳大神经。分离耳大神经至所需长度，即较面神经缺损段长约15％，继用锋利刀片切取所需耳大神经备用。

（3）神经移植：将切取的耳大神经立即与面神经的两断端分别行端端吻合。如有多个分支缺损，则可将耳大神经分束，因耳大神经远颅端粗于近颅端，再用筋膜或其他组织覆盖吻合部。

（4）缝合伤口：冲洗创面，严密止血，缝扎切开的腮腺组织，分层缝合，留置引流条，绷带加压包扎。

5. 重要解剖结构的辨认与保存

（1）切取耳大神经时需注意不要过分牵拉神经，以免造成供体内轴突断裂。

（2）解剖神经时要特别注意神经与颈外静脉的关系。

（3）修复面神经周围支时，应首先考虑修复功能重要的面神经颧支、下颌缘支。

6. 经验和评述

（1）神经移植时，需保证植入神经长于神经缺损段约15％，以免切取的移植神经自然短缩而导致吻合端产生张力，影响神经的生长。

（2）对陈旧性面神经损伤断裂的病例，必须切除神经断端的瘢痕或可能存在的神经瘤，形成新鲜的吻合断面，以利于神经纤维对接愈合。

（3）应注意植入神经的位置和方向，防止倒转扭曲、旋转、牵拉和挤压，以免影响神经纤维的生长和功能的恢复。

（五）横跨面部神经移植术

1. 手术指征

（1）因外伤或肿瘤切除所致缺损，无法采用面神经吻合或常规神经移植修复的病例。

（2）面瘫在1年以内的早期病例，患侧面部肌肉尚未严重萎缩。病程超过1.5年者，则不宜采用此术式。

（3）陈旧性面瘫，患侧面部肌肉已严重萎缩，可作为神经血管游离肌肉移植术的准备手术。

2. 术前准备

（1）临床检查和肌电图检查健侧面神经功能，为手术时备选面神经供支做参考。

（2）设计横跨面部神经组织的隧道，测量两侧面神经吻合端之间的距离，确定切取移植神经的长度。

3. 麻醉与体位

全麻或局麻，仰卧位，身体略偏向非供腿一侧，供腿侧微屈胯和膝，大腿略内收。

4. 手术步骤

（1）受区手术。

切口：可在左右侧面部分别设计腮腺切除术的"S"形切口（图11-18），该切口暴露充分，特别适于选用健侧多个面神经分支做横跨面部神经移植。也可按面部神经分支的体表投影，在健侧分别做三个切口，逆行解剖面神经各分支：a. 眶部：在眶外缘1cm处做2cm切口，解剖面神经颧支。b. 颊部：沿鼻唇沟做2～4cm切口，解剖面神经上、下颊支。c. 下颌下缘区：在面动脉下方做2cm切口，于下唇方肌浅面解剖显露面神经下颌缘支。

解剖和确认双侧面神经分支：根据需要分别解剖健侧和患侧的面神经上、下颊支，颧支和下颌下缘支。

形成组织隧道：根据手术需要，在患侧的眶外侧区、鼻唇沟区及下颌下缘区做皮肤切口，或由患侧耳屏前做1cm长的皮肤切口，在面部表情肌浅面做潜行分离，分别形成横跨额部、上唇和下唇部的隧道，隧道内填塞纱条止血。

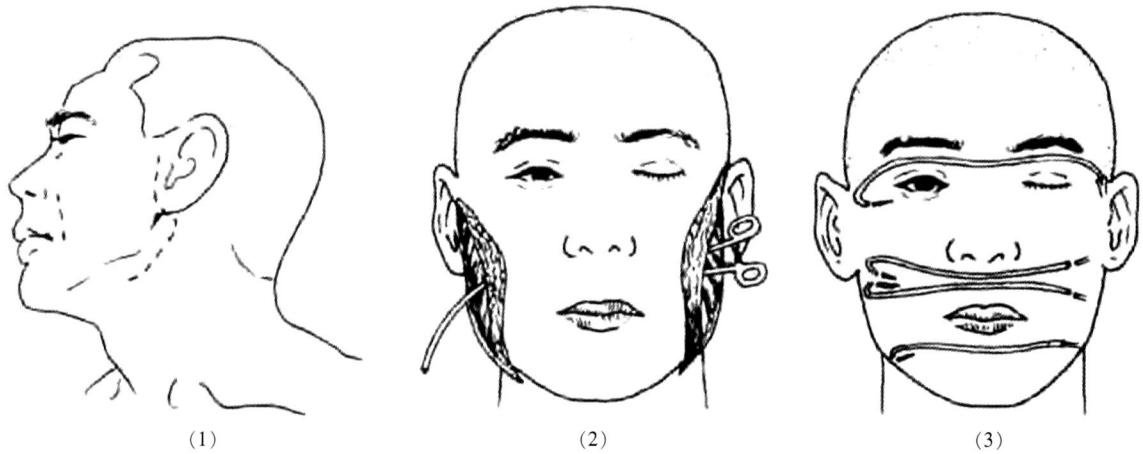

图 11 – 18　横跨面部神经移植术
（1）面部切口；（2）上唇隧道；（3）神经跨面移植示意

（2）腓肠神经切取术。

切口：在小腿后外方，于外踝与跟腱间做"S"形切口。切开皮肤、皮下组织。亦可采用多个小横切口显露腓肠神经（图 11 – 19）。

显露切取腓肠神经：在外踝与跟腱间的小隐静脉后方找到腓肠神经，按所需长度分离并切断神经两端，并标记好近、远颅端，应即刻植入受植床并吻合。

伤口处理：创面清洗、止血，分层缝合切口，绷带加压包扎。

（3）神经移植：分别通过由患侧至健侧的相应隧道，根据吻合神经的数目，从腓肠神经的两个断端分离出相应的神经束，继将腓肠神经束的近颅一端与健侧相应面神经分支远颅端吻合，然后再将腓肠神经的另一端与患侧相应面神经分支远颅端吻合。

（4）伤口处理：冲洗创面，严密止血，分层缝合，放置引流物，绷带加压包扎。

5. 经验和评述

（1）移植的腓肠神经宜与相应粗细的面神经吻合，每股腓肠神经有 2～4 条神经束，故可酌情采取分束移植。

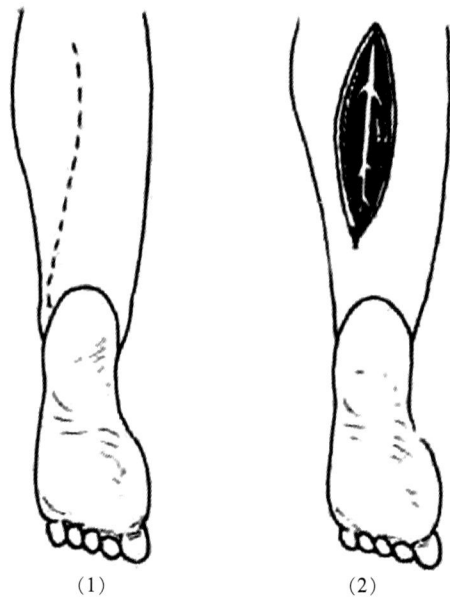

图 11 – 19　腓肠神经切取术
（1）小腿切口；（2）显露腓肠神经和小隐静脉

（2）形成的隧道应保持在同一个解剖层次，避免损伤面部表情肌，并充分止血。

（3）若受区瘢痕组织广泛或进行过放疗，局部血运较差，可采用带有血管的腓肠神经、腓深神经或桡神经浅支跨面部移植，以利于移植神经的愈合、再生。

（4）横跨面部神经移植的神经有时需要较长的长度，如系带神经血管的肌肉游离移植做准备的一期手术，则可在术后 6 个月左右，且患侧面部神经移植区出现针刺样感觉，提示健侧面神经纤维已长入移植的腓肠神经，即可考虑进行第二期的肌肉游离移植术。

六、面瘫的血管化神经肌瓣修复术

(一)胸小肌移植术

1. 手术指征
(1)各种原因所致的一侧晚期面瘫或陈旧性面瘫。
(2)不能进行神经吻合术、神经移植术或术后失败者。
(3)跨面部神经移植术因患侧表情肌萎缩而失败者。

2. 术前准备
手术分两期进行,第一期做跨面部神经移植,第二期做肌肉移植,两期间隔 8～10 个月。

3. 麻醉与体位
气管内插管全麻。患者仰卧位,头偏健侧,供侧胸部垫高,上臂外展。

4. 手术步骤(图 11 - 20)
(1)胸小肌切取:Terzis 取腋窝前皱襞后方切口,切口虽隐蔽,但胸小肌暴露不理想。上海交通大学医学院附属第九人民医院整复外科采用胸大肌和三角肌间隙切口,向下延伸至腋前缘、腋窝皱襞的前方。切开

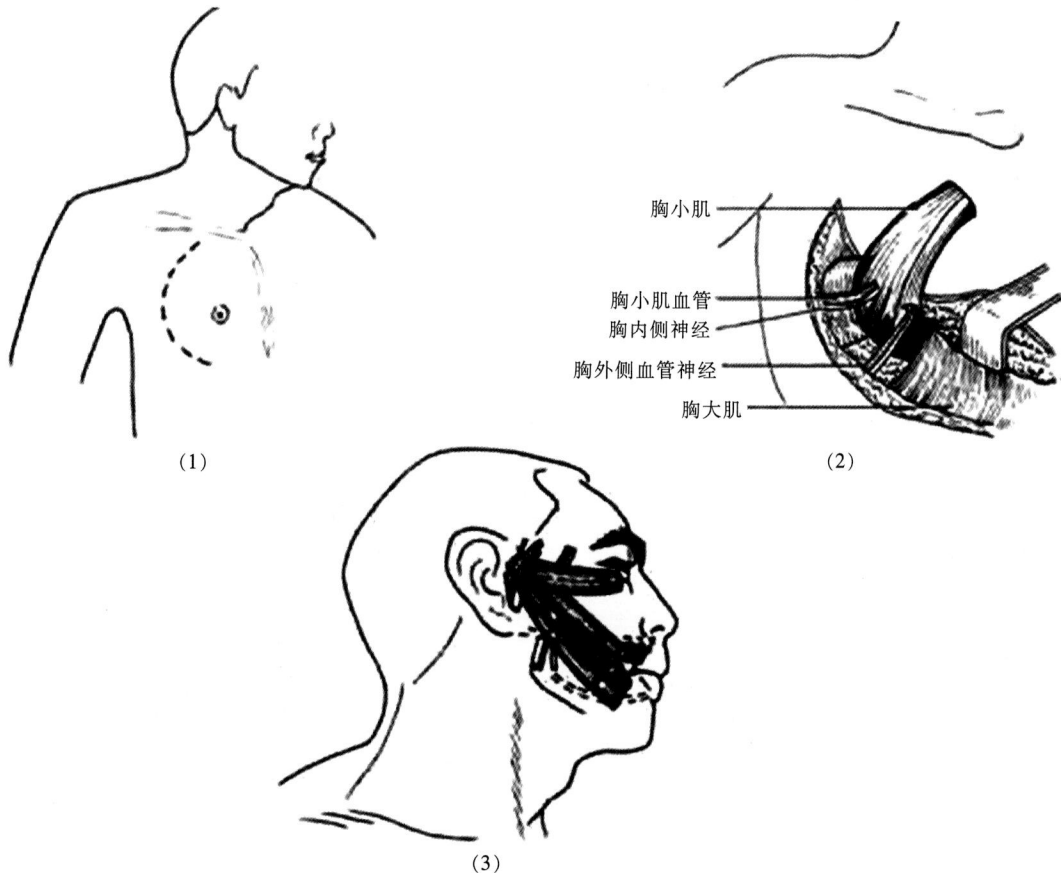

(1)

(2)

(3)

图 11 - 20　吻合血管神经的胸小肌移植修复
(1)切口;(2)切断游离胸小肌,解剖血管、神经;(3)胸小肌移植至患侧面部

后显露胸大肌的下边缘,游离胸外侧血管进入胸大肌的下缘部分。追踪胸外侧动脉进入胸小肌内表面的进路,这是胸小肌的供养血管。显露胸小肌下缘,并游离胸小肌胸廓上的起点部分,掀起胸小肌使其外翻,暴露胸小肌内表面的血管蒂,显露胸前神经进入胸小肌的内、外侧支,并游离两支神经的共干部分,尽可能取得较长的神经蒂并游离动静脉。在喙突处切断肌肉止点,并使肌肉全部游离,待受区准备完毕后断蒂。

（2）受区准备:按患侧面部除皱切口,暴露面动静脉及需面部神经移植的末梢,在颊部皮下制备肌肉移植床。

（3）胸小肌移植:将肌肉的止点分成两或三股,分别与口角上、下方的肌肉和鼻翼处的肌肉缝合固定,肌肉起点与部分颧弓表面的筋膜固定,血管、神经分别与面动静脉及跨面神经相吻合。

5. 经验和评述

（1）手术复杂,专业技术要求高。

（2）做胸小肌移植时,常需分两期完成手术,手术周期长。

（3）胸小肌移植及超长蒂背阔肌节段肌瓣移植主要是重建面下 2/3 表情肌的功能,不可能以一块骨骼肌代替一侧表情肌的功能,且仍不可避免地存在面部的联动。

（二）背阔肌移植术

1. 手术指征

同胸小肌移植术。

2. 术前准备

（1）取侧卧位,用 Doppler 测胸背动脉走行,并标记于体表。

（2）腋区及腋侧、胸背部常规备皮。

（3）根据血管蒂走行和缺损所需组织的类型、面积和体积设计皮瓣及延长切口线。

3. 麻醉与体位

气管内插管全麻。患者侧卧位,头背偏健侧。

4. 手术步骤

（1）超长蒂背阔肌节段肌瓣的切取参见图 11 - 21。

（2）健侧面部血管神经的制备:采用耳前除皱切口。在腮腺导管上、下方分离出上、下颊支,用神经刺激器检测,选择能引起上唇、口角抽动的吻合支并予以切断,作为受区供吻接的神经。选用上、下颊支的吻合支之一予以切断,以供吻合,其直径在 1 cm 以上,其远端尚有交叉的吻合支保存,勿伤及上、下颊支的主干。切断这些吻合支还可起到减少健侧肌肉收缩力的作用,更有助于术后两侧肌力的平衡。在下颌角前方分离出面动静脉备用。

（3）患侧面部受区准备:采用面部除皱切口,自耳前上方颞部起,沿耳前缘下降达耳垂下方。掀起颊部皮瓣,上方暴露颞浅筋膜,下抵下颌缘,前达口角及鼻唇沟。在颧骨上制备一块 1 cm×4 cm 的筋膜骨膜瓣,蒂在上,作为肌瓣附着处。在上唇制作隧道与健侧相通,可容纳血管、神经蒂通过。在肌瓣着床前先做腮腺筋膜与颞浅筋叠合缝合,矫正面部松弛。

（4）肌瓣移植:将节段肌瓣的蒂部三叶分别固定于上唇、鼻唇沟、口角及下唇。按切取前肌瓣的肌肉张力,使肌肉止点固定在颧骨骨膜筋膜瓣上。切除多余的肌肉。应用显微外科技术依次吻合静脉、动脉、神经。在完成血管吻合后,可见胸背神经的断端有活跃的渗血,再做神经束膜吻合,使胸背神经与面神经颊支吻合支吻接,此时可见肌瓣边缘有渗血。由于面瘫后患侧皮肤、皮下组织均松弛,为此常需切除 1～5 cm 多余的皮肤,以达到皮肤紧缩的目的。

5. 经验和评述

（1）手术复杂,专业技术要求高。

（2）同胸小肌移植一样,超长蒂背阔肌节段肌瓣移植主要也是重建面下 2/3 表情肌的功能,不可能以

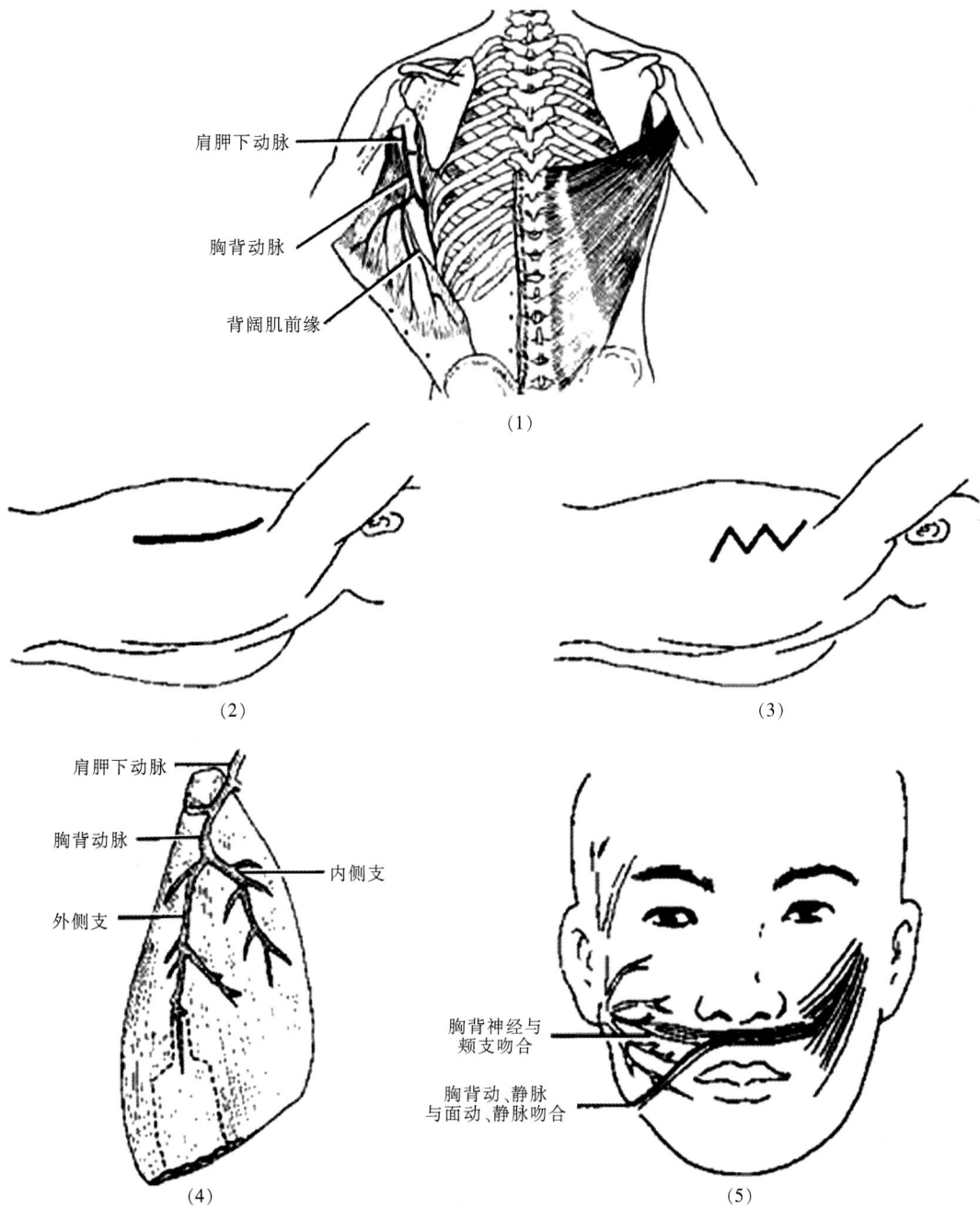

肩胛下动脉

胸背动脉

背阔肌前缘

(1)

(2)　　　　　　　　　　　　　　(3)

肩胛下动脉

胸背动脉

内侧支

外侧支

胸背神经与
颊支吻合

胸背动、静脉
与面动、静脉吻合

(4)　　　　　　　　　　　　　　(5)

图 11－21　吻合血管神经的背阔肌移植修复
(1)背阔肌的血供;(2)背阔肌前缘后方弧形切口;(3)背阔肌前缘后方锯齿形切口;(4)切取的背阔肌;(5)背阔肌移植于面部

一块骨骼肌代替一侧表情肌的功能。故仍不可避免地存在面部的联动。

(3)超长蒂背阔肌节段肌瓣移植虽可一次完成手术,但肌肉获得神经再支配的时间长,可能会导致部分肌肉纤维化而影响治疗效果。

(三)股薄肌移植术

1. 手术指征

同胸小肌移植术。

2. 术前准备

除一般显微外科技术准备外，主要应采用多普勒血流仪测量并描记供、受植区血管行径，以保证血管蒂的切取及受植区血管吻合的成功。

3. 麻醉与体位

气管内插管全麻。患者仰卧位，头偏健侧，供腿侧胯外展，膝屈位。

4. 手术步骤（图11-22）

(1)面部受区准备：在患侧耳屏前方做纵行皮肤切口，上端延伸至颞部发际内。于口角外侧，沿鼻唇沟做3~4 cm长的切口，沿上、下唇红缘做水平小切口。内眦内侧做1 cm长纵行切口。再于患侧颌下做皮肤切口，分别解剖显露颞浅静脉、颌外动脉及面前静脉备用。

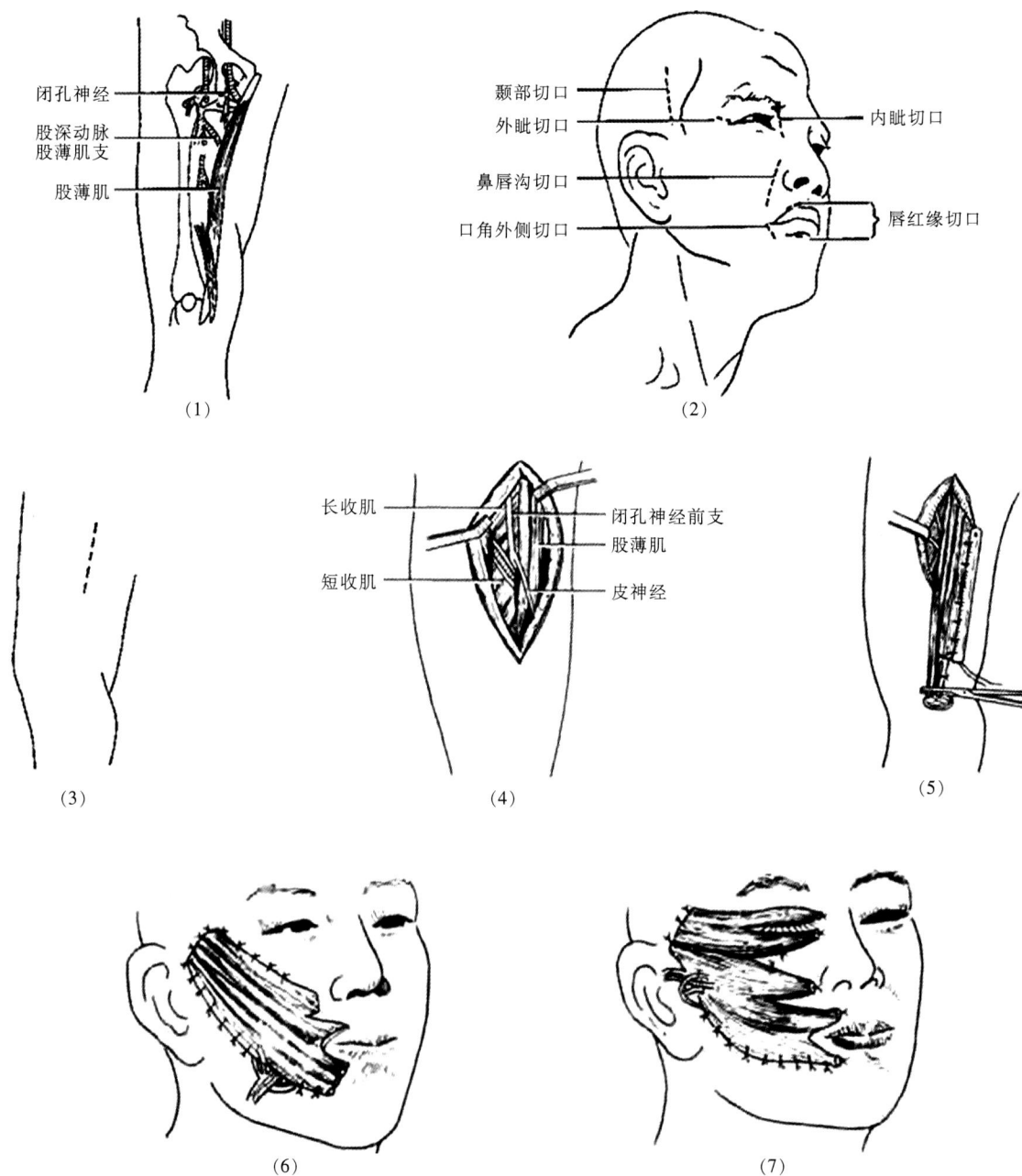

图11-22　股薄肌移植修复术

(1)股薄肌的血管神经；(2)受植区切口；(3)供区切口；(4)显露股薄肌神经血管束；(5)切取股薄肌，在原长下缝标志线；
(6)移植固定肌瓣于患侧唇颊部；(7)移植固定肌瓣于患侧唇颊部及内眦

(2)切取股薄肌。

切口:在股薄肌上、中 1/3 交界处的平面做 10 cm 的纵行切口,切开皮肤、皮下组织和浅筋膜,显露股薄肌。

解剖股薄肌神经、血管:在股薄肌前缘,沿股薄肌和长收肌之间向深层钝性分离,在相当于股薄肌上、中 1/3 交界的平面,可在长、短收肌之间找到股薄肌的神经、血管,神经在上,血管在下,二者相距约 2 cm。沿血管近心端分离至股深动脉的起始部,并向闭孔方向解剖神经至血管相应的长度。

切取股薄肌瓣:在股薄肌周围钝性分离,游离肌瓣。在膝上 10 cm 做一小切口,分离出股薄肌的腱性部分,横行剪断,经上方切口抽出。在皮肤表面,将肌瓣下端放置于原位,于肌瓣后缘测量一 5 cm 长的直线,每 1 cm 缝线标记,以便于肌肉移植固定时,估计肌肉的静止张力。

受区准备完毕,即可在耻骨的肌肉附着处切断肌瓣之上端,在股深血管的股薄肌支起始处解剖动静脉,先结扎切断动脉,再结扎切断静脉,并分别标记。用锐利刀片切断闭孔神经前支,神经血管蒂应尽可能长。

创口处理:彻底止血,冲洗创面,分层缝合,放置引流物,绷带加压包扎。

(3)移植股薄肌。

显露患侧移植神经末端:按第一期横跨面部神经移植的标记位置,找到移植的腓肠神经末端,切除末端的移植性神经瘤至正常神经轴索。再将股薄肌瓣置于患侧面部体表,调整神经血管蒂的位置,确保蒂部无张力和扭曲后,将肌瓣远端分为三束,近端保持原状备用。

移植肌瓣:尽快将切取的股薄肌瓣近端缝合固定于患侧颞筋膜与周围软组织,而后将三束肌瓣通过相应的皮下隧道分别固定于患侧上、下唇(包括口角与鼻翼基部)的口轮匝肌与皮下组织及眼轮匝肌和内眦。注意保持移植肌瓣的合适长度及张力。

吻合血管神经:显微镜下将股深动静脉分别与颞浅动脉或颌外动脉、面前静脉吻合,采用束膜缝合法将闭孔神经前支的股薄肌支与跨面部移植神经的留置端进行吻合,受区多余的神经束可直接植入肌瓣内。

创口处理:严密止血,冲洗创面,分层缝合,于耳颞部切口和鼻唇沟切口处放置橡皮引流条,面部绷带包扎,但不可加压包扎过紧,以免影响肌瓣血供。

5. 重要解剖结构的辨认与保存

(1)必须保证血管神经在无张力、无受压和无扭曲情况下进行吻合,吻合前应先将肌瓣与周围组织做暂时缝合固定,以免肌瓣重力作用影响血管、神经吻合。肌瓣下端分束时,应避免损伤其血管、神经。

(2)肌瓣植入后,必须保证一定的静止张力。如果张力太小,即使获得神经再生,也可因收缩无力造成肌肉萎缩;张力太大,有可能影响肌瓣血供。

6. 术中、术后并发症的诊断和处理

(1)术后需补足血容量,维持血压在正常水平。需用降低血液黏稠度的药物、周围血管扩张药及激素,严密监测吻合血管通畅情况。如果发生动脉闭塞和静脉血流障碍,应立即手术探查。

(2)拆线后 2~4 周可应用弹性绷带对患者面部加压,防止肌瓣因重力作用下坠。

7. 经验和评述

(1)手术复杂,专业技术要求高。

(2)有研究表明,表情肌的神经支配远较骨骼肌丰富。以颧大肌为例,822 根神经纤维支配 6 559 根肌纤维,神经纤维与肌纤维的比例为 1∶8;而股薄肌中 1 945 根神经纤维要支配 100 080 根肌纤维,神经纤维与肌纤维的比例为 1∶50。也就是说表情肌运动的精细程度是骨骼肌所无法代替的。

(3)保证血管、神经吻合质量是手术成功的关键。缩短肌瓣缺血时间以减少肌纤维变性,准确的束膜缝合,可以获得良好的神经再生和功能恢复。

七、面瘫的颅面神经移位吻合术

（一）舌下神经-面神经吻合术

1. 手术指征

主要适用于面神经因创伤、手术切除、听神经瘤切除或乳突根治术等所致的面神经损伤且近中部分无法用神经移植术修复的病例，因神经中枢部分病变所致且无恢复可能的面瘫。

2. 术前准备

（1）仔细询问病史，了解原手术情况及面瘫出现的时间。

（2）对面部表情肌做选择性的电刺激试验，以了解肌肉的功能情况。

（3）向患者充分说明该手术可能引起同侧舌萎缩、面部表情肌运动不自主协调等问题。

3. 麻醉与体位

局部麻醉或全身麻醉。患者平卧位，头偏向健侧。

4. 手术步骤（图 11 - 23）

（1）显露面神经远侧断端：按面神经解剖术的方法，寻找面神经干及其周围支的远侧断端，去除周围瘢痕组织，修整断端备用。

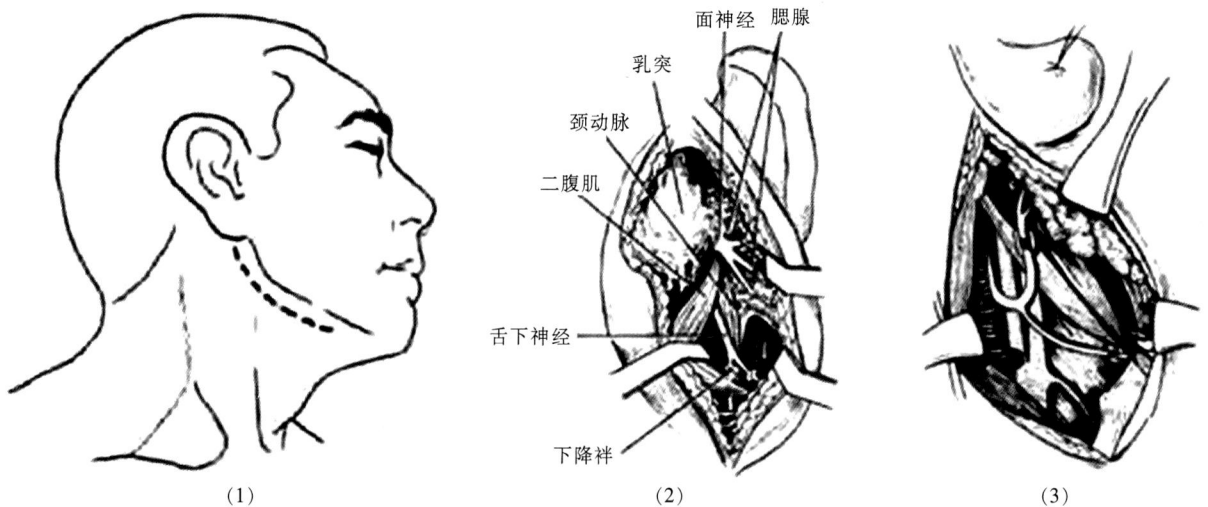

图 11 - 23　舌下神经-面神经吻合术
（1）切口；（2）显露面神经和舌下神经及降支；
（3）舌下神经主干近心端与面神经远心端吻合，舌下神经降支的近心端与舌下神经主干的远心端吻合

（2）显露舌下神经及其降支：逐层分离、暴露胸锁乳突肌后，向前钝性分离，显露颈动脉鞘。剥离颈动脉鞘，寻觅并确认在颈内、外动脉分叉部斜向下前，经过颈内、外动脉浅面进入二腹肌和茎突舌骨肌深面的舌下神经，游离舌下神经近心段至二腹肌后腹深面，同时游离舌下神经外侧缘的降支。

（3）切断舌下神经：在切断舌下神经之前，先用缝线固定鞘膜，再测量转移长度的部位。用锐利的刀片切断舌下神经主干及其降支下端，使切断面平整，舌下神经与面神经的切断面应尽可能相等。

（4）吻合神经：在显微镜下将舌下神经主干近心端与面神经远心端吻合，舌下神经降支的近心端与舌

下神经主干的远心端吻合,以期恢复部分舌的功能。缝合尽量精确,避免因扭曲和旋转而产生张力。

(5)缝合创口:冲洗伤口,彻底止血,缝扎切开的腮腺组织,伤口分层缝合,放置引流条,加压包扎。

5. 重要解剖结构的辨认与保存

舌下神经及其降支与颈部动静脉关系密切,游离该神经时要防止因损伤周围血管而引起严重出血。

6. 术中、术后并发症的诊断和处理

(1)转移的舌下神经应有足够的长度,使与面神经远心端吻合时不产生明显的张力,不发生扭曲。这是保证手术效果的重要环节。

(2)舌下-面神经吻合术后,应早期进行面肌模拟运动适应性练习.但初期仍有咀嚼、吞咽与面肌运动不协调及连带运动。

7. 经验和评述

争取早期手术是提高手术效果的关键因素之一。应尽可能在面瘫发生的 6 周以内进行手术。延迟手术可能出现张力过强、连带运动明显,甚至出现面肌痉挛。由于术后颜面两侧表情肌的活动不同步,面肌运动需依靠舌的运动,并可出现同侧舌萎缩,故目前此术式已较少采用。

(二)脊副神经-面神经吻合术

1. 手术指征

同舌下神经-面神经吻合术,一般在舌下神经不能利用时再考虑选用副神经。

2. 术前准备

同舌下神经-面神经吻合术。

3. 麻醉与体位

同舌下神经-面神经吻合术。

4. 手术步骤(图 11－24)

(1)显露面神经远端:同舌下神经-面神经吻合术。

(2)显露副神经及其分支:自耳垂前向下后至乳突尖,沿胸锁乳突肌前缘做一长 7 cm 切口。在舌骨平面分离胸锁乳突肌前缘,并向后外牵引,寻觅经二腹肌后腹深面、自后缘穿出的副神经。小心分离,可见该神经经过颈内静脉浅面入胸锁乳突肌,发出至该肌的分支及斜方肌支。后者自胸锁乳突肌后深面后缘中点稍上方穿出,斜向后下,在斜方肌前缘中下 1/3 交界进入该肌。

(3)切断副神经:游离斜方肌支到足够的长度。用锐利的刀片切断该神经,经胸锁乳突肌后缘转向已

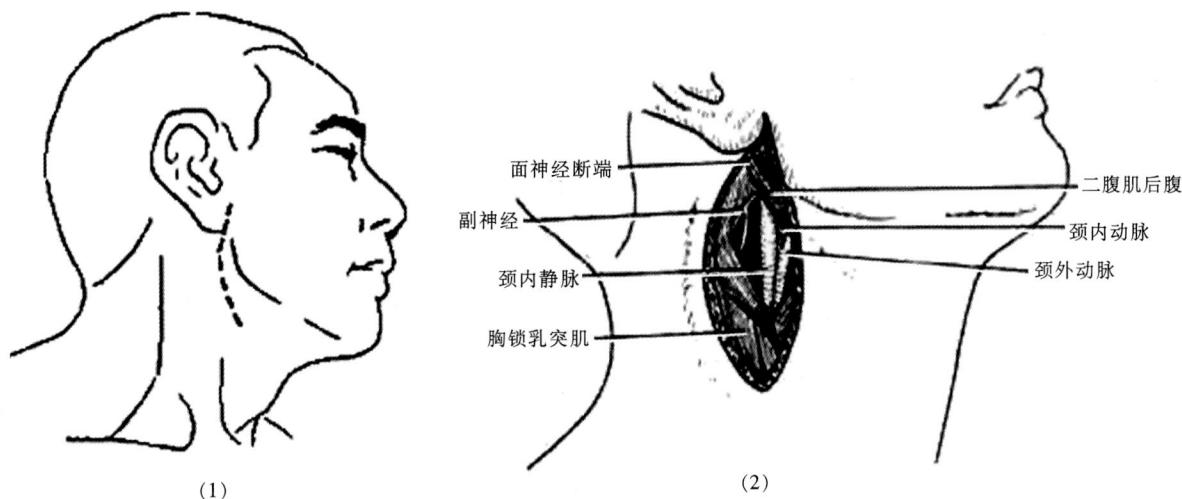

(1)　　　　　　　　　　　　　　　(2)

图 11－24　脊副神经-面神经吻合术

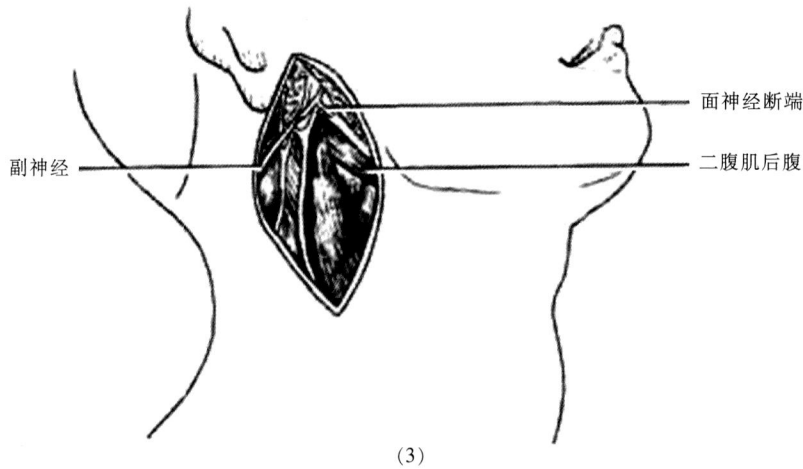

（3）

图 11 – 24 脊副神经-面神经吻合术（续）

（1）切口；（2）显露副神经及分支；（3）副神经近心端与面神经远心端吻合

备妥的面神经远心端。

（4）吻合神经：在显微镜下将副神经近心端与面神经远心端行端端吻合，缝合时避免张力、扭曲和旋转。

（5）创口处理：同舌下神经-面神经吻合术。

5. 重要解剖结构的辨认与保存

副神经自颈静脉孔出颅后，在二腹肌后腹的深面，沿颈内静脉走行。分离副神经时，应避免损伤该静脉。

6. 经验和评述

切断副神经可导致斜方肌与胸锁乳突肌的瘫痪，影响患者术侧举手和抬肩运动。整复侧的面肌运动有赖于抬肩，且不能与近侧面肌运动一致，加之已有其他更好的方法，故目前此术式亦很少使用。

八、面瘫的肌筋膜瓣转位术

（一）颞肌筋膜瓣转位矫治术

1. 手术指征

陈旧性周围性和中枢性面瘫引起的口鼻明显歪斜和兔眼畸形。

2. 术前准备

（1）预先确定矫正后的口角位置。

（2）测量患侧颧弓上缘至矫正后口角的距离，以估计所需颞肌筋膜瓣的长度及转位固定后的张力。

（3）口周、腮腺、颞肌区常规备皮，或剃光头。备血。

3. 麻醉与体位

一般采用全身麻醉。患者仰卧、垫肩、头偏向健侧。

4. 手术步骤（图 11 – 25）

（1）切口及分离颞肌：颞部做弧形切口或半冠状切口，显露整块颞肌及其起点外 2 cm 的帽状腱膜，切断并将肌肉连同腱膜一并掀起，向下翻起颞肌及显露颞肌浅面的筋膜，达颧弓上缘的平面。从骨膜下剥起颞肌。

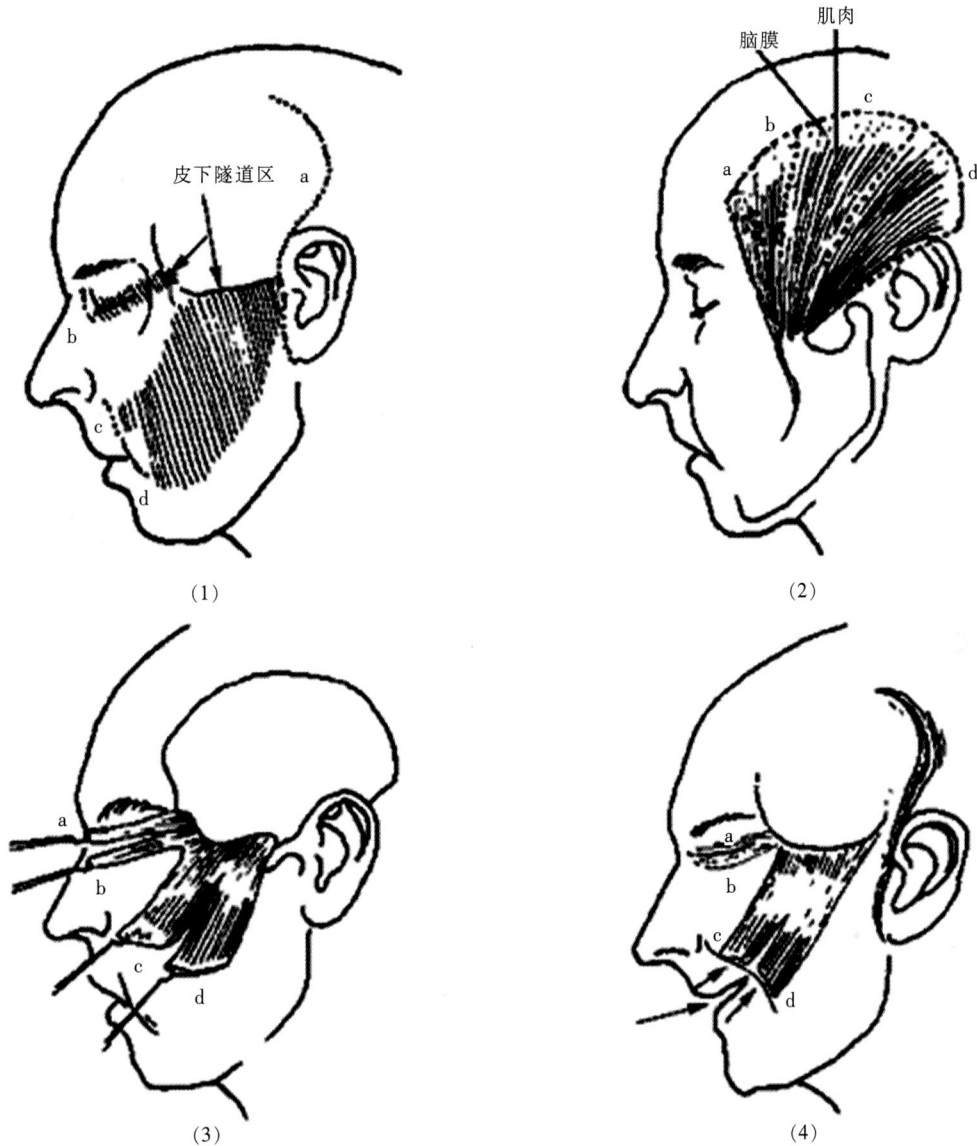

图 11 - 25 颞肌筋膜瓣转位矫治术
(1)切口;(2)颞肌分区;(3)分离颞肌;(4)移位缝合

(2)矫正眼轮匝肌:颞肌的前 1/3 用于矫正眼轮匝肌,剖开肌肉及腱膜形成两条肌瓣,上下眼睑处做皮下隧道。上、下隧道在内眦部相通,将两条带腱膜的肌肉条通过隧道缝合在内眦韧带上,缝合时要注意保持足够的张力,其标准为上眼睑要覆盖下眼睑数毫米。

(3)矫正口周肌肉:颞肌的后 2/3 用于矫正口周肌肉,将该部分肌肉制成两条肌肉条。颊部做皮下隧道达上唇、口裂、下唇。于上唇、口裂及下唇处沿鼻唇沟稍内侧做两个各 1 cm 长的皮肤切口,并与颊部皮下隧道及内侧口轮匝肌相通,将肌肉条自皮下隧道内引出。为了达到这个目的,可用拉钩将鼻唇沟处的皮肤尽量向外上方牵拉抬起面下 1/3,将肌肉条越过鼻唇沟内侧覆盖在口轮匝肌表面并与该处皮肤的真皮层缝合,这样术后当肌肉牵拉时可形成自然的鼻唇沟形态。如果患侧仍有表情肌存留,应将颞肌条交叉穿过它们,以期术后获得更多的肌肉功能恢复。

5. 重要解剖结构的辨认与保存

(1)切取颞肌瓣时由于支配颞肌运动的颞深神经从颞下窝的下界至颞窝分布到颞肌,并且越向上越细,术中不易寻找,但只要从骨膜下剥起肌肉即不易损伤神经。

(2)上下眼睑处做皮下隧道时注意勿损伤上睑提肌。

6. 组织缺损的处理与立即整复

颞肌供区的凹陷可通过头发遮掩或植入硅胶块填补。

7. 术中、术后并发症的诊断和处理

（1）矫正口周肌肉时注意肌肉切口勿太高，以免损伤血管、神经。如果肌肉太大、太厚，可截除颧弓，如此还可增加肌瓣长度约 2 cm。

（2）为了达到矫枉过正的目的，术中要形成一个夸张的鼻唇沟和口角，通常这种状况在术后几周会自行消失。

8. 经验和评述

（1）由于颞肌受三叉神经运动支支配，因而术后不能恢复面部表情活动。面部自主运动的产生依赖于咀嚼运动、咬牙、下颌运动。有时患者会抱怨咀嚼时面部产生过度的运动。

（2）颞肌瓣如果用筋膜做肌肉的延续部分，术后由于肌肉反复收缩，筋膜条会被拉松而失去作用。因此，颞肌筋膜条应当越短越好，甚至不用更好。可以将颧弓截除一段，以使肌肉瓣的远端接近口角处。

（3）颞肌瓣可同时重建眼、口周围的表情肌功能，并且其牵拉口角的收缩范围比咬肌瓣大，在面瘫的矫治中该瓣更受欢迎。

（二）咬肌筋膜瓣转位矫治术

1. 手术指征

主要适用于晚期面瘫或陈旧性面瘫、先天性面瘫。

2. 术前准备

（1）预先确定矫正后的口角位置；原则是使口角处于轻度矫枉过正位置，一般应高于健侧口角0.5 cm。

（2）测量患侧咬肌长度：应以自乙状切迹中点至下颌角下缘的距离为准，以测量所需咬肌瓣的长度和蒂部的位置。

（3）术区常规备皮。

3. 麻醉与体位

全麻或局部浸润麻醉。患者仰卧位，头偏健侧。

4. 手术步骤（图 11 - 26）

（1）腮腺手术切口，于下颌下缘处离断咬肌，注意保护该处的肌腱，用骨膜剥离子在骨表面向上掀起整块咬肌达乙状切迹处止，注意保护在该处进入肌肉的血管。

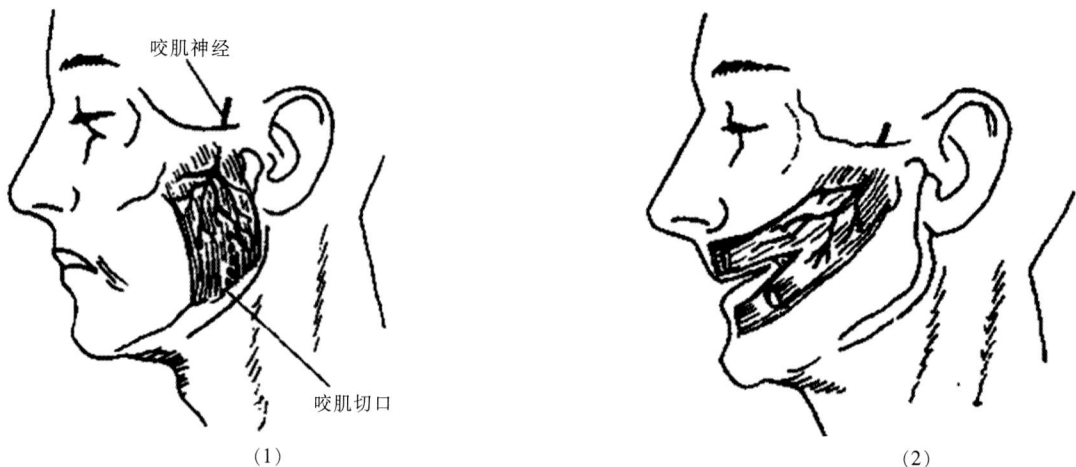

咬肌神经

咬肌切口

（1）

（2）

图 11 - 26 咬肌筋膜瓣转位矫治术

（1）切口；（2）肌瓣转移

（2）若用部分咬肌，则在咬肌的前 2/3 和后 1/3 处分开咬肌，高度以不超过 3.5 cm 为宜，并注意与肌纤维平行。于颊部做皮下隧道，穿过颊部、口裂、上唇的表情肌，在上唇处，再形成上、下两个隧道，分别到达上唇、口裂和下唇；在上唇、口角及下唇处沿鼻唇沟稍内侧做两个各 1 cm 长的皮肤切口，向外与颊部隧道相通，向内分离至口轮匝肌表面。在咬肌游离端的中间将其切开，分成两束肌肉，切开的高度不超过肌肉的 1/3 长，以保护肌肉的神经、血管；如果肌肉太短，可在颧骨或颧骨复合体处稍作游离。

（3）将制备好的肌肉通过隧道到达口周，为了达到矫枉过正的目的，可用小拉钩向后牵拉唇部切口，将咬肌用不吸收的缝线分别缝在口轮匝肌上，将隧道内的肌肉与皮肤深层采用穿过皮肤的缝合方法缝合固定在一起。

5. 经验和评述

（1）咬肌瓣转移术也可采用口内进路，但仅适合用于矫正上唇和口裂处的部分瘫痪，所用的咬肌也只能是部分咬肌，并且该进路具有不易止血和操作视野差等缺点，因此较少采用。

（2）咬肌瓣主要用于重建口周和唇部表情肌的功能。若要重建眼周表情肌功能，则需联合其他方法。咬肌瓣还可作为腮腺区高度恶性肿瘤根治手术的一部分，同时重建面下 1/3 的表情肌功能，特别是对于 60 岁以上的老年患者适用。

（3）咬肌瓣牵拉口角的方向与正常表情肌牵拉的方向有差异。

（三）阔筋膜悬吊术

1. 手术指征

不能或不宜行各种神经修复或游离神经-肌肉移植者，或经上述手术失败的晚期面瘫者。

2. 术前准备

患侧面部及大腿常规备皮。

3. 麻醉与体位

局部浸润麻醉或全麻。患者仰卧位，头偏向健侧，取阔筋膜侧的髋关节及膝关节稍屈曲。

4. 手术步骤（图 11 - 27）

（1）切取大腿阔筋膜：于大腿外侧经两个短皮肤切口，用筋膜切取器切取长 20 cm、宽 3 mm 的阔筋膜 4 条，用盐水纱布包裹备用。

如无筋膜切取器，可在大腿外侧做纵行切口，切开皮肤、皮下脂肪，钝性剥离，暴露大腿阔筋膜，按需要大小切取阔筋膜一块。用于矫正一侧面瘫一般切取长×宽为 20 cm×2.5 cm 筋膜片即够，再剪成 3 mm 宽的筋膜条备用。

（2）面部切口：在上、下唇中央稍偏健侧沿唇红缘各做一小横切口，在患侧口角外侧靠近唇红缘做一弧形切口，另在患侧鼻翼外侧鼻唇沟处做一纵弧形切口，使上述各切口均深达肌层。此外，在患侧内眦角内上方做一小纵行切口，深达骨膜，并在患侧发际内做长约 5 cm 的斜切口，深达颞筋膜层。

（3）植入筋膜：用筋膜引针将一根筋膜的两端经口角切口引入，分别经口轮匝肌浅层至上、下层唇红缘切口引出，再将筋膜条转入此切口。经口轮匝肌深层由口角处切口引出。稍拉紧筋膜条后，两端打结并缝合固定。此时筋膜条呈"8"字形，围绕于上、下唇及口角部组织中。

继用筋膜引针在颞部切口内的颞筋膜上，将一根筋膜条的一端由颞部切口引入，经过皮下隧道引至口角外切口。将此筋膜的口角端在口角部的"8"字形筋膜环上绕过后，再将此端从颞部切口引出。将另一根筋膜条从颞部切口引入，从鼻翼外侧切口引出，并将此筋膜末端与鼻翼外切口深部的肌肉做缝合固定。最后再用第三根筋膜条从颞部切口引入，经下睑缘下方隧道，从内眦角内上方切口引出，并将其末端缝合固定于鼻骨骨膜上。

（4）颞部切口内筋膜条末端的固定：先在颞筋膜上做数条间隔约 1 cm、顺颞肌纤维方向的小切口。在适当位置用血管钳穿入颞筋膜上小切口及一股颞肌，从另一切口中穿出，然后先将连接于口角的筋膜条

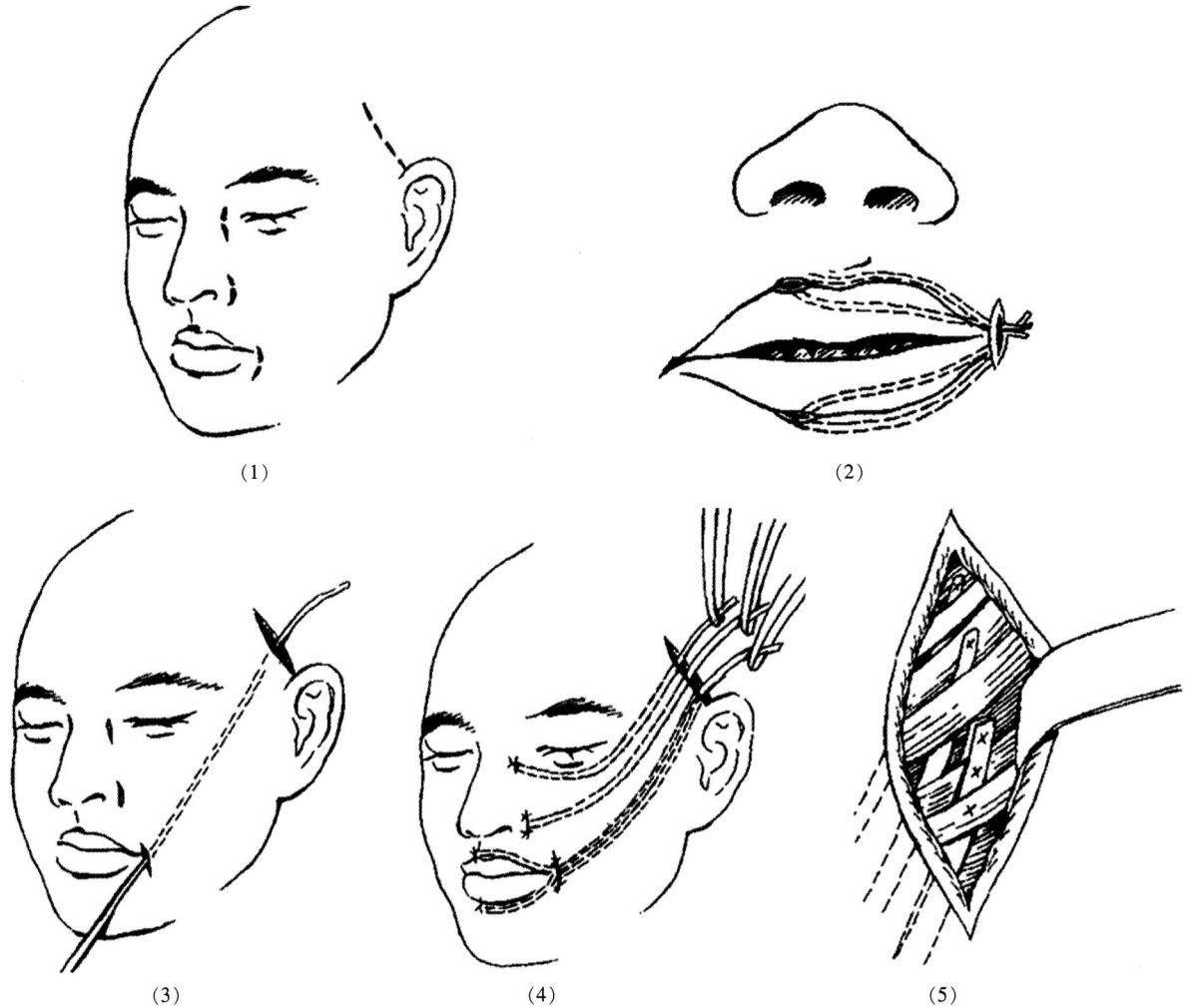

图 11 - 27　阔筋膜悬吊术

(1)切口；(2)筋膜条固定于口角；(3)筋膜条经过皮下隧道引至口角外；

(4)筋膜条固定于鼻骨骨膜；(5)筋膜条固定于颞肌及颞筋膜

之两末端中之一端,穿过肌肉组织并与另一端缝合成环状,并固定缝合于颞肌及颞筋膜上。固定时应注意使口角处于最佳位置。继将通向鼻翼及内眦的筋膜条分别缝合固定于悬吊效果最好的颞肌及颞筋膜部位。

(5)缝合各皮肤切口。

5. 重要解剖结构的辨认与保存

从颞部切口分离至鼻翼外侧切口时,应严格按层次解剖,避免因损伤面神经的颧支和颞支、腮腺组织及导管而造成涎瘘。

6. 术中、术后并发症的诊断和处理

(1)植入筋膜时应注意应用筋膜引针。引导筋膜穿过面颊部皮下隧道时,勿使过浅或过深。过浅时术后筋膜条可能穿出皮面,过深时则可能损伤面神经分支、腮腺导管或穿破口腔黏膜。

(2)在缝合固定各条筋膜前的悬吊时应注意使口角、鼻翼及下睑的畸形达到轻度矫枉过正的效果。

(3)术毕可用宽胶布将上、下唇及面颊皮肤向颞部方向上提牵拉,使筋膜在减轻拉力下愈合,术后2周内,上、下颌制动。最好用流食。

7. 经验和评述

阔筋膜悬吊术基本属于面瘫的静态矫正术。术后随时间推移,悬吊路径及固定点的肌肉等将逐渐松弛,致矫正效果难以持久。

（孙　坚　沈　毅）

参 考 文 献

［1］ 邱蔚六. 口腔颌面外科理论与实践［M］. 北京:人民卫生出版社,1998:1063-1090.

［2］ 邱蔚六. 邱蔚六口腔颌面外科学［M］. 上海:上海科学技术出版社,2008.

［3］ 邱蔚六. 口腔颌面外科学［M］. 6 版. 北京:人民卫生出版社,2008.

［4］ 沈加林,陈克敏,丁小龙,等. 三维时间飞跃对三叉神经痛的诊断价值［J］. 中华放射学杂志,2000,34(12):833-836.

［5］ 张士灵,武善梅,邵长艳,等. 三叉神经径路扩展减压术治疗原发性三叉神经痛［J］. 口腔颌面外科杂志,2000,10(1):
57-59.

［6］ 张伟杰,张俭国,张志勇,等. 应用半导体激光穴位照射结合局部封闭治疗三叉神经痛［J］. 上海口腔医学,1998,7(2):
107-109.

［7］ 张伟杰,张志勇,汪涌,等. CT 定位在射频温控热凝术治疗三叉神经痛中的应用［J］. 口腔医学纵横,1998,14(1):
26-28.

［8］ 张伟杰,张志勇,汪涌,等. CT 定位进行射频温控热凝术治疗三叉神经痛(附 63 例报告)［J］. 上海口腔医学,1999,
8(2):73-74.

［9］ 张伟杰,汪涌. CT 定位射频温控热凝术治疗三叉神经痛的疗效评价［J］. 上海第二医科大学学报,2002,22(5):
435-437.

［10］ 张伟杰,汪涌. 双侧三叉神经痛［J］. 口腔医学研究(原口腔医学纵横),2002,18(3):196-197.

［11］ 冯殿恩,余锦豪,海纪钧,等. 射频温控热凝术治疗三叉神经痛 526 例疗效分析［J］. 上海口腔医学,1992,1(1):8-10.

［12］ 陈敏洁,张伟杰,杨驰. 三叉神经痛微血管减压术中的内镜评价［J］. 中国口腔颌面外科杂志,2006,6(4):416-419.

［13］ ZAKRZEWSKA JM. Trigeminal neuralgia［M］. London:W. B. Saunders Company Ltd,1995:11-12.

［14］ KAZKAYASI M,ERGIN A,ERSOY M,et al. Certain anatomical relations and the precise morphometry of the
infraorbital foramen-canal and groove:an anatomical and cephalometric study［J］. Laryngoscope,2001,(111):609-614.

［15］ CHUDLER EH,ANDERSON LC. Behavioral and electrophysiological consequences of deafferentation following
chronic constriction of the infraorbital nerve in adult rats［J］. Archives of Oral Biology,2002,47:165-172.

［16］ BRISMAN R. Gamma knife radiosurgery for primary management for trigeminal neuralgia［J］. J Neurosurg,2000,93
(3):159-161.

［17］ HASEGAWA T,KONDZIOLKA D,SPIRO R,et al. Repeat radiosurgery for refractory trigeminal neuralgia［J］.
Neurosurgery,2002,50(3):494-500.

［18］ SHETTER AG,ROGERS CL,PONCE F,et al. Gamma knife radiosurgery for recurrent trigeminal neuralgia［J］. J
Neurosurg,2002,97(5):536-538.

［19］ URGOSIK D,VYMAZAL J,VLADYKA V,et al. Treatment of postherpetic trigeminal neuralgia with the gamma
knife［J］. J Neurosurg,2000,93(3):165-168.

［20］ CHENMINJIE,ZHANGWEIJIE,YANGCHI. Endoscopic neurovascular perspective in microvascular decompression
of trigeminal neuralgia c［J］. Int JCMS,2008,36:456-461.

［21］ 孙弘,孙坚. 颌面功能性外科学［M］. 上海:第二军医大学出版社,2003.

［22］ 王大章. 口腔颌面外科手术学［M］. 北京:人民卫生出版社,2002.

［23］ 李金荣. 口腔颌面外科、颌面整形外科手术图谱［M］. 武汉:湖北科学技术出版社,1999.

［24］ 顾晓明,周树夏,刘宝林,等. 动力性肌肉游离移植治疗面瘫的前瞻性研究［J］. 中华口腔医学杂志,1994,29(6):
323-325.

［25］ 王炜,祁佐良,陈守正,等. 面神经瘫痪外科治疗 301 例回顾［J］. 中华整形烧伤外科杂志,1997,13(6):439-442.

［26］ SAEED SR,RAMSDEN RT. Rehabilitation of the paralysed face:results of facial nerve surgery［J］. J Laryngol Otol,
1996,110(10):922-925.

［27］ GARDETTO A,KOVACS P,PIEGGER J,et al. Direct coaptation of extensive facial nerve defects after removal of the
superficial part of parotid gland:an anatomy study［J］. Head Neck,2002,24(12):1047-1053.

［28］ SAWAMURA Y,ABE H. Hypoglossal-facial nerve side-to-end anastomosis for preservation of hypoglossal function:

results of delayed treatment with a new technique [J]. J Neurosurg,1997,86(2):203-206.

[29] SCARAMELLA LF. Cross-face facial nerve anastomosis: historical notes [J]. Ear Nose Throat J,1996,75(6):343-354.

第12章　颅颌面先天畸形整复手术

一、新生儿唇腭裂术前正畸术

完全性唇腭裂患者因组织缺损严重、上颌骨各骨段明显移位、口腔功能严重损害,术前矫治是综合序列治疗必不可少的部分。婴儿期的正畸治疗不同于通常意义上的牙列正畸治疗,而是用正颌力对错位的颌骨段进行矫形的治疗。治疗原则是提高患儿亲属对唇腭裂的认识,树立"通过综合序列治疗后,患儿可以确立较为正常的容貌和良好的口腔功能"的信心,以利于患儿的喂养,有利于帮助建立舌的正常位置和恢复部分口腔功能,为外科整复手术创造条件。

1.适应证

婴儿期唇腭裂术前矫形治疗的主要对象为完全性单侧或双侧唇腭裂患儿。由于存在严重的组织缺损,上颌骨的连续性完全丧失,上颌骨各骨段发生组织移位,尤其是双侧完全性唇腭裂患者上颌骨前部明显前突,唇裂手术修复非常困难,需要术前矫形治疗,使过突的前颌骨复位。

2.治疗方法

自20世纪50年代McNeil首先提出针对单侧、双侧完全唇腭裂的术前矫形治疗(presurgical orthopedics)的理论和技术以来,采用各种主动、被动机械装置的治疗方法纷纷出现,并取得了一定的疗效。术前矫形治疗可以分为两大类:一是通过生长诱导,逐渐促成错位骨段向正常方向生长发育的可摘式矫治器治疗;二是采用矫形力快速移动错位骨段到正常位置,同时通过上颌骨及其周围骨和骨缝组织改建来达到治疗目标的骨内固位矫治器治疗。

虽然通过以上两大类术前矫治方法为外科整复手术创造了条件,一期唇裂整复术可以恢复满意的唇部外形,但由于先天性鼻软骨发育异常,肌动力平衡失调和颌骨发育异常,唇裂术后鼻畸形仍较常见,主要表现为患侧鼻翼塌陷及鼻孔扁平,鼻底塌陷,鼻小柱偏斜,鼻中隔偏曲,等等。鼻畸形的整复一直是口腔颌面外科和整形外科医师急于解决的难题。1999年,美国纽约大学Grayson等首先提出了唇腭裂婴幼儿术前鼻-牙槽骨塑形(nasal-alveolar molding)的方法与技术,为唇腭裂序列治疗提供了新的方法。

3.治疗步骤

(1)取模:取模前至少禁食2h,选用形状、大小合适的特制小托盘。术前正畸治疗的印模和模型要求清晰、准确,显示出口内颌骨的形态、位置、黏膜转折、唇系带、上颌结节、裂隙及中隔情况。用弹性印模材料制取印模,若初次印模不能清晰地显示口腔解剖状况,则可在初模上制作适合患儿颌弓形态的个性化托盘,再以弹性印模材料制取二次印模,便可取得理想的印模,即刻灌注石膏模型。

新生儿取模应当注意安全,必须备有吸引器,取模时要很好固定头部为前倾位置,防止患儿手足乱动;印模材料的量要适当,不能过多、过稀,以避免取印模时挤压出的材料流到咽部或被吸入气管内造成危险,也避免过多的印模材料进入鼻道倒凹。加聚型硅橡胶流动性小,是一种准确安全、易操作的印模材料。

(2)单侧完全性唇腭裂矫治器的制作。

可摘式矫治器:上颌骨各骨段无显著错位的患者,可采用简单塑料腭托予以矫治。在已制取的工作模型上,用蜡将牙槽及腭部裂隙填平(图12-1),使两侧颌骨段排列整齐,同时使牙槽嵴处裂隙缩小;在此模型上制作上颌简单腭托(图12-2)，其周界为覆盖腭部及两侧上颌牙槽并包绕至两侧黏膜转折、翼上颌切迹。此简单腭托戴入后，口鼻腔分隔，利于患儿进食、呼吸，既防止组织移位也利于牙槽及腭部组织的生长。每月复查一次，根据患儿的生长发育定期更换矫治器(图12-3至图12-5)。

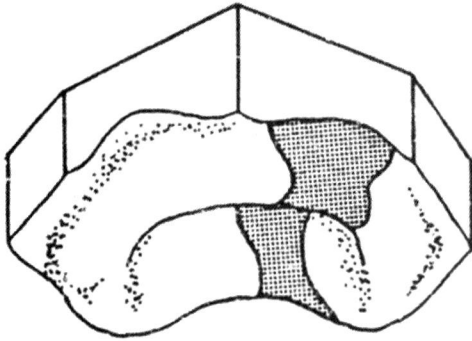

图12-1　用蜡将牙槽及腭部裂隙填平

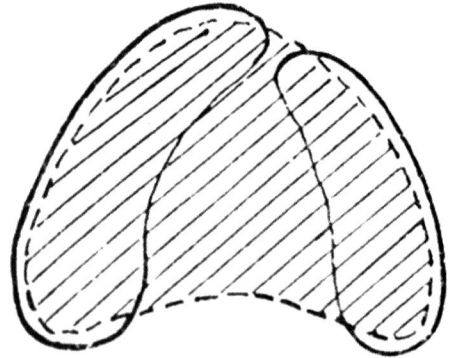

图12-2　上颌简单腭托

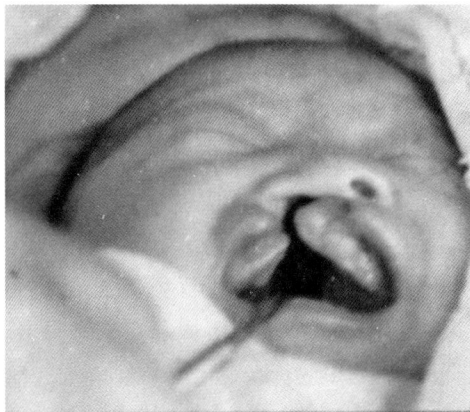

图12-3　单侧完全性唇腭裂正面像

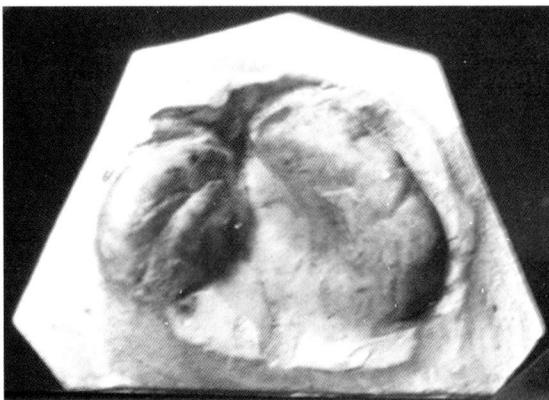

图12-4　治疗前模型

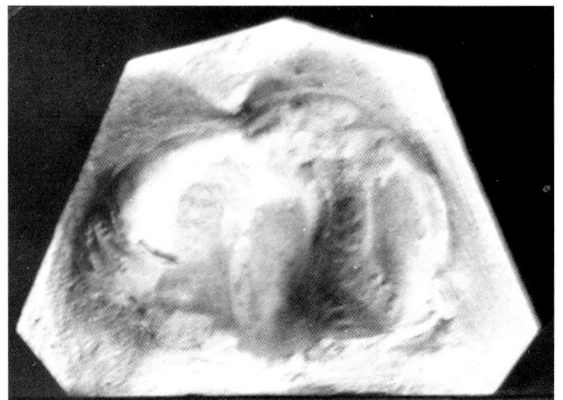

图12-5　治疗后模型

上颌各骨段有显著错位的患者，采用不同于前述简单腭托的矫治器(图12-6)。其基托不覆盖两侧颌骨前端，这样有利于裂侧颌骨向前生长，非裂侧上颌前部向内、向后旋转生长，从而通过生长诱导使两侧颌骨前端渐渐靠拢。

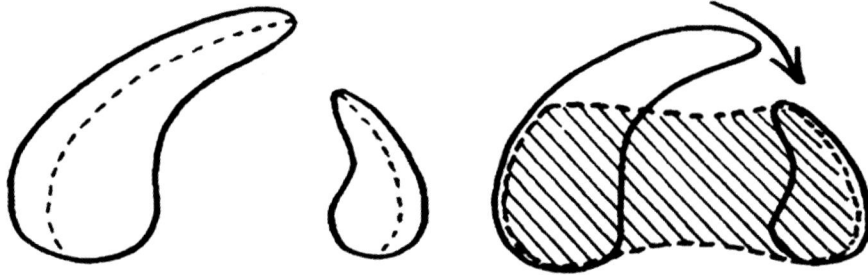

图 12 - 6 上颌整形矫治器

为使矫治器能有一定的矫治力作用于上颌各骨段,起到矫治的作用,制作矫治器时需要做上颌解剖位置的重新定位。方法:首先将工作模型在裂隙处自前向后完全切开,再把切开的工作模型按需要诱导颌骨段生长的方向适量地移动两侧,裂侧上颌略向前移动、前端向外侧旋转,非裂侧前端向内及向后旋转。若两后端宽度正常,应保持后端宽度不变,只做前端的旋转。若后端宽度不足,则可略向外侧移动。移动量一般不超过 3 mm,然后用蜡固定重新排列的位置,以此作为新的工作模型,再在新工作模型上完成矫治器(图 12 - 7)。

骨内固位矫治器:始于 20 世纪 50 年代,80 年代 Latham 设计出较为完善的骨内固位矫治器用于临床。

矫治器设计。骨内固位矫治器是以 4 根 0.8 mm 直径的硬医用不锈钢针插入颌骨内获得良好固位的。其组成包括塑料基托、两侧基托之间的连接支架、固位针及加力附件——螺

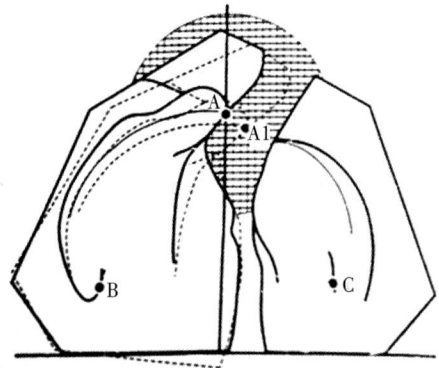

图 12 - 7 在模型上移动骨段

A—健侧牙弓前端;A1—患侧牙弓前端;
B、C—牙弓左、右侧的最后端
工作模型制作时,A 与 A1 的关系调整至正常关系,
B,C 的宽度根据下颌宽度进行调整。

丝和螺帽。连接支架由横跨两侧基托后端的腭杆及埋置于两侧基托内的连接体组成,腭杆与两侧连接体之间为铰链关节连接。

骨内固位矫治器的优缺点。其优点包括:矫治器固位良好;易控制矫治力的大小和方向;易控制各骨段位移方向和位移量,使颌骨各骨段能排列到较为理想的位置;骨移动速度快,疗程短;矫治力作用于上颌及其周围软、硬组织,促进组织改建和生长发育。其缺点是结构较复杂,精度要求高,制作较为困难。

(3)双侧完全性唇腭裂矫治器的制作:双侧完全性唇腭裂患儿,出生时即表现为前颌骨前突,两侧上颌骨段后置,其前端向内旋转错位。因此,术前矫治的目的是扩大两侧颌骨前端的宽度,同时向后加压或牵引前颌骨向后移动并排列在两侧颌骨之间,使牙槽成为规则弧形。

前颌骨前突不严重,两侧颌骨前端内旋错位不明显,且有可供前颌骨后移排齐间隙的患者有两种方法选用:①头帽弹力带:制作头帽,在头帽双侧耳垂前下方的位置钉一纽扣,弹力带两端的扣眼挂在纽扣上,再将弹力带轻放在前突的前颌骨上,以间断加力的方法使前颌骨后移至各骨段排列整齐,此方法简单、易操作,出生即可使用,但这一步骤希望在 3 个月内完成,3 个月后犁骨前部开始钙化就很难再改变其位置;②头帽弹力带配合口内腭托:腭托可分隔口鼻腔,有利于口腔功能的改善,又可防止两侧颌骨向内塌陷,且弹力带的使用使前颌骨后移,这样可使上颌三骨段形成良好的排列关系。

前颌骨前突明显、两侧颌骨前端内旋的婴儿,颌骨及相邻组织移位都很严重,矫治较为困难。临床上可选用可摘式矫治器,也可选用骨内固位矫治器予以矫治。

腭托的制作:在两侧裂隙处切断模型,将颌骨重新定位,即在保持两侧颌骨宽度不变的情况下,将其前端向外侧旋转少许(一般不超过 3 mm)(图 12 - 8),用蜡固定调整好位置,在此模型上制作腭托。经几次更换腭托,两侧颌骨前端宽度可趋正常。弹力带的间断压迫使前颌骨后移至较正常的位置,上颌各骨段便可达到良好的位置关系(图 12 - 9、图 12 - 10)。

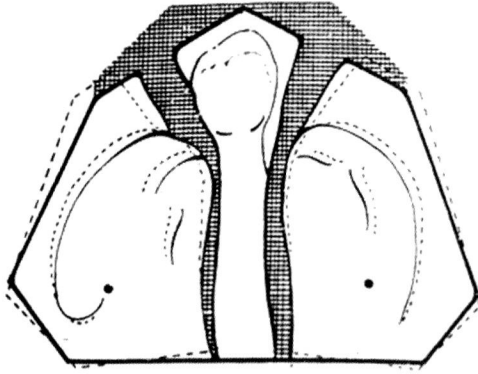

图 12 - 8　在模型上外旋骨段

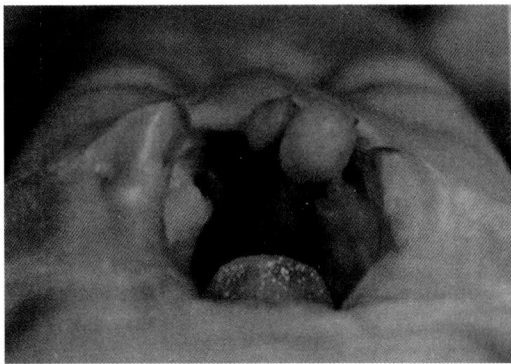

图 12 - 9　双侧完全性唇腭裂正面像

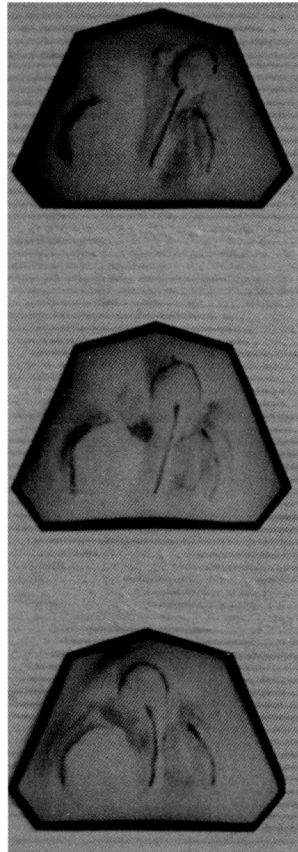

图 12 - 10　治疗前后模型

（4）鼻-牙槽骨塑形器的制作

鼻-牙槽骨塑形（nasal-alveolar molding，NAM）是借助鼻-牙槽骨塑形器（图 12 - 11），将分离的牙槽骨相互靠拢，支撑塌陷的鼻软骨且适度延长鼻小柱，并采用牵引方法将唇裂隙两侧的唇组织延长而使唇裂隙变窄。鼻-牙槽骨塑形治疗的原则是越早越好，但如合并颅脑、心脏及其他重要器官的畸形，应适当推迟。鼻-牙槽骨塑形是基于婴儿出生后一个月内软骨具有高度的可塑性，Matsuo 认为婴幼儿软骨具有高度的可塑性是由于体内透明质酸水平高的缘故，体内雌激素水平升高可使透明质酸含量增加。婴儿刚出生时体内雌激素水平最高，随着时间推移，雌激素水平逐渐下降，出生后一个月内软骨的可塑性逐渐下降，软骨的塑形治疗在出生后 3~4 个月内最为成功。

（5）使用方法。

减小牙槽骨裂隙的宽度：口内塑形板借由口外唇颊侧软组织粘贴的透气胶带，经橡皮筋固定于上颌与上腭，每周复诊时适度局部调整、磨改塑形基托中牙槽裂对应隆起部，并在基托边缘适度充填弹性软衬材料，以使分离的牙槽骨逐渐靠拢，减小牙槽骨裂隙的宽度，并调整上牙槽突的形态。

鼻的矫形：当分离的牙槽骨经口内塑形板调整，使其裂隙宽度减小到矫正前宽度的 1/2 时，即可进行鼻畸形矫正。在塑形板上加装鼻塑形柱（球），鼻塑形柱由丙烯酸树脂制成，从塑形板的唇缘延伸，通过直径 0.9 mm 弹力钢丝，经由施力柱弯曲至鼻部，以矫正歪斜的鼻小柱并延长之，同时矫正塌陷的鼻孔。

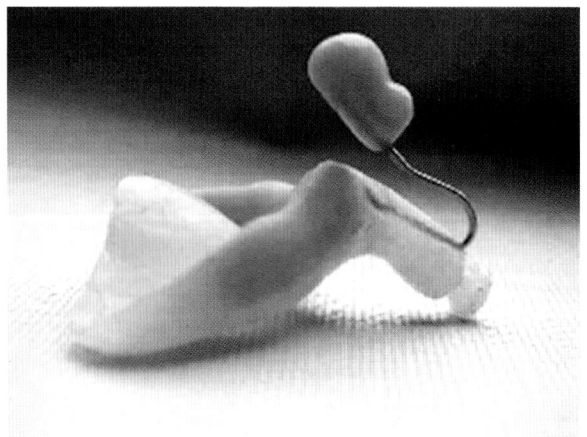

图 12 - 11　鼻-牙槽骨塑形器

在治疗过程中同时实施适度的唇组织牵张,采用透气胶带固定于唇裂隙两侧的面颊部皮肤,并借助橡皮筋施力于基托延伸至口外施力柱的施力槽上,使裂隙两侧唇组织向中央方向牵引。将裂隙逐渐变小,并逐渐矫正歪斜的鼻小柱,改善鼻孔的不对称畸形。

鼻-牙槽骨塑形正畸治疗在出生后 1～2 周内开始疗效最好,可以关闭牙槽骨间隙,进行唇牵张及鼻矫形,通过选择性地添加与磨除塑形板,可使分离的牙槽骨逐渐靠拢,缩小牙槽骨裂隙的宽度,并调整上牙槽突的形态;使用弹性橡皮筋和透气胶带,实施适度的唇组织牵张,将唇裂隙逐渐变小,同时也适度矫正歪斜的鼻小柱,改善鼻底区及鼻孔的不对称畸形。术前鼻-牙槽骨塑形最大限度地减小了手术的范围和难度,致术后瘢痕组织减少,且获得更为满意的术后效果;非手术延长鼻小柱,避免了手术在唇-鼻小柱结合处的瘢痕,术后鼻的对称性得到显著改善。

（钱玉芬　蔡　中）

二、单侧唇裂整复术

唇裂和腭裂是面裂中最为常见的先天性畸形,也是人类先天性畸形中最为多见的口腔颌面部畸形。除有显而易见的外观解剖形态畸形和口腔颌面部生长发育影响外,这些患者几乎都不同程度地存在着咀嚼、吞咽、言语的异常,有些患者可以伴有性格、心理等方面的异常。因此,关注唇腭裂的治疗不应仅局限在外科治疗方面。由此可见,唇腭裂治疗已是一项富有挑战性的临床工作,在治疗体系上已一改以往以外科为主的做法,一套较为完整的治疗体系已在我国医学界逐渐形成。20 世纪 30 年代由欧美人首先提出的团队工作(team approach)发展至现在的多学科综合治疗(comprehensive care)和个性化的治疗理念,已被国内外从事唇腭裂医疗工作者广为接受。唇裂或腭裂患者欲要获得满意的治疗效果,需要各专业学科与患者之间的互相配合和不懈努力。

1. 手术指征

单侧唇裂的适应证与禁忌证不能一概而论,是相对的。术者所在的科室、医院设施及专业人员的技能等因素,有可能影响适应证与禁忌证的范围。

(1)适应证:主张坚持四个"10"的原则:患儿体重大于 10 磅(4.54 kg),患儿年龄大于 10 周(除早产儿外),患儿的血红蛋白在 10 g(100 g/L)以上,白细胞计数在 $10×10^9$/L 以下。另外,接受手术的患儿近 2 周内无上呼吸道感染,无消化道功能异常,等等;也不应忽视术区皮肤、黏膜有无皮疹或溃破。应该指出:唇部裂隙宽大者,年龄尽可能大一些做手术是值得提倡的,不宜只注重患儿年龄。

(2)禁忌证:由于现代医学的发展,麻醉药物的更新和术中、术后监测功能的提高,至今很难定出该手术的绝对禁忌证。但术前对有以下疾病者应特别注意,至少要在相关学科的专业人士的配合下才能进行手术。先天性心脏病在临床上最为常见,建议对有严重先天性心脏病患儿先行心脏手术,后行唇裂整复术;血友病、凝血功能障碍的患者,乃至术前常规检查中血块收缩试验正常者,必须强调指出:对每一例将接受唇裂手术者必须仔细询问有无血液系统异常的疾病史。对一些综合征的病例行唇裂整复术,一定要慎重,慎重,再慎重,尤其要请麻醉科医师术前仔细访视患者,不应盲目手术;至于胸腺肥大,目前不再认为是手术禁忌证,术前给予激素,即可当日手术。

总而言之,单侧唇裂整复术的适应证、禁忌证不应一刀切,应根据术者所在单位的专业设施、专业人员所掌握的专业技能而定。但是,即便有一流的设施,技能高超的专业人员,也应仔细、全面地检查你将完成的每一个病例。尤其对那些年龄较大初次接受手术者,一定要多问几个为什么。既要相信患者及其家属所提供信息的可靠性,也要加以思考,才能避免一些术中、术后意外的发生。

2. 术前准备

术前准备主要包括两个方面:全身与局部。"全身"主要是指喂养方面的指导,尤其对同时伴有腭裂的患儿更应注意喂养方面的指导。目前国内有唇腭裂患儿专用的喂养器具。"局部"指对一些裂隙宽大、严重畸形的患儿应尽早提倡行术前矫正，尤其对完全性唇腭裂患儿显得更为重要。国外和国内有些学者主张行唇粘连术和术前矫正术（presurgical orthopedics and lip adhesion）。近来有学者主张用鼻塑形器（nasal shaper）。笔者不主张在国内广为推广唇粘连术，至今很少见有行唇粘连术后，单侧唇裂整复术比单纯单侧唇裂整复术效果好的临床文献。对正畸患者行术前矫正应该提倡，但其治疗效果要可靠，尤其是鼻塑形器的治疗效果，还需进一步探讨。

3. 麻醉与体位

（1）麻醉：单侧唇裂整复术应选择气管内插管，全身麻醉，术中应有氧饱和度和二氧化碳监测。

（2）体位：患者取平卧位，患儿肩胛骨区略垫高。

4. 手术步骤

唇裂整复术应严格遵循定点和切口符合局部解剖结构，尽量少切除局部组织的原则。

目前国内外单侧唇裂整复术的术式主要为 Millard 术式，也有一些医师习惯用 Tenisson 唇裂整复术，或在这两种基本术式上进行改良。关于 Millard 及 Tenisson 的手术方法可参阅经典教科书，此处不予赘述。

笔者近年来对现有的单侧唇裂整复术术式做了改良，将 Tenisson 和 Millard 术式灵活结合起来，具体方法是：患侧鼻翼基底部内侧不再设切口点，此点根据鼻孔大小可随意调整，在健侧上唇黏膜与皮肤交界处、唇线处分别定"1""2""3"，即术后的唇峰，故"1""2"的距离应该与"2""3"的距离相等，在患侧红唇皮肤交界处定点"4"，"4"点是该术式最不易定的标记点，以往的经典教材上常常是这样描述的：在患侧唇红缘最厚处，此点如取"4"，使"4"与口角的距离与健侧"1"和口角的距离相等（图12-12）。但在临床实际工作中几乎没那么幸运，笔者至今对"4"点的明确标记仍感困难，但这一点的确定在单侧唇裂整复术中至关重要。鼻小柱根部与鼻底部定"5""6"，鼻翼根部定"7"。至今笔者仍然没有一种成熟的经验可告诉大家，仍需不断努力地探索，认真加以总结。

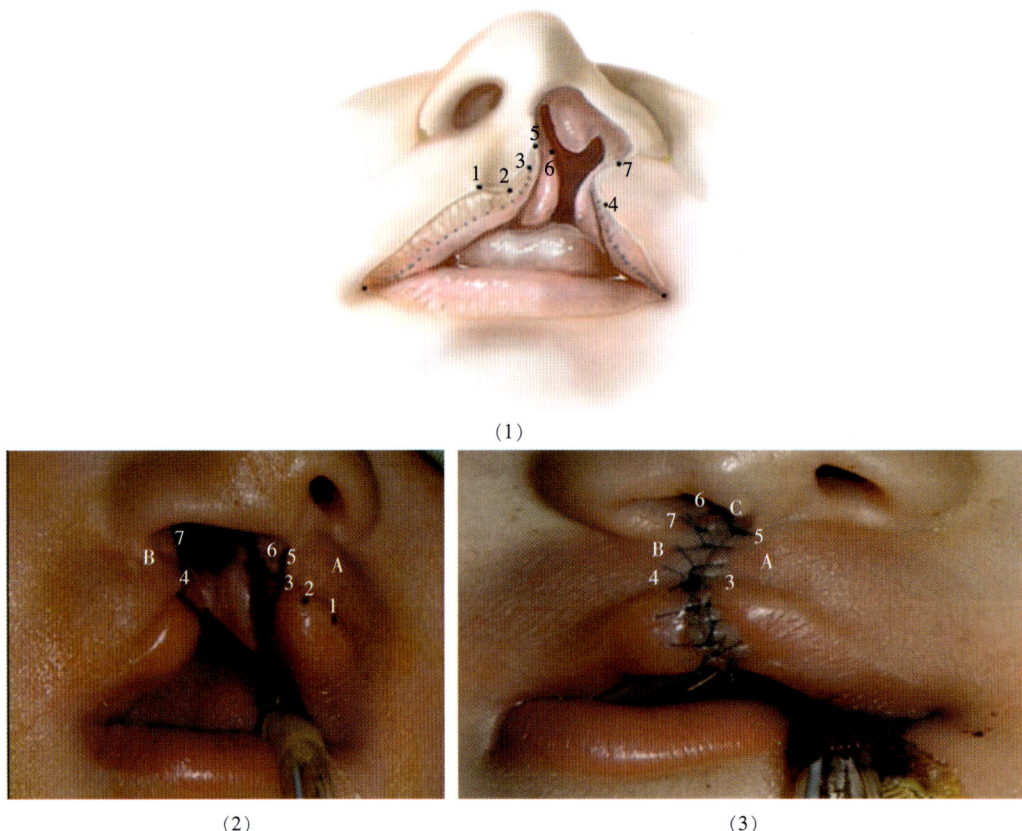

(1)

(2)

(3)

图 12-12 Millard 单侧唇裂整复术

(4)

(5)

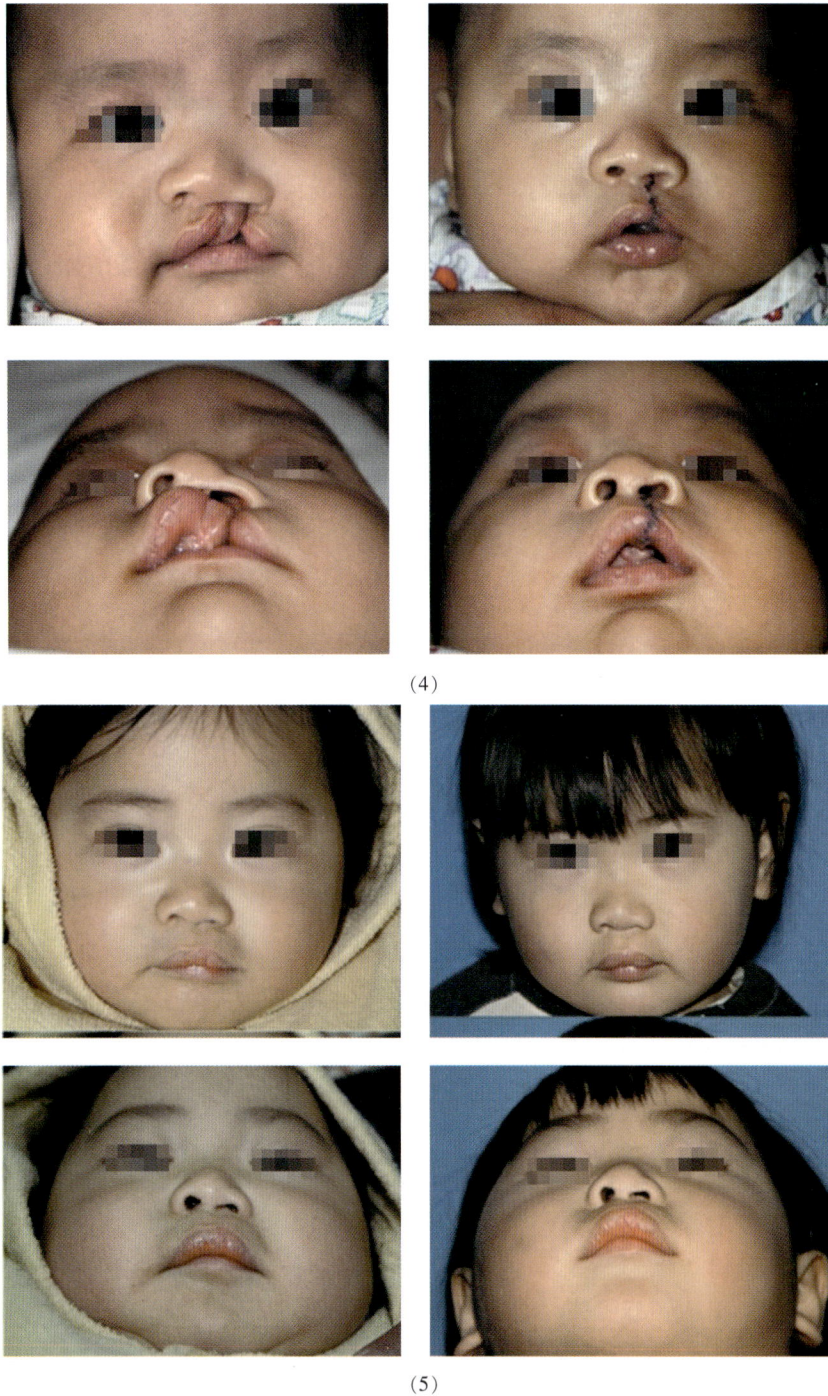

图 12 - 12　Millard 单侧唇裂整复术（续）

(1)唇裂定点示意图[1—健侧唇峰,2—人中切迹,3—患侧唇峰(1—2＝2—3),4—患侧裂隙唇红缘处,相当于唇峰(此点根据畸形的程
度可灵活确定),5—患侧鼻小柱根部,6—患侧鼻底裂隙黏膜和皮肤交界处,7—患侧鼻翼基底部近裂隙处(此点根据畸形的程度可灵
活确定)];(2)定点,连线;(3)术后;(4)术前、术后的正面观与 45°观;(5)术后 6 个月、18 个月的正面观与 45°观

5. 重要结构的辨认和保存

人中嵴、人中凹、唇峰、唇红及鼻翼软骨等都应确认和予以尽量保存。

6. 术中、术后并发症的诊断和处理

(1)术中应严格保持呼吸道通畅,以免误吸。

(2)婴幼儿术中及术后应随时监测体温,防止发生高热。

（3）建议手术结束后转入苏醒室,拔管前应吸清胃内容物。

（4）清醒拔管后,患儿头偏一侧,以免误吸。

（5）清醒后2~4 h可进少量流质或用汤匙喂饲。

（6）血氧监测3~5次。

（7）术后第1日去除局部敷料,使其暴露,每日可用0.9%生理盐水清洗,如表面创口清洁差者,可用1.5%~3%过氧化氢溶液＋生理盐水交替清洁,以防感染。

（8）术后为避免患儿用手抓伤术区,关节处可制动,也可在患儿双手袖口与裤管处用别针固定。

（9）术后用抗生素2~4 d。

（10）术后5~7 d拆线,口内黏膜线原则上不拆,任其自行脱落。

（11）拆线后仍应防止患儿唇部因损伤致伤口裂开;若拆线当日跌伤开裂,可清洁伤口后,再次缝合。

（12）唇弓的使用,可根据张力而定。笔者所在中心近年来对唇裂术后患儿几乎不用唇弓;对裂隙宽大,如术中张力难以去除者,仍有使用唇弓的必要性,唇弓一般在拆线后5~10 d去除。

（13）在术后30 d内最好不使用奶瓶喂养,以免影响创口愈合或致瘢痕过大。

7. 经验和评述

临床上单侧唇裂的畸形形状和程度并不都是一样的。同一医师,应用同一种方法对不同病例的手术效果可以完全不一样。根据经验临时调整,是成为一个好医师在临床上的必备条件。笔者提出的这一术式经过6年多的临床实践,也不能评论它是一种优于其他单侧唇裂整复术的方法。但它具有去除局部组织最少,术后使局部的切口线瘢痕与健侧的人中切迹相接近,人中区域主要解剖标志呈自然形态,以及上唇完整等主要优点;但其定点的灵活性大,对术者的操作技能上的要求更高,在有些病例术后患侧仍有上唇过短等不足之处。笔者曾纵观单侧唇裂整复术的历史,大量回顾该领域国内外有影响力的优秀文献和研究,以及整复术方法的报道,并与国内外一些终身以唇腭裂治疗为工作重点的大师们交流,渴望能获得一些既具体、明确,又比较固定的技术指标,但事实上,得到的回答仍然是有待于一代又一代的人努力探索。即便是长期从事唇腭裂整复的专业人员,仍然是在"边手术边设计边改进",非常灵活地进行唇裂整复手术,仍然离不开"经验色彩"的法则。

三、双侧唇裂整复术

双侧唇裂在临床上远比单侧唇裂少见,其在手术操作上比单侧唇裂整复术复杂和困难得多。尤其是完全性双侧唇裂,其裂隙宽大、畸形严重,加之常伴双侧牙槽突裂,致使前颌骨更前突、上翘。双侧完全性唇裂的患者,他们的上唇、牙槽突和上颌骨被裂隙分成互不相连的三个区域,有些患者的前唇部分和前颌骨完全与双侧上唇组织分离,如同一个孤立的岛屿;更有甚者,前突的前颌骨部分呈现不同程度的偏斜,其形态和位置都受肌肉附着牵拉的影响,以及舌体向前和向上、向外伸压的作用,这些不利因素加重了前唇和前颌骨的畸形程度。裂隙的增宽,加重了局部位置的改变。这些因素对双侧唇裂整复术都造成了操作上的难度,也增加了双侧唇裂整复术的复杂程度。

1. 手术指征

一般认为患者应在6个月、体重8 kg以上,其他方面和单侧唇裂整复术的适应证相似。对严重畸形的双侧唇裂患儿,可以适当延至8~10个月时手术。

2. 术前准备

基本同单侧唇裂整复术的术前准备,但若对术前行正畸治疗者,应仔细检查口唇、鼻唇部皮肤及黏膜有无破损和红肿。对这些部位有异常者应暂缓手术。

3. 麻醉与体位

同单侧唇裂整复术。

4. 手术步骤

(1)双侧唇裂原长整复术(图 12 - 13):是目前国内最为流行的双侧唇裂整复术术式,适用于患儿及前唇较长的大年龄患者,此术式与国外学者 Brown、Mc Dowell 等报道的相似。该术式在术后常常会有上唇不足的现象,但在随访中发现,随着手术整复上唇部功能的恢复和患儿年龄的增长,原来短小或不足的上唇几乎都可逐渐接近正常。

双侧唇裂整复术的定点,仅以一侧为例:前唇红唇缘中点,也是术后的人中切迹处为"1",点"2"位于前唇缘,国外学者主张"1"至"2"的距离一般不应超过 3 mm,国内学者在这一距离上尚未见有明确的说法和限制,但在临床上随访的患者中,唇峰过宽现象普遍存在。笔者建议"1"至"2"点的距离可根据患儿的裂隙情况适当放大,但不应大于 4 mm;在鼻小柱基底部略偏外侧确定"3","2"与"3"连线即是整复后的人中嵴,"1"与"2"连线即是一侧的唇峰;在裂唇缘皮肤黏膜线处确定"4"点,初学者,甚至熟练的手术医师确定"4"点也不易掌握,过远或过近不仅影响手术操作,也可直接影响手术效果。笔者不建议传统的"4"点定点在侧唇的红唇最厚处为标志的说法。点是不可移动的,但在向下连线时的角度可自由掌控。由此"4"点无须定在裂唇缘最厚处。患侧鼻翼基底部内侧定"5"。定点结束后,手术医师应该再次确认无误后,在无任何干扰双唇、鼻部的静态下,确认各定点是否正确、两侧是否对称,然后用亚甲蓝进行连线,"1""2""3"相连,"4""5"相连;然后持 7 号细针用亚甲蓝分别在"2""4"上做明确的标志。

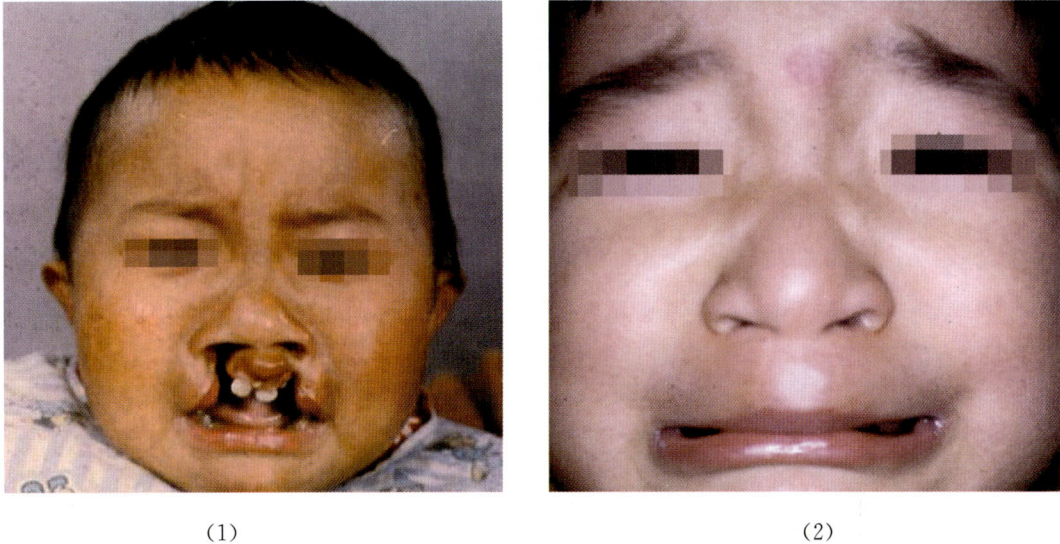

(1)   (2)

图 12 - 13　双侧唇裂原长整复术

(1)术前;(2)术后

按单侧唇裂整复术加术前定点

双侧唇裂整复术的切开:用锋利的 11 号尖刀沿"2"—"3"和"4"—"5"线切开至皮下,是否要全层切开,应由手术医师根据患儿的局部情况及术者自己的经验而定。应该指出的是:无论采用何种术式,要尽力保留局部组织,尽量少切除组织;分离双侧口轮匝肌的器具应锋利,范围要适中,不应随意过度分离,但在对位缝合时应有足够的松弛度,尤其是肌层,在对合时应无张力过度。

缝合:按口腔、鼻腔黏膜层、肌层、皮肤逐层缝合,自上而下或自下而上缝合的顺序,可按自己的习惯而行。

(2)双侧唇裂加长整复术:该术式与 Barsky-Hagedorm 所报道的相似,此法目前在国内外仍在应用。但其主要不足之处是:术后随着患者年龄的增长,整个上唇往往会显得太长。笔者在临床上经常在门诊看到一些接受该术式的患者,发现该术式对鼻尖、鼻小柱的畸形影响程度远小于原长法,但上唇过紧、上唇下垂或过长是其主要缺点;更为难的是:该术式二期整复的难度远较原长法的患者为大。

双侧唇裂加长整复术的定点:"1""2""3"点同原长法,"4"点位于侧唇鼻翼基底部平面的红唇皮肤交界处;"5"点位于裂隙的唇缘,是约相当于唇峰内侧的人中切迹处。然而按"2"—"3"的距离定出"6"点的位置,应尽量使"4"—"6"点距离等于"2"—"3"的距离,在定"4""6"连线上定"7"点,"6"—"7"的距离与"1"—"2"相等,然后连接"5""7",∠567应为90°左右,角度有出入时可适当变动"5"点位置。

5. 重要结构的辨认与保存

同单侧唇裂整复术。

6. 术中、术后并发症的诊断和处理

同单侧唇裂整复术。

7. 经验和评述

临床上关于双侧唇裂整复术的术式不少,但至今单靠某一种手术是否能获得公认的较好效果仍难以定论。早在20世纪50年代便有学者呼吁应该尽早对双侧唇裂患者采取综合序列治疗,但真正进入与其他学科配合治疗是手术前后正畸治疗的引入。20世纪90年代中期,NAM技术的引入使双侧唇裂整复术的效果有了一定提高,国内尽管在20世纪末也有一些医院引入了这一技术,但至今尚未见有真正令人满意的总体评价。

对双侧唇裂的手术治疗,至今意见和观点仍难以一致。表现在众多学者有各自的习惯术式:一期还是分期手术;对肌肉功能性修复的程度和术式;前唇组织的设计和重建;储存皮瓣(saving flap)的应用,以及对那些过度前突颌骨的处理方式、手术时机的选择;等等。

对双侧完全性唇裂应主动进行术前正畸治疗。这种治疗除了可以限制和减小畸形的程度外,还可有效地延伸鼻小柱的长度。随着这一技术的成熟和普及,笔者认为也许在若干年后,国内将有一些令人满意的病例展示给同行。

双侧唇裂粘连术,凿断犁骨:这在以往的文献中有所报道,但笔者不赞同术前粘连术,更反对凿断犁骨来完成双侧唇裂整复术。许多临床资料可证实:目前常用的双侧唇裂整复术术式可成功整复任何一种类型的双侧完全性唇裂。

关于一次手术还是两次手术的选择,上海交通大学医学院唇腭裂治疗研究中心的临床资料显示:除在双侧混合性唇裂整复术时可选择二次手术外,其余均以一次手术为佳。应该指出的是:双侧混合性唇裂分次手术时,应先整复畸形严重的一侧,第二次手术可在第一次手术后6～8个月随同腭裂整复术同时进行。笔者认为:双侧唇裂分次手术对临床医师的要求远高于一次手术,尤其对唇珠的整复远比一次手术困难、复杂得多。但鼻小柱、上唇形态比一次整复术后的效果理想。

四、唇裂二期整复术

除轻度不完全唇裂患者外,唇裂手术后大多遗留不同程度的畸形,需要行二期整复术。

（一）单侧唇裂术后畸形整复术

国内外长期从事唇腭裂整复的专家大多认为单侧唇裂术后畸形的整复术较初期手术更为困难。由于遗留的畸形程度不同,加上所能使用的术区范围十分有限,尤其对那些因术后感染或前一次手术切除了过多组织的病例,手术较为困难。

1. 手术指征

单侧唇裂术后畸形的临床表现各式各样,而且常常伴有不同程度的鼻部畸形;因此,目前在国内外对其治疗范围和治疗时间仍有不同的观点。不同学者几乎均有各自的治疗计划和手术年龄要求。众多的文献报道指出:鼻生长发育完成,男性一般在15～18岁,而女性一般在14～17岁,因而鼻畸形的手术年龄应在鼻发育完成后。笔者根据自己的临床经验,结合国内外报道的文献,提出对单侧唇裂整复术后畸形,家长又有强烈要求者,可以给予手术;对单侧唇裂整复术后轻微畸形,家长也有要求者,可在学龄前进行再次手术;对单侧唇裂整复术后出现局部组织不足时,再次手术必须慎重;如需采取局部邻近组织瓣转移者,一般应在成年以后施术;对鼻唇畸形者,应根据畸形的程度、术区的组织情况,以及术者的操作技能等因素而定。由于唇鼻畸形的临床表现十分复杂,既有鼻翼软骨支架发育畸形、错位,又受局部及周围软硬组织解剖结构、形态等因素的影响。对唇裂整复术后二期手术不提倡一次性解决所有的问题,应提倡有计划、分年龄段、有目的地对每例患者实施针对性的整复术。

2. 术前准备

对不同年龄、不同畸形程度的患者,手术的难易有所不同。心、肾、肝功能应基本在正常范围,血常规、出凝血等均无异常。

局部准备包括:

(1)术区无毛囊炎、皮疹,尤其在夏季,无蚊叮虫咬所致的皮肤炎症。

(2)对成年人应局部备皮。

(3)对有条件者或畸形严重者,术前可取鼻孔模型,有助于术后巩固、稳定治疗效果。

3. 麻醉与体位

建议全身麻醉。临床上虽然有众多病例可在局麻下行该手术,但全麻可消除患者对手术的恐惧感,远较局麻舒适,且术中出血也比局麻少,并可保证组织不因局麻而变形。但在那些医疗设施有限的医院,也可选择局麻。

体位同单侧唇裂整复术。

4. 手术方法

单侧唇裂二期整复术,同一个患者因术者术式不同而异。手术方法在各经典教科书内均有详细描述,可以参考。本节仅通过病例显示说明其手术效果(图 12 - 14 至图 12 - 17)。

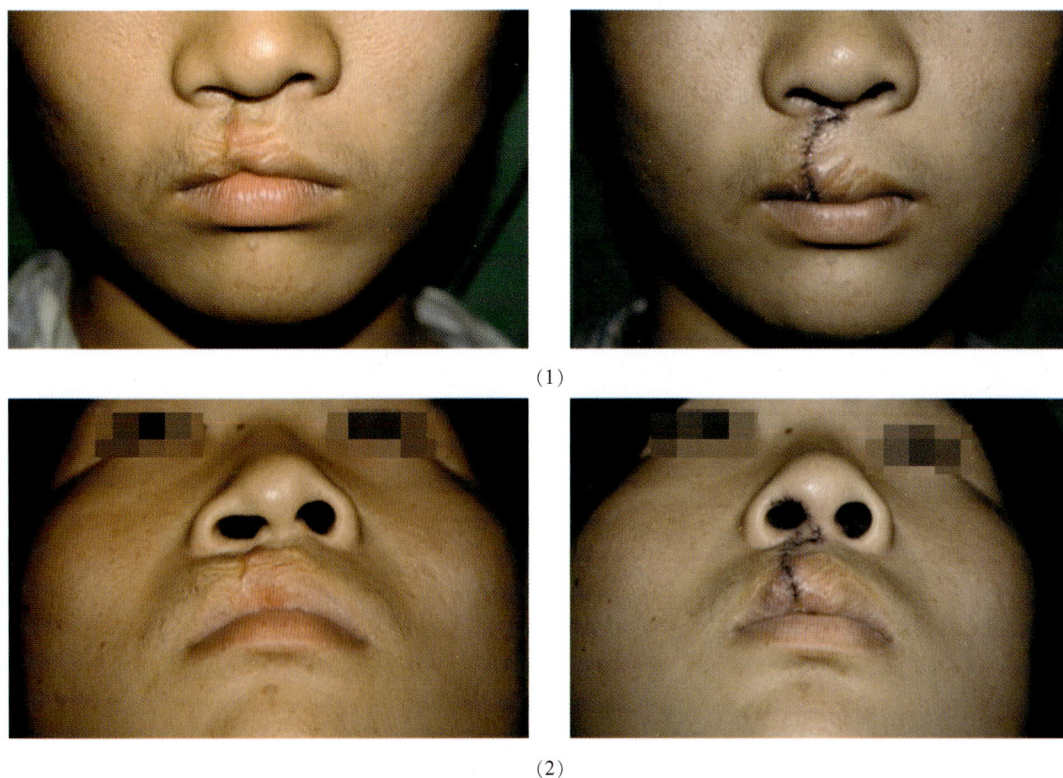

(1)

(2)

图 12 - 14 唇峰和外鼻不对称畸形手术前后

(1)术前术后正面观;(2)术前术后 45°观

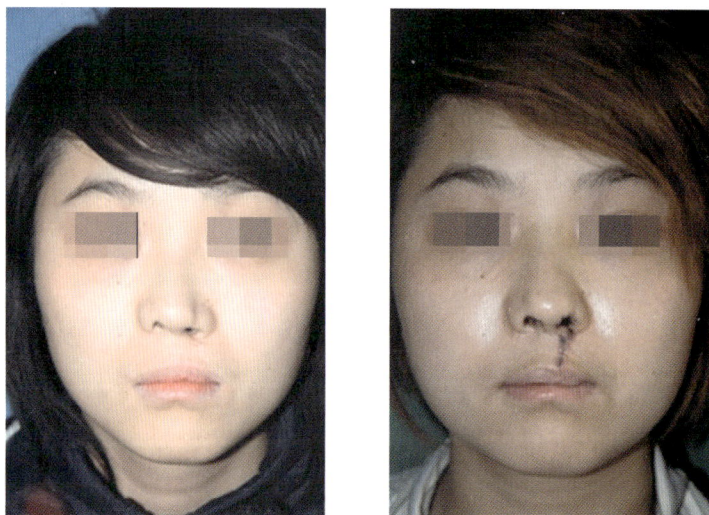

（1）

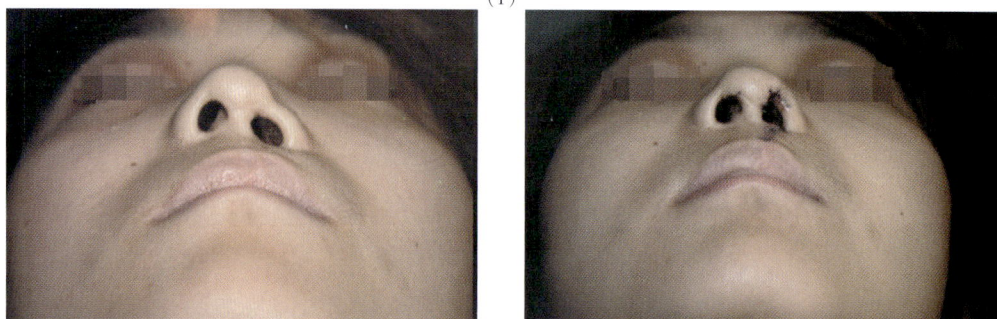

（2）

图 12-15　鼻孔、鼻翼塌陷手术前后

（1）术前术后正面观；（2）术前术后 45°观

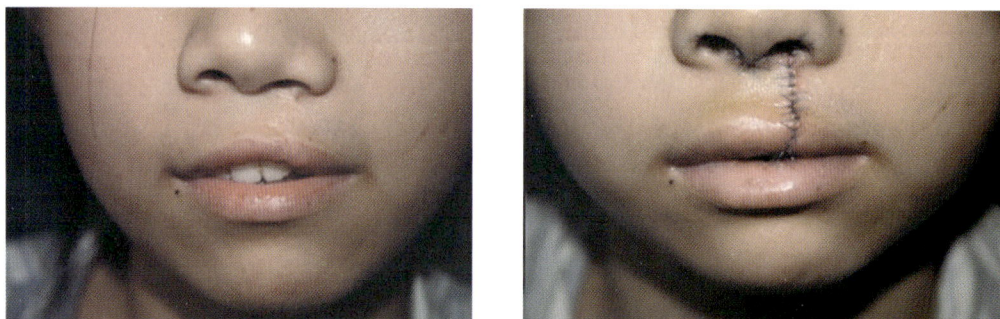

（1）

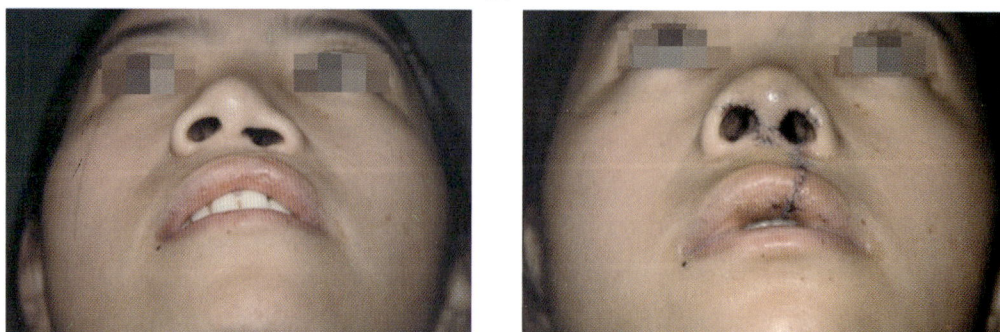

（2）

图 12-16　唇珠缺损、鼻小柱过短、外鼻过宽手术前后

（1）术前术后正面观；（2）术前术后 45°观

（1）

（2）

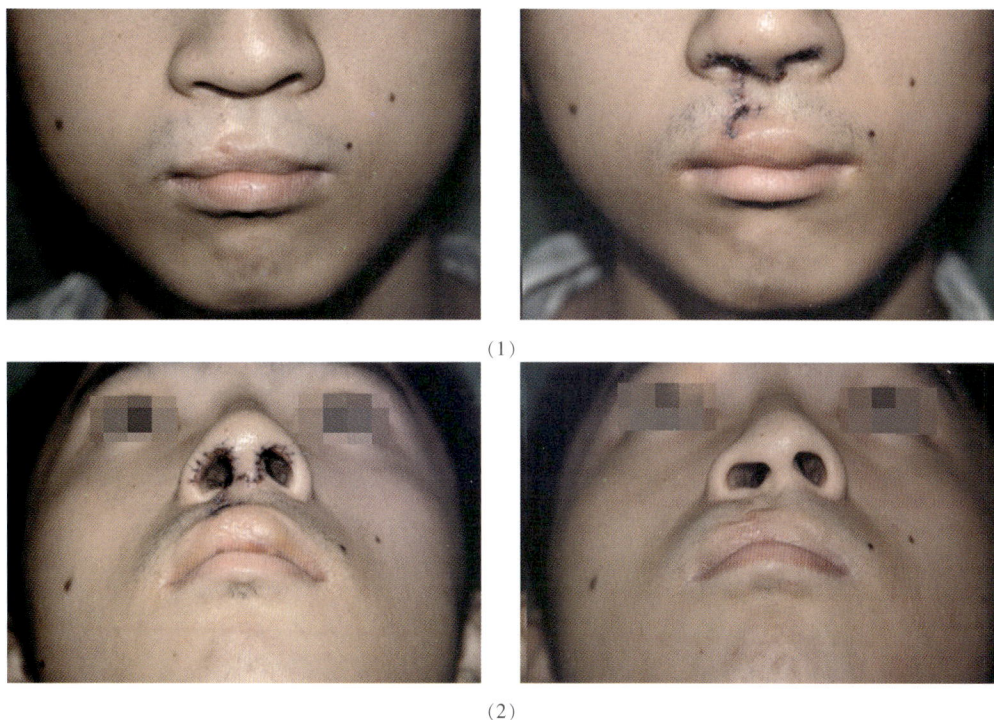

图 12 - 17　唇峰不对称、鼻翼畸形手术前后

（1）术前术后正面观；（2）术前术后 45°观

5. 术后并发症的诊断和处理

（1）同唇裂一期整复术。

（2）二期唇裂整复术后最常见的并发症是出血，尤其在鼻唇同时手术者。术后出血的诊断并不复杂，但必须明确是动脉性出血还是静脉性出血，前者的出血量较多、色鲜红，后者出血较慢、色暗。前者应积极寻找出血点，清除血块后局部加压包扎，全身用止血药，常用的有立止血（巴曲酶）或止血敏（酚磺乙胺）。对顽固性渗血，或经常规处理仍有渗血者，应注意有无血液疾病的存在。术后 5～7 d 出现出血者，可能是继发感染性出血，检查局部有无红肿及炎症的表现，如有炎症应按炎症行局部和全身处理。术后肿胀在临床往往可在术后 3 d 后消退，如继续红肿，有炎症表现，应寻找原因并积极处理，如清除积液、刮扒炎性组织，只要合理处理，一般很快可愈合。

6. 经验和评述

近来唇裂术后畸形患者有日益增多趋势，有些患者已在其他医院有多次修复术的经历，局部呈现广泛瘢痕，无规则，上唇组织严重不足等，并由此给二期整形术带来了更大的困难。其原因十分复杂：有历史的原因，如国内众多的专科医院曾把唇裂手术视为小手术，将其作为训练外科手术技能的基本入门手术，甚至在无气管插管的前提下进行唇裂整复术。那个年代虽已成为历史，但至今仍在某种程度上影响着这个领域的工作。另一方面，最近国内外的一些基金会和义诊医疗项目源源不断地进入唇腭裂修复领域，他们对无力支付唇腭裂手术费的患者确实给予了实实在在的帮助，但由于方方面面的一些客观和主观原因，出现了一些与出资者的目标有些偏离的结果。另外，唇裂整复术单纯通过常规的手术方法是难以获得满意结果的，需要多个学科的专业人员共同合作讨论，根据患者的畸形程度和不同阶段，制订可行性的个体化治疗方案，方可获得理想的效果。在此，应该提醒或呼吁，面对一个唇裂患者，术者应具备扎实的专业知识基础和精湛的操作技能，即使是操作技术熟练的术者，也切忌切除过多的局部组织，更不要过度分离邻近的组织。即使是慈善项目，也要善事善做。

（二）双侧唇裂整复术后畸形整复术

双侧唇裂整复术后畸形在临床上也非常普遍，因为其畸形程度的特殊性，对其再次进行整复，远比单侧唇裂术后畸形整复复杂和困难得多。现有国内外流行的双侧唇裂整复术术式，仍然难以或还不能避免术后出现鼻唇部的继发畸形。

双侧唇裂整复术后鼻唇部畸形的产生与否，除取决于患者局部畸形的程度外，也取决于术式选择和术者操作技能等因素。

1. 手术指征

（1）同单侧唇裂整复术后畸形整复术。

（2）双侧唇裂术后畸形的临床表现与单侧唇裂整复术后畸形有共性，如上唇过长或过短，鼻孔大小不一，上唇部瘢痕等；但也有其不同之处，如常见的有唇珠缺损、鼻尖塌陷、双侧鼻翼过宽等。在临床上再次行整复双侧唇裂手术后，畸形往往比较复杂，而且常常需要采用鼻唇术式才能获得较为满意的手术效果。同时，应该指出的是，由于双侧唇裂畸形的特点，双侧唇裂整复术后继发畸形再次手术的效果仍然不如单侧唇裂整复术的效果。双侧唇裂整复术后继发鼻唇畸形的手术年龄，目前国内外尚没有统一的观点，笔者认为：应该根据术者的技能，根据患者局部畸形的程度进行综合考虑。

2. 术前准备

同单侧唇裂整复术后继发畸形整复术。但若手术中需通过植入物（如耳郭软骨、肋软骨或其他生物制品）者，在术前应有足够的准备，同时在术前谈话中应包括植入物支架方面的内容，尤其是植入物支架的排异及术后可能发生的情况，应对患者及其家属有客观的说明。

3. 麻醉与体位

同单侧唇裂整复术后畸形整复术。

4. 手术方法

与唇裂术后畸形整复术一样，由于畸形类型不一，手术方法也很多，读者可参阅教科书。本节仅就手术原则提出笔者的观点，仅供参考。

上唇过短、过紧及唇珠缺损类患者有一个共性，即上唇组织不同程度的不足，具体表现为：人中部分严重不足、肌肉缺损、"口哨畸形"，有时出现唇红缘两侧肌性隆起等临床症状。对严重"口哨畸形"，临床上要以 Abbe 瓣转移整复术才能改善者，在成年后手术比较合适；对那些"口哨畸形"，上唇组织较多者，可将两侧红唇缘形成推进瓣，向中线做较大幅度的滑行、推进，原有的红唇瓣做分离后，可向下方推移，使前唇部和两侧唇部都得到一些延长，从而改善上唇的高度，恢复上唇的形态。但在临床上发现用此方法整复双侧唇裂后，患者常常出现上唇人中部的唇红缘有过度肥厚的感觉；是否要同时行鼻小柱、外鼻畸形手术，对年龄较小的患者应慎重，但对成年人可同时进行手术。图 12-18 至图 12-20 为双侧唇裂术后二期的实例。

双侧唇裂整复术后鼻唇继发畸形整复术的方法在国内外有着较大的差异，由于亚洲人和欧美人唇鼻部形态存在着显著的差异，故那些适宜于欧美人的方法，并非完全适合我国鼻唇畸形的患者。欧美唇裂术后鼻畸形患者由于局部组织量和结构形态上较多而明显，从而导致在手术年龄上也会出现一些差异。国外有学者认为双侧唇裂术后畸形整复术的年龄可在 6～7 岁，而国内多数学者建议成年以后再进行此手术。

5. 术后并发症的诊断和处理

同单侧唇裂二期整复术。

6. 经验和评述

近年来有国外学者建议对双侧完全性唇裂的患者在术前行正畸治疗，常用的有 NAM 和腭护板，但效果尚难肯定。由于双侧唇裂的畸形特点、现有手术方法和术者操作技能等各种因素的影响，双侧唇裂

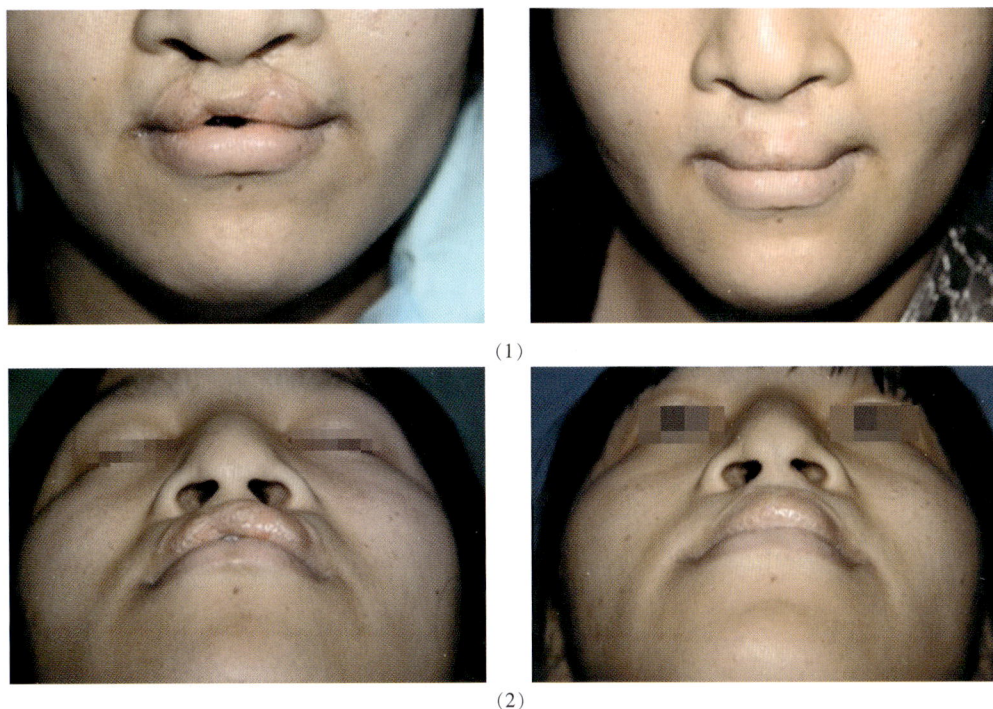

图 12 - 18 双侧唇裂术后唇珠缺损手术前后
(1)术前术后正面观;(2)术前术后 45°观

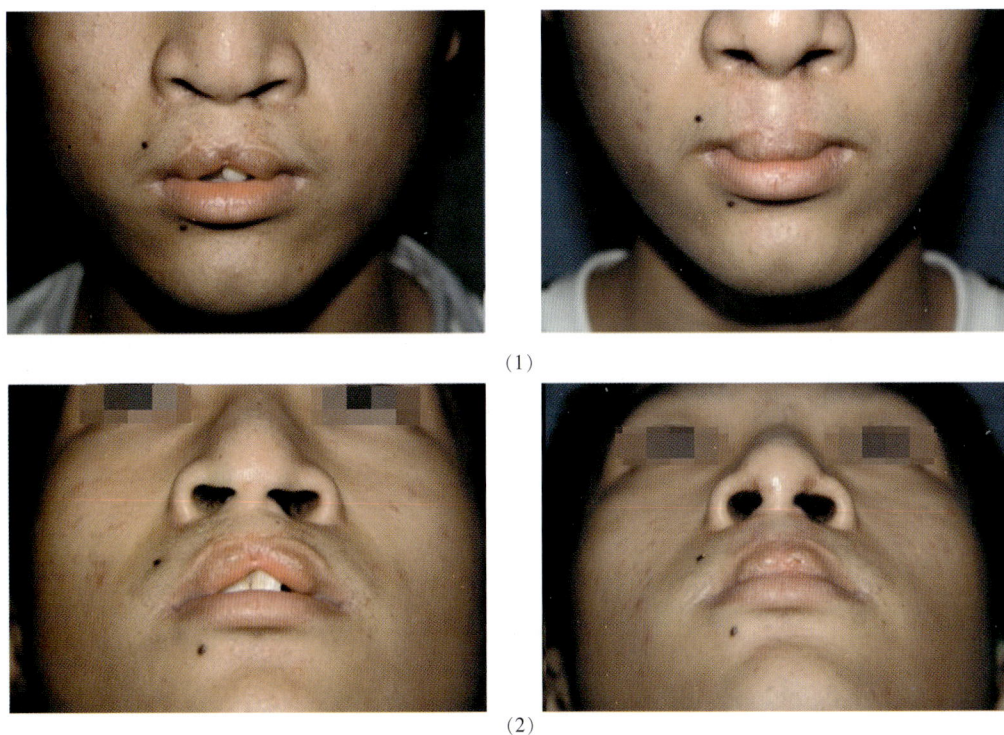

图 12 - 19 双侧唇裂术后鼻畸形手术前后
(1)术前术后正面观;(2)术前术后 45°观

整复术后遗留畸形在所难免。根据国内外的文献报道,结合笔者的经验,与手术本身有关而产生术后畸形的有以下几个方面:

(1)由于在行双侧唇裂整复术时对口轮匝肌和红唇缘处理上的不妥,常常致双侧唇裂整复术后出现

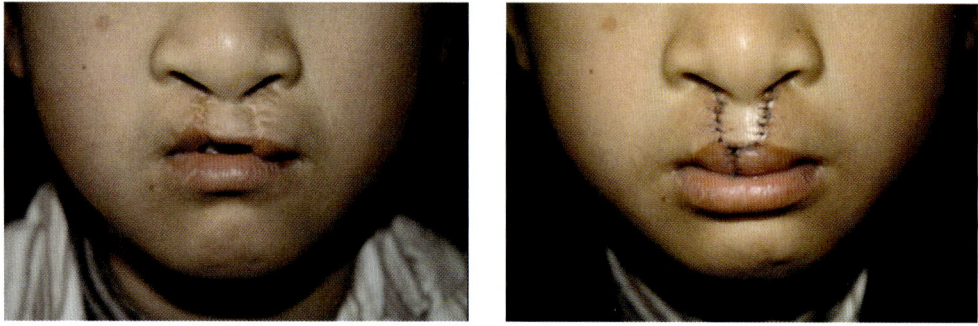

图 12 - 20　双侧唇裂术后上唇手术前后正面观

唇珠的缺损，在临床上又称"口哨畸形"。

（2）上唇过紧在双侧唇裂整复术后也比较常见，笔者认为造成这一畸形的主要原因与术者所选用的方法和操作技能有密切的关系。

（3）上唇唇珠过厚也是临床上十分常见的畸形，这与患者上唇组织量少及术者操作技能也有一定的关系。

（4）上唇过短或过长。上唇过短的患者常常还伴有上唇沟与唇珠相粘连，这类患者在行二期修复时往往也比较困难。"上唇过长"常见于加长法双侧唇裂整复术术后的患者，二期手术既困难，效果也不令人满意。上唇过长患者的鼻小柱形态一般比较正常，但部分患者可出现上唇过紧的现象。

（5）人中部解剖标志不明显和双侧切口瘢痕广泛。双侧唇裂术后人中标志不明显在临床上较普遍存在，这和双侧唇裂畸形的严重程度成正比，即双侧唇裂畸形越严重，术后人中部位解剖标志也越不明显。双侧切口瘢痕过大与减张和术后感染有一定的关系。

（6）唇峰过宽或消失。唇峰过宽与手术设计有关，欧美学者认为在行一期双侧唇裂整复术时，唇峰宽度不宜超过 3.5 mm，但在以往国内学者几乎保留全部上唇组织，从而造成术后上唇过宽畸形。

（7）前庭沟过浅在临床上也比较常见。这与一期手术设计有着不可分割的关系。这类患者的唇珠形态各异，有"口哨畸形"，也可能为上唇过紧，临床上可见上唇活动严重受限。

（8）鼻小柱过短、鼻尖塌陷、鼻翼过宽、鼻孔过大或过小畸形，在双侧唇裂术后也很常见。其除与畸形程度有关外，与手术设计、操作也有关。

五、正中裂整复术

正中裂（median cleft）较唇裂少见，多由于胚突在中线愈合障碍而致。正中裂可以为单纯唇裂，也可以合并鼻正中裂或舌正中裂。临床上相对常见的是上唇正中裂。

1. 手术指征

同单侧唇裂整复术。

2. 术前准备

同单侧唇裂整复术。

3. 麻醉与体位

同单侧唇裂整复术。

4. 手术方法

由于组织缺损及移位不多，正中裂手术比较简单。只要保留好正常解剖标志，遵循"Z"形缝合，形成创面，分层缝合即可。

图 12 - 21 示一例上唇鼻正中裂术前及术后效果。

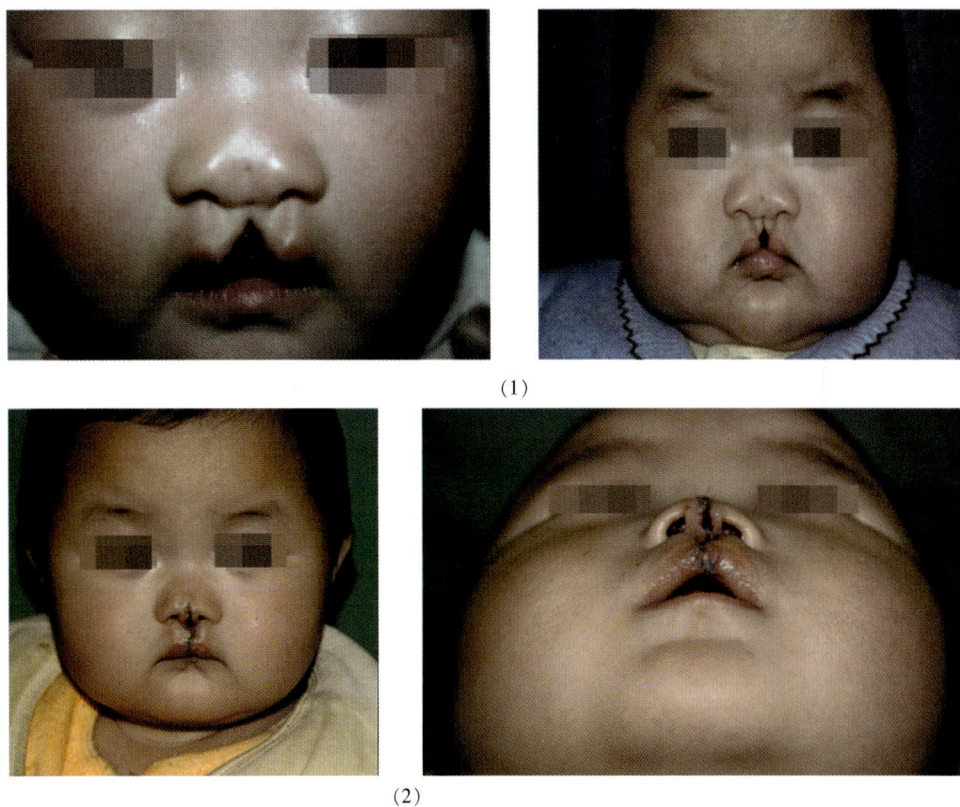

(1)

(2)

图 12 - 21 上唇、鼻正中裂手术前后
(1)术前;(2)术后

5. 术中、术后并发症的诊断和处理

同单侧唇裂整复术。

6. 经验和评述

正中唇裂的手术效果一般较好,当伴有重度鼻正中裂,甚或眶距过宽时,往往需要追加鼻翼矫正、眶距过宽成形等二期整复手术。

（王国民）

六、面斜裂整复术

面斜裂是由于胚胎发育时外侧鼻突与上颌突未完全融合所致,较罕见。临床上畸形的表现程度轻重不一,表现为从一侧唇部至鼻旁至眼内眦的不同程度的裂开,常伴有上颌骨发育不良和眼部畸形。可为单侧,亦可为双侧。

1. 手术指征

没有严重心血管等疾病、全麻禁忌证的面斜裂患者,都可行整复术。其余同唇裂整复术。

2. 术前准备

同唇裂整复术。

3. 麻醉与体位

同唇裂整复术。

4.手术方法

根据不同年龄和不同的畸形程度可采取一次整复或分次整复。年龄小的完全性面斜裂患儿，早期可先行唇裂整复术，这样有助于严重畸形的改善和过宽裂隙的减小。手术步骤如下：

（1）"Z"成形术（图12－22）：适用于裂隙不宽的患儿。沿裂隙边缘切开皮肤、皮下组织，向内侧分离，作为鼻腔侧衬里，无张力缝合。设计"Z"形瓣，使患侧鼻翼下降至与健侧等高位置，缺损组织行颊侧"Z"瓣修复，皮肤、肌层分层缝合。伴有下眼睑缺损的，可沿外翻的结膜缘做"V"形切开，创缘对位缝合。有内眦下移的，可做内眦韧带复位，内眦上下方皮肤"Z"瓣交叉复位缝合。

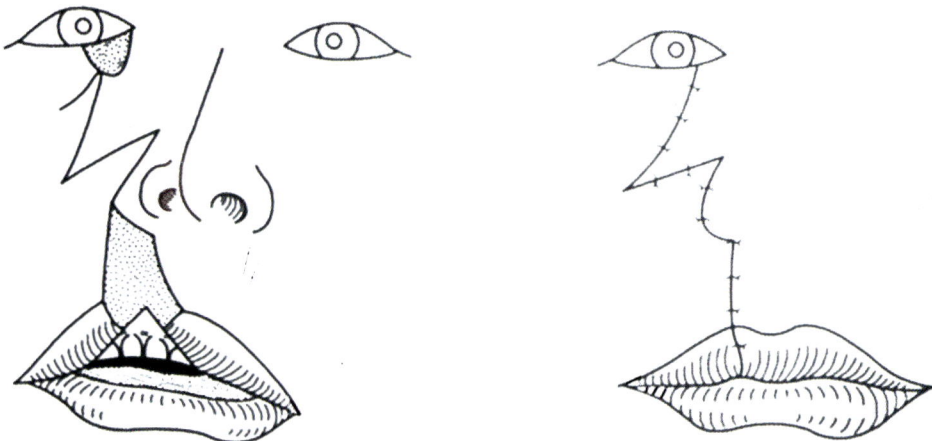

(1)

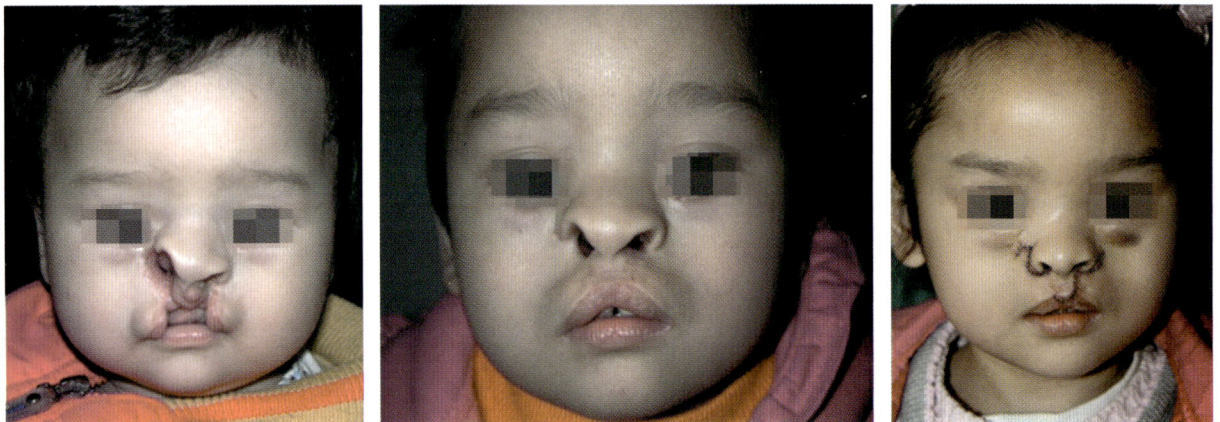

(2)

图12－22　"Z"成形术
(1)切口设计与缝合；(2)双侧混合型面斜裂分期整复术

（2）颊部皮瓣旋转成形术（图12－23）：适用于裂隙较宽的患儿。沿裂隙两侧做切口，将裂隙两侧皮肤反转向鼻腔侧，相对无张力缝合做衬里，封闭鼻腔侧。在裂隙外侧沿睑缘或睑缘下横行向外侧切开，形成一个大的眶下颊部皮肤肌瓣，旋转覆盖裂隙区创面，分层对位缝合。

5.重要解剖结构的辨认与保存

在做睑缘成形术和内眦下移整复术时要注意保护泪小管，避免损伤造成泪道堵塞。泪小管是连接泪点和泪囊的通道，距皮肤有一定的距离，一般不需要特别解剖显示，术野不达到眶内下缘的深面，一般不会伤及泪小管和泪囊。

6.术中、术后并发症的诊断和处理

面斜裂术后复裂，可发生裂隙较宽的单侧裂或双侧裂，这是由于组织缺损较多，缝合张力较大所引起

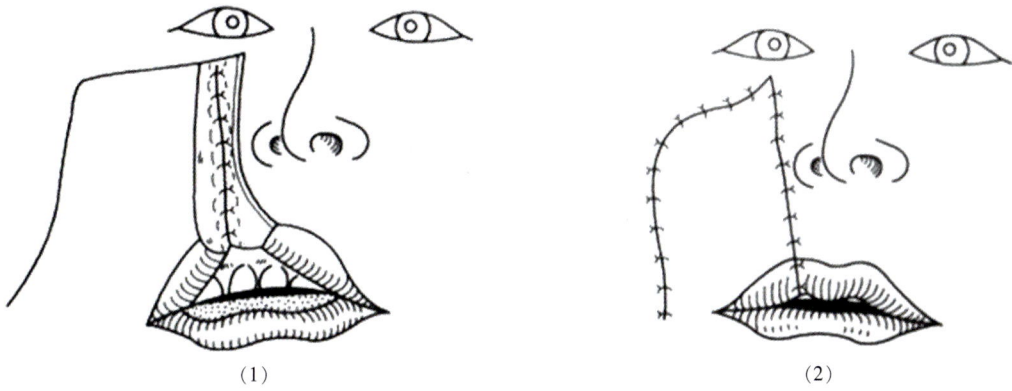

图 12 - 23　颊部皮瓣旋转成形术修复面斜裂
(1)皮瓣设计及内层翻转缝合；(2)面部皮肤缝合

的。一般不急于处理，只需清洁创面，待瘢痕愈合，经 6～12 个月，行二期复裂整复术。

泪道堵塞：为术中损伤泪小管所造成的。表现为持续溢泪。需泪道探查，如损伤需修复，置微细硅胶管保持，防止泪管狭窄，待 2～6 个月再拔除。

7.经验和评述

面斜裂患儿由于畸形的轻重差异较大，且常常累及鼻、眼睑内眦、上颌骨，致发育不良或部分缺损等。因此，整复手术不可能一次全部完成，应按时间分步骤逐次进行，有时需要眼科、耳鼻咽喉科医师的协同治疗。

对严重的面斜裂需分期手术整复，才能获较满意效果，见图 12 - 24。

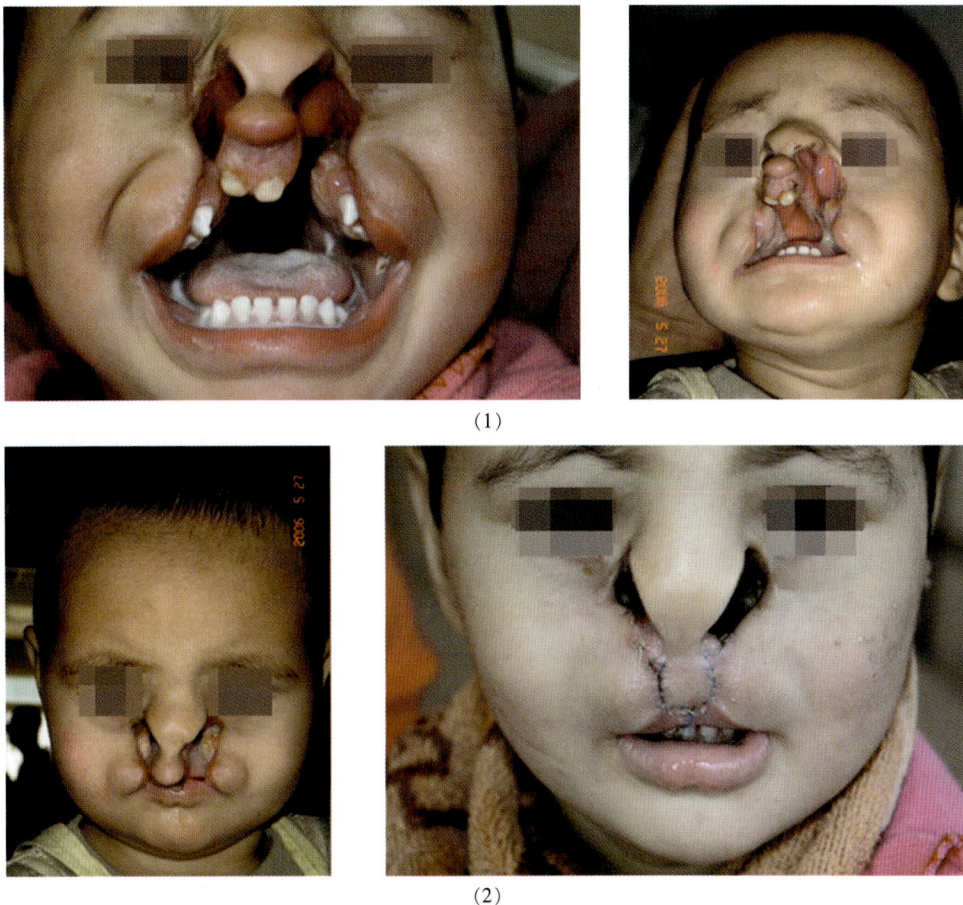

(1)

(2)

图 12 - 24　罕见双侧面裂二次手术后

411

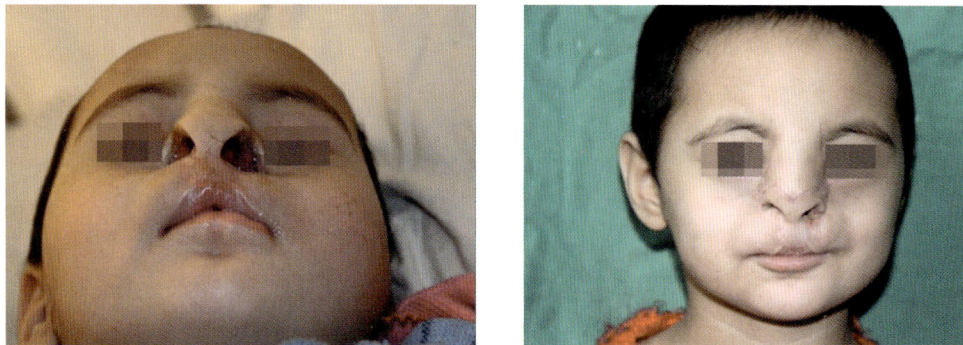

(3)

图 12－24 罕见双侧面裂二次手术后（续）
(1)术前；(2)第一次唇手术后；(3)第二次面裂及鼻成形术后（还将进行第三次手术矫正）

（杨育生）

七、腭裂整复术

腭裂可以单发，也可和唇裂伴发。腭裂可为单侧也可为双侧，可以是完全性的也可以是不完全性的，不完全性腭裂在临床上女性比男性多见，完全性腭裂则男性多于女性。不完全性腭裂又以综合征型明显多于完全性腭裂。临床不应简单地认为不完全腭裂比完全腭裂要简单，疗效要好。一些学者的治疗结果也证实了不完全腭裂的手术后功能恢复不容乐观。腭裂整复术术后的疗效除与手术医师有一定关系外，和患者的局部畸形程度、组织结构等因素也有很大的相关性。若想获得理想的疗效，常常需要多学科的合作。

腭裂整复术的主要目的是关闭裂隙，延长软腭长度，从而达到理想的发音效果。遗憾的是至今未见有在临床上单单通过手术即获得良好语音效果的手术方法。

1. 手术指征

腭裂整复术的适应证与唇裂有相同之处，但手术时患者年龄一般要在 8 个月以上。有先天性心脏病或 Robin 序列征和一些罕见综合征的患者不应急于尽早手术。不主张以年龄为能否手术的唯一标准，确保患儿手术安全应该永远是第一位的。反对"一刀切"，更不应该盲目单一地主张或追求所谓"腭裂手术年龄越小越好"的不切合实际的观点。综合考虑每一位患者的客观和主观条件，也要全面考虑术者、麻醉医师、术后监护等方面的条件，还要重视患者的全身和局部情况，包括术前的每一项常规检查结果。

2. 术前准备

认真向患儿家人询问有关的病史，尤其对那些不完全腭裂患儿更应仔细和全面地询问有无先天性心脏病、有无吸入性肺炎。如有，还应询问有几次、在何时治疗，以及治疗经过；对小下颌患儿更应仔细询问患儿睡觉的姿势和有无打鼾及呼吸暂停。对那些大年龄未行腭裂整复术者更应全面和仔细询问有无出血不止等方面的病史。

腭裂整复术常规无须备血，除非患者有血液系统的疾患或术中出血过多等。

3. 麻醉和体位

全麻（气管内插管），患儿平卧，头后仰，垫肩。手术医师的位置应根据术者操作方便或习惯而定，一般可在手术台的前端，患儿（者）的头顶或头侧方进行手术。

4. 手术方法

(1)兰氏（Von Langenbeck）手术（图 12－25、图 12－26）：临床上对软腭肌肉发育比较好的不完全腭裂患者可使用该方法。临床上已很难看到早期的兰氏术式,因为都在原来的基础上做了一些改良。但其手术步骤仍然是切开,翻瓣,分离黏骨膜,游离神经血管束和缝合。

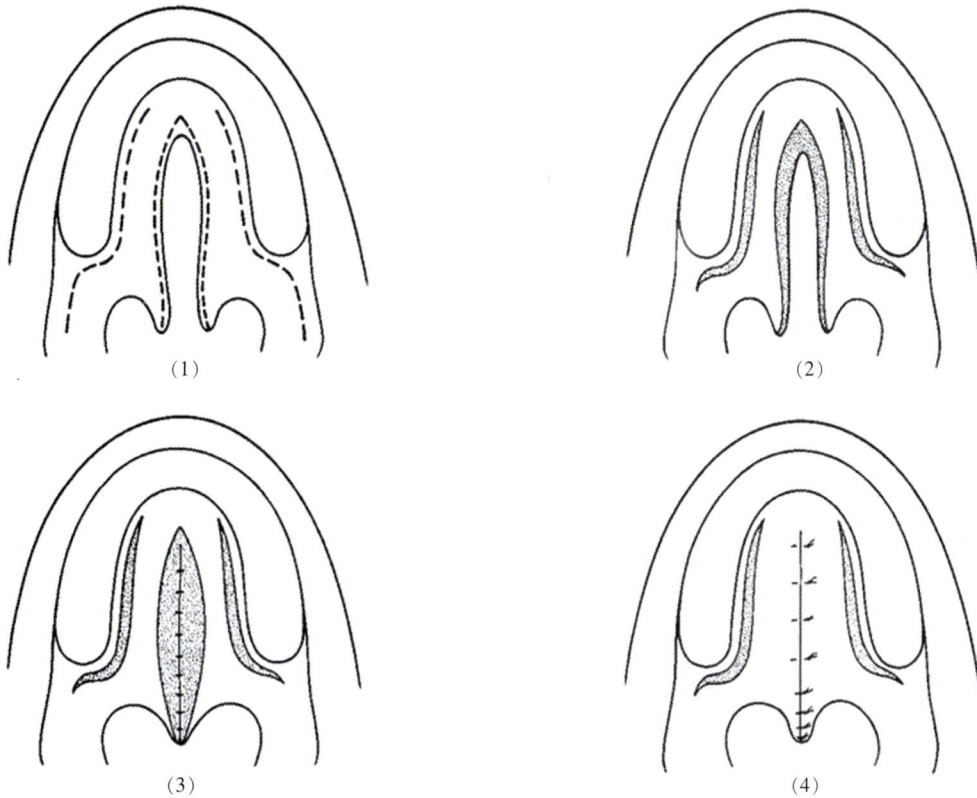

图 12 - 25　兰氏手术示意图
(1)切口线;(2)切开;(3)缝合鼻黏膜;(4)缝合口腔黏膜

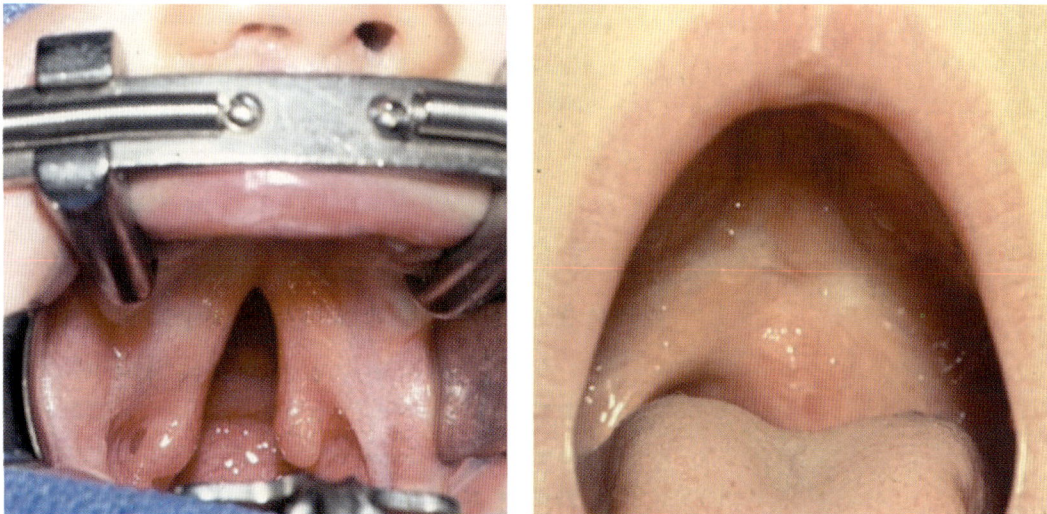

图 12 - 26　兰氏手术前后的腭部形态

　　(2)两瓣腭裂整复术(two-flap palatoplasty)(图 12 - 27 至图 12 - 29):该术式历史悠久,已经历了几个世纪,也是目前国内外应用最广泛的腭裂整复方法。除可以关闭临床上任何一种严重畸形的腭裂外,还可以使软腭有良好的后推作用。目前国内外临床上使用的两瓣法都进行了不同程度的改良。但其手术步骤仍然是切开,翻瓣,分离黏骨膜,游离神经血管束,缝合。在双侧完全性腭裂整复术时,尤其一些伴有双侧完全性唇裂和裂隙过大的患儿,部分患儿腭部的肌肉过少时,在术时除尽可能关闭裂隙外,还要尽可能确保关闭硬腭前端的裂隙。

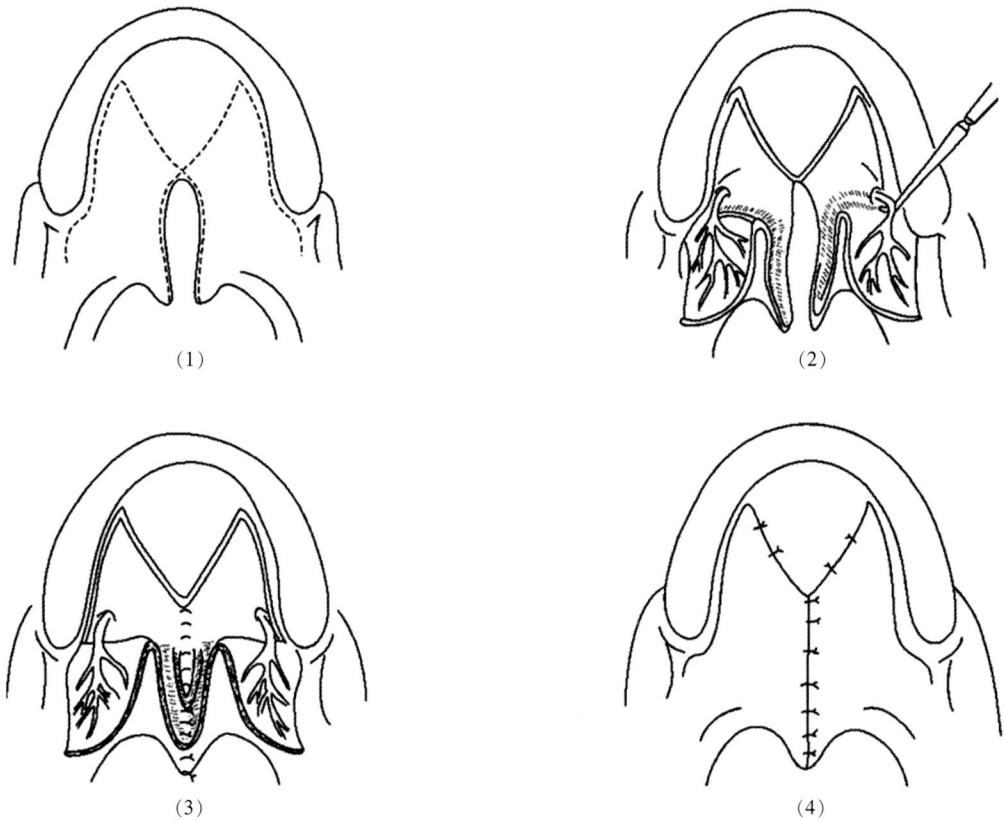

(1)

(2)

(3)

(4)

图 12-27　两小瓣腭裂修复术示意图

(1)切开;(2)分离和游离神经血管束;(3)缝合鼻腔黏膜;(4)术毕

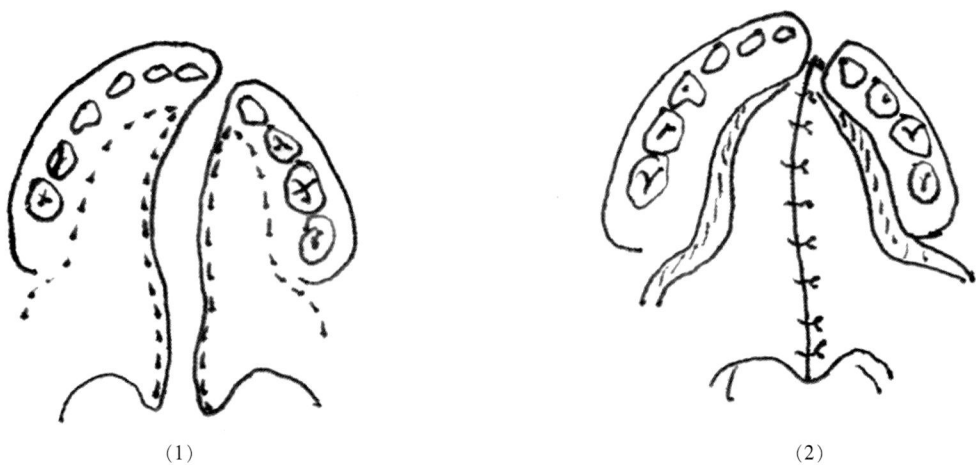

(1)

(2)

图 12-28　双侧唇裂加长整复术示意图

(1)术前;(2)术后

　　(3)反向双"Z"腭裂成形术(double opposing Z-plasty palate repair)（图 12-30）:此为美国学者 Furlow 报道,亦称"Furlow's Technique",已在国内外被广泛应用。他认为:反向双"Z"腭裂成形术并非

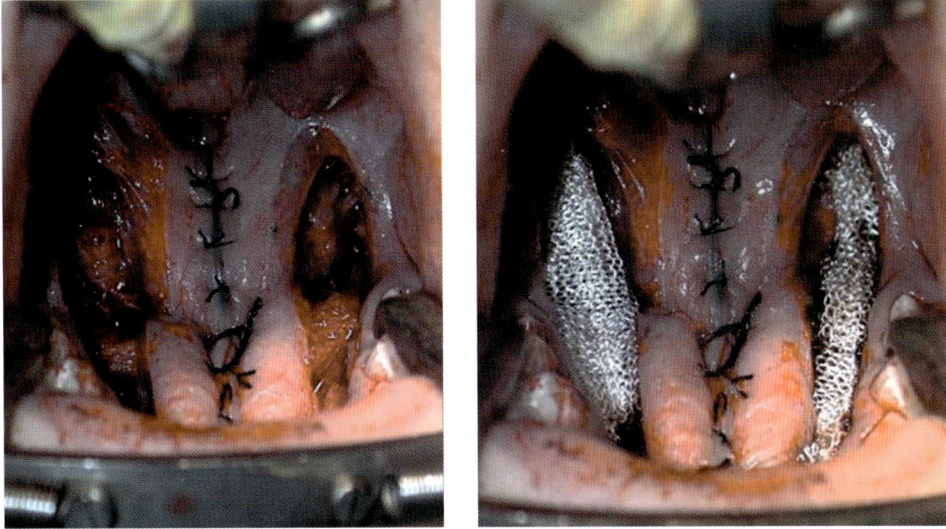

图 12 - 29 腭裂两瓣整复术毕腭部形状

所有腭裂患者都是其适应证,腭-心-面综合征(velo-cardio-facial syndrome),腭裂裂隙宽大者,软腭肌肉发育差者,以及手术操作技能不熟练者等,不宜选择该术式。其手术方法还是切开,翻瓣,分离黏骨膜,游离神经血管束,缝合。

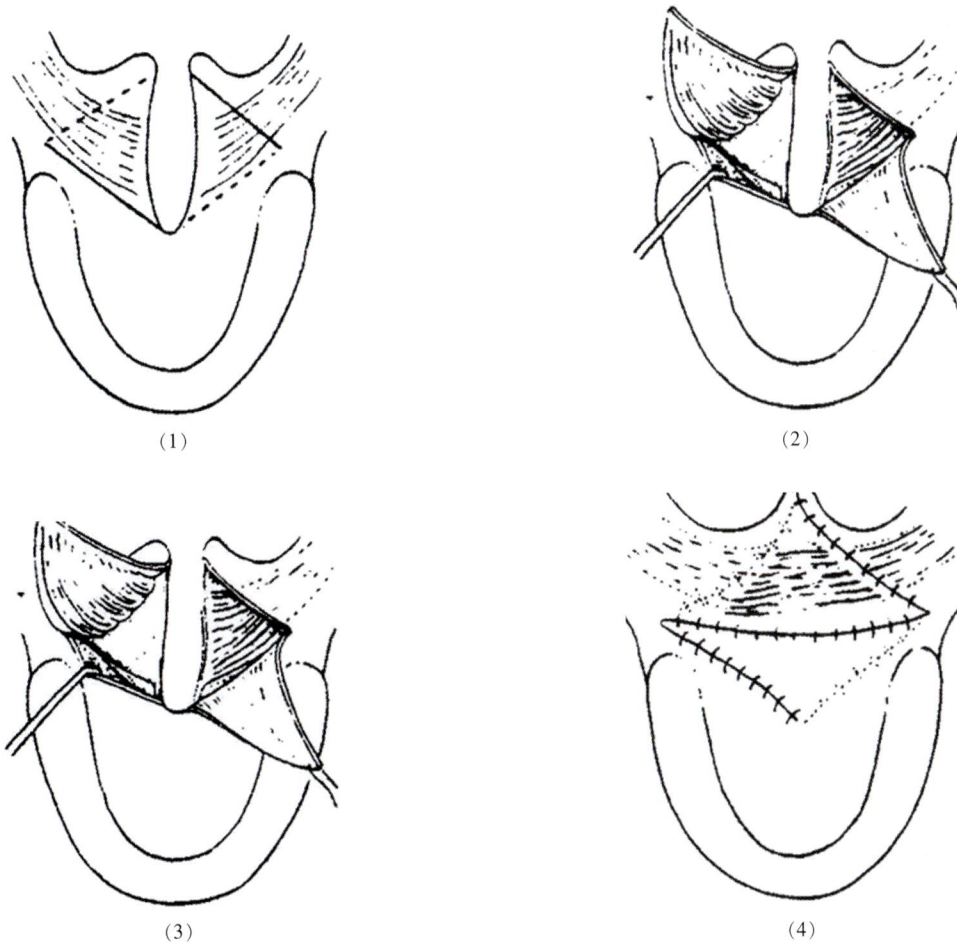

(1)

(2)

(3)

(4)

图 12 - 30 反向双"Z"腭裂成形术

(1)切口;(2)切开;(3)二瓣交叉"Z"形缝合鼻腔黏膜;(4)二瓣"Z"形交叉缝合口腔黏膜

5. 重要结构的辨认与保存

要确认双侧腭大神经血管束的位置，并慎重予以保留，此在两瓣手术中更为重要。此外，若折断翼钩，减少张力，应触及其正确位置后，再予处理。

6. 术中、术后并发症的诊断和处理

(1) 同唇裂整复术。

(2) 腭裂整复术后出血发生的比例远较唇裂高。寻找确定出血点十分重要，针对出血点可予以电灼或结扎，对淤散性出血也可借助局部止血药物，诸如吸收性明胶海绵、立止血（巴曲酶）等。鼻腔内的渗血最难处理，通常只能通过鼻腔甚或鼻后孔堵塞法才能奏效。对于顽固出血，或经局部处理无效者，须立即重返手术室进行创内彻底止血。对全身因素引起的出血，则应由血液病科协助治疗。

(3) 术后复裂或穿孔（口鼻瘘）：是腭裂术后比较常见的并发症。复裂或穿孔可因手术减张不够，特别对那些具有宽大裂隙的口鼻瘘，也可因术后外伤、感染及患儿过度哭闹等因素引起。1999 年 Jamusy Bardach 报道术后口鼻瘘小于 3％；2009 年上海交通大学医学院唇腭裂研究中心的统计资料显示，口鼻瘘发生率仅为 0.84％。复裂或大的口鼻瘘均需在 1 年以后行再次手术整复。微小的口鼻瘘，有时可自行二期愈合。

7. 经验和评述

(1) 何时行腭裂整复术最好？关于"手术年龄"问题的争议一直不断，且目前依然存在。其争议的主要焦点在"语音功能"和"上颌骨的生长发育"两方面。强调"语音优先"的学者竭力主张应该早期进行腭裂整复术。反之，为了避免或减少手术创伤导致"上颌骨生长发育障碍"，有学者呼吁或建议 3 岁以后再手术，甚至有学者主张 7 岁以后再做腭裂整复术。从 20 世纪 70 年代后，主张"语音优先"的学者几乎占了主流，国内外很多学者均持小年龄进行"腭裂整复术"的观点。早期腭裂手术对上颌骨的创伤，以及术后局部不同范围的裸露创面，创口愈合过程中瘢痕收缩等因素都不同程度地影响着上颌骨的生长发育，随着患儿年龄的不断增长，患者可出现颌、牙殆关系错乱。而患者的面容三分之一常常受到不同程度的影响，临床上出现反殆、腭弓过狭和上牙列不齐等表现。近年来，随着正畸诊疗技术的普及、提高和正颌外科手术的进步，以往有些难以治疗的反殆、牙列畸形的患者得以治疗，其效果也令人满意。语音功能的恢复与患者的年龄有着十分密切的相关性，国内外一些有意义的临床数据也进一步证实学龄前患者进行语音治疗的效果远远优于大年龄患儿，这一观点几乎已是国内外同行的共识。由此可见，扬长避短，权衡利弊，主张"12 个月行腭裂整复术"为何成为主流也就不难理解了。笔者认为：目前尚不能简单地认定最佳手术年龄，应该提倡综合分析，全面评估。确保每位腭裂患者的安全和手术质量是该领域永恒的主题。长期从事该领域研究的国际著名学者认为，最佳手术年龄目前尚难以界定，还需要大量的临床科研数据来加以证实。目前，腭裂整复的微创手术是值得推广和提倡的。

(2) 就目前的水平，想单纯用手术方法解决腭裂的所有功能问题仍然是困难的，多数患者应考虑配合术后语音训练。如存在明显的腭咽闭合不全，还应追加咽成形手术，术后再行语音训练。正畸治疗可应用于术前、术后。严重上颌发育不全的口鼻瘘患者，在成年后仍可接受正颌外科手术，以进一步改进外形与咬合。

八、咽 成 形 术

咽成形术（pharyngoplasty）是针对腭手术后腭咽闭合不全、先天性腭咽闭合不全，以及由于软腭短缩或缺失等原因而致语音不清者的一类手术。其中最常应用的是咽后壁组织瓣转移术。20 世纪后期临床上曾应用的腭咽肌瓣成形术，因其疗效有限等种种原因，目前已很少应用。

咽后壁转移术应用与软腭连接的悬吊作用及咽上缩肌的运动功能，可以有效地缩小咽腔，从而治愈腭咽闭合不全,恢复患者的语音功能。

　　咽成形术也是语音康复训练的解剖基础。因腭咽闭合不全引起的语音功能障碍,如果未经手术恢复腭咽闭合,单纯语音训练达不到改善语音的目的。

　　咽后壁转移是一个经典的手术,在多数教科书及参考书中有标准描述,读者可以参考。本章将在"十一、腭-心-面综合征"中介绍改良的咽后壁组织瓣转移术。

（王国民）

九、牙槽突裂整复术

　　牙槽突裂(alveolar cleft)是在胚胎发育过程中由球状突与上颌突融合障碍引起的,常发生在侧切牙与尖牙之间;其次,在中切牙与侧切牙之间,可单侧发生,也可双侧同时发生。根据融合障碍的程度不同,可分为:完全性牙槽突裂——从鼻腔到前腭骨的牙槽突完全裂开;不完全性牙槽突裂——牙槽骨部分裂开,常在腭侧有骨桥连接;牙槽突隐裂——牙槽骨呈线状缺损或凹陷,牙槽黏膜完整。近年来因牙槽突裂畸形导致的口鼻瘘、鼻翼塌陷等问题逐渐引起人们的重视,牙槽突裂骨移植修复的观念逐渐被广泛接受,植骨成功率不断提高,已成为牙槽突裂与唇腭裂伴发,唇腭裂综合序列治疗的一个重要部分。

1. 手术指征

　　完全性牙槽突裂都需要行植骨修复术,不完全性牙槽突裂大部分需行植骨修复术,少部分牙槽隐裂也需要植骨修复。是否需植骨修复主要取决于邻近牙的正畸移动要求及裂隙缺牙区的固定桥修复或种植牙修复的骨量要求。

　　牙槽突裂植骨的手术年龄,多数学者赞同在混合牙列期,即 9~11 岁,尖牙萌出以前,尖牙牙根形成 2/3 时进行手术。术后,尖牙能通过移植骨萌出,刺激新骨的形成。

2. 术前准备

　　常规全身麻醉的准备,髂部供骨区皮肤的准备。

　　裂隙区的准备应包括:保持口腔卫生,有牙龈炎症应先行治疗;检查有无残根残冠或多生牙,如有需根管治疗或拔除;与正畸科讨论,确定错位牙、过小牙的保留与否;术前是否行正畸治疗,以更好地暴露牙槽裂隙,使植骨更加充分。

　　如术前拔牙,特别是腭侧的错位牙的拔除,要 3 个月后等拔牙创口完全愈合后才可行手术,避免拔牙创口影响腭侧的严密关闭。

3. 麻醉与体位

　　采用气管内插管和静脉复合全身麻醉。

　　平卧,垫肩,头后仰,头圈固定。髂部下垫沙袋抬高髂嵴。

4. 手术步骤

　　(1)切口设计(图 12-31):根据裂隙或瘘口的大小和软组织缺损多少来设计,组织瓣的设计有三种类型:①裂隙或瘘口小,软组织基本没有缺损,则在裂隙区的牙列沿牙冠周围龈缘以上 3~4 mm 做一基底在侧上方的三角形龈黏膜瓣即可;②裂隙较宽,单利用裂隙唇侧软组织不够时,则可设计基底在侧上方的龈唇黏膜瓣,组织瓣滑行到裂隙区,覆盖在移植骨表面;③裂隙宽,口鼻瘘大,软组织缺损多者,则可在颊沟设计蒂在上方的唇颊黏膜组织瓣,将组织瓣旋转覆盖在移植骨表面,关闭裂隙和瘘口。

　　(2)植骨床制备:按亚甲蓝设计线,沿裂隙边缘纵行切开两侧黏膜达骨面,上方形成向下的黏膜瓣。剥离黏骨膜,延伸到牙槽裂深面达腭侧,显露整个裂隙区。再在腭侧裂隙边缘切开,在腭侧形成两个小瓣,利用裂隙两侧黏骨膜组织来形成鼻底,封闭口鼻瘘的鼻侧面,裂隙中的瘢痕结缔组织及多余的组织应彻底切除,严密缝合腭侧和鼻底切口,形成三角形的楔状植骨床(图 12-32)。

417

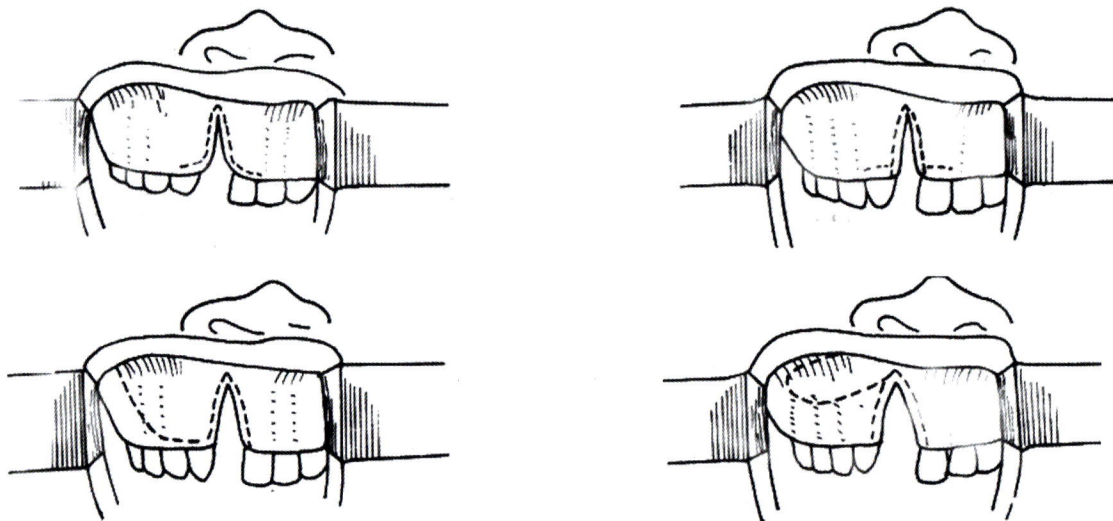

图 12 - 31　牙槽突裂植骨术切口类型

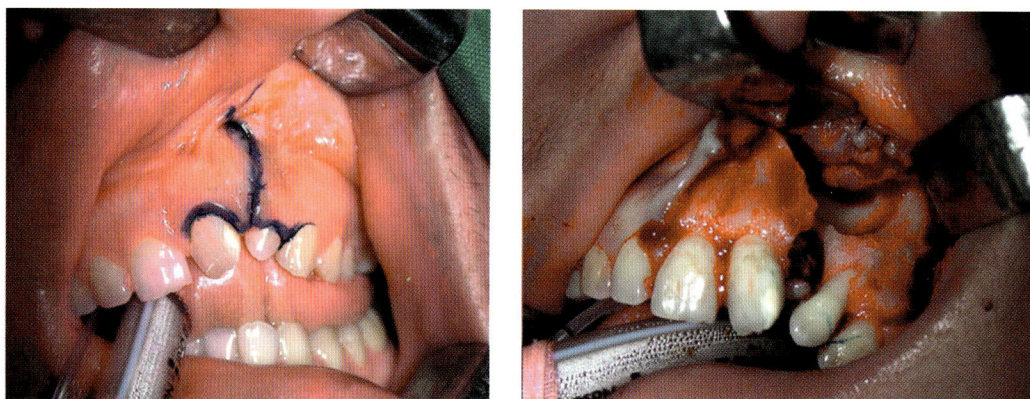

图 12 - 32　切口和植骨床制备

（3）供区取骨：牙槽裂植骨的来源为髂骨、颅骨、胫骨、下颌骨正中联合和磨牙后区等。松质骨移植后新骨形成的时间短，抗感染能力强，优于密质骨，临床多取髂骨松质骨，采取方便，供骨量丰富，可满足双侧的需求。

方法：手术切口设计在髂嵴外侧 1～2 cm 处，长度为 1 cm 左右。

逐层切开皮肤、阔筋膜和深面的阔筋膜张肌，到达髂骨，用骨凿凿开髂骨外板，成一直线形切口，一般长于皮肤切口，用挖匙在前后方向挖取足量的松质骨。挖取时用左手扶持住髂嵴，感知髂骨内外板的厚度及挖匙的方向和力度，防止穿透内板和外板。所取松质骨保存在生理盐水中待用。骨腔内置入可吸收的止血纱布，压迫骨板复位，分层缝合骨膜、阔筋膜张肌，对位缝合皮下组织及皮肤。创面贴敷创可贴，外置棉垫，腹带加压包扎。7～10 d 拆线。

一般牙槽裂区手术和供区取骨手术可同时进行。

（4）植骨和关闭切口（图 12 - 33）：将松质骨均匀填入整个裂隙范围内，注意牙槽嵴顶的高度和牙槽骨的厚度及支撑鼻翼基底的梨状孔的高度。植入骨大小要均匀，松紧适宜。然后将前面已翻起的龈黏膜瓣覆盖植骨区，严密关闭牙槽突唇侧面，在无张力下缝合。如需要，可将瓣的切口延伸到唇部或向颊沟延长，切断骨膜，形成龈唇颊黏膜瓣，滑行推进，覆盖在移植骨面。牙槽裂隙宽、口鼻瘘口大者，可将唇颊黏膜瓣旋转，覆盖在移植骨表面。组织瓣的游离端应与腭侧黏骨膜缝合，瓣的两侧与裂隙两侧边缘的牙龈黏膜缝合。

双侧牙槽裂如腭侧软组织缺损不多可双侧同时植骨修复。如缺损大，犁骨暴露，腭侧裂隙要严密缝

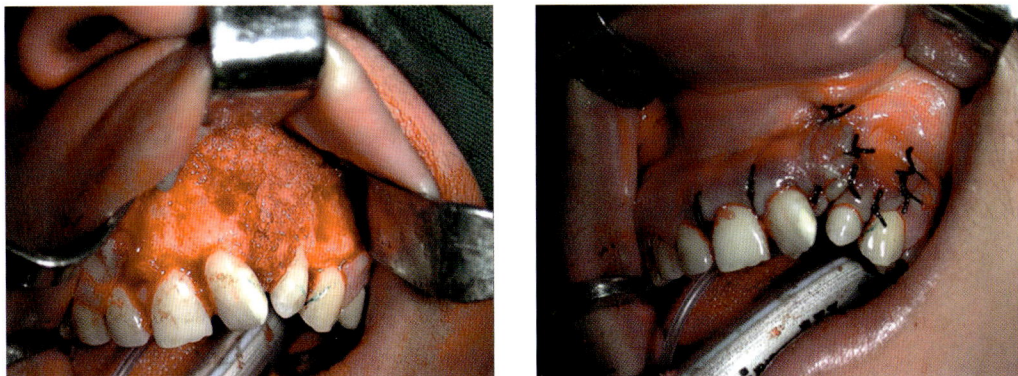

图 12 - 33　植骨和关闭切口

合比较困难,需要分次手术,以提高手术的成功率。

5. 术中、术后并发症的诊断和处理

植入骨感染:术后 3～5 d 开始,从鼻腔或唇侧创面有持续不断的少量血性液体溢出,伴有臭味;检查可见创面裂开,探及松质骨颗粒或看见变成黄褐色的骨颗粒。此时应积极处理,去除小块已露出的变色移植骨颗粒,抗生素冲洗,每日换药,待创口肉芽生长愈合,争取部分植入骨能存活。

6. 经验和评述

牙槽裂植骨手术除关闭裂隙外,主要是为裂隙邻近牙的正畸治疗提供骨的支持,为裂隙缺失牙的种植牙修复提供足够的骨量,为正颌外科手术提供稳固的上颌骨结构。因此,除了提高手术成功率外,更要减少植入骨的吸收,以满足后续的治疗。关于牙槽裂手术,要注意:良好的口腔卫生、去除局部炎症是手术成功的前提,术前与正畸医师的讨论决定术前的相关治疗、拔牙和术前正畸等是手术成功的基础;良好的植骨床制备、松质骨的采取和保存、切口的无张力严密缝合是手术成功的关键。

十、第一、第二鳃弓发育畸形整复术

第一、第二鳃弓综合征是由于第一、第二鳃弓或与之有密切联系的颅颌面组织结构在胚胎发育期异常而出现的一系列畸形,亦称半侧颜面短小症(hemifacial microsomia)、眼耳脊椎综合征等。其发生率仅次于唇腭裂。颌面部的表现主要为面横裂、附耳、耳畸形、患侧下颌骨发育不良导致的面部短小畸形等,可伴发中枢神经系统、骨骼系统、心血管系统等畸形。

严重的下颌骨发育不良可影响咬合关系,宜在软组织畸形整复术后早期施行,并可配合正畸治疗。本节主要讲述面横裂和软腭畸形,颌骨畸形参见其他有关章节。

(一)面横裂整复术

面横裂是由于胚胎发育时上颌突与下颌突未完全融合所致,较唇裂少见。其表现为口角至颊部水平裂开,伴有附耳。可为单侧,表现为口角两侧不对称;亦可为双侧,表现为巨口畸形。

1. 手术指征

没有严重心血管疾病等全身麻醉禁忌证的 3 个月以上患儿均可行整复术。

2. 术前准备

同唇裂整复术。

3. 麻醉与体位

经鼻腔插管全身麻醉,术中能更好地定点,观察口角的对称性。患者平卧,头略偏向健侧。

4. 手术步骤（图 12-34）

（1）定点：确定口角位置。单侧面横裂的口角位置以健侧为标准；双侧面横裂的口角的确定是以口裂隙作一水平线 A，再经瞳孔画一垂直线 B，A、B 两线的交点即为口角的位置。线 B 与上唇红缘交点为 C，下唇红缘交点为 D，C、D 两点重合即为口角。

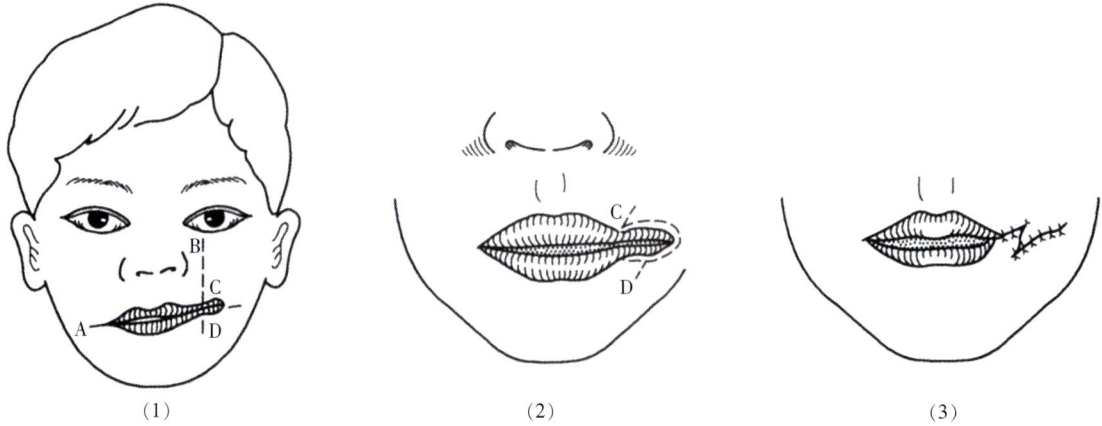

图 12-34　定点、切开、缝合示意图
（1）定点；（2）切开；（3）缝合

（2）切开与缝合：在 C、D 两点的外侧，沿裂隙唇红皮肤连接的皮肤侧切开，通过肌层达黏膜。唇红切口向颊侧倾斜，修剪多余黏膜组织，分层缝合黏膜、肌层、皮肤。对于裂隙较长的患儿，可在皮肤做"Z"形瓣附加切口，可避免瘢痕的直线挛缩，见图 12-35、图 12-36。

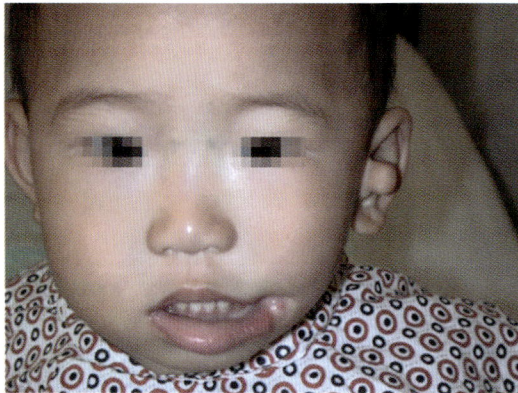

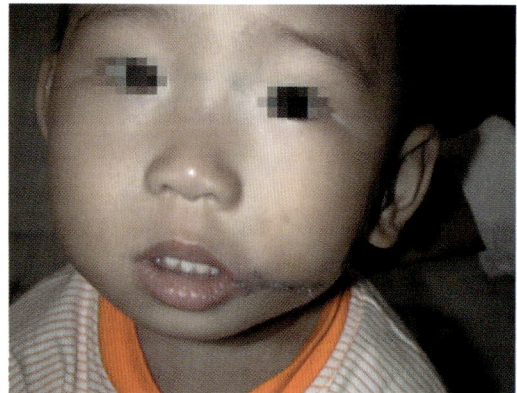

图 12-35　左侧面横裂、附耳手术前后 1 周

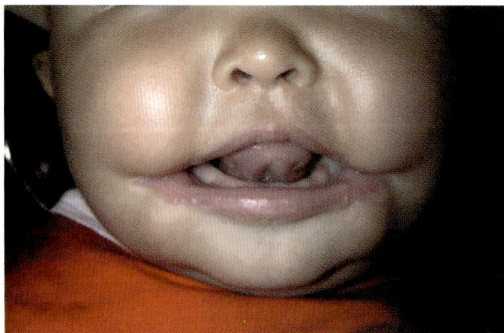

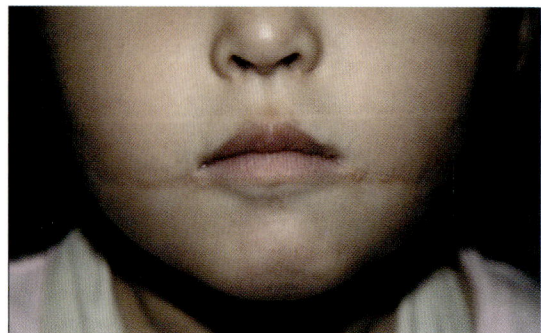

图 12-36　双侧面横裂手术前后 3 年

5. 术中、术后并发症的诊断和处理

术后由于患儿不配合,张大口哭闹,可能引起口角伤口裂开,此时应立即重新缝合,颅颌弹力绷带固定,避免下颌过度活动,加强创口护理。

6. 经验和评述

无论单侧还是双侧面横裂,关键是两侧口角位置的对称和口角形态的对称。正确的定点和缝合可以达到位置的对称,对于女性双侧患儿来说,根据面形定点可以内收 1～2 mm,使术后口裂不会显得偏大。对于单侧患儿,口角的形态更为重要,应根据正常侧口角的形态,调整上下唇红切口的角度,来达到两侧的对称。

(二)单侧软腭缺损整复术

单侧软腭缺损比较少见,表现为一侧软腭不同程度的缺损,咽侧和舌根位置可以出现异常畸形。进食易从鼻腔溢出,鼻音严重。因病例少见,没有查到相关文献报道。单侧软腭缺损可以伴有单侧面横裂(图 12-37),从组织胚胎发育来看,同属于第一、第二鳃弓,因此将这一畸形归入第一、第二鳃弓发育畸形。

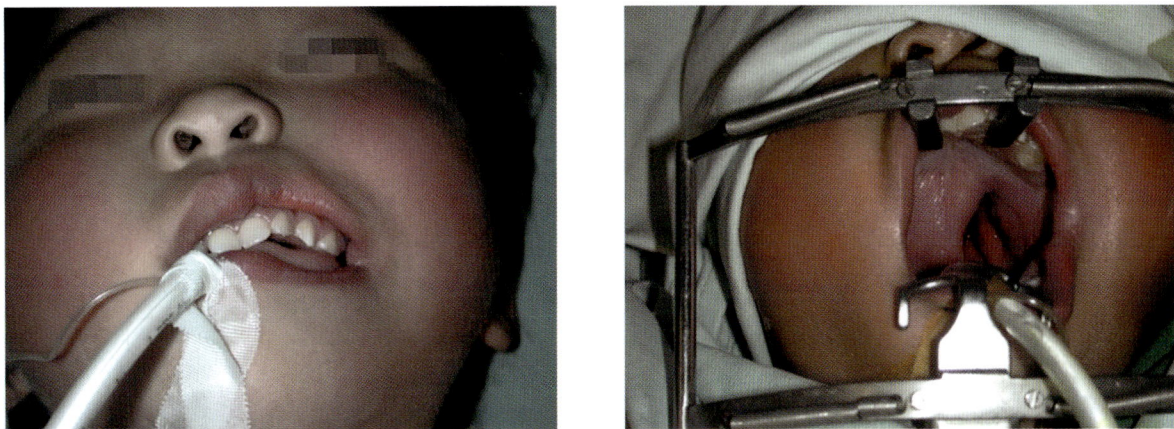

图 12-37 左侧面横裂伴软腭缺损

1. 手术指征

没有全麻手术禁忌证的患儿均可行整复治疗。

2. 术前准备

同腭裂整复术。

3. 麻醉与体位

同腭裂整复术。

4. 手术步骤

缺损轻微者:沿裂隙边缘切开,缝合鼻腔侧黏膜,口腔侧黏膜和肌层设计"Z"形瓣缝合,见图 12-38。缺损较大者,设计同侧腭部腭降神经血管束岛状瓣。沿裂隙边缘近口腔侧切开,反转黏膜向鼻腔侧,尽可能关闭鼻腔侧缺损。按软腭缺损大小设计岛状瓣,注意要保护好腭降神经血管束,180°旋转至缺损软腭,与软腭边缘创面缝合,注意修整软腭形态,少部分鼻腔侧创面不用处理,见图 12-39。

5. 术中、术后并发症的诊断和处理

术后会出现腭咽腔大、软腭活动不良、鼻音重等腭咽闭合不全症状。等患儿 4 岁后行咽后壁瓣成形术来解决腭咽闭合不全的问题。

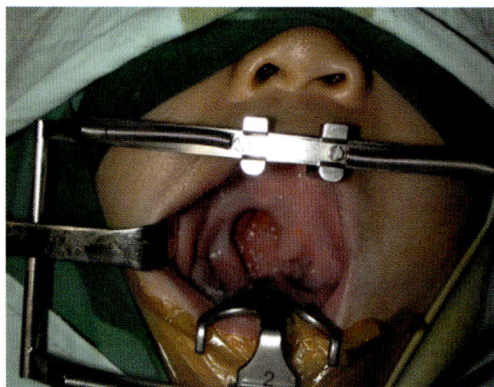

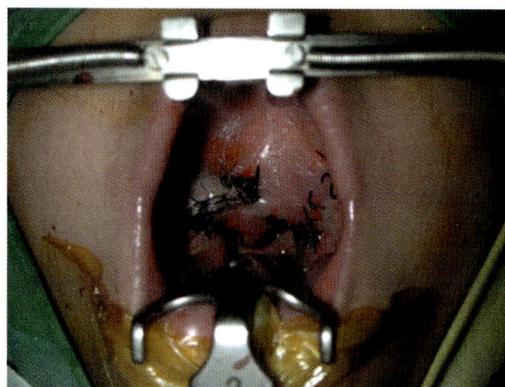

图 12-38　右侧面横裂伴软腭缺损岛状瓣衬里，口腔黏膜"Z"成形术前与术毕

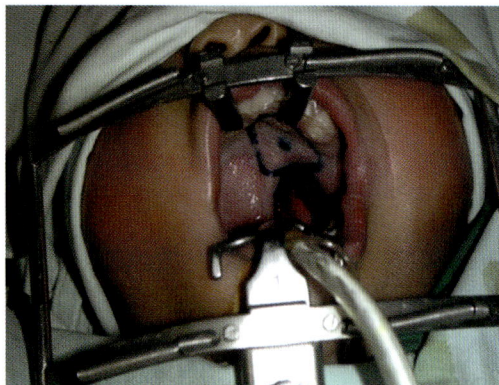

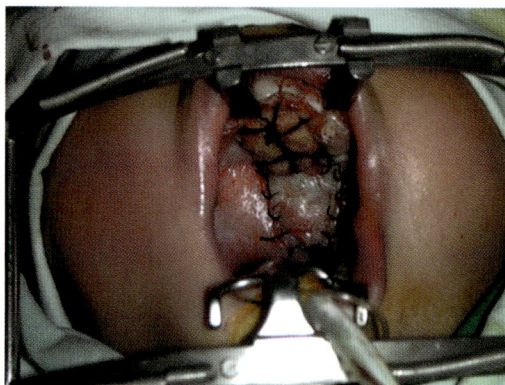

图 12-39　左侧软腭缺损岛状瓣修复术设计与术毕

6. 经验和评述

软腭缺损畸形比较少见，没有更多的成熟经验可以借鉴。该类手术目的同腭裂一样，即恢复腭部的形态和腭咽闭合功能。因此早期先恢复腭部形态，由于软腭功能不良，术后引起腭咽闭合功能不全，需进一步行咽成形术来改善腭咽闭合功能。

（杨育生）

十一、腭-心-面综合征

腭-心-面综合征（velo-cardio-facial syndrome）是一种比较罕见的先天性疾患，其发生率为 1∶（2 000～4 000），远较唇腭裂少见。加之其临床表现错综复杂，有局部的，也有全身的，至今还没有国内外统一的明确诊断标准，故使这些患者的首次确诊年龄偏大，1995 年美国学者 John 报道该综合征患者首诊年龄为 9.2 岁。笔者曾对国内 110 例该综合征患者的临床统计资料进行分析，发现其首诊平均年龄在 13.9 岁。由此可见，国内外同行对该综合征的认识仍有待进一步提高。应该特别指出，腭-心-面综合征患者常伴有全身疾患，如常见的有先天性心脏病，学习或行为功能低下等。患者常因语音不清而就诊。腭部症状表现为软腭短小、软腭及咽侧壁活动度差、言语时呈现典型的腭咽闭合不全症状（图 12-40）。

1. 手术指征

（1）明确有过度鼻音，语图仪示辅音起声时间消失。

（2）软腭和两侧咽侧壁活动极弱。

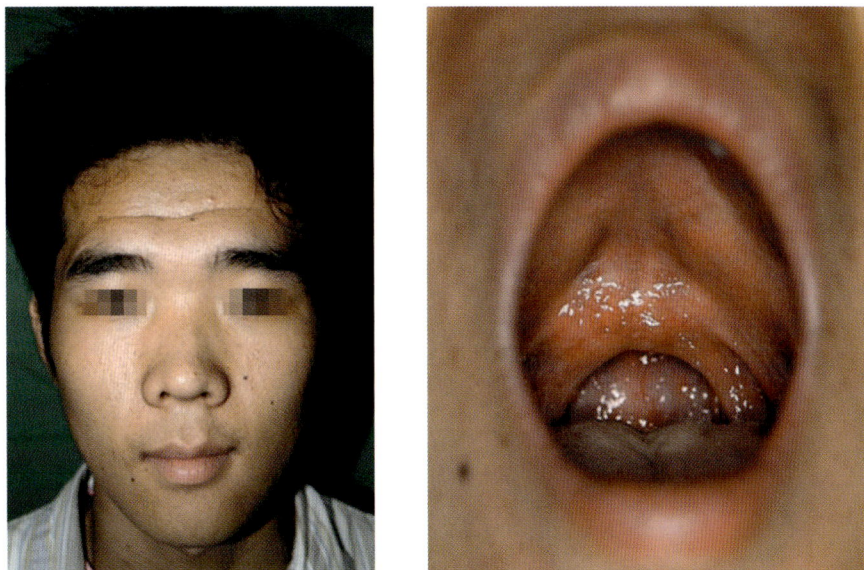

图 12 - 40　腭-心-面综合征面容与腭咽部形态

（3）腭咽腔深而大。

（4）头颅侧位片示：动态，常常发"а——"音时软腭末端与咽后壁间存在着一定的间隙。

（5）发"ра——""z——""j——"时有过度鼻音和鼻漏气。

（6）年龄应在 4 周岁以上。

2. 术前准备

（1）全身检查：应该强调本病为综合征，因此术前必须仔细询问家族史，进行全身体格检查。常规行心脏彩超、听力和智力（IQ）检查，余同腭裂成形术。

（2）局部检查：确认有无过度鼻音；软腭、两侧咽侧壁有无活动；双侧扁桃体是否过大，咽部增殖体有无充血、增生；咽侧壁有无异常活动。对扁桃体过大者，应该请耳鼻咽喉科医师摘除过大的扁桃体，8 个月后再酌情治疗。

（3）术前治疗方案的交代：该综合征单纯手术一般效果不佳，如手术成功，一个月后须配合语音治疗；如何治疗、间隙时间、大致方法，在术前和患者及其家属要有所说明，需要他们积极配合，从而缩短疗程。

3. 麻醉与体位

同腭裂成形术。

4. 手术步骤（图 12 - 41）

咽成形术是治疗腭-心-面综合征最有效的方法之一。

（1）患者处于常规腭成形术体位，口内置张口器，充分显露腭咽部视野。

（2）由于个别病例可伴颈内动脉畸形，故应仔细观察腭咽部和两侧有无异常搏动；用手指触诊腭咽部两侧，通过感触，可确诊有无颈内动脉移位。

（3）垫肩，头后仰呈 45°，张大口，充分显露手术视野。

（4）用新洁儿灭酊棉球消毒术区，再次确认术区两侧咽侧壁区有无异常搏动。

（5）于术区，第一颈椎上方区用 5 号细针注射含肾上腺素的利多卡因（0.5%）。

（6）咽后壁组织瓣蒂在上端。形成后将瓣端黏膜去除，进而切开部分软腭，将瓣端与软腭肌层缝合固定。咽后壁创面与软腭黏膜分别缝合。

（1）

（2）

（3）

（4）

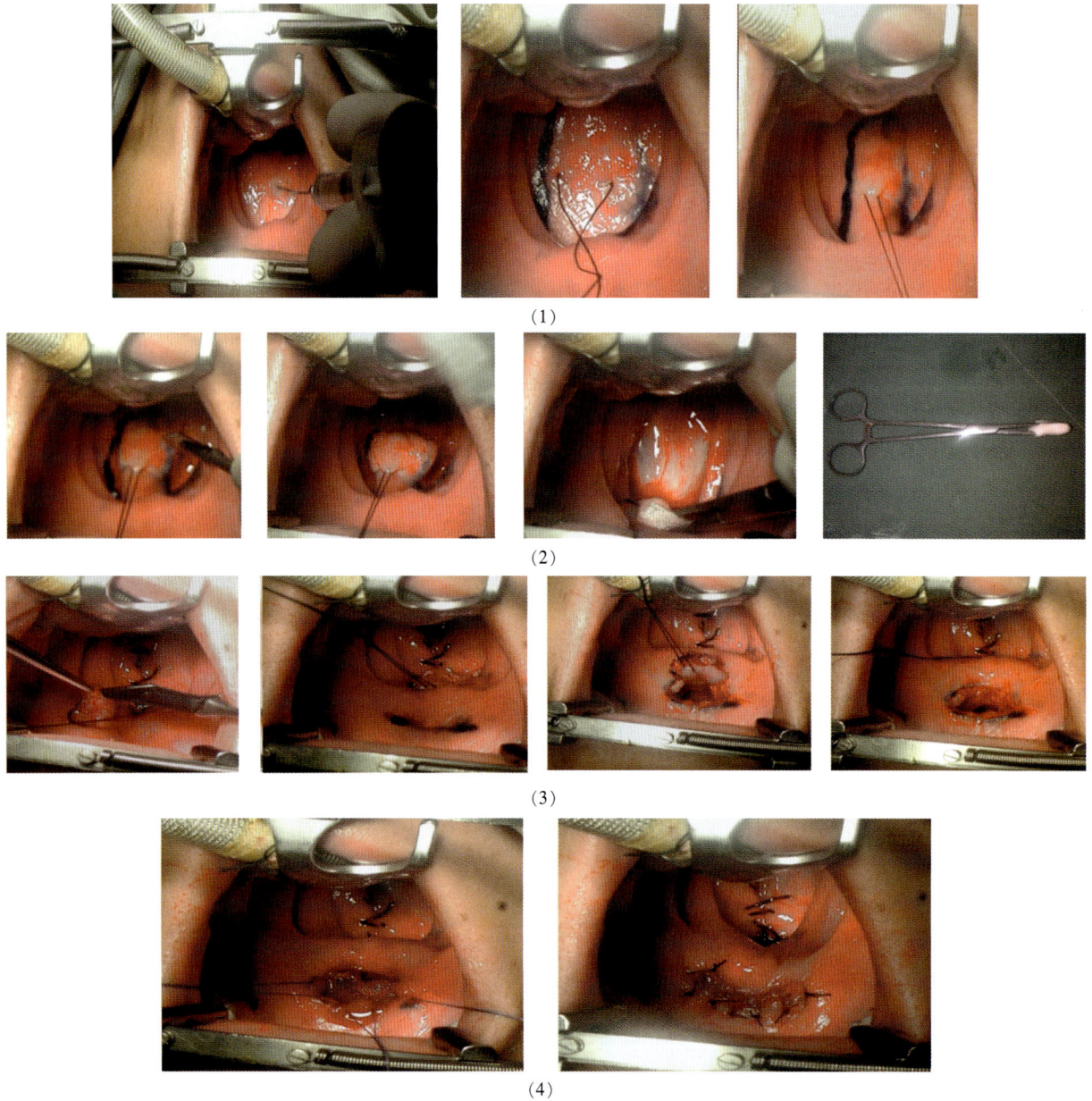

图 12－41　改良咽后壁组织瓣转移术

（1）显露术区，局部注射麻药，确认咽部无异常搏动；（2）切开咽后壁瓣，游离咽后壁瓣；
（3）缝合咽后壁瓣伤口，去除瓣末端黏膜，软腭部行全层切开，置咽后壁瓣于软腭切开处；（4）固定咽后壁瓣，缝合伤口

5. 重要解剖结构的辨认与保存

制备咽后壁组织瓣一般应切取约 2/3 的咽后壁组织，愈往咽侧就愈接近内动脉。腭-心-面综合征患者有时可能伴颈内动脉畸形（图 12-42）。为安全起见，在条件许可的情况下可选用 CT 或 MRI 血管成像检查，以排除这种可能性，从而为手术安全进行做好准备。

6. 术中、术后并发症的诊断和处理

（1）术中必须严密止血，确认术区无渗血现象。

（2）术后送苏醒室，苏醒后拔除气管插管。

（3）送病房后心电监护，注意血氧情况和血压、心率。

（4）头偏一侧，吸清口内、鼻腔内分泌物，同时应注意其量和色；鼓励患者自行吐出，出血量多且为鲜红色者应再次进手术室，进行出血探查，并予处理。

（5）术后给予全身补液，内加抗生素、止血药物、九维他及圣诺安。

（6）成年患者术后 8 h 给予地塞米松 5～10 mg 静脉推注 3 次。

（7）局部给予滴鼻液，常用的是呋麻滴鼻液和林可霉素眼药水。

（8）术后应让患者咳嗽，听其声音判断声门、喉头有无异常，以便及时发现，及时处理。

（9）术后几乎 100% 的患者诉咽部疼痛、鼻塞、打鼾，但术后 2～7 d 即可缓解或消失，不必特别处理。

（10）术后 1 d 可给雾化吸入，可有效缓解局部症状。

（11）术后进流质 5～7 d，3～4 周后复诊。

7. 经验和评述

腭-心-面综合征是一种既复杂又未被国内外同行普遍认识的先天性疾患，由于患者有语音障碍的临床症状，故近年来在口腔颌面外科门诊该类患者有越来越多的趋

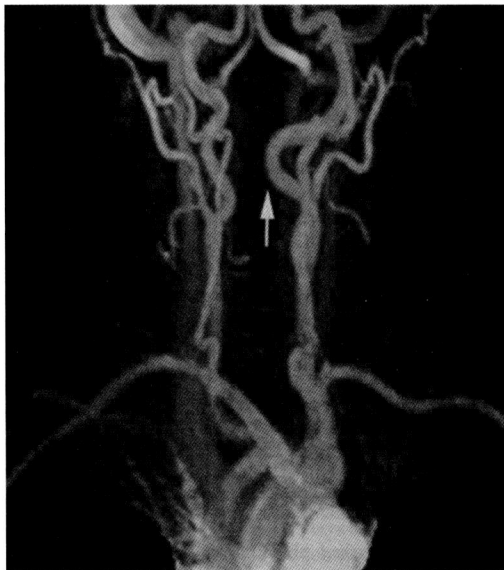

图 12-42 腭-心-面综合征颈内动脉畸形

势，小年龄患者也时常可见。对本病的治疗方法至今仍没有统一的模式，有的学者建议保守治疗，但更多的学者主张先手术、后语音治疗的联合治疗模式。上海交通大学医学院唇腭裂诊治研究中心从 1998 年以来对 200 余例该综合征患者进行了治疗，探索了一套比较客观和行之有效的治疗方法。认为：手术结合行为治疗（语音治疗），两者缺一不可，将其有机地整合，才能真正达到最终治疗目的。由于本书为手术学专著，故行为疗法的具体方法在此不予赘述。

（王国民）

十二、眶距增宽症矫正术

眶距增宽症是指两眼眶间骨性距离过度增宽的一种疾病，它是一种症状，可以出现在许多类型的颅面畸形中。筛房窦的水平方向增宽是眶距增宽症的主要病理机制，但仅限于筛房的前部分增宽，而不涉及筛房的后部及蝶窦部分。此外，还可见到筛板脱垂，即筛板超过正常额骨缝水平而向下方脱垂。Tessier 提出有 5 种可能的病因：①中面部或颅面部原发性发育不良；②单侧颅面裂；③颅面部正中裂或鼻裂；④额鼻部的鼻筛型脑-脑膜膨出或额窦肥大；⑤颅缝早闭症。

眶距增宽症的颅面部外形主要是两眼眶间的距离过大，因而十分明显，通过 X 线片、CT 片，很快即可做出诊断。除眶间距离增宽外，眶距增宽症患者的颅面骨和颅前窝亦有改变，可观察到鼻中隔、鼻骨、筛骨、筛板及嗅窝等部位均宽于正常人。面裂所致者，鼻根部宽阔平塌，无正常鼻梁隆起，有时有内眦裂开和移位。在脑-脑膜膨出病例中，可以发现鼻根部存在正中沟状裂隙。约 1/3 的患者同时有斜视、弱视。颅面部外伤畸形者，多伴有内眦韧带断裂和移位。

确定眼眶间距离正常与否的标准是测量内眶距。

临床上，测量两眼眶的骨性标志以眶内侧壁的泪嵴（dacryon）点为测量基准。它是上颌骨鼻突、额骨及泪骨的交会点。此点可用示指在眶内侧皮下打得。两侧泪嵴点间的距离称为内眶距（interorbital distance，IOD）。

眼眶骨性间距的宽度随种族、年龄、性别而有不同。正常婴儿出生时，眼眶骨性间距平均约为 16 mm，以后随年龄增长逐步增加。女性至 13 岁、男性至 21 岁左右，眶间距离基本恒定而不再改变。东方人种的眶间

距（IOD）较西方人为宽。西方女性正常值是 25 mm，男性则约为 28 mm。除上述测定法外，正确的眶间距离测量还可依赖于手术时，直接测量两侧泪嵴间的真性骨间距离，一般此距离较 X 线片上的测量值为小。

眶距增宽症按照严重程度可以分类（Tessier，1974）。Ⅰ度：轻度眶距增宽症，IOD 在 30～34 mm；Ⅱ度：中度眶距增宽症，IOD 在 35～39 mm；Ⅲ度：重度眶距增宽症，IOD 大于 40 mm，或 IOD 虽在 35～39 mm 却伴有眼球横轴歪斜或高低不平者（IOD 从头颅后前位 X 线片上测得）。

1. 手术指征

轻度畸形有时并非真性眶距增宽，而属于遗传性或创伤性内眦角畸形，由内眦赘皮所致。在东方人，如鼻梁过于平塌，亦会呈现轻度眶距增宽的症状。本型患者一般无须进行眶距截骨手术，只要纠正内眦畸形或填高鼻梁即可得到矫正或改善。在中度眶距增宽症中，并不存在眼球真性移位和偏斜。但患者面部较宽大，X 摄片显示眼眶外形正常，眶间距未见缩小，眼眶亦没有侧向异位。本型患者一般只需采用颅外径路手术，如"O"形或"U"形截骨手术即可得到矫正或改善。但如存在筛板脱垂，则亦需采用颅内径路进行截骨矫治手术。Ⅲ度（严重）的眶距增宽症患者，两侧眼眶存在真性侧偏异位，造成两侧外眦角和外耳道口距离缩短，呈金鱼状脸型。这时患者视力可以发生偏视，有不能集中视物及斜视等视力障碍。此属于真性眶距增宽症，必须采用颅内外联合径路的眶周矢状截骨术以彻底松开和游离眶缘骨架，截除眶间多余骨块后，眶架在新的位置重新固定。对于Ⅲ度眶距增宽伴眶纵轴倾斜的特别严重的病例，可选用中面部劈开法。

2. 术前准备

术前需做全身检查，包括血、肝、肾、心、肺等功能检查，女性患者应避开月经期。术前应摄 X 线片和头颅 CT 片。术前和术中应用抗生素。

3. 麻醉与体位

选择经鼻腔插管的全身麻醉，仰卧体位。

4. 手术步骤

（1）颅外径路法：眶内侧壁截断及内移手术，先截除鼻中隔的过宽鼻骨及筛窦，然后将部分或全部眶内侧壁和鼻眶缘截断后连同内眦韧带向中央靠拢，最后进行钢丝结扎固定，或应用微型钢板固定，见图 12 - 43。两旁的截骨后间隙则嵌入植骨。这种手术仅游离部分眶内侧壁和眶内缘，并不包括整个眼眶，也不改变眼球的位置，故实际上只是将两侧内眦韧带及其附着骨块向中央靠拢而纠正了内眦间的过宽畸形。手术切口如在鼻背部外侧，会留下较明显的瘢痕，故可选用冠状切口进路。

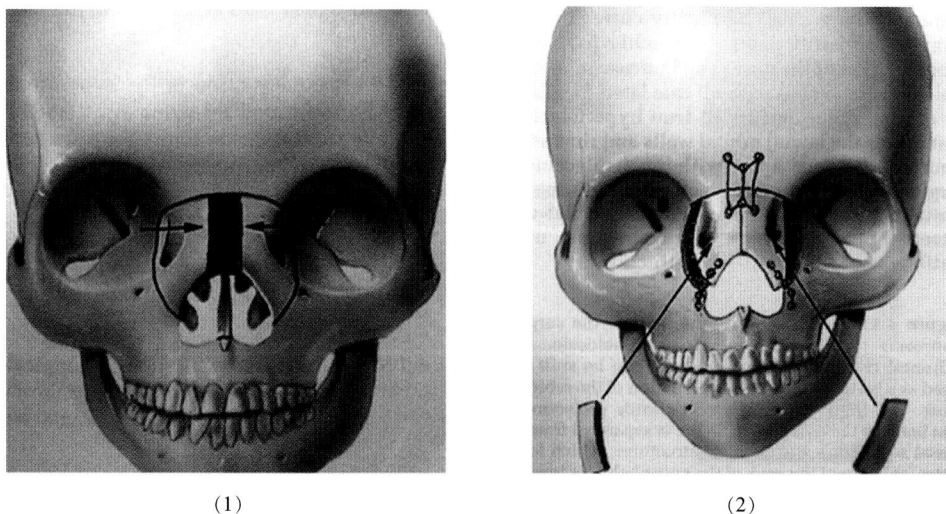

（1）	（2）

图 12 - 43　单纯眶内侧壁截骨术

（3）　　　　　　　　　　　（4）

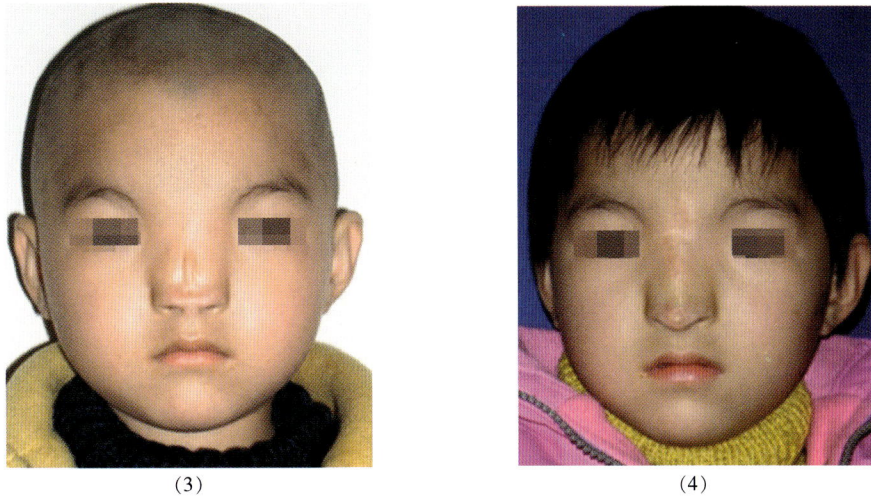

图 12-43　单纯眶内侧壁截骨术（续）

（1）设计截骨线；（2）截骨固定后；（3）中度眶距增宽症术前；（4）术后

　　（2）"U"形截骨法（图 12-44）：在眶内侧壁、外侧壁、眶下缘和眶底进行截骨，截下骨块呈"U"形，同时截除中央部过宽的鼻根部及筛窦组织，将眶下部向中央靠拢，结扎固定，并在留剩的两侧骨间隙中进行植骨。手术切口沿眶周外下区进行，术后瘢痕较少。本术式适用于Ⅱ度眶距增宽症，且筛板位置较高、无脑膜膨出的病例。

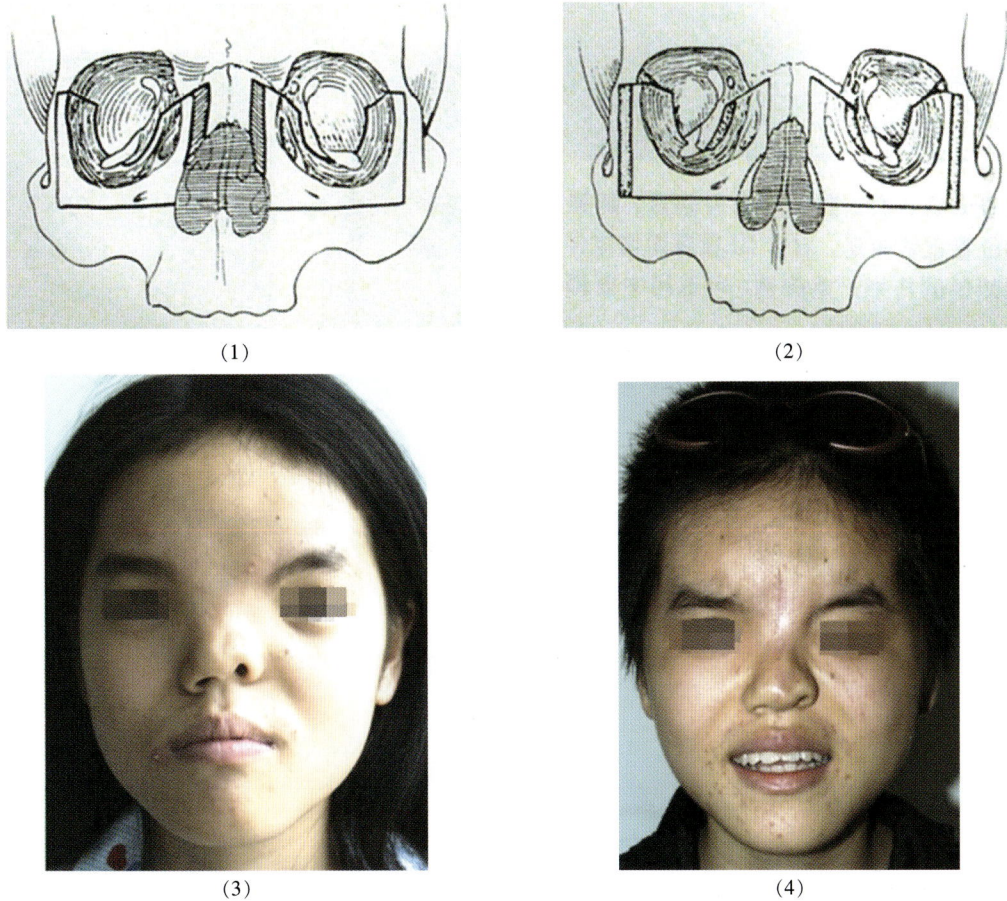

（1）　　　　　　　　　　　（2）

（3）　　　　　　　　　　　（4）

图 12-44　"U"形截骨示意图

（1）截骨线；（2）骨块向中央靠拢；（3）中度眶距增宽症术前；（4）术后

（3）颅内外联合径路法（图12-45）：颅内外联合径路的基本手术操作步骤有前额开窗、前额眶上骨桥制备、眼眶截断并向中央靠拢及植骨等。较多地选用保留鼻骨中央和部分筛骨正中板的旁正中截骨术，它包括双侧眼眶周壁及眶底的截骨术，但应保留鼻骨中央一条与眶上额带的完整，即中面部截骨形成两个游离的眶架和中央骨条的三个骨块。截骨线应距蝶骨嵴8～10 mm。如截骨线过于靠近视神经孔，将导致眶架移位后压迫视神经和血管，造成视神经损害；但如截骨线在眶缘前方，则不能有效地矫正畸形，或可导致术后复发。典型病例见图12-46。

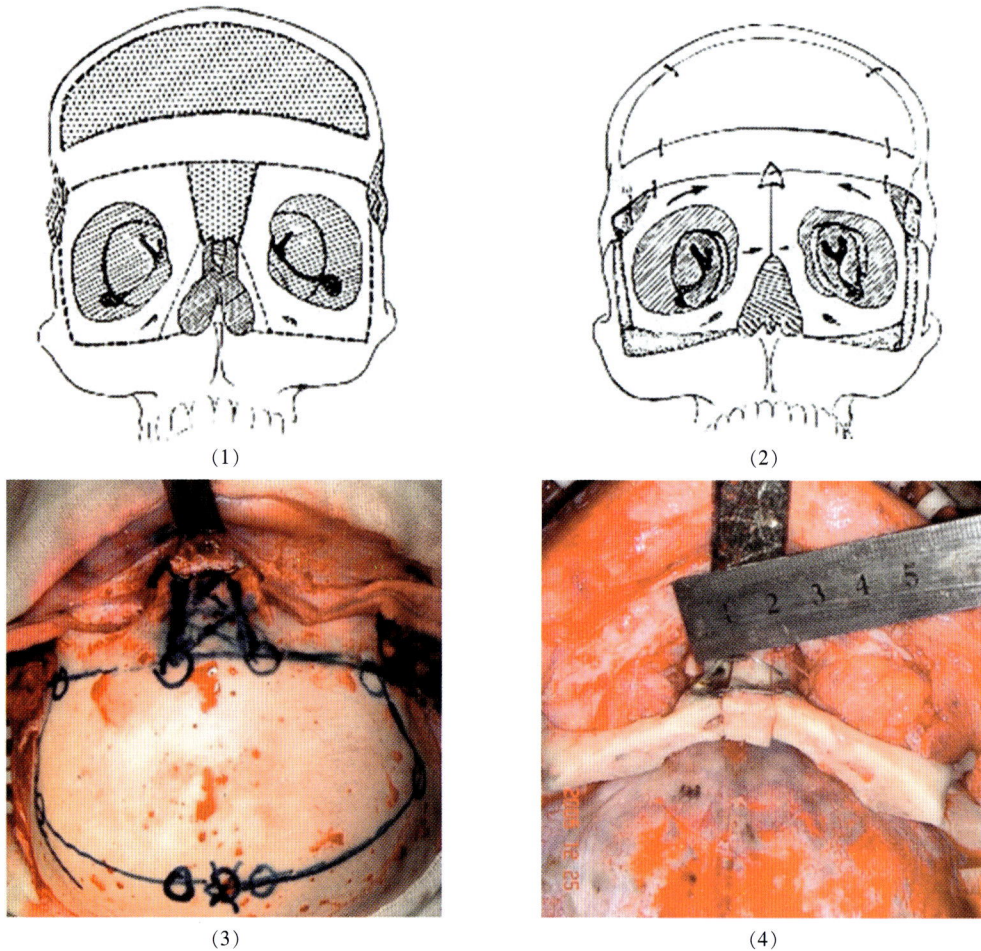

（1）

（2）

（3）

（4）

图12-45 颅内外联合眼眶截骨示意图
（1）眶周及前额骨截骨线；（2）截骨，眶架内移，缺损处植骨充填；（3）术中截骨；（4）术中完成眶距缩小

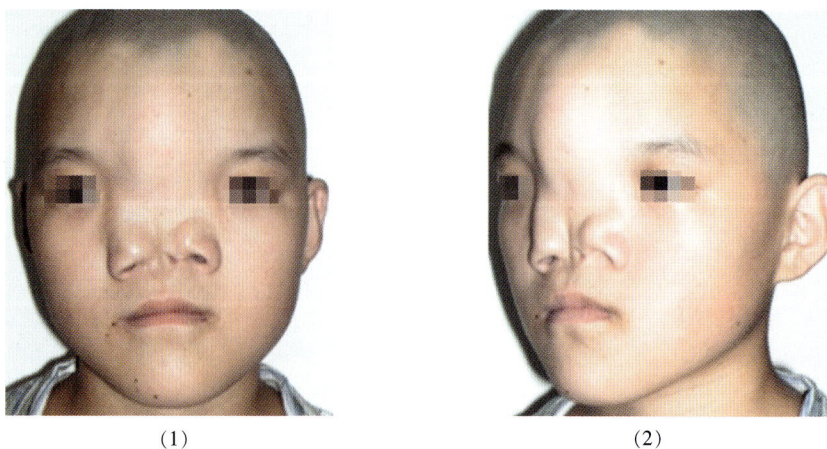

（1）

（2）

图12-46 典型病例

(3)　　　　　　　　　　　(4)　　　　　　　　　　　(5)

(6)　　　　　　　　　　　　　　　　(7)

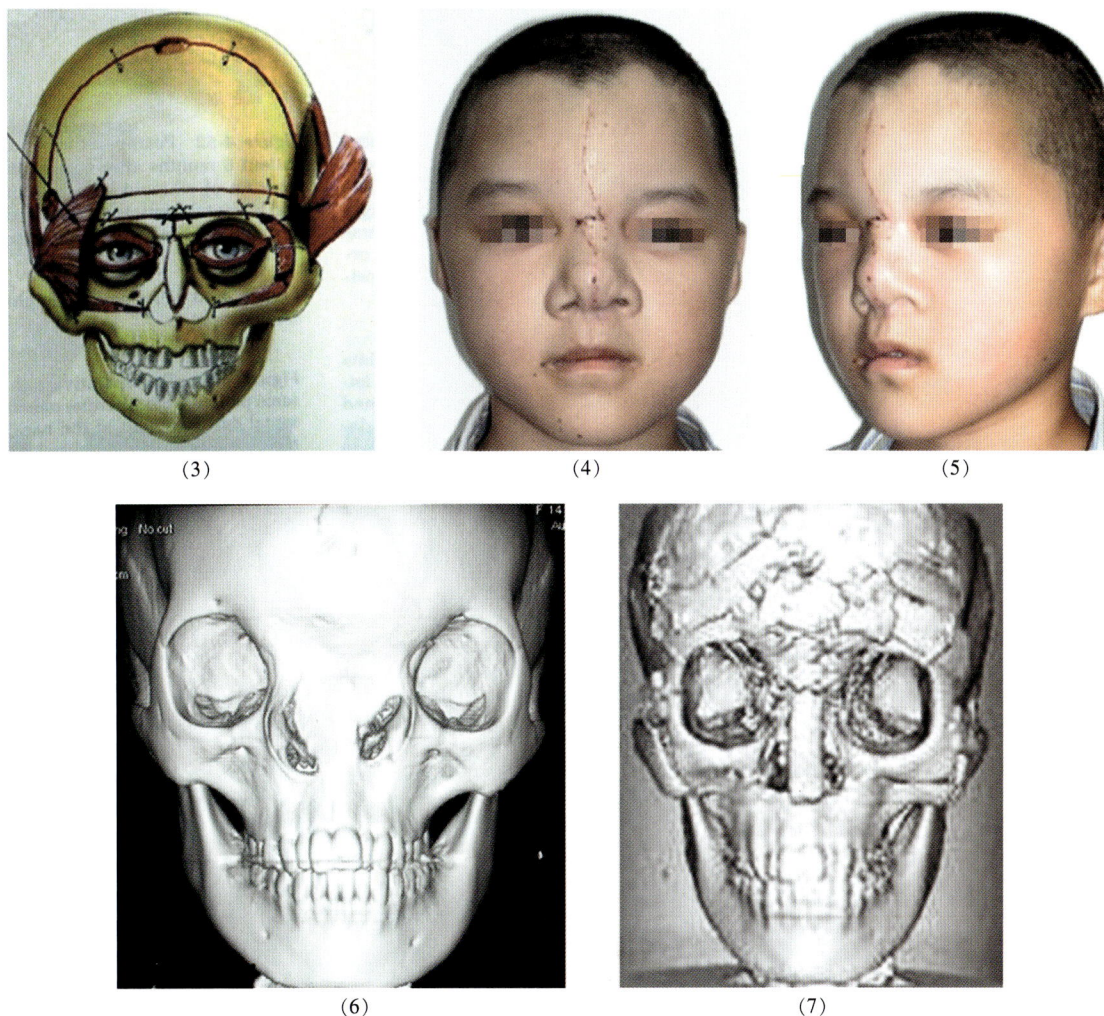

图 12-46　典型病例(续)

(1)严重眶距增宽症术前正位;(2)术前侧位;(3)手术示意图;(4)术后正位;(5)术后侧位;(6)术前正位 CT 片;(7)术后正位 CT 片

在鼻部中央及颅前窝进行截骨时,其范围应包括筛板、筛房、鼻根和上颌骨额突等组织。一种是连同鼻梁、鼻中隔、筛板、鸡冠、嗅窝全部截除(Tessier 法)。另一种则是保存鸡冠、嗅窝和鼻中隔,而分别在它们的两侧做旁中央截除术(Converse 法)。手术时,一般不需切除中鼻甲,但如患者中鼻甲肥大,则应做截除术,以免阻碍了眶架的靠拢而阻塞鼻道通气。

5. 重要解剖结构的辨认与保存

做头皮冠状切口。在骨膜上、帽状筋膜下翻开前额皮瓣,直抵眶上缘。

(1)于眶上缘上 1.5 cm 处切开骨膜,在骨膜下分离,注意保护眶上神经血管束。两侧软组织分离部位应达到颧骨下方,鼻中央部应达到鼻梁中上部。手术时慎勿穿破硬脑膜及中央部的矢状静脉窦。如有硬脑膜破裂,应设法缝合修补。在硬脑膜外用脑压板,轻轻将大脑额叶向上后方牵拉,以暴露前颅窝及眶顶部。额颅开窗部的下缘与眶上缘之间,保留一条横行的额骨桥,以便于在骨桥上下两侧骨架(额颅和眶骨)游离移位后,做骨间固定之用。眶上桥的宽度视病孩或患者年龄而定,一般约在 1 cm。两侧则与颞骨相接连。

(2)眼眶周围的截断游离。先从一侧开始,在冠状切口外侧,横行切开颞筋膜,分离颞肌而进入颞窝骨膜下,从此处分离和显露颧骨和颧弓。再在眼结膜囊内下睑板上缘处切开睑结膜,分离软组织,直抵眶下骨缘,切开该处骨膜。用骨膜分离器插入骨膜下,向后方分离眼球和眶组织,直到离视神经孔及眶下裂 1 cm 部位。随后用骨膜分离器插入眶上缘骨膜下,分离眶内组织,直到离眶上裂及视神经孔 1 cm 部位。

在内眦部切断内眦韧带,用黑丝线缝上一针作为标记,以便在手术后期将它作为内眦成形的标记,重新复位固定。细心分离泪囊,切勿损伤之。这时整个眼球和眶内其他组织已完全在骨膜下松解游离。随后,用往复锯或小骨凿从眶外侧及前颅窝外侧插入,将眶侧壁骨组织锯断或凿断,直抵眶下裂部位。眶下裂部位的骨壁极薄,操作便捷。然后沿眶侧壁的颧骨将颧骨锯开。如感到操作存在困难,可在颧骨部做一皮肤上辅助小切口以协助之。继而通过下睑板上缘的切口,用小拉钩暴露眶下孔区域。在孔下方用电锯或小骨凿在眶下部做骨的横行截断。注意保护眶下神经血管束不受损伤。这时手术区就进入了上颌窦,可进行局部冲洗。再在面部鼻中央做纵行皮肤切开,向两侧分离鼻根部及上颌骨鼻突部,以显露整个鼻根部位,然后又回到前颅窝,用电锯在左右眶上缘横行锯开骨板以形成眶上桥,再用小骨凿截除前颅窝中央的筛骨板及嗅窝组织,并将中央区宽大的鼻骨、鼻中隔及发育不良的筛骨及筛窦一并去除。如在眶距增宽症手术中采用保留鼻骨中央部及鼻中隔的术式,则在这部分操作时,应在中央部两侧分别进行截除手术。

（3）在明视操作下,用电锯在前颅窝、眶顶部的前2/3与后1/3之间的交界线上,凿断眶顶部。至此,整个眶架骨组织已从上下左右及后方全部被截断,从而可以容易地被移位固定,矫正畸形。应用相同手术操作在另一侧进行眼眶截断手术,以使双侧眶架得到全部游离。最后按手术设计要求,将它们向中央部移位靠拢,进行结扎或应用微型钢板固定。当然,对患有单侧眼眶畸形或异位或后天性创伤畸形的病例,这种眶架截断手术只需在患侧进行。

（4）在眶架后方截断眶壁时,截骨术必须在眶顶部的眶上裂部位进行。

6. 术中、术后并发症的诊断和处理

治疗眶距增宽症的颅内径路手术是一个大型手术,术后的妥善护理并及时处理危象和任何并发症,对手术成功至关重要。术后应严密观察患者的生命体征,包括呼吸、脉搏、血压及颅内压的变化。最好能进入监护病房（ICU）观察1周。应重点注意患者的意识状态、双侧瞳孔变化、四肢活动情况等。应有一组经过专业培训的护士担任特别护理,随时进行眼、鼻、口腔清洁,鉴别有无脑脊液从鼻孔中流出,防止感染和褥疮形成。如有脑水肿、血容量不足、瞳孔异常等情况出现,应及早报告医师进行紧急处理。

术后常规给予广谱抗生素静脉滴注7d。术后10d拆线。如有暂时性睑缘缝合,可在术后5d拆除。

（1）手术后早期脑水肿：由于手术在颅内、硬脑膜外进行,术后2～3d会出现脑水肿高峰期,如观察和处理不当,会出现颅内压增高征象,严重者危及生命,应当高度重视。术后常规应用皮质类固醇激素3～5d,给予大剂量抗生素（如青霉素）,并适当控制补液量。如出现脑水肿征象,可先用脱水药物,静脉滴注甘露醇等。如症状无法缓解,则应请神经外科医师会诊,必要时行二次手术,开颅、降低颅内压。

（2）颅内血肿：如术后出现神志突然不清、两侧瞳孔大小不等、呼吸深长等,即应怀疑有颅内血肿存在。应立即做头颅CT扫描以明确是否存在颅内血肿及其部位。较小的血肿（小于10mm）可保守治疗。较大的血肿则应立即开颅,去除血肿。

（3）脑脊液鼻漏：由于前颅底截骨后,筛骨板破裂,颅内外交通,一旦有局部硬脑膜破裂,就可出现脑脊液鼻漏。其临床特点是鼻腔内经常有清液流出。可取鼻腔液检查以明确诊断。

轻度的脑脊液鼻漏,头高位平卧以利引流,每日2次鼻腔清洗,同时禁止堵塞鼻腔,一般1周以后会自愈。严重的脑脊液鼻漏,则应开颅,做硬脑膜修补。

（4）视力障碍：眼眶的截骨和向中线移动,很容易损伤眼球和视神经,轻度者可产生视功能减退或弱视,严重者可导致失明。一旦发生视功能障碍,应及时请眼科医师会诊。

（5）二期修整：在进行彻底性的眶距增宽矫正手术后,常在后期发现患者仍有一些较小的、不甚满意的面部缺陷存在,如斜视、鼻梁低塌、眼内眦畸形等。严重者可能发生植骨片坏死脱落、局部感染性窦道或瘘管、颅内小血肿、脑脊液漏,甚至眶距逐渐增宽复发等。这些情况都必须凭借检查分别进行处理,或再做小手术进行矫正恢复,以增加美容效果。例如,斜视纠正术、内眦成形术、鼻梁填高植骨术、鼻尖部或其他整形小手术等。

7. 经验和评述

（1）这是打通颅腔和面部区隔的大型手术,需要多学科通力合作,如整形外科、神经外科、口腔颌面外科、眼科、耳鼻咽喉科、麻醉科等。手术的安全保障十分重要,患者术后应送 ICU 监护,以平稳度过术后早期的危险期。

(2)即使第一次手术中将骨性内眦距缩小至正常,复发的情况仍然多见,可能是由于内眦韧带的松弛,也可能与国人面角较为扁平有关。

十三、Crouzon 综合征整复术

Crouzon 综合征是多颅缝早闭症的一种。以短头畸形、慢性颅内压增高、突眼、面中部凹陷和反殆畸形为主要特征。如伴有第 2、3 指并指畸形,则称为 Apert 综合征。

此症属常染色体显性遗传,是由于成纤维细胞生长因子受体 2(FGFR2)的编码基因多样性的突变引起的(Gorry,1995;Steinberger,1995)。

颅骨缝早闭可以发生在冠状、矢状或人字颅缝,造成各种畸形头(塔形头、舟形头、三角头)。颅缝早闭后颅内压增加,使脑前腔底下凹、蝶骨之大翼外突、中脑腔向前推,从而使眼眶变得很浅、眼球向前突、眼皮无法覆盖,严重者可造成眼球脱出而失明,或可伴发后颅狭窄、第四脑室闭塞的 Chiari-Arnoid 综合征。

Crouzon 综合征的上颌骨是三方向的发育不足,即前后、左右及上下均小,因此眼眶底较浅,上颌牙弓窄,牙拥挤而乱,上下牙错殆,腭弓高而窄,两侧颧骨低窄。由于上颌骨发育不足可造成中脸部后缩,相对下颌前突、牙齿反殆,后鼻道狭小、阻塞而有鼻道呼吸不良,打鼾或由口呼吸更易造成口颌发育畸形。

Van de Meulen 和 Stricker 把 Crouzon 综合征分成五类:①上颌型 Crouzon 综合征;②假性 Crouzon 综合征——只有眼眶下骨缝早闭;③颜面型 Crouzon 综合征;④颅型 Crouzon 综合征;⑤颅面型 Crouzon 综合征。

三维头颅 CT 可以诊断出颅缝早闭的位置及颅内压增加的程度。突眼、眼压、眼底检查等眼科检查,应予早期记录。Crouzon 综合征的智商似乎与正常相差不多。

1. 手术指征

有两个手术目的:

(1)增加颅内空间,减少颅内压,减少脑室系统梗阻,使大脑得以正常发育。

(2)重建正常颅面外形。

在 1 岁以内可以做条状去骨颅、额骨前移、颅骨重组重建、后颅扩展、颅面前移或脑积水引流等手术;对严重的颅面发育不良,大部分学者主张早期手术,使脑压减低、额骨前移、呼吸改善。在 1 岁以后可以针对患者改善突眼及额面外形的需要,做额骨前移或上颌骨 Le Fort Ⅲ型前移或颅面前移术(Monobloc 手术)。4~16 岁的患者可以选用截骨式上颌骨牵引成骨技术(distraction osteogenesis),将颅面骨渐渐拉出。青春期后的患者可以只做正颌手术(上、下颌截骨术)或者上颌骨 Le Fort Ⅲ型截骨手术等,改善咬合及脸型。也可按照分类选用相应手术方法。

(1)上颌型和假性 Crouzon 综合征(1—2 型):可选用颅外法 Le Fort Ⅲ型截骨前移术(即 Tessier Ⅲ型手术,自身稳定型)。此类患者前额或额窦相对突出,仅中面部后缩,伴轻中度突眼。

(2)颜面型 Crouzon 综合征(3 型):可行颅外法 Le Fort Ⅲ型截骨前移术。严重额部后倾或平坦者,可考虑行 Monobloc 手术或 Tessier 的二期额眶、上颌前移。

(3)颅型 Crouzon 综合征(4 型):小儿患者可仅行单纯的额眶前移术,待成年以后再行 Le Fort Ⅲ型截骨前移术。成人患者可行 Monobloc 手术。

(4)颅面型 Crouzon 综合征(5 型):多伴有眼眶向外侧倾斜分开,伴眶距增宽症和腭部正中高拱,甚至有腭部裂开者。此类患者应行 Monobloc 和面部纵裂(Bipartition)联合手术以一期矫正上述畸形,但应限于 14 岁以下的儿童进行此类手术。

2. 术前准备

术前需做全身检查，包括血、肝、肾、心、肺等功能检查，女性患者应避开月经期。术前应摄 X 线片和头颅 CT 片。术前和术中应用抗生素。

3. 麻醉与体位

选择经鼻腔插管的全身麻醉，仰卧体位。

4. 手术步骤

（1）颅外法 Le Fort Ⅲ型截骨前移术（图 12－47）：Crouzon 综合征基本的手术方法是 Tessier 的扩大 Le Fort Ⅲ型截骨前移术，以治疗突眼、上颌面中部严重后缩和反𬌗畸形。

颅外法 Le Fort Ⅲ型截骨前移术适于额部（包括额窦）发育良好的 Crouzon 综合征患者。冠状切口显露眼眶四周及颧骨、颧弓以后，设计眶上缘、眶内外侧壁、鼻根及颧骨颧弓的截骨线。术后颌间结扎一般应保持 6 周。

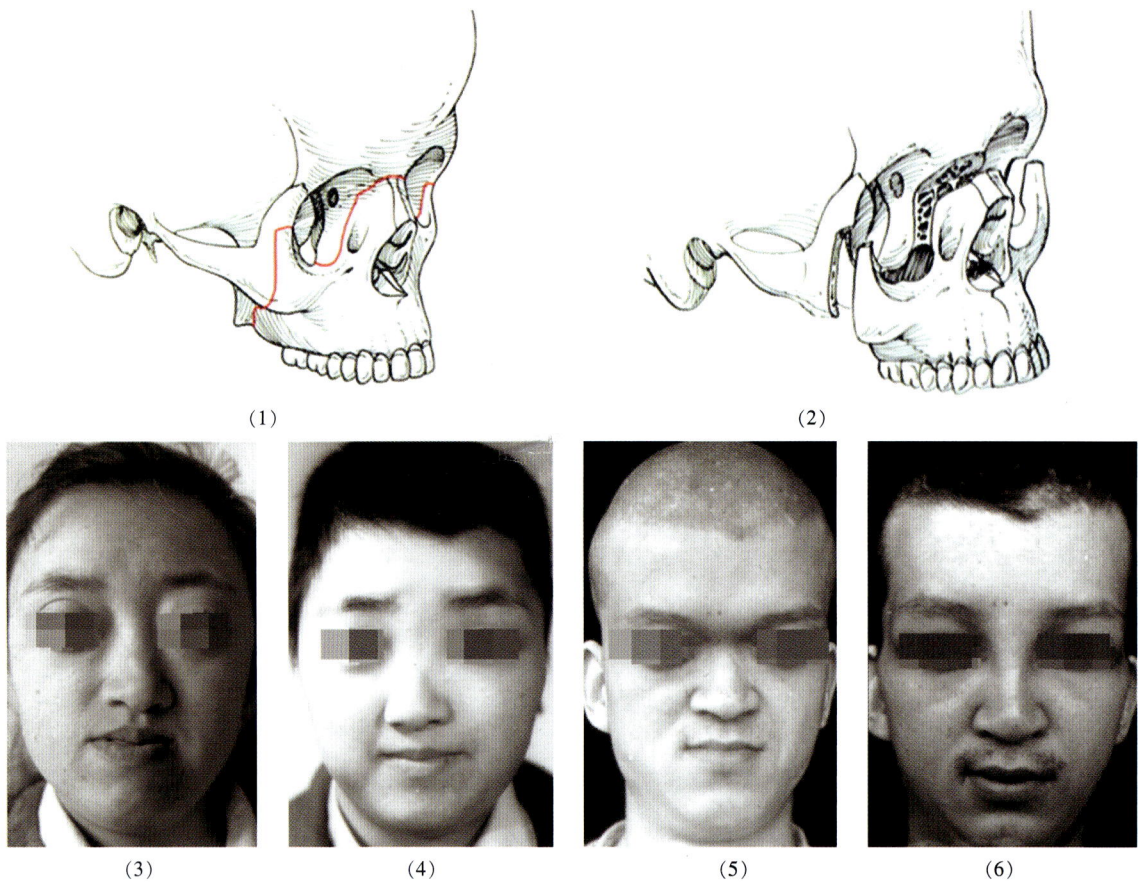

图 12－47　颅外法 Le Fort Ⅲ型截骨前移术示意图

（1）手术设计，截骨线；（2）颅面骨前移后；（3）Crouzon 综合征病例 1 术前；（4）Crouzon 综合征病例 1 术后；
（5）Crouzon 综合征病例 2 术前；（6）Crouzon 综合征病例 2 术后

（2）Monobloc 额眶面联合前移术（图 12－48、图 12－49）：适用于额窦发育不良、额部后倾或伴有短头、尖头的 Crouzon 综合征患者。开颅，设计额骨瓣、额眶带、眶四个壁和颧弓的截骨线，在颅内做眶上缘和眶上壁的截开，同时截开眶内外侧壁和颧弓，凿断上颌结节和翼板的连接，整个前移额颅骨瓣、额眶带和面中部。术后可用颌间结扎，也可用头帽固定上下颌骨于正常的咬合关系（小儿）。此手术由于颅面部整个前移，因而额叶大脑的硬脑膜很容易撕裂或穿孔，产生术后的脑脊液漏；同时颅腔与鼻腔交通，增加了颅内感染的机会。可用颅骨膜或颞浅筋膜尽量修补破裂的硬脑膜，在颅面前移的间隙内可嵌入不规则的髂骨以隔开颅鼻腔的交通。

(1)　　　　　　　　　　　　　　　　(2)

(3)　　　　　　　　　　　　　　　　(4)

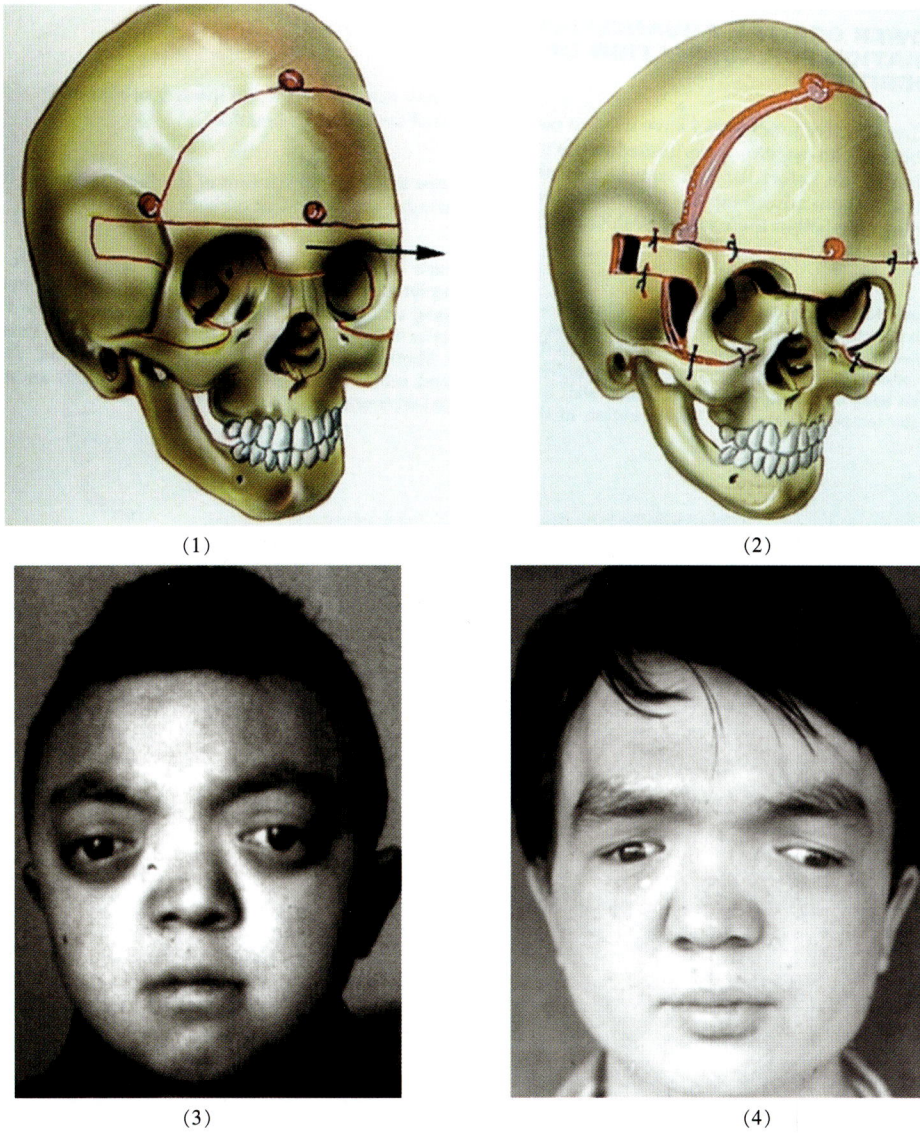

图 12 - 48　额眶联合前移术示意图
(1)手术设计及截骨线；(2)颅面骨前移后；(3)Crouzon 综合征术前；(4)术后 10 年

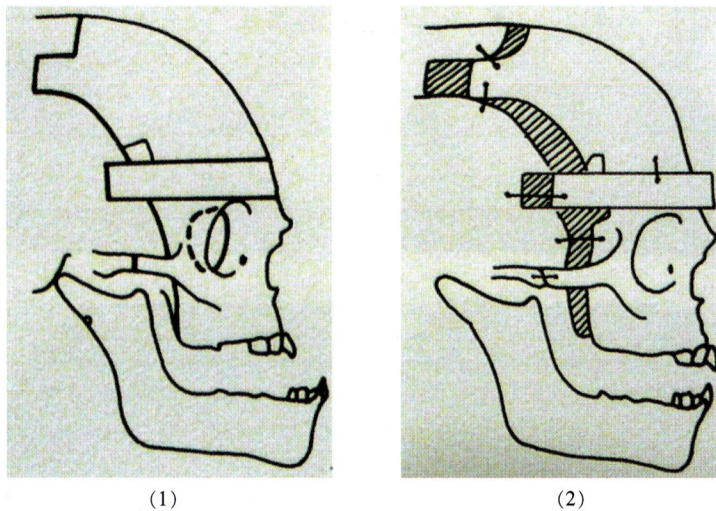

(1)　　　　　　　　　　　　　　　　(2)

图 12 - 49　额面联合前移术示意图

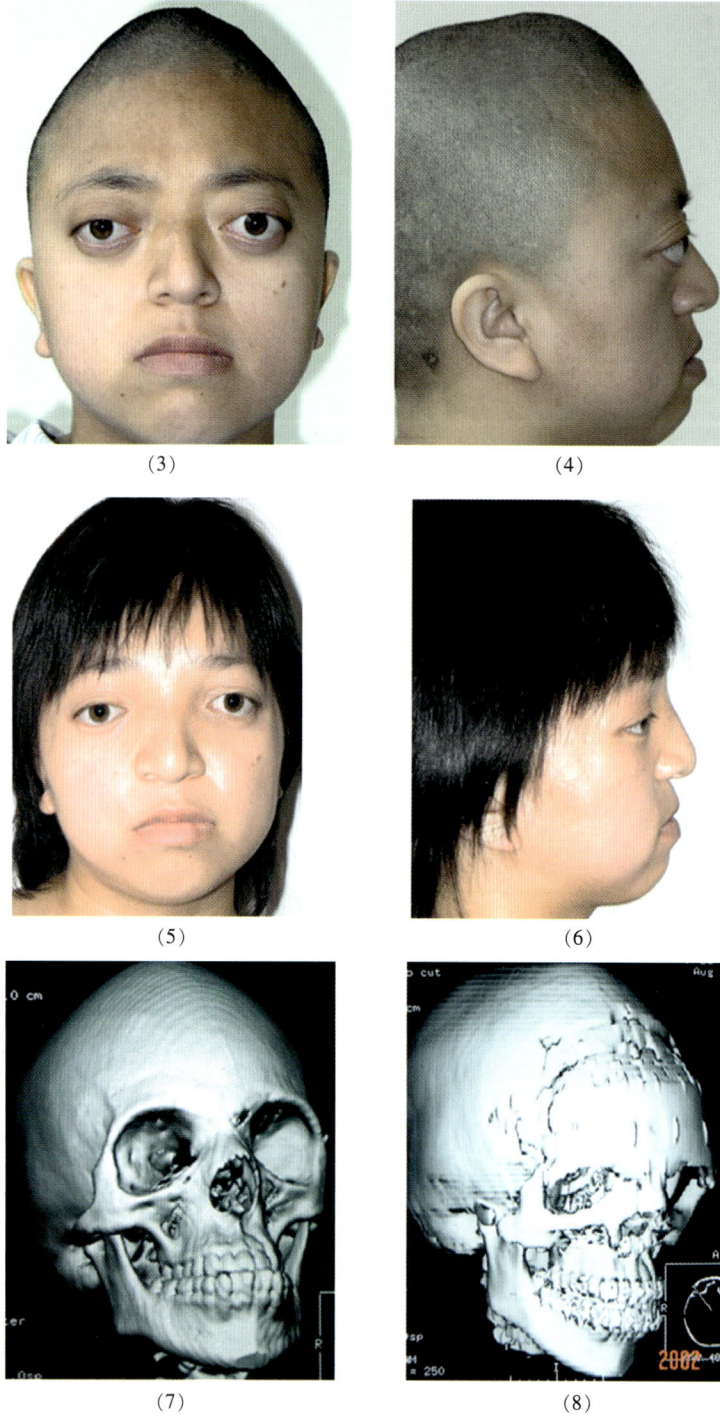

图 12 - 49　额面联合前移术示意图（续）
（1）手术设计及截骨线；（2）颅颌面骨前移后；（3）Crouzon 综合征术前正位；（4）术前侧位；（5）术后正位；
（6）术后侧位；（7）术前 CT 片；（8）术后 CT 片

　　（3）同期进行面中部劈开和颅面前移（图 12 - 50）：适用于 Crouzon 综合征而伴有眶距增宽症、两眼眶水平轴的下斜和腭盖高拱者。Tessier、Wolfe 等借鉴了 Ortiz-Monasterio 矫正眶距增宽症伴眶水平轴下斜的面中部纵裂术（bipartition），提出了颅面前移同时进行面中部纵裂的手术方法。除进行额颅骨、额眶带和面中部联合前移外，在眶间的鼻根做楔形的骨切除，同时腭部正中劈开，将眶上颌变成左右两块，均使之向中央旋转靠拢。Tessier 等认为，由于面中部的劈开靠拢，减小了颅面联合前移后留下的颅鼻腔交通,因而可以减少脑脊液漏、颅内感染等并发症。

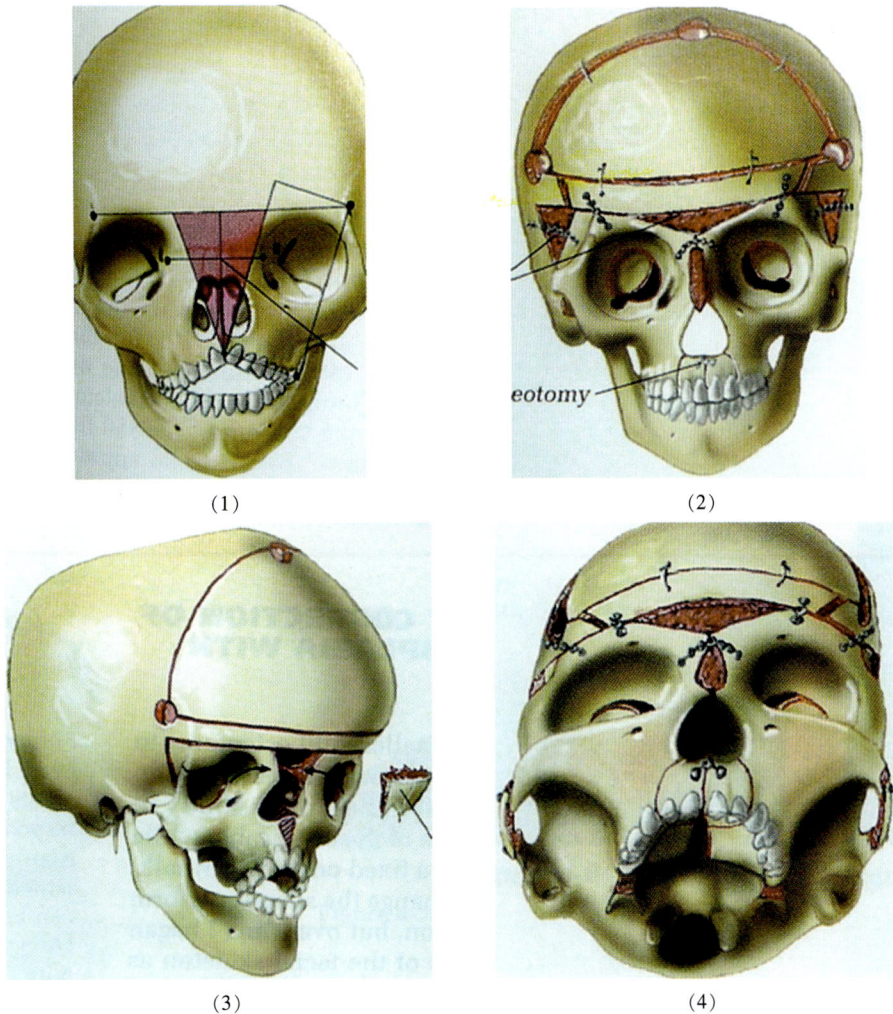

图 12 - 50　面中部劈开和颅面前移示意图
(1)手术设计及截骨线;(2)颅颌面骨前移后正位;(3)颅颌面骨前移后侧位;(4)颅颌面骨前移后仰视 45°位

(4)面中部和额面部截骨式牵引成骨技术(图 12 - 51):为使用外置器械(头架和/或头盔),术前准备常需患者安置殆板来引导牵引方向。以常规径路实施截骨术,松解移动中面部骨骼。Le Fort Ⅲ型水平的面中部和额面部修整可视情况通过内置或外置器械来进行。将内置式器械置于与颧骨体和颧弓水平的位置,外置设备需要殆板装置及在颧骨、鼻根和眶上区加设牵引钢丝。

牢固固定在颅骨上的外牵引设备可以对上颌骨施加充分的前推力量,效果更为明显(Figueroa,1999)。不管使用何种手段,通过牵引成骨,上颌骨可以在可控制的情况下前移至适宜的位置。

5. 重要解剖结构的辨认与保存

按 Le Fort Ⅲ型设计线截开骨块和骨段后,用 Kawamoto 弯骨凿由口内龈颊沟插入上颌结节和蝶骨的翼板之间,断开上颌结节和翼板的联结,如此整个面中部和颅底已经大致脱开。即用 Rowe 上颌骨握持钳,由鼻腔和口腔内插入,夹持上颌骨的腭部,上下、左右摇动和折断整块上颌骨和颅底的所有骨性连接,使面中部彻底松动后前移于正常的与下颌牙弓的对合关系。先行颌间结扎,然后在鼻根和眼眶的骨间隙内植入自体骨块,用医用不锈钢丝和微型钢板固定前移的面中部骨块和植骨块。

6. 术中、术后并发症的诊断和处理

(1)死亡:Crouzon 综合征的手术治疗较为复杂,多行颅内外联合手术,可有一定的死亡率。死亡原因可

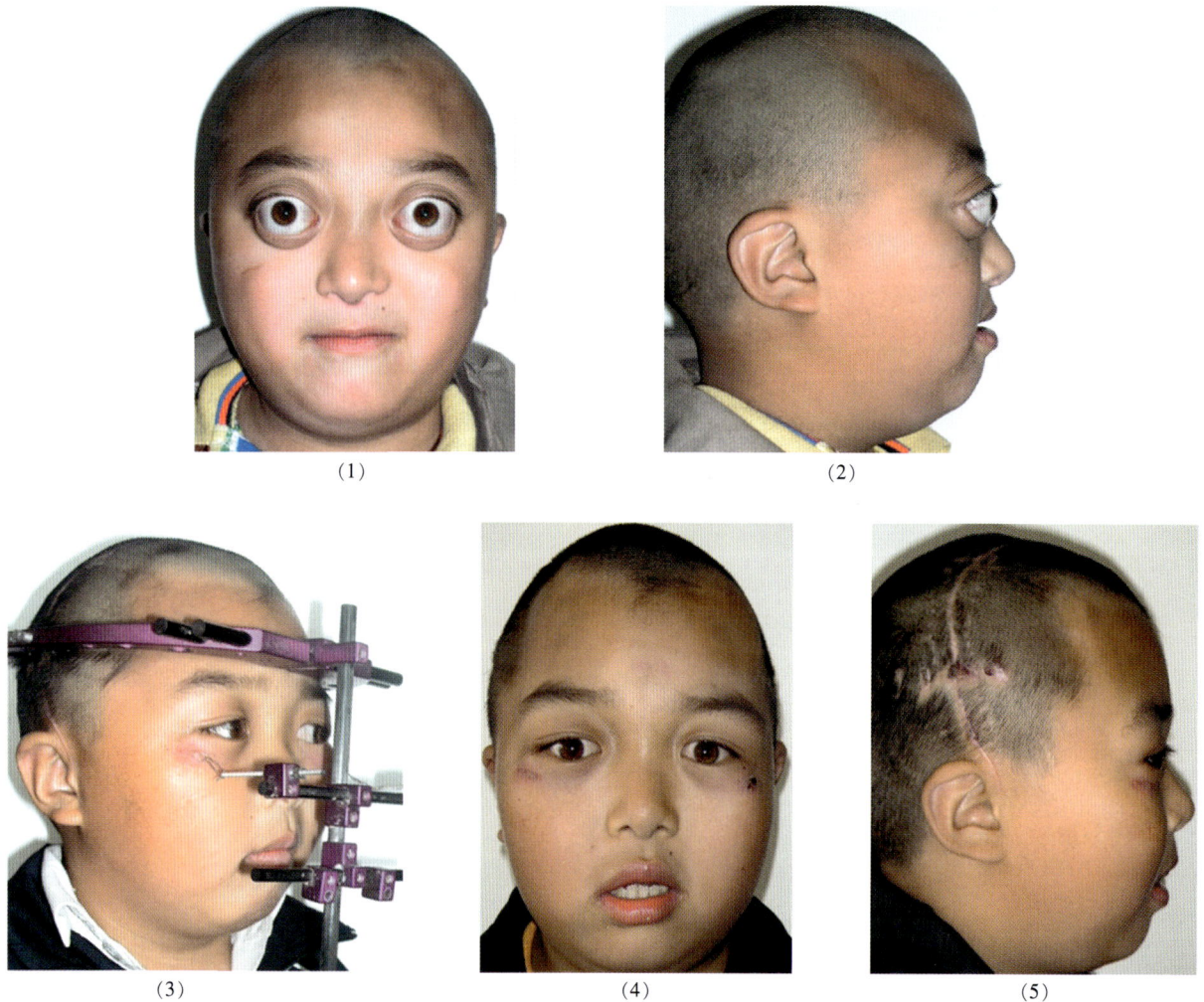

图 12-51 截骨式牵引成骨技术
(1)术前正位；(2)术前侧位；(3)外牵引支架；(4)术后正位；(5)术后侧位

为心血管异常、脑血管异常、脑水肿、颅内血肿、呼吸道阻塞（如窒息）等。文献报道死亡率为 0.31%～0.37%。

（2）脑脊液漏：颅内外联合进路的截骨前移术，可因撕破硬脑膜或脑膜修补不善而产生脑脊液漏。此情况在 Monobloc 手术中发生率较高。额眶面前移后在颅底部出现筛板断开，筛窦开放，鼻黏膜因鼻根前移破裂且有较大缺损，一般很难缝合修补。此种情况可用大腿阔筋膜或额部颅骨膜修补鼻筛部的黏膜和骨缺损，以隔开颅内外交通。脑脊液漏的发生率为 1.5%～3.2%。一般来说，对于持续不愈的脑脊液漏应保持鼻腔通畅，不予堵塞，以防止逆行感染而导致颅内感染。必要时应进行硬脑膜修补术。

（3）颅内血肿形成：有些患者因有脑血管畸形，或因手术中凿骨而形成颅内血肿。手术中轻柔的操作和手术者的默契配合可预防此并发症。

（4）感染：据报道，Monobloc 手术的感染率最高，半数病例可形成硬膜外脓肿和死骨（以额眶带为主），但 Wolfe 和 Tessier 的报道，死骨形成及脓肿发生仅有 3.1%～5.9%(1993)。这可能与手术方法和手术的熟练程度有较大的关系。

（5）失明或视力减退：此种并发症并不多见，但一旦发生则较难恢复。多数发生在眼球突出明显，甚至眼球突出于眼眶之外者。另外也可发生于手术不慎而损伤视神经者。

（6）血肿或血清肿：由于术中止血不彻底或术后引流不畅，会形成局部血肿或血清肿。有些深部血肿或血清肿不易吸收，可形成局部的继发感染，影响移植骨的成活。一旦发现血肿或血清肿，可行局部穿刺，抽出淤血。

（7）其他并发症：可有睑下垂、斜视、眼眶不齐、移植的鼻骨外露、角膜擦伤、呼吸道不畅等并发症。眼部的上述畸形待截骨手术完成以后 1～2 个月请眼科医师会诊解决。颌间结扎期间呼吸道不畅者可置鼻通气导管，阻塞严重者可行气管切开术。另外，较小（3～4 岁）儿童选用外置式牵引支架者，也曾发生头颅固定脚顶破颞部颅骨的并发症。

7. 经验和评述

（1）牵引成骨技术因其疗效良好、创伤较小，在国内外有不断推广之势。但是牵引成骨因其治疗周期较长，也不能代替单纯手术矫正。对于学龄期的患者，多采用牵引成骨技术，但是外置式头架给患者的学习和生活带来很多不便；而内置式支架工艺复杂，支架价格昂贵，这有待医学技术的进一步开发和国家的支持。临床医师应合理地选用单纯手术截骨矫正或牵引成骨矫正。

（2）此综合征作为以眼球突出、反殆为主要病症的外形异常同时伴发颅内压增高、脑室循环梗阻，需要多学科的介入治疗。随着对该综合征基因的成功筛选，基因治疗等基础研究应该尽早列入研究的视野。

（穆雄铮）

参 考 文 献

[1] JAMES D, BURT H, STEVE BYRD. Cleft lip: Unilateral Primary Deformities[J]. Plastic and Reconstructive Surgery, 2000, 105(3): 1043-1055.

[2] JOHN ER. Evaluation and management of speech, Language, and articulation disorders. In: DF Wyszgnski Edited. Cleft lip and palate from origin to treatment[M]. London: Oxford University Press, 2002: 354-358.

[3] 王国民, 吴忆来, 陈阳, 等. 腭-心-面综合征的诊断与治疗的临床研究[J]. 口腔颌面外科杂志, 2007, 17(4): 324-327.

[4] JANUSZ BARDACH. Two-Flap Palatoplasty: Bardach's technique[M]. Philadelphia: Lippincott-Raven Publishers, 1999: 692-763.

[5] 王国民, 袁文化, 邱蔚六. 唇腭裂治疗的新进展[J]. 口腔颌面外科杂志, 2001, 11(1): 67-71.

[6] 王国民, 杨育生. 重视和规范单侧唇腭裂整复术[J]. 中国实用口腔科杂志, 2008, 11(1): 657-659.

[7] 马莲. 双侧唇腭裂修复术与术后继发畸形[J]. 中国实用口腔科杂志, 2008, 11(1): 654-656.

第13章 颅颌面继发畸形缺损整复手术

因舌成形术、唇颊缺损整复术、面颊洞穿性缺损整复术已在第4章阐述,故本章内容仅涉及器官缺损成形术中的腭颌成形术、鼻成形术、眼睑成形术、眼眶成形术、耳成形术和瘢痕挛缩整复术。

一、器官缺损成形术

(一)腭颌成形术(前臂皮瓣法)

1. 手术指征

腭颌缺损特别是洞穿性缺损除用赝复治疗外也可用手术整复,常需用带蒂组织或血管化游离组织修复。这里主要介绍前臂皮瓣整复法。本法适用于软腭缺损在2/3以内,鼻腔衬里组织可采用邻近组织转移修复者。也适用于修复软腭全部且伴有硬腭后缘或咽侧缺损者。

2. 术前准备

术前应明确桡动脉、头静脉的解剖状况,尤其是头静脉的回流情况,观察有无闭锁、回流不畅。

3. 麻醉与体位

气管插管全麻,患者仰卧位。

4. 手术步骤

(1)受区准备:在残留的软腭、鼻咽侧黏膜处,根据软腭缺损的长度做两个平行切口,黏膜瓣的蒂部位于鼻咽侧,充分潜行分离。再在咽后壁设计一蒂在上的舌形黏膜瓣,瓣的长宽比例可根据鼻咽侧黏膜瓣滑行后与中线相差的距离确定,也可类似于腭裂修复的咽后壁瓣。将以上三块带蒂黏膜组织拉拢缝合即形成软腭再造的咽腔面衬里。

(2)供区准备:主要是皮瓣大小的设计,应按比软腭实际缺损长径稍大0.5 cm进行设计,以免缝合时产生张力或术后皮瓣收缩时影响再造的软腭功能与外形。设计时应考虑血管蒂的长短,由咽侧创面向下经下颌骨内侧形成的隧道(图13-1)到下颌下区与受区血管吻合时应无张力。("前臂皮瓣的制备"见第17章。)

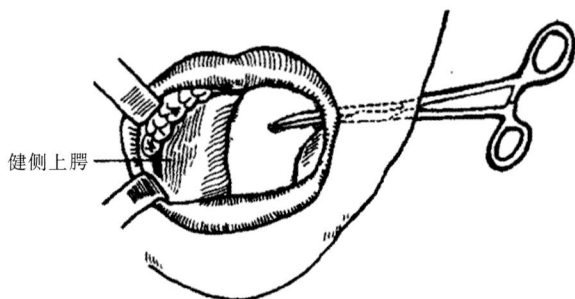

健侧上腭

图13-1 制备隧道示意

(3)腭成形(图13-2):将制备完成的前臂皮瓣移植到软腭缺损区,以皮肤代替软腭口腔侧黏膜。血管蒂由咽侧创面向下经下颌骨内侧形成的隧道引出至下颌下区,注意勿使血管扭曲。在残留硬腭边缘钻孔,通过孔隙将皮瓣与硬腭缘黏膜贯穿缝合,可避免术后创口裂开、穿孔或愈合延迟。皮瓣两侧创缘分别与咽侧残留的口腔黏膜缝合,下缘两侧分别与滑行的鼻咽侧黏膜缝合,中间部分由形成的咽后壁瓣关闭。此时注意在相当于原腭垂根部的皮瓣上,避开皮瓣内侧的动静脉,从皮瓣贯穿与咽后壁瓣缝2～3针以固定。固定的目的是利用咽后壁瓣将皮瓣悬吊,以防止由于体位改变,因重力使皮瓣游离缘接触舌根引起不适与恶心。若皮瓣内侧衬里不能完全封闭(尤其是硬腭部分切除或伴有咽侧缺损者),所残留部分衬里创面不可勉强拉拢缝合,而应让其自行愈合,不影响软腭重建的效果。皮瓣的桡动脉与头静脉分别与受区的动静脉进行吻合。

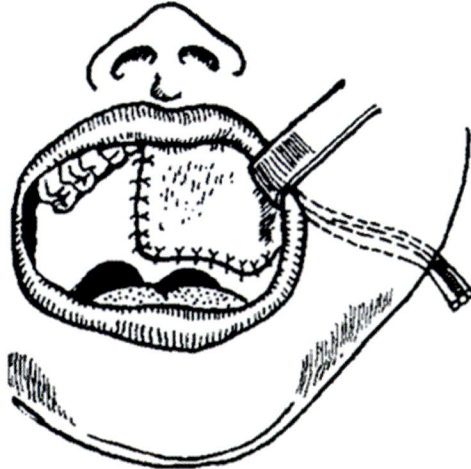

(1)

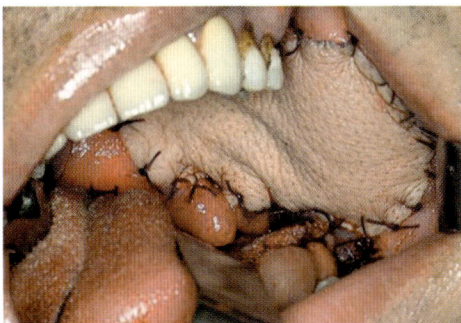

(2)

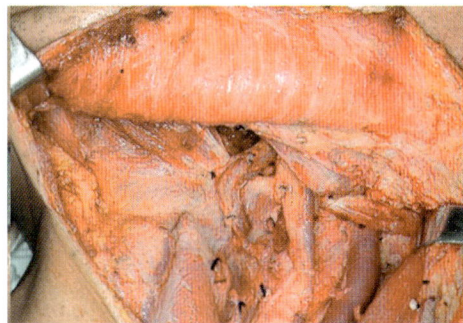

(3)

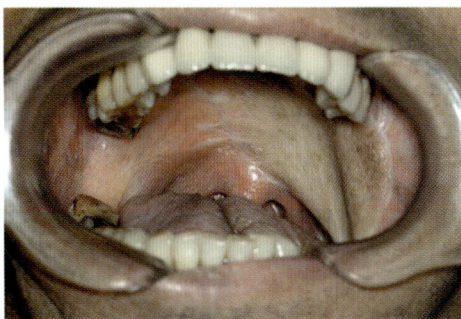

(4)

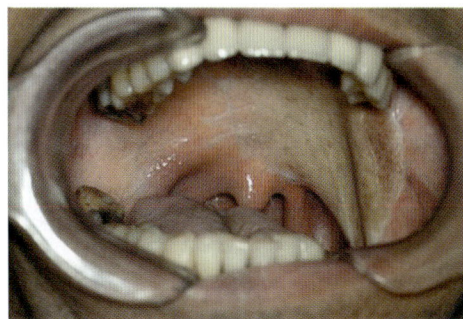

(5)

图 13 - 2　前臂皮瓣重建软腭的效果
(1)前臂皮瓣腭成形术毕示意;(2)桡侧前臂皮瓣修复后的软腭;(3)吻合后的血管蒂;
(4)(5)术后 15 个月重建后的左侧软腭静态和动态观

5. 重要解剖结构的辨认与保存
在制备前臂皮瓣时如存在头静脉回流不畅,应注意对桡静脉的保护。

6. 组织缺损的处理与立即整复
前臂供区创面由腹部移植全厚皮片修复。

7. 术中、术后并发症的诊断和处理

（1）皮瓣设计应比受区组织缺损的实际长、宽各增加0.5 cm，以便与受区创面缝合时无张力，并预防后期因组织瓣的收缩而影响重建软腭的功能。皮瓣设计也不宜过大，因为软腭成形术后，由于重力关系，再造的软腭下垂常与舌根接触，影响患者的吞咽和语言功能，并因异物感而发生恶心。

（2）为避免患者在坐位或站位时重建软腭的游离缘接触舌根产生异物感，应常规制备蒂在上的咽后壁瓣。咽后壁瓣主要固定于新软腭游离缘内上方（相当于原腭垂根部），起到悬吊皮瓣作用，预防重建软腭下垂，同时可使鼻咽腔缩小，促进腭咽闭合。

8. 经验和评述

（1）软腭具有重要的发音、吞咽和咀嚼功能，以往可选的供区组织与重建方法所重建的软腭外形，对大部或全部软腭缺损者，均不太理想。而前臂桡侧皮瓣厚薄适中、质地柔软，移植修复后无臃肿现象，且随重建后时间的迁延，皮瓣逐渐变薄；前臂皮瓣的血管蒂可通过咽侧与下颌骨内侧到达颈部，血管口径较粗，与颈部血管吻合成功率高。所以前臂桡侧皮瓣作为修复软腭缺损的供区组织瓣，远较其他供区理想。

（2）游离皮瓣移植后的软腭，主要借助于咽侧肌肉运动时牵拉的被动运动，对大部或全部软腭缺损者，如何恢复重建后的软腭运动功能尚待进一步研究。对本术式患者的术后进食类型、所需时间和语音功能检测的结果，显示此类手术有效地改善了肿瘤患者术后的功能恢复，提高了患者术后的生存质量。大部分患者除进食块状硬性食物稍感困难外，其余均无明显影响。患者语音清晰度在80%以上，均能与别人较自由地进行交谈。

（二）鼻成形术

1. 鼻尖缺损整复术

鼻尖缺损多见于外伤及肿瘤切除后，可根据其缺损组织的面积及深度采用不同的方法修复。常采用者有鼻唇沟皮瓣法和额部岛状皮瓣修复法。

1）皮下蒂鼻唇沟皮瓣法

（1）手术指征：单纯鼻尖软组织缺损。

（2）术前准备：鼻部、口周备皮，剪鼻毛。

（3）麻醉与体位：局麻，仰卧位。

（4）手术步骤：①在一侧鼻唇沟处设计一个蒂在上方、大于鼻尖缺损面积的皮瓣（图13-3）。②先切开蒂部皮肤至真皮下层，向两侧锐性分离，形成皮下组织蒂，然后按皮瓣的宽度切开蒂部（图13-4）；蒂部要有一定长度，皮瓣要深达深筋膜层。将皮瓣及蒂部掀起，并经皮下至鼻尖缺损处制备皮下隧道。③将带真皮组织蒂的鼻唇沟皮瓣由皮下隧道引至鼻尖缺损处，修复鼻尖缺损（图13-5）。

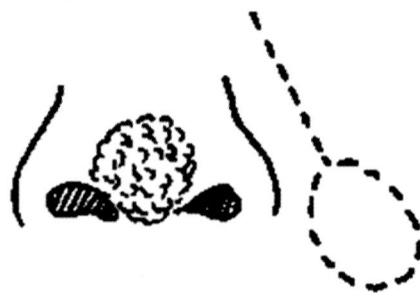

图13-3　设计皮瓣

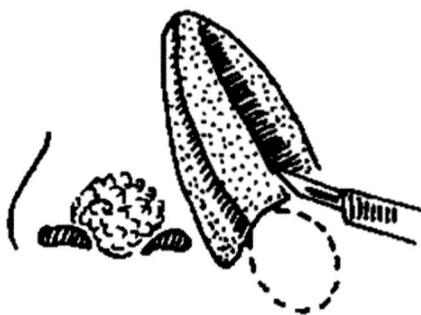

图13-4　切开蒂部

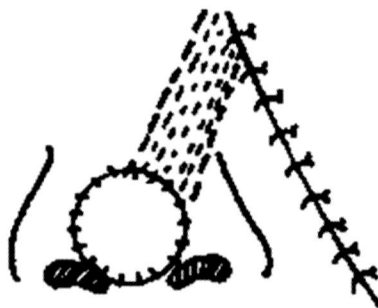

图13-5　皮瓣转移修复鼻尖

端端吻合。检查并确认动静脉血流通畅后,将皮瓣折叠造型。

　　鼻成形:首先确定鼻小柱在中线上的位置,再将三叶瓣血管蒂侧的一叶小瓣捏塑成鼻翼的形状(图 13-24),与一侧鼻孔创缘间断缝合,依次缝合形成鼻小柱(图 13-25)和另一侧鼻翼,最后缝合鼻体两侧。为使鼻尖突起,可在鼻尖上方的两侧做一针贯穿褥式缝合,缝线下各垫一块碘仿纱条(图 13-26 至图13-28)。这一针打结张力要适度,既辅助鼻尖成形,消灭无效腔,又不要压迫皮瓣的血供。如鼻腔创面能够严密关闭,则可同期植入新鲜自体肋软骨以支撑鼻背,否则应在二期手术时按隆鼻术植入支撑物。时间以术后 3 个月为宜。

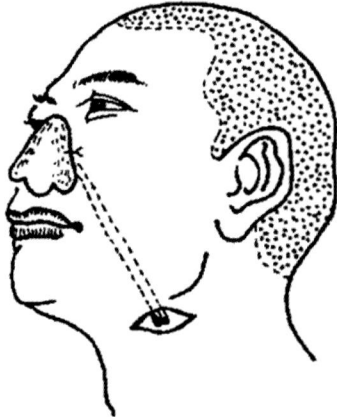

图 13-23　皮瓣血管蒂制备的下颌下切口

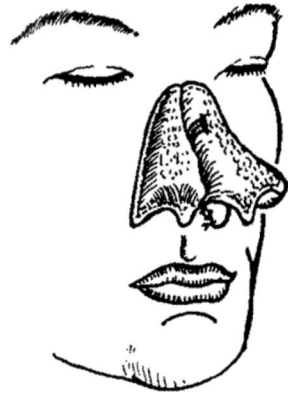

图 13-24　先捏塑血管蒂一侧的鼻孔外形

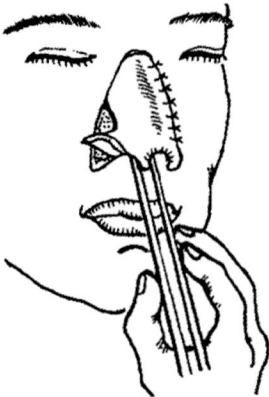

图 13-25　缝合形成鼻小柱

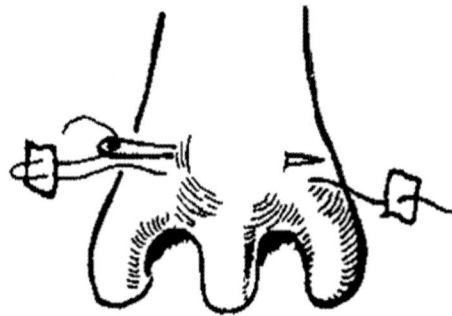

图 13-26　褥式缝合辅助鼻尖成形(1)

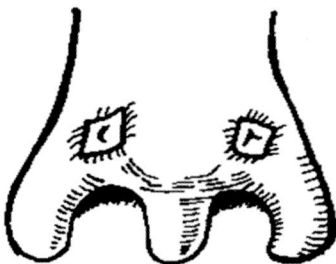

图 13-27　褥式缝合辅助鼻尖成形(2)

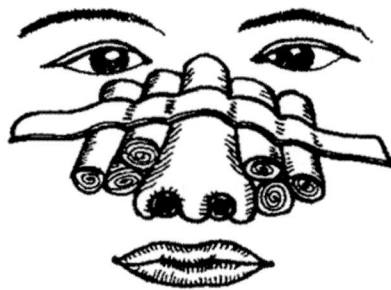

图 13-28　支撑鼻孔和包扎

（5）组织缺损的处理与立即整复：供区创面用全厚皮片移植，肘横纹下方切口分层缝合。

（6）术中、术后并发症的诊断和处理

前臂皮瓣的皮肤，桡背侧较掌尺侧稍厚，故在皮瓣设计时，应设计成横向皮瓣。此恰好符合外鼻皮肤上端较厚而下端较薄的特点，使术后鼻尖外形比较丰满。

鼻背的支撑材料在全鼻再造术中占有重要的地位，可酌情做以下处理：如鼻部尚有残存部分支撑组织，在切取皮瓣时可将掌长肌腱取下，折叠缝于鼻背部抬高鼻背。如为烧伤病例，可保留 0.5 cm 宽的去表皮瘢痕组织条，皮瓣远端切取时多带一些软组织，便于瘢痕组织条缝合充填鼻尖，以提高鼻尖的高度和丰满度。亦可同期或二期放置软骨、骨骼、软塑料等鼻部支撑材料。

鼻前庭衬里多采用皮瓣折叠而成。由折叠的双层皮瓣形成的鼻翼与鼻尖轮廓清晰、自然，外形稳定，可减轻因衬里组织收缩造成的鼻尖或鼻旁移位与鼻孔狭窄。但晚期鼻孔缩窄仍较明显，为此需指导患者坚持 3～6 个月时间的鼻孔支撑，以防鼻孔缩窄。

（7）经验和评述：吻合血管的各类游离组织瓣重建全鼻缺损，目前主要采用足背复合皮瓣和前臂桡侧皮瓣。但足背皮瓣肤色较深暗，且皮瓣较薄，供区损伤较大。而前臂皮瓣质地坚韧，较足背皮瓣为厚，肤色与鼻部皮肤匹配。取瓣方法简便，皮瓣易于塑形，供区损害不大，易于成活。所以从肤色和远期效果来看，采用吻合血管的前臂桡侧皮瓣修复全鼻缺损应为首选。

亦可采用额部皮瓣修复全鼻缺损，修复方法根据全鼻缺损情况，参照额部肌皮瓣设计要求与手术方法进行。

（三）眼睑成形术

1. 手术指征

（1）眼睑浅层缺损，根据缺损的大小、部位不同，可采取直接缝合、旋转皮瓣、滑行皮瓣、全厚或中厚皮片移植修复等方法。

（2）眼睑深层缺损，若创面后部尚保留部分睑板和睑结膜，可做睑板睑结膜移行瓣修复；若眼睑深层缺损不大于缺损全长的 1/3，则可以做易位睑板结膜瓣修复。

（3）眼睑全层缺损的重建方法根据缺损的程度不同而不同。

2. 术前准备

术前 3 d 用 0.25％氯霉素眼液滴眼，3 次/d。如有急性炎症，应先行抗感染治疗。

3. 麻醉与体位

眶下神经阻滞麻醉，仰卧位。

4. 手术步骤

（1）眼睑浅层缺损的修复。

直接缝合法：此法适用于范围较小的近睑缘处的皮肤缺损修复。将创面修整成基底在睑缘的三角形，切其两侧睑缘灰线，于睑板与眼轮匝肌之间潜行分离，然后分层拉拢缝合成"T"形外观。如果缺损以水平为主，眼睑皮肤又较松弛，则将缺损两端切口向两侧延伸，切除少量皮肤修成新月形，皮下稍作潜行分离，将缺损处游离缘与睑缘缝合。

旋转易位皮瓣修复：采用此法可修复眼睑外上的缺损。皮瓣的设计根据缺损的部位而定，上睑缺损常选用颞部皮瓣（图 13-29），鼻侧由于在面中上部，故以额瓣为主；下睑缺损多选用颞部、鼻部或同侧上睑皮瓣修复（图 13-30）。应用时注意皮瓣设计应比实际缺损稍大一些；皮瓣的长宽比不能超过 5∶1，旋转角度不超过 90°，旋转后蒂部近侧出现的"猫耳"不宜即刻修整，以免缩小蒂部宽度而影响皮瓣尖端血供。

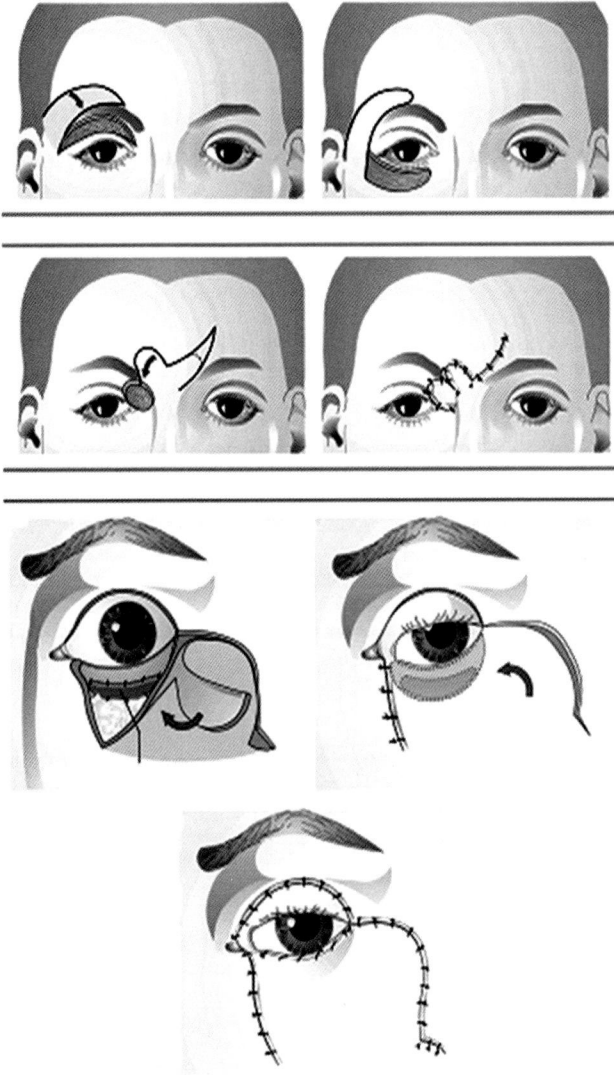

图 13 - 29　上睑缺损的各种修复法

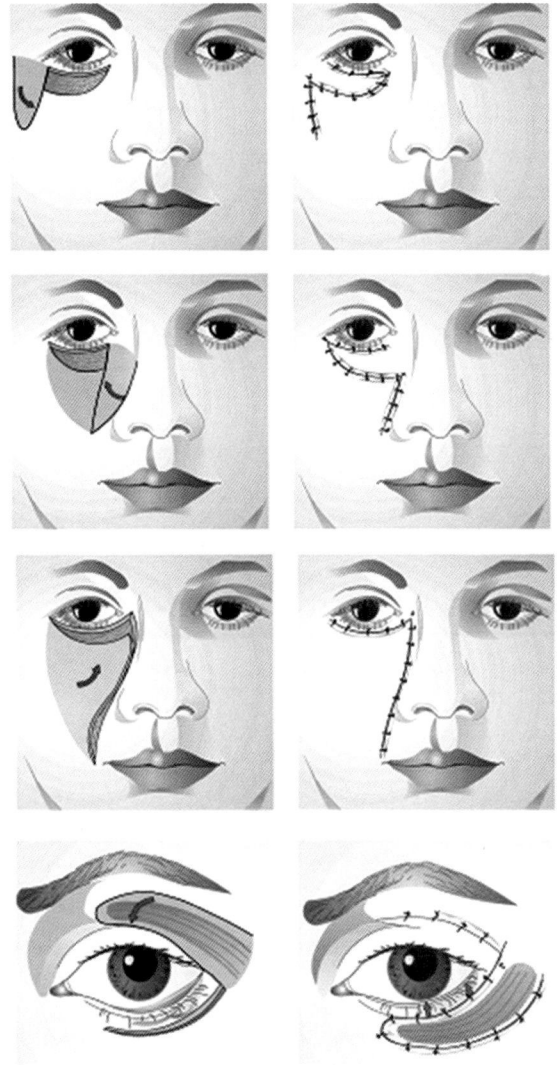

图 13 - 30　下睑缺损的各种修复法

滑行皮瓣修复法：

水平向滑行皮瓣（图 13 - 31 至图 13 - 34）：将缺损修整成方形，切开一侧或两侧灰线，再做与灰线平行的切口，潜行分离皮下，形成一个或两个侧方滑行皮瓣，向缺损处牵引滑行，创缘对齐间断缝合。若为一个侧方滑行皮瓣，则切口应尽可能向外上延伸，切口末端做两个以延长切口为基底，尖端向上、下的两个三角形切口，切除三角形内的皮肤，以消除蒂部"猫耳"。上下睑靠近内侧的缺损选用双侧滑行皮瓣，靠近外侧的缺损选用单侧滑行皮瓣。

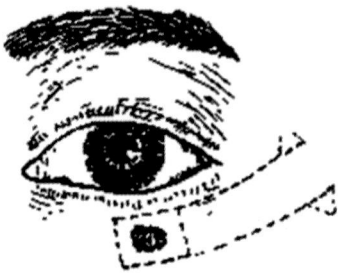

图 13 - 31　颞侧制作滑行皮瓣

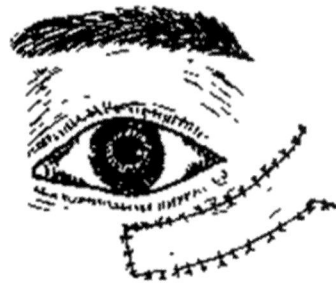

图 13 - 32　向中央滑行

447

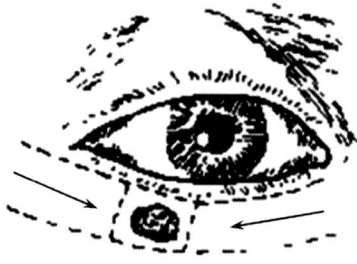

图 13 - 33　制作滑行皮瓣

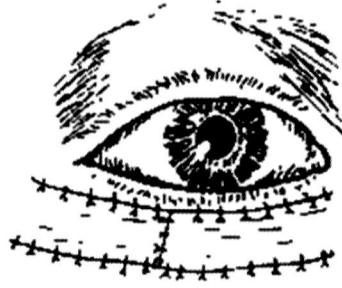

图 13 - 34　两侧向中央滑行

　　垂直向滑行皮瓣（图 13 - 35、图 13 - 36）：适用于修复上睑浅层缺损水平径大而垂直径小的缺损。将缺损区修整成长方形，在两侧各做一个高等于或略小于缺损区高度的三角形切除，形成一个与缺损大小相同的矩形皮瓣，于附近皮下潜行分离后，将皮瓣滑行至缺损处间断缝合。

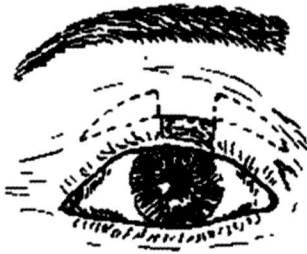

图 13 - 35　病灶上方设计矩形瓣

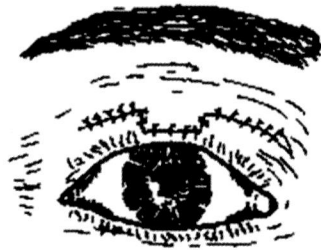

图 13 - 36　矩形瓣向下滑行修复缺损

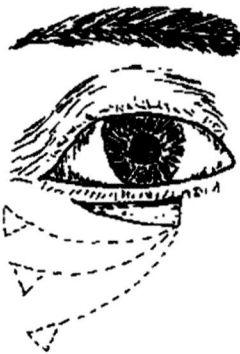

图 13 - 37　弓形皮瓣设计

　　弓形皮瓣法：主要用于修复未累及睑缘的下眼睑和眶周皮肤缺损，以及累及颊部的皮肤缺损。在缺损创面下缘中部或侧缘做弧形延长切口，若缺损区在下睑外侧，切口可在内下或外上；若缺损区在下睑内侧，则切口只向外上；缺损面积越大，切口越长，潜行剥离和滑行的范围也就越大。为减低张力，使创缘缝合后平整，可在切口弧形末端的背面做三角形或椭圆形皮肤切除（图 13 - 37）。

　　此法的缺点是切口太长，又在面部主要部位，对外貌有一定影响，故应尽量采取斜度大或与面部皮肤纹理相近之处做弧形切口。

　　（2）眼睑深层缺损的修复。

　　睑板睑结膜移行瓣修复：将缺损部创面修整成矩形，沿创面两侧向后切断睑板，切口向穹隆结膜延伸，充分游离后将睑板结膜瓣向睑缘推移，与两侧睑缘对齐后缝合。10 d 后拆线。

　　易位睑板睑结膜瓣修复：修整创面，在缺损处邻近睑板后 1/2 处做宽度与缺损相同的睑板睑结膜瓣，于睑板与轮匝肌之间充分分离，将其转移至缺损创面的睑缘部分，与两侧睑缘对齐后缝合。遗留的新创面由穹隆结膜覆盖。

　　（3）眼睑全层缺损的修复：与浅层缺损修复设计相似，但需向深部形成睑板结膜瓣。

　　轻度缺损的修复：对于任何原因造成的上、下眼睑全层缺损，只要缺损长度不大于睑缘长度的 1/4，即可直接分层缝合修复。对于不规则的缺损，可将其修整成三角形或"U"形，先在睑缘唇间线处缝合 1 针，使睑缘对齐，再分层拉拢缝合。为避免术后出现睑缘切迹，可将眼睑深层和浅层劈裂分开缝合，即于缺损区两侧沿唇间线切开，将缺损区分劈成浅、深两层，于一侧深层切除一个三角形睑板窄条，另一侧切除一个相应大小的三角形浅层组织，拉拢对齐后分层缝合。深层用 6 - 0 至 8 - 0 尼龙线在睑板表面缝合，浅层用5-0丝线做间断缝合。

中度缺损的修复：对于相当于1/4～1/2睑缘长度的中度缺损，可以剪断外眦韧带（上睑缺损者剪断外眦韧带上支，下睑缺损者剪断外眦韧带下支），缺损处直接拉拢缝合，皮肤缺损区采用各种滑行瓣修复。常用的有以下几种方法：①剪断外眦韧带修复法。先将缺损区修整成"U"形，然后剪开外眦皮肤，在接近眶缘处切断外眦韧带分支，于眼缘处在睑板与眼轮匝肌之间分离，将皮瓣向鼻侧滑行，使睑缺损两侧创缘对合后分层缝合。外眦部皮肤切口则分离附近皮下组织后直接缝合。②颞侧滑行组织瓣修复法。用于修复达1/2睑缘长度的下睑全层缺损。将缺损区修整成三角形，顺下眼睑弧度在外眦部向颞上方做弧形切口，切开皮肤、皮下组织、肌肉，若切口较长，则应在其末端做一底向上的三角形切口切除皮肤，或做"Z"字形皮肤切口。在接近眶缘处切断外眦韧带下支，分离残存的眼睑外侧组织与眶隔间的连接，游离皮瓣，向鼻侧滑行。睑结膜面用8-0尼龙线做连续缝合，皮肤对合处用5-0丝线间断缝合。术后加压包扎，7 d后拆除皮肤缝线，10 d后拆除眶缘缝线。③带皮下组织蒂推进皮瓣修复法（图13-38至图13-41）。此法尤其适用于先天性上睑缺损，因其血供丰富且较松动而富有弹性，可利用上睑外眦部的皮下蒂皮瓣向中央推进修复。④易位睑板结膜瓣修复。适用于上睑或下睑一侧不超过睑缘长1/2的缺损。沿缺损缘将皮肤与睑结膜切开分离成新鲜创面，在残存眼睑睑缘2 mm处切开睑结膜与睑板层，在睑板层与眼轮匝肌之间分离，纵行剪开，形成以上睑提肌和睑结膜为蒂，宽度与缺损区一致或略小的睑板结膜瓣，将其游离嵌入到缺损处，分层缝合。供区组织瓣缺损创面用穹隆部黏膜瓣旋转覆盖。皮肤缺损可用滑行皮瓣修复或游离植皮修复。

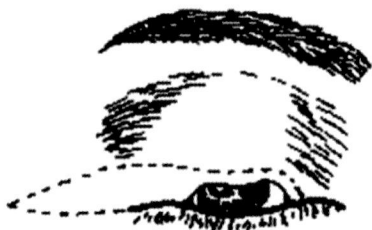

图 13-38　切口设计　　　　　　图 13-39　缝合缺损边缘

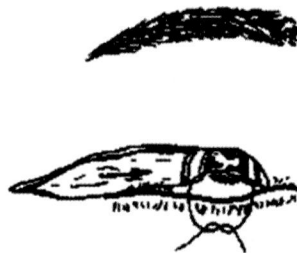

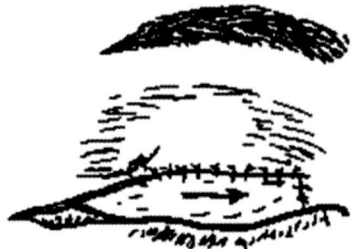

图 13-40　修复上睑缺损　　　　图 13-41　缝合

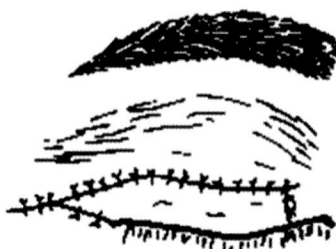

重度缺损的修复：对于全层缺损在2/3以上的重度缺损，修复重建术比较复杂，难度也较大。不同的缺损，重建方法也不相同，术前需仔细比较，选择适当的方法。常用的整复方法有：Hughes下睑再造术、Mastarde颊部旋转皮瓣法、Culter-Beard及其改良手术及Tengel手术等。其具体方法请参阅第5章"眼肿瘤手术"。

（四）眼眶成形术

1. 手术指征

眼球及眶内容物因各种原因被摘除后，由于结膜缺损、瘢痕挛缩，可造成上下穹隆消失、眼窝缩小。

为了安装义眼必须做眼眶成形术。

2. 术前准备

若局部有感染或泪囊炎,应先治愈。术前3d内可滴眼药水或眼膏,3次/d,术前1d剃发备皮。用多普勒仪描出颞浅动脉及耳后动脉的走向并用2%碘酊标记。

3. 麻醉与体位

一般用局麻,小儿用基础麻醉加局麻,特殊情况可用全麻。仰卧平视位和头侧向健侧位。

4. 手术步骤

(1)游离植皮眼窝再造术:

在眼窝内从内眦到外眦横行切开结膜(图13-42),勿伤正常内外眦角及睑缘。尽量切除松解眼窝内的瘢痕组织,仅留松软组织,使内卷的上下睑恢复正常位置。剥离准备受植腔,下方及两侧达眶缘并暴露下眶缘骨膜,上方不必到眶缘,以防止损伤上睑提肌。

取供皮区足够中厚皮片植入。皮片与两侧及下方的眶缘相贴,并在下方眶缘骨膜上和皮片固定数针,防止收缩。植皮形成的眼窝应大于日后的义眼,植皮也不宜过多,否则皮片褶皱堆积不利于愈合。创缘与皮片边缘缝合。眼眶内填入碘仿纱条,加压结扎(图13-43)。外盖敷料,适当加压包扎。

更换敷料:植皮术后10d,拆除缝线及填塞的碘仿纱条,观察移植皮片生长情况,如良好,再用碘仿纱条填塞已形成的眼窝。

置入义眼及睑缘粘连:更换敷料5~7d后,选用色质、大小合适的义眼植入眼窝,行睑缘粘连。

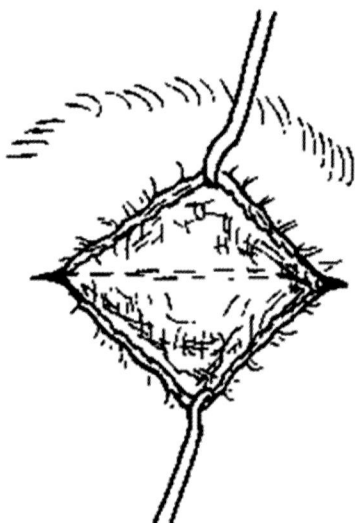

图13-42 横行切开结膜

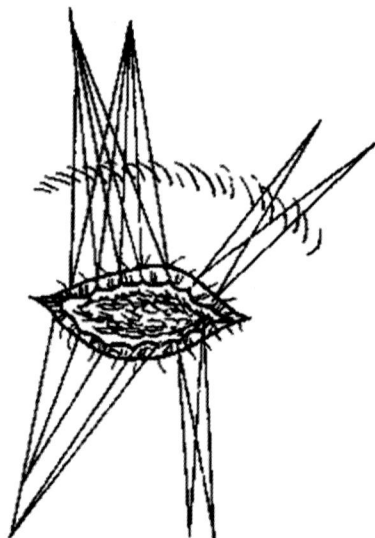

图13-43 植皮后填入碘仿纱条,加压结扎

(2)颞浅动脉耳后乳突区岛状瓣移植眼窝再造术:

先切开眼窝结膜,松解切除瘢痕,上下及两侧游离,准备好眼窝受植区。

根据眼窝受植区所需皮瓣的大小、形状,在耳后乳突区设计。

在术前测定标记的颞浅动脉及顶支末梢端处,做仅达皮下的横行切口,前端在颞浅动脉之前,后端超过耳后平面。再在颞浅动脉之前连接横切口,沿此动脉前缘向下切开,到耳郭上极平面时,切口向后达发际,勿伤及颞浅血管,再顺发际直达瓣的上缘,见图13-44。在切口两侧锐性分离皮下组织,避免损伤颞浅筋膜及血管。充分暴露颞浅动静脉、耳后动静脉及吻合血管网。

分别在颞浅动静脉前方1cm,耳后动静脉后方1cm处,切开颞筋膜,切口在血管网顶端会合。再按皮瓣设计线切开,瓣上缘切口与发际切口相连,勿伤及耳后动脉。在颞筋膜深面、胸锁乳突肌及耳郭软骨膜浅面,翻起皮瓣及颞筋膜瓣。在颞浅和耳后动静脉之间的颞筋膜瓣下缘,从中部向上剪开(图13-45),

延长血管蒂至 12～20 cm。

从眶外侧做隧道达眶内,将皮瓣经隧道引入眶内创口缝合,填入碘仿纱条。

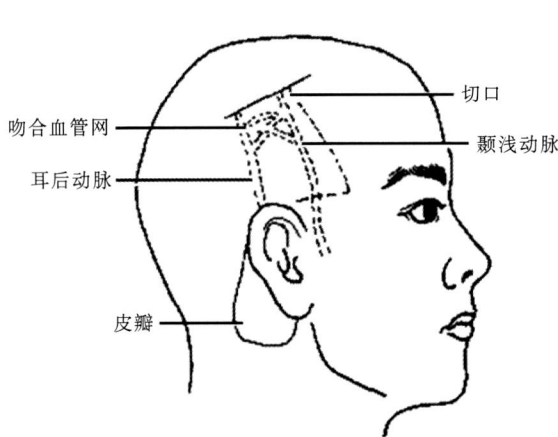

图 13 - 44　切口

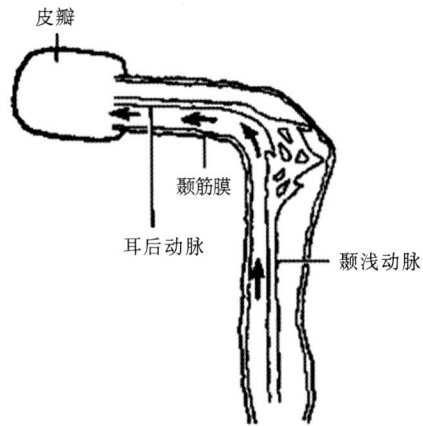

图 13 - 45　剪开颞筋膜延长蒂

5. 重要解剖结构的辨认与保存

采用岛状瓣移植时,术中切勿损伤颞浅和耳后动静脉。

6. 组织缺损的处理与立即整复

直接缝合颞部创口。耳后乳突供皮创面,用游离植皮或邻近皮瓣转移修复。颞部术区放橡皮引流条。眶部及其他术区覆盖敷料,加压包扎。游离植皮供皮区敷以油纱布并加压包扎。

7. 术中、术后并发症的诊断和处理

(1)皮瓣缺血坏死:切取岛状瓣时可能因局部血运不佳造成皮瓣局部或者全部坏死。手术中应小心操作,保护颞浅血管不受损伤;手术后应定时观察皮瓣,及时发现问题。若出现以上问题可参照带蒂游离皮瓣的并发症处理。

(2)皮片移植失败:手术后拆除加压包扎,发现移植皮片坏死,可给予局部抗生素溶液冲洗、湿敷,以保持创面肉芽组织的生长和感染控制,在必要时也可重新植皮。

(3)局部感染:术后出现术区肿胀,皮温增高,皮肤颜色发红,则可判断为局部感染。可通过局部拆除缝线,进行充分的引流以减轻局部压力,并放置皮片引流,控制局部感染。

8. 经验和评述

(1)切取岛状瓣时,因颞浅血管走行表浅,且此部位颞部皮下脂肪组织菲薄,容易损伤,造成皮瓣坏死。手术后应定时观察皮瓣,并应用扩血管药物,忌用止血药物。

(2)单纯性的眶内容物切除而保存上颌骨者,手术中应建立良好的引流,防止因眶内渗出的引流不畅而导致的继发感染;一旦发生感染应及时引流,可通过拆除表面缝线放置引流物,控制局部感染。

(3)皮片游离移植的病例,应做好充分的局部加压,消灭无效腔。一可提高植皮的成活率,二可减少因无效腔的存在而导致的局部感染。

(五)耳成形术

1. 手术指征

耳郭缺损包括部分或全部耳郭的缺损。整复应尽量采用邻近皮肤修补缺失的皮肤,并以自身肋软骨或医用合成材料作为支架。

2. 术前准备

双耳上 3 cm 备皮。

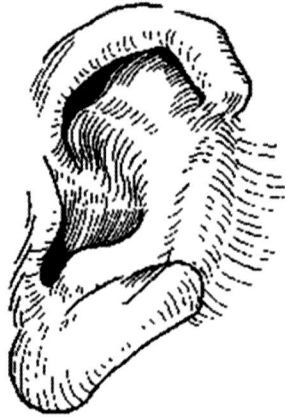

图 13－46　耳郭中部缺损

3. 麻醉与体位

双侧耳大神经及耳颞神经阻滞麻醉或全麻。患者仰卧位,交替头偏位。

4. 手术步骤

整复耳郭中部缺损(图 13－46),一般可切取自身肋软骨,将其雕刻成适当的形状作为耳郭的支架,再以邻近颞乳突区的皮肤修复其外形。

(1)沿耳轮断缘上下端切开皮肤,切口应延长至颞乳突区达适当长度,显露出软骨断端,剥离上下两个切口(图 13－47)间的皮肤成双蒂皮瓣(图 13－48)。再将耳郭上、下切口后缘的皮肤与颞乳突区切口上下缘的皮肤分别缝合。

(2)切取自身一块肋软骨,按耳郭缺损的部位雕刻成纵轴略呈弧形、外缘呈嵴状的相应形状,以形成耳轮。

(3)将雕刻妥当的肋软骨放置于双蒂皮瓣的深面,上下端与耳郭软骨断端相接(图 13－49),用细肠线做褥式缝合固定。最后将耳郭皮肤上下切口的前缘分别与乳突区皮肤切口的上下缘缝合(图 13－50)。加压包扎至少 3 周,以较好地显示出耳郭的外形。

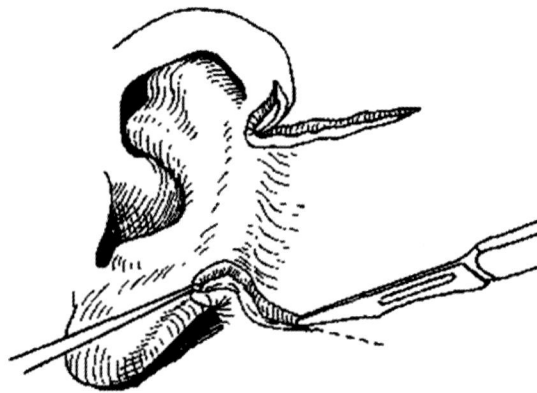

图 13－47　切口示意

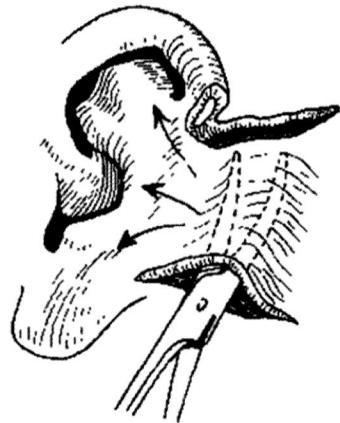

图 13－48　剥离皮肤使成双蒂皮瓣

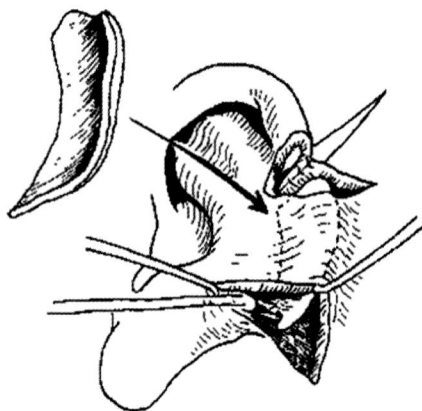

图13－49　将雕刻妥当的肋软骨置于皮瓣深面,与耳郭软骨断端相接

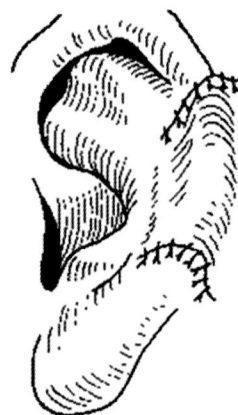

图 13－50　缝合后

(4)术后 2 个月,在移植的软骨外周,沿耳轮的轮廓切开皮肤(图 13－51),将耳郭竖起至正常角度,用

中厚皮片游离移植修补耳后的创面(图 13 - 52)。

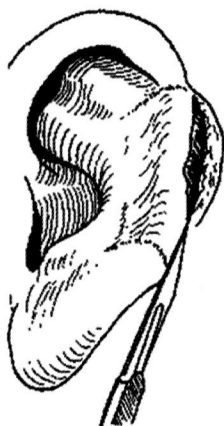

图 13 - 51　术后 2 个月沿耳轮切开皮肤

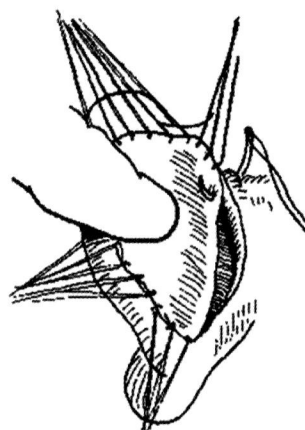

图 13 - 52　竖起耳郭,在耳后创面植皮

(5)耳郭上部的缺损(图 13 - 53),可采用颞乳突区邻近耳郭的皮肤及自身肋软骨移植的方法整复。

设计颞乳突区皮肤切口时,将耳郭上部轻压至颞乳突处,用亚甲蓝沿缺损边缘画线,其长度与缺损缘相等或略长,如此即可确定颞乳突区皮肤切口的部位(图 13 - 54)。

沿颞乳突区的画线切开皮肤,剥离、止血;然后沿耳郭缺损缘切开皮肤(图 13 - 55),剥离,充分显露出耳郭软骨的断缘。

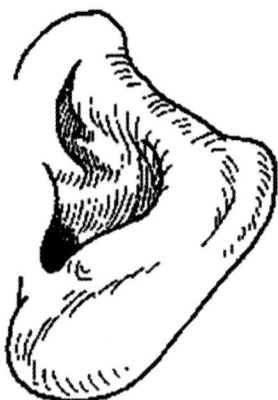

图 13 - 53　耳郭上部缺损

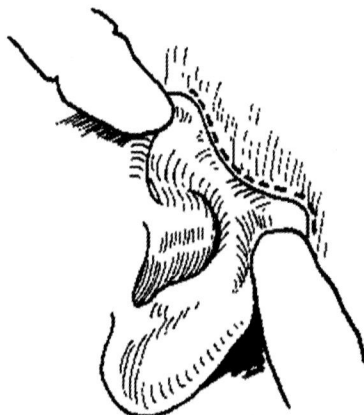

图 13 - 54　切口示意

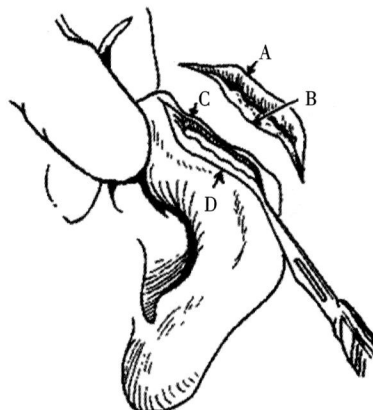

图 13 - 55　沿耳郭缺损缘切开皮肤

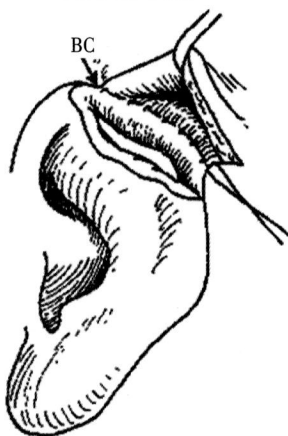

图13 - 56　耳郭创缘(C)与颞乳突皮肤创缘(B)缝合

将接近颞乳突侧的耳郭皮肤创缘(C)与颞乳突区接近耳郭侧的皮肤创缘(B)缝合(图 13 - 56),缝线应结于皮肤的上皮侧。

将取下的肋软骨按耳郭缺损的范围雕刻成适当的形状,软骨不宜过厚。

将雕刻妥当的软骨与耳郭软骨断缘用细肠线缝合固定(图 13 - 57)。

将移植的软骨埋藏在颞乳突区皮肤深面。然后,将耳郭皮肤创缘(D)与乳突区皮肤创缘(A)相对缝合(图 13 - 58)。缝合应尽量在无张力条件下进行并加压包扎。

术后 7 d 拆除皮肤缝线。为了使耳郭软骨轮廓显示清楚,在拆除缝线后仍应继续维持加压包扎不少于 3 周。

术后6～8周进行第二次手术。沿耳轮外缘切开颞乳突区皮肤（图13－59），并将耳郭竖起至正常位置。耳郭后面及颞乳突区的创面可用厚皮片游离移植修补（图13－60）。

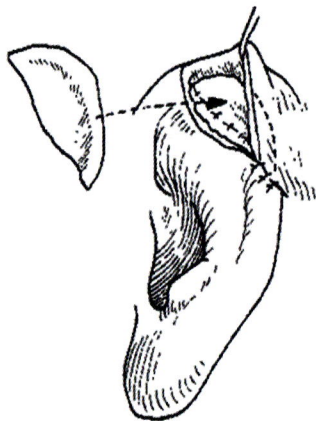

图13－57 将雕刻妥当的软骨与耳郭软骨断缘缝合

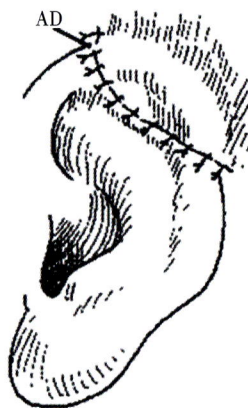

图13－58 耳郭创缘(D)与乳突区皮肤创缘(A)缝合

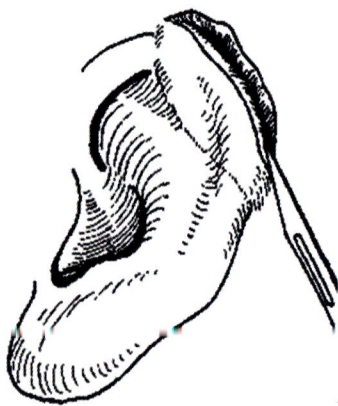

图13－59 术后6～8周沿耳轮外缘切开颞乳突区皮肤

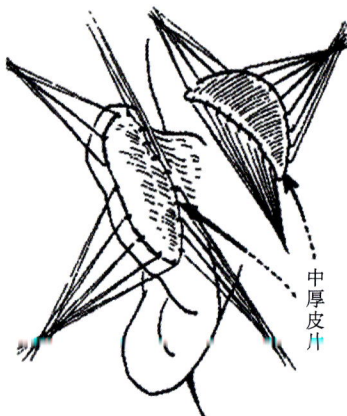

图13－60 竖起耳郭,在耳后创面植皮

二、瘢痕挛缩整复术

（一）颏颈粘连整复术

1. 手术指征

（1）颏颈部的索条状瘢痕切除后,可以用对偶三角瓣转移的方法,松解颈部瘢痕,改变其方向,从而改善颈部功能。

（2）根据颈部瘢痕的范围与深度及手术受区和供区的条件,结合患者的全身状况,选择皮片移植、邻近皮瓣等不同的修复手术。

2. 术前准备

（1）详细了解患者的全身健康状况。

(2)对瘢痕的切除范围、创面修复的组织来源及修复方法应有细致的计划。

3. 麻醉与体位

整复颈部浅层瘢痕可采用局麻,整复严重的瘢痕挛缩应全麻。但若颏胸粘连、头部不能后仰而插管困难时,也可先在局麻下横行切开松解颈部瘢痕,待头部后仰后再插管全麻。

4. 手术步骤

(1)切除瘢痕:在颈部挛缩瘢痕的中央做横切口,切断瘢痕至深面正常组织,向两侧潜行分离,瘢痕松解后头部逐渐后仰,颈部创面扩大。根据邻近组织的具体条件,决定切除瘢痕组织的范围,应切除造成颈部挛缩的主要瘢痕组织。如果瘢痕组织很深,累及颈部肌肉,也应一并切除。创面以温热盐水纱布压迫后,彻底止血。

(2)皮瓣设计:按照创面的实际情况在颈侧部或肩胸部设计皮瓣(图 13 - 61),并确定合适的皮瓣位置、蒂部及其末端的方向。皮瓣可以是单侧的或双侧的,其长宽比例以不超过 2∶1 为原则。实际设计的皮瓣应较创面稍宽一些,皮瓣应尽可能包含局部营养动脉(如胸外侧动脉)。皮瓣的末端应不超过中线。

(3)皮瓣转移(图 13 - 62):沿画线切开皮瓣深达筋膜层,剥离翻起皮瓣,彻底止血。转移皮瓣至颈部创面,用细丝线在皮瓣的皮下与创面之间做缝合固定以消除无效腔,然后间断缝合皮瓣与周围创缘。双侧皮瓣在颈部中线相对缝合时应交叉缝合成曲线,以免术后发生直线瘢痕挛缩。

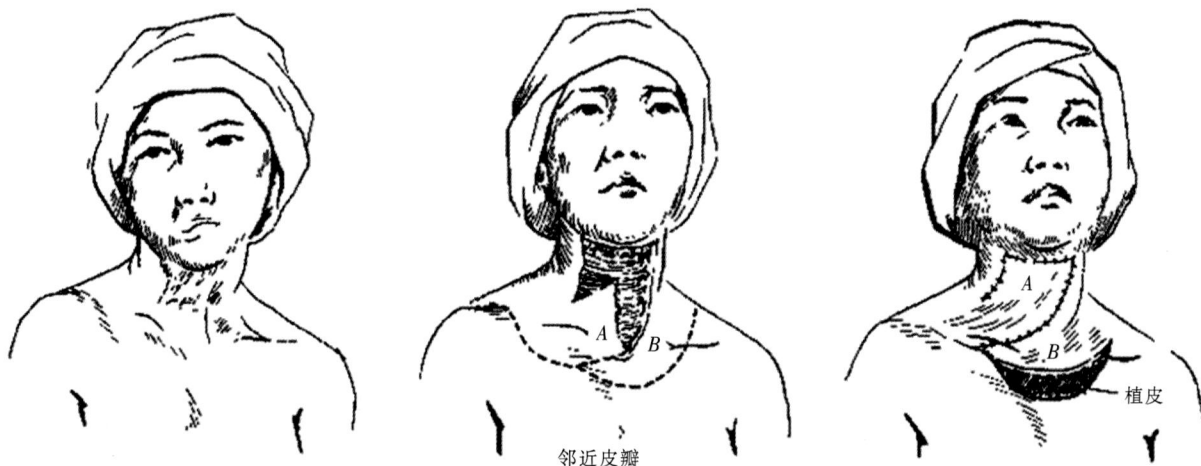

图 13 - 61　切除瘢痕后设计　　　　　　**图 13 - 62　皮瓣转移及植皮**

5. 重要解剖结构的辨认与保存

手术中注意无创技术操作,切勿切断皮瓣中的血管。

6. 组织缺损的处理与立即整复

皮瓣转移后遗留的创面彻底止血后,切取中厚皮片移植,加压反包扎固定,最后用纱布敷料遮盖手术区,以绷带包扎固定。

7. 术中、术后并发症的诊断和处理

如果皮瓣转移后蒂部组织臃肿或形成褶皱,应待皮瓣成活以后再做手术修整。

8. 经验和评述

严重的颈部瘢痕,有颏胸粘连畸形者,手术前应充分估计复杂性及切开后创面的大小。对于邻近皮瓣的设计超过一般长宽比例限度时,应先做皮瓣延迟手术,以加强蒂部营养血管的训练,防止皮瓣转移后发生坏死,必要时还应做好两手准备,兼用皮瓣转移与皮肤游离移植以修复缺损的创面。

（二）颌间粘连（假性颞下颌关节强直）整复术

1. 口内瘢痕松解植皮术

（1）手术指征

适用于局限型颌间挛缩，如上下牙槽间有纤维性或骨性粘连者。病变部有炎症者应暂缓手术。

（2）术前准备：①仔细检查口内瘢痕粘连的范围，有无骨性粘连、组织缺损畸形、口腔炎症存在。②摄头颅后前位、许勒位片，排除关节内强直，明确关节外强直的情况。③清洁口腔，牙周洁治，准备口腔内植皮。供皮区的皮肤需清洁、消毒。④准备植皮时应用的器材，如取皮刀、印模胶、硬橡皮咬合垫等。

（3）麻醉与体位：广泛型的颌间瘢痕患者或儿童患者，通常采用气管内插管全麻；局限型的成年可合作者，则采用局部神经阻滞和浸润麻醉。患者取仰卧位或头偏一侧，局麻患者可做适当调整。

（4）手术步骤：松解或切除瘢痕，用手到口内触摸，找到张力最大处，切开瘢痕（图13-63），边切边用张口器开大嘴，逐步由前向后，再由浅及深，在视野逐渐清楚后，尽可能将影响开口、有可能重新粘连的瘢痕切除，直至挛缩瘢痕全部松解，开口达到最大限度。创面严密止血。

瘢痕切除术中，若发现有骨性粘连，应去除增生的骨质，清除碎骨片，并尽可能采用软组织覆盖骨创面。

通常在大腿内侧用滚动式取皮刀，取略大于口内创面的中厚断层皮片。

将取下的皮片植于口内创面上，其方法有两种。一种将皮片贴于创面上，边缘与创口四周缝合，然后用碘仿纱条进行打包结扎，使皮片紧贴于创面上。另一种方法是用消毒泡软的印模胶在张大嘴时取下创口的模型，将其在水中冷却成型之后，将皮片的表皮侧紧贴于成型的印模胶上，缝线固定后填塞于创面上，使皮片的创面与口内创面贴紧。然后将软印模胶塞于上下牙列间及植皮区周围，保持张口状态和植皮区的固定。对侧磨牙上下颌间，应用硬橡皮或咬合垫撑开（图13-64），保持两侧对称的张口位。

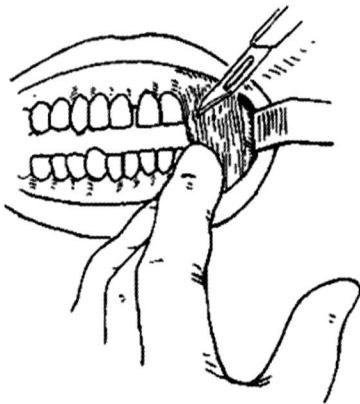

图13-63　口内瘢痕松解

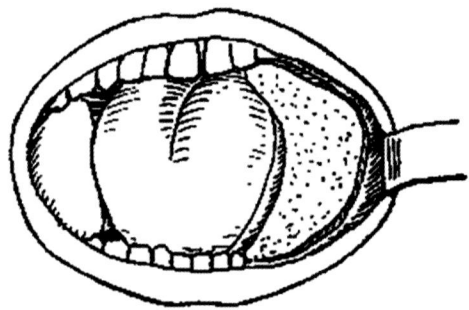

图13-64　植皮唇颊间以咬合垫撑开

（5）重要解剖结构的辨认与保存：

切除瘢痕时，要先在瘢痕组织张力最大处切开，并根据瘢痕的方向，决定切开的方法，保持切开方向与纤维组织垂直，边切开边张口。

切开时应不断用手指触摸创口，观察瘢痕松解和张口改善情况；既要彻底切除瘢痕，又不要过深地损伤深部神经血管。若在张口困难的情况下，口内深部发生出血，止血将是十分困难的事，必要时要行颈外动脉结扎。

（6）术中、术后并发症的诊断和处理：

植皮应在保持最大张口位时进行，皮片贴于印模胶上植皮，印模胶形态要合适，取模需准确，并要有良好的固定。

印模胶固定要牢固,术后保持张大口状态。若是印模胶松动或脱落,将会影响皮片的生长。

(7)经验和评述:

本手术可在直视下操作,并可以用手触摸创面,切除部位准确,边切边张口,可做到适可而止。

创面用皮片移植,中厚皮片易于在口腔内生长,挛缩较轻。有较大骨面暴露时,可行带蒂皮瓣移植,如颈阔肌肌皮瓣、额部皮瓣等,可收到良好的效果。

口腔内容易滋生细菌而发生感染;颌间固定易于松动脱落,造成植皮区坏死或移位。部分坏死通过换药可痊愈,坏死面积大者可以重新引起挛缩。创口做适当处理后,重新植皮或皮瓣转移仍是可取的。

如果创面过大,游离皮瓣移植效果可能更好。

2. 下颌支上颌结节间凿骨术

(1)手术指征:适用于下颌支与上颌结节间明显粘连的颌间挛缩。

(2)术前准备:需明确瘢痕或骨性粘连的范围,酌情摄 X 线片或行 CT 检查。充分估计粘连严重程度,并将其作为设计手术方案的依据。其余同口腔内瘢痕松解术。

(3)麻醉与体位:在带有光导纤维的纤维气管镜引导下经鼻气管内插管全麻,若插管失败,为减少损伤,应做气管切开术。经盲探插管造成严重咽腔黏膜损伤者,不宜再做气管切开,应当暂缓手术,以免术中血液流入气管内或导致咽部与肺的严重感染等并发症。

(4)手术步骤:

口内瘢痕松解术同前。

切口与手术野的暴露:距下颌骨下缘 1.5～2.0 cm 做下颌下平行切口,逐层切开皮下组织、颈阔肌,翻瓣暴露下颌骨,沿下颌外侧骨面剥离,显露下颌支外侧面、前缘和冠状切迹,从此处进入口腔,检查下颌支前缘与上颌结节、冠突与颧弓是否有粘连。根据粘连的情况,确定手术方法。

下颌支粘连的解除:用电锯将前缘粘连处的瘢痕及骨质去除,使下颌支前缘与上颌结节分开(图 13-65)。但若发现张口仍困难,应检查冠突与颧弓是否有骨质相连;若相连,则用电锯从冠状切迹纵向将下颌支劈开至磨牙后区,清除粘连部位的骨质。松解挛缩瘢痕,恢复张口度。

创面修复:若创面上有软组织或创面较小,可植入中厚游离皮片,方法同前述的口腔瘢痕松解术。若是骨面暴露较多,植皮有困难,皮片不能承受压力,应当采用局部皮瓣修复,如颈阔肌肌皮瓣、额部皮瓣或颞肌筋膜瓣及游离皮瓣等。软组织缺损可以同期或分期修复。

(5)重要解剖结构的辨认与保存:

切口要充分暴露手术野,明确瘢痕粘连与骨性粘连情况,去骨部位要准确。

下颌支锯骨要先定好下颌孔的位置,以免损伤下牙槽神经血管束和上颌动脉。

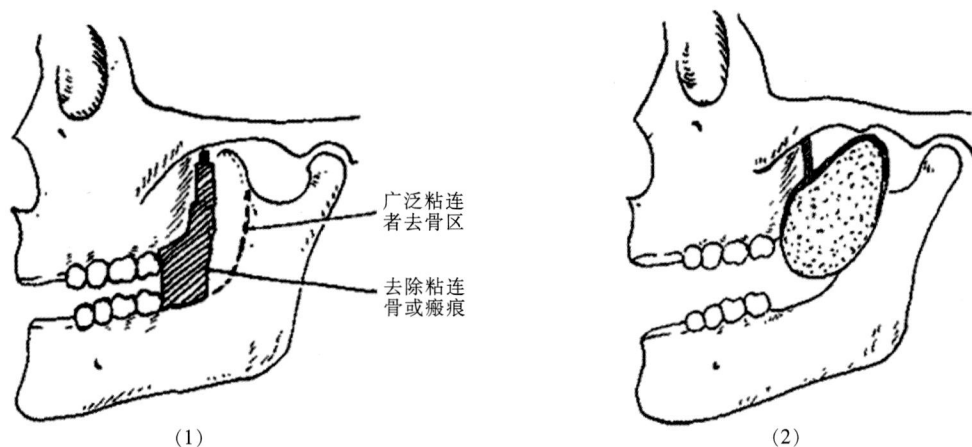

図例标注:广泛粘连者去骨区;去除粘连骨或瘢痕

(1)　(2)

图 13-65　下颌支上颌结节凿骨术

(1)下颌升支前缘截骨术;(2)口内创面植入中厚皮片

（6）术中、术后并发症的诊断和处理：

骨间隙要有足够的距离，以便皮片（瓣）植入。间隙中的骨尖要去除，碎骨片要冲洗干净，防止术后复发。

植皮（瓣）时要做牢固的固定，防止皮瓣的蒂部受压。皮片成活后应做张口训练。

（7）经验和评述：本手术通过颌下切口进入口腔，显露充分，可在直视下手术。瘢痕粘连与骨性粘连的去除与创面修复可以同期进行，具有创面新鲜、植皮容易成活、疗效确切等优点。通常准确判断粘连范围有一定难度，术中需仔细检查。由于口内外创口相通，植皮区位于口内易发生感染坏死；对于骨面上血运较差、植皮难以成活者，需用皮瓣进行修复。若术中去骨间隙不够大，骨尖和碎骨片未去干净，术后张口练习不够，均容易导致粘连的复发。

（唐友盛　孙　坚）

第14章　正颌外科手术

正颌外科手术是通过截断和移动组成颅颌面的骨骼,重新构建正常的颌面框架,使面部的畸形得到矫正,产生颅颌面功能稳定和面貌美观的和谐效果。

一、根尖下骨切开术

根尖下骨切开术(subapical osteotomy)是一种具有多用途的矫治颌骨前部、牙及牙槽突畸形的手术。牙颌面畸形可为获得性或发育性,造成的牙槽骨异常常见的有"龅牙"的牙槽骨前突、骨性的前牙深覆𬌗、局部牙槽骨发育不足的开𬌗等,可以通过根尖下骨切开术矫正。

1. 手术指征

(1)手术指征:上下颌骨前部牙槽骨前突(面部垂直高度正常),前牙骨性深覆𬌗,牙列中局部牙槽骨发育不足引起的开𬌗。

(2)不宜手术:局部肿瘤、感染,心理异常。

2. 术前准备

应做术前牙列正畸治疗,使上下颌牙列整齐而有助于手术后上下牙列的对合。取2～3副石膏牙模。X线摄片检查,包括头颅定位正侧位、下颌骨全景片、头颅三维CT扫描。有条件的可以做术前模拟,如𬌗架模拟、X线片平面剪贴模拟、基于CT的计算机辅助设计、三维激光扫描后模拟。

3. 麻醉

经鼻气管插管全身麻醉,最好采用降压麻醉,将平均动脉压控制在60 mmHg左右,以减少出血。

4. 体位

仰卧位,适度垫肩,头下垫以橡胶头圈。

5. 手术方法

(1)手术切口:口腔内上下前庭沟黏膜切口。

(2)手术方法:拔除影响牙槽弧度的多余牙,一般为上下颌各两颗,多为第一前磨牙。根据术前模型外科设计,截除牙弓多余骨块,包括牙间及根尖下方骨质。将前牙骨块向后向内推移旋转,调整咬合关系。戴用𬌗板,颌间钢丝结扎固定。用钛板、钛钉行骨块间固定。下颌前部根尖下骨切开术,多数情况下仍是一种与其他手术配合矫治某些牙颌畸形的辅助手术。

具体操作是:

自一侧下颌第一前磨牙中份相应区,在唇颊沟距离膜龈联约5 mm处切开黏膜,达尖牙部位后转向前庭沟外侧之下唇黏膜部,距前庭沟底约5 mm做环形切口至对侧第一前磨牙相应唇黏膜部;沿黏膜切口斜行向下切开肌层至骨面,用骨膜剥离器分离至下颌下缘,小心分离并显露出自颏孔的颏神经束,妥为保护。按设计线于下颌牙根尖下约5 mm平面,自一侧尖牙相应部,用往复锯或裂钻做水平向截骨线直达舌侧骨板。在完成水平骨切开后,仔细由骨面剥离4及4区黏骨膜。用往复锯或裂钻分别由已拔除的第一前磨牙区及牙槽嵴顶部,向下垂直切开牙槽骨,直至与水平截骨线相交。切勿伤及3及3牙周膜及舌侧黏骨膜。如果需骨段后退,在4及4区切除相应的骨质;如需下降,则在根尖下沿水平截骨线方向切除计划下降度的骨量。戴入𬌗板,就位固定,缝合(图14-1)。

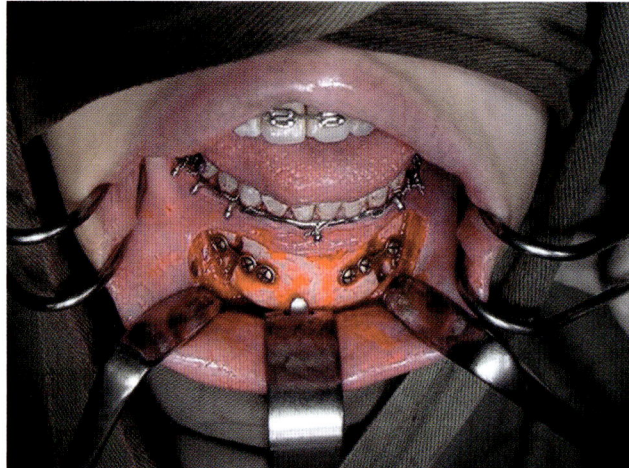

图 14-1　下颌前部根尖下骨切开术

6. 主要解剖结构的辨认与保存

在牙骨段间截骨时，应仔细辨认邻近牙的牙根，尤其是术中无须拔牙的患者，由于截骨段间邻近牙的牙根较近，截骨时容易损伤牙根。术中截骨及骨块修整时注意保护唇、腭/舌侧黏骨膜，以免影响骨块血运及造成腭部瘘口。进行下颌骨根尖下骨切开术，由于截骨及钛板固定处临近颏神经，需要保护。

7. 术中、术后并发症处理及注意事项

（1）牙根损伤：术前模型外科精确设计，可利用术前正畸移动截骨块两侧牙根，扩大牙根间距离。术前拍摄根尖片，确定牙根长度及走向。术中应仔细辨认。如果已经发生牙根的损伤，术后应密切随访，出现相应症状应进行相关髓病治疗。

（2）舌/腭侧黏膜撕裂：术中截骨应小心仔细，注意保护黏骨膜。截骨时可用对侧手指感觉骨锯或骨钻位置。如发生破裂，应拉拢缝合。

（3）下唇麻木：术中截骨或钛板固定时应注意保护颏神经，减少损伤。如果断裂，应进行神经吻合，术后应用神经营养药物治疗。

（4）术后常规流质饮食 2 周后，半流质饮食，术后 1 个月改为普食。术后至少 3 个月不能做啃、撕咬、嗑瓜子等动作。

（5）有些受术者会因为上下前牙槽骨的后退感觉面容变老，宜在术前与其做好充分的沟通。

8. 经验与评述

对需要拔牙的患者，可以在手术中拔牙，拔牙间隙及拔牙窝的存在使截骨分块的手术更为简单、安全。前牙骨段后退时需要密切注意牙长轴的改变，术后保持牙长轴的正常倾斜度，避免前牙骨段后退时使牙长轴过度内倾，造成前牙区的深覆𬌗覆盖。同时注意前牙区的牙龈边缘与后牙段牙龈边缘之间的台阶，此会影响美观和牙齿的健康。

（张诗雷）

二、颏 成 形 术

颏成形术（genioplasty）为矫正颏部畸形的主要手术。颏部的形态无论在前后、左右及上下方位都易发生变化，且个体差异很大。即使在同一类的牙颌面畸形中，每个患者之间亦可有明显的不同。因此，为获得最佳的容貌和功能效果，颏部整形必须结合个体病例予以独立设计。

1. 手术指征

小颌畸形、下颌后缩、"方下巴"、偏颌畸形、颏发育过度。

2. 术前准备

手术前可以进行头影定位正侧位片、面部 CT,以及 3dMD 立体摄影检查,利用头影测量分析或三维测量,结合临床面部外形评价,确定颏部骨块移动的量及方向,并可以进行术后面形预测。

3. 麻醉与体位

经鼻气管插管全身麻醉,最好采用降压麻醉,将平均动脉压控制在 60 mmHg 左右以减少出血。仰卧位,适度垫肩,头下垫以橡胶头圈。

4. 手术方法(图 14 - 2)

手术在口腔内下颌前庭黏膜处做切口。

将较长较方的颏骨经缩短、磨尖处理后,行根尖下截骨,把颏骨按 CT 测量计算的结果,向前、向下或向上移动,用钢丝固定,也可用钛板、钛钉固定。较为严重的小颏畸形,可将下颌骨颏部分多段截骨,或在颏部表面植骨。

口内切口类似于下颌前牙根尖下截骨的切口,按需要可向后延长。用骨膜剥离器自骨面分离软组织向下直达下颌下缘;自切口末端小心向后分离至第一前磨牙后方,显露颏孔及穿出之颏神经血管束,并适当游离松解,以减少牵张与意外损伤。为减少牵引前移颏部骨块回位的张力,必要时可横向切开近下颌下缘处已翻起的骨膜。按设计线于根尖下约 5 mm、颏孔下方 3~4 mm 平面,用往复锯或细裂钻由唇侧骨板至舌侧骨板全层切开下颌骨颏部,其切开方向可根据需要呈水平或斜向上或下,继用骨凿分离、松动颏部骨段;彻底松动骨段后,牵引移动颏部骨段至设计位置;注意使附着于颏部的肌肉和骨膜不致牵拉骨段回位,然后将充分移位之骨块用钛板固定。在欲增高颏部垂直高度的病例,可下移颏部骨段至设计位置,其遗留的间隙用移植骨块填塞;对欲减低颏高度者,则可按设计切除相应骨量;对欲矫正颏部偏斜者,则将颏部骨段向中线旋转移动至矫正位。必要时可修整颏部骨段外形或适当植骨,以达到两侧平衡。

5. 主要解剖结构的辨认与保存

与本手术有关的主要是颏神经、面神经下颌缘支及面动脉、面前静脉。颏神经及血管束可以在颏孔外进行游离,以减少损伤。术中注意在下颌骨颊侧及下缘骨膜下剥离,将骨膜向外侧剥离保护,可以避免面神经下颌缘支及面动脉、面前静脉的损伤。

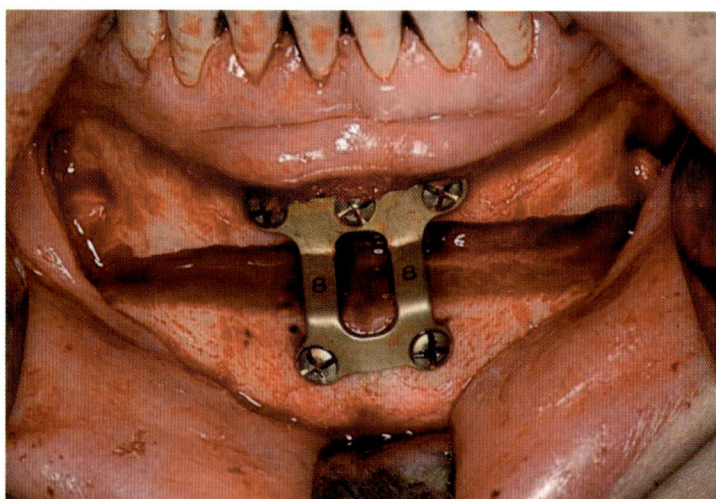

(1)

图 14 - 2 颏成形术

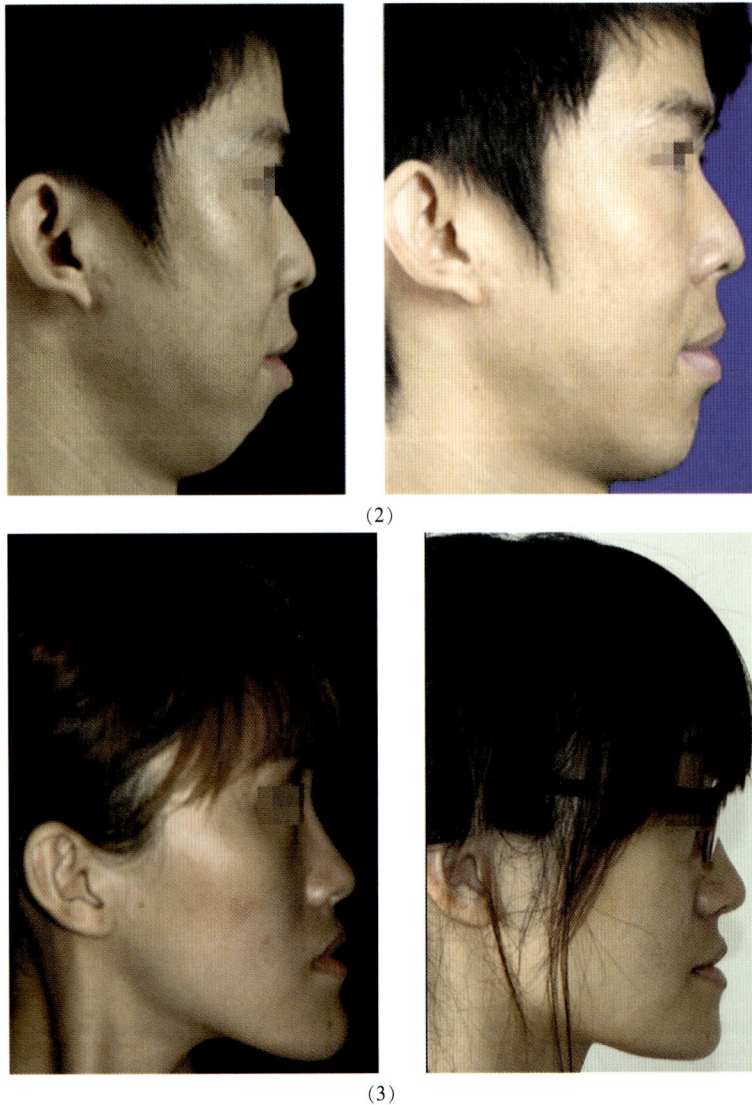

(2)

(3)

图 14 - 2　颏成形术（续）

（1）颏部骨块移动并固定；（2）颏水平截骨前移患者术后面形改变；（3）颏水平截骨后退患者术后面形改变

6. 并发症及注意事项

相对隆颏这一常规美容手术来说，颏成形术因为要截骨和固定，手术相对较为复杂，术后可能出现骨坏死、固定物外露等并发症，故术前应将手术可能的效果、截骨手术及充填假体的得失，向受术者仔细说明。

7. 经验与评述

颏部水平截骨前移时截骨线应尽量向后，靠近下颌角，术后面部轮廓自然，无明显台阶感，避免颏部过尖。术中截骨前可以在颏部做三条垂直标志线，以利于骨块的准确定位，保证颏点居中。

（张诗雷）

三、下颌体阶梯形截骨术

下颌体骨切开术（mandibular body osteotomy）是早期矫正下颌前突畸形的常用术式。1906 年 Von

Eiselsberg、1912 年 Pickrell 和 1918 年 Pichler 等报道下颌体部进行直线和阶梯式截骨术矫治下颌前突畸形。以后术式的改进都是围绕保留下牙槽神经和颏神经做不同的截骨。例如阶梯形截骨是为了骨段后退时不损伤神经。1950 年 Converse 和 Shapiro 从口内进路完成阶梯式截骨手术并保留了神经,这种术式至今仍有应用。

1. 手术指征

较窄,主要适用于下颌前突畸形,又伴有前牙开𬌗而后牙𬌗关系良好者。

2. 术前准备

手术前常规行头影测量分析,模型外科完成设计规划,𬌗板制作及术前调𬌗。常规备血及钛板准备。

3. 麻醉与体位

经鼻气管插管全身麻醉,最好采用降压麻醉,将平均动脉压控制在 60 mmHg 左右,以减少出血。仰卧位,适度垫肩,头下垫以橡胶头圈。

4. 切口及截骨

口腔内下颌前庭黏膜切口。对于不需要拔牙的患者,在颏孔前第一前磨牙与尖牙之间做垂直骨切开,注意勿伤及邻牙牙根,并注意保护舌侧黏骨膜。对于需要拔牙后退的下颌前突患者,拔除第一前磨牙,并根据模型外科设计结果确定截骨的量,如果垂直截骨经过颏孔,可先松解游离颏神经,后进行截骨,截骨线设计为阶梯状(图 14-3)。截骨完成后戴用定位𬌗板,近远心骨段间钛板坚强内固定。

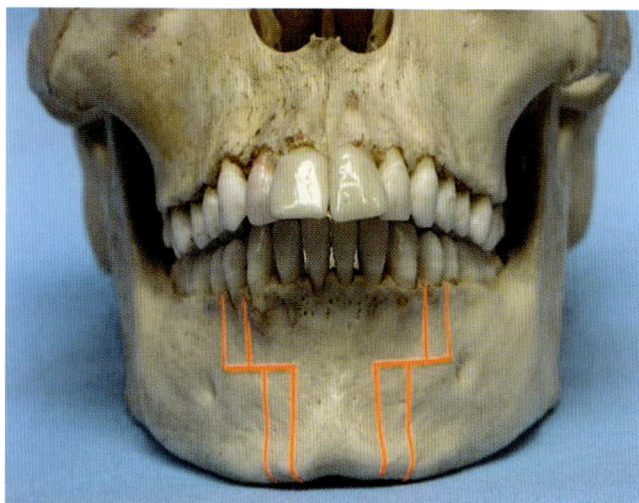

图 14-3 下颌体阶梯形截骨

5. 并发症处理及注意事项

注意保护颏神经及邻牙牙根,并注意保护舌侧黏骨膜的完整,切勿广泛剥离,避免造成远心端截骨段的坏死。

6. 经验及评述

因为截骨位置靠前,截骨后接触面较小,强大的降颌肌群牵拉,使术后远心骨段容易下旋造成开𬌗,因而术后需要强有力的固定装置。固定的时间也比一般的术式要长。近年来,骨间坚强内固定技术的应用,克服了这一式的缺点,取得了较好的效果。

(张诗雷)

四、下颌支斜行（垂直）骨切开术

下颌支骨切开术（ramus osteotomy）于1954年由Caldwall和Letterman首先报道。早期的这种术式由于手术器械的限制，都是从口外入路。随着光导纤维拉钩和摆动锯的开发应用，目前已能从口内入路完成手术。可以行下颌支垂直切开（vertical osteotomy），也可以斜行切开（oblique osteotomy）。

1. 手术指征

此手术主要用于矫正下颌前突的畸形，不宜用于矫治下颌后缩需要前移下颌骨或无牙𬌗患者。也曾用于颞下颌关节紊乱病（可复性关节盘前移位）的治疗。

2. 术前准备

手术前常规行头影测量分析，模型外科完成设计规划、𬌗板制作及术前调𬌗。常规备血及钛板准备。

3. 麻醉与体位

经鼻气管插管全身麻醉，最好采用降压麻醉，将平均动脉压控制在60 mmHg左右，以减少出血。仰卧位，适度垫肩，头下垫以橡胶头圈。

4. 手术方法

（1）手术切口：于下颌支外侧5 mm行长3～3.5 cm黏膜切口，至下颌磨牙颊侧（图14－4）。

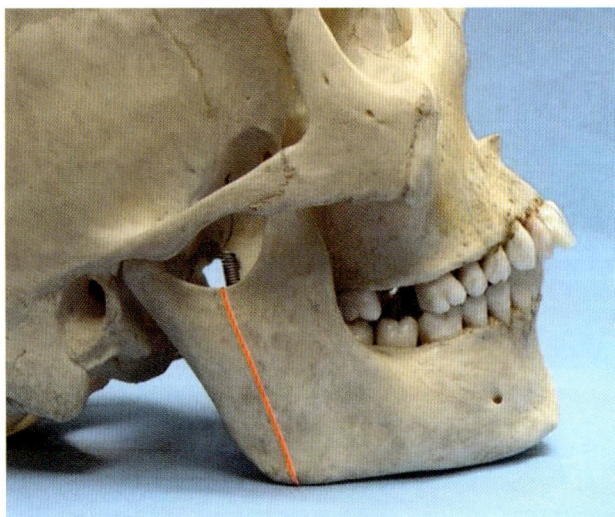

图14－4　下颌骨垂直截骨术

（2）剥离与暴露：沿下颌支前缘向上剥离颞肌肌腱附着，于冠突根部置下颌支拉钩。沿骨膜下向后、向上、向下分别剥离暴露下颌支外侧面，向后达下颌支后缘，向上达下颌切迹，向下暴露下颌角、下颌骨下缘。将Shea拉钩置于下颌支后缘，向外牵拉，暴露下颌支后缘骨质。以骨膜分离器或脑压板置于下颌切迹处帮助暴露。

（3）截骨：利用Stryker摆动锯进行。选用锯片为长柄且锯片与锯柄成110°夹角，锯片工作长度为7～8 mm。截骨从下颌支后份开始，全层截开下颌支外侧骨板，然后向前下截骨达角前切迹，完成截骨线的下半部。此后移动锯片至下颌支中份骨切口处，向上向前旋转锯片，达下颌切迹水平。完成截骨线的上半部。

（4）后退远心骨段：截骨完成后，可见近心骨段向内侧移位。于近、远心骨段间插入一弯形骨凿或骨膜剥离器，将近心骨段向外侧撬动，并剥离其内侧面之骨膜及肌肉附着，使之充分游离。使近、远心骨段皮质骨互相接触,此时远心骨段后退,牙列可就位于殆板中。

(5)冲洗、缝合创口。

5. 主要解剖结构的辨认及保存

手术中应分离暴露下颌切迹,并在下颌孔的后方进行截骨,注意保护下牙槽神经血管束。

6. 并发症及注意事项

因为术后需要颌间结扎,故应注意术后密切监护及胃内容物的排空,防止呕吐物的误吸。

7. 经验与评述

(1)切口的上端尽量不要超过殆平面,避免切断颊神经、颊动静脉及暴露颊脂垫。

(2)截骨时应注意截骨线位于下颌孔后方,避免损伤下牙槽神经血管束。

(3)截骨完成后,若近心骨段未向内侧移位,则说明截骨不够彻底,此时可用小骨凿于下颌切迹、角前切迹及中份两切口交接处,轻轻凿开未截开的骨质。注意勿使用暴力,以免造成不良骨折。

(4)近心骨段后缘的翼内肌附着可予以保留,以增加骨段的血供;并尽量消除近、远心骨段间的早接触点,使两者生成最大的接触面,利于骨的愈合。

(5)术后需要颌间结扎 4~6 周。若术后留置经鼻气管插管,也可于手术后即刻颌间弹性牵引,以确定近、远心骨段的相互位置。拔除气管插管后可用钢丝在颌间结扎。近来张念光等报道可在内镜辅助下进行下颌支近远心骨段间内固定术,避免颌间结扎之苦,但操作较为困难。

(于洪波)

五、下颌支矢状劈开截骨术

下颌支矢状劈开截骨术(sagittal spilt ramus osteotomy,SSRO)首先由 Obwegeser 在 1957 年报道。由于其巧妙的手术设计,截骨线符合下颌支的解剖结构,很快被医学界接受并广泛应用于各种下颌骨畸形的矫治中。如通过前伸或后退下颌矫治下颌骨发育不足和下颌前突畸形或与其他手术协同矫治小下颌或下颌前突畸形。

1. 手术指征

下颌前突畸形(长脸)、下牙槽前突畸形、下颌偏斜畸形、下颌后缩畸形等。

2. 术前准备

同下颌支斜行骨切开术。

3. 麻醉与体位

同下颌支斜行骨切开术。

4. 手术方法

(1)手术切口:切口设计[图 14-5(1)]同下颌支骨切开术。

(2)剥离与暴露[图 14-5(2)]:自骨膜下沿下颌支前缘向上分离至下颌冠突,在下颌孔平面以上,沿下颌支内侧骨膜下分离软组织,至完全显露下颌孔处的下颌小舌及经其后方入孔的下牙槽神经血管束,用隧道拉钩或脑压板牵开并妥善保护。

(3)截骨[图 14-5(3)]:自下牙槽神经孔的下颌小舌之上,用往复锯或长裂钻水平截开下颌支内侧密质骨;截骨线仅深透内侧密质骨层达松质骨即可,后界止于下颌小舌后 0.5 cm 处,无须达下颌支后缘。继沿下颌支前缘及外斜嵴,矢状向截骨达第二磨牙近中。取出下颌支内侧的隧道拉钩或脑压板,于下颌体部第一、二磨牙颊侧,自骨膜下剥离达下颌下缘,用脑压板牵开软组织并暴露磨牙区颊侧密质骨,用往复锯做垂直于下颌骨下缘的截骨线,截开颊侧密质骨并与外斜嵴上的截骨线相交。

(4)劈开[图 14-5(4)、图 14-5(5)]:用骨凿于下颌支前缘及下颌支、体交接部的骨沟处锤入,完成

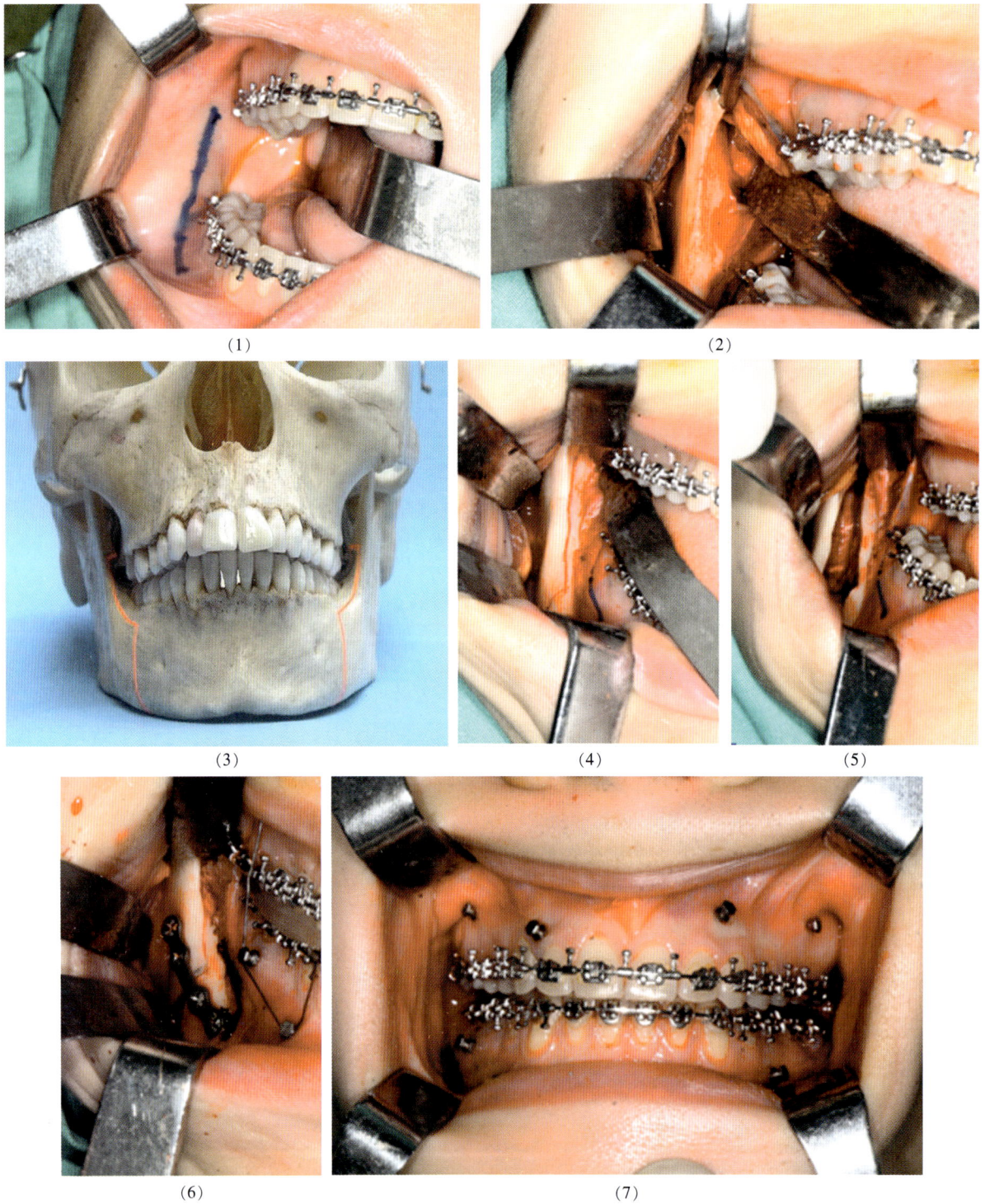

(1)

(2)

(3)

(4)

(5)

(6)

(7)

图 14-5 下颌支矢状劈开截骨术

(1)切口;(2)剥离暴露;(3)截骨线;(4)口内劈开线;(5)劈开;(6)固定;(7)咬合关系检查

矢状劈开。注意锤入骨凿时不宜过深,以免损伤下牙槽神经血管束。笔者一般用两把 8 mm 宽刃骨凿,锤入不超过 10 mm 深度,仔细做旋转性撬动,分离、劈开近远心骨段。此时部分患者可见走行于远心骨段松质骨内的部分神经血管束,应注意保护。如需后退下颌,即可按设计需要切除近心骨段末端之相应量骨质,使远心骨段得以后退。

(5)固定[图 14-5(6)]:戴入𬌗板后,进行颌间钢丝结扎。若前移下颌骨,直接用钛板或穿双皮质螺钉固定近、远心骨段;若后退下颌骨,需将近心骨段前缘截除适当骨质,使近、远心骨段间接触面积增大,然后进行颌间坚强内固定。

(6)打开颌间结扎,检查咬合关系[图 14-5(7)]。

(7)冲洗,常规缝合软组织切口。

5. 主要解剖结构辨认与保存

下颌支内侧骨膜剥离时,应小心仔细保护下颌小舌,一定要在骨膜下剥离。如骨膜破裂,会增加软组织的渗血,使术野不清,术中出血多,术后肿胀明显。隧道拉钩应置于下颌小舌的上方,对于下颌小舌发育不明显的患者,可以使用腭裂弯的剥离子进行试探寻找,保证截骨线位于下颌小舌上方。

下颌骨截骨及劈开时,骨锯或裂钻深度以穿透皮质骨为好,不要太深,避免下牙槽神经血管束的损伤。同时利用骨凿撑开骨块时,也应注意保护神经血管束。

6. 术中、术后并发症及注意事项

手术中如果粗暴操作,有可能损伤面横动脉,导致下颌支部位的汹涌出血。下颌支和体部截骨过于偏向内侧,容易损伤下牙槽神经血管,导致术后的下唇麻木等感觉障碍。术后并发症还可出现固定物的暴露或感染、死骨形成等。

术前 1 d 和术后 2 d 常规应用抗生素。如应用坚强内固定,则流质饮食 1～2 周,之后可改用半流质。

7. 经验与评述

(1)下颌支矢状劈开截骨术因可行近、远心骨段间坚强内固定,术后无须在颌间结扎,必要时可行颌间弹性牵引,既增加了患者舒适性,又为早期康复及功能训练提供了便利;因此,被广泛应用于下颌畸形的矫治,基本取代了下颌支垂直截骨术。

(2)手术中近、远心骨段间的坚强内固定,须经过一段时间的探索,才能正确掌握。固定时,应保证近心骨段向后,使髁突位于关节窝的后上位置。内固定材料可选用钛板经口内进路固定,亦可选用三枚长螺钉(14～16 mm)行双皮质固定,但需借助穿颊拉钩,且需在皮肤上做 2～3 mm 切口,有瘢痕形成的可能,因此在亚洲人中应用较少。

(于洪波)

六、上颌骨水平骨切开术

(一)Le Fort Ⅰ 型截骨术

Le Fort Ⅰ 型截骨术基本上是按照上颌骨 Le Fort 骨折分类的 Ⅰ 型骨折线的走向和部位(梨状孔外侧斜向外下,经过牙槽突上方,延伸至双侧上颌翼突缝),切开上颌骨各壁,保留腭侧黏骨膜软组织蒂,使离断的上颌骨段能够向三维方向移动,以矫治不同类型的上颌骨畸形,并常与下颌骨的正颌外科手术配合矫治各种复杂牙颌面畸形。

1. 手术指征

(1)上颌骨矢状向发育不足,通过截骨前徙上颌骨以矫治畸形。

(2)上颌骨矢状向发育过度,通过截骨后退上颌骨以矫治畸形。

(3)上颌骨垂直向发育不足,截骨下降上颌骨以矫治畸形。

(4)上颌骨垂直向发育过度,截骨上抬上颌骨以矫治畸形。

(5)上颌牙弓缩窄,通过分块截骨以扩宽上颌骨。

(6)上颌牙弓过宽,通过分块截骨以缩小上颌牙弓的宽度。

(7)颜面不对称或同时累及上下颌骨的发育性和继发性牙颌面畸形,通过 Le Fort Ⅰ型截骨纠正上颌骨偏斜,并配合其他术式进行其他部位畸形的矫正。

2. 术前准备

(1)口腔颌面外科常规术前准备。

(2)伴发牙龈炎、牙周炎者,术前 2 周行全口洁治。

(3)术前正畸,使术前牙列排齐、整平、去代偿。

(4)模型外科设计及𬌗板制作。

3. 麻醉与体位

经鼻气管插管全身麻醉,最好采用降压麻醉,将平均动脉压控制在 60 mmHg 左右,以减少出血。仰卧位,适度垫肩,头下垫以橡胶头圈。用开刀巾进行头部包扎,固定麻醉插管,以防止因手术时间过长麻醉管接口压迫额部皮肤引起皮肤坏死。

4. 手术方法(图 14 - 6)

(1)切口、剥离与暴露。

1%利多卡因加 1∶10 万肾上腺素液,行局部黏膜下浸润麻醉,以减少出血。

切口[图 14 - 6(1)]从一侧第一磨牙近中颊根至对侧第一磨牙近中颊根,离开附着龈的距离前牙区在 5 mm 以上,逐步增大,至切口两端处约距附着龈 10 mm。在上颌颊侧前庭沟以 15 号刀片或电刀全层切开黏膜、黏膜下层及骨膜。注意切口不可过高或过于靠后,以免暴露颊脂垫,影响视野。骨膜剥离子紧贴骨面剥离,暴露梨状孔、前鼻嵴、上颌窦前外侧壁、颧牙槽嵴[图 14 - 6(2)],并沿上颌结节的弧形骨面,向后潜行剥离,直达翼上颌连接;然后剥离双侧鼻底黏骨膜,于上颌结节骨膜下及鼻腔外侧壁处放置脑压板,进行组织保护。

(2)截骨。

标记点的确定:在梨状孔的外侧缘用定位球钻确定标记点及标志线,便于术中观察上颌骨垂直向和前后向移动的量。

截骨线的设计[图 14 - 6(3)]:从梨状孔边缘起,沿距离上颌牙齿根尖上至少 5 mm,设计截骨线,至颧牙槽嵴外侧壁。

截骨操作:沿设计的截骨线,用往复锯或裂钻自梨状孔边缘开始向后跨过尖牙窝,越过颧牙槽嵴,截开上颌骨内侧壁及前外侧壁。以薄骨凿在颧牙槽支柱处,顺着上颌结节外侧骨轮廓的方向,轻轻凿入,并在梨状孔外侧轻轻凿入,彻底分离两处的骨连接[图 14 - 6(4)]。

上颌骨后部与翼上颌连接的离断[图 14 - 6(5)]:可以使用弯形骨凿置于截骨线的下方,沿上颌结节弧形外侧面向内后方滑行,使凿刃正对着翼上颌连接。另一手指伸入口腔,触摸翼上颌连接相对应的口腔上腭部黏膜,以便感觉骨凿的深度并保护腭侧黏骨膜不受损伤。

此外,亦可拔除上颌第三磨牙,以薄骨凿从上颌第二磨牙远中垂直向上,分离上颌结节后部和翼板之间的连接[图 14 - 6(6)],并与颊侧水平截骨线相连通。相比从翼上颌缝处凿骨,这种方法更有利于保护翼腭管内的腭降神经血管束,减少出血,以提高手术的安全性。同时,在上颌结节处截骨,对于唇腭裂继发上颌骨发育不足的病例尤有优势。前者可减少术后腭咽闭合功能的下降,后者可较顺利去骨,达到后退所需的去骨量。

凿断鼻中隔[图 14 - 6(7)]:以咬骨剪剪开前鼻棘,以骨膜剥离子分离鼻底骨膜至鼻中隔,以鼻中隔骨凿分离鼻中隔软骨和犁骨与上颌骨的连接。注意鼻中隔骨凿刃口方向向下以保护鼻底黏膜。

(3)降下折断(down fracture),松解上颌骨[图 14 - 6(8)]:在前颌骨处放置一块湿纱布防止打滑,以双手大拇指在前颌骨处推上颌骨向下,折断上颌骨;助手应稳固患者的面中上份组织,以利上颌骨的向下折断。各骨连接的充分离断是保证上颌骨顺利折断的前提;切忌使用暴力,以免造成颅底结构的损伤。

上颌骨折断降下后,右手持弯骨凿插入上颌结节截骨处,适度用力挺上颌骨向前,松解上颌骨。判断上颌骨是否已达到充分松解的方法,是以血管钳钳夹前牙区的正畸弓丝,能使上颌骨向前后、左右、上下移动,尤其是要达到需要前移的位置。

上颌骨折下后,应仔细检查创腔,特别是上颌后壁来自腭降血管的活跃出血点,用止血钳夹住,电凝或结扎。用咬骨钳小心清理腭降血管束周围骨质,保护好该血管,以有利于上颌骨段术后血运。若腭降动脉损伤,可用电刀电凝或结扎止血,亦不会造成上颌骨块的坏死。

(4)鼻中隔及下鼻甲处理:对于上颌骨上抬患者,鼻中隔处应去除足够的软骨,以防止上颌骨就位后鼻中隔发生弯曲。切除部分鼻中隔软骨时,应注意保护鼻腔黏膜。也可以磨除部分梨状孔下缘骨质,以扩大骨性鼻腔,避免鼻的通气道受阻。前鼻嵴对鼻尖有支持作用,尽量不要切除。

对于上颌骨上抬幅度较大的病例(例如超过5 mm),或下鼻甲肥大者,需行下鼻甲部分切除术。切开鼻底黏膜和下鼻甲黏膜,剥离暴露骨性下鼻甲,用咬骨钳适量咬除下鼻甲骨质,切除部分下鼻甲黏膜,用可吸收线分层缝合下鼻甲黏膜和鼻底黏膜。

(5)上颌骨的就位与固定:用圆钻或咬骨钳去除骨断面的骨刺或突起。对于上颌骨上抬患者,应在鼻中隔及上颌窦各壁去骨,移动上颌骨段,使之到达设计的矫正位置。戴入中间𬌗板,与下颌牙列咬合面吻合后,用钢丝行颌间临时固定。

用示指和拇指分别抵在颏部,向上并略向后用力,使拴接在一起的上下颌复合体就位。也可使上下颌骨复合体做开合运动,检查是否在上颌骨的后部存在骨创面的早接触,若有,应进一步修整后再就位。

上颌骨就位后,根据预先设定的标记点或线,检查上颌骨的移动是否与模型外科计划一致。检查无误后,可行坚强内固定(rigid internal fixation)。目前多采用微型钛板加螺钉进行坚强内固定。固定的位置在梨状孔边缘及颧牙槽嵴等骨质较厚的部位。一般用中间有一定间距的四孔"L"形微型钛板和5 mm长的微型螺钉进行固定。

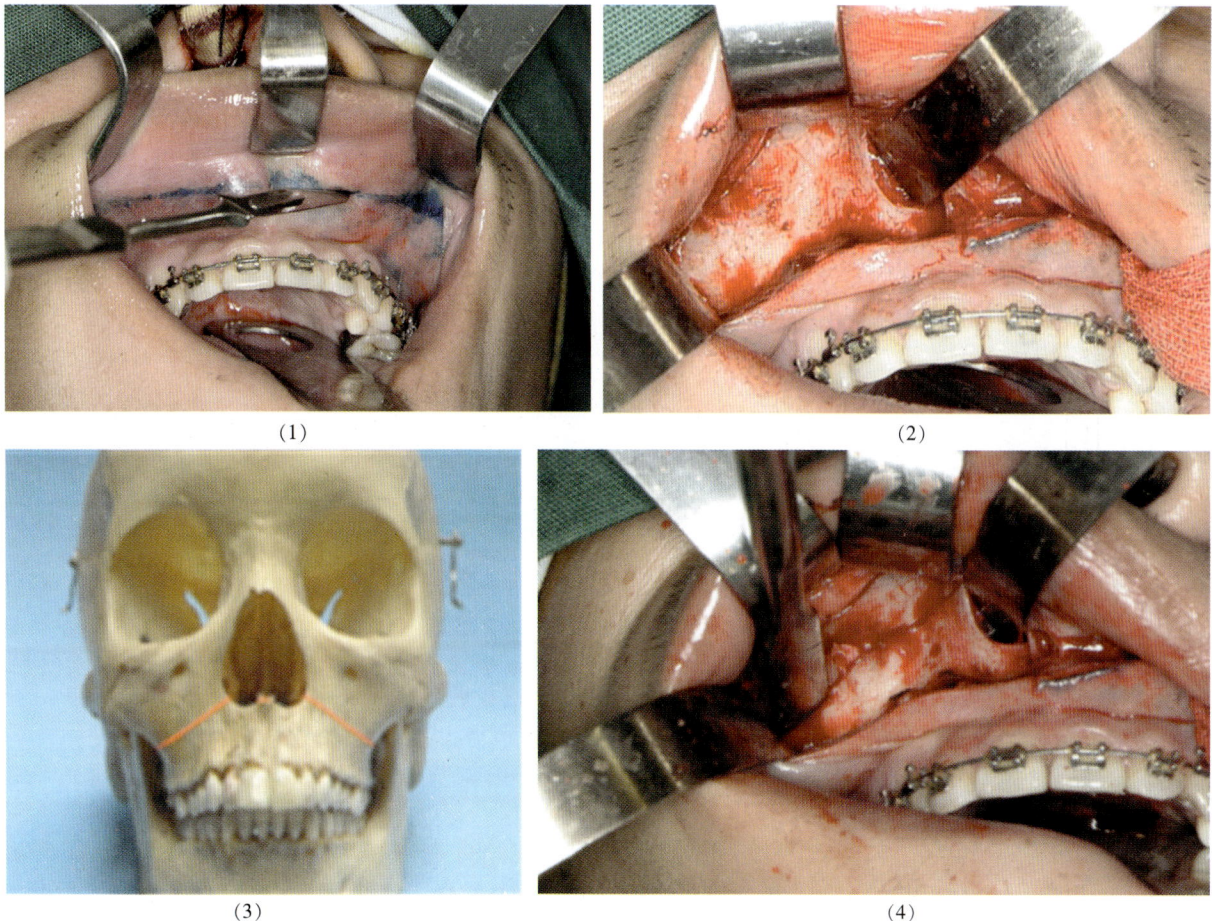

(1)

(2)

(3)

(4)

图14-6 Le Fort Ⅰ型截骨术

(5)

(6)

(7)

(8)

(9)

(10)

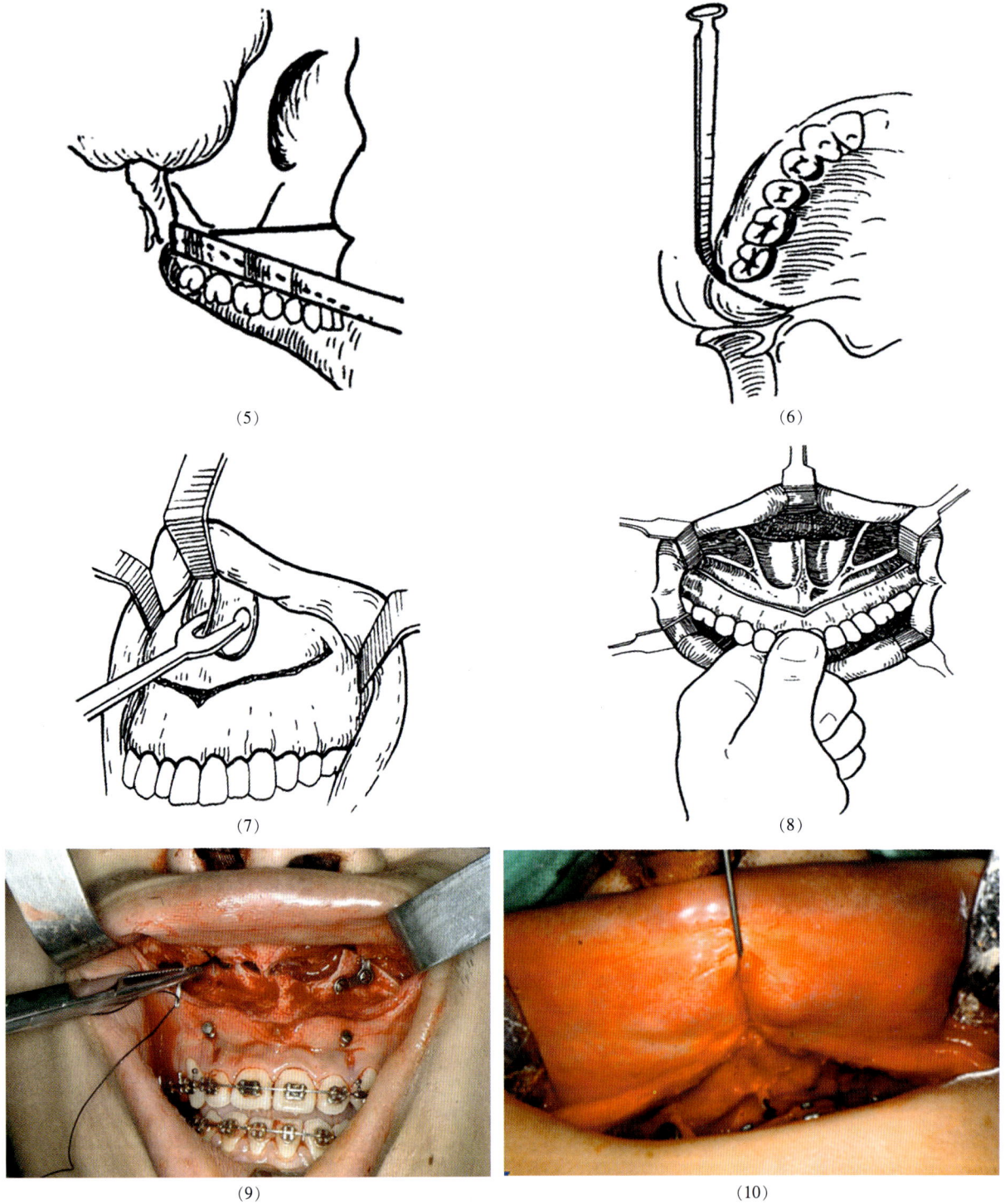

图 14-6　Le Fort Ⅰ型截骨术（续）

(1)软组织切口；(2)上颌骨前壁的暴露；(3)截骨线示意；(4)骨凿分离颧支柱与尖牙支柱；(5)翼上颌连接的分离；
(6)上颌结节骨分离上颌骨后部和翼上颌连接；(7)鼻中隔的离断；(8)手法折断上颌骨；
(9)鼻翼基底复位缝合；(10)上唇黏膜切口 V-Y 缝合

固定结束后，打开颌间结扎，检查咬合关系是否与模型外科设计的中间𬌗板位置一致。若不一致，需重新颌间结扎，拆除钛板，重新检查上颌骨的骨创面之间是否存在早接触。

（6）植骨：对于上颌骨前移和/或下降患者，在上颌骨就位后遗留了较大的间隙，有时需要植骨。植骨可以提供更大的稳定性，促进骨愈合，防止术后复发。一般来说，对于前移超过 6 mm 的患者，需要在前移后遗留于上颌后壁与翼突之间的间隙内植入自体骨,以阻止前徙的上颌骨后退。同样可以在下降遗留的间隙内植骨。

(7)创口关闭与缝合:对于破损的鼻底黏膜,应用可吸收缝线严密关闭。用生理盐水冲洗创腔,仔细检查有无活跃出血点,用电凝进行止血。Le Fort Ⅰ型截骨术后鼻翼基底容易变宽,上唇缩短。因此需要在关闭黏骨膜切口前进行鼻翼基底的复位缝合[图 14 - 6(9)]。水平黏骨膜切口常规行 V-Y 缝合,以保持或调整上唇的长度及防止唇红内翻[图 14 - 6(10)]。

5. 术中、术后并发症及其处理

(1)出血:术中进行控制性降压,减少出血。术中注意保护腭降动脉、翼腭动脉、后上牙槽动脉、上颌动脉、颈外动脉及翼丛。如遇大的血管受损,可使损伤的血管暴露于视野,给予结扎处理。为了避免离断翼上颌连接时损伤重要血管,可以在上颌结节处离断。

(2)血运障碍导致的骨块坏死:血运障碍主要因知名血管的损伤或软组织血运蒂的损伤所致。过多地分块截骨,不适当的剥离与移动,均可导致血运障碍,出现骨愈合不良或缺血性坏死。因此,应尽量避免过多地截骨分块,注意保护腭侧黏骨膜及颊侧黏膜蒂。

(3)骨折:常发生骨折部位在上颌窦前外侧壁、上颌骨水平板与腭骨水平板交界处、上颌窦后内侧壁及翼板或颅底。因此术中应保证截骨完全,避免粗暴操作。

(4)神经损伤:在剥离暴露上颌窦前壁时应注意保护眶下神经。

(5)术中肿胀:主要表现为面中部的血肿与反应性水肿。为减少血肿,关闭创腔前应进行止血,并配合应用止血药物。术后 24~48 h 双侧面部冷敷也可以减少术后肿胀。

(6)鼻翼基底变宽、鼻孔扁平:可以进行鼻翼基底复位术、鼻底缩窄术等。

6. 经验与评述

Le Fort Ⅰ型截骨术可广泛应用于上颌骨前移、下降、上抬、后退及牙弓扩弓。上抬及后退上颌骨的操作较为困难,其可能的骨接触点位于腭降血管神经周围的骨质及翼突。因此,上抬上颌骨时,需充分去除腭降血管束周围骨质。为了使后退上颌骨的操作较为容易,可在手术中拔除第三磨牙,并在第二磨牙后方的上颌结节处进行截骨,使腭骨水平板部分位于截骨线后方,后退时可去除此部分骨质,以便于上颌骨向后方移动。

若上颌骨上抬后退未达到术前设计要求,则术中可能出现前牙开𬌗(因上颌骨段上抬不足)或呈Ⅱ类关系(后退不足)。

(二)Le Fort Ⅱ型截骨术

1973 年,Henderson 和 Jackson 首次报道了 Le Fort Ⅱ型截骨术的应用,其截骨线走向与上颌 Le Fort Ⅱ型骨折线走向基本相同(即包括鼻骨、上颌骨额突、部分眶内壁和眶下缘内侧部)。

1. 手术指征

上颌发育不足伴有安氏Ⅲ类错𬌗畸形患者,同时患者鼻眶区存在发育不足。

2. 术前准备

(1)口腔颌面外科常规术前准备。

(2)若伴发牙龈炎、牙周炎者,术前 2 周行全口洁治。

(3)术前正畸,使牙列排齐、整平、去代偿。

(4)模型外科设计及𬌗板制作。

3. 麻醉与体位

经鼻气管插管全身麻醉,最好采用降压麻醉,将平均动脉压控制在 60 mmHg 左右,以减少出血。仰卧位,适度垫肩,头下垫以橡胶头圈。用开刀巾进行头部包扎,固定麻醉插管,以防止因手术时间过长麻醉管接口压迫额部皮肤引起皮肤坏死。

4. 手术方法（图 14 – 7）

（1）口外切口设计与暴露。

鼻根旁切口：在鼻根旁，内眦近中沿着鼻根走向做两条长 1.5～2.0 cm 的皮肤切口［图 14 – 7(1)］。在骨膜下向中线分离，使两侧皮肤切口相通，暴露眶内侧缘及部分眶下缘，显露内眦、前后泪嵴和泪沟。游离或标记并切断内眦韧带。

头皮冠状切口［图 14 – 7(2)］：该切口位于发际上方5～10 mm。在骨膜上帽状腱膜向下翻起头皮，在眶上缘与初始切口间距眶上缘约 1/3 处切开骨膜，行骨膜下剥离至眶上缘。此类切口一般需要在下睑做附加切口，以便显露眶下缘。

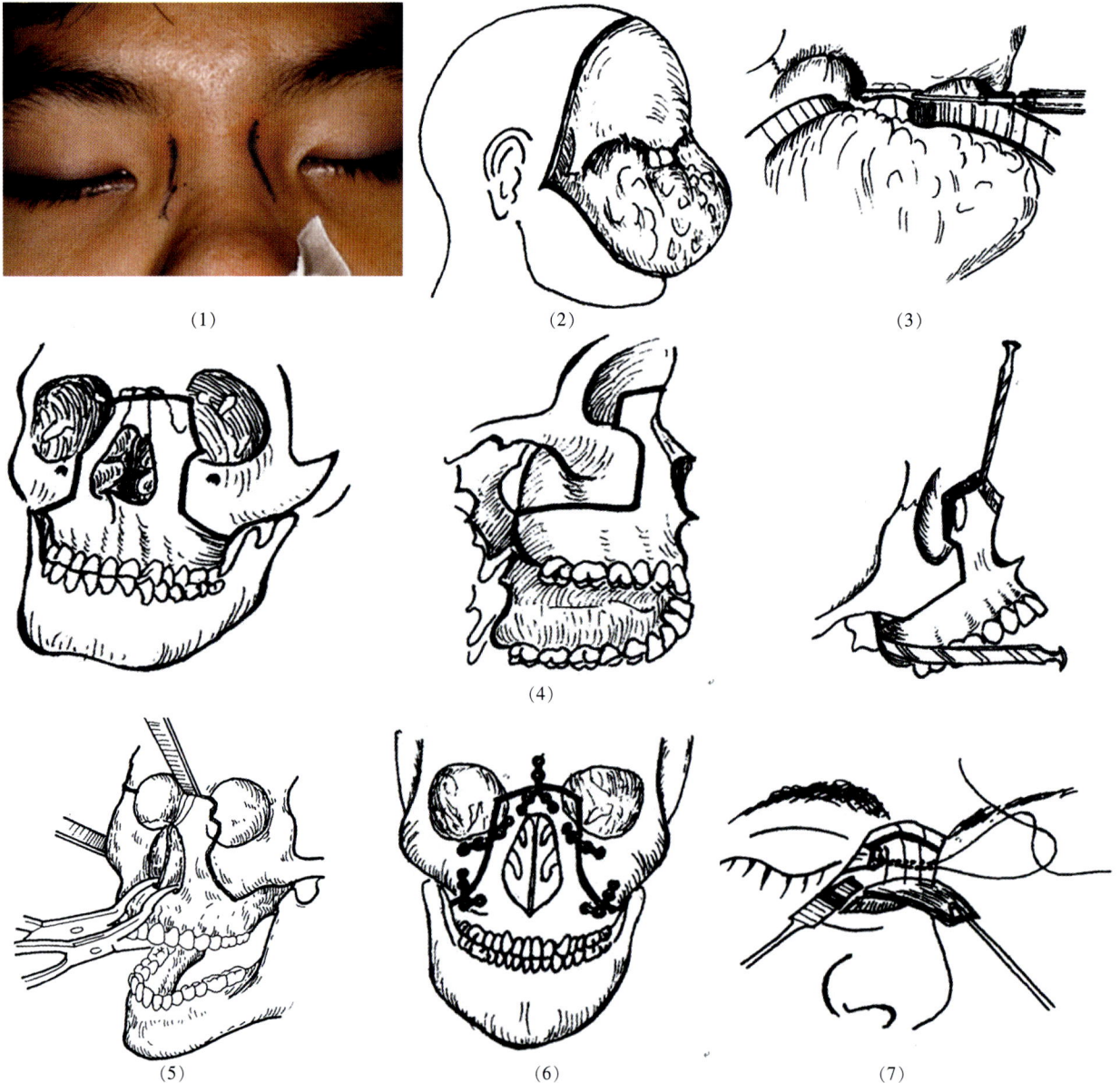

（1）   （2）   （3）

（4）

（5）   （6）   （7）

图 14 – 7 Le Fort Ⅱ型截骨术

（1）鼻根旁切口；（2）头皮冠状切口；（3）鼻根部截骨；（4）鼻上颌区骨连接的离断（骨凿方向）；
（5）以上颌把持钳游离鼻上颌复合牙骨段；（6）Le Fort Ⅱ型截骨术后的坚强内固定；（7）内眦韧带的复位缝合

（2）截骨。

鼻根部的水平截骨及眶内截骨［图 14 – 7(3)］：截骨线的设计一般位于鼻额缝的下方，鼻根部水平截

3. 严重骨性开殆

常用的骨性开殆，上颌的正颌术式包括上颌前部截骨术、上颌后部截骨术、Le Fort Ⅰ型截骨术及 Le Fort Ⅰ型分块截骨术。上颌前部截骨术通过折断下降上颌前部牙-骨段关闭开殆，适用于开殆程度较轻或伴有上切牙位置过高、上唇高度过大、露齿量少于正常的畸形；上颌后部截骨术通过双侧上颌后部截骨上移上颌后部骨段关闭开殆，适用于上颌殆曲线过大、后段牙槽高度增加而前牙段牙槽高度正常、唇齿关系正常的开殆畸形；Le Fort Ⅰ型截骨术及 Le Fort Ⅰ型分块截骨术的适用范围较广，包括上颌前部和/或后部牙-骨段垂直向的位置不协调，后者还可在折断下颌骨后将其分为前、后牙-骨段分别移动，从而将上颌殆平面调整至正常的位置和曲度。治疗骨性开殆的下颌正颌术式包括下颌前部根尖下截骨术、下颌体部截骨术及下颌 BSSRO 旋转后退术。下颌前部根尖下截骨术是指在根尖下的骨质做水平骨切口，与垂直骨切口相连而截断骨块，使之移动。适用于 Spee 曲线低平或相反、下前牙低位而后牙殆关系好的开殆畸形；下颌体部截骨术一般于术中拔除一颗前磨牙并在该处截除楔形骨块，逆时针旋转下颌前部骨段关闭开殆。主要适用于下颌前突并发开殆的患者，骨性Ⅰ类的开殆畸形很少采用此种术式；下颌旋转后退术主要适用于上颌骨位置正常且开殆主要由下颌顺时针旋转造成的开殆畸形。

4. 骨性反殆

由于上颌骨发育不足和下颌骨发育过度造成的骨性反殆；还有一些综合征例如某些颅面发育异常综合征（Apert 综合征或 Crouzon 综合征），可伴有严重的上颌全面发育不足。腭裂继发颌骨畸形也是一个典型例子，幼儿时期接受腭裂修补术后的患者常常继发严重的上颌甚至面中份发育不足。外伤等后天因素如面中份与颌骨骨折错位愈合等也可导致上颌后缩畸形。这类患者的治疗采取双颌手术，手术计划选择上颌骨 Le Fort Ⅰ型骨切开术，前徙上颌至正常位置进行矫正。对鼻旁区塌陷明显的患者可进行改良 Le Fort Ⅰ型骨切开术，而对面中份及眶下区严重凹陷者可选择 Le Fort Ⅱ或Ⅲ型骨切开术。下颌同期选择下颌支垂直（或斜行）骨切开术和下颌支矢状骨劈开术，用来矫治下颌发育过度畸形。如果患者磨牙关系正常，只是由于下牙槽发育过度引起反殆，可选择下颌前部根尖下截骨术进行矫正。有些下颌前突畸形的颏部并不前突，当行下颌整体后退术后可能出现颏后缩畸形，这种情况就可以同期行颏前移成形术，才能取得满意的面形美观效果。

5. 错殆畸形

对于上颌发育过度和下颌骨发育不足而造成的错殆畸形的矫正，也可采取双颌手术。上颌骨手术可以选择上颌骨 Le Fort Ⅰ型骨切开术后退上抬至正常位置，下颌同期选择下颌支垂直（或斜行）骨切开术或下颌支矢状骨劈开术前移下颌，矫正下颌骨后缩。如果下颌骨严重发育不足，可以在下颌支矢状骨劈开术前移后，同时行颏成形前移术，使面部侧貌成为东方人标准的直面形。

（沈国芳）

八、不对称畸形矫治术

面部不对称畸形，往往会包括咬合在内的一侧颌骨及对应颌骨的继发位置关系改变。不对称牙颌面畸形的临床表现差异较大，畸形较为明显，矫治难度大。在治疗时应认真分析畸形的原因，畸形的种类、范围及程度，通过外科与正畸联合治疗，有针对性地进行矫治。

1. 面部不对称畸形的分类

面部不对称畸形的分类很多，但并未有一种被公认是最完善的分类方法。根据病因可以分为先天性、发育性和获得性三大类。根据不对称畸形发生的机制不同可以将其分为：上颌骨不对称畸形（横向、垂直向、矢状向），下颌骨不对称畸形（横向、垂直向、矢状向），双颌不对称畸形伴颅面其他组织结构不对称（鼻、颧骨），颜面单纯软组织不对称。单纯双侧颜面软组织不对称及单纯上颌骨不对称发生率较低，以下颌骨左右（横向）不对称占绝大多数，伴或不伴上颌骨及颅面其他组织结构不对称。临床上常见的颜面不对称畸形包括进行性偏侧颜面萎缩、下颌骨偏侧肥大畸形、髁突肥大畸形等。

2. 治疗设计

面部不对称畸形患者的治疗计划根据畸形类型不同，采取不同的治疗方法，着重在于对病变原发处进行手术。

（1）对单纯下颌骨不对称、上颌骨及以上结构基本对称、咬合关系良好或可通过单纯正畸治疗获得良好咬合关系者，可通过颏成形术修整颏部的不对称，通过下颌体部轮廓修整术及下颌角修整术，解决体部及下颌角的不对称，并通过正畸治疗改善咬合。

（2）对单纯下颌骨不对称、上颌骨及以上结构基本对称、不能通过单纯正畸治疗获得良好咬合关系者，应进行术前正畸去代偿，匹配上下牙弓，设计下颌骨的整体手术，如双侧下颌骨矢状劈开术（BSSRO）旋转后退或者前移下颌骨。同时伴有下颌骨颏部、体部及下颌角不对称者，设计相应手术同期或者二期解决。下颌发育严重不足的患者，牵张成骨术可以延长下颌骨体部或者升支，可以获得稳定的疗效。但是由于下颌骨的延长是在三维方向的变化，牵引的方向有时不能精确控制，可能出现矫治结果与计划的不一致，因此二期正颌手术有时是有必要的。

（3）对下颌骨不对称伴有上颌骨不对称、上颌𬌗平面左右倾斜者，应设计双颌手术。通过上颌骨 Le Fort Ⅰ型截骨术摆正上颌𬌗平面，给下颌骨创造可以对称放置的空间，同期进行下颌手术。

（4）对单侧髁突良性肥大、髁突占位病变者，或者 ECT 扫描提示双侧髁突生长有明显差异且急于治疗者，在设计上下颌手术时，需设计下颌骨病变侧髁突高位切除术。

（5）对伴鼻不对称、颧骨等其他面部结构不对称者，需同期或二期行相应部位手术。

（6）对伴明显软组织不对称者，需设计软组织修整或者充填术，或者通过硬组织手术代偿。

（7）术前术后正畸：面部不对称畸形常伴有上下颌牙弓的不对称及牙代偿，若不进行术前正畸，则有可能阻碍术中骨段的移动与咬合重建。完善的术前正畸有利于获得正确而稳定的颌骨位置，达到改善面形和咬合关系的完美统一。术后正畸则可以保持治疗效果的稳定。面部不对称畸形的术前正畸包括排齐上下牙列，前牙及后牙的去代偿，关闭间隙，协调匹配上下牙弓。

3. 手术方式选择

（1）髁突切除及颞下颌关节成形术：对于增生肥大的髁突及髁突骨软骨瘤，应进行患者髁突或髁突骨软骨瘤的切除，重建关节结构，有利于患者术后关节功能恢复。可以采用耳前切口或下颌支外侧缘切口，也可以采用计算机辅助导航技术，从口内入路进行精确定位切除[图 14 - 10(1)]。还可以在内镜辅助下进行髁突切除、颞下颌关节成形术[图 14 - 10(2)]。口内入路时需先行冠突切除，然后暴露髁突，髁突截除后可以进行或不进行冠突的复位固定。

（2）𬌗平面及上牙中线偏斜的矫治：可以通过上颌骨 Le Fort Ⅰ型截骨摆正𬌗平面，旋转调整上颌牙中线。同时，为了获得良好的咬合关系，可以进行上颌骨的进一步分块。

（3）下颌骨不对称畸形的矫治：通过双侧下颌支矢状劈开截骨术，摆正下颌骨。同时也可以辅助进行患侧下颌骨轮廓修整术。半侧颌骨肥大畸形的患者，其患侧下颌骨体部的高度常较健侧明显增加，造成下颌骨明显的不对称，需自患侧下颌骨下缘、外侧缘切除部分骨质。如果存在健侧下颌骨下缘外翻畸形，可以进行健侧下颌骨的修整，使双侧最大限度地恢复对称。在矫正两侧垂直高度差异、摆正𬌗平面、下颌骨体部基本对称后，其颏部仍可能存在一定程度的偏斜，需进行截骨颏成形术，移动旋转颏部骨段，矫正颏部的偏斜及不对称，使颏部对称。

（4）颧骨颧弓不对称畸形的矫治：通过口内前庭沟入路，进行颧骨、颧弓成形术，矫正颧骨、颧弓的侧方突度，恢复双侧对称性。

（5）局部植骨充填术：经过上述骨组织成形术后，对面部骨骼局部的不对称，可配合上下颌骨局部区域的植骨术，进一步改善面部外形及对称性，使面部更加美观协调。

（6）软组织畸形矫治术：通过截骨、成形术等手术矫正后，如果软组织仍存在一定畸形或不对称，可以

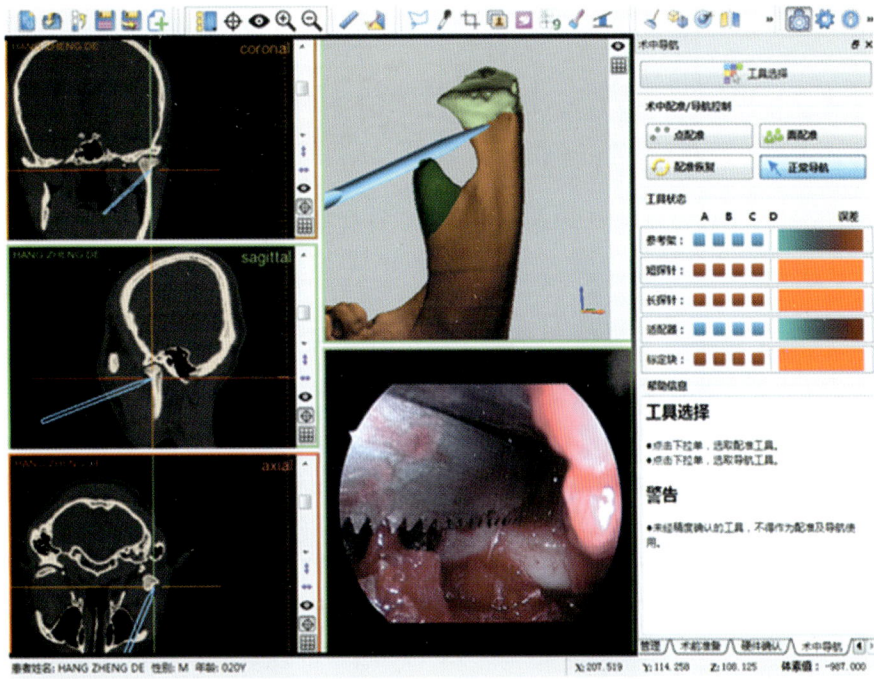

（1）

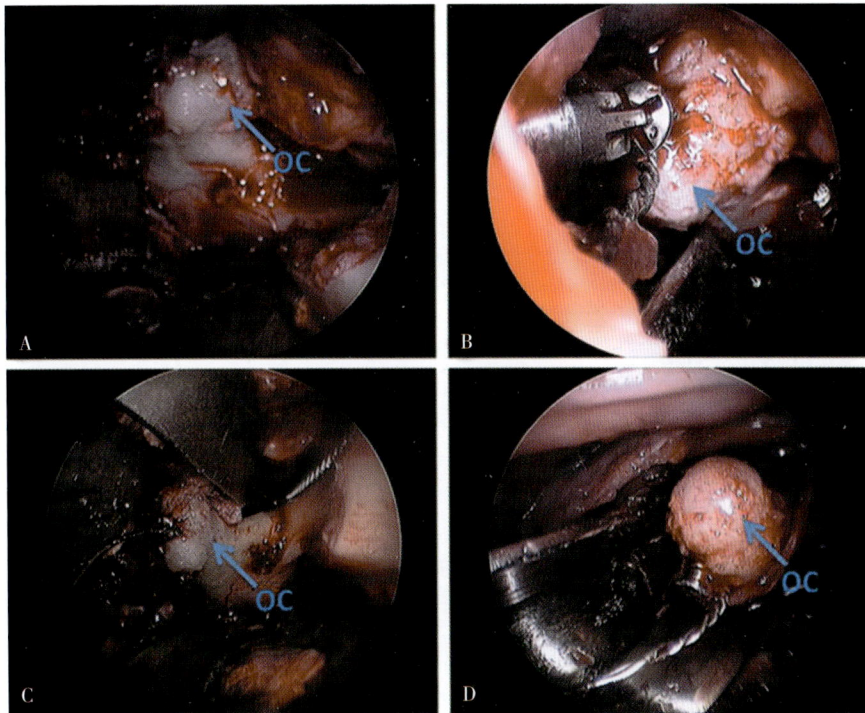

（2）

图 14 - 10　髁突切除术

（1）导航辅助下行髁突切除术；（2）手术前后 CT 重建模型比较

进行软组织成形术，改善面部软组织形态。

（于洪波）

九、下颌角缩小术

下颌角缩小术是针对下颌角良性肥大畸形进行的颌骨截骨修整术，以达到缩小下颌角、改善面部形态的目的。

1. 手术指征

(1)优选指征：下颌角外翻、下颌角切迹明显、下颌角肥厚、下颌角升支和下缘的夹角小于120°。

(2)次选指征：下颌角内翻但较厚、下颌咬肌粗隆或下颌峰增厚。

(3)不宜手术：下颌骨局部肿瘤，感染。下颌角升支和下缘的夹角大于120°、耳垂和下颌角距离小于一横指。心理状态不稳定者。

2. 术前准备

常规血、尿、心电、胸部X线片检查。摄X线头颅定位正侧位片和下颌骨全景片，或CT下颌骨三维成像片。有条件的可以做术前模拟，如X线片平面剪贴模拟、基于CT的计算机辅助设计、三维激光扫描后模拟等。准备电动力或气动力微型往复锯或摆动锯及电钻。准备特殊骨膜剥离器和深部拉钩，最好准备带纤维导光镜和负压吸引头的下颌角部拉钩。

3. 麻醉与体位

选择经鼻腔或口腔插管全身麻醉，偶可选择以下牙槽神经阻滞为主的局部麻醉。

4. 手术方法（图14-11）

口内切口：不留皮肤瘢痕，是首选的比较理想的手术入路。口腔内龈颊沟切口径路，在骨膜下分离暴露下颌角部和下颌体部。其分离范围向前至第一、二前磨牙位相对的下颌骨体部下缘，以避免损伤颏神经，向后至殆平面相对的下颌支后缘，骨膜下应完全剥离咬肌肌腱（外侧）和翼内肌肌腱（内侧）与下颌骨角部的附着点［图14-11(1)］。

口内外联合切口：口内切口同上，另在下颌体部下缘对应颏投影位置的皮肤上做8mm的切口，可借此切口伸入往复锯片以切除下颌角。

耳后切口：自耳屏后缘做10～15mm的切口，自皮下组织分离；方向为前下方，向骨性下颌支剥离，越过腮腺下极的腺体组织，打通下颌支后缘的骨膜。随后在骨膜下、紧贴下颌角部向下颌体部分离，分别剥离下颌骨上附着的咬肌附着点和翼内肌附着点。

5. 截骨方法

手术方法的选用受手术器械的限制，也和术者的自身经验和技能有一定关系。手术通常分为下颌截骨手术和下颌骨表面磨削术。由于口内切口操作的视野和范围较局限，手术区域及其周围有丰富的神经血管，因而术者应经过专业培训。

从下颌骨整形的角度，截骨方法可以分为下颌角直线截骨、下颌角弧形截骨、下颌角及下颌体部外板截骨、下颌角车轮状截骨、下颌角内外板等量截骨、下颌角内外板不等量截骨，以及下颌角及体部电钻磨除去骨等共7种方式［图14-11(2)至图14-11(8)］。

术后护理和注意事项：术前1d起预防性应用抗生素，以阳性菌和厌氧菌敏感药物为主。伤口缝合前骨膜下置负压引流物，术后2d或引流量小于5ml时可以去除引流。术后流质饮食，并忌辛辣和刺激性的菜肴。术后1周内每日漱口3次。术后5d可以拆除绷带，术后2周面部软组织早期肿胀消退，手术效果在术后3～6个月基本稳定。女性患者术后应注意月经期的休息。如面下部在术后的1～2周突然出现局部肿胀、变硬，应及时做局部骨膜下穿刺，以排除血肿。

6. 重要解剖结构的辨认与保存

主要是颏神经应避免过度牵拉，其次切勿截骨过高致损伤下牙槽神经血管束。

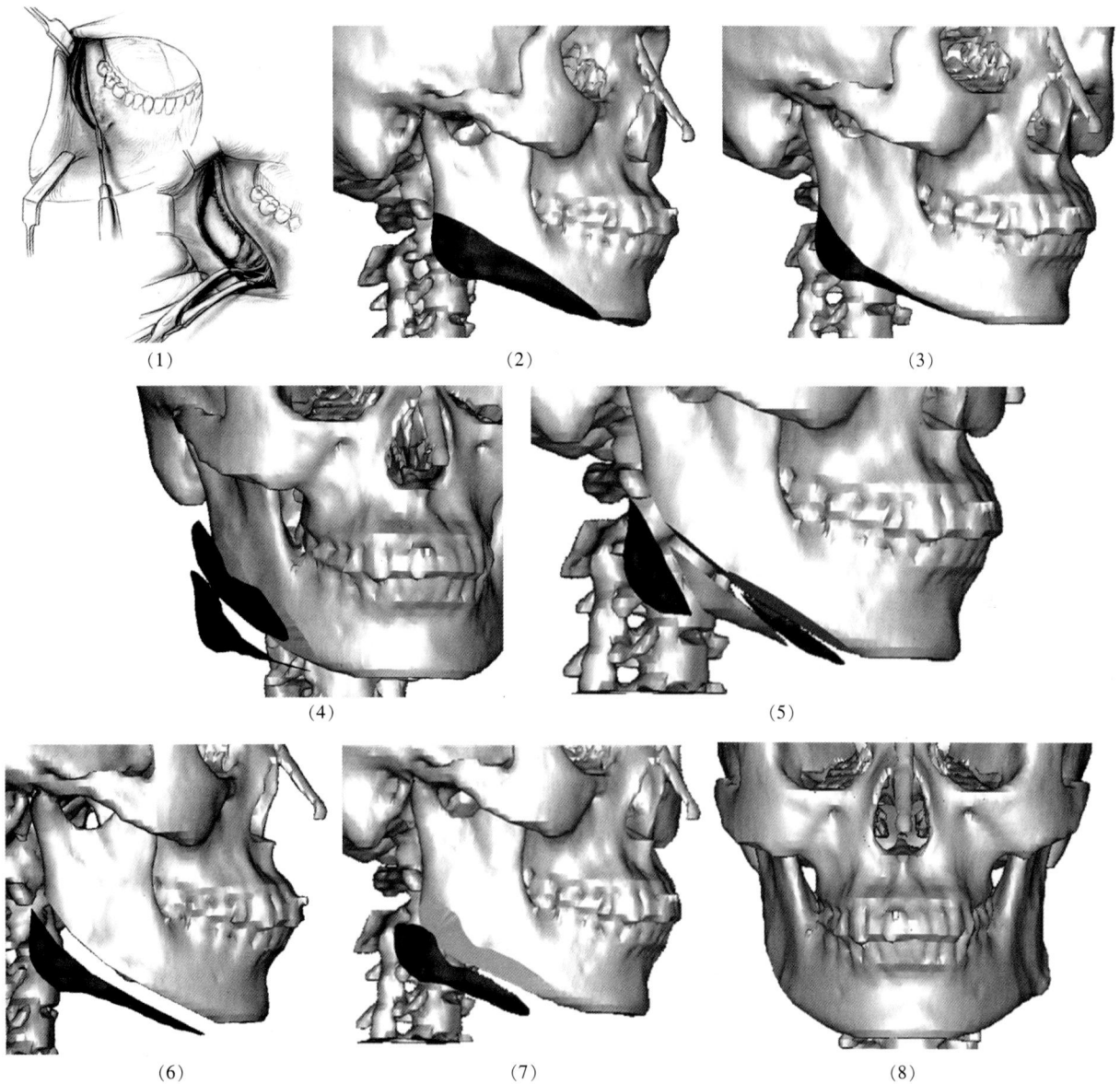

(1)　　　　　　　　　　　(2)　　　　　　　　　　　(3)

(4)　　　　　　　　　　　(5)

(6)　　　　　　　　　　　(7)　　　　　　　　　　　(8)

图 14 - 11　下颌角缩小术

(1)口内切口位置示意图；(2)下颌角直线截骨；(3)下颌角弧形截骨；(4)下颌角和下颌体部外板截除；
(5)下颌角车轮状截骨(Satoh 法)；(6)下颌角内外板用摆动锯等量截骨；(7)下颌角内外板用往复锯不等量截骨；
(8)下颌角和下颌体部骨用电钻磨除

7. 术中、术后并发症及其处理

(1)术中大出血：术中出血主要有 4 种来源。首先是截骨面骨松质的渗血，一般待骨膜贴覆后加压即可。其次为肌肉组织的渗血，通常是由于未能完全在骨膜下操作所引起的，渗血活跃时止血往往较为困难，一般通过压迫，必要时可以喷撒纤维蛋白凝胶止血，但切不可使用仅供体外应用的皮肤黏合剂止血。第三为静脉性的出血，经过加压减缓出血速度后，应用双极电凝常可妥善止血。最凶险的是动脉性的出血，尤其是面动脉、下颌下腺动脉分支的出血，常快速引起凝血功能障碍，术中除压迫、双击电凝止血外，危急时还可通过口外切口控制甚至结扎出血侧面动脉止血，以保障患者的生命安全。术中、术后出血是下颌角手术最大的危险所在，切不可抱有侥幸心理，务必妥善止血后方可结束手术。如对患者情况没有完全的把握，术后可留置气管插管观察 1 d 后再行拔管。

(2)术中损伤颏神经：颏神经的损伤通常由于术中牵拉引起，绝大部分的颏神经损伤经过术后保守治疗、营养神经药物处理后可好转。但若术中明确发现有颏神经断裂，必须寻找断端后加以吻接，为术后恢复提供条件。如由于截骨位置过高造成下牙槽神经管内神经损伤，神经的吻接及术后的恢复都将变得非常困难。

（3）术后面部不对称：是非常常见的并发症，手术前应对受术者有详细的交代，对于受术者原有的不对称情况应有非常详细的文字及影像学记录。对于轻微的不对称，可在术后 6 个月起予以自体脂肪注射充填移植、假体植入等方法加以调整；如不对称情况较为严重，而术者本人对手术的把握较大，可以通过再次手术进行调整。

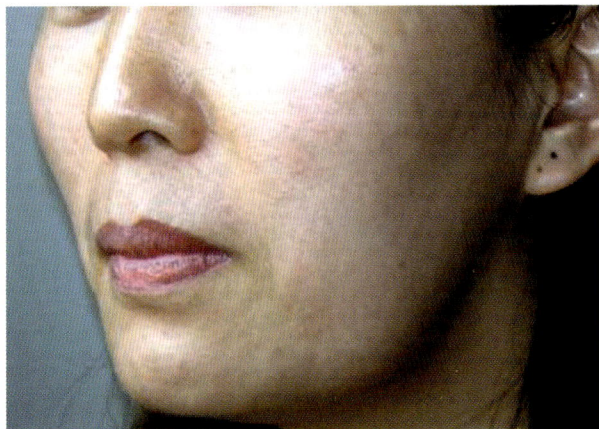

图 14 - 12　第二下颌角

（4）下颌骨角部异常成角：也称第二下颌角（图 14 - 12），是由于截骨位置把握不当、过渡缘不自然所引起的，一般可通过再次手术加以修饰。

（5）下颌角去除过多之"马脸"：与第二下颌角的形成不同，此类畸形主要还是由于去骨过多引起的，通常采用自体骨移植或假体植入的方法加以改正。

（6）下颌支骨折或下颌髁突骨折：多由于手术中操作过于粗暴、下颌支后缘截骨不完全或患者本身下颌骨结构缺陷引起。一旦发生，原则上应在恢复咬合关系后行坚强内固定治疗。

（7）颏神经暴露后神经感觉过敏：以局部叩击痛为主要表现，通常随时间推移可自行好转，局部按摩训练有助于加速恢复。

（8）面神经损伤：多由于术中止血时操作不当、钳夹组织过多引起。一旦并发症发生，早期可予神经营养药物及高压氧治疗，严密观察，如 8～12 个月仍没有恢复的迹象，应按照周围面神经损伤的治疗原则处理。

（9）术后口角运动时歪斜：多由局部肿胀、受术者因疼痛口角动作变形等原因引起，可随时间推移自行恢复，但必须排除面神经损伤的可能。另外，部分患者在缝合伤口时肌肉及黏膜组织错位也会引起类似表现，可在 3 个月后重新修整口内伤口，多可有明显改善。

（10）下颌缘不光滑：通常在骨膜贴覆后逐步自行改善，如不光滑程度较为明显，可以选择自体脂肪注射充填移植加以调整。

（11）咬肌移位：由原有咬肌附着点被切除、新的咬肌附着点错位引起，可见有咬肌不自然的脱垂或局部鼓胀表现，通过 A 型肉毒杆菌毒素注射促使咬肌萎缩后多可有所改善。

8. 经验与评述

下颌骨边缘及角部是构成面下部轮廓的主要骨架，也是决定脸型是圆方还是尖长的主要颜面骨骼部位。临床实践中，2/3 的受术者并不是下颌角肥大的患者，而是正常求美者。因此，如何筛选和说服患者，如何保证安全和美观的取舍，要远比如何做好一台手术来得重要。

主刀医生应该是下颌骨整形手术的主导者，应该经过高级专项手术培训并有丰富的临床经验。主刀医生的素质包括能恰当地和患者沟通，并选择自己力所能及（包括器械和技能）的手术方法；有一个团队，包括麻醉师、观察护士、监护医生等，以便做好围手术期的治疗；拥有应急的救护设备和预案，如气管切开包、口腔通气导管、吸引器、心电监护仪、输氧装置等。

下颌骨整形不仅是下颌角的去除和磨改，而且常常是下颌下缘甚至延及颏部的骨修正。

耳垂的位置在确定骨量去除中可作为参照的标志：去除下颌角的后缘如果高于耳垂，会出现"马脸"畸形；新形成的下颌角最好位于耳垂下 1～1.5 cm；耳垂的位置相当于咬合平面，是口内截开下颌角后缘的起始点。

口腔内下第一前磨牙通常是另一个参照标志：它是下颌角截除的前缘，或下颌缘修改的起始。下颌缘的修整，若希望延伸到颏部，应在此部位选择与下颌下缘的合适距离。若想保护颏神经，也应该从此部位开始审慎向前分离。

在截骨去除下颌角的同时,是否去除咬肌,至今尚有一定争议。对咬肌发育过度的患者,可以考虑去除部分肥大的块状咬肌,但是止血应该彻底,去除的咬肌也应该分布得较为均匀;对咬肌发育一般的患者,建议仅去除咬肌附着的肌腱,无须去除块状咬肌;或无须去除咬肌,等手术后3~6个月在咬肌内注射A型肉毒杆菌毒素,让咬肌在短期内呈可复性萎缩。

（穆雄铮）

十、唇腭裂继发牙颌畸形正颌外科矫治术

唇腭裂患者的上颌骨发育障碍,其临床表现的畸形更加严重;并且由于血供、术区瘢痕及颌骨移动幅度受限等因素,唇腭裂术后正颌外科具有其特殊性。

1. 手术指征

(1)适应证:腭裂继发上颌发育不足;腭裂继发上颌发育不足,下颌发育过度;未修复的腭裂及牙槽突裂伴上颌发育不足同期修复。

(2)禁忌证:牙齿排列紊乱,上颌牙弓狭窄未行正畸治疗;存在严重龋齿、牙周疾病、感染性疾病,尚未控制;伴有全身重要脏器先天性疾病,未行治疗控制。

2. 术前准备

(1)按照唇腭裂综合序列治疗原则,已完成正颌手术前各项治疗(如唇裂、腭裂、牙槽突裂修复术等)。

(2)术前正畸治疗完成:术前与正畸专科医师共同制订治疗方案,尽可能创造一个比较稳定的咬合关系,对术后进一步矫治及复发的防治有重要的意义。

(3)牙体、牙周疾患的治疗:术前对于龋齿、牙龈炎、牙周疾患进行必要的治疗,以减少手术后牙体牙周疾病继续发展的可能,并降低术后创口感染的概率,有利于患者术后康复。

(4)模型外科及数字外科设计手术方案。

(5)制作定位骀板备用。

3. 麻醉与体位

(1)全身麻醉,经鼻插管。

(2)体位:头正中平卧位,略抬高,颈部保持水平。

4. 手术步骤

1)腭裂已修复后上颌发育不足的 Le Fort Ⅰ型截骨术

(1)全麻显效后,消毒铺巾,固定鼻插管;控制性降压(平均动脉压约 60 mmHg);静脉使用抗生素。

(2)Le Fort Ⅰ型截骨术,上颌前庭沟注射1:10万肾上腺素。

(3)切口:在双侧上颌第一磨牙间前庭沟处上方做水平切口,切开黏膜、黏膜下,至骨膜,注意行牙槽突裂修复术后患者有陈旧性手术瘢痕,相比常规牙颌面畸形患者,其层次不清、渗血较多、剥离较困难。如为双侧腭裂伴牙槽突裂,在前颌骨处应于双侧裂隙处行垂直切口,潜行分离前颌骨唇侧骨壁,以确保颌骨离断后有足够的唇颊侧软组织蒂支持血供。如行常规的水平切口,在折断下降上颌骨后会导致前颌骨游离,造成术后骨段及牙的坏死。

(4)显露:剥离显露上颌骨前壁、颧牙槽嵴至外侧壁,剥离鼻腔外侧壁,避免撕裂软组织。剪断前鼻棘时应注意单侧腭裂患者前鼻棘往往偏向患侧,而并非位于正中。在剥离鼻底软组织时应注意,如患者接受过牙槽突裂修复术,则局部组织瘢痕化明显,层次欠清晰,剥离时阻力较大,应避免使用暴力,以免撕裂软组织,导致术后口鼻瘘发生。如患者未行牙槽突裂修复术,则裂隙两侧上颌骨可存在活动度,相当于上颌骨分块截骨,要注意裂隙处腭部黏膜的张力,避免撕裂穿孔。两侧剥离范围同常规 Le Fort Ⅰ型截骨,

显露至颧牙槽嵴部位。

（5）定位：腭裂患者多伴有上颌骨垂直向的发育不足，故需要下降上颌，在双侧尖牙区设定位孔，以确定上颌移动后垂直距离的改变。

（6）截骨：一般同常规 Le Fort Ⅰ型截骨手术。如需行高位截骨或需矫正鼻旁凹陷，则可行高位 Le Fort Ⅰ型截骨。

（7）折断下降上颌骨：对于腭裂患者，腭部有软组织瘢痕及腭裂修复术后改变，其腭降神经血管束的解剖位置可能存在一定变异。因此，在去除上颌窦内侧壁骨质时应注意对神经血管束的保护，腭降血管的完整性对上颌骨血供有非常重要的意义，尤其对牙槽突裂未行植骨修复的病例。

（8）移动上颌骨：由于腭部大量手术瘢痕的限制，腭裂患者前移上颌的幅度相比常规牙颌面畸形病例是比较有限的，因此手术中应当彻底松解上颌骨，可用弯骨凿前推上颌结节处，以尽量前移，去除腭降神经血管束附近的骨质，以免前移时被阻挡，但应十分注意对血管的保护。

（9）戴入定位𬌗板，检查无误后固定上颌骨。

（10）如需行下颌骨后退手术的，其方法同常规下颌支矢状劈开术。

2）未修复的腭裂牙槽突裂伴上颌发育不足的同期修复

（1）腭部：先行腭两瓣法手术，形成充分减张松弛的两大黏骨膜瓣，显露裂隙两侧的腭骨；唇颊侧：在上颌唇颊黏膜上分别做数个垂直切口，其切口位置与数量视截骨部位及块数而定。远中垂直切口通常选择在双侧第一磨牙与第二双尖牙之间，牙槽裂隙缘处黏膜上做一垂直近似"H"形切口，近中切口位于上颌截骨块间的相应部位。用骨膜剥离器小心剥离后形成各切口间连通的骨膜下隧道，然后分别从裂隙缘切口及对侧近中切口伸入骨膜剥离器；继之从梨状孔缘内侧向后将黏骨膜自鼻腔前外侧壁分离，转而从鼻底黏骨膜下剥离，直至与腭部裂隙切口连通。

（2）全上颌分块截骨前移：从唇颊侧垂直切口处置入薄刃平骨凿或微型往复骨锯，按预测垂直和水平截骨线，自梨状孔缘向后，分别做水平骨切开至第二磨牙远中；继之用专用弯形骨凿从腭侧的腭降神经血管束前 0.5 cm 截骨，最终形成所需分块上颌骨段并附于唇颊黏膜蒂。

（3）充分松动后，将各骨块前移到预制的定位𬌗板上就位，咬合关系对位良好后做暂时颌间结扎，行上颌骨坚强内固定。也可以选择将自体移植骨块分别嵌塞于两侧翼上颌缝分离后的间隙内，以稳固并防止上颌后缩。

（4）根据情况，可以选择眶下、鼻旁植骨或生物材料充填，以矫正该区域凹陷畸形。

（5）牙槽突裂修复：同期采用髂骨骨松质，行牙槽裂植骨，且使裂侧鼻旁鼻底区丰满。

5. 重要解剖结构的辨认与保存

（1）剥离上颌骨前壁时应注意对眶下神经的保护，用拉钩牵拉时应注意避开眶下神经，以免术后局部麻木。

（2）剥离鼻底黏膜时，应注意部分患者行牙槽突裂修复术后，解剖层次紊乱，局部瘢痕增生，易撕裂软组织，导致鼻底穿破。处理时应修整增生的瘢痕组织，严密缝合穿通的鼻底黏膜，以免术后发生口鼻瘘。

（3）腭降神经血管束的保护：由于进行了腭裂修复术，其腭部大量的软组织瘢痕，以及手术对腭降血管神经解剖位置的影响，都可能导致在上颌骨截骨术中意外损伤腭降血管。因此，在腭裂患者上颌骨截骨手术中，应当注意辨认腭降神经血管束。该结构一般在上颌窦内侧壁靠后方，在折断下降上颌骨后可以见到。尤其是上颌折断下降后修整腭降神经血管束周围骨质时，应高度注意对该血管的保护，以免术后上颌骨血供受影响。

6. 术中、术后并发症的诊断和处理

（1）鼻底黏膜撕裂：应在上颌骨固定前仔细缝合鼻底黏膜，以防术后鼻腔分泌物污染创口，导致感染。

（2）眶下神经断裂：多由于粗暴操作导致，应及时行神经吻合术，术后应用神经营养药物与激素。

（3）腭降神经血管束撕裂：多有明显的出血，应结扎止血。由于该血管对腭裂患者上颌骨血供有重要意义，因此手术操作中应尽量避免损伤该血管。

(4)咬合关系不佳:术前正畸应尽量达到术中能够建立良好的咬合关系,但腭裂患者由于牙列畸形程度比一般患者严重,有时无法建立比较理想的咬合关系,因此术后咬合关系不佳。可以在术后 2~3 d 内行弹性牵引。如由于模型外科制作原因导致咬合关系不佳,则需术后进一步行正畸治疗,调整咬合关系。

(5)术后前牙对刃或反𬌗:多由术中上颌骨松解不足或上颌骨前移幅度过大、咬合关系不佳所致。由于腭裂患者存在大量软组织瘢痕,术中彻底松解下降前移上颌骨是十分必要的。对于术前反𬌗程度严重的患者,可以考虑行双颌手术或牵张成骨手术,以避免过度前移上颌骨,导致术后复发。另外,良好咬合关系的建立对避免术后复发有着重要的临床意义。

(6)其他同一般正颌外科手术并发症。

7. 经验与评述

(1)稳定咬合关系的意义:腭裂继发上颌发育不足患者往往伴有上颌骨横向及前后向发育不足,其上下牙弓宽度往往不协调。如伴有牙槽突裂,则多有牙齿的易位、扭转、先天缺失、埋伏多生牙等畸形。因此腭裂患者在正颌手术前一般都需要术前正畸治疗,目的是尽量排齐牙列,为手术建立稳定的咬合关系奠定基础。值得注意的是,唇腭裂患者牙列畸形情况较一般牙颌面畸形患者要严重,即使进行正畸治疗,其咬合关系也仍可能不令人满意。因此,如何尽可能创造一个比较稳定的咬合关系,对术后颌骨位置的稳定有重要的意义。

(2)模型外科的设计:腭裂患者一般正颌手术均需要前移上颌骨,由于腭部陈旧性手术瘢痕牵拉的限制,其前移的阻力往往较大,因此在模型外科设计时除了要考虑恢复正常的面形以外,对上颌骨前移幅度的限制也要加以考虑,如反𬌗严重,必要时可以考虑适当使下颌骨后退或行牵张成骨术。唇腭裂患者往往鼻唇角较小,如上颌前移幅度较大,则对鼻唇角改变较大,影响面形。故可设计适当改变咬合平面来调节鼻唇角度。由于涉及上颌骨血供问题,应尽量避免腭裂患者上颌骨的分块手术;对于牙弓狭窄的患者,必要时术前可以行扩弓治疗。对于牙中线偏斜的患者,如果伴有中切牙缺失,则需结合实际情况设计侧切牙或尖牙替代中切牙,适当旋转上颌骨来矫正牙中线偏斜。

(3)牙槽突裂患者的处理:对于已完成牙槽突裂修复术的患者,在上颌骨截骨手术中应注意鼻底黏膜(牙槽突裂的植骨床底)的处理,如剥离时撕裂或穿孔,应及时修补缝合,以免术后发生口鼻瘘。对于未行牙槽突裂修复术的患者,其可存在上颌骨连续性中断、裂隙两侧骨块有活动度、两侧上颌骨平面不一致、口鼻瘘等表现。这些都会影响正颌手术中颌骨稳定性,以及导致术后创口感染的风险增加。这种情况对于牙的正畸治疗也有一定影响。因此,原则上对于腭裂伴有牙槽突裂的患者,在正颌手术前,应当行牙槽突裂植骨手术等治疗。

(4)双侧腭裂伴牙槽突裂患者手术操作较为困难,设计时应注意前颌骨处的切口,应在双侧裂隙处行垂直切口,向中线潜行分离前颌骨唇侧骨壁,以确保颌骨离断后有足够的唇颊侧软组织蒂支持血供。如行常规的水平切口,在折断下降上颌骨后,会导致前颌骨游离、术后骨段及牙的坏死。

(5)对尚未修复的腭裂伴严重颌骨畸形的成年患者的矫治,基本术式为腭裂修复,Le Fort Ⅰ型分块截骨前移和牙槽裂植骨修复可同期进行。其目的是一次手术获得近似正常咬合关系,改善病理语音及面容,最大限度地恢复咀嚼、语音等生理功能及面部外形,同时减少手术次数,缩短疗程。这将大大有利于我国现阶段由于种种原因得不到及时治疗的成年腭裂患者,符合国情。经我们临床实践,从功能和外形两方面均获得较满意的效果。

(6)手术操作中应注意的问题:腭裂患者的 Le Fort Ⅰ型截骨手术由于腭部软组织大量瘢痕的限制,其前移幅度有限,术后复发倾向明显增大。因此术中应彻底游离松解上颌骨,在戴入就位𬌗板时应保证上颌骨处在没有明显牵张力的状态下。固定上颌骨可以选用比较厚的钛板,必要时术后可以加以颌间结扎(有误吸风险,口腔卫生不易保持,患者不易耐受,故不推荐)。以往也有选择在双侧翼上颌连接处的截骨间隙植骨的方法,可以行术后早期弹性牵引,保持咬合关系。如患者反𬌗严重,则可考虑行双颌手术或牵张成骨术,尽量降低复发率。

(王旭东)

十一、牵张成骨术

牵张成骨的基本原理是当机体组织受到缓慢而稳定的牵引力时，细胞的增殖与合成功能即被活化，从而促进组织的再生。牵张成骨技术就是基于这一生物学原理，由保留在骨组织上的骨膜、软组织来保证截断骨段的血供，通过施加于牵张器特定程度与频率及方向的牵引力，使骨段按设计牵开，骨段间隙由新骨生成取代，从而延长了骨骼。

（一）上颌骨牵张成骨术

1. 手术指征

（1）先天性的上颌骨发育不足，是各种颅颌面发育不全综合征的主要临床症状。

（2）获得性的上颌骨发育不足，如唇腭裂继发、感染或损伤引起的上颌骨后缩畸形。

2. 术前准备

（1）口腔颌面外科常规术前准备。

（2）若伴发牙龈炎、牙周炎，术前2周行全口洁治。

（3）若采用外置式牵张器，需在术前制作口内牙弓夹板与牵张杆。在所取的牙模型上做口内牙弓夹板和与之相连的伸出口外的牵张杆；一般使用直径1.2 mm不锈钢丝弯制唇舌弓，使用直径1.8 mm不锈钢丝制作牵张钩，以上颌第一磨牙为支抗或者以第一磨牙及第一或第二前磨牙为支抗制作带环，然后使用细钢丝结扎，尽可能将每个牙与唇弓结扎连为一体；同时在下颌牙列模型上制作𬌗垫，高度以解除上颌前移时所引起的上下颌干扰为准，且下颌牙列与上颌牙列的接触面较平滑。

3. 麻醉与体位

经鼻气管插管全身麻醉，最好采用降压麻醉，将平均动脉压控制在60 mmHg左右，以减少出血。仰卧位，适度垫肩，头下垫以橡胶头圈。用开刀巾进行头部包扎，固定麻醉插管。防止因手术时间过长麻醉管接口压迫额部皮肤引起皮肤坏死。

4. 手术步骤

（1）应用解剖：上颌骨牵张成骨采用Le Fort Ⅰ、Ⅱ、Ⅲ型截骨线（图14-13），分别针对单纯上颌骨发育不足、鼻上颌骨发育不足和颅上颌骨发育不足进行矫治。

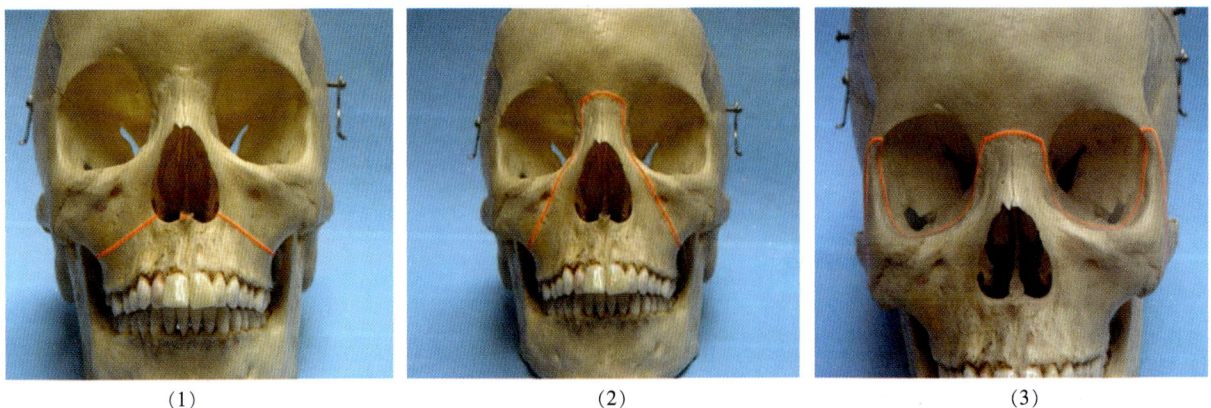

（1）	（2）	（3）

图14-13 Le Fort 截骨线

（1）Le Fort Ⅰ型截骨线；（2）Le Fort Ⅱ型截骨线；（3）Le Fort Ⅲ型截骨线

Le Fort Ⅰ型截骨线:梨状孔外侧斜向外下,经过牙槽突上方,延伸至双侧上颌翼突缝。

Le Fort Ⅱ型截骨线(改良):鼻额缝向两侧横过鼻梁、眶内侧壁、眶下区近中部、上颌牙骨段,再沿上颌骨侧壁至翼突。

Le Fort Ⅲ型截骨线:鼻额缝向两侧横过鼻梁、眶底,经颧额缝向后达翼突,形成颅面分离。

(2)以上颌骨Le Fort Ⅰ型牵张成骨术为例说明手术步骤。

①切口从一侧第一磨牙近中颊根至对侧第一磨牙近中颊根,离开附着龈的距离,前牙区在5 mm以上,逐步增大至切口两端处约距附着龈10 mm。②在上颌颊侧前庭沟以15号刀片或电刀全层切开黏膜、黏膜下层及骨膜。注意切口不可过高或过于靠后,以免暴露颊脂垫,影响视野。③用骨膜剥离子从前往后剥离颊侧骨膜直至上颌结节处,在上颌结节骨膜下放置脑压板;辨认梨状孔边界,仔细分离骨边缘、鼻底、鼻侧壁的骨膜,在鼻腔外侧壁处放置脑压板以保护鼻腔黏膜。④用往复锯由后往前完成颧牙槽支柱至梨状孔的上颌骨前壁与外侧壁的截骨。⑤用薄骨凿在颧牙槽支柱处,顺着上颌结节外侧骨轮廓的方向轻轻凿入,以及在梨状孔外侧轻轻凿入,彻底分离两处的骨连接。⑥重复步骤①与⑤,完成对侧上颌骨前方的截骨。注意一般两侧的截骨线尽量对称,但也可根据需要采用不对称截骨。⑦用骨凿从上颌第二磨牙远中垂直向上,分离上颌结节后部和翼板之间的连接,并与颊侧截骨线相连通。相比从翼上颌缝处凿骨,这种方法更有利于保护翼腭管内的腭降神经血管束,减少出血。⑧用咬骨剪剪开前鼻棘,用骨膜剥离子分离鼻底骨膜至鼻中隔,用鼻中隔骨凿分离鼻中隔软骨和犁骨与上颌骨的连接。注意:鼻中隔骨凿刀口方向向下,以保护鼻底黏膜。⑨在前颌骨处放置一块湿纱布,以双手大拇指在前颌骨处推上颌骨向下,折断上颌骨;助手应稳固患者的面中上份组织,以利于上颌骨的向下折断。各骨连接的充分离断是保证上颌骨顺利折断的前提;切忌使用暴力,以免形成不良骨折线,造成颅底结构的损伤。⑩右手持弯骨凿插入上颌结节截骨处,适度用力推上颌骨向前,松解上颌骨。⑪判断上颌骨是否已达到充分松解的方法(图14-14)是,以血管钳钳夹前牙区的正畸弓丝,能使上颌骨向前后、左右、上下移动,尤其是达到需要前移的位置。⑫内置式牵张器的安置(图14-15):通常采用上颌窦内置式牵张器;安置时要注意双侧牵张器长轴的方向必须相互平行并与面中线一致,在截骨线的上下端分别固定牵张器的固定装置。安置完成后,应尝试打开牵张器进行前牵引,观察牵张器安置的方向是否达到术前设计的要求,并进一步验证上颌骨的松解是否彻底;冲洗、缝合伤口,无须放置引流物。缝合后牵引杆暴露于口腔中。⑬外置式牵张器的安置(图14-16):冲洗、缝合伤口;进行牵张器外支架的安置;使用3~4枚无菌螺钉对称性地固定于双侧颞区颅骨外板骨面上;牵张器平面在眉上1 cm并与Frankfort平面平行,头架内侧与头皮和额部皮肤的距离在0.5~1 cm,且头架前端连接的桥杆必须与面中部一致;在颞部固定的螺钉基底部用凡士林纱布轻轻缠绕,注意避免压力过大引起周围软组织的缺血坏死。

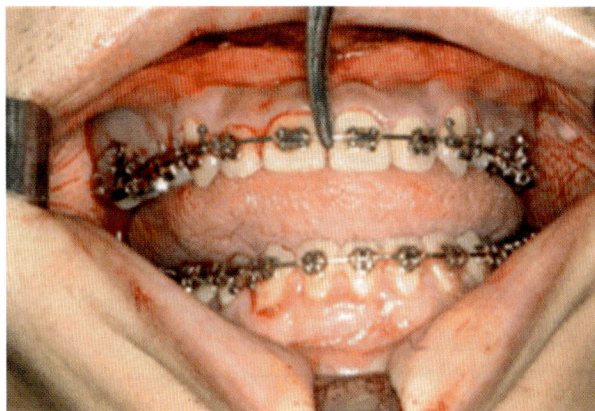

图14-14　验证上颌骨是否充分松解

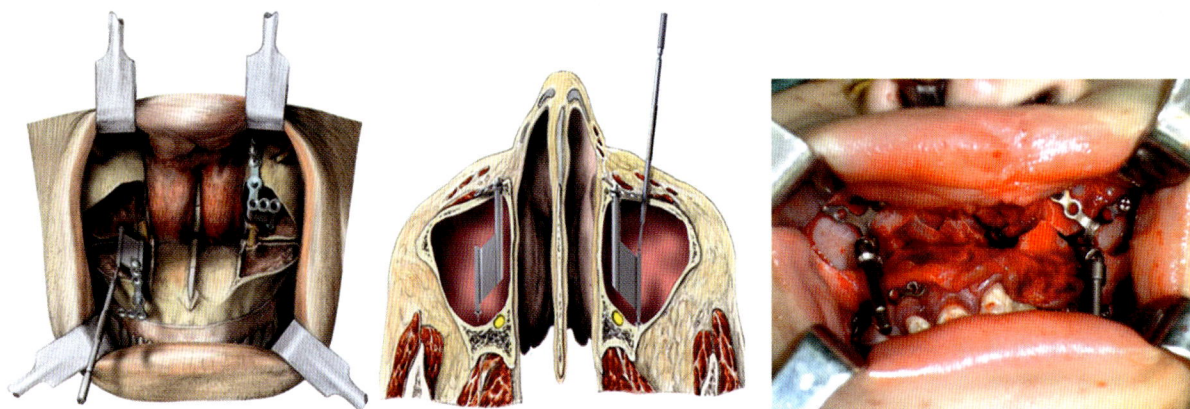

图 14-15　内置式牵张器的安置

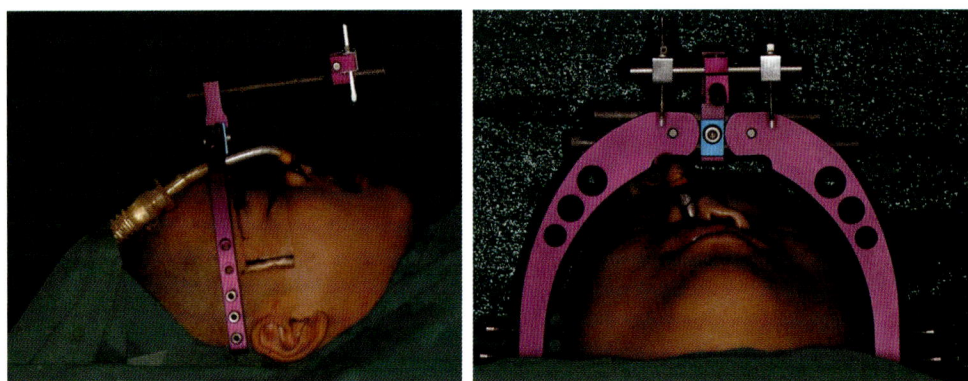

图 14-16　外置式牵张器的安置

5. 术中、术后并发症的诊断和处理

（1）术中处理。

动脉翼腭段的损伤：在翼上颌连接离断时，骨凿凿入方向不当或暴力操作可引起该处血管的损伤，致明显出血。处理方法是将上颌骨折断下降后，在直视条件下对出血的血管予以结扎，或电凝止血。如暴露不清楚，也可立即压迫颈外动脉，使出血减少后，再清楚暴露损伤的血管并充分止血。必要时也可结扎颈外动脉。

腭降神经血管束的损伤：在鼻腔外侧壁截骨时，骨凿过深或在上颌骨折断下降后，修整鼻腔外侧壁、腭骨时操作不慎，均可能损伤腭降神经血管束，表现为该区域的明显出血。若神经血管束断裂，可为喷射状出血。处理方法是找到断裂血管进行结扎或电凝止血，有时神经血管束断裂后缩入骨腔，可用长镊子深入骨腔电凝止血；勿忘在创口关闭之前，恢复血压至基础水平，再次检查，止血彻底后方可缝合创口。

（2）术后处理。

手术完当日要求平卧，上身抬高 30°。

术后使用地塞米松 10 mg/d，静滴，术后第 3 日逐渐减量。

术区冷敷，保持口腔卫生，注意体液与电解质平衡。

术后 3～5 d 可安装口内牙弓夹板与牵张钩（亦可在术前安装，但对手术操作稍有干扰），以钢丝连接桥杆与暴露于口外的牵引钩。

术后应有 5～7 d 的间歇期。儿童患者为 5 d，成年患者为 7 d。

间歇期后开始牵引：每日 3～4 次，每次 0.25～0.4 mm。儿童每日 3 次，每次 0.4 mm；成人每日 2～4 次，每次 0.25～0.5 mm。牵引速度和频率可根据患者的不同情况进行调整，但牵引的距离每日不超过

1.5 mm。

完成牵引后,牵张器需原位稳定 4～6 个月。稳定期后根据 X 线片观察到的新骨生长改建情况,确定拆除牵张器的时机。外置式牵张器的拆除可在局麻下进行,拆除固定于颞骨的固定螺钉,剪断桥杆与口内牙弓夹板的连接钢丝,即可拆除整个外固定支架;同时可拆除口内牙弓夹板与牵引钩,方法简便,在门诊即可完成。内置式牵张器的拆除则需在全麻或局麻下进行,最好在手术室内完成。

6. 经验与评述

(1)根据患者的具体情况,选择设计合理、质量可靠的牵张器:外牵引的优点是牵引幅度较大、方向可调,可实现多点、三维方向的牵引,无须再次手术拆除牵张器;外牵引的缺点是外固定支架给生活、学习带来较大不便,并可在颞部遗留圆形的瘢痕。此外,对于外牵引的患者,在术前应拍摄 CT 片确定颅骨完整性,以便螺丝的颅骨外板固定。而内置式牵张器的优点则是隐蔽、无明显的外观影响,但缺点是只能实现二维方向的牵引,牵引方向的可控性差。

(2)术前进行牵张器的检查:明确牵张器的设计、最大牵引距离是否符合手术设计要求;明确牵张器的高度、长度是否与患者的颌骨相匹配;明确牵张器的螺旋方向、螺距,并进行螺杆检查,看旋转螺杆时是否有阻力;检查牵张器是否具有要求的牵引幅度;检查牵张器的固定脚与牵张器体连接是否稳固,牵张器固定脚是否有裂纹。

(3)术前应准确设计牵张器安置的方向:牵引方向决定着患者牵引术后的面形,一旦牵张器固定后,其牵引方向即成定局,难再进行调整,除非重新安置牵张器。牵引方向的决定取决于术前的模拟预测。术前的电脑手术模拟预测可获得牵张器安置的最佳方向,但如何按电脑预测的最佳方向指导手术中牵张器的安置是个较棘手的问题。上海交通大学医学院附属第九人民医院口腔颌面外科通过三维电脑模拟手术确定牵引方案,并应用快速原型技术制作牵张成骨术的截骨导板,使手术中的截骨线完全符合术前模拟手术的要求,进一步增强了牵张器安置的准确性。

(4)牵张器安置手术注意要点。

切口:口内切开时,切口内侧必须保留足够宽的前庭沟软组织,如此才能保证牵张器安置后顺利关闭切口。

截骨:上颌骨的离断必须充分,尤其是对唇腭裂患者,必须充分松解腭裂手术在上颌骨后部形成的瘢痕;为避免误伤上颌动脉的翼颌段造成大出血,可改为上颌结节后方的截骨。此方法对于腭裂继发上颌骨发育不全的患者,亦可有效改善牵引后出现腭咽闭合不全的症状。

牵张器安置:牵张器安置必须遵循手术设计方向,牵张器一旦安置,其牵引方向即确定。牵张器不能高于牙冠或离之过近,以免术后患者进食时动摇牵张器,使之松动甚至脱落,造成牵引失败。牵张器前后固定脚离截骨线须有一定距离,同时须垂直置放自攻螺钉,防止牵引张力撕裂螺钉周围骨质,或使螺钉脱离骨质。牵引杆不能紧顶于唇颊黏膜上,需调整其方向,使之游离于口腔前庭中,防止陷入软组织内,甚或造成唇颊瘘管。

(5)术后护理要点。

饮食与口腔卫生:术后牵引期间可进半流质,牵引结束稳定期间可进软食,以加强营养。但不能进硬食或不易咀嚼的食物,以防使牵张器松动或脱落。患者必须保持良好的口腔卫生,预防创口感染。

严格按照牵引计划进行,定期行 X 线检查,决定停止牵引的时机。有条件者,可让患者住院进行牵引直至牵引期结束,这样可方便医生进行观察,发现可能出现的问题并及时处理;或者教会患者及其家属进行牵引,并在牵引期内不定期复诊,临床检查并拍摄 X 线片,以便调整牵引方向和牵引量。

稳定期内仍需不定期复诊,并拍摄 X 线片观察骨质生长情况,同时对于外牵引的患者,要关照他们注意外支架的保护,防止支架的移动或外力撞击外支架造成颞骨骨折。

（二）下颌骨牵张成骨术

1. 手术指征

(1)第一、二鳃弓综合征。

(2)节段性下颌骨缺损。

(3)先天性小下颌畸形。

(4)获得性小下颌畸形。

(5)下颌骨横向发育不足。

(6)Pierre-Robins 序列征。

(7)Treacher-Collins 综合征。

(8)阻塞性睡眠呼吸暂停-低通气综合征。

2. 术前准备

(1)口腔颌面外科常规术前准备。

(2)若伴发牙龈炎或牙周炎，术前 2 周行全口洁治。

(3)术前进行全景片、头颅正侧位定位片的拍摄，必要时进行三维 CT 扫描或三维头模制作以帮助牵引方向的确定。

3. 麻醉与体位

经鼻气管插管全身麻醉，最好采用降压麻醉，将平均动脉压控制在 60 mmHg 左右，以减少出血。仰卧位，适度垫肩，头下垫以橡胶头圈。

4. 手术方法（图 14 - 17）

(1)口内进路下颌支外置式牵张器的安置：

下颌骨颊侧黏膜下浸润麻醉，从前磨牙区直至髁突颈部及冠突的外侧面，麻药中可含 1：10 万肾上腺素。从下颌支颊侧直至下颌骨体部的近中翻瓣，暴露下颌体部与下颌支。根据术前的设计，用亚甲蓝在骨面上标记截骨线。确认钉子可以在预计的截骨线两侧安放，避开未萌出的牙或下颌神经管。靠近截骨线的两根固定钉必须间隔 12 mm 以上。4 枚固定螺钉必须呈直线安放，与预计的牵引方向平行。

通过穿颊拉钩，在预计的截骨线近中和远中各钻 2 个直径 1.5 mm 的孔，并置入 2.0 mm 的固定螺钉。4 枚螺钉相互之间的距离根据厂商说明书的要求决定[图 14 - 17(1)]。

以钻头或往复锯在下颌骨颊侧截骨，在下颌支的上下缘切透颊舌侧骨皮质，以利于下颌支的"青枝骨折"，注意勿将骨质完全截开。

安置牵张器，进一步确认牵引方向如术前设计[图 14 - 17(2)]。

以薄骨凿轻轻凿入并完成下颌支的完全截骨，注意避免损伤下牙槽神经。

上紧牵张器的各个螺钉，试行牵引，观察下颌支是否完全离断并确认骨段牵开方向如术前设计；冲洗并缝合伤口。

(2)口外进路下颌髁突内置式牵张器的安置过程[图 14 - 17(3)]：

以亚甲蓝行解剖结构的标记，标出下颌支的形态及颞下颌关节的位置。采用下颌下(后)切口，长 5～6 cm。

切开皮肤、皮下组织、颈阔肌，于颈阔肌深面翻瓣，注意保护面神经下颌缘支。切开咬肌附着，于骨膜下翻瓣，充分解剖剥离，暴露下颌支外侧面，包括冠突和下颌切迹；而对于下颌支内侧面尽量避免过度的解剖剥离，以保存内侧骨膜对转移盘的血供。以钛板成形钳弯制牵张器的固定脚，使之与下颌支外侧面贴合，并符合术前设计要求，转移盘方向朝向关节窝。在牵张器 4 个固定脚各固定一枚螺钉，确定牵张器的方向。以小球钻标记出转移盘截骨线的位置。

拆除牵张器，根据小球钻的标记，用往复锯完成转移盘的截骨。注意截骨时勿损伤下牙槽神经血

(1)　　　　　　　　　　　　　　　　　　(2)

(3)

(4)　　　　　　　　　　　　　　　　　　(5)

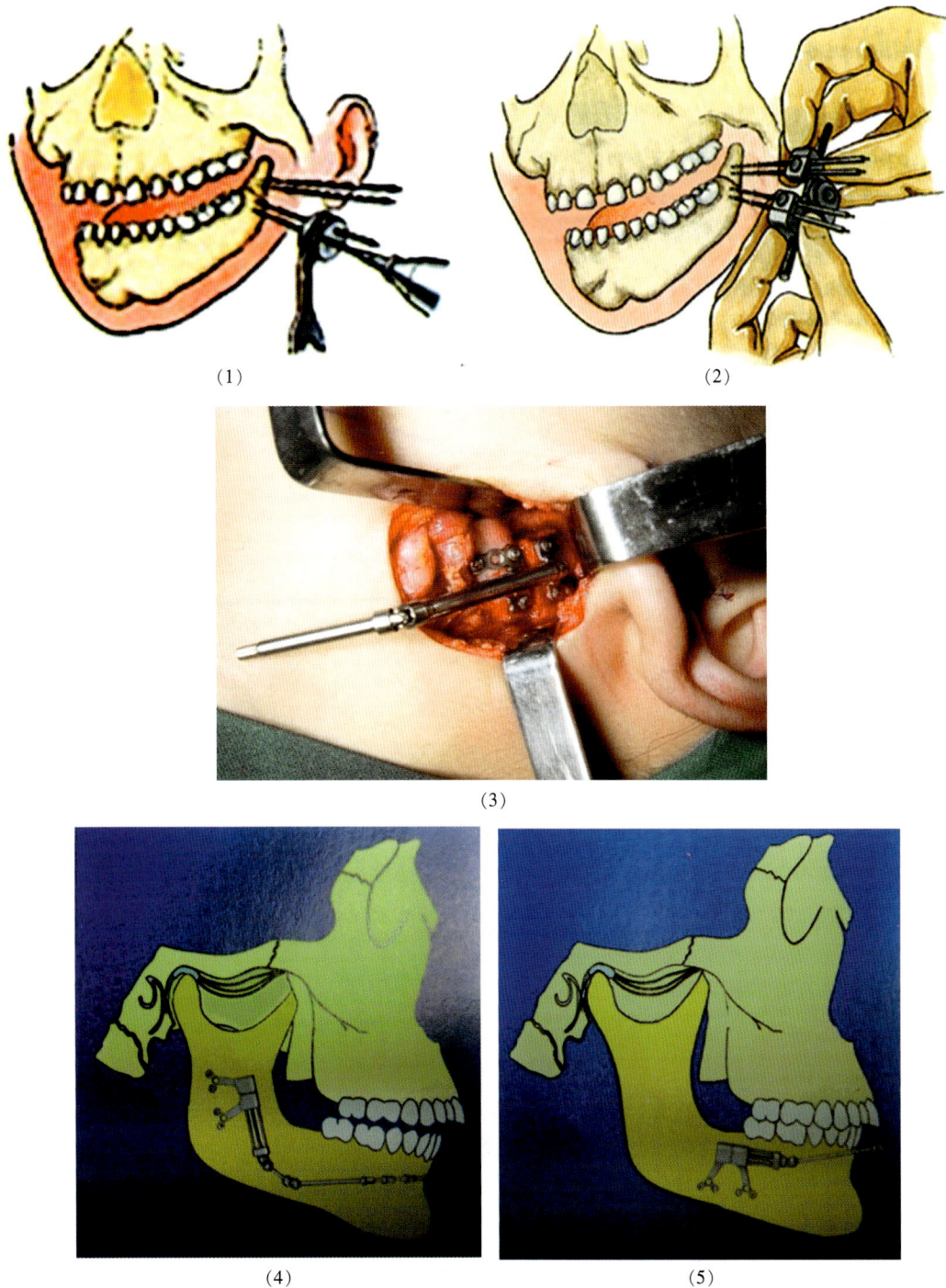

图 14 - 17　下颌骨牵张成骨术

(1)穿颊拉钩;(2)安置牵张器;(3)口外进路内置式牵张器安置;(4)下颌支内置式牵张器安置;(5)下颌骨体部内置式牵张器安置

管束。

　　根据原先钻好的 4 个螺钉孔确定牵张器的正确位置,重新安装牵张器,然后固定剩余的固定脚,使牵张器获得坚强内固定。牵张器安置完成后,尝试打开牵张器,牵引 1～2 mm,检查转移盘的截骨是否完全离断,以及转移盘的方向是否朝向关节窝。

　　确认牵张器方向无误后,将牵张器倒旋回复至初始状态,关闭转移盘和残留下颌骨段之间的间隙。冲洗伤口,将咬肌复位缝合,并分层缝合关闭伤口。此时可见牵引杆暴露于切口外,以利术后牵引。

（3）下颌支内置式牵张器的安置：

下颌骨颊侧黏膜下浸润麻醉,从前磨牙区直至髁突颈部及冠突的外侧面,麻药中可含 1：10 万肾上腺素。黏膜切口同下颌支矢状劈开截骨术切口,翻瓣、暴露下颌支外侧面及下颌角部。按术前设计预安放牵张器,通过穿颊拉钩在上下固定脚处各固定 1 枚螺钉。确认牵引方向无误后,以小球钻标记截骨线,截骨线可位于下颌小舌的上方或下方。并预先钻好剩余的 2 个螺钉孔［图 14 - 17(4)］。

拆除牵张器,按小球钻标记的截骨线用往复锯进行截骨,完全离断下颌支骨质。注意勿损伤下牙槽神经血管束。

在预先钻好的 4 个孔中各植入 2.0 mm 螺钉一枚,固定牵张器的 2 个固定脚,安置牵张器于预先设定的位置。在此步骤中,需打开牵张器 1 mm,以避开骨段之间的干扰,保证牵张器的固定脚能顺利固定于预先钻好的 4 个孔中。

尝试再打开牵张器 1～2 mm,检查牵引方向是否如术前设计,以及下颌支的内外侧骨质是否完全离断。确认无误后,关闭牵张器至初始状态。冲洗并缝合创口,牵引杆留置于口内前庭沟处。

（4）下颌骨体部内置式牵张器的安置过程：

下颌磨牙区及下颌支前缘黏膜下浸润麻醉,翻瓣,暴露下颌支前缘至第一磨牙之间的骨面。预安放牵张器,使之位于最后一个磨牙后方的下颌支前缘,方向与下颌𬌗平面平行。用钛板成形钳弯制前后固定脚,使之与下颌骨体部的骨面贴合。在前后固定脚处各固定 1 枚螺钉以确定牵张器方向,并预先钻好固定脚的另外 1 个螺钉的固位孔。以小球钻标记截骨线。

拆除牵张器,按小球钻标记的截骨线用往复锯进行截骨,完全离断下颌支骨质,注意勿损伤下牙槽神经血管束。

在预先钻好的 4 个孔中各植入 2.0 mm 螺钉一枚,固定牵张器的 2 个固定脚,安置牵张器于预先设定的位置。在此步骤中,需打开牵张器 1 mm 以避开骨段之间的干扰,保证牵张器的固定脚能顺利固定于预先钻好的 4 个孔中。

再打开牵张器 2～3 mm,检查牵引方向是否如术前设计,以及下颌支的内外侧骨质是否完全离断、下牙槽神经束是否完整无损。确认无误后,关闭牵张器至初始状态。冲洗并缝合伤口,牵引杆留置于口内前庭沟处［图 14 - 17(5)］。

5. 术中、术后并发症的诊断和处理

（1）术中处理：

下颌牵张成骨术中,可能损伤下牙槽神经血管束,引起出血。若是静脉出血,先试行压迫止血,多数情况均可奏效。若压迫止血无效,则可对血管行电凝止血或结扎止血。

转移盘截骨时,应尽可能保持骨段舌侧骨膜的附着。若舌侧骨膜剥离过多,可用丝线将骨膜缝合于转移盘的固定脚上,使分离的骨膜能够尽快地再附着于舌侧骨面上。

（2）术后处理：

术后使用地塞米松 10 mg/d,静滴,术后第 3 日逐渐减量。

术区冷敷,保持口腔卫生,注意体液与电解质平衡。

术后应有 3～7 d 的间歇期。儿童患者为 3～5 d,成年患者为 5～7 d。

间歇期后开始牵引：每日 3～4 次,每次 0.25～0.4 mm。儿童每日可牵引 3 次,每次 0.4 mm；成人每日 2～4 次,每次 0.25～0.5 mm。牵引速度和频率可根据患者的不同情况进行调整,但牵引的距离每日不超过 1.5 mm。

完成牵引后,牵张器需原位稳定 3～4 个月。稳定期后根据 X 线片观察到的新骨生长改建情况,确定拆除牵张器的时机。外置式牵张器的拆除可在局麻下进行,拆除长的固定螺钉,即可拆除整个外牵张器,方法简便,门诊即可完成。内置式牵张器的拆除则需在全麻或局麻下进行,最好在手术室内完成。

6. 经验与评述

（1）矫治下颌骨发育不足的牵张器种类繁多,不同公司的产品有各自不同的特点。因此,必须熟悉各种牵张器的性能,以选用最合适的种类来进行牵引。同时,不同的牵张器在安置时也有不同的操作要求,因此在术前设计时也应加以考虑。

(2)下颌髁突的牵张成骨可用于颞下颌关节成形术后下颌髁突缺损的治疗,也可应用于半侧颜面短小的治疗。该手术的关键点是必须保证转移盘的移动方向朝向关节窝的方向。

(3)下颌骨的牵张成骨,可以根据临床需要,进行双侧下颌支牵引、双侧下颌体牵引,或是同时进行下颌支和下颌体的牵引。内置式和外置式牵张器也可混用。例如对于颞下颌关节强直术后的偏缩颌畸形,我们通常在患侧采用外置式牵张器进行三维牵引,同时在健侧的下颌体部行内置式的牵引。

(4)骨转移盘技术是治疗下颌骨节段性缺损的一种牵张成骨方法,包括双焦点(单转移盘)和三焦点(双转移盘)技术,可用于下颌骨良性肿瘤切除术后的即刻牵张成骨。转移盘技术在应用时应注意制作的转移盘不能过小,同时应充分保存转移盘舌侧骨膜以提供转移盘的血供。如果在手术操作时发现转移盘舌侧骨膜剥离较多,可适当延长间歇期至术后 10~14 d,以利舌侧骨膜的再附着,保证转移盘的血供。

(5)双侧下颌体部同时进行内置式牵引时,应尽量保证两侧牵张器的安置方向相互平行,以减少牵引时双侧下颌骨之间的相互干扰。

(6)临床中发现双侧下颌体牵引时,由于舌骨上肌群拉下颌骨前部向下,造成前牙的开𬌗。预防方法是改变牵张器安置方向与下颌𬌗平面平行的做法,将牵张器与下颌𬌗平面成一角度,以对抗前牙开𬌗。

(7)双侧下颌体部牵引出现前牙开𬌗后,可在上下前牙区行垂直的弹性牵引,以矫治开𬌗;或是缩短稳定期,提早拆除牵张器,在牵引区新生骨质未完全骨化时加以前牙区的弹性牵引,矫治开𬌗。

(8)对于较为复杂的颌骨畸形的牵张成骨,可在术前制作三维头模,在头模上进行术前设计,安置牵张器。并可制作自凝塑料截骨导板,帮助手术中确定牵张器安置的方向和截骨的方向。

(9)手术操作时应注意软组织切口上端不超过咬合平面,以免颊脂垫外溢遮挡手术视野;切口下端可至下颌第一磨牙的近中;切口线宜设计在前庭沟底外 3~5 mm 处,以利术后创口的关闭。截骨或劈骨时注意保护走行于下颌管内的下牙槽血管、神经束。牵张器从口内固定有一定的困难,可做皮肤小切口,钝性分离进入,应用穿颊拉钩垂直打孔并垂直拧进固位螺钉。

(10)下颌骨节段性缺损的牵张成骨通常需要设计个体化的牵张器。术前通过三维头模制作,明确病变及缺损范围,并定制双焦点式牵张器,通常包括固定下颌骨缺损两端的钛板和连接一个转移盘的固定脚,通过牵引转移盘向前,在转移盘的后方形成新生骨质。

(11)通常采用口外切口以获得更好的视野。手术先按常规切除病变的下颌骨,然后安置个性化的双焦点式牵张器。由于牵张器是在三维头模上制作的,因此固定脚与骨面非常贴合。首先在截骨的两端对牵张器的固定脚行坚强内固定。然后固定转移盘的固定脚如术前设计,以小球钻标记截骨线。用往复锯完成下颌骨的完全离断,试移动转移盘向前 1~2 mm,检查截骨是否完全。确认无误后,分层关闭口内外创口,牵引部位位于口内下颌支前缘。

(三)牵张成骨与正颌手术联合矫治术

对于一些复杂的牙颌面畸形,牵张成骨与正颌外科联合应用,可以结合两种治疗方法的优点,显著提高治疗效果,保持术后稳定,减少术后复发。

1. 手术适应证
(1)小下颌畸形伴阻塞性睡眠呼吸暂停-低通气综合征。
(2)颞下颌关节强直继发上下颌骨严重发育不足。
(3)第一、二鳃弓综合征。
(4)面部不对称畸形。
(5)唇腭裂继发严重上颌骨发育不足。
(6)严重面中部发育不足。

(7)颅颌面综合征伴严重颌骨畸形。

(8)陈旧性颌骨多发性骨折错位愈合，颌面畸形严重。

2. 手术禁忌证

(1)存在未控制的感染。

(2)软组织缺损，无法提供良好的软组织覆盖，存在内置式牵张器外露风险。

(3)全身存在重要脏器功能障碍，不能耐受全麻手术者。

(4)依从性差，无法配合治疗者。

一期牵张成骨手术后，往往会出现继发性牙颌面畸形的加重，例如：偏颌畸形行一侧下颌骨牵引延长后，由于上颌骨咬合平面并未矫正，所以患侧牙列必然出现明显的垂直向开𬌗，有待于二期正颌手术矫正咬合平面的倾斜。此种暂时性的牙颌面畸形加重需要在治疗前与患者建立良好的沟通。

牵张成骨合并正颌外科联合矫治法主要针对严重牙颌面畸形患者，其疗程较长，费用较高，需多次手术。因此对患者依从性要求较高，对于一些耐受性较差、无法配合后续治疗的患者应谨慎选择该方法。

术前设计尤其重要，因为需要联合矫治的患者一般畸形比较严重，往往累及多个解剖结构，可以同时存在软硬组织畸形，可能存在诸如张口受限、OSAHS等症状的功能障碍，可以合并全身其他器官异常等。因此在设计时应针对每个患者本身存在的一系列问题，制订一整套符合患者个性的、完整的、合理的序列治疗计划，是达到理想治疗效果的关键。整个过程可能需要口腔正畸科、口腔内科、口腔修复科、整形外科、耳鼻咽喉科、麻醉科等专科医师共同商讨，协助制订治疗计划。

（沈国芳）

十二、正颌外科的正畸治疗

（一）术前正畸适应证及禁忌证

1. 骨性牙颌面畸形的定义及病因

骨性牙颌面畸形，是指组成颌面部的主要骨骼上，颌骨和下颌骨的关系在三维方向发生错乱，或上下颌骨相对于颅骨的位置发生错乱，严重影响面容的美观。

牙齿的萌出位置由于咬合功能的引导，牙齿尽可能地与对𬌗牙齿有正常的接触，因此反而导致牙齿与自己的基骨关系错乱，与对颌的骨骼和牙齿关系相对正常，称之为"牙代偿"。在青春期以后，颌面骨骼没有生长发育改良的潜力，或生长改良的量不足以解除畸形，正畸的掩饰性治疗不能解决畸形，或掩饰性治疗不能达到面容美观、咬合稳定的结果，应用正颌-正畸联合治疗是唯一的治疗方法。正畸调整牙与颌骨的关系达到正常，正颌手术将上下颌骨重新定位，达到正常的上下颌骨与颅底的关系、上下颌骨之间的协调关系。

另外，还有一些其他的因素也是牙𬌗面畸形患者需要正颌-正畸联合治疗的原因，例如，不良的咀嚼功能，颞颌关节紊乱，由于严重的骨性牙列错乱而导致的牙列内多个牙龋坏或牙周病。一些患者由于牙𬌗面畸形所致的不良面容而产生的自卑等心理障碍亟须消除。这些患者均为正颌-正畸联合治疗的适应证。

2. 骨性牙颌面畸形的治疗方式

通常采用三种方式治疗：

(1)早期生长改良治疗：生长改良治疗即是正畸矫形治疗，对有生长潜力的青少年，生长改良治疗对骨性畸形中一部分患者有效，治疗结果与患者的生长型有密切关系。值得注意的是青春期后畸形的复发及颞颌关节的健康。

(2)掩饰性治疗(用加大牙代偿掩盖骨性畸形):对于有生长潜力的患者,患轻度的骨性畸形的,可考虑正畸的掩饰性治疗。即利用牙的再定位获得正常的覆𬌗覆盖,尽可能地掩饰骨性畸形。对中度骨性Ⅱ类畸形,包括下颌发育不足,可适当拔牙,创造空间后,回收上颌前牙,前倾下颌前牙,以达到正常的覆盖关系和合理的咬𬌗,但有可能以进一步牺牲容貌的美观为代价。

(3)正颌-正畸联合治疗:对于中度以上的骨性错𬌗畸形,一旦生长停止,正颌-正畸是唯一的治疗手段。因为当颌骨的关系错乱发生面部畸形时,牙列常常有代偿性的错位,牙的代偿阻止了矫正时骨块的移位。因此,在手术前必须行正畸治疗,恢复正常的牙与颌骨的关系,从而暴露了真正的咬合畸形,看起来咬合更差 ,但是正颌手术时颌骨将有理想的移动距离,从而产生良好的治疗结果。

3. 错𬌗矫正的禁忌

Proffit 医生提出了错𬌗的矫正范围轨迹图,显示了不同的治疗方法的范围,清楚地指出了三种基本治疗方法在治疗骨性错𬌗时的关系。他的研究结果表明,在青春期过后Ⅱ类错𬌗患者以下情况不适宜用正畸方法治疗:

(1)Ⅱ类错𬌗中覆盖大于 10 mm。

(2)颏前点距 N 点垂线的距离超过 18 mm。

(3)下颌骨体长度小于 70 mm。

(4)全面高大于 125 mm。

所有的可矫治潜力在各个方向上是不均衡的,例如下颌不足可治疗的程度大于下颌前突。

需要正颌-正畸联合治疗的患者在人群中有巨大的潜在群体。我国未见报道数据,美国健康统计中心调查显示:成人严重Ⅱ类错𬌗[图 14－18(1)]畸形,覆盖大于 7 mm 者,占人口的 2%,且在近 30 年的正畸治疗后,这个数据无变化,意味着在美国有将近 100 万的Ⅱ类错𬌗患者需要正颌-正畸联合治疗,而且每年新增 2.4 万患者。严重的Ⅲ类错𬌗在青少年期很少,一般在青春后期或成人后才转变为严重的畸形,Ⅲ类错𬌗[图 14－18(2)]患者黄种人比白种人比例高,这是下颌发育过度、上颌发育不足或两者皆有造成的。一般来说Ⅲ类错𬌗不是正畸的适应证。而覆盖超过 3 mm,已经为严重的畸形,需要正颌-正畸联合治疗。在美国的数据中,成人严重骨性Ⅲ类错𬌗(覆盖超过 4 mm)的患者人数占人口的 0.1%,约有5.8 万患者需要治疗,而且每日新增加 1.2 万患者;其他还有开𬌗长面综合征、偏𬌗等畸形,有时与Ⅲ类或Ⅱ类共同存在,需要正颌-正畸联合治疗的患者总数约 180 万人,并且每日还有同比例的新增患者。美国的人口基数约为 3 亿,若按此比例推算,我国 14 亿人口基数之下需要正颌-正畸联合治疗的患者群庞大。

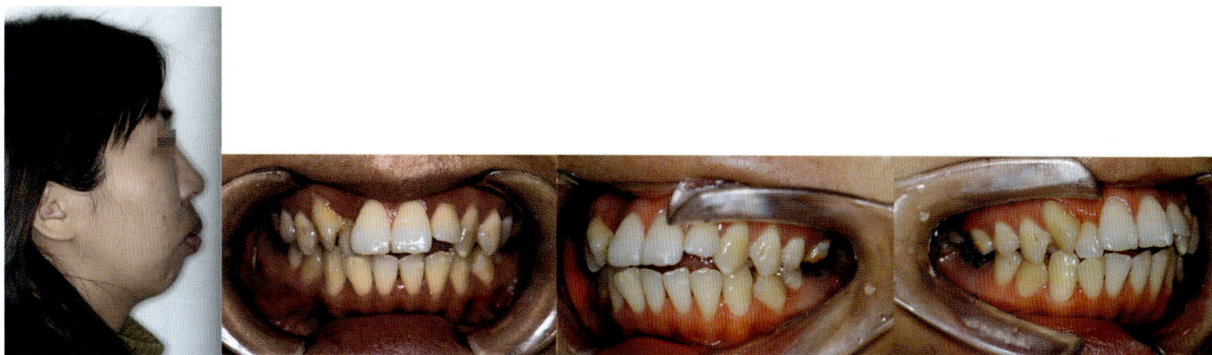

(1)

图 14－18　骨性Ⅱ类及Ⅲ类错𬌗

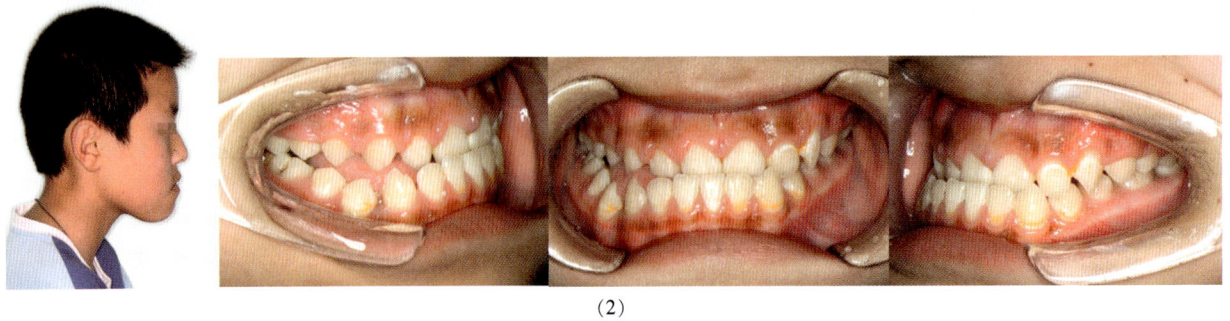

(2)

图14-18　骨性Ⅱ类及Ⅲ类错𬌗（续）

（1）骨性Ⅱ类错𬌗中，上颌骨发育过度，下颌骨发育不足，颏发育不足，上下颌骨在前后向、横向和垂直向上均发生位置的结构错误；
（2）骨性Ⅲ类错𬌗中，上颌骨发育不足，下颌骨发育过度，上下颌骨在前后向、横向和垂直向上均发生位置的结构错误

（二）术前正畸检查与测量分析

　　牙颌面畸形可发生在单颌也可能是面部多块骨骼，畸形的骨骼结构可能造成垂直方向或水平方向或横向的异常。由于牙颌面畸形的发生机制是复杂的，因此产生的牙代偿也是复杂的。正确的术前正畸首先依赖正确的诊断，其次要制订相适应的去代偿正畸计划。正畸前检查主要包括四部分：

　　1. 患者主诉

　　患者主诉直接关系到对治疗结果的满意程度，在临床中并不是医生认为治疗后的面形正常、面部的测量指标正常，而是患者的选择；最后的治疗结果也许不是患者希望的面形。因此正颌-正畸联合治疗需要特别重视患者的主诉，治疗前要充分评估患者的要求，确定治疗的范围及颌骨移动的距离，从而确定正畸去代偿的程度。

　　2. 临床检查

　　检查体位：患者直立，正面观双耳平面和瞳孔平面平行于地面，侧面观外耳道眶下孔平面平行于地面。面部检查分为正面观和侧面观检查。

　　垂直向面部被平分为三等份：发际线至眉间点，眉间点至鼻下点，鼻下点至颏下点。

　　（1）正面观检查以确定水平向和横向的状况：

　　前额、眼、眼眶区和鼻子是否对称及其大小是否有畸形。

　　瞳孔距正常为（65±3）mm。

　　内眦距、鼻翼底宽、眼裂宽三者距离相等。

　　鼻背是内眦宽度的1/2。

　　过内眦中央，垂直于瞳孔连线的垂直线，垂直鼻翼基底线，横向平面应与瞳孔平面平行。

　　上唇长度是从鼻底点至口裂点，男性（22±2）mm，女性（20±2）mm。若患者在闭口位时，下颌处于过度咬合，髁突在关节凹中过度后退位时，唇有过度的接触，应使下颌轻微地打开，至髁突在正中关系位，双唇轻微离开时，再检查上唇长度和唇齿关系。

　　正常的上唇休息位时露齿为（2.5±1.5）mm。

　　面中线、鼻中线、唇中线、牙中线和颏中线应重叠，面部应为左右、垂直向对称协调。

　　正常在微笑时，上唇红缘应位于牙龈缘线上或不超过露龈2mm。无论是在唇休息位还是微笑位的露齿状态，均是临床医生需要特别注意的重点，造成异常的原因有：①上下颌骨和前颅底平面在前后方向上的异常，或它们之间的关系异常；②覆𬌗覆盖异常；③前牙齿槽突；④𬌗平面角度异常；⑤临床牙冠的长度异常；⑥口周神经肌肉的功能异常；⑦上颌骨、齿槽突垂直方向的生长异常。

　　下睑缘应与虹膜的最下缘为同一水平或略高一点，若瞳孔最下缘与下睑之间有巩膜可见，提示眶下

区发育不足。

上唇长度应是面下 1/3 长度的 1/3。

(2)侧面观检查以确定颌骨垂直和前后向的状况:

面中下 1/3 为 1:1。

过软组织鼻根点做临床 FH 平面的垂线为零子午线,软组织颏前点到零子午线距离为(3±3)mm。

检查鼻、唇、颏之间的关系,鼻唇角正常为 90°～105°。

颏颈角可提示下颌骨的前后位置是否正常。

上唇最突点应在鼻根点前 1～3 mm。

过额前最凸点切线垂直于 FH 平面,与软组织眶下点距离为±2 mm。

(3)口内检查:

咬殆关系(Ⅰ、Ⅱ、Ⅲ类)。

前牙的覆殆、覆盖或开殆。

牙列的健康状态。

牙齿的大小有无异常。

Spee 曲线,正常深度为 1～2 mm。

牙列拥挤或间隙不正常。

牙丧失,龋坏,乳牙滞留。

正中殆位和正中关系位是否一致。

牙周情况。

牙弓的前后、垂直、横向的对称性。

舌的解剖形态、位置、功能状态。

是否有咬合障碍。

(4)颞颌关节检查:

颞下颌关节的功能和结构异常,如关节疼痛、弹响、运动异常、髁突吸收等情况将导致治疗失败或复发。因此,治疗前应该对颞下颌关节的功能有一定的评价,主要包括以下几个方面:

病史记录:头痛,耳的疾病,颞下颌关节的弹响,跳跃,张口受限,咀嚼困难,渐进性开殆,下颌偏斜,偏颈疾病等,发病的时间、原因、症状的严重程度等。

排除与关节有关的全身疾病,如自身免疫性疾病、风湿性关节炎(rheumatoid arthritis systemic lupus)、系统性红斑狼疮(systemic lupus erythematosus)、硬皮病(scleroderma)、反应性关节炎(reactive arthritis)、银屑病(psoriasis)、类肉状瘤病(sarcoidosis)、粘连性脊椎炎(ankylosing spondylitis)、赖特综合征(Reiter's syndrome)等。

临床检查:颞下颌关节疼痛,运动功能状况,关节杂音。

口腔全景片、关节 4 分位片、薛氏位摄片、CT、MRI 均可检查颞下颌关节。

若存在颞下颌关节问题,应请专科医生会诊,并与患者讨论颞下颌关节紊乱与正畸治疗的关系,以及可能存在的风险。

3.应用头颅定位侧位片作为正畸治疗的依据

应用头颅定位侧位片分析颅、颌骨、牙的位置及关系,是确定正畸治疗计划的主要依据。头影测量分析的步骤为:在软、硬组织定标志点,确定参考平面,测量定点间的距离、角度,分析距离与角度的正常与异常。

测量项目正常值及意义如下(图 14-19 至图 14-21):

(1)基准平面。

SN 平面:前颅底平面蝶鞍点与鼻根点的连线,此平面代表前颅凹底的前后范围。在正畸学中,由于该平面的生长发育具有相对稳定性,因此将其假设为固定平面。

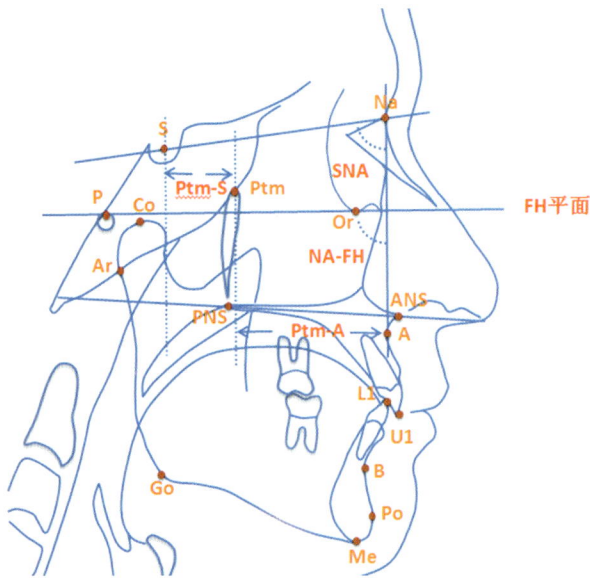

图 14－19　头影测量分析参考平面示意

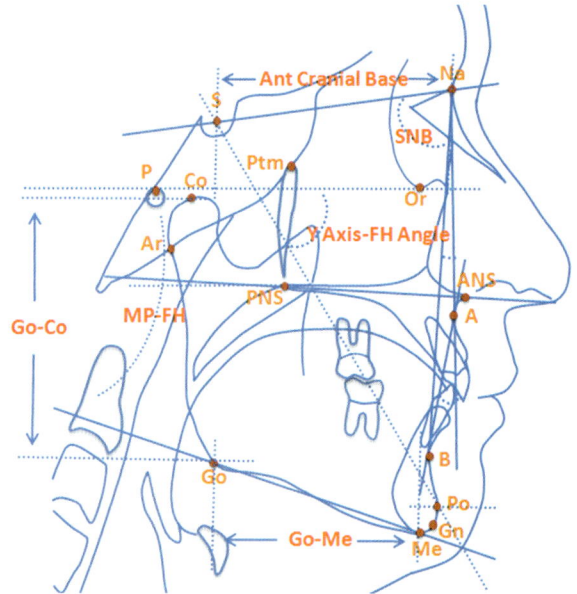

图 14－20　颌骨的头影测量分析示意

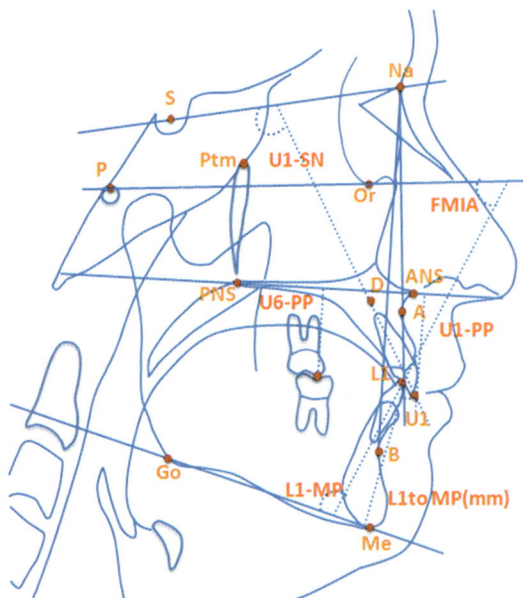

图 14－21　牙槽骨头影测量分析数据

眶耳平面：又称"Frankfort plane"。为骨性耳点与眶点的连线，此平面也作为头影测量的基准平面，将其定为与地平面平行。

下颌平面 MP：确定下颌平面的方法有三种：A. 下颌下浮最低部的切线；B. 通过颏下点与下颌角下缘相切的线；C. 下颌角齿与颏顶点的连线。

殆平面 OP。

腭平面 PP：前鼻棘与后鼻棘连线。

（2）软组织的平面。

软组织面平面 N′-Pg′。

H 线：Ls-Pg′，上唇突点与软组织颏前点的连线。

E 线：Pn-Pg′，鼻突点和软组织颏前点的连线。

（3）测量项目及意义：

上颌相对颅底的关系（maxilla to cranium）。

SNA：代表上颌骨相对于颅底前后位置。SNA 角大于正常有可能是上颌前突，小于正常有可能是上颌发育不足，位置后缩。

NA-FH：N、A 两点连线与 FH 平面相交的后下角，代表上颌骨及面中部的位置。角度大于正常为上颌前突，角度小于正常为上颌后缩。

Ptms-S：Ptms 和 S 点在 FH 平面垂直之间的距离，代表上颌骨相对于颅底的位置。大于正常说明上颌骨位置靠前，小于正常说明上颌骨位置后缩。

Ptm-A：Ptm 和 A 点在 FH 平面上垂足之间的距离。此距离代表上颌骨骨体的发育情况，Ptm-A 正常说明上颌骨的发育正常；若大于或小于正常，说明上颌骨发育过度或发育不足。

下颌骨相对颅底的位置情况（mandible to cranium）。

SNB：S、N、B 三点连线之间的夹角，代表下颌骨在颅底面中的位置情况。角度大于正常，说明下颌骨相对颅底处于前突的位置；小于正常，说明下颌骨处于后缩的位置。

Facial Angle：NB 连线与 FH 的后下交角，代表面形的状态。大于正常，说明有凹面形趋势；小于正常，说明有凸面形趋势。

Angle of convexity：NA 和 AB 连线的后下交角。A 点在 B 点前方为正角，A 点在 B 点后方为负角，代表面形；大于正常为凸面形，小于正常或负角为凹面形。

Co-S：髁点与 S 点在 FH 平面上垂足之间的距离，代表下颌骨的位置。大于正常，说明下颌骨位置后缩；小于正常，说明下颌骨位置前突。

MP-FH/MP-SN：下颌平面与 FH 或 SN 平面的夹角，代表下颌骨的生长方向。大于正常，说明下颌骨向后下方向生长；小于正常，说明下颌骨向前上方向生长，有短面趋势。

Ant Cranial Base：SN 平面的长度。在正畸学中，一般将 SN 平面确定为标准平面，SN 平面的长度在特殊情况下才加以考虑。

Go-Co：代表下颌升支长度。

Go-Me：SN：下颌骨体长和 SN 平面长度之比，东方人正常为 1∶1，大于正常提示下颌发育过度，小于正常提示下颌发育不足。

上下颌角的关系（mandible to maxilla）。

ANB：SNA 角与 SNB 角的差，代表上下颌角之间的关系。角度过大，提示可能上颌前突、下颌后缩或两者皆有；角度过小或负角，提示可能下颌前突、上颌发育不足或两者皆有。

面部生长情况（facial growth）。

Y Axis-FH Angle：S、Pog 连线与 FH 的前下夹角，代表下颌骨的生长方向。角度大于正常，说明下颌骨垂直向生长趋势；角度小于正常，说明下颌角水平向生长趋势。

面高（facial height）。

% Nose、NA/NPog：代表面中部与全面部的比例。

NA∶Ame：面中、下 1/3 比例为 1∶1。

ALFH∶PLFH：前面下 1/3 高度∶后面下 1/3 高度。测量方法为四边形法则，过 Ptm 和 A 点作 PP 平面的垂线，垂足为 Ptm′和 A′，过 J、B 点作 MP 平面垂线，垂足为 J′、B′，Ptm′-J′的高度与 A′、B′连线高度之比，代表上下颌骨的前后面高的比例。

侧貌（profile）。

Pog to NB：下颌骨相对于平面的凸度。

牙槽突度（dentoalveolar）。

UD-SN：上牙槽突与 SN 平面的夹角。

U1-SN：上切牙长轴与 SN 平面的夹角，可提示切牙是唇倾或舌倾。

U1-NA：上切牙切缘到 N、A 连线的距离，代表上切牙相对基骨的突度。大于正常，代表上切牙位于基骨的唇倾；小于正常，代表上切牙内倾。

U1-PP（mm）：上切牙切缘到 PP 平面的垂直距离。大于正常，代表上颌前部垂直发育过度；小于正常，说明垂直发育不足。

U6-PP（mm）：上颌第一磨牙近中颊尖到 PP 平面的垂直距离。大于正常，说明上颌骨发育过度；小于正常，说明发育不足。

U6-Ptm：上颌第一磨牙与上颌骨后缘的距离，可提示上颌第一磨牙是否有前移。

L1-MP（°）：下颌切牙长轴与下颌平面的夹角。

L1-MP（mm）：下颌切牙切缘至 MP 平面的垂直距离，代表下颌骨的前部齿槽的垂直向发育状况。大于正常说明下颌垂直发育过度，小于正常说明垂直发育不足。

L1-NB（°），L1-NB（mm）：L1-NB（°）为下切牙与 NB 平面之间的夹角，L1-NB（mm）为下切牙切缘与 NB 平面之间的距离，说明下切牙与基骨的关系。大于正常，说明前牙相对基骨唇倾；小于正常，说明前牙相对于基骨舌倾。

L6-MP:下颌第一磨牙近中舌尖到 MP 平面的垂直距离。大于正常,说明下颌垂直发育过度;小于正常,说明垂直发育不足。

U1-L1:上下切牙长轴之间的夹角。

Incisor overbite:上下切牙切缘之间的水平距离。

Incisors oberbite:上下切牙切缘之间的垂直距离。

OP-SN/OP-FH:𬌗平面 SN 和 FH 平面的夹角。角度过大,说明𬌗平面过陡,可能造成深覆𬌗;角度过小,说明𬌗平面过于平坦,可能造成开𬌗。

面形(facial form)。

facial convexity:软组织 N 点与鼻下点连线和软组织颏前点与鼻下点连线之间的后下夹角。大于正常值提示凸面形,小于正常值提示凹面形。

O-Meridiem to SN:鼻下点到零子午线的距离,提示上颌骨软组织的前后位置。大于正常说明前突,小于正常说明后缩。

O-Meridien to Pog':颏顶点到零子午线的距离。小于正常说明下颌发育不足或下颌后缩,大于正常说明下颌前突。

唇部测量项目(lip form)。

Naso-Labial Angle:鼻唇角,该角度可帮助评价上唇的位置。鼻唇角过大、过小对于侧貌均有较大影响。

U lip length:上唇长度。

U1 exposure:上切牙露齿状态。

Interlabial Gap:上下唇休息位时的间隙。

U lip：chin:上唇长度与下唇红缘点至颏下点距离之比。

Labiomental Fold:颏唇沟的深度。

4. 模型分析

牙颌模型能真实地记录牙齿、牙槽骨、腭部及基骨的形态和位置。模型分析即分析牙列在基骨上排列的状况,包括牙量与骨量的比例是否正常、牙代偿的程度及方式、上下牙列之间的咬合关系、在矫正中是否需要拔牙等方面。具体测量(图 14-22、图 14-23)及分析步骤如下:

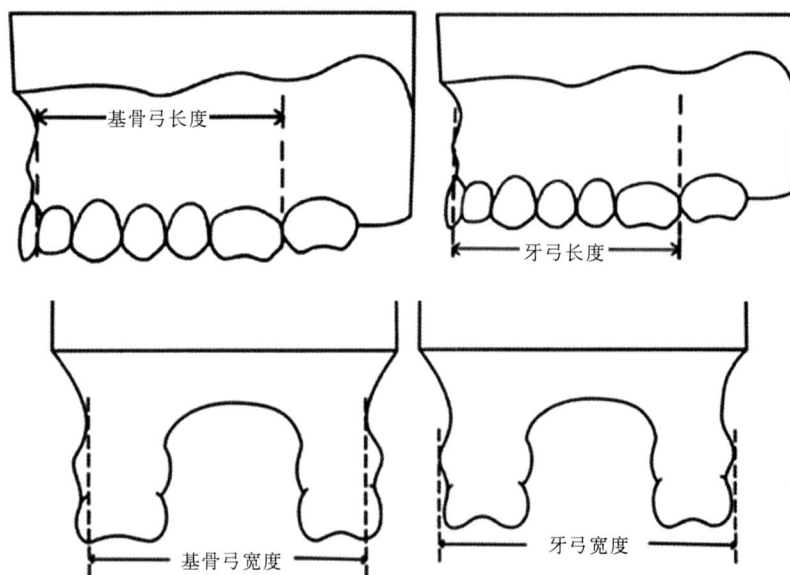

图 14-22　基骨弓和牙弓测量

(1)基骨弓和牙槽弓:前者指颌骨所形成的弓形,即根尖基骨的弓形。基骨相对稳定,它不因恒牙丧失、牙槽骨吸收及牙弓扩大等而改变。牙槽弓指基骨上牙槽突的弓形部分,它位于基骨和牙弓之间,随着牙齿的萌出而生长,随着恒牙的丧失而吸收。在正畸力的作用下发生改建,是正畸牙移动的基础。

(2)牙弓:牙弓指牙齿排列所形成的弓形。

牙及牙弓的分析:①牙的大小、形态、数目,有无缺失牙、多生牙。②牙弓与其基骨的关系。牙弓左右应对称。牙应直立于基骨弓顶部。用口呼吸患者,由于颊肌张力增大,牙弓常狭窄至腭盖高度;若牙弓已位于基骨弓外侧,禁忌扩弓治疗。

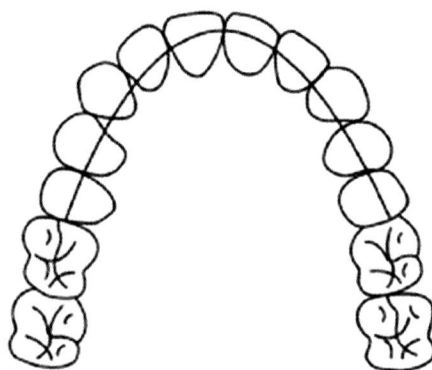

图 14 - 23　牙弓中牙量的测量

间隙分析:①可用间隙,骨量,测量基骨弓的长度。②必需间隙,牙量,测量牙近远中距的长度。牙列的拥挤度=必需间隙-可用间隙。拥挤度分为三度。拥挤度<5 mm 为Ⅰ°,5~10 mm 为Ⅱ°,大于10 mm 为Ⅲ°。③Spee 曲线:平整 1 mm Spee 曲线,每侧需 0.5 mm 间隙。④下切牙是否需要再定位:L-MP 交角正常约为 90°,若大于正常则下切牙前突需内收,内收 2.5°需每侧 1 mm 间隙。⑤牙齿的大小比例是否正常,可用 Bolten 指数分析,约有 5%的人有牙齿比例失调。

Bolten 指数:前牙 79%±2%,后牙 91%±1.6%。比值大可能为下颌牙大或上颌牙小,牙列关系只能调整为轻度Ⅲ类。比值小可能为下颌牙小或上颌牙大,牙列关系只能调整为轻度Ⅱ类。下切牙的近远中径比唇舌径大时,可以片切下牙邻面使其面接触,以增加治疗的稳定性。

(三)术前诊断

1. 个别牙错位及牙组错位的分类

牙错位是术前正畸必须解决的问题。1912 年 Lischer 提出,共有 9 种错位:近中错位(mesioversion),远中错位(distoversion),舌向错位(linguoversion),唇颊向错位(labioversion,buccoversion),低位错位(殆向错位)(infraversion),高位错位(殆上错位)(supraversion),旋转(torsiversion),斜轴(axisversion),易位(transversion)。一个牙可以同时发生两种及两种以上的错位。

2. 牙组错位

(1)垂直向牙组错位(术前矫正必须解决的问题)。

深覆殆:上下切牙覆殆过深(若是骨性深覆殆,可能需要正颌手术矫正)。

开殆:上下颌牙无殆接触,常见着牙和/或后牙开殆。

(2)水平向牙组错位。

反殆:上下颌牙唇、舌向关系异常,或颊、舌关系异常。

锁殆:上下颌后牙颊、舌向关系异常,殆面无接触。包括正锁殆和反锁殆(上后牙颊面与下后牙舌面接触)。

3. Angle 分类法

(1)中性错殆(Ⅰ类错殆):上颌第一磨牙近中颊尖咬合于下颌第一磨牙近中颊沟内,为上下颌中性关系。

(2)远中错殆(Ⅱ类错殆):上颌第一磨牙近中颊尖咬合于下颌第一磨牙近中颊向的远中位置,为上下颌近中关系。第一分类上前牙唇倾,第二分类上前牙内倾。

(3)近中错殆(Ⅲ类错殆):上颌第一磨牙近中颊尖咬合于下颌第一磨牙近中颊向的近中位置,为上下颌近中关系。

4. Moyer 病理分类法

（1）骨性：颅面复合体中，骨骼的发育异常造成的错𬌗，常常需要正颌正畸联合治疗。

（2）肌性：由于口面肌功能异常，引起牙齿的位置及颌骨发育异常，单纯的肌型错𬌗常由于吮吸习惯、伸舌吞咽、口呼吸及人工喂养姿势不正确等不良习惯所致。下颌闭合道异常，𬌗干扰常引起下颌功能性前伸、后缩、偏斜等，常见于乳牙列期。

（3）牙性：牙齿的数目、形态、大小及位置异常所致的错𬌗，单纯正畸治疗即可。临床上很少见单纯的牙型、肌型或骨型。不同类型错𬌗常常相互影响、相互交叉。

5. Profile 分类法

第一类：牙在牙弓内的排列和对称性，如个别牙的位置异常或拥挤，Angle Ⅰ类可划入此类。

第二类：侧貌情况，为凸面、直面或凹面，上下颌是否前突或后缩。

第三类：横向异常，后牙单侧或双侧颊向或腭（舌）向错位，应区别诊断为牙型或骨型或两者兼有。

第四类：矢状向异常，Angle Ⅰ类，但前段牙弓关系矢状向异常，Ⅱ类、Ⅲ类错𬌗牙型或骨型，并牙排列及侧貌异常。

第五类：垂直向异常，开𬌗、深覆𬌗。

第六类：矢状向、横向异常（全牙弓反𬌗）。

第七类：矢状向、垂直向异常（下颌后缩开𬌗，反𬌗开𬌗，长面）。

第八类：垂直向、横向异常（开𬌗并后牙弓后𬌗）。

第九类：矢状向、垂直向、横向异常。

（四）术前正畸计划的设计原则

成人牙颌面发育异常所致的颜面部严重骨骼畸形只能选择正颌-正畸联合治疗的方法进行矫治。正畸作为辅助治疗，通过移动牙齿，帮助正颌手术调整骨骼位置错乱，使牙颌面重新获得平衡协调的关系，恢复颜面美观与口颌系统的正常功能。在正颌手术前后进行正确的正畸治疗，是获得最佳手术疗效和保持稳定治疗效果的保证。术前正畸治疗与常规正畸治疗的需求不完全相同，有些要求甚至完全相反（图14-24至图14-26）。

术前正畸的目标：术前矫治并不能使𬌗关系达到理想咬合。术前正畸治疗的目的是：术前排列牙齿，调整上下牙弓，使它们互相协调，建立前牙的正常垂直、水平和矢状关系。具体步骤如下：

1. 矫治牙列拥挤和排齐上下牙列

颌骨畸形伴牙列拥挤者，术前应按常规正畸治疗原则矫治牙列拥挤。必要时应减数矫治，以排齐上下牙列。对骨性畸形的患者，选择拔牙还要注意去除代偿的需要，安氏Ⅲ类病例常选择拔除14、24、35、45。安氏Ⅱ类小下颌畸形患者则选择拔除15、25、34、44。但是，对轻度骨骼畸形单采用正畸治疗时，增加牙代偿来掩盖颌骨关系的不协调，拔牙的选择正好相反。

2. 去除牙齿代偿性错位

多数颌骨畸形患者由于口周及牙弓内肌肉的长期不正常的压力，使牙齿产生代偿性错位。下颌前突、发育过度的患者，由于唇肌、口轮匝肌的压力，以及咀嚼方式的改变，常使下前牙向舌侧倾斜，舌肌的压力常使上前牙向唇侧倾斜。下颌后缩、小下颌畸形患者，由于舌肌的压力，下前牙常为唇向倾斜，唇肌张力大的患者上切牙向舌侧倾斜，或牙轴垂直而代偿上下颌骨矢状方向的大小和位置不协调。下颌偏斜、面部左右不对称、颌骨宽度不协调的患者，后牙常伴有颊舌向代偿性错位。下颌偏右侧时，左侧上颌后牙常向舌侧倾斜，右侧上颌后牙常向颊侧倾斜而代偿下颌偏斜，呈左右不对称畸形。

对成人轻度骨骼畸形，如采用正畸治疗只能用增加牙代偿的方法来掩盖骨骼畸形；对严重的颌骨畸形采用正颌手术治疗的患者，术前正畸治疗则应去牙代偿，将牙齿排列到各自正常的位置上，使牙齿有正常的牙长轴倾斜度和高度，无扭转、高位或低位。例如下颌后缩患者，唇向倾斜的下前牙应移向舌侧，舌

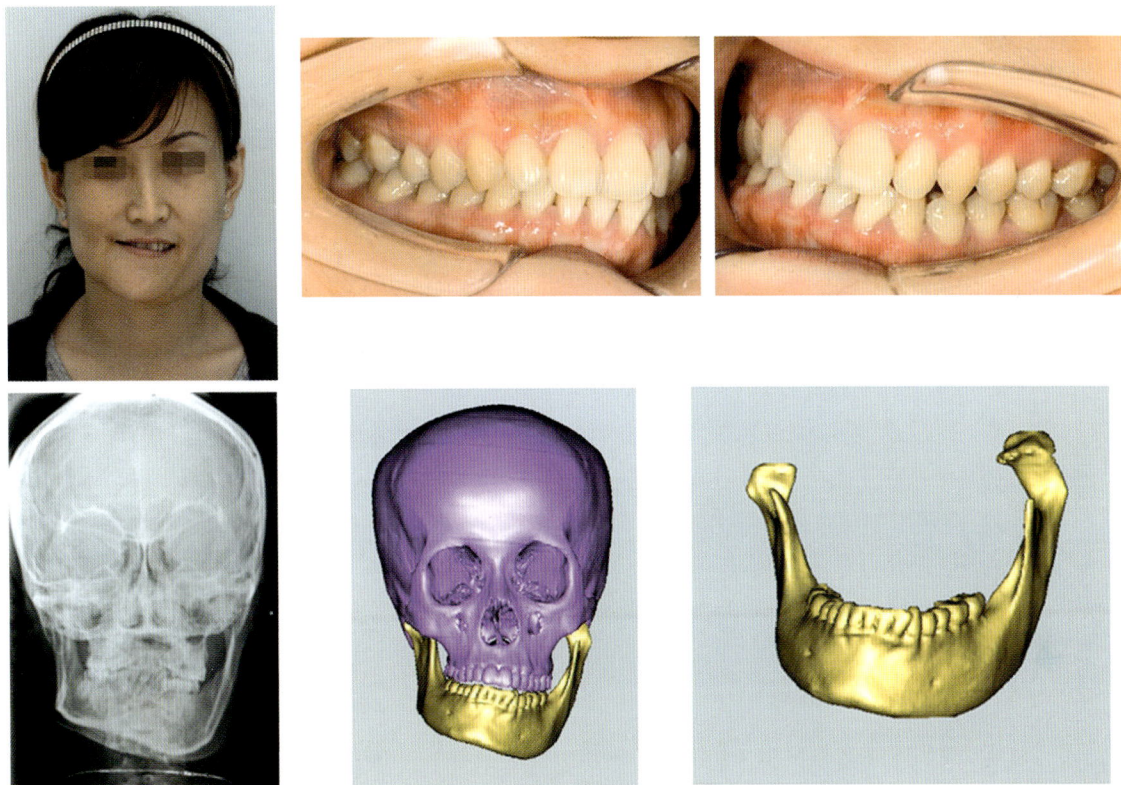

图 14 - 24　偏颌畸形牙齿代偿

上下牙弓后牙区代偿性倾斜建立咬合关系,保持了下颌骨偏斜的位置,妨碍颌骨手术后正常位置的稳定,需要术前正畸矫正代偿性倾斜

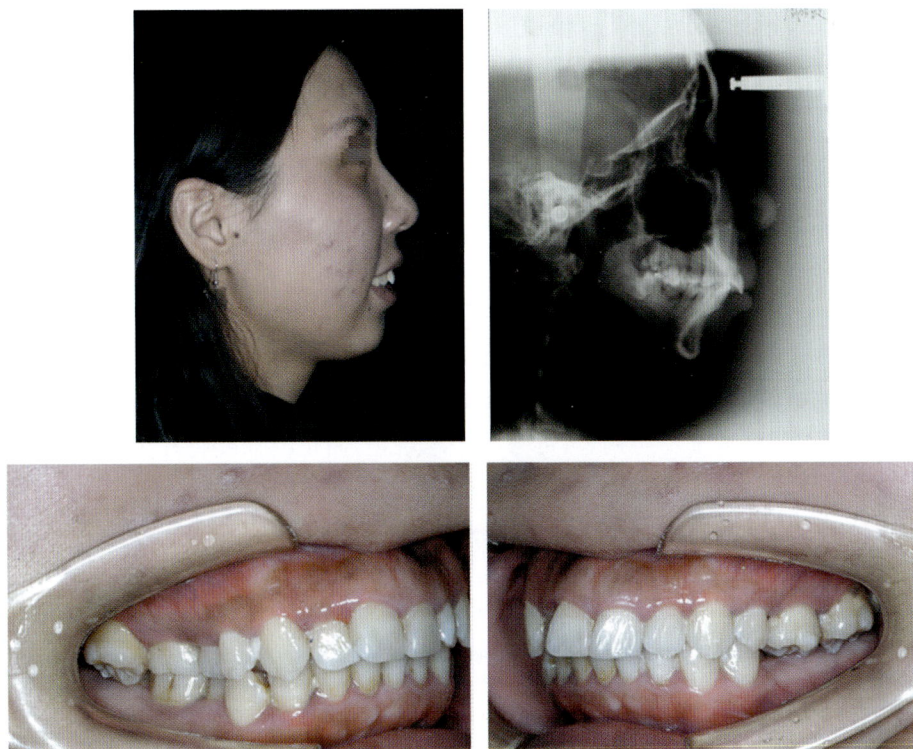

图 14 - 25　骨性Ⅲ类错𬌗牙齿代偿

下前牙唇倾,上颌前牙相对直立,伴或不伴牙量拥挤

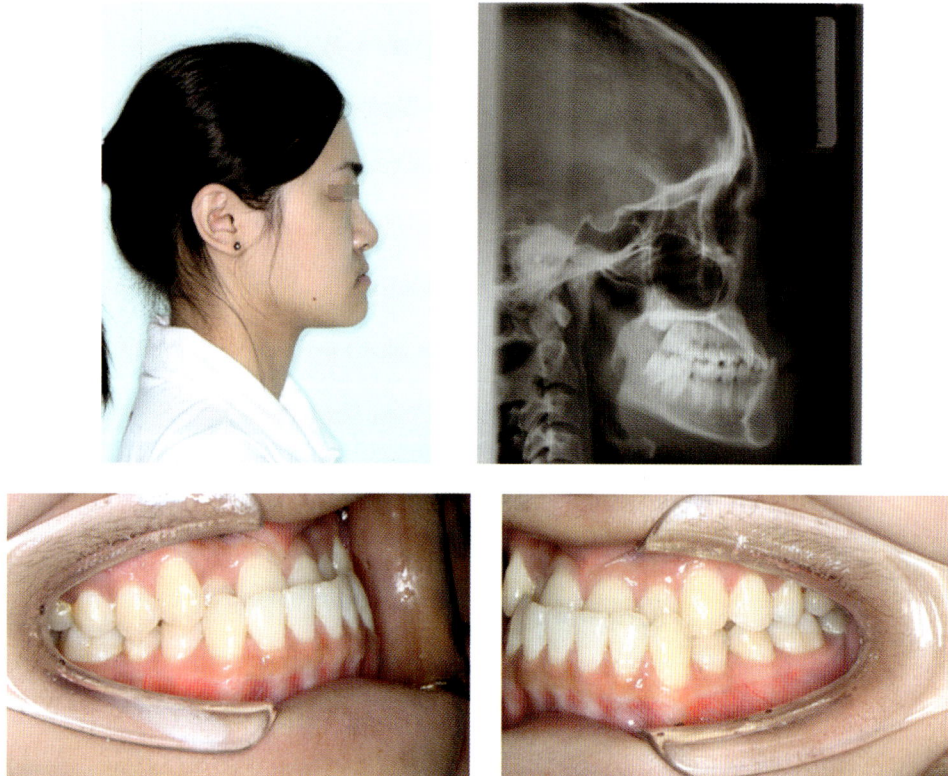

图 14－26　骨性Ⅲ类错𬌗的牙齿代偿

下前牙舌倾，上颌前牙唇倾，可能伴拥挤，阻碍凹面形的手术

向倾斜的上牙前移向唇侧。下颌前突患者，舌向倾斜的下前牙应移向唇侧，唇向倾斜的下前牙应移向舌侧。面部左右不对称、下颌偏斜的患者应去除上后牙颊舌向代偿性错位。矫治器可应用镍-钛丝平整牙弓、方丝弓矫正转矩及后牙置竖直簧等。因此，术前正畸结束后，患者的骨骼畸形似乎比正畸治疗前更加严重，这一点应事先向患者交代清楚。

3. Spee 曲线的矫治

对 Spee 曲线异常者，牙弓内的高位、低位牙应矫正到正常位置，使𬌗曲线（Spee 曲线）达到正常。前牙深覆𬌗应矫治，否则手术时前牙将形成𬌗干扰。如牙槽骨过长，正畸治疗难以完成，应考虑手术矫正过长前牙槽，使𬌗曲线达到正常，则患者面部具有美丽的微笑线。

4. 上下牙弓的宽度和形态协调

骨型畸形常伴有上下牙弓形态、大小、长度及宽度不协调，术前正畸治疗时应分步取研究模型，按照术后要求的位置拼对，来矫治牙弓形态与宽度。但是否应用扩弓器扩大牙弓，应仔细研究模型及头颅 X 线片。严重的骨型上下牙弓宽度不协调者，可考虑手术矫正，而正畸只要将牙齿保持在基骨顶上即可。轻度的上下牙弓不协调者，可使用扩大牙弓的方法来补偿上下牙弓的𬌗关系不协调。术前治疗难以矫正的个别牙，若无𬌗干扰，可在术后进行矫治。

5. 去除干扰，调改咬合

正常萌出或错位萌出或阻生的第三磨牙，术前应拔除。将研究模型置于术后位置，检查是否出现早接触与𬌗干扰，将干扰区记录在研究模型上，并在模型上进行模拟调𬌗，然后再按模拟调改的位置，手术时在口内磨除，或正畸时分次磨除。

（五）术后正畸计划的设计原则

术后矫治主要是根据存在的问题，对牙弓进行仔细调整和对个别牙的轻微错位矫正。在术后 8 周拆除了固定弓丝或殆导板后,可以开始术后正畸治疗。将弓丝换成弹性相对较好的弓丝,通过牙体的本体感受推动牙齿,使牙齿达到新的最佳尖凹相对位置。如有个别牙轻微扭转,可应用转轴簧矫正。弓丝的使用要通过需要移动牙齿的量来决定。少许的移动,可使用 0.016 inch(1 inch≈2.54 cm)或 0.018 inch 圆丝加上Ⅱ类或Ⅲ类牵引,使前牙矢状方向移动。多个前牙的控根移动时,应使用方丝弓。当牙弓颊侧段需移动时,为预防前牙关系改变,可用局部弓来矫正后牙段。术后矫正时间约为 10 个月。

总之,正畸治疗在成人骨骼畸形的矫治中,主要是调整牙列与所在颌骨的关系,为正颌手术创造条件,增加手术的可能性,并在手术中引导颌骨就位,保证在手术后牙弓中各牙齿排列整齐,达到平衡殆接触,建立良好的咀嚼功能,同时防止复发。

(房　兵　朱　敏)

第 15 章 阻塞性睡眠呼吸障碍疾病矫治手术

阻塞性睡眠呼吸障碍(obstructive sleep disordered breathing,OSDB)是一类由于睡眠时上气道狭窄或阻塞造成频繁的低通气(hypopnea)或呼吸暂停(apnea)而导致的全身的病理生理改变。

造成 OSDB 有形态学、神经功能两方面原因,前者有颅颌面的骨发育不足畸形、后天缺损或缺失和软组织肥大、占位等,如 Crouzon 综合征所致的颅颌发育障碍、腺样体面容、小下颌畸形、腺样体/扁桃体肥大、舌软腭肥大、上气道周围组织占位病变等造成的上气道狭窄或阻塞;后者有神经-上气道开放肌群功能障碍、呼吸中枢的驱动或调节障碍等产生的上气道塌陷。

OSDB 患者上气道的狭窄、阻塞或塌陷多见于多区域的联合,如肥胖 OSDB 患者单一区域的狭窄、阻塞或塌陷较为少见,而以口咽区(腭咽+舌咽)最为多见;儿童 OSDB 患者常见的原因为腺样体/扁桃体肥大、肥胖;而颅颌骨畸形的患者,上气道狭窄、阻塞的位置与畸形的骨密切相关,如 Crouzon 综合征患者、上颌骨发育障碍的患者,表现为鼻腔、鼻咽腔和腭咽腔的狭窄阻塞,小下颌 OSDB 患者表现为舌咽、喉咽腔狭窄阻塞。

OSDB 的手术治疗必须明确上气道狭窄阻塞的位置、程度和性质,不同位置、不同程度的狭窄阻塞需不同的手术方案,非形态学因素的 OSDB 患者不是手术适应人群。

一、围手术期的气道管理

阻塞性睡眠呼吸障碍患者上气道本身存在解剖或功能的障碍,患者长期的低氧睡眠造成呼吸中枢对缺氧反应的迟钝、麻醉对神经-肌功能影响、手术导致的肿胀、口咽分泌物积蓄或出血等都有可能造成窒息、死亡等严重并发症,因此围手术期的气道管理非常重要。

对于严重的阻塞性睡眠呼吸暂停-低通气综合征(obstructive sleep apnea-hyponea syndrome,OSAHS)患者,术前需进行 5~7 d 的正压通气治疗,以纠正睡眠低氧状态和改善呼吸中枢的调控状态。术前的正压通气治疗也利于术后气道的管理和正压通气治疗的应用。

由于 OSDB 患者的上气道存在解剖和上气道开放肌功能障碍,术前的镇静剂会加重上气道的塌陷,有可能造成通气障碍、呼吸困难,甚至窒息,特别是对于严重 OSAHS 患者会造成极大的影响,故我们术前常规不用镇静剂。对于严重的 OSAHS 患者、颞下颌关节强直伴 OSAHS 患者,宜清醒插管而不是诱导插管,以防窒息。

鼻插管的留置是围手术期常用的预防上气道梗阻有效的、简单的方法。对于重度患者,术后根据患者情况可留置插管 1~3 d。插管留置期间需密切观察血氧和保持其通畅,需定时吸引和雾化护理,每次吸引时皮条需及插管的下口,因该段是最易发生堵塞的部位。

严重 OSAHS 患者拔管后可采用半卧位、低流量吸氧和无创正压通气的辅助应用,长时间的正压通气应用宜加温和湿化。对于麻醉反应明显、呕吐频繁的患者,慎用无创正压通气治疗;对于处于休克状态或有严重心功能衰竭、下呼吸道感染及颅底手术(Le Fort Ⅱ、Ⅲ截骨术)患者,术后忌用无创正压通气治疗。

气管切开术是一种快捷有效的解决上气道梗阻的方法,目前我们 OSDB 外科治疗一般不做预防性气管切开。但对于基层医院,为术前缺氧状态的改善、麻醉和术后的安全,预防性气管切开是一种可取的方法。术后发生紧急的上气道梗阻时,紧急的气管切开也是一种有效的、必需的手段。果断的措施往往可挽救患者的生命。

二、鼻腔阻塞手术

鼻腔的阻塞虽然不是 OSDB 的主要原因,但其对 OSDB 的产生有促进和加重作用。鼻气道的狭窄或阻塞必然引起上气道的通气阻力增加,导致呼吸阻力增加,从而造成上气道负压增加,使上气道出现更频繁的塌陷,产生 OSDB。另一方面,鼻气道的不通畅势必造成张口呼吸,张口使下颌顺时针旋转,改变舌骨上肌群的张力和舌的位置,导致舌咽气道狭窄阻塞加重,造成 OSDB。对于少年儿童患者,鼻、鼻咽腔的阻塞也会造成上下颌骨发育的障碍,需及时进行矫正。

(一)鼻中隔偏曲矫正术

1. 手术指征
(1)鼻中隔偏曲,影响呼吸,引起持续性或交替性鼻塞者。
(2)鼻中隔高位偏曲,压迫中鼻甲或有嵴突刺激下鼻甲引起反射性头痛者。
(3)鼻中隔偏曲妨碍鼻窦引流者。
(4)鼻中隔前端偏曲,反复鼻出血者。
(5)鼻中隔偏曲,伴一侧鼻腔萎缩者。
(6)鼻中隔严重偏向一侧,而对侧鼻甲代偿性肥大或中隔黏膜肥厚致使双侧鼻腔堵塞,影响咽鼓管通气及听力障碍者。
(7)鼻中隔偏曲,该侧鼻腔有息肉,须先行鼻中隔矫正术后方能摘除息肉,或为其他手术做准备。
(8)鼻中隔偏曲,伴有软骨部歪鼻者。

2. 术前准备
(1)常规术前检查,鼻镜、纤维鼻咽镜检查。
(2)术前准备:术前 1 d 剪鼻毛,口周备皮,清洁。
(3)术前谈话告知。
(4)术前晚服地西泮 5 mg。

3. 麻醉与体位
(1)麻醉:以鼻腔表面麻醉为主,切口处可应用黏-软骨膜下浸润麻醉,特殊情况下可适当采用全身麻醉。
(2)体位:通常为坐位或半卧位。

4. 手术步骤
参见图 15-1。
(1)常规消毒鼻部及面部,消毒铺巾。
(2)切口:一般应于鼻中隔的凸面进路,利于分离,于鼻前庭皮肤与黏膜交界处近皮肤侧约 3 mm 皮肤上做一弧形切口,切透皮肤和黏-软骨膜及骨膜(以下称"黏骨膜")全层,上自鼻中隔前上缘以下 5 mm 开始,经皮肤向后下方转向鼻底,以利于剥离为度。
(3)分离同侧黏-软骨膜,用剥离子紧贴鼻中隔软骨或骨面做上下平行剥离,由前向后超越偏曲部约 1 cm。

（4）软骨切口在黏膜切口后约1mm，用小圆球刀边切边向上翘起软骨，用剥离子向上下拉动分开软骨，再与对侧软骨膜及骨膜分离，保持该侧黏-软骨膜的完整；两侧黏-软骨膜及骨膜均充分分离后放入中隔扩张器，将鼻中隔两侧黏骨膜张开。

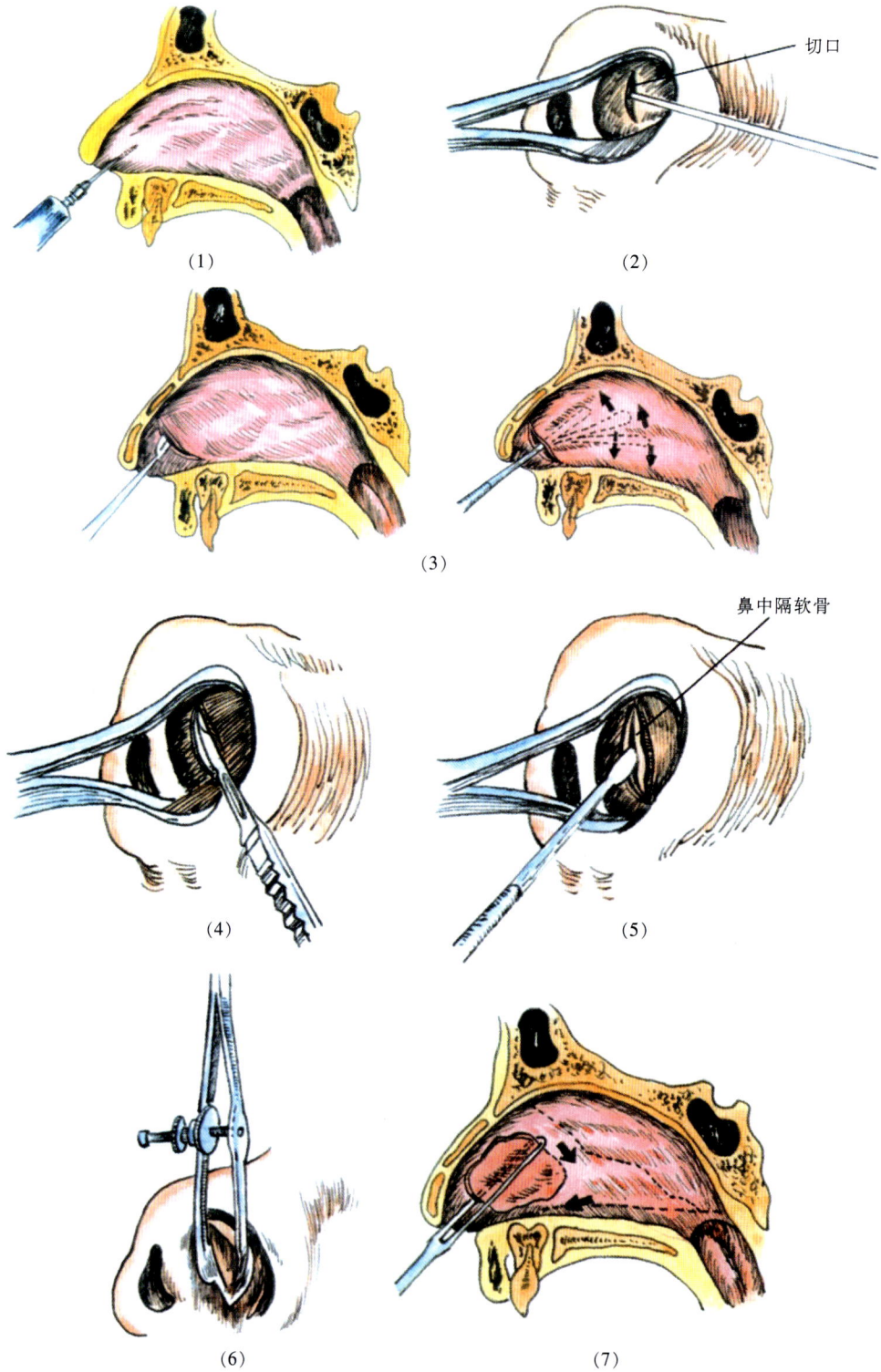

图 15-1　鼻中隔偏曲矫正术

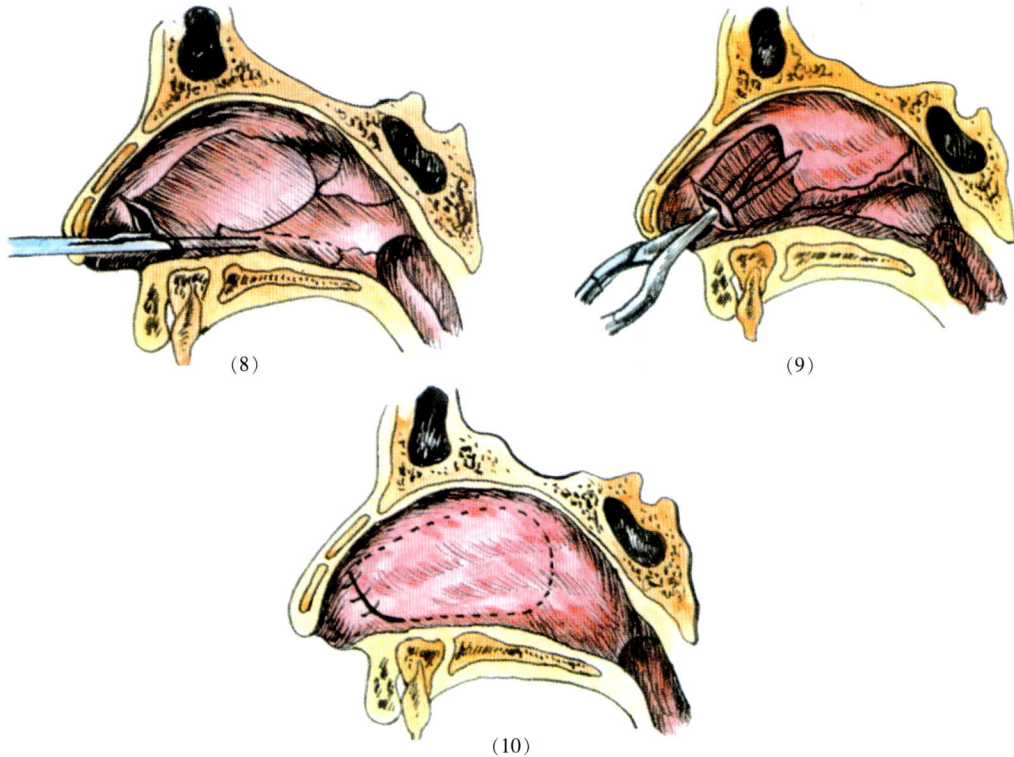

(8)

(9)

(10)

图 15-1 鼻中隔偏曲矫正术(续)
(1)局部浸润麻醉;(2)切口;(3)剥离;(4)切开鼻中隔软骨;(5)剥离对侧黏骨膜;(6)置入扩张器;(7)切除鼻中隔软骨;
(8)凿平鼻嵴;(9)切除偏曲鼻中隔骨;(10)缝合关闭创口

(5)用中隔回旋刀由软骨切口上端与鼻梁平行向后推进达筛骨垂直板,然后向下至犁骨缘再向前拉出,即可切除鼻中隔大部分软骨。

(6)鼻中隔软骨切除后,黏骨膜袋已松弛,可向鼻底分离黏骨膜至骨嵴尖端,再由鼻底向上分离黏骨膜与骨嵴下缘,使黏骨膜与骨嵴完全分离。如骨嵴过锐,可将其向对侧骨折,但勿损伤对侧黏骨膜。

(7)将偏曲侧的筛骨垂直板用咬骨钳咬除,继之咬去犁骨,用扩张器将两侧黏骨膜保护后,用咬骨钳夹持中隔下部骨嵴将其取下。

(8)全部弯曲骨切除后,检查鼻中隔是否正直,有无出血点,吸净血液、血块,并取出碎骨片,然后将两侧鼻中隔黏骨膜对合,鼻中隔完全垂直后缝合 2~3 针,防止黏膜退缩、软骨暴露而延缓伤口愈合及结痂。

(9)如手术出血不多,鼻中隔内侧面亦无新鲜出血,可于鼻中隔切口敷以小块吸收性明胶海绵。若疑有出血,则用油纱布制成袋状,填以油纱条。

5. 术后处理

(1)术后给以抗生素治疗 2~3 d。

(2)术后患者取坐位,鼻部冰敷 6 h。

(3)鼻腔填塞者应于术后 24 h 分次抽出纱条,术后每日换药,以免鼻中隔与下鼻甲粘连。

(4)密切观察鼻部渗血情况,如有出血,检查是否为切口或鼻中隔内部出血,如是则予以重新填塞。

6. 主要并发症的诊断与处理

鼻中隔穿孔是该手术的常见并发症之一,原因主要有剥离时穿通至对侧鼻腔、术后创口感染等。鼻中隔穿孔主要表现为鼻腔时常有脓痂形成,常伴有头痛和鼻出血。如为鼻中隔前段小穿孔者,口在呼吸时发生吹哨声;如穿孔位于鼻中隔后段,则无吹哨声。对于有功能障碍及临床症状的穿孔可行二期的手术修补。

7. 经验和评述

鼻中隔穿孔预防的重点在于手术时细致操作和术后预防感染,包括局部创口的清洁处理和全身抗生素应用。

鼻中隔是左右鼻腔的分隔结构，也是鼻下份的支撑结构，如果支撑作用破坏，即可造成外鼻的继发畸形：鼻下份塌陷。预防的关键是术中避免破坏其支撑作用，即去骨不能超过骨的上 1/3。

（二）鼻甲肥大矫正术

1. 手术指征

（1）鼻甲黏膜肥大射频/低温等离子减容术指征为各种原因所致的鼻甲黏膜肥大：

物理治疗无效的鼻甲黏膜肥大。

既往鼻甲手术失败者。

血管运动性鼻炎所致的鼻甲黏膜肥大。

过敏性鼻炎所致的鼻甲黏膜肥大。

（2）下鼻甲黏膜和鼻甲切除术指征：

下鼻甲肥大，影响鼻呼吸功能，经保守治疗无效者。

下鼻甲前端肥大，后端息肉样变或整个下鼻甲桑葚样变者。

下鼻甲骨过大者。

2. 术前准备

（1）常规术前检查，鼻镜、纤维鼻咽镜检查。

（2）术前准备：术前 1 d 剪鼻毛，清洁。

（3）术前谈话告知。

（4）术前晚服地西泮 5 mg。

3. 麻醉与体位

（1）麻醉：每侧鼻孔先给予浸有 1%丁卡因的棉片，行表面麻醉 10～15 min，然后再给予含 1‰肾上腺素的 1%～2%利多卡因 1～2 ml，行局部浸润麻醉。

（2）体位：通常为坐位或半卧位。

4. 手术步骤

（1）鼻甲黏膜肥大射频/低温等离子减容术（图 15-2）：

直视下将射频针头从下鼻甲的前端插入，于黏膜下平行于鼻甲向后插至下鼻甲的后端，防止将电极的尖端穿出鼻甲后端。

电极插入位置确定后即可按设置的治疗参数行射频治疗。

根据下鼻甲肥大的程度可选择 1～3 个治疗位点，但应防止能量过大而导致烧伤黏膜。

根据肥大程度和治疗效果可行 1～3 次治疗，每次间隔 4～6 周。

（2）下鼻甲黏膜和骨部分切除术（图 15-3）：

自下鼻甲游离下缘由前向后剪去一条黏膜，剪下时注意将下鼻甲后端切除，用剪刀于下鼻甲游离缘切开黏膜，将黏膜与下鼻甲分离，剪去过大

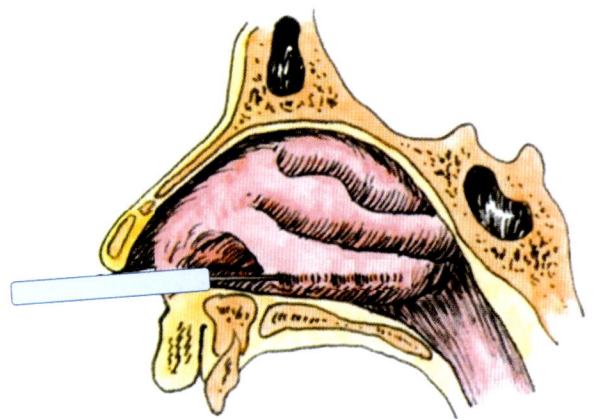

图 15-2　下鼻甲黏膜肥大低温等离子或射频治疗

的鼻甲骨下缘，若黏膜肥厚可剪除部分黏膜，切除范围以鼻腔通畅为度，对位缝合两侧黏膜片。

术后鼻腔应用碘仿或凡士林油纱条填塞，填塞时自下鼻道逐层填塞至鼻底，总鼻道再用长纱条填塞。

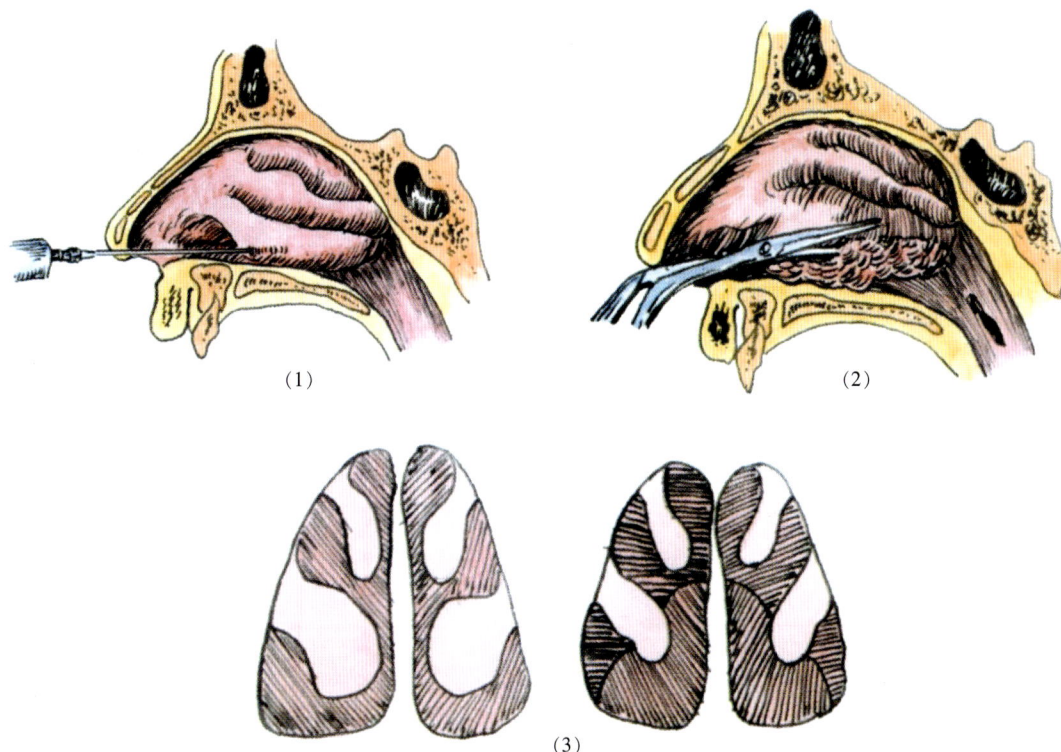

图 15 - 3　下鼻甲黏膜和骨部分切除手术步骤
(1)局麻;(2)除去黏膜和过大鼻甲骨;(3)左为术前,右为术后

5. 术后处理

(1)鼻甲黏膜肥大射频/低温等离子减容术:

给予抗生素滴鼻液及减充血剂滴鼻。

4～6 周后复查,如下鼻甲仍有肥大可再次行低温等离子或射频治疗;多数患者 1 次即可,少数患者需要 2～3 次。

(2)下鼻甲黏膜和骨部分切除术:

术后取坐位,鼻部冰敷 6 h。

术后 24 h 分次抽出纱条,术后每日用麻黄素棉片收缩鼻腔,以免鼻腔粘连。

纱条全部取出后,鼻腔滴入抗生素麻黄素合剂,以利分泌物引流及通气。

密切观察鼻部渗血情况,检查是否有切口或鼻中隔内部出血。如有出血,予以重新填塞。

1 周内禁用力擤鼻。

6. 术后并发症的诊断和处理

术后常见并发症为出血、黏膜糜烂或溃疡、粘连等。术后出血可用膨胀海绵堵塞、压迫止血。黏膜糜烂或溃疡多与射频/低温等离子能量过大、针头过于接近黏膜或穿出黏膜及术后感染相关,出现糜烂或溃疡应加强局部的清洁、冲洗和引流,口服或肌注抗生素控制感染、防止粘连。

空鼻综合征,是由于鼻腔疾病手术治疗过程中下鼻甲、中鼻甲等组织切除过多,导致鼻通气过畅、鼻阻力减小而引发的一系列症状。如患者感觉鼻部通气不畅,鼻子灼痛,头痛,多发性感染,有硬结痂;或患者有"不能用鼻子呼吸"或有"吸入的空气不足"的感觉,失眠。许多这样的患者因为持续的症状和长期感到吸入的空气不足而形成抑郁症,可以通过缩窄总鼻道、下鼻道,增加鼻阻力,来改善症状。

鼻甲黏膜肥大射频/低温等离子减容术术后短期疼痛和鼻腔黏膜肿胀,一般反应轻微,不需要特殊处理。

7. 经验和评述

出血是各种手术常见的并发症之一,出血可分原发性和继发性出血,预防的关键在于规范手术操作和预防术后继发感染。术中轻柔操作防止软组织撕脱、彻底止血、良好关闭创口和术后创口的清洁、抗感染等都可避免术后出血的发生。

手术后可见下鼻甲与鼻中隔粘连发生,究其原因:一是创面的裸露,二是感染粘连。手术中防止切口周围软组织创伤或缺损、良好关闭创口及术后创口处理、感染的预防都是防止其发生的有效措施。

行射频/低温等离子治疗时掌握能量和治疗区间隔是关键,一次过大的能量和密集的穿刺治疗是产生溃疡、糜烂和瘢痕粘连的主要原因。鼻甲肥大严重的患者,宜分期治疗。

空鼻综合征的预防在于手术时确保足够的下鼻甲黏膜、保证适度的鼻阻力。

(三)鼻息肉摘除术

1.手术指征
凡有鼻息肉存在,无论单发与多发均应行鼻息肉摘除术(nasal polypectomy)。

2.术前准备
(1)常规术前检查,鼻镜、纤维鼻咽镜检查。
(2)术前 1 d 剪鼻毛,口周备皮,清洁。
(3)术前谈话告知。
(4)术前晚服地西泮 5 mg。

3.麻醉与体位
(1)麻醉:以鼻腔表面麻醉为主,儿童采用全麻。
(2)体位:通常为坐位或半卧位。

4.手术步骤
参见图 15-4。
(1)鼻息肉圈套器摘除术步骤:
首先仔细检查鼻息肉原发部位,明确其与周围组织有无粘连、鼻息肉的大小及其来源。

单发:在鼻镜下将鼻圈套器自鼻息肉与鼻中隔之间超过鼻息肉后缘慢慢向上,推送至鼻息肉蒂部,一面收紧圈套器,一面向外拉动,使整个鼻息肉连同蒂部一并摘除,用麻黄素棉片压迫止血后检查蒂部有无残留,如有残留,可用鼻息肉钳夹住后扭转拉下;若鼻息肉较大,且坠于后鼻孔,蒂细长者,可用鼻息肉钳夹住蒂部慢慢将鼻息肉自后鼻孔向前拉出,若不易拉出,可将蒂部切断,在后鼻镜观察下自鼻咽部夹住鼻息肉经口腔拉出。

多发:多伴有筛窦息肉及炎症,手术时先将较大鼻息肉用圈套器套下,再用 Henkel 咬钳咬除中鼻道多发性息肉,用 Cittelli 翘头咬钳咬去残留的息肉黏膜,最后可开放筛房,吸除脓液,取出筛房息肉及碎骨片,达到充分引流。

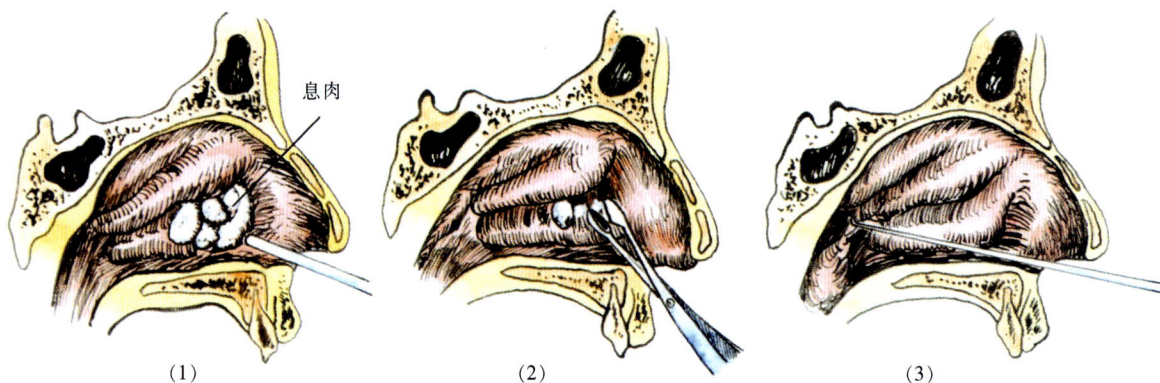

图 15-4 鼻息肉摘除术手术步骤
(1)鼻息肉圈套器套除;(2)鼻息肉钳咬除残留;(3)后鼻孔息肉以圈套器或钩去除

单纯鼻息肉摘除术时,术后出血不多,一般可不填塞纱条,于鼻息肉根部放一块吸收性明胶海绵即可。若出血较多,可加用碘仿或凡士林纱条填塞。

(2)鼻息肉内镜下等离子消融术步骤:

首先仔细检查鼻息肉原发部位,明确其与周围组织有无粘连、鼻息肉的大小及其来源。

在内镜直视下,用等离子低温消融系统对引起鼻炎的增生物进行消融、止血,结束手术。

5. 术后处理

(1)术后患者取坐位,鼻腔未填塞者,切口喷以 3% 麻黄素及 0.25% 氯霉素混合液,每 15 min 一次,共6 h。

(2)鼻腔填塞者应于术后 24 h 分次抽出纱条,术后每日换药,观察鼻部渗血情况及有无粘连,如有残留,可观察 2 周,如确为残留,应再摘除。

6. 经验和评述

套除鼻顶的息肉,操作时应避免伤及筛板,以防止颅内并发症的发生。术时不应猛力牵扯息肉,以免过多损伤黏膜引起出血。堵塞鼻腔时,纱条要适度,过松易引起出血,过紧可能会引起中隔黏膜缺血坏死,甚至穿孔。等离子消融手术在内镜直视下操作,创伤少、止血效果良好,是一种新的微创治疗手段。

三、鼻咽腔阻塞手术

鼻咽腔阻塞手术亦称"腺样体肥大手术"。儿童上气道淋巴组织的增生从出生开始可以持续到 12 岁左右。腺样体和扁桃体肥大是少年儿童 OSDB 的主要原因之一,通常腺样体和扁桃体在 3~6 岁年龄段相对最大,之后逐渐萎缩。腺样体和扁桃体的肥大可能造成 OSDB,并可致张口呼吸,呼吸气流通道改变可使颌骨外在的生长动力发生变化,造成上下颌骨的发育异常。腺样体和扁桃体肥大可通过射频减容手术、腺样体低温等离子吸切术得到治疗。

1. 手术指征

(1)鼻通气不畅及相应症状者:夜间睡眠打鼾、张口呼吸、睡眠不安、盗汗、遗尿等,白天鼻塞、张口呼吸、活动即喘、听力下降,有注意力缺陷、多动、烦躁易激惹等。主要症状常常持续 2 个月以上。

(2)有腺样体面容或有全身生长发育障碍者。

(3)Polysomnography (PSG)检查:呼吸紊乱指数(apnea-hypopnea index,AHI)>5 或阻塞性睡眠呼吸暂停指数(obstructive apnea index,OAI)>1,夜间有低氧血症,最低氧饱和度<92%。

2. 术前准备

(1)常规全麻术前检查。

(2)上气道评估:头影上气道测量分析、纤维鼻咽镜检查、上气道三维重建等。

(3)PSG 监测。

(4)术前谈话告知。

(5)术前 6 h 禁食。

3. 麻醉与体位

(1)麻醉:经口插管全身麻醉。

(2)体位:平卧,头正中后仰位。

4. 腺样体等离子吸切术步骤(图 15 - 5)

(1)插入纤维鼻咽镜至患者鼻咽部,探查腺样体的大小、咽鼓管圆枕的位置及是否有异常血管搏动,并用示指指尖将腺样体推向中线,以便切除。

(2)根据患者年龄及鼻咽腔宽度,选择适当大小的等离子刀,在纤维鼻咽镜直视下以刀头切割、止血、吸除腺样体。

（3）清洁创面，观察 2～3 min，如无出血，结束手术。

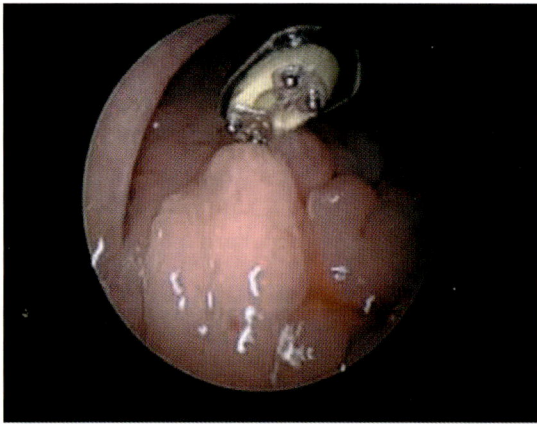

（1）

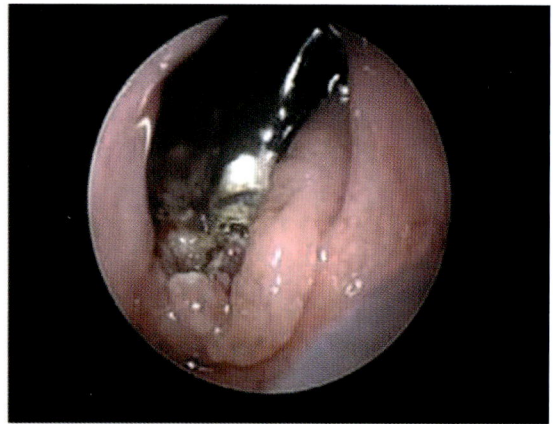

（2）

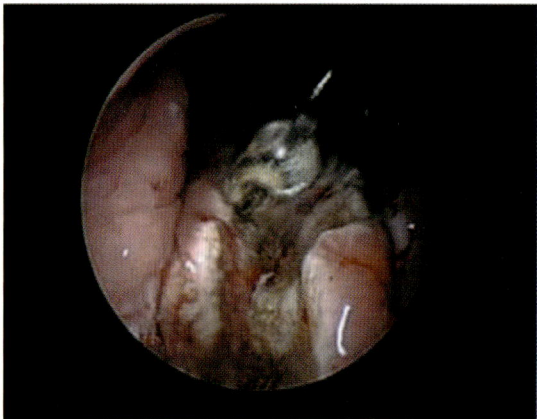

（3）

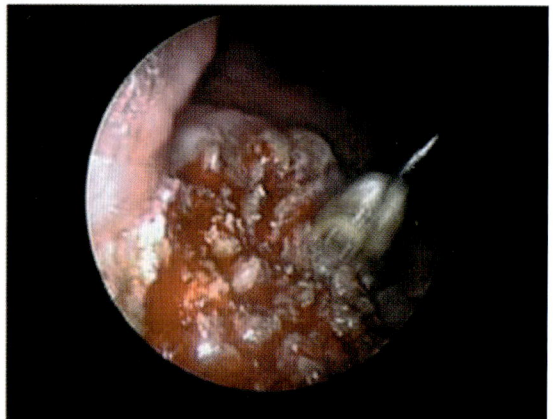

（4）

图 15－5　腺样体等离子吸切术

按照（1）—（4）顺序操作

5. 术后处理

（1）全麻术后常规，患者平卧 6 h，注意观察生命体征。

（2）术后当日流质饮食，第 2 日天半流质饮食，1 周后软食。

（3）术后注意保持口腔卫生。

6. 术后并发症的诊断和处理

术后部分患者可出现开放性鼻音或进食呛入鼻腔，此腭咽闭合不全的现象多为暂时性的。术后近期进食时忌大口猛饮。

7. 经验和评述

手术时如损伤咽鼓管圆枕，可能引起咽鼓管狭窄及相应的继发疾病，手术应在纤维鼻咽镜直视下操作，避免损伤，防止咽鼓管口狭窄闭塞。

四、口咽腔阻塞手术

（一）扁桃体摘除侧咽成形术及扁桃体低温等离子消融术

1. 手术指征

（1）反复发作的慢性扁桃体炎，扁桃腺肿大Ⅱ—Ⅲ度，通气不畅及相应症状，如夜间睡眠打鼾、张口呼吸、睡眠不安、盗汗、遗尿等，白昼张口呼吸、活动即喘，有注意力缺陷、多动、烦躁易激惹等。

（2）有腺样体面容或有全身生长发育障碍者。

（3）PSG 检查：AHI＞5 或 OAI＞1，夜间有低氧血症，最低氧饱和度＜92％。

2. 术前准备

（1）常规全麻术前检查。

（2）上气道评估：头影上气道测量分析、纤维鼻咽镜检查、上气道三维重建等。

（3）PSG 监测。

（4）术前谈话告知。

（5）术前 6 h 禁食。

3. 麻醉与体位

（1）麻醉：若无腺样体肥大，同期手术者宜行鼻插管全身麻醉；同期腺样体手术者行经口插管全身麻醉。

（2）体位：平卧，头正中后仰位。

4. 手术步骤

（1）扁桃体摘除侧咽成形术步骤（图 15-6）。

切口设计：以舌腭弓、咽腭弓腭垂交会点作为切口起点，并循两弓延至扁桃体下极。局部 1:（5 万～20 万）肾上腺素溶液浸润。

用 11 号手术刀片锐性切开黏膜、黏膜下组织，切除黏膜和黏膜下组织，彻底止血，显露扁桃体上极。

用双极电凝或电刀剥离扁桃体，彻底止血。于咽腭弓腭垂端以手术剪做一切口，使咽腭弓瓣转向侧咽，覆盖扁桃体，切除创面，做咽腭弓和舌腭弓肌层缝合。

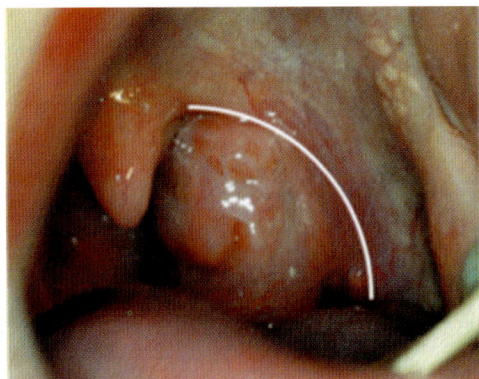
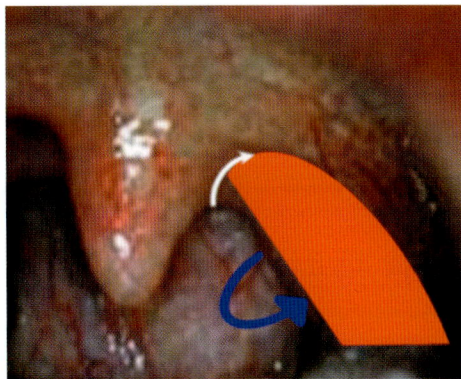

(1)　　　　　　　　　　(2)

图 15-6　扁桃体摘除侧咽成形术步骤

(1)沿舌腭弓做切口，显露剥离扁桃体；(2)剪开咽腭弓腭垂处，咽腭弓瓣旋转关闭侧咽创口以3-0可吸收线连续缝合侧咽黏膜创口，同样处理另一侧。

术毕，检查腭垂位置是否有偏斜，检查创口是否有活动性出血。

（2）扁桃体低温等离子消融术步骤（图15－7）。

选择等离子刀头，连接等离子刀、生理盐水输送管及吸引器。患者全身麻醉后，头尽量后仰并向下低垂，放入带压舌板的戴维斯开口器，使两侧扁桃体充分暴露。

每侧腭舌弓、腭咽弓及扁桃体周围间隙内注射含1∶10万肾上腺素的2%利多卡因约10 ml。

将等离子刀置于扁桃体表面后激活，由表面向内逐层将扁桃体组织消融，避免穿透扁桃体被膜和暴露下面的肌肉组织，在扁桃体窝内可留一薄层扁桃体组织。

术毕，检查创口有无活动性出血。

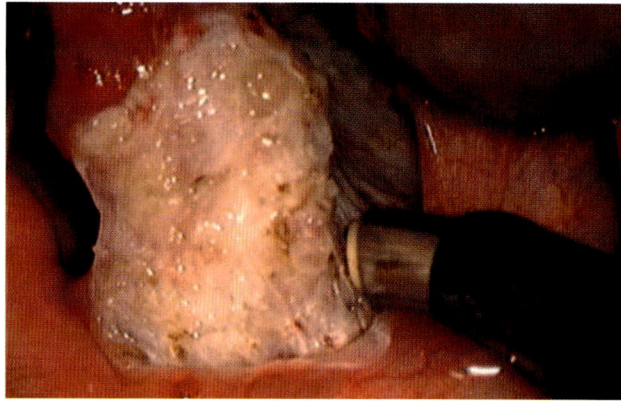

图15－7　扁桃体低温等离子消融术

5. 术后处理

（1）全麻术后常规，平卧6 h，注意观察生命体征，密切观察患者血氧、咽部创口渗血情况，如有出血，予以缝扎或手术探查止血。

（2）术后可服用一定剂量的镇痛药，以控制疼痛，喝冰水或口含冰块也会缓解疼痛；术后半流质饮食1～2周后进软食；少数患者术后可有暂时性进食鼻腔反流现象，忌大口猛饮。

（3）术后每日检查创口，保持口腔卫生，常规应用抗生素2～3 d，预防感染。

（4）术后定期检查，PSG复查，全身发育情况跟踪随访；多数患者只需要1次射频/低温等离子治疗，少数患者需2～3次治疗。

6. 术后并发症的诊断和处理

术后肿胀多为轻、中度，术后1～3 d可给予一定量的激素；疼痛一般也比较轻，可通过服用镇痛药缓解。

7. 经验和评述

术后出血多由术中止血不彻底和裸露的创面受粗糙食物擦刮或创口继发感染所致。手术中彻底止血、分层缝合关闭肌层和黏膜层创面不但可极大地降低术后出血，也可避免瘢痕挛缩而造成咽腔深度缩减。

（二）软腭射频/低温等离子减容术

1. 手术指征

软腭松弛、肥厚、过长，导致腭咽平面狭窄的鼾症、上气道阻力综合征、轻中度OSAHS患者。

2. 术前准备

（1）上气道评估：头影上气道测量分析，纤维鼻咽镜检查，上气道三维重建等。

（2）PSG监测。

（3）术前谈话告知。

3. 麻醉与体位

（1）麻醉：局麻阻滞或浸润麻醉。

（2）体位：坐位或半卧位。

4. 手术步骤（图 15－8）

（1）按设计的进针点进针，穿入黏膜、黏膜下至肌层；移动射频/低温等离子治疗仪的手柄，检查射频/低温等离子电极的位置，以防电极过深穿出软腭鼻腔面或过浅位于黏膜下。

（2）踩踏射频/低温等离子治疗仪脚控开关，进行射频/低温等离子减容治疗；一次可进行 3～6 个点的治疗。

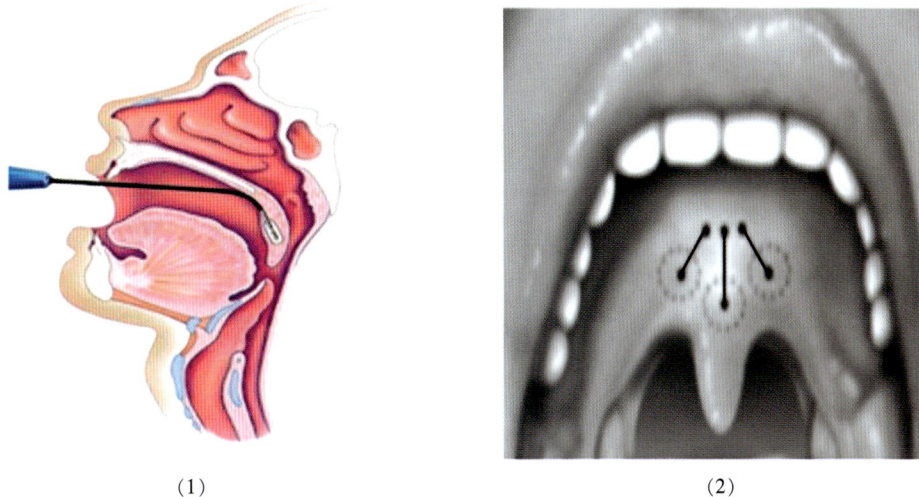

（1）   （2）

图 15－8 软腭射频/低温等离子减容术步骤

(1)软腭射频/等离子消融；(2)软腭射频/等离子消融进针点、方向

5. 术后处理

（1）一般射频/低温等离子治疗反应轻微，无显著的疼痛或肿胀，术后嘱患者口含冰块，常规服用抗生素 2～3 d，如有疼痛可给予扑热息痛片（对乙酰氨基酚）等止痛。术后半流质/软食饮食 2～3 d。

（2）术后 4～6 周随访，根据患者的具体情况决定是否进行下一次治疗；多数患者需要 2～3 次治疗。

6. 术后并发症的诊断和处理

软腭的射频/低温等离子打孔治疗创伤轻微，并发症少见，但应用不当可造成黏膜破溃或穿孔、感染、粘连、瘢痕挛缩、口咽狭窄等并发症。可行瘢痕切除、邻近瓣转移术修复。对于瘢痕范围大、口鼻咽腔闭锁者治疗难度大，瘢痕切除后可行皮片或皮瓣修复。

7. 经验和评述

行射频/低温等离子打孔治疗时的关键在于：①进针间距和深度。②能量大小。如果一次能量过大或穿刺点过于密集或穿刺针头位于黏膜下，可造成术后黏膜溃疡、糜烂，甚至出现软腭穿孔。而创口的糜烂可造成粘连和瘢痕挛缩，临床上可见口鼻咽腔狭窄或闭锁的病例。分次治疗、控制每次射频/低温等离子治疗的能量、避免过密的治疗是预防这些并发症的有效手段。

（三）软腭缩短术

1. 手术指征

（1）鼾症、上气道阻力综合征、轻度 OSAHS。

（2）无腺样体或扁桃体肥大，无咽腭弓、舌腭弓肥厚。

2. 术前准备

（1）常规术前检查。

（2）上气道评估：头影上气道测量分析、纤维鼻咽镜检查、上气道三维重建等。

（3）PSG 监测。

（4）术前谈话告知。

3. 麻醉与体位

（1）麻醉：可局麻或全麻，建议经鼻插管全麻。

（2）体位：局麻可取坐位或半卧位，全麻取平卧头正中后仰位。

4. 手术步骤

（1）按图 15 - 9(1)设计切口：翻折腭垂至软腭，标记切除范围。

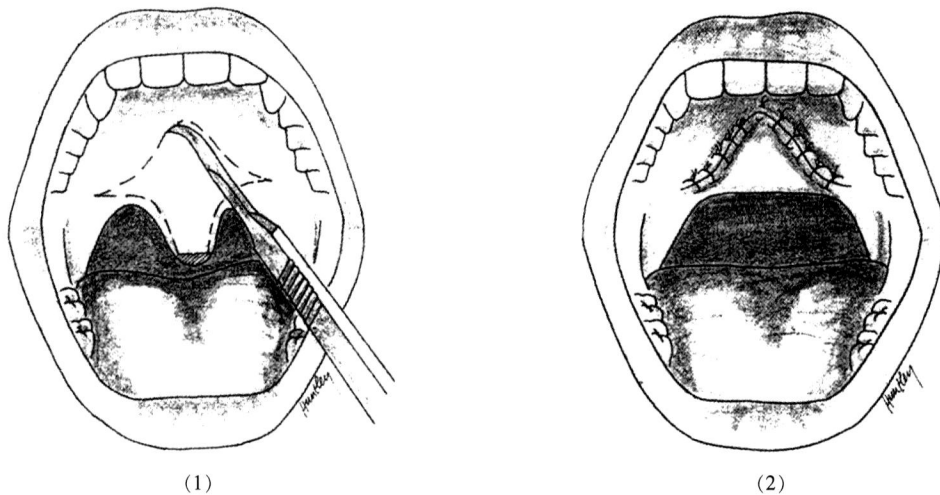

（1）　　　　　　　　　　　　（2）

图 15 - 9　软腭缩短术步骤
(1)设计切口，切除黏膜；(2)翻折腭垂，对位缝合黏膜下组织及部分肌组织

（2）局部 1∶（5 万～20 万）肾上腺素溶液浸润。

（3）用 11 号手术刀片锐性切开黏膜，电刀切除设计区域的黏膜下组织和部分肌组织，彻底止血。

（4）翻折腭垂，对位缝合软腭创面[图 15 - 9(2)]。

（5）术毕，检查创口有无活动性出血、软腭形态。

（6）清醒后拔除鼻插管。

5. 术后处理

（1）全麻术后常规，平卧 6 h，密切观察生命体征；观察血氧、创口肿胀、出血等情况；术后可辅以低流量吸氧、侧卧/半卧、持续气道正压通气治疗(continuous positive airway pressure，CPAP)/双水平正压通气治疗(bi-level positive airway pressure，Bi-PAP)。

（2）术后流质饮食 3～5 d：鼻插管拔除前鼻饲流质饮食，拔除后口饲流质；半流质 1 周后软食；部分患者术后 1～2 个月内可有暂时性进食反流鼻腔、鼻音过重现象，忌大口猛饮。

（3）术后常规抗生素应用 2～3 d，每日检查创口，护理口腔，预防感染。

（4）术后至少 6 个月、12 个月时 PSG 复查，控制体重，定期随访。

（5）如仍有轻度 OSDB，可配合睡姿、减肥、口腔矫治器治疗。

6. 术后并发症的诊断和处理

暂时或永久性腭咽闭合不全可能于术后出现，暂时性为多见，但少数患者本有先天性腭咽闭合不全或处于临界状态,手术后可显著加重,出现明显的开放性鼻音或进食呛咳。

软腭在吞咽中有封闭口鼻咽腔防止食物呛入鼻咽、鼻腔的作用,同时也有推食物向下运动的作用。术后出现吞咽不畅,食物常于会厌区留置,其主要的原因是软腭长度不足,术前软腭的测量、缩短长度的评估可预防该并发症的出现。

术后部分患者有咽部紧缩感,这多与局部瘢痕及挛缩相关,大多数患者在术后半年或一年后缓解或消失。

7. 经验和评述

术前腭咽闭合功能的评估是避免出现永久性功能障碍的有效方法,可通过 X 线摄片、纤维鼻咽镜方法等测评。

咽喉紧缩、干燥、疼痛不适感与手术的创伤程度、瘢痕挛缩密切相关,一般患者术后半年内该感觉比较明显,一年后可明显缓解。手术中轻柔操作、良好关闭创面和术后的预防感染都有利于该并发症的预防。

手术中腭垂、软腭的黏膜、黏膜下软组织去除不足,术后可出现软腭口腔面不平整,折叠的腭垂丘样隆于软腭,造成形态上的异样。手术中注意软组织去除量即可预防。

（四）腭水平板截除软腭前移术

1. 手术指征

(1)鼾症,上气道阻力综合征,轻、中度 OSAHS。

(2)无腺样体或扁桃体肥大,无咽腭弓、舌腭弓肥厚。

2. 术前准备

同软腭缩短术(UPF)。

3. 麻醉与体位

(1)麻醉:经鼻插管全麻。

(2)体位:取平卧头正中后仰位。

4. 手术步骤(图 15 - 10)

(1)硬腭区以 1:20 万肾上腺素溶液浸润,按腭裂单瓣法设计切口,切开黏骨膜并翻瓣至硬腭后缘,游离保护腭大神经血管束。

(2)剪除腭腱膜,于硬腭水平板处,以腭裂骨凿小心凿除硬腭水平板,凿除时保护下鼻道黏膜,以免穿孔破损。

(3)于左右硬腭后缘以骨钻各打一孔,打孔时以脑压板保护下鼻道黏膜,松弛软腭,把腭腱膜向前缝于残余硬腭后缘。

(4)修正过多腭瓣黏骨膜组织,缝合关闭腭部创口。

(5)术毕,检查创口有无活动性出血,于舌体上做一舌牵引线备用。

(6)术后入 ICU 观察,根据患者 OSDB 严重程度、手术情况决定是否留置鼻插管。

5. 术后处理

(1)全麻术后常规,患者平卧 6 h,密切观察生命体征;观察血氧、创口肿胀、出血等情况;术后可辅以低流量吸氧、侧卧/半卧、CPAP/Bi-PAP。

(2)术后流质饮食 7~14 d:鼻插管拔除前鼻饲流质饮食,拔除后口饲流质;半流质 1~2 周后软食;部分患者术后可有暂时性进食反流鼻腔、鼻音过重现象,忌大口猛饮。

(3)术后常规抗生素应用 2~3 d,每日检查创口,护理口腔,预防感染。

(4)术后至少 6 个月、12 个月时 PSG 复查,控制体重,定期随访。

(5)如仍有轻、中度 OSDB,可配合睡姿、减肥、口腔矫治器治疗,或行二期手术。

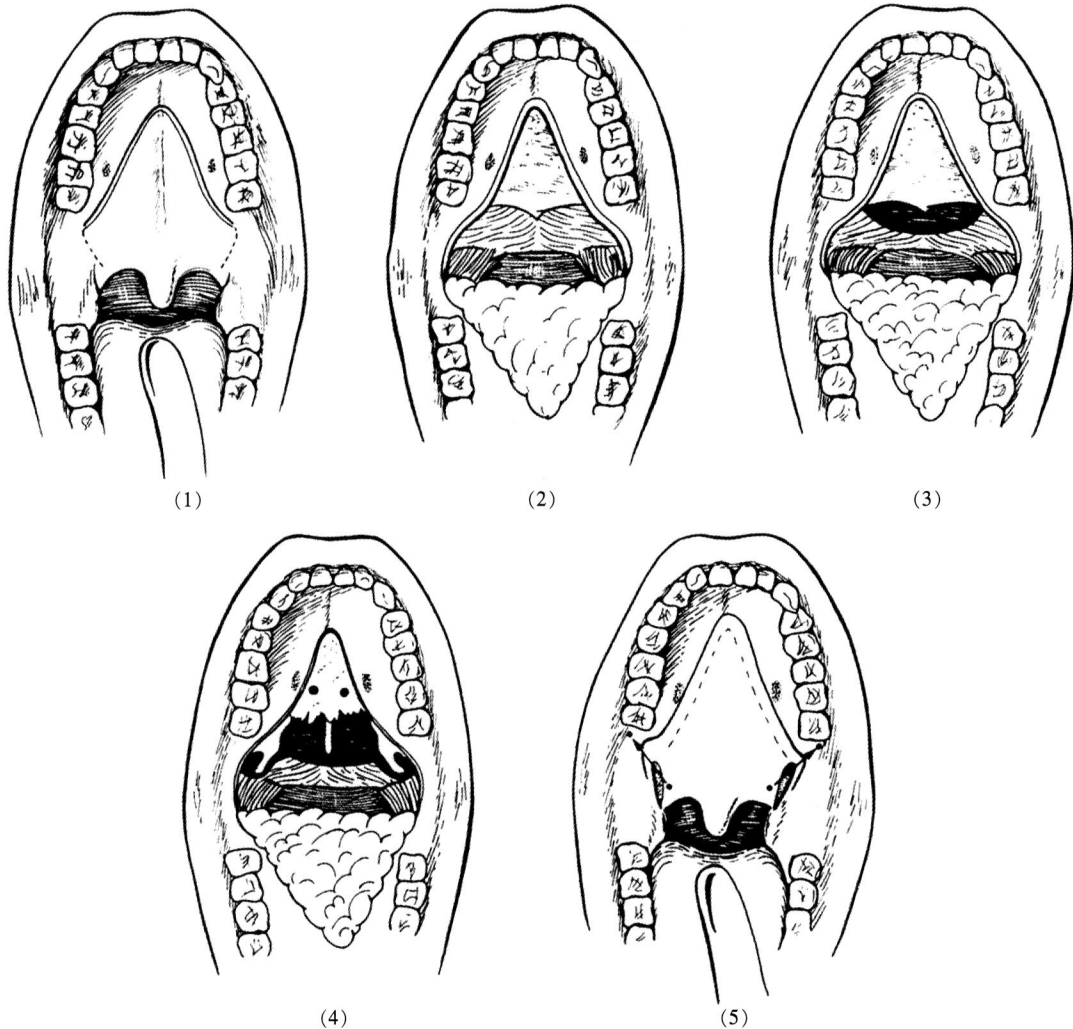

图 15 - 10　腭水平板截除软腭前移术
(1)腭部翻瓣;(2)显露硬腭至后缘;(3)咬/凿除水平板;(4)于硬腭后缘钻孔;(5)向前悬吊缝合

6. 术后并发症的诊断和处理

术后常见并发症为腭瓣缺血坏死、出血、穿孔,一过性或永久腭咽闭合功能障碍。对于缺血坏死的腭瓣需及时修除,并行抗感染治疗;术后出血可行局部压迫或缝扎止血;腭部穿孔需行二期的修补术。

7. 经验和评述

腭水平板截除软腭前移术是一种不前移上颌骨、不改变牙殆关系的软腭前移办法,创伤较上颌骨 Le Fort Ⅰ型截骨前移术小,但对软腭前移和提绷的作用也小于上颌骨 Le Fort Ⅰ型截骨前移术。对于腭咽腔狭窄、严重 OSAHS 患者,手术效果欠佳。

手术中穿通下鼻道黏骨膜或造成缺损、腭大神经血管束损伤、腭瓣坏死、术后创口感染等都有可能造成腭部穿孔、口鼻瘘,预防的关键是术时针对性处理,避免上述情况出现。

暂时或永久性腭咽闭合不全,吞咽不畅,咽喉紧缩、干燥、疼痛不适的预防见上文。

（五）定量腭垂、软腭切除腭咽成形术

定量腭垂、软腭切除腭咽成形术简称 Q-UPPP 或 Q-UP3（quantitative uvulopalatopharyngoplasty, Q-UPPP/Q-UP3）。

1.手术指征

(1)单纯鼾症、上气道阻力综合征患者阻塞平面在口咽部,软腭黏膜组织肥厚、腭垂肥大/过长、软腭过低/过长、扁桃体肥大、舌/咽腭弓宽大肥厚者。

(2)轻、中度 OSAHS 患者存在口咽部狭窄的,重度 OSAHS 患者序列治疗之一。

2.术前准备

(1)常规术前检查。

(2)上气道评估:头影上气道测量分析、纤维鼻咽镜检查、上气道三维重建等。

(3)PSG 监测。

(4)软腭切除量测量:摄持续发"i"音头颅侧位片,测量腭咽闭合点距腭垂游离缘距离。

(5)麻醉会诊,术前谈话。

(6)重度 OSAHS 患者术前 5~7 d 正压通气治疗。

(7)术前 8 h 禁食。

3.麻醉与体位

(1)麻醉:清醒鼻插管全身麻醉。

(2)体位:平卧,头后仰。

4.手术步骤(图 15-11)

(1)切口设计,按测量所得的 85%~90%的软腭切除量画手术切口线。

(2)局部 1:(5 万~20 万)肾上腺素溶液浸润。

(3)用 11 号手术刀片锐性切开黏膜、黏膜下组织,切口向软腭游离缘和扁桃体下极方向延伸,电刀切除黏膜和黏膜下组织,显露扁桃体上极,彻底止血。

(4)用双极电凝或电刀剥离扁桃体,彻底止血。

(5)于咽腭弓腭垂端以手术剪做一切口,使咽腭弓瓣转向侧咽,覆盖扁桃体,切除创面,做咽腭弓和舌腭弓肌层缝合。

(6)用 3-0 可吸收线连续缝合侧咽黏膜创口,同样处理另一侧。

(7)按设计切除腭垂,保留适当的软腭鼻腔面黏膜,修整软腭游离缘形态,翻转保留的黏膜至口腔侧,用 5-0 可吸收线连续关闭黏膜创口。

(8)术毕,检查创口有无活动性出血、软腭和腭垂形态,于舌体上做一舌牵引线备用。

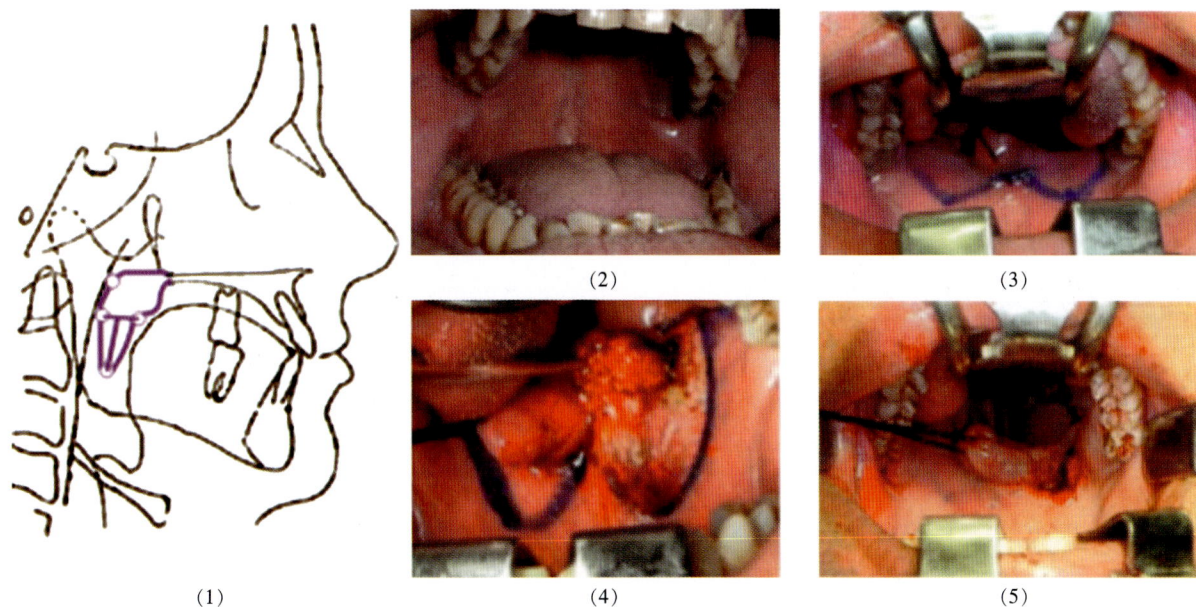

(1)　　　　　(2)　　　　　(3)　　　　　(4)　　　　　(5)

图 15-11　定量腭垂、软腭切除腭咽成形术步骤

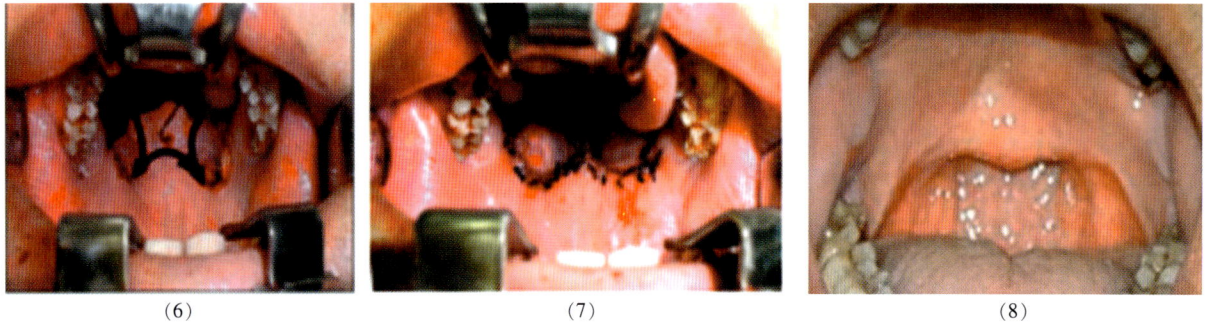

（6）　　　　　　　　　　　（7）　　　　　　　　　　　（8）

图 15 - 11　定量腭垂、软腭切除腭咽成形术步骤（续）

（1）腭垂、软腭切除测量；（2）术前；（3）切口设计；（4）软腭黏膜和黏膜下组织切除，扁桃体上极显露；

（5）一侧扁桃体摘除，腭咽肌黏膜瓣转移关闭侧咽创口；（6）另一侧扁桃体摘除、侧咽成形后，按箭头方向修除多余腭垂组织，腭垂再造；

（7）手术结束；（8）手术 1 年后

（9）术后入 ICU 观察，根据患者 OSDB 严重程度和手术情况，决定是否留置鼻插管。

5. 术后处理

（1）全麻术后常规，患者平卧 6 h，密切观察生命体征；观察血氧、创口肿胀、出血等情况；术后可辅以低流量吸氧、侧卧/半卧、CPAP/Bi-PAP。

（2）术后流质饮食 3～5 d，鼻插管拔除前鼻饲流质饮食，拔除后口饲流质；半流质 1～2 周后软食；部分患者术后可有暂时性进食反流鼻腔、鼻音过重现象，忌大口猛饮。

（3）如留置鼻插管，需定时吸引整个插管内分泌物，保持鼻插管通畅，密切观察患者血氧，拔管后可辅以低流量吸氧、侧卧/半卧、CPAP/Bi-PAP，定时气道雾化护理。

（4）术后常规抗生素应用 2～3 d，每日检查创口，护理口腔，预防感染。

（5）术后至少 6 个月、12 个月时 PSG 复查，控制体重，定期随访。

（6）如遗留中、轻度 OSDB，可配合睡姿、减肥、口腔矫治器治疗。如仍有重度 OSAHS，可选择双颌前移手术或 CPAP 治疗。

6. 术后并发症诊断及处理

Q-UPPP/Q-UP3 手术方法多种多样，常见的术后并发症有：暂时或永久性腭咽闭合不全，吞咽不畅，咽喉紧缩、干燥、疼痛不适感，感染、瘢痕挛缩等。处理见软腭缩短术和腭水平板截除软腭前移术。

7. 经验和评述

Q-UPPP 手术的方法多种多样，总的手段是对软腭和/或侧咽的软组织进行减容或前移软腭，旨在解除腭咽腔的狭窄。临床上对于非严重扁桃体肥大的重度 OSAHS 患者，单独的 Q-UPPP 手术效果不佳，国外长期随访的结果提示只有 20% 的患者能获得成功。目前国际上有反对 Q-UPPP 手术的潮流，认为 Q-UPPP 手术远期效果差，且当今的研究提示：腭垂、软腭等口咽区黏膜下有参与控制呼吸和吞咽的机械感受器，手术切除这些区域的软组织将会造成不可复的功能障碍，所以推荐颌骨前移的骨手术治疗。故应用 Q-UPPP 手术，需严格把握手术指征。

腭咽闭合不全的预防关键在于术前的评估和测量，手术设计时必须保证足够长的软腭，以防术后出现进食呛咳或开放性鼻音。Q-UP3 是我们从临床实践中摸索出来的一种手术改良方法，对于有先天性腭咽闭合的患者，手术时可尽可能地保留腭垂，而加深两侧峡部的深度，如此既可保证对腭咽闭合功能的不良影响，又开通腭咽腔。

软腭的足够长度是维持吞咽功能的保证，腭垂、软腭的手术切除量并不是保证腭咽闭合之门正好关上最为理想。临床上可见术后腭咽闭合之门能正好关上的患者有吞咽不畅的抱怨，他们进食时食物不能一口吞下，常滞留在会厌区，总要一而再、再而三地努力吞咽才能把食物最后咽下。我们的经验提示：手术宜修出腭垂的形态，在腭咽闭合之门正好关上的基础上保留一定量的腭垂，对于吞咽不畅的预防有积极的作用。

咽喉紧缩、干燥、疼痛不适感与手术的创伤和瘢痕生长、挛缩不无关系,术时需尽可能减少创伤,术后需关闭创面;同时术后合适的饮食、保持口腔清洁、预防感染对于减轻不适和避免瘢痕挛缩、口鼻咽腔狭窄或闭锁等有重要作用。

（六）上颌骨前牵张成骨术

上颌骨前牵张成骨治疗可通过口内和口外牵引器两个途径进行,治疗目标在于前移上颌骨,都有大幅度牵张成骨和同期的软组织扩张作用,对相应的神经功能、腭咽闭合功能影响小。前者的优点在于隐蔽,对患儿的生活、学习影响小,缺点为一旦牵引器安置后就不能调整上颌骨牵引方向,同时需二次手术拆除牵引器;后者的优点在于可大幅度地完成上颌骨的前牵张成骨,可根据需要随时调整上颌骨的牵引方向,同时拆除牵引器,不需住院进行第二次全麻手术,缺点在于牵引期间需固定佩戴一颅颌面支架,对患儿的生活、学习影响较大。

1. 手术指征

上颌纵向、垂直向发育不足所致鼻底狭窄、鼻通气不畅、鼻咽/腭咽腔狭窄严重 OSAHS 少年儿童患者。

2. 术前准备

(1)常规术前检查。

(2)上气道评估:头影上气道测量分析、纤维鼻咽镜检查、上气道三维重建等。

(3)PSG 监测。

(4)外牵引者需术前正畸,制作上颌支架。

(5)二维/三维计算机辅助上颌骨前移面形预测。

(6)麻醉会诊,术前谈话。

(7)重度 OSAHS 患者术前 5～7 d 正压通气治疗。

(8)术前 8 h 禁食。

3. 麻醉与体位

(1)麻醉:鼻插管,全身降压麻醉。

(2)体位:平卧,头正中位。

4. 手术步骤（图 15 - 12）

(1)局部 1:(5 万～20 万)肾上腺素溶液浸润,切开 16—26 间前庭沟底外 3 mm 处黏膜,电刀切至骨面,剥离显露上颌骨颧牙槽嵴、眶下神经、梨状孔;剪除前鼻嵴,剥离下鼻道黏膜,剥离上颌骨后外侧面至翼上颌连接,于鼻前孔外侧和上颌后外侧面置脑压板保护。

(2)Le Fort Ⅰ型骨皮质切开,以鼻中隔骨凿由前至后凿开鼻中隔底部,以 6 mm 薄刃骨凿平行于上颌𬌗平面劈开上颌骨内侧壁和后外侧壁至翼突;以弯薄刃骨凿凿开翼上颌连接。

(3)口内牵引的牵引器安置:于双侧上颌骨截骨线上下颧牙槽嵴处按设计的牵引角度安置牵引器。

(4)外牵引的颅颌支架安置:根据患者头颅的宽度调节好支架的固定臂,于患者颞部固定支架,要求:固定臂位于耳郭上、眉弓处,平行于眶耳平面,前距额部皮肤约 1.5 cm,垂直牵引杆与面中线重叠;双侧同时上固定螺丝,深度以螺脚卡入颅骨板障为准,卡入时会有"啪"的响声,一侧需固定至少三枚螺钉。口内上颌的牵引支架于术前制作,可于术前粘固或术中安置。

(5)创口冲洗,双侧鼻翼脚缝扎收紧,以 3-0 可吸收缝线连续缝合,关闭创口。

(6)术毕,检查口腔和鼻腔渗血情况,检查有无鼻中隔偏曲,检查鼻前孔和鼻尖形态,检查颅颌支架的位置是否正确。

5. 术后处理

(1)全麻术后常规,患者平卧 6 h,密切观察生命体征,观察血氧、创口肿胀、出血等情况;术后可辅以

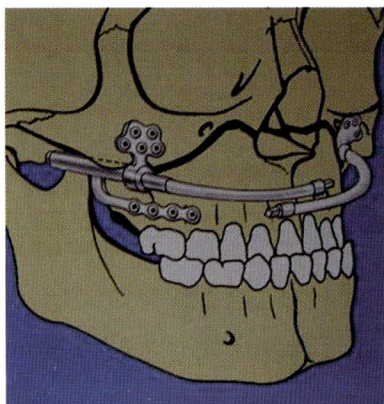
（1）

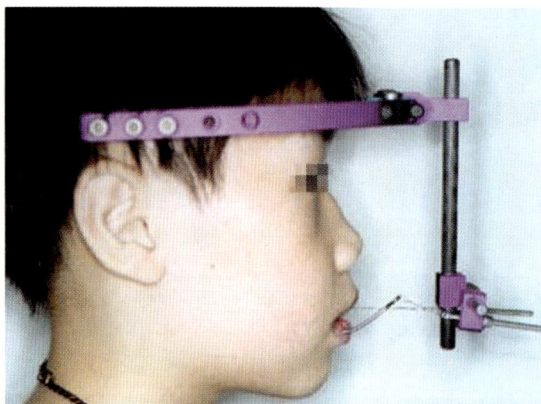
（2）

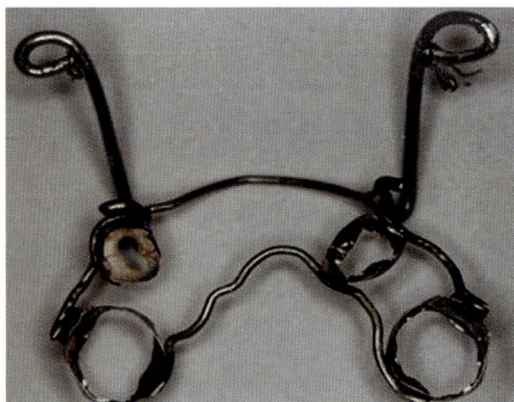
（3）

图 15 - 12 上颌骨前牵张成骨治疗
（1）口内牵引器安置；（2）颅颌支架安置；（3）上颌口内牵引支架

低流量吸氧、半卧位。

（2）术后流质饮食 1～3 d，半流质 2 周后软食，3 个月内忌进硬食。

（3）术后常规抗生素应用 2～3 d，每日检查创口，护理口腔，预防感染。

（4）术后第 4 日或第 5 日开始牵引，每日 2 次，幅度为每日 1 mm；外牵引可根据需要调整左右、上下牵引方向。

（5）牵引到位后支架固定 2～3 个月拆除，内牵引器需要二次手术拆除，外牵引器在门诊局麻下进行。

（6）正畸治疗排齐牙列，调整上下牙合关系。

（7）术后颅颌骨发育状态随访至成人，PSG 定期复查。

6. 术后并发症的诊断和处理

上颌骨的前移势必绷紧面中部软组织，产生术后上唇紧绷感，术中损伤眶下神经会造成暂时性或永久性的上唇麻木。如果眶下神经没有被切断，患者手术半年后多能恢复唇部的感觉，面中部的紧绷感也会随着时日缓解、消失。

7. 经验和评述

上颌骨的移动，会造成鼻中隔位置的改变，上颌前庭沟的切口也会破坏鼻翼外侧脚的附着，有可能造成鼻中隔偏曲、鼻前孔变大、鼻尖上翘或塌陷。手术结束关闭创口时必须检查鼻中隔的位置、高度，修剪过多的鼻中隔骨组织；拉拢内收双侧鼻翼外侧脚，恢复鼻前孔的宽度。

上颌骨的移位必然造成上下颌咬合紊乱，术前必须行模型外科，精确地控制骨移动的方向；手术中需去除干扰骨移动的截骨端骨缘、充分松动游离上颌截骨块，使骨块轻松就位固定；术后配合适当的颌间弹性牵引，保持上颌截骨块的位置稳定，使其愈合；正颌或牵张成骨手术必须结合正畸才能获得理想的咬合关系,术后的正畸是必需的。

(七)上颌骨外科辅助快速扩弓术

上颌骨横向狭窄、前后向发育不足患者的治疗,根据患者的年龄不同可有不同的治疗方案。对于处于快速发育期的少年儿童患者,可行非手术的牙支持式上颌扩弓和结合上颌面具前牵引正畸治疗,而对于成年患者需行外科辅助的上颌 Le Fort Ⅰ 型骨皮质切开、上颌中线劈开上颌骨、快速牙支持式或骨支持式扩弓治疗。骨支持式扩弓和牙支持式扩弓的最大区别是前者不干扰同期正畸治疗,且不引起支抗牙的移位或倾斜。

1. 手术指征

腺样体面容、上颌骨横向发育不足引起鼻底狭窄所致鼻通气不畅的成人 OSAHS 患者。

2. 术前准备

(1)常规术前检查。

(2)上气道评估:头影上气道测量分析、纤维鼻咽镜检查、上气道三维重建等。

(3)PSG 监测。

(4)术前正畸牙支持式扩弓器制作、粘固安置,骨支持式牵引器于术中安置。

(5)麻醉会诊,术前谈话。

(6)重度 OSAHS 患者术前 5~7 d 正压通气治疗。

(7)术前 8 h 禁食。

3. 麻醉与体位

(1)麻醉:鼻插管,全身降压麻醉。

(2)体位:平卧,头正中位。

4. 手术步骤

参见图 15 - 13。

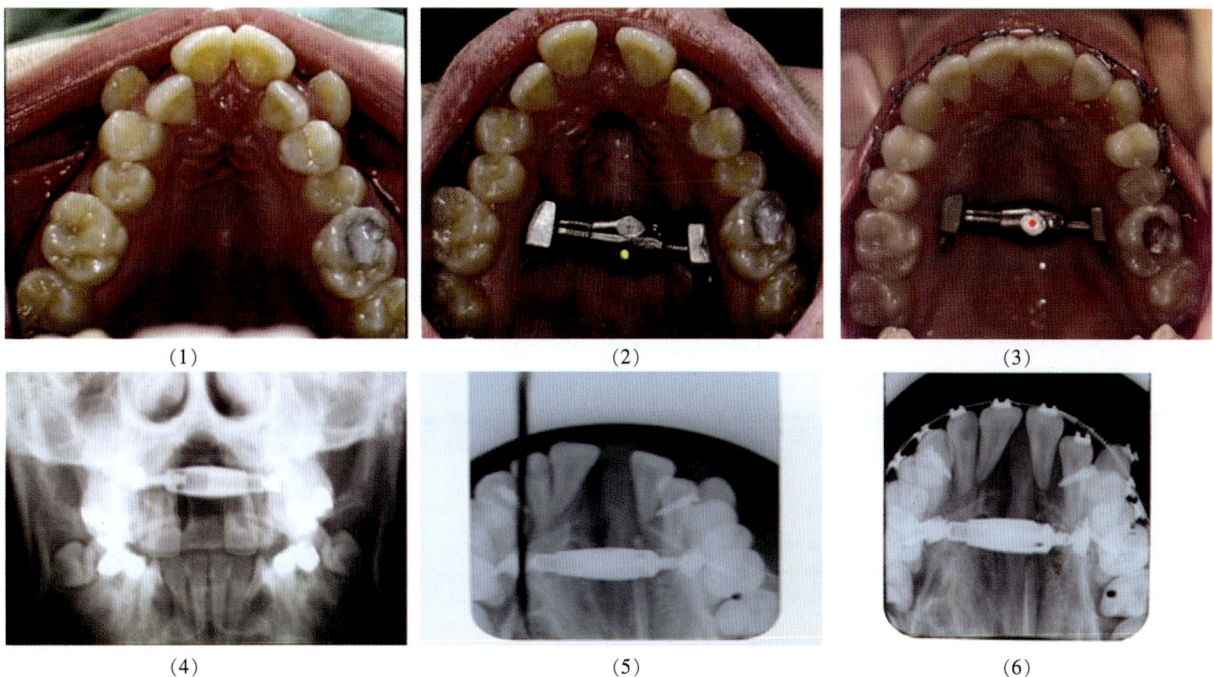

(1)　　　　　　　　　(2)　　　　　　　　　(3)

(4)　　　　　　　　　(5)　　　　　　　　　(6)

图 15 - 13　上颌骨外科辅助快速扩弓术

按照(1)—(6)顺序操作

（1）局部 1 :（5 万～20 万）肾上腺素溶液浸润,切开 16—26 间前庭沟底外 3 mm 处黏膜,电刀切至骨面,剥离显露上颌骨颧牙槽嵴、眶下神经、梨状孔;剪除前鼻嵴,剥离下鼻道黏膜,剥离上颌骨后外侧面至翼上颌连接,于鼻前孔外侧和上颌后外侧面置脑压板保护。

（2）Le Fort Ⅰ型骨皮质切开,截骨线要求水平或略外高内低,以利于左右上颌骨块向外移动。以鼻中隔骨凿由前至后凿开鼻中隔底部,于上颌正中锯开上颌骨,并以薄刃 4 mm、6 mm 骨凿劈骨,劈骨时注意保护腭部黏骨膜,防止穿孔;以 6 mm 薄刃骨凿平行于上颌𬌗平面劈开上颌骨内侧壁和后外侧壁至翼突,以弯薄刃骨凿凿开翼上颌连接。

（3）创口冲洗,双侧鼻翼脚缝扎收紧,以 3-0 可吸收缝线连续缝合关闭创口。

（4）术毕,检查口腔和鼻腔渗血情况,检查有无鼻中隔偏曲,检查鼻前孔和鼻尖形态,检查唇中线和牙中线及开唇露齿情况。

5. 术后处理

（1）全麻术后常规,患者平卧 6 h,密切观察生命体征;观察血氧、创口肿胀、出血等情况;术后可辅以低流量吸氧、半卧位。

（2）术后流质饮食 1～3 d,半流质 2 周后软食,3 个月内忌进硬食。

（3）术后常规抗生素应用 2～3 d,每日检查创口,护理口腔,预防感染。

（4）术后第 4 日或第 5 日开始扩弓,扩弓每日 2 次,幅度每日 1 mm。

（5）牵引到位后牙支持式或骨支持式支架固定 2～3 个月,于门诊局麻下拆除。

（6）正畸治疗排齐牙列,调整上下𬌗关系。

（7）术后定期检查上下颌骨、𬌗关系,PSG 定期随访。

6. 手术并发症的诊断和处理

上唇紧绷、麻木的预防见牵张成骨术。

7. 经验和评述

上颌骨外科辅助快速扩弓术术后可出现左右上颌骨外移幅度不一致,致上下牙列不匹配、咬合紊乱。这是由于分块后的上颌骨移动阻力不同所致,与双侧截骨线的方向、位置和骨松动的程度相关。避免出现该不良现象的方法有:双侧上颌骨对称性截骨,截骨线不同于常规 Le Fort Ⅰ型截骨线,宜外高内低,以避免上颌骨块外移时的阻力;尽可能保持双侧上颌骨的内、外侧和翼上颌骨连接分离程度对称;彻底凿开鼻中隔,于上颌中线分骨。

（八）上颌 Le Fort Ⅰ型（分块）截骨前移术

上颌 Le Fort Ⅰ型（分块）截骨前移术（maxillary advancement by Le Fort Ⅰ & segmental maxillary osteotomy）对很多上颌骨矢状向和/或横向发育不足的患者,伴有鼻甲肥大、鼻中隔偏曲等所致鼻阻塞,在行上颌截骨、折断上颌骨块后,可在直视下非常容易地解决鼻腔的这些阻塞性疾病。

1. 手术指征

上颌三维方向发育不足、鼻甲肥大和鼻中隔偏曲所致鼻通气不畅、鼻咽/腭咽腔狭窄的 16～65 岁 OSAHS 患者。

2. 术前准备

（1）常规术前检查。

（2）上气道评估:头影上气道测量分析、纤维鼻咽镜检查、上气道三维重建等。

（3）PSG 监测。

（4）术前正畸治疗。

（5）二维或三维计算机辅助手术模拟面形预测、模型外科、𬌗板制作。

（6）麻醉会诊,术前谈话。

(7)重度 OSAHS 患者术前 5～7 d 正压通气治疗。

(8)术前 8 h 禁食。

3. 麻醉与体位

(1)麻醉:清醒,鼻插管,全身降压麻醉。

(2)体位:平卧,头正中位。

4. 手术步骤(图 15 - 14)

(1)局部 1:(5 万～20 万)肾上腺素溶液浸润,切开 16—26 间前庭沟底外 3 mm 处黏膜,电刀切至骨面,剥离显露上颌骨颧牙槽嵴、眶下神经、梨状孔;剪除前鼻嵴,剥离下鼻道黏膜,剥离上颌骨后外侧面至翼上颌连接,于鼻前孔外侧和上颌后外侧面置脑压板保护。

(2)Le Fort Ⅰ型截骨,以鼻中隔骨凿由前至后凿开鼻中隔底部,以 6 mm 薄刃骨凿平行于上颌殆平面劈开上颌骨内侧壁和后外侧壁至翼突;以弯薄刃骨凿凿开翼上颌连接,向下掰开上颌骨,1:(5 万～20 万)肾上腺素溶液纱布填塞止血;修整游离的上颌骨内、后外侧骨缘,游离保护腭降神经血管束,修整鼻中隔底嵴。

(3)如需上颌扩弓,可设计上颌正中劈开上颌分两块(左右上颌骨块)或上颌 3—3 分 3 块(前牙骨块和左右后牙骨块)截骨术,行上颌分块截骨时需注意保护牙根、腭侧黏骨膜,防止穿孔;如有鼻中隔偏曲或鼻甲肥大,则按前述方法同期进行鼻中隔偏曲矫正或鼻甲修整术,以 5-0 可吸收线修补鼻道黏膜切口。

(4)上下颌牵引钉置入,戴入殆板,上下颌颌间结扎;检查上颌牙中线与面中线是否一致,检查开唇露齿情况,检查鼻中隔有无偏曲;成型钛板,双侧上颌颧牙槽嵴和梨状孔边缘钛板坚强内固定。

(5)打开颌间结扎,手抵颏部使下颌髁突于关节后位,闭合上下颌,检查上下殆关系。

(6)创口冲洗,双侧鼻翼脚缝扎收紧,以 3-0 可吸收缝线连续缝合,关闭创口。

(7)术毕,检查口腔和鼻腔渗血情况,检查有无鼻中隔偏曲,检查鼻前孔和鼻尖形态,检查唇中线和牙中线及开唇露齿情况。

(8)上下颌间置弹性牵引。

(9)根据患者 OSDB 严重程度和手术情况,决定是否留置鼻插管。

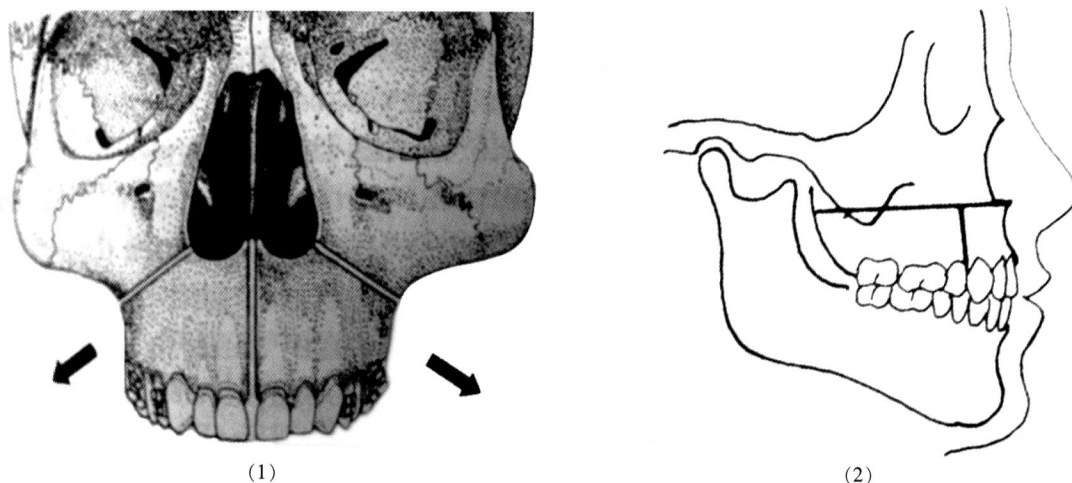

(1)　　　　　　　　　　　　　　　　　　　　(2)

图 15 - 14　上颌 Le Fort Ⅰ型(分块)截骨前移术

(1)上颌 Le Fort Ⅰ型正中分块截骨;(2)上颌 Le Fort Ⅰ型 3—3 分块截骨

5. 术后处理

(1)全麻术后常规,平卧 6 h,密切观察生命体征;观察血氧、创口肿胀、出血等情况。如留置鼻插管,需定时吸引整个插管内分泌物,定时气道雾化护理,保持鼻插管通畅。可辅以低流量吸氧、侧卧/半卧、CPAP/Bi-PAP。

（2）鼻插管拔除前鼻饲流质饮食，拔除后口饲流质，流质饮食1周；半流质2周后软食，术后1个月普食，3个月内忌进硬食。

（3）观察患者血氧，拔管后可辅以低流量吸氧、侧卧/半卧、CPAP/Bi-PAP。

（4）术后常规抗生素应用2～3 d，每日检查创口，护理口腔，预防感染。

（5）术后至少6个月、12个月时PSG复查，控制体重，定期随访。

（6）如遗留轻度OSDB，可配合睡姿、减肥、口腔矫治器治疗。

6. 术后并发症的诊断和处理

上唇紧绷、麻木、上下颌咬合紊乱、鼻中隔偏曲、鼻前孔变大、鼻尖上翘预防见前。

7. 经验和评述

上颌骨的分块截骨有可能造成腭部穿孔、牙根损伤等，避免的方法在于术中的轻巧仔细操作：截骨时需注意牙长轴方向、牙根的位置；劈骨时忌粗暴施力；松动骨块前需小心、充分剥离腭侧黏骨膜；去除截骨端骨质时需置入合适的脑压板，保护腭侧黏骨膜。

在同期做下鼻甲减容的病例，建议做黏膜下的下鼻甲修整和下鼻甲黏膜的部分切除术，以保证鼻的湿化加温功能和保证适合的鼻阻力，鼻阻力在呼吸的调节反馈中有重要的作用。不建议全下鼻甲切除，以免导致空鼻综合征发生。

五、舌咽、下咽腔阻塞手术

（一）颏前移舌悬吊术

舌骨悬吊术（genioglossus advancement-hyoid mytomy，GAHM）主要是通过向前上悬吊舌骨和绷紧颏舌肌、颏舌骨肌而达到防止舌后坠的目的，手术有多种方式，根据颏部原来的位置，颏部的手术可施行颏截骨前移术，或带颏舌肌、颏舌骨肌的颏方块截骨术和舌骨筋膜或生物材料悬吊术；也有把舌骨向前下固定于甲状软骨而达到悬吊目的的方法。

前者适用于颏后缩、颏位置未达颏前界的患者，后者适用于颏部不宜再前移的患者。颏前移和筋膜悬吊术在作用上也有些差别，前者能在一定程度上扩展气道或防止舌后气道和会厌区气道塌陷，而后者主要有利于缓解会厌区气道狭窄，对舌咽上份气道狭窄作用不明显，甚至产生负性作用，这是由于只向前上悬吊舌骨有带舌根前上移位的倾向，而固有口腔的面积或体积并未增加，因此舌根上份反而有后坠的倾向。

通过颏舌肌、颏舌骨肌悬吊舌骨的作用有限。为加强舌骨的悬吊作用，我们进行手术改良，行舌骨下肌群切断、舌骨上肌群缩短舌骨悬吊术，以更多的舌骨上肌群参与悬吊，加强作用。

1. 手术指征

（1）舌根后区气道高位阻塞、舌根后全区气道狭窄、会厌区气道狭窄所致的鼾症、上气道阻力综合征、轻中度OSAHS患者。

（2）多水平联合手术组合之一，或重度OSAHS分期手术。

2. 术前准备

（1）常规术前检查。

（2）上气道评估：头影上气道测量分析、纤维鼻咽镜检查、上气道三维重建等；颏部形态分析，上下颏嵴位置、下颌高度/厚度、牙根位置测量。

（3）PSG监测。

(4)术前正畸治疗。

(5)麻醉会诊,术前谈话。

(6)重度 OSAHS 患者术前 5～7 d 正压通气治疗。

(7)术前 8 h 禁食。

3. 麻醉与体位

(1)麻醉:鼻插管,全身降压麻醉。

(2)体位:平卧,头正中后仰位。

4. 手术步骤

(1)颏截骨前移术手术步骤(图 15 - 15):

以 1∶20 万肾上腺素溶液浸润 34—44 前庭沟,于前庭沟外侧约 3 mm 的黏膜做切口,切开至骨面,剥离骨膜,显露颏部,游离和保护双侧颏神经。

于舌骨和下颌骨之间做一长 6～8 cm 的弧形切口,切开皮肤、皮下组织和颈阔肌并向上下翻瓣,显露下颌下缘和舌骨下缘,紧贴舌骨离断舌骨下肌群,彻底止血。

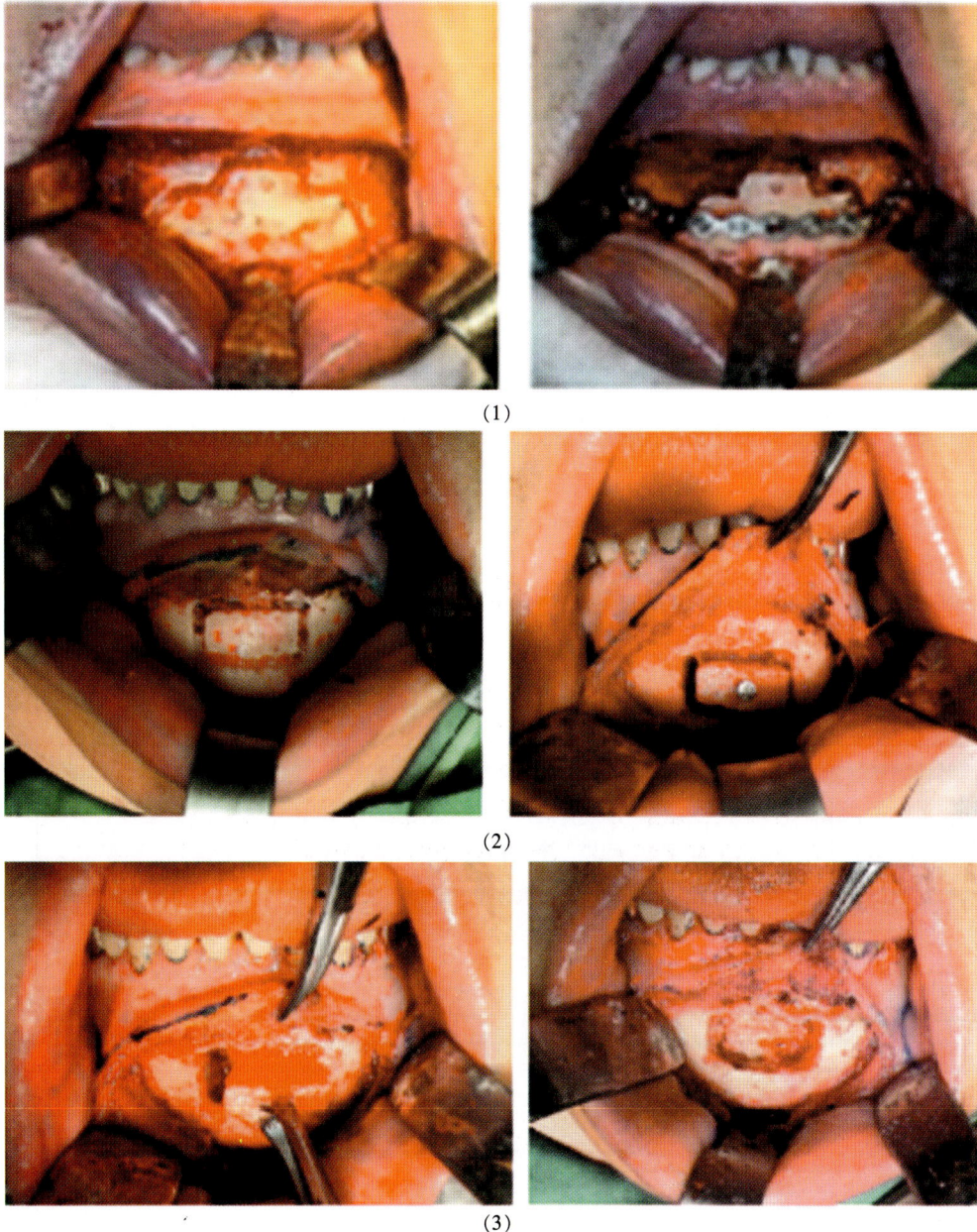

(1)

(2)

(3)

图 15 - 15　颏截骨前移术示意及步骤

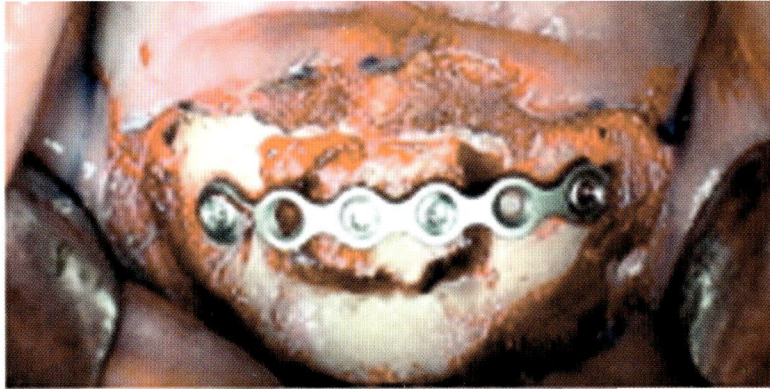

(4)

图 15-15　颏截骨前移术示意及步骤(续)

根据测量和设计做颏部截骨,凸形截骨:"凸"的凹点位于双侧尖牙牙根下 5 mm 以下位置,"凸"的下边可斜向后外至颏孔下或后;以定位球状钻孔描记截骨线,可于"凸"的转折处钻透下颌骨,然后以往复锯截开颏部;前移颏做坚强内固定。方块截骨:按测量设计方块的上边和下边,左右边位于双侧尖牙根尖 5 mm 下稍内侧;四角点以球钻钻透,横跨方块弯制一固定钛板备用,于方块中心上一钛钉,然后全层截骨,提出截骨方块,去除唇面骨皮质和骨松质,把带颏舌肌、颏舌骨肌的舌侧骨板拉出,用钛板固定。

冲洗创口,口内创口置皮片引流,颈部创口可置皮片或迷你引流球引流,分别关闭口内和颈部创口。

术毕,检查创口出血情况,检查颏部形态,舌体留置一牵引线备用。

(2)舌骨下肌群切断、舌骨上肌群缩短、舌骨悬吊术步骤(图 15-16):

以 1:20 万肾上腺素溶液浸润 34—44 前庭沟,于前庭沟外侧约 3 mm 的黏膜做切口,切开至骨面,剥离骨膜,显露颏部,游离和保护双侧颏神经。

于舌骨和下颌骨之间做一长 6~8 cm 的弧形切口,切开皮肤、皮下组织和颈阔肌并向上下翻瓣,显露下颌下缘和舌骨下缘,紧贴舌骨离断舌骨下肌群,彻底止血。

于双侧下颌骨下缘、二腹肌附着点后外各钻一骨孔,备用。

于舌骨上 1 cm 外逐层离断双侧舌骨上肌群:二腹肌前腹、下颌舌骨肌、颏舌骨肌,然后各切除 1 cm 上述肌束,对位缝合。

于双侧舌骨大角处各以 1-0 强生可吸收线悬吊舌骨于下颌下缘穿孔处,以保证舌骨上肌群于无张力下愈合。

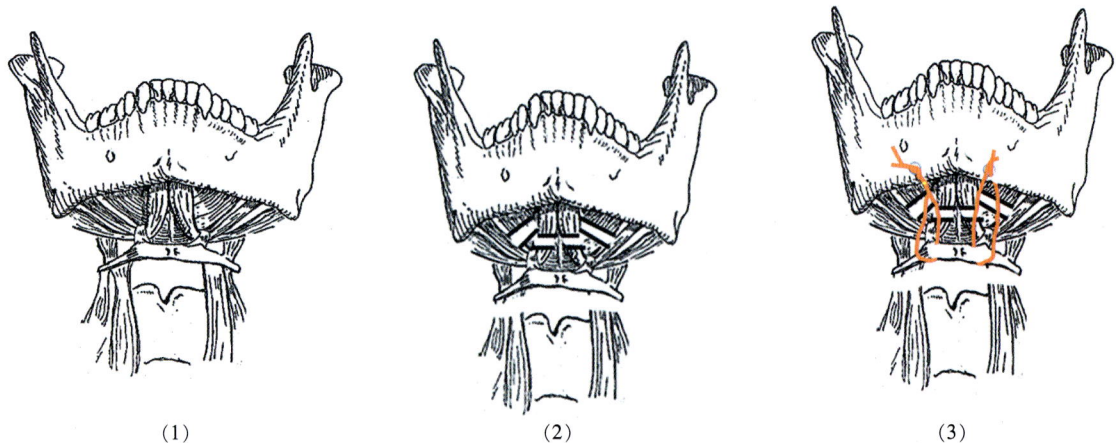

(1)　　　　　　　　　　(2)　　　　　　　　　　(3)

图 15-16　舌骨下肌群切断、舌骨上肌群缩短、舌骨悬吊术
(1)显露舌骨上下肌群;(2)切断舌骨下肌群,舌骨上肌群逐层切断1 cm;
(3)下颌下缘钻孔,可吸收线悬吊舌骨,舌骨上肌群无张力下对位缝合冲洗创口,以皮片或迷你负压球引流,对位缝合颈阔肌、皮下组织和皮肤。

5. 术后处理

(1)全麻术后常规,患者平卧 6 h,密切观察生命体征;密切观察血氧、创口肿胀、出血等情况,如留置鼻插管,需定时吸引整个插管内分泌物,定时气道雾化护理,保持鼻插管通畅;术后可辅以低流量吸氧、侧卧/半卧、CPAP/Bi-PAP。

(2)鼻插管拔除前鼻饲流质饮食,拔除后口饲流质,流质饮食 1 周;半流质 2 周后软食,术后 1 个月普食,3 个月内忌进硬食。

(3)术后常规静脉应用抗生素 2~3 d,每日检查创口,护理口腔,预防感染。

(4)术后至少 6 个月、12 个月时 PSG 复查,控制体重,定期随访。

(5)如遗留轻度 OSDB,可配合睡姿、减肥、口腔矫治器治疗,重度 OSAHS 行二期双颌前移手术。

6. 手术并发症的诊断和处理

下唇紧绷、麻木与下颌的前移和颏神经损伤有关,绷紧感随着时日会逐渐消失,一般 6~12 个月内能恢复;做舌骨上肌群缩短的病例,颏下区紧绷僵硬的感觉消除需更长的时间;手术中仔细保护、游离颏神经对于避免下唇麻木是关键。

偶见术后创口感染,术后应常规应用抗生素、保持创口引流通畅,感染一旦出现,应积极进行创口冲洗、引流和及时去除坏死组织,防止生物材料排异导致悬吊作用受损甚至失败。

7. 经验和评述

下颌颏部截骨块过窄、大幅度前移会造成下颌颏部过尖、过突,避免的方法在于术前设计,通过计算机的手术模拟或模型外科把握骨块的移动幅度和方向,截骨时外侧截骨缘尽量外移至双尖牙区,加大颏部截骨块的宽度,如此可使术后颏部的形态更美观。

做颏部截骨舌骨悬吊时,需带上颏舌骨肌、颏舌肌,所以上部的截骨线较之常规的颏成形术的要高,因此有可能损伤下前牙的牙根或造成术后的下颌中线骨折。截骨时需特别注意双侧尖牙的牙根尖位置,避免损伤。可改用沿颏部下缘、横跨双侧的钛板固定,对前移幅度大的患者可于下颌结扎牙弓,术后配合饮食,截骨端愈合前避免硬食和外伤可预防中线骨折。

术后创口感染常见于术中不慎,导致甲状舌骨膜至咽腔术后引流不畅和以生物材料悬吊舌骨的病例。因为舌骨下肌群的离断,关闭窗口时舌骨下肌群不对位缝合致手术后在舌骨下遗留无效腔,如果引流不畅必然导致积液或感染。如果发生在生物材料悬吊舌骨的病例,就大大增加了创口不愈、排异的可能。术中切断舌骨下肌群,游离舌骨时,防止穿通甲状舌骨膜、做好术后创口的引流是关键。

(二)舌缩减术

Moore 把舌根形态或解剖异常分为三个类型:A. 舌根后区气道高位阻塞。B. 舌根后全部气道和会厌区气道均阻塞。C. 会厌后区气道阻塞。舌根射频减容术针对的是 Moore A 类轻度 OSDB 患者,舌体、舌根中线部分切除术合适的对象是 Moore A & B 类轻中重度 OSDB 患者。

舌缩减术(tongue & tongue base reduction)可用射频或手术方法进行,射频减容术创伤轻微,不需全麻和住院,但效果也轻微;舌体、舌根的中线部分切除术可达到更显著的减容治疗效果,但创伤相对较大,需全麻和住院手术。除巨舌症患者外,舌减容术相对于该区域其他手术有较大的功能影响和较不稳定的效果,不作为解决该区域气道阻塞的一线手术方法,多为其他治疗方案的辅助方法。

1. 手术指征
Moore A & B 类所致鼾症、上气道阻力综合征、轻中度 OSAHS 患者。

2. 术前准备
(1)常规术前检查。
(2)上气道评估:头影上气道测量分析、纤维鼻咽镜检查、上气道三维重建等。

（3）PSG 监测。

（4）麻醉会诊，术前谈话。

（5）术前 8 h 禁食。

3. 麻醉与体位

（1）射频/低温等离子减容术采用局部浸润麻醉，取坐位或半卧头正中位。

（2）舌体舌根中线部分切除术采用经鼻插管全身麻醉，取平卧头正中位。

4. 手术步骤

（1）舌根射频减容术步骤（图 15-17）：

Somnoplasty 射频治疗系统的舌根射频治疗参数设置：能量一般控制在 750～1 000 J/次，输出功率设定在 10 W，局部温度控制在 85 ℃。Coblation 射频治疗系统治疗时取能级 6 级，作用时间为 10～15 s。

患者取坐位或半卧位，头部固定，消毒，局部以 1% 的利多卡因（含 1：10 万肾上腺素）3～5 ml 浸润麻醉。

治疗区域：①舌中线区。舌体与舌根的交界处，舌轮廓乳头"人"字形沟顶点周围 2.5～3.0 cm² 区域内；舌腹舌系带内 1/3 区。②舌体侧缘。穿刺方向向后内，深度＜2 cm 舌肌层。每次治疗可在该区域内选择2～4 个治疗位点，各治疗位点相隔 1.5～2.0 cm。

将电极插入舌组织，电极插入的位置应不超过距中线 2.0 cm 处，方向应向内倾斜15°，这样可避免损伤舌下神经血管束。

舌根的射频温控减容治疗：一般患者舌根射频温控减容治疗一次 2～4 个点，需 5～6 个疗程。

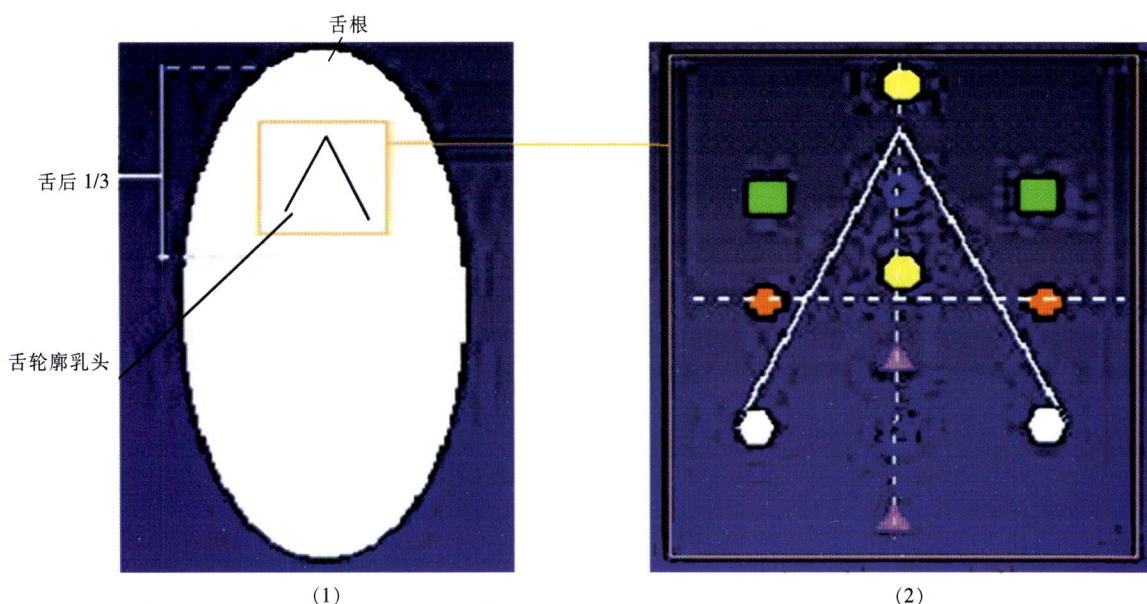

图 15-17 舌根射频减容术
（1）治疗区域；（2）放大的治疗区及各治疗点

（2）舌体、舌根中线部分切除术（图 15-18、图 15-19）：

于舌盲孔前后 2 cm 处设计切口，切开至黏膜下向两侧翻瓣至距中线外 2～3 cm 处，由此斜向内下切向中线，切除该区舌肌，深度把握在 2～3 cm。然后以两侧的黏膜瓣覆盖创面，关闭创口。

巨舌症患者舌体、舌根减容手术：如设计舌体、舌根切除区域，手术减容的原则是保持舌的形态和功能，保证舌的足够长度和适当宽度。长度参考方法：静态下舌体与下中切牙相交点；宽度则以舌体两侧缘盖过牙弓的宽度之和为参考。按设计以电刀由前向后至会厌前切除舌体舌根组织，然后做肌层、表层对位缝合。

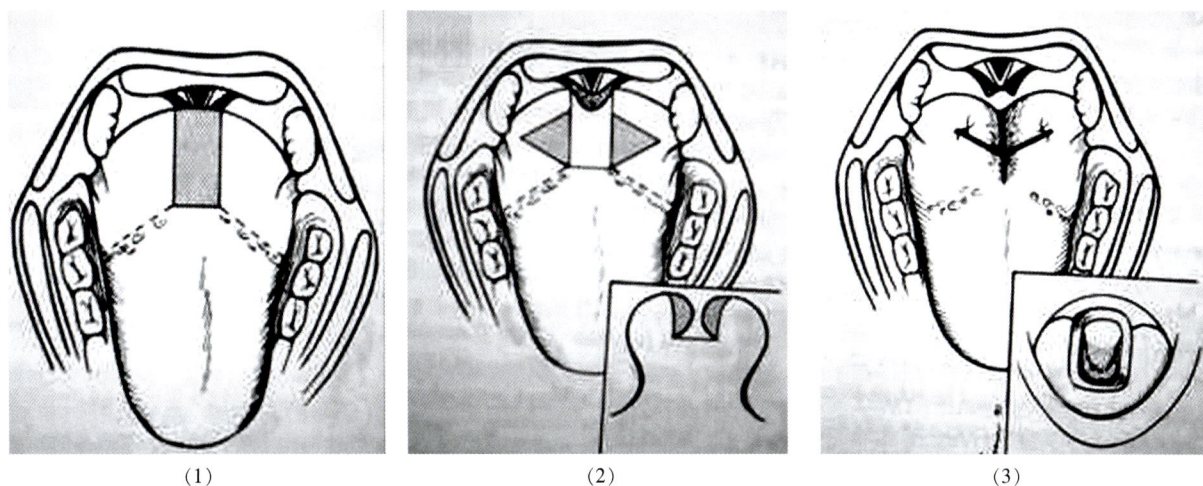

图 15 - 18　舌根中线组织切除减容术

(1)舌根中线切口设计;(2)中线组织切除,附加切口;(3)舌根前向悬吊缝合

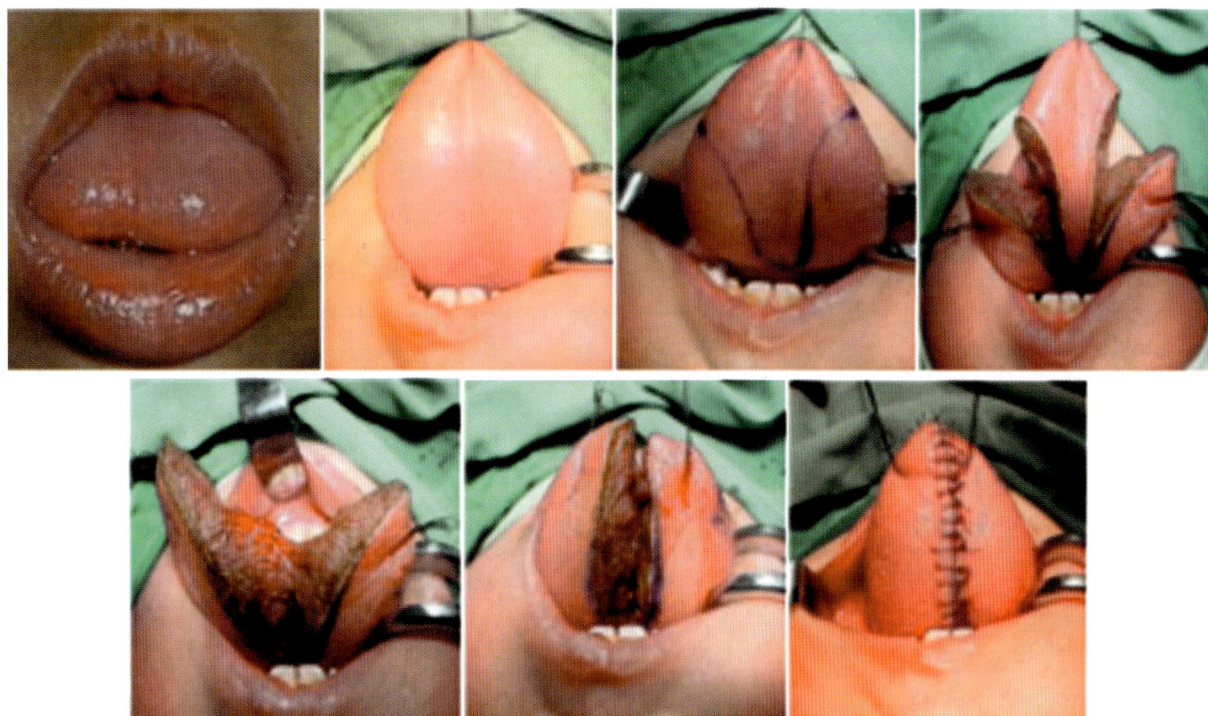

图 15 - 19　舌体、舌根中线组织切除减容术

5. 术后处理

(1)射频减容术患者术后口服抗生素 2～3 d,半流质饮食 1～2 d 后软食。术后 4～6 周随访,根据患者的具体情况决定是否进行下一次治疗,多数患者需要 3～5 次治疗。

(2)舌体舌根中线切除术后留置鼻插管或做气管切开后入 ICU,密切观察生命体征;密切观察患者血氧、创口肿胀、出血等情况;定时吸引整个插管内分泌物,定时气道雾化护理,保持鼻插管通畅;可辅以低流量吸氧、侧卧/半卧、CPAP/Bi-PAP。

(3)鼻插管拔除前鼻饲流质饮食,拔管后口饲流质,流质饮食 1 周;半流质 1～2 周后软食,术后 3 周普食。

(4)术后常规静脉抗生素应用 2～3 d,每日创口检查,口腔护理,预防感染。

(5)术后至少 6 个月、12 个月时 PSG 复查,控制体重,定期随访。

（6）如遗留轻、中度 OSDB,可配合睡姿、减肥、口腔矫治器治疗,重度 OSAHS 行二期双颌前移手术。

6. 手术并发症的诊断和处理

常见手术并发症有黏膜溃疡、舌神经或舌下神经损伤。射频治疗后治疗穿刺点黏膜糜烂、溃疡预防见前述。舌或舌下神经的损伤可导致舌体感觉和运动异常,功能障碍的程度与操作程度相关,重者可致永久性运动障碍,术后可予神经营养药物治疗,以争取神经功能恢复。

7. 经验和评述

舌部的射频/低温等离子或手术切除术有可能造成舌下神经损伤,致舌活动障碍、语音障碍。射频/低温等离子治疗时需注意治疗区域的选择,一般位于舌中线 1 cm 范围内,也需注意进针的角度和深度,以免偏离造成舌下神经的损伤。手术切除时也需循中线这个范围,做楔状切除。

射频/低温等离子打孔舌神经或舌下神经损伤,多与治疗时能量给予、进针部位和深度不当有关。舌下神经在舌盲孔前后的深度在 2 cm 左右;在横向上,舌下神经在舌体中外 1/3 的交界处。在舌中线进针时,宜保证针头在舌中线内 1/3 区域;在舌侧进针时,需保证进针层次在 2 cm 以内的浅区域。治疗时如发现舌肌抽搐,说明针头与神经距离过近,应马上停止并退出一定距离。

（三）舌缩减会厌成形术

1. 手术指征

Moore A、B、C(舌咽和会厌区气道阻塞)所致重度 OSAHS 患者均适用舌缩减会厌成形术(tongue base reduction with hyoepiglottoplasty)。

2. 术前准备

（1）常规术前检查。
（2）上气道评估:头影上气道测量分析、纤维鼻咽镜检查、上气道三维重建等。
（3）PSG 监测。
（4）麻醉会诊,术前谈话。
（5）术前 8 h 禁食。

3. 麻醉与体位

（1）麻醉:清醒,经鼻插管全身麻醉或气管切开全身麻醉。
（2）体位:平卧,头正中后仰位。

4. 手术步骤（图 15-20）

（1）于舌骨和下颌骨之间做切口,切开皮肤、皮下组织和颈阔肌并向上下翻瓣,显露双侧下颌下腺并摘除之。

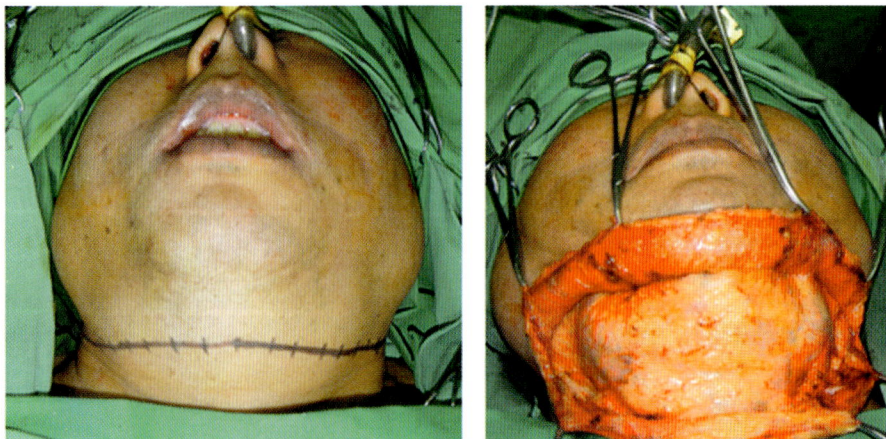

（1）　　　　　　　　　　（2）
图 15-20　舌缩减会厌成形术

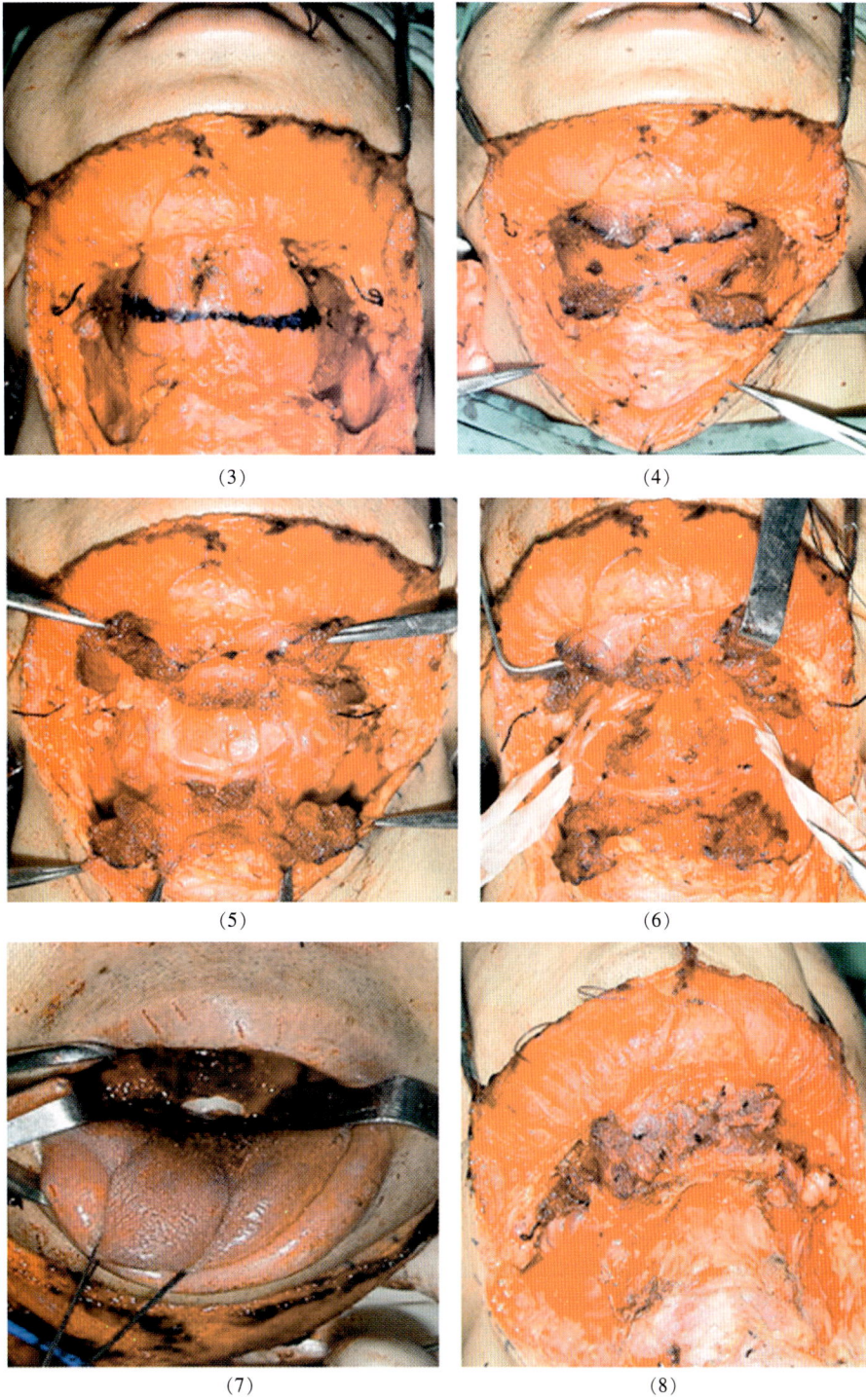

(3)　　　　　　　　　　　　　　　　　　　(4)

(5)　　　　　　　　　　　　　　　　　　　(6)

(7)　　　　　　　　　　　　　　　　　　　(8)

图 15 - 20　舌缩减会厌成形术(续)

(1)切口设计；(2)显露双侧下颌下腺；(3)切除口底皮下脂肪,切断舌骨下肌群,显露二腹肌前腹；(4)切除 1 cm 二腹肌前腹；
(5)解剖保护舌下神经,切除 1 cm 下颌舌骨肌；(6)切除 1 cm 颏舌骨肌、颏舌肌；(7)切除会厌至舌盲孔舌根组织；
(8)于双侧下颌骨下缘各钻一孔,以 1-0 强生可吸收线悬吊舌骨,无张力下各肌群对位缝合,关闭创口

(2)切断舌骨下肌群。

(3)于双侧下颌骨下缘,二腹肌附着点后、外各钻一骨孔,备用。

(4)于舌骨上 1 cm 外切开二腹肌前腹、下颌舌骨肌,显露和保护舌下神经,切开颏舌骨肌、颏舌肌,于会厌前进入口腔,切除会厌至舌盲孔舌根组织。

（5）分别切除约1cm的颏舌肌、颏舌骨肌、下颌舌骨肌、二腹肌前腹，并逐层缝合，缩短悬吊舌骨。

（6）于双侧舌骨大角处以1-0强生可吸收线穿过舌骨、悬吊向双侧下颌下缘打孔处，以使舌骨上肌群无张力愈合。

（7）冲洗创口，双侧颈部创口留置负压球引流，对位缝合颈阔肌、皮下组织和皮肤，关闭创口。

5. 术后处理

（1）术后留置鼻插管或做气管切开后入ICU，密切观察生命体征；密切观察患者血氧、创口肿胀、出血等情况；定时吸引整个插管或气套管内分泌物，定时气道雾化护理，保持鼻插管或气管套管通畅；可辅以低流量吸氧、侧卧/半卧、CPAP/Bi-PAP。

（2）鼻插管拔除前鼻饲流质饮食，拔管后口饲流质，流质饮食1周；半流质1～2周后软食，术后3周后普食。

（3）术后常规静脉抗生素应用2～3d，每日检查创口，护理口腔，预防感染。

（4）术后至少6个月、12个月时PSG复查，控制体重，定期随访。

（5）如遗留轻、中度OSDB，可配合睡姿、减肥、口腔矫治器治疗，重度OSAHS行二期双颌前移手术。

6. 手术并发症的诊断和处理

常见并发症有创口出血、创口感染、咽颈漏、舌下神经损伤、上气道梗阻等。术后抗感染治疗、有效的引流和创口处理是防止创口感染、咽颈漏的有效措施。该手术涉及全部口底软组织，创伤较大，对于重度OSAHS患者易造成窒息，需常规留管，视肿胀情况手术后1～3d拔管，必要时气管切开。

7. 经验和评述

该手术由颈部径路通过口底进咽腔，切除舌骨上肌群部分肌肉组织和舌根组织。由于手术后创口的张力、吞咽活动和口内的环境因素影响，易造成创口感染致咽颈漏。手术时宜逐层关闭、消灭无效腔并引流，用可吸收线悬吊舌骨，使舌骨上肌群于无张力下愈合。

舌根口底的肌组织切除、舌下神经损伤、术后肿胀都不可避免地引起暂时性吞咽功能障碍和语音障碍，表现为进食呛咳、吞咽疼痛和食物难以咽下等和舌根肿胀、活动障碍导致的语音不清。肿胀也加重上气道的通气障碍，严重的可发生窒息，手术时需特别注意舌下神经的保护，术后宜留管或做预防性气管切开。

（四）下颌前移术

下颌发育不足或下颌后缩均可导致OSDB，临床常见的颞下颌关节强直伴下颌发育不足、小下颌或下颌后缩畸形、第一二鳃弓综合征、Pierre-Robin综合征等均适用下颌前移术（mandibular osteotomy & advancement）。手术的目标是重建下颌骨的结构和形态，可通过牵张成骨、骨移植和正颌外科学方法解决，后者只适用于成年病例。

1. 手术指征
下颌后缩、下颌畸形伴中重度OSAHS患者。

2. 术前准备
（1）常规术前检查。
（2）上气道评估：头影上气道测量分析、纤维鼻咽镜检查、上气道三维重建等。
（3）PSG监测。
（4）二维或三维计算机辅助手术模拟面形预测、模型外科制作、𬌗板制作。
（5）麻醉会诊，术前谈话。
（6）重度OSAHS患者术前5～7d正压通气治疗，术前禁用镇静剂。
（7）术前8h禁食。

3. 麻醉与体位
（1）麻醉：清醒，鼻插管全身降压麻醉。

（2）体位：平卧，头正中位。

4. 手术步骤

（1）下颌牵张成骨同期颞下颌关节成形术（图 15 - 21）：

对于颞下颌关节强直患者，于耳前颞部做拐形切口，切开耳前颞部皮肤、皮下组织和颞浅筋膜，于颞浅筋膜深面向前下翻瓣，显露颞下颌关节骨融合区，截除颞下颌关节骨融合区 1 cm 以上骨质，解除强直，翻转颞肌瓣带蒂转入骨缺损区充填隔离。

于颌下做切口，切开皮肤、皮下组织和颈阔肌并向上翻瓣至下颌骨下缘，显露下颌支和下颌体，于双侧/单侧下颌支前缘设计垂直截骨线，按牵引设计方向安置内置式或外置式牵引器，卸除牵引器后截开下颌外侧面、上缘和下缘骨皮质，以粗骨凿劈开下颌骨，重新按原设计上牵引器，试牵引 3～5 mm，然后复位。

对需做下颌支牵引延长的患者，于下颌支后缘设计截骨线，循牵引要求安置牵引器，卸除后截骨，重新安置牵引器，试牵引 3～5 mm，然后复位。

冲洗创口，创口留置负压球引流，对位缝合，关闭创口。

（2）肋软骨肋骨移植颞下颌关节重建、下颌牵张成骨术（图 15 - 22）：

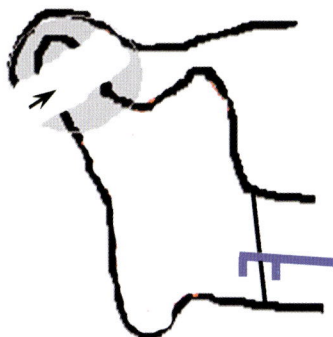

图 15 - 21　下颌牵张成骨同期颞下颌关节成形术示意

注意：箭头处空白为切除的部分骨球。

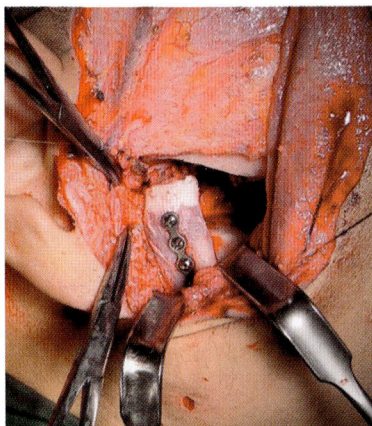

（1）

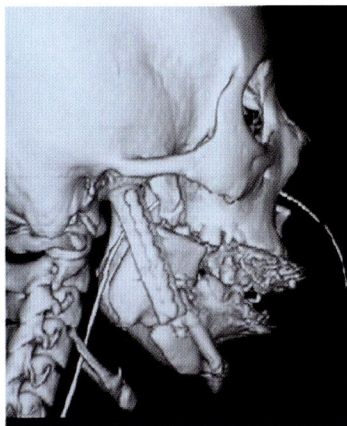

（2）

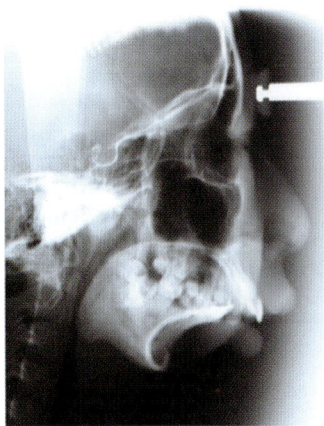

（3）

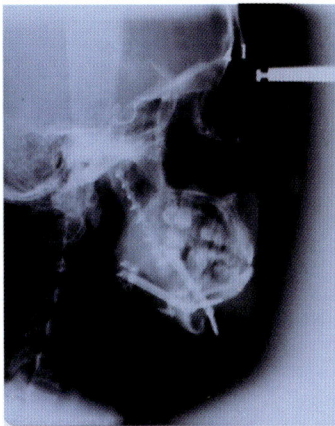

（4）

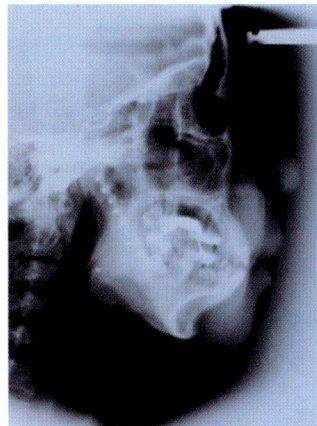

（5）

图 15 - 22　肋软骨肋骨移植颞下颌关节重建、下颌牵张成骨术

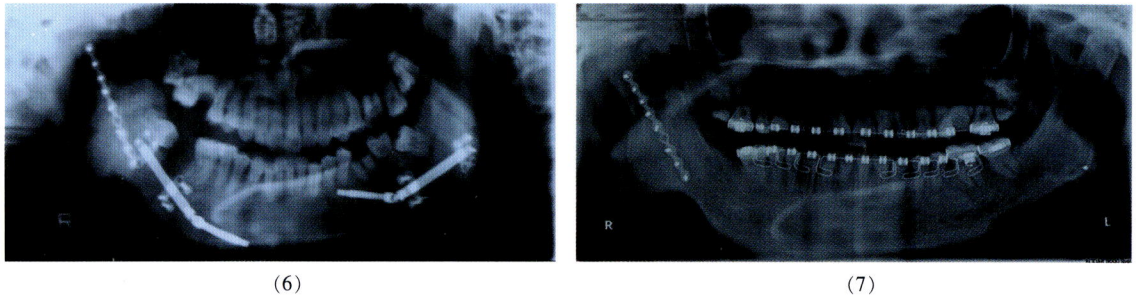

(6)　　　　　　　　　　　　　　　　　(7)

图 15 - 22　肋软骨肋骨移植颞下颌关节重建、下颌牵张成骨术

(1)肋骨移植 TMJ 重建；(2)TMJ 重建及双下颌前牵张成骨；(3)术前头颅定位侧位片；(4)牵张末期头颅定位侧位片；
(5)术后头颅定位侧位片；(6)牵张前全景片；(7)术后 1 年后复查全景片

于胸部第 7 或第 8 肋骨表面设计切口，切开皮肤、皮下组织和骨膜至肋骨表面，以骨膜剥离子小心剥离肋软骨和肋骨，避免气胸，按要求截除足够长度的肋骨和约 1 cm 长肋软骨，备用；关闭创口。

于颌下做切口，切开皮肤、皮下组织和颈阔肌并向上翻瓣至下颌骨下缘，显露下颌支和下颌体。于颞下颌关节骨融合区截除 1 cm 以上骨质，解除强直，于下颌支按肋骨肋软骨移植位置磨除下颌支外侧骨皮质和适量骨松质，用钛板做坚强内固定；于双侧/单侧下颌支前缘设计垂直截骨线，按牵引设计方向安置内置式或外置式牵引器，卸除牵引器后截开下颌外侧面、上缘和下缘骨皮质，以粗骨凿劈开下颌骨，重新按原设计安置牵引器，试牵引 3～5 mm，然后复位。

冲洗创口，创口留置负压球引流，对位缝合，关闭创口。

(3)下颌矢状劈开前移/下颌 3—3 根尖下截骨术（图 15 - 23）：

适用于成年下颌发育不足伴 OSDB 患者。

术前拔除 34、44，行排齐牙弓、关闭间隙的正畸治疗，为下颌单颌前移准备空间。无条件做术前正畸者，可行同期 34、44 拔除＋下颌 3—3 根尖下截骨手术。

下颌 3—3 根尖下截骨术，见第 14 章"正颌外科手术"。

下颌矢状劈开：于双侧下颌前庭沟和翼下颌皱襞处浸润含肾上腺素溶液，于一侧下颌前庭沟底外 3 mm 处向后切开黏膜直至下颌支前缘，剥离，显露下颌骨体和下颌支，以下颌支拉钩和深拉钩显露下颌骨体和下颌支。

用矢状锯于下颌殆平面上 1 cm 处，平行于下颌殆平面，锯开下颌支内侧骨皮质，再循外斜线至下颌第二磨牙颊侧，然后于第二磨牙颊侧近中垂直与下颌下缘处锯开骨皮质，以薄刃骨凿凿断下颌支水平锯口深处和下颌下缘的骨皮质，用厚刃骨凿劈开下颌，劈开时注意保护下牙槽神经，充分松动截骨块。一侧完成后行另外一侧矢状劈开，完成后戴入终殆板，行上下颌结扎；于双侧截骨线处各以一小钛板做坚强内固

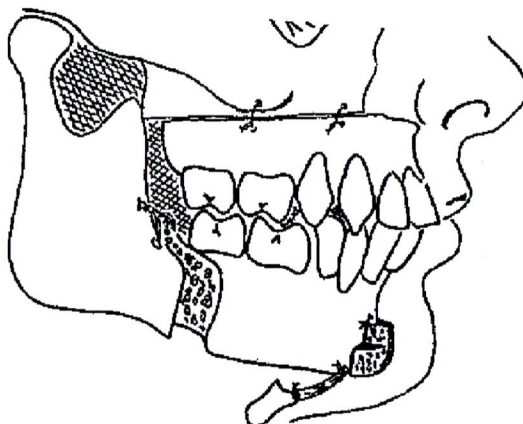

图 15 - 23　上颌 Le Fort Ⅰ截骨、下颌矢状劈开前移、颏前移术示意

定,松解颌间结扎,检查上下殆关系。下颌前庭沟切口暂以含肾上腺素止血纱条覆盖止血,重新戴入殆合板,结扎上下颌。

后退下颌近心骨块,保持下颌颏状突于关节后位,以钛板固定下颌骨。

解除颌间结扎,检查上下颌殆关系;冲洗创口,创口留置负压球引流,对位缝合,关闭创口。

5. 术后处理

(1)全麻术后常规,患者平卧 6 h,密切观察生命体征;观察血氧、创口肿胀、出血等情况。如留置鼻插管,需定时吸取整个插管内分泌物,定时气道雾化护理,保持鼻插管通畅。可辅以低流量吸氧、侧卧/半卧、CPAP/Bi-PAP。

(2)鼻插管拔除前鼻饲流质饮食,拔除后口饲流质,流质饮食 1 周;半流质 2 周后软食,牵引到位后 1个月普食,忌进硬食。

(3)术后常规抗生素应用 2～3 d,每日检查创口,护理口腔,预防感染。

(4)术后第 4 日或第 5 日开始牵引,每日 2 次,每日 1 mm,牵引到位后固定 2～3 个月。

(5)术后定期随访,配合正畸治疗。

6. 手术并发症的诊断和处理

常见的并发症有:颞下颌关节强直复发,下牙槽神经或颏神经损伤,下颌前牙牙根损伤,下颌前牙开殆,移植骨吸收、坏死,等等。

颞下颌关节强直复发的术后预防方法为:早期的功能训练,术后颌间牵引和张口活动相结合,保证下颌支假关节的形成。手术中细致操作可预防下牙槽神经或颏神经损伤、下颌前牙牙根损伤。

对于骨移植或矢状劈开下颌前移 OSDB 患者,下颌前移、颏前移的幅度均较常规正颌患者大,术后患者舌骨上肌群的张力远较常规正颌患者大,在巨大张力的作用下,下颌有顺时针旋转的趋势,如果术后近期制动和殆关系不能良好维系将可能造成下颌前牙开殆。术后近期的殆关系保持是关键,一般患者术后需保持 6～8 周的颌间牵引,稳定后方可拆除颌间牵引装置。

对于骨移植下颌前移患者,术后有效的抗感染治疗和创口处理、预防创口感染是防止移植骨吸收、坏死的有效措施。

7. 经验和评述

颞下颌关节强直复发是颞下颌关节成形术或重建术后常见的并发症,这与术中截骨距离不够、未做截骨间隙的组织隔离和患者术后张口训练不足都有关系。手术时宜在脑压板的保护下去骨 5 mm 以上,特别是深部和前部的粘连区去骨要到位,可采用生物材料或颞肌筋膜瓣转移隔离截骨端,防止重新粘连,术后需行张口训练半年以上,保持张口度和假关节的稳定。

牵张成骨的牵引杆突入口腔或口外,可能造成创口感染、脓瘘,术后应每日做创口的清洁和口腔护理,预防感染的发生。严重的感染会影响新骨的形成,导致牵张成骨的失败。

游离植骨是一个"爬行"替代的过程,移植骨的被吸收将导致手术的失败。选择肋软骨肋骨移植颞下颌关节重建需谨慎。我们认为该手术适用于青少年及儿童病例,发现对于该组人群行肋软骨肋骨移植后骨组织结构良好,部分病例有软骨生长的现象,其机制有待探索。

六、严重 OSAHS 多平面阻塞的联合手术治疗

(一)气管切开术

1. 手术指征

(1)严重 OSAHS 患者围手术期气道管理需要。

（2）上气道阻塞窒息或呼吸功能衰竭需长期辅助呼吸者。

2. 术前准备

术前谈话，器械准备。

3. 麻醉与体位

局部浸润麻醉或无麻醉；患者半卧或平卧，头正中后仰位。

4. 手术步骤

（1）于锁胸关节窝2 cm以上设计一长约3 cm横或纵切口，切开皮肤、皮下组织。

（2）于颈中线白膜处切开，拉钩对称外拉开，切至气管前，显露气管软骨环，如有出血，结扎或缝扎止血。

（3）以11号刀片于第三、四软骨环处做"T"形挑开，进入气管。

（4）置入合适大小的气管套管，检查气管套管是否位于气管内，置入内套管，外套管绑带死结固定或缝扎固定。

（5）检查有无活动性出血，置辅料覆盖创口。

5. 术后处理

（1）术后患者平卧6 h或半卧位，密切观察生命体征；观察血氧、创口肿胀、出血等情况，如定时吸引套管内分泌物，定时气道雾化护理，定时内套管消毒，保持器套管通畅；可辅以低流量吸氧、侧卧/半卧、CPAP/Bi-PAP。

（2）术后半流质食、软食或普食。

（3）术后常规抗生素应用2～3 d，创口护理，预防感染、皮下气肿、纵隔气肿。

（4）上气道梗阻消除后，试堵管24 h呼吸无障碍后方可拔除导管。

6. 术中、术后手术并发症的诊断和处理

手术止血不彻底、术后创口感染等都会造成气管切开创口的出血，严重的会造成窒息。手术时对于创口小血管的活动性出血应结扎或缝扎止血，电凝止血慎用。选用的气套管以有气囊者为佳，发生出血时可即刻打开气囊，防止血液进入下呼吸道造成严重的并发症。出血的创口可缝扎止血或填塞碘仿纱条止血。

皮下气肿、纵隔气肿是气管切开的另一个常见的并发症，术后需注意套管周围创口的清洁，不宜填塞，保持内套管的通畅，手术后需密切观察有无皮下捻发音，捻发音是否发展，及时处理创口，防止皮下气肿进入纵隔。

切口的定时换药、内套管的清理和规范的吸引是预防下呼吸道感染的有效措施。

（二）双颌前移术

双颌前移术（maxillomandibular advancement，MMA）是解除上气道严重狭窄或阻塞的有效方法，根据患者的年龄、颌骨前移幅度的不同，可采取牵张成骨、正颌外科或二者相结合的方法。牵张成骨方法适用于大于1 cm前移或青少年患者，正颌外科方法只适用于成年病例。

上颌Le Fort Ⅰ型截骨、下颌矢状劈开前移、颏前移术——

参见图15-23。

1. 手术指征

（1）年龄18～65岁，严重上下颌发育不足或后缩伴重度OSAHS患者。

（2）年龄18～65岁，肥胖伴重度OSAHS、体重指数＜40患者。

（3）年龄18～65岁，前期手术如UP3、GAHM失败患者。

2. 术前准备

（1）常规全麻术前准备。

（2）上气道评估：头影上气道测量分析、纤维鼻咽镜检查、上气道三维重建等。

（3）PSG 监测。

（4）麻醉会诊，术前谈话。

（5）术前 5～7 d 正压通气治疗。

（6）二维或三维计算机辅助手术模拟面形预测、模型外科、𬌗板制作。

（7）术前 8 h 禁食，术前禁用镇静剂。

3. 麻醉与体位

（1）麻醉：清醒，鼻插管，全身降压麻醉。

（2）体位：平卧，头正中位。

4. 手术步骤（图 15－24）

（1）局部 1：（5 万～20 万）肾上腺素溶液浸润，切开 16—26 间前庭沟底外 3 mm 处黏膜，电刀切至骨面，剥离显露上颌骨颧牙槽嵴、眶下神经、梨状孔；剪除前鼻嵴，剥离下鼻道黏膜，剥离上颌骨后外侧面至翼上颌连接，于鼻前孔外侧和上颌后外侧面置脑压板保护。

（2）Le Fort Ⅰ 型截骨：以鼻中隔骨凿由前至后凿开鼻中隔底部，以 6 mm 薄刃骨凿平行于上颌𬌗平面劈开上颌骨内侧壁和后外侧壁至翼突；以弯薄刃骨凿凿开翼上颌连接，向下掰开上颌骨，1：（5 万～20 万）肾上腺素溶液纱布填塞止血；修整游离的上颌骨内、后外侧骨缘，游离保护腭降神经血管束，修整

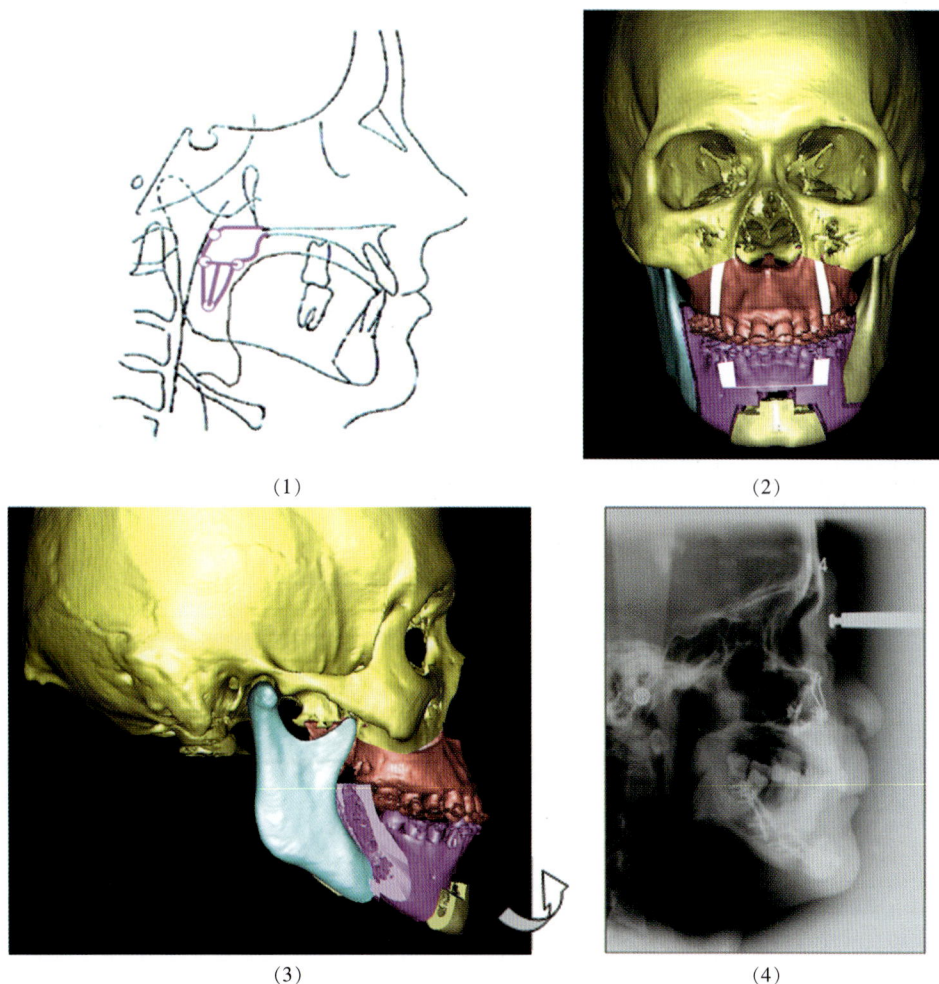

(1)　　　　　　　　　　　　　　(2)

(3)　　　　　　　　　　　　　　(4)

图 15－24　定量 UPPP(Q-UP3)、双颌前移术

(1)Q-UP3 可增加口咽内径，减少上颌前移幅度；(2)上下颌截骨前移＋双尖牙减数，以减少上下颌突度、大幅度前移颌骨；
(3)适当旋转上颌前份后固定，使下颌自动前旋以达到最大幅度前移下颌；(4)术后颅颌面形态和上气道

鼻中隔底嵴。

（3）对于凸面形患者，为避免上颌前移后出现上颌前突，可拔除双侧第一双尖牙，行上颌 3—3 分三块截骨术，行上颌分块截骨时需注意保护牙根、腭侧黏骨膜防止穿孔；如有鼻中隔偏曲或鼻甲肥大，则按前述方法同期进行鼻中隔偏曲矫正或鼻甲修整术，以 5-0 可吸收线修补鼻道黏膜切口。

（4）上下颌牵引钉置入，戴入中间𬌗板，上下颌颌间结扎；检查上颌牙中线与面中线是否一致，检查开唇露齿情况，检查鼻中隔有无偏曲；弯制钛板，双侧上颌颧牙槽嵴和梨状孔边缘钛板坚强内固定。

（5）打开颌间结扎，手抵颏部使下颌髁突于关节后位，闭合上下颌检查上下𬌗关系。

（6）上颌前庭沟切口暂以含肾上腺素止血纱条覆盖止血。

（7）下颌矢状劈开：于双侧下颌前庭沟和翼下颌皱襞处注射含肾上腺素的局麻药液，于一侧下颌前庭沟底外 3 mm 处向后切开黏膜直至升支前缘，剥离，显露下颌骨体和升支，以升支拉钩和深拉钩显露下颌骨体和升支。

（8）用矢状锯于下颌𬌗平面上 1 cm 处平行于下颌𬌗平面锯开升支内侧骨皮质，再循外斜线至下颌第二磨牙颊侧，然后于第二磨牙颊侧近中垂直与下颌下缘锯开骨皮质，以薄刃骨凿凿断升支水平锯口深处和下颌下缘的骨皮质，用厚刃骨凿劈开下颌，劈开时注意保护下齿槽神经，充分松动截骨块。一侧完成后行另外一侧矢状劈开，完成后戴入终𬌗板，行上下颌结扎；于双侧截骨线处各以一小钛板做坚强内固定，松解颌间结扎，检查上下𬌗关系。下颌前庭沟切口暂以含肾上腺素止血纱条覆盖止血，重新戴入𬌗板，结扎上下颌。

（9）颏截骨前移术：于下颌前牙前庭沟底外 3 mm 外做切口，切开至下颌骨面，剥离显露颏部，小心分离和保护双侧颏神经，以定位球钻做中线标记和截骨线标记，用矢状锯全层截开颏部，小心保护颏舌肌、颏舌骨肌的附着。按术前设计的颏前移幅度弯制钛板，固定颏截骨块。检查颏部形态无异常后，去除上下前庭沟创口覆盖的纱条，冲洗创口，检查鼻中隔有无偏曲，双侧鼻翼脚缝扎收紧恢复前鼻孔大小，以 3-0 可吸收缝线连续缝合关闭口内创口。

（10）术毕，检查口腔和鼻腔渗血情况，再次检查有无鼻中隔偏曲，检查鼻前孔和鼻尖形态，检查唇中线和牙中线及开唇露齿情况，检查颏部形态。

（11）留置舌牵引线，双侧上下颌间各置一橡皮圈做颌间弹性牵引，术后戴鼻插管入 ICU。

5. 术后处理

（1）全麻术后常规，平卧 6 h，密切观察生命体征；观察血氧、创口肿胀、出血等情况。保持鼻插管通畅，留置鼻插管需定时吸引整个插管内分泌物，定时气道雾化护理；可辅以低流量吸氧、侧卧/半卧、CPAP/Bi-PAP。

（2）术后气道留管 1~3 d，鼻插管拔除前鼻饲流质饮食，拔除后口饲流质，流质饮食 1 周；半流质 2 周后软食，术后 1 个月普食，3 个月内忌进硬食。

（3）术后常规抗生素应用 2~3 d，每日检查创口，护理口腔，预防感染。

（4）术后颌间弹性牵引保持𬌗关系，每 1~2 周复查；4~6 周𬌗关系稳定后拆除颌间牵引钉。

（5）术后定期随访。

6. 手术并发症的诊断和处理

双颌前移术常见的并发症有：窒息、暂时或永久性腭咽闭合不全、吞咽不畅、唇部麻木或紧绷、鼻形态改变、鼻中隔偏曲、咬合紊乱等，预防方法见上下颌前移术及并发症预防。

定量 UPPP（Q-UP3）、双颌前移术——

1. 手术指征

年龄 18~65 岁、肥胖伴重度 OSAHS、微凸面形、体重指数＜40 患者。

2. 术前准备

（1）常规全麻术前准备。

(2)上气道评估:头影上气道测量分析、纤维鼻咽镜检查、上气道三维重建等。

(3)PSG 监测。

(4)麻醉会诊,术前谈话。

(5)术前 5～7 d 正压通气治疗。

(6)软腭切除量测量方法:同 Q-UP3,按 80%测量值切除腭垂。

(7)二维或三维计算机辅助手术模拟面形预测、模型外科、殆板制作。

(8)术前 8 h 禁食,术前禁用镇静剂。

3. 麻醉与体位

(1)麻醉:清醒,鼻插管全身降压麻醉。

(2)体位:平卧,头正中位。

4. 手术步骤

(1)Q-UP3 同腭垂、软腭切除腭咽成形术。

(2)上颌骨 Le Fort Ⅰ型截骨前移手术如前述。

(3)下颌骨矢状劈开截骨术如前述。

(4)如需行颏前移手术,方法如前述。

(5)术后带管入 ICU。

5. 术后处理

(1)全麻术后常规,患者平卧 6 h,密切观察生命体征;观察血氧、创口肿胀、出血等情况。保持鼻插管通畅,留置鼻插管需定时吸引整个插管内分泌物,定时气道雾化护理;可辅以低流量吸氧、侧卧/半卧、CPAP/Bi-PAP。

(2)术后气道留管 2～3 d,鼻插管拔除前鼻饲流质饮食,拔除后口饲流质,流质饮食 1 周;半流质 2 周后软食,术后 1 个月普食,3 个月内忌进硬食。

(3)术后常规抗生素应用 2～3 d,每日检查创口,护理口腔,预防感染。

(4)术后颌间弹性牵引保持殆关系,每 1～2 周复查;4～6 周殆关系稳定后拆除颌间牵引钉。

(5)术后定期随访。

6. 手术并发症的诊断和处理

UPPP(Q-UP3)、双颌前移联合手术常见的并发症有窒息、暂时或永久性腭咽闭合不全、吞咽不畅、唇部麻木紧绷、鼻形态改变、鼻中隔偏曲、咬合紊乱等,预防方法见前文。

改良双颌同期前牵张术(图 15 - 25)——

1. 手术指征

年龄 18～65 岁、肥胖伴重度 OSAHS、直面形、体重指数<40 患者。

2. 术前准备

(1)常规全麻术前准备。

(2)上气道评估:头影上气道测量分析、纤维鼻咽镜检查、上气道三维重建等。

(3)PSG 监测。

(4)麻醉会诊,术前谈话。

(5)术前 5～7 d 正压通气治疗。

(6)二维或三维计算机辅助手术模拟面形预测。

(7)术前 8 h 禁食,术前禁用镇静剂。

3. 麻醉与体位

(1)麻醉:清醒,鼻插管全身降压麻醉。

(2)体位:平卧,头正中位。

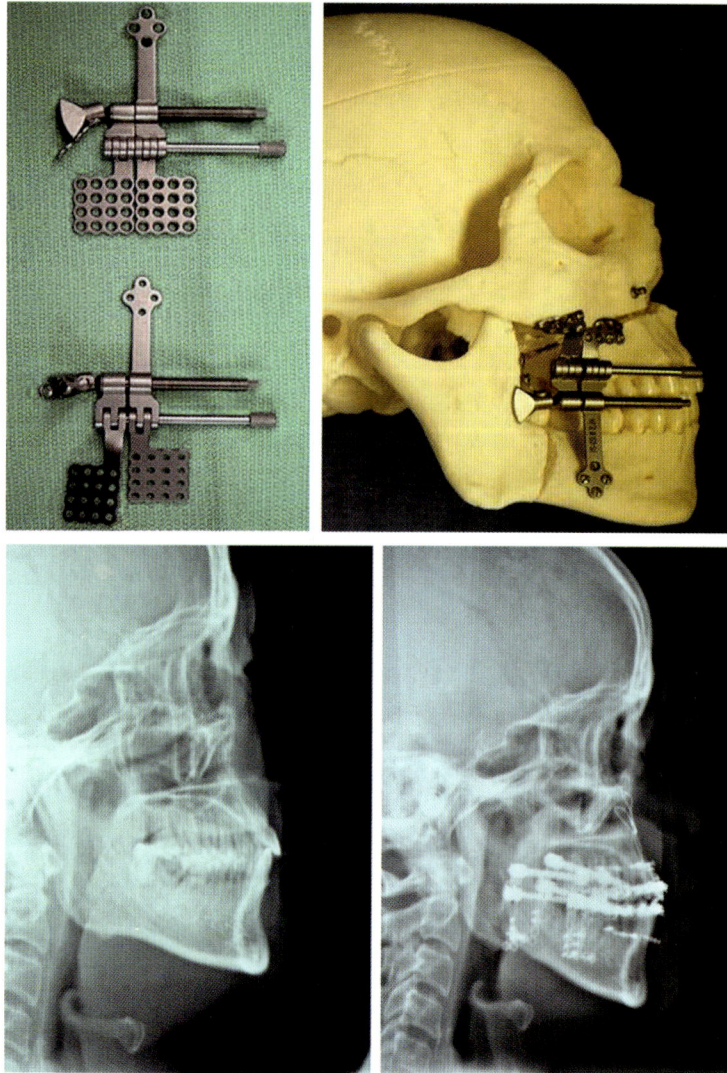

图 15‑25　改良双颌同期前牵张术

4. 手术步骤

（1）行上下颌牙文特弓结扎。

（2）上颌骨 Le Fort Ⅰ型截骨方法如前述，截骨完成后于双侧梨状孔边缘截骨线上打孔，各拴扎一钢丝，露出前庭沟创口，末端成环，套入牵引橡皮筋，橡皮筋备用。

（3）下颌骨牵引器预安置方法同前，矢状劈开双侧下颌支，牵引器再安置，做颌间结扎术、橡皮筋悬吊于上颌文特弓挂钩上，并试牵引。

（4）检查创口、冲洗，彻底止血；关闭创口。

（5）术后带管入 ICU。

5. 术后处理

（1）全麻术后常规，患者平卧 6 h，密切观察生命体征；观察血氧、创口肿胀、出血等情况。保持鼻插管通畅，留置鼻插管需定时吸引整个插管内的分泌物，定时气道雾化护理；可辅以低流量吸氧、侧卧/半卧、CPAP/Bi-PAP。

（2）术后留管 2～3 d，鼻插管拔除前鼻饲流质饮食，拔除后口饲流质，流质饮食 1 周；半流质 2 周后软食，术后 1 个月普食，3 个月内忌进硬食。

（3）术后常规抗生素应用 2～3 d，每日检查创口，护理口腔，预防感染。

（4）术后 2～3 d 开始行颌间弹性牵引，到位后颌间结扎，术后第 4 日或第 5 日开始牵引，每日 2 次，每日 1 mm，牵引 1 周后每 1～2 周 PSG 复查，无睡眠呼吸障碍后停止牵引，颌间结扎 4 周后拆除，改颌间弹性牵引保持𬌗关系，牵引固定 8～10 周后复诊。

（5）再入院，全麻下拆除牵引器，为防止下颌后缩可跨新骨区固定一钛板。

（6）术后定期随访，控制体重。

6. 手术并发症的诊断和处理

双颌同期前牵引术常见的并发症有窒息、暂时或永久性腭咽闭合不全、吞咽不畅、唇部麻木或紧绷、鼻形态改变、鼻中隔偏曲、咬合紊乱等，预防方法见双颌前移并发症预防。

下颌牵张成骨、Q-UP3、上颌 Le Fort Ⅰ型截骨前移术——

1. 手术指征

严重下颌后缩/发育不足、肥胖伴 OSAHS 患者。

2. 术前准备

（1）常规全麻术前准备。

（2）上气道评估：头影上气道测量分析、纤维鼻咽镜检查、上气道三维重建等。

（3）PSG 监测。

（4）麻醉会诊，术前谈话。

（5）术前 5～7 d 正压通气治疗。

（6）二维或三维计算机辅助手术模拟面形预测、模型外科、𬌗板制作。

（7）术前 8 h 禁食，术前禁用镇静剂。

3. 麻醉与体位

（1）麻醉：清醒、鼻插管全身降压麻醉。

（2）体位：平卧，头正中位。

4. 手术步骤

（1）下颌牵引器安置方法同前，术后第 4 日或第 5 日开始牵引，方法同前；牵引至反𬌗 5～10 mm 位置停止，2～3 个月后复诊。

（2）上颌骨 Le Fort Ⅰ型截骨方法如前述，前移上颌骨并坚强内固定，对于术后可能造成上颌前突者，可配合同期 Q-UP3 和/或 14 和 24 拔除上颌分块截骨前移术。

（3）检查创口，冲洗，彻底止血；检查𬌗关系；关闭创口。

（4）术后带管入 ICU。

5. 术后处理

（1）全麻术后常规，平卧 6 h，密切观察生命体征；观察血氧、创口肿胀、出血等情况。保持鼻插管通畅，留置鼻插管需定时吸引整个插管内的分泌物，定时气道雾化护理；可辅以低流量吸氧、侧卧/半卧、CPAP/Bi-PAP。

（2）术后留管 2～3 d，鼻插管拔除前鼻饲流质饮食，拔除后口饲流质，流质饮食 1 周；半流质 2 周后软食，术后 1 个月普食，3 个月内忌进硬食。

（3）术后常规抗生素应用 2～3 d，每日检查创口，护理口腔，预防感染。

（4）术后颌间弹性牵引保持𬌗关系，每 1～2 周复查；4～6 周𬌗关系稳定后拆除颌间牵引钉。

（5）术后定期随访，控制体重。

6. 手术并发症的诊断和处理

手术常见的并发症有窒息、暂时或永久性腭咽闭合不全、吞咽不畅、唇部麻木紧绷、鼻形态改变、鼻中隔偏曲、咬合紊乱等，预防方法见牵张成骨和双颌前移并发症预防。

7. 经验和评述

双颌前移术是拓展整个上气道的一种有效的外科方法，关键在于手术适应证的把握和保证双颌足够的前移量。我们一般按照颅颌面畸形程度、睡眠监测的结果拟定手术方案，即以颅面形态、AHI、缺氧严重程度等为参考依据选择行 MMA、MMA-QUP3、MMA-DO（双颌前移牵张成骨术）等。另外，术前正压通气的压力水平也是一个重要参考指标，压力水平越高说明患者上气道所要打开的程度越大。

依据我们的经验，一般认为：没有明显的颌骨畸形、口咽区软组织臃肿不严重（如无软腭长、咽弓肥厚宽大、扁桃体Ⅱ—Ⅲ度肥大等）、AHI 在 60 以下重度 OSAHS 患者选择 MMA 手术。而对于有口咽区明显拥堵软组织或凸面形面容或 AHI>60 的重度 OSAHS 患者，多选择 MMA-QUP3。对于直面形、AHI>90 的极重度 OSAHS 患者可行 MMA-DO 手术，根据其口咽区软组织情况决定是否行同期的Q-UP3手术。对于有下颌或上颌严重发育不足者（如严重鸟嘴畸形，下颌前移幅度>1.5cm 者、严重 Crouzon 综合征患者等）可先行相应颌骨的 DO 手术，然后进行另一颌骨的正颌手术，视需要可结合Q-UP3手术。

颌骨前移的幅度直接关系到上气道拓宽程度和手术治疗效果，一般双颌前移 10 mm 以上对 OSAHS 可有比较稳妥的治疗保障。但对于微凸或凸面形的患者，上颌骨如此幅度的前移将造成明显的凸面畸形。对于这些患者行 MMA 手术，需配合一些辅助手术，以尽可能地保证术后面形的正常。

我们一般采用以下两种方法，首先采用方案 1：上颌前移控制在 6～8 mm，前牙上抬 2～3 mm，手术模拟术后面形，如无明显视觉上畸形，上颌骨即按此幅度前移，前牙上抬的目的是维系开唇露齿的程度和尽可能地保证下颌体部前移的幅度。上颌前部上抬，下颌就可逆时针旋转，如此颏部就可向前向上挺，增大前移幅度和增强对舌骨、舌的前移和悬吊作用。

如果呈明显的凸面形，则采用方案 2：拔除 14、24，行上颌 3—3 分块的 Le Fort Ⅰ型截骨术，上颌 4 的拔除能使上颌后部获得 6 mm 的前移幅度，如此就可减少上颌前牙段的前移幅度，避免造成凸面畸形。为维持上下颌关系和保证下颌的前移，在双侧矢状劈开前，可配合拔 34、44，行下颌 3—3 的根尖下截骨术。为保证腭咽腔在上颌有限前移下的足够扩展，我们都同期行 Q-UP3 术。

（卢晓峰）

参 考 文 献

［1］ DAVID NF FAIRBANKS,SHIRO FUJITA,B TUCKER WOODSON. Snoring and Obstructive Sleep Apnea[M]. 3rd edition. Philade lphia:Lippincott Williams & Wilkins,2003.
［2］ 邱蔚六,潘家琛,潘可风,等. TMJ 真性强直伴重度呼吸障碍的同期手术处理[J]. 中华口腔科杂志,1985,20:154-157.
［3］ RILEY RW,POWELL NB,GUILLEMINAULT C. Inferior Mandibular osteotomy and hyoid myotony suspension for obstructive sleep apnea:a review of 55 patients[J]. J Oral Maxillofacial Surg,1989,47:159-164.
［4］ 卢晓峰,邱蔚六,唐友盛,等. TMJ 强直伴 OSAS 治疗的进一步探讨[J]. 上海口腔医学,1998,1:12-16.
［5］ 卢晓峰,唐友盛,沈国芳,等. 严重颌骨畸形伴 OSAHS 牵引成骨治疗[J]. 中华耳鼻喉科杂志,2003,3(38):116-171.
［6］ 卢晓峰,朱敏,唐友盛,等. 计算机辅助设计的定量 UPPP 手术及其评价[J]. 中国口腔颌面外科杂志,2003,03:39-43.
［7］ 卢晓峰,朱敏,唐友盛,等. 悬雍垂腭咽成形术与双颌前徙术联合治疗阻塞性睡眠呼吸暂停低通气综合征的初步报告[J]. 中华口腔医学杂志,2007,42(4):199-202.
［8］ 蒋珏,卢晓峰,唐友盛. 成年男性舌下神经在舌根部的定位研究[J]. 上海口腔医学,2004,13:301-304.
［9］ THOMPSON SH,QUINN M,HELMAN JI,et al. Maxillomandibular distraction osteogenesis advancement for the treatment of obstructive sleep apnea[J]. J Oral Maxillofac Surg,2007,65(7):1427-1429.
［10］ CHRISTIAN GUILLEMINAULT,STACEY QUO,N T HUYNH,et al. Orthodontic Expansion Treatment and Adenotonsillectomy in the Treatment of Obstructive Sleep Apnea in Prepubertal Children[J]. Sleep,2008,31(7):953-957.
［11］ KARL A FRANKLIN,HEIDI ANTTILA,SUSANNA AXELSSON,et al. Effects and Side. Effects of surgery for snoring and obstructive sleep apnea-a systematic review[J]. Sleep,2009,32(1):27-36.
［12］ HOLTY JE,GUILLEMINAULT C. Maxillomandibular advancement for the treatment of obstructive sleep apnea:a systematic review and meta-analysis[J]. Sleep Med Rev,2010,14(5):287-297.

第16章　自体组织移植术

一、皮肤扩张术

1. 手术指征

(1)适应证:①面颊部、下颌部、下唇部、鼻背部的瘢痕,特别是萎缩性瘢痕;②面部较大斑痣、血管瘤、外伤性文身;③下颌骨缺损并伴有软组织缺损或瘢痕,上、下睑及眼窝再造,上、下唇的修复;④鼻、耳器官再造。

(2)禁忌证:①全身或局部有化脓性感染、皮疹;②出血性疾病;③严重肝、肾、心功能不全。

2. 术前准备

(1)结合局部特点和患者的情况,对手术切口、埋植部位、扩张器的大小和形状的选择均要有周密的考虑,并对可能出现的问题做充分的预测。

(2)术前常规检查。

(3)医学摄影一般应包括正位,左、右侧位,必要时加拍局部特写镜头,以便与术后做对比。

(4)患者术前应理发、洗澡。男性需剃须,女性术前勿使用化妆品。

(5)配血 200~600 ml 备用。

3. 麻醉与体位

局部浸润麻醉,平卧位,头偏向健侧。

4. 手术步骤

(1)一期扩张器植入术设计:由于面部的解剖特点,为防止出血及神经损伤,行颌面部扩张器植入术前要做好设计。切口选择必须全面考虑,不要影响日后转移时蒂部的血供,要照顾到美容分区。对面部不同部位、区域的修复设计如下:

腮腺咬肌缺损区的修复:若缺损不大,则扩张器埋植在下颌区或颧颊区(图 16-1),以便日后以面动脉为蒂形成旋转皮瓣修复缺损。切口应在瘢痕边缘正常皮肤处,面前部眶下区较少埋植扩张器,以避免增加该处切口瘢痕或因增厚的纤维囊壁收缩而影响外眦角的位置。

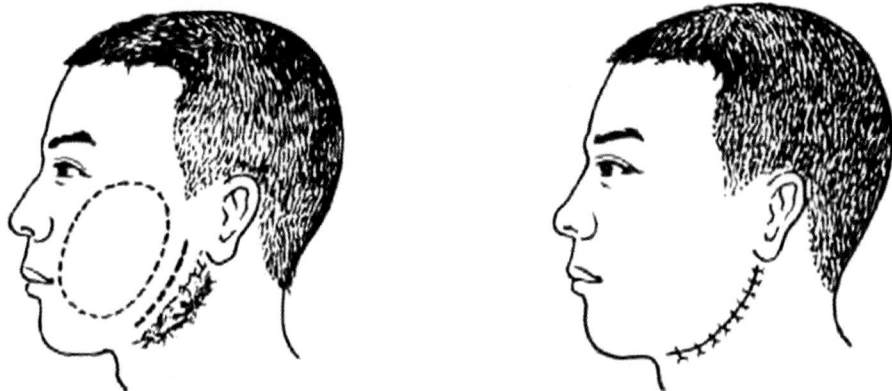

图 16-1　腮腺咬肌区修复时扩张器的埋植位置

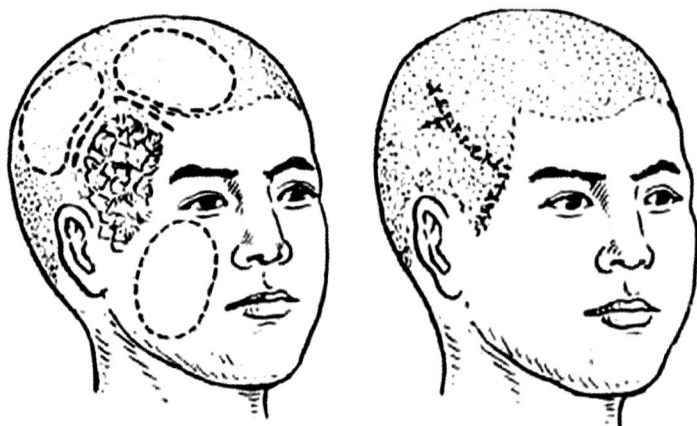

图 16 - 2　颧区或眶外侧区修复时扩张器的埋植位置

颧区或眶外侧区缺损的修复：若病变涉及颧弓上下、外眦及颞部附近，需修复面积较大，可在颊部病变区的外侧下方及额区各埋植一个扩张器（图 16 - 2）。若颧区或颞区瘢痕缺损或病变部位较少，可在面侧部或额部埋植 1～2 个扩张器。上、下睑及外侧较局限的瘢痕，埋植一个星月形的扩张器，注水 50～70 ml 后即可满足需要。

鼻背或眉间缺损的修复：可在额部正中埋植扩张器（图 16 - 3），经扩张达预期容量后采用滑行推进皮瓣或岛状瓣修复。采用以眶上、滑车上血管为蒂的岛状瓣

时，切口可在额部发际内。若采用滑行推进皮瓣，切口应在下方拟修复的瘢痕或缺损边缘。

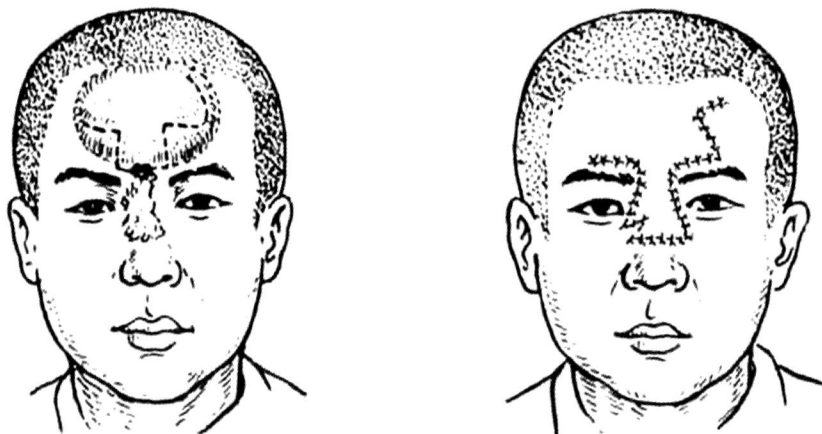

图 16 - 3　鼻背或眉间缺损修复时扩张器的埋植位置

面颊部及眶下区的修复：通常在缺损区下方埋植扩张器（图 16 - 4），用以颌颈部扩张后的皮瓣向上内方滑行推进修复缺损。

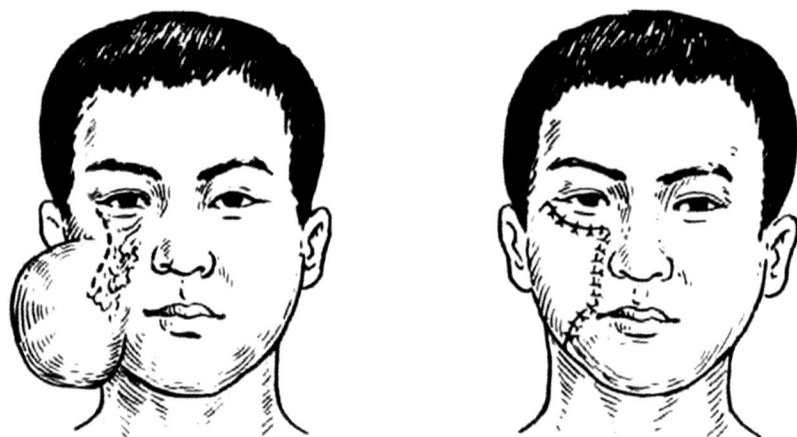

图 16 - 4　面颊部及眶下区修复时扩张器的埋植位置

全面颊部缺损的修复:扩张器埋植在下颌、颈部(图 16-5),将皮肤分次向上推移修复,在瘢痕区下方正常皮肤缘设计切口。

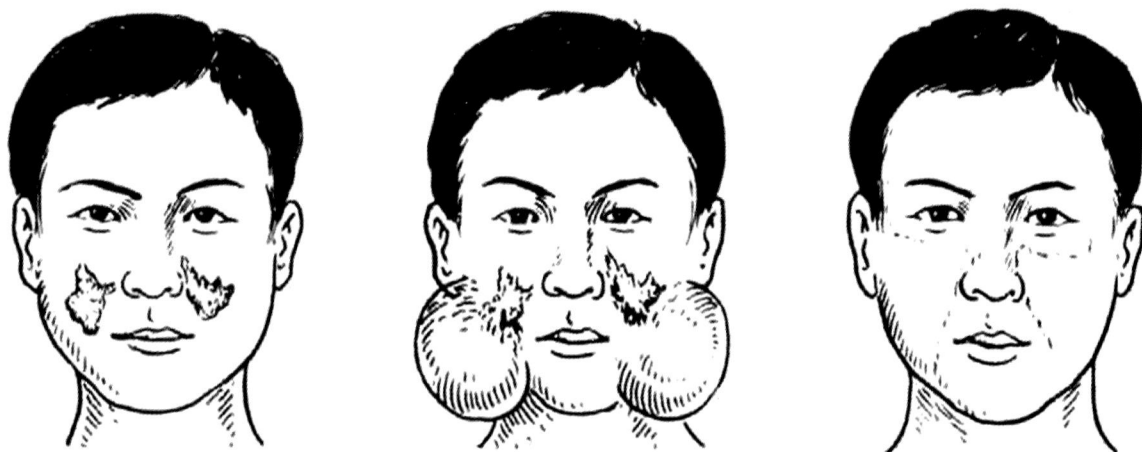

图 16-5　全面颊部修复时扩张器的埋植位置

下颌、下唇区缺损的修复:可在颏下颈部(图 16-6)埋植一个 100 ml 容量的圆形扩张器,扩张器取出后将皮肤向上滑行,推进修补下颌、下唇部缺损。

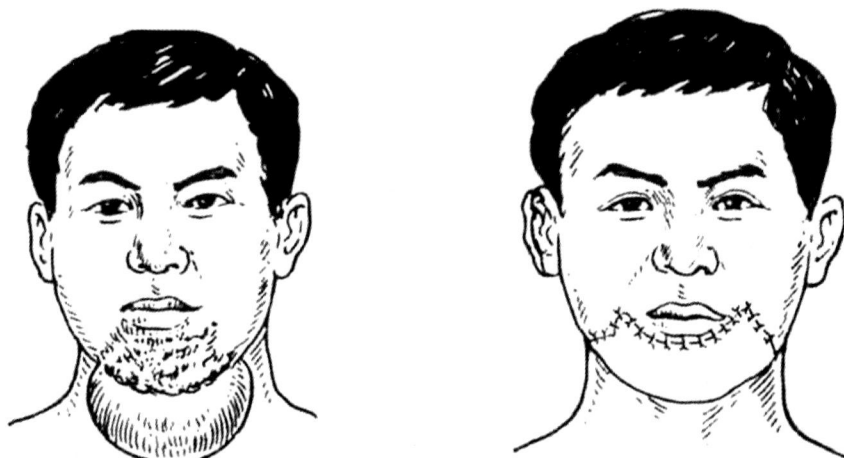

图 16-6　下颌、下唇区缺损修复时扩张器的埋植位置

上下唇的修复与再造:应用双侧面颊部扩张产生的皮肤修复上唇及部分下唇缺损。下唇缺损再造最好用颏颈部皮肤扩张后的皮瓣(图 16-7)。

(2)一期埋植手术:消毒铺巾后,首先用亚甲蓝按设计画切口线,并绘出扩张囊的位置、大小及注射阀门的位置。需剥离的范围应比扩张囊周边大出 1 cm 左右,进行局部阻滞或浸润麻醉,切开皮肤达皮下脂肪层,不伤及表情肌,不进入深筋膜层下,颈部可在颈阔肌浅层或深层剥离。然后仔细分离囊腔,边分离边止血,深部可用电凝或缝扎止血。囊腔分离达到要求后,仔细观察有无出血点,检查扩张囊有无破损渗漏,注入 10～20 ml 等渗盐水后做挤压试验。囊腔止血完善,扩张器完好,即可将扩张囊、导水管及阀门植入,放置负压引流物,缝合创基与皮缘,使扩张囊不致挤入切口内,最后分层缝合切口。

(3)扩张器二期手术:扩张囊注水达到预期的容量,经过测量计算,扩张的皮瓣已够修复缺损和封闭供区创面者,即可考虑做二期手术,取出扩张器及转移皮瓣修复。取出扩张囊,皮瓣形成掀起后,小心去

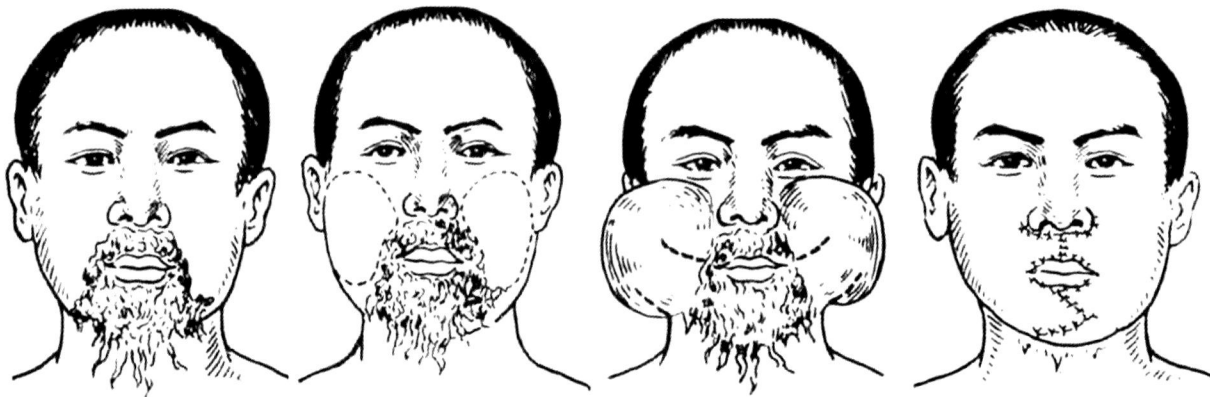

图 16－7　唇的修复与再造时扩张器的埋植位置

除内面纤维囊壁,若环形纤维不予松解,将严重影响扩张后皮瓣的舒展。在皮瓣转移固定缝合前应认真止血,并观察有无血循环障碍。缝合应无张力,必要时可将皮瓣深面与创面缝合固定数针。皮下组织层缝合要仔细,以减少皮肤的张力和术后瘢痕。创口内放置负压引流管或橡皮引流片。

5. 重要解剖结构的辨认与保存

（1）术中剥离囊腔时,皮瓣厚薄需保持均匀一致,在腮腺区不超过腮腺咬肌筋膜层,在额区、颞区、颊区等应在皮下组织与表情肌间进行,最好采用钝性剥离。若采用锐性剥离,宜用劈裂剥离法,切忌深一刀浅一刀,以防损伤面神经分支及腮腺导管。

（2）二期手术中皮瓣转移时,应注意皮瓣上血管分布与走行方向（可用侧照光观察）。在皮瓣形成与转移过程中尽量避免损伤主干血管,并随时注意观察皮瓣血运的变化,特别要注意防止损伤蒂部回流静脉。

（3）在剥离纤维囊壁时操作应细致,仅剥离内壁光滑的薄薄一层,防止损伤皮瓣上的血管网。

（4）一个受区多处供区者,手术时不可先将瘢痕切除再形成与转移皮瓣,而应先形成皮瓣后试行转移,再确定瘢痕是否可以完全切除,以防瘢痕切除后皮瓣面积不足以修复缺损。

6. 术中、术后并发症的诊断和处理

（1）扩张器术后血肿形成:称为囊血肿,多发生在一期手术埋植扩张器后 72 h 以内,也有继发的或二期手术后发生的。多为术中止血不彻底所致,少数患者有凝血机制障碍,全身有出血倾向。预防血肿的关键措施是术中彻底止血和充分引流。一旦出现血肿,应果断行手术探查,清除血肿,寻找出血点,彻底止血。

（2）扩张器渗漏:在埋植扩张囊前,应严格检查扩张器的质量,一般注水 10～20 ml 后进行仔细的挤压试验,观察有无破损及渗漏。一旦发生渗漏,则需要再次手术取出扩张器,更换之。

（3）扩张期脱出:如发现扩张囊从缝合切口处外露,应及时采取措施,回抽部分液体后,在最小张力下重新缝合切口。在缝合时不要让扩张囊往切口处突出,应将皮下与皮肤层分开,不在一条线上缝合,或以局部皮瓣转移覆盖。只要在感染以前处理得法,多数能使切口愈合。埋植扩张器时可采取"倒挂葫芦"方法,将导管或阀门与深部组织用粗线缝合固定,以防止扩张囊因重力下垂而影响瘢痕边缘正常皮肤的扩张和利用。可将扩张器一侧的皮缘与皮下深部组织缝合固定数针,再分层缝合切口,可避免扩张器从切口处脱出。

（4）皮瓣坏死:皮瓣坏死多数见于二期手术行皮瓣转移后。少数病例是一期手术剥离平面不妥或操作中不慎损伤了皮瓣主要血管所致。一旦发生将导致扩张失败。

7. 经验和述评

（1）术前准备要细心,对一些凸凹不平的缝隙要反复清洗,如发现有感染小病灶及潜在的感染,应延期手术。术中严格无菌操作,扩张器要彻底消毒,冲洗干净。

（2）剥离层次要清楚,深浅平面要均匀一致,尽量在直视下操作,避免损伤皮下血管。囊腔剥离要比扩张囊的周径大 1 cm,以利扩张囊充分舒平,避免扩张囊折叠与防止日后囊壁挛缩。

(3)术中彻底止血是关键性措施,必须细致耐心,深部渗血或止血不易时,可拉开,直视下用缝扎法或电凝法进行腔内止血,特别要注意皮瓣创面上出血点的止血。只有止血完善后才能放置扩张囊,企图靠压迫止血是不可靠的。术后采用负压引流,并在术后一直保持负压。渗血较多或有出血倾向者应用止血药物。

(4)在埋植扩张囊前,严格检查扩张器的质量,一般注水 10~20 ml 后进行仔细的挤压试验,观察有无破损及渗漏。

(5)埋植扩张器时可采取"倒挂葫芦"方法,将导管或阀门与深部组织用粗线缝合固定,以防止扩张囊因重力下垂而影响瘢痕边缘正常皮肤的扩张和利用。可将扩张器一侧的皮缘与皮下深部组织缝合固定数针,再分层缝合切口,可避免扩张器从切口处脱出。

(6)每次注水量要适当,特别在扩张囊已达额定容量后。如过量注入溶液,囊内压骤增,很可能会造成表皮苍白、充血反应消失、局部胀痛等。此时应迅速回抽部分液体,直到皮肤表面血循环恢复为止。

二、局部组织瓣制备术

(一)菱形制备术

1. 手术指征
适用于面颈部皮肤中小型缺损修复。

2. 术前准备
术区备皮,剃须。

3. 麻醉与体位
局麻,仰卧位。

4. 手术步骤(图 16-8)
(1)皮瓣设计:选择菱形组织缺损缘附近正常皮肤,设计与缺损组织形态基本相同的菱形皮瓣。设计时以缺损的一角 C 点为轴心点,其对角线 CA 为轴心线。轴心点 C 到设计菱形皮瓣对角线 $CA_1 = CA$。
(2)按设计切开后制备菱形皮瓣,旋转至缺损区修复缺损,缝合创口。

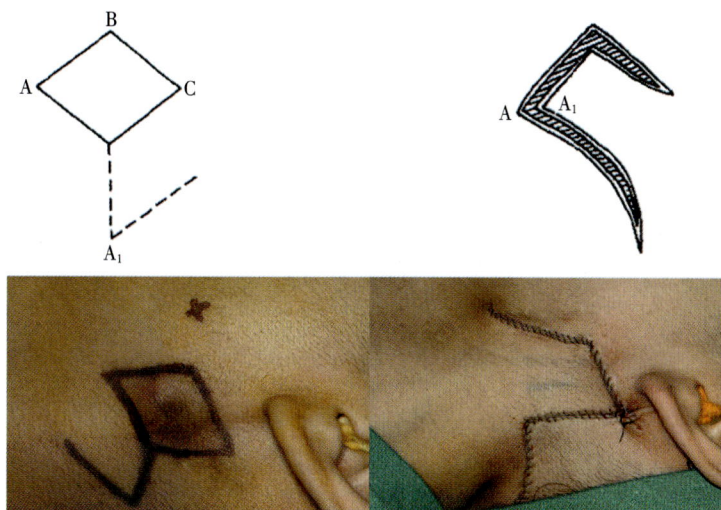

图 16-8 菱形皮瓣的设计、皮瓣转移原理及手术照片

5. 术中、术后并发症的诊断和处理

（1）如菱形创面锐角大于 60°，但不超过 75°，菱形皮瓣切口可以不在短轴延长线上，稍向转移方向移动，但不能移动太多。与短轴延长线形成夹角不能超过 30°。这样可以增宽蒂部，减少旋转弧度，减少旋转困难。但不能移动太多，否则无法形成菱形皮瓣。

（2）设计皮瓣长、宽应比缺损缘长一些，防止皮瓣张力过大，缝合困难。

6. 经验和评述

（1）菱形皮瓣可以设计在菱形缺损四周任何一方，对防止邻近正常器官因修复缺损而造成移位有重要意义。

（2）在临床实际应用中，不同的缺损部位，组织松弛度和弹性各有差异。不能完全从理论上进行几何计算，在设计和操作中应有灵活性。关键是要保证蒂部血管的功能，瘢痕要考虑皮纹方向；修复后不能发生邻近器官结构移位，否则会出现继发畸形。

（3）根据设计原则，菱形皮瓣还可设计成多种式样以关闭不同开放的创面（图 16 - 9）。

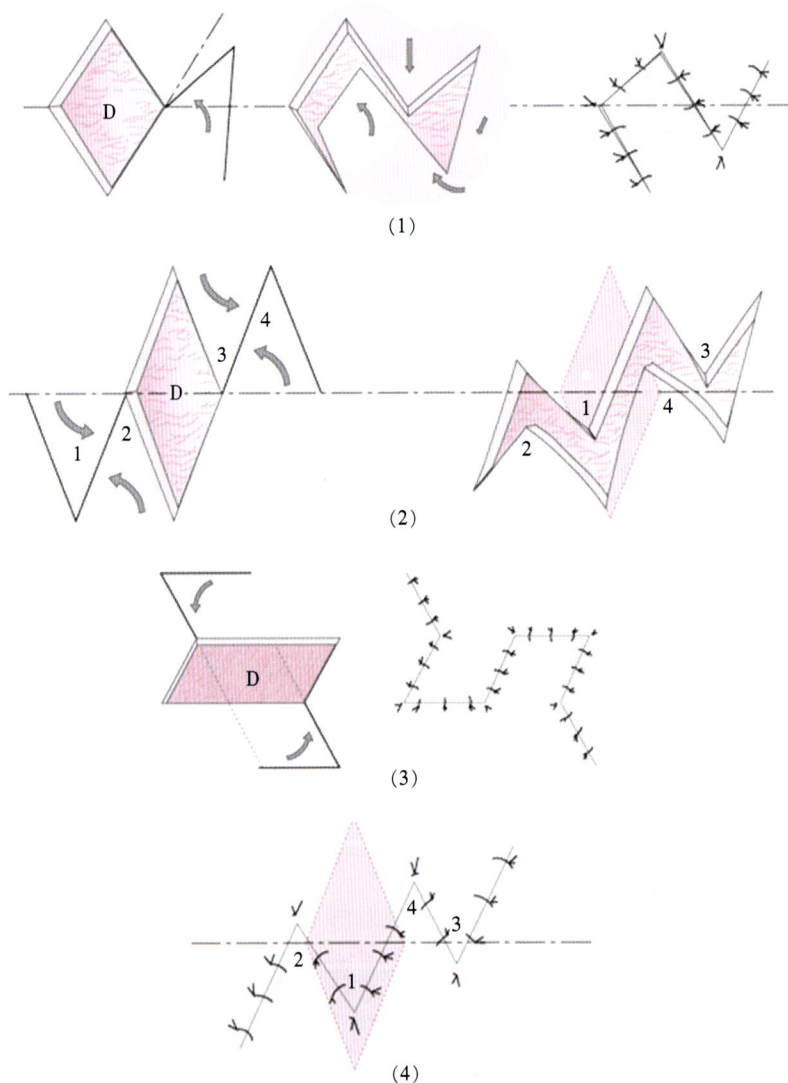

(1)

(2)

(3)

(4)

图 16 - 9　不同外形的菱形皮瓣设计

（二）舌瓣制备术

1. 手术指征

主要适用于舌体小范围缺损的修复,如舌体前 1/3 半侧缺损和一侧舌根局限性缺损。也可用于口腔黏膜较小范围缺损的修复。

2. 术前准备

术前应做好解释工作,以便患者术后配合,限制舌活动。

3. 麻醉与体位

全麻,平卧,头正中位。

4. 手术步骤

(1)修复一侧舌根局限性缺损:根据舌根缺损范围和大小,如为表浅性缺损,可在同侧舌背设计蒂位于中后份,沿舌背长轴切取舌背黏膜肌瓣,转移修复。舌背创口缝合,修复后不影响舌体的长度。如为舌根局限性全层缺损,可沿舌中线切开舌体直达舌骨,松解附着的舌骨舌肌,切开舌侧沟黏膜,使舌体充分游离,直至舌达到接近于正常的长度,然后将一侧舌体向后滑行,后缘与舌会厌褶皱的纤维组织缝合,舌体对位缝合。患侧舌体后移后,其舌尖常短于健侧,对舌尖不需勉强缝合,可将舌背黏膜与舌腹黏膜相对缝合,关闭创面。

(2)修复舌体前 1/3 半侧缺损:根据舌体前 1/3 半侧缺损的范围和大小,可在同侧舌中 1/3 或舌后 2/3 舌体形成蒂位于中后份的舌瓣,旋转或滑行至舌体前份缺损区,修复缺损(图 16‐10)。

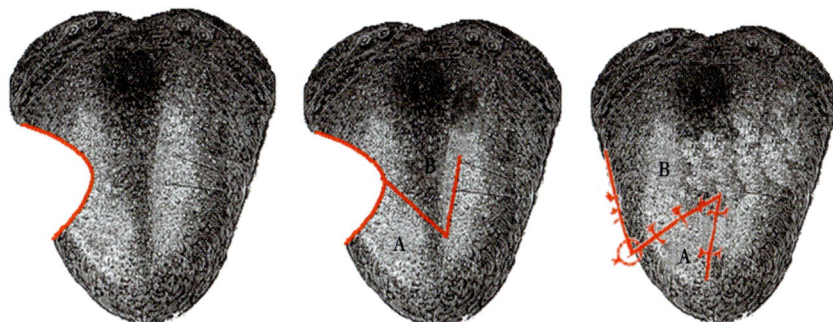

图 16‐10　舌交叉瓣的设计及旋转

5. 重要解剖结构的辨认与保存

(1)采用自身舌瓣修复一侧舌根缺损时,一侧的舌深动脉和舌下动脉必须完好,且舌体必须完整,可提供足够的舌组织供区;修复一侧舌体前 1/3 缺损时,舌后 2/3 舌体必须完整,有足量的舌组织可供利用。

(2)口腔癌患者,需行颈淋巴清扫术时,如采用舌瓣修复,不宜结扎颈外动脉,至少应避开舌动脉段,以保证舌瓣的血供。

(3)切除部分舌根,结扎舌背动脉,只要保留舌深动脉,以及走行于颏舌肌、舌骨舌肌和舌下腺之间的舌下动脉,就可以保证舌体的丰富血供。舌下神经由下颌舌骨肌深面的分支进入舌肌,因此切除舌根时可以保留支配舌体肌肉运动的神经主干。舌神经因其走行的位置和分布特点,可以完整保存。

6. 术中、术后并发症的诊断和处理

(1)舌组织结构疏松,血管、淋巴管丰富,舌瓣修复后于 72 h 内极易出现明显组织水肿。对此,术后应严密观察呼吸道通畅情况,可于术后适量应用肾上腺皮质激素,也可视情况留置鼻咽通气道或做预防性气管切开。

(2)减少舌的活动度及张闭口运动,必要时可在后牙放置殆垫,以免蒂部被咬伤影响血供。

7. 经验和评述

（1）舌为口腔重要器官，具有多种生理功能。采用舌自身组织修复舌体缺损，应严格掌握适应证。一般认为切取舌背部或舌体1/3的舌瓣，对舌的正常功能影响不大。

（2）舌动脉的血供系单侧，两侧舌动脉之间无明显吻合。但舌黏膜下动脉网越过界沟和舌正中线为一整体，故切取舌瓣可以越过对侧，但应加宽舌瓣的蒂部，以保证舌瓣有足够的血供。

（三）腭瓣制备术

1. 手术指征

腭瓣适用于修复咽旁、磨牙后区、后部颊黏膜缺损或封闭上颌窦瘘、腭部穿孔。缺损大小在4～5cm直径范围内。全腭瓣可修复软腭缺损。

2. 术前准备

仔细测量缺损区的大小及与腭瓣的距离。

3. 麻醉与体位

气管插管全麻，平卧头后仰，垫肩。

4. 手术步骤

（1）瓣的设计（图16-11）：腭瓣是腭大神经血管束的轴型瓣，瓣的设计原则是不超过中线，双侧或全硬腭瓣需保护好双侧腭大血管束。若瓣的移位旋转角度大于60°，或瓣需翻转，则应在解剖血管束后切断蒂部黏骨膜，形成血管蒂系岛状瓣，修复上颌结节；后颊上段缺损时，亦可仅将蒂部中线侧弧形切开。修复软腭缺损时，可形成全硬腭岛状瓣，向后翻转，或与咽后壁组织瓣瓦合，或自身折叠修复。腭部穿通瘘口在1cm以下者，为增加瘘口封闭的可靠性，可设计双瓣瓦合两层修复，即用一侧的岛状腭瓣翻转作为衬里修复鼻侧缺损，另一侧带蒂旋转皮瓣瓦合加固。

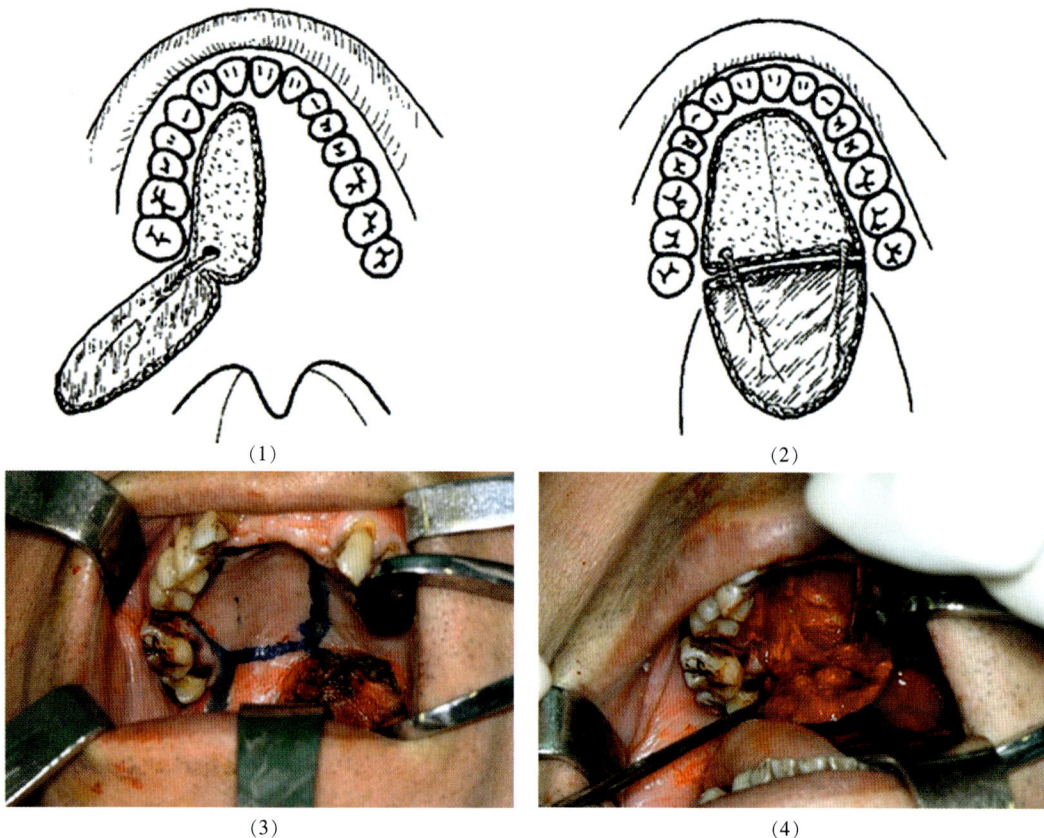

（1）

（2）

（3）

（4）

图16-11 腭岛状瓣的设计及手术照片

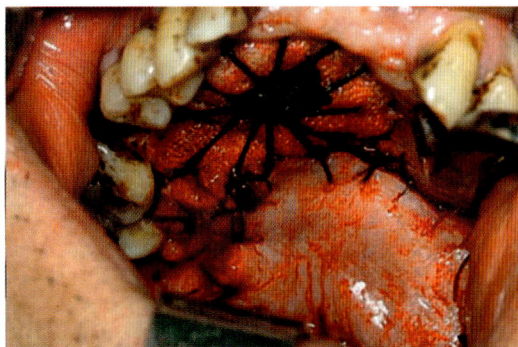

(5)

图 16-11　腭岛状瓣的设计及手术照片(续)
(1)单侧腭岛状瓣;(2)全硬腭岛状瓣;(3)缺损及单侧腭岛状瓣设计;
(4)解剖并剥离腭大神经血管束;(5)组织瓣转移后及供区腭部打包

(2)瓣的制备:在硬腭黏膜下注入适量含肾上腺素的盐水,按设计切开黏骨膜,在骨膜下剥离,瓣尖掀起后,在直视下分离至腭大孔。为增加瓣的活动度,除保证蒂的宽度外,尚可在同侧硬腭后缘切断腭腱膜,适度解剖腭大神经血管束,必要时凿去腭大孔后缘骨质。若为岛状瓣,此时在距软硬腭交界线后0.5～1.0 cm处,横行切断蒂部黏膜及黏膜下层,由软腭肌浅面向前分离,使之与腭部创口相通,则腭瓣仅与神经血管束相连。

(3)瓣移位:腭部缺损,瓣可直接移位修复。若为上颌结节外侧、后颊缺损,应拔除第三磨牙,去除上颌结节骨质,使瓣可直接移位至缺损区,又可避免骨突度占用瓣的长度。瓣移位后,检查蒂部和血管束,二者应无张力,否则做相应松解,以保证瓣的成活。

5. 重要解剖结构的辨认与保存

腭大神经血管束为一侧腭瓣的主要血供,其不同程度的损伤,势必导致腭瓣的部分或全部坏死。故腭瓣设计、切取、转移时,必须对腭大神经血管束妥善保护。

6. 组织缺损的处理与立即整复

转移后遗留裸露硬腭骨面,可用碘仿油纱布打包覆盖,10 d后拆除,对旋转腭瓣可以轻轻打包加压。

7. 术中、术后并发症的诊断和处理

(1)腭瓣的蒂部一定要有足够的长度。腭瓣转移后蒂部不能受压,张力也不宜过大,以免影响腭瓣的血运。

(2)腭瓣转移修复后,因腭部组织结构致密,为避免腭瓣下形成无效腔或血肿,可将骨膜与受区的创面固定数针。如遇腭瓣旋转角度受到一定限制,可将腭大神经血管束游离延长。

8. 经验和评述

(1)腭瓣血供丰富,组织再生和抗感染能力较强,故可用于修复口内小范围组织缺损。

(2)本瓣的优点是血供良好,旋转角度大,多数手术可以一期完成,成功率高。但是腭瓣硬韧无弹性,不能承受张力,过中线血运差,对腭中缝薄者不宜应用,蒂部血管不能损伤。腭瓣修复后质地较硬,弹性稍差。

(四)额瓣制备术

包括皮肤蒂及隧道蒂制备。

1. 手术指征

(1)鼻尖、鼻翼、鼻小柱等鼻的部分缺损或全鼻缺损畸形,可选用以滑车上动脉及眶上动脉为蒂的前额正中皮瓣。

（2）面颊洞穿全层缺损可用以单侧颞浅动脉为蒂的全额瓣，将瓣远端反折作为口内黏膜层，瓣的近蒂段修复面部皮肤缺损。

（3）口底、舌体、牙槽骨、咽侧壁、眼睑、眼眶部缺损，颅前窝和颅中窝底骨质切除，脑膜裸露等局部的组织缺损、骨面暴露，可用以同侧颞浅动脉为蒂的单侧或全额皮瓣修复。

（4）上唇缺损的男性患者，额瓣设计时可包括部分发际皮肤，移植瓣毛发生长可代替胡须。

（5）下唇、颏部缺损用以双侧颞浅动脉为蒂的双蒂全额瓣修复。

2. 术前准备

（1）按组织器官缺损畸形大小，确定额瓣设计的部位、大小和形态。

（2）按修复部与额瓣距离确定蒂的长度，可能情况下应尽量使蒂略长于移动距离，以防因蒂部扭转影响瓣的血供。

（3）确定额瓣是用包括轴型血管的皮蒂还是单纯血管作蒂的岛状额瓣。若为后者，应设计额瓣转移所需的皮下组织内通道。

（4）根据缺损修复所需组织结构及可能性，设计单纯皮肤瓣，包括额肌的肌皮瓣或带有颅骨外板的肌皮骨复合瓣。

（5）肉眼观察、扪诊或必要时用多普勒超声探测仪确定设计瓣所用轴型血管的走行，并用亚甲蓝标记于皮肤表面。

（6）额瓣切取区创面若估计无法直接关闭，应准备全厚皮片移植的供区。

（7）部分额瓣供区面积不足，或拟取瓣后供区直接关闭创面者，病情允许时可先于额顶发际内做切口，埋植皮肤扩张器，经多次注入生理盐水，待额部皮肤扩张后再行额瓣制备。

3. 麻醉与体位

一般应选全麻。若受瓣区准备较简单的成人亦可采用局部浸润麻醉。瓣制备若为前额正中额瓣或双侧颞浅动脉的双蒂额瓣，体位以平卧、头偏健侧为好。

4. 手术步骤（图16-12）

（1）瓣的设计：按修复所需额瓣的大小及形态设计一侧额瓣、2/3额瓣、全额瓣。前二者可仅用颞浅动脉形成轴型瓣，而全额皮瓣为保证皮瓣血供，应包括耳后动脉的分支，即将额瓣上切口向后，在耳郭根部以上4cm平面直达耳后。一侧额部可用单纯颞浅动静脉为蒂的岛状额瓣，也可包括皮肤蒂；而2/3额瓣最好设计为有皮肤蒂的轴型瓣，此时皮肤蒂可缩窄为3cm左右，创缘可直接缝合。

（2）皮瓣的切取：设计为颞浅动脉蒂岛状皮瓣时，先沿颞浅动脉走行切开皮肤达真皮层下，翻开皮肤，显露皮下组织，然后沿颞浅动脉额支、静脉两侧保留各约2cm宽的皮下组织，将血管及其周围保留的组织从颞浅筋膜浅面游离形成营养蒂。再按额部皮瓣设计线切开皮肤、皮下组织、额肌，于骨膜浅面蜂窝组织层锐性分离，掀起皮瓣，注意皮瓣蒂侧相连的皮下组织应与皮瓣宽度一致，向后可逐渐缩窄与血管蒂相连。

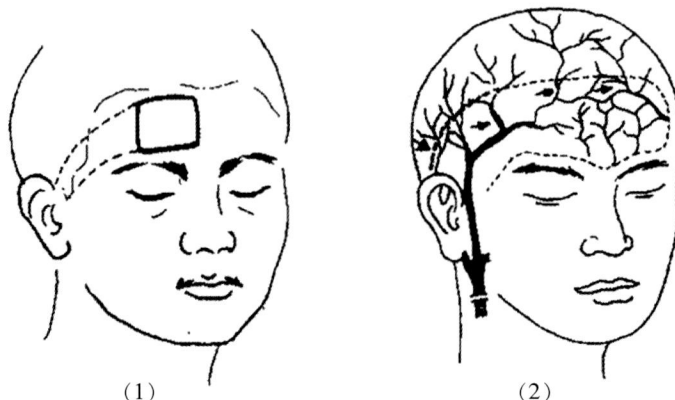

（1）　　　　　　　（2）

图16-12　各类额瓣的设计及转移示意

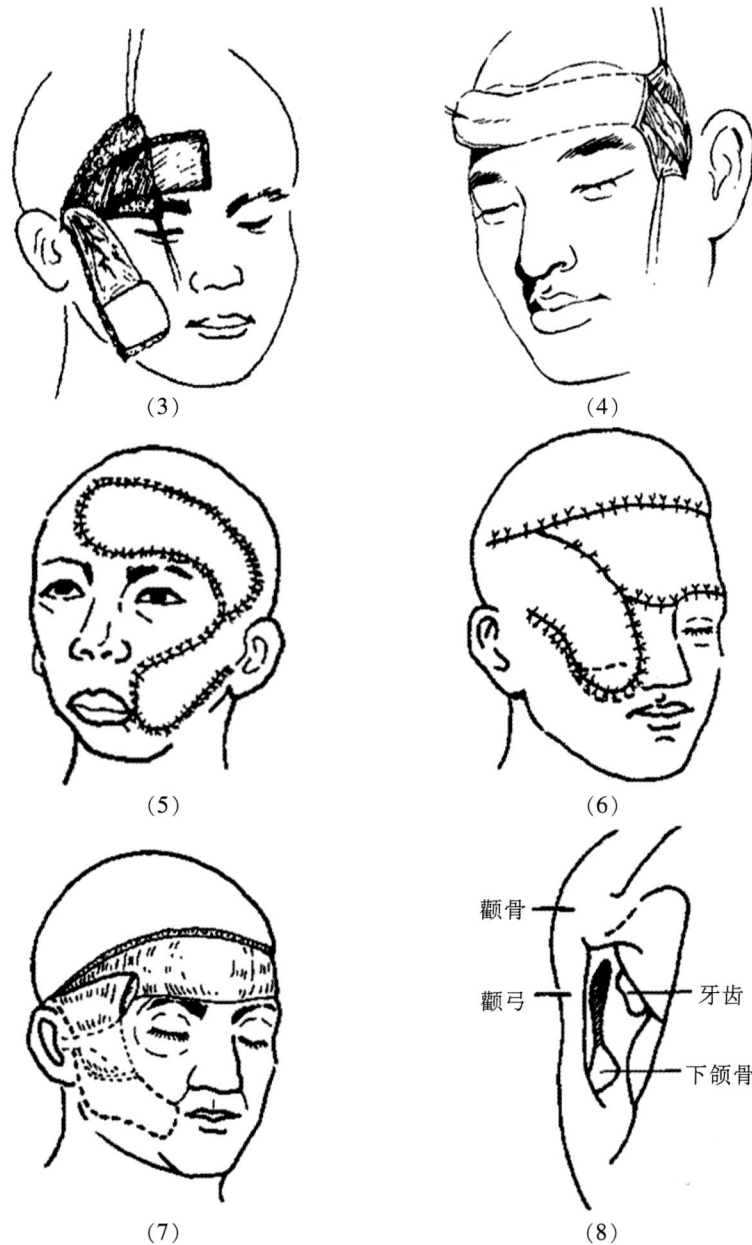

（3）　　　　　　　　　　　　　（4）

（5）　　　　　　　　　　　　　（6）

颧骨

颧弓　　　　牙齿

　　　　下颌骨

（7）　　　　　　　　　　　　　（8）

图 16-12　各类额瓣的设计及转移示意（续）

（1）单侧额瓣设计；（2）额瓣血供示意图；（3）单侧蒂全额瓣设计；（4）颞浅动脉蒂岛状瓣；（5）单侧蒂全额瓣形成；

（6）单侧蒂全额瓣修复眼眶、颊缺损；（7）额部隧道皮瓣经颧弓下穿入修复口腔组织缺损；（8）额瓣进入口腔内位置解剖示意图

若为全额皮瓣或设计为皮肤蒂者，先沿额瓣设计的远端及上、下缘切开达额肌下，沿骨膜浅面掀起皮瓣。按设计切开皮肤，沿颞筋膜浅面将包括血管在内的蒂部全部分离，形成典型的单蒂轴型皮瓣。携带额部皮瓣的蒂可为全层皮肤，亦可仅为真皮蒂，后者供蒂创面有可能直接关闭。

（3）皮瓣的移位及隧道的制备：额瓣用于修复眼眶、颧、面颊部皮肤或全颊洞穿缺损，其缺损区后界与额瓣蒂部接近者，可用皮肤蒂瓣直接移位修复。若缺损部位距蒂部较远，为避免皮蒂瓣所需第二次断蒂手术，在使用真皮蒂或动脉岛状瓣时，必须制备可供皮瓣通过又不使蒂部受压的隧道。一般常在颧弓浅面或深面形成隧道。前者虽简单，但因蒂部位于皮下与颧弓之间，容易受压而影响血供。后者在去除下颌支或冠突后形成腔隙，既可借颧弓保护蒂部不受压，又缩短了进入口内缺损区的距离。

5. 组织缺损的处理与立即整复

供瓣区创面的处理：创面彻底止血后，切取自体中厚或全厚皮片游离移植，碘仿纱条、油纱布打包结

扎。但应注意蒂不能受压,否则将影响血供。

6.术中、术后并发症的诊断和处理

(1)皮瓣远端坏死:常见的原因为隧道内出血,血肿形成,压迫血管蒂;或者因隧道过窄,张力过大造成血管蒂受压。因此在操作上应仔细止血,并尽可能形成宽大而距离较短的隧道。

(2)面神经损伤:由于额瓣所在区域为面神经颞支所在部位,且走行部位浅,手术后容易造成抬眉功能丧失,因此在取瓣时应尽可能贴着浅筋膜深面。

7.经验和评述

(1)隧道宽窄要适当,过宽易发生血肿,过窄蒂部易受压。修复表浅缺损宜选用颧弓上皮下隧道;修复口腔内、口底、口咽部等深层缺损时,宜选用颧弓下隧道。

(2)当切取较大额部皮瓣时,为减少在额部遗留明显的瘢痕,可将残留的正常额部皮肤一并切除,植以整张的全厚皮片修复整个额部。

（五）头项瓣制备术

1.手术指征

(1)颈上部、面下部、腮腺咬肌区软组织缺损的修复。

(2)覆盖各种原因所致的颈动脉鞘暴露。

2.术前准备

头项瓣为任意皮瓣,术前应仔细检查项部、颞乳突区、枕区头皮是否正常。若有瘢痕,应考虑其对皮瓣血供的影响。

3.麻醉与体位

气管插管全麻,侧卧位。

4.手术步骤（图16-13）

(1)瓣的设计:头项皮瓣位于上方,旋转轴点在乳突及上项线,前界位于斜方肌前缘,后界宜在项中线下界,一般止于颈椎水平,偶可延至肩峰形成项肩峰皮瓣。皮瓣长宽比例一般不超过2.5∶1。

(2)皮瓣的制备:按设计线切开皮肤、皮下组织,由于项部皮肤、皮下网状组织厚而坚韧,故切口应足够深。然后由皮瓣前切口暴露颈阔肌后份,沿皮瓣前切口走行将颈阔肌切开,沿颈阔肌深面及向后连续颈浅筋膜深面剥离,翻起皮瓣向上项线方向游离,如此可保证皮下血管网不受损伤。

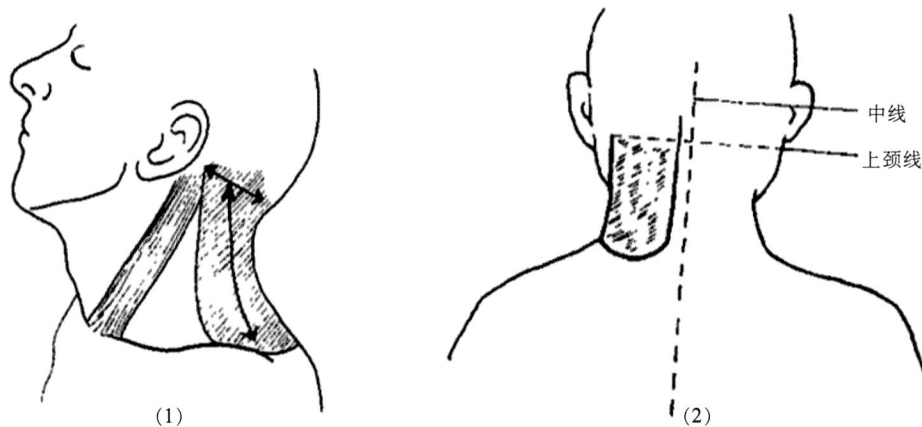

图16-13　头项瓣的设计及其转移

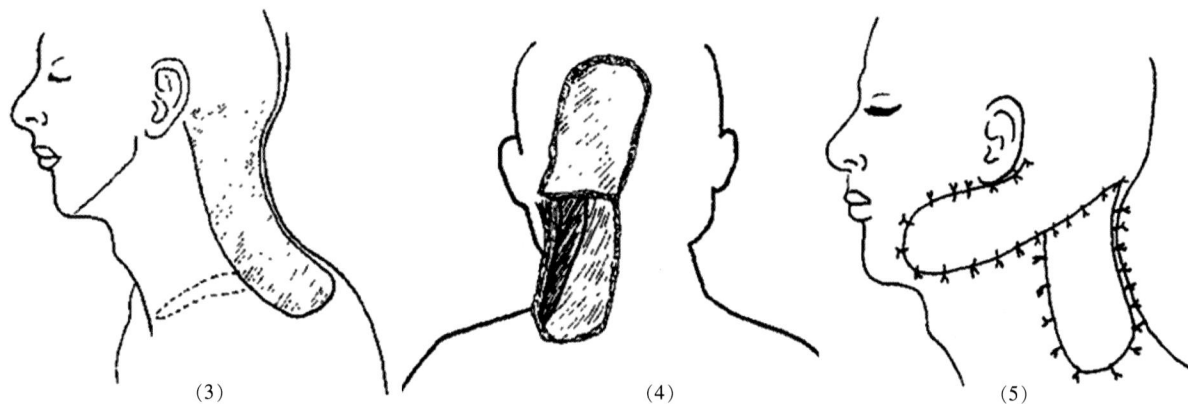

图 16 - 13　头项皮瓣的设计及其转移(续)
(1)头项皮瓣长宽比例;(2)头项皮瓣后界 ;(3)项肩峰皮瓣;(4)头项皮瓣形成;(5)头项皮瓣供区植皮

5. 重要解剖结构的辨认与保存

由斜方肌浅面翻瓣时,应注意保护其前缘浅出的枕小神经及副神经。

6. 组织缺损的处理与立即整复

供瓣创面彻底止血后,用自体中厚皮片游离移植,打包加压包扎。

7. 经验和评述

(1)若所需皮瓣较长,为保持长宽比例,可将后切口移至项中线。切口后移可限制瓣向前上的移动度,故对需长瓣者,皮瓣设计向肩峰延伸,形成项肩峰皮瓣。但在移位前应先做皮瓣延迟术,术后 7～10 d 再行皮瓣转移,可保证皮瓣的成活。

(2)皮瓣旋转后蒂部形成的皱褶需二期修整。

三、肌皮瓣制备术

(一)颈阔肌肌皮瓣制备术

1. 手术指征

颈阔肌肌皮瓣可用于颊黏膜、咽侧、口底中等范围缺损的修复及覆盖下颌骨外露骨面,以及面颊部洞穿性缺损做瓦合修复时的衬里组织等。最适于修复口内舌和口底组织缺损,但颈淋巴结转移或瘢痕体质者不宜采用。

2. 术前准备

口周备皮。

3. 麻醉与体位

气管插管全麻,仰卧位,头偏健侧,垫肩。

4. 手术步骤(图 16 - 14)

(1)肌皮瓣设计:根据缺损范围,在同侧侧颈部设计蒂在上方的颈阔肌肌皮瓣,皮瓣蒂部以下颌骨下缘前份为中心,蒂内应包含面动脉和颏下动脉及其分支;肌瓣应位于中后份。肌皮瓣的皮岛应稍大于缺损,最大的皮岛不应超过 7 cm×10 cm,否则颈部创面较难拉拢缝合。

(2)沿画线切开皮肤、皮下组织、颈阔肌,然后由下向上翻起颈阔肌,注意接近蒂部时,保护颏下动脉

及面神经下颌缘支,因颈淋巴清扫术需要切断面动脉时,应选择在面动脉分支出颏下动脉处近心端切断,
而肌皮瓣可通过侧支循环仍由颏下动脉供血。根据缺损部位在下颌骨深面或浅面做隧道,去除肌皮瓣部
分表皮,翻转180°后经隧道转移至缺损处分层缝合。

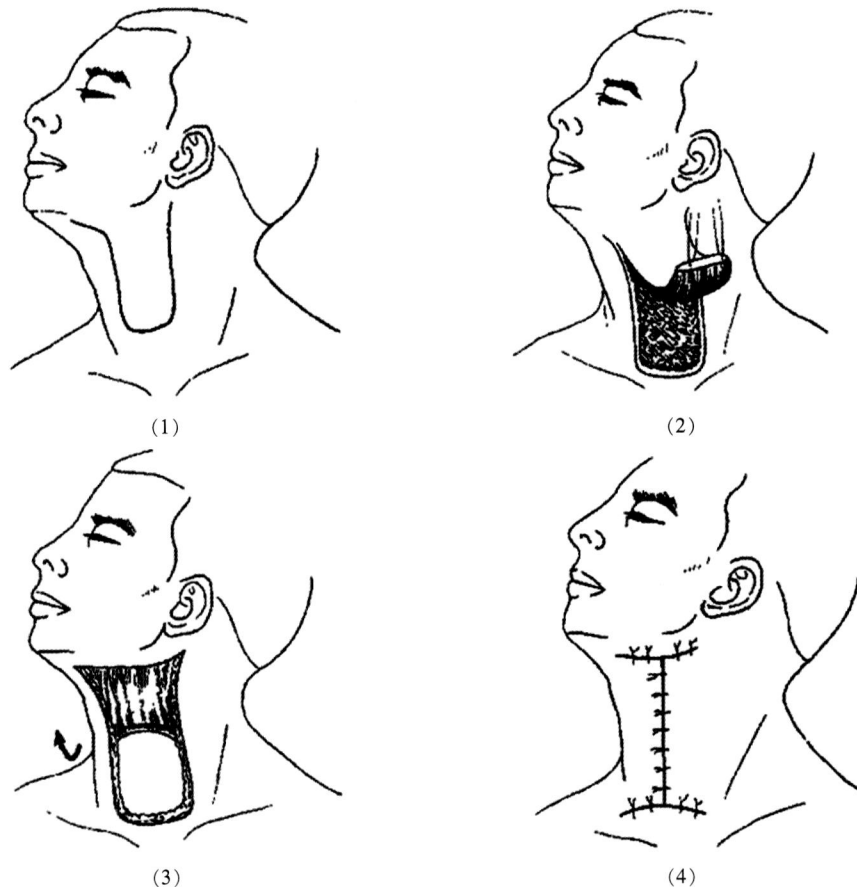

图 16－14　肌皮瓣制备
(1)肌皮瓣切口设计;(2)肌皮瓣形成;(3)肌皮瓣蒂部形成及转移;(4)关闭供区创口

5. 重要解剖结构的辨认与保存

在制备颈阔肌肌皮瓣时应注意保护以下结构:

(1)颈阔肌深面的颈外静脉和颏下动脉。

(2)下颌骨下缘下1.0 cm范围内走行的面神经下颌缘支。

(3)下颌角后方,向前下方向走行的面神经颈支。

6. 组织缺损的处理与立即整复

供区创面可附加切口,潜行分离后直接拉拢缝合或游离植皮修复,放置负压引流物。

7. 术中、术后并发症的诊断和处理

(1)保持口腔清洁,进流质7 d。

(2)蒂部避免过度加压。

(3)颈部供区缝合线根据张力情况,术后7~10 d间断拆线。

8. 经验和评述

(1)颈阔肌在下颌骨下缘有恒定的血管分支,常由下颌角至颈部之间分为四等份,Ⅱ、Ⅲ等份主要为
面动脉分布区,该区是肌皮瓣蒂部设计的最佳部位。

(2)肌皮瓣设计要依照肌纤维的走行方向,以中后份肌纤维作为肌瓣。因该处肌纤维较厚,且呈"S"

状弯曲,可增加肌蒂长度。肌瓣切取宽度以能满足修复部位要求为准,尚应考虑切取后创面能否拉拢缝合。

(3)根据解剖及临床观察,肌皮瓣蒂部位置较高时,术中面动脉及其分支容易保存,但甲状腺上动脉至颈阔肌的分支难以保存。当设计肌皮瓣较大时,为了保证皮瓣成活,必须增加肌皮瓣的血流量。为此,在面动脉近颌下缘处切断,近端结扎,此可保留面动脉至颈阔肌的主要血供;而将远端与甲状腺上动脉的远端吻合,此可确保肌皮瓣的充足血供。术中发现血管吻合后肌皮瓣的远端可立即出现活跃的渗血。

(二)舌骨下肌群皮瓣制备术

1. 手术指征

(1)颊部黏膜或皮肤缺损。

(2)颊部分层洞穿缺损的双上皮面修复,或颊腭同时缺损,均可用长舌骨下肌皮瓣。

(3)口底或联合舌、下牙龈缺损。

(4)半侧舌缺损用同侧舌骨下肌皮瓣,全舌缺损用双侧舌骨下肌皮瓣。

(5)腭部缺损可用远端皮岛的舌骨下肌皮瓣。

(6)腮腺区缺损。

其禁忌证为:行经典根治性颈淋巴清扫术;因颈内静脉切除,无甲状腺上静脉回流者。

2. 术前准备

对于颈深上淋巴结肿大术前无法确定颈内静脉是否保留者,应准备第2供区。

3. 麻醉与体位

气管插管全麻,仰卧头偏健侧,垫肩。

4. 手术步骤

(1)肌皮瓣设计(图16-15):可设计单侧、双侧及超长肌皮瓣。现以舌再造为例。

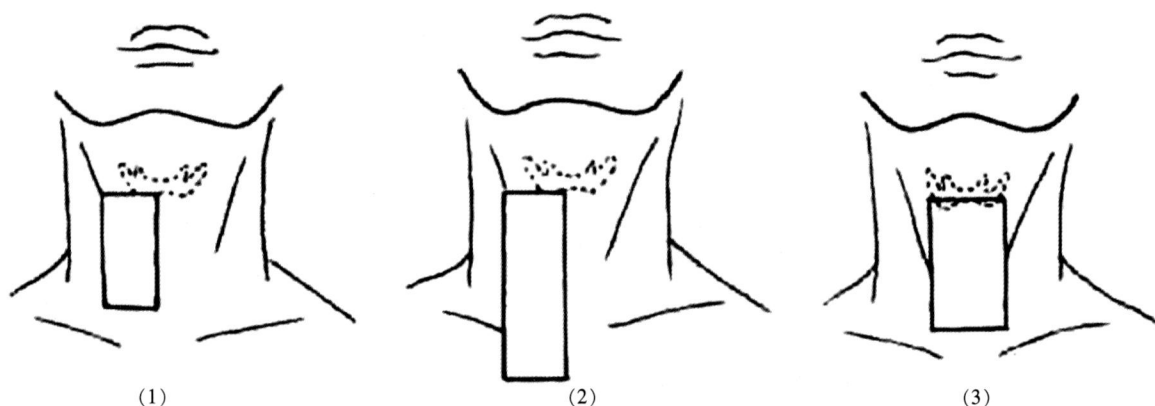

图 16-15 舌骨下肌群皮瓣设计示意
(1)单侧舌骨下肌皮瓣;(2)超长单侧舌骨下肌皮瓣;(3)双侧舌骨下肌皮瓣

半舌缺损重建的皮瓣设计:适用于半舌体、半舌大部至半舌缺损的重建。皮瓣设计时应注意以下几点:

皮瓣内侧切口要过中线。因为修复舌缺损时,肌皮瓣的上切端应缝于舌缺损的后缘,即舌骨下肌皮瓣的内上角要缝于舌缺损的后内上角;若以半舌体缺损再造为例,即皮瓣的内上角要缝于舌盲孔。若舌骨下肌皮瓣的内侧切口设计在中线,上切口设计在舌骨水平,那么血管蒂至舌骨体中央的距离比其至舌盲孔的距离要短。制备肌皮瓣后,将皮瓣内上角缝于舌盲孔势必会引起血管蒂太紧。过中线设计肌皮瓣的内切口,是为了使两者距离接近,防止血管蒂过紧,一般过中线1cm即可。若半舌缺损后缘接近舌骨体,则肌皮瓣的内切口可不过中线。

肌皮瓣宽度应大于舌缺损背面的最大宽度,一般为4.5cm左右,以不少于4cm为宜。

肌皮瓣长度宜长于舌缺损背面的最大长度,一般长为8～9cm。目的是不限制对侧健康半舌的活动度,特别是它的上卷活动度。

全舌缺损再造的皮瓣设计:适用于大部舌体至全舌缺损的再造。肌皮瓣设计在颈前中央,采用两侧舌骨下肌皮瓣。其宽度以略大于舌缺损背面的最大宽度为宜,一般为6cm左右。因为对全舌缺损的病例来说,无残留舌体肌肉,想用较宽的肌皮瓣再造较深的侧口底,反而可能弄巧成拙,使进食后食物残渣积聚于口底,不易排净。肌皮瓣的长度亦以略长于舌缺损背部的最大长度即可,因为全舌体或大于全舌体再造的舌尖是不能上卷的,只要浅浅的前口底以免食物残渣停留即可,一般再造全舌的肌皮瓣长度为10cm。

(2)按颈部皮瓣设计切开,沿颈中部胸骨舌骨肌外缘翻起肌皮瓣,在远端颈根部切断和结扎颈前静脉,于胸骨切迹上切断胸骨舌骨肌和胸骨甲状肌附着。由下段分离肩胛舌骨肌上腹,向上沿甲状腺包膜浅面分离至甲状腺上极。在甲状腺外下极或上极及甲状软骨中部,分别结扎和切断甲状腺下动脉前支,甲状腺上动静脉进入甲状腺的分支和环甲动脉,并保留甲状腺上动脉主干在肌皮瓣中。当胸骨甲状肌和胸骨舌骨肌在甲状软骨或舌骨的附着被分开后,就可以形成带有甲状腺上动脉、静脉和颈袢神经肌肉蒂的肌皮瓣,此时肌皮瓣就可以自由移动。

(3)自下向上游离肌皮瓣时,注意不要损伤颈前静脉进入颈内静脉各属支的交通支和各属支间的交通支。为了增加舌骨下肌皮瓣的游离度,低于舌骨体水平以下汇入颈内静脉的静脉,甚至甲状腺上静脉亦可结扎、切断。但结扎和切断时,应靠近颈内静脉内侧缘进行,以使上述低位的颈内静脉属支通过与高位颈内静脉属支间的交通支,回流入颈内静脉的高位属支,再汇入颈内静脉。

(4)肌皮瓣制备完成后,再行受区手术,随后将带蒂舌骨下肌皮瓣引至受区重建。

舌骨下肌群皮瓣的制备过程如图16-16所示。

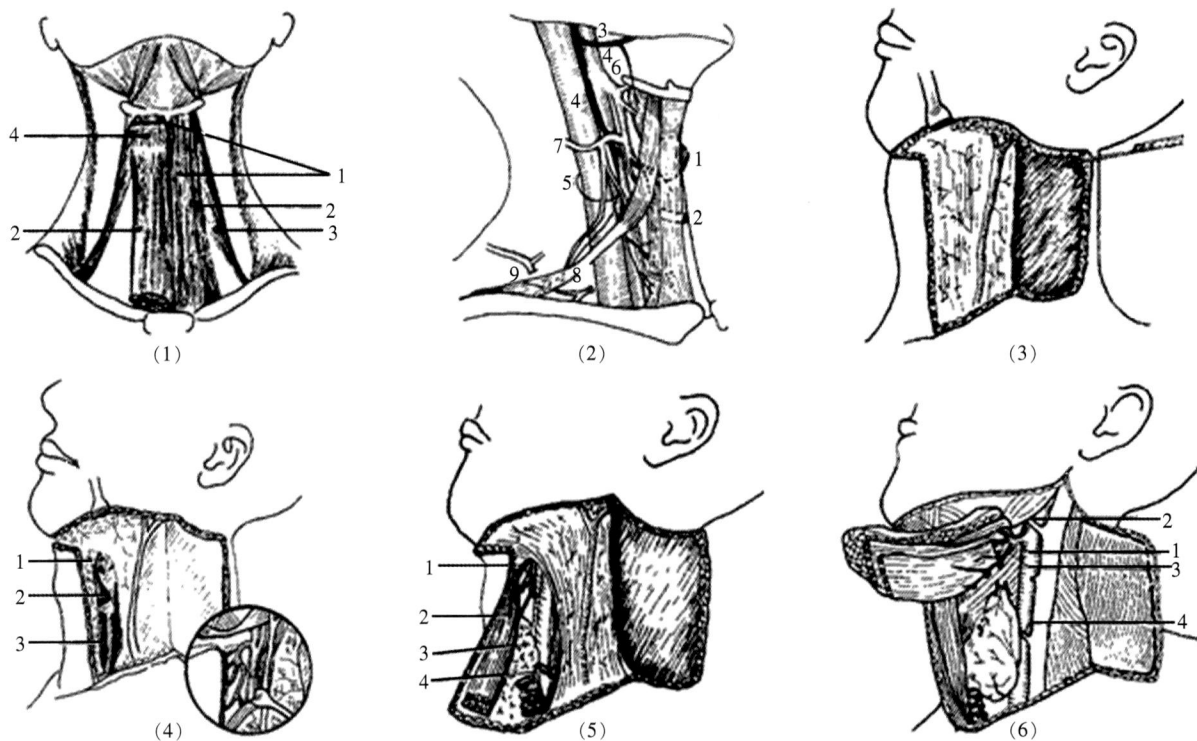

图 16-16 舌骨下肌群皮瓣的制备

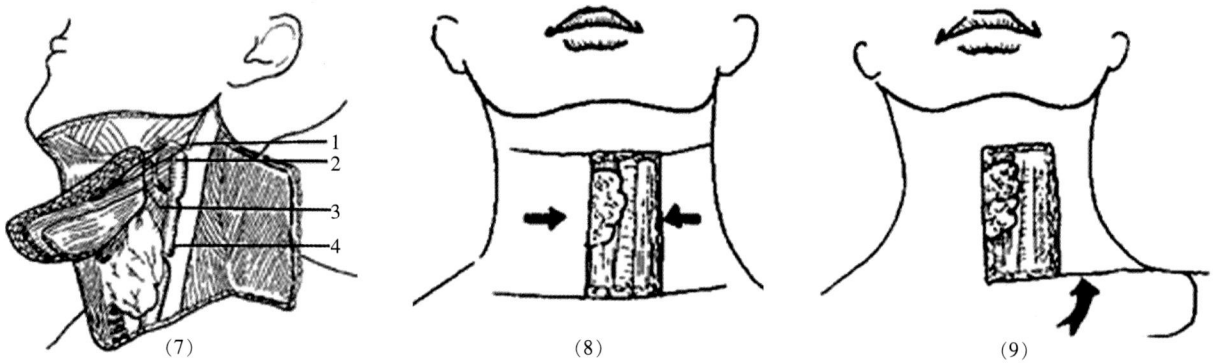

图 16 - 16　舌骨下肌群皮瓣的制备(续)

(1)舌骨下肌群;(2)舌骨下肌群血管神经;(3)切开肌皮瓣外上界并翻起外侧颈阔肌;(4)切开肌皮瓣外侧深筋膜及肌肉;

(5)切开肌皮瓣下界,切断胸骨舌骨肌及胸骨甲状肌下附着;(6)舌骨下肌皮瓣蒂的保存;

(7)舌骨下肌皮瓣静脉蒂的保存;(8)颈侧瓣潜行剥离直接关闭;(9)上胸横行瓣移位关闭

5. 重要解剖结构的辨认与保存

(1)何时采用双侧血管蒂:修复一侧舌缺损采用一侧血管蒂;修复双侧舌缺损需采用双侧舌骨下肌皮瓣时,可根据舌根切除情况决定是否采用双侧血管蒂。舌缺损后缘接近舌根者采用双侧血管蒂,否则采用一侧。当制备双侧肌皮瓣而只有一侧血管蒂时,除注意保存双侧神经蒂外,还要特别注意保存位于颈中线的血管吻合支,主要是甲状腺上动脉的甲状腺前支和环甲支,因而分离颈中部时要贴近气管前壁、环状软骨及环甲膜浅面分离。

(2)舌骨上肌群在舌骨附着处是否应切断:若采用一侧血管蒂同时切断胸骨舌骨肌所在的舌骨止点,肌皮瓣可从舌骨上肌群的外侧缘转入口内与舌缺损后缘缝合,故可仅切断二腹肌后腹或再切断部分其他舌骨上肌群在舌骨的附着。但若采用双侧血管蒂,则双侧舌骨上肌群在舌骨的附着皆需切断,否则无法重建舌缺损后缘。

6. 组织缺损的处理与立即整复

颈部肌皮瓣供区可采用邻位皮瓣旋转立即修复。

7. 术中、术后并发症的诊断和处理

(1)一侧舌癌行舌(颌)颈联合根治术时,总是切开舌骨下肌皮瓣的外侧及上侧切口。但应等到完成根治术确定了舌缺损的范围后,再切开肌皮瓣的内侧及下侧切口。因为,要修复半舌或半舌以上的缺损,一侧舌骨下肌皮瓣的内侧切口应超过舌缺损内侧缘1cm,以免舌骨下肌皮瓣的血管蒂过紧。

(2)大部舌体缺损、全舌体缺损,以及有更大范围的组织缺损修复时,术后宜做预防性气管切开。

(3)用舌骨下肌皮瓣修复各种舌缺损中,再造半舌体较易发生肌皮瓣的血运障碍或失败,术中及术后应经常观察。一旦术后发生肌皮瓣血运障碍,不宜保守治疗,应积极及时手术探查。其原因常是肌皮瓣的血管蒂过紧,应采取进一步游离及齐舌骨上缘切断舌骨上肌群,使血管蒂松弛。如经上述处理后仍不理想,可结扎其他非肌皮瓣回流的静脉,仅让甲状腺上静脉与余下的颈内静脉供肌皮瓣回流。

(4)全舌切除患者要考虑喉悬吊术:这取决于再造舌的舌面能否接触腭面。做法是在下颌骨支处钻洞,如下颌骨切除留有髁突者,则在髁突钻洞,用单丝尼龙线穿过此洞与甲状软骨外板后,将尼龙丝线拉拢打结,使舌骨抬高到下颌体平面即可。

8. 经验和评述

舌骨下肌皮瓣主要包括肩胛舌骨肌上腹、胸骨舌骨肌、胸骨甲状肌和表面的颈阔肌及其皮肤。肌皮瓣的血管有甲状腺上动脉和静脉,支配肌的运动的神经是颈袢。因其血供丰富,距口腔较近,皮肤质地、色泽与面部近似,血管蒂较长,是修复口腔、舌、颊、腭等部位较为理想的皮瓣之一。该肌皮瓣用以修复舌缺损,其最大的优点是可携带颈袢神经转移,与受区舌下神经吻合,进行动力性修复,可防止再造舌的瘢痕化和发生萎缩,使再造舌能保持外形饱满。缺点为颈部供区易发生瘢痕挛缩,引起颏颈粘连。

（三）胸锁乳突肌肌皮瓣制备术

1. 手术指征

一般只适用于舌缘、舌根、咽侧壁、口底等较小型缺损的修复。

2. 术前准备

术前应测量、判断能否形成长度足够到达缺损处的肌皮瓣。

3. 麻醉与体位

气管插管全麻，仰卧头偏健侧，垫肩。

4. 手术步骤（图16-17）

（1）肌皮瓣的设计：皮瓣的蒂部应位于上方，肌蒂应包含枕动脉和甲状腺上动脉在内。在乳突尖下约2cm处标明肌皮瓣的轴点，以该点至胸锁乳突肌锁骨附着处的距离作为肌蒂的长度，此长度相当于至缺损区所需要的长度。肌瓣应设计成长方形或椭圆形，皮瓣大小约为8cm×6cm。皮瓣的宽度应与肌肉宽度一致，不宜超过7cm，否则边缘易发生坏死。下界不宜超过锁骨下2cm，如超过4cm时，需先行皮瓣延迟。为了供区的创面能够拉拢缝合，颌颈部切口不宜采用常规的矩形切口，应加以改良或设计"Z"形交叉瓣关闭伤口。如为舌体一侧修复，皮瓣需折叠内卷，形成舌尖外形。如为舌体中、后份缺损的修复，皮瓣不需内卷，可保留舌尖，修复后效果更佳。

（2）由切口远端切开皮肤。因位于锁骨下的皮瓣无肌肉，分离至胸锁乳突肌锁骨附着时应特别小心，勿使皮瓣与肌肉分离。切断肌肉时，应避免损伤其下的血管。皮瓣与肌肉蒂应边切开边做暂时性固定缝合，以免损伤肌皮穿支。游离肌蒂时随时注意甲状腺上动脉至肌蒂的分支。手术操作时保证不损伤甲状

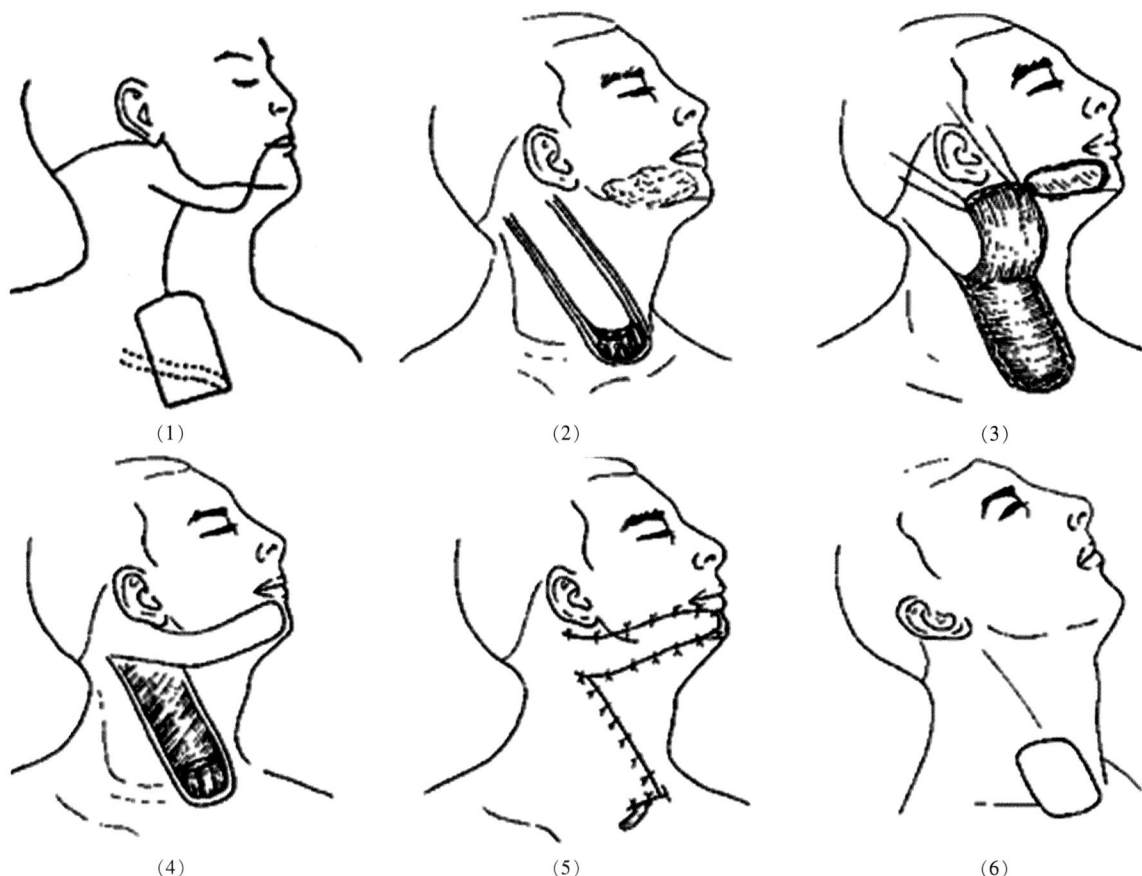

（1）　　　　　（2）　　　　　（3）

（4）　　　　　（5）　　　　　（6）

图16-17 胸锁乳突肌肌皮瓣的设计及转移

(7)　　　　　　　　　　　(8)　　　　　　　　　　　(9)

(10)

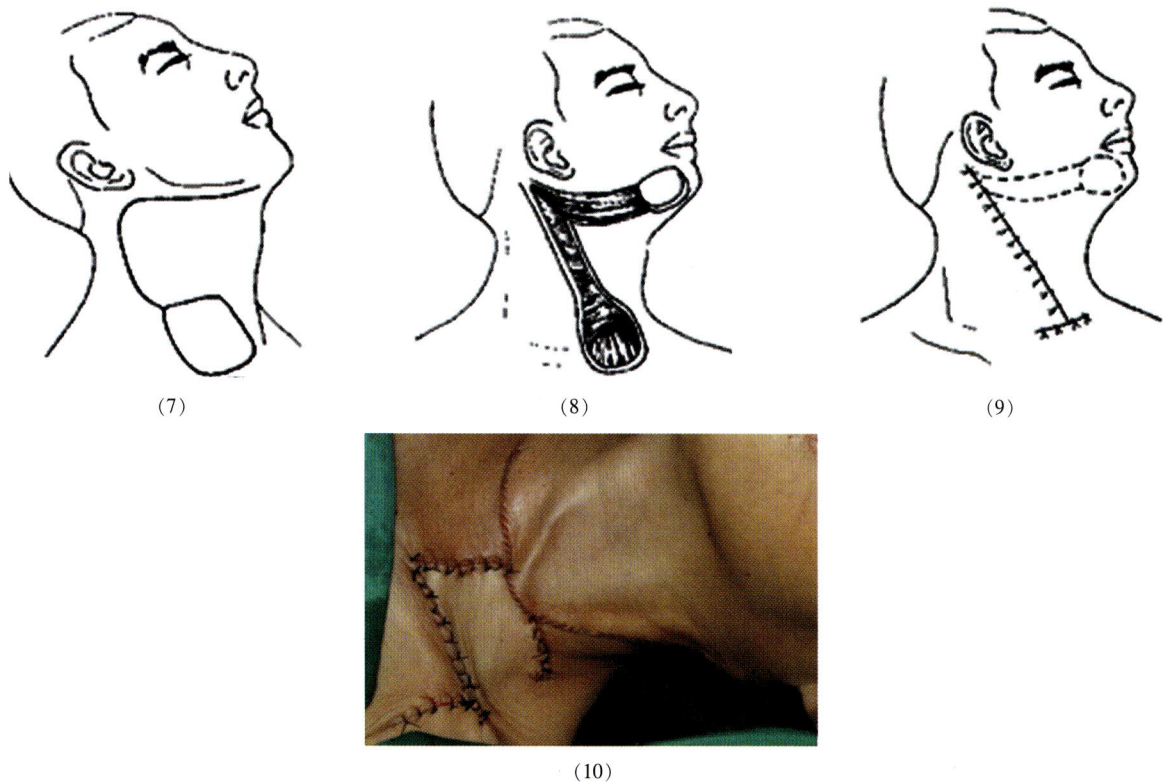

图 16 - 17　胸锁乳突肌肌皮瓣的设计及转移(续)

(1)肌皮瓣设计;(2)切开肌皮瓣;(3)形成肌皮瓣;(4)肌皮瓣转移;(5)关闭供区伤口;(6)单纯制瓣切口;

(7)颈清扫术联合切口;(8)肌皮瓣形成转移;(9)关闭供区伤口;(10)若供区关闭困难,可设计"Z"形交叉瓣关闭伤口

腺上动脉的分支,对肌皮瓣的存活至关重要。待分离至甲状腺上动脉时,在甲状腺上极处,将其分支结扎切断,并一直分离至甲状腺动脉根部,使动脉干有足够长度便于旋转,并使肌皮瓣具有枕动脉与甲状腺分支的双重血供。颈淋巴清扫术与肌皮瓣制备后,对创面加以保护。

(3)皮瓣转移应保持无张力,通过隧道部分的肌蒂部分可去除或不去除表皮,就位后与受区分层缝合。

5. 重要解剖结构的辨认与保存

蒂在上方的胸锁乳突肌肌皮瓣,为了确保肌皮瓣获得丰富的血供,在保证行彻底颈清扫术的同时,应保存枕动脉和甲状腺上动脉。甲状腺上动脉至胸锁乳突肌的分支,在解剖上并不恒定,术中游离时应加以识别和保护。该皮瓣与肌肉间的活动度较大,为了避免破坏皮瓣的肌皮穿支,切取肌皮瓣时,可采用边切开边做暂时性固定缝合的方法。

6. 术中、术后并发症的诊断和处理

(1)肌皮瓣的蒂部应有足够的长度,转移修复时应无张力。肌皮瓣的宽度应与肌蒂的宽度一致,以不超过 7 cm 为准,过宽的边缘可发生坏死。对此,可先行肌皮瓣制备,在修复前再检查一次皮瓣的颜色,如边缘的肤色有改变,可酌情加以切除。

(2)肌皮瓣的长度不宜超过锁骨下 4 cm,如超过应予延迟。切取锁骨下皮瓣时,应注意皮瓣下与锁骨头的肌肉联结处,剥离时不应使两者分离。此为该皮瓣手术成功的重要因素之一。

7. 经验和评述

胸锁乳突肌肌皮瓣具有许多优点,如质地柔软、邻近口腔、供区创面可拉拢缝合;肌瓣的厚度可以满足舌体所需;手术位于同一术区,操作简便,创伤小。笔者认为,如病例选择适当,可考虑将此皮瓣作为一侧舌局限性缺损修复的首选供区。缺点是颈下部供区瘢痕较明显。

（四）斜方肌肌皮瓣制备术

1. 手术指征

适用于颌面颈部大中型软组织缺损，以及口腔内、咽喉、下咽、食管缺损的修复。

2. 术前准备

测量组织瓣所需蒂的长度。若拟以颈横动脉为蒂时，应考虑颈横动脉走行于臂丛深面的可能。

3. 麻醉与体位

气管插管全麻，头尽量偏向对侧并后仰，垫肩。

4. 手术步骤

（1）肌皮瓣设计：肌皮瓣的设计及转移如图 16-18、图 16-19 所示。首先要确定动脉、静脉和神经进入斜方肌前缘深面的体表投影位置。可自锁骨内侧端的最高点，沿锁骨上缘向外 10 cm，再由此垂直向上 5 cm。以此处为圆心、2 cm 为半径画一圆圈，此圈内即为血管、神经的体表投影部位。

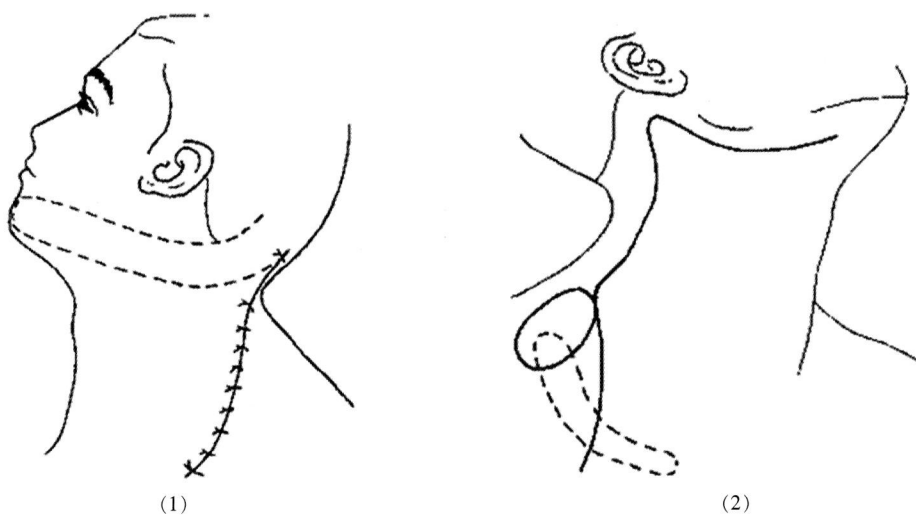

（1）　　　　　　　　　　　　　　　（2）

图 16-18　斜方肌肌皮瓣的设计示意

（1）上斜方肌肌皮瓣设计；（2）下斜方肌岛状肌皮瓣设计

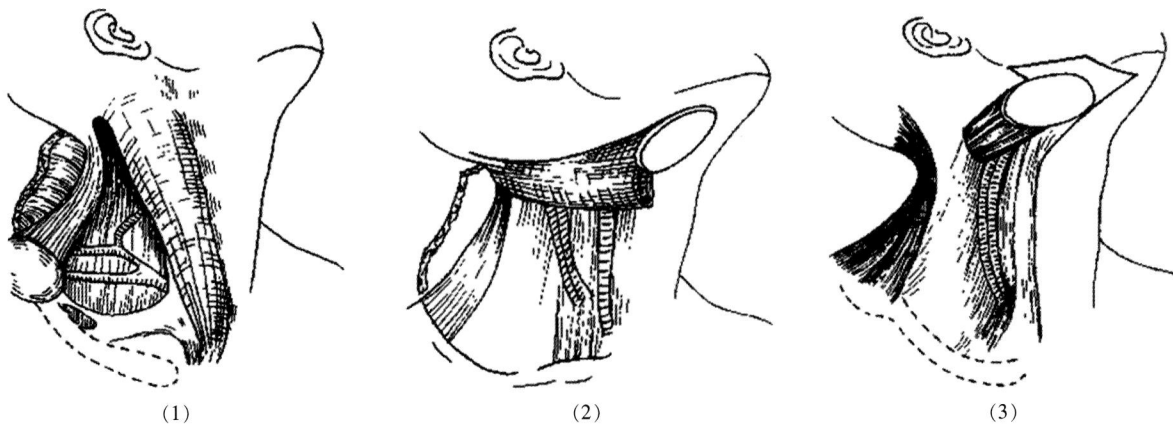

（1）　　　　　　　　　（2）　　　　　　　　　（3）

图 16-19　斜方肌肌皮瓣的转移示意

（1）双蒂岛状斜方肌肌皮瓣；（2）双蒂岛状斜方肌肌皮瓣转移；（3）单蒂岛状斜方肌肌皮瓣转移

采用斜方肌中、上部肌皮瓣行舌再造术,应以颈横动脉浅支及其伴行的静脉为蒂。颈横动脉主干的长度较短,约为 4.5cm,故肌蒂长度的确定非常重要。肌蒂长度的确定和设计,应以锁骨上缘近胸锁关节处为圆心,至锁骨体下缘中点的距离为旋转轴,在此半径内为蒂的长度。再结合血管、神经进入斜方肌前缘的体表投影部位,最后确定肌蒂的实际长度。一般均要超过斜方肌前缘达斜方肌浅面,最后根据舌体及口底缺损的部位综合设计皮瓣。皮瓣的长轴应与肌纤维方向一致,大小一般为 8cm×5cm 左右。

(2)上斜方肌皮瓣:皮瓣切取时,先自皮瓣的下后界与上界切开皮肤并分离,再切开肌瓣,连同筋膜一并翻起。虽然该部皮下组织与斜方肌附着紧密,但为了避免影响肌皮瓣的血供,在切取时仍应将皮瓣与斜方肌缝合数针固定。解剖副神经,证实进入肌腹部位后,在其上方约 3cm 处切断斜方肌上界。下界分离至肩锁关节时,切断斜方肌在锁骨外 1/3,肩峰与肩胛冈上缘的附着部。由颈底部椎前筋膜浅面钝性分离,将颈横动静脉与神经连同血管周围的部分结缔组织一并游离,结扎颈横动脉降支。将肌皮瓣顺序向上翻起,待皮瓣完全游离后,转移至缺损区。

(3)下斜方肌肌皮瓣:常为颈部手术时同时设计的岛状斜方肌肌皮瓣。一般在肩部以锁骨肩峰角为中心设计岛状瓣,将岛状瓣切口与颈部切口相连,或以曲线与颌下切口相连。在锁骨上窝分离,显露颈横动静脉,妥善保护。沿设计切开岛状瓣周围的皮肤、皮下组织,切断斜方肌在锁骨、肩峰、肩胛冈上的附着,形成岛状肌皮瓣,注意良好保护皮肤与肌肉的联系,应相互固定数针。向项上韧带方向解剖斜方肌,根据需要决定切取斜方肌的量。形成带血管蒂的岛状斜方肌肌皮瓣,转移至缺损区。

5. 重要解剖结构的辨认与保存

(1)如采用上部斜方肌肌皮瓣转移修复口底和颈前部缺损,当翻开皮瓣时,肩胛横动脉、肩胛上动脉,以及颈横动脉发出的肌皮穿支均被切断,此时血供主要来自枕动脉。故行颈清扫术时,对枕动脉要注意保护。如采用下部肌皮瓣转移修复面部缺损,可以切开菱形肌逆行向上,分离颈横动脉深支,以增加蒂的长度。

(2)颈横动脉解剖变异较大,采用此瓣应先解剖颈横动脉血管蒂。如遇动脉缺如,可以位于下方的肩胛横动脉为蒂。该处操作应轻柔,以免造成血管的损伤。如遇颈横动脉解剖变异穿行于臂丛之下,穿过臂丛之间,或颈横动静脉均走行于臂丛之下者,则被迫改用其他方法。故在术前皮瓣设计时应胸有成竹,以策应变。

(3)颈横动脉伴行静脉亦有变异,其回流部位有时较高。行颈清扫术时对颈部静脉,包括颈横静脉、锁骨上静脉、颈外与颈内静脉,均要注意保护。

6. 组织缺损的处理与立即整复

供区创面拉拢缝合或游离植皮。

7. 术中、术后并发症的诊断和处理

(1)头部不要过度偏向健侧。

(2)颈部血管蒂部不要过度加压,行颈清扫术的患者安置局部负压引流时,负压不宜过大。

8. 经验和评述

(1)斜方肌肌皮瓣位于项背浅层,有恒定的血供和神经分布,位置隐蔽,可同时连带皮肤和骨骼作为复合瓣转移,是修复舌、颌面与颈部缺损的理想皮瓣之一。但手术创伤较大,血管蒂较短,术中需改变体位;颈横动脉解剖走向可能有变异,在术前设计时即应考虑好应变的方法,以便术中出现解剖变异而不能采用此法时,可改用其他方法。

(2)斜方肌的血供具有多源性,皮瓣的设计应依主要动脉的走向和分布进行。斜方肌上、中部肌皮瓣主要包含颈横动脉浅支,斜方肌下部肌皮瓣主要包含颈横动脉深支。

(五)胸大肌肌皮瓣制备术

1. 手术指征

胸大肌肌皮瓣适用于修复头颈部各部位大型软组织缺损;主要适用于男性患者,对青年女性一般不采用本法。

2. 术前准备

腋窝备皮。

3. 麻醉与体位

气管插管全麻，仰卧位。

4. 手术步骤（图 16－20）

（1）肌皮瓣设计：做肩峰至剑突连线，再自锁骨中点做垂线与该连线相交，此线即为胸肩峰血管束体表标志，该血管束从锁骨中点向外下走行，与肩峰至剑突连线相交后，沿该连线向内下走行。根据缺损区距锁骨中点的距离确定肌皮瓣长度，根据缺损形状和面积确定肌皮瓣的形状、大小和宽度。肌皮瓣的远心端以不低于剑突水平面为宜。

（2）按皮瓣设计的画线切开皮瓣周缘，皮瓣上缘仅切至皮下组织，避免伤及肌肉。将胸大肌连同皮瓣一起翻起，并切开皮瓣上方的皮肤切口；暴露胸大肌后，在肌的外侧缘，胸锁筋膜与胸小肌之间，用手指做钝性分离，并将肌肉提起，即可看到神经血管束。根据肌蒂的宽度，一般为 5～6 cm，按照血管的走向，全

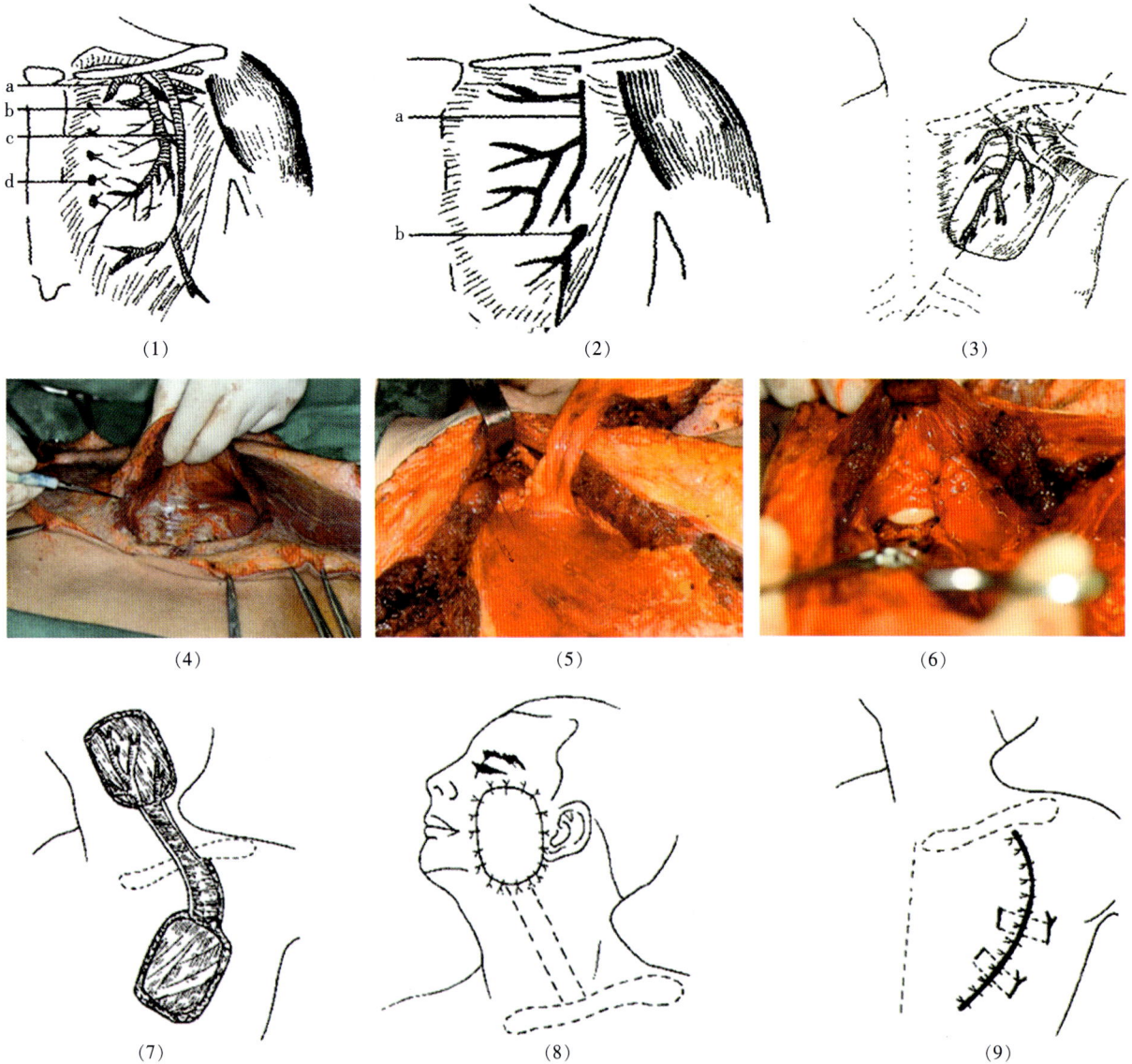

图 16－20　胸大肌肌皮瓣的设计及转移

（1）胸大肌血供；（2）胸大肌神经；（3）肌皮瓣设计；（4）显露神经血管束；

（5）解剖血管蒂；（6）制备锁骨下隧道；（7）肌皮瓣形成；（8）肌皮瓣转移修复缺损；（9）缝合供区伤口

层切断肌肉,并沿肌蒂向上分离直至锁骨下缘,最后将肌皮瓣通过胸颈部的隧道(位于锁骨上或下均可)转移至受区,修复缺损。肌蒂覆盖于颈部血管之上。为减少肌蒂的重力,在颌下和颈上部以数针固定缝合。

5. 重要解剖结构的辨认与保存

(1)游离和切取肌皮瓣时,均应避免损伤胸肩峰动脉及其分支。为此,可先暴露胸大肌外侧缘、下缘及其深面,确定胸大肌的范围,再切取和分离皮瓣。肌皮瓣切取时,操作应轻柔,边切边将皮瓣和肌蒂边缘加以固定缝合,以免皮瓣滑动,破坏其下的肌皮动脉穿支。

(2)肌皮瓣转移穿过锁骨上时,如锁骨较高,为便于肌蒂从其表面通过时免受挤压,可沿锁骨突出部位切开骨膜,将锁骨突出部分修平或制成槽状,然后再将骨膜缝合,以免粗糙骨面损伤肌蒂。肌蒂亦可经锁骨下隧道通过,但应避免胸膜损伤。为减轻肌皮瓣的重力,在下颌下区和颈部应将肌蒂以数针固定缝合,但应注意避免损伤血管蒂。

(3)如切取带肋骨的胸大肌肌皮(骨)瓣,一般切取第 5 肋。术中操作应防止肌肉、骨膜与骨块分离,以及穿破胸膜。

6. 组织缺损的处理与立即整复

供区创面一般可直接拉拢缝合。

7. 术中、术后并发症的诊断和处理

(1)皮瓣设计时血管蒂要有足够的长度。遇体形瘦长的患者,其颈部稍长,更应注意,以免肌皮瓣转位后张力过大,影响血供。穿过锁骨上时,血管蒂两侧要包括部分肌肉组织。不能裸露太多,以免术后张力、扭转或感染等因素造成皮瓣坏死。蒂宽以 4~5 cm 为宜。为保证肌皮瓣的血供,位于蒂部远端的皮瓣,其蒂部应与皮瓣的宽度一致。

(2)锁骨下隧道应足够大,以容胸大肌肌皮瓣穿过,处理血管蒂时注意彻底止血,以免术后形成血肿,压迫血管蒂。

(3)如遇胸部伤口缝合后张力较大,缝合前应在皮下做充分潜行分离,以达到缝合后无张力。并用胸带减张,延迟拆线。

(4)术后头部做适当制动,以免过分牵拉而影响血供。

8. 经验和评述

对女性患者,肌皮瓣可以破坏胸部外形;年轻女性因乳腺发达,胸部丰满,以少采用为妥。对男性胸部胸毛较多者,皮瓣移植后胸毛会继续生长。因此,如采用胸大肌肌瓣时,需在其上植皮。

(六)背阔肌肌皮瓣制备术

1. 手术指征

适用于全上颌骨切除后,包括眶下缘、眶底与眶内容、全舌或近全舌等大型组织缺损整复。对于其他部位组织缺损修复,如颜面部半侧萎缩症、头皮和颅骨缺损、创伤所致的软组织凹陷性缺损、慢性放射性溃疡或骨坏死等,亦可应用。

2. 术前准备

带血管蒂背阔肌肌皮瓣旋转轴点在腋窝顶,用作修复口腔颌面部缺损,蒂长常需 20 cm 以上,故常用断血管蒂的游离移植。若设计带蒂瓣,其一应测量所需蒂长加组织瓣长,决定应用本瓣的可行性;其二需考虑组织移位通道的制备;其三是切取组织瓣超过 8 cm,供区难以拉拢关闭者常需游离植皮。

3. 麻醉与体位

气管插管全麻,侧卧位,供区向上,上肢外展 130°。

4. 手术步骤(图 16-21)

(1)肌皮瓣设计。

胸背动脉的体表投影:腋后皱襞最高点至髂嵴最高点连线之上 1/3 段为胸背动脉外段,可参考此线在背阔肌深面寻找神经血管束。

肌皮瓣可设计范围：口腔颌面颈的缺损修复，可仅应用以胸背动脉作为轴型血管的背阔肌肌皮瓣，其肌皮瓣可设计范围为上自肩胛下角以上3cm，下界为髂嵴上5cm，内界距脊柱正中线5cm，外侧界为背阔肌外缘3cm的背阔肌外侧部分。参照所需蒂长，缺损所需肌、皮组织的大小与形态，设计皮岛的位置。缺损区为洞穿者，尚可设计成双皮岛背阔肌皮瓣，或与肩胛皮瓣联合修复，因后者亦为肩胛下动脉发出的旋肩胛动脉供血。背阔肌（皮）瓣宽度按受区设计，但最窄不能小于5cm，否则将引起血供障碍。

蒂的设计：由腋动脉发出肩胛下动脉至胸背动脉进入背阔肌点，不同个体或身高有差异，一般在12～14cm范围。因此，即使将肩胛下动脉的旋肩胛动脉等分支扎断，带蒂背阔肌肌皮瓣长度亦不足以到达口腔颌面部，为此常增加6～8cm的肌肉蒂，因此瓣设计在此长度以外的部位。血管蒂与胸背神经伴行，血管神经蒂背阔肌瓣可修复咀嚼肌缺损或矫正面瘫，但对不需肌功能的缺损整复，保留神经可造成术后的

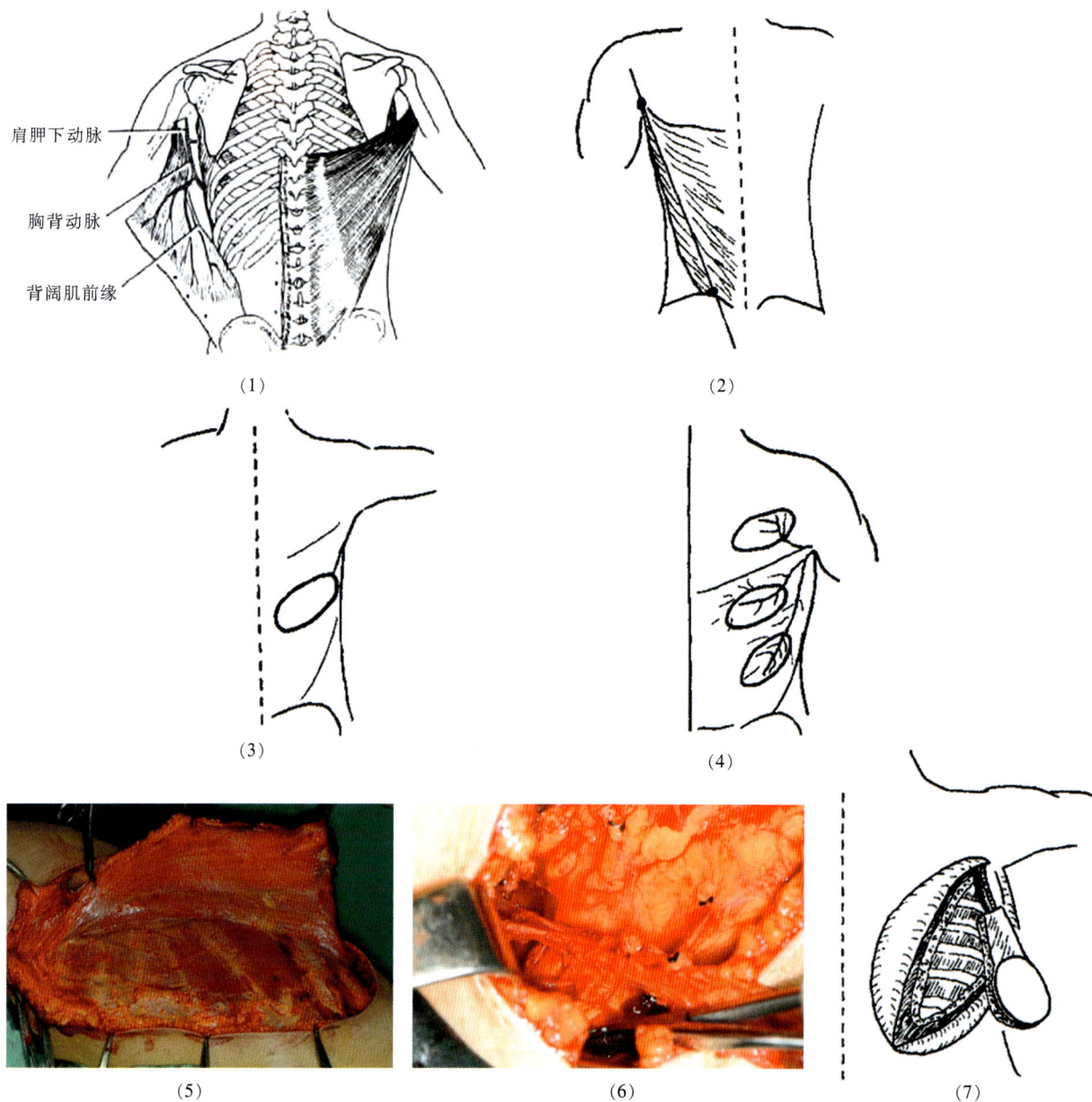

图16-21 背阔肌肌皮瓣的设计和转移示意
(1)背阔肌血供；(2)胸背动脉的体表投影；(3)背阔肌肌皮瓣设计；(4)背阔肌双皮岛联合肩胛皮瓣；
(5)从背阔肌前缘钝性剥离背阔肌深面；(6)解剖胸背血管束；(7)带蒂背阔肌肌皮瓣形成

不随意收缩,引起患者的不适感,故术中应将神经切断。

瓣的切口线设计:切口线包括胸背动脉血管蒂解剖和瓣的皮岛周界两部分,先按所需蒂长从腋窝顶点沿背阔肌外缘定一斜行线,然后在其远端绘出皮岛形状。

(2)瓣的制备:先按蒂部设计线,自腋窝后缘沿背阔肌外侧缘,斜行切开皮肤,于皮下向切口线两侧剥离,显露背阔肌外缘。其深面为前锯肌,两者肌纤维方向不同。明确背阔肌与前锯肌间的间隙,沿此间隙向内侧钝性分离,将背阔肌向外提起,在肩胛下角平面距背阔肌外缘 2~3 cm 的背阔肌深面,分离出胸背神经血管束;在暴露其进入背阔肌的部位后,沿血管束向腋窝近心端分离,切断并结扎其前锯肌分支及与胸外侧动脉的交通支,必要时还可结扎旋肩胛动脉,顺肩胛下动脉解剖至腋动脉分支处。再切开皮岛外侧界的皮肤、浅筋膜,从背阔肌前缘钝性剥离背阔肌深面,直至将设计肌皮瓣范围的背阔肌深面全部分离。切开皮岛的远端及内侧皮肤,在切口线外约 1 cm 处剪断背阔肌。此时将皮岛边缘与背阔肌肌膜做数针缝合,以固定皮岛使之不致发生移位。掀起肌皮瓣远端,结扎肋间和腰血管的穿支及交通支。然后在肌皮瓣外方侧,以胸背动脉走行为轴心,切取与瓣宽度一致的肌蒂,此时肌皮瓣仅与胸背神经血管束相连续,肌皮瓣制备完成。

(3)皮下隧道的制备:带蒂背阔肌肌皮瓣移位修复颌面颈部缺损,需形成腋前、锁骨前、颈侧皮下隧道,在同期行颈清扫术的患者颈侧不需特别制备。为减少越过胸大肌及锁骨而消耗的蒂的长度,肌皮瓣较小时可通过胸大肌止端肌腱束的深面,锁骨的后侧;若组织瓣较大,穿过这些间隙有困难时,先将胸大肌止端腱束及锁骨切断,待蒂部移位至受区后,再缝合及固定肌肉及骨断端。一般在修复颈部创面时,因所需蒂的长度较短,可直接通过皮下隧道完成。

5. 组织缺损的处理与立即整复

皮瓣切取后,供区创面多需经潜行分离后直接拉拢缝合,一般无效腔较小。如创面较大,不能消除创面,且因供区部分肌肉切除,创面多呈凹陷状,为使植皮创面平整,可就近转移疏松的组织充填,然后再在其上做游离皮片移植。

6. 术中、术后并发症的诊断和处理

(1)肌皮瓣靠腋窝处肌肉丰厚,而靠下方较薄,作为颌面部修复供区,应根据受区需要选择切取部位。

(2)胸背动脉的肌皮穿支一般均较细小,维系皮肤与肌肉联系的深筋膜比较疏松。皮瓣制备时,除注意手术操作要轻柔外,还应在翻转皮瓣时做皮肤皮下组织与肌肉层的暂时缝合。

(3)如仅修复创面和填充凹陷畸形,需切断胸背神经,以免因肩部活动而引起受区部位不自主的活动。如需重建肌肉功能,则必须对胸背神经加以保护。

(4)切取肌皮骨瓣或做植骨移植时,应注意防止肌肉与肋骨分离,因为肌肉与肋骨的血供关系更为薄弱。

7. 经验和评述

背阔肌肌皮瓣有如下优点:

(1)有足够长度的血管蒂(平均长度约 10 cm)和较大的管径(平均 2~3 mm),血管易于吻合,通畅率较高。

(2)肌皮瓣可提供较大面积的组织量,适于上颌骨和眶面部大型组织缺损的修复,空腔充填及全舌或近全舌缺损的修复。

(3)皮瓣的皮肤质地细腻,色泽与颌面部较为接近,适于修复颌面部和颈部的大型组织缺损。

(4)供区组织松弛,可一期直接拉拢缝合,关闭伤口。供区隐蔽,不影响上肢的功能活动和外观。

(5)由于背阔肌肌力强,具有理想的神经支配,还可以用于动力性功能性重建。

其不足之处为皮瓣组织较厚,移植后显得组织臃肿。

四、骨瓣制备术

（一）肋骨及肋软骨切取术

1. 手术指征

单纯肋骨骨段（块）移植主要用于下颌体部、颏部骨质缺损。带软骨的肋骨段移植主要用于下颌支和髁状突缺损的修复。半片肋骨主要用于增加或加高下颌体部以塑造颌骨外形。

2. 术前准备

备皮，剃去腋毛。

3. 麻醉与体位

儿童采用全麻，成人可用腰麻或硬膜外麻醉。仰卧位或半侧卧位。

4. 手术步骤（图16－22）

（1）切口设计：肋骨浅面有皮肤、皮下组织及肌肉覆盖，肌肉包括前面的胸大肌、胸小肌，侧面的前锯肌，背面的斜方肌及背阔肌，两肋骨之间有肋间肌，深部为胸膜。上下两肋之间为肋间隙，含有肋间肌肉和血管、神经。上述解剖特点，当切取肋骨段时应加以考虑。切口应选至健侧，切取第7—9肋骨和肋软骨。切口起自肋软骨前端，沿肋骨缘向后做弧形切开，其长度应超过缺损所需的肋骨长度1～2cm。女性切口应设计在乳房下，使术后切口瘢痕不太明显。

（2）骨段切取：切开皮肤、皮下组织及深筋膜后，用小拉钩将创缘向两侧牵拉；切开肋骨上的肌肉，稍加分离即可暴露肋骨面。骨面切口呈"H"形，即沿肋骨中央做骨膜切开，至两端再做垂直切口。如骨段需带骨膜，应在肋骨的上下缘骨膜上分别做平行切口，至两端时再做垂直切口。继用骨膜剥离器，由骨膜下紧贴骨面细心分离，直到将需要切取的肋骨段完全显露。最后用尖刀离断前段肋软骨，用骨剪剪断后段肋骨。

5. 重要解剖结构的辨认与保存

（1）剥离骨膜时应掌握肋间肌的位置，肌纤维的走行方向和肋间血管、神经的分布规律，以保证手术顺利进行。

（2）剥离肋骨上缘时应由后向前，剥离肋骨下缘时应由前向后。如此，可避免损伤肌纤维及肋间血管和神经。

（3）骨膜剥离和离断肋骨段时均应控制好力量，并忌用暴力，以免操作失控而戳破胸膜，甚至造成肺组织的损伤。

6. 组织缺损的处理与立即整复

肋骨段切取后，将骨端锐缘磨平。检查胸膜完整和骨端无出血后，将剥离的骨膜瓣复位，严密缝合。

7. 经验和评述

肋骨及肋软骨游离移植术，是传统的骨移植方法，目前临床上已较少采用。骨移植后的愈合过程、临床和动物实验均证实，植入骨逐渐被吸收，后被新生骨逐渐代替，即所谓"爬行替代"学说。其优点是简便易行，容易掌握。其不足之处是适应证要求比较严格，受骨区必须有足够的软组织和良好的血供，且无炎症和感染。骨植入后发生部分甚至全部被吸收为其最大的缺点。

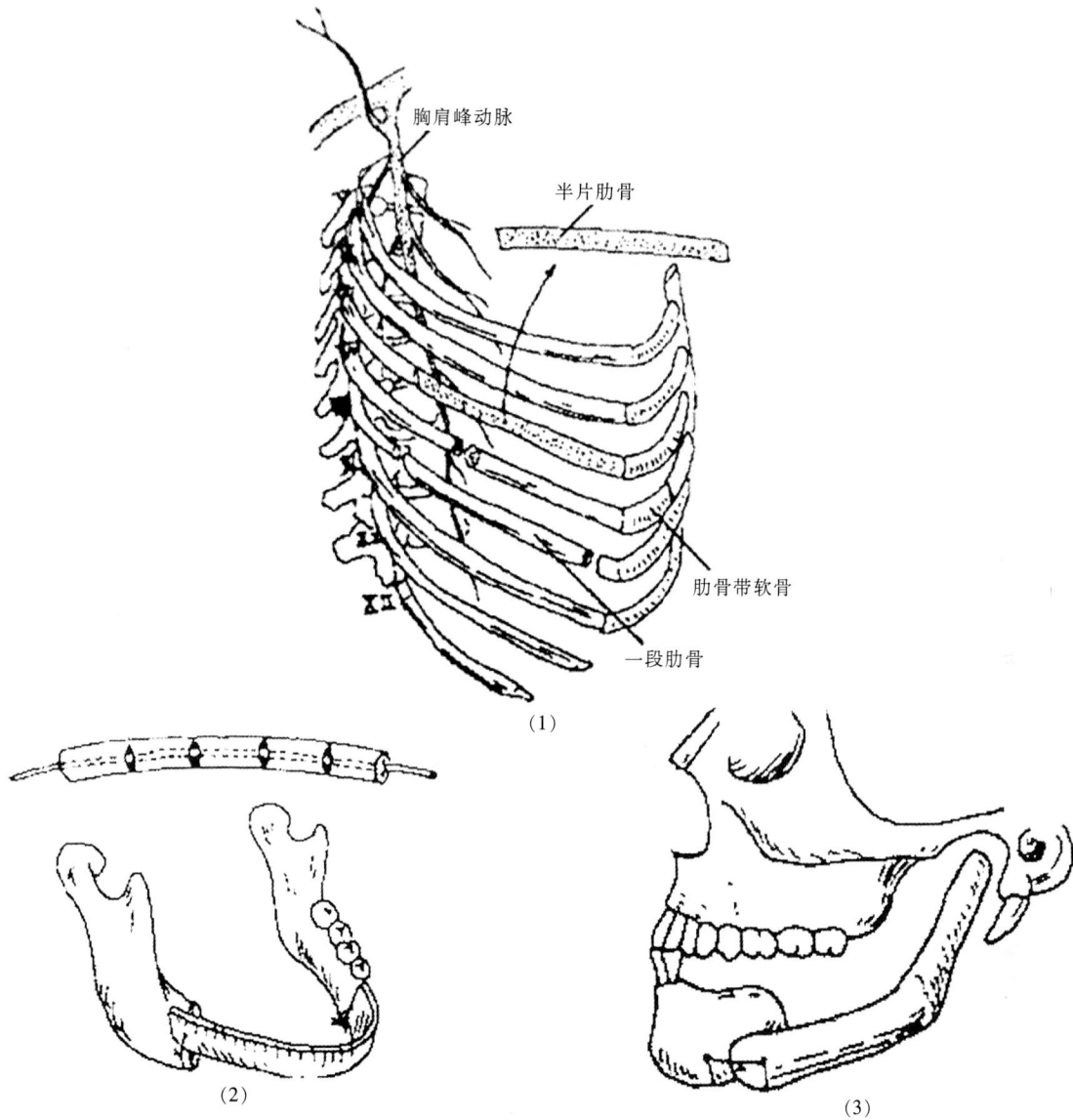

图 16－22　肋骨及肋软骨切取术

(1)肋骨切取类型;(2)一侧肋骨修复下颌体部缺损;(3)取带肋软骨的肋骨修复下颌体支部缺损

(二)髂骨切取术

1. 手术指征

(1)修复骨缺损所造成的凹陷畸形,如颧骨或下颌骨部分缺损、鞍鼻畸形等。

(2)恢复骨的连续性,如骨折后的不连接或骨缺损。

(3)器官再造,如下颌骨再造、鼻骨再造等。

(4)保护深部器官,如修复颅骨缺损等。

2. 术前准备

备皮,剃去阴毛。

3. 麻醉与体位

儿童采用全麻,成人可用腰麻或硬膜外麻醉。仰卧位。

4. 手术步骤（图 16 - 23）

（1）皮肤切口：皮肤切口多从髂前上棘开始。做皮肤切口时，可让助手将髂嵴处皮肤向内侧压紧，使其向内移动，而后沿髂嵴切开皮肤。

（2）显露髂嵴：切开皮下达脂肪层后，切断髂嵴上附着的肌肉，如外侧附着的臀中肌、上方附着的外斜肌及阔筋膜张肌、内侧附着的髂肌等。最后切开骨膜，显露髂嵴。嵴上的肌肉与粗糙的骨面附着较为紧密，而内侧的骨壁比较光滑容易剥离。应尽量由髂骨内侧面取骨。

（3）切取骨段（块）：可根据下颌骨修复的需要切取骨段（块）。

如为下颌体与下颌支缺损修复，可在髂前上棘和髂后上棘之间设计与下颌体及下颌支相似的弧形骨段。

如为下颌体部缺损修复或用于骨间隙支撑充填，可在髂前上棘稍后，在保存髂前上棘的前提下，用骨凿凿取相应长度骨段（块），术后髂嵴仍可保持原有外形。

如为松质骨或骨髓移植时，髂嵴上肌肉附着可不必做分离，仅在内唇缘凿开，将髂嵴带肌肉向上外翻开，用咬骨钳和刮匙取得需要量的松质骨和骨髓。然后再将翻开的髂嵴盖上，回复原位。该法手术损伤小，且不影响髂嵴外形（Grillon,1984）。

如为下颌骨骨折，骨质无明显缺损，但未连接。有学者介绍用开颅钻在髂嵴上取一圆塞状的骨块，而后在未连接的骨折处用小一号开颅钻形成圆形孔，将取得的圆塞状骨块嵌入其中，作为骨连接处的插入物。上述方法，因骨面接触紧密，有利于骨愈合。该法也可作为碎骨块与骨髓移植切取法。与上法不同处：取得足够的骨松质和骨髓后，再将钻得的圆塞状骨块原位插入，这样不仅损伤小，而且不影响外形。

5. 重要解剖结构的辨认与保存

当剥离髂嵴上的肌肉时，须仔细耐心，以免用力过大，损伤或累及腹股沟外侧的股外侧皮神经和外侧阔筋膜张肌及臀中肌。前者可引起股外侧皮肤暂时性麻木，后者可引起术后跛行或上楼梯困难。

6. 组织缺损的处理与立即整复

髂嵴取骨创面用骨蜡止血较为可靠，骨膜、肌肉、皮下组织及皮肤做分层严密缝合，伤口妥为加压包扎。

7. 术中、术后并发症的诊断和处理

髂骨切取术最常见的并发症为术后血肿形成。因此，须在手术中注意止血，并严密缝合被分离的髂部肌肉；在手术后可局部加压包扎。

8. 经验和评述

（1）切开皮肤及皮下组织时，要防止损伤股外侧皮神经。

（2）切取髂骨时，如非必须切取全层髂骨，最好只切外板而保留内板，这样可保持局部形态不发生明

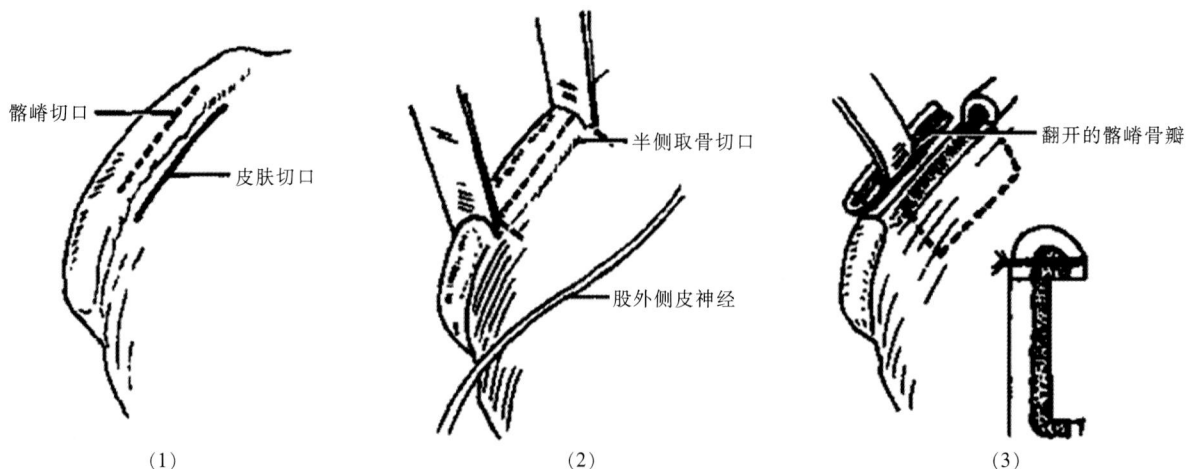

（1）　　　　　　　　　　　　（2）　　　　　　　　　　　　（3）

图 16 - 23　髂骨切取术
（1）切口；（2）半侧取骨；（3）保持髂嵴外形取骨

显改变。需要大块髂骨时,注意保留髂前上棘这个解剖标志。

(3)儿童以髂骨作为供骨时,应尽量保留骨膜的完整性,以防发生髂骨发育畸形。

(三)顶骨外板切取术

1. 手术指征

适用于一侧下颌体中、小范围缺损,上颌骨与颧骨缺损畸形修复。

2. 术前准备

备皮,剃头。

3. 麻醉与体位

全麻,仰卧位。

4. 手术步骤(图 16 – 24)

(1)骨瓣设计:根据颌骨缺损的范围、大小与所需增高的高度,在同侧设计颅骨瓣。其术式有两种:一种是以颞肌为蒂的颅骨瓣,血供主要来自颞深动脉系统;另一种是以颞浅动静脉走向为蒂设计颅骨瓣,该术式设计时应包括帽状腱膜和无名筋膜在内,因颞浅动脉及其分支多走行于皮下组织和帽状腱膜之间,在颞区无名筋膜层与颞深动脉相吻合。

(2)骨瓣切取:采用颅顶部半冠状切口。切口达帽状腱膜层,耳颞部至皮下组织,直至显露颅骨。颅骨瓣切取应自远侧开始,继之向蒂部分离。按所需颅骨瓣大小切开骨膜,用牙科小圆钻在颅骨瓣四周钻孔,深达板障,但不应穿通内板。将各孔之间的外板连成一线,用扁平骨凿凿取

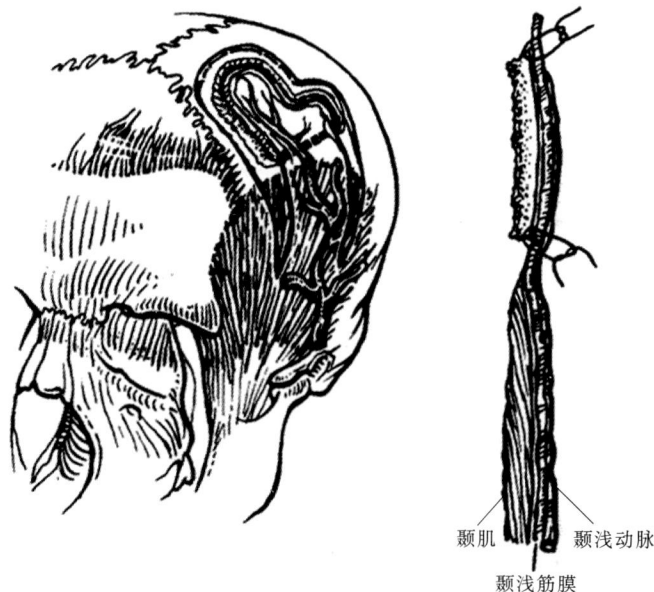

颞肌　颞浅动脉

颞浅筋膜

图 16 – 24　顶骨外板切取术

外板,并掀起外板,骨瓣供区用骨蜡止血。最后沿颞浅动静脉走向与周围组织(包括颞肌在内)至颧弓上缘 1 cm 处切开并分离蒂部,直至蒂部连同颅骨瓣完全掀起并游离。

(3)骨瓣转移修复:颌骨缺损区与头颈部伤口之间制备隧道,将带蒂的颅骨瓣由隧道引出并转移至颌骨缺损区,与缺损区断端可用钛板固定。

5. 重要解剖结构的辨认与保存

颅骨瓣切取过程中忌用暴力,以免穿透内板,使其与近蒂部相连的骨膜分离,这是保证骨瓣血运的关键。

6. 组织缺损的处理与立即整复

颞部切口分层缝合,放置引流物,妥善包扎。

7. 术中、术后并发症的诊断和处理

耳颞部加压时,蒂部不宜受压,以免影响血供。

8. 经验和评述

带血管蒂颅骨瓣移植的优点:

(1)血供丰富,成活率高,适用于下颌骨与颧面骨中小范围缺损的立即修复。

(2)颅骨有一定弧度,可根据下颌骨与颧面骨的形状和大小设计并切取骨瓣。

（3）移植骨不吸收，其抗吸收能力较软骨内成骨的移植骨要强。

（4）因系带蒂移植，不需要吻合血管，手术相对来说较为简单。

（5）骨供区术后无功能障碍，也不存留明显瘢痕。

五、脂肪组织吸取及注射术

1. 手术指征

适用于：①面颊消瘦充填，先天性凹陷或萎缩，吸脂术后的凹陷畸形；②面部皱纹消除。

2. 术前准备

术区备皮。

3. 麻醉与体位

局部浸润麻醉。仰卧位。

4. 手术步骤

（1）抽取脂肪：在欲抽吸处皮肤上做小切口，用专用吸脂器械抽吸脂肪。也可用大容量的注射器配以孔径为 0.2～0.3 cm 的针头吸取，会更有利于保持脂肪细胞的完整性。

（2）制备脂肪细胞注射液：将吸出的脂肪组织立即缓慢地注入盛有等渗乳酸林格液的无菌容器。均匀混合后，用粗网眼过滤器滤去纤维组织、脂肪碎片和血液，即可注射。也可用注射器抽取生理盐水溶液反复清洗至无血性物质后注射。

（3）脂肪细胞注射：用普通注射器和大孔径针头抽吸脂肪细胞滤液直接注入凹陷区皮下。注射点之间距离 0.5 cm，每 1 cm² 凹陷区注入 5 ml，速度宜缓慢。面部每次注射一侧，共 5～10 ml。同一部位再次注射需间隔 3 周以上。

也可在需治疗的凹陷区附近做 2 mm 长小切口，用 1.8～2.0 mm 小刮匙做探针，在凹陷区皮下刺数个小坑，并把纤维粘连松解后将脂肪细胞滤液均匀注入其中，注入量宜稍过量。最后缝合皮肤切口。

5. 术中、术后并发症的诊断和处理

（1）严格无菌操作。

（2）抽出的脂肪细胞应尽快注入，不能混有血液。

（3）注入脂肪部位一般不做潜行分离，以免出血和感染。

（4）术后处理：受区用敷料轻度加压包扎 2～3 d，供区应加压包扎 1 周，全身用抗生素预防感染。

6. 经验和评述

自体脂肪注射存在较高的吸收率，有文献报道吸收率在 30%～60%。吸收率的高低，取决于用于注射的脂肪质量。一般来说，大腿、臀部的脂肪颗粒较小、致密，其脂蛋白活性较高，移植后成活率较高；腹部脂肪质量较差，移植后成活率较低；此外，吸收率还取决于每次的注射量，注射量越大，存活率也就越低；最初注射吸收率高，随着注射次数的增加，吸收率会逐渐下降一些。

每次注射的间隔在 2～6 个月。理论上讲，间隔时间越长，注射的存活率越高，因此建议两次注射的时间间隔略长一点为好。此外，为提高脂肪细胞的存活率，降低吸收率，应在注射前进行细致的脂肪纯化处理，去除混在其中的血液、纤维组织、破碎的脂肪组织及水分，提高脂肪颗粒的纯度。

（唐友盛　孙　坚）

第17章　显微外科手术

在20世纪中,口腔颌面部组织畸形或缺损的修复方法有三次大的飞跃:第一次飞跃是在1917年,费拉托夫皮管被用于临床;第二次飞跃是在20世纪60年代初,动脉皮瓣或称轴型皮瓣被广泛应用于临床;第三次飞跃则发生在70年代初中期,应用显微血管外科技术使血循重建的游离组织瓣移植,大大推动了口腔颌面-头颈整复外科的发展,特别在大面积、复合组织缺损的修复方面显示了巨大的优越性。

一、微血管吻合术的临床前训练及其标准

由于显微外科技术本身具有一定的特殊性,临床医师在病员身上行血管吻合或神经吻合前,必须经过专门的技术培训,即通过短训班和自身的训练,先在离体模型及动物身上进行操作,以训练手术显微镜的使用和调节;学会在显微镜下观察术野和适应视觉的重建;并能熟练地应用显微外科器械,进行血管、神经的缝合。上海交通大学医学院附属第九人民医院口腔颌面外科自1997年以来,已连续举办过40余期国家级继续教育学习班"显微外科在口腔颌面外科的应用",培养全国各地学员近千人,以及近百名海外学员。根据我们的经验,可以按照以下要求和标准进行显微外科手术的临床前训练。

(一)显微外科基本技术训练规程

1. 手术显微镜的调整与使用
(1)显微镜安放位置与医师所坐位置的调整。
(2)光源调整,对准手术区视野,外来光源不能产生阴影。
(3)显微镜瞳距调在合适位置。
(4)显微镜的粗调及细调。
(5)焦距与目镜的调整,直至建立立体感。
(6)放大倍数的选择。
(7)显微镜下视野的适应。
(8)无菌条件下显微镜的使用方法及保养。

2. 显微外科技术操作要点
(1)使用技巧与手法,要求稳、准、轻、巧。
(2)显微手术器械的修理与保养。

3. 橡皮片及橡皮管缝合训练
(1)橡皮片打结缝合训练:将1.5 cm×1 cm大小的橡皮片缝合固定于底面的海绵上。基本要求:①采用9-0缝线,针距、边距匀称,避免过密过疏;②动作轻巧,用力适度,缝针无变形,缝线无断裂;③每次打结前线头长度恒定(一般为镜下1 cm);④眼睛不离视野,每缝合完一针即采取回针法或线尾循针法。
(2)橡皮管缝合成形:先将1.5 cm×0.5 cm大小的橡皮片两端缝合固定于底面的海绵之上,然后将皮片缝成管形。基本要求:①采用9-0缝线,针距1 mm,边距1 mm,留线2 mm;②缝合过程中橡皮管不能从海绵上松脱;③对合位置精确,线间皮片无皱褶;④平均在1针/min以上。

（3）橡皮管吻合训练：将橡皮管沿与其长轴垂直方向剪断，而后按8针缝合法吻合成形，每隔0.3 cm完成1个吻合口，共计4个吻合口。基本要求：①对位准确，吻合后外形好；②采用11-0缝线，缝合边距1 mm，留线2 mm；③夹持管壁、提线、打结应动作轻巧，缝合过程中橡皮管无松脱；④缝合速度应超过1个吻合口/10 min。

（二）显微血管缝合动物实验训练规程

1. 显微血管吻合训练要求

基本要求：①动作轻巧，对位精确；②眼睛不离视野，缝针无变形，运针动作迅速；③吻合后无明显漏血，即期通畅率达到100%，20分钟后通畅率为100%，平均1个吻合口缝合时间小于20 min；④器械使用、放置合理，台面整洁。

2. 不同血管吻合训练

（1）大白鼠尾动脉吻合：可先行鼠尾根部动脉训练（口径＞1 mm或＞0.8 mm），后进行鼠尾尖端动脉吻合（口径＜0.5 mm）。具体方法为：大白鼠腹腔注射2.5%戊巴比妥钠溶液（50 mg/kg）麻醉后，仰卧固定于操作板上。消毒后，鼠尾根据不同训练要求，选择尾根、中、尖1/3处，做"I"形切口，切开皮肤、皮下组织，暴露尾腹面的肌腱及腱间沟，打开尾动脉表面筋膜，暴露分离尾动脉，注意避免动脉深面的小分支损伤破裂出血。用生理盐水浸透的小纱布（20 mm×20 mm）压住两侧皮肤，以减少渗血，保持术野清楚。切断动脉前检查静脉夹，夹力应既可阻断血流，又不会脱落，同时不损伤内膜，做修整后以血管夹夹住动脉两端，间距为10 mm。切断动脉后用肝素盐水（200 ml生理盐水内含12.5 mg肝素和10 ml利多卡因）冲洗管腔。修剪外膜，用11-0缝线做端端吻合（吻合8针）。吻合后检查血管是否畅通，有无漏血。检查方法：依次放开吻合口远近侧血管夹。

（2）大白鼠颈动（静）脉吻合：大白鼠麻醉后固定于操作板上，于颈中部做横切口，切开皮肤、皮下组织，颈静脉位于胸锁乳突肌表面或后缘，而颈总动脉位于胸锁乳突肌内侧，在肩胛舌骨肌深面，找到血管后即可上血管夹，行端端吻合。亦可游离双侧颈总动脉后，将一侧动脉近心端结扎，在远心端与另一侧颈总动脉行端侧吻合。

（3）大白鼠股动静脉吻合：大白鼠麻醉后仰卧固定于操作板上，于一侧股部与趾骨联合处做切口，切开皮肤及皮下组织，暴露股动脉静脉、神经，上血管夹后即可行吻合。

二、神经（束）膜缝合术

1. 手术指征

目前在口腔颌部神经手术中，显微外科技术主要应用在三叉神经、面神经和副神经的损伤或手术切除后的神经重建上；对三叉神经主要是恢复感觉功能，对面神经及副神经而言则主要是恢复运动功能。

2. 术前准备

除详细询问病史和临床物理检查外，有条件的单位应做肌电图等神经电生理检查，特别是神经传导速度的检查，了解患侧神经的功能。神经吻合术有一部分属于探查性质或有神经缺损，应做好神经移植的准备。

3. 麻醉与体位

可视手术的难易程度选用局麻或全麻。

4. 手术步骤

周围神经的缝合方法有神经外膜缝合法、神经束膜缝合法和神经外膜与束膜缝合法三种。

(1)神经外膜缝合法(图 17-1):

用锋利的刀片切断神经或逐渐切除断端神经瘤,直至露出正常神经断面为止。

用 9-0 单丝尼龙缝线,在神经断端两侧各缝合一针牵引线,使神经两端准确对接,避免扭曲。

在两牵引线间,间断缝合神经外膜,针距和边距以使神经束不外露、外膜不内翻为准。

(2)神经束膜缝合法(图 17-2):

用锋利的刀片切断神经或逐渐切除断端神经瘤,直至露出正常神经断面为止。

在显微镜下检查神经束在断面上的分布情况。

剪去两神经断端 5 mm 范围的外膜,以使神经束外露。

搭配好位于两神经断端的神经束和神经束组。

每根神经束需缝合 1~2 针,神经束组需缝 2~3 针,由深而浅,依次缝合。

用 11-0 单丝尼龙缝线缝合,从一侧束膜外进针,从神经束膜下方出针,随后在另一侧从束膜内进针,穿出束膜,慢慢将两神经断端拉拢。手术显微镜一般放大 10 倍,若神经束直径小于 1 mm,可放大 10~16 倍。

(3)神经外膜与束膜缝合法:此法是将两神经断端的外膜与紧靠神经外膜的神经束膜缝合在一起(图 17-3)。

用锋利的刀片切断神经或逐渐切除断端神经瘤,直至露出正常神经断面为止。

在显微镜下检查神经束在断面上的分布情况。

用 11-0 单丝尼龙缝线,在神经断端两侧各缝合一针牵引线。

缝针从外向内,穿过外膜后再穿过束膜,从束膜和神经组织之间穿出,再进入另一端的束膜和神经组织间,穿出束膜和外膜,将两断端徐徐拉近打结。

在两牵引线间分别缝合靠近外膜的神经束,小的和深部的神经束可不必缝接。

检查有无外露的神经束或内翻的外膜,并做相应处理。

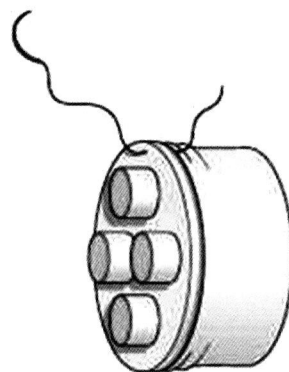

图 17-1 神经外膜缝合法

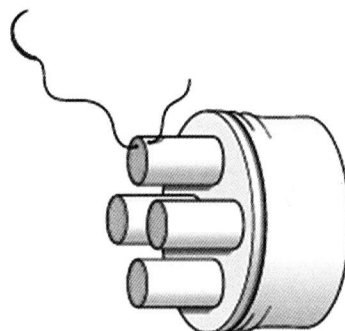

图 17-2 神经束膜缝合法

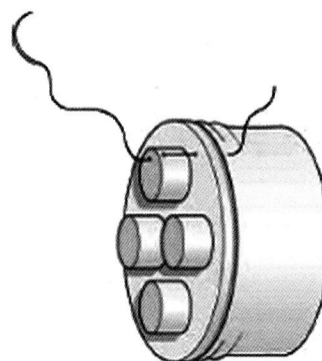

图 17-3 神经外膜与束膜缝合法

三、血管化皮瓣制备术

(一)前臂皮瓣制备术

前臂桡侧皮瓣是我国学者杨果凡(1979)等在解剖研究的基础上首先应用于临床的,因而又称为"中国瓣"(Chinese flap),目前仍是头颈部缺损修复应用最广的游离皮瓣之一。前臂皮瓣的供养动脉为肱动脉的分支桡动脉或尺动脉;回流静脉可以通过桡动脉的伴行静脉(桡静脉)和浅表的头静脉或贵要静脉;感觉神经为前臂外侧皮神经,前臂瓣可以携带此神经制备成感觉皮瓣。

1. 手术指征

（1）多用于口腔内缺损的修复，几乎可以用于任何部位口腔黏膜缺损的修复，如舌、颊、牙龈、口底、软腭、咽侧等部位的缺损等。

（2）可以用于全上唇缺损或下唇的修复。

（3）作为串联皮瓣的一部分。

2. 术前准备

术前应仔细检查供区的组织厚度、头静脉的分布及通畅情况，最重要的是要做 Allen 试验，以评价尺动脉对手部供血的可靠性。

Allen 试验的方法是将患者手臂抬高，令其做三次握拳放松动作（昏迷患者可被动挤压上肢），接着压迫阻断桡动脉和尺动脉血流使手部发白，待手臂放平后解除对尺动脉压迫，手部肤色应在 5 s 内转红，说明尺动脉通畅，掌浅弓的侧支循环供应良好。转红时间大于 7 s，则不宜用桡动脉。

3. 麻醉与体位

全身麻醉，仰卧位，上肢外展 70°。

4. 应用解剖

（1）桡侧皮瓣：桡动脉是前臂桡侧皮瓣的供血动脉，是肱动脉在桡骨颈稍下方的桡侧分支。起始部被旋前圆肌和肱桡肌所覆盖，下部走行于肱桡肌与桡侧腕屈肌之间，仅被深筋膜覆盖，称为显露部，长约 12 cm，血管径约 2.5 mm。桡动脉发出皮支和肌支，相伴两支桡静脉位于动脉两侧；浅静脉为头静脉，沿前臂桡侧上升，血管外径约 2.8 mm。前臂皮瓣的局部解剖见图 17 - 4。

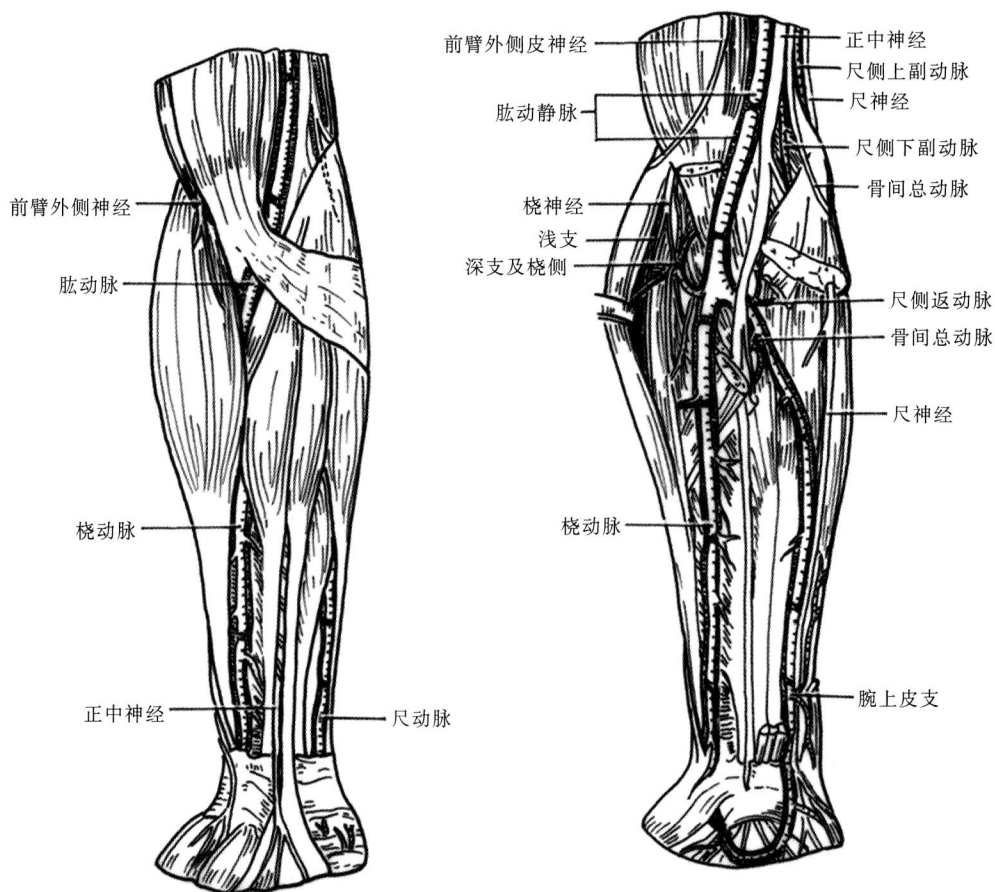

图 17 - 4　前臂皮瓣的局部解剖

（2）尺侧皮瓣：尺动脉是前臂的尺侧供血动脉，是肱动脉在桡骨颈稍下方的分支。起始部在前臂浅、深两层屈肌之间,在前臂中点偏下部,下行于尺侧腕屈肌与指深屈肌之间称显露部,长约 10 cm,血管径和桡动脉相似,也约 2.5 mm。相伴两支深静脉位于动脉两侧,浅静脉为贵要静脉,血管径约 2.5 mm。

臂运动神经为正中神经,和桡尺血管网有一定距离。而感觉神经虽和头静脉、贵要静脉接近,但较易鉴别,损伤后可引起相应部位的麻木。

5. 手术步骤(图 17 - 5)

(1)桡侧皮瓣:由于头静脉口径粗大,容易吻合成功,而桡静脉细小且管壁薄,因此我们通常选用头静脉作为皮瓣的回流静脉。设计皮瓣时,先标记出桡动脉和头静脉的走行,取两者的中点连线作为皮瓣的纵轴,然后根据术区创面的大小和需要,标记皮瓣的范围,远端不应超过第一腕横纹。

充气止血带止血后,沿皮瓣标记线,先从一侧切开皮肤,直达深筋膜,从深筋膜下向中线血管方向锐性解剖分离。当一侧解剖游离完成后,再从另一侧切开游离。当分离至桡动静脉时,应位于血管蒂的深面解剖。

切开皮瓣的远端,显露桡动脉、桡静脉和头静脉,分别予以结扎和切断,在肌膜下将桡动脉和桡静脉与深部组织分离,沿途结扎桡动脉的肌支,在皮瓣的近心端沿桡动脉的走行方向纵向切开皮肤达血管蒂长度,先分离出头静脉,然后在肱桡肌和桡侧腕屈肌之间解剖桡动脉的掩盖部。如此形成以桡动脉、桡静脉和头静脉为蒂的皮瓣,放松止血带,止血,待完成受区血管的制备后,即可做皮瓣的游离移植。

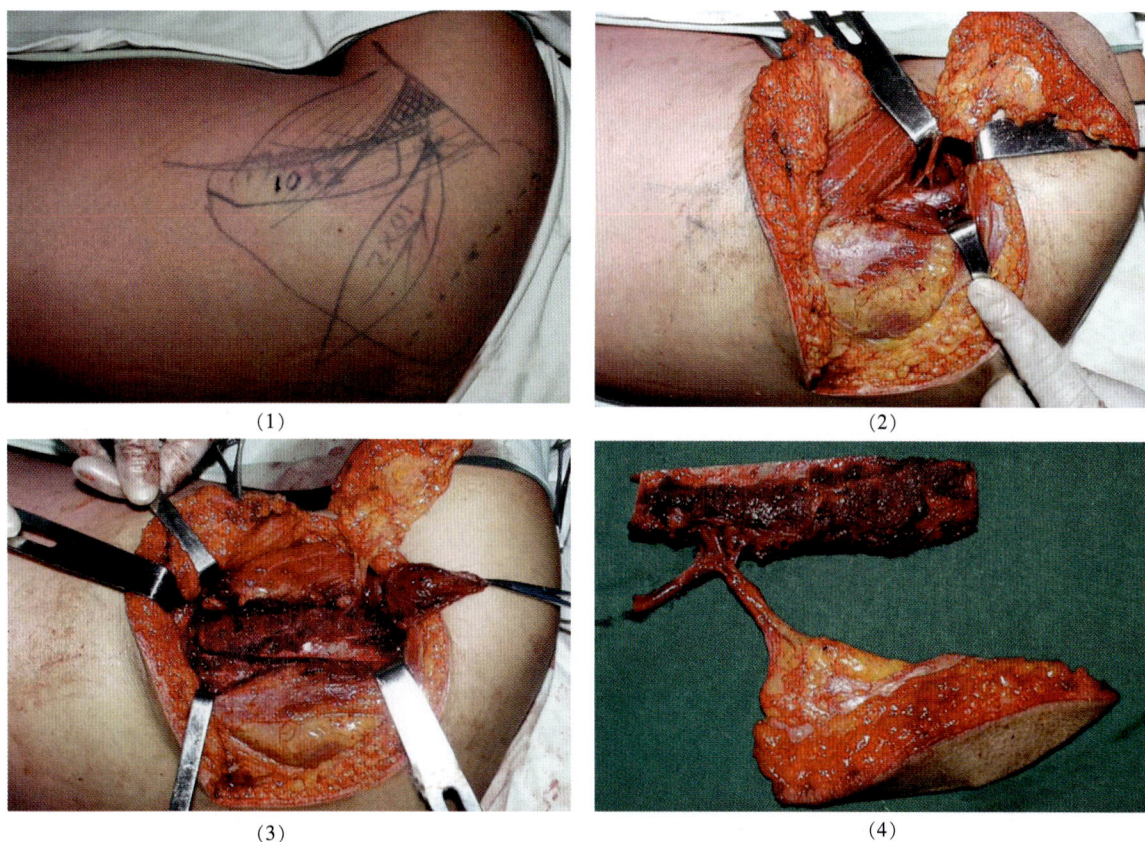

图 17 - 5　前臂皮瓣的制备
(1)前臂桡侧皮瓣的设计;(2)头静脉的显露;(3)分离皮瓣与深面的肌腱;(4)完成皮瓣制备

桡神经的浅支(前臂背侧皮神经)为桡神经绕肱骨后面处发出,循外侧肌间隙的后侧穿筋膜到皮下,一直下降到前臂背面外侧部而达腕上部。该神经在前臂远端位置表浅,位于头静脉附近,皮瓣在解剖时应慎防损伤,如果术中不慎损伤,应做神经吻合。

供区处理:前臂皮瓣切取后,一般不能直接缝合,需要植皮封闭供区。我们均采用腹部的全厚皮片修复前臂的创面。前臂创面植皮前应做全面彻底的止血并用大量抗生素盐水冲洗,以防皮片下方积血而影响皮片的成活。植皮区应适当均匀加压以利于皮片的生长,但切忌过分加压而造成皮片的坏死。

前臂瓣还可以同时携带一片桡骨而制备成桡骨复合瓣。桡骨的血供来自桡动脉的直接筋膜骨膜支和肌骨膜支,桡骨切取的范围有一定的限制,其最大面积不应超过桡骨断面的40%,其最大长度为10～12 cm,即位于旋前圆肌和肱桡肌附着之间的长度。这种方式目前已很少使用。

(2)尺侧皮瓣:前臂尺动脉的体表投影,可作为前臂尺侧皮瓣的纵轴。在肘窝中点下方2～2.5 cm 处设计一点,此点相当于尺动脉的起点,腕横纹与尺动脉搏动处的交点设另一点,两点连线即尺动脉的轴线。在此轴线两侧,按缺损修复需要设计皮瓣的大小和形状,并标出贵要静脉的走向。

切开皮瓣四周皮肤及深筋膜,先解剖分离皮瓣远中和桡侧,切断、结扎遇到的小静脉分支,于深筋膜下、指浅屈肌浅面由桡侧向中线解剖。

于尺侧沟内分离出尺动脉、尺静脉,切断并予结扎,此时应注意保护血管下方的尺神经,将其与血管分离,解剖分离皮瓣尺侧,必要时可切断前臂内侧皮神经,将皮瓣远中提起,沿尺动脉、尺静脉走行向近心端分离,结扎沿途所遇各血管分支,注意将深筋膜(肌膜)包括在皮瓣内,以免损伤皮支血管。

如需制作肌皮瓣,可携带部分尺侧腕屈肌及其运动支;如制作骨皮瓣,可从尺骨上截取一段骨块,注意保留深筋膜和骨膜,携带少量尺侧腕屈肌。

于指长屈肌与尺侧腕屈肌之间,继续向近心分离尺动脉、尺静脉,至所需长度为止(骨间总动脉稍远中),切开皮瓣上部,延长切口,翻开皮肤、皮下组织,于浅筋膜内寻找贵要静脉,选择其中一条较粗大者供作吻合,于尺侧腕屈肌浅面向近中分离贵要静脉,至所需长度为止。

当皮瓣制作完成后,松解止血带,检查皮瓣血液循环状况,用温盐水纱布包裹。待受区制备妥当后,断蒂、移植。

6. 重要解剖结构的辨认与保存

保护感觉神经。前臂感觉神经和头静脉或贵要静脉处于同一层次,前端均可分出1～2支分支,在游离神经时,注意勿使血管和皮瓣脱离,一般采用先将神经带在皮瓣上,再将神经从皮瓣上分离出。必须结扎血管的每一支肌支,注意保护主干血管。

使用止血带压迫的时间一般不超过1 h,止血带必须扎于肘关节上2 cm。注意不要在肘关节区止血,否则易引起运动神经损伤。使用气压止血带较为安全。

当用前臂皮瓣作为串联皮瓣时,远心端血管蒂应有一定的长度并避免损伤,以利吻合血管。

7. 经验和评述

(1)优点:①皮瓣的解剖恒定,制备简单;皮瓣的血管口径大,游离移植时容易吻合成功;皮瓣的血管蒂长,因而很容易到达对侧颈部;②皮瓣供区远离头颈肿瘤术区,允许实施"双组手术";③皮瓣薄而质地柔软,是修复舌体、口底、颊部、牙龈、咽侧及软腭等各处口腔内缺损的最佳选择。还可以携带一片桡骨,用于较局限的颌骨重建;④通过吻合皮瓣的感觉神经前臂外侧皮神经和受区的感觉神经,可以恢复皮瓣的感觉功能。

(2)缺点:①供区植皮后即使成活,颜色也有不同,影响美观,一旦感染或坏死将影响肌腱活动功能;②破坏前臂一条主要动脉,使手部供血受到一定影响;③如制备桡骨瓣,剩余的桡骨很容易发生病理性骨折,东方人桡骨瓣的骨量有限,植入牙种植体几乎不可能。目前很少使用。

(二)肩胛皮瓣制备术

肩胛皮瓣首先由 Dos Santos(1980)提出,他在研究了由旋肩胛动脉供应背部皮肤的范围后介绍了游离肩胛皮瓣。随后 Gilbert 和 Nassif (1982)分别介绍了游离肩胛皮瓣和游离肩胛旁皮瓣的临床应用,后来有许多关于该皮瓣临床应用和其优越性的报道。1986 年,Granick 和 Swartz 分别介绍了游离肩胛瓣和游离肩胛骨皮瓣在头颈缺损修复中的应用,其后游离肩胛瓣在头颈重建外科的应用得以迅速推广,并成为头颈部修复常用的皮瓣供区之一。

1. 手术指征

适用于口腔颌面部软组织缺损,特别适用于年轻女性患者。也可与肩胛骨、背阔肌或前锯肌组成复合瓣。

2. 术前准备

对供区做仔细的检查,有利于对三边间隙和旋肩胛动脉的准确定位。也可采用多普勒超声测出血管走行,做出标记。

3. 麻醉与体位

全身麻醉,采用侧卧位。

4. 应用解剖(图 17 - 6)

肩胛皮瓣的血供来自肩胛下动脉的分支旋肩胛血管。旋肩胛血管粗大而恒定,外径为 1.5~4.0 mm,随解剖部位深度不同而异,是肩胛骨、附着肌肉和表面皮肤的主要供血动脉。旋肩胛血管的主要皮支包括横支和降支。横支水平走向,位于肩胛骨表面的疏松组织内,降支也在这一平面朝向肩胛骨的尖部下行。以旋肩胛血管横支为供养血管的皮瓣称肩胛皮瓣,而以降支为供养血管的皮瓣称为肩胛旁皮瓣。肩胛皮瓣通过旋肩胛动脉的伴行静脉引流,该静脉系肩胛下静脉的终末支。伴行静脉外径的范围为2.0~6.0 mm。皮瓣均可以通过一对伴行静脉中的一根引流。该区域没有浅表静脉。

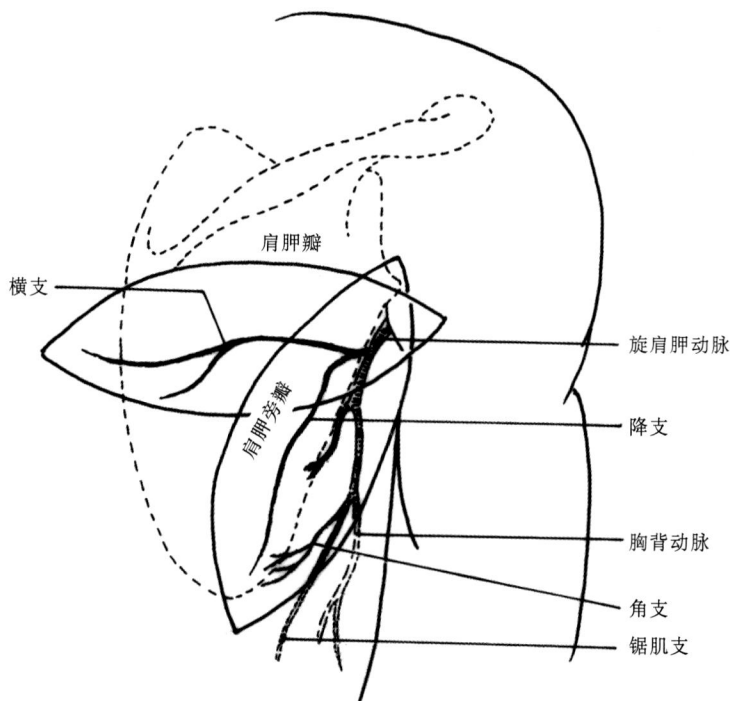

图 17 - 6　肩胛部皮瓣的局部解剖

5. 手术步骤

(1)皮瓣设计:小圆肌、大圆肌和肩胛骨外侧缘的交界处为旋肩胛血管的发出处,即所谓三边孔的位置。标出旋肩胛血管的水平支和垂直支,水平支与肩胛冈的走行一致,而垂直支接近于肩胛骨外侧缘的位置。标记该点后,手术医师即确定了血管蒂的发出处,随后可进一步通过多普勒超声得以证实。由于肩胛区域皮下筋膜层的血供十分丰富,该皮瓣可以设计成所需的各种形状,通常的形状为横向或斜向的椭圆形,一头盖过三边间隙。

(2)手术方法(图 17 - 7):

按术前设计,先从皮瓣外侧缘切开皮肤、皮下脂肪,深达深筋膜。

在大、小圆肌夹角处斜向外上方约 2 cm 的部位，即是三边间隙。顺三边间隙深入，分离疏松结缔组织，寻找旋肩胛动脉、静脉。游离此血管至胸背血管起始处为止。进入皮瓣的血管束一般紧贴小圆肌表面斜行向外，在大、小圆肌夹角处进入皮瓣中。

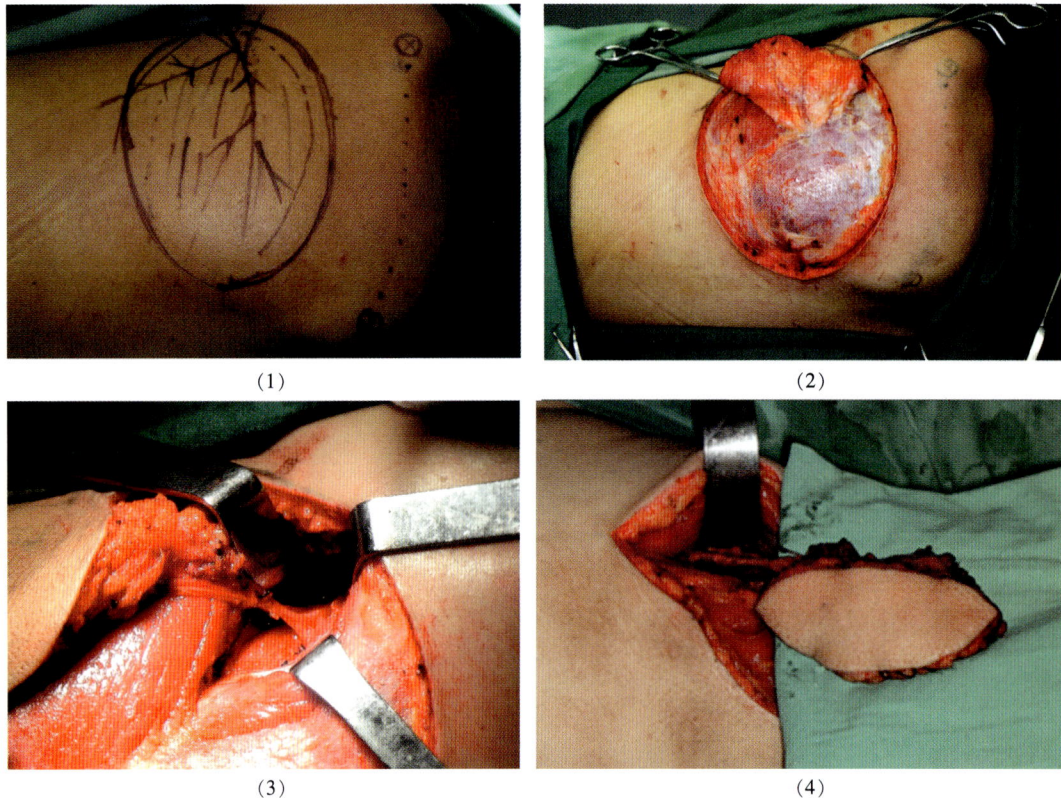

(1)

(2)

(3)

(4)

图 17-7　肩胛皮瓣的制备
(1)肩胛皮瓣的设计；(2)深筋膜浅面翻起皮瓣；(3)显露三边孔与血管蒂；(4)完成皮瓣制备

根据设计需要，保留全部皮支或一部分皮支。

皮瓣血管蒂的长度取决于血管蒂向近中解剖的深度。如果仅利用旋肩胛动脉的皮支，可获得 4～6 cm长的血管蒂；如果在旋肩胛动脉自肩胛下动脉发出处切取血管蒂，则血管蒂的长度为 7～10 cm；如果在肩胛下动脉自腋动脉发出处切取血管蒂，则血管蒂的长度为 11～14 cm。

单纯切取肩胛皮瓣，供区改变并不明显。宽度在 10 cm 以下或 13 cm 以下的椭圆形皮瓣切取后，其供区可直接拉拢缝合，不会有十分明显的外形破坏。更大的皮瓣或组合皮瓣切取后，则必须同时做拉拢缝合和植皮。

6. 重要解剖结构的辨认与保存

(1)解剖血管蒂时应细致，遇到较粗分支注意暂时保留，勿损伤。

(2)肩胛皮瓣可以与（由肩胛下动脉供血的）其他皮瓣形成不同的组合，这样有助于某些复杂缺损的修复。这些皮瓣包括背阔肌皮瓣和前锯肌皮瓣，可以根据需要提供额外的皮肤、肌肉和骨（肋骨）。制备这些组合皮瓣的操作包括进一步解剖旋肩胛血管至其与胸背动脉结合而形成的肩胛下血管总干处，作为所有皮瓣的主干血管蒂。

7. 经验和评述

由于肩胛皮瓣质地良好、薄而无毛，因此十分适合于口内缺损或面部的修复。与前臂皮瓣相比，肩胛皮瓣具有许多优点：肩胛皮瓣切取后不会影响供区的血供；供区隐蔽，容易为患者所接受；供区创口可直接拉拢缝合，无须植皮；设计灵活，可切取皮瓣的面积较大；可以同时携带一片肩胛骨用于骨修复，还可以和肩胛下动脉系统的其他组织瓣一起组成复合皮瓣。因此,肩胛皮瓣在头颈缺损的修复中具有很大的灵活性。其最大的缺点是组织瓣制备需变换体位,无法做"双组手术",增加和延长手术时间;对不能耐受长时间手术的患者应慎用。此外,供区如缝合、加压不当常可形成无效腔,导致创口裂开或二期愈合,临床处理时应予注意。

切取皮瓣时,根据受区的情况,可设计成不同类型,如包括全部皮支在内的广阔供皮区,或仅包括一部分皮支的小皮瓣。

(1)包括全部皮支的设计:以旋肩胛动脉为蒂,包括升支、横支和降支在内,切取范围可达 15 cm×30 cm,还可以视需要情况将供皮区剪裁成椭圆形、梨形、半月形甚至梅花形,通常称为肩胛部皮瓣。

(2)利用横支的设计:仅包括横支在内,通常称为冈下部皮瓣。

(3)利用降支的设计:降支是旋肩胛动脉三个皮支中最粗最长的一支,斜往下内方。以其为主设计的皮瓣通常称为肩胛旁皮瓣。

(三)股前外侧皮瓣制备术

股前外侧皮瓣最早由我国的宋业光于 1984 年介绍,其后国内外学者对该皮瓣做了详细的解剖学和临床应用研究。股前外侧皮瓣成为常用的游离皮瓣供区之一。1993 年,日本的 Koshima 首次介绍了该皮瓣在头颈肿瘤术后缺损修复中的应用。近年来,股前外侧皮瓣在头颈外科领域的应用已有较多的报道,并逐步显示出其超越其他皮瓣供区的独特优点,成为目前头颈缺损修复最常用的皮瓣供区之一。

1. 手术指征

应用的修复重建部位可以包括口腔内、面部广泛软组织缺损。

2. 术前准备

术前多普勒超声探测血管情况,特别是皮肤穿支情况。

3. 麻醉与体位

全身麻醉,采取平卧位,术侧臀部垫高 30°,便于手术操作。

4. 应用解剖(图 17 - 8)

旋股外侧动脉(lateral circumflex femoral artery,LCFA)是股前外侧皮瓣的主要供血动脉,大多数起于股深动脉,少数直接起于股动脉,其自腹股沟韧带下 6~9 cm 处发出后,在股直肌深面走向外侧,分为升支、横支和降支。升支走行于缝匠肌和股外侧肌之间,分布于髂骨的外层皮质骨;横支分布于阔筋膜张肌;降支向下走行于股直肌和股外侧肌之间的肌间隙内,其终末支分布于膝关节附近的股外侧肌。股前外侧皮瓣的血供通常来自旋股外侧动脉的降支或横支的穿支血管。

5. 手术步骤(图 17 - 9)

(1)患者取仰卧位,供区侧臀部垫高。自髂前上棘和髌骨外上缘作一连线,此即为大腿前外侧肌间隙的表面投影,也即为股前外侧皮瓣的中轴。取其中点与腹股沟韧带中点作连线,此连线的远端 2/3 即为旋股外侧动脉降支的表面投影。可以利用多普勒超声血流仪探测髂-髌连线中点附近的穿支血管,以其为中央点设计皮瓣。

(2)根据缺损的范围、大小和形状,随后以穿支血管为中心设计皮瓣。在预定画好的标志线上先切开内侧缘,依次切开皮肤、皮下组织、阔筋膜,在阔筋膜与肌膜间分离皮瓣,将皮瓣翻起,在股外侧肌向内侧寻找隔皮动脉/肌皮动脉穿支,再于股直肌与股中间肌间隙向深面分离,向内侧牵开股直肌,显露旋股外侧动脉降支神经血管束。

(3)向上分离旋股外侧动脉降支及其伴行的静脉直至起始部,并把至股外侧肌的神经从血管束中分离出来;亦可自上而下,先显露分离股外侧动脉降支,随后向下找出和分离肌皮穿支。沿设计线切开皮瓣的其余边缘,将皮瓣与阔筋膜一并翻起,如此完成皮瓣的制备。

(4)如果皮瓣的宽度小于 8 cm,皮瓣切取后的大腿创面可以直接拉拢缝合;对于更宽的供区创面,需

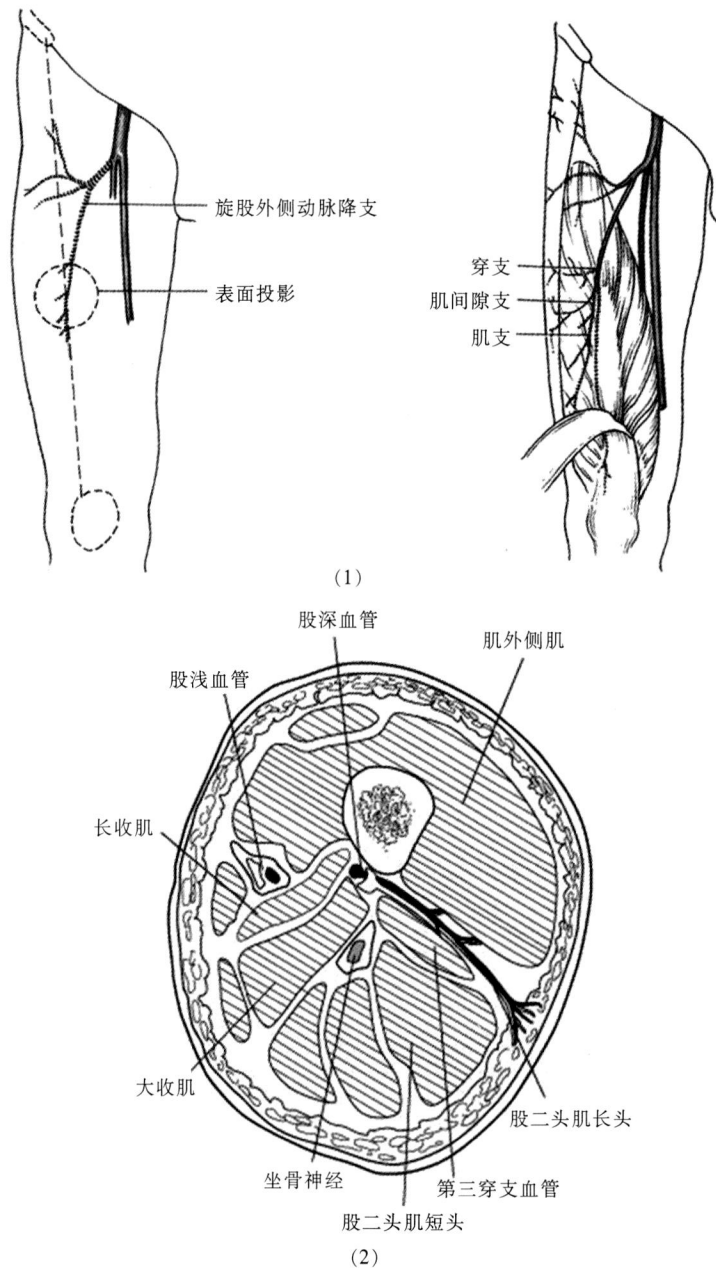

（1）

（2）

图 17－8　股前外侧皮瓣的解剖

（1）股前外侧皮瓣的血供系统；（2）穿支血管

采用中厚皮片覆盖。

6. 重要解剖结构的辨认与保存

（1）皮瓣穿支血管的确认和选择：由于大腿前外侧皮肤的穿支血管通常位于髂-髌连线中点附近，首先在大腿前部中点处做长约 10 cm 的纵行切口，直达深筋膜（阔筋膜）深面，寻找进入深筋膜的穿支血管。如果穿支为隔皮穿支，则其在股外侧肌表面行走，很容易发现；如果穿支为肌皮穿支，则其由股外侧肌穿出后进入深筋膜。由于穿支细小，直径为 0.5～1.0 mm，因此操作时应十分小心，防止损伤。识别穿支点后，逆行解剖穿支至旋股外侧血管较为安全。

（2）股外侧皮神经支配大腿前外侧皮肤的感觉，制备感觉皮瓣时，可以将该神经包含在皮瓣内。

7. 经验和评述

（1）优点：皮瓣的制备可以和头颈部肿瘤的切除同时进行，即所谓的"双组手术"，大大缩短手术时间；

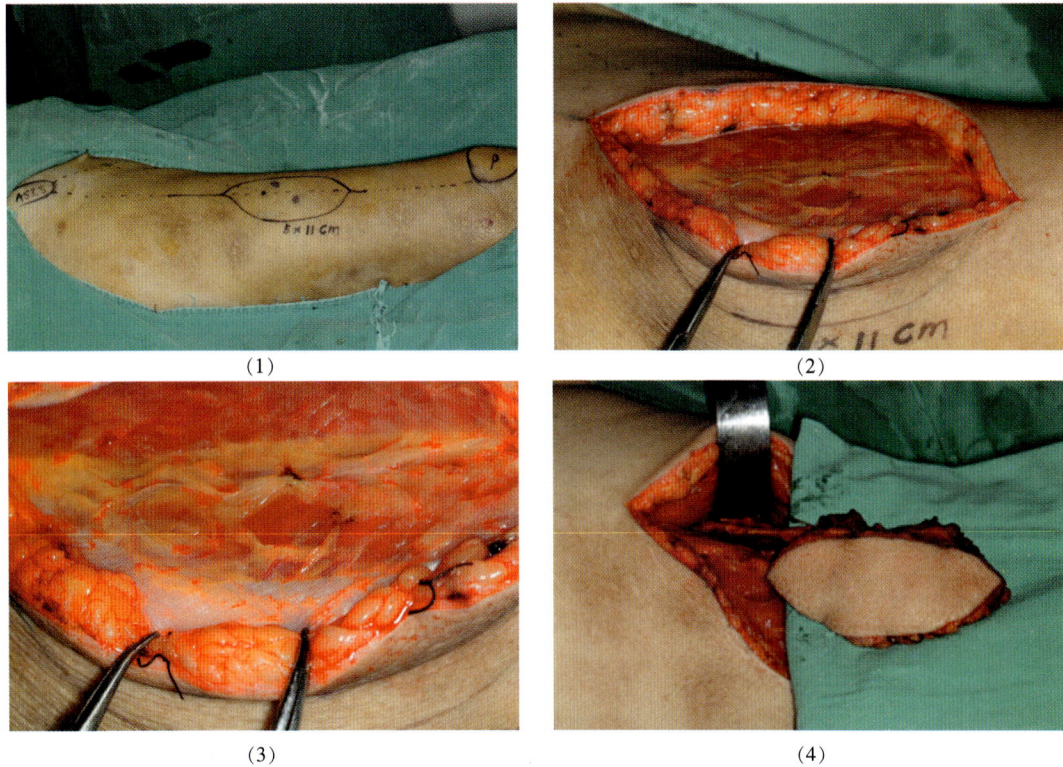

图 17-9 股前外侧皮瓣的制备
(1)皮瓣的设计;(2)皮瓣内侧深筋膜浅面翻起皮瓣;(3)显露皮肤穿支;(4)完成皮瓣制备

皮瓣的制备简便,可以首先完成皮瓣血管蒂的解剖,在肿瘤切除完成后可迅速完成皮瓣的设计和切取;可以获得足够长度的血管蒂,血管蒂很容易到达对侧颈部,避免因血管蒂长度不够而需的血管移植;血管的口径粗大,游离移植时容易吻合成功,并且不易受到外界因素的影响而发生血栓;皮瓣可以同时携带股外侧肌、股直肌、阔筋膜等形成复合组织瓣;皮瓣的面积很大,可以由单一的皮肤穿支血管供应长 25 cm、宽 18 cm 的皮瓣;在东方人,该皮瓣通常较薄,质地优良,即使皮瓣较厚,也可以通过切除深筋膜和部分皮下脂肪达到皮瓣的减薄,即制备所谓的薄型皮瓣;可以根据需要,制备成感觉皮瓣,术后恢复皮瓣的感觉功能;供区的影响较小,对于宽度 8 cm 以下的皮瓣,供区可以直接拉拢缝合,所遗留的瘢痕相对较为隐蔽。

(2)缺点:皮肤穿支血管的解剖变异较大,这也是影响该皮瓣广泛应用的主要原因。据 Kimata 报道,有 5.4% 的患者大腿前外侧皮肤既无肌皮穿支,也无隔皮穿支,对于这部分患者无法制备皮瓣,但可以采用邻近的游离组织瓣,如大腿前内侧皮瓣、阔筋膜张肌皮瓣等。

(张陈平 季 彤)

(四)侧胸皮瓣制备术

1. 手术指征
适用于各类颌面部大中型软组织及软硬组织复合缺损的修复。

2. 术前准备
(1)手术前术侧腋下备皮。
(2)手术前多普勒超声定位皮瓣的供血动脉,并以供血动脉为轴心,根据缺损大小设计皮瓣。

3. 麻醉与体位
全麻。体位根据多普勒超声所定位的血管有所选择。若供血动脉来自肩胛下血管系统的胸外侧皮动脉,可适当采用平卧位并将同侧胸部垫高 30°,同时上肢外展 90°,或者取侧卧位以暴露术区。若供血动脉来自腋动脉的胸外侧动脉，仅取平卧位，同时外展术侧上肢 90°即可。

4. 手术步骤

（1）基于腋动脉的胸外侧动脉的侧胸皮瓣的切取：沿胸大肌外侧缘行皮肤切口，延伸向上达腋窝前缘，切口不必过于向下方，一般切口下点平乳头水平下方 3 cm。切开皮肤全层，并达深筋膜；切开深筋膜，在此层次内向后翻瓣，可清晰显露下方的胸大肌外侧及前锯肌，在深筋膜内可发现胸外侧动脉；仔细确认动脉搏动后，沿血管向近心端解剖，沿途结扎可能向下支配前锯肌肌肉分支的血管；向近心端解剖不必过于深入，一般将血管蒂解剖超过设计皮瓣上缘 2 cm 即可；此时根据设计的皮瓣大小切开皮瓣的下缘、后缘及上缘，同样在深筋膜下方翻瓣，将皮瓣从深面组织完全游离；最后解剖血管蒂达到修复手术需要的足够长度即可。

（2）基于肩胛下血管系统的胸外侧皮动脉的侧胸皮瓣的切取：沿腋中线延伸向上达腋窝中点设计切口，一般切口线下点平乳头水平 4 cm，切开皮肤全层及下方的深筋膜，暴露下方的前锯肌，向后翻瓣；由于此血管的来源水平位置多变，翻瓣时应尽可能在垂直方向做广泛暴露，以免错过血管浅出背阔肌的位置；向后解剖的位置达背阔肌前缘，一般可在此层次内发现皮动脉走行；仔细确认动脉搏动后，沿血管走行向近心端解剖，并达腋窝范围，确认皮动脉来源于胸背动脉还是肩胛下动脉；切开皮瓣下缘、后缘和上缘，在深筋膜深面游离皮瓣，完成皮瓣制备。

5. 重要解剖结构的辨认与保存

切取侧胸皮瓣，需对胸外侧区的肌肉血管分布有足够的了解，以备术中应对可能出现的解剖变异。

血管系统：侧胸皮瓣的血供主要有两个来源：①直接起源于腋动脉的胸外侧动脉；②起源于肩胛下血管系统的胸外侧皮动脉。后者因为走行距离较长，在腋窝及进入背阔肌后皆可能发出向前、向下走行的皮动脉，因此可能存在较大的解剖变异。

肌肉系统：侧胸皮瓣涉及的解剖区域位于胸大肌和背阔肌之间，深面为前锯肌；供血动脉多有向深面发出的前锯肌营养动脉，应在术中仔细辨认后结扎处理之。

6. 术中、术后并发症的诊断和处理

（1）术中并发症：术中可能发生的并发症即供血动脉缺如或者误扎，此时可切取部分背阔肌，一般在背阔肌外缘靠近背部 2 cm 处即有胸背动脉在背阔肌内的一个重要分支，即前降支，以此血管所附的肌肉为肌袖，仍可保证皮瓣的血供。

（2）术后并发症：①创口开裂。根据笔者经验，皮瓣在 10 cm×7 cm 范围内，可以直接拉拢缝合，在创面无感染条件下，皆可一期愈合；但拆线时间应在 12～14 d。若创面过大，可在术中行"Z"成形术，以减小术区皮肤张力。②术区血肿。术后应放置负压引流物，以免创面出血造成血肿。术中应对血管蒂的残端做仔细结扎，防止出血；血肿出现时，应及时手术探查止血。

7. 经验和评述

在 20 世纪 60—70 年代，国内不少显微外科专家对侧胸皮瓣做过深入研究，认为此区域皮肤血供来源变异较大，但各种数据并不一致；亦有不少显微外科专著提到此皮瓣的手术方法和外科解剖。笔者认为，不管此部位皮肤血供如何变化，有两个基本点：①血供都来自腋窝内的大血管，即腋动脉。唯一可能变化的是血管浅出进入皮肤的位置，是相对靠前接近胸大肌或相对靠后接近背阔肌。②来自前缘和后缘的血管相互之间存在丰富的血管网，只要保留一个血供来源即可保证皮瓣存活。

在没有任何辅助血管定位方法出现之前，寻找血管蒂可能是此手术最大的难点；但是在多普勒超声的帮助下，能够快速而准确地定位动脉，对手术而言不但可以提高成功率，也大大节省了手术时间。

四、血管化肌皮瓣制备术

（一）腹直肌肌皮瓣制备术

Taylor(1975)报道了腹直肌肌皮瓣的应用,McCraw(1977)也论述了腹直肌肌皮瓣,指出该肌皮瓣可以腹壁下血管为蒂,还可以腹壁上血管为蒂。Jones (1986)率先将腹直肌肌皮瓣应用于头颈肿瘤切除术后缺损的修复。目前,以腹壁下动静脉为蒂的游离腹直肌肌皮瓣在大型头颈缺损的修复中也有一定应用。

1. 手术指征

头颈部较大范围的缺损,需要较多肌肉组织充填。

2. 术前准备

术前了解有无腹部手术或创伤史,供区常规皮肤准备。

3. 麻醉与体位

全身麻醉,采取平卧位。

4. 应用解剖（图 17 - 10）

腹直肌起自耻骨（耻骨联合和耻骨嵴）,止于胸骨剑突和第 5 至第 7 肋软骨,其为躯干的主要屈肌。腹直肌有两个主要的血管蒂:腹壁上动静脉和腹壁下动静脉。腹壁上动脉是乳房内动脉的一个终末支,支配肌肉的上部;腹壁下动脉为髂外动脉的一个分支,在半环线前穿出腹直肌后鞘入肌后上行。这两个血管沿肌肉的纵轴方向走行,在脐旁上方相互吻合。腹壁下动脉走行于腹横筋膜和壁腹膜之间的腹膜前组织内,经腹股沟深环的内侧斜向内穿腹横筋膜,走行于腹直肌与腹直肌鞘后层之间。此处所介绍的腹直肌皮瓣均为以腹壁下动脉为蒂的皮瓣。腹直肌由 T5—L1 发出的神经支配。

5. 手术步骤

组织瓣可以设计成单纯

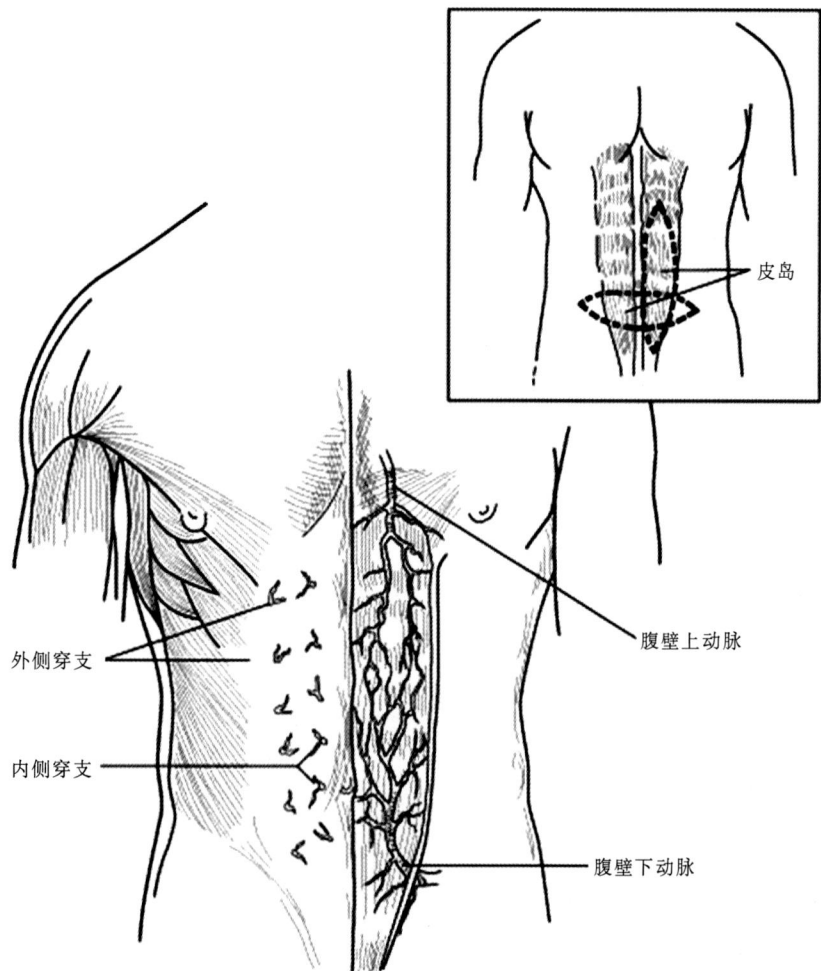

图 17 - 10　腹直肌肌皮瓣的局部解剖

（图中标注：皮岛、腹壁上动脉、腹壁下动脉、外侧穿支、内侧穿支）

的肌肉瓣或肌皮瓣。如果以肌皮瓣的方式移植，其皮岛可以垂直向直接位于肌肉的表面；也可以将皮瓣设计成斜向，皮瓣在腹直肌外侧缘以外的部分位于腹外斜肌腱膜的表面。

（1）如果设计为垂直向皮岛的腹直肌皮瓣，在弓状线上方的脐旁区于腹直肌表面标记皮瓣的范围。切开皮瓣的边缘到达并同时切开腹直肌鞘前层。

（2）在皮瓣的下方做垂直切口，切开皮肤、皮下组织和腹直肌鞘的前层，随后切断腹直肌的最上缘，将肌肉连同其表面的皮岛一起从腹直肌鞘后层翻起。解剖血管蒂至髂外血管处。在血管蒂的内侧切断腹直肌于耻骨处的附着，以进一步游离皮瓣。

（3）如果设计斜行的腹直肌皮瓣，其皮岛的基底位于脐旁区，斜行的部分位于腹外斜肌腱膜的表面，并朝向肩胛骨尖部。切开皮瓣四周，腹直肌表面的皮岛部分达腹直肌鞘前层的深面，在皮瓣的侧方，位于腹外斜肌腱膜表面的部分，以筋膜皮瓣的方式从腱膜的表面翻起；当翻至腹直肌鞘前层的外侧缘时，垂直方向切开，于皮瓣的下方做垂直切口，切开皮肤、皮下组织和腹直肌前鞘，以暴露整个腹直肌。其后的解剖步骤如前述。

（4）也可以采用顺行解剖的方法暴露腹壁下动脉。于腹股沟韧带中点上做长 6～8 cm 纵行切口，在切口内暂时切断腹股沟韧带，显露髂外动脉和静脉，在腹股沟韧带平面的上下寻找发自股动脉或髂外动脉的腹壁下动脉。该动脉在腹膜和腹横筋膜之间走向内上方，平行于腹股沟上方；再向耻骨联合方向做切口，切开腹外斜肌和腹内斜肌肌膜及腹横筋膜，沿其血管束钝性分离，见血管穿过腹横筋膜，顺血管束向内解剖，直至腹直肌鞘后壁、半环线下缘进入腹直肌为止。

6. 术中、术后并发症的诊断和处理

腹直肌供区的一个潜在缺点是切口疝。在关闭创口时必须特别小心和注意，精细和认真地关闭腹直肌鞘。利用不可吸收缝线将腹直肌鞘前层对位缝合，放置负压引流物后缝合皮下和皮肤层。在关闭切取腹直肌皮瓣后的遗留创口时，由于皮瓣部分的腹直肌鞘前层缺失，必须认真处理，可以将腹直肌鞘的外侧向中线拉拢与腹白线对缝，也可以将缺损的边缘与腹直肌鞘的后层缝合在一起。大多数情况下，腹直肌切取后不会引起与腹壁强度降低相关的病变。为了防止切口疝的发生，可利用聚丙烯网片做腹直肌前鞘的修补。

7. 经验和评述

该组织瓣血管蒂十分可靠，解剖变异少，组织瓣制备术中无须改变患者的体位，允许实施"双组手术"，其游离移植时血管也容易吻合成功，在头颈缺损的修复和重建中运用具有很大的灵活性。以往该组织瓣仅次于前臂皮瓣和腓骨瓣，成为头颈重建外科领域应用最多的游离组织瓣之一，但目前股前外侧皮瓣广泛应用后，该组织瓣在头颈外科应用明显减少。该组织瓣可以制备成肌皮瓣，也可以制备成单纯的肌肉瓣，还可以制备成不携带肌肉的薄型皮瓣（腹壁下动脉穿支皮瓣）。

（二）股薄肌肌皮瓣制备术

股薄肌肌皮瓣以股深动脉分支供血，少数以旋股内侧动脉供血。切取股薄肌及其上的皮肤形成肌皮瓣。

1. 手术指征

常应用于头颈部需要组织量较小的缺损，如舌癌术后的半舌或更大的缺损修复、面瘫的修复等。

2. 术前准备

与腹直肌肌皮瓣相近。

3. 麻醉与体位

全身麻醉，仰卧位，下肢外展外旋。

4. 应用解剖（图 17－11）

（1）肌的形态：股薄肌是股内侧肌群中位置最浅、扁薄的长带状肌。肌长 42 cm、宽 3.0 cm、厚 0.5 cm，腱长 13 cm。

（2）肌的主要血管：股薄肌为多源性血供类型，其中最主要的营养血管（93%）来自股深动脉，其起点在腹股沟韧带中点下方9 cm处，动脉入肌点在肌的上中1/3交界处，外径为 2.9 mm，长约7 cm，多为两条伴行静脉，外径略粗于动脉。在股薄肌皮瓣中有丰富的静脉网。

（3）肌的神经：股薄肌的神经全部来源于闭孔神经的前支，多数（76%）与长收肌支共干，共干长1.9 cm，全长 10 cm，均走行于短收肌与长收肌之间，斜向内下逐渐与主要营养动脉伴行，分5~7支入肌。

5. 手术步骤

根据缺损形态沿股薄肌范围设计肌皮瓣，最大切取范围大约为 10 cm×35 cm。

（1）耻骨结节与膝内侧半腱肌之间可作一连线，此线为股薄肌的前缘。皮瓣切取的范围在此连线后约 10 cm 范围内。上界可达耻骨结节，下界可达横跨股薄肌的缝匠肌，较安全的范围在股薄肌上 2/3 段内。

（2）从股薄肌前缘切起，经皮肤、皮下组织、深筋膜，直达股薄肌前缘，在内收长肌与股薄肌间隙内，小心寻找肌皮瓣主要血管蒂，可看见进出该肌的营养动脉和静脉被内收长肌和内收短肌筋膜覆盖，要注意保护。

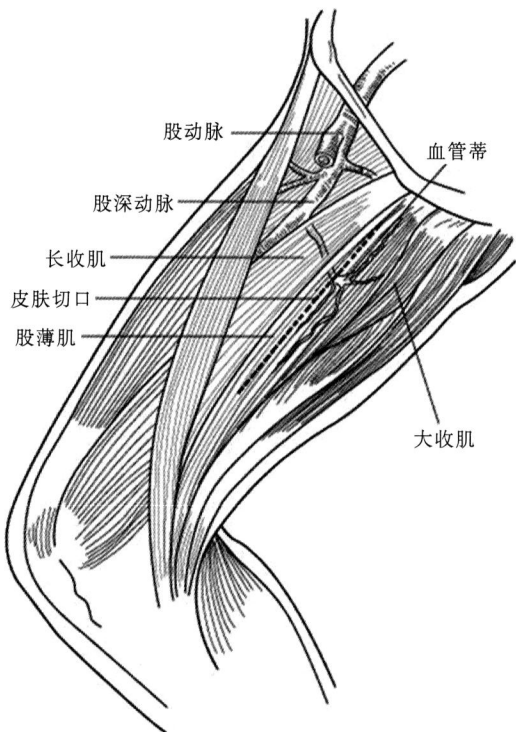

图 17-11　股薄肌肌皮瓣的局部解剖

（3）当掀起肌皮瓣整块组织后，在肌的内侧缘保留的血管蒂已经显露，为使血管蒂有充分的长度，应循血管蒂向它的发起端分离，到手术所需长度时停止分离，待受区准备完毕时，进行断蒂供作移植。

供区可直接缝合，留置引流物，不需植皮。

6. 术中、术后并发症的诊断和处理

股薄肌与其上皮肤之间连接疏松，制备时一边切取皮瓣，一边应将股薄肌与其上皮肤间断缝合固定，以免皮肤和肌肉之间的血管穿支损伤，影响皮瓣血供。

7. 经验和评述

股薄肌肌皮瓣的主要血管蒂较恒定，切取后多可直接缝合创面。供区较隐蔽，不影响外观。皮瓣窄长，宽度有限，不适宜修复较大面积的软组织缺损。皮瓣远端 1/3 皮肤与股薄肌之间被缝匠肌隔开，血供不恒定。

"胸大肌肌皮瓣制备术"与"背阔肌肌皮瓣制备术"详见第 16 章。

五、血管化骨肌皮瓣制备术

（一）胸大肌肋骨肌皮瓣制备术

第 16 章"胸大肌肌皮瓣制备术"中已阐述。注意切取肋骨时切忌使肋骨与肌肉、骨膜分离，并且勿穿透胸膜。因无直接血供，本术式只能带肋骨而不能带肋软骨，如带肋软骨则软骨属非血管化游离移植。

（二）髂骨肌皮瓣制备术

髂嵴作为下颌骨缺损的供骨源已有30多年的历史，Manchester最早报告髂骨前部弯曲的外形与人体的半侧下颌骨外形十分相似。1979年，澳大利亚的Taylor确定旋髂深动脉（DCIA）和旋髂深静脉（DCIV）是髂骨移植最为可靠和方便的血管蒂。1989年，Urken报道了利用改良的髂骨骨肌皮瓣做口腔下颌骨重建，其所采用的组织瓣的主要优点是同时包含了腹内斜肌。由于腹内斜肌的体积较小，血供良好，并且与髂骨之间的相对移动性好，因此非常有利于口腔内缺损的修复。目前髂嵴游离复合组织瓣已经成为口腔颌面部硬组织缺损修复的主要供区之一。

1. 手术指征

各种原因导致的部分下颌骨缺损、上颌骨缺损。髂骨复合瓣在头颈外科最常见的适应证为下颌骨体部节段性缺损的修复，可以满足大多数下颌骨肿瘤切除术后单侧体部缺损修复的需要。全下颌骨或次全下颌骨缺损的修复需要利用腓骨瓣。

2. 术前准备

预测受区颌骨缺损的范围，做好颌间结扎的准备，供区常规皮肤准备。

3. 麻醉与体位

全身麻醉，仰卧位，供骨侧骨盆垫高。

4. 应用解剖（图17-12）

髂骨的上缘称为髂嵴，由皮肤和皮下脂肪覆盖。髂嵴上面有两个可被触及的骨性隆起，即髂前上棘（ASIS）和髂后上棘（PSIS）。髂骨内面由髂窝构成，髂窝表面附有髂肌，腹横肌附着于髂嵴内面，而缝匠肌、阔筋膜张肌、内外斜肌和背阔肌则附着于髂嵴外面。

髂骨的血液供应途径有多条，临床上最常采用的血管蒂为旋髂深动静脉（DCIA和DCIV）。该血管在腹股沟韧带稍内上，起自髂外血管，然后沿韧带内侧，在腹横筋膜和髂筋膜融合而成的纤维隧道内向外上走行，在髂前上棘（ASIS）附近，旋髂深动脉（DCIA）发出一条主要分支（升支），供应腹内斜肌、腹横肌及其深面的腹膜。该支穿过腹横肌，然后沿腹内斜肌深面上行。Taylor和Ramasastry等的研究表明，在65%的解剖标本中，升支为一条，在ASIS附近1cm处起自DCIA。在15%的标本中，升支位于ASIS内

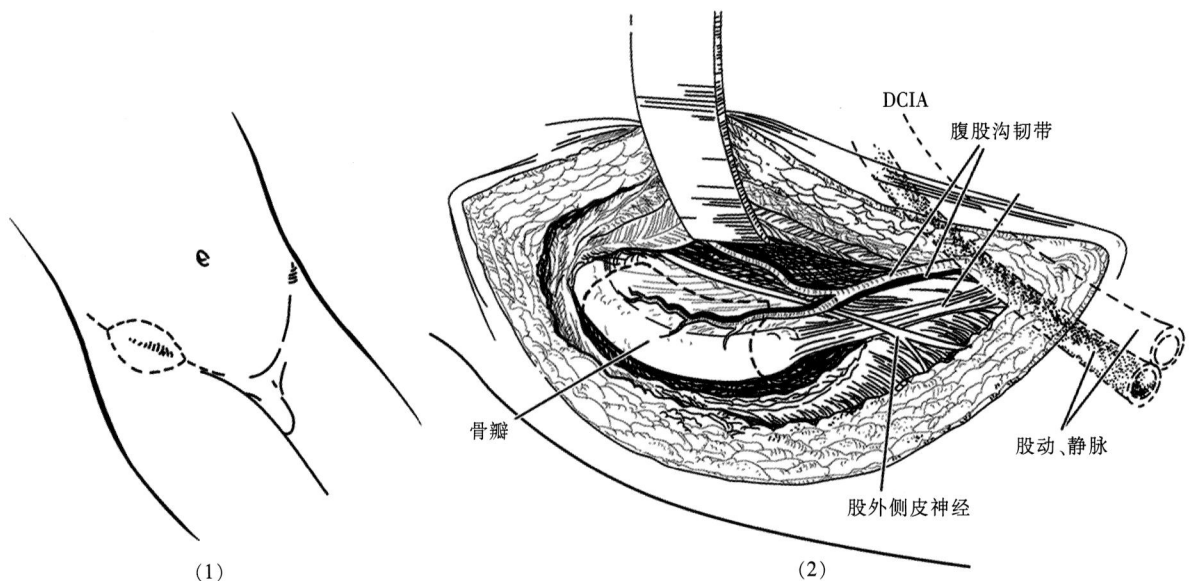

图17-12 髂骨肌皮瓣的局部解剖
(1)髂骨肌皮瓣皮岛设计；(2)显露骨瓣与血管

侧2～4 cm,为单一血管。在另外 20％的标本中,升支有 2～3 条,较细小,分布于腹内斜肌。在 ASIS 上方,DCIA 沿髂嵴内唇走行,发出多条穿支,供应邻近髂骨和髂肌。肌皮穿支有 3～9 支,平均为 6 支,沿髂嵴内面由 ASIS 向同侧肩胛骨下缘方向(外上)走行,主要肌皮穿支位于 ASIS 6～9 cm 处,为 DCIA 的终末支,该支穿过腹壁的三层肌肉,供应髂嵴表面的皮肤。

内斜肌是位于外斜肌和腹横肌之间的扁阔肌肉,起自腹股沟韧带的外 2/3,髂嵴中线的前 2/3 和胸腰筋膜下面。内斜肌的后份纤维向外上走行,附着于第 9—12 肋骨。起自髂骨的肌纤维向内上走行,止于第 7、8、9 肋骨和腹直肌前鞘。起自腹股沟韧带的肌纤维向内下走行,止于耻骨嵴和联合腱。腹内斜肌的运动支配来自 T8—T12,髂腹壁下神经和髂腹股沟神经(L1)。尸体解剖发现,腹内斜肌的范围大致为 6 cm×8 cm～10 cm×15 cm。

5. 手术步骤(图 17 - 13)

髂骨可提供较多骨量,用于颌面部骨缺损的修复。从前后向可取骨量取决于髂前上棘(ASIS)至髂后上棘(PSIS)的曲线距离,可取骨的垂直高度取决于 ASIS 至髂前下棘(AIIS)的距离。据报道,最大取骨长度可达 16 cm,宽度 3～4 cm,足够用以修复同侧髁突至对侧下颌体范围的骨段缺损,但国人应用多数取骨范围不超过 9 cm。如取全层骨块,其厚度通常接近下颌骨厚度,最适合于放置骨内种植牙。使用往复锯,仅切取髂嵴内侧皮质,可获得单层皮质骨块。如此保留髂嵴外侧皮质,有助于维持臀部形态,患者术后疼痛减轻,跛行恢复快(因臀肌和阔筋膜张肌未做分离)。但因骨块较薄,故不适合于准备做骨内种植牙的患者。

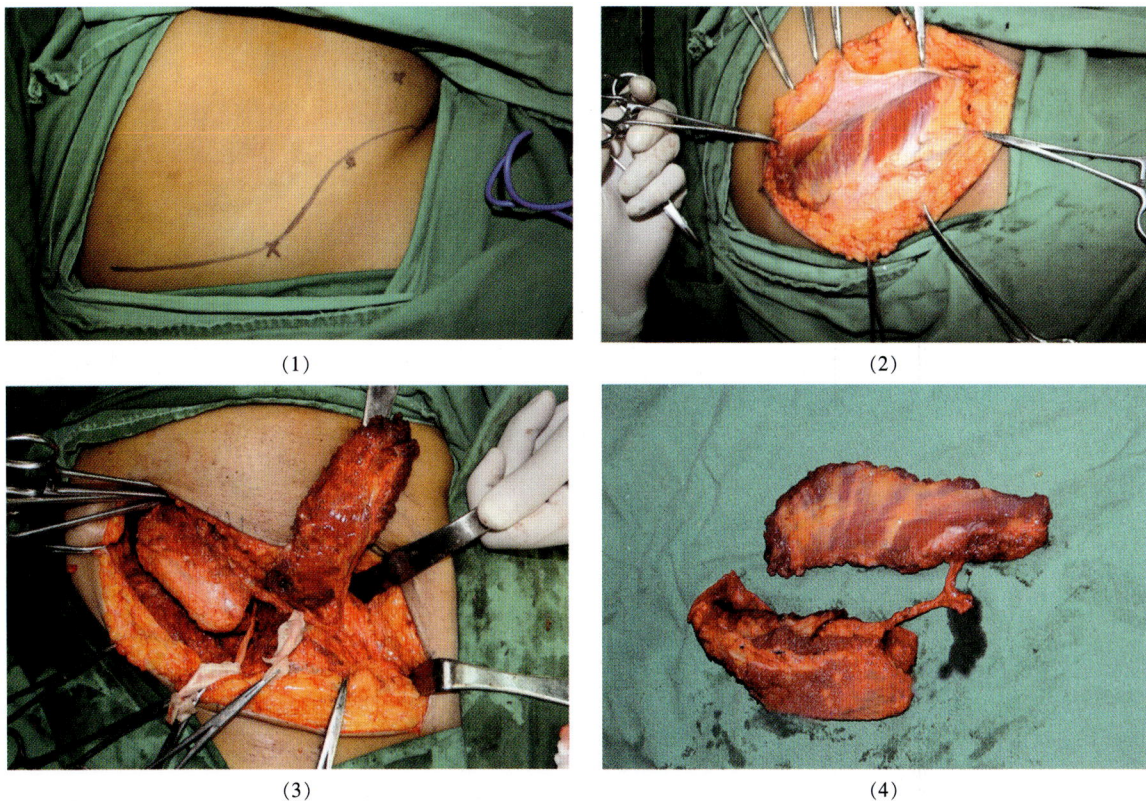

图 17 - 13　髂骨肌皮瓣的制备
(1)髂骨肌皮瓣的切口设计;(2)切开皮肤与腹外斜肌,显露深面的腹内斜肌;
(3)切去腹内斜肌,显露血管蒂;(4)完成包括髂骨肌皮瓣、腹内斜肌瓣的复合组织瓣制备

当缺损涉及骨和软组织时,可设计制作骨皮瓣或骨肌皮瓣;皮瓣血供通常来自 DCIA 的肌皮穿支,故其方向必须与髂嵴内缘平行,以保证有适量的肌皮穿支包含在软组织内。实际上髂、腹股沟区皮肤的血

供主要来自旋髂浅系统。因此当皮瓣设计过大时，为了确保皮瓣成活，可切取旋髂浅系统，但因操作更复杂，需两套受区血管，故一般不采用。皮瓣的最大宽度以切取后伤口能拉拢缝合为度，以旋髂深动脉（DCIA）的肌皮穿支为蒂，最大可以切取 20 cm×15 cm 的椭圆形皮瓣。为了保护 DCIA 的皮肤穿支，必须在皮瓣与髂嵴之间保留 3 cm 宽的内外斜肌及腹横肌肌袖，但这样做一方面会增加皮瓣的体积，另一方面会限制皮瓣的旋转弧度。因此，此皮瓣成分最好用于修复口外皮肤的缺损，而不是用于口咽黏膜缺损的修复。

为了克服骨皮瓣中皮瓣血供不可靠的缺点，Urken 等制作并倡用内斜肌-髂嵴骨肌皮瓣进行口腔-下颌骨重建。手术时，以薄而柔韧的内斜肌（由 DCIA 升支供血，但不供应髂骨及其表面的皮肤）修复口腔与咽部黏膜缺损。在近 80% 的病例中，内斜肌由一条较粗的升支供血，因此，可将内斜肌从邻近髂骨上分离下来，大大增加了肌瓣的活动度和旋转弧度。该肌瓣血供良好，术后早期即可由黏膜覆盖。内斜肌可跨过新建下颌骨，形成舌沟和唇颊沟，待肌肉萎缩后，新建牙槽嵴即由一层有黏着性的黏膜覆盖，从而有助于义齿的修复。骨肌皮瓣的皮肤成分可用于修复口外的贯通缺损，或固定于颈部伤口内，作为观测口内组织瓣的"监测窗"。

髂嵴复合瓣中皮岛的感觉支配来自 T12 神经的外侧皮支，小部分由髂腹壁下神经的前支和外支供应。因此，需要时，可在第 12 肋尖和外斜肌边缘之间辨认寻找 T12 的外侧皮支，制作成感觉神经瓣，但其效果如何尚待研究。

（1）患者取仰卧位，垫高患侧臀部，以利显露后方，切取较长的骨段和皮瓣。以由 ASIS 向同侧肩胛下角的连线为中心轴，设计含有足够数量 DCIA 肌皮穿支的椭圆形皮瓣，再由 ASIS 处的皮瓣下缘向下，画一直线，止于髂外动脉搏动处。组织瓣的制备有顺行法（由主干解剖至末梢）和逆行法（由末梢解剖至主干）之分。作者惯用逆行法。

（2）切开皮肤、皮下组织，直达腹外斜肌，将其从髂嵴和腹股沟韧带上分离下来。保留 3 cm 宽的腹外斜肌袖与髂嵴内面相连，以保护肌皮穿支。

（3）如同时切取腹内斜肌，则需广泛潜行分离腹外斜肌。上至肋缘，内至半环线，充分显露腹内斜肌的范围。然后在上缘及内侧切开腹内斜肌，使之与其深面的腹横肌及筋膜分离，翻起腹内斜肌，保留 3 cm 与髂嵴内面相连。在肌层深面辨认 DCIA 升支（1 条或几条），然后沿升支逆行寻找 DCIA，位于髂肌筋膜与腹横筋膜相融合形成的筋膜鞘内，打开鞘膜，直至追及髂外动脉，伴行静脉，以同法解离，至此，DCIA 和 DCIV 由 ASIS 至髂外动脉的行程即被游离出来。其间应注意股外侧皮神经的走向，通常由内上至外下方向走行，与 DCIA/ACIV 相交叉，骨瓣制备时应给予保护。

（4）切取 3 cm 宽的腹横肌，使之与髂嵴内面相连，钝性分开腹膜和髂肌，将腹内容向内牵开，切断髂肌，显露髂窝骨膜，保留 2 cm 的髂肌肌袖与髂嵴相连。切开皮瓣下缘，显露阔筋膜张肌和臀中肌。如取全厚骨块，应以骨膜分离器将臀中肌和臀小肌从髂骨外缘上分离下来。将腹股沟韧带和缝匠肌从 ASIS 上剥离下来，用往复锯切取合适大小的骨块。向内牵开腹内容物，在取骨时用宽扁金属牵拉器予以保护。断蒂前对移植骨进行修整，放置皮下引流管后，分层关闭腹部切口。

6. 术中、术后并发症的诊断和处理

术后早期，在膝后方放置 2 只枕头，将臀部和膝关节屈曲，可最大限度地减少术后不适。术后 2～3 d 内，患者可有暂时性肠梗阻，系牵拉腹内容所致。术后 5～7 d，供区疼痛大大减轻，患者可下床活动。为加快恢复，术后早期可做理疗。患者一般在术后几周内即能正常行走。

最需要注意腹壁的坚固性，如果术前有腹壁的薄弱或疝的存在，则提示采用其他的供区，或者术中采用另外的方法做供区创口的关闭。

7. 经验和评述

（1）组织瓣的设计和利用：皮瓣的设计必须使皮岛包含 3～9 根从腹外斜肌穿出的穿支血管。这些穿支分布区域的延伸范围大约达 ASIS 后方 9 cm 及髂嵴内侧 2.5 cm 处。通过将皮岛设计为以 ASIS 与肩胛下角的连线为中轴线，可以将这些穿支血管分布的区域包裹在皮岛内。必须保留通过这些血管穿支的腹外斜肌、腹内斜肌和腹横肌的肌袖。尽管可以在皮肤深面辨认这些血管,但通常还是在距髂骨内板处保留一定的距离以避开这些穿支血管。同时,由于位于该区域的血管穿支十分细小,在手术操作中必须保持皮肤与骨组织的正常解剖关系,以免扭曲或牵拉这些血管。

由于髂骨的血供丰富,所取骨块的大小和形状可有很大的灵活性。髂骨的两侧均为皮质骨,中间夹以较厚的松质骨,以横断面积作为比较,髂骨的骨量明显优于腓骨、肩胛骨和桡骨。根据受区血管的位置,髂骨可以多种方法就位,以改变组织瓣血管蒂的位置。在设计和计划所取的髂骨时,必须充分考虑髂骨的自然弯曲。可以通过加深在髂骨体部的截骨线增加所取髂骨的高度。根据 Manchester 建立的原则,ASIS 可以被用作新下颌骨的下颌角,通过向髂前下棘延伸截骨线而形成下颌升支肌髁突。切取的髂骨还可以通过截骨的方法进一步塑形,以与下颌联合处的弯曲外形相匹配。在所有的病例中,髂骨位置的摆放必须使得DCIA 和 DCIV 位于新下颌骨的舌侧,从而使得坚固的内固定钛板可置于髂骨的颊侧皮质骨上。

髂嵴-腹内斜肌复合瓣是由三部分结构组成的骨肌皮瓣,为口腔下颌骨修复提供了充足的三维空间和体积。在 80% 的病例中,腹内斜肌为轴型血供,这使得腹内斜肌具有很好的移动性,也使得外科医师能在三维空间很好地摆放组织瓣的不同部分。大多数的患者,腹内斜肌位于口腔内并包裹新下颌骨,或向后转位以覆盖与咽腔的缺损处。可以在肌肉的表面,行中厚皮片移植,做一期的前庭沟成形术,以恢复前庭沟的解剖和保持舌的活动度。去神经支配的腹内斜肌会发生萎缩,最终在新下颌骨的表面形成一层薄而固定且血供良好的组织层。口腔黏膜的缺损仅限于牙龈者,腹内斜肌可以裸露而任其黏膜化,从而避免了植皮的需要。该组织瓣对于同时累及口腔黏膜、骨和皮肤缺损的修复十分理想。此时组织瓣的皮岛可以很好地就位,用以修复颈部和面下份的皮肤缺损。

(2)神经血管解剖:一系列的尸体解剖研究表明,旋髂深动脉(DCIA)的直径为 2～3 mm。自 ASIS 起至与髂外动脉的连接处,长 5～7 cm 的一段,被 DCIA 所用。旋髂深静脉(DCIV)可能要比 DCIA 长几厘米,这是因为 DCIV 在汇入髂外静脉之前呈纵向走行。DCIV 通常由两根 DCIA 伴行静脉组成,在距髂外静脉一定的距离汇合成一根 DCIV。DCIV 在其汇入髂外静脉之前,接受一较为恒定的升支。为了获得尽可能长的 DCIV,必须结扎此分支血管。DCIV 可由髂外动脉的浅面或深面通过,随后,由髂外静脉的内侧汇入髂外静脉。

股外侧皮神经自盆腔穿出,在 ASIS 的内侧行走,于 DCIA 和 DCIV 的浅面或深面越过,该神经可以通过精细的解剖得以保留,如果有必要,也可以切取该神经的一部分用作游离神经移植,以桥接头颈部,如下齿槽神经、舌神经等的神经缺损。另外,股神经在髂外动脉和髂外静脉的外侧走行于更深的平面。虽然在整个解剖过程中极少暴露该神经,但在创口缝合时必须注意该神经的位置,以免损伤。

(3)解剖变异:除了 DCIA 升支发出分支的部位和数目的变异外,该供区很少有较大的解剖变异。根据 Urken 等的临床工作统计,在大约 5% 的病例中,升支单独从髂外动脉处发出。

(三)肩胛骨-骨肌皮瓣制备术

肩胛骨为不规则三角形扁骨,部位隐蔽,血供丰富,其外侧缘和肩胛冈骨质较厚。钟世镇等(1983)对肩胛骨和肩胛部血管进行了应用解剖研究,提出肩胛骨外侧缘是较理想的骨瓣供区,旋肩胛血管是此骨瓣的主要血管蒂。杨立民等(1983)报道了吻合旋肩胛血管肩胛骨外侧缘骨皮瓣的临床应用。1986 年,Granick 和 Swartz 分别介绍了游离肩胛瓣和游离肩胛骨皮瓣在头颈缺损修复中的应用。目前肩胛骨是头颈部修复重建的供骨区之一。

1. 手术指征
各种原因导致的部分下颌骨缺损、上颌骨缺损,特别适用于同时有较多软组织缺损的情况。
2. 术前准备
同肩胛皮瓣。
3. 麻醉与体位
同肩胛皮瓣。

4. 应用解剖

肩胛骨的血供甚为丰富，为多源性的血供来源，主要有旋肩胛血管的深支、胸背血管的肩胛骨支，以及肩胛上血管、颈横动脉等。目前临床常用的肩胛骨-骨肌皮瓣的血供与肩胛皮瓣相同，来自肩胛下动脉的分支旋肩胛动脉。肩胛下血管发自腋动脉的第三段，自发出后向下走行 2～4 cm 时分成旋肩胛动脉和胸背动脉。

旋肩胛血管粗大而恒定，是肩胛骨、附着肌肉和表面皮肤的主要供血动脉。自肩胛下血管发出后，先行于大圆肌的深面，并发出分支，随后进入三边间隙（又称"三边孔"，图 17－14）。三边间隙由上方的小圆肌、下方的大圆肌和外侧的三头肌长头组成。旋肩胛血管行于三边间隙时，发出肌肉支和骨膜支，其通过肩胛骨浅面或深面的骨膜血管网供应肩胛骨的外侧缘。此外，胸背血管的肩胛骨支供应肩胛骨中、下段和肩胛角（图 17－14）。

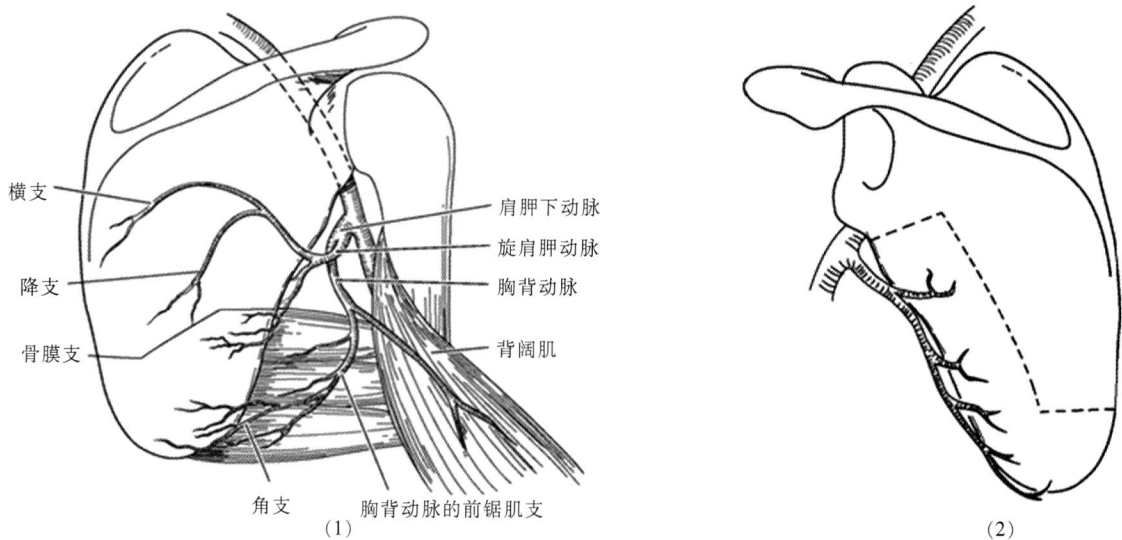

图 17－14　肩胛骨肌皮瓣的解剖
(1)肩胛骨肌皮瓣的血供；(2)肩胛骨外侧缘的切骨线

5. 手术步骤（图 17－15）

肩胛骨-骨肌皮瓣的设计较为灵活，可根据受区修复的需要，选用旋肩胛血管、胸背血管或肩胛下血管为蒂，并可与背阔肌皮瓣、侧胸皮瓣、前锯肌瓣等组合使用。

（1）在三边孔寻找旋肩胛血管的方法与肩胛皮瓣相同，如果需同时切取肩胛骨外侧缘做血管化骨移植，必须小心操作，以防止损伤发自旋肩胛血管的营养动脉。

（2）切开大圆肌于肩胛骨外侧缘的附着，并保留一层肌袖以保护骨膜的血供，此时可以清楚地暴露胸背血管、肩胛骨支及旋肩胛血管的近端。将切断的大圆肌和三头肌长头向上翻起，结扎、切断大圆肌的血管，以进一步解剖腋窝内的血管。

（3）结扎、切断胸背动脉，将血管蒂解剖至肩胛下血管自腋动脉发出处。但是，如果旋肩胛血管的长度和口径已经能够满足皮瓣移植的需要，或者需要同时切取背阔肌皮瓣和以肩胛骨支为血供的肩胛骨，则应保留胸背血管的完整性。

（4）切开冈下肌和肩胛下肌的附着并保留 2～3 mm 的肌袖，沿途结扎各血管分支。根据需要设计截骨线后截骨。上方横行截骨线至少应距盂下结节下方 1 cm，以保护关节。截骨时应注意保护血管蒂并防止损伤盂肱关节。完成骨皮复合瓣的制备后，可进一步解剖血管蒂长度，注意防止损伤胸背神经。

6. 术中、术后并发症的诊断和处理

制备肩胛骨皮复合瓣时，由于术中需要切断腋窝周围较多的肌肉附着，术后可能会对上臂的功能造

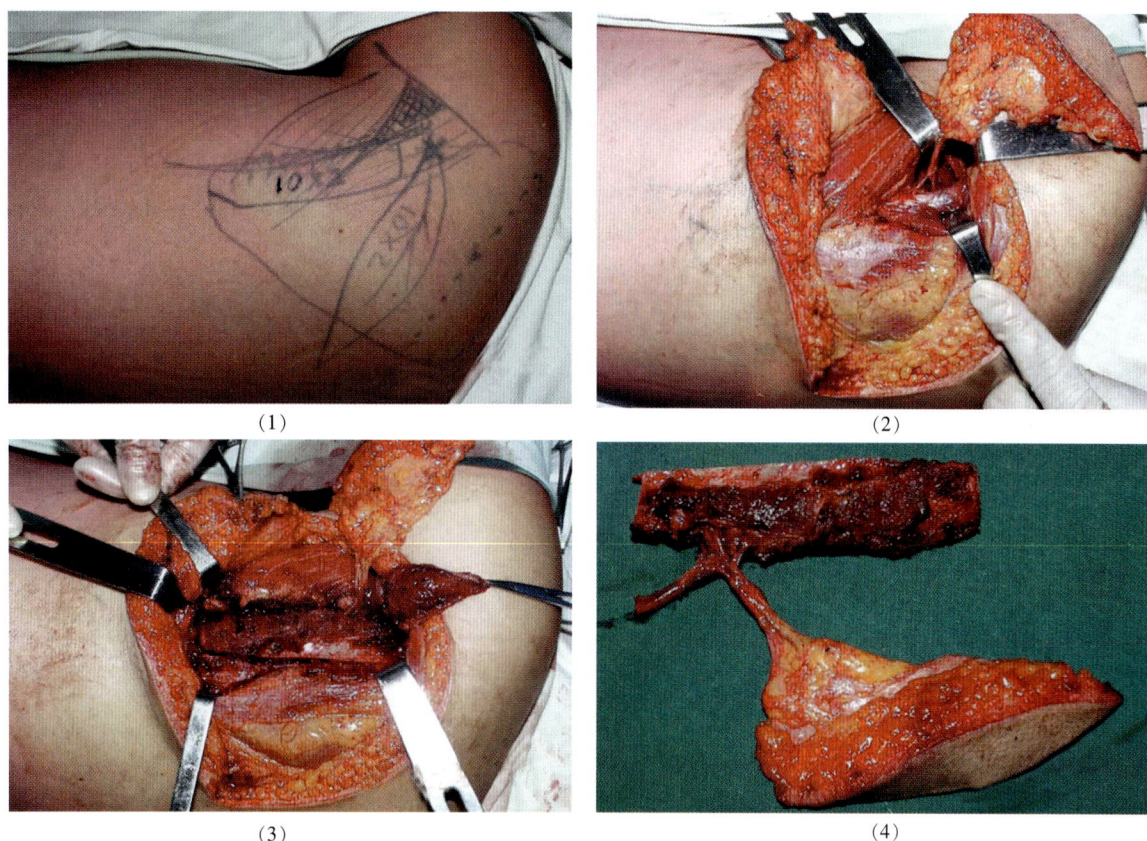

图 17－15　肩胛骨瓣的制备

(1)皮瓣的设计；(2)显露三边孔与血管蒂；(3)制备骨瓣；(4)完成骨肌皮瓣制备

成影响。其中最为明显的为大圆肌。该肌通常在术中部分或全部从肩胛骨附着上被切断，同时手术还会破坏该肌肉的神经支配和血液供应。大圆肌是上臂内旋、外展和内收的肌肉，该肌切断后不可避免地会影响上述功能。虽然通过在剩余的肩胛骨上打孔可以达到使大圆肌重新附着，进而达到固定肩胛骨和防止其漂移的目的，但是该肌肉去神经和纤维化后有可能造成对上臂运动范围的限制。如果手术结束时发现大圆肌的血供不佳，应将其切除，以防止肌肉坏死造成的创口感染。

7. 经验和评述

虽然肩胛骨在下颌骨重建中曾发挥过重要的作用，但是由于其形态和骨量的限制，不能很好地适应牙种植体的植入，因此随着游离腓骨瓣重建口腔下颌骨技术的日益普及，目前应用肩胛骨做下颌骨重建的报道数量已呈下降的趋势。但其对于大型的口腔下颌骨复合缺损，特别是软组织缺损较大的复合组织缺损仍有应用价值。国外也有报道应用肩胛骨瓣修复上颌骨，但应用不及腓骨和髂骨广泛。

（四）腓骨肌皮瓣制备术

陈中伟等于 1983 年首次报道了腓骨骨肌皮瓣的应用，最初介绍的游离腓骨瓣均用于修复四肢长骨的缺损。直到 1989 年，美国的 Hidalgo 才将游离腓骨瓣应用于下颌骨节段性切除术后缺损的修复。由于该组织瓣制备简便，血供可靠，并且供区远离头颈部，使得该组织瓣得到了越来越多的应用。由于腓骨可切取的长度高达 25 cm，其成为全下颌骨或次全下颌骨缺损修复的最佳供区。

1. 手术指征

下颌骨节段性缺损的修复，特别是跨越中线的大于 9 cm 的缺损；上颌骨缺损修复。

2. 术前准备

在做腓骨移植前，必须对下肢做仔细的术前评价，以检查胫前或胫后动脉是否有缺失或变细。目前最常用的是彩色多普勒检查，此外也可采用 MRA、CTA 或血管造影等评价方法。

3. 麻醉与体位

全身麻醉，患者仰卧位，下肢在臀部和膝关节处屈曲，使小腿尽可能直立，以利操作。

4. 应用解剖（图 17 - 16）

腓动脉和腓静脉是腓骨肌皮瓣的主要血供。传统的描述是腘动脉分叉为胫前和胫后动脉。后者随后又分出腓动脉。腓动脉及其两根伴行静脉在小腿的踇长屈肌和胫后肌之间下行。腓动脉和腓静脉除了供应腓骨的滋养血管及肌肉-骨膜血管外，还发出走行于小腿后肌间隔内的筋膜皮肤穿支，以供应该区域的皮肤。关于这些供应小腿外侧皮肤血管穿支的位置、大小、行程及其可靠性，目前已有很多的研究。这一点在利用腓骨复合瓣同时修复下颌骨、口腔黏膜和皮肤的复合缺损时尤为重要。

切取腓动脉后最大的顾虑是足部动脉供血的变异。Senion 的研究发现，未见有腓动脉缺失的报道，同样胫前动脉也无缺失的报道。但是，胫前动脉有可能发生管径的显著减小。在 10%～20% 的病例中，胫前动脉或胫后动脉在其于小腿的行程中变得越来越细小。在这种情形下，来自腓动脉的一个交通支将会变细或缺失动脉远端肢体供血。很明显，在这种情况下，牺牲腓动脉可能会造成足部的缺血现象。

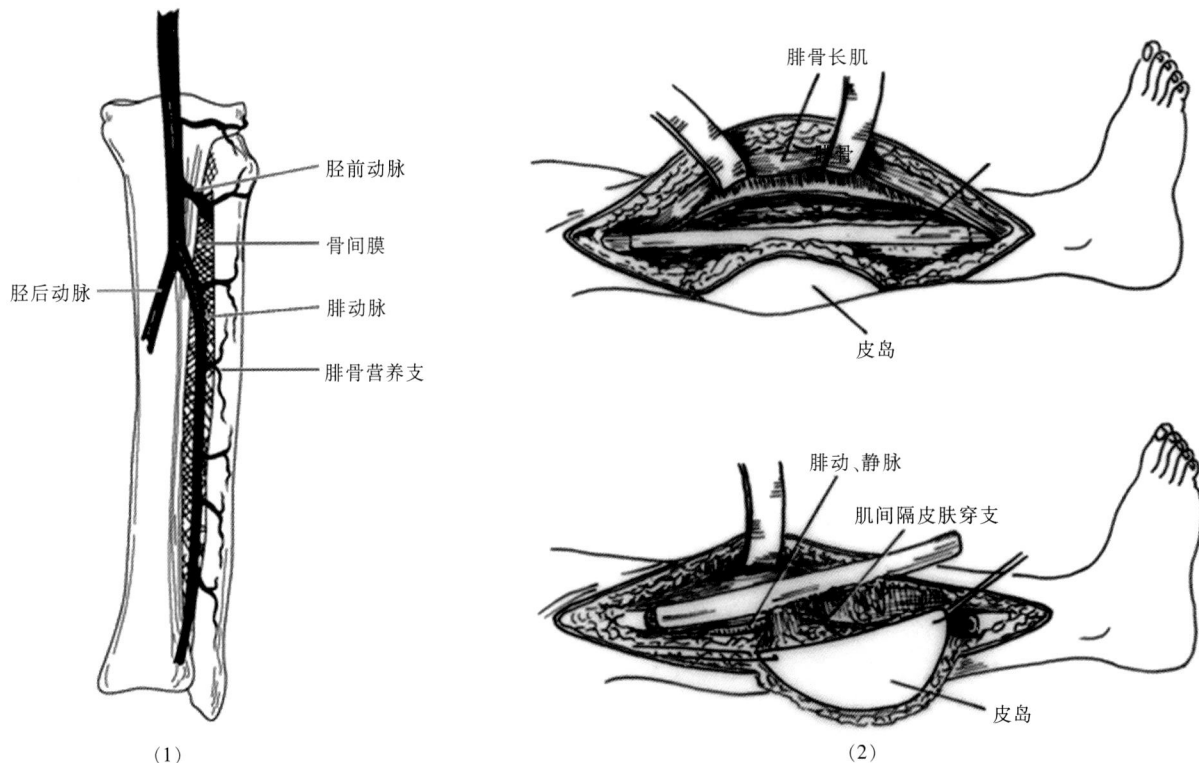

图 17 - 16 腓骨骨肌皮瓣的解剖
（1）腓骨的血供系统；（2）腓骨及皮岛的切取

5. 手术步骤

（1）组织瓣设计：在小腿上标示出腓骨头、腓骨体和腓骨外踝及腓总神经的位置。另一个主要的软组织标志是比目鱼肌前外侧和腓短肌及腓长肌筋膜联合形成的线轮廓（linear contour），此系腓骨的分离平面。如切取皮肤，皮瓣应以腓骨长轴为中心。切口的设计，通常用"S"形；若需同时获取小腿外侧筋膜皮瓣，"S"形切口的下部弧线应向后弯曲，如此可避免皮瓣切口与皮肤切口的分离而影响美观。由于主要的隔皮穿支通常位于小腿较远端的位置，因而皮岛的中央点通常为小腿中 1/3 和远中 1/3 的交界处。

（2）制备步骤（图 17 - 17）

在患者大腿上放置驱血带。下肢在臀部和膝关节处屈曲，使小腿尽可能直立，以利操作。下肢在膝关节处以手术巾拉向内侧，足向中线方向旋转，以充分显露腓骨。调整手术台高度，使手术者坐立操作，特别是当用右手切取患者右侧腓骨时。

　　沿腓骨长轴做纵行切口，切口上部向后弯曲，以与腓总神经平行，并在其下方近2cm处；如取骨皮瓣或骨肌皮瓣，根据修复需要切取一定大小的皮瓣。切开皮肤，至小腿深筋膜深面，将筋膜皮瓣翻起，由前向后，向后外间隙之间的间隔方向分离，直至在皮下组织内找到穿支血管为止，加以小心保护。

　　辨认比目鱼肌和腓骨肌之间的筋膜间隔后，顺其向深层分离，直至显露腓骨。分离前外间隙的肌肉，使之与腓骨游离，暴露腓骨内面。在两端横断腓骨，向外牵拉，在远心端辨认血管蒂并切断、结扎。

　　进一步锐性分离伸肌群，直至显露骨间膜；切开骨间膜后，即可见到胫后肌之内外侧相互交错的肌纤维，顺着腓动脉和腓静脉朝着近中方向切开该肌肉，清楚显示血管蒂，保留1cm肌套与血管蒂和腓骨相连。将组织瓣向外牵拉，向上分离血管蒂，直至其胫后血管起点，小心保护胫后血管和神经。肌肉分支可

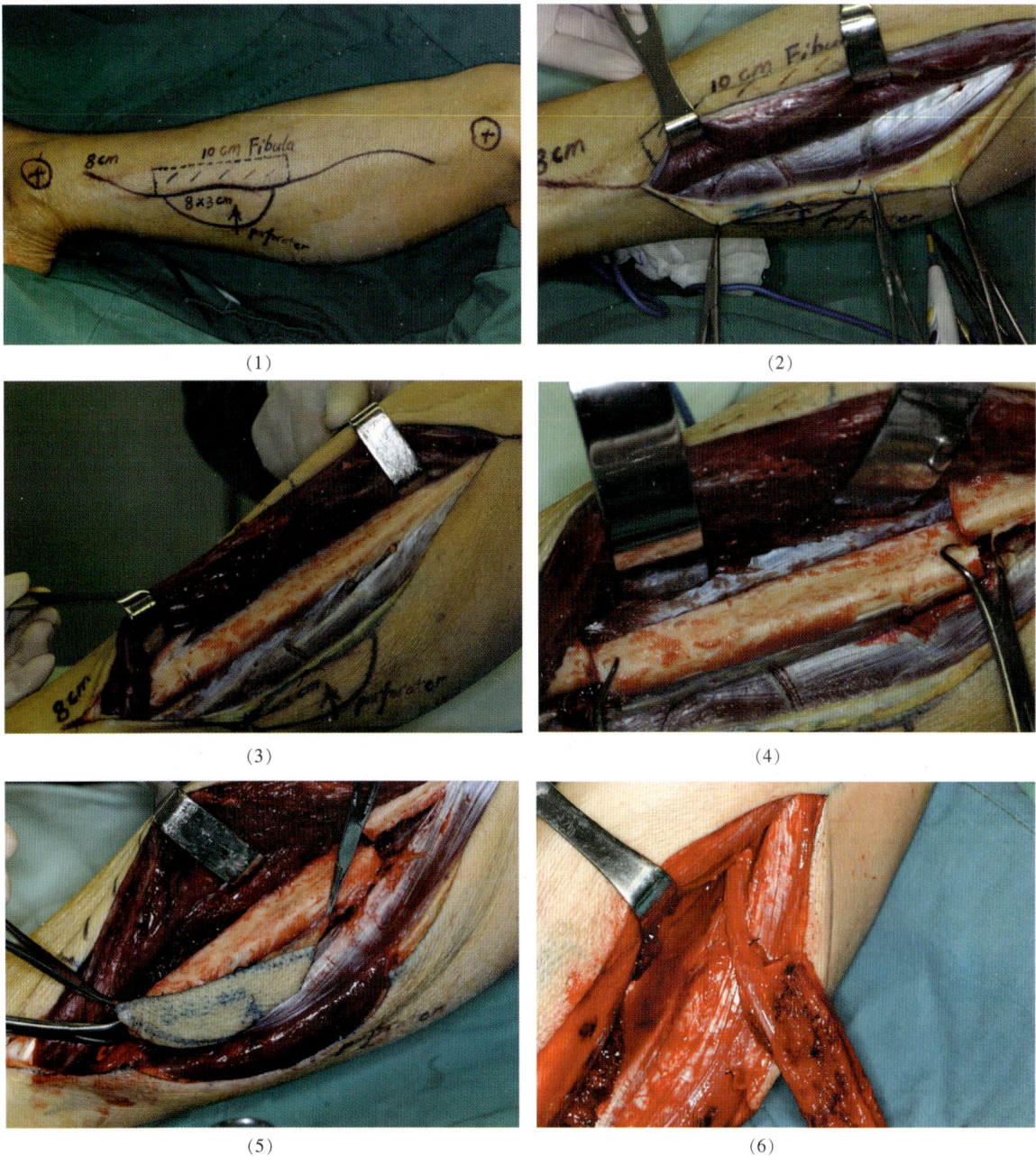

图 17-17　腓骨肌皮瓣的制备
(1)皮瓣的设计；(2)显露皮肤穿支血管；(3)显露腓骨前外侧面；
(4)按照设计截开腓骨近、远端，显露骨间膜；(5)切去设计的皮瓣；(6)完成血管蒂的解剖

予结扎,通常在腓动脉起点远中1~2 cm处,可见一较粗的比目鱼肌支;如取比目鱼肌肌瓣,需保存此分支,锐性切除大小合适的肌块。在腓骨上段,伴行静脉、交通静脉与腓动脉的关系可能相当复杂,交通静脉位于伴行静脉和/或胫后静脉之间,在动脉前方横过。此处可做适当分离,以将动脉解剖至其起点。

至此,组织瓣已完全被游离于其血管蒂上。除去驱血带后,将组织瓣恢复原位,使其充血灌注,准备受区血管。切取腓骨瓣的时间平均为1.25 h,如不带皮肤或肌肉则制作较快,明显快于其他骨瓣的切取,术中出血亦较少。

腓骨瓣皮岛的宽度小于4 cm时,供区创口可直接拉拢关闭。创口分层缝合,并放置负压引流物。小腿利用后方夹板固定,一般术后3~4 d可下床活动。对于供区较大的皮肤缺损,需做中厚皮片移植。

6. 术中、术后并发症的诊断和处理

腓骨瓣转移后最为严重的结果是足部缺乏侧支循环,从而导致足部缺血现象。术前的评价有助于避免发生这种潜在问题的危险。

据文献报道,有许多有关供区的不适主诉,其中包括对寒冷的无法忍受及水肿。功能缺陷包括足部拇指背侧弯曲能力的减弱,此与腓神经分支的损伤或肌肉(特别是跛长屈肌)瘢痕的收缩有关。有患者在术后几个月内有步行时疼痛和无力感。肌肉的无力被认为是由于附着于腓骨及骨间膜上的肌肉被剥离所致。详细的步态分析发现,患者有步伐、关节角度及地面反应力量的异常,据认为与肌肉的无力及负荷传导改变有关。

过分的牵拉或不正确的解剖可导致腓总神经的损伤,从而导致患者的足内翻畸形及小腿前部、外侧及足背的麻木。在开始解剖时,仔细定位寻找和显露该神经,有助于避免该并发症的发生。

关于腓骨骨肌皮瓣皮肤的血供存在不确定性,外科医师只有在皮瓣切取后才能确定皮岛血供的可靠性。因此,在手术前必须有另一备用皮瓣。这种准备对需要做较大软组织缺损修复的患者尤为重要。应当考虑到备用组织瓣,如肩胛骨瓣,或是单独的软组织皮瓣与腓骨瓣组合应用的可能。

7. 经验和评述

腓骨瓣可以设计为以游离骨瓣或游离骨皮瓣的方式做移植。小腿外侧的皮肤由腓动静脉发出的隔皮穿支或肌皮穿支供血。这些血管的位置变异均沿着小腿后肌间隔分布。因此,建议设计较长的皮岛,以包含这些有可能发生位置变异的穿支血管。

虽然腓骨瓣血管蒂的位置和血管口径均十分恒定,但由于受到胫后动脉分叉部位的牵制,血管蒂的长度通常都较短。通过切取更为远端的腓骨及皮岛,将血管蒂向远端行骨膜下游离,并丢弃一段近中骨段,可以达到延长血管蒂的目的。

腓动脉和腓静脉在沿着腓骨全长走行的行程中,口径并无明显的改变。这种特性使得腓骨瓣可以作为桥瓣,在腓动脉的远端再连接第二块游离瓣而成串联皮瓣。

笔直的腓骨必须采用楔形闭合式截骨术行塑形,以与下颌骨的形状相匹配。为减少腓骨瓣转移过程中的缺血时间,可以在断蒂前完成对腓骨的塑形。塑形通常采用腓骨外侧面的内楔形截骨术,但必须注意保护好腓骨内侧的骨膜血供,以防损伤,否则将可能发生骨坏死。如果骨膜没有受到损伤,则腓骨做多处截骨后仍不会影响其远端的血循环。完成塑形后的腓骨可以采用小钛板或重建钛板做坚强内固定。为了确保塑形的精确性,常借助手术切除的标本或术中制作的下颌骨缺损模板。腓骨的准确塑形,可大大缩短游离腓骨瓣断蒂后的缺血时间,提高成活率。

当用作下颌骨的重建时,组织瓣的位置必须使得腓骨的血管蒂位于新下颌骨的舌侧面,这样使得皮岛位于腓骨的下缘。皮岛可以通过向腓骨的颊侧绕过而到达口腔内,并同时覆盖腓骨颊侧的固定装置。另外,跛长屈肌的肌袖还可以用于颌下区的充填。

六、血管化空肠瓣制备术

1. 手术指征

(1)早期上中段食管癌切除后食管重建。

(2)食管气管瘘。

(3)先天性食管缺损或闭锁。

(4)充作口腔黏膜的缺损修复。

2. 术前准备

(1)胸透、心电图及食管造影。

(2)术前 3 d 用漱口液漱口,口服肠道消炎药,全身应用抗生素。

3. 麻醉与体位

全身麻醉。

4. 手术步骤

(1)经上腹部正中切口进入腹腔,将近端空肠祥牵至切口外,展开肠系膜并辨认肠系膜上动静脉向空肠近端的第 1—5 直支。

(2)量取缺损的长度或面积。切取以第 3 直支血管为蒂的一段空肠,余留空肠上下端做直接吻合。

(3)将第 3 直支动静脉与颈部预留的血管进行吻合。

(4)如作为肠瓣移植修复黏膜部分缺损,可在肠系膜对侧剖开肠管,按缺损面积修剪,按肠蠕动方向放置肠瓣。黏膜面放置在口腔,浆膜层置于组织面。

5. 术中、术后并发症的诊断和处理

(1)保持胃肠减压畅通,给予足量抗生素。

(2)常规补液、电解质。

(3)严密观察肠管成活情况。若为食管重建,从引流或胃肠减压管引流出黑褐色恶臭液体、体温高,则显示肠管可能坏死,应及时探查,清除坏死肠管。如有可能,术后在颈部留一观察窗,更利于早期发现。

6. 经验和评述

(1)游离空肠移植不像体表组织移植容易在早期及时发现血管危象,因此应重视术中、术后预防措施。术中注意血管保护,吻合血管前将肠管充分固定,创造良好血管移植床。

(2)移植肠管有可能出现狭窄,肠管与咽部吻合口要宽大,一般不小于 3 cm。

(3)受区血管的选择,动脉以甲状腺上、颈横和胸廓内动脉应用较多,静脉较多选用颈外或颈内静脉的分支。

(4)充作口腔黏膜时,因有肠腺分泌,软皮瓣可保持湿润,且无皮瓣长毛之弊。

七、血管化真皮脂肪瓣制备术

血管化真皮脂肪瓣移植实际上是去除表皮的皮瓣的游离移植,包括真皮、皮下脂肪、深浅筋膜组织及轴型分布的血管。较常采用的供区为上、下腹部。

1. 手术指征

面部凹陷畸形的充填、矫正。如半侧颜面萎缩(Romberg 征)、外伤后面部凹陷畸形、义眼术后眶凹陷等。

2. 术前准备

术前了解有无腹部手术或创伤史，常规供区皮肤准备。

3. 麻醉与体位

全身麻醉，采取平卧位。

4. 手术步骤

（1）术前可用 Doppler 血流仪检测腹壁浅动脉或旋髂浅动脉。

（2）根据缺损的大小、形态和厚薄设计组织瓣。如畸形较重，需要充填的组织较厚，可选用腹壁浅血管为蒂的下腹部真皮脂肪瓣。如为女性，也可选用旋髂浅血管为蒂的腹股沟外侧真皮脂肪瓣。

（3）下腹部真皮脂肪瓣制备。首先于腹股沟韧带中点上做长 6～8 cm 纵行切口，在切口内暂时切断腹股沟韧带，显露髂外动脉和静脉，在腹股沟韧带平面的上下寻找发自股动脉或髂外动脉的腹壁下动脉。在确定血管进入皮瓣后，用取皮机切取相当于表皮皮片的皮肤，保留真皮和皮下组织，再按照所需组织瓣大小、形态，由远端切开真皮、皮下组织，在腹外斜肌腱膜层由远端向蒂部掀起真皮脂肪瓣，将蒂部的动静脉包裹在内，断蒂后即可移植。

5. 术中、术后并发症的诊断和处理

（1）常规抗凝处理，吻合血管可通过 Doppler 检测。

（2）术后常有不同程度的水肿，对症处理后会逐渐消失。

6. 经验和评述

血管化真皮脂肪瓣与传统的游离脂肪瓣相比，抗感染能力强，可大块移植，不易被吸收液化，移植后组织柔软，很少发生纤维化。近年来由于医用人工材料假体的应用，真皮脂肪瓣的应用有所减少，虽然如此，但仍有些病例可以应用血管化真皮脂肪瓣移植。

（张陈平　季　彤）

第18章 口腔颌面-头颈部介入诊断与手术

介入放射学是指在医学影像的监视和导引下，通过各种穿刺和导管技术，运用影像诊断学和临床诊疗学的基本原理，进行诊断和治疗各系统疾病的一门学科。其含义包括两个方面：一是采用介入放射技术获得病理学、细胞学、生理生化学、细菌学和影像学资料的一系列诊断方法；二是采用介入放射的方法和技术，结合临床治疗学原理，治疗各系统疾病的一系列治疗技术。

口腔颌面-头颈部的介入放射治疗最早可追溯到1904年Dawbon对颜面血肿供血动脉的栓塞治疗，但以后的发展相对较慢。目前，口腔颌面-头颈部介入放射学的内容主要包括：颈动脉系统的血管造影，颈动脉暂时性球囊阻断评价头颈部肿瘤患者对颈动脉切除的耐受程度，软组织动静脉畸形的栓塞治疗，颌骨高流速血管畸形的栓塞治疗，颈外动脉外伤性假性动脉瘤、动静脉瘘的介入诊治，以及恶性肿瘤的直接药物灌注化疗。

一、颈动脉血管造影术

1. 手术指征

(1)适应证：①面颈部动静脉畸形及血管源性肿瘤（如副神经节瘤等）的诊断；②血管损伤后形成假性动脉瘤或动静脉瘘；③了解口腔颌面部恶性肿瘤与颈动脉的关系；④评价患者对颈动脉切除后的耐受程度；⑤判定口腔颌面部深在间隙肿瘤的血供状况。

(2)禁忌证：①心、肾功能严重不全者；②严重高血压患者；③全身衰竭，不能耐受造影检查者。

2. 术前准备

(1)术前向患者交代造影的目的和可能出现的意外，并向患者解释造影过程，争取患者充分配合。

(2)出、凝血时间和过敏试验（包括造影剂和普鲁卡因）。

(3)穿刺部位常规备皮。

3. 麻醉与体位

局麻，儿童和不合作者给予镇静剂或做全麻。

4. 手术步骤

(1)穿刺部位在腹股沟韧带中点下2 cm股动脉搏动最明显处。在穿刺点皮肤做2 mm左右的小切口，经此穿刺股动脉。采用Seldinger技术交换穿刺针和动脉鞘。

(2)导管选择：颈内或颈外动脉造影时，成人用5 F(1 F＝0.33 mm)导管，少年或高龄者可选用4 F导管。在导管准备方面，需备用单弯、猎人头、Mini和猪尾巴型导管等。

(3)导管插入：根据主动脉弓3条血管开口的解剖关系，正确把握体外操作方法。通常左锁骨下动脉、左颈总动脉及无名动脉均从主动脉弓发出。无名动脉开口部在主动脉弓的右前方，左锁骨下动脉开口部在主动脉弓的左后方，左颈总动脉开口居中，右颈总动脉从无名动脉发出。当行右颈外动脉插管时，先将导管插到主动脉至升主动脉远端。然后再将导管后退，并逆时针方向旋转至无名动脉口向前推进，则可顺利进入右颈总动脉（相当于第4颈椎平面）。再将导管尖端转向前内方后，上升至第3颈椎水平，即进入右颈外动脉及其分支。左颈总动脉插管时，由于它自主动脉弓发出与远侧端呈锐角，其插入的难度较右侧大。当导管插入升主动脉后，逆时针方向旋转，使其尖端指向内上方，并慢慢退出，经无名动脉开口部，再退后左移 1 cm 左右至左颈总动脉开口部，导管尖端即能随血流转入左颈总动脉，再上升至颈外动脉。当导管插入左颈总动脉困难时，可在主动脉弓处利用猪尾巴型导管造影做路径（road mapping）引导，或选用 Mini 导管，选择性进入左颈总动脉。

（4）造影剂注射的速度和量：口腔颌面部血管造影一般采用 4～6 帧/s。颈总动脉注射造影剂的速度为 8 ml/s，总量为 12 ml（8～12 ml）；颈内动脉 10 ml（7～10 ml）；颈外动脉 5 ml（3～5 ml）；椎动脉 7 ml（5～7 ml）。

5. 术中、术后并发症的诊断和处理

（1）造影剂引起的并发症：①过敏反应。②中毒反应。由造影剂过量引起，主要表现为心动过缓、血压下降和神经毒性反应。③血栓形成。其原因为造影剂浓度过高，穿刺损伤血管内膜，以及碘剂促使血中红细胞皱缩和凝集等。

防治方法：①造影前常规做碘过敏试验；②操作过程中动作要轻柔；③避免对同一条血管反复多次穿刺、注药，严格掌握造影剂浓度和剂量。

（2）局部并发症：①局部血肿。多因造影后局部止血不当，少数由于使用抗凝剂所致，后者可发生于造影后 2～3 d。②足背动脉或桡动脉搏动减弱或消失。多由于穿刺或插管动作粗暴引起动脉痉挛。常为暂时性，在造影 2～3 d 后自行恢复。因与早期动脉血栓形成难以区分，因此术后应常规给予抗凝药物，并密切观察肢体血循状况。一旦发生供血不全，即应对症处理。③局部假性动脉瘤。发生率为 1‰，系局部血肿机化、形成纤维素包膜而致，需行手术切除。④引导钢丝或导管打结或断入血管内。术前仔细检查造影用具，可避免此种并发症。如发生打结，可从另一侧股动脉送入钢丝，在透视下解结。⑤损伤股神经、正中神经等。多因操作粗暴或造影剂渗漏刺激所致，可给予营养神经药物促其恢复。

（3）神经系统并发症：①癫痫。发生率为 2‰，与造影剂浓度、注射压力和微栓子有关，常为癫痫大发作。发生后应立即停止造影，给予抗癫痫药物。②动脉瘤破裂。发生率为 2‰，与注射压力过大有关，应立即组织抢救。③暂时性运动、感觉障碍。发生率 11‰，如一过性黑蒙、肢体无力、麻木及中脑综合征等。发生原因为凝血块脱落导致脑栓塞、造影剂毒性反应等。处理方法为立即拔出导管，吸氧，给予脱水剂和抗凝药物。

（4）其他并发症：包括心血管功能障碍、抽搐、喉痉挛等，可视情况对症处理。

6. 经验与评述

（1）为了解侧支循环，对口腔颌面部动静脉畸形患者应行全脑血管造影，包括双侧颈动脉、椎动脉，而且颈内、颈外动脉需分开造影。

（2）对颈外动脉结扎术后复发的动静脉畸形的血管造影，除必须行全脑血管造影外，还应包括甲状颈干的造影。这是因为颈外动脉结扎术后，甲状颈干常常开放，供应动静脉畸形。

（3）颈静脉球瘤患者的血管造影需包括双侧颈动脉、椎动脉，特别注意咽升动脉的显示。

二、颈动脉暂时性球囊阻断造影术

采用球囊阻断导管在血管内暂时性阻断颈总（内）动脉（temporary balloon occlusion，TBO），然后结合其他辅助手段，评价阻断过程中神经功能变化和脑血流代偿状态。

1. 手术指征

（1）检查可疑头颈部肿瘤与颈动脉粘连，手术中可能切除或永久性结扎颈动脉。

（2）CT 或 MRI 示肿瘤导致颈动脉周围脂肪间隙消失。

（3）B 超显示占位紧贴或包绕颈动脉。

禁忌证同颈动脉血管造影的禁忌证。

2. 术前准备

同颈动脉血管造影术。

3. 麻醉与体位

平卧位,局部麻醉。

4. 手术步骤

(1)术前先给患者肌肉注射苯巴比妥 0.1 g,静脉推注肝素 5 000 U,以后 20 U/(kg·h)静脉滴注维持。

(2)在患者镇静、清醒的状态下,采用 Selinger 技术经股动脉导入双腔球囊阻断导管,到达患侧分叉以上的颈内动脉,第 1 颈椎至第 3 颈椎水平。

(3)透视下向球囊内缓慢注入造影剂,充盈球囊 18~30 min。于对侧股动脉导入造影导管并到达患侧球囊下,造影证明患侧颈内动脉完全阻断后,再将造影导管插至健侧颈动脉,并行造影观察 Willis 环的交通情况(图 18-1)。

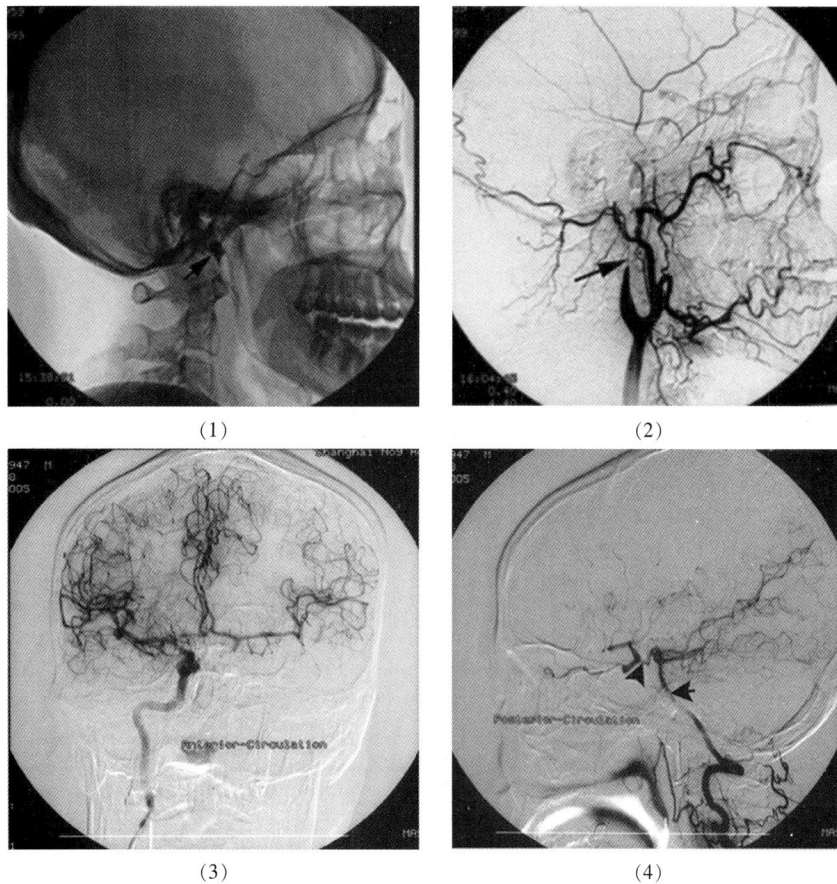

(1) (2)
(3) (4)

图 18-1 颈动脉暂时性球囊阻断试验

(1)头颅侧位片显示扩张的球囊位于第 1 颈椎上部;(2)颈总动脉的 DSA 显示颈内动脉完全为球囊阻断,仅有颈外动脉及分支显示;(3)阻断对侧的颈内动脉 DSA 显示大脑前交通良好;(4)阻断后,患侧的椎动脉造影见椎动脉与颈内动脉交通良好

(4)观察并记录球囊阻断前后神经系统的变化,一旦患者出现神经体征,应立即释放球囊。

(5)试验结束,球囊排空后,再次行双侧颈动脉造影,观察患侧颈动脉球囊阻断后是否通畅及 Willis 环的交通情况。

根据医院条件,酌情考虑是否结合正电子发射断层计算机扫描(SPECT),以进一步评价脑血流情况。

5. 术中、术后并发症的诊断和处理

颈动脉破裂或颈动脉内膜剥脱是非常严重的并发症,其主要原因是:①受试者的动脉已被肿瘤侵及并变窄;②受试者的动脉变异或严重的动脉硬化使插管困难。

预防措施:①如遇插管不顺利或造影时发现颈动脉已受侵变窄,应将球囊放在病灶近端;②实验结束时,须把导管退至阻断处的近端,再次行颈动脉造影,并与基础颈动脉造影比较,以了解阻断处的颈动脉是否损伤及远端血管是否栓塞。

治疗措施:①颈动脉破裂应行紧急手术修补、结扎或血管内支架治疗;②颈动脉内膜剥脱主要行对症治疗,如脑保护、升高血压、扩容、稀释血液等。

其余同颈动脉血管造影。

6. 经验与评述

(1)颈动脉切除或永久结扎,只有在患者能通过颈动脉的45 min球囊阻塞,并在SPECT阻断试验时和基础状态的患侧/对侧放射性计数之比大于90%时,方可进行。

(2)本试验创伤较大,须严格掌握适应证。

(3)球囊应放置在颈内动脉,并远离颈动脉窦。如果受试者的动脉已被侵及,则球囊应放置在病灶近端的颈内动脉,以免捅破颈动脉或损伤内膜形成血栓。

(4)不可采用脱球囊在血管内膨胀而临时阻断颈动脉的方法。与以往的Matas试验相比,其阻断可靠、明确、安全且有很好的重复性。

(5)球囊暂时性阻断技术结合SPECT等其他手段评价颈动脉的必要性,在于可直观地反映脑血流形态,同时揭示脑血流的功能状态,使评价更客观、更精确。

(6)阻断试验应在局麻下进行,保持患者清醒,有利于神经系统检查。

三、软组织动静脉畸形栓塞术

颅面部软组织动静脉畸形又称为"蔓状血管瘤",主要表现为界限不清的软组织膨隆,表面皮肤颜色正常,或伴毛细血管扩张,或暗红色。邻近下方有扩张的淡蓝色静脉,触诊可触及搏动,听诊可闻及吹风样杂音。病变后期,特别是在颈外动脉结扎术后,颅面部的正常皮肤和黏膜由于病变的"盗血"而发生缺血性溃疡或坏死(图 18-2)、颈静脉怒张(图 18-3)、上腔静脉压力增大并致心界增宽,出现心衰。自缺血性溃疡或坏死处可发生难以控制的出血,患者常需急诊救治。软组织动静脉畸形以介入栓塞治疗为主,辅以手术治疗。手术治疗仅限于介入栓塞后仍需改善外观的患者,病变的不彻底切除会促进其恶化。

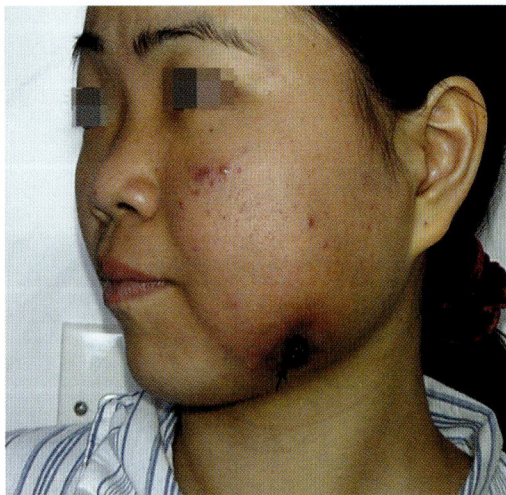

图 18-2 左面部动静脉畸形

患者侧面像显示左面部皮肤色暗红,由于病变"盗血"而呈现局部坏死

1. 手术指征

动静脉畸形一经诊断,则需考虑进行介入栓塞治疗。急性出血患者在出血得以有效控制后,方可进行介入栓塞治疗。

2. 术前准备

同颈动脉血管造影术。

3. 麻醉与体位

平卧位。依据病变的大小,回流的快慢,

是否存在出血倾向及选用栓塞剂的种类,选择局麻
或全麻。

4. 手术步骤

（1）血管造影：数字减影血管造影（digital
subtraction angiography, DSA）能进一步明确动静脉
畸形的诊断,并清楚地显示其详细的血管构筑,是制
订治疗措施必须要进行的检查。检查包括两侧的颈
外动脉、两侧颈内动脉和两侧椎动脉。颈外动脉结扎
术后动静脉畸形复发的患者,还需进行甲状颈干的造
影。颅面部软组织动静脉畸形的特征性 DSA 表现包
括：团状、结节状畸形血管巢,增粗、增多的供应动脉,
早现、扩张的引流静脉（图 18-4）。由于畸形血管巢
内血液流速增加、流量增大,供应畸形血管巢的动脉
增粗,可为单支或多支,供养动脉的来源与畸形血管
巢的部位有关。位于颅面上 1/3 和鼻背部软组织的动
静脉畸形,供血来自颈内动脉,其余一般都来自颈外

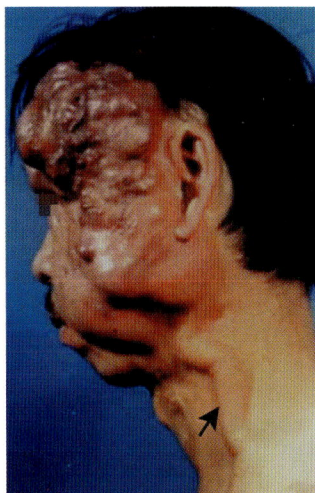

图 18-3　左颞面部动静脉畸形颈外动脉结扎术后
患者侧面像显示左颈外静脉（箭头所指处）
在颈外动脉结扎后怒张、增粗

动脉。畸形血管巢的引流静脉明显增粗、迂曲,在动脉相与畸形血管巢同时显影。伴高流量动静脉瘘、范
围大的动静脉畸形时,大量的血液进入动静脉畸形病灶内,造成病变远端血管显示不清,即为"盗血"
现象。

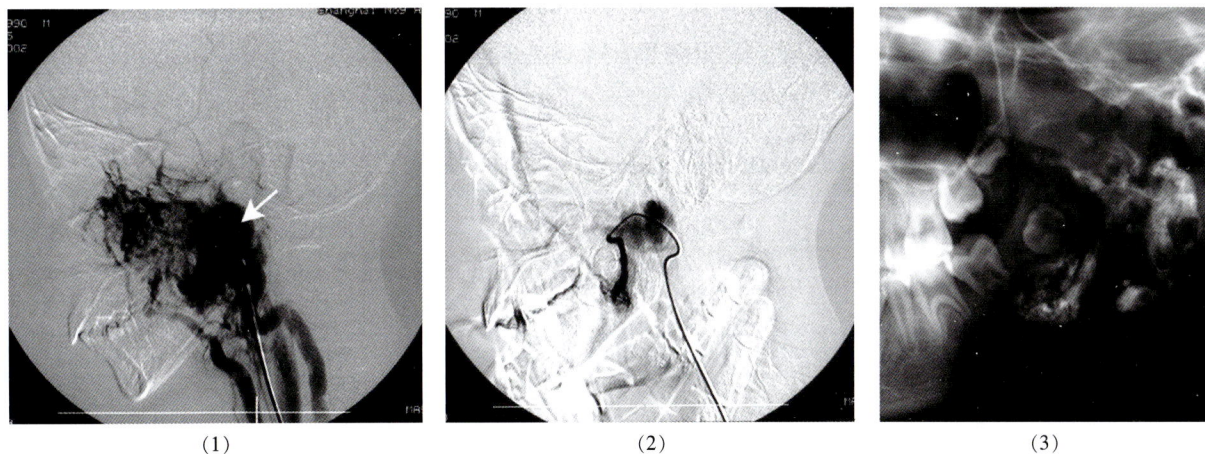

（1）　　　　　　　　　　　（2）　　　　　　　　　　　（3）

图 18-4　左下颌部动静脉畸形
（1）颈外动脉侧位 DSA 显示左下颌部异常血管团,动脉期可见颈内、颈外静脉和面前静脉扩张、引流；
（2）手指压迫颈部静脉后行 NBCA 栓塞；（3）栓塞后可见畸形血管团和引流静脉近端完全为 NBCA 筑型填充

（2）栓塞材料的选择：颅面部软组织动静脉畸形常用的栓塞材料有 PVA（polyvinyl alcohol）颗粒、二氰基
丙烯酸正丁酯（N-butyl-2-cyanoacrylate, NBCA）和无水乙醇（ethanol）等。宜根据病变的性质、栓塞的目的、回
流静脉出现的早晚,以及侧支循环情况选择相应的栓塞剂。PVA 颗粒是一种中期栓塞材料,栓塞再通率高,
用于不适于 NBCA 栓塞的动静脉畸形病例或手术前的辅助性栓塞。颅面部栓塞常用的 PVA 颗粒直径一般
在 150～250 μm。NBCA 是一种液体栓塞剂,进入体内与血液接触后聚合,聚合时间与 NBCA 的浓度有关。
NBCA 栓塞再通率低,可作为一种永久性栓塞材料,是目前世界范围内在动静脉畸形栓塞中使用最广泛的
栓塞材料。最近,美国学者推出的 Onyx,可克服 NBCA 粘管的缺点,有望成为新型的栓塞剂。由于 NBCA、
PVA 和 Onyx 不能破坏异常血管团的内皮细胞,即使充分栓塞后也还会再生异常腔道而导致病变的复发。
无水乙醇是目前唯一可达到治愈动静脉畸形治疗目的的液体栓塞剂。它不仅可以治愈动静脉畸形,还可以

在治愈动静脉畸形的基础上消除占位病变，达到改善外观的目的。无水乙醇通过使细胞脱水和脱髓鞘改变直接破坏血管内皮，使接触的血红蛋白变性并直接破坏作为动静脉畸形复发根源的血管内皮细胞，从而达到动静脉畸形的治愈效果。应用时切勿将乙醇注入正常组织间隙和供应动脉内，那样会导致它所供应的神经、肌肉和结缔组织的坏死。PVA、液体组织胶和弹簧圈也可应用于颅面部软组织动静脉畸形的栓塞治疗，其作用仅限于物理性堵塞，可降低病变的流速，控制并发症的发生及手术前的辅助性栓塞。

（3）输送器置位：通过微导管技术或者直接穿刺的方法，将栓塞材料的输送器送至动静脉畸形异常血管团的中央。直接造影只能显示异常血管团和回流静脉，而无供应动脉显示时，即证明其准确置位（图18-5），此时方可注入栓塞剂。回流速度过快时，需在压迫颈静脉的辅助下进行栓塞。

（4）栓塞后的血管造影显示异常血管团消失后，即停止栓塞。

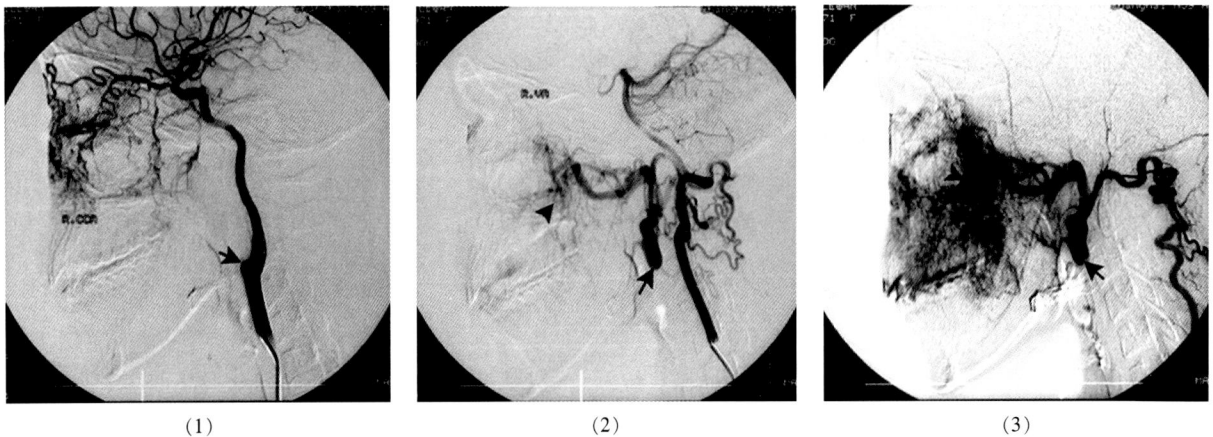

（1）　　　　　　　　　　　　（2）　　　　　　　　　　　　（3）

图18-5　左颌面部动静脉畸形颈外动脉结扎术后

（1）颈总动脉侧位 DSA 显示颈外动脉（箭头所指处）已结扎，颈内动脉多个分支扩张供应病变；

（2）椎动脉通过枕动脉与颈外动脉结扎远端（箭头所指处）相通，上颌动脉相连供应病变（短箭头所指处）；

（3）甲状颈干也与颈外动脉结扎远端（箭头所指处）相通，上颌动脉供应病变（短箭头所指处）

5. 术中、术后并发症的诊断和处理

颅面部软组织动静脉畸形栓塞术中并发症主要包括：

（1）栓塞剂误入颈内动脉系统：面中 1/3 区动静脉畸形的血供有时部分来自颈内动脉分支，如眼动脉、圆孔动脉和翼管动脉。有时上颌动脉的脑膜中动脉支与眼动脉及颞浅动脉与眼动脉均有交通，这时如不能在栓塞前的造影中及时发现，栓塞剂则容易误进入颈内动脉，从而导致失明、偏瘫及其他神经系统受损的症状。这时主要采取扩容及神经营养治疗。这种严重的并发症一旦发生，往往不能完全恢复。

（2）栓塞剂误入肺：颅面部动静脉畸形均通过颈外静脉、颈内静脉和腔静脉回流至肺部。对于流速较快的动静脉畸形进行 NBCA 栓塞时，如不进行压颈或压颈不充分，栓塞剂常会误入肺，这时患者表现为剧烈的呛咳、胸前区不适及呼吸困难。此时应予吸氧、静脉推注激素及抗感染治疗。

（3）局部软组织坏死：主要是栓塞导管未达到动静脉畸形的病灶时进行 NBCA 或无水乙醇栓塞所致。这种并发症主要发生在耳后动脉和面横动脉供血的病例中。临床表现为皮肤颜色变黑、部分组织坏死及脱落。一旦发生，可行局部加热，剪除局部坏死组织，清洗创面并酌情考虑行二期的整复治疗。另外，颈外动脉的咽升动脉与椎动脉有丰富的吻合，应禁止使用液体或颗粒状栓塞剂。除了舌动脉和甲状腺上动脉外，颈外动脉的其他分支与颅内血管均有程度不同的异常吻合，这些血管的栓塞有可能造成眼动脉或其他分支的栓塞。

6. 经验与评述

（1）颅面部软组织动静脉畸形的栓塞治疗，应在局部急性出血得以控制的前提下进行。控制局部急性出血的措施包括：①局部压迫；②表面破溃处缝合；③颈外动脉的暂时结扎。该过程中严禁采取颈外动脉永久性结扎的方法进行止血,这是因为该方法不仅不能达到永久止血的目的,而且会促进病变的快速加剧并阻止了进一步栓塞治疗的进行。如果发现出血可能误入呼吸道并影响呼吸道的通畅时,应尽早采取预防性气管切开术。

(2)栓塞治疗的关键是直接消灭异常血管团,禁忌行供血动脉的结扎或堵塞,这样不仅不能治疗病变,相反还会进一步促进病变的发展。

(3)无水乙醇是目前唯一可治愈动静脉畸形的液体栓塞剂。它不仅可以治愈动静脉畸形,还可以在治愈动静脉畸形的基础上消除占位性病变,达到改善外观的目的,因此是软组织动静脉畸形首选的栓塞剂。

(4)根据血管构筑的不同,软组织动静脉畸形大多可分为浸润型、病灶型和动静脉瘘型。其中病灶型和动静脉瘘型动静脉畸形,需行无水乙醇栓塞;而对于浸润型动静脉畸形,病变弥散,动静脉间的微瘘所致的脉压不足,需将无水乙醇稀释后进行栓塞。

(5)面上 1/3 及鼻背部动静脉畸形的血供来自颈内动脉的眼动脉支,血管内栓塞有导致失明的危险。该部位动静脉畸形的治疗应以局部穿刺,给予无水乙醇栓塞为主(图 18 - 6)。

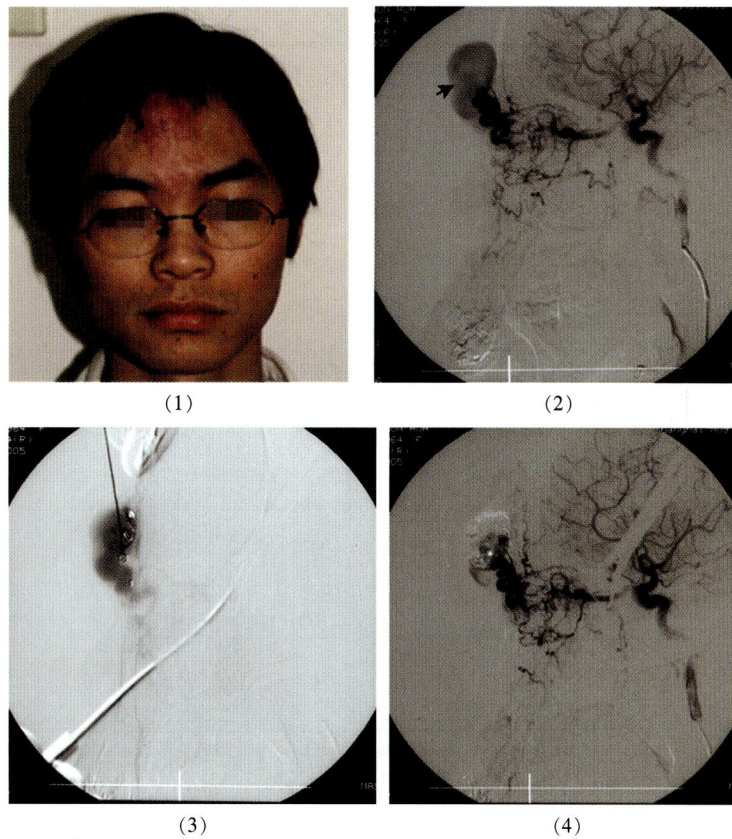

(1)　　　　　　　　　　　　(2)

(3)　　　　　　　　　　　　(4)

图 18 - 6　前额部异常软组织动静脉畸形

(1)前额部异常软组织膨隆,色暗红,触诊有搏动;(2)颈内动脉的侧位 DSA 显示前额部异常血管团,眼动脉供应该病变;
(3)局部穿刺见局部异常血管团形成;(4)局部穿刺栓塞后的颈内动脉 DSA 显示前额部异常血管团完全消失

四、颌骨高流速血管畸形栓塞术

　　颌骨高流速血管畸形，以往被称为颌骨中心性血管瘤，多为先天性病变，也可继发于颌骨外伤之后。该病发病率较低，上、下颌骨及椎体是能发生骨内高流速血管畸形的骨骼。这是由于这些骨骼内有穿越骨髓腔的动静脉血管束。颌骨高流速血管畸形，临床主要表现为反复、少量的口腔内自发性出血或难以控制的急性牙槽窝出血。急性出血主要发生在儿童替牙期，可以因牙松动拔牙引起，亦可由乳恒牙的交替或误诊手术所致。出血也可发生在颌骨、牙发育完成之后。急性出血前多有反复牙周围渗血的先兆，也可以大出血为首发症状，多伴有牙松动。病变可仅限于颌骨内，也可伴发周围软组织的动静脉畸形。由于该出血凶猛及难以控制，常有出血致死的报道。如果临床怀疑颌骨高流速血管畸形，严禁取病检进行诊断。颌骨高流速血管畸形以往以手术治疗为主，手术方式多采用颌骨切除术或颌骨病变刮治术。该手术不仅风险高、出血多，还会给患儿造成严重的容貌破坏和咀嚼功能降低；其次，即使颌骨切除后，颌骨周围的软组织病变还会继续发展，导致新的出血、溃疡和颈静脉高压。颌骨高流速血管畸形治疗的最高目标是在控制急性出血和预防可能引起的大出血的基础上保留颌骨和牙列的完整性，介入栓塞是首选的治疗模式，手术切除和刮治仅作为介入栓塞的补充。

1. 手术指征

　　颌骨高流速血管畸形一经诊断，则需考虑进行介入栓塞治疗。急性出血患者在出血得以控制后方可进行介入栓塞治疗。

2. 术前准备

　　同颈动脉血管造影术。

3. 麻醉与体位

　　全麻，平卧位。

4. 手术步骤

　　(1)血管造影：数字减影血管造影能进一步明确颌骨高流速血管畸形动静脉畸形的诊断并清楚地显示其详细的血管构筑，是制订治疗措施必须要进行的检查。检查包括两侧的颈外动脉和两侧的颈内动脉。颈外动脉结扎术后动静脉畸形复发的患者，还需进行两侧椎动脉和甲状颈干的造影。根据血管造影及术前的CT检查，颌骨高流速血管畸形区分为动脉畸形和动静脉畸形。颌骨动静脉畸形的DSA表现为牙槽骨后部在动脉早中期出现的异常血管团(又称"静脉池")，并持续到静脉畸形的晚期。该异常血管团与回流静脉相通，并在CT上表现为牙槽骨的单囊状扩张。在上颌骨，供应动脉为上颌动脉的上牙槽后动脉；在下颌骨，供应动脉主要为上颌动脉的下牙槽动脉。供应动脉的超选择造影可见它以多个纤细分支形式供应异常血管团。颌骨的动脉畸形在CT上呈现为多囊样的骨密度降低区，血管造影表现为弥散状的异常血管团着色，供应动脉呈蟹爪状侵入颌骨内，无明显的静脉池形成，亦无扩张的回流静脉显示。动脉畸形以血管内超选择栓塞治疗为主，颌骨内动静脉畸形以局部穿刺给予栓塞治疗为主。

　　(2)栓塞材料的选择：颌骨高流速血管畸形常用的栓塞材料有弹簧圈、NBCA和无水乙醇。宜根据病变的类型有机组合上述栓塞剂。对于颌骨内动静脉畸形，应首先释放弹簧圈，降低病变流速后再注入NBCA和无水乙醇；颌骨内动脉畸形则以血管内超选择注入液体栓塞剂为主。近年来，我们以无水乙醇取代了组织胶栓塞治疗颌骨内高流速血管畸形，取得了阶段性成功。与组织胶相比，无水乙醇栓塞治疗颌骨内高流速血管畸形的主要优势表现为：不易引起异物反应和感染；更易达到异常血管团内的充分弥散并可破坏其内皮细胞，栓塞效果更长久；还可以显著改善被侵犯的邻近软组织，包括皮温降低、肤色改善，以及扩张的回流静脉复原。

　　(3)输送器置位：对颌骨内动脉畸形，通过微导管技术到达颌骨内病变处(图18-7)；对颌骨内动静脉畸形,主要采用局部穿刺,到达颌骨内异常血管团(图18-8),造影证明其准确置位,即造影显示异常血管团和回流静脉后,再注入栓塞剂。

(4)栓塞后造影:栓塞后造影显示异常血管团消失后,停止栓塞。

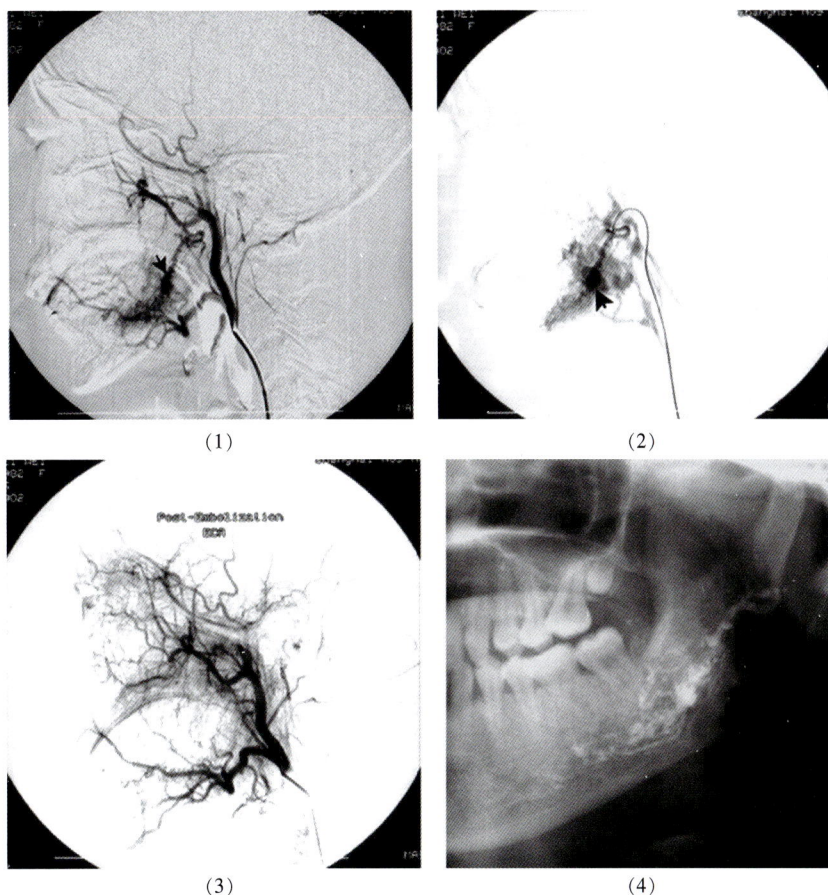

(1)　　　　　　　　　　　　(2)

(3)　　　　　　　　　　　　(4)

图18-7　左下颌骨动脉畸形

(1)左颈外动脉侧位DSA显示左下颌部异常血管团(箭头所指处);(2)左下牙槽动脉的超选择性造影见下颌骨内异常血管团(箭头所指处);
(3)栓塞后的左颈外动脉侧位DSA显示畸形血管团完全消失;(4)曲面断层(局部像)显示左下颌骨内的NBCA筑型

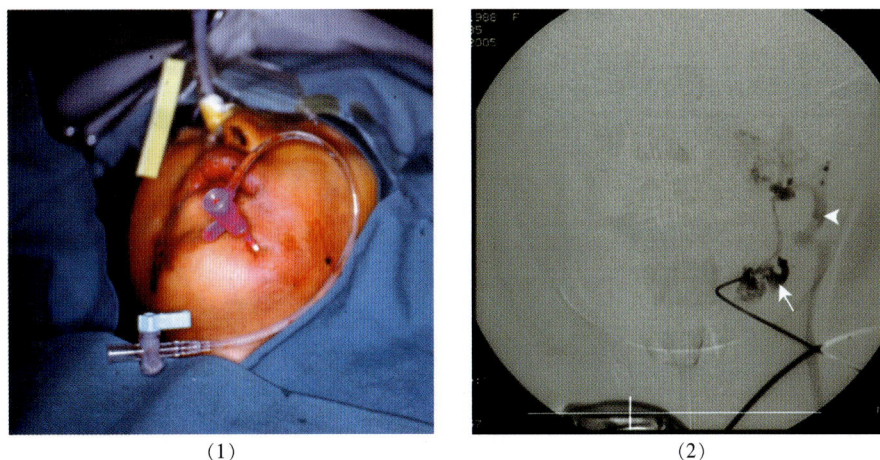

(1)　　　　　　　　　　　　(2)

图18-8　左下颌骨动静脉畸形

(1)动脉鞘自颏孔引入下颌骨内病变处;(2)自动脉鞘造影见下颌骨内异常血管团(长箭头所指处)和回流静脉(短箭头所指处)

5. 术中、术后并发症的诊断和处理

颌骨动静脉畸形介入栓塞的并发症可以出现在栓塞术中，也可以出现在栓塞术后。栓塞术中的并发症包括：①牙槽窝出血，造成出血性休克或呼吸道梗阻。出血主要是由于病灶内压力增高所致，这种压力多来自全麻气管插管时胸腔内压力一过性增高、动脉造影时造影剂对病灶的高压刺激及动脉栓塞时为避免液体栓塞剂误流入肺栓塞而行颈部压迫。②栓塞剂误流入肺，由于病变血流速度较快，组织胶未能在病灶内形成铸型，从而自颈部的回流静脉和腔静脉入肺。③栓塞剂注入或释放的量，不能有效地止血或导致病变进一步发展。④栓塞剂注入量过多，误栓塞到其他部位。

颌骨动静脉畸形的介入栓塞术，应该在备血和插管全麻下进行，这样便可有效地避免失血性休克和呼吸道梗阻的发生。对于流速较快的病例，应在压颈下注入液体栓塞剂。液体组织胶一旦误入肺部，患者会发生剧烈的咳嗽。这时应立即停止注射，并同时给予吸氧、静脉推注地塞米松；栓塞结束后，予以系统消炎和消肿。选择弹簧圈作为栓塞材料时，弹簧圈的直径应该大于回流静脉的内径，这样一来，栓塞剂误入肺部便可得到有效控制。如果单个、直径较小的弹簧圈脱落，则经颈静脉、上腔静脉、右心房和右心室到达肺动脉，往往不会引起严重的并发症。栓塞术后常规消炎、消肿便可控制该并发症的发展。下颌骨高流速血管畸形的介入栓塞应该在标准的血管造影机上进行，介入栓塞过程中应反复造影并在动脉造影的静脉期观察是否有异常血管团残留，这样便可避免栓塞剂注入量过多或不足。

栓塞术后的并发症包括：①栓塞术后感染；②栓塞物裸露、排出；③栓塞后局部再渗血；④栓塞后局部反复肿胀、瘙痒。

颌骨内的病变通过牙槽窝与口腔相连，病变区本身便是一个感染环境。栓塞术后应严密封闭手术创面并进行系统消炎，这不失为控制术后感染的有效措施。另外，栓塞剂注入过量也会造成术后的感染，因此栓塞术中应该严格掌握栓塞剂的注入量。病变区松动最明显的牙常是第一磨牙，应该尽量保留该牙；同时，也应尽量避免去除牙槽骨，以更好地封闭手术创面，否则容易导致栓塞物裸露和感染。在组织胶栓塞术后，部分患者会感觉术区反复肿胀、瘙痒，这是由于患者对栓塞物中含有的碘剂过敏所致。随着时间的延长，组织胶中的碘剂会逐渐被吸收，该症状也会逐步消失。在碘剂吸收前，如果症状较重，可以进行抗过敏的对症治疗。

6. 经验与评述

（1）忌行颈外动脉结扎术进行治疗和止血：严禁行颈外动脉结扎治疗下颌骨高流速血管畸形或者控制下颌骨动静脉畸形的急性出血。由于与回流静脉相连的下颌骨内异常血管团是低压的"盗血区"，一侧颈外动脉结扎后，对侧的颈外动脉、患侧的颈内动脉及患侧椎动脉都会开放侧支循环供应病变区，使血供量较先前更多、血供速度较先前更快，从而会出现更严重的出血；同时，通过动脉栓塞或造影的常规通路也已被阻塞。

（2）忌行颈外动脉或其分支的弹簧圈栓塞：部分放射介入医师对该病的病理机制认识不够深入，采用颈外动脉或其分支的弹簧圈栓塞来治疗该病，这种栓塞后果类似于颈外动脉结扎。

（3）切勿仅注意了出血侧的颌骨，而忽略了同时患病的对颌或对侧颌骨：颌骨高流速血管畸形可以在双侧下颌骨或者上、下颌骨同时罹患。对颌骨高流速血管畸形行介入栓塞时，切勿仅注意了出血侧的颌骨而忽略了同时患病的对颌或对侧颌骨。X线片的信息不足以明确对颌或对侧的颌骨是否患有颌骨高流速血管畸形，需结合 CT 和血管造影。

（4）颌骨动静脉畸形治疗成功的关键：应消除颌骨内动静脉间的异常吻合。一旦颌骨内异常血管团被弹簧圈填塞和无水乙醇破坏，血液不能在此积聚，便可以完全消除出血的隐患。颌骨高流速血管畸形通过单纯的栓塞治疗可以达到完全治愈的目的。我们最长的随访病例已经超过 10 年，随访的数字减影血管造影（DSA）显示异常血管团完全消失，随访的 X 线片显示栓塞弹簧圈的周围充满新生的骨小梁（图 18－9）。颌骨高流速血管畸形成功介入栓塞后，牙槽窝的出血迅速得以控制，相邻扩张的静脉复原，邻近波及的皮肤搏动和震颤消失，皮温下降。

（5）颌骨高流速血管畸形需根据不同情况分类治疗。

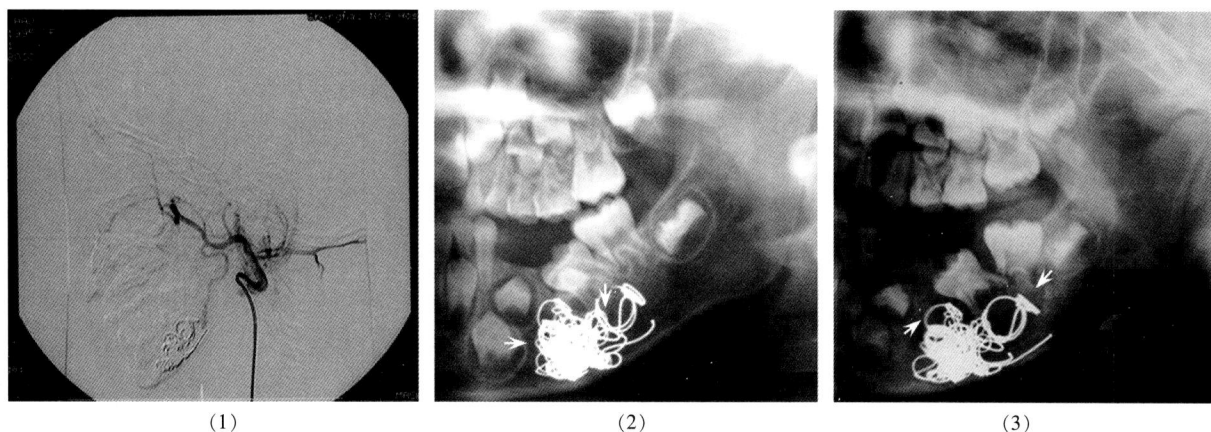

(1)   (2)   (3)

图18-9 左下颌骨动静脉畸形
(1)随访的DSA显示左下颌骨内无异常血管团显示；
(2)治疗早期的曲面断层(局部像)显示栓塞弹簧圈位于下颌骨内,周围为低密度的病变区(箭头所指处)；
(3)治疗36个月后的曲面断层(局部像)显示栓塞弹簧圈位于下颌骨内,周围新骨形成,替代原低密度的病变区(箭头所指处)

五、假性动脉瘤的介入治疗

颈外动脉损伤后,依据不同的伤情,有部分可在损伤动脉旁形成局限性血肿,继而血肿迅速凝集为血凝块和血栓,其外层被反应性纤维组织包裹。此时,血肿与损伤动脉不相连通。在动脉的持续搏动冲击下,血肿中的血凝块逐渐溶解,血栓也逐渐收缩,血肿内出现腔隙。当损伤动脉破口处血凝块溶解或脱落时,动脉血涌入血肿腔隙,形成与动脉搏动频率一致的搏动性血肿,即为假性动脉瘤。破裂出血是假性动脉瘤自身发展的必然趋势,而颈外动脉假性动脉瘤的破裂出血是直接威胁生命的急症,需立即采取措施进行处理。血管内介入栓塞治疗为颈外动脉假性动脉瘤的首选治疗方式。血管内介入治疗的原则为栓塞颈外动脉破口的近、远心端,而不必处理假性动脉瘤本身。假性动脉瘤是血管破裂后形成的血肿,无包膜形成,一旦所有的供血动脉栓塞后,可自行吸收。

1. 手术指征

假性动脉瘤一经诊断,需立即进行介入栓塞治疗。

2. 术前准备

同颈动脉血管造影术。

3. 麻醉与体位

平卧位,全麻。

4. 手术步骤

(1)血管造影 DSA 可显示损伤动脉管壁破裂,造影剂外溢,可呈喷射状,管腔外形成一圆形、椭圆形或葫芦形囊腔,显影持续至静脉畸形晚期。颅面部的假性动脉瘤多由损伤致颈外动脉系统血管破裂引起,常并发动静脉瘘。可分为两类:①主干型:血管破裂位于颈外动脉主干(图18-10)。②末梢型:血管破裂位于颈外动脉分支末梢(图18-11)。主干型的假性动脉瘤在造影的动脉早期便可显示,末梢型假性动脉瘤常在血管造影的静脉后期方可显示;并

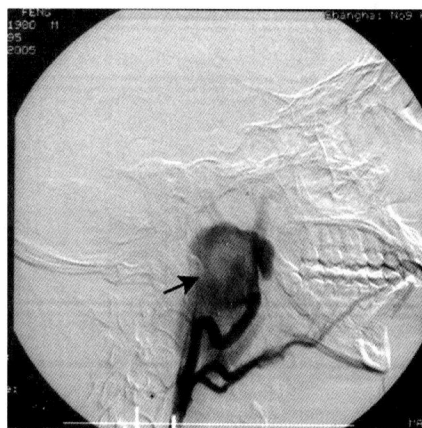

图18-10 右颈外动脉主干外伤性假性动脉瘤
右颈外动脉侧位 DSA 显示颈外动脉主干破裂,形成异常血管团(箭头所指处)

613

发动静脉瘘时假性动脉瘤与颈静脉交通，颈静脉提前显示；异常血管团的远中段血管由于"盗血"常显示不清（图18-12）。DSA检查可帮助了解动脉瘤的部位、大小、范围、血管壁情况、动脉分支是否累及、有无侧支循环及与邻近组织和器官的关系。

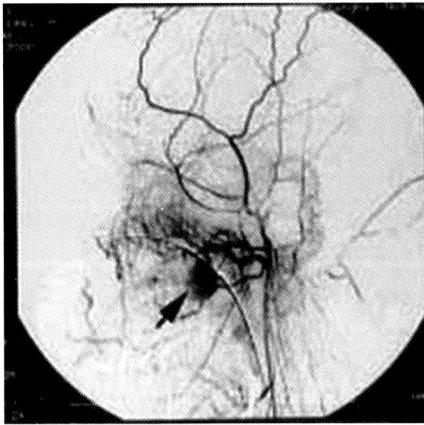

图 18-11　左颈外动脉末梢外伤性假性动脉瘤
左上颌动脉侧位 DSA 显示其末梢
支形成异常血管团（箭头所指处）

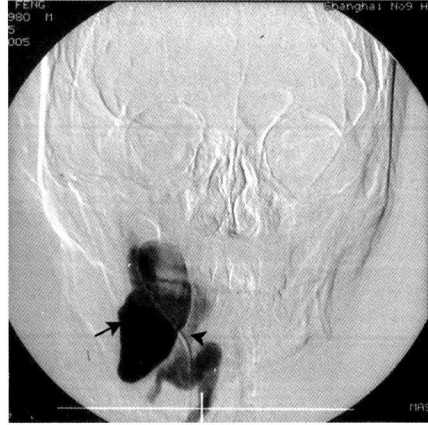

图 18-12　右颈外动脉主干外伤性假性动脉瘤合并动静脉瘘
右颈外动脉假性动脉瘤内造影显示假性动脉瘤（长箭头所指处）
与颈外静脉（短箭头所指处）交通

（2）颈外动脉主干假性动脉瘤的介入栓塞材料以弹簧圈为主。介入栓塞的关键是将导管引至假性动脉瘤的远心端，并首先进行远心端栓塞（图18-13），然后再将导管退至颈外动脉破口的近心端进行栓塞。由于颈外动脉主干假性动脉瘤常合并动静脉瘘，自颈外动脉引入的导管顺着血流更易进入瘤体内静脉端，而假性动脉瘤的远心端由于动静脉瘘的"盗血"常显示不清。此时，术者需要足够的信心和耐心，反复、轻柔地寻找远心端。我们的经验表明，这时最好选用头端较硬的造影导管指向远心端，然后用导丝进行选择。如果利用微导管选择远心端，由于其头端过软，在瘤体内就被冲入静脉端，难以进入远心端。如果反复尝试后也不能通过血管内近心端将导管引入假性动脉瘤的远心端时，可以将颞浅动脉切开暴露，逆行引入导管到达假性动脉瘤远端的颈外动脉主干进行栓塞。

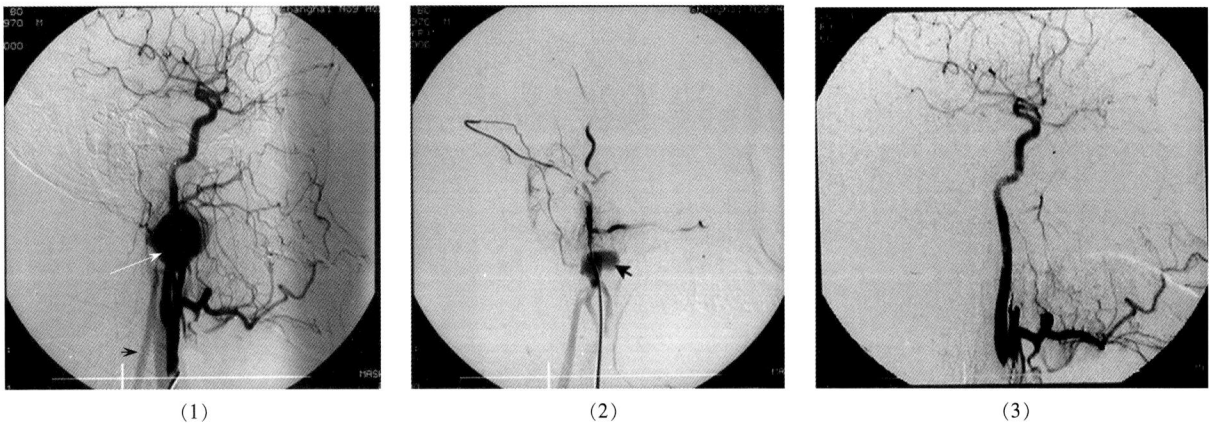

| (1) | (2) | (3) |

图 18-13　右颈外动脉主干外伤性假性动脉瘤合并动静脉瘘
（1）右颈总动脉造影见颈外动脉破裂形成假性动脉瘤（长箭头所指处）并与颈外静脉（短箭头所指处）交通；（2）造影导管通过假性动脉瘤（箭头所指处）到达颈外动脉远端分支；（3）栓塞后的右颈总动脉造影见假性动脉瘤及颈外动脉远端分支不再显示

颈外动脉主干假性动脉瘤近、远心端栓塞后，需行同侧颈内动脉和颈外动脉及对侧颈外动脉造影，在动脉造影的静脉期仍然无异常血管团显示时，方可结束手术。增强 CT 扫描也可作为疗效评估和随访的手段。颈外动脉主干假性动脉瘤的成功栓塞表现为增强 CT 扫描，原明显强化的异常软组织密度影完全消失;在随访的增强 CT 上,也未见强化的异常密度影(图 18-14)。

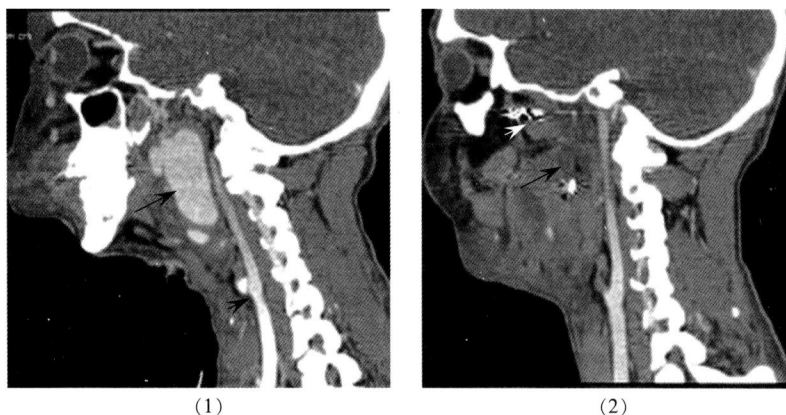

图 18-14　右颈外动脉主干外伤性假性动脉瘤
(1)增强 CT 的重建矢状面显示面深间隙的假性动脉瘤表现为异常高密度占位影(长箭头所指处),颈内动脉连续(短箭头所指处);
(2)栓塞后的增强 CT 的重建矢状面上可见原异常高密度占位消失(长箭头所指处),以及其近、远端的栓塞弹簧圈(短箭头所指处)

颈外动脉主干的假性动脉瘤成功栓塞后,可以达到影像学和临床上的完全治愈,表现为搏动性肿块完全消失,未再有耳鸣和杂音。

(3)颈外动脉分支假性动脉瘤的介入栓塞也应堵塞损伤血管的近、远心端,对该类末端、较小的假性动脉瘤,也可直接栓塞瘤体。发生在颞部,源于颞浅动脉的假性动脉瘤常合并动静脉瘘并引起回流静脉的瘤样扩张,对该类病例微导管常常难以越过假性动脉瘤到达其远心端,这时可进行经皮直接穿刺栓塞的方法,介入栓塞的材料以弹簧圈为主;栓塞不足时辅以组织胶。禁行假性动脉瘤供血动脉近端的弹簧圈栓塞或手术结扎,这种处置会使假性动脉瘤远心端的血液反流,假性动脉瘤不能闭合、吸收。

5. 术中、术后并发症的诊断和处理

颈外动脉假性动脉瘤介入栓塞术中的并发症主要包括假性动脉瘤破裂出血、栓塞材料误入肺,以及栓塞不充分、栓塞后临床症状未得到改善。假性动脉瘤在介入操作过程中的破裂出血是非常严重的并发症,这便要求在介入操作过程中必须动作轻柔,尽量避免刺激瘤壁的动作。位于面深间隙的假性动脉瘤,在介入栓塞前应常规备血。一旦发生出血,只能在采取局部压迫止血和输血的同时完成介入治疗。颈外动脉假性动脉瘤的栓塞材料主要包括弹簧圈和组织胶,其中栓塞弹簧圈误入肺的原因包括:选择的弹簧圈直径过小,或者是在合并动静脉瘘的假性动脉瘤内行弹簧圈栓塞。避免发生该并发症的措施包括:栓塞前要测量栓塞血管的直径,要选择大于血管直径的弹簧圈;对于伴明显动静脉瘘的假性动脉瘤病例,禁止在瘤体内直接填塞弹簧圈进行栓塞。这一方面可以避免弹簧圈经过动静脉瘘误入肺,另一方面还可避免过量的填塞造成假性动脉瘤的破裂。我们的临床经验表明:单个弹簧圈误入肺,可以不出现任何临床症状。当使用组织胶进行补充栓塞时,如果发现有较明显的动静脉瘘存在,则需要在压迫回流静脉下进行组织胶推注。如果栓塞弹簧圈或组织胶误入肺,则需行大剂量的抗生素消炎及对症治疗。颈外动脉假性动脉瘤栓塞不充分的原因,主要包括栓塞材料选择不当、瘤体内填塞,以及仅行假性动脉瘤的近心端栓塞。弹簧圈是颈外动脉假性动脉瘤最主要的栓塞材料,栓塞不充分时可酌情行 NBCA 的补充栓塞,可脱球囊不宜行颈外动脉假性动脉瘤栓塞的治疗。发生在颈外动脉主干、较大的假性动脉瘤,没有包膜,瘤体内的填塞不能解决问题,同时还有造成动脉瘤破裂的危险;另一方面,由于假性动脉瘤的远心端常常不易引入导管,这时如果仅行近心端的栓塞,远心端逆流的血液仍会供应假性动脉瘤,导致不全栓塞。

6. 经验与评述

(1)颈外动脉假性动脉瘤的及时明确诊断具有重要的意义。这是因为假性动脉瘤形成后,如盲目行诊断性穿刺可能使瘤体压力增高而突然破裂,造成出血性休克甚至死亡。若误以为是其他性质的包块而草率手术切除,未行充分术前准备,则可能引起严重后果。若未认识到其严重后果把限期手术变为择期手术,则有可能造成瘤体突然破裂或动脉栓塞等严重后果。

（2）颈外动脉主干的假性动脉瘤的介入栓塞材料以弹簧圈为主。介入栓塞的关键是将导管穿过假性动脉瘤,首先到达远心端进行栓塞,然后再将导管退至颈外动脉破口的近心端进行栓塞。

（3）颞浅动脉的假性动脉瘤在头颈部最常见,除了可行破口的近、远心端栓塞外,还可进行局部穿刺的介入栓塞。

六、口腔颌面-头颈部恶性肿瘤的直接药物灌注化疗

直接药物灌注化疗（direct infusion chemotherapy）是指经导管在肿瘤供养动脉内注入化疗药物,使肿瘤局部化疗药物浓度较静脉给药时增高,外周血浆最大药物浓度降低,从而达到提高疗效、降低全身不良反应的目的。

1. 手术指征

（1）适应证:①手术或放疗前后的辅助性治疗;②无手术指征的晚期癌瘤;③经手术或放射治疗未获控制者。

（2）禁忌证:①严重的出血倾向;②通过适当的治疗仍难以逆转的肝、肾功能障碍;③严重的恶病质;④白细胞下降至 $3\times10^9/L$ 或血小板下降至 $80\times10^9/L$ 以下时。

2. 术前准备

同颈动脉血管造影术。

3. 麻醉与体位

局麻。患者平卧位。

4. 手术步骤

口腔颌面-头颈部恶性肿瘤常用的动脉内化疗（intra arterial infusion chemotherapy）方法主要有两种:颞浅动脉逆行插管化疗和双路化疗。

（1）颞浅动脉逆行插管,皮下埋植动脉内导管药盒系统（图18－15）:主要适用于口腔颌面部各种实体瘤的长期、规律性动脉内化疗,以及颈外动脉结扎后的肿瘤动脉化疗。

切口:于局麻下在耳屏上前扪及搏动的颞浅动脉,与之平行做纵行切口,切开皮肤、皮下组织约2 cm。

分离动脉:用钝性分离方法解剖出颞浅动脉,长约1.5 cm。

靶动脉超选择性插管:用带套管的穿刺针穿刺颞浅动脉,见喷血后送入导丝,透视下观察导丝的位置。若靶动脉为颈外动脉,则顺颞浅动脉直接向下导入即可;若靶动脉为上颌动脉,则需透视下将导丝导入上颌动脉远端。

留置管的引入:将留置管沿导丝引入,到位后抽出导丝。

验证留置管的位置:经留置管注入造影剂,以验证留置管的位置,并根据验证情况加以调节。

药盒的埋入:直接在术区分离皮下组织,使药盒置入合适。剪去多余的留置管,将药盒与接头旋紧。试注射肝素盐水,证实导管通畅和接口无漏水;再次在透视下观察留置管的位置,满意后,缝合皮肤切口。

（2）双路化疗（double routine chemotherapy）:在动脉灌注化疗药物的同时,静脉使用解毒药物。这样既可保证动脉化疗时肿瘤局部区域血药浓度增高,又能减轻化疗药物的全身不良反应。目前常用顺铂动脉化疗加硫代硫酸钠静脉注射解毒,治疗口腔颌面部鳞状细胞癌。

股动脉穿刺,插入弯头导管至颈总动脉。造影观察病变的血供情况和确定主要的供血动脉。交换导丝,自弯头导管选择性进入颈外动脉,随后引入直头导管。如要进入颈外动脉更上一级分支,需通过直头导管引入微导管。

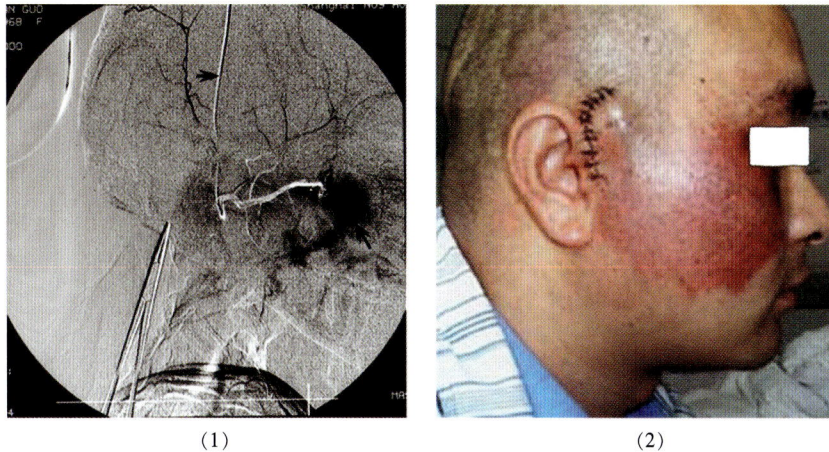

（1）　　　　　　　　　　　　　　　　　　（2）

图 18 - 15　颞浅动脉逆行插管，皮下埋植动脉内导管药盒系统

（1）DSA 显示留置管（短箭头所指处）已由颞浅动脉逆行插入上颌动脉，上颌动脉为上颌窦癌（箭头所指处）的主要供血动脉；
（2）患者侧位像显示右颞部缝合，皮下埋植动脉内导管药盒系统

测定供血动脉内的血流速度。颈外动脉内的血流速度一般为 3 ml/s，分别加减 0.5 ml/s 行造影，直至侧支出现轻度反流，从而决定每一个体的血流速度。

验证导管位置的稳定性。透视下嘱患者咳嗽、吞咽，观察导管位置是否移动。若有移动，需进一步插入导管或改用微导管。

注入化疗和解毒药物。将顺铂按体表面积 150 mg/m² 溶于 150 ml 盐水中，后装入高压注射泵中。按顺铂：硫代硫酸钠 ＝ 1：100 计算出所需硫代硫酸钠量（mg），将其溶于 300 ml 生理盐水中。首先于肘前静脉加压注射硫代硫酸钠，30 s 后，以测定的速度注射顺铂。注射过程中需不时在透视下观察导管的位置。

化疗前后须常规行水化治疗。

5. 术中、术后并发症的诊断和处理

除了与血管造影相同的并发症及化疗药物的毒性外，与颈外动脉直接灌注化疗相关的并发症包括：

（1）血管痉挛和闭塞：血管痉挛的主要原因为导管的弯头在灌注化疗药物时刺激责任血管，以及直径较粗的导管进入了责任血管；血管闭塞主要为大剂量化疗药物的多次刺激所致。

预防及处理：①使用直头导管灌注化疗药物；②使用微导管进入颈外动脉分支；③选用刺激性较弱的药物进行灌注。

（2）灌注化疗药物过程中患者发生抽搐：主要原因为颈外动脉分支与颈内动脉异常沟通明显，通过颈外动脉灌注的化疗药物进入颈内动脉系统。

预防及处理：①一旦发生，立即停止灌注；②保持张口，避免舌咬伤；③同时静脉推注地塞米松和苯巴比妥或安定。

6. 经验与评述

（1）埋植动脉内导管药盒系统，应在颈动脉造影明确病变的血供情况后进行。

（2）防止导管药盒系统为血栓堵塞：将 12 500 U 肝素溶于 500 ml 生理盐水中，每 4～6 h 一次注入导管药盒系统 10 ml。

（3）防止留置管移位。

（4）防止血管痉挛：禁止带弯头的导管进入颈动脉分叉以上；若进入颈外动脉分支，须同轴引入微导管。

（5）测定供应动脉内的血流速度非常重要，其基本原则是宁高勿低，这是保证顺铂在到达瘤床前不被硫代硫酸钠中和的最重要因素。

（6）双路化疗每周1次，可连续进行3～4次，其间还应（可）结合放疗。如果肿瘤越过中线，则需双侧插管行化疗。

（范新东）

参 考 文 献

[1] 吴恩惠,刘玉清,贺树能.介入性治疗学[M].北京:人民卫生出版社,1994:1-65,76-123.

[2] 单鸿,罗鹏飞,李彦豪.临床介入诊疗学[M].广州:广东科技出版社,1997:3-14,47-72.

[3] 马绪臣.口腔颌面医学影像诊断学[M].3版.北京:人民卫生出版社,2001:199-201.

[4] 邱蔚六,张志愿.口腔颌面外科临床手册[M].2版.北京:人民卫生出版社,1999:611-615.

[5] 范新东,邱蔚六,张志愿,等."双介入法"栓塞治疗下颌骨中心性血管瘤的初步研究[J].中华口腔医学杂志,2002,8:12.

[6] 范新东,张志愿,毛青,等.上颌部动静脉畸形的PVA栓塞治疗[J].介入放射学杂志,1999,8:195-197.

[7] 范新东,张陈平,王佩华.局部穿刺栓塞术治疗头颈部高血流病变[J].中华放射学杂志,2003,38:187-189.

[8] 范新东,张志愿,毛青,等.颌骨动静脉畸形的DSA特征[J].上海口腔医学,2002,11:132-134.

[9] 范新东,邱蔚六,罗济程,等.头颈部血管畸形的磁共振影像特征[J].临床放射学杂志,2000,19:655-667.

[10] 范新东,邱蔚六,罗济程,等.MRI结合动脉造影检查在头颈部血管畸形中的应用[J].华西口腔医学杂志,2000,18:404-406.

[11] 范新东,邱蔚六,孙大熙,等.CT诊断颌骨动静脉畸形的价值探讨[J].上海口腔医学,2001,10:59-61.

[12] 范新东,张志愿,毛青,等.颌骨动静脉畸形的DSA特征[J].上海口腔医学,2001,10:62-64.

[13] 范新东,张志愿,毛青,等.颌骨动静脉畸形的栓塞治疗[J].上海口腔医学,2001,10:64-66.

[14] XINDONG FAN, ZHIYUAN ZHANG, CHENPING ZHANG, et al. Direct-puncture embolization of intraosseous arteriovenous malformation of jaws[J]. J Oral Maxillofac Surg,2002,60:890-897.

[15] TEITEBAUM GP,HALBACH VV,FRASER KW,et al. Direct-puncture coil embolization of maxillofacial high-flow vascular malformation[J]. Laryngoscope,1994,1397:104-108.

[16] ANDERSON RJ,MCKEAN TW. Arterivenous malformation of the mandible[J]. J Oral Surg,1981,52:118-202 .

[17] RESNICK SA,RUSSEL EJ,HANSON DH,et al. Embolization of a life-threatening mandibular vascular malformation by trans-mandibular puncture[J]. Head & Neck,1992,92:372-375.

[18] PERROTT DH,SCHMIDT B,DOWD CF,et al. Treatment of a high-flow arterivenous malformations by direct puncture and coil embolization[J]. J Oral Maxillofac Surg,1994,52:1083-1088.

[19] FATHI M,MANAFI A,GHENAATI H,et al. Large arteriovenous high-flow mandibular malformation with exsanguinating hemorrage:a case report[J]. J Cranio-Maxillofac Surg,1997,25:228-232.

[20] JACKSON IT,JACK CR,AYCOCK B,et al. The management of intraosseous arteriovenous malformations in the head and neck area[J]. Plasti Reconstr Surg,1988,84:47-51.

[21] BEHNIA H,MOTAMEDI MHK. Treatment of central arteriovenous malformation of the mandible via resection and immediate replantation of the segment[J]. J Oral Maxillofac Surg,1997,55:79-81.

[22] LARSEN PE,PETERSON LJ. A systematic approach to management of high-flow vascular malformations of the mandible[J]. J Oral Maxillofac Surg,1993,51:62-69.

[23] WARZINGER F,GROSSWEINER S,WAGNER A. Extensive facial vascular malformations and hemangiomas:A review of the literature and case reports[J]. J Cranio-Maxillofac Surg,1992,50:521-527.

[24] TEITELBAUM GP,HALBACH W,FRASER KW,et al. Direct-puncture coil embolization of maxillofacil high-flow vascular malformation[J]. Laryngoscope,1994,104:1397-1402.

第19章　颌面美容外科手术

颌面美容外科手术包括颌面部骨骼的美容术和软组织的美容术。

颌面部骨骼的美容手术如通过颧骨、下颌角或颏部手术改变颌面部的轮廓,使方脸、圆脸变成瓜子脸等。

软组织美容术主要牵涉到眼睑、鼻和面部,如皮肤松弛、下垂,皱纹产生等老年性变化等。常见的美容术,如重睑术(俗称"双眼皮")、去眼袋、隆鼻和面部皮肤松弛下垂提紧去皱术,也是国内目前颌面部最常见的美容外科手术。由于面部组织器官形态特征、皮肤质地和人的审美观不同等个体差异及美容外科手术后的效果期望值不同,以相同的技术施行的一个手术,可能最后的手术效果对不同的个体,满意度也不完全相同。因此,可以说美容外科手术完全是一个个性化的外科技术。在临床工作中,美容外科医师应该根据患者的具体要求和期望值,结合面部组织器官形态特征及皮肤情况做出相应的判断和决定相应的手术方法,以求得最好的手术效果,提高受术者的满意度。

一个完美的面部美容手术,不但需要美容外科医师具有颌面部组织器官正常的解剖美学知识和精湛的手术技术,同时更应该具有对众多求美者个体差异,如文化水平、美学素养、精神心理状况的了解,应当充分听取患者的美容诉求,对可能取得的术后预期效果也应充分说明,因此术前医患之间的交流、沟通相当重要。其内容包括患者的美容目的,结合对患者的身体条件、面部形态、皮肤质地的评价与诊断,拟采用的手术方法、手术风险和最后的效果。务必使患者在术前获得充分的医疗信息和对手术的理解。

颌面美容手术的适应证除身体健康条件以外,有关精神、心理条件也是外科医师不容忽视的问题。对有下列问题者应考虑为美容手术禁忌证或应暂缓手术,这些问题包括:①由于家庭婚姻、夫妻关系、社会和单位同事不良评价造成不良的生活和工作环境而寻求美容手术,希望改善处境等主观情绪过于强烈者;②不顾自身条件,对手术期望值有不切实际的要求,达到心中美女(男)或偶像形态的追星者或追求完美者;③本身并无要求但受同事或朋友的怂恿,美容目的不明确而来门诊咨询的盲目追求美容术者;④对决定接受美容术犹豫不决,反复多次找不同医师门诊咨询,以寻求最符合她(他)心理满意的答案者;⑤未成年人。对上述求医求美者所表现的现象和问题,美容外科医师在门诊接诊和咨询时,通过耐心细致的交流和观察均能掌握和了解并做出正确的判断,且要善意地劝其放弃手术。

一、眼部美容术

眼睑美容外科包括上、下眼睑周围部位的手术。这个部位组织质地、形态变化不一,尽管手术较简单,但患者对手术结果期望值较高。因此在进行手术前,外科医师须对上、下眼睑的条件和组织状况进行仔细观察和分析。观察上睑皮肤的厚度和松弛度,是否有明显的臃肿,眉毛的位置及眉毛与眼睑之间的距离,是否有突眼症状和轻微的上睑下垂,眼裂的大小及是否匀称。观察双侧眼袋大小是否对称,是否存在内双眼睑皱褶。观察下睑皮肤是否松弛下垂,眼轮匝肌的厚度,下睑有无退缩,巩膜有无暴露,下睑脂肪袋突出的程度和是否有黑眼圈症状,是否有色素沉着,眶下缘切迹和泪沟是否明显,等等。所有上述内容在术前必须进行认真的评价,并对患者进行解释,以取得患者对自身条件的清醒认识,并获得满意的术后效果。

（一）重睑成形术

重睑成形术俗称双眼皮术，是目前东方人常见的美容手术。重睑成形术近年来普遍开展，常用的重睑术有埋线法重睑术、切开法重睑术等。东方人重睑形成的原理目前还不十分清楚，可能与几个因素有关：上睑在睑板部分的皮肤较薄，眶部的皮肤较厚，厚薄差异使睁眼时形成褶皱；眼轮匝肌的睑板部薄，眶部较厚，睁眼时也会形成褶皱；眶隔脂肪的下极在睑板的上缘，眶部较丰满，当皮肤松弛时睁眼也会出现褶皱；上睑提肌部分纤维附着于睑板前方的皮肤，睁眼时睑板前的皮肤和睑板粘连在一起上提，形成重睑皱襞。重睑术就是通过手术或缝线形成皮肤和睑板的粘连，使睁眼时人为造成皱襞，形成双眼皮。

1. 手术指征

（1）适应证：身体健康、精神正常、无心理障碍、年满16周岁的求美者。单睑，上睑臃肿，上睑皮肤松垂，上睑皱襞不对称，轻度上睑倒睫。

（2）禁忌证：精神不正常或有心理障碍者，缺乏自我认知，追求不切合实际的效果的求美者；有活动性未控制的器质性疾病，如糖尿病、高血压、心脏病、肝肾功能不全及出血性疾病者；眼部急慢性感染未被控制和治愈者；先天性上睑下垂；眼球过突或眼睑退缩者；亲属坚决反对者。

2. 术前准备

血常规和出凝血时间测定及其他排除禁忌证的相关检查。

3. 手术体位

平卧位。

4. 麻醉方法

局部麻醉。含0.1%肾上腺素的1%～2%利多卡因1～2ml注射入皮下组织与眼轮匝肌之间。

5. 手术方法

（1）切开法重睑成形术：这是临床上最常用的方法。因可通过去除皮肤、去除眶隔脂肪，调整缝合睑板的位置，解决许多眼睑外形的问题。除了一般的单睑外，上睑皮肤松弛、上睑臃肿等，都可通过切开法重睑成形术改善上睑外形。而且形成的重睑较稳固持久，故适应证较广，几乎可以应用于任何要求的重睑受术者。

设计：根据需要设计6～8mm宽的重睑线，最高不能超过睑板的高度。用亚甲蓝画线。

麻醉：含0.1%肾上腺素的1%～2%利多卡因2ml眼睑部皮下注射浸润麻醉。

手术步骤（图19-1）：

按设计线切开皮肤。切口要整齐流畅，内侧可至距内眦角3～5mm处，外侧除皮肤特别松弛者外不可超过隐裂。如果上睑皮肤松弛，须适当切除上睑皮肤。

分离切口下皮肤达睑缘。可用眼科小弯剪或尖刀锐性分离皮肤，保留皮下组织，也可适当保留一层眼轮匝肌。保留睫毛肌，切不可剪破皮肤。

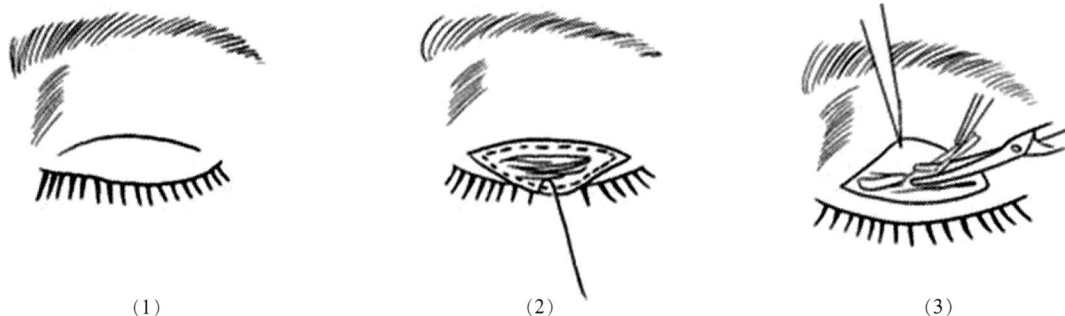

(1)　　　　　　　　(2)　　　　　　　　(3)

图19-1　切开法重睑成形术

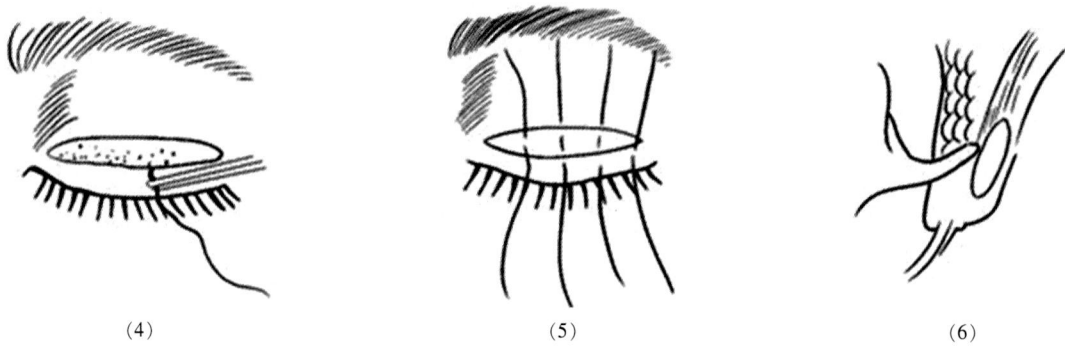

图 19 - 1　切开法重睑成形术(续)

(1)睑缘上 6～8 mm 设计切口线;(2)切口皮肤暴露睑板前眼轮匝肌;(3)切除睑板前眼轮匝肌,暴露睑板靠筋膜;
(4)将切口皮肤与睑板靠筋膜固定缝合;(5)缝合间距相等,缝合完成后再打结;(6)皮肤与睑板靠筋膜缝合矢状面观

剪去睑板前的眼轮匝肌和睑板前过多的脂肪,使睑板上缘和前缘的筋膜清晰地暴露。内外眦部的眼轮匝肌要松解或剪除,使环形的眼轮匝肌放松。睑板表面要留有一层筋膜,以便于扣睑板缝合。

适当地去除眶隔内脂肪。对于上睑臃肿者可适当去除眶隔内脂肪,一般在外侧眶隔开小口剪除疝出的脂肪。如内眦部较臃肿,可打开内侧的眶隔,去除部分内侧的脂肪。如果外侧的眶隔脱垂,遮盖松叠在睑板前方,则可用剪刀轻轻地边分边推使眶隔复位至睑板上缘的位置,或适当去除眶隔内脂肪组织,使缝合时能够确切地扣住睑板。

按重睑缝合法,即皮肤—睑板—皮肤的固定缝合。从皮肤切口缘进针,在睑板上缘的提上睑肌睑膜上扣一针,再从切口另一侧皮肤出针,打结剪线。这样间断缝合 5～7 针。重睑术中缝合睑板的位置很重要,中内 1/3 侧的一针决定了重睑皱襞的高度,内眦的一针决定了内眦的形态,外眦的一针决定了重睑皱襞的长度,所有几针的连线决定了重睑皱襞的弧度。扣住睑板的高度一般至少与皮肤切口等高,最好可高出 1～1.5 mm,如此可使睑缘皮肤挺括,睫毛上翘,上睑皱襞更明显更生动。

术后伤口涂少量眼药膏,轻压包扎 1 d,术后 5～7 d 拆线。

(2)埋线法重睑成形术:埋线法因术中不去除皮肤和脂肪,故手术创伤小而无眶隔脂肪突出,术后恢复快,易被受术者接受。但也因此受到手术适应证的限制。其适应证是:单纯的单睑、上睑皮肤薄、无松弛、弹性好的年轻受术者。主要方法有一针法、三针法、四针法、连续缝合法等,在此简要介绍常用的三针法和连续缝合法。

三针埋线法(图 19 - 2)。

设计:在距睑缘 6～8 mm 处定点画线,将眼睑三等分,画出 2 mm 切口标记线,用亚甲蓝标记。

麻醉:1‰丁卡因滴眼液 2 滴滴入眼内表面麻醉,含 0.1‰肾上腺素的 2%利多卡因 1ml 皮下注射浸润麻醉。

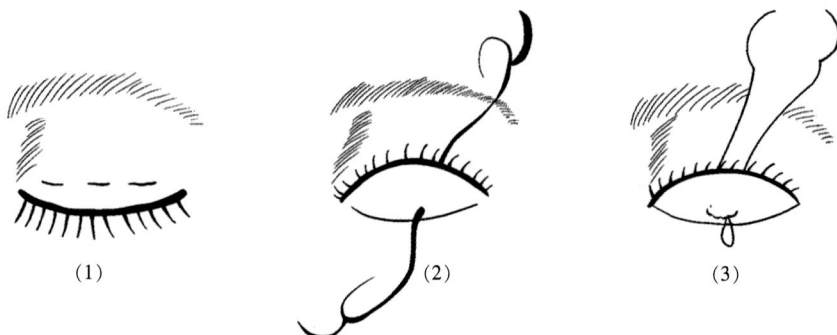

图 19 - 2　埋线法重睑成形术

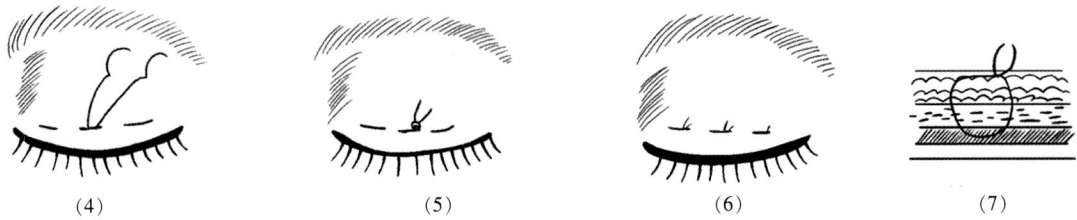

(4) (5) (6) (7)

图 19 - 2 埋线法重睑成形术(续)

(1)睑缘上 6~8mm 设计埋线切口,各长 2mm;(2)缝皮垂直穿透睑板睑结膜面;
(3)双针头缝针从原睑板睑结膜面同一穿刺点进入,穿出皮肤切口;(4)皮肤面缝针出穿刺点间距应保持 1~2mm;
(5)打结;(6)缝线结埋于皮下;(7)断面缝合层次

手术步骤:用 11 号刀片在定点处做一长 2mm 的深达真皮的小切口,用镊子翻转眼睑,用双针头 6-0 的无损伤尼龙线从切口相应的睑板黏膜面进针,从皮肤切口处出针,做睑板至皮肤贯穿缝合,线抽紧打结,一般要打 4~5 个正结才够牢。线头埋在皮下。为避免结膜面的异物感,可在黏膜面同一点进针,然后斜向穿过睑板,从皮肤切口穿出。一般尼龙线较细,睑结膜较软,抽紧打结后大多能嵌入黏膜内而不会引起角膜损伤。

其他两针同样操作。另一只眼同法操作。术后创口涂眼膏,无须包扎。

连续缝合埋线法(图 19 - 3)。

设计:根据需要设计 6~8mm 宽的重睑线,用亚甲蓝画线。

麻醉方法同前。

手术步骤:用护眼板保护眼球。用 6-0 的无损伤尼龙线从预定重睑线的外侧进针,划过睑板的表面,最好能够挂上一点睑板前组织,从皮肤出针,再从皮肤出针的原针眼进针,沿预定的重睑线皮下行针 4~5mm 再出针,然后再从原针眼进针深达睑板表面,滑行 4~5mm 向上从皮肤出针。如此沿预定重睑线缝合达内眦处。然后再从内眦到外眦沿预定重睑线按前法缝合,最后一针在第一个进针处出针,抽紧缝线,调节松紧,使两侧重睑的弧度和深浅对称后打结,并把结埋在皮下。

另一只眼同法操作。术后创口涂眼膏,无须包扎。

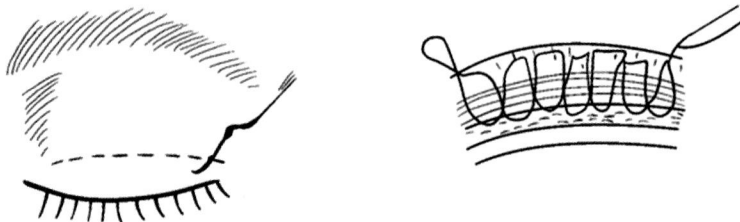

图 19 - 3 连续缝合埋线法

6. 重要解剖结构的辨认和保存

上睑美容手术中,需要保护和防止误伤的重要组织结构主要是提上睑肌和泪腺。提上睑肌位于眶隔筋膜和脂肪的深面,它起源于眶内,止于上睑板上缘和睑板前筋膜,是睁眼的重要肌肉。因此在切除睑板前部分眼轮匝肌和切开眶隔筋膜时要防止损伤该肌及其筋膜。泪腺位于眶上壁外侧泪腺窝内,外形似脂肪垫,但色泽较脂肪淡,质地较致密,分叶状。某些泪腺位置较浅或下垂的患者做上睑整形术,切除外侧脂肪时,医师应注意仔细辨别,防止误伤泪腺,同时应对下垂的泪腺进行悬吊复位。

7. 术中、术后并发症的诊断及处理

重睑术虽然是一种较常见的美容手术,但因患者量大而且从业人员良莠不齐,故在临床上有较多的并发症,或产生一些不太理想的手术效果。

常见的并发症:早期可有瘢痕增生、血肿、水肿、感染等,晚期可有重睑线消失、重睑线不对称、重睑线弧度不理想、重睑线过宽或过窄、三重睑、上睑凹陷、睁眼费力等。

(1)水肿和血肿:切开法重睑术中在内外眦部可能损伤睑内外侧动脉,易引起出血。一旦出血,可电凝止血。一般不用结扎止血,因睑部皮肤薄,结扎后易留硬结及发生线头反应。术后早期如发现有明显血肿或活动性出血,需及时打开伤口清除血肿,彻底止血,重新缝合。术后冷敷可减轻术后水肿和血肿。如有结膜水肿,可用可的松眼药水和抗生素眼药水交替滴眼,一般术后2周可恢复。

(2)瘢痕:主要是手术操作粗暴,缝合技术不佳造成的。术中应避免过大的创伤,细针细线缝合,拆线要彻底。一般瘢痕增生常出现在内眦部。

(3)感染:眼睑部血运丰富,抗感染力强,睑部手术不易感染。但如果受术者有严重的结膜炎、睑缘炎、眼周疖肿,或手术消毒不严、手术操作粗暴、术后血肿,均可导致感染。轻者局部红肿,恢复延缓,重者可造成睑部组织溃烂缺损。一旦有感染征兆,需尽早拆线,局部引流换药,全身应用抗生素。

(4)重睑皱襞不显或消失:埋线法重睑术较易出现重睑皱襞不显,一般需行切开法重做重睑术。如在术后早期就出现重睑过浅,要考虑切开法重睑术术前可能就有轻度的上睑下垂,修复要按上睑下垂畸形来矫正。如在数月后出现重睑皱襞变浅或消失,可能是睑板前组织过多,睑板前皮肤与睑板固定不牢,也可能是皱襞线的皮肤未能与上睑提肌腱膜扣着固定,或是扣在眼轮匝肌或低垂的眶隔处。修复的方法是将睑板前组织修剪干净,暴露睑板,重新按重睑缝合法缝合重睑。

(5)重睑皱襞过宽或过窄、重睑皱襞宽度不对称、弧度不佳:除了切口的高低外,在缝合重睑时,缝合睑板的位置高低也很重要。缝合得过高,重睑线过高过宽,缝合高低不匀,尤其是中内1/3处缝得过高,会出现三角眼。外眦处未扣住睑板,重睑皱襞会短一点。术中必须按睑板弧度仔细缝合,术毕让受术者坐起检查双眼的形态,发现问题及早处理。对于术后发现的重睑线不对称、弧度不佳者,需再次手术,重新调整重睑的高度。

(6)上睑凹陷:由于上睑眼轮匝肌、眶隔脂肪去除过多,上睑皮肤与提上睑肌腱膜粘连,造成上睑凹陷,眼球上转时更明显。要避免盲目追求所谓"欧式"眼,适当保留眶隔脂肪,尤其在中间的眶隔膜要保留完整。对于术后明显上睑凹陷者,处理方法之一:按原切口切开皮肤,松解眶部的粘连;打开凹瘪的眶隔,适当充填脂肪组织,脂肪可来自下眼袋的脂肪球。眼轮匝肌铺盖在睑板上缘。皮肤缝合。处理方法之二:抽吸体部脂肪注射充填凹陷的眶部。严重的上睑凹陷仅用眼袋的脂肪不足以将凹陷充填起来,可以用2mm的脂肪抽吸管抽吸腹部或大腿外侧的脂肪,经过清洗过滤将纯脂肪颗粒注入凹陷的眶隔内,一侧可注射2ml脂肪,因脂肪吸收率为50%左右,故一般间隔3~6个月重复注射,要进行2~3次才能矫正,同时要注意不能把脂肪注射入眼轮匝肌内,以免形成凸起的皮下脂肪球。

(7)上睑睁眼费力:双眼平视时重睑皱襞弧度尚好,但睁眼上视时,上睑不能上抬,睑缘遮盖部分瞳孔。这是术中损伤了提上睑肌,或术后瘢痕粘连造成肌力下降,或是术中眶隔脂肪去除过多、眶隔筋膜与提上睑肌粘连,致使眼睑活动受限所致。处理方法:松解提上睑肌腱膜上的瘢痕粘连,将眶隔前眼轮匝肌分离出来,覆盖在松解后的提上睑肌腱膜上,再按重睑缝合。应早期睁眼活动,避免因包扎而再度粘连。

(8)对于伴有上睑下垂的重睑应按上睑下垂治疗。部分睑板切除术、提上睑肌折叠术、提上睑肌缩短术的具体方法参见上睑下垂的治疗。

(9)对于伴有内眦赘皮者,要松解内眦处的环形的眼轮匝肌,适当去除内眦处的脂肪。必要时可同时加做内眦开大术。

8. 经验和评述

重睑术的术式较多,目前常用的是埋线法和切开法两大类。

埋线法重睑术手术操作较简单,创伤小,恢复快,易被受术者接受。初学者易掌握,万一手术不理想,2周内拆线可恢复原样。即使以后重睑消失再修复也较容易。但埋线法适应证较窄,只适应于上睑皮肤紧而薄、眶隔脂肪较少的年轻受术者。

切开法重睑术适应证较广,因其可以通过调整皮肤、眼轮匝肌、眶隔脂肪来改变眼睑的形态,故基本适用于各类要求的受术者。但因其手术较精细，受术者条件各异，对于医师的手术技术要求较高，医师不但要掌握整形外科的基本操作，还要有一定的美学知识。

医师应在术前仔细观察受术者的精神状况和整个面部五官比例，局部眼睑的条件，如两侧是否对称、上睑肌力是否正常，有无内眦赘皮、上睑影响重睑的情况及皮肤松紧度等，然后再选择合适的方法。术毕时术者要在坐位检查受术者的眼睑睁闭情况，以便发现双眼睑皱襞弧度不佳、不对称、皮肤松弛等问题，并能及时矫正。

手术的要点是：①两侧的切口、分离的层次、去除的眼轮匝肌及脂肪要对称；②缝合时扣住睑板的位置要合适可靠；③尽可能彻底止血，减少创伤。

（二）眼袋整形术

随着皮肤的老化，下睑皮肤、眼轮匝肌、眶隔筋膜、眦韧带等组织的松弛，会出现下睑松垂、眼袋脂肪凸起、鱼尾纹明显等老态面容。眼袋整形术是继上睑皮肤松弛之后又一中老年人常见的整形手术。

1.手术指征

（1）适应证：下眼睑皮肤松弛，眶区隆起，眶内脂肪脱垂，且身体健康、心理正常的要求整形者。

（2）禁忌证：眼部周围有感染灶者；有眼内疾病者，如青光眼等；有出血性疾病者；有严重心肺肝肾器质性疾病者。

2.术前准备

全身检查：眼袋整形术以中老年受术者多见，除一般的常规术前检查外，要特别注意患者有无心血管疾病（高血压等）、糖尿病和眼球疾病及眼压的问题。必须在药物控制病情稳定后才可手术，术前1周停用抗凝药、扩血管药。

局部检查：睑部皮肤的松弛度、皮肤的弹性、脂肪大约多少、主要突出的部位、泪沟的明显程度、老年受术者的睑缘有无松弛等。

3.麻醉

用1%丁卡因滴眼液2滴滴眼，用含0.1%肾上腺素的1%～2%利多卡因做局部浸润麻醉，可从下睑穹隆黏膜面进针，注射量1～2ml，范围达下睑眶区、脂肪内。

4.手术方法

眼袋的临床表现：年轻患者多为单纯的眶内脂肪突出、下睑臃肿，中老年患者以皮肤肌肉松弛为主，可选择不同的手术方法。

（1）经结膜入路眼袋整形术：适应于皮肤弹性良好，无下睑皮肤和肌肉松弛的单纯性眼袋患者。年龄一般在40岁以下。

手术步骤（图19-4）：

切口：下睑板下缘2～3mm正中处做一8～10mm的横行切口，深达结膜下。

分离：用蚊式血管钳牵开创缘，用眼科小弯剪刀沿结膜下层向眶下缘方向做钝性分离，插入眼睑拉钩，暴露出眶隔。

去脂：剪开眶隔10mm，中间的脂肪球会自行膨出，分离包膜，用血管钳夹持住膨出的脂肪，剪除后电凝止血。将眼睑拉钩转向内侧，去除内侧的脂肪，同法可去除外侧的脂肪。然后轻提下睑让剩余的脂肪组织回缩至眶内，电凝后的组织也不要与肌肉粘连。

缝合：眼袋结膜内切口不大且整齐者，可以不缝合，将结膜创缘对齐即可。如切口较大，可用5-0的丝线连续缝合，线头留在眼裂外，眼内涂眼膏。一般须纱布加压包扎24h。如有缝线，可于3d后拆除。

（2）经皮肤入路眼袋整形术：主要适应于皮肤松弛、眼轮匝肌松弛、眶隔脂肪饱满且松弛下垂、鱼尾纹较明显的中老年受术者。除了和其他眼部美容手术一样的禁忌证外，受术者特别是中老年者要注意如有心血管疾病、高血压、糖尿病，一定要服药控制后才能手术。要特别注意高眼压的青光眼，临床上曾遇到

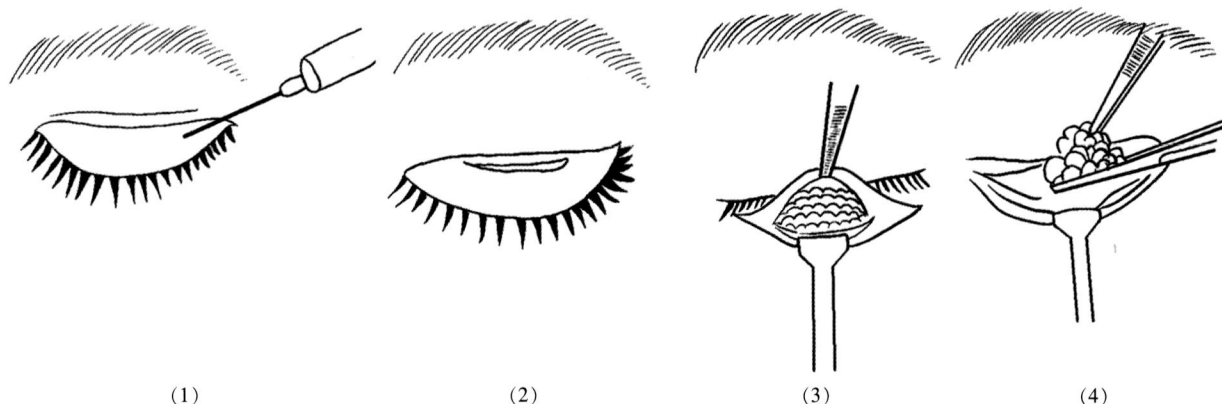

<table>
<tr><td>(1)</td><td>(2)</td><td>(3)</td><td>(4)</td></tr>
</table>

图 19－4　经结膜入路眼袋整形术

(1)下睑外翻后,于睑板下缘注入局麻药;(2)沿睑板下缘黏膜面做切口;

(3)眼睑拉钩牵开切口,暴露眶隔脂肪;(4)切除富余膨出的眼袋脂肪

原有隐性青光眼,术后因包扎眼睛,瞳孔扩大,诱发青光眼失明,后果严重。

麻醉:用含 0.1% 肾上腺素的 1%～2% 利多卡因在下睑缘至眶下缘区浸润麻醉,一般一侧 2 ml,除皮下组织外,眶隔内也要浸润到,尤其是内侧脂肪球较敏感,有时要追加麻药。

手术步骤(图 19－5):

设计:受术者平卧位,两眼尽量上视,下睑皮肤绷紧,用亚甲蓝在距下睑缘睑沟下 1～2 mm 处平行于睑缘画标记线,内侧在泪小点处,外侧在下睑缘达外眦角沿隐裂下皱纹向下折弯,不要进入隐裂区。然后用小镊子夹持睑缘皮肤并嘱受术者睁眼上视,眼睑不外翻,睑球不脱离,即可定出皮肤去除量。用亚甲蓝标出,按第一条线做相应的画线,形成一内窄外宽的皮肤去除范围,外侧的长度根据皮肤松弛程度而定,一般不要超过隐裂。内侧如皮肤松弛也可超出泪小点,但不要到内眦赘皮。皮肤去除量可保守些,也可在去除了脂肪组织后,再去除多余的皮肤,以免一旦经验不足,去皮量过多造成睑外翻。

切开及去除多余脂肪:按设计切开皮肤,也可按设计切除皮肤,完整保持睑板前眼轮匝肌,在距睑缘 5 mm 处分离切开眼轮匝肌,暴露眶隔,打开眶隔膜,然后将眶脂表面富含血管的筋膜拨开推下,减少出血。分别去除中、内、外三团膨出的脂肪,电凝止血。特别注意内侧脂肪球内有一迂曲的血管,如不彻底止血易形成血肿。去除脂肪时不要用力拉扯脂肪,只需轻压眼球,或轻轻拨拉眶脂使其自行疝出,仅去除突出于眶缘平面的脂肪,以免因去脂过度造成下睑凹陷。对于有明显泪沟病例,可将突出眶隔脂肪移位充填于泪沟部眶下缘前方,并缝合固定,抚平泪沟。

修整及缝合,有以下两种方法:①肌皮瓣法。在眼轮匝肌的深面与眶隔之间钝性分离至眶下缘,将肌皮瓣向外上方提紧,在同一平面剪除多余的肌皮组织,在眼轮匝肌外眦处做肌肉外眦韧带固定缝合;如眼轮匝肌松弛,可以在外侧去除多出创缘的肌肉,或肌肉做折叠内翻缝合以收紧肌肉。下睑缘切口做间断皮肤肌肉缝合,防止眼轮匝肌退缩。②皮瓣法。在皮下眼轮匝肌之间做锐性分离达眶缘,眼轮匝肌可以不去除,也可做适当的去除,肌肉对合缝合。

最后嘱受术者睁眼上视,检查皮肤去除量是否合适,用 6-0 尼龙线做皮内连续缝合,或用 5-0 丝线做间断缝合。局部加压包扎 1 d,术后 5～6 d 拆线。

5. 重要解剖结构的辨认和保存

下睑整形术中,在切除眼袋脂肪时应注意防止误伤下斜肌。下斜肌位于眼球下方、内中侧脂肪球之间,位置较表浅,常被膨出的眶隔脂肪包绕,在牵拉切除内中脂肪时,应仔细辨别下斜肌并进行保护。另外,在切除下睑多余的皮肤和眼轮匝肌时,在下睑内眦角处,应仔细看清下睑泪小点,并确定位于下睑缘内的泪小管位置,在睑缘下 2 mm 切除下睑皮肤。

6. 术后并发症的诊断及处理

(1)血肿:术后早期可出现皮下淤血、肿胀,一般术后 2 周自行消退。肌肉内出血或眶隔内出血肿胀

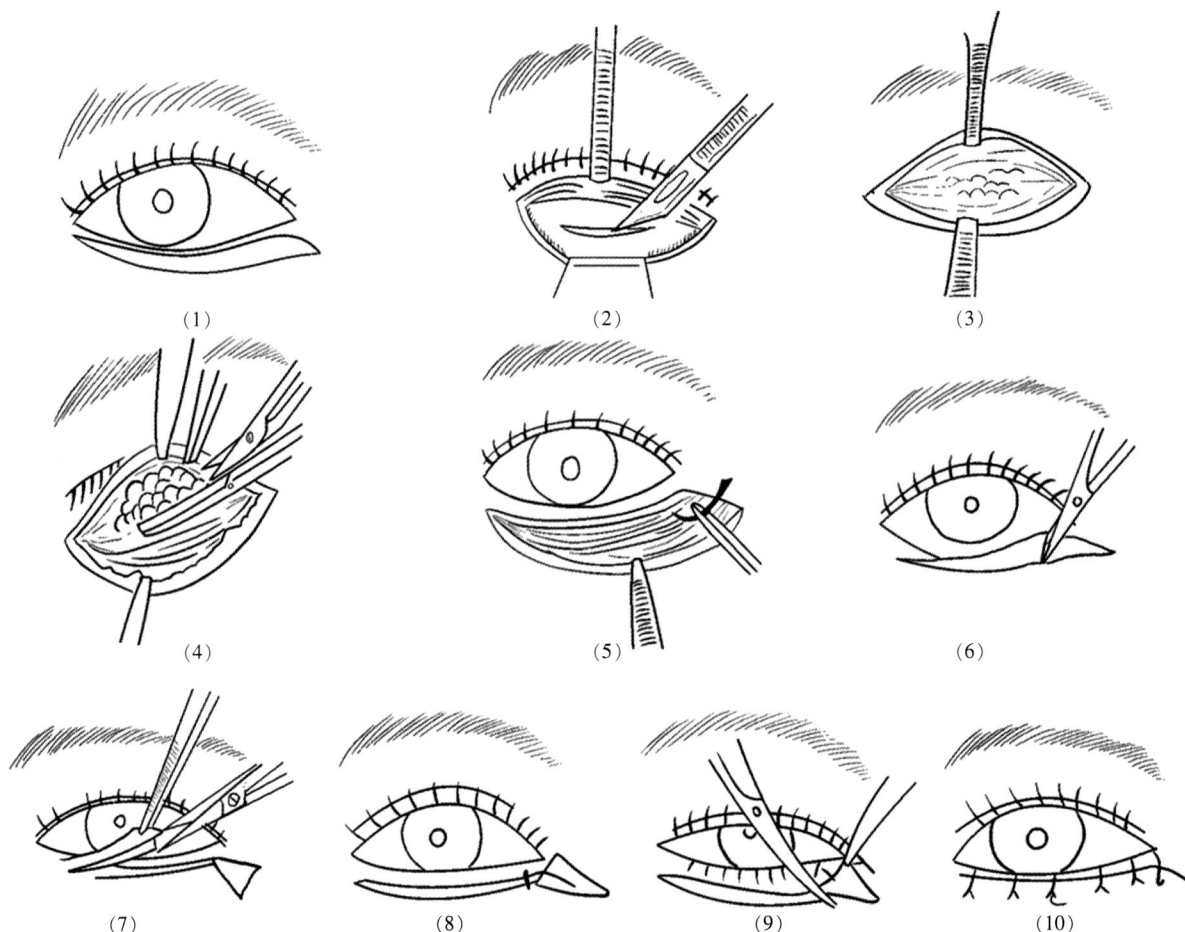

图 19－5　经皮肤入路眼袋整形术

(1)距睑下缘 2 mm 设计切口和切除的皮肤；(2)切开和切除皮肤后切开眼轮匝肌；(3)暴露眶隔筋膜；
(4)切开眶隔筋膜，切除膨出的眼袋脂肪；(5)缝合肌肉切口；(6)进一步游离切口下皮瓣；
(7)按皮肤松弛度，首先切除外眦角以内的下睑多余皮肤；(8)在外眦部缝合 1 针多余皮肤；
(9)切除外眦角外侧下方多余的皮肤；(10)缝合全长皮肤切口

明显,可有硬块,严重者眼球胀痛,眼球突出,睁眼受限,下穹隆结膜充血,此时要警惕眶隔内出血。必须及时打开眶隔,清除血凝块,彻底止血,防止出现球后血肿压迫视神经的严重后果。

(2)溢泪:手术创伤瘢痕收缩,导致泪小点与眼球贴合不全,虹吸作用下降,泪液排流产生干扰,术后早期可有溢泪现象。一般随着瘢痕软化,眼轮匝肌功能恢复,溢泪现象会消失。

(3)眼睑干燥:系下睑缘伤口瘢痕收缩,下睑轻度退缩,睑裂轻度闭合不全所致。一般随着瘢痕软化,症状逐渐好转。在恢复期间白天滴眼药水,睡前点眼膏。眼睑干燥与溢泪常可同时出现。

(4)下睑凹陷:由于眶隔脂肪去除过多,或是原本就有眶缘突出,眼型深凹,术前未在直立位检查。术后轻度下睑凹陷,术后数月可有所改善。严重下睑凹陷可在术后半年行瘢痕松解,脂肪充填术,并将松弛的眼轮匝肌收紧,固定于眶外侧缘。

(5)下睑外翻:眼袋整形术中最常见的并发症。下睑外翻按程度分为 4 度。

1 度:下睑退缩,平视时下睑缘下移未达角巩缘,巩膜外露。

2 度:睑球脱离,睫毛下垂。

3 度:睑缘外翻,轻度闭眼不全。笑时外翻可改善,或用手指轻轻上推可恢复。

4 度:睑结膜外露,结膜水肿,增生,闭眼不全。

处理方法

1 度下睑退缩:眶隔膜收缩过紧、下睑缘瘢痕收缩或眼轮匝肌向外眦固定太紧,都会导致下睑退缩。

轻度者可不修复,3～6 个月后会自行恢复。严重者可按下睑外翻的修复方法修复。

2 度下睑外翻:可通过局部从下往上按摩,3～6 个月可逐渐恢复。

3 度下睑外翻:如术后半年仍未改善,可进行修复术。

方法一:打开原切口,松解瘢痕,在皮下与眼轮匝肌之间锐性分离,眼轮匝肌与眶隔分离,形成眼轮匝肌肌瓣,并向外上眶缘悬吊固定,皮肤对位缝合。

方法二:睑板外眦固定术。打开原切口皮肤,在隐裂处全层剪开皮肤、黏膜,劈开灰线,在外侧去除 2mm 睑黏膜和皮肤,暴露出睑板,用 3-0 尼龙线将其缝合于外侧眶缘骨内面的骨膜上,然后将眼轮匝肌瓣向上固定于外眦眶缘,皮肤对位缝合。

4 度下睑外翻:对皮肤缺失过多引起的外翻,可通过上睑皮瓣、鼻侧皮瓣、颞侧皮瓣或游离皮片移植等矫正外翻,其中以上睑皮瓣修复下睑效果最好。对睑缘长期外翻,睑缘松弛延长,或张力低下者,可行睑板楔形切除,缩短睑缘。收紧下睑,矫正外翻。

7. 经验和评述

眼袋整形术是目前美容手术中最常见的手术之一,尤其在中老年女性中颇受欢迎,近年来受术者年龄有下降趋势。术者须掌握眼部解剖和眼部美学标准,并用精细熟练的手术技巧来完成每一例手术。

经眼结膜入路的眼袋整形术手术创伤较小,不损伤眼轮匝肌,不去除皮肤,所以恢复较快,除术后血肿外,其他术后并发症较少。但正因为手术不去除皮肤,不能将眶隔眼轮匝肌眶隔膜收紧,所以只适用于皮肤弹性好、无上睑皮肤松弛的年轻受术者。如上睑皮肤弹性差,术后易出现细小的皱纹。术中去脂肪要适度,以避免将来随年龄增长而出现下睑凹陷。术中要严密止血,防止术后血肿。

经皮肤入路眼袋整形术,是适应范围较广、临床应用广泛的整形手术,如术者掌握得好,能够解决大部分下睑松弛、眼袋脱垂、眼睑部皮肤皱纹问题。

术前需判断皮肤的松弛度,脂肪的去除量,术中去皮去脂要留有余地,宁可去除不足,也不要去除过多,以免造成难以纠正的并发症。术毕让受术者坐起,眼睛尽可能上视,检查两侧有无不对称,有无睑球脱离或外翻。如有,应尽可能即时修正。

对于有下睑缘沟明显眼袋的患者,须将眶隔脂肪从眶隔内释放出来,向眶缘做固定缝合,充填下睑沟。同时将眶隔眼轮匝肌收紧缝合。切不可一味去脂造成下睑更凹陷。

(杨　群　钱云良)

二、鼻部美容术

(一)隆鼻术

鼻位于面部的中央,上接双眼,下连口唇,侧方与双颊相邻,鼻部的形态对邻近器官的美感有着直接影响。例如挺拔的鼻梁可以形成明显的鼻睑窝,使眼部因立体感增强而显得有神采;但是低平的鼻梁因与面颊无明显的高低差别,使面部轮廓没有立体的美感,给人以"大饼脸"的感觉。因此,鼻部的形态直接影响整个面部的立体形象,对面容的美感起到极为重要的作用。由于东方人种鼻背常不够挺拔和面部轮廓比较平坦的特点,隆鼻术乃是我国鼻部美容开展最多的手术,隆鼻术与重睑成形术、睑袋矫治术是我国实施最多的三大美容手术。

1. 手术指征

隆鼻术可以对鼻根、鼻背和鼻尖三方面进行全方位的隆起,或者仅对其中的一项或两项进行垫高。由于鼻部外形个体差异极大,对不同患者采取有针对性的个性化手术设计十分重要,若手术不当,不但不能为鼻部增加美感,反而会造成鼻部畸形,甚至可能因出现严重的并发症而造成难以挽回的损害。因此在实施隆鼻术时必须对患者的鼻部进行仔细观察和分析,除了考虑隆鼻术对患者鼻部美学的利弊外,还特别应权衡该手术对患者的远期安全性。虽然各类低鼻和短鼻都可以通过隆鼻术改善外鼻形态,但是由于隆鼻手术并不能无限制地将鼻部增高或加长,也不能十分有效地向下延长鼻尖,所以必须认识到手术的局限性。其对部分患者鼻部的形态改善有限,有的甚至需要对手术进行一定的改良方能达到一定的效果。手术者须熟悉隆鼻术的长处和不足,客观地看待隆鼻术的利弊,严格掌握适应证,对手术的预期效果有正确的判断,应注意各患者鼻部形态的差别,并根据患者的不同情况对手术进行有针对性的改变。常见的类型如下。

(1)鞍鼻:仅鼻根和鼻背部低平。隆鼻术对这种单纯性鞍鼻的手术效果最好。但是由于隆鼻术对鼻背隆高和延长鼻部的效果有限,所以对严重鞍鼻(面中1/3发育不良)的患者,改善效果往往不够理想。

(2)低鼻:鼻尖、鼻根和鼻背部全面低平。隆鼻术的适应证较广,但是对鼻尖不能隆起过高,以免日久假体穿出。

(3)鼻根低凹:适应证强,可以满意地将鼻根隆起,手术效果好。

(4)短鼻:通过向上隆起鼻背,可以适当延长短鼻,但效果有限,隆鼻过长会产生额鼻角消失、鼻根过高的畸形;若用加长假体的方法刻意向下延长鼻尖,会产生鼻尖假体过度突出的畸形,日久可发生假体穿出的严重并发症。

(5)短鼻合并低鼻:有隆鼻术适应证。通过隆鼻术既可以向上适当延长鼻背,同时又可以将鼻尖、鼻背和鼻根整体稍加隆起,但无法向下延长鼻尖。

(6)短鼻合并鞍鼻:手术适应证较强。可以较满意地解决鞍鼻的问题,也能适当向上延长鼻背,但无法向下延长鼻尖。

(7)鼻根部低平合并鼻背部轻度小驼峰:主要隆起鼻根部,对鼻背轻度驼峰可用削薄局部鼻背假体的方法解决,必要时需磨除或凿除鼻背小驼峰后再安放合适的假体。

(8)鞍鼻伴尖小型鼻尖或低鼻伴尖小型鼻尖:此类鼻尖皮肤菲薄,隆鼻术后容易出现鼻尖部假体穿出的并发症,切勿在鼻尖部放置较厚的假体,应削薄鼻尖部假体,必要时在鼻尖部假体前方加用自体耳软骨片或自体真皮脂肪瓣做衬垫。加厚鼻尖部假体前方的自体软组织,对减少鼻尖假体穿出的并发症有一定效果。

有心、脑、肺、肝、肾等方面的疾病和糖尿病、凝血机制障碍、鼻部及其邻近部位有疖肿或炎性痤疮等影响手术效果的疾病存在者,均为手术禁忌证。有明显心理障碍者也不宜实施隆鼻术。

2.术前准备

(1)植入假体的选择:隆鼻术的植入材料可用自体软骨、髂骨或肋骨,也可使用医用人工材料。就目前来讲,由于医用人工材料有来源方便、塑形容易、组织相容性好、植入后不易变形、不良反应少、取出方便,以及可免除因切取自体材料所引起的手术创伤等优点,绝大多数选用人工材料进行隆鼻,除非对人工材料有排异反应或其他特殊情况方考虑自体软骨。现在使用较多的医用人工材料主要有固体医用硅橡胶,也可使用膨化聚四氟乙烯、高密度聚乙烯(HDPE)、羟基磷灰石(HA)等材料。其中医用硅橡胶具有安全性高、排异率低、易塑形、质地柔软和日后取出方便等优点,是隆鼻手术应用最多的人工材料。而后几种材料塑形较难,植入后取出不易,尤其是注射颗粒性羟基磷灰石(HA)彻底取出十分不易,一般不宜使用。

(2)术前检查:手术前要询问患者的疾病史,排除严重的心、脑、肺、肝、肾等脏器重要疾病和糖尿病等。仔细观察患者的精神状况,有明显心理障碍的患者不宜手术。检查患者的面部情况,尤其是鼻部形态及其邻近部位,有无其他畸形、疖肿、炎性痤疮等影响手术效果的情况存在。术前应进行血常规和凝血机制方面的检查,必要时进行肝肾功能、三对半等项目,以及心电图和X线胸片等检查。有鼻部及其邻近组织炎症或凝血机制缺陷的患者不宜手术。

(3)手术前常规拍照,摄取正面、斜面和侧面的全面部照片。手术前要修剪鼻毛,进行面部和鼻前庭清洗,洗净面部和鼻部的灰尘、分泌物、化妆品,去除鼻环等影响手术的异物。

3. 麻醉与体位

患者取仰卧位,平卧于手术台上。用碘附或安尔碘对全面部消毒 3 遍,特别要注意对鼻腔和鼻前庭的消毒。头部用灭菌手术巾包扎,面部铺设灭菌洞巾。手术切口侧的鼻孔用灭菌纱布填塞,以防过多的血液从切口流入鼻腔内。麻醉前先进行术前设计,确定隆鼻假体最高点和最低点并用亚甲蓝做好标记,再进行鼻假体的雕刻。待鼻假体雕刻完成后,才能进行鼻部麻醉。

对于特别紧张的患者也可术前服用镇静剂或使用静脉麻醉,但是一般局部麻醉足以满足隆鼻手术患者的麻醉需求。采用含 1∶10 万肾上腺素的 2% 利多卡因做局部浸润麻醉。通常从右侧鼻翼近鼻小柱处向鼻尖部进针,推注局麻药,将鼻尖浸润,然后再从鼻尖向鼻根部穿刺,浸润鼻根和鼻背,最后再从鼻尖沿鼻小柱向鼻底部穿刺,浸润鼻小柱。等待麻药彻底浸润和作用后(10～15 min),即可开始手术。

4. 手术方法

(1)切口及标志线设计(图 19 - 6、图 19 - 7)

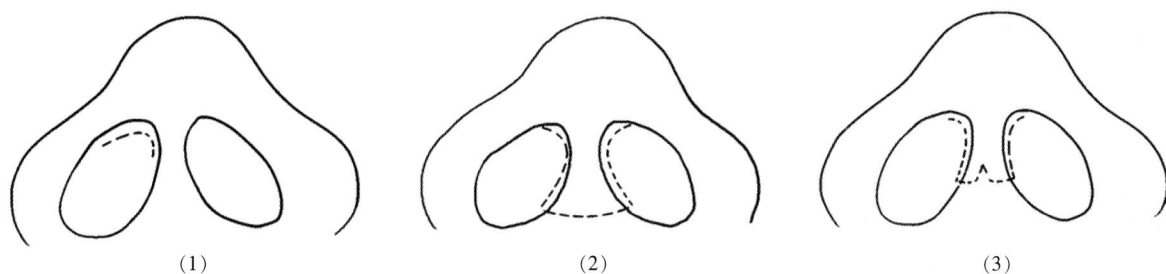

(1)　　　　　　　　　　(2)　　　　　　　　　　(3)

图 19 - 6　隆鼻术切口示意图

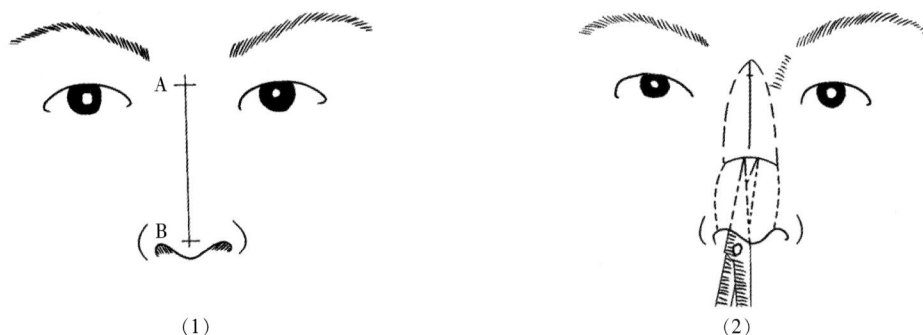

(1)　　　　　　　　　　　　　　(2)

图 19 - 7　隆鼻术手术标志线

(1)AB 为鼻根至鼻尖正中轴线;(2)鼻背深筋膜下组织分离范围

鼻内切口(闭合式切口):起于鼻小柱侧上方,沿软三角后方,大翼软骨外脚下缘痕迹,设计 0.6～0.8 cm 的切口。该设计的优点是切口隐蔽,术后鼻外无瘢痕,为大多数常规隆鼻所采用;缺点是对鼻尖和鼻小柱部的操作稍不方便,容易出现组织分离不准确,导致鼻假体放置歪斜,此外该切口离软三角较近,容易误伤,使软三角变形。

鼻外切口(开放式切口):可选用鼻小柱切口或鼻小柱基底"U"形切口。鼻外切口的优点是手术操作方便,尤其是对鼻尖和鼻小柱的操作可在直视下精确进行,对鼻尖进行自体耳软骨移植填充或用自体骨移植进行隆鼻者最为合适,缺点是切口瘢痕暴露。

手术标志线:在鼻尖中线部鼻背向鼻小柱转折点做标志点 A,作为将要置入的假体鼻尖的位置点,在双眉连线和双内眦连线的中点做标志点 B,作为将要置入的假体鼻根末端的位置点,于鼻中轴位置画线连接该 A、B 两点作为置入假体的位置。

（2）植入体的雕刻：虽然市售的鼻假体有多种不同型号，但是由于鼻部外形的个体差异极大，很少有现成的假体不经雕刻处理就能贴切置入的。而假体雕刻得合适与否，对患者鼻外形的美学效果、手术后并发症的发生率等影响极大。

根据患者的脸型、鼻型和患者对鼻外形的要求选择较合适型号的假体原胚。绝大多数患者可以使用"L"形假体原胚进行雕琢，仅为鼻背低平者也可以选用柳叶形假体。按设计的长度修剪去过长的假体鼻根部，并按隆鼻长、宽、高的需要将假体雕刻成所需的大小。假体的鼻小柱应适当予以削细，假体鼻小柱的长度以将假体贴切放置在鼻背上时，假体鼻小柱末端刚好达到鼻底为合适，这样的长度可以确保假体的鼻小柱置入后其末端恰好刚刚伸入鼻底以下。雕刻假体时还要注意以下几个方面：①使假体与鼻背相贴的一面与鼻背的轮廓相贴合，不要有假体局部的悬空或翘起，以利假体放置稳定；②鼻尖部不要太突出，以免鼻尖部产生过高的张力，导致日后假体穿出，但如手术需要，可取自体耳软骨或真皮脂肪覆盖于假体头部，缓解对鼻尖皮肤的顶力；③假体鼻小柱太粗会使鼻小柱张力过大，太长会向上顶起鼻尖，使鼻尖张力过大，过短也可能容易在鼻小柱穿出，所以假体鼻小柱的长度以置入后略深入鼻底部以下为妥；④假体雕刻完成后应该两侧对称，曲线流畅，表面光滑，放置在鼻背上时假体的鼻小柱垂直向下而不歪斜，这说明所雕刻的假体两侧对称，两侧厚薄基本一致，没有向一边倾斜的现象。

（3）手术步骤（图19-8）。

手术侧鼻孔用灭菌纱布填塞后，取鼻内或鼻外切口，切开皮肤。

剥离鼻背隧道：在大翼软骨浅层用整形剪分离鼻尖部皮下组织，按鼻中轴纵行设计标记范围，下自鼻尖，上至梨状孔边缘，宽度约1 cm，在皮下将该范围的皮肤与鼻翼软骨和侧鼻软骨予以彻底分离，形成初步鼻背隧道；在该隧道顶端的鼻骨下缘处用鼻骨骨膜剥离器横行切开鼻背骨膜，再将鼻骨骨膜剥离器插入鼻背骨膜，严格按鼻中轴纵行设计标记线，向上方用骨膜剥离器分离鼻背骨膜至设计的鼻根标记点，形成全鼻背皮下隧道；用蚊式血管钳伸入鼻背皮下隧道，使血管钳远端超出梨状孔上方至鼻骨中段的位置后，撑开血管钳，使鼻背隧道中段空间足够宽敞，隧道上段（鼻根部）是固定假体的重要部位，不可撑扩，以免假体置入后因鼻根部假体固定不牢而可移动；用眼科剪分离鼻小柱大翼软骨内脚间组织至鼻小柱底部，并继续向深部延伸3~5 mm，使鼻背形成上自鼻根，经鼻尖转折，下至鼻底的完整隧道。

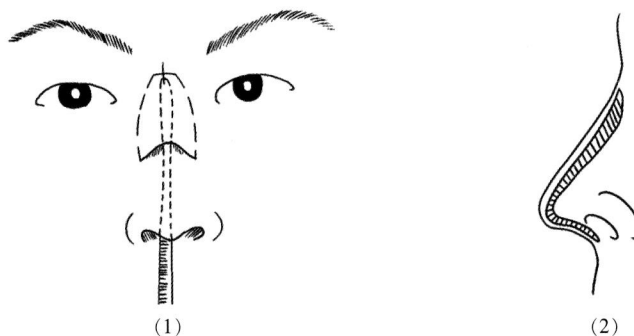

图19-8 隆鼻术分离范围及充填物就位后示意
（1）鼻骨骨膜潜行剥离，形成骨膜下隧腔；（2）鼻背、鼻尖、鼻小柱植入"L"形假体后侧面观

置入假体：将雕刻好的鼻假体插入皮下隧道，并确保在鼻根部插入鼻骨骨膜间隙下（假体插入鼻骨骨膜间隙下后，鼻根部假体不移动）。将假体鼻小柱插入患者鼻小柱大翼软骨内脚之间的隧道。通过在鼻背的触诊确认假体上端与鼻根标志点A相吻合，鼻假体的鼻尖与鼻尖标志点B相吻合，并且假体鼻尖在皮下对鼻尖皮肤没有明显张力或明显突出。

缝合鼻部切口，手术结束。缝合前对鼻背有小驼峰的辅助措施：用鼻骨骨锉将隆起的小驼峰锉平或用专用骨凿将小驼峰凿平。

对鼻尖皮肤菲薄或鼻尖短小者可切取耳郭软骨并修剪成所需的鼻尖形状，通过鼻外切口，置于假体前方,缝合固定,必要时还可以在软骨前方加用真皮进行覆盖,以便使鼻尖皮肤更加牢固,也可以使鼻尖稍微丰满和前突。对于鼻尖鼻小柱明显短小的患者,可将鼻尖皮肤充分松解,用自体肋软骨做支架,将肋软骨雕刻塑形成鼻尖形态并固定于鼻尖部皮下,可以形成较为丰满的鼻尖。

5. 重要解剖结构的辨认和保存

鼻骨骨膜是固定假体的重要组织,手术中应细致剥离。剥离的起点在鼻骨下缘的上方,终点是鼻根标志点。因为鼻背皮下组织疏松,即使鼻骨骨膜隧道剥离成功,放置假体时假体也极容易穿入未经剥离的鼻背皮下组织疏松层,导致假体歪斜、假体不能固定等情况出现。为了避免这种情况的发生,应用蚊式血管钳将鼻骨膜下隧道入口撑大,使假体容易进入,必要时用导引器械,辅助假体准确置入鼻骨骨膜隧道。

6. 术中、术后并发症的诊断和处理

(1)隆鼻过高:产生的原因有假体位置设计和放置得过高、假体过长、假体过厚和鼻背皮下隧道分离过高导致假体向上移位等。手术中应准确设计和标记,把握好假体适当长度,并将假体修剪至适宜厚度,置入隧道后要确保假体鼻根的位置与设计鼻根标志点一致。

(2)假体歪斜:主要是鼻背皮下隧道剥离歪斜所致。手术中应仔细观察假体是否歪斜,鼻根和假体鼻尖两点的位置居中是确信假体位置居中的重要证据之一。另外,鼻背皮下隧道(尤其是鼻根部皮下隧道)过于宽阔而使假体容易移位也是原因之一。另外,鼻小柱隧道歪斜也可导致假体鼻尖向一侧歪斜,手术中发现假体鼻尖不易放置在中线位置者,大多数由此引起,遇到这种情况应重新剥离鼻小柱隧道。手术中发现假体歪斜者,应先找出致使假体歪斜的原因,然后有针对性地予以纠正。

(3)鼻尖假体位置过上:皮下隧道剥离过高,会使假体放置过高。即使假体放置正确,假体也可能因故上移,并导致鼻尖假体位置过高,出现类似鼻尖上翘和鼻额角僵直的畸形。鼻背隧道剥离不要过高、防止假体上移、认真检查假体置入后的位置、确保假体鼻尖与患者鼻尖标志一致是预防该并发症的重要保证。

(4)鼻小柱歪斜和鼻孔不对称:这两种情况常同时出现,或同时伴有鼻尖歪斜。鼻小柱隧道剥离歪斜是导致手术后鼻小柱歪斜和鼻孔继发性不对称的主要原因。将隧道垂直向下,穿过两内脚间,可确保鼻小柱隧道的质量。鼻小柱隧道与鼻背隧道的连接处要宽畅,局部的狭窄可导致假体歪斜,使鼻小柱歪斜和鼻孔不对称。假体鼻小柱过长,使鼻小柱支撑过高也可导致鼻小柱歪斜。此外,个别患者术前就存在鼻小柱歪斜和鼻孔不对称,若忽视了术前检查,则隐患甚多,所以术前检查应仔细辨别。

(5)鼻尖部假体顶起或穿出:原因有患者鼻尖皮肤菲薄、假体鼻尖过厚、因假体过长而向下顶起等导致鼻尖部假体张力过大等。术中应采取有针对性的措施避免鼻尖部假体张力过大,鼻尖皮肤菲薄者不可用鼻尖过厚的假体,必要时可在假体的鼻尖部前方加用自体耳软骨片或自体真皮做衬垫。适当加厚鼻尖部假体前方的自体软组织,对减少鼻尖假体穿出的并发症有一定效果。临床上假体穿出并不少见,除上述原因外,也有因迟发性变态反应而导致排异的可能。对于多次出现假体外露者,如果排除上述原因,应考虑排异反应可能。此类患者一方面不应急于重新手术,另一方面也不宜用相同的材料再次进行隆鼻手术,应将手术延期,并改用自体材料或其他材料。

(6)假体与鼻背部不贴切:假体雕刻不当,假体底部的弧度与鼻背的弧度不相配,使假体部分部位悬空或翘起,不但使手术后的鼻外观不佳,长期突起的假体也容易穿出皮肤。

(7)假体移动:鼻背隧道剥离的层次过浅,假体未置入鼻骨骨膜之下,或鼻根部鼻背骨膜破裂,造成假体在鼻根部无法固定。

(8)鼻背半透明:导致鼻背半透明的原因有患者鼻背皮肤菲薄、鼻背皮肤张力过大、假体放置层次过浅等,纠正的方法是将假体置入较深层次的鼻骨骨膜之下和避免采用半透明假体。

(9)两截鼻畸形:多见于使用柳叶形假体的患者,原因是假体的下端与患者鼻尖上部的交接部过渡不佳,出现明显切迹。预防的方法是细致雕刻假体,使假体与患者鼻背相适合。

(10)鼻背过窄:假体修剪过于狭窄。

7. 经验和评述

隆鼻术是一种简单、实用、有效的鼻部美容手术，同时也是并发症高发的鼻部美容手术。隆鼻术矫治单纯性鞍鼻效果最好，且对低鼻和短鼻等也能达到一定的改善效果。虽然隆鼻术操作简单，但由于鼻部形态个体差异大，千篇一律的手术方法未必能达到理想的美容的效果。首先需要手术医师具有良好的审美观念，正确分析患者鼻部的具体情况，并能针对不同个体对手术进行适当的改良和变通，以达到有针对性地对鼻部的缺陷进行改造；假体的雕刻和放置是否合适也是决定手术效果的重要环节。由于隆鼻术并发症发生率较高，需要手术医师提高警惕，仔细分析和慎重对待手术的每一个环节，并应在手术前和患者充分沟通和交流，共同积极预防并发症的发生。目前在临床上，特别是在民营医院鼻整形中存在着所谓的综合性隆鼻术。手术包括假体或自体肋软骨鼻背、鼻根部的填高，鼻尖自体耳郭或鼻中隔软骨或肋软骨移植以延长鼻尖和抬高鼻尖，缩小鼻翼间距等技术，以迎合一部分人的爱美追求，网络上亦称为"网红鼻"。这种鼻的形态在视频、银幕上尚能正视，但在日常生活中给人以过度夸大不自然的感觉。因此医生在诊治有此类要求的病例时，要注意沟通，说明利弊。

（二）驼峰鼻矫治术

驼峰鼻是由于鼻骨过度发育所致，表现为鼻背部的拱形突出，轻者仅在鼻棘部位有轻度结节状突起，严重者鼻根上延、鼻骨明显隆起且宽大，鼻中隔和鼻背软骨也异常突出，甚至伴有鹰嘴样鼻尖下垂。驼峰鼻在外观上给人以阴险、狠毒、吝啬和刁钻的印象。驼峰鼻的形象很不受人们的欢迎，尤其是女性，以小巧、挺拔和秀美的鼻形最为大众接受。东方人的驼峰鼻发生率远不及西方人，而且东方人驼峰鼻患者中大多属于轻中度，严重驼峰鼻较为少见。

1. 手术指征

东方人中大多数患者的驼峰鼻属于鼻背轻度隆起，鼻棘部可触及小结节，对外观负面影响小，一般不需用经典的驼峰鼻矫治术矫治，只需将突出的鼻骨凿除或磨除，或手术置入假体将鼻尖和鼻根稍隆起即可；中、重度的驼峰鼻伴有明显的上颌骨鼻突肥大者才是经典驼峰鼻矫治术的手术指征。此外，即使东方人中较严重的驼峰鼻，其外形大多仅表现为鼻棘的明显突出或伴有鼻骨宽大，同时伴有鼻尖下垂的患者较少，因此可根据患者的鼻部情况选择不同的手术方法。

2. 术前准备

术前准备同隆鼻术，进行必要的术前检查和术前清洗。要询问患者的疾病史，排除严重的心、脑、肺、肝、肾等方面的疾病和糖尿病等。仔细观察患者的精神状况，有明显心理障碍的患者不宜手术。检查患者的面部情况，尤其是鼻部及其邻近部位，观察患者鼻部形态，有无其他畸形、疖肿、炎性痤疮等影响手术效果的疾病存在。术前应进行血常规和凝血机制方面的检查，必要时进行肝功能、肾功能、三对半等项目，以及心电图和 X 线胸片等检查。拟手术部位有炎症者或有凝血机制缺陷的患者不宜手术。

术前应常规拍照，摄取正位、斜位、侧位和抬头位的照片。

手术前应对患者鼻部进行测量，用以评估手术的范围和需切除的数量。在鼻根与鼻尖作连线，连线之前突出的厚度即是去除鼻骨和鼻中隔软骨的高度；鼻尖下垂的患者，将鼻尖上推，使患者的唇鼻角达 90°时的距离即可定为将要切除的中隔软骨下端的长度。为了手术后固定鼻骨，需准备合适大小的梯形热塑板一块。

3. 麻醉与体位

患者取仰卧位，平卧于手术台上。用碘附或安尔碘对全面部消毒 3 遍，特别要注意对鼻腔和鼻前庭的消毒。头部用灭菌手术巾包扎，面部铺设灭菌洞巾。麻醉前先进行术前设计，对鼻背上方需截除鼻骨的范围、鼻骨两侧截骨的范围和走向，用亚甲蓝做好标记。大多数驼峰鼻的整形手术可以在局部麻醉的条件下顺利进行，对于严重驼峰鼻患者，手术范围较大、时间较长或精神紧张的患者，也可在全身麻醉的情况下进行手术。采用含 1：10 万肾上腺素的 2%利多卡因做局部浸润麻醉，要注意鼻尖、鼻背、鼻骨旁和鼻孔内切口均需要浸润完全。

4. 手术方法

(1)切口的选择。

鼻内切口(闭合式切口)(图19-9):①鼻骨侧方截骨切口。在两侧鼻孔内大翼软骨外角和侧鼻软骨交界处做约0.8 cm长的横行切口,也可将切口选择在侧鼻软骨上方靠近上颌骨与鼻骨交界部的梨状孔缘。②鼻骨上方截骨切口。为方便切除突出的侧鼻软骨和中隔软骨,可选择在鼻翼软骨下或侧鼻软骨与鼻翼软骨交界处做切口。对中隔软骨隆起不明显者,也可在侧鼻软骨、鼻骨交界处做大约0.8 cm长的横行切口,靠近鼻骨上方。

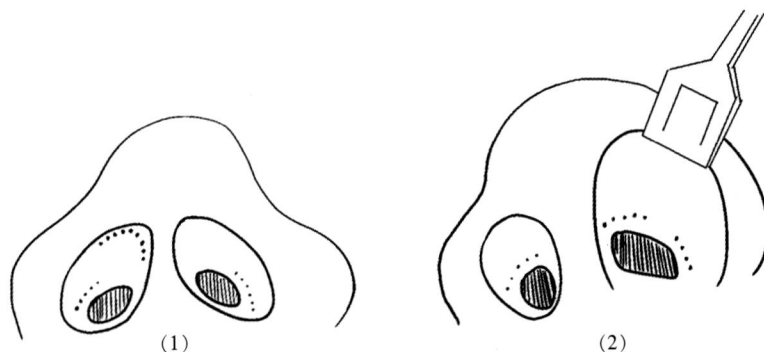

(1)　　　　　　　　　　(2)

图19-9　驼峰鼻矫正术的鼻内切口

(1)鼻翼软骨下缘联合鼻内梨状孔外侧缘切口;

(2)经鼻翼软骨与侧鼻软骨间切口

鼻外切口(开放式切口):可选用鼻小柱切口或鼻小柱"U"形切口(图19-10)。

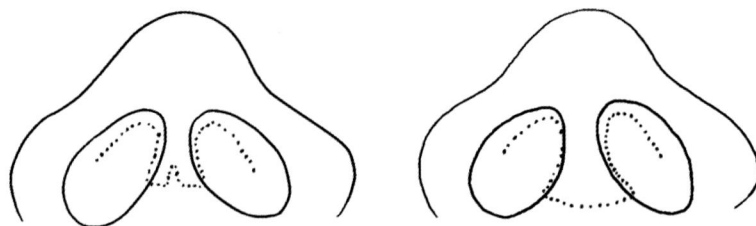

图19-10　驼峰鼻矫正术的鼻外切口

(2)手术步骤。

鼻内切口(闭合式切口)手术步骤(图19-11):在两侧鼻孔填塞灭菌麻黄素纱布,以利止血和防止血液流入后鼻孔内。

先做一侧鼻骨侧方截骨切口,用组织剪分离软组织至梨状孔边缘,用剥离器从梨状孔边缘向上,在鼻骨侧方与上颌骨额突交界部的骨膜下将软组织彻底剥离,对侧按同样方法剥离;再做侧鼻骨上方截骨切口,用组织剪分离软组织至梨状孔上缘,再改用剥离器在鼻骨上方将骨膜剥离。

从鼻骨上方截骨切口进入,用鼻骨上方专用骨凿在梨状孔缘鼻骨上方,沿标志线凿除鼻骨上方突起,并用骨锉将截面锉平。

再从鼻骨侧方截骨切口进入,用鼻骨侧方专用骨凿在鼻骨侧方按标志线向上,将鼻骨与上颌骨额突的交界部凿断至鼻根处,对侧按同样方法截骨。对轻度驼峰鼻患者,用骨锉将隆起的鼻骨锉平即可。

用组织剪剪平过多突出的侧鼻软骨和中隔软骨,压迫止血。

向内按压被截断的鼻骨,使鼻骨侧方骨折,并向内倾斜,使两侧鼻骨上方截骨缘和侧鼻软骨重新合

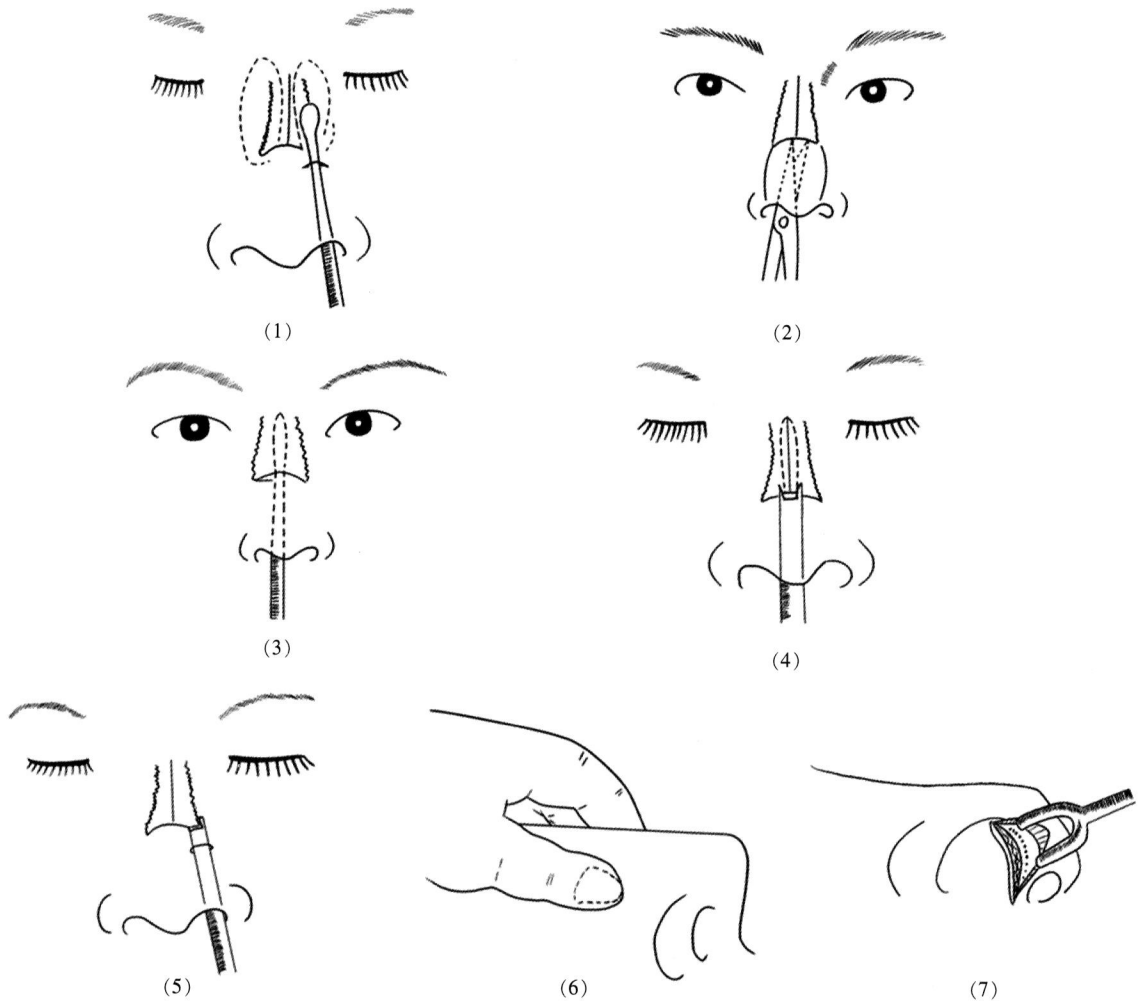

图 19 - 11　驼峰鼻矫正术（鼻内入路）

（1）通过梨状孔外侧缘切口，应用骨膜剥离子剥离鼻骨与上颌骨额突间骨膜；

（2）通过鼻翼软骨下缘切口，分离鼻背深筋膜下组织；（3）通过鼻翼软骨下缘切口分离鼻骨正中骨膜；

（4）应用有双侧保护构造的骨刀截除隆起的鼻骨；（5）通过梨状孔外侧缘切口在鼻骨外侧截骨；

（6）截骨完成后，用手指将松动的双侧鼻骨向鼻背中线挤压复位合拢；（7）通过鼻翼内切口截除大翼软骨

拢，并按压鼻骨进行塑形至达到满意的结果。若按压后鼻骨合拢仍困难，则可能是凿骨后鼻根部仍有部分骨连接，可用骨凿将其向内侧撬动造成向内骨折，然后再重新塑形。

　　重度驼峰鼻患者的鼻骨上端与额骨鼻部连接部突起更高，截骨后两截骨线上端之间相连骨质较多，用手法按压不能造成青枝骨折，必要时可在鼻根部侧方做一微小切口，用骨凿将其截断。

　　最后纠正鼻尖下垂。鼻尖下垂者，可经鼻小柱旁切口，按术前测得需缩短鼻尖的长度，切除部分鼻中隔软骨下端。

　　有鼻翼软骨过长或过宽者，可经鼻翼下切口酌量切除大翼软骨外脚的上端或大翼软骨外脚的部分外端。

　　缝合手术切口，取出鼻腔内填塞的纱条，确定鼻骨塑形满意后，在鼻腔内填塞膨胀海绵条或凡士林纱条止血，并作为鼻骨的临时内固定7d，用热塑板或印模胶按外鼻形态做外固定3周。

　　鼻外切口（开放式切口）手术步骤（图19-12）：在外鼻侧方标记出需截除的鼻背组织；取鼻小柱切口或鼻小柱"U"形切口，切开皮肤，剥离鼻背皮下组织。在大翼软骨和侧鼻软骨表面用整形剪广泛分离鼻尖和鼻背部皮下组织至鼻骨下缘。在鼻骨下缘处用鼻骨骨膜剥离器横行切开鼻背骨膜，再将鼻骨骨膜剥

离器插入鼻背骨膜,将鼻骨骨膜彻底与鼻骨剥离,上方直至鼻根部,侧方到达鼻骨外侧的上颌骨部。

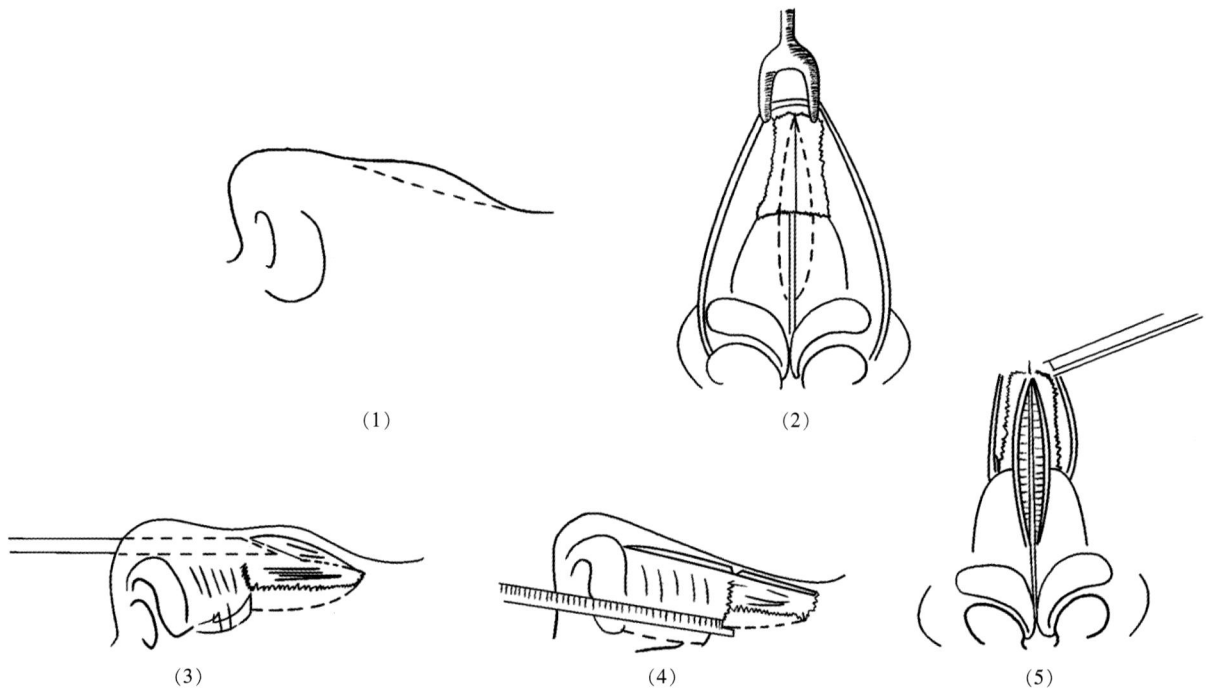

图 19 - 12　驼峰鼻矫正术(鼻外入路)
(1)驼峰鼻切除体表投影线;(2)需切除的鼻骨和侧鼻软骨,以及背侧中隔软骨范围;
(3)用刀片或组织剪切除软骨后,用骨刀截除骨性突出;(4)鼻骨外侧截骨线;(5)在鼻骨部经皮将鼻骨横行凿断

截骨时先用亚甲蓝标记出需截除的驼峰截骨线和位于连接鼻骨的上颌骨额突转折部的鼻骨基底截骨线。用鼻骨上方专用骨凿在鼻骨上方,沿驼峰截骨标志线凿除鼻骨上方突起,并用骨锉将截面锉平。

用鼻骨侧方专用骨凿在鼻骨侧方,按鼻骨基底截骨标志线向上,将鼻骨与上颌骨额突的交界部凿断至鼻根处,并于鼻根处与鼻骨上方截骨线相交。对侧按同样方法截骨。

按鼻外标志线所示缩窄鼻骨,用组织剪剪平过多突出的侧鼻软骨和中隔软骨并尽量保持鼻黏膜的完整。修剪软骨时须注意不可过量,以防出现较多的缺损。若剪除突出的软骨后出现较明显的分离和塌陷,应将缺损部位缝合。向内按压被截断的鼻骨,使鼻骨侧方骨折,并向内倾斜,使两侧鼻骨上方截骨缘和侧鼻软骨重新合拢并按压鼻骨进行塑形至满意为止。若按压后鼻骨合拢仍困难,则可能是凿骨后鼻根部仍有部分骨连接所致,可用骨凿将其向内侧撬动,使其向内骨折。重度驼峰鼻患者的鼻骨上端与额骨鼻部连接部突起更高,截骨后两截骨线上端之间相连骨质较多,用手法按压不能造成青枝骨折,必要时用骨凿将其截断。

最后纠正鼻尖下垂:分开两侧鼻翼软骨内脚,暴露鼻中隔下段,根据术前测得的数据切除部分鼻中隔软骨下段。必要时通过鼻小柱基底部,在口轮匝肌深层切断鼻中隔降肌。对鼻翼过长者,可酌量切除大翼软骨外脚的上端;鼻翼过宽者,可酌量切除大翼软骨外脚的部分外端。

缝合手术切口,取出鼻腔内填塞的纱条。确定鼻骨塑形满意后,在鼻腔内填塞膨胀海绵条或凡士林纱条止血,并作为鼻骨的临时内固定 7 d。鼻外用热塑板或印模胶按外鼻形态做外固定 3 周。

5. 重要解剖结构的辨认和保存

维持鼻部隆起的主要支架是鼻骨和各种软骨,其中鼻骨和侧鼻软骨、中隔软骨的过度隆起是造成驼峰鼻的主要原因。鼻骨下段薄弱,容易截断,但截骨时应注意靠近上颌骨额突的转折部而不是靠近鼻骨。鼻骨上段较厚,与额骨牢固相连,不可将其凿断。

6. 术中、术后并发症的诊断和处理

（1）出血或血肿：手术操作粗暴所致。大多是凿骨时损伤内眦动脉或手术中损伤鼻背血管的缘故。通常用纱布填塞、压迫止血，必要时应用止血药物，较明显的术后血肿应用注射器抽出。

（2）歪鼻畸形：手术中发现塑形不佳或鼻背歪斜等现象时不应轻易放过，应在手术中找出原因，及时纠正较为方便，否则一旦骨质愈合之后，就需再次手术凿开错位愈合的骨板，手术较为复杂。歪鼻畸形的原因主要有两侧鼻骨青枝骨折的角度不对称，或鼻骨骨折后鼻骨游离，通过耐心的手法塑形，大多可以纠正；对于因凿骨不彻底所致的鼻骨塑形困难者，应重新凿骨到位，再耐心用手法塑形，方能塑形满意。

（3）鼻骨塌陷畸形：凿骨后不用手法向内推压鼻骨造成青枝骨折，就已使鼻骨彻底游离而塌陷，出现一侧或双侧的鼻背低平。需在鼻孔内填塞纱条，将鼻骨向外撑起，达到理想位置后鼻外用热塑板或印模胶做外固定。填塞纱条至少需固定两周，至鼻骨能较好维持形态，外固定至少维持4周。

（4）鼻背不平整：原因是鼻背上方截骨后两侧鼻骨未合拢到位、骨面不平整和碎骨片未彻底取出，应在术中合拢两侧鼻骨，并用鼻锉将合拢面锉平，取出所有的碎骨片。

（5）鼻中段塌陷畸形：造成鼻中段塌陷的原因是截除驼峰时鼻背软骨和中隔软骨切除过多，使鼻背软骨上方支撑不足而塌陷，形成典型的"S"形鼻背；另外鼻骨上方骨折不充分，下方向内移位过多也会造成鼻中段的塌陷。手术中不要过多去除鼻背软骨，以及做恰当的鼻骨的骨折塑形，是预防鼻中段塌陷畸形的主要手段。

（6）鼻通气道狭窄：鼻骨缩窄过度，会导致鼻腔通气道的狭窄。因此术中对鼻骨缩窄的程度应有较好的把握，填塞纱条前必须确保鼻腔通气道的畅通。

（7）感染：导致感染的原因很多，驼峰鼻矫治术在鼻腔内进行，本身就不是无菌手术，而消毒不严、术前鼻部存在轻度感染、异物存留等多种原因，均可能导致感染。因此，应在术前2h和术后常规使用抗生素预防感染。并在操作中和术后的护理中避免一切可能导致感染的因素。

（8）鼻中隔穿孔：可发生在需切除部分鼻中隔下端的鼻尖下垂患者。手术中解剖层次清晰、中隔去除适当、各层缝合牢固和避免感染是预防鼻中隔穿孔的关键。

（9）继发性鼻骨骨质增生：手术后，骨折面边缘出现骨质增生，导致鼻背再次隆起，严重者可能需要二次手术截骨。

7. 经验和评述

驼峰鼻矫治术是需要截骨的鼻部美容手术，矫正驼峰鼻疗效可靠，但手术步骤复杂，并发症发生率较高，且没有一种方案可以适合所有患者。因此，对不同程度的驼峰鼻患者需要用不同的方案。

鼻内切口（闭合式切口）虽然鼻外无瘢痕，但由于切口小，又是在盲视的情况下进行的，操作比较困难，对手术精准度的把握难度较高，尤其是对鼻背软骨和中隔软骨的处理甚为不便，经验不足的医师实施该手术容易产生并发症，甚至导致继发畸形。因此，该手术仅适合轻、中度驼峰鼻的矫治。

鼻外切口（开放式切口）虽然有切口瘢痕暴露的缺点，但是也具有切口大，手术野暴露好，视野清楚和手术操作方便等优点，尤其是截骨和软骨修整的操作可在直视下精确进行，既方便了手术操作，又提高了手术的精确度，适合中、重度驼峰鼻的矫治。

（孙宝珊　钱云良）

三、面部除皱术

面部皮肤松弛下垂产生较深的皱纹是由于皮肤进行性的厚度、弹性丧失，以及皮下组织、脂肪、肌肉和骨性组织萎缩所致。在组织学上，面部皮肤萎缩老化表现为真皮乳头减少，网状突起变平，真皮与表皮之间连接紧密性降低，郎氏细胞和黑色素细胞数量减少，真皮内三种主要纤维成分——网状纤维、弹性纤维和胶原纤维降解增加、含量减少,结果导致皮肤弹性和抗张力性减退。在人体形态学上,由于皮肤萎缩老化,弹性和抗张力性减退,以及皮下组织的萎缩导致皮肤松弛下垂,皱纹增加,特别是覆盖面部表情肌的皮肤皱纹明显加深,如额部、眼睑部及口周部;同时由于皮肤松弛下垂,使鼻唇沟加深,眉毛、下巴及颊面部皮肤下垂,导致脸型改变。因为皮肤变薄,皮肤与皮下组织疏松分离,面部皮肤移动性变大。

面部除皱术又名面部皮肤提紧术。通过不断的手术方法改良,目前最经典的手术方法主要是通过手术将皮肤与皮下筋膜即面部浅肌筋膜系统(SMAS)进行分离和牵拉提紧,达到面部皮肤提升和抚平加深的皱纹的目的。现有临床使用骨膜下提紧术将下垂的面部软组织提升和绷紧,使手术效果更好、更持久。

1. 手术指征

手术可分为额颞部除皱术和面部除皱术两种。按患者身体健康状况和临床症状及要求,本手术可一次完成,亦可分两次手术,间隔时间为 3～6 个月。

额颞部除皱术的主要适应证是眉下垂及上眼睑外侧部分的下垂,同时可以去除额部横纹、眉间皱纹、鼻根部横纹,以及缓解上眼睑皮肤松垂臃肿等症状。相当部分的上睑臃肿和皮肤松垂不能依靠上睑成形术纠正,而需行额颞部除皱术。

在一些患者中,纠正额部横纹和/或眉间皱纹是主要的目的。对于这些患者,关注的重点是阻断肌肉的活动而不是提升眉毛的位置。

面部除皱术的主要适应证是颧、颊、颌颈部皮肤松弛所致的鼻唇沟、口角、颊部下垂皱纹,以及颌颈角、颌下部臃肿、变形的患者。手术的主要目的是提升上述部位下垂的皮肤软组织,使变形或移位的组织恢复至正常部位,同时恢复正常的颌颈角形态。

受术者需没有重要器官,如心、脑、肝、肺、肾等器官病变,不属于瘢痕体质,没有皮肤病和血液系统疾病,高血压和糖尿病经内科治疗获得了有效控制。从手术效果而言,处于消瘦期的患者手术效果优于肥胖期,长瘦脸型的效果优于宽短脸型者。

要求美容手术者的心理状况和求医动机也是评判有无手术适应证的重要标准之一。术前需充分交流,仔细了解求术者的要求、动机。有异常心理状态者则是手术禁忌,例如:①手术期望值过高,对手术效果的要求脱离实际;②将手术作为爱情、婚姻的唯一解决方案等。

医师在接诊时应与患者充分沟通,讲清除皱手术的主要方法、预期效果、手术的局限性和潜在并发症,使求术者有必要的思想心理准备,让医师了解评判其有无手术的心理适应证。

2. 术前准备

除皱术的术前准备包括了解病史、体格检查及专科准备等。

(1)病史:除皱术需要入院治疗。常规病史询问中应特别注意以下几点:①出血性疾病史;②用药史,如果曾服用阿司匹林、激素、人参、丹参等,需停用两周后才能手术。

(2)体格检查:常规住院患者检查,包括血常规、出凝血时间、凝血酶原时间、肝功能、肾功能、血糖、乙肝及丙肝病毒检查、心电图检查、胸片检查等。

(3)专科准备。

术前照相:包括正位、侧位及 45°斜位。如需观察动力性皱纹的分布和密集程度,可以加摄静态和动态时的照片。

术前用药:术前 2 d 开始每日肌注维生素 K 或当日肌注巴曲酶(1～2 U)。精神紧张者,手术前夜酌情给予口服镇静安眠药。

术前头发准备:术前 2～3 d 开始用 1：5 000 苯扎溴铵溶液洗头,每日 3 次。苯扎溴铵溶液洗头前用肥皂水彻底冲洗面部。术前当日洗头后,沿手术切口位置梳理头发。预留额颞部切口前旁开 1.5～2 cm 的头发于术前剪除,沿额部发际后 5～6 cm 及额部中线旁开 7 cm 分开头路,两侧与耳轮上脚相连,头路间的头发扎成小辫。

患者评估:检查时患者处于坐位,观察额部、眉毛和上睑位置。评估眉下垂与上睑松弛之间的关系。提升眉毛,观察上睑剩余皮肤量。如果上睑皮肤仍然过多,可以考虑同时或者再加行上睑整形术。但通常情况下,不同时进行上睑整形术。额部的高度及头发的疏密度也是重要的考量因素,以此来决定手术切口位置。

术前评估必须包括在静态、动态下面部的不对称性的评估和记录。这是患者常常没有注意到的。这些不对称点需要在术前与患者澄清并记录于病史中。患者常在术后有强迫性的近距离审视术区的习惯,术前澄清有助于精确诊断、手术设计的安排,以及减少术后患者对手术效果的误解。

3. 麻醉与体位

面部除皱术通常采用全麻插管麻醉或局部浸润麻醉加基础麻醉。皮肤切口浸润采用0.5%利多卡因加1∶20万肾上腺素溶液;皮下分离区采用0.25%利多卡因加1∶20万肾上腺素溶液。可以在100 ml 0.25%利多卡因溶液中加入0.375%丁哌卡因5 ml以延长麻醉时效。

4. 手术方法

(1)额颞部提紧术(图19-13)。

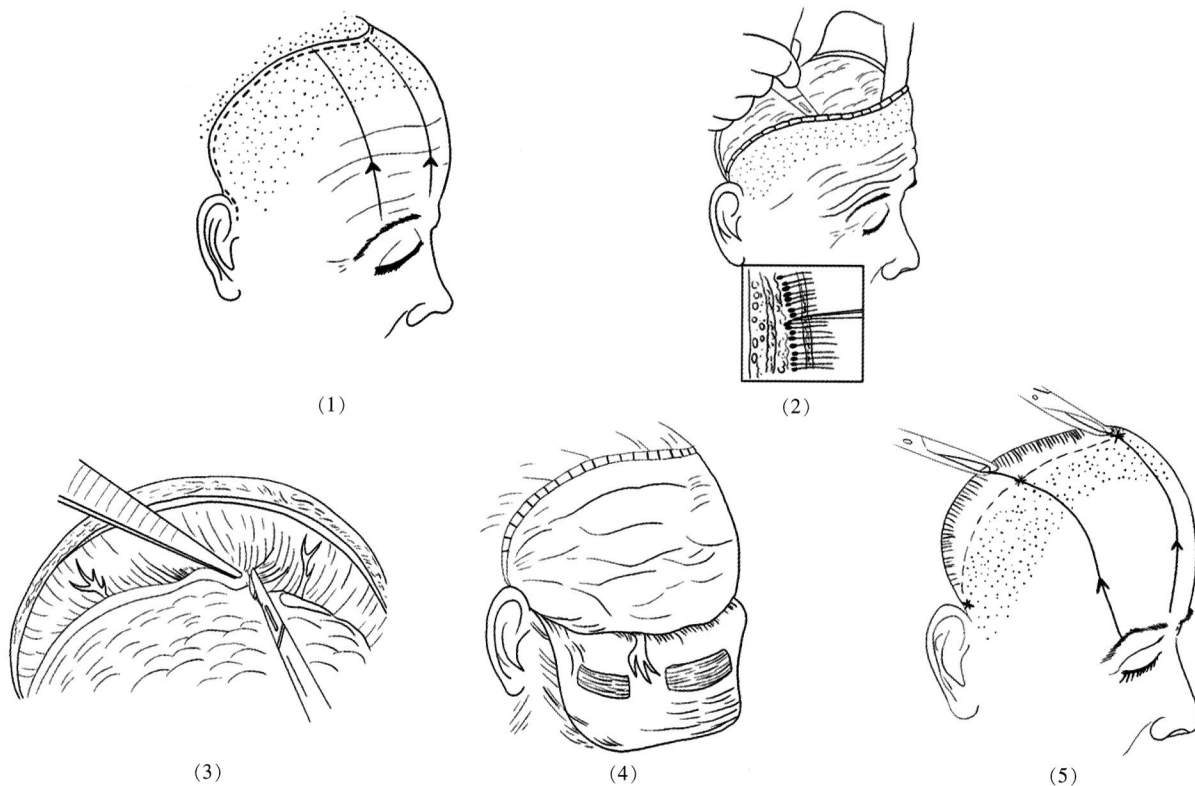

(1)　　　　　　　　　　　　　　　　　　　(2)

(3)　　　　　　　　　　(4)　　　　　　　　　　(5)

图19-13　额颞部提紧术

(1)距额颞部发际线6～7 cm设计冠状头皮切口;

(2)额部在帽状筋膜深面,颞部在颞浅筋膜浅面剥离头皮。剥离头皮时避免损伤毛囊;

(3)部分切断皱眉肌和降眉肌,减弱上述肌肉收缩力;(4)在剥离的头皮瓣创面切除部分额肌,注意防止损伤眶上神经;

(5)将剥离的额颞部皮瓣向头后方提紧,首先缝合两侧额颞点切口后,切除多余的皮肤,然后缝合全部皮肤伤口

切口选择:手术切口有两个选择——标准的冠状切口及发际缘切口。切口的选择依据额部的高度及额部头发的疏密度而定。对于正常高度而头发没有稀疏的额头,通常采用冠状切口。如果发际较高,提倡采用发际缘切口,切口沿发际内1～2 mm设计,在额颞发际交界处进入发际内,与颞部切口相连。如果同时进行面部皮肤提紧术,首先行面部皮肤提紧,而后行冠状切口,两侧与颞部切口相连。

用亚甲蓝标记额部横纹和眉间中点及眉中外1/3点处至头皮切口的垂直线,并用缝线作为缝合伤口时的标记。额颞部头皮切口线的中点位于发际线后6～7 cm,并向两侧额颞部呈向后弧形延长至耳轮中点上发际线,从而头皮切除后会保留至少5 cm的"V"形切口前头皮。注意在整个额颞部切口路径上,切除头皮后切口缘至少应距离发际5 cm。

局麻浸润:0.5%利多卡因加1:20万肾上腺素溶液浸润切口线,0.25%利多卡因加1:20万肾上腺素溶液浸润手术分离区域。

头皮瓣分离:平行于毛发生长方向斜行切开头皮至帽状腱膜下,切开同时用头皮夹止血。额区在帽状腱膜下分离,颞部在颞浅筋膜浅层锐性剥离,直达眶缘和眉间。到达眶缘后,注意保护好滑车上神经和血管,以及眶上神经血管束。滑车上神经血管束在皱眉肌之中,只有切除部分肌肉后才能被辨别出。中线处的分离采用组织剪钝性分离,范围到额骨的鼻突区,达鼻根部。

表情肌的处理:翻转头皮显露降眉肌和皱眉肌后,仔细切除降眉肌和皱眉肌。切除时注意保留部分肌肉于头皮瓣上,以免切除的区域出现凹陷。

根据额纹的部位,在帽状腱膜上用亚甲蓝标记出额肌切除的范围,通常在眶缘上2cm,两侧眶上神经血管束之间。切除额肌时注意层次准确,操作精细,不损害皮下脂肪组织,以免透皮瓣色素减退或沉着。同时,两侧眉上额肌应保留,以防额肌提眉功能完全丧失。

提紧头皮瓣,缝合切口:向上向后提紧头皮瓣,将之覆盖在切口后缘上。行5点固定:中线点,两侧中线旁开7cm左右各一点,耳轮脚附近左右各一点。每个点用4号线缝合或用staple固定。将重叠的多余头皮切除,单层间断闭合切口,缝针不可过密。在3个固定点处有轻度的张力。通常不放置负压引流物或者左右两侧颞部各放置一引流片。24h后去除。

(2)面部除皱术(图19-14)。

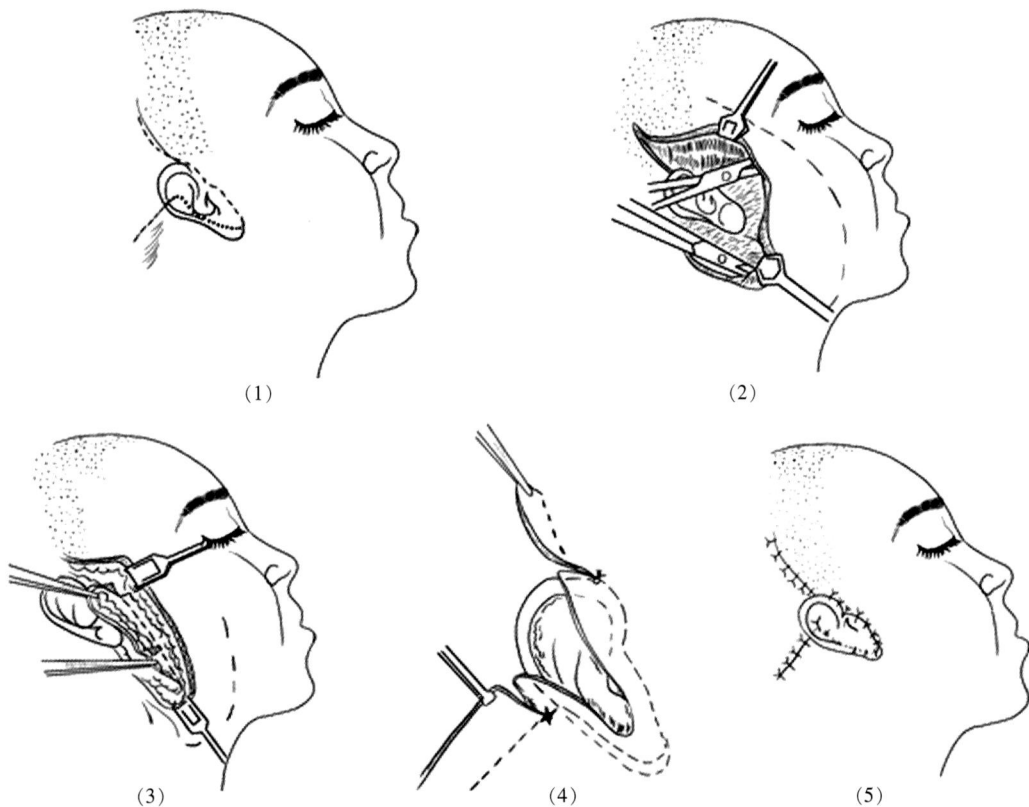

(1)　　　　　　　　　　　　　　　　　(2)

(3)　　　　　　　　(4)　　　　　　　　(5)

图19-14 面部除皱术

(1)切口设计线,从颞部发际线内经耳前转向耳后;(2)在SMAS筋膜浅面潜行剥离颞、面和颌颈部皮肤;

(3)剥离腮腺靠筋膜和SMAS筋膜,向后上方提紧后切除多余的筋膜;

(4)向头后上方提紧颞面颈部剥离的皮肤瓣,首先在张力最大点缝合皮瓣(耳上方和耳后方);

(5)切除多余的皮肤后,缝合全部伤口

切口：设计耳前、耳后切口线。耳前切口的上部从耳前上颌部头皮内开始（耳轮前切口线），呈一定的弧度，位于耳轮皮肤与面部皮肤的色泽变化线上，基本与耳轮后缘线平行。耳屏切口线是耳轮前切口线的延续，沿着耳屏上凹下行，随后沿着耳屏缘，经耳屏间切迹，前行于耳垂前凹之中，绕过耳垂至颊部交界点而转至耳后沟。耳后切口藏于耳后沟之中，耳中部水平与耳后切口呈90°向枕部发际延伸，沿枕部发际缘向下。切口线行0.5％利多卡因加1∶20万肾上腺素溶液浸润，0.25％利多卡因加1∶20万肾上腺素溶液浸润手术分离区域。

皮肤分离：从切口线上端的颞部至耳垂切开皮肤，切口可转至耳后，平行至枕部发际缘。颞部区域分离可以在颞浅筋膜浅层或颞浅筋膜深层进行。如果采用前者的层次，分离必须在毛囊下完成，不能暴露毛囊。同时，不能破坏颞浅筋膜，以免损伤面神经额支。颞浅筋膜深层分离较容易，术后秃发较少。颊部在皮下潜行分离，范围大致是眶外缘1cm左右、颧突外缘和鼻唇沟线外3cm左右。剪断颧弓韧带和下颌骨韧带。如果鼻唇沟明显，分离范围可以达到或超过鼻唇沟，以离断相应表情肌在相应真皮深层的附着部。皮下分离以钝性加锐性分离为好，保留大约3mm的皮下脂肪，即在细颗粒皮下脂肪和大颗粒脂肪之间分离。如果分离过浅，会损伤真皮下血管网而导致皮瓣长时间的色泽和质地改变，甚至局部色素沉着。颧颊部分离后以湿纱布填塞止血，手术转向耳后区域。耳后沿设计线切开皮肤后，采用锐性分离，耳后区的皮下脂肪较少，注意保留一定厚度的皮下组织，以及保护好真皮下血管网，防止分离过浅造成皮肤坏死，术后皮肤可能长时间呈花斑表现。同时注意分离时不要损伤肌膜。分离范围可达颈中线附近，皮下分离结束后，直视下仔细止血。

面部浅表肌肉腱膜系统（superficial musculoaponeurotic system，SMAS）皮瓣的形成、提紧和固定：SMAS的向上、向后提紧是除皱手术的关键点。SMAS切开的关键点是选择在颧骨处皮瓣旋转的轴点。这轴点的位置因人而异，甚至同一患者的两侧都有不同，通常处于外眦外下一指的位置。经这一点用亚甲蓝标记与耳屏间的连线，然后在耳前向下，到达腮腺尾端后，直至胸锁乳突肌的前缘。将中轴点放在颧突的位置，旋转后可使这一区域提升和丰满度增加。

当切口经腮腺尾端到胸锁乳突肌前缘，要注意保持下颌缘支的完整性，仔细分离，尤其是二次手术的患者。颈外静脉和颈横神经由于较为粗大而容易辨认。沿着标记的切口，切开SMAS，分离从颧骨水平切口开始，到达耳前，用Allis组织钳提紧SMAS，使分离较为容易，然后切开SMAS的垂直切口。SMAS瓣完成分离需达到以下目的：提升SMAS时，上部鼻唇沟和人中有相当的活动度，上唇红有外上旋转，口角上翘，颌部下坠消除。分离完成之后，皮瓣的后缘用Allis组织钳夹住，提紧调整，以决定何种方向的提升达到的效果最好，通常是向后，带有颧中枢点地向上旋转SMAS皮瓣的上缘缝与颞深筋膜及颞浅筋膜。如果颞部区域有凹陷，一般不切除SMAS的上缘，可以充填随着年龄增加而产生的凹陷。枕部SMAS皮瓣：颊部SMAS瓣的枕部转置能提供下颌区域和下颌下腺的最大支撑。在耳前形成一个尽可能宽的舌形瓣，供区SMAS瓣必须能够拉拢缝合，下方直到下颌角水平。将这瓣旋转到乳突区。皮瓣缝合于乳突区。此下颌支撑主要在颈部的上半区域。

皮肤瓣提紧，闭合切口：将皮肤瓣向后上方向提紧，行两点固定。第一点在外眦水平耳上头皮处，可以采用褥式缝合一针；第二点在耳后乳突切口的最高点。充分展平颈部耳垂等处的多余皮肤，切除提紧后多余的皮肤，无张力缝合。提紧皮肤时，鬓角不能超过耳轮的顶点。在切口缘、耳垂点处没有任何张力下，切除多余皮肤，皮下和皮肤分层缝合。通常放置负压引流球，置于颌部和颈部尽可能低的分离区域，经枕部切口引出，左右各一个。

5. 重要解剖结构的辨认与保存

（1）毛囊：面部除皱术的额颞部区域手术均涉及头发区。毛囊是面部除皱术需保护的重要解剖结构。在颞浅筋膜浅层分离头皮瓣时，可见到密布头皮瓣皮下的黑色毛囊。手术中需仔细操作，慎用电刀，精细分离颞浅筋膜与头皮瓣间的相对疏松层次，保留毛囊下的一层疏松筋膜组织，以免暴露而导致秃发。

（2）颞浅筋膜和面神经额支：颞浅筋膜是SMAS过颧弓向颞部的延伸，是较为疏松的筋膜，对于有的患者，其中还含有肌性成分，肌性成分中有颞浅血管走行。面神经的额支跨越颧弓后，在颞中筋膜的深面逐渐浅出,于颞浅筋膜深面进入额肌深面而支配额肌。因此在危险区内需确保在颞浅筋膜浅层分离,以免损伤颞支。

(3)眼轮匝肌:其围绕睑裂,是圆形扁肌。其支配神经是面神经的颞支和颧支。在颞部分离时,在分离到眼轮匝肌的外缘时,需仔细分离其浅面,将眼轮匝肌与皮下脂肪层分离。避免分离层次进入眼轮匝肌深面层次,由于此层面有面神经的分支进入并支配肌肉,因此容易损伤面神经颧支。

(4)耳大神经:在分离耳后乳突区 SMAS 瓣时,常会遇到耳大神经。术中避免暴露神经,提紧 SMAS 瓣而缝合时,需注意避免缝到耳大神经,如果术中损伤神经,需及时行吻合术。

(5)耳垂:术前需观察受术者耳垂的位置和形态,手术中皮瓣提紧缝合时,要绝对避免耳垂处的张力缝合,以免术后导致耳垂移位、形态改变。

(6)鬓角:鬓角是重要的体表结构,对于男性患者尤其如此。在颞部皮肤提紧时,需评估术后鬓角的移位程度。如果提紧皮肤后,鬓角消失或者因移位而导致耳轮前皮肤消失,则需要改变切口位置和方向,以行发际前切口为主,这样可以大量提升颞部松弛皮肤而不会导致鬓角的移位。

6. 手术并发症的诊断和处理

(1)血肿:这是在文献报道中最常见的手术后并发症之一,在男性除皱术患者中尤为常见。发生率报道不一,总体在 2%～10%。可表现为患者主诉面部疼痛加剧且无缓解,但是也有许多患者无任何主诉,体检表现为面部两侧不对称肿大、皮肤光亮、张力增高、眼睑肿胀,甚至出现颊黏膜淤斑。术后如有上述表现,需要立即去除敷料检查。一旦确诊,及时处理,拆除缝线,清除血肿,仔细止血,然后重缝切口,加压包扎。

(2)神经损伤:除皱术主要可能损伤的神经有面神经的各分支和耳大神经等。其中面神经的各分支中,以额支、颧颊支和下颌缘支损伤较为常见。面神经的损伤率一般在 0.9% 左右,多数的损伤是局部的、暂时的,数月能恢复。术中如发现有神经支被离断,应立即行神经吻合术。术后发现,应尽早探查修复神经。

(3)皮肤坏死:大面积的皮肤坏死较为少见,表浅或点状坏死时有发生。较常见的部位是耳后乳突区,此区域皮肤薄,且张力较大。表浅坏死仅遗留局部皮肤色泽异常或色素减退。

(4)脱发:表现为术后头皮分离区域,切口两侧的头发大面积缺如。局部小区域的脱发可行手术切除解决。大面积的脱发需要二期行自体头发移植。

(5)增生性瘢痕:在除皱手术的切口区均可发生,常见于乳突区和耳前耳垂区。呈局部增宽,隆起,充血,质硬。可采用局部瘢痕注射确炎舒松,每周 1 次。或者手术半年至 1 年后行瘢痕切除修整手术。

(6)色素沉着:通常发生于有血肿、淤斑的部位,以颊部较为常见。多数半年后逐渐消退。应积极预防和消除导致术后血肿的因素。术后积极观察、及时处理血肿,是避免色素沉着的有效手段。

7. 经验和评述

(1)面部除皱术颞部的分离层次通常有两种:在颞浅筋膜浅层分离和颞浅筋膜深层分离。前者层次感清晰,且由于颞浅筋膜是面部 SMAS 的颞部延伸部分,手术皮瓣可作为一个整体掀起,手术操作容易,眼轮匝肌舒展和固定可靠。然而此术式不可避免地破坏了正常颞部头皮的解剖,并且阻断了颞浅血管作为知名血管的分支对头皮毛囊的血液供应,直接影响到头皮乃至此处头皮中毛囊的血供。同时,加上术后不可避免的术区肿胀,压迫支配毛囊的血管,以及提紧后皮肤张力增大等因素,会导致局部片状脱发,甚至头皮结痂不愈。颞浅筋膜浅层的分离容易导致术后头发稀疏,脱发发生率较高。第二种分离层次虽然在颞浅筋膜的深层,但维持了生理解剖上头皮毛囊所需的血供,较好地保护了对头皮的血液供应。但在此层次中分离不能舒展和固定眼轮匝肌。而眼轮匝肌的舒展和固定对鱼尾纹的消除、维持除皱术后的长期效果有较大的作用。即使手术操作在颞部的皮肤范围处转为浅层,亦通常结扎、切断颞浅血管。为最大限度地维持正常生理上头皮的血供,达到理想的美容手术效果,笔者对头皮较薄、头发稀疏的患者,建议采用带血管蒂的多层次除皱术。此方法在保留了知名血管对头皮血液供应的同时,又能舒展和固定眼轮匝肌,并且不妨碍颞浅筋膜的提紧。因此,可避免术后头发斑脱、头皮长期结痂不愈等现象的出现。当然此手术操作难度较大,暴露有一定困难,手术中可应用带冷光源的深拉钩,以增加手术视野的暴露和照明。

（2）随着除皱手术的发展和进步,在经历了第一代的除皱术式以后,学者一致认为面部组织的松弛不仅是皮肤的松弛,而在于其深部 SMAS 甚至整个面部软组织的下垂。所以面部除皱术的关键是要对 SMAS 进行必要的处理,在处理方法上,除了文中讲述的经典方法以外,许多学者进行了尝试和改良。改良的方式有简单化操作和复杂化操作两种趋势。在 SMAS 悬吊上,我们在临床上采用对 SMAS 和颞浅筋膜的外上 45°的折叠缝合提升,也获得了良好的除皱效果。Hamra 等认为人的衰老除了皮肤 SMAS 的松弛以外,还表现为眼轮匝肌、颧脂肪垫和颈阔肌的向下移位,故将面部提升的组织形成一个复合组织瓣,将眼轮匝肌、颈阔肌、颧颊脂肪垫和 SMAS 作为一个整体解剖结构向上提升,悬吊复位。Little 等针对面部全层组织松弛,提出容量除皱术(volumetric face-lifting),在面部进行广泛的骨膜下分离,通过贯穿面部全层组织的缝线悬吊于颞深筋膜,提升面部软组织,以解决面部软组织松垂问题。后两种术式,手术操作难度较大,操作层次深,涉及的解剖结构较多,容易损伤颊部各面神经分支。

（3）随着第三代骨膜下除皱术的兴起,一些学者提出了内镜除皱术的概念,以 Ramirez、Campo 等为代表。通过额正中小切口、颞部斜行切口、上龈颊沟切口和/或下睑眼袋切口,行额部骨膜下、颞深筋膜浅层、颧骨和上颌骨骨膜下广泛分离,悬吊各部位组织,包括额帽状腱膜瓣、颞浅筋膜及眼轮匝肌下脂肪垫(SOOF)及颧骨膜等。额颞部内镜除皱术开展得较广泛,Guyuron、Behmand 等认为对于提升眉毛、改变眉弓形态、去除皱眉肌及水平额纹的效果较持久。而颊部区域的内镜除皱术文献报道较局限,我们认为对于局部软组织松弛下垂的患者有较好的效果,但由于其不能去除皮肤而有一定的局限性。同时手术恢复期长、肿胀较重,神经损伤仍然是其较为常见的并发症。

（4）眶周的深皱纹的存在,会使年轻化的面部在有表情时更显得衰老,所以眶周深皱纹的处理是除皱术的关键点。鱼尾纹的处理需要分离皮肤和眼轮匝肌。分离需要在冷光源和直视下进行,以确保分离层次的正确,然后将眼轮匝肌在水平方向,上下 30°方向固定而舒展肌肉。对于严重的病例,有学者提出将眼轮匝肌在眼外眦水平方向上剪开,且固定而舒展肌肉,认为可获得 90% 以上的优良效果。有学者提出对于那些失去弹性的皮肤,这种方法效果不佳。Viterbo 则采用外眦外眼轮匝肌垂直切除加软组织充填的方法纠正鱼尾纹。后两种方法有损伤面神经颧支的风险,尤其是 Viterbo 的术式。

（5）面部皮肤松垂往往伴有皮下脂肪的退化和缺失,某些部位出现明显的凹陷或饱满度缺乏,如颞部、面颊部、睑颊部和眉间部等部位。因此,在提升术完成后,术中抽取自体脂肪对上述部位进行充填,术后可增加皮肤提升术效果,改善面部形态和皮肤紧张度。

在 20 世纪初有了第一代的面部除皱术以来,面部除皱手术的术式在众多学者的推动下,推陈出新,不断改良和发展,出现了许多新概念、新方法和新术式。手术技术从第一代皮下分离除皱术、第二代皮下分离和 SMAS 分离提紧除皱术,发展到以深部提紧、骨膜下分离和复合除皱术为代表的第三代手术操作。

手术技术的发展是在对手术效果的完美化追求下产生的。然而,这种完美化的追求难以避免地导致手术风险的提高。如何在控制风险的前提下达到手术效果的理想化,如何探寻两者之间的平衡点,是学者共同追求的目标。

（余　力　钱云良）

第20章　口腔颅颌面导航外科手术

在20世纪80年代末,导航外科技术首先应用于神经外科手术,随后逐渐推广应用于骨科、耳鼻咽喉科等外科手术。在口腔颅颌面外科领域,由于精确度、功能及美容要求较高,随着计算机辅助外科技术的日益发展,其在诊断、术前设计模拟及治疗等方面逐渐得到应用和推广。

导航外科手术的基本元素主要包括医学影像技术、计算机图像处理技术和空间定位跟踪技术,由此从术前诊断、手术模拟和设计、术中导航等全方位支持整个外科领域深入发展。其基本操作流程如下:

(1)三维重建:获取CT、MRI等术前影像学数据,输入三维重建软件进行重建。重建的三维模型能够更形象、准确地定位病变区域,有利于精确的术前诊断和解剖定位。

(2)术前规划和模拟:在术前影像数据和重建的三维模型上,进行术前模拟。通过软件平台,能够实现测量、移动、旋转、切割骨块等操作,对病变区域进行手术模拟,以期达到手术效果。手术模拟的数据和术前的原影像学数据被作为导航模板导入导航平台,用来指导术中导航操作。

(3)配准和导航手术器械:配准是将术前影像及手术计划等信息与手术台上的患者的位置信息相匹配的计算机程序。配准方法主要分为有创配准方法和无创配准方法。配准完成后需要通过导航探针点取解剖标志点来检查导航系统的系统精度。导航手术器械是通过导航系统的计算机显示界面提供可视化的术中信息,即注册后的手术器械相对靶组织的位置信息,能够实时地动态观察手术器械与周围解剖结构的关系,从而完成精确和安全的操作。

在口腔颅颌面外科方面,导航外科技术主要用于颅颌面骨折的切开复位术、颅颌面畸形的整复手术、异物取出术、颞下颌关节成形术、骨肿瘤切除术、骨缺损重建术等,后文将仅对颅颌面创伤、畸形和异物留置等三大典型的应用方向展开叙述。

与传统手术相比,导航外科手术实现了患者影像与人体解剖结构的实时吻合,实现了术中患者三维重建图像的交互、实时应用。其临床优势在于:精确显示和定位术区解剖结构及病理组织;术前仿真模拟、虚拟现实,制订治疗计划;术中动态可视实时导航,从而控制手术入路和操作精度,保护重要组织结构;辅助教学及远程医疗。

目前,导航外科技术作为一项高新的数字化外科技术,具有微创、精确和安全等优点,在口腔颅颌面外科领域将会得到更加广泛的应用,口腔颅颌面外科医生有必要了解和掌握其应用的适应证及操作技巧。

一、口腔颅颌面创伤的导航外科手术

1. 适应证与禁忌证

(1)适应证:颅骨骨折,包括额骨、顶骨、颞骨骨折等;面中部骨折,包括颧骨、眶周、鼻骨及上颌骨骨折。

(2)禁忌证:对于术中无法获取足够配准参考点的上述骨折,不能应用导航技术。

2. 术前准备

(1)局麻下在患者上颌前庭沟处的牙槽骨上植入5枚自攻钛钉,作为术中的配准参考点(图20-1)。植入时需要避开牙根,并且保证钛钉间有适当的间距。钛钉的分布尽量分散,以保证术中的配准精度,提高导航精度的可信空间。

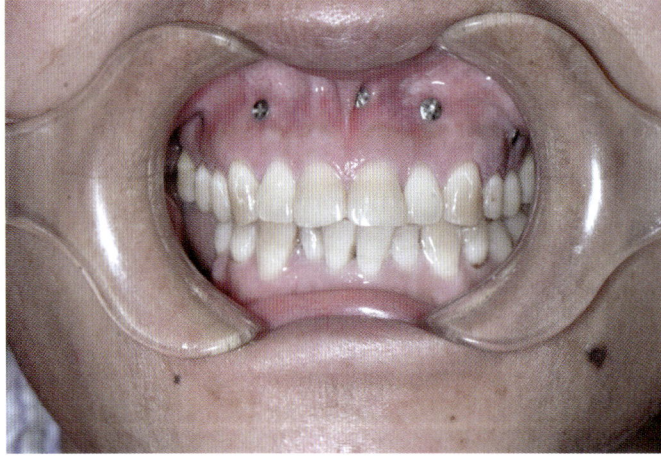

图 20-1　5枚作为配准参考点的自攻钛钉

（2）上颌骨骨折的患者,可在软组织形变较小的部位粘贴面部标志点,如额部、鼻根部、耳前区等,用于术中配准。

（3）术前拍摄 CT,并将影像数据存储为 DICOM 格式。

（4）术前模拟与设计：

将 CT 数据导入导航系统的软件平台,在横断面、冠状面、矢状面上进行二维分析,并对数据进行三维重建,初步判断骨折的部位和移位情况(图 20-2)。

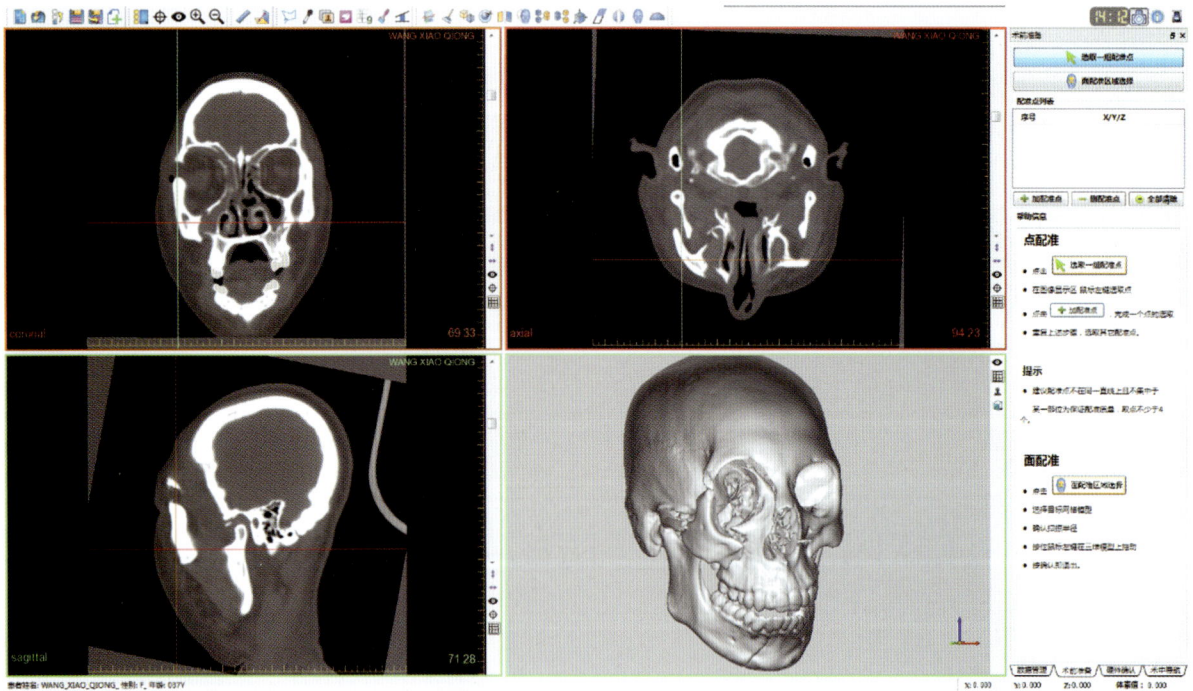

图 20-2　二维评价及三维重建

对骨折段的数据进行分割和建模(图 20-3)。

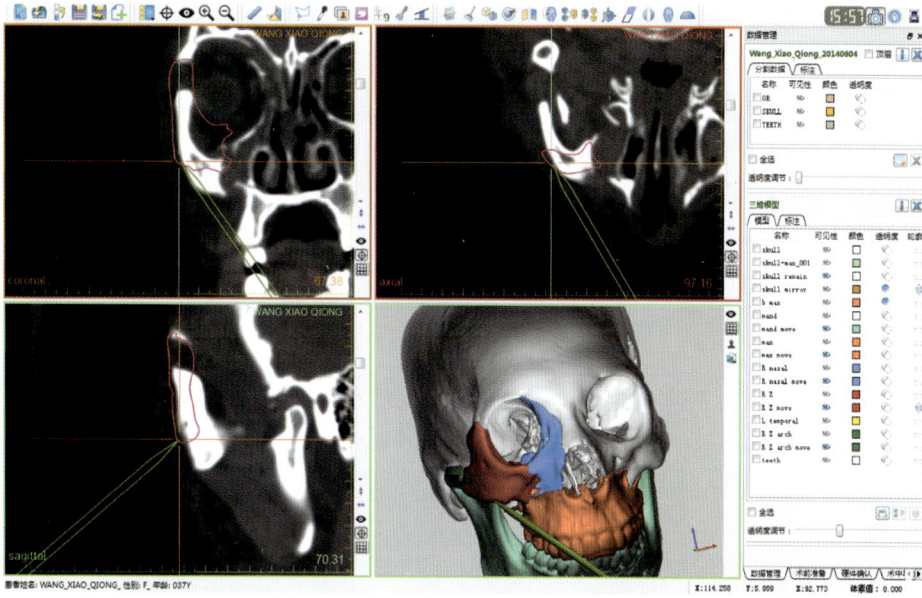

图 20 - 7　导航系统指示颧骨位置已到达术前设计的位置

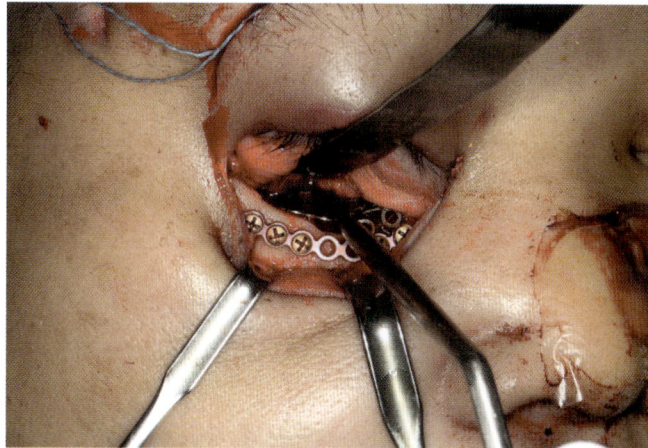

图 20 - 8　导航探针检查眶底的重建情况

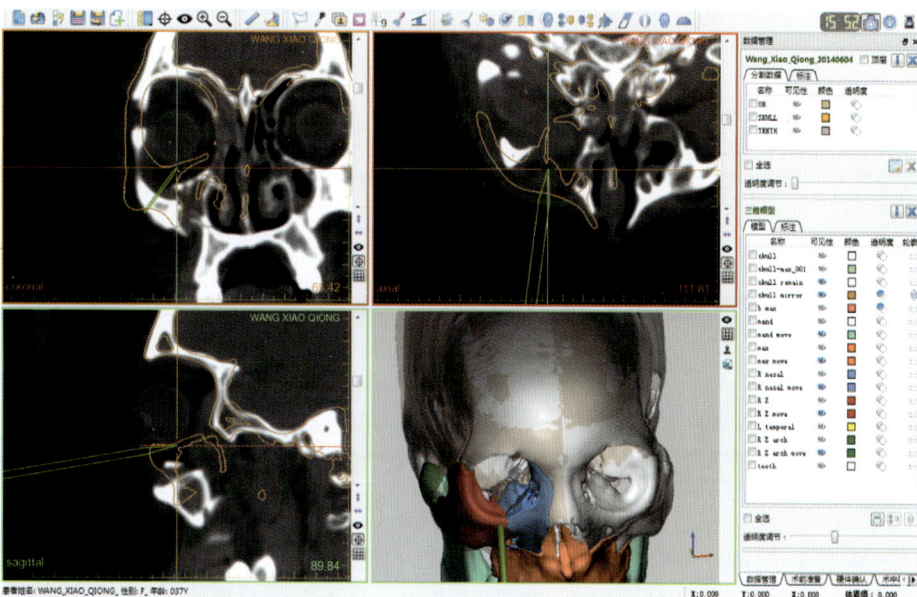

图 20 - 9　导航系统显示植入物到达术前设计的位置

（7）大量氯霉素冲洗，逐层缝合各组织。如果创面较大或较深，放置负压引流物。

5. 术后评价

术后拍摄颌面部CT，三维重建并与术前设计模型图像融合，测量两个模型间最大差异的距离，从而获得导航精确度的评价（图20-10）。

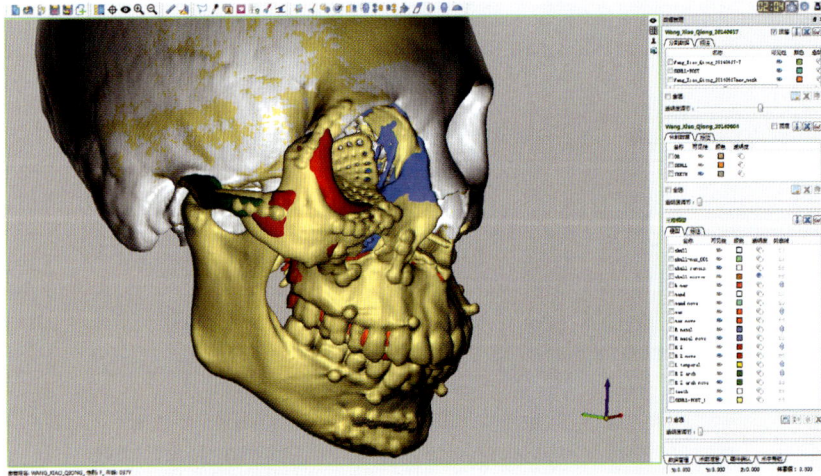

图20-10 术后评价，模型为术后CT的三维重建

6. 经验和评述

（1）颅颌面创伤采用的导航系统，多为光学定位，术中需要避免光学定位探头和红外线反光球之间的遮挡。

（2）外科医生和护士在操作时需要注意保护参考架，避免其松动或脱落而影响导航系统的精度。

（3）红外线反光球需要保持干燥，其被沾湿后会影响导航系统的运作。

（4）双侧颅颌面骨折，在术前设计时，可先对骨折移位程度较小的一侧进行解剖复位，再利用镜像技术，将骨折严重的一侧根据解剖复位侧的位置进行复位。如果双侧骨折都比较严重，难以找到正常的参考点，可以从数据库中寻找解剖结构相近的颅颌面骨模型，参考其位置进行复位。

（5）多学科联合进行口腔颅颌面创伤导航外科手术，在进行术前设计时，需要联合各学科讨论和确定外科治疗的方式和顺序，共同确定术前的手术设计。

二、口腔颅颌面畸形的导航外科手术

1. 适应证与禁忌证

（1）适应证：颅颌面部骨纤维异常增殖症，颧骨肥大畸形，下颌角肥大畸形，半侧颜面萎缩，颅颌面创伤术后骨缺损或骨畸形。

（2）禁忌证：对于术中无法获取足够配准参考点的上述骨折，不能应用导航技术。

2. 术前准备

（1）同口腔颅颌面创伤的导航外科手术，局麻下在患者上颌前庭沟处的牙槽骨上植入5枚自攻钛钉。

（2）对于病变或畸形累及上颌骨的患者，自攻钛钉无法植入时，可在软组织形变较少的部位粘贴面部标志点，如额部、鼻根部、耳前区等，用于术中配准。

（3）术前拍摄CT，并将影像数据存储为DICOM格式。对于下颌角肥大的患者，在拍摄CT前，外科医生需指导患者在CT扫描时保持紧咬牙状态，以确保下颌骨位于牙尖交错位，否则会严重影响术中导航系统对下颌骨的定位精度。

（4）术前模拟与设计：

将 CT 数据导入导航系统的软件平台，并对数据进行二维分析和三维重建，初步判断颅颌面骨需要截除或修整的部位。

通过镜像技术，参考健侧的镜像位置，确定患侧的正常解剖结构及形态，并模拟截骨线的位置和修整的范围（图 20 - 11）。

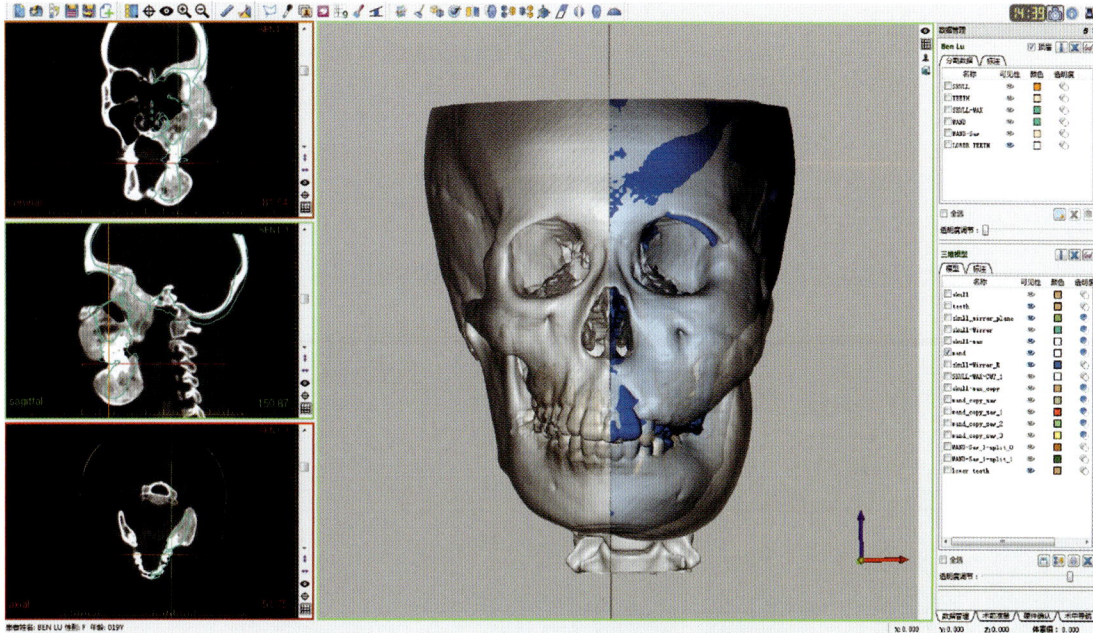

图 20 - 11　通过镜像技术，确定需要骨修整的范围

术前设计完成后，确定用于术中配准的参考点或参考面。

对于颅颌面骨发育不足或骨缺损的患者，可利用 CAD/CAM 技术制作树脂模型，并在模型上制作个性化的植入物。

3. 麻醉与体位

全身麻醉，患者取平卧位。

4. 手术步骤

（1）常规消毒后铺巾。在使用开刀巾对患者头部进行包裹时，需暴露额部及发际，用于安装导航参考架。

（2）安装参考架及配准。在发际内做 3～5 mm 长的小切口，用自攻螺丝刀打孔，并用钛钉将参考架稳定地固定在颅骨上。在助手控制导航系统的情况下，外科医生使用导航探针依次点取术前规划中设定的配准参考点，或在参考面上点取足够的参考点。配准成功后，点取患者的解剖标志点，检查导航精度是否符合手术要求。

（3）手术入路设计。根据骨畸形的部位和范围，手术入路可采取以下手术切口，如冠状切口、眶下缘切口、眉弓切口、耳前切口、耳前发际内切口、口内上颌前庭沟切口、局部小切口等。

（4）逐层切开皮肤、皮下组织、肌层、骨膜等各组织，分离组织时注意保护重要神经及血管，充分暴露骨畸形的部位。

（5）使用导航探针，检查术前的解剖结构的定位精度。

（6）通过导航探针确定骨修整的位置和范围后，截除或磨除形态异常的骨质。骨修整完成后，在导航系统的引导下，使用导航探针确定修整的部位和范围是否到位，是否到达术前设计的理想位置（图 20 -

12、图 20－13）。

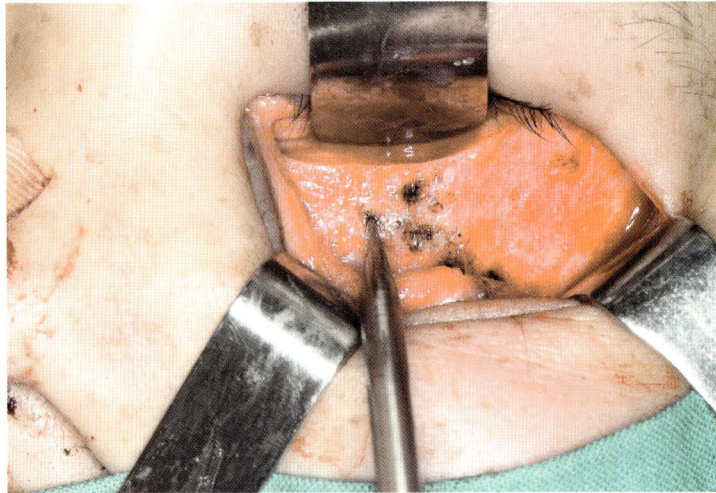

图 20－12　导航探针检查骨修整后的位置

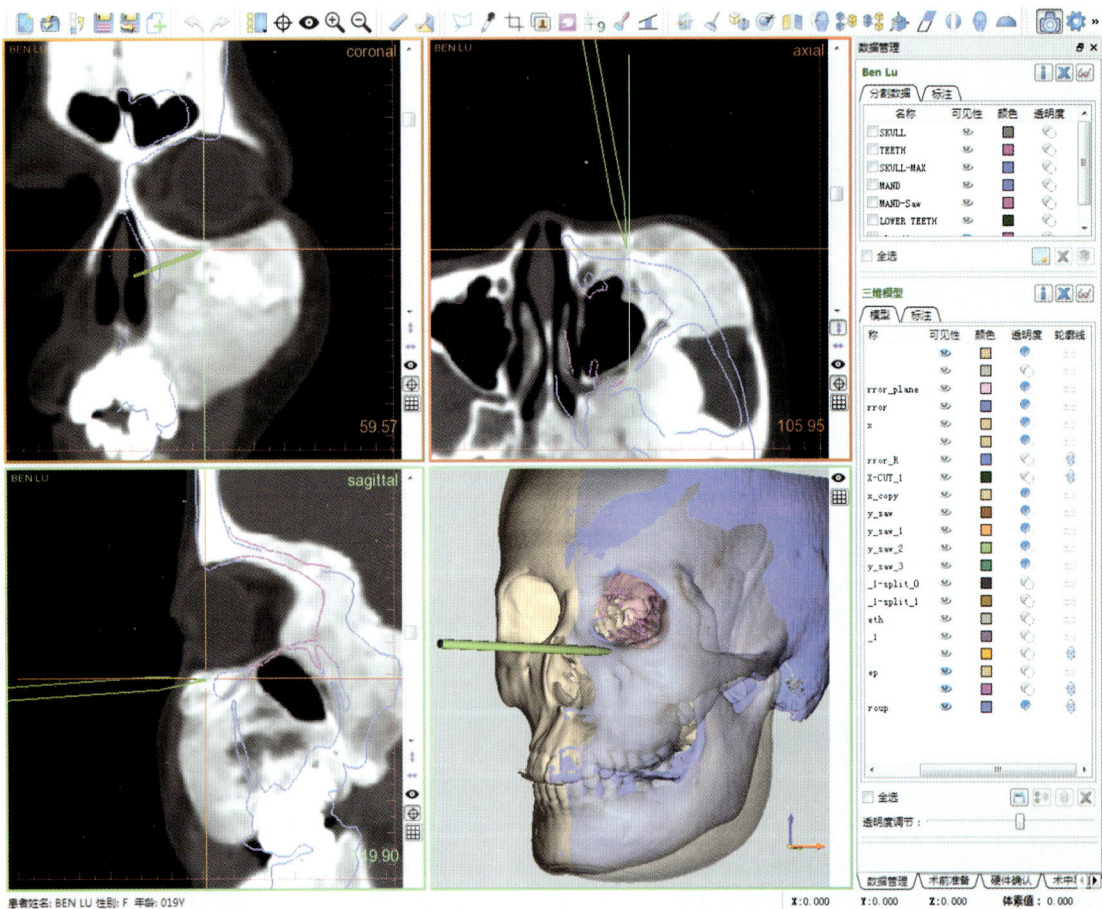

图 20－13　导航系统显示探针针尖的实时位置，检查是否到达术前设计的位置

　　（7）颅颌面骨发育不足或骨缺损的患者，在植入物固定后，使用导航探针检查充填或重建的位置是否达到理想形态的位置。

　　（8）大量氯霉素冲洗，逐层缝合各组织。如果创面较大或较深，放置负压引流物。

5. 经验和评述

（1）双侧颅颌面骨畸形的患者，在术前模拟和设计时，难以找到理想的参考位置，可以从数据库中寻找解剖结构相近的正常颅颌面骨模型，参考其位置进行轮廓修整。

（2）对下颌骨进行手术时，需要把下颌骨维持在牙尖交错位，必要时进行术中颌间固定，否则导航系统不能对下颌骨的解剖结构进行精确定位。

（3）对于病变累及眶周骨组织的患者，使用镜像技术时，需要尽量保证双侧的眶容积在术后保持一致。

（4）颅颌面骨发育不足或骨缺损的患者，术前在 CAD/CAM 树脂模型上制作个性化植入物，有助于减少术中导航验证的次数，缩短手术时间。

三、口腔颅颌面异物留置的导航外科手术

1. 适应证与禁忌证

（1）适应证：创伤造成的口腔颅颌面异物留置，伴有疼痛、感染等临床症状。

（2）禁忌证：无主诉症状；容易损伤重要解剖结构的异物；体积小，取出时易造成较大创伤的异物。

2. 术前准备

（1）同口腔颅颌面创伤的导航外科手术，局麻下在患者上颌前庭沟处的牙槽骨上植入 5 枚自攻钛钉。如果术中使用面配准技术，则不需植入自攻钛钉。

（2）术前 1～2 d 拍摄 CT，以确定留置异物的最新位置，并将影像数据存储为 DICOM 格式。

（3）当留置的异物与重要血管邻近时，需要进行数字化减影血管造影（DSA）检查，明确异物与血管的关系（图 20-14）。此外，拍摄 CT 时需要对血管进行增强，以避免确定手术入路时损伤血管。

（4）术前模拟与设计：

将 CT 数据导入导航系统的软件平台，进行二维分析和三维重建，初步判断颅颌面留置异物的位置及其与周围组织的关系。

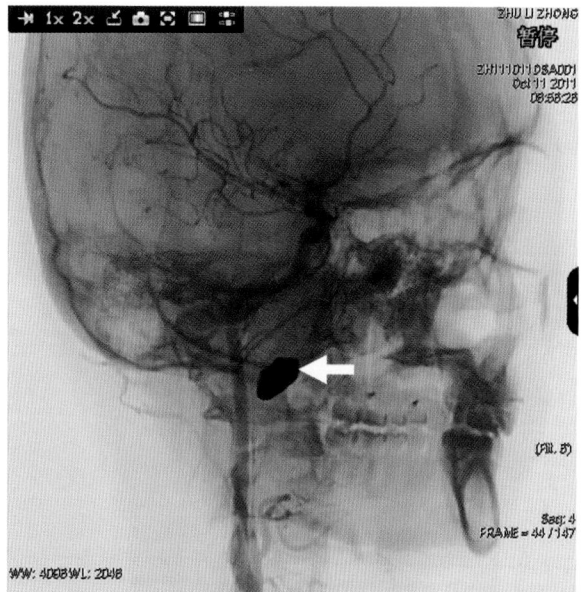

图 20-14　DSA 显示异物与血管的位置关系
箭头所指处为异物的位置

对留置异物进行建模，如果数据为增强 CT，则同时需要对血管进行建模。

术前设计完成后，确定用于术中配准的参考点或参考面。

3. 麻醉与体位

全身麻醉，患者取平卧位。

4. 手术步骤

（1）常规消毒后铺巾。在使用开刀巾对患者头部进行包裹时，暴露额部及发际，以便于安装导航参考架。

（2）安装参考架及配准。在发际内做 3～5 mm 长的小切口，用自攻螺丝刀打孔，并用钛钉将参考架稳定地固定在颅骨上。在助手控制导航系统的情况下，外科医生使用导航探针依次点取术前规划中设定

的配准参考点，或在参考面上点取足够的参考点。配准成功后，点取患者的解剖标志点，检查导航精度是否符合手术要求。术中需要导航手术器械协助手术时，可在导航系统中对手术器械进行注册，这样，导航系统在术中可以对手术器械进行实时追踪，方便外科医生的操作。

（3）手术入路设计。如果异物的位置较为表浅，利用导航探针在皮肤上寻找距离异物最短的点，并做好标记。如果异物的位置较深，则尽量选用口内入路，利用导航探针在黏膜上寻找距离异物最短的点，并做好标记。

（4）逐层切开皮肤或黏膜、肌层等各组织，分离组织时动作要快且轻柔，并禁止使用电刀，避免软组织肿胀，降低导航的定位精度。并且，软组织肿胀可能引起异物移位，使导航系统的定位作用失去效果。

（5）在分离组织的过程中，随时使用导航探针对异物进行定位（图 20 - 15、图 20 - 16），尽量快速准确地找到异物。

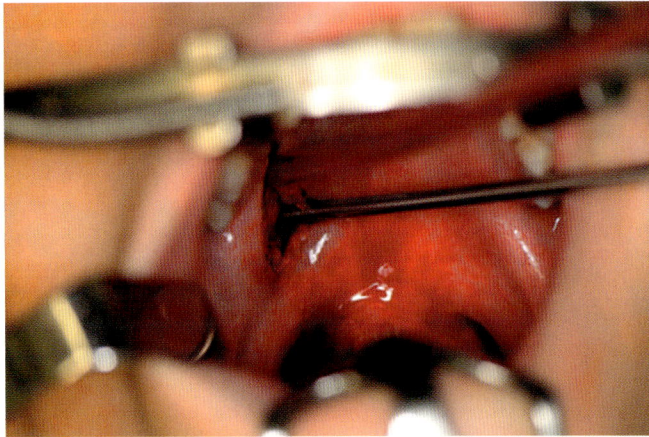

图 20 - 15　导航探针确定异物的位置

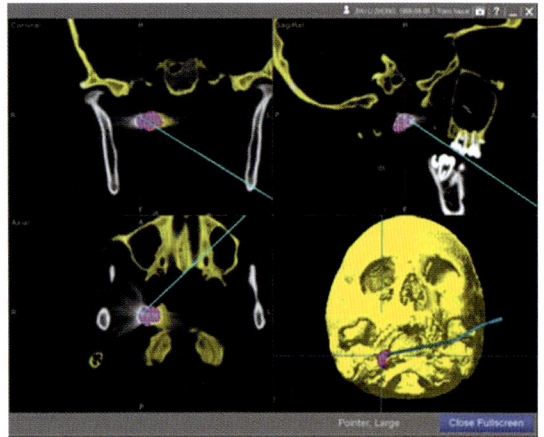

图 20 - 16　导航系统显示探针已到达异物的位置

（6）取出异物（图 20 - 17、图 20 - 18）。异物取出后，需要清点异物的数量，检查是否与术前设计一致。

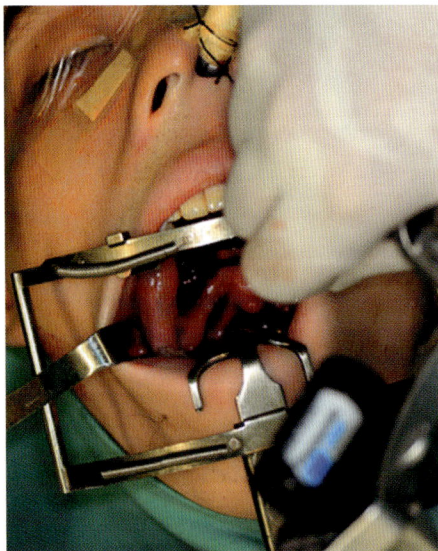

图 20 - 17　使用经导航系统注册后的镊子取出异物

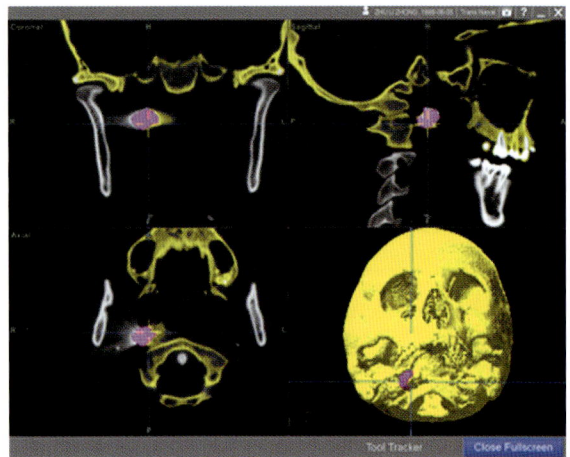

图 20 - 18　导航系统实时显示镊子的空间位置

（7）大量过氧化氢溶液和氯霉素交替冲洗，如果异物邻近血管并有出血趋向，可填塞止血纱布。逐层缝合各组织,如果创面较深,放置负压引流物。

5. 经验和评述

(1)颅颌面部的异物如果与重要血管邻近,术前进行 DSA 和增强 CT 检查十分重要,以免异物取出时损伤血管并引起大出血。

(2)异物取出的手术技巧需要快而轻柔,以免导航系统的定位作用失效。

(3)对于深在的异物,视野较差时可以采用内镜进行辅助。

(张诗雷)

第21章 3D打印技术在口腔颌面-头颈外科手术中的应用

3D打印技术(3D printing technology)是快速成型技术(rapid prototyping,RP)之一,它利用重建的三维数字模型,将其分割成层状,然后逐层堆积成实体模型。通过3D打印技术可以制造个性化的产品,最大限度地发挥材料的特性;可以直接打印出所需模型,为医生及患者提供直观的三维实体模型;还可打印出个性化人工植入物和手术导板,从而为医生的术前方案策划、模板制定、个性化假体制作提供实体;并且在术中引导手术,精确确定颌骨切除的范围,最大限度减少手术创伤、缩短手术时间,使手术简单易行,使颌骨的功能和外形恢复得较理想。在个别病例中,3D打印手术导板还可以与术中导航相结合,获得更高的精准性。3D手术导板在口腔颌面外科中的应用极具灵活性,几乎可以应用于切开、切除、移动、复位、重建等各个手术环节。

有关数字化导板的应用已有不少论著予以描述,国内多所院校及医院亦有大量的临床应用研究被相继报道。本章简要介绍3D打印手术导板在颌骨缺损修复重建、正颌外科、口腔种植外科等方面的应用。

一、3D打印模型手术的原则与处理

颌面头颈部的骨骼形态多样而不规则且解剖结构复杂,而口腔颌面头颈部的手术视野较小,操作空间较局限,从而影响了手术精度。3D打印模型是3D打印技术在头颈外科最早的应用之一。

通过数字化医学设计软件对全头颅或某一特定解剖结构的CT数据进行重建,即可通过3D打印制作出几乎完全相同的模型。在模型上模拟手术操作,可大大减少传统手术的不确定性;对于某些需要使用植入物的手术而言,通过模拟手术预弯金属植入物或在体外制作假体,可以大大提高手术的精度。

以下是一例Crouzon综合征患者在3D打印头模辅助下进行外科治疗的过程:

(1)通过3D打印技术获取头颅模型(图21-1)。

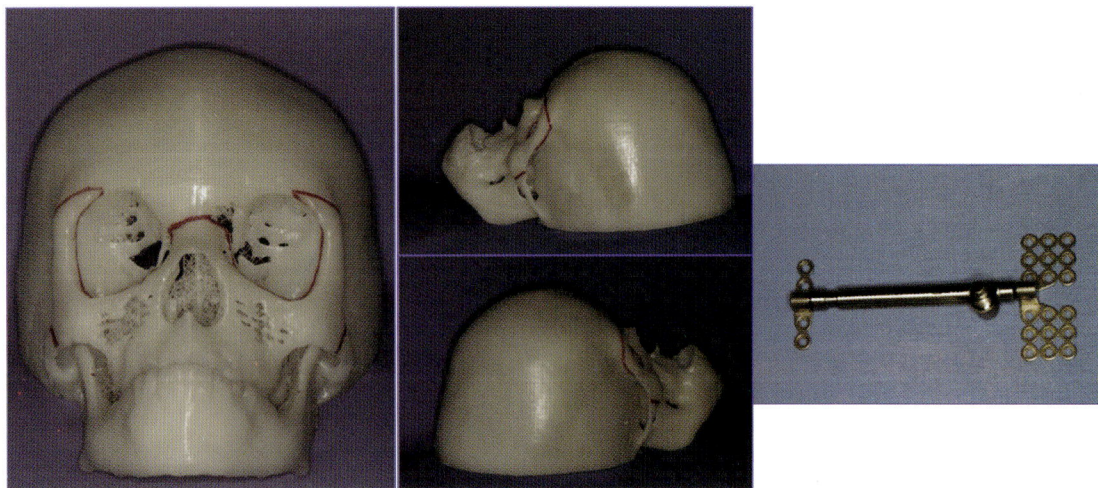

图21-1 3D打印头模和牵引器

（2）在头颅模型上模拟截骨手术操作（Le Fort Ⅲ型截骨），定位牵引器植入位置，并根据颅骨形态预弯牵引器（图21-2）。

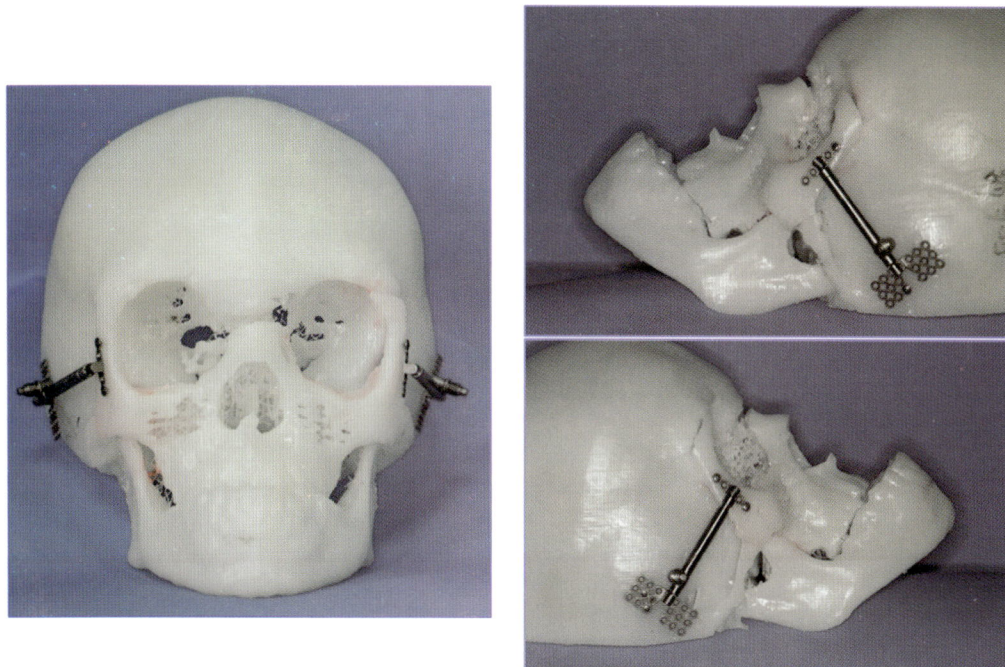

图 21-2　模拟手术，预弯牵引器

（3）施行正式手术，头皮冠状切口翻瓣，暴露颅骨骨面。

（4）剥离骨膜至暴露截骨区。

（5）根据头模手术方案实施截骨。

（6）放置预弯的牵引器至设计位置（图21-3），使之与骨面紧密贴合，固定牵引器。

（7）关闭窗口，完成手术。

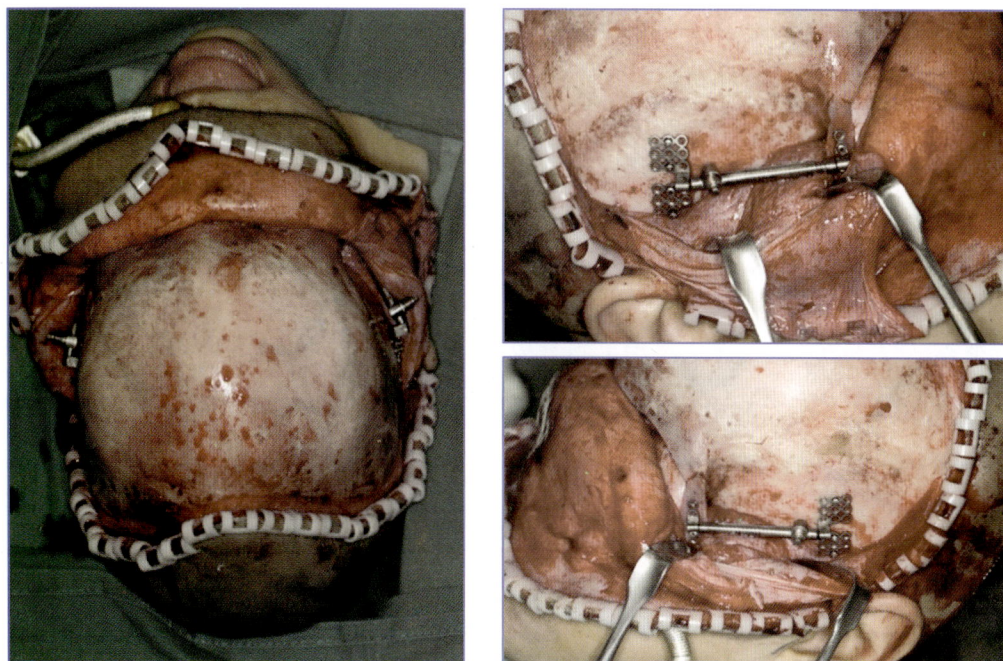

图 21-3　实施手术，放置牵引器

二、3D 打印手术导板在颌骨病损的切除及修复重建术中的应用

通过虚拟手术计划制作的截骨导板及定位重建导板，用于术中引导手术，可精准确定颌骨切除的范围及对重建颌骨精确塑形，最大限度地减少了手术创伤并简化颌骨重建手术，最终达到最佳的颌骨外形修复及功能重建的效果。

1. 手术指征

颌骨肿瘤、创伤及某些医源性因素导致的骨坏死（放射线骨坏死或化学性骨坏死）、肿瘤或病灶可彻底切除，需进行同期或者二期修复，且全身情况耐受手术者，均为 3D 手术导板应用适应证。

2. 术前准备

（1）CT 扫描及分割重建：患者的颌面部及下肢薄层扫描 CT（层厚不超过 1.25 mm），数据以 DICOM 格式导出，再导入数字化医学设计软件等。经过图像分割、重建、镜像等处理后，生成颌骨及腓骨的 3D 图像模型。

（2）虚拟手术及导板打印：虚拟手术应由临床医师与生物医学工程师共同进行，颌骨截骨导板可选用牙支持式或骨支持式，重建塑形导板一般选择骨支持式。

截骨手术：临床医师确定肿瘤边界、颌骨切除范围，工程师根据医师意见实施虚拟手术并及时反馈，形成最终截骨手术方案。

修复重建手术：在虚拟手术软件中将健侧颌骨以正中矢状面为轴，形成镜像图像。以此镜像作为缺损颌骨重建的参考位置。然后，模拟腓骨切取手术，确定拟切取的腓骨长度。将计算机切取的腓骨骨段转至患侧颌骨，参照镜像后的颌骨形态进行调整，确定腓骨重建之"下颌骨"的塑形曲线。

（3）根据手术方案设计并打印术中所需导板（包括颌骨切除、腓骨截骨和塑形固位导板及术后头模）（图 21 - 4）。术前可根据实体打印模型完成重建板/小钛板的预弯并灭菌备用。

其他术前准备：行洁牙及口腔清洁处理，备血，并行下肢彩色多普勒检查确定腓动脉穿支点，进行常规全麻术前准备。

3. 麻醉

一般采用经鼻腔气管插管全身麻醉，必要时行气管切开术。

4. 体位

仰卧位，垫肩，头偏向健侧。拟切取腓骨侧的下肢膝关节屈曲 90 度，在同侧臀部下面衬垫布卷使骨盆内旋。止血带加压之前，对大腿行不完全驱血。

5. 手术方法

（1）手术切口：下颌骨部分切除多采用下颌下切口（可合并下颌正中切口），上颌骨部分切除多采用 Weber's 切口。

（2）手术步骤（图 21 - 5）：

颌骨部分切除（以下颌骨为例）：①切开暴露颌骨病变区域后，颌间固定保持咬合关系；②准确放置颌骨截骨导板，使之与骨面完全贴合后，钻孔并用螺钉固定；③沿截骨导板的引导线截骨，注意截骨时锯片的三维方向变化。

腓骨肌（皮）瓣制备：①行下肢手术时，导板的使用与颌骨截骨手术类似，切取腓骨瓣时注意保护穿支皮瓣及血管蒂，避免损伤胫神经及腓神经，腓骨外侧可仅保留少量肌袖，以利于截骨导板的准确安置，腓骨内侧需保留部分肌袖，以避免与血管蒂分离；②腓骨瓣制备完成后，在不断蒂的情况下进行截骨塑形；③按照术前设计的位置安放腓骨截骨塑形导板并用螺钉固定；④骨膜剥离子分离，于骨膜下方保护需截

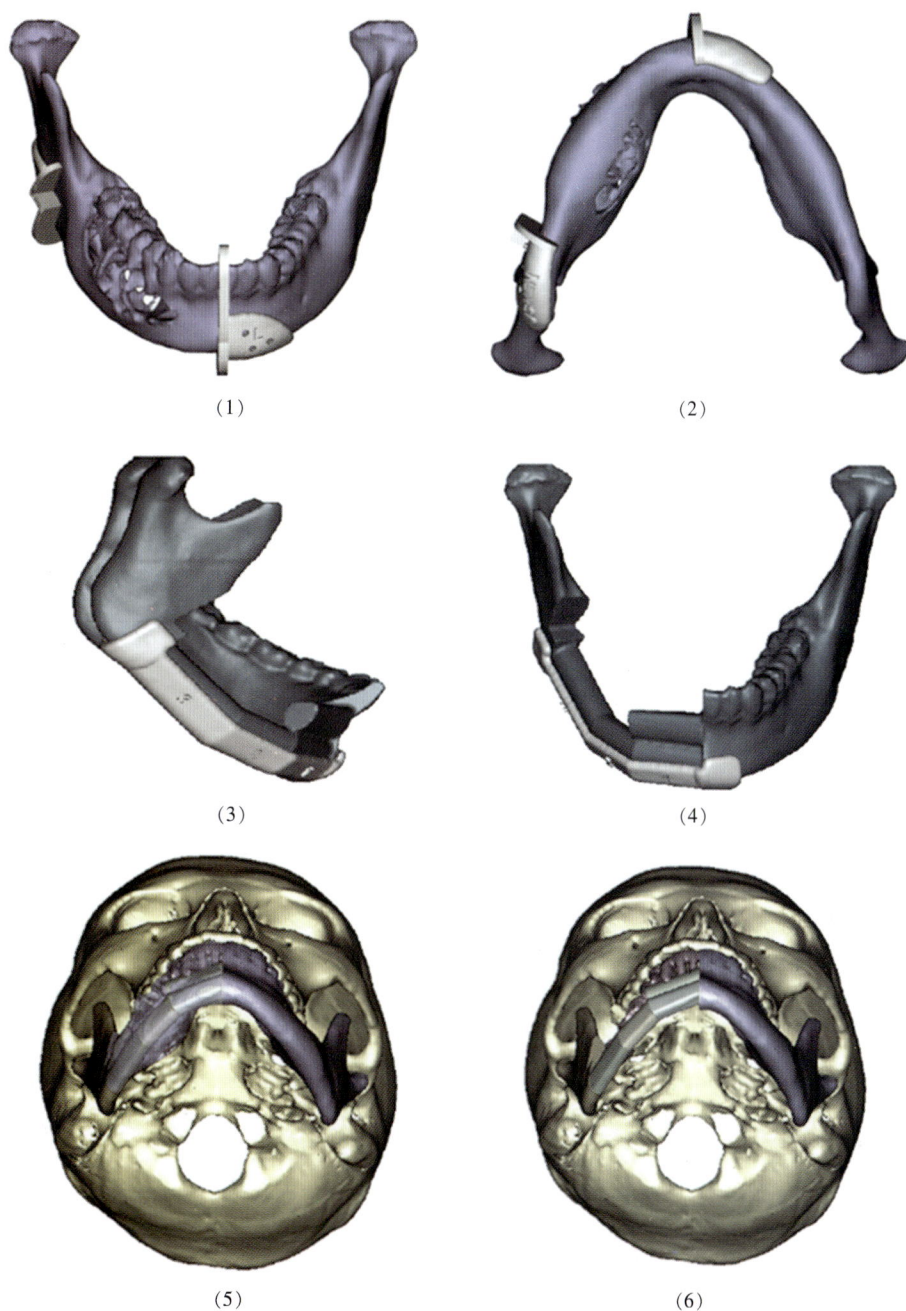

图 21 - 4　颌骨病损切除导板及腓骨取骨、塑形导板设计图

(1)(2)双侧下颌骨截骨导板,以下颌角为定位部,凹槽处为引导部;
(3)(4)腓骨塑形导板,在下颌角处定位后,放置腓骨骨段;(5)(6)下颌镜像后设计塑形导板

除部分骨段的内侧血管蒂,用矢状锯或往复锯沿截骨导板所示方向截骨,分段去除内侧多余骨质后按照就位导板进行塑形;⑤受区血管准备完成后,切断结扎腓动静脉,将完成塑形的腓骨段转移至颌骨缺损区域,就位导板放置到预定位置并用螺钉固定。

此时也可用预先弯制的重建板或小型钛板完成腓骨与颌骨之间的固定,必要时在截骨断面行适当调磨。去除就位导板,吻合动静脉,逐层关闭伤口,放置引流物,完成手术。

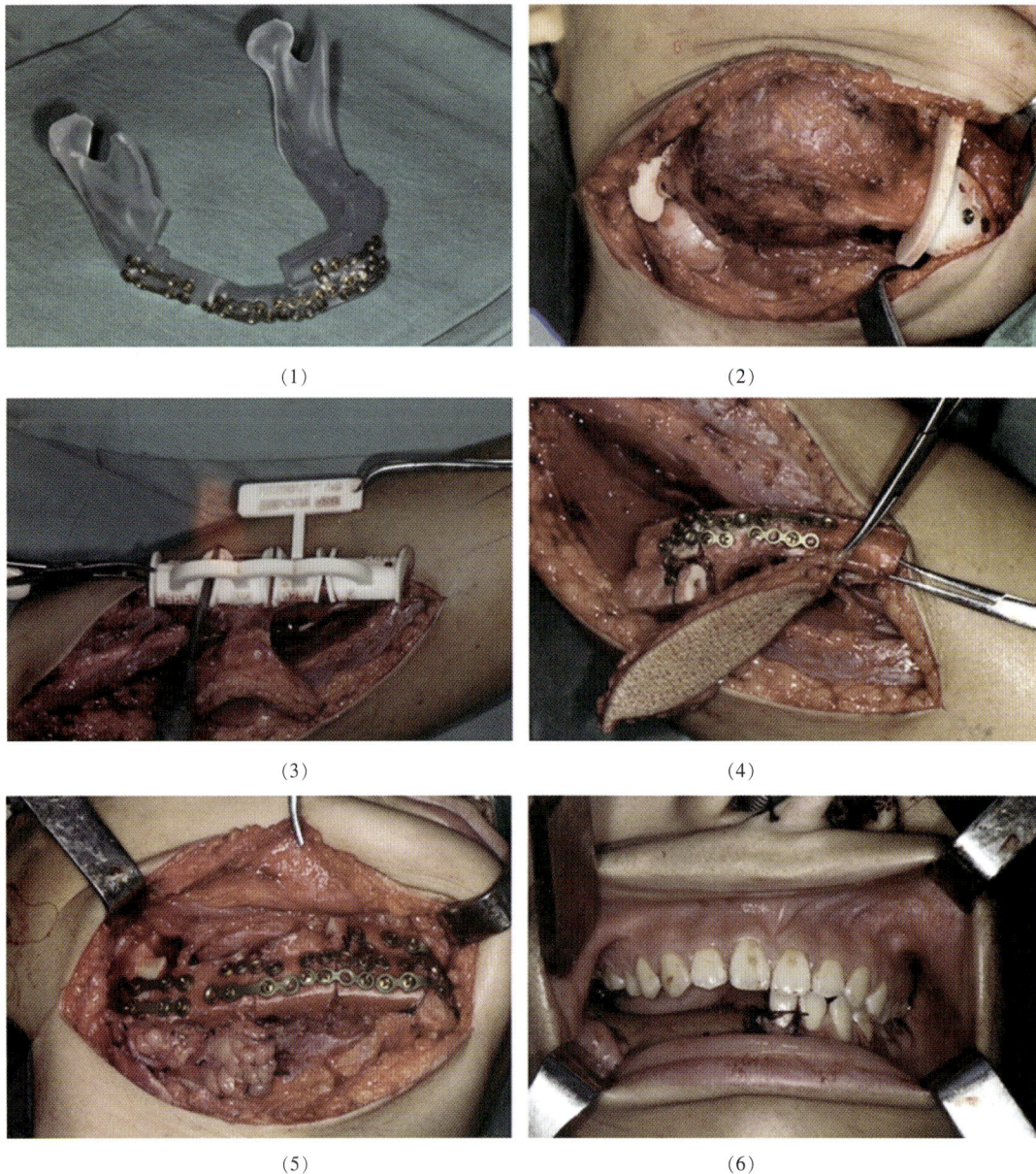

(1)

(2)

(3)

(4)

(5)

(6)

图21-5　下颌骨部分切除＋腓骨肌瓣转移修复术手术过程

(1)在3D打印头模上预弯固定用钛板；(2)截骨导板就位，引导截骨；

(3)(4)腓骨取骨及塑形导板就位，截骨后塑形并固定；(5)(6)腓骨肌瓣移植完成

6. 经验与评述

(1)颌骨截骨导板设计：颌骨截骨需满足肿瘤扩大切除要求，一般恶性肿瘤截骨线在肿瘤边缘10～15mm以外，良性肿瘤截骨线在肿瘤边缘5mm以外，在三维设计中须在多个角度、多个层面仔细确定肿瘤边界。截骨线的设计需方便术中操作。截骨导板需用至少2枚螺钉固定于健康颌骨以保证没有移位，这2个钉孔可用钉道转移技术与就位导板或接骨板钉孔吻合。

(2)腓骨截骨导板设计：为了取得相对较长的血管蒂，腓骨截骨段应在保证踝关节稳定性（腓骨远端保留6cm）的前提下，尽量靠近远端。根据颌骨缺损的部位和范围、颈部受区血管情况及腓骨血管蒂的方向，并参考健侧颌骨的镜像，确定所需腓骨的总长度及各分段长度。腓骨截骨导板放置于腓骨外侧，紧贴腓骨，但因腓骨肌袖的存在，需预留适当间隙。截骨引导线应在三维方向上指向明确，固定截骨导板所用钉孔应与腓骨就位后重建板或小型钛板钉孔相吻合。

(3)腓骨就位导板设计：腓骨在颌骨缺损区的放置位置需兼顾外形恢复与功能重建，应采用以"牙种

植修复"为导向的设计思路,腓骨段尽量靠近牙槽突方向,必要时行双层折叠。腓骨断面与颌骨断面呈最大面积接触,必要时可行"插入式"接触。就位导板需有足够的强度对抗术中形变,且不能阻挡重建板或小型钛板的安置。

(4)重建板弯制:在 3D 打印手术导板的辅助下,颌骨病损切除、腓骨截骨及移植就位均可严格按照模拟手术步骤执行,达到较高的精度。然而,在手术过程中重建板的弯制完全由术者手工操作,因此是最容易出现误差的环节之一。术者应该熟悉重建板弯制的原则与技巧,且不应过分强求重建板与腓骨段的严密贴合。另外,研发新的 3D 打印个体化钛合金接骨板,可从设计源头上减小此类误差,进一步提高手术的可预测性。

(5)误差与容差:在影像采集、虚拟手术、导板打印等过程中,难以避免地会出现各类系统误差及随机误差。此外,在实际手术过程中,截骨线的宽度与虚拟手术设计中不一定完全一致,这也可能导致就位导板与腓骨段不完全贴合。虚拟手术设计时,应考虑到此类因素,给予 3D 手术导板适当的容差,以达到最佳的手术效果。

三、3D 打印手术导板在正颌外科及相关手术中的应用

(一)正颌手术

针对牙颌面畸形患者,根据头影测量及面形预测进行虚拟正颌手术并制订最佳方案;根据最佳方案制作手术导板指导手术。与传统模型外科比较,以上方法更能直观反映颌骨的移动,对于面部不对称患者有更大的指导意义,满足了更多样的正颌手术设计要求。

1. 手术指征

各种牙颌面畸形患者,拟行正畸正颌联合矫治者,均为 3D 打印正颌外科手术导板适应证。

2. 术前准备

(1)数据采集与图像融合:患者术前行螺旋 CT 薄层扫描,取仰卧位,眶耳平面垂直于地面,咬合处于牙尖交错位。近年来,许多学者采用 CBCT 扫描数据,也取得了良好的效果。为了获得更为准确的颌关系,可让患者咬紧连接陀螺仪的咬合板,并测量自然头位及颌平面倾斜度。将 Dicom 格式的 CT 数据导入数字化医学设计软件,进行图像分割、重建,得到颌骨三维重建模型。螺旋 CT 或 CBCT 对于牙列表面的扫描精度尚不能满足临床需要,因此需要对患者的牙列取石膏模型及蜡颌记录,并行三维激光扫描,与CT 数据进行图像融合,用较为精细的牙模替代 CT 三维重建的牙模型,得到同时反映牙颌面畸形患者颌骨外形及牙列咬合的三维图像。

(2)虚拟手术:进行虚拟手术之前应进行三维头影测量。根据先前确定的三维头影测量坐标系统标定相应的标志点,软件自动生成相应基准参考平面、三维参考平面及各测量项目。根据术前的临床检查结合三维头影测量结果,确定患者的面中线(正中矢状面),并依据该平面进行虚拟手术。根据手术设计,模拟所需截骨手术方式,如上颌 Le Fort Ⅰ型截骨、下颌矢状劈开截骨术、颏成形术、颌骨轮廓修整等。根据手术计划进行上下颌骨骨段的移动、旋转,比较手术前后相对应标志点的三维方向变化,同时通过镜像技术,检查虚拟手术后颌骨轮廓的对称性。检查术后可能出现的早接触部位,模拟去骨,观察术后面形及咬合接触,结合三维头影测量数据,制订颏成形或轮廓修整方案。

(3)导板设计制作:

截骨导板依照预先设计的截骨位置,采用上下颌骨相应的解剖标志点,如将梨状孔、颧牙槽嵴、牙列等作为支持部分,制作不同截骨部位的手术导板。

定位导板主要包括骨支持式的导板或以牙齿咬合为参考的殆板。根据手术中移动上下颌骨的先后顺序,确定移动颌骨后上下牙列的位置关系,制作固定于牙列的中间及终末殆板(图21-6)。

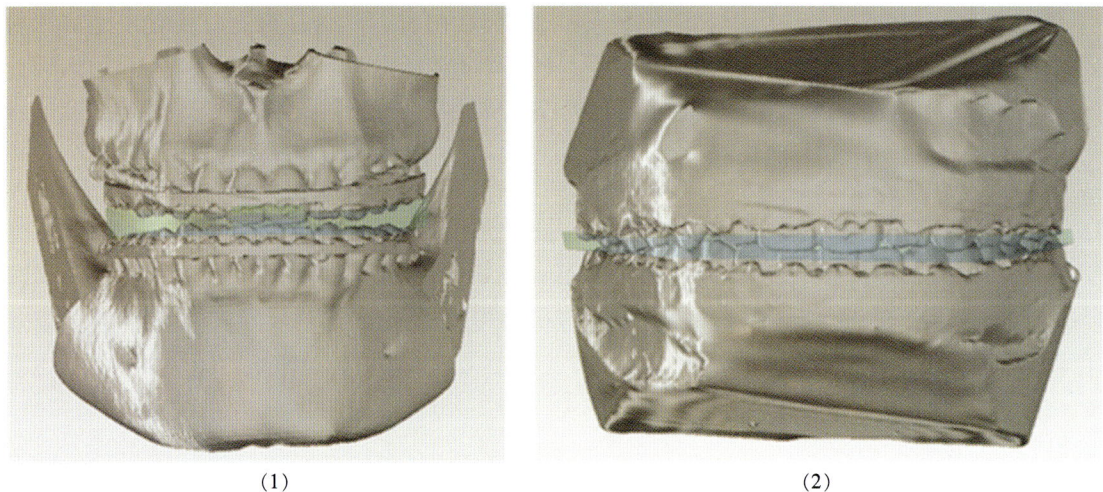

（1）　　　　　　　　　　　　　　　　　　　（2）

图21-6　正颌手术殆板设计图
（1）以上颌终末位置与下颌初始位置确定的中间殆板；（2）以上下颌终末位置确定的终末殆板

（4）口腔清洁,并检查牙齿托槽是否牢固。预计手术中失血较多时,须做好输血准备。

3. 麻醉

一般采用经鼻腔插管全身麻醉,最好采用降压麻醉,以减少出血量。

4. 体位

取仰卧位,垫肩及垫头圈,头略后仰,保持正中位。

5. 手术方法

手术切口:手术采用口腔内前庭沟黏膜切口暴露骨面。

手术步骤:

手术术式及常规步骤请参考第14章内容。

（1）上颌截骨松解完成后,利用中间咬合导板（中间殆板）使上下颌牙骨段就位,颌间钢丝结扎,进行牙骨段移动或旋转就位,根据手术设计确定其三维方向移动距离,必要时需磨除部分阻挡牙骨段就位的骨质,并行坚强内固定。

（2）进行下颌骨截骨术。下颌骨截骨完成后,根据终末咬合导板（终末殆板）决定下颌骨远心段相对上颌骨的终末位置,颌间结扎后行内固定。

（3）后续步骤同常规正颌手术。

6. 术后验证

术后验证在虚拟正颌外科手术中非常重要。为了获得最准确的术后骨段移动数据,并与术前设计做对比,应安排患者在术后尽早进行颌面部CT扫描。将术后CT扫描重建模型与设计方案拟合、比较,对移动后的骨段进行骨标志点间测量及精确度评价,并进行误差分析及方案改进。

7. 经验与评述

（1）颌骨与牙列数据的融合:螺旋CT或CBCT可以重建出牙颌面骨组织形态及无颜色和纹理的面部形态,但由于牙齿周围银汞充填物及矫正托槽金属伪影的存在,CT获得的牙列表面形态不够精确。因此,需要对患者的牙列取石膏模型及蜡颌记录,并行三维激光扫描,获得精确表面数据,完成包括患者颌骨形态及牙列表面细微结构的三维重建图像。激光扫描的精确度远高于CT图像,但是这也需要专门的激光扫描仪和配套的软件将CT数据与激光扫描数据进行匹配。

（2）导板支持方式选择:正颌外科手术导板根据支持方式可分为牙支持式、骨支持式两种。牙支持式实际上是根据咬合关系确定颌骨位置的,由于髁突在关节窝内的位置不恒定,下颌骨颌位也存在一定范围的活动度,因此这种根据下颌骨位置及咬合关系确定上颌骨骨段位置的方法会存在一定的误差。在理论上,骨支持式截骨、复位导板误差较小,而且可以摆脱对下颌骨的依赖;但在实际手术操作中,截开的上颌牙骨段由于软腭、颊部软组织的牵拉,难以依靠仅固定在上颌骨唇颊侧面的复位导板限制其移动位置。目前多数临床医师仍然选择中间咬合导板、终末咬合导板指导手术,骨支持式导板仅作为补充。

(3)术后咬合稳定性:正颌外科数字化虚拟手术较传统石膏模型外科在多方面有极大的优势,但是在虚拟手术中,无法对虚拟牙列模型的移动进行多次碰撞试验,难以发现咬合面早接触部位,也难以确定呈最大稳定性的咬合关系,因而可能出现术中就位异常及术后咬合不稳定。在这方面,模型外科具有显著优势。因此在进行虚拟手术时,需尽量规避咬合早接触,建议参考牙列石膏模型并对终末咬合做出判断。

(4)术后面形预测:正颌外科数字化虚拟手术利用医学图像三维可视化技术,借助专业软件,可以显示颌骨表面三维及任意剖面的结构信息,这样非常有利于发现和测量传统模型外科不能体现的骨性颌平面歪斜及其他面部不对称畸形。虚拟手术可形象地显示骨块的切割和移动情况,在术前就可对术后骨性面形做出初步预测;但是,面部软组织与颌骨移动的幅度常常不一致,数字化虚拟手术对术后软组织面容的预测目前仍然达不到准确的程度。

(二)牵引成骨手术

牵引成骨原理广泛应用于各种颌面部手术,该技术的主要优点是:在原先必须桥接骨段的情况下,不再需要骨移植物完成颌骨重建;软硬组织同时扩容,增加手术稳定性。因此,该方法非常适用于颌面部骨发育不全患者的颌骨增量,包括唇裂和腭裂患者术后瘢痕挛缩导致的上颌骨发育不足、小下颌畸形,也适用于半侧颜面短小畸形等患者。

目前,牵引成骨技术在使用上依然存在较多的难点,因其对治疗的最终效果影响重大,难点主要集中于牵引器的选择及安放的部位与方向上。孙昊等报道了数字化设计技术和 3D 打印导板在牵引成骨中的应用,验证了导板辅助手术的可行性和精确性,使得更多的患者可以在选择更为美观的内置式牵引器的同时,解决内置式牵引器不易安装、牵引方向不易控制的问题,保证了治疗效果。

1. 手术指征

各种上下颌骨先天或获得性骨量不足。

2. 术前准备

(1)数据采集与图像融合:此部分与上文正颌手术中相关叙述一致。

(2)虚拟手术:与正颌外科手术步骤相似,生成基准参考平面、三维参考平面及各测量项目后,根据术前的临床检查结合三维头影测量结果,确定患者的面中线,并依据该面中线进行虚拟手术。根据健侧颌面部骨骼的镜像,明确牵引成骨的最终目标,然后模拟所需截骨的部位,确定一个或多个牵引器植入的位置和方向及牵引量。

(3)导板设计制作(图 21-7):截骨导板依照预先设计的截骨位置,可采用骨支持式、牙支持式或牙-骨联合支持式导板。根据模拟手术中牵引器的摆放位置确定牵引器钉洞所在部位,利用钉洞转移技术使之成为截骨导板的固位钉洞。在导板固定后,其钉洞具有了定位的作用。

可选择打印患者头模,使用打印的定位截骨导板模拟手术,预弯牵引器固定钛板。

(4)进行一般外科准备和口腔清洁。

3. 麻醉

一般采用经鼻腔插管全身麻醉,最好采用降压麻醉,以减少出血量。

4. 体位

取仰卧位,垫肩及垫头圈,头略后仰,保持正中位。

(1)　　　　　　　　　　　　　　　　　(2)

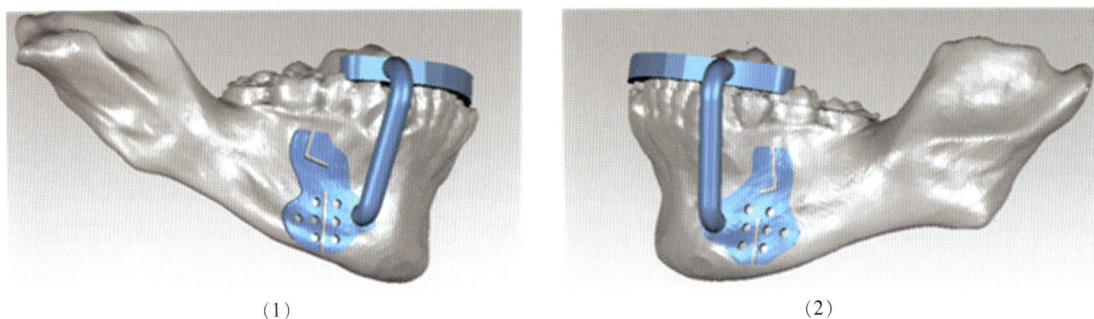

图 21 - 7　牙-骨联合支持式双侧体部截骨＋牵引器植入导板设计图

5. 手术方法

(1)手术切口:手术采用口腔内前庭沟黏膜切口或口外切口暴露骨面。

(2)手术步骤(图 21 - 8):手术常规步骤参见第 14 章。①骨面暴露后根据骨面标志点或牙列形态安放截骨导板,使之与骨面紧密贴合,用钻孔固定;②为减少创伤,使用超声骨刀沿导板提示的截骨线位置切透骨皮质;③去除截骨导板,使用骨凿完全离断骨段;④利用固定截骨导板的钉洞固定预弯好的牵引器,旋转牵引器杆,观察是否能按照设计方向牵引骨段,去除早接触点;⑤牵引器安装完成,止血,放置引流物后关闭创口,手术结束;⑥在完成牵引器植入后 5～7 d 开始牵引成骨,每日牵引量 0.8～1 mm。

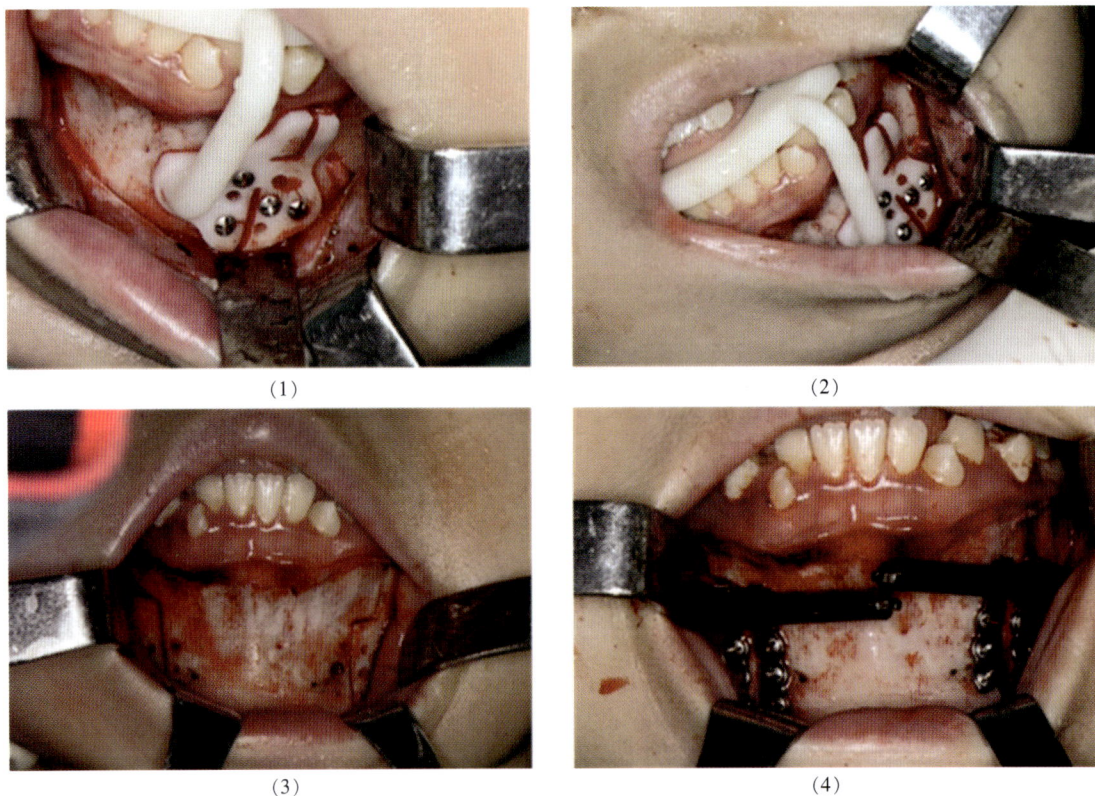

(1)　　　　　　　　　　　　　　　　　(2)

(3)　　　　　　　　　　　　　　　　　(4)

图 21 - 8　双侧体部截骨＋牵引器植入术

(1)(2)牙支持式截骨导板通过牙列就位;(3)利用引导沟切开骨皮质,利用钉道预备钉洞;(4)利用预备的钉洞引导牵引器植入

6. 经验与评述

(1)虚拟牵引手术设计:牵引器的安装位置和方向对治疗的效果有决定性的影响,尤其在下颌骨手术中,常进行双侧下颌支、下颌体部牵引。在这种情况下,要保证牵引器的互相平行,以减少相互的干扰。

此外,需要使牵引器与𬌗平面产生一定角度,以防止舌骨上肌群对"新"颌骨的牵拉导致的前牙开𬌗。在行下颌支或髁突部位的牵引成骨时,要注意牵引方向对髁突的影响,使髁突的牵引方向朝向关节窝。

(2)导板支持方式选择:手术导板根据支持方式可分为牙支持式、骨支持式和牙-骨联合支持式导板。在单颌手术中,因为牙列的特殊性,牙支持式导板相较于骨支持式导板更为准确,但牙支持式导板体积相对较大,手术操作不易。在上颌手术中,因上颌骨解剖结构特异性较大,常可使用骨支持式导板;下颌骨体部截骨时,因其骨面较为光滑,各部差异性不大,常可使用牙支持式导板或牙-骨联合支持式导板。

(3)术后不定期复查:与正颌外科手术不同,牵引成骨引起颌骨不断延长,因此手术及牵引的效果与虚拟手术常常存在差异,较频繁定期复诊对于早期去除牵引过程中出现的牙、骨及肌肉产生的干扰有较大意义。另外,对于牵引期终点的确认,也依赖于临床医生的经验。

四、3D 打印手术导板在轮廓修整相关手术中的应用

随着颅颌面手术的不断发展及患者对面形美学要求的提升,颌面部轮廓修整手术成为许多患者改善面形的主要选择之一。颧骨修整、颏成形、下颌修整等手术方案的设计,早先多依赖于主刀医师的经验,缺少精确的数据支持,且手术方案不直观,与患者的互动交流性较差,尤其在正颌手术同期行轮廓修整的手术中,数字化设计和 3D 打印导板的优势是传统模型外科无法比拟的。上海第九人民医院口腔颅颌面外科三维工作室团队不断设计制作并改进了一系列轮廓修整导板,提高了轮廓修整手术的精确性和可预测性,并且使患者更好地参与手术方案设计的过程,提升了临床治疗效果。

(一)颏成形手术

颏成形手术适用于面下部三分之一形态的改变。传统的颏成形手术较为关注颏前点的终末位置关系,许多厂商也提供了适用于不同移动距离的商品化接骨板,但依然以颏部的水平向前移动为主,对于颏部的整体形态无法进行准确矫正。

依靠 3D 打印的颏成形截骨及定位导板的辅助,可以精确完成颏部的缩窄、缩短等复杂形态改变,以及平移、旋转等位置改变,使面下部的形态更为自然美观,满足患者需求。

1. 手术指征

各种颏部或面部形态不佳拟行手术矫正者,均可使用 3D 打印导板辅助手术。

2. 术前准备

(1)数据采集与图像融合:此部分与上文正颌手术中相关叙述一致。

(2)虚拟手术:与正颌外科手术步骤相似,生成基准参考平面、三维参考平面及各测量项目后,根据术前的临床检查结合三维头影测量结果,确定患者的面中线。根据患者要求,设计颏部截骨线,包括缩短、缩窄所需去骨的截骨线。模拟颏部截骨后移动及旋转的终末位置,完成虚拟手术。

(3)导板设计制作(图 21-9):截骨导板依照预先设计的截骨位置,一般采用牙-骨联合支持式导板,根据牙列的形态和位置制作贴合骨面且带有截骨引导沟的截骨导板,该导板应具有引导钛钉固定于骨面的钉洞。根据模拟手术中颏部的终末位置,利用截骨导板的钉洞作为位置参考,设计位于颏部两侧的骨支持式定位导板。

颏成形亦可使用骨支持式的金属截骨导板,即以骨面为参考位置设计截骨导板,在固定时亦可使用定位与固定一体化的 3D 打印个体化钛质接骨板。

(4)进行一般外科准备,口腔清洁。

3. 麻醉

一般采用经鼻腔插管全身麻醉,最好采用降压麻醉,以减少出血量。

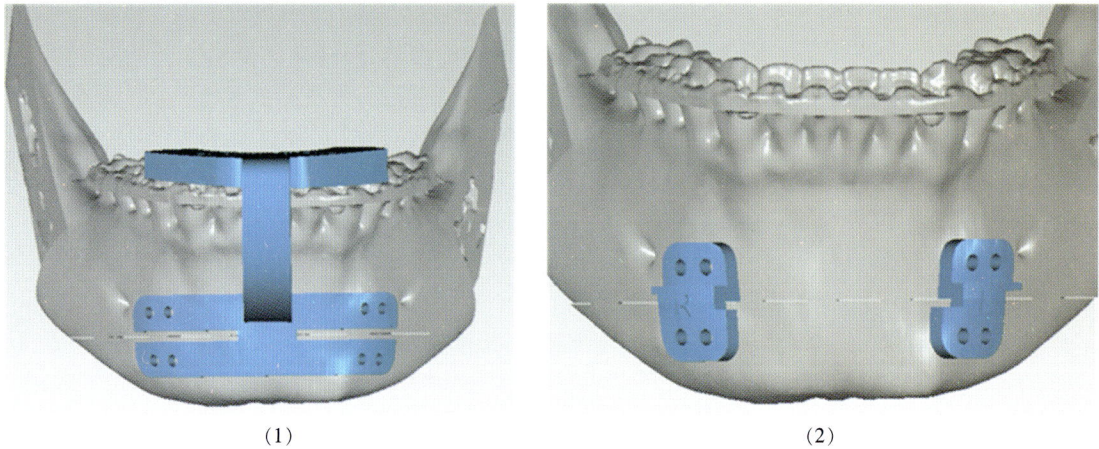

(1)   (2)

图 21 – 9　颏成形手术导板设计图

(1)牙-骨联合支持式颏成形截骨导板；(2)骨支持式颏成形定位导板，其钉洞位置与截骨导板钉洞一致

4. 体位

取仰卧位，垫肩及垫头圈，头略后仰，保持正中位。

5. 手术方法

(1)手术切口：手术采用口腔内下颌 5-5 前庭沟黏膜切口，注意保护颏神经。

(2)手术步骤(图 21 – 10)：手术常规步骤参见 14 章。①翻瓣暴露骨面后，根据牙列形态安放截骨导板，使支持部与牙列嵌合，引导部与骨面紧密贴合，根据钉洞钻孔固定；②固定后使用往复锯沿截骨引导线截骨；③去除截骨导板，使用骨凿完全离断骨段；④利用已有的钉洞固定定位导板，去除骨段早接触点；⑤颏成形骨段坚强内固定，止血，放置引流物后关创，手术结束。

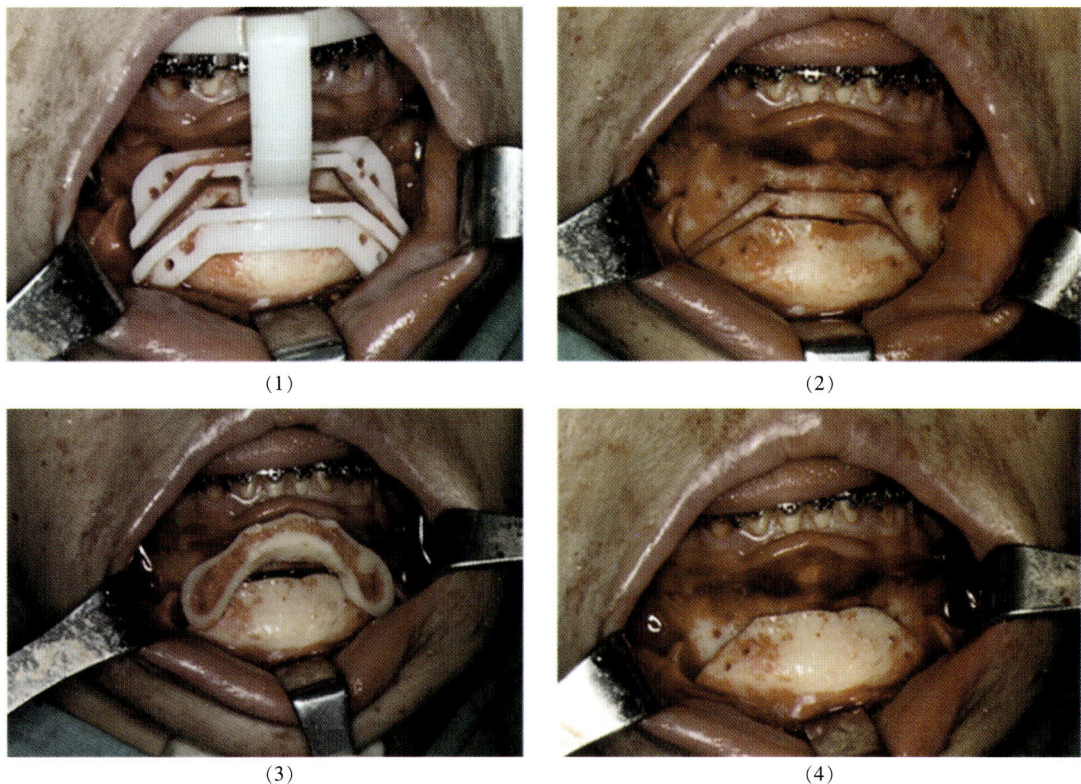

(1)   (2)

(3)   (4)

图 21 – 10　颏成形截骨导板术中使用

(1)截骨导板就位，与骨面贴合，钛钉固定；(2)沿截骨导板引导线截骨；(3)截骨骨段；
(4)游离骨段移动，可利用钉洞就位定位导板

（二）下颌轮廓修整术

下颌骨形态对于面部形态影响较大，下颌轮廓手术适用于下颌角、下颌体部外侧缘形态的改变。传统的轮廓修整手术的截骨部位及方向以手术医生的经验为主，但因下颌修整手术野较小，入路不畅，对于刚开始进行相关手术的医生来讲，往往截骨不足或过量，最终导致面形改善不佳。

通过3D打印的颌骨修整截骨导板辅助，可以精确完成手术设计，取得更好的轮廓修整效果。

1. 手术指征

各种颏部或下颌部形态不佳拟行手术矫正者，均可使用3D打印导板辅助手术。

2. 术前准备

（1）数据采集与图像融合：此部分与上文正颌手术中相关叙述一致。

（2）虚拟手术：与正颌外科手术步骤相似，生成基准参考平面、三维参考平面及各测量项目后，根据术前的临床检查结合三维头影测量结果，确定患者的面中线。根据患者要求，设计下颌角部及体部截骨线，根据面中线验证双侧下颌骨对称性，完成虚拟手术。

（3）导板设计制作（图21-11）：因下颌角修整手术野较小，无法放置较大的导板，一般采用牙支持式导板与骨支持式导板先后放置辅助手术。导板设计时，首先以后牙牙列形态及位置为参考在截骨线上方确定2~3个定位钉洞，再以钉洞位置为参考设计骨支持式截骨导板。注意导板应有一定的厚度，以引导锯片方向。

（4）进行一般外科准备和口腔清洁。

3. 麻醉

一般采用经鼻腔插管全身麻醉，最好采用降压麻醉，以减少出血量。

4. 体位

取仰卧位，垫肩及垫头圈，头略后仰，保持正中位。

5. 手术方法

（1）手术切口：手术采用口腔内下颌后牙区前庭沟黏膜切口，注意保护颏神经。

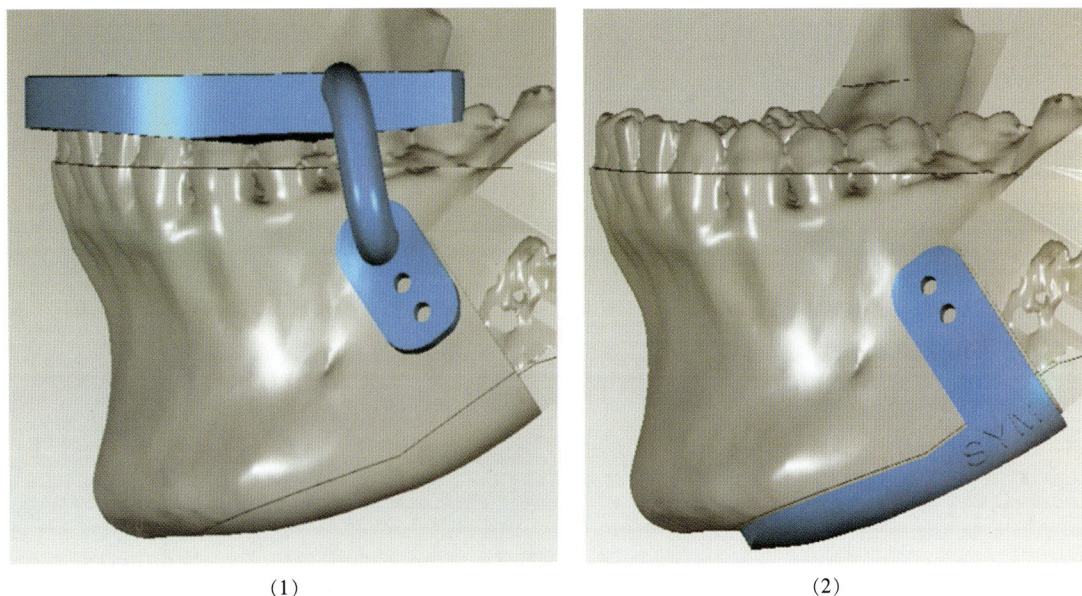

(1)　　　　　　　　　　　　(2)

图 21-11　轮廓修整导板设计图

(1)牙支持式导板，确定钉洞部位；(2)根据钉洞位置固定轮廓修整截骨导板

（2）手术步骤：手术常规步骤参见第14章。①翻瓣暴露下颌体或下颌角部骨面后，根据牙列位置安放牙支持式定位导板，使支持部与牙列嵌合，根据设计的钉洞位置钻孔；②换用骨支持式导板，使导板定位部钉洞与骨面钉洞重合，钛钉固定导板，此时截骨导板与下颌骨紧密贴合；③使用往复锯或摆动锯沿截骨引导线截骨；④止血，放置引流物后关创，手术结束。

（三）颧骨缩窄术

颧骨形态对于面上部形态影响较大，传统的颧骨缩窄术的截骨部位、方向及内推距离依赖于手术医生的经验。通过3D打印的颧骨缩窄术截骨及定位导板辅助，可以精确完成手术设计，取得更好的轮廓修整效果。

1. 手术指征
各种颧骨部过宽拟行手术矫正者，均可使用3D打印导板辅助手术。

2. 术前准备
（1）数据采集与图像融合：此部分与上文正颌手术中相关叙述一致。
（2）虚拟手术：与正颌外科手术步骤相似，生成基准参考平面、三维参考平面及各测量项目后，根据术前的临床检查结合三维头影测量结果，确定患者的面中线。根据患者要求，设计颧骨部截骨线并移动颧弓，根据面中线验证双侧颧骨对称性，完成虚拟手术。
（3）导板设计制作（图21-12）：颧骨缩窄术一般采用骨支持式导板辅助手术。导板设计时，以颧牙槽嵴部骨面形态及位置为参考，根据设计的截骨线完成贴合于颧牙槽嵴与颧骨部的截骨导板，应在截骨线两端预备钉洞以辅助定位导板安放。截骨完成颧骨颧弓骨段游离后，根据钉洞位置设计定位导板，辅助游离骨段的定位。因颧骨本身较为狭窄，使用定位导板后往往使接骨板的放置较为困难，可使用定位与固定一体化的3D打印个体化钛质接骨板辅助手术。
（4）进行一般外科准备和口腔清洁。

3. 麻醉
一般采用经鼻腔插管全身麻醉，最好采用降压麻醉，以减少出血量。

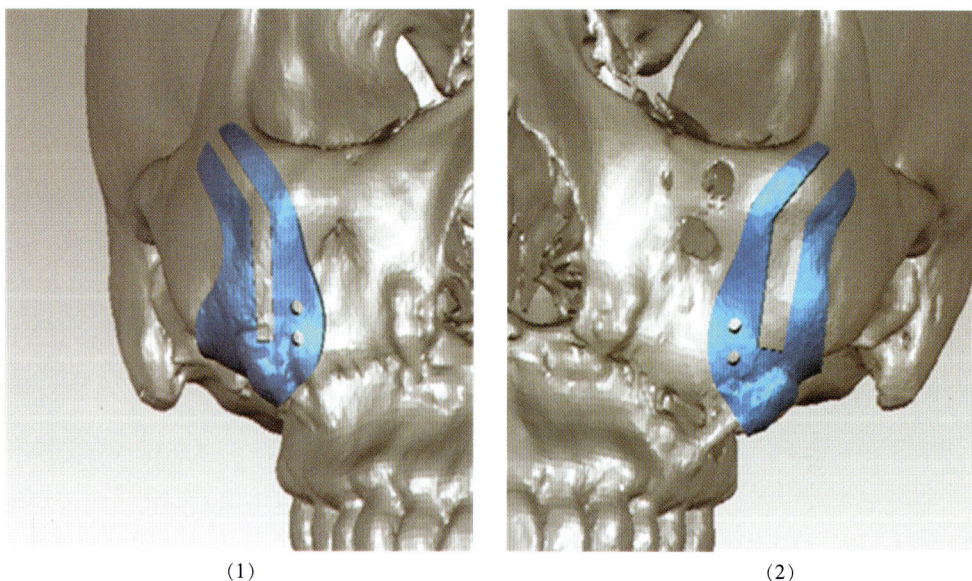

（1）　　　　　　　　　（2）

图 21-12　颧骨缩窄截骨导板设计图
（1）骨支持式截骨导板；（2）牙支持式截骨导板

4. 体位

取仰卧位,垫肩及垫头圈,头略后仰,保持正中位。

5. 手术方法

(1)手术切口:手术采用口腔内上颌颧牙槽区前庭沟黏膜切口。

(2)手术步骤:手术常规步骤参见第14章。①暴露颧牙槽嵴及颧弓骨面后,根据骨面形态安放骨支持式截骨导板,根据导板预留钉洞位置固定导板。②使用往复锯沿截骨引导线截骨,使颧骨部分离断,去除多余骨质;青枝骨折颧弓根部。③利用钉洞位置放置定位导板,使颧骨颧弓骨段移动到与定位导板贴合,游离骨段坚强内固定或钢丝圈结扎固定。④止血后关闭创口,手术结束。

6. 经验与评述

(1)导板支持方式选择:轮廓修整手术导板根据支持方式可分为牙支持式、骨支持式、牙-骨联合支持式导板三种。在不同手术方式与手术野下可以有不同的选择,并不拘泥于上文中介绍的支持方式。在金属3D打印技术不断发展的今天,导板的制作精度变得更高,形变更小,可逐步替代体形较大的牙支持式导板。

(2)术后面形预测:同正颌手术类似,目前的虚拟手术设计均以骨组织形态的改变为主,却无法对软组织形态改变做出准确的预测。目前有利用三维照相系统(3DMD)获取轮廓修整患者术前术后的软组织影像的报道,并将软组织的改变与骨组织的改变相比较,以期获得较为准确的软组织预测,但此项工作依然在探索阶段。

(四)软组织轮廓修整手术

面部软组织与颌骨移动的幅度常常不一致,针对骨组织的数字化虚拟手术对术后软组织面容的预测仍然达不到准确的程度。针对软组织的整形以充填治疗为主,可提示充填治疗的范围及容积的手术导板,使得面部软组织手术的效果有更好的可控性。

1. 手术指征

各种颌面部先天性或获得性软组织量不足。

2. 术前准备

(1)数据采集:CT获取的软组织形态的能力较差,对于单纯行软组织修整的患者,可采用三维照相系统(3DMD)。在患者端坐位时,获取患者颌面部软组织形态,以STL格式导出至Geomagic Studio(Raindrop),完成图像采集。

(2)导板设计制作(图21-13):根据术前的临床检查并结合三维头影测量结果,确定患者的面中线,并依据该面中线重建出患者健侧镜像。通过镜像与患侧面部三维模型的布朗运算,可得到相差的容积与形态;亦可通过其他软件,手动调节需要充填部位的形态;根据充填部分的形态制作充填治疗导板,将导板边缘适当延展至与患侧正常软组织贴合,或延展至鼻背处作为定位使用。

(3)进行一般外科准备。

3. 麻醉

一般采用经鼻腔插管全身麻醉,最好采用降压麻醉,以减少出血量。

4. 体位

取仰卧位,垫肩及垫头圈,头略后仰,保持正中位。

5. 手术方法

(1)手术过程:将充填治疗导板定位部分与鼻背或预定位置相贴合,标记需充填部位的范围。皮下注射取自腹部或大腿内侧的自体脂肪,亦可选择人工充填材料,直至缺陷部位隆起并与导板恰好贴合,手术结束。

(2)术后复查:多数充填材料随时间推移会部分或完全吸收,必要时行二次手术。

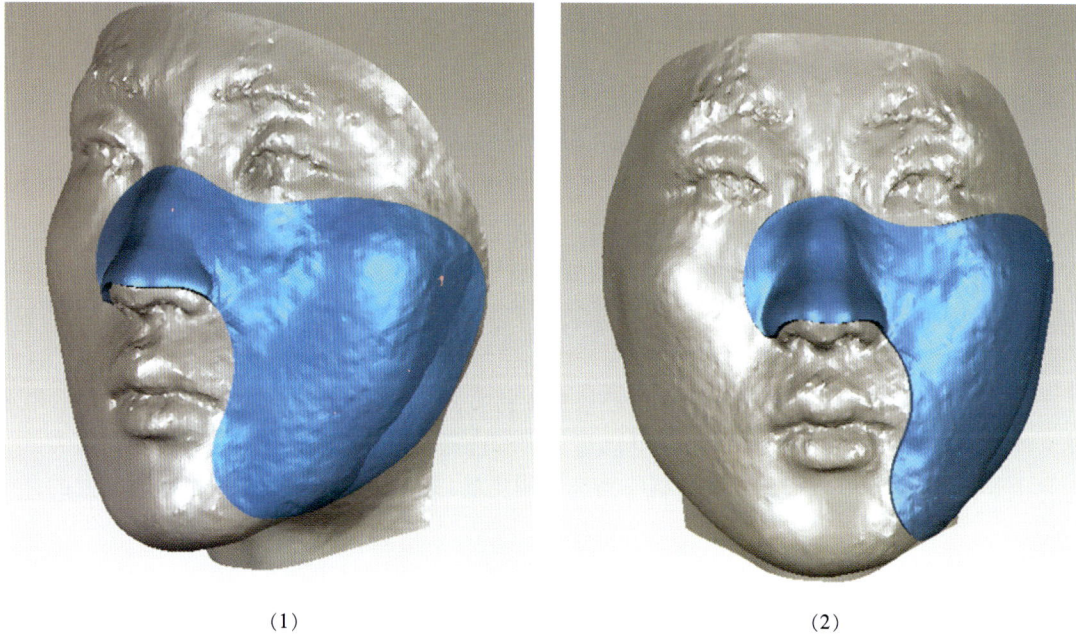

(1)   (2)

图 21-13　面部充填导板设计图

利用镜像重建出完全对称的面部轮廓，设计贴合于镜像的导板；边缘延展至鼻背，作为定位部

6. 经验与评述

（1）软组织形态获取：软组织的形态会随着体位变化而出现改变，采用 3DMD 采集面部软组织形态时患者常为端坐位，手术时改变为仰卧位，易造成手术效果下降。在采集数据时，有条件者可改用仰卧位。

（2）虚拟设计：充填材料多数为可吸收材料，自体脂肪可有 30%～60% 的吸收，在计算注射量时，因考虑这种因素的影响，适当增加注射部位体积，以抵消术后吸收带来的影响。若选用不吸收的人工充填材料，则可不进行这一步处理。

（3）软组织面形预测：到目前为止，对于颌面部软组织的变化预测依然是不精确的，即使在术中做到面部基本对称，也仅仅是某一时刻静止状态下的对称。随着时间推移和面部表情的变化，仍会出现可见的不对称，需要在术前与患者充分沟通。

五、3D 打印手术导板在口腔种植外科中的应用

利用数字化导板引导种植体的植入方向和深度，避免损伤上、下颌重要神经血管，避免种植体穿透骨壁，进一步拓展了种植手术及其适应证范围。

1. 手术指征

适用于牙列缺损或缺失，需行种植修复者；对于骨量不足尤其是牙槽骨厚度不足的患者更为适用。

2. 术前准备

（1）数据采集与处理：患者术前进行头颅薄层 CT 扫描，并以 Dicom 格式导入 Simplant 软件，进行颅颌面骨性三维重建。通过 CT 矢状面影像分离上、下颌骨，经软件平滑处理后，得到光滑的颌骨三维图像。将激光扫描的石膏牙模导入 Simplant 软件，替换 CT 重建的牙列。

（2）虚拟手术：在牙列缺损的颌骨三维图像上，明确缺牙部位的牙槽骨厚度、高度及周围重要解剖结构（上颌窦、下牙槽神经等），选择合适的种植系统。将相应型号的种植体三维模型导入软件，放置于颌骨合适的位置，调整深度及方向，使之符合临床使用要求。

（3）导板设计与制作(图 21 - 14)：种植导板一般采用牙支持式导板；若为无牙颌患者，可选择牙槽骨支持式或黏膜支持式导板。以缺牙周围的牙列或牙槽骨形态及位置为参考，设计导板的支持部分。根据使用的种植体型号及种植的方向、角度、位置，设计导板的引导部分。引导部分主要引导种植钻头方向，因此应有一定的厚度及高度，且设计钻头进入的止点。两部分相结合即为种植导板。注意支持部分导板不要进入牙齿倒凹区。根据种植手术需要，可以设计适用于不同孔径钻头的一系列导板。

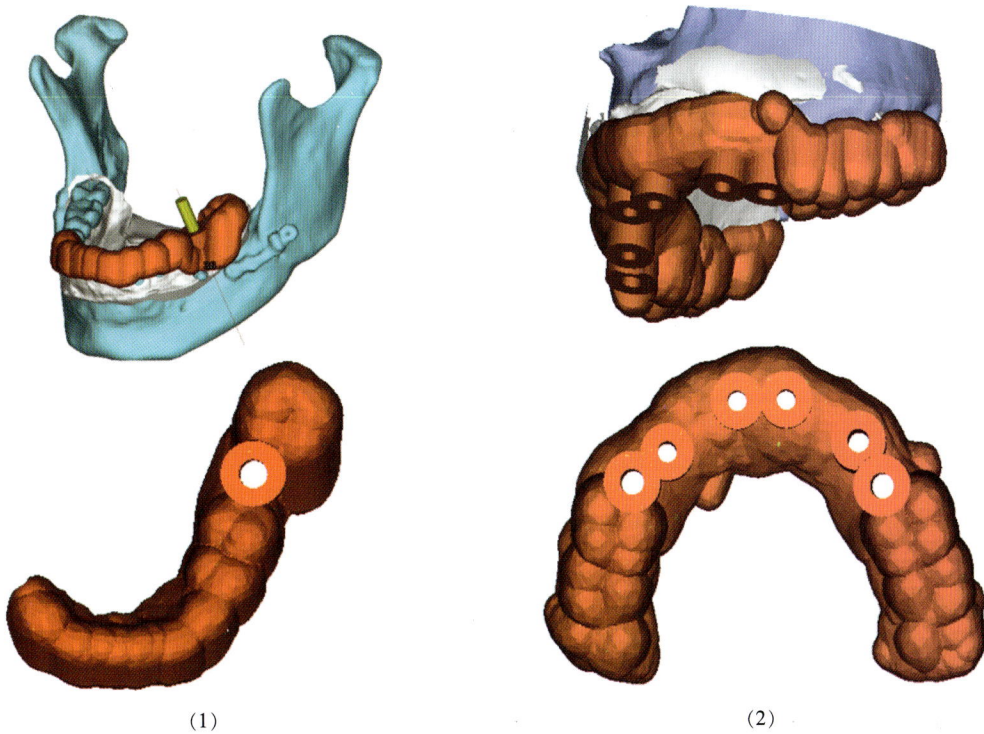

图 21 - 14　种植导板设计图
(1)下颌种植导板；(2)上颌种植导板；
蓝色部分为虚拟颌骨，白色部分为牙模，红色部分为与牙模匹配的种植导板

3. 麻醉

一般采用必兰或利多卡因与肾上腺素联合局部麻醉。

4. 体位

取仰卧位。

5. 手术方法

(1)手术切口：采用牙槽嵴顶靠舌腭侧黏膜切口入路。

(2)手术步骤：常规手术步骤参见第 14 章。

翻瓣暴露种植区牙槽骨，戴入第一副种植导板，使之与牙列紧密贴合，使用手法固定导板；使用先锋钻沿引导孔钻入预定深度；换用下一副种植导板，按常规种植步骤扩大孔径；植入种植体。

关闭创口，手术结束。

术中可根据导板能否顺利就位及与牙列贴合情况，评价其指导种植体的准确性及神经血管束的保护情况。术后 1 周复查 CT，将重建数据与术前设计进行拟合，分析误差。

6. 经验与评述

种植体位置的确定：应用 3D 打印手术导板的目的是避免植入时损伤颌骨重要血管及放置种植体穿透骨壁。术前设计时需通过冠状位及矢状位多平面测量牙槽骨厚度及牙槽嵴顶距神经血管束的距离，在导板中设计止点。

六、3D 打印个体化内植入物在头颈外科手术中的应用

随着近年来 3D 打印技术的不断进步，可用于 3D 打印的材料越来越广泛，医生在临床中有了更多的选择。尤其在正颌外科或颌面部骨折的手术过程中，3D 打印的金属导板及内植入物的应用，大大提高了手术的精度和简便性。上海第九人民医院口腔颅颌面外科在进行了多次尝试和改进后，进行了适合正颌外科临床应用的个性化内植入系统（Patient Specific Implant，PSI）的临床研究，主要应用于上颌骨的空间定位。

1. 手术指征

各种牙颌面畸形患者，不适用于 3D 打印𬌗板进行手术的患者，特别是无牙颌、牙齿松动患者或颞下颌关节不稳定的患者，可通过骨支持式的定位与固定一体化的 3D 打印个体化钛金属接骨板进行手术。

2. 术前准备

（1）数据采集与图像融合及虚拟手术工作与现有手术相同。

（2）导板设计制作：截骨导板依照虚拟手术设计的截骨位置，采用上、下颌骨相应的解剖标志点，如梨状孔、颧牙槽嵴、牙列等作为支持部分，制作不同截骨部位的手术导板。就位与固定一体化接骨板的设计主要利用钉洞转移技术，根据术后需行内固定处的颌骨形态和设计截骨导板时的钉洞位置，设计相应的接骨板。

3. 麻醉

一般均采用全麻。

4. 体位

仰卧位。

5. 手术方法

手术步骤：手术常规步骤参见第 14 章。①在暴露上颌骨骨面后，根据截骨导板形态和设计的支持部分，使导板与上、下颌骨骨面紧密贴合。②预备导板标示所有钉洞，固定截骨导板，此时应使用直径较小的钛钉，防止钉洞过大影响后续固定的精度。③根据导板的引导线截骨，完成上颌骨的折断与下降；去除虚拟手术指示的骨早接触部位；充分游离上颌骨。④将定位接骨板根据设计的钉洞位置固定于预备的钉洞后，颌骨位置即为设计的终末位置。此时可使用定位导板或𬌗板进行验证（图 21-15、图 21-16）。

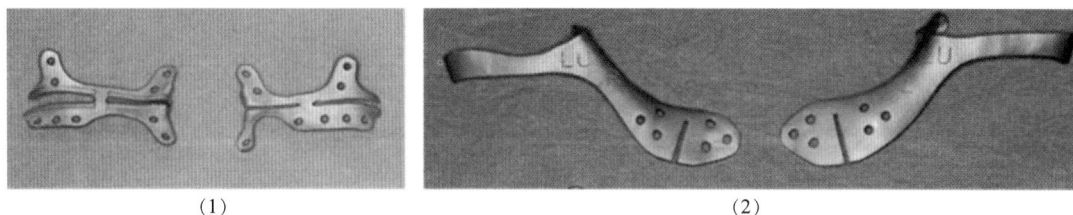

(1)   (2)

图 21-15　3D 打印金属正颌截骨导板

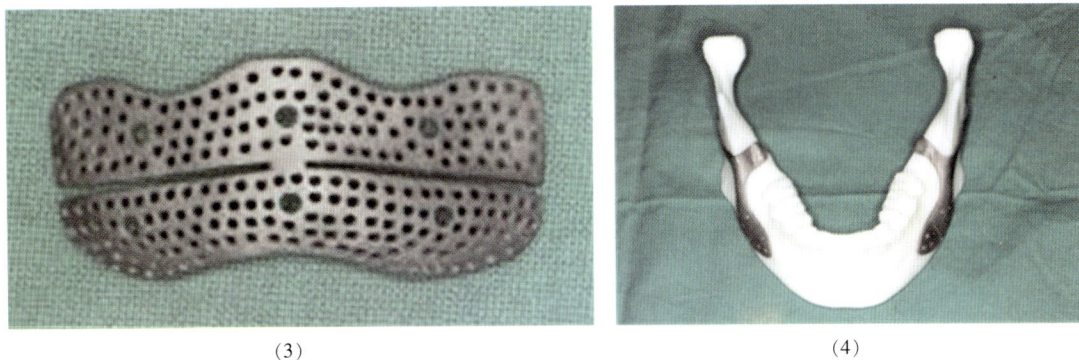

(3)

(4)

图 21 - 15　3D 打印金属正颌截骨导板(续)
(1)骨支持式上颌骨截骨导板;(2)(3)骨支持式下颌骨截骨导板及固位方式;(4)骨支持式颏成形截骨导板

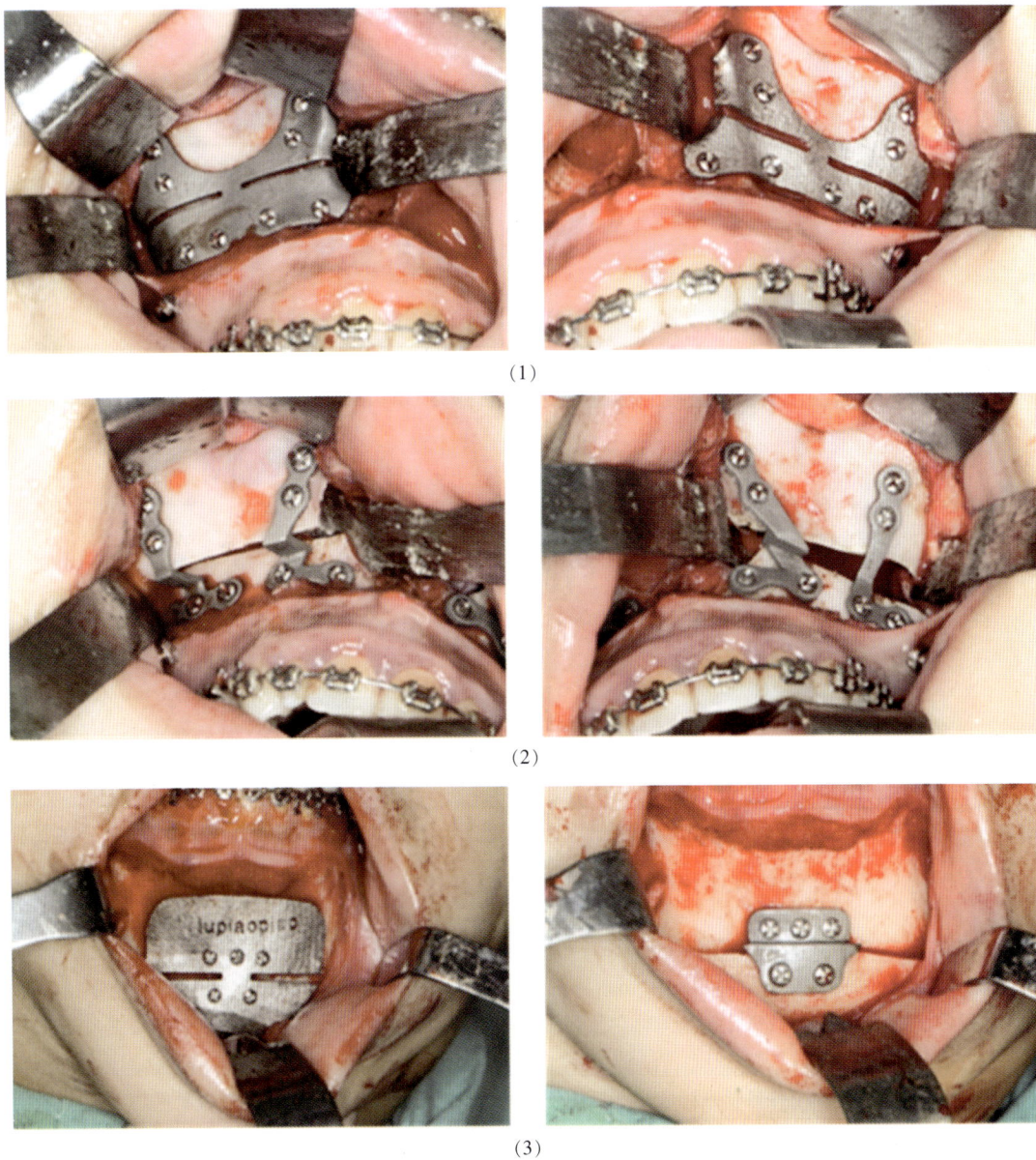

(1)

(2)

(3)

图 21 - 16　使用定位导板
(1)上颌骨截骨导板术中就位;(2)上颌骨固定和就位导板;(3)颏成形截骨导板与定位固定板

6. 经验与评述

（1）术后评估：PSI 系统从诞生以来，经历了多种不同的加工方式和形态设计。近几年，随着 3D 打印钛金属的强度不断增加，导板和植入物的形态与商品化钛板更为接近。但在使用 PSI 系统进行正颌外科手术时，患者的咬合关系变得不直观。因此，可以使用殆板进行颌骨位置的验证。

（2）应用局限：PSI 对于上颌骨菲薄病例需慎用；因重建时上颌骨可能出现骨质缺失，虽然可以通过调整重建阈值和软件进行"虚拟骨修复"，但仍可能影响截骨导板的定位精度，从而影响定位-固定一体化接骨板的精度。

（3）政策限制：国内外在 3D 打印的个性化植入物方面尚缺乏相应的准入政策，因此本产品仍处于临床研究阶段。

3D 打印技术在口腔颌面-头颈外科中已经得到了广泛的应用。随着个性化技术和植入物的需求不断增加，现有的 3D 打印技术也在寻求新的突破。随着材料和器械的改进与升级换代，在国内试用的金属 3D 打印导板及植入物相较于传统的高分子材料取得了更好的效果。

随着企业和厂商开始提供定制化的 3D 打印产品，3D 打印的成本有望大幅降低，3D 打印植入物的生物力学性能有了提高，使该技术在口腔颌面-头颈外科领域的发展更具前景。

（王旭东　张天嘉）

参 考 文 献

[1] LEVINE JP,PATEL A,SAADEH PB,et al. Computer-aided design and manufacturing in craniomaxillofacial surgery: the new state of the art[J]. J Craniofac Surg,2012,23:288-293.

[2] FARRELL BB,FRANCO PB,TUCKER MR. Virtual surgical planning in orthognathic surgery[J]. Oral Maxillofac Surg Clin North Am,2014,26:459-473.

[3] STEINBACHER DM. Three-Dimensional Analysis and Surgical Planning in Craniomaxillofacial Surgery[J]. J Oral Maxillofac Surg,2015,73:S40-56.

[4] DAVID SARMENT. Cone Beam Computed Tomography:Oral and Maxillofacial Diagnosis and Applications[M]. New Jersey:Wiley Blackwell,2014.

[5] ZHANG L,LIU Z,LI B,et al. Evaluation of computer-assisted mandibular reconstruction with vascularized fibular flap compared to conventional surgery[J]. Oral Surg Oral Med Oral Pathol Oral Radiol,2016,121(2):139-148.

[6] LI B,WANG XD. A new design of CAD/CAM surgical template system for two-piece narrowing genioplasty[J]. Int J Oral Maxillofac Surg,2016,45(5):560-566.

[7] DANG,NATHALIE PHAM,SHUNYAO,et al. Computer-Assisted Planning and Navigation for the Treatment of True Hemifacial Hyperplasia[J]. Journal of Craniofacial Surgery,2015,26(2):596-597.

[8] YU H,SHEN G,WANG X. Endoscope-Assisted Conservative Condylectomy Combined With Orthognathic Surgery in the Treatment of Mandibular Condylar Osteochondroma[J]. J Craniofac Surg,2014,25(4):1379-1382.

[9] ZHANG L,SUN H,YU HB,et al. Computer-assisted orthognathic surgery combined with fibular osteomyocutaneous flap reconstruction to correct facial asymmetry and maxillary defects secondary to maxillectomy in childhood[J]. J Craniofac Surg,2013,24(3):886-889.

[10] SUN H,LI B,ZHAO Z,et al. Error analysis of a CAD/CAM method for unidirectional mandibular distraction osteogenesis in the treatment of hemifacial microsomia[J]. Br J Oral Maxillofac Surg,2013,51(8):892-897.

[11] 王敏娇,司家文,张剑飞,等. 数字化模型外科在牙颌面畸形治疗中的应用[J]. 中国口腔颌面外科杂志,2015,13(6):497-501.

[12] 李彪,沈国芳,赵泽亮,等. 三维摄影系统应用于颌面部脂肪个体化设计移植充填治疗的初步报告[J]. 中国口腔颌面外科杂志,2012,10(04):298-305.

[13] 蔡鸣,沈国芳,林艳萍,等. 基于快速原型技术的导航辅助下颌骨内置式牵张成骨术的实验研究[J]. 中国口腔颌面外科杂志,2010,8(05):427-435.

[14] 李彪,姜腾飞,沈舜尧,等. 3D 打印个体化钛板在正颌手术中的应用及其准确性评价[J]. 中国口腔颌面外科杂志,2016,14(05):419-424.

[15] 王旭东,沈国芳,房兵,等.计算机辅助模型外科设计及虚拟𬌗板的临床应用[J].中国口腔颌面外科杂志,2008,6(06):403-409.

[16] 沈毅,李军,王良,等.虚拟手术辅助的腓骨肌(皮)瓣在上颌骨精确重建中的应用[J].中国耳鼻咽喉颅底外科杂志,2016,22(02):114-119.

第 22 章　穿支皮瓣在口腔颌面-头颈外科手术中的应用

Koshima 等于 1989 年设计了只含皮肤及皮下组织的肌皮穿支皮瓣,发现只要保留穿过肌肉的营养血管,即使去除了作为载体的肌肉,皮瓣同样能够成活,从而保留了供区肌肉和筋膜的完整性,减轻了供区术后的畸形及功能的丧失,彻底改变了过去认为肌肉是肌皮瓣成活的必要条件这一观念,使整复外科领域的发展进入了一个新的阶段。此后,穿支皮瓣开始兴起。随着对血管解剖学认识的深入,外科医师们发现皮瓣移植中许多组织并非必须携带,源动脉和源静脉是唯一必需的,这一理念为穿支皮瓣的设计和制取提供了更大的自由度。1987 年,Taylor 等提出了"血管供血单元"的概念,也称为"血管供血区域"或"自限性血管",同时指出皮支是维持皮肤存活的最主要供血血管。这一概念的提出,使基于穿支血管的多种皮瓣应运而生。目前,有关穿支皮瓣的定义仍存在争议。狭义的穿支皮瓣特指由肌皮穿支供血的血管化组织;而广义的概念是指由足够的皮穿支供血的血管化组织,皮穿支可能是肌皮穿支、肌间隔(隙)穿支或轴型血管直接皮穿支。

学者们早期通过解剖肌筋膜寻找供应皮肤的供血血管,研究发现人体表面大约有 400 个皮穿支,在供区条件允许的情况下,任何 1 个穿支血管均可用以制取穿支皮瓣。基于此发现,新的穿支皮瓣及经典穿支皮瓣改良方法的报道越来越多。目前常用的穿支皮瓣包括腹壁下动脉深支穿支皮瓣(DIEAP)、胸背动脉穿支皮瓣(TDAP)、股前外侧穿支皮瓣(ALT)、颏下动脉穿支皮瓣(SMAP)、臀上动脉穿支皮瓣(SGAP)、臀下动脉穿支皮瓣(IGAP)、旋髂浅动脉穿支皮瓣(SCIAP)和腓肠内侧动脉穿支皮瓣(MSA)。

一、穿支皮瓣的解剖及血流动力学

穿支皮瓣狭义概念是指仅以管径细小的皮肤穿支血管(穿过深筋膜后口径仍≥0.5 mm)供血的皮瓣,包括皮肤和皮下组织的一种轴型皮瓣,其轴心血管为穿血管,即穿动脉和穿静脉,穿支皮瓣的结构组成中一般不带深筋膜。随着临床实践的不断推进,穿支皮瓣的概念获得了很多扩展,广义概念是由穿支血管供养的一切皮瓣,均属于穿支皮瓣的范畴。只要皮瓣的直接供血蒂部为穿支动脉,术中解剖分离到了穿支血管(带或不带上级源动脉由临床实际需要来决定),临床上均应称为穿支皮瓣;而解剖学概念的穿支皮瓣是指从源动脉发出的向浅层走行的一小段穿支血管所供养的皮瓣,其概念局限且界定范围较为严格。

(一)穿支皮瓣的特征

(1)在深筋膜以浅切取皮瓣(即皮瓣只含皮肤和浅筋膜组织),除蒂部外,不涉及深筋膜或其他深部组织。

(2)原则上不切断肌肉和运动神经,不牺牲重要的皮神经和浅静脉干。

(3)原则上不牺牲皮瓣供区与受区主干动脉。

(4)仅以穿支为蒂取瓣,穿支向深部解剖能获得足够的血管蒂长度,必要时可携带一级源动脉(非主干动脉)。

(5)原则上不牺牲第二供区(即皮瓣供区不植皮)。

(二)穿支皮瓣的血管分布

穿支皮瓣由表皮、真皮、皮下组织(浅筋膜)和深筋膜等组成,其血供来源于深层的动脉干,穿过深筋膜后至皮下组织,沿途发出分支,彼此相互吻合形成不同层次的血管网,主要包括皮下动脉、真皮下血管网、真皮血管网和乳头血管网。

(三)穿支皮瓣的血供类型

皮瓣移植成功的关键,是把皮瓣供区内的血液循环重新建立起来,因此皮瓣供区应用解剖学的研究重点是了解并找到可供吻合的轴心血管。轴型皮瓣是以直接皮动脉或深部动脉干为轴心血管形成的皮瓣,所切取的皮瓣基部皮肤可形成仅包含供养血管的岛状皮瓣,皮瓣切取范围不受长宽比例限制,转移方便,应用范围广。轴型血管皮瓣的主要条件,就是在皮瓣供区内,必须有与皮瓣纵轴平行的轴心动脉和轴心静脉(一条或两条伴行静脉),轴心血管在皮瓣内,组成以轴心动脉供血、通过轴心静脉返回的一套完整的区域性循环系统。在游离皮瓣移植时,可以通过显微外科技术把皮瓣的轴型血管与受区的血管予以吻合,使皮瓣得到受区的血液营养供应。穿支皮瓣属于轴型皮瓣,是传统轴型皮瓣的新发展,主要分为肌皮穿支皮瓣、肌间隙(隔)皮肤穿支皮瓣与直接皮血管穿支皮瓣。

1. 肌皮穿支皮瓣

肌皮血管分支穿出肌肉后,立即穿过深筋膜,以接近垂直的方向进入皮下组织及皮肤,是供养肌肉浅面覆盖皮区的血管。管径相对粗大的肌皮穿支血管可作为小型皮瓣的轴心血管,切取皮瓣时沿血管蒂向肌肉深层解剖可增加血管蒂的口径和长度。肌皮穿支皮瓣主要位于人体躯干部,常用肌皮穿支皮瓣有腹壁下动脉穿支皮瓣、臀上动脉穿支皮瓣、胸背动脉穿支皮瓣、腓肠肌内侧头穿支皮瓣、阔筋膜张肌穿支皮瓣等。

2. 肌间隙(隔)皮肤穿支皮瓣

其主要位于四肢,穿支血管由四肢深部动脉干发出,分支经肌间隔(隙)进入皮下组织及皮肤。行经肌间隔(隙)的分支血管起于深部源血管后,走行于肌群之间的疏松结缔组织间隙,穿深筋膜浅出,供养皮肤及皮下组织。不带源动脉,以肌间隔(隙)穿支血管为蒂形成的皮瓣称肌间隔穿支皮瓣。常见的肌间隔穿支皮瓣有颈肩部皮瓣、胸三角部皮瓣、肩胛部皮瓣、臂内外侧皮瓣、臀上部皮瓣、臀下股后上部皮瓣、股前内外侧部皮瓣、足底内外侧皮瓣等。

3. 直接皮血管穿支皮瓣

直接皮血管来源于深筋膜深面的血管主干,由于血管主干的位置较浅或居于肌腔隙内,皮动脉从主干发出后,没有经过肌肉的间隙,也没有发出肌支,穿出深筋膜后,在皮下组织内行程较长,走行的方向与皮肤表面平行,逐渐浅出,沿途分支供养皮下组织和皮肤。这种类型的皮下血管的位置较浅,往往居于范围较为宽阔的肌腔隙内,其分支数量和行程的变异性均较大。因轴心动脉不同分为侧支型和末梢型两种。

(四)穿支皮瓣的显微解剖学基础

1. 穿支血管

穿支血管(图 22 - 1、图 22 - 2)是指由源血管发出,穿经深筋膜,为皮下组织和皮肤供血的营养血管。主要有两类:①肌间隔穿支(Septocutaneous perforator),经肌间隔穿过深筋膜到达皮下组织和皮肤,其供养的皮瓣称为间隔(隙)穿支皮瓣(Septocutaneous perforator flap);②肌皮穿支(Musculocutaneous perforator），经过深层的肌肉后再穿过深筋膜到达皮下组织和皮肤，切开深筋膜后可通过向肌肉深层追踪解剖获得较长较粗的血管蒂，其供养的皮瓣称为肌皮穿支皮瓣（Musculocutaneous perforator flap）。

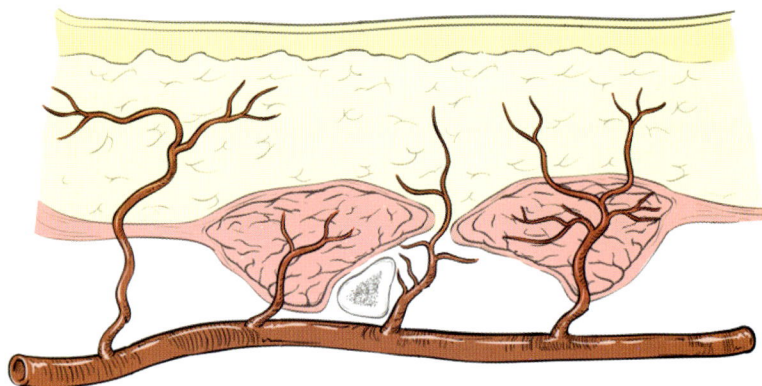

图 22 – 1　穿支血管的解剖分型

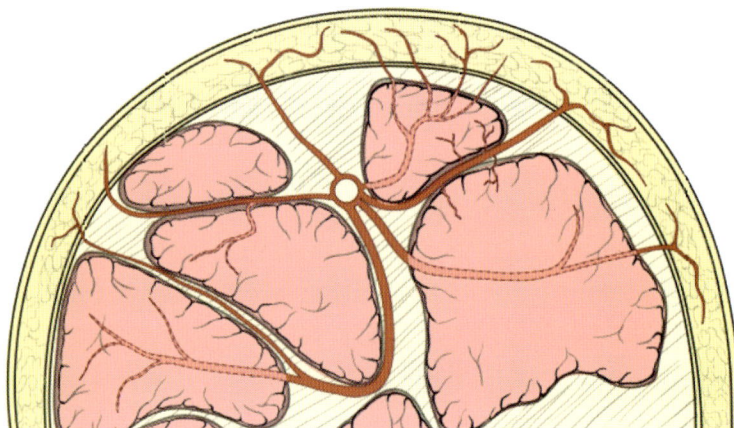

图 22 – 2　穿支血管的解剖分型（横断面）

2. 血管体

血管体是指某一源动脉呈树形分布的所有解剖学区域（Anatomical territory），包括体被组织及其深层的各种组织。血管体呈树形分枝，其口径逐渐变细并与周围邻近血管体的类似血管形成血管网相连接，这种逐渐减少口径而互相吻合的血管网被称为"自限性血管"（choke vessels）。

3. 穿支体区

穿支体区是指每一穿支血管及其分支呈树形分布所能达到的最大解剖学区域。其所对应的外科概念为该穿支皮瓣所能切取的最大范围，即在形态学上所能见到的穿支动脉的分布范围，是穿支皮瓣最基本的血管解剖学界限。

4. 穿支血管的动态界线与潜在界线

在相邻穿支供区的交界线上，存在着一个血流压力的平衡点，当一侧穿支血管闭塞或被阻断引起血流压力下降时，另一侧穿支血管内的血流就会跨越原来的吻合部位，向压力低的一侧供血，由此跨越了解剖学上的供区，在临床上即为皮瓣成活的面积。临床医生根据修复缺损的需要，将皮瓣扩大切取，可以超出血流动力学范围的限制，到达远邻部位，而皮瓣仍可全部成活，此为潜在界线。

5. 穿支皮瓣的外增压与内增压

临床切取超过一个血管体区的大面积皮瓣（如联体超大皮瓣）时，为保证其成活，必须在其最远侧进行血管吻合建立辅助的血液循环。如将远侧的穿支血管与皮瓣以外的受区血管进行吻合，称为外增压

(包括动脉、静脉、单独动脉、单独静脉吻合,称为超引流);如与皮瓣近侧自身血管的另外分支进行吻合,称为内增压。

6. 穿支皮瓣血流动力学

血管体区之间的连接方式有两种:阻塞式连接和真性吻合式连接。阻塞式连接是口径逐渐减小,最后以细微的血管联通在一起,阻力较大,为血流阻力的主要来源;后者是指两个血管体区之间连接的血管口径没有减小,血流阻力较小。一个皮瓣成活的难易程度,取决于血流需要跨越多少阻力网络,阻力越多,成活越难,反之则越容易。

7. 基于显微外科学的穿支血管解剖

穿支皮瓣既有轴型皮瓣的共性,又有其独特的个性;血管蒂的游离方式为逆向解剖,即从外周的穿支血管追踪至近端的源动脉。相较于源动脉,穿支细小,难以发现而易于损伤。

穿支血管解剖技术要点主要是:①应强调使用显微外科器械,佩戴手术放大镜(2.5～4.0 倍),对穿支血管蒂进行仔细解剖,及时、准确、仔细地止血。②先行一侧切口探查,寻找优势穿支血管;在找到更佳的穿支血管前,保留已经找到的穿支血管。③选择肌内走行距离短、口径大、伴行静脉好的穿支血管作为皮瓣血管蒂,注意保护与血管蒂伴行的神经。④穿支血管束周围一般存在疏松结缔组织间隙,沿此间隙进行解剖,出血较少,操作简单。穿支血管束周围是否携带"筋膜袖"或"肌袖",需根据实际情况灵活决定。⑤最佳穿支血管的选择:良好的穿支血管蒂应具有以下条件:足够大的动脉穿支口径,肉眼可见的血管搏动,足够大口径和数量的伴行静脉,距离缺损最近,肌内走行距离短,皮下组织内走行方向与皮瓣长轴一致,穿支血流动力学更佳,皮下分布广泛,有更多的穿支体区连接。这样的穿支血管"品相"好。

8. 穿支皮瓣移植

皮瓣断蒂后,应以最快的速度重建血运。穿支皮瓣移植时,受区血管的选择和吻合与传统的筋膜皮瓣、肌皮瓣略有不同。由于穿支皮瓣的血管蒂口径相对细小,应尽可能选择与受区管径匹配的主干血管分支做吻合,如穿支皮瓣携带了一级源血管,则受区选择主干血管做吻合,源血管近端与受区主干血管近端吻合,源血管远端和主干血管远端吻合,应做到在重建穿支皮瓣血运的同时不牺牲受区主干血管。如受区创面局部一条主干血管已损伤,则选择该血管近端正常节段与源血管近端吻合,源血管远端与该血管远端正常节段吻合,在重建穿支皮瓣血运的同时重建受区主干血管。

二、穿支皮瓣的术前定位

术前血管定位是穿支皮瓣手术最主要的步骤。

(一)彩色多普勒超声对穿支皮瓣的定位

彩色多普勒超声(CDU):彩色多普勒血流显像技术由彩色多普勒叠加于二维灰阶血流上,达到直观形象的成像效果,大大提高了超声对穿支血管定位的准确性。CDU 可用于穿支血管的定位,还可检测血管的直径、流速和阻力指数,同时还可显示血管的走行及其周围组织的解剖关系。然而 CDU 对穿支血管的内部结构特点及走行缺乏立体全面的三维空间显示,特别是穿支血管与主干之间的关系,手术医师术前一般无法全方位地掌握血管解剖信息。医师通常可以通过三维超声成像技术使图像更为直观。

彩色多普勒超声检查方法采用高档彩色多普勒超声诊断系统,探头频率为 10～13 MHz,彩色多普勒频率为 7.5 MHz,彩色血流图取样框偏转与血流方向一致,血流方向与声束之间夹角小于 60°,调节合适的显示深度,彩色多普勒血流成像(CDFI)调节至最为敏感且不产生噪声,脉冲多普勒测量动脉收缩期峰值流速(PSV)、阻力指数(RI),彩色抑制下测量管腔内径。

1. 旋髂浅动脉穿支皮瓣的定位

于腹股沟韧带股动脉交叉点与髂前上棘连线平行扫查，识别旋髂浅动脉于股动脉的发出点（图22－3），明确旋髂浅动脉浅支和深支走行（图22－4），旋髂浅动脉一般位于深筋膜深面。标出穿支点（穿过深筋膜的位置）及动脉穿出浅层筋膜至皮下脂肪层的位置（图22－5）。

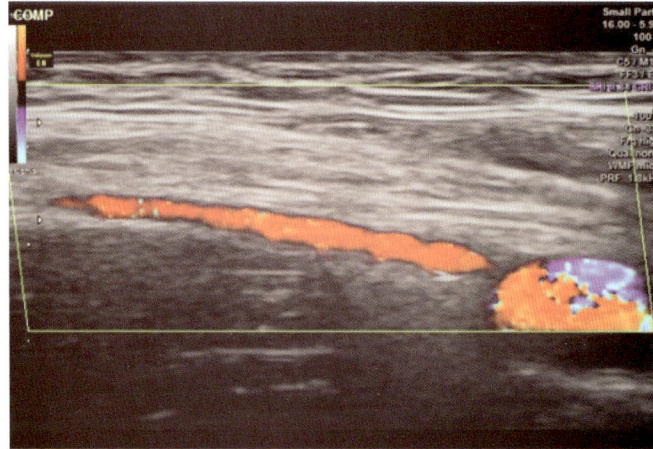

图22－3　旋髂浅动脉于股动脉的发出点

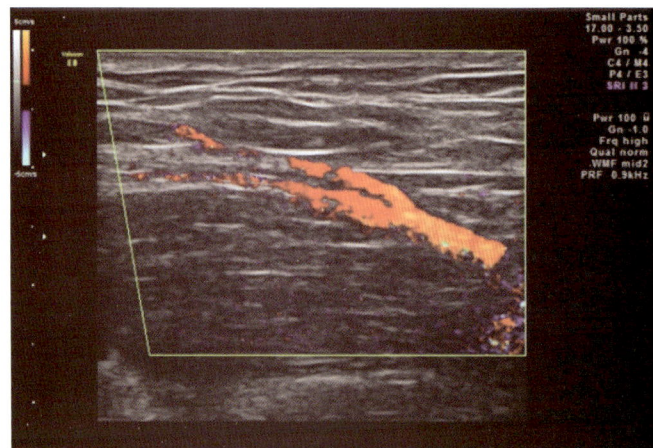

图22－4　旋髂浅动脉浅支、深支分叉处

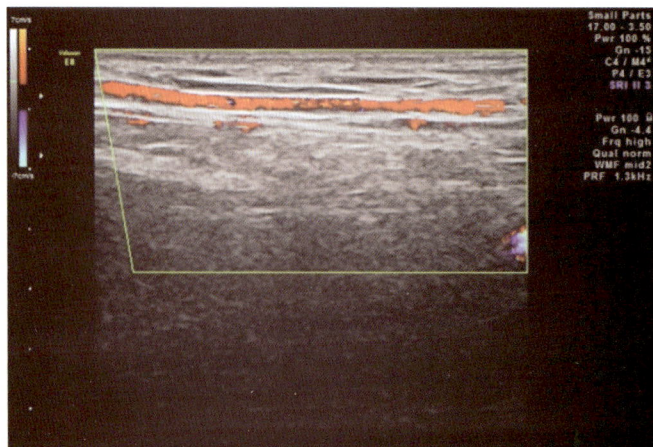

图22－5　旋髂浅动脉浅支穿过深筋膜走行于皮下脂肪

2. 股前外侧动脉穿支皮瓣的定位

CDU 检查时,先于缝匠肌与股直肌深面观察旋股外侧动脉前降支主干血管走行情况(图 22-6),同时使用脉冲多普勒模式记录动脉流速曲线,并测量血流速度、管径(图 22-7)。穿支点的扫查在大腿前外侧区域,特别应于髂前上棘与髌骨外侧连线中点附近的大腿前外侧重点扫查,观察穿支浅出深筋膜的位点并做体表标记,然后对各标记穿支血管做各项超声指标的测量和记录,包括观察其管径、走行、血流情况等,判断其为肌皮穿支还是肌间隔穿支(图 22-8)。

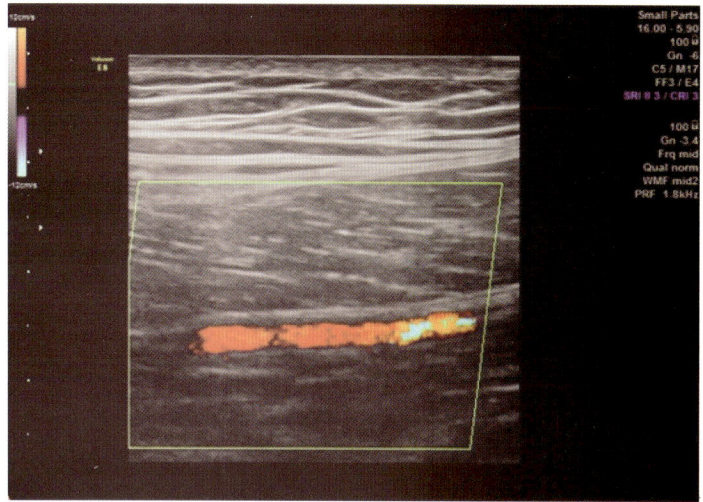

图 22-6 旋股外侧动脉前降支主干血管走行于缝匠肌与股直肌深面

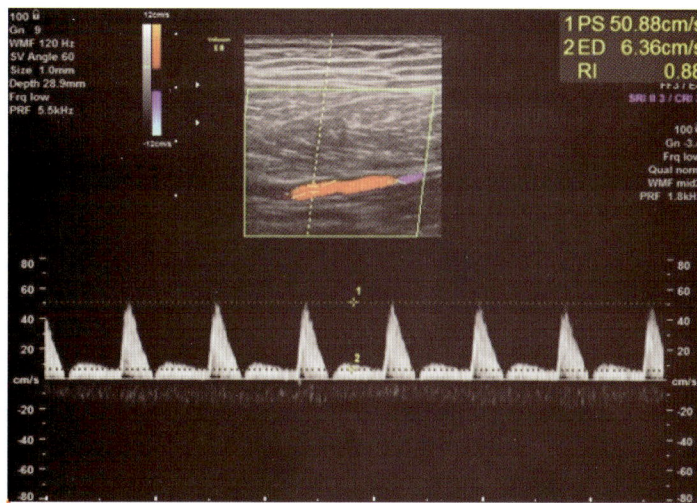

图 22-7 使用脉冲多普勒模式记录旋股外侧动脉降支流速曲线并测量 PSV、RI

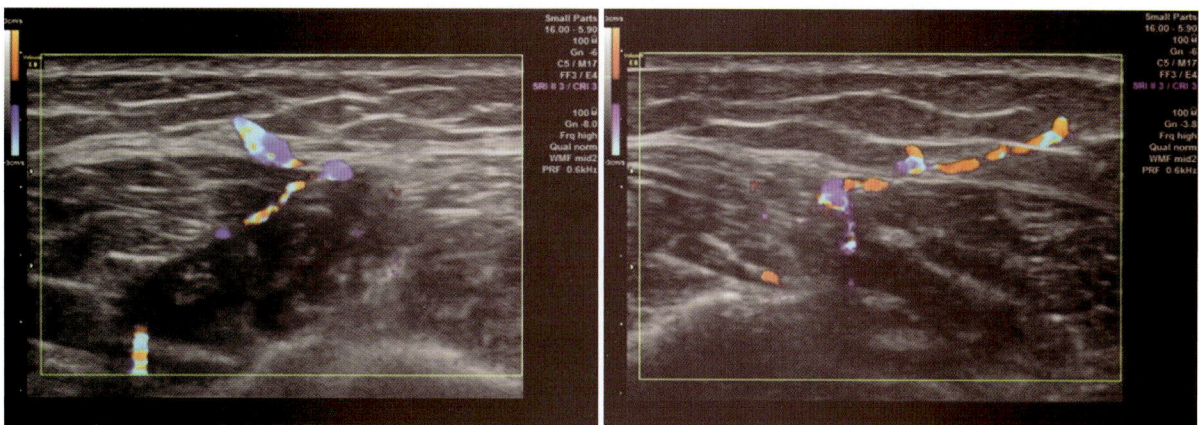

(1)　　　　　　　　　　　　　　　　(2)

图 22-8 穿支点的扫查

(1)肌皮穿支;(2)肌间隔穿支

3. 腹壁下动脉穿支皮瓣的定位

CDU 检查时,在腹直肌深面探及一侧腹壁下动脉主干(与腹直肌长轴平行)(图 22－9),探头沿动脉主干逐渐由脚侧向头侧探查,在检查过程中会不断发现腹壁下动脉发出多条分支,着重观察其从腹直肌(或腹壁肌群间)穿出并走行于皮下脂肪层内的细小血管(包括伴行静脉)(图 22－10)。超声检查的重点为探查该血管浅出深筋膜进入腹壁脂肪层的精确位置,然后在该肌肉穿出点的体表投影处做标记。

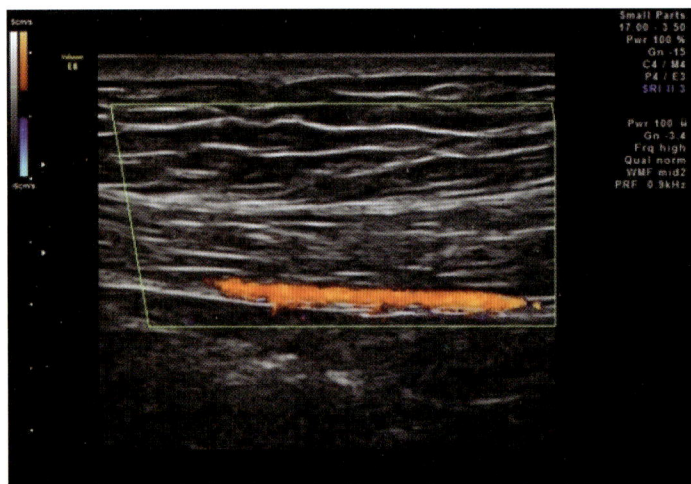

图 22－9　腹壁下动脉走行于腹直肌深面

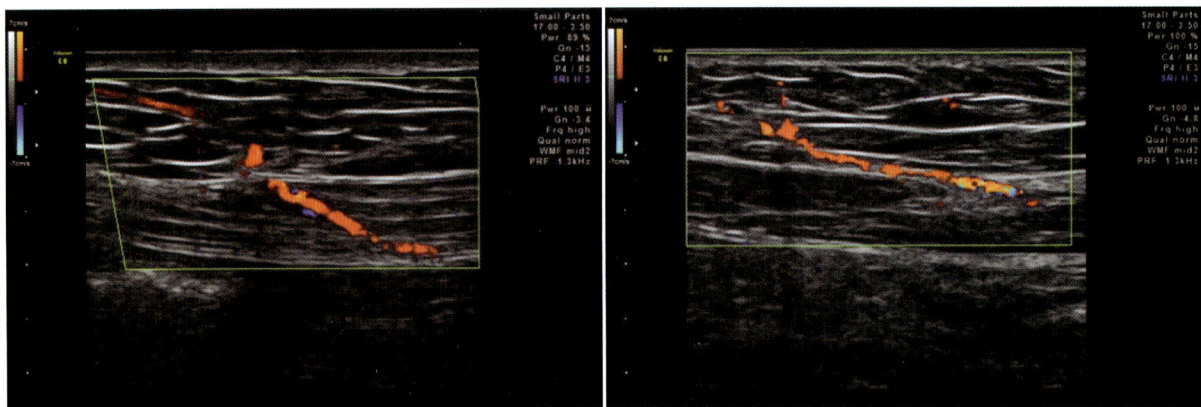

图 22－10　腹壁下动脉发出的穿腹直肌、深筋膜至皮下脂肪层的穿支动脉血管

（二）CT 血管造影在穿支皮瓣术前定位中的应用

多层螺旋 CT 血管造影(CTA)是将 CT 增强技术与薄层、大范围、快速扫描技术相结合,利用图像后期处理清晰显示全身各部位血管细节,具有无创和操作简便的特点,对于显示血管变异、血管疾病及病变和血管的关系有重要价值。CTA 具有定位准确、图像分辨率高等优点,能够评价皮瓣供区的穿支血管解剖信息,已被广泛应用于穿支皮瓣的术前检查中,可用于穿支动脉类型的鉴定与选择及穿支动脉起始点标记。CTA 检查具有人为因素干扰更小、视觉更加直观、准确性更高的优点,并能直观显示穿支血管与周围结构的解剖关系。CTA 检查也存在一些缺点,主要是检查的放射性和造影剂的肾毒性,碘造影剂过敏患者无法进行该检查。

目前常用的 CTA 检查方法有固相延迟法和自动跟踪触发技术。延迟时间为 25 s、40 s。参数:患者取仰卧位,GE Light speed 64 排螺旋 CT 机,高压注射器(CTTM)经肘前静脉推注非离子型对比剂,碘浓度为 370 mg/ml,对比剂总量 100 ml,注射流率 5 ml/s,增强扫描动脉期的延迟时间测定采用自动跟踪触发技术,阈值设定为 100 Hu,到达阈值后延迟 5 s 后行促发动脉增强扫描。扫描方向自下而上,扫描范围自脐上 50 mm 至股骨小转子水平,准直器宽度 0.625 mm×64 列,重建层厚 0.625 mm,螺矩 0.98∶1,扫描条件为 120 kV,500 mA。

1. 腹壁下动脉穿支皮瓣的定位

方法:①坐标系建立。以脐孔为中心建立平面直角坐标(水平线为 X 轴,垂直线为 Y 轴,向左向上为正),并用坐标定位左侧或右侧最粗穿支。②可靠穿支数量。直径大于 0.5 mm,在 CT 上能看见的穿支并能被追踪到腹壁下动脉主干。③主干是否分叉。在到达最粗穿支之前,腹壁下动脉是否分成 2 支。④该穿支在肌肉内的走行。在从源血管分支后,最粗穿支走行可分为迂曲或直接两种(图 22 - 11、图 22 - 12)。

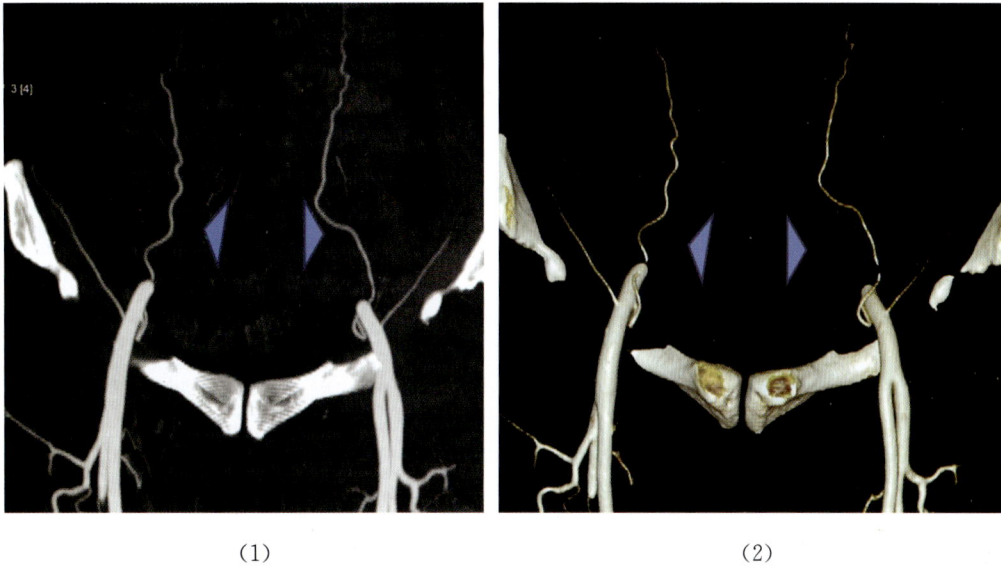

(1)   (2)

图 22 - 11　腹壁下动脉 CT 后处理图像

(1)MIP 图;(2)VR 图

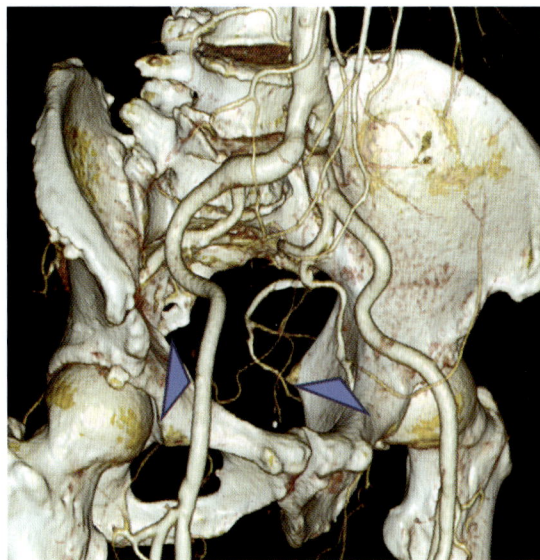

图 22 - 12　腹壁下动脉 CT 后处理图像

图中右侧腹壁下动脉起源于髂外动脉,左侧腹壁下动脉起源于臀上动脉

图 22-11、图 22-12 为同一位患者腹壁下动脉 CT 后处理图像，双侧腹壁下动脉起源于髂外动脉，图中三角形表示腹壁下动脉末端未见分支，为单支型。

2. 股前外侧穿支皮瓣的定位

方法：①坐标设计。以髂前上棘和髌骨外上缘 A、P 连线为 Y 轴，在 A、P 连线中点做一与 Y 轴垂直的线，为 X 轴。做一个 20 cm×10 cm 的矩形标记框，使 A、P 连线中点位于矩形框外、上 2/3 部分，在标记框内寻找穿支。穿支定位点以穿出阔筋膜为准，记录术前定位点在 X、Y 轴的坐标位置。根据术前定位图像选取管径较粗、流速较快的 1～2 支穿支血管，将穿支血管出肌点作为皮瓣的中心位置设计皮瓣。②皮支穿出点。术前探测 1～2 支主要穿支血管的部位、口径、类型。辨认其在深筋膜浅层的走向（图 22-13、图 22-14）。

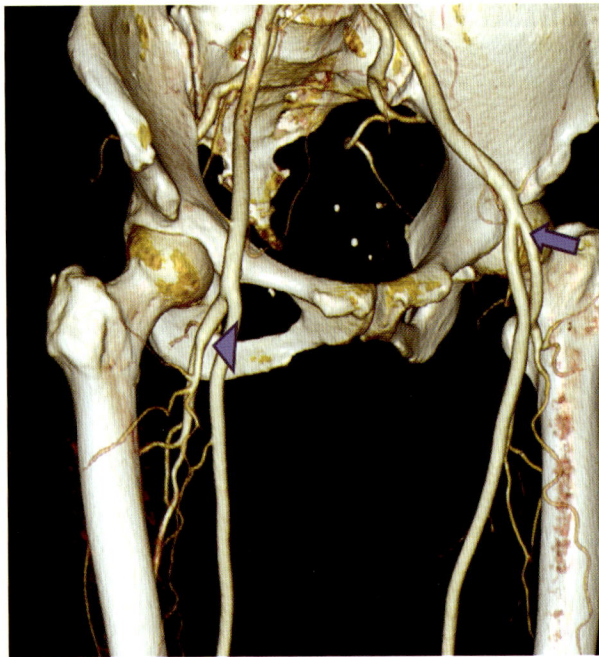

图 22-13　股动脉 CT 后处理图像（VR 图）

图中三角形示右侧股动脉发出股深动脉后，股深动脉再发出旋股外侧动脉，箭头表示右侧股深动脉起始点高位

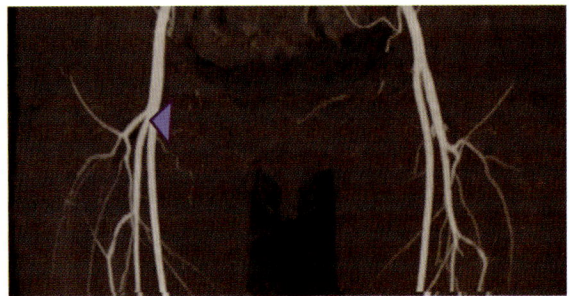

(1)

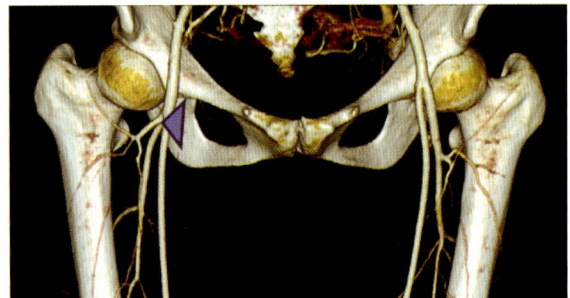

(2)

图 22-14　股动脉 CT 后处理图像

(1)MIP 图；(2)VR 图

图中三角形示右侧股浅动脉、股深动脉和旋股外侧动脉 3 支血管起源于股动脉

（三）MR 血管造影（MRA）在穿支皮瓣术前检测中的应用

MRA 被认为代表着血管显影的未来，与 CTA 相比，MRA 空间分辨率稍低，但组织分辨率更高，可以显示出 CTA 上不易显示的小血管，且患者无须接受额外电离辐射。广义的 MRA 是指磁共振血流成像（MRA）和三维对比增强磁共振血管成像（3DCE-MRA），两者主要区别是后者需要造影剂。

MRA 技术主要涉及两种基本成像技术，即时间飞跃法（TOF）和相位对比法（PC）。磁共振血流成像（MRA）检查不需要造影剂，无损伤，已经广泛运用于全身各部位的血管性疾病的诊断，在颅内血管病和全身大血管疾病的诊断中，可以与常规 X 线血管减影或数字减影血管造影（DSA）相媲美。但血管扭曲、涡流或慢血流等因素导致血管显影困难。

MRA 应用的主要限制是成像时的运动伪影。腹部检查的患者，需在检查时屏住呼吸。术者可以通过 MRA 图像了解穿支动脉的位置、大小及距肚脐的距离。Chernyak 等采用轴位三维钆增强 T_1 加权抑制梯度回波序列术前研究腹壁下动脉穿支血管发现，术中和 MRA 检查发现的穿支动脉一致性可以达到 97%。Greenspun 等回顾性的分析证实 MRA 术前定位穿支动脉差距小于 1 厘米的准确率达到 100%。

Vasile 等利用 MRA 术前确定臀部和大腿的穿支动脉,辅助术者术前择优选择臀上或臀下动脉作为穿支皮瓣设计。

三、口腔颌面-头颈部缺损修复常用带蒂穿支皮瓣制备术

口腔颌面头颈部血供丰富,存在众多的知名动脉和穿支血管,为在该区域制备带蒂穿支皮瓣来直接修复邻近部位的缺损提供了良好的解剖学基础。当然,并不是所有的穿支血管都可以相应地被设计成带蒂穿支皮瓣,充分了解并掌握头颈部血管尤其是穿支血管的位置与走行是保证皮瓣制备成功的前提。

(一)局部穿支皮瓣制备术

颏下动脉穿支皮瓣制备术——

1. 应用解剖

颏下动脉是面动脉较为恒定的分支,并且是面动脉的颈部分支中管径最大的一支,在面动脉穿出下颌下腺后,于下颌下腺的上极发出,起始时的管径为 1.3~2.0mm。颏下动脉自发出后,于下颌骨下方、下颌舌骨肌表面向前下走行于下颌下腺内侧面,最后进入下颌骨正中联合后方的二腹肌前腹。颏下动脉发出 5 个主要分支为周围组织供血:①腺体支,与舌下动脉交通,共同参与下颌下腺及舌下腺供血;②下颌舌骨肌支,与下颌舌骨肌动脉广泛交通,共同营养下颌舌骨肌;③下颌骨骨膜支,与下牙槽动脉及颏动脉交通,共同参与下颌骨骨膜供血;④二腹肌支,为二腹肌前腹供血;⑤皮穿支,主要为颏下区及颈前区皮肤供血。颏下动脉皮穿支一般为 2~4 支,彼此交通吻合形成丰富的皮下血管网。颏下动脉穿支皮瓣的回流静脉主要为颏下静脉,按是否与颏下动脉紧密伴行分为 2 支。一支称为紧密伴行颏下静脉;另一支称为非紧密伴行颏下静脉,直径为 1.0~2.9mm,平均为 2.2mm。

2. 适应证

(1)颏下动脉穿支皮瓣血管蒂长 6~8cm,可旋转 90°~180°,适用于口腔颌面部中下 2/3 及颈前区上部缺损的修复。

(2)根据患者颏下区组织松弛程度的不同,最大切取面积可达 18cm×7cm。

(3)由于颏下区皮肤较薄,因此不适用于需要无效腔填塞的缺损。

(4)颏下淋巴结已有转移,存在被皮瓣携带至受区的风险,应慎用。

(5)颏下区有外伤、手术或放疗病史者,颏下动脉及穿支可能受损,亦应慎用。

3. 手术方法

(1)术前准备与评估:术前除对全身进行系统评估外,还要对颏下区进行详细的检查。采用多普勒血流探测仪标记颏下动脉皮穿支的位置。颈部曾行放疗或手术的患者,应着重评估术后供区能否拉拢缝合、颈部动静脉系统是否完整。对于颏下淋巴结发生转移尤其是已与皮肤粘连固定者应放弃使用该皮瓣。术前应告知患者皮瓣携带毛发并可能继续在受区生长的可能性。

(2)皮瓣设计:患者取仰卧位,垫肩,头偏向对侧。根据面动静脉的位置及颏下动脉走行的体表投影,设计皮瓣切取及颈部淋巴清扫的切口线。因不同患者的颈部皮肤松弛程度存在差别,可使用提捏法判断是否能够直接拉拢缝合。皮瓣通常设计成椭圆形或类圆三角形,也可以用纸片大致勾勒出缺损范围后,再在供区绘制所需面积的皮瓣。皮瓣上缘尽量与下颌骨下缘平齐,这样可避免切断靠近下颌骨下缘穿入颏部皮肤的皮穿支,下界由所需宽度决定,注意最大宽度的限制。皮瓣的长度可自一侧下颌角至对侧下颌角。

(3)皮瓣制备:在下颌下腺深面或前内侧缘,距下颌骨下缘约 1cm 处,颏下动脉发自面动脉。当颏下

动脉自面动脉离开下颌下腺上极处发出时，大多走行于腺体表面；当颏下动脉发出的位置在面动脉尚未离开下颌下腺上极时，多走行于腺体上极；当颏下动脉在下颌下腺上极深面发自面动脉时，则一般会穿过腺体实质并在腺体内发出腺分支，对于这种情况，术者应小心分离腺小叶，并预先结扎切断所有的腺体分支，否则分支血管破裂出血，很容易引起局部高凝状态，使穿支内形成血栓，导致皮瓣制取失败。同时，在颏下动脉外下侧通常可见到两条伴行的颏下静脉，其中一条与动脉关系密切，称为紧密伴行颏下静脉，另一条为非紧密伴行颏下静脉。小心向远心端分离并结扎颏下动静脉其他分支直至暴露血管蒂主干。在二腹肌前腹后缘与下颌骨下缘附近可见到1～2支皮穿支穿出至颈阔肌层，保留粗大的皮穿支并结扎切断颏下动静脉向中线前行的终末支。

4. 典型病例

男，49岁，右颊黏膜中高度分化鳞癌，原发灶大小为3.5 cm×2.5 cm（图22-15）。颏下动脉穿支皮瓣设计为类三角形，皮瓣切口与颈淋巴清扫术切口（图22-16）相连续。颏下动脉在二腹肌前腹浅面发出穿支至颏下皮肤，颏下静脉汇入颈外静脉。皮瓣经下颌骨表面转移至受区（图22-17），供区直接拉拢缝合。术后3个月口内皮瓣愈合良好（图22-18）。

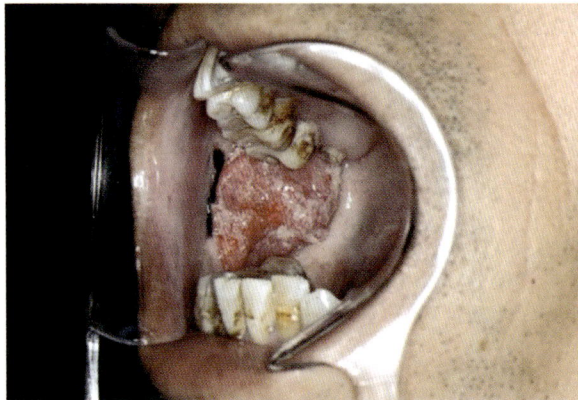

图22-15　右颊黏膜中高度分化鳞癌

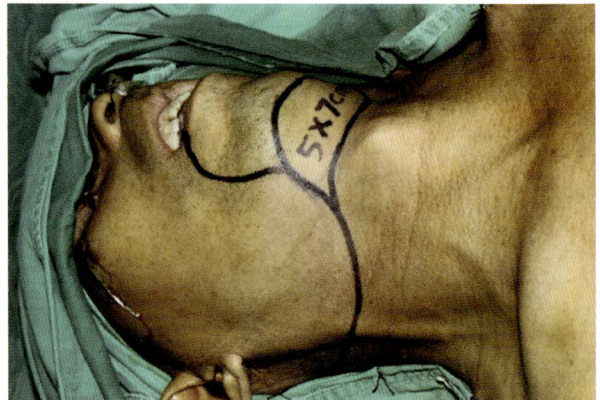

图22-16　皮瓣设计与颈淋巴清扫术切口

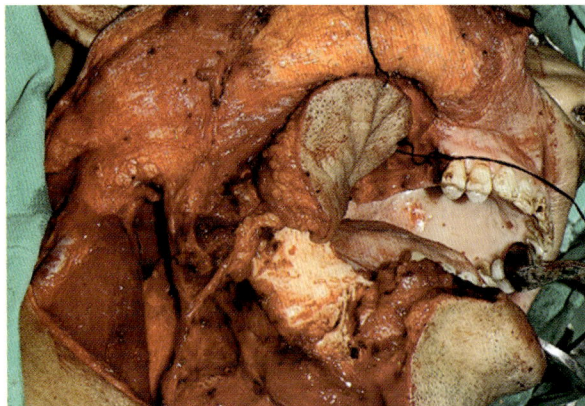

图22-17　皮瓣转移至受区

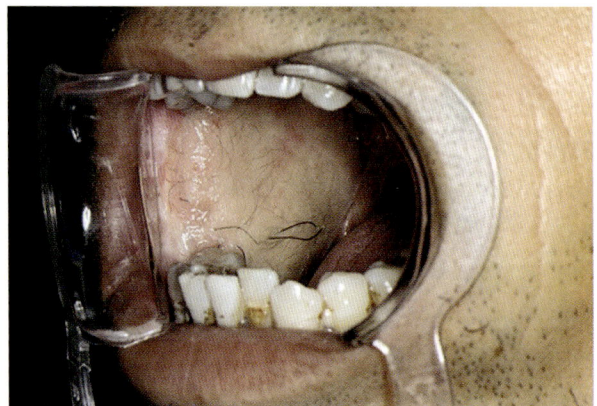

图22-18　术后3个月口内皮瓣愈合良好

5. 要点及注意事项

（1）颏下动脉由面动脉发出，起始处管径为1.3～2.0 mm，长5～6.5 cm，分支众多，术中需仔细辨别、结扎。

（2）颏下动脉皮穿支可能位于下颌骨下缘表面与二腹肌前腹后缘附近，在切开皮瓣上缘时要注意不要误伤，如颏下动脉穿支在二腹肌前腹内发出，并穿过肌肉进入皮内，可适当保留少量血管周围的二腹肌袖。

（3）制备过程中若紧密伴行静脉受损或较细小，可保留非紧密伴行静脉以保证皮瓣的静脉回流。

（4）术后采取适当措施减少供区切口张力，早期加压包扎以消灭无效腔，促进一期愈合。

6. 术后处理

同局部皮瓣转移术。

7. 经验和评述

1978 年，Futrell 等首次报道以颏下区为供区来制取颈阔肌皮瓣的方法，但该技术创伤大、皮瓣臃肿，在当时并没有引起学术界的广泛关注。1993 年，Martin 等报道了以颏下动脉为血管蒂且只携带二腹肌前腹的颏下岛状瓣，并详细介绍了该皮瓣的解剖学基础与临床运用。此后，颏下岛状瓣因颜色质地与面部皮肤相近、厚度适中、血供相对恒定、制备简单、瘢痕隐蔽等优点，迅速在临床上得到广泛应用。1996 年，Sterne 等介绍了逆行血供的颏下岛状瓣，使血管蒂的长度得以延长，能够修复更远距离的缺损。但颏下岛状瓣也因存在携带 I 区淋巴结转移至受区的风险而广受诟病，多数学者建议在应用该瓣修复口腔颌面部恶性肿瘤根治术后缺损时要十分慎重。随着穿支皮瓣研究的深入，2002 年 Kim 等为解决皮瓣臃肿及携带 I 区淋巴结等问题，首次提出了颏下动脉穿支皮瓣的概念。2008 年，Ishihara 等详细介绍了颏下区穿支血管的解剖学研究结果。Tang 等应用 Scion Image 软件及三维成像技术对颏下动脉皮穿支的供血面积进行测量，发现单穿支的供血范围可达 $(45.0 \pm 10.2) \mathrm{cm}^2$，充分证实了颏下动脉皮穿支血供的可靠性。

面动脉穿支皮瓣——

1. 应用解剖

面动脉于舌骨大角稍上方、二腹肌后腹下缘处，自颈外动脉前壁发出后，经二腹肌后腹与茎突舌骨肌深面，进入下颌下三角，穿下颌下腺鞘到达腺体的上缘，继经腺体上沟或腺体实质内急转向外，在咬肌附着处前缘，呈弓形绕过下颌骨体的下缘上行至面部。面动脉穿支主要位于下颌骨下缘与鼻翼外侧之间，在下颌骨下缘至口角水平线附近，即距面动脉起始处 60～80 mm 的范围内穿支出现的数量最多，这段也是面动脉走行最为曲折的地方。每侧面动脉穿支数量为 5～6 支，穿支长度平均达到 2.5 cm。每个穿支供应 1 个穿支体区的血运，共有 7 个穿支体区，分别为下颌骨水平支后区、下颌骨水平支前区、唇下区、唇联合区、颊区、鼻唇沟区和眼睑下区。面动脉穿支的伴行静脉一般成对地出现在动脉周围。了解穿支伴行静脉的特点可以让我们在皮瓣制备过程中更精确地去除穿支周围限制皮瓣活动的结缔组织，使皮瓣获得更好的自由度，同时避免发生皮瓣血运障碍等不良事件。

2. 适应证

（1）面动脉穿支长度为 13～30 mm，皮瓣旋转自由度良好，根据选取穿支位置的不同，可修复口腔颌面部中下 2/3，尤其是颊部、牙龈、口底及舌等部位的缺损。

（2）面部皮肤的厚度和松弛度有限，因此皮瓣的最大宽度不超过 4 cm，不适用于填塞无效腔。

（3）根据选取的穿支不同，能够切取的皮瓣长度有所差别，口周穿支为 4～10 cm，鼻唇沟穿支为 3～4 cm。

（4）面部皮肤健康，无感染或粗大瘢痕，否则会影响修复效果。

3. 手术方法

（1）术前评估与准备：术前采用多普勒血流探测仪标记面动脉及其穿支血管。根据所需修复缺损的位置选择利用口周穿支或鼻旁动脉穿支。此外，还要考虑缺损的范围、血管蒂的长度等因素。对于恶性肿瘤需行颈部淋巴清扫术者要考虑回流静脉是否会在术中受损。若切取皮瓣宽度较大，可能会在一定程度上影响面部外形，应在术前告知患者。

（2）皮瓣设计：患者取仰卧位，垫肩，标记面动脉走行及穿支位置，可利用纸片制作缺损区模板来辅助设计皮瓣大小。选择穿支后应进行皮瓣旋转角度和距离的模拟，若不足以满足缺损的修复需求，应选择其他穿支或改用其他修复方式。抓捏法判断皮瓣切取后瘢痕所在的位置，尽量将瘢痕隐藏于鼻唇沟、鼻面沟或唇面沟等生理皱褶处，并与对侧对称。以口周穿支为例，以口角旁1.0～1.5 cm处直径1 cm的圆形范围作为皮瓣蒂部，将皮瓣设计成新月形，含上下两翼，上翼可达内眦下0.5～1.0 cm处，下翼至下颌下缘，皮瓣内侧缘与鼻唇沟皱褶重叠，外侧缘视缺损的宽度而定，最宽为3～4 cm。

（3）皮瓣制备：按切口设计切开皮肤及皮下组织，在浅表肌肉腱膜系统（SMAS）表面将皮瓣由两端分别掀起至接近皮瓣中心的穿支点，注意保护下方的面神经和肌肉，用显微器械锐性分离皮瓣蒂部的脂肪结缔组织以获得较好的皮瓣旋转度。由于穿支伴行静脉位于穿支周围较为致密的结缔组织中，在皮瓣已获得良好的活动自由度后不必刻意过度解剖穿支血管，避免损伤回流静脉。

4. 典型病例

患者，男，51岁，右前颊黏膜白斑（图22-19），病损切除后，以面动脉口周穿支为血供设计新月形皮瓣（图22-20），通过血管蒂前缘处的隧道转移至缺损区（图22-21）。供区直接拉拢缝合（图22-22），术后1年口内皮瓣愈合良好，张口度正常，面部外形满意。

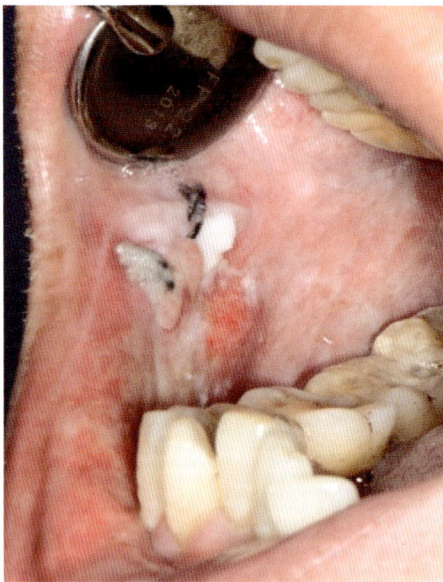

图22-19　右前颊黏膜白斑

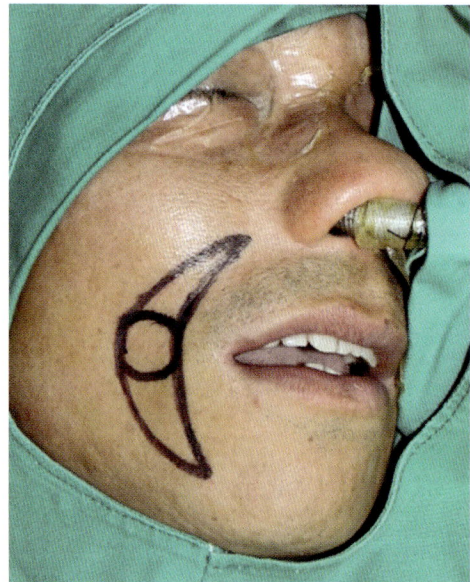

图22-20　面动脉穿支皮瓣设计成新月形

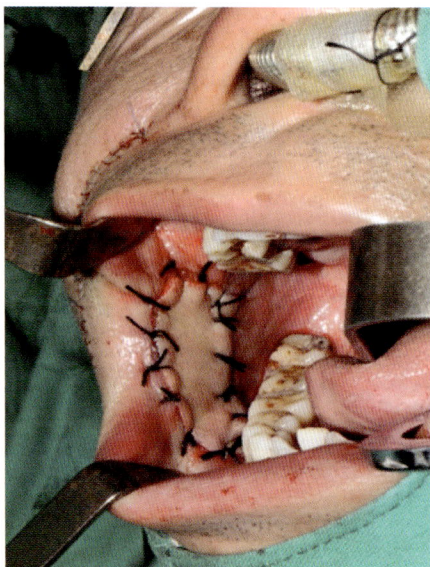

图22-21　面动脉穿支皮瓣制备完成

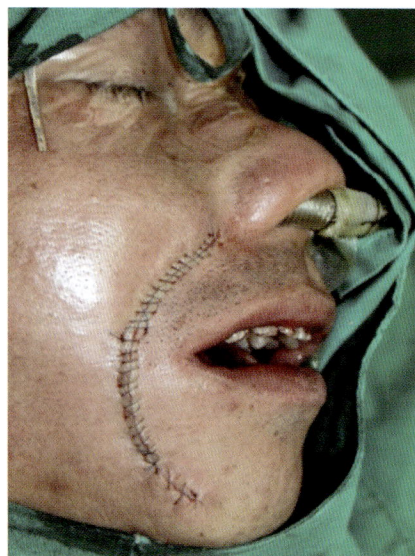

图22-22　供区直接拉拢缝合

5. 要点及注意事项

(1)面动脉穿支皮瓣常以最为稳定的口周穿支和鼻旁动脉穿支为血供来进行设计,皮瓣的分离层面不能深于浅表肌肉腱膜系统,否则可能损伤面神经分支、面部肌肉和面动静脉。

(2)适用于口腔颌面部中下 2/3 的中小范围缺损的修复,皮瓣的修复面积及转移距离有限,皮瓣宽度最大不超过 4 cm,否则会导致较为明显的面形改变。

(3)颊部恶性肿瘤如已侵犯颊肌,面动脉在肿瘤扩大根治时可能需要切除,不宜采用该皮瓣来进行修复。

(4)面部皮下脂肪结缔组织较为致密,不宜过度解剖穿支,否则极易损伤。只要皮瓣已获得足够的自由度,穿支周围可保留少许脂肪组织以达到保护血管的目的。

(5)如修复前颊部缺损,近口角处的皮瓣可适度修薄,以获得良好的口角形态。

6. 术后处理

同局部皮瓣转移术。

7. 经验和评述

20 世纪早期,面动脉就因其丰富的血管分支及与内眦动脉之间良好的交通吻合而被设计成鼻唇沟轴型皮瓣用于颊部和下眼睑的修复,但该皮瓣的缺点在于无法提供理想的旋转自由度。2005 年,Hofer 等首次提出了面动脉穿支皮瓣的概念,通过对 10 具尸体的血管造影研究,发现面动脉存在大量的穿支血管(每侧 3～9 支,平均为 5.7 支),穿支血管长度平均为 25.2 mm,能提供较好的旋转度。基于此,Hofer 等制备 5 例面动脉穿支皮瓣修复口周缺损并获得良好的效果。2009 年,Saint 等提出了穿支体区的理念,即每条穿支血管都有其唯一的营养区域,并且相邻穿支体区间有着直接或间接的关联。进一步的尸体解剖研究明确了面动脉的 7 个主要穿支体区,染色的皮肤平均面积为 8.05 cm^2。在接下来的 10 余年间,关于面动脉分支如鼻旁动脉、上下唇动脉的穿支的解剖学研究也逐步深入开展,相应的穿支皮瓣用于修复鼻部、口周、颊部和颏下的软组织缺损,并获得了满意的效果。

甲状腺上动脉穿支皮瓣——

1. 应用解剖

甲状腺上动脉在舌骨大角稍下方由颈外动脉起始部的前内侧壁发出,部分也可起自颈总动脉,偶见甲状腺上动脉与舌动脉共干(甲舌动脉干)发出。甲状腺上动脉有 3 个主要分支,分别为胸锁乳突肌支、舌骨下肌支和环甲肌支,营养舌骨下肌群及其附近皮肤。甲状腺上动脉皮穿支发自甲状腺上动脉呈弓形向下转折处稍下方的前内侧壁,也可能起自胸锁乳突肌支。穿支的穿出点位于以胸锁乳突肌前缘中点为圆心,半径为 2.0 cm 的范围内,穿支直径 0.5～1.3 mm,平均 0.9 mm。目前有关甲状腺上动脉穿支皮瓣回流静脉的研究甚少,甲状腺上动脉穿支皮瓣的静脉回流主要有 3 种情形:①单独伴行静脉回流;②伴行静脉与面静脉共同回流;③伴行静脉与颈外静脉共同回流。以前 2 种最为常见。

2. 适应证

(1)甲状腺上动脉穿支皮瓣血管蒂长 5.5～8 cm,适用于修复口腔颌面部中下 2/3 的中小型软组织缺损,如下颌牙龈、口底、舌及咬合线水平以下的颊部等,如将皮瓣围绕穿支点呈偏心设计可变相"延长"血管蒂 2～3 cm,因此亦可修复咬合线以上如上颌牙龈、口咽甚至腭部的缺损。

(2)即使携带颈阔肌,皮瓣仍然较薄,不适用于需要无效腔填塞的缺损。

(3)皮瓣的切取宽度受限,中老年患者皮肤松弛度高,皮瓣可稍宽。

(4)颈部有外伤、手术或放疗病史者,存在穿支血管损伤的可能,应慎用。

(5)不宜用于颈部淋巴结转移的患者。

3. 手术方法

(1)术前评估与准备:提捏法判断颈部皮肤松弛情况,评估制取所需宽度的皮瓣后,供区能否直接闭合。术前多普勒血流探测仪标记穿支位置。

（2）皮瓣设计：患者取仰卧位，垫肩，头偏向对侧，皮瓣设计成横向的新月形或类椭圆形。由于甲状腺上动脉的穿支位于以胸锁乳突肌前缘中点为圆点、半径为 2 cm 的范围内，因此，皮瓣上缘切口要比通常的颈部淋巴清扫术的横行弧形切口略低，距下颌骨下缘 2～3 cm，向前至颏下甚至可到对侧，向后可达乳突。根据缺损范围设计皮瓣的大小，皮瓣中心为穿支点，皮瓣宽度一般不超过 4 cm，否则供区创面难以直接闭合。皮瓣的最大长度为 16～22 cm。

（3）皮瓣制备：于胸锁乳突肌前缘向深面钝性分离至胸锁乳突肌深面，结扎由甲状腺上动脉发出至胸锁乳突肌的分支，向后外侧牵开胸锁乳突肌，在胸锁乳突肌前缘中点大约 2 cm 的范围内可寻找自甲状腺上动脉发出向前内侧走行的皮穿支。在手术放大镜下使用显微器械小心解剖分离穿支至其进入颈阔肌处，注意皮穿支的走行通常较为迂曲，必要时可保留穿支周围的部分深筋膜。游离甲状腺上动脉至其颈外动脉或颈总动脉起始处，结扎甲状腺上动脉远心端。此时需注意观察并判断皮穿支的伴行静脉有无缺如或受损、其行程有无变异、是否会限制皮瓣的转移等。如果单独的伴行静脉不足以保证皮瓣的回流，此时可将面静脉或颈外静脉携带在皮瓣上以增加皮瓣的静脉回流。

4. 典型病例

患者，男，47 岁，右舌缘鳞状细胞癌（图 22 – 23）。多普勒血流探测仪标记穿支位置，设计 10 cm×4 cm 大小的新月形甲状腺上动脉穿支皮瓣（图 22 – 24），皮瓣上缘切口与颈淋巴清扫术横切口相续，供区直接拉拢缝合（图 22 – 25）。术后皮瓣存活，重建舌体丰满，无毛发（图 22 – 26）。术后 3 个月颈部供区外观满意。

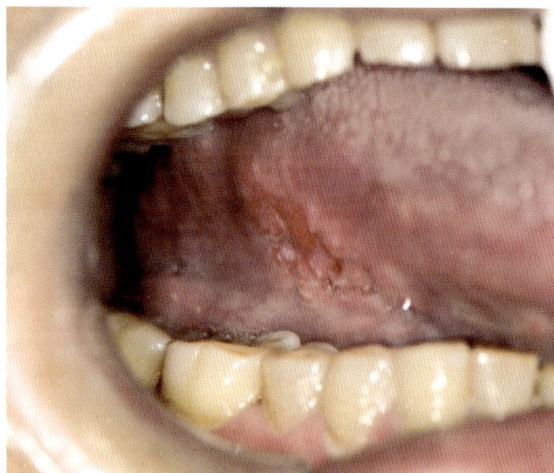

图 22 – 23　右舌缘鳞状细胞癌

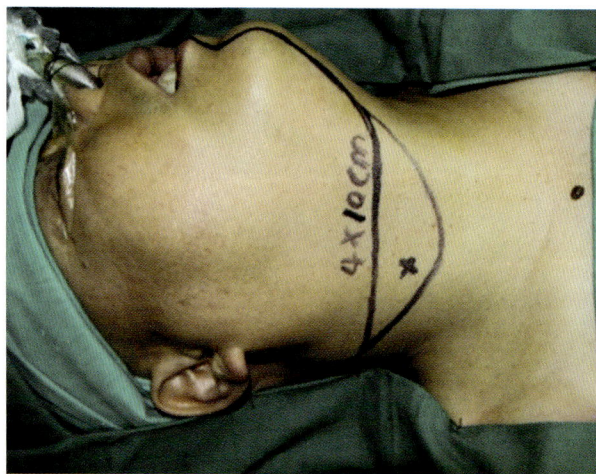

图 22 – 24　新月形皮瓣设计

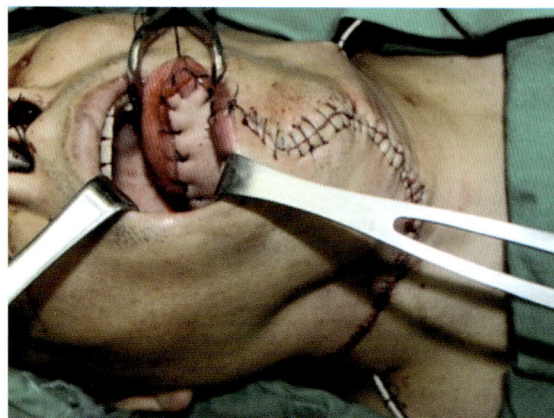

图 22 – 25　舌重建完成，供区拉拢缝合

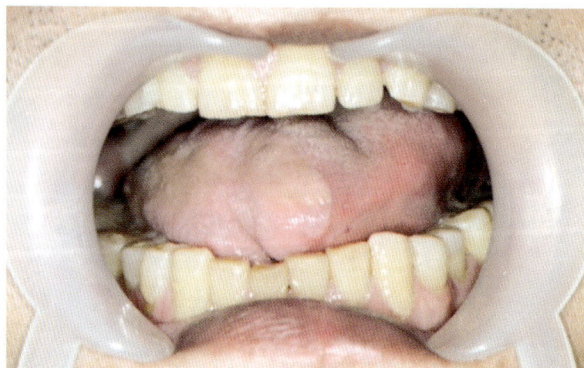

图 22 – 26　重建舌体丰满，无毛发

5. 要点及注意事项

（1）甲状腺上动脉皮穿支位于胸锁乳突肌前缘中点半径为 2.0 cm 的范围内，皮瓣以此为中心设计成新月形或类椭圆形。青壮年或肥胖者应注意皮瓣宽度不宜过宽，皮瓣上缘切口不宜过高，否则供区直接闭合存在难度。

（2）在胸锁乳突肌前缘深面切断结扎胸锁乳突肌支时，结扎的部位应紧贴肌肉，因为甲状腺上动脉的穿支可能发自胸锁乳突肌支。

（3）甲状腺上动脉的穿支走行较为迂曲，不要过于追求穿支血管的裸化，以免损伤回流静脉。必要时可在穿支周围携带部分深筋膜，即制备成穿支筋膜皮瓣。

（4）掀起皮瓣时，应先将其下方的面静脉或颈外静脉携带在皮瓣上，如穿支的伴行静脉受损或缺如，或回流途径变异影响皮瓣的转移，可利用面静脉或颈外静脉逆行或顺行回流来增强皮瓣的静脉回流。

（5）制备皮瓣时，先只切开皮瓣上缘，从胸锁乳突肌前缘向深面钝性分离，探查甲状腺上动脉及穿支血管，如穿支血管受损或缺如，则可及时放弃使用该皮瓣而不会对患者造成额外的损伤。

6. 术后处理

同局部皮瓣转移术。

7. 经验和评述

由甲状腺上动脉供血的皮瓣包括颈阔肌皮瓣、舌骨下肌皮瓣和胸锁乳突肌皮瓣等，但存在供血范围局限、蒂宽、旋转角度小、组织量有限、供区损伤大等缺点，适用范围较窄。2006 年，杨大平等发现全身 128 支起源血管发出的 440 支营养皮肤的直径大于 0.5 mm 的穿支血管中，每侧头部有 7 支，面部有 5 支，颈部有 8 支（其中包括甲状腺上动脉穿支），胸部有 13 支。Hurwitz 等发现甲状腺上动脉存在一个直接的皮肤穿支，可作为颈阔肌的独立供血动脉。2012 年，Wilson 等通过 CTA 等影像学检查发现甲状腺上动脉的皮穿支位置相对恒定，位于胸锁乳突肌前缘中点 2 cm 直径范围内，穿支直径均大于 0.5 mm，以该穿支为血供制备甲状腺上动脉穿支皮瓣用于 8 例颌面部软组织缺损患者的修复重建均获得成功。2015 年，Ross 等通过尸体解剖及影像学研究，详细介绍了甲状腺上动脉穿支的位置及血供范围，再次明确了甲状腺上动脉穿支皮瓣应用于临床的安全性。

（二）常用游离穿支皮瓣制备术

在口腔颌面-头颈部缺损的修复中，常用的穿支皮瓣包括股前外侧穿支皮瓣（ALT）、旋髂浅动脉穿支皮瓣（SCIP）、腹壁浅动脉穿支皮瓣（SEAP）、腹壁下动脉穿支皮瓣（DIEP）、腓肠内侧动脉穿支皮瓣（MSA）、上臂外侧穿支皮瓣（LAP）。

股前外侧穿支皮瓣制备术——

1. 应用解剖

旋股外侧动脉是股深动脉的第一个分支，它沿途发出升支、横支及降支。股前外侧穿支皮瓣的血供一般为旋股外侧动脉降支。降支发出之前，旋股外侧动脉可发出一向下内的升支，支配股直肌。旋股外侧动脉降支一般在股直肌及股外侧肌之间的肌间隔内穿行一段距离后，进入股外侧肌。旋股外侧动脉降支周围一般有两根伴行静脉。动脉直径一般在 2 mm 左右，降支血管蒂长度一般为 8～16 cm。

除了常见的旋股外侧动脉降支及横支以外，大约有 34% 的患者在降支发出前后，存在另一个斜支，必要时也可作为股前外侧皮瓣的血管蒂的一个选择。

关于股前外侧皮瓣的穿支血管，多项临床及解剖学研究结果显示，0.89%～5.4% 的患者股前外侧区无合适的穿支血管（直径＞0.4 mm）。对于股前外侧区有合适穿支血管的人群而言，69%～100% 的穿支直接发自降支，2.6%～14.5% 来源于升支，6%～31% 来源于横支。对于有旋股外侧动脉斜支的患者，14%～43% 的穿支血管来源于该变异的血管分支。

大多数的穿支血管研究认为：股前外侧穿支皮瓣中，9.8%～24% 的穿支血管为间隔皮肤穿支，

80％～90％的穿支血管为肌皮穿支,即大多数穿支血管需行肌肉内解剖。关于合适的穿支血管数量,据解剖学统计,每一侧的大腿有1.6～4.26个穿支血管。关于穿支血管的定点位置,一般认为大多数(47％～89％)位于髂前上棘与髌骨外侧连线的中点周围5cm范围内,以中点近中部位更为多见。

2.适应证

随着游离皮瓣修复技术的广泛运用,股前外侧穿支皮瓣的适应证正在不断扩大。对于颌面头颈部缺损而言,由于股前外侧穿支皮瓣可以允许颈部及腿部上下两组同时进行手术,同时因皮瓣体积量充足、供区损伤小,股前外侧穿支皮瓣已经成为头颈部缺损修复的主力军。

对于咽喉部位的环形缺损,股前外侧穿支皮瓣是非常好的一个修复选择,它既能够消灭无效腔,也能够保护周围重要的血管。尤其是对于全喉切除及晚期的下咽或声门上癌切除后需大量组织修复的患者,股前外侧穿支皮瓣能提供足够的组织量进行充填。

对于口腔颌面部缺损,尤其是跨多个解剖区的大面积缺损,股前外侧皮瓣能够提供大面积的组织量;对于类似下颌骨节断性缺损的软组织修复,以及全舌、上颌骨及颊黏膜软组织的复杂缺损、全腮腺、皮肤及下颌骨升支切除的缺损的修复,股前外侧能重构近似的组织量,血管蒂长度能够达到颈部,修复术后口腔功能相对较好,是口腔颌面部缺损修复的较好选择。对于累及口唇的组织缺损,股前外侧皮瓣切取的同时,能够一并切取阔筋膜组织用于口唇的悬吊,防止术后唇的下坠。

对于接近或直接暴露颅底的缺损,股前外侧穿支皮瓣,通过联合股外侧肌等复合皮瓣设计,能提供较好的组织覆盖,防止或减少术后感染、脑脊液漏等严重并发症。对于中等或偏小的组织缺损,股前外侧穿支皮瓣组织体积较厚,尤其是对于女性,部分患者皮下脂肪量大,修复单纯前颊部洞穿性缺损、半舌、咽旁磨牙后区(下颌骨方块切除后)等的缺损,可能会造成较为臃肿的术后形态,部分影响功能,其组织修复的优势并不明显。对于有下肢血管病变尤其是有深静脉血栓或下肢血管支架病史的患者,或过于肥胖的患者,采用股前外侧皮瓣都是相对禁忌的。

3.手术方法

(1)手术前准备:由于之前所描述的股前外侧血管解剖及穿支血管的变异情况,术前检查并明确血管的情况,尤其是穿支血管的情况显得极为重要。术前采用彩色多普勒超声或CTA的检查方法,能够了解穿支血管的位置、血流情况、穿支血管管径,以及旋股外侧动脉的血管情况。通过术前检查,更能有的放矢地进行皮瓣设计及切取,这也是皮瓣移植成功的关键环节之一。

(2)皮瓣设计:在髂前上棘外缘设A点,在髌骨外上缘设B点,两点间作一连线,该连线基本代表股直肌及股外侧肌间的肌间隔的体表投影,穿支定点基本就在这条连线上或稍偏连线的外侧。标记该连线的中点为O点,即为大多数血管穿支的浅出点,以O点为圆心,5cm为半径,作圆,另两个可能的穿支浅出点基本在这个圆范围内。以腹股沟韧带中点为E点,OE连线相当于旋股外动脉降支的体表投影。皮瓣设计以旋股外动脉降支的浅出点为轴点,以AB连线为轴线向下设计皮瓣,用尺测量所修复缺损的面积,沿着上述点和线画出椭圆形皮瓣标记线。当皮瓣最长径小于8cm时,设计时应包括一个以上的穿支点;当最长径大于9cm时,设计时应包括2个以上的穿支血管。

(3)皮瓣制备:在股直肌表面做钝性分离,在皮瓣切取开始时要注意早期找到股直肌的位置和层次,并结扎股直肌肌肉表面与皮肤相接的穿支(股直肌的穿支),而在股直肌与股外侧肌分界之后的穿支,即股前外侧的穿支,应当予以准确识别并保留。当肌间隔暴露后,大多数肌间隔穿支血管均在这一层次,大多数的肌皮穿支血管也在这一肌间隔的外侧2～3cm范围之内。找到这些穿支血管后,应当首先测量该穿支血管的管径是否大于0.5mm,搏动情况是否良好,走行方向是否在皮瓣设计范围内。当找到可靠的穿支血管后,沿着股直肌外侧的筋膜,打开股直肌与股外侧肌的肌间隔,向深面寻找旋股外侧动脉的降支。显露降支血管蒂部后,开始进行由穿支血管向降支主干的逆行解剖。当穿支血管全长解剖完毕后,直接将皮瓣的皮肤外侧缘切开,形成皮岛,沿着阔筋膜深面、股外侧肌浅面,游离皮瓣(皮岛)。在穿支解剖完毕后,注意观察穿支汇入降支的位置,沿着降支由远心端向近心端解剖血管蒂。

4.典型病例

患者,男性,63岁,右颊黏膜鳞状细胞癌,累犯软腭、牙龈,突破右侧面部皮肤(图22-27)。于左侧大腿制取股前外侧皮瓣(图22-28),呈一蒂双岛形式(图22-29),分别用于口内、口外的修复。术后3月患者口内、口外外形及功能良好(图22-30)。

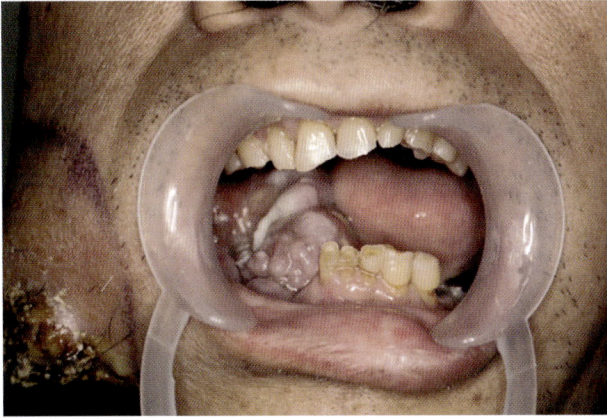

图22-27 右颊SCC,累及牙龈、软腭、右面部皮肤

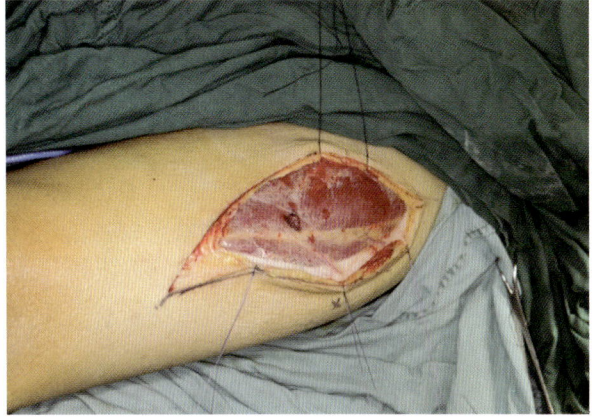

图22-28 左侧大腿ALT制备

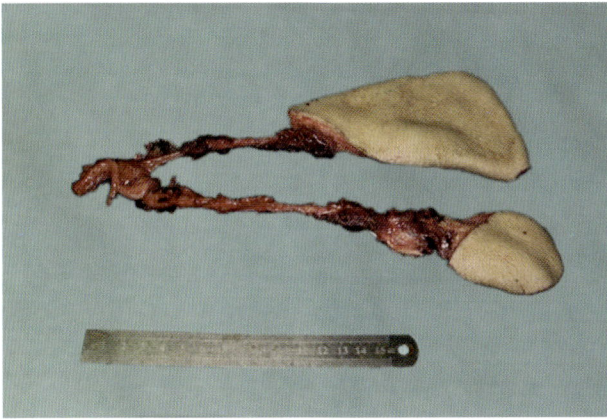

图22-29 双皮岛ALT

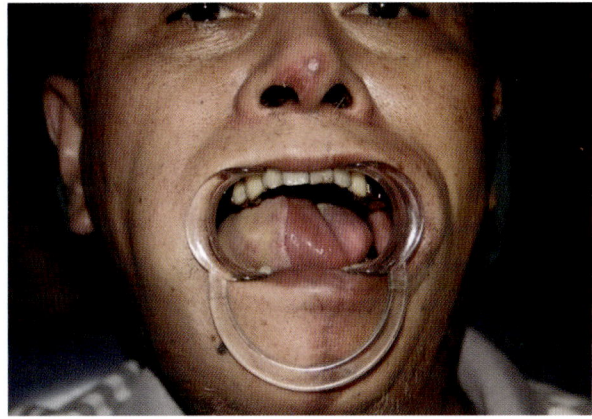

图22-30 外形及功能恢复良好

5. 注意事项

一般而言,股前外侧穿支皮瓣的供区缺损宽度<8 cm时可直接拉拢缝合。当皮瓣切取过程损伤了股外侧皮神经,可能导致供区皮肤(大腿外侧皮肤)感觉减弱或麻木,但对大腿的功能无明显的影响。

对于超过8 cm宽度的供区缺损,一般需要转移局部皮瓣,或利用游离皮片修复。术后供区功能可能受到一定限制。

对于股前外侧升支,即支配股直肌的血管分支,应该尽量保留。报道部分病例因结扎血管蒂过于靠近股深动脉,尤其是结扎了股直肌血管分支后,导致了股直肌的部分坏死,需要引起注意。

6. 术后处理

同显微外科手术。

7. 经验和评述

股前外侧皮瓣的概念最早于1984年由宋业光等学者首次报道,他们认为该皮瓣由走行于股直肌与股外侧肌之间的肌间隔穿支血管供养,但之后的解剖学及临床研究均表明,该皮瓣的大多数供养血管为横行穿过股外侧肌的肌皮穿支。Koshima等学者在早期的股前外侧穿支皮瓣的切取中提出肌肉内的穿支血管解剖并不可靠,也并不安全,因此,该皮瓣一度被忽视或放弃使用。然而,随着显微外科技术及穿支皮瓣技术的愈发成熟,肌肉内穿支血管解剖已经变得越来越普遍。股前外侧穿支皮瓣也越来越受到重视,并日渐成为穿支皮瓣的一个代表。魏福全等学者为股前外侧穿支皮瓣的推广做了很多创新性工作,使其成为理想的首选皮瓣。随着关于股前外侧穿支皮瓣的解剖学、影像学、超声学研究的深入，股前外侧皮瓣易于切取、血管可靠、设计多样化、供区隐蔽且损伤小的特点变得日益突出。

旋髂浅动脉穿支皮瓣——

1. 应用解剖

旋髂浅穿支皮瓣由旋髂浅穿支动脉供养，该动脉有浅支和深支之分，同时该穿支动脉有相邻的穿支静脉作为回流静脉，但通常只有一根静脉。

浅支起源于股动脉，由髂前上棘向上外侧走行。通常浅支位于缝匠肌深筋膜的近中、脂肪组织的远中。在髂区中央位置发出 1～2 支穿支血管，供应局部皮肤。

深支同样起源于股动脉，并向上外侧走行。但深支通常走行于缝匠肌深筋膜的深面，并穿过腹股沟韧带。在穿过缝匠肌外侧缘后，进入深筋膜浅面，并发出 1～2 支穿支血管，支配局部皮肤。

旋髂浅动脉的浅支与深支的关系通常是互补的。当浅支血管较长、管径较粗时，深支血管一般都较短，管径也较细。有部分患者，浅支缺如，只有一支较长而管径粗的深支。浅支与深支的远中终末部分有时与旋髂深动脉系统、腹壁深动脉系统，以及旋股外侧动脉系统的终末支互有交通。

旋髂浅动脉的浅支和深支部分在由股动脉发出前，起源于一个总干血管，部分分别起源于股动脉的上下端，并无交通。解剖学研究显示：旋髂浅动脉的管径一般为 0.85 mm，它的伴行静脉管径约为 0.73 mm。旋髂浅动脉的穿支血管可供应皮肤平均范围为 163 cm^2，最高记录为 375 cm^2。

2. 适应证

旋髂浅穿支皮瓣主要用于修复中等大小的口腔颌面头颈部缺损。相对于其他如前臂皮瓣、腹直肌皮瓣、胸大肌皮瓣等传统皮瓣而言，该穿支皮瓣有其明显的优势：①供区隐蔽，供区缺损小，解剖主要位于深筋膜浅、深面，对肌肉解剖损伤小；②皮瓣厚度适中，可以弥补前臂皮瓣过薄的不足，也可以避免股前外侧皮瓣皮下脂肪过厚的缺点；③由于其与旋髂深系统部分有交通，可以通过术前影像明确血管关系，并设计复合皮瓣。

旋髂浅穿支皮瓣是对传统皮瓣的一种补充，而不是替代，该穿支皮瓣有其不可避免的劣势。首先，血管管径较细，颈部匹配吻合血管必须在术前通过影像学进行确认；其次，对于显微吻合技巧要求较高，不适宜初学者；最后，该皮瓣穿支较少，多数情况下为 1 支穿支血管，因此皮瓣设计范围较为局限，对于大型复杂缺损并不适用。

选择旋髂浅穿支皮瓣前，应该对髂部进行彩色多普勒超声及 CTA 的检查。多普勒超声主要用于明确髂部皮肤穿支定点；而 CTA 主要用于观察血管全程走行，排除血管变异情况，利于术前皮瓣设计。

对于髂部有外伤或下肢血管疾病的患者，选择旋髂浅穿支皮瓣应该相当慎重；对于肥胖患者，由于髂区皮下脂肪可能较为肥厚，穿支血管条件可能不好，选择时也应该慎重。

3. 手术方法

(1)麻醉与体位：采用全麻平仰卧位，术侧臀部无须垫高。

(2)皮瓣设计：沿着髂前上棘及耻骨联合的连线，设计皮瓣，一般旋髂浅动脉的走行与该连线平行。根据术前彩色多普勒超声的穿支定点，做长轴平行于该连线、短轴垂直于该线的椭圆形皮瓣设计。一般长度不超过 10 cm，宽度不超过 5 cm，血管蒂延伸切口为"S"形，利于供区直接拉拢缝合，同时可以减少术后瘢痕挛缩。根据经验，旋髂浅穿支动脉的浅支穿支血管位于髂前上棘的上内侧 1.5～3 cm。

(3)皮瓣制备：首先切开皮瓣下缘近中区，直接暴露旋髂浅穿支动静脉。切开不可过深，因为穿支血管位于深筋膜浅面、皮下脂肪的深面。当找到穿支血管后，首先要判断其质量，即管径是否>0.5 mm，搏动性如何，是否能为皮瓣提供足够的血运；当判断确认好穿支血管后，沿着血管蒂切口，切开至腹股沟韧带中点处的皮肤、皮下组织，沿着穿支血管逆行解剖旋髂浅血管的走行。结扎走行过程中发出至缝匠肌、深筋膜等小分支，仅保留主干周围部分结缔组织。

打开腹股沟韧带，沿着腹股沟韧带中点，找到股动脉及旋髂浅动脉浅支的发出点。通常在股动脉暴露过程中,可以发现旋髂深动脉发出点位于浅动脉的上方;当血管蒂完全暴露后,沿着皮瓣上方远端切开剩余的皮肤、皮下组织,完全游离皮瓣;皮瓣制备后,先简单固定,再行血管吻合。受区血管一般为甲状腺上动脉的远端(管径较小,吻合供区血管),静脉选择颈内静脉分支。

4. 典型病例

患者,女性,56 岁,左颊部 SCC(图 22 - 31),行左颊部肿物扩大切除术及左侧下颌骨边缘性切除术(图 22 - 32),制备左侧旋髂浅动脉穿支皮瓣(图 22 - 33),用于缺损的修复,术后 3 个月左颊部外形及功能恢复良好(图 22 - 34)。

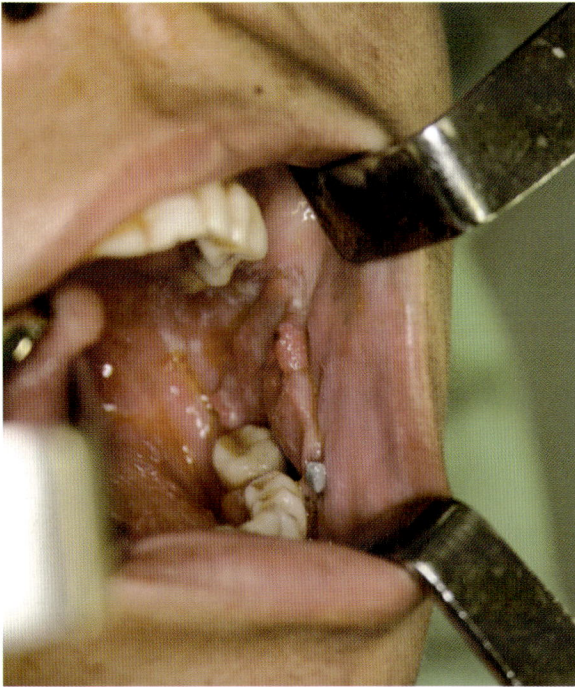

图 22 - 31 左颊 SCC

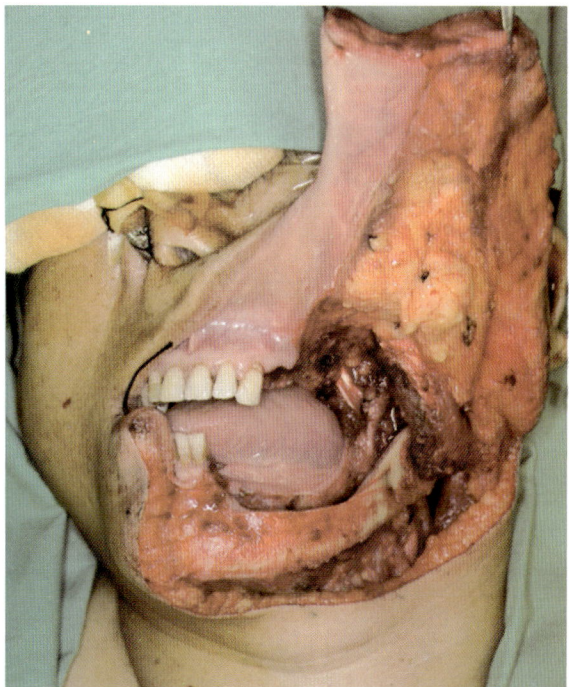

图 22 - 32 左颊肿物扩大切除＋左下颌骨边缘性切除

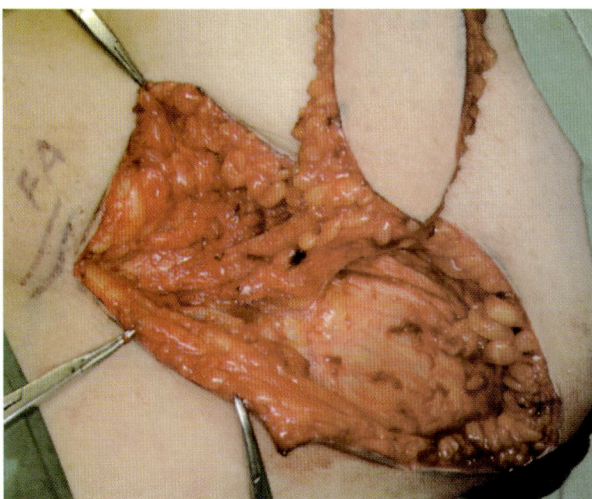

图 22 - 33 左侧旋髂浅动脉穿支皮瓣制备

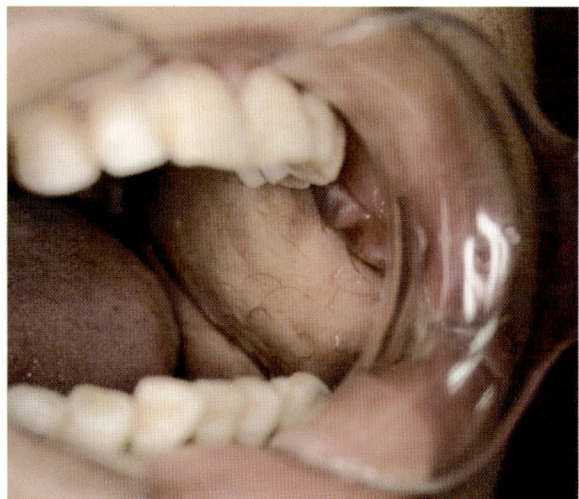

图 22 - 34 术后左颊外形及功能恢复良好

5. 注意事项

旋髂浅穿支皮瓣有其先天优势,但因其技术难度较高,血管变异情况多,需术前影像学评估后选择病例,所以在现阶段暂不能替代很多传统皮瓣。但对于传统皮瓣而言,旋髂浅穿支皮瓣是一种很好的补充,根据现有的头颈部缺损病例报道及我们的临床经验,大多数病例报道该皮瓣的成功率为100%,仅有少部分病例因皮瓣切取超过一定面积,造成部分边缘坏死。当然,这样的成功率并不符合皮瓣修复的逻辑,究其原因主要还是在于术者的经验及对病例选择的适应证的严格把控上。旋髂浅穿支皮瓣仅用于中等大小的头颈部缺损。该穿支皮瓣皮下脂肪稍厚、术后收缩小,尤其是其对半舌修复的术后远期效果要优于前臂皮瓣。

6. 术后处理

同显微外科手术。

7. 经验和评述

略。

腓肠内侧动脉穿支皮瓣——

1. 应用解剖

腓肠内侧动脉穿支皮瓣设计一般需要找到其体表投影标志。首先找到小腿背侧的腘窝皱褶,然后在腓肠肌的内侧头及外侧头之间,做腘窝皱褶的垂直线,沿着内踝做该垂直线的平行线,然后在两条平行的垂直线之间的中点,再做一个与它们都平行的垂直线。腓肠内侧动脉穿支一般就在最后这条垂直线的近中位置,靠近腓肠肌的内侧头。

若要原位关闭腓肠内侧动脉穿支皮瓣,一般皮瓣设计宽度(垂直于小腿长轴)不超过5 cm,皮瓣长度可以最长设计到15 cm,一般为8~9 cm。Thione等学者所做的尸体解剖研究显示,腓肠内侧动脉穿支血管均为肌皮穿支,其中50%左右为2个穿支血管,30%为1个穿支血管。大多数穿支点位于距离腘窝皱褶线7~18 cm区域,平均距离为11~13 cm。大多数穿支点落在上述最后垂直线周围1 cm以内(距离内外侧头间垂直线约2.5 cm)。穿支血管的直径为0.5 mm左右,最大为0.8 mm。

大多数穿支在穿过小腿筋膜后,直接进入肌肉,肌肉内穿支血管解剖距离较长,一般为11 cm,腓肠内侧动脉血管蒂一般可达到15 cm,动脉管径(内径)一般为2.3 mm左右。

腓肠内侧动脉穿支血管在肌肉内的走行有其自身特点。Dusseldorp等报道该穿支血管在肌肉内走行分为三型:Ⅰ型(31%)为一根粗壮的血管形成腓肠内侧动脉,周围肌肉穿支较小;Ⅱ型(59%)为两根较粗穿支血管汇入形成腓肠内侧动脉,汇入点可高可低(胫骨坪水平);Ⅲ型(10%)为三根及以上分支汇入形成腓肠内侧动脉。腓肠内侧动脉的解剖具有变异性,术前应常规行CTA检查,尽可能排除Ⅲ型血管,以免腓肠内侧动脉管径过小、穿支血管灌注量不足导致皮瓣移植失败。

2. 适应证

腓肠内侧动脉穿支皮瓣适用于大多数小型或中等的颌面-头颈部缺损。在设计过程中,可以携带少量的腓肠肌内侧头肌肉进行组织充填。但对于下肢血管性病变(静脉曲张、下肢血栓等)、过度肥胖患者,应尽量避免使用该类皮瓣。

若选用腓肠内侧动脉穿支皮瓣修复宽度超过5 cm的缺损,供区缺损可能需要植皮修复,将可能导致局部瘢痕愈合、小腿功能损伤等供区并发症,因此应慎重选择此类缺损的修复。同时由于其穿支定点不恒定,肌肉内穿行距离较长,且存在解剖变异性,应该常规使用术前彩超及CTA,术前明确血管的解剖学特征,以此评估使用该皮瓣修复缺损的可能性,提高皮瓣修复成功率。

3. 手术方法

(1)麻醉及体位:全麻下选择俯卧位、侧卧位或平卧下肢屈曲外展位90°,以完全显露小腿内侧皮肤及腘窝位置。

(2)皮瓣设计及制备:在小腿屈曲后,画出腘窝皱褶中点,并将皱褶中点与内踝中点连线画出。术前可以用多普勒彩色超声在该沿线周围寻找穿支点,穿支点大多数位于距离腘窝11~13 cm处,一般以两个穿支较为多见。明确穿支点后,基于此中心点及缺损的大小设计皮瓣。用气压止血带固定大腿部位,手术时气压止血带可充气,防止术中出血,影响术野。手术时,先沿着内侧切开皮肤及皮下组织,直至暴露腓肠肌内侧头浅面,并在这个层面上,沿筋膜下仔细寻找穿支,最后切开外侧皮肤皮下组织游离皮瓣。由于腓肠内侧动脉穿支血管均为肌皮穿支血管,在肌肉内沿着穿支血管行纵向解剖。腓肠内侧动脉穿支皮瓣的肌肉穿支血管较多,术中均需仔细结扎去除,在肌肉内解剖过程中,穿支血管周围保留1 cm的肌袖组织。腓肠内侧动脉一般平行于肌纤维,解剖时组织阻力较小。血管蒂长度一般为9~15 cm。静脉一般黏附在动脉周围,即为一根动脉伴行两根静脉。皮瓣供区肌肉内解剖较多,关闭创面时应于肌肉内充分止血缝扎,并放置负压引流物。当设计的皮瓣宽度在5 cm以下时,可直接关闭创口;当宽度大于5 cm时,需要植皮修复。

4. 典型病例

患者,女性,28岁,右舌缘鳞状细胞癌(图22-35)。行右舌颌颈联合根治术,制备右腿腓肠内侧动脉穿支皮瓣(图22-36),用于修复右舌缺损。术后舌体饱满,形态及功能良好(图22-37),右腿部瘢痕较为隐蔽(图22-38)。

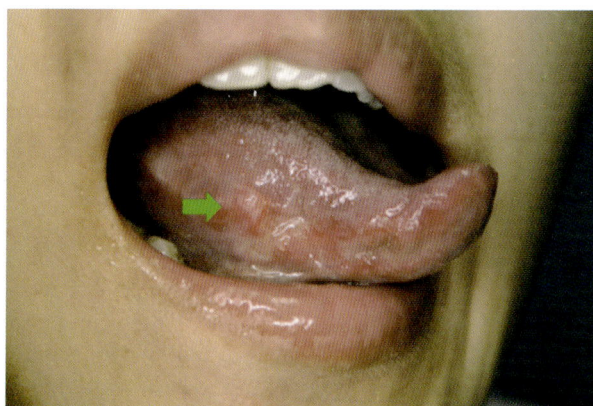

图22-35 右舌缘鳞状细胞癌

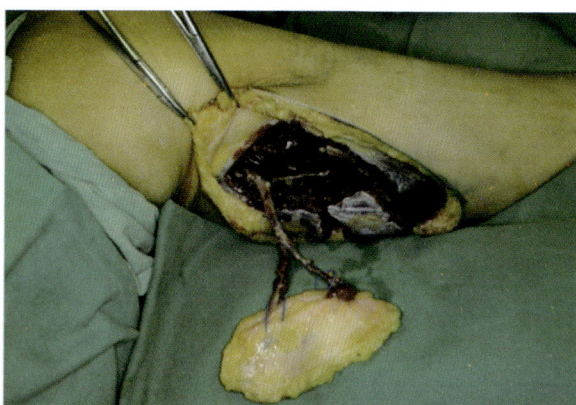

图22-36 右腿腓肠内侧动脉穿支皮瓣制备

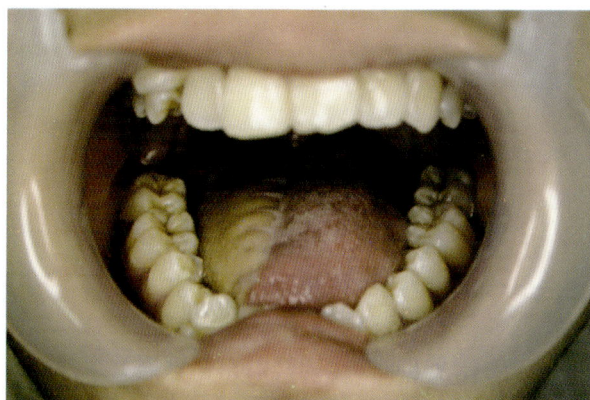

图22-37 右舌形态及功能良好

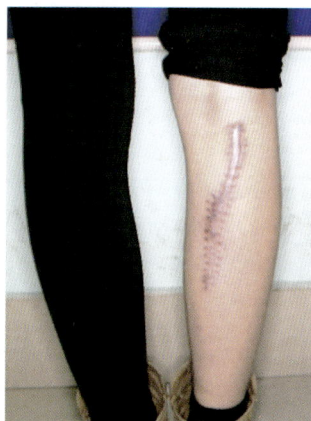

图22-38 右腿瘢痕相对较为隐蔽

5. 注意事项

由于解剖变异较多,并不是所有患者均适合使用该穿支皮瓣,因此腓肠内侧动脉穿支皮瓣的术前CTA及彩色多普勒定位尤为关键。彩色多普勒主要用于穿支血管定位,术前应根据应用解剖的体表投影,寻找穿支血管体表定点,应当注意的是,穿支多数为2支。CTA主要用于明确穿支血管的管径大小、走行及解剖类型。据文献报道,皮瓣成活率为90%~95%,但一旦出现危象,则很难抢救成功,失败的原因主要为血管蒂管径细或穿支血管仅为1支且较细,因此发生栓塞后很难抢救,多数学者采用更换皮瓣的方法进行二次修复重建。

6. 术后处理

同显微外科手术。

7. 经验和评述

Taylor 等学者在 1975 年首次报道了由肌皮穿支血管供养的腘窝岛状瓣。1996 年 Montegut 等报道了腓肠动脉供养的穿支皮瓣。2001 年由 Cavadas 等学者首次对腓肠内侧动脉穿支进行了详细的解剖学研究，并将其应用于 6 例临床患者，其中 5 例为游离皮瓣，1 例为带蒂皮瓣。自此，该穿支皮瓣开始陆续被运用于头颈部及四肢缺损的修复。

腓肠内侧动脉穿支皮瓣有其独特的优势，其皮瓣比较薄，血管蒂较长（利于颈部血管吻合），皮瓣最宽可以取到 5 cm，制备相对简单。许多学者将此皮瓣与常用的前臂皮瓣进行比较，认为前臂皮瓣需要牺牲桡动脉等主干血管，并且常常需要腿部或腹部皮片等第二供区来覆盖前臂创面，术后手背轻微麻木，握持力下降（肌腱暴露粘连等），美观性也较差；腓肠内侧穿支皮瓣也存在一定的不足，穿支点不恒定（需要术前彩超或 CTA 定位），皮瓣宽度大多不超过 5 cm，主要用于中小型缺损，肌内的解剖穿支后容易导致小腿肌肉功能减弱，但美观性上较前臂更好。

腓肠内侧动脉穿支皮瓣近 5 年来被广泛运用到头颈部缺损的修复手术。Hong 等报道将该穿支皮瓣运用于口咽部缺损，He 等将该穿支皮瓣用于舌缺损修复，Ozkaya 等将该皮瓣用于颊及下颌骨等区域缺损。Hayashida、Wei 等分别报道将该皮瓣与其他瓣结合修复复杂颌面部缺损。腓肠内侧穿支皮瓣已经成为前臂皮瓣之外修复颌面头颈部中等缺损的一个非常好的选择。

上臂外侧动脉（后桡侧副动脉）穿支皮瓣制备术——

1. 应用解剖

后桡侧副动脉穿支皮瓣一般位于肱骨外上髁的上方、上臂外侧的靠下方。穿支血管一般经过肌肉间隔穿出，皮瓣区域皮肤血供主要来源于肱深动脉、肱深动脉后支及后桡侧副动脉。肱深动脉由肱动脉的近中段发出，与桡神经伴行在螺旋槽内，然后逐渐分叉为两支：前支继续与桡神经伴行在上臂前方；后支穿过肌间隔，供养皮瓣区皮肤、皮下组织。后桡侧副动脉自肘关节外上髁的上方 10 cm 自肱深动脉发出，平行于肱骨走行方向，在肱桡肌及肱三头肌直接穿出，并发出一些分支，供养周围的骨、筋膜等。由于后桡侧副动脉与肘关节周围返支动脉相吻合，该穿支皮瓣可以向远中延长至肱骨内上髁表面的皮肤。

关于上臂的穿支血管定位，Hwang 等学者进行了尸体解剖研究，根据该研究结果，整个上臂（内侧加外侧）共有 12 个穿支，其中外侧平均为 5.7 个穿支，发自后桡侧副动脉的穿支平均为 1.7 个，穿支位置大约在肱骨外上髁上方的 5 cm 处。穿支进入后桡侧副动脉后，在肌间隔内走行 5.5～6.7 cm。后桡侧副动脉的管径大约为 1.2 mm，远小于前臂皮瓣桡动脉的管径，因此血管吻合难度稍高。

后桡侧副动脉穿支皮瓣可以携带前臂外侧皮神经的后支（PABCN）同期进行感觉神经的修复。前臂外侧皮神经的后支与后桡侧副动脉一样，在肌肉间隔内走行，很多时候若神经与血管关系密切，不得不牺牲部分神经分支，并在切取皮瓣后进行供区神经吻合。Fogdestam 等学者提出，仔细解剖血管蒂的同时，可以尽量保护该神经主干，只切断该神经的肌肉间隔分支。该皮瓣的宽度不超过 5 cm，可以进行直接拉拢缝合。若皮瓣宽度超过 5 cm，一般需皮片移植覆盖供区创面。

2. 适应证

上臂外侧动脉穿支皮瓣主要用于头颈部的中小型缺损的修复，例如口底、半舌、下唇、颊部、磨牙后区缺损等；对于大型复合型缺损，由于该皮瓣组织量有限，无法修复。考虑到该皮瓣血管蒂较短、管径较细，一般用于原发肿瘤缺损修复，对于受区血管制备困难、放疗后的患者应该慎用。

术前进行彩超或 CTA 穿支定点、血管蒂长度预测等，对于头颈部缺损修复十分关键。因此，虽然不需要行 Allen 试验进行检查，术前影像学定位仍然是有必要的，辅助术前皮瓣设计，使得手术更为精确化，并且术前应明确是否有变异情况发生。

3. 手术方法

（1）麻醉及体位：患者全身麻醉，取侧卧位或上臂屈曲 90°。上臂外侧常规消毒，铺手术巾。

（2）皮瓣设计：首先，在肱骨外上髁与三角肌粗隆之间画一条直线，这一直线中下 1/2 代表后桡侧副动脉的体表投影，且该体表投影一般位于肱桡肌与肱三头肌连接的肌间隔后方 1 cm 处。以该直线为轴，在该直线周围寻找皮肤穿支点并定点，以该定点为圆心，设计皮瓣，长轴沿着体表投影线。皮瓣可以延长设计至前臂近中外髁以外 3～4 cm。

（3）皮瓣制备：从皮瓣的前外侧切开皮肤皮下，至肱三头肌肌肉筋膜表面，找到穿支及穿支血管后，向上解剖。在筋膜及肌膜之间解剖，所有的肌肉穿支都进行结扎或双极电凝去除，仅保留主干血管，并沿着肱三头肌与三角肌肌间隔之间，向上解剖至后桡侧副动脉，并解剖至肱骨外侧面。在肌间隔内，除了该血管外，还可以看到桡神经、桡侧皮神经的后支。桡神经应该通过橡皮片分离提起后，予以保留。沿着肌肉间隔解剖至所需长度，通过分离肱三头肌外侧头肌腱，可以进一步延长血管蒂长度 1～2 cm。

4. 典型病例

患者，男性，19 岁，左侧舌癌（图 22-39），行左侧舌癌扩大切除术、左侧功能性颈淋巴清扫术（图 22-40），术后的舌缺损采用左上臂后桡侧副动脉穿支皮瓣（左上臂外侧皮瓣）进行修复（图 22-41、图 22-42）。皮瓣供区直接拉拢缝合。术后 3 个月复诊，舌外形及功能恢复较好，皮瓣表面可见少量毛发。上臂供区见较明显的瘢痕。该病例血管蒂长度为 7 cm，后桡侧副动脉直径 1 mm，两条伴行静脉在血管蒂末端融合成一条，直径为 0.8 mm。

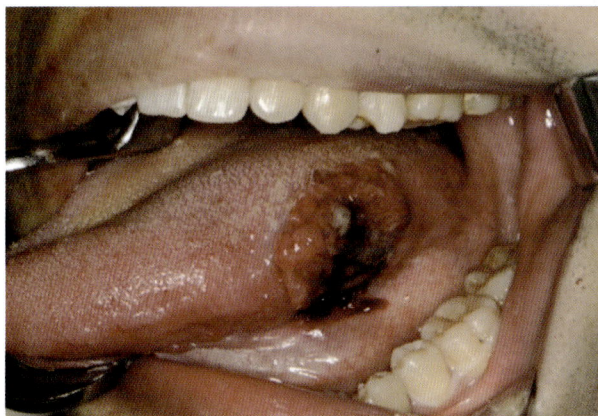

图 22-39 左侧舌癌图

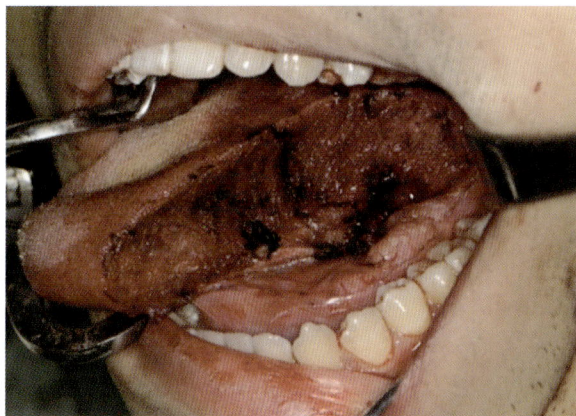

图 22-40 原发灶及扩大切除后的组织缺损

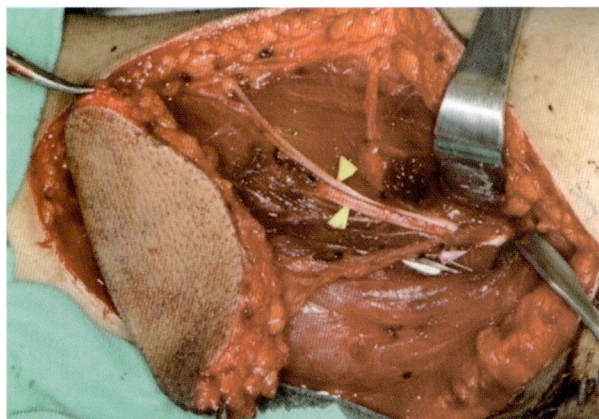

图 22-41 制备完成的后桡侧副动脉穿支皮瓣
血管蒂及相邻神经（未断蒂）

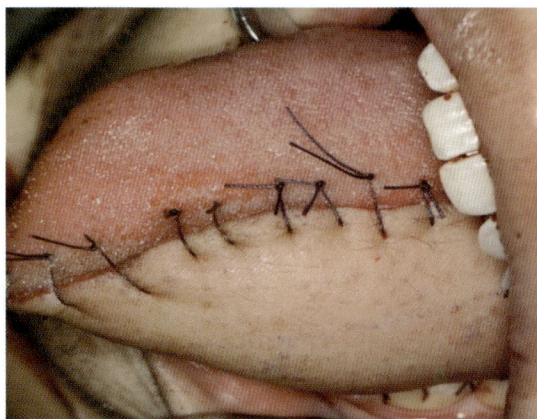

图 22-42 修复左舌缺损

5. 注意事项

切取皮瓣前应该进行体表投影画线设计。皮瓣切取可以使用止血带，也可以不使用止血带直接切取。供区是否能直接拉拢缝合并不仅仅取决于皮瓣宽度，还与肌肉发达程度有关。一般而言皮瓣宽度不超过5cm，即不超过三分之一上臂围，供区缺损可以直接拉拢缝合，否则需要植皮修复。

6. 术后处理

同显微外科手术。

7. 经验和评述

上臂外侧动脉（后桡侧副动脉，PRCA）穿支皮瓣最早由我国学者宋儒耀于1982年首次报道，1983—1984年Matloub及Katsaros等进一步提出了上臂外侧动脉皮瓣的概念。刚开始运用该皮瓣的过程中，由于对解剖认识的不足，上臂外侧皮瓣的运用一度受到限制。随着对后桡侧副动脉解剖的进一步的研究及上臂外侧穿支点的解剖学定位，该穿支皮瓣越来越受到青睐，尤其是在上下肢缺损修复中，运用较广。

一般而言，后桡侧副动脉穿支皮瓣有着与前臂皮瓣一样的优点，皮瓣较薄，血管较为恒定，切取相对简单，而且供区较为隐蔽，与前臂皮瓣的供血动脉、桡动脉不同，后桡侧副动脉并不是主干血管，所以一般不需要行Allen试验。但部分该类皮瓣血管蒂较短，平均仅为6～7cm，血管管径较其他皮瓣要小，供区需皮片修复，肘关节功能可能受部分影响，使得其在头颈部的运用受一定限制。后桡侧副动脉穿支皮瓣可以作为纯脂肪筋膜瓣或皮筋膜瓣切取，部分外国学者甚至将部分肱骨取下，作为穿支骨皮瓣来运用。由于其柔软、纤薄的特点，后桡侧副动脉穿支皮瓣已被报道用于中小型的口腔、口咽缺损修复，并取得良好的效果。

（何　悦　刘忠龙）

参 考 文 献

［1］陶凯. 从皮瓣发展史看穿支皮瓣的发展方向［J］. 中国美容整形外科杂志，2016，27（3）：129-132.

［2］钟世镇. 新世纪显微外科学基础研究展望［J］. 中华显微外科杂志，2001，24：5-6.

［3］侯春林，顾玉东. 皮瓣外科学［M］. 2版. 上海：上海科技出版社，2013：1-172.

［4］唐举玉，魏在荣，张世民，等. 穿支皮瓣的临床应用原则专家共识［J］. 中华显微外科杂志，2016，39（2）：105-106.

［5］唐茂林，杨大平，梅劲，等. 穿支皮瓣的解剖学及血流动力学研究进展［J］. 中华显微外科杂志，2016，39（3）：312.

［6］KOSHIMA I，SOEDA S. Inferior epigastric artery skin flap without rectus abdominis muscle［J］. Br J Plast Surg，1989，42（6）：645-648.

［7］章一新. 穿支血管的术前影像学导航技术［J］. 中华显微外科杂志，2012，35（6）：441-443.

［8］陶友伦，庄跃宏，张世民，等. 穿支皮瓣血流动力学模型的建立及研究进展［J］. 中华医学杂志，2015，95（11）：870-872.

［9］肖海涛，时莹瑜，王怀胜，等. 高频彩色多普勒超声检测穿支血管在股前外侧皮瓣手术中的应用［J］. 中国修复重建外科杂志，2013，27（2）：178-181.

［10］HE Y，TIAN Z，MA C，et al. Superficial circumflex iliac artery perforator flap：identification of the perforator by computed tomography angiography and reconstruction of a complex lower lip defect［J］. Int J Oral Maxillofac Surg，2015，44（4）：419-423.

［11］MA C，TIAN Z，KALFARENTZOS E，et al. Superficial circumflex iliac artery perforator flap：a promising candidate for large soft tissue reconstruction of retromolar and lateral buccal defects after oncologic surgery［J］. J Oral Maxillofac Surg，2015，73（8）：1641-1650.

［12］HE Y，JIN S，TIANian Z，et al. Superficial circumflex iliac artery perforator flap's imaging，anatomy and clinical applications in oral maxillofacial reconstruction［J］. J Craniomaxillofac Surg，2016，44（3）：242-248.

［13］GREEN R，RAHMAN KM，OWEN S，et al. The superficial circumflex iliac artery perforator flap in intra-oral reconstruction［J］. J Plast Reconstr Aesthet Surg，2013，66（12）：1683-1687.

［14］HOFER SO，MUREAU MA. Pedicled perforator flaps in the head and neck［J］. Clin Plastic Surg，2010，37：627-640.

［15］CAMUZARD O，FOISSAC R，GEORGIOU C，et al. Facial artery perforator flap for reconstruction of perinasal defects：An anatomical study and clinical application［J］. J Craniomaxillofac Surg，2015，43（10）：2057-2065.

［16］ZHOU WN，WAN LZ，ZHANG P，et al. Anatomical study and clinical application of facial artery perforator flaps in intraoral reconstruction：focusing on venous system［J］. J Oral Maxillofac Surg，2017，75（3）：649e1-649e10.

［17］张培培，杨超，邢新，等. 面动脉穿支皮瓣修复鼻、唇与颊部皮肤软组织缺损［J］. 中华整形外科杂志，2016，32（1）：

35-38.

［18］陈洁,蒋灿华,陈立纯,等.改良鼻唇沟皮瓣修复前颊部黏膜缺损[J].中国修复重建外科杂志,2015,29(05):582-585.

［19］王迪,陈文.面动脉穿支皮瓣解剖研究及临床应用进展[J].中国修复重建外科杂志,2017,31(02):246-250.

第 23 章　其他相关手术

一、细针吸取活检术

细针吸取细胞学检查是一种简便易行又可以在一定程度上达到病理学确诊的方法。该方法操作简便易行,大多数情况下不需要特殊设备,也不需要特殊固定和染色方法。对患者的损伤很轻微,特别是对于口腔颌面-头颈深部等难以进行切取活检的部位有其独特的优越性,在影像学检查定位和引导下利用细针吸取可对肿块进行诊断。通过二三十年来不断积累经验,细针吸取活检术的诊断准确率有很大的提高,对良性、恶性病变的诊断准确性接近于组织学诊断。由于细针吸取采用的是直径 0.5~0.6 mm 的穿刺针,罕见针道种植和远处转移,故应用范围日益广泛。

1. 手术指征

用于手术前定性,判断肿瘤的良恶性或炎症,对于制订手术方案十分有益;用于手术后随访,特别是对颈部淋巴结病变的随访;放化疗前的细胞学检查依据,尤其是对于全身情况差、不能耐受病理检查的患者;诊断不能活检的肿瘤,如血管瘤、唾液腺肿瘤、恶性黑素瘤及癌性液化或液化将破溃的恶性肿瘤等;深部肿瘤,无法切取活检或可能切取的深度不足;放疗后组织反应或增厚,不适合活检;疑为全身系统性疾病(如恶性淋巴瘤、结核等)的患者。

2. 术前准备

特制的细针吸取装置或 5 号 10 ml 注射器及细针(外径 0.5~0.6 mm)、载玻片、70% 乙醇(局部消毒用)。

3. 麻醉与体位

除少数深部或神经源性的肿块需局部麻醉外,一般不必在麻醉下进行操作。根据肿块的不同部位选择不同的体位:口腔内的肿块通常选择坐位,头稍后仰,下颌平面与水平面成 45°。颌面及颈部肿块常规采用坐位,并以能充分暴露肿块为选择体位的原则。深部肿块需 MRI 引导下穿刺,通常选择平卧位;无须 MRI 引导者,常规采用直坐位,颧弓平面与水平面平行。

4. 手术步骤

(1)浅部肿块的细针吸取步骤(图 23-1)。

触摸肿块:通过触摸肿块估计其大小和深度,利于判断进针的位置。如肿块直径<1 cm,通常将针尖刺入肿块的中心部;如肿块直径>5 cm,由于中心部分可能液化坏死,针尖要刺入肿块的边缘部位。

固定肿块:防止肿块随针移动。直径>3 cm 的肿块可用大拇指和示指固定;1~3 cm 的肿块可用示指和中指固定;<1 cm 的肿块可用示指和中指的指尖触摸并掐住肿块,并尽量朝同一方向推。

针刺入:细针刺入肿块,回吸注射器 1~2 ml 形成负压。

针吸:负压形成后,保持针尖在肿块内提插移动 3~4 次。如估计肿块质地较硬,呈纤维性或骨性,需快速提插 10 余次。

拔针:排除负压后拔针,最好在拔针前,将注射器与针尖离开,完全去除负压。

涂片:拔针后,将针从注射器卸下,回抽空气至注射器后,再安装针头,将针吸获得的组织挤到载玻片上,均匀涂布。

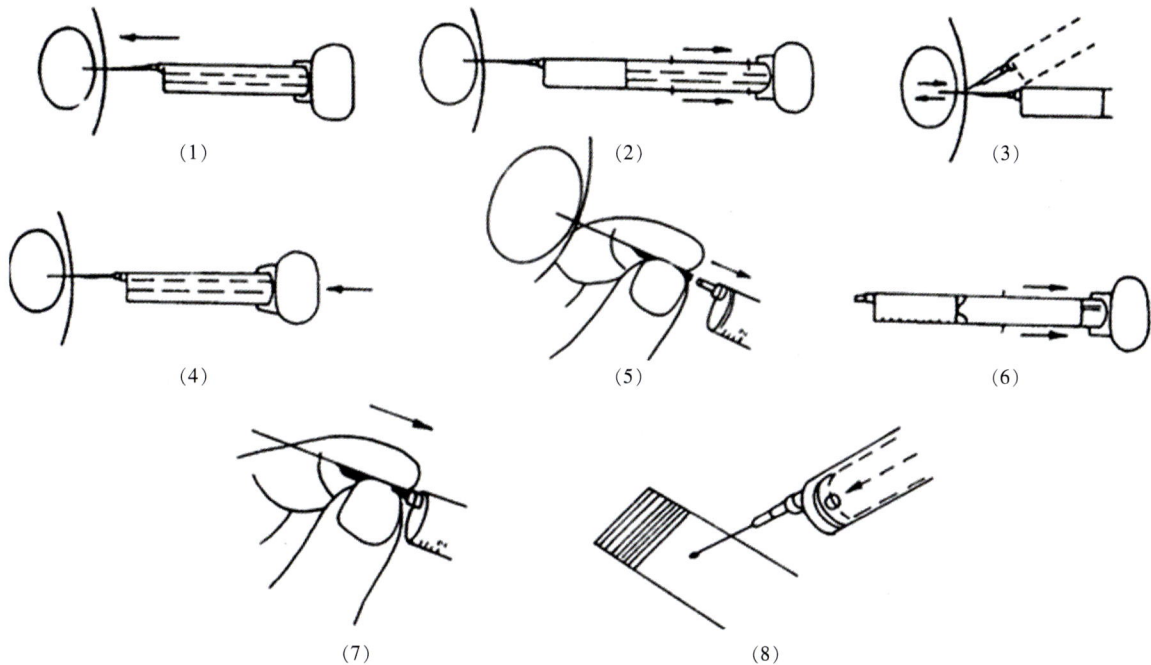

(1)　　　　　　　　　　　(2)　　　　　　　　　　　(3)

(4)　　　　　　　　　　　(5)　　　　　　　　　　　(6)

(7)　　　　　　　　　　　　　　(8)

图 23 - 1　浅部肿块针吸图示步骤(引自 Koos LG,1992)

(1)刺入肿物,针筒保持无气状态抽吸;(2)来回拉动针栓,造成负压,抽吸;(3)改换方向,并保持负压;
(4)吸取完毕,针栓自然放回原来状态;(5)出针前,使针头与针筒脱离,完全放掉负压;(6)空针针栓拉回,充气;
(7)拔出针头,装于针筒上;(8)将吸出物涂于载玻片上

(2)深部肿块的 CT 分析、测量下细针吸取步骤。

CT 定位:行 CT 横断面或冠状面成像,确定深部肿块的部位和周围解剖毗邻关系,特别是与上下颌骨的关系。图 23 - 2 示肿块位于右侧颞下窝,前为颧上颌骨后份,后为下颌骨髁突,内为蝶骨翼板,外为皮肤和皮下组织。

CT 下分析穿刺进针点:根据 CT 所示的肿块部位和周围骨性解剖,选择可能避开骨性解剖的口外穿刺点。图 23 - 2 示在颧弓下平面,髁突前水平进针可达肿块中心。

CT 片上测量进针深度:CT 片上测量肿块的前后径和内外径,测量口外进针点至肿块中心的距离。

针刺入:根据 CT 片上分析测量的进针点和进针距离,将针刺入肿块中心。

针吸、拔针和涂片同上。

(3)深部肿块的 MRI 引导下细针吸取步骤(图 23 - 3)。

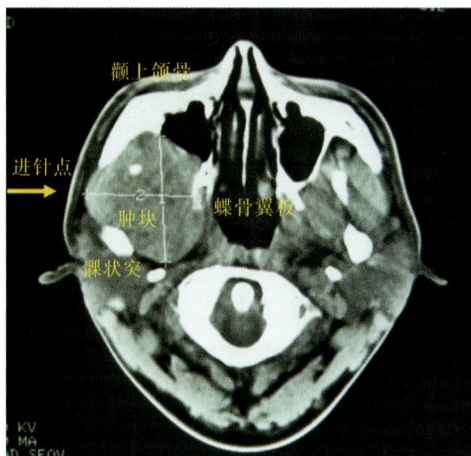

图 23 - 2　深部肿块的 CT 分析和测量

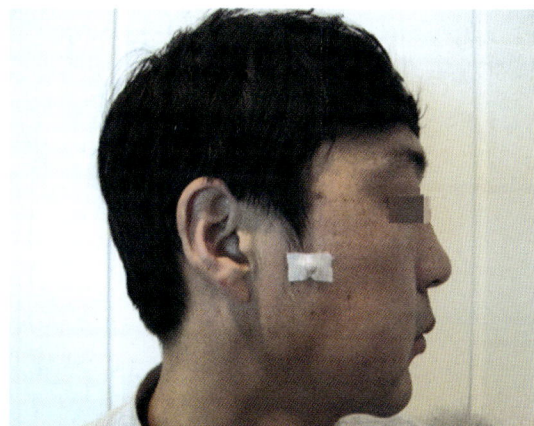

图 23 - 3　固定参照物与进针点处

根据肿块的部位设计进针点和估计进针深度（可通过术前的CT或MRI）。

将一参照物（可使用直径0.4 cm的鱼肝油丸）黏附在进针点。

进行MRI快速成像（T1和T2加权），选用信号最为清晰的T1或T2加权像进行冠状位、横断位、矢状位成像。

在MRI图像上根据参照物的位置通过计算机测定进针的位置、角度和深度。（注意避开重要解剖结构。）

根据测定的进针部位、角度和深度用防磁穿吸针进针至测定深度。

再次进行MRI成像确定穿吸针的部位（如针未在穿吸的理想位置，可在计算机上测定偏差的距离和角度并进行调整）。

MRI上确定穿吸针位于肿块的中心后用10 ml针筒进行穿吸。

将穿吸出的组织细胞涂片、固定、制片，由病理科医师读片。

5. 重要解剖结构的辨认与保存

头颈部的解剖十分复杂，在穿吸过程中，应注意避免损伤针道附近重要的解剖结构，包括：①颈动脉，特别是颈动脉窦；②正常的骨性结构，如下颌升支、蝶骨翼板等；③颈肋和颈椎横突过长；④肌肉肥大或软组织增生；⑤喉软骨。

6. 术中、术后并发症的诊断和处理

（1）疼痛和焦虑：常为轻度疼痛和焦虑，可通过安慰解除。

（2）出血及血肿：常为少量出血，局部压迫1～2 min即可。如为较大血管出血，可引起局部血肿，可通过冰敷和局部加压处理。

（3）感染：可由于消毒不严或经口腔穿刺引起，可预防性应用口服抗生素。

（4）气胸：在行锁骨上肿块穿吸的过程中，由于解剖变异或操作不当，可能引起气胸。一般情况下，可自行吸收，恢复正常的呼吸。如患者症状明显，应采用积极的治疗措施。

（5）神经损伤：腮腺肿块的穿刺偶可损伤面神经，甲状腺肿块的穿刺偶可导致喉返神经的损伤，均非常少见，通过应用神经营养药后可恢复。

（6）血管栓塞：由于对正常血管结构的不熟悉或解剖变异，在针吸过程中刺入血管，并反复针刺，可引起血管创伤，继而引起血管栓塞，产生相对应的严重后果。

（7）血管神经性反应：极少数患者可出现头痛，甚至晕厥，发生后让患者平卧、休息，按压人中后即可缓解。

7. 经验和评述

细针穿吸细胞学检查存在一定的假阴性率，作者对121例腮腺区软组织肿块患者进行细针细胞学检查后发现，假阴性率为8.75%，特异性为100%，诊断准确率为89.26%，定性诊断准确率为92.56%，肿瘤的敏感性为91.25%。对12例头颈深部软组织肿块进行MRI引导下细针细胞学检查，假阴性率达20.00%，特异性为100%，诊断准确率为91.67%，敏感性为80.00%。从中可以看出，细针穿吸细胞学检查对于口腔颌面部软组织肿块具有较高的诊断价值，包括区分肿瘤和非肿瘤病变及良性、恶性肿瘤，主要的诊断误差在于假阴性率，可以通过术中冰冻切片病理检查或术后石蜡病理检查进一步明确诊断。

（何　悦）

二、鼻咽镜检查法

（一）间接鼻咽镜检查法

间接鼻咽镜检查通常暴露比较困难，常与后鼻孔镜检查同时进行。

1. 应用指征

多用于鼻咽部常规检查。

2. 检查前准备

选取大小合适的间接鼻咽镜,准备好酒精灯(电加热器)、压舌板、1‰丁卡因。

3. 麻醉与体位

被检查者取端坐位,头部保持正直,张口适度。咽部敏感者可于检查前以 1‰丁卡因行咽部表面麻醉。

4. 检查方法(图 23 - 4)

检查者左手持压舌板将舌前 2/3 压下,使软腭游离缘和舌根之间有约 1 cm 的距离,请被检查者用鼻呼吸,检查者用右手持镜在酒精灯或电加热器上稍加温(加温后在检查者手背上试温以免灼伤被检查者咽部黏膜),镜面向上外越过软腭和舌根之间的空间,然后改变镜面向上向前的角度,缓慢地在软腭与咽后壁之间转动镜面,即可观察到鼻咽部及后鼻孔各结构。

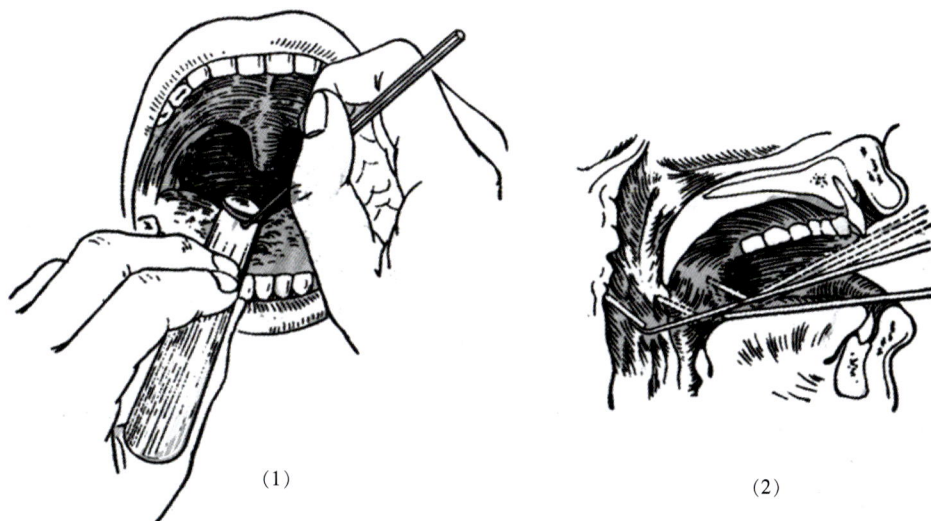

(1)　　　　　　　　　　　　　　　　　　　(2)

图 23 - 4　间接鼻咽镜检查法

(1)正面观;(2)侧面观

5. 检查所见(图 23 - 5)

依顺序可见鼻咽后壁、鼻咽顶、软腭背面、鼻中隔后缘、双侧鼻后孔、各鼻道和鼻甲的后缘。镜面向后倾斜可观察到鼻咽顶及增殖体,转动镜面可见双侧咽鼓管咽口、咽鼓管隆突及咽隐窝。应注意观察:鼻咽顶有无腺样体或咽囊及其残迹;后鼻孔形态,有无下鼻甲后端肥大、鼻息肉或肿瘤;各鼻道后部有无脓液、血管扩张等;咽鼓管咽口是否通畅,咽鼓管圆枕及咽隐窝有无肉芽组织或新生物,两侧是否对称;鼻咽黏膜是否光滑,有无溃疡、结痂、肉芽组织或新生物。

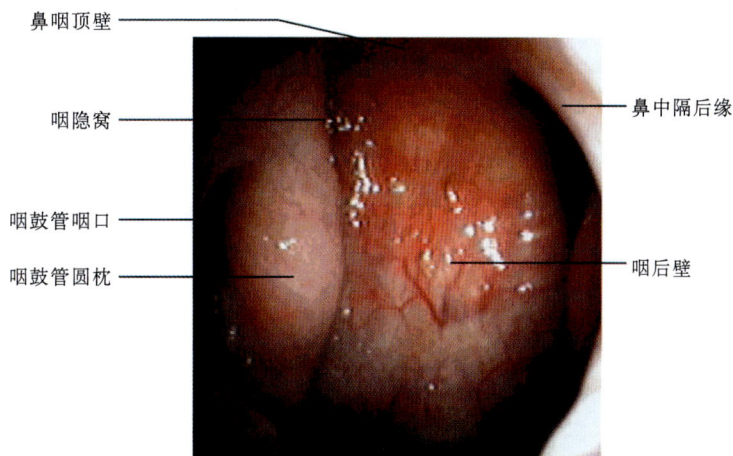

鼻咽顶壁　　　　　　　鼻中隔后缘

咽隐窝

咽鼓管咽口　　　　　　咽后壁

咽鼓管圆枕

图 23 - 5　电子鼻咽镜下鼻咽部正常所见(右侧)

6. 注意要点

（1）为避免引起患者恶心，检查时注意压舌板不要向后越过舌中后 1/3 交界处，鼻咽镜不要触及舌根或咽后壁。

（2）如咽喉狭窄或患者确实不能配合检查，可采用以下方法：先用 1% 丁卡因充分行双侧鼻腔及口咽部表面麻醉，双鼻腔各插入直径适当的鼻饲管（或导尿管），经口咽部取出置于口外，令助手轻轻向前牵出或用软腭拉钩将软腭向前牵开，此时置入鼻咽镜即可清晰地看到鼻咽部。目前针对这类患者多采用纤维鼻咽镜检查法。

（二）直接鼻咽镜检查法

针对小儿、鼻咽部狭窄或咽部敏感不能配合间接鼻咽镜检查者，可采用直接鼻咽镜检查法。因观察范围小，只限于鼻咽顶后壁及部分侧后壁，视野受限，现已极少采用。目前临床上应用较多的是光导纤维鼻咽镜检查。

光导纤维鼻咽镜（图 23-6）为软性内镜，采用纤维导光束制成，操作简便，患者痛苦少，易被接受。同时还可进行活检等简单手术操作。

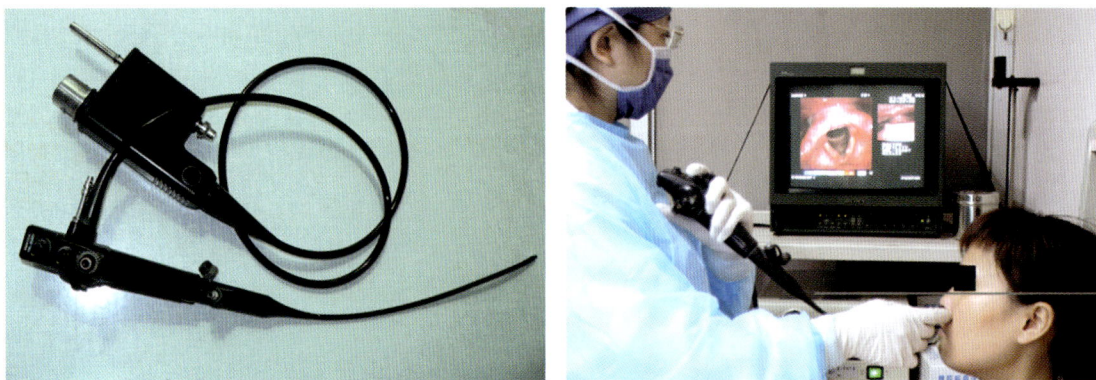

图 23-6　电子纤维鼻咽喉镜及检查

三、喉镜检查术

（一）间接喉镜检查法

间接喉镜检查法是 1855 年由 Manuel Garcia 首先提出并沿用至今，由于其操作简便、器械简单、患者无痛苦，成为喉部检查的一种重要方法。

1. 应用指征

成人常规喉及喉咽部检查，喉及喉咽部异物取出。

2. 检查前准备

选取大小合适的间接喉镜，酒精灯，纱布，1% 丁卡因。

3. 麻醉与体位

被检查者取端坐位，头部保持正直，张口适度，检查者坐于患者对面。咽部敏感者可先行 1% 丁卡因咽部表面麻醉。

4. 检查方法（图 23－7）

嘱患者张口，伸舌，检查者以纱布包裹舌前部，左手将舌轻轻牵出。右手持大小合适的喉镜，先将镜面在酒精灯上加热（以免置入口腔后镜面雾化）。注意在手背上测试镜端温度，以防烫伤患者口咽部黏膜。将喉镜镜面向下伸入咽部，直抵软腭，将软腭及腭垂向后推移。将额镜反射光线对焦在镜面，嘱患者发"咿——"音，使会厌前移、声门闭合，检查者应调整喉镜角度及前后位置，仔细观察喉腔各部分结构。

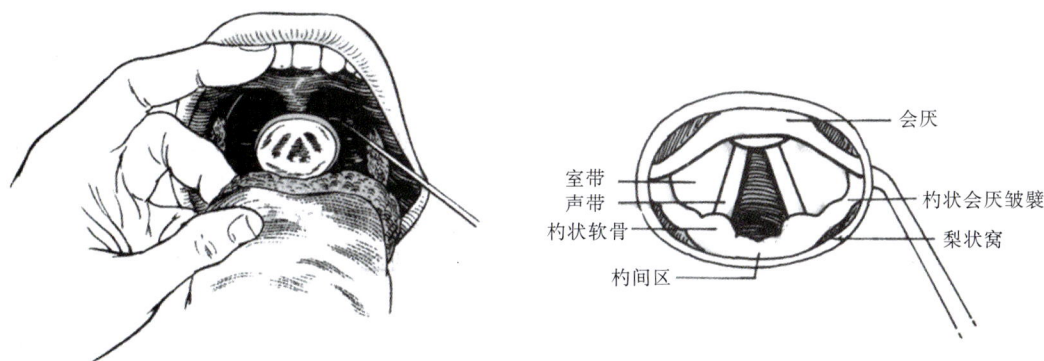

图 23－7　间接喉镜检查法及镜下所见

5. 检查所见

首先可见舌根与舌乳头、舌盲孔、舌扁桃体和舌根部静脉，顺舌根部向下可见正中的舌会厌襞。会厌为一扁平叶片状组织，表面黏膜呈白色。由会厌侧缘向后内方至杓状软骨处，两侧各有一黏膜皱襞，称杓状会厌皱襞。杓状会厌皱襞与会厌及两侧杓状软骨围成喉入口，向下即为喉腔（图 23－8）。喉腔正中两条白色带状结构即声带，表面光滑，边缘整齐菲薄。声带表面外侧被粉红色的室带部分遮盖，室带较肥厚，两者之间潜在的腔隙为喉室。两侧声带围成的三角形裂隙称为声门，声门下为声门下区。在杓状会厌皱襞之后外方两侧各有一凹陷处，称梨状窝。

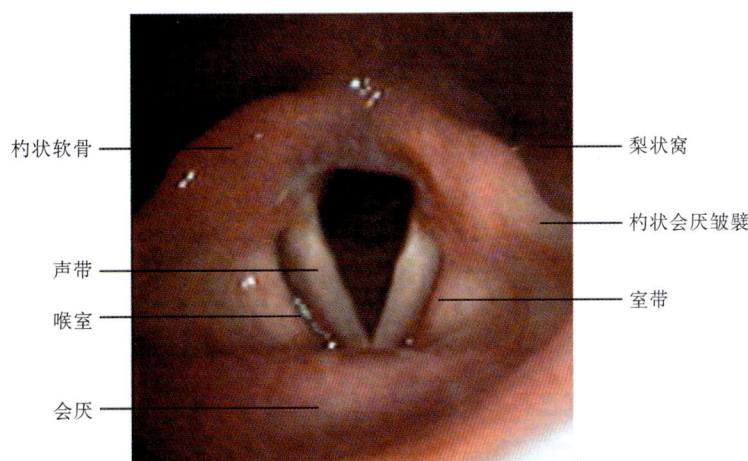

图 23－8　正常喉腔
电子纤维喉镜下所见

6. 注意要点

（1）拉舌勿过度用力，以防损伤舌系带。

（2）咽部敏感难以配合者，可喷少量黏膜表面麻醉剂如 1％ 达克罗宁于咽部，再行检查。

（3）喉镜镜面视野小，检查时注意调整角度，观察仔细，不可遗漏任何一处，特别是前连合。部分患者暴露困难，不易看清，可用其他方法检查，不可草率了事。

（4）喉镜中的影像为实际喉部的倒像，注意分清方位关系。

（5）在喉镜内对于深度和长度的判断有一定困难，因视轴关系，喉镜中声带看似比实际的短。

（二）直接喉镜检查法

直接喉镜种类很多，有 Jackson 式、Negus 式及前连合喉镜等几十种。

1. 应用指征

直接喉镜在临床上不仅可以用于对喉部进行检查，而且可用于施行小手术。相对于间接喉镜，直接喉镜可显示真实的喉部形态，能查清间接喉镜难以看到的部位，但由于操作较复杂，因此一般只有间接喉镜检查不满意时，才采用此方法。

2. 检查前准备

术前应进行必要的体检及耳鼻咽喉检查，术前 6 h 禁食水，活动义齿应取下。选取大小合适的直接喉镜，备 1% 丁卡因。

3. 麻醉与体位

麻醉方法多采用表面麻醉，必要时可采用全身麻醉。被检查者取仰卧位，头垂下。助手坐于患者头端右侧，托住患者头部。

4. 检查方法（图 23-9）

检查者立于患者头顶方向，左手持喉镜，右手将患者上唇移开，右手拇指置于喉镜管下作为支点。从患者口腔右侧置入喉镜，至舌后 1/3 处移向中央，用力向前抬举，暴露会厌后，喉镜管稍向后倾，移至会厌后部，稍向下深入，然后将会厌及其前软组织向前托起，即可暴露喉腔。

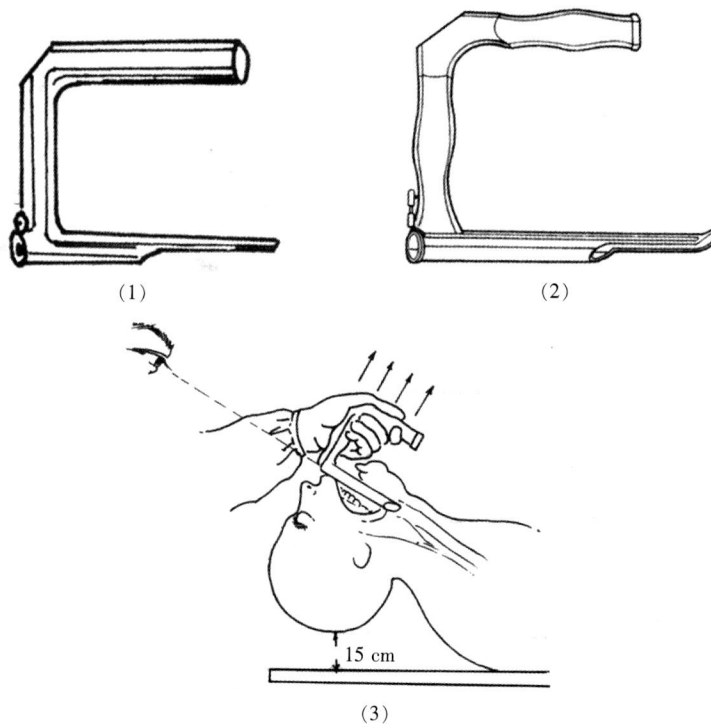

（1）　　　　　　　　　　　　（2）

15 cm

（3）

图 23-9　直接喉镜及其检查方法
（1）直接喉镜；（2）Jackson 式直接喉镜；（3）检查方法

5. 注意要点

(1)喉镜深入时应以右手拇指为支点,切勿以上切牙为支点,以防损伤。

(2)喉部暴露后常呈痉挛状态,应稍候片刻,待喉部自行放松,即可进行观察。

(3)如声门前连合不易暴露,可请助手在颈外向后压甲状软骨。

(赵舒薇　郎军添)

四、骨髓穿吸检查术

1. 应用指征

主要用于淋巴瘤、各类白血病、恶性肿瘤怀疑骨髓转移者。

2. 术前准备

清洁盘,骨髓穿刺包,洁净载玻片 6～8 张,推片 1 张。

3. 麻醉与体位

局部浸润麻醉。患者仰卧位或侧卧位。

4. 操作步骤

常采用髂骨穿刺术。

(1)髂前上棘穿刺术。

以髂前上棘后上的一段较宽髂缘为穿刺点,局部常规消毒后铺巾,局部麻醉应达骨膜。

术者左手拇指及示指分别在髂前上棘内外固定皮肤,右手持穿刺针垂直刺入达骨膜后再进约1 cm,即达骨髓腔。

当刺入骨髓腔时有落空感时,当即抽出针芯,接上 20 ml 干燥注射器,抽取骨髓约 0.2 ml,做涂片检查。

术毕即插回针芯,拔除针头,局部敷以无菌纱布,用胶布固定。

(2)髂后上棘穿刺术。

患者取侧卧位,以髂骨上缘下 6～8 cm 与脊柱旁 2～4 cm 之交点为穿刺点。

穿刺针的方向与背部垂直,稍向外侧倾斜。其余步骤同髂前上棘穿刺术,术毕用胶布固定。

5. 注意要点

(1)操作时注意穿刺方向应位于骨盆外侧髂骨的内外骨皮层之间,以免针尖侧穿至软组织中。

(2)涂片应均匀,力量要轻。如此可保证涂片染色后的诊断质量。

(郭　伟)

五、自体外周血干细胞移植术

造血干细胞移植(hematopoietic stem cell transplantation,HSCT)是指将异体或自体的造血干细胞植入受者体内,使其造血及免疫功能恢复。根据获取干细胞的来源不同,HSCT 可分为骨髓移植(bone marrow transplantation,BMT)、外周血干细胞移植(peripheral blood stem cell transplantation,PBSCT)和脐带血干细胞移植(cord blood stem cell transplantation,CBSCT)。PBSCT 与 BMT 相比,在无病生存率上略有优势,移植后造血功能的恢复快,移植相关死亡率低;没有麻醉相关的并发症和死亡率;不会伴有大量的血液丢失;没有穿刺部位局部的损伤和疼痛,可采集较多细胞供干细胞分选、净化和扩增,而且操作简单、方便。PBSCT 已经成为 HSCT 的主要获取方法，已经基本取代了 BMT。本文仅以自体 PBSCT 为例，对外周血干细胞的动员、采集、处理做一介绍，有关 BMT 的手术操作请参照骨髓穿吸检查术。

1. 应用指征

（1）恶性淋巴瘤和骨髓瘤：目前有一半以上的 HSCT 的治疗是针对这两种疾病的，且约有 96% 采用自体干细胞移植。

（2）白血病：约占 HSCT 治疗的 1/3，大多数是异基因移植，包括 AML、ALL、CML、MDS、CLL 等。

（3）实体肿瘤：仅占 HSCT 治疗的 7%，基本上采用自体干细胞移植，包括神经母细胞瘤、脑胶质细胞瘤、胚胎细胞瘤、头颈癌、乳腺癌、肺癌、卵巢癌等。

（4）非恶性疾病：90% 以上用异基因移植，包括再生障碍性贫血、范科尼贫血、地中海贫血、严重联合免疫缺陷病和自身免疫性疾病等。

2. 外周血造血干细胞的动员、采集及处理过程

（1）外周血造血干细胞的动员：化疗或细胞因子治疗后，外周血中补充造血干、祖细胞的临床过程称为动员。目的是将骨髓内造血干细胞释放到外周血中。这种过程类似于机体在应对创伤或炎症等应急反应时，干、祖细胞从骨髓池生理释放、增加的过程。目前常规动员方案可归纳为以下几种方式：

化疗动员方案：在化疗后的造血系统恢复过程中，外周血中的造血干、祖细胞明显升高，减少了移植中肿瘤细胞的污染，实际上也是一次大剂量化疗。①大剂量单一化疗：常用的药物和剂量分别为环磷酰胺（CTX）$4\sim7\,g/m^2$ 或 VP-16 $2\,g/m^2$ 或美法仑 $140\,mg/(m^2\cdot d)$，$1\sim2$ 次，或阿糖胞苷（Ara-C）$1.5\sim2.0\,g$，$q12\,h\times6$ 次等；②联合化疗：各种疾病及单位所采用的方案有所不同，常用药物有 CTX、VP-16 等。

造血因子动员方案：单一应用造血因子动员多用于正常健康人供体，最常用的造血因子是 G-CSF，与 GM-CSF 相比，不良反应少，CD34$^+$ 细胞峰值出现较早。方法：G-CSF $5\,\mu g/(kg\cdot d)$，$5\sim7\,d$；或 GM-CSF $5\,\mu g/(kg\cdot d)$ + G-CSF $5\,\mu g/(kg\cdot d)$，$5\sim7\,d$。此外，还有 IL-3、SCF、IL-11、IL-8 等。

化疗与造血因子联合方案：两者联合能明显提高动员效果。G-CSF 的使用通常从化疗停药后第 $3\sim5$ 日或 WBC$<1.0\times10^9/L$ 开始，直到采集前。

（2）外周血造血干细胞的采集。

患者的准备：选择最佳的采集时机非常重要，这个时机基于每日能得到供者和/或患者自身外周血 CD34$^+$ 细胞的数量。有些作者推荐外周血 CD34$^+$ 细胞在 $8\sim20/\mu l$ 时开始采集，以便一次采集可获得至少 $(2\sim4)\times10^6/kg$ CD34$^+$ 细胞，使之保证 1 次或 2 次自体移植或 1 次异基因移植。通常，经过化疗药物和造血细胞生长因子联合动员后，白细胞总数达到 $10\times10^9/L$，血常规中出现早幼粒、中幼粒、晚幼粒，以及单核细胞 $>20\%$ 即可开始采集。如仅用化疗，而不用细胞因子进行动员，则白细胞总数达 $1\times10^9/L$，单核细胞 $>10\%$，单个核细胞（中幼粒、晚幼粒、淋巴、单核）$>60\%$，血小板>4 万时开始采集。应注意在决定采集时间前，必须对患者的血常规检查每日追踪，观察其动态。

血细胞分离机的参数设置：离心速度 $1400\,r/min$；抗凝剂比例 ACD-A：分离血＝1：10；内层接触面（IDO）160；总的分离量：成人约 10 L（$2\sim3$ 倍的人体血容量），如能测定 CD34$^+$ 细胞的浓度，可以用如下公式计算血液分离量：

需循环的血容量（L）＝所需的 CD34$^+$ 细胞/[CD34$^+$ 细胞数/$\mu l\times$ 机器采集效能/患者体重（kg）]

目前应用的分离机有 COBE SPECTRA（图 23-10）、BAXTER Cs 3000、Cs 3000 plus、费森尤斯、AMINCO 等，各类机器有各自不同的采集参数。

一次性导管的安装，与供者的静脉通道的连接。开始采集（图 23-11）。被采者取卧位，采集需要在单独的房间里进行，要求房间通风良好、清洁，术前使用紫外线进行空气消毒。

（3）外周血干细胞的储存：冷冻是保存自体移植物最好的方法，因为冷冻能够长期保持细胞的活力和重建功能，最大限度地减少微生物的污染。细胞冷冻时应考虑以下几个基本因素：①去除细胞悬液中的红细胞。②冷冻保护剂。DMSO-二甲亚砜，在室温下二甲亚砜对造血干细胞有毒性作用且具有释放热反应作用，因此在加冷冻液过程中，必须先将细胞悬液置入冰水中，然后逐渐、断续加入冷冻液，大约

50 ml冷冻液需要 30 min 以上逐渐加完。③适当的细胞浓度。④冷冻方法。4 ℃冰箱保存,用于采集后 72 h 内回输;−80 ℃保存,用于采集后 3～6 个月内回输;在−135 ℃或−196 ℃能保存几十年,可在任何时候回输。

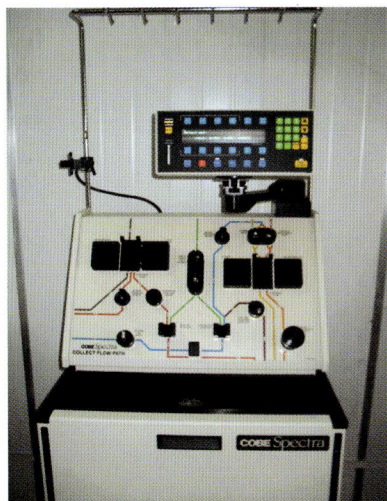

图 23−10　COBE SPECTRA 血细胞分离机

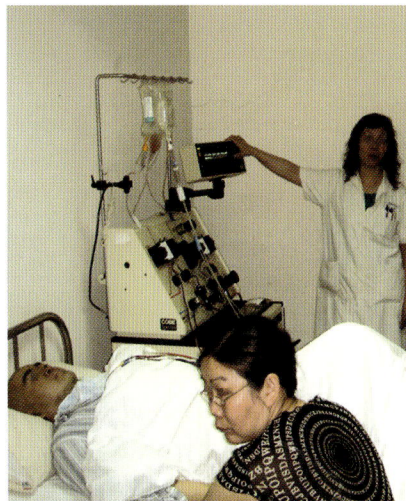

图 23−11　血细胞采集

(4)回输。

预处理:指移植前给予患者亚致死剂量的化疗和全身放疗。目的是杀灭肿瘤细胞,抑制机体的免疫功能,使骨髓腔腾空。对不同的肿瘤,预处理方案不同。

解冻和回输:将在 4 ℃冰箱保存的干细胞取出后,如同输血一样,直接输注即可。将−80 ℃冰箱保存或−196 ℃液氮保存的干细胞取出后,立即置入 40 ℃水浴箱内解冻,然后快速输注(100 ml 在 15～20 min 内输完)。

干细胞解冻后质量检测:包括细胞存活率、MNC 细胞回收率、$CD34^+$细胞回收率、CFU-GM 回收率等。由于各个实验室的条件存在差异,干细胞检测标准亦有差异,但基本上大家认同以下指标为基本达到有效移植量:MNC$>1\times10^8$/kg,$CD34^+$$>4\times10^6$/kg,CFU-GM $>1\times10^5$/kg。

3. 术中、术后并发症的诊断和处理

(1)预处理的并发症及应对。

对非造血器官的毒性:如消化道反应,出血性膀胱炎,肝功能异常,中枢神经系统异常,间质性肺炎等。

对造血器官的毒性:严重感染和出血。

处理及防治措施:无菌层流室隔离,成分输血,细胞因子、抗生素的应用等。

(2)冷冻保护剂的不良反应及处理。

不良反应:包括恶心、呕吐、潮红、寒战、发热、头痛、高血压和肾功能紊乱等。

处理及预防措施:对症治疗。还应注意冷冻采集产物体积应小,红细胞尽可能少,并含有足够的造血细胞,以尽量减少不良反应。

(3)回输过程中的并发症及预防。

回输量过多,引起心衰。如果回输的冷冻袋较多,可以将冷冻袋分别逐袋解冻,每袋回输的间隔时间为 30 min 左右。

回输干细胞中含有 ACD 过多,引起低钙。可预防性地在回输前后输注葡萄糖酸钙。

回输干细胞中含有二甲亚砜过多,引起相应不良反应,如血尿、恶心、腹痛、头痛等。回输前 4 h 先输注含碳酸氢钠的生理盐水,回输后继续水化,对症应用苯海拉明和止吐药。

回输异体干细胞，注意预防过敏反应。可预防性应用激素。

4. 经验和评述

HSCT 技术是治愈某些恶性血液病、实体瘤、遗传性和免疫性疾病可靠而有效的方法之一，特别是近些年来随着对造血系统的发生和调控、造血干细胞特性、移植免疫学、人类白细胞抗原（HLA）配型技术、血液制品技术研究的不断深入，以及各种支持疗法和造血细胞生成因子的广泛应用，HSCT 技术日臻完善并得以大量应用于临床。

（任国欣　郭　伟）

六、口腔颌面-头颈肿瘤局部热疗术

肿瘤热疗（hyperthermia）是利用非电离辐射物理因子如高频电磁波、超声波、红外线、热水浴等，通过在生物组织中的热效应对肿瘤细胞加热升温而将其杀灭的技术和方法。口腔颌面头颈的恶性肿瘤具有位置表浅、容易定位和识别等特点而适于做加热治疗，但由于头颈部有许多重要血管、神经、颌面骨和眼睛等重要组织器官，因而限制了加热治疗。目前常用于口腔颌面头颈部加热的热疗装置有微波、超声等。

1. 应用指征

（1）适应证：理论上热疗能够治疗可触及实质性肿块的各种类型的恶性肿瘤。头颈部肿瘤大多位置表浅，采用局部热疗往往能取得较好的效果，但热疗是一种辅助治疗手段，必须联合化疗、放疗及生物治疗等才能保证疗效巩固。口腔内的肿瘤尤其舌根部的肿瘤及颌骨深部的肿瘤，因不便于加热，目前还没有合适的加热方法。局部热疗本身非常安全，特别适用于全身状况差已无手术治疗、放疗或化疗指征的头颈癌患者等，经过热联合治疗，部分患者又获得了手术指征。热疗对于缓解晚期肿瘤顽固性疼痛也有显著的效果。

（2）禁忌证：①患者一般情况较差，有重要脏器功能不全，Karnofsky 评分低于 60 分；②加热部位的皮肤有损伤；③联合化疗、放疗或生物治疗时；④安装心脏起搏器者不宜采用电磁波加热装置；⑤出血倾向性疾病；⑥临近颅脑部位的头颈部肿瘤禁用射频透热；⑦患者体温高于 38 ℃。

2. 术前准备

全面检查，排除热疗及放疗、化疗等联合治疗的禁忌证。对于如血常规异常、肝肾功能异常的患者要经过对症治疗恢复正常后方可进行治疗。

热疗前必须经过活检确定病理类型，拟行热化疗者，最好做肿瘤药物敏感性试验以选择最有效的化疗药物。

做影像学检查以准确测量并记录肿瘤的大小、范围及与重要解剖结构的毗邻关系，必要时做体表标记。

制订治疗计划，选择合适的加热装置，确定加热时间、温度、功率等加热参数，将要实施的加热治疗次数、间隔时间及联合放疗、化疗的方案和序贯等。有条件者可配合热增敏剂。与患者及其家属术前谈话并常规签订治疗知情同意书。

3. 麻醉与体位

由于患者的疼痛等主观反应对预防局部烫伤至关重要，局部热疗不宜采用局部麻醉。必要时可以配合一些镇静剂。患者采用卧位，将加热靶组织最完整地暴露于加热装置下。

4. 操作步骤

（1）打开加热装置，运行设备并设置各个加热参数。

（2）加热靶区表面皮肤消毒，按国际热疗组织标准在肿瘤瘤体中心放置测温传感针。

(3)如采用超声加热(图 23-12)治疗,需在皮肤表面涂抹导声胶。如采用微波加热治疗(图 23-13),需给患者佩戴防护眼镜。

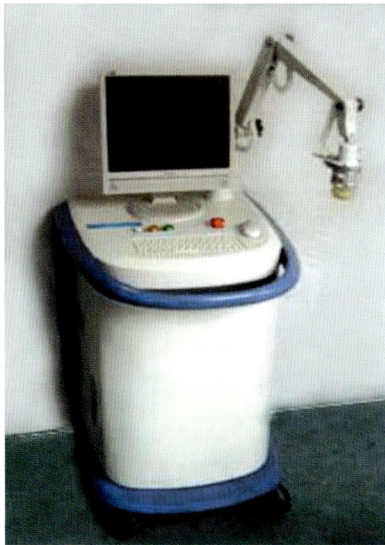

图 23-12 单振元超声热疗系统
上海交通大学生物医学仪器研究所研制

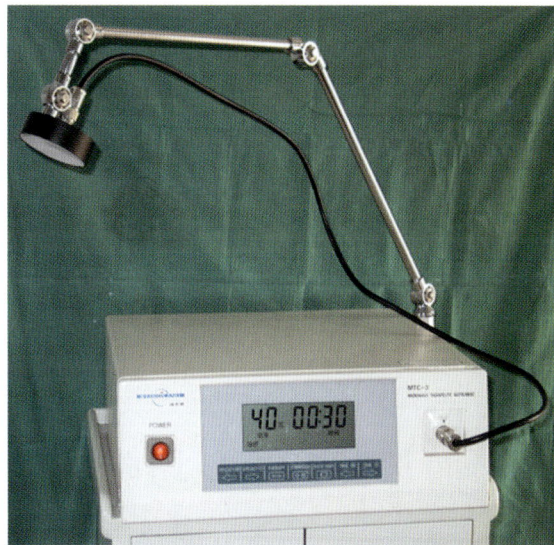

图 23-13 MTC-3 型微波热疗机
上海市电子物理研究所研制

(4)将辐射头中心垂直对准瘤体,开始加热治疗(图 23-14、图 23-15)。

(5)热疗过程中,必须有专职的热疗医师陪护,监测加热温度,并观察患者的反应,避免局部烫伤等严重不良反应发生,热疗后要做详细的热疗报告。

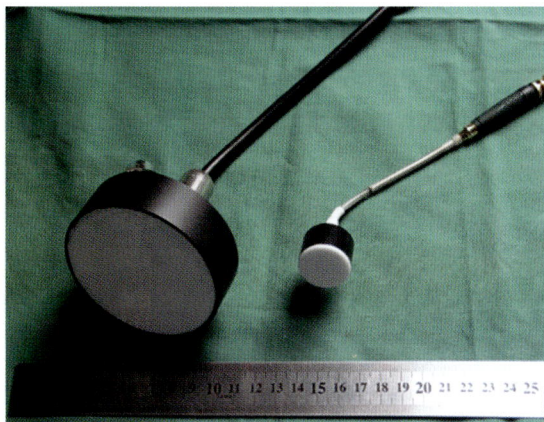

图 23-14 不同尺寸的微波加热头

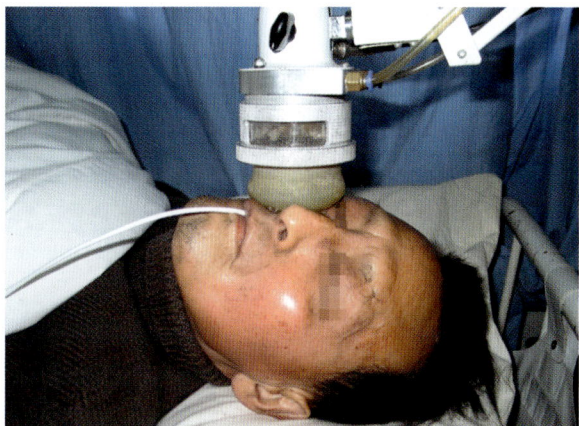

图 23-15 超声加热治疗
白色导线为经过口腔内放置于肿瘤基底的测温针

5. 重要解剖结构的辨认与保存

(1)避免对颈部重要血管(如颈内外动静脉)、神经(如面神经、舌下神经、迷走神经等)进行加热。

(2)微波加热时,注意保护眼睛,需佩戴防护眼镜,以防止白内障发生,同时定期由有关部门检测电磁防护情况。

(3)超声加热时,注意避免对颌骨等硬组织及鼻窦等空腔加热。

6. 术中、术后并发症的诊断和处理

局部热疗几乎无全身不良反应,主要的局部不良反应有:

(1)疼痛:如果采用微波加热,应增加辐射器距肿瘤的距离;如采用超声加热,应调节辐射器加热方向或降低输出功率。

（2）皮肤烫伤：局部消毒后，外用烫伤药膏。如达到深二度烫伤，应暂缓热疗。

与肿瘤治疗本身的意义相比，热疗的局部不良反应是次要的。在应用冷却水囊装置和选用合理的加热装置后，这些情况可以减轻或避免。

7. 经验和评述

热疗作为一种辅助性抗肿瘤手段，常常能得到意想不到的疗效。使肿瘤得到均匀、有效的加热是治疗成功的关键。随着各种加热设备的不断完善，热疗正成为一种有希望的抗肿瘤方法。

（任国欣　郭　伟）

七、激光冷冻治疗术

（一）面部肿瘤激光切除活检术

口腔颌面部肿瘤的一个特点是：肿瘤早期往往发生于皮肤和黏膜的表层。如果是范围较小的，可以采用切除活检的治疗方法。如果应用激光光刀来实施肿瘤切除活检，则具有手术出血极少、视野干净的特点，同时对于切缘残留的肿瘤细胞，高能激光束具有良好的杀灭肿瘤细胞的功效，同时非接触模式的光束切割符合肿瘤外科治疗的无瘤原则。

1. 手术指征

（1）面部基底细胞癌，未有转移病灶。

（2）舌体、口腔颊、腭、唇、口底、磨牙后区等部位良性肿瘤。

（3）黏膜白斑、扁平苔藓和不典型增生病灶。

2. 术前准备

（1）常规行全身检查，详细了解主要脏器的功能。

（2）做术前必要的影像检查，排除深部病灶和多发性病灶；必要时辅以 CT 或 MRI 检查，详细了解病变的部位和范围。

3. 麻醉与体位

（1）麻醉：一般采用 1‰利多卡因局部浸润或局部神经阻滞麻醉。

（2）体位：仰卧位，垫肩，头后仰，头部固定。

4. 手术步骤

（1）术区准备：麻醉显效后，常规消毒铺巾。

（2）切口：根据病变不同部位设计切口。

（3）激光照射（图 23-16）：选用 CO_2 激光，采用脉冲和超脉冲方式，能量为 5~10 W，能量密度为 50~10 070 W/cm²，进行切割。将肿瘤完整切除，并对肿瘤的基底做多个层面的连续激光气化扫描，直至基底下方正常组织显露为止。

（4）术后处理：治疗结束后，以氯霉素冲洗创面，充分止血，不需缝合，加压包扎。

5. 重要解剖结构的辨认与保存

面部肿瘤的激光切除活检术主要针对浅表的肿瘤，因此没有重要解剖结构的影响问题。

6. 组织缺损的处理及立即修复

面部肿瘤激光切除活检的优点是组织损伤小，不会造成组织缺损畸形，故一般不需组织缺损修复。

7. 术中、术后并发症的诊断和处理

激光术中出血因病变被剥破而致，一般情况下可采用缝合止血、再行照射的方法。术后处理：治疗结

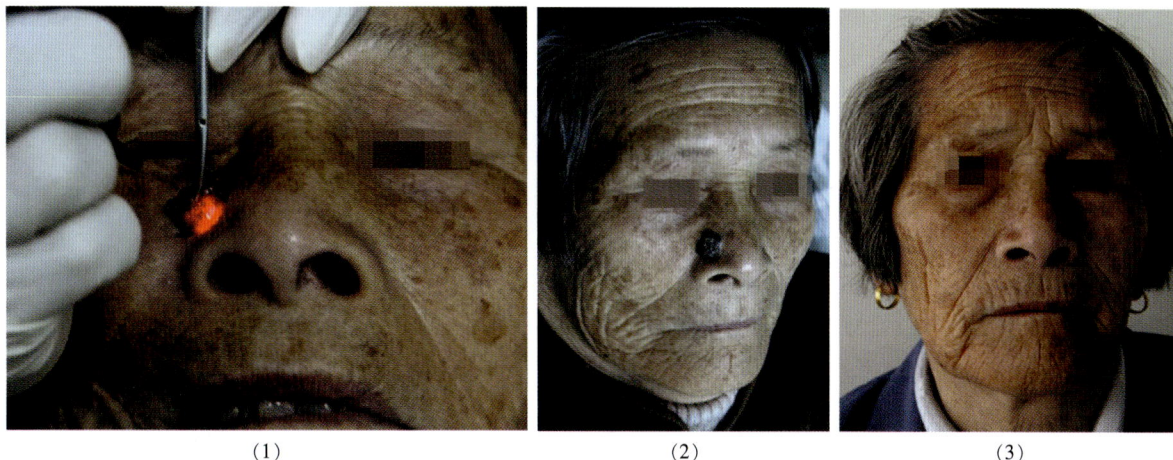

(1)　　　　　　　　　　　(2)　　　　　　　　　　　(3)

图 23 - 16　CO₂ 激光肿瘤切除术

(1)右鼻翼旁基底细胞癌,激光刀切割中;(2)右鼻翼旁基底细胞癌术前;(3)术后病变完全消失

束后,以氯霉素冲洗创面,充分止血,将组织瓣复位,分层缝合。酌情放置橡皮片或负压引流,加压包扎。

8. 经验和评述

采用激光进行的肿瘤切除活检手术具有以下优点:①手术出血极少,视野清晰;有利于发现残留的肿瘤组织;②高能激光束具有强烈的杀灭肿瘤细胞的作用,对于基底部的肿瘤有很好的灭活作用,比一般的手术切除更加有效;③非接触性激光刀的应用有利于防止肿瘤的医源性播散。

(二)涎腺黏液囊肿激光摘除术

口腔颌面部涎腺囊肿较为常见,以儿童好发,具有反复发作的特点。与手术器械摘除术相比,应用激光刀实施摘除更加方便,容易被患儿接受。

1. 手术指征

范围局限的口唇、口底、颊部等部位的涎腺黏液囊肿。

2. 术前准备

血常规检查。

3. 麻醉与体位

(1)麻醉:1%利多卡因局部浸润麻醉。

(2)体位:仰卧位,头偏向健侧。

4. 手术步骤

(1)术区准备:常规消毒铺巾。

(2)激光摘除术(图 23 - 17):采用 CO_2 激光的脉冲或超脉冲方式,将激光能量调整到最精细的切割水平。沿着囊肿的边缘做精细切割和暴露囊肿,并分离囊肿和正常组织的边缘,直至将整个囊肿完全剥离。

(3)以激光束将残留的边缘细小囊肿和涎腺腺体气化,用生理盐水冲洗创面,对位缝合。

5. 重要解剖结构的辨认与保存

术中注意口腔三大涎腺导管可能与黏液腺的邻近关系,避免激光损伤导管。

6. 组织缺损的处理及立即修复

激光摘除黏液腺囊肿不会造成组织缺损。

7. 术中、术后并发症的诊断和处理

主要并发症是术中出血。囊肿摘除后,要进一步彻底止血,避免术后渗血和血肿形成。

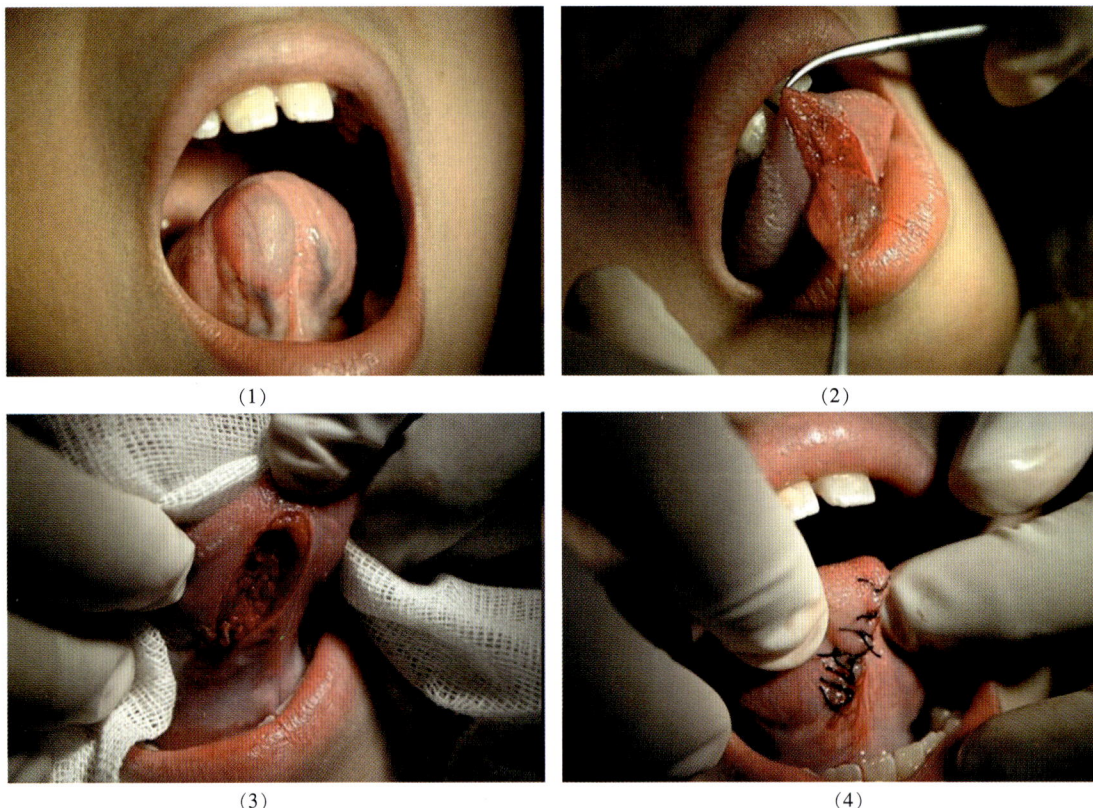

（1）

（2）

（3）

（4）

图 23－17　CO_2 激光黏液囊肿摘除术

（1）舌前腺黏液囊肿术前；（2）经激光刀分离中，囊肿包膜完整，出血极少；（3）完整摘除囊肿后；（4）行创面缝合后

8. 经验和评述

黏液囊肿激光摘除术适用于儿童，也可用于成人。常规手术切除有时会很快复发，激光切除的复发情况尚待进一步对照观察。

（三）黏膜癌前病变激光切除术

口腔黏膜的癌前病变包括扁平苔藓和白斑，前者属于癌前状态，后者才是癌前病变。我们的经验为：对于首诊的病灶建议采用冷冻治疗，激光治疗适用于复发和再发的患者。由于激光切除方法简便，术后反应要小于冷冻治疗；因此对于复发的癌前病变具有可重复应用的特点，便于推广。

1. 手术指征

口腔黏膜的各种复发和再发的癌前状态和癌前病变。

2. 术前准备

术前化验血常规，必要时检查血糖。

3. 麻醉与体位

（1）一般可采用局麻，1％利多卡因局部阻滞麻醉和浸润麻醉。

（2）手术体位以仰卧位为宜。

4. 手术步骤

（1）切口：可根据病变范围和部位，做沿病灶周围的几何切口。

（2）将 CO_2 激光选为脉冲和超脉冲方式，做病灶的切割或用连续激光模式做病灶的气化。

（3）直至病灶完全切除、正常组织基底暴露为止。

（4）由于激光可以止血，术后创面无须特别处理。

5. 重要解剖结构的辨认与保存

由于病灶表浅,一般没有重要解剖结构需辨认。

6. 组织缺损的处理及立即修复

浅表的组织缺损无须特殊处理。

7. 术中、术后并发症的诊断和处理

(1)舌体组织血运丰富,术中容易出血。应将创面上的活跃出血点——结扎,以防术后出血。缝合创口时,应严密缝合肌层,防止术后渗血。

(2)术后严密观察,注意舌体和口底肿胀发展趋势,如肿胀发展很快,应及时处理,以防血肿形成、舌后坠导致上呼吸道梗阻。术后需严密观察病情变化,尤其是注意呼吸道是否通畅。若局部肿胀发展很快,需及时处理,以防窒息。

(3)术后可选用抗生素及地塞米松,防止术后感染及水肿,并注射止血剂。术后禁食1周,采用鼻饲,以后再改为半流质饮食,并注意口腔清洁。

8. 经验和评述

舌部癌前病变的轻重程度不一,可选择的治疗方式不同。但是由于该类疾病容易复发,采用多次手术的方法较难为患者接受,同时多次手术后较多的缝合会引发较硬的瘢痕形成。冷冻的方法也不宜多次应用,较大的术后反应是患者难以接受的原因之一。激光切除的方法较为简单,副作用轻微,同时激光止血的优点是可以重复应用的原因。

(四)激光牙龈成形术

牙龈增生好发于青少年、儿童,常常是由于牙列不齐,需要接受正畸治疗,佩戴矫正器,卡环和弓丝刺激牙龈,发生炎症,继而导致牙龈增生。牙龈增生、肥大并且经常出血,需要外科治疗。

1. 手术指征

(1)单个和多个对称性分布的牙龈乳头部的增生患者。

(2)手术患者年龄以2岁以上为宜。

2. 术前准备

(1)常规化验血常规和出凝血时间,排除凝血功能异常者。

(2)与常规手术龈切不同,无须先行洁牙准备。

3. 麻醉与体位

(1)一般采用龈切区的局部浸润麻醉和局部阻滞麻醉。

(2)仰卧位,头偏向健侧,肩下垫一小枕。

4. 手术步骤

(1)用小功率激光做弧形的波浪状切口设计,使其符合正常牙龈的弧形曲线。

(2)采用合适的激光功率做连续的光刀切割,将增生的牙龈切除,并暴露底下的牙体组织。

(3)以光刀修正牙龈游离缘,使其光滑平整,符合正常牙龈形态(图23-18)。

(4)创口处理:用生理盐水冲洗创口即可,一般无须应用牙周塞治剂。如遇术中渗血较多的情况,令患者咬医用纱布片刻即可。

5. 重要解剖结构的辨认与保存

激光实施牙龈成形术没有其他重要解剖结构的防护问题,但是应当注意激光刀对牙龈下方包埋牙体组织可能的灼伤。这在应用半导体激光时只需设置好一定的激光能量密度即可,完全不会误伤牙体组织;而在应用CO_2激光时应注意防止对底层牙体的损伤。另外,也要注意激光手柄的角度,以防止激光灼伤周围口腔黏膜。

6. 术中、术后并发症的诊断和处理

激光牙龈成形术主要的并发症是牙体组织的激光误伤,预防的方法是密切注意激光刀切割时的组织

（1）

（2）

（3）

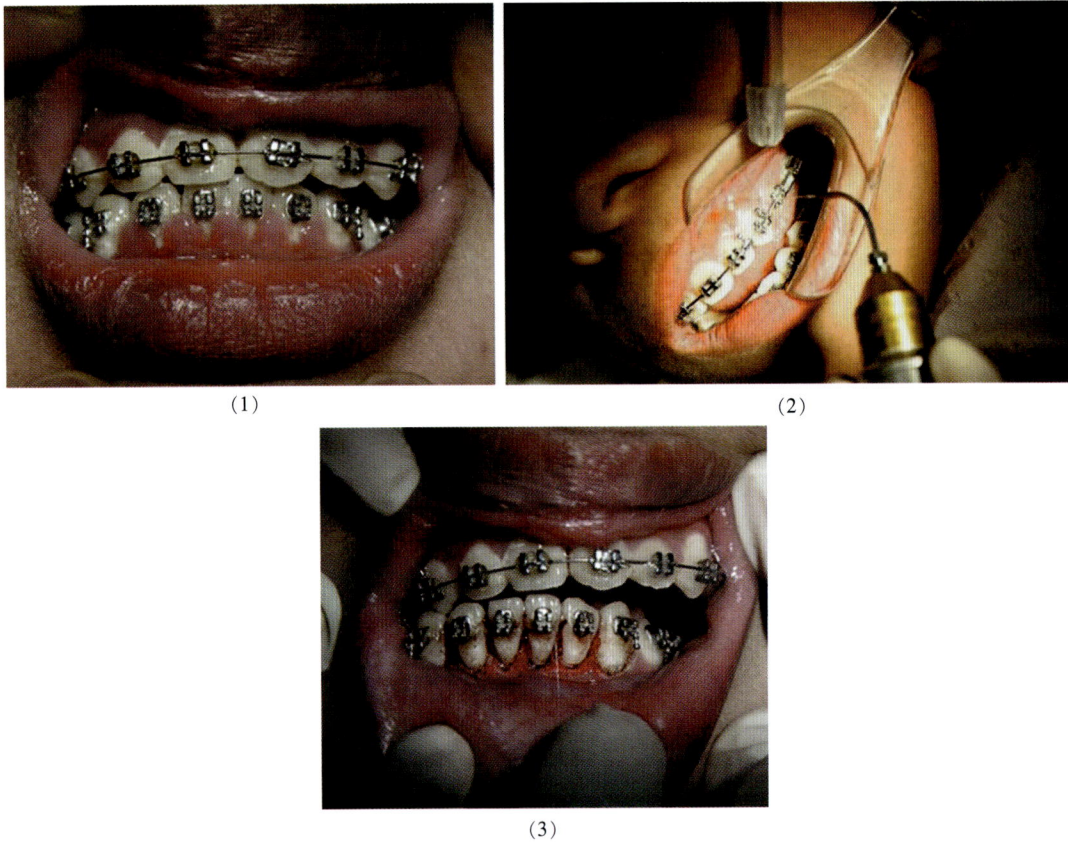

图 23 − 18　牙龈增生激光切除术

（1）下前牙区牙龈增生；（2）激光切割中；（3）激光牙龈切除术后

反应，当激光束遇到牙体组织时会有特殊火花及炭化形成，容易鉴别。

7. 经验和评述

激光牙龈成形术最大的优点是整个手术过程出血极少，年轻患者容易接受，并且激光牙龈成形后即可佩戴矫正器，无须应用牙周塞治剂，方便了正畸科医师的矫正处理，值得临床推广应用。

（五）恶性黑素瘤冷冻术

恶性黑素瘤好发于白种人的皮肤和黄种人的黏膜。其临床特征完全不同，发生于黏膜者在口腔各处黏膜如腭部、牙龈、颊部、口底、磨牙后区部位最为常见，其恶性程度极高。较早发生区域性淋巴转移和远处器官的转移，预后较差，病死率高。口腔恶性黑素瘤的治疗模式经过长期的临床实践摸索已发展成具有中国特色的综合序列模式。即原发病灶的低温治疗、颈淋巴清扫术、抗黑素瘤的化疗、生物治疗等。由此而获得的临床资料显示，我国的口腔恶性黑素瘤的 5 年生存率为 42％左右，比以往单一手术治疗模式的治疗效果有较大提升。

1. 手术指征

口腔颌面部腭部、牙龈、颊部、口底、磨牙后区部位的恶性黑素瘤原发灶。

2. 术前准备

（1）常规行全身检查，详细了解主要脏器的功能和耐受冷冻的情况。

（2）术前必要的影像检查，排除远处转移病灶；常规拍摄胸部正位片，肝肾 B 型超声扫描。必要时辅以 CT 或 MRI 检查，详细了解病情，明确外科治疗的指征。

3. 麻醉与体位

（1）麻醉：一般采用 1％利多卡因局部浸润或局部神经阻滞麻醉。

（2）体位：仰卧位，垫肩，头后仰，头部固定。

4.手术步骤

（1）术区准备：麻醉显效后，常规消毒铺巾。

（2）冷冻：根据病变不同部位肿瘤的大小和形状，选择合适的金属喇叭头（如圆形、椭圆形治疗头）。对于发生在牙龈、口底和磨牙后区的不规则外形的病灶则应选择铺设药棉后直接喷射的方法进行冷冻（图 23－19）。

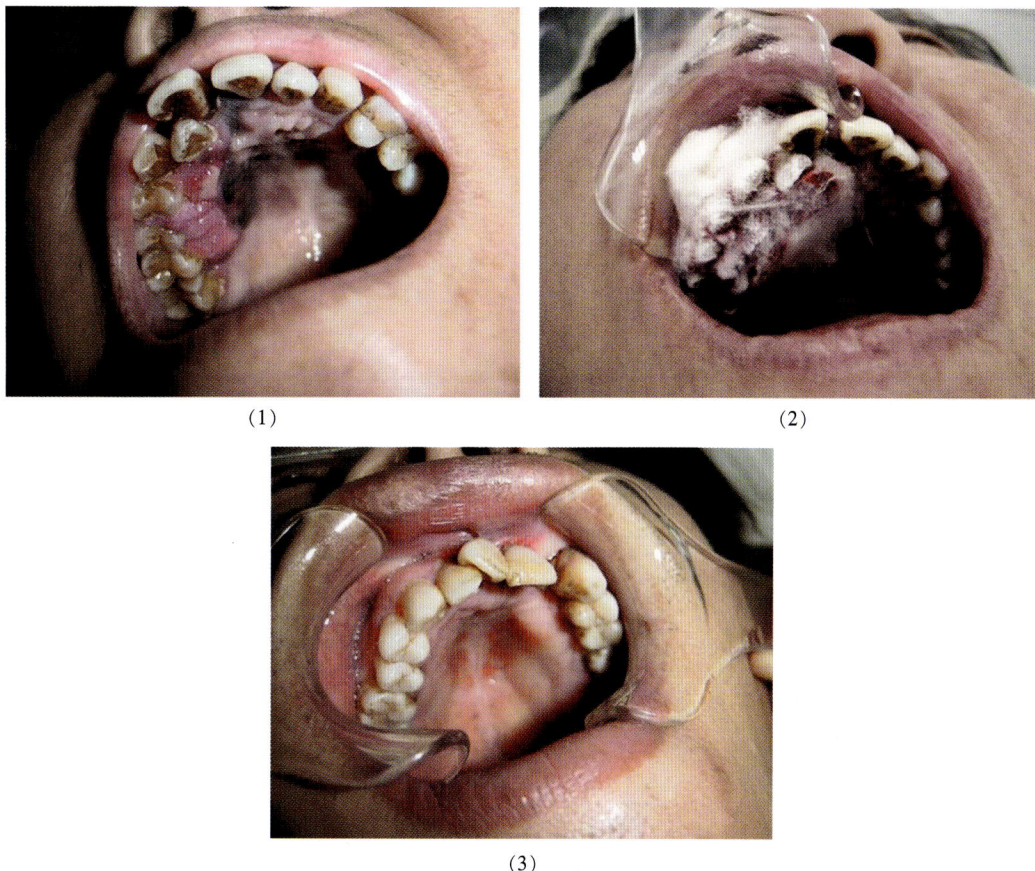

(1)　　　　　　　　　　　　　　(2)

(3)

图 23－19　腭部恶性黑素瘤冷冻治疗

(1)腭部黑素瘤术前；(2)冷冻采用药棉铺设后液氮直接喷射法，治疗中；(3)经治疗后病变消失

（3）治疗剂量：冷冻治疗的剂量取决于制冷剂的作用时间，这是一种间接的治疗强度确定方法。对于口腔黏膜恶性黑素瘤的治疗剂量，我们建议的时间是每次冻融 2～5 min，并以冰晶形成的范围大于病灶的 5 mm 为宜。颊部的病灶以不产生术后的洞穿性缺损为宜。

（4）病灶活检的方法：传统的恶性黑素瘤不主张外科手术器械的经典切取活检方法，而是采用冷冻治疗两次间隙中的钳取组织的方法，但是由于病理上往往提示，经过冷冻处理后已经发生明显的细胞形态的改变，故经常有无法确诊的尴尬状况。对此，笔者提出的采用激光刀于冷冻前切取活检的方法，具有防止肿瘤播散和保持组织不变形的特点。但是应根据病理切片观察的需要，做足够大小范围的标本切取，以保证激光刀切割后去除边缘碳化层，仍有足量组织供形态观察。

（5）术后处理：冷冻治疗后，一般不需特殊处理，但是由于对恶性黑素瘤进行较彻底的冷冻以后，往往术后的组织肿胀反应较为明显，因此应及时预防性应用激素和适当口服抗生素。当然对于年老体弱者应采用静脉输液的方法处理局部反应，并解决因局部组织坏死、溃疡引发疼痛而影响进食的问题。

5.重要解剖结构的辨认与保存

治疗颊部恶性黑素瘤时，应注意保护腮腺导管口。同样，对于其他部位需要保护的区域应当采用酒精棉球相隔的方法加以保护。

6. 组织缺损的处理及立即修复

冷冻治疗不会造成直接的组织缺损，但是由于恶性黑素瘤要求根治，因此当牙龈和腭部的黑素瘤冷冻后会有继发性黏膜瓣的缺损，造成腭骨水平板或牙槽骨的暴露。长此以往，在口腔唾液的浸泡中会引起慢性边缘性骨髓炎，因此需要Ⅱ期手术修复治疗。一般在病灶控制后的6个月或1年左右再考虑修复。一来有利于病灶复发的随访监视，二来等待病情稳定后实施修复较为合理。

7. 术中、术后并发症的诊断和处理

(1)冷冻术中一般没有太多的并发症，但是术后常见一些并发症。术后的溃疡和疼痛是最常见到的。保持口腔清洁、经常漱口和适当应用预防性抗生素即可。一般在术后2周左右复诊，修整部分坏死组织有重要意义。术后患者疼痛给予止痛药物即可。术后组织坏死和口臭也是无法避免的，及时清洁、修剪和漱口便可。有些老年人和妇女患者经常会有术后出血，一般发生于冷冻后的2周左右，主要是没有完全坏死的组织脱落分离造成的，处理方法是清洁创面后缝合止血。对于骨孔的知名血管出血，可采用竹签填塞方法。

(2)对于病变累及口底、咽侧的患者，常规行预防性气管切开术，以防术后肿胀、窒息。

8. 经验和评述

冷冻治疗口腔恶性黑素瘤是经实践证明的正确方法。由于恶性黑素瘤的肿瘤细胞对于低温的敏感性较高，因此冷冻处理恶性黑素瘤的原发病灶应当提倡。恶性黑素瘤的切取活检极为重要，手术刀片的切取方法应该让位于激光手术刀的切取方法。激光的高温高热有助于杀灭肿瘤细胞，防止肿瘤的播散，符合肿瘤外科的无瘤原则。同时，对恶性黑素瘤的综合序列治疗是具有中国特色的经验总结，应推广普及。

（六）舌体冷冻术

舌黏膜是口腔最常发生各种肿瘤的部位，口腔黏膜的鳞状细胞癌好发于舌部。舌体的腺癌也有一定的发生率。口腔癌的一个重要的特点是较多的病例经历了由癌前病变或癌前状态发展到癌瘤的过程，这使得口腔肿瘤较易于诊断。由于口腔黏膜部位浅表，因而口腔肿瘤的早期发现较为容易。世界卫生组织对于癌前状态和癌前病变的定义，明确了扁平苔藓和黏膜白斑的范畴。冷冻治疗对于舌部扁平苔藓和白斑的处理效果较好，同时对于原位舌体的鳞癌也有良好的治疗效果。舌部冷冻治疗具有普遍的代表意义，介绍如下：

1. 手术指征

发生于舌部的扁平苔藓和黏膜白斑及鳞癌原发灶。

2. 术前准备

(1)常规行全身检查，详细了解主要脏器的功能和耐受冷冻的情况。

(2)对于舌癌患者，术前行必要的影像检查，排除深层浸润和远处转移病灶；常规拍摄胸部正位片，行肝肾B型超声扫描。必要时辅以CT或MRI检查，详细了解病情，明确外科治疗的指征。

3. 麻醉与体位

(1)麻醉：一般采用1%利多卡因局部浸润或局部神经阻滞麻醉。

(2)体位：仰卧位，垫肩，头后仰，头部固定。

4. 手术步骤

(1)术区准备：麻醉显效后，常规消毒铺巾。

(2)冷冻：根据病变不同部位肿瘤的大小和形状，选择合适的金属喇叭头（如圆形、椭圆形治疗头）。对于不规则外形的病灶则应选择铺设药棉后直接喷射的方法进行冷冻（图23-20）。

(3)治疗剂量：冷冻治疗的时间是冻融每次2～3min，并以冰晶形成的范围大于病灶的5mm为宜。

（1）

（2）

（3）

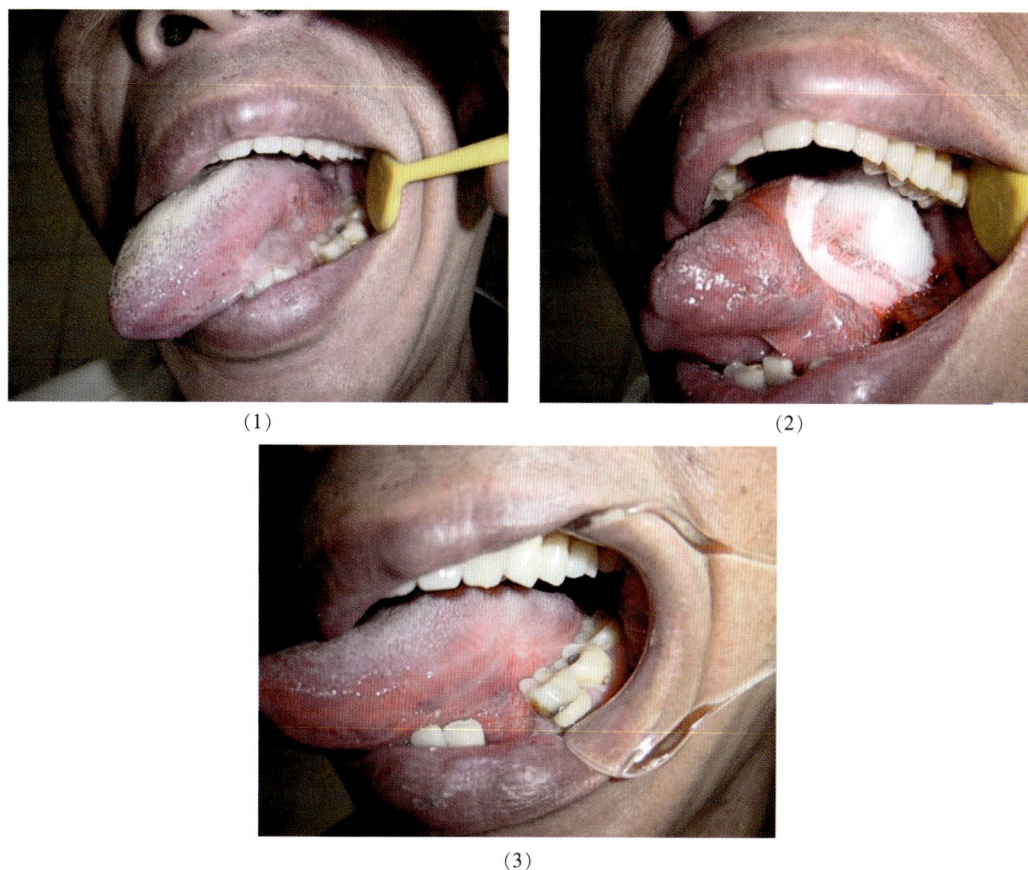

图 23 - 20 舌白斑冷冻治疗

（1）左舌缘白斑；（2）冷冻后冰晶形成；（3）冷冻治疗术后，轻微瘢痕形成，病变完全消失

（4）病灶活检的方法：采用激光刀于冷冻前切取活检的方法。

（5）术后处理：冷冻治疗后，一般不需特殊处理，术后的组织肿胀反应较为明显者，应及时预防性应用激素和适当口服抗生素。对于年老体弱者应采用静脉输液的方法处理局部反应，并解决因局部组织坏死、溃疡引发疼痛而影响进食的问题。术后适当补充营养较为重要，对于促进创口愈合、减缓疼痛有明显作用。

5. 重要解剖结构的辨认与保存

同样，对于其他部位（如牙龈、口底等）需要保护的区域应当采用酒精棉球相隔的方法加以保护。

6. 组织缺损的处理及立即修复

同上述恶性黑素瘤冷冻后的处理。

7. 术中、术后并发症的诊断和处理

（1）对舌根部和部位靠后缘的病灶实施冷冻时，要考虑术后肿胀对气道通畅度的影响。

（2）行预防性气管切开术对于病变范围较大、年老体弱者尤为重要，以防术后肿胀、窒息。

（3）术后预防性应用激素和抗生素，可在 3～5 d 中发挥作用。

8. 经验和评述

冷冻治疗是舌部黏膜癌前病灶和癌前状态首次就诊时的首选治疗方法，低温对于黏膜组织的坏死和逐渐分离排斥具有免疫激发作用。这是常规手术切除和采用激光治疗所不具备的，因此我们建议推广应用。

（周国瑜）

八、口腔颌面-头颈肿瘤放射性粒子组织间插植术

自1898年居里夫人发现镭以后,医学界就利用镭来做近距离放射治疗(radiation therapy)。早期的近距离放射治疗为镭针插植和氡籽植入,发展到现代后装治疗(afterloading),目前常用的有腔内治疗、管内治疗、组织间照射、术中置管、术后放疗等。进入20世纪80年代后,低活度放射性核素的研制,3D-TPS治疗计划系统的应用,B超引导的应用和CT、MRI定位技术等,使放射性粒子组织间插植位置更加精确,疗效明显提高。

放射性粒子组织间插植术是一种通过微创方式将多个封装好的具有一定规格、活度的放射性同位素粒子经施源器直接施放到肿瘤组织内进行高剂量照射的治疗,可以单独或与手术、体外放疗联合应用。它具有靶向精确、肿瘤局部控制率高、对正常组织损伤轻、全身反应小的优点,在国外已得到很大的发展。在我国,由于低活度放射性核素粒子^{125}I的研制成功、三维近距离治疗计划系统的开发及B超、CT、MRI引导的介入,粒子种植治疗口腔颌面-头颈肿瘤的前景同样看好。

放射性粒子组织间插植,分为暂时性插植和永久性插植两种。暂时性插植治疗大多使用后装治疗机或术中放入^{192}Ir(铱)丝,放射源和施源管需取出;永久性插植治疗的放射性核素粒子活度一般在0.3~1.0mCi,剂量率通常为0.05~0.1Gy/hr。放射性粒子插植到肿瘤区域后,粒子可永久留在体内,有效治疗在3个半衰期内。如选用^{125}I粒子,其半衰期为59.6d,插植后能维持180d的不间断放疗,局部放射剂量可高达160Gy,给插植区肿瘤细胞以致死性杀伤。

放射性粒子组织间插植的优点还包括:①穿射距离短,仅有1.7cm,通过调整粒子源间距和活度,靶区外剂量可得到很好控制,周围正常组织可以得到有效保护,达到良好的适形效果;肿瘤得到高剂量照射,疗效高,而正常组织受放射损伤小,并可降低晚反应组织损伤的发生率。②放射性粒子持续性低剂量的照射,能够对进入不同分裂周期的肿瘤细胞进行不间断的作用,提高了放射敏感性,有较高的放射生物效应。③放射性粒子为钛合金封闭的微型粒子,与人体有较好的组织相容性,不被人体吸收,不会产生放射泄露,防护简单,安全性好。④大部分患者可完成放射性粒子插植治疗,明显减少治疗费用,减轻患者经济负担。⑤对计划性放射粒子组织间插植的晚期肿瘤患者,由于手术规模有一定的减小,避免切去过多组织和器官,患者有较好的生存质量,疗效又比较好。⑥手术者操作过程中应用专用工具,不直接接触放射性粒子,防护安全性高。

1. 手术指征

口腔颌面头颈肿瘤如舌癌、鼻咽癌、软腭癌、腮腺癌、口咽癌、扁桃体癌等均可行放射性粒子组织间插植治疗。主要适应证包括:

(1)未经治疗的原发肿瘤,因全身重要器官不能耐受全麻手术或拒绝切除手术的病例。

(2)肿瘤累及重要脏器,手术无法根治,术中残存肿瘤或切缘距肿瘤太近(<0.5cm)。

(3)无法手术的晚期、复发病例。

(4)肿瘤局部或区域性扩散、转移性肿瘤失去根治手术价值者。

(5)外照射效果不佳,肿瘤残留或放疗后复发,或作为外照射局部剂量补充。

放射性粒子插植术还可以与手术联合应用,主要包括:

(1)术中应用:当肿瘤累及或包绕重要器官(如颈总动脉),手术无法根治、术中残存肿瘤或切缘距肿瘤太近(<0.5cm)时,术中行局部放射性粒子插植。

(2)术后应用:手术发现肿瘤局部扩散或区域性淋巴转移,为增强根治性效果,可行术后放射性粒子插植,减少肿瘤局部复发和转移;对N0患者可在淋巴回流途径植入粒子,预防淋巴转移的发生。

2. 术前准备

(1)接受放射性粒子组织间插植的患者必须符合治疗的适应证,有明确的病理学检查报告及常规检查

报告,有 B 超、CT、MRI 等影像学资料以确定肿瘤靶区的立体治疗位置。此外,预计患者生存期在 6 个月以上。

(2)患者/家属同意签订放射治疗知情同意书。

(3)三维治疗计划设计,以满足靶区剂量具体化、个体化的优化设计要求:①根据肿瘤部位采集的CT,重建肿瘤的三维形态。②勾画出治疗靶区及周围组织的轮廓,包括靶区、体表、敏感器官、重要器官。③设计进针角度,避免伤及大血管和重要器官,找到最佳植入路径。④准确设计植入粒子的位置、数量,优化肿瘤和正常组织剂量曲线。90%的肿瘤靶体积应包括在90%课题范围内,肿瘤周边匹配剂量(matched peripheral dose,MPD)在 90～110 Gy,一般选用巴黎系统布源方法。⑤选择放射源。⑥优化认可后输出治疗计划报告。计划系统应准确、直观地将计划的结果等比例绘制在医学影像图上,为医生评估计划和查询、标记重点位置剂量提供便利。

(4)按治疗计划订购放射性粒子。目前常用的^{125}I 粒子放射源结构为:直径 0.8 mm、长度 4.5 mm、壁厚0.05 mm 的钛杯,中心为 0.5 mm×3.0 mm 的渗过^{125}I 核素的银棒[图 23 - 21(1)]。粒子在手指上的大小如图 23 - 21(2)所示。由于放射性粒子有一个半衰期,应根据手术日期通知放射性粒子的送达时间与数量。图 23 - 21 的(3)图为粒子枪,粒子枪内一次可装入^{125}I 粒子 30 颗。手术前粒子枪与其他手术器械经高压灭菌后备用。

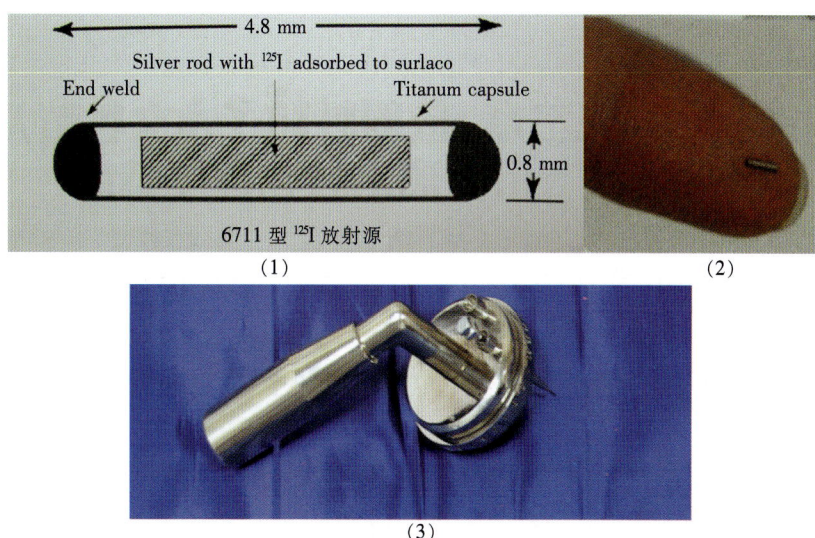

图 23 - 21　^{125}I 粒子放射源结构示意图
(1)银棒;(2)放射性粒子;(3)粒子枪

放射性粒子属于Ⅰ类低比活度放射性物质,运输时放射源的包装分 4 层,将若干个粒子装入玻璃瓶内,再将装放射源的小瓶装入铅罐内,之后将铅罐装入固定盒内,外面用硬纸板进行包装,整个包装能够屏蔽 99.9%的 γ 射线,包装的每层表面均贴有放射源的名称、数量、活度、生产日期、出厂编号、货包类型、辐射标示等,放射源的运输包装表面辐射剂量必须小于国家允许的辐射剂量水平(5 μSv/h)(目前国际上用希沃特 Sv 作为射线作用于人体的剂量单位),包装表面必须标有 A 型标志。

(5)^{125}I 放射性粒子的消毒:放射性粒子的消毒由临床使用者负责。放射性粒子表面有包壳,在使用前可以用常规消毒方法消毒。^{125}I 粒子可用超过 135 ℃、241.32 kPa 高压蒸汽消毒或环氧乙烷(ETO)消毒,新洁尔灭浸泡 30 min 也可以达到满意的消毒效果。须注意,各种消毒方法均应在有防护的条件下进行。

(6)手术其他准备工作:手术时操作人员应穿铅防护衣,戴铅手套、帽子和铅玻璃眼镜,并佩戴个人剂量计。图 23 - 22 为台式射线防护屏蔽架和 γ 射线剂量仪。仪器须经过国家相关部门标定,工作状态良好。带刻度的无菌一次性插植针有成品供应,有不同长度规格,须根据粒子植入深度选用,在手术前准备好。

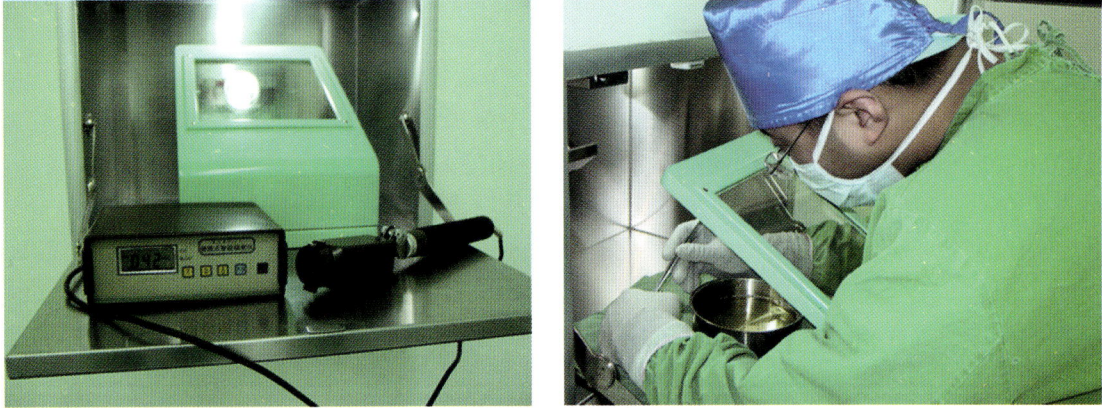

图 23-22　消毒后的^{125}I粒子在台式射线防护屏蔽架防护下操作

（7）将粒子装入粒子枪备用：消毒后的^{125}I粒子在台式射线防护屏蔽架防护下，在无菌条件下，按粒子枪号码序数装入消毒后的粒子备用。粒子枪内一次可装入^{125}I粒子30颗。这一步骤一般在手术开始前完成。

3. 麻醉与体位

大部分粒子插植术可在局部麻醉下进行，患者通常采取平卧位。患者手术区行皮肤消毒、铺巾后进行局部麻醉。根据口腔肿瘤的特点，本手术也可采取局部麻醉，患者也可采取坐位。对病情复杂、估计手术时间比较长的患者应选用全麻。

4. 手术步骤

（1）切开颈部皮肤、皮下组织，止血并清晰暴露肿瘤包膜表面。根据放疗计划，在肿瘤包膜表面用亚甲蓝标出进针点（图23-23）。一般点间距1 cm，范围从瘤内至瘤外1 cm。如经皮穿刺，则直接在手术区皮肤上标记。

（2）按照放疗计划行微创插植：固定体位，根据放疗计划插入植入针达计划深度。植入针须避开血管及重要器官，平行排列。检查植入针的位置和深度，必要时做适当调整。以相同方法插入第二排、第三排植入针（图23-24）。

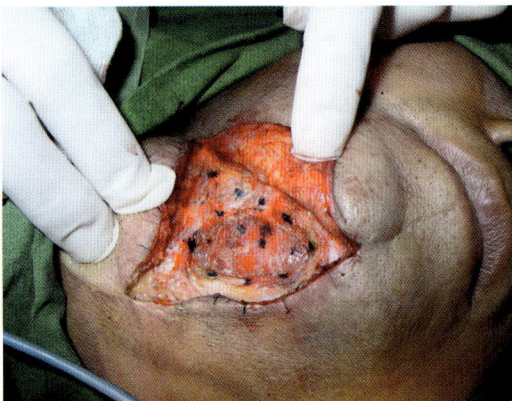

图 23-23　在肿瘤包膜表面用亚甲蓝标出进针点
进针点间距1 cm，范围从瘤内至瘤外1 cm

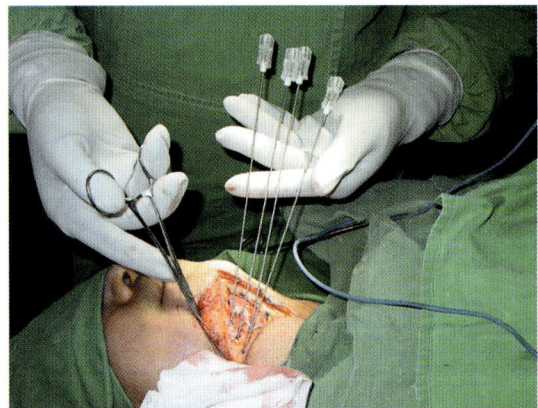

图 23-24　微创插植
插入植入针达预定深度

（3）送入^{125}I粒子：每个植入针拔出针芯，确认无回血后，通过粒子枪逐一用推杆粒子、平头针芯（推杆）将粒子推到预定深度（图23-25），再连同植入针体一并拔出，局部压迫数分钟以防出血。

图 23-25 的右下图为植入针和平头针芯推杆，注意推杆长度比植入针芯长度长 1~1.5 mm，推杆推送粒子到底后，粒子将被推出针外，不会遗留在植入针内。

（4）皮肤缝合和包扎：手术野确定无渗血后，缝合皮肤并用消毒纱布包扎。

（5）手术结束后的质量控制和放射工作规范：①手术结束后，粒子枪、植入针和敷料内绝对不能遗留放射性粒子；②γ 射线剂量仪检测手术室放射剂量，做好记录；③废弃粒子或污染物应放置在防护罐内，按照国家放射线废弃物有关规定处理；④插植后患者须常规通过拍 X 线片或模拟机检查来核对已插植的粒子数[图 23-26（1）]；⑤患者粒子植入区戴铅橡皮防护罩可明显减少体外射线剂量[图 23-26（2）]。

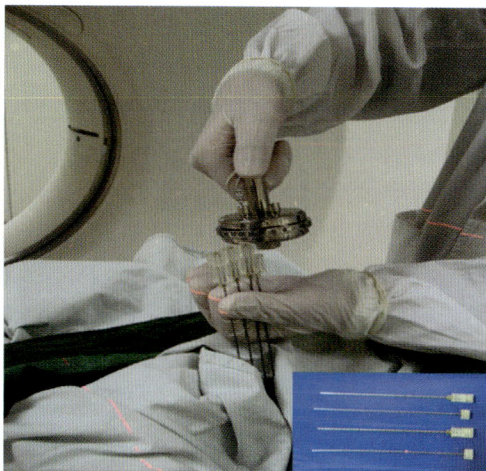

图 23-25　逐一送入 ^{125} I 粒子

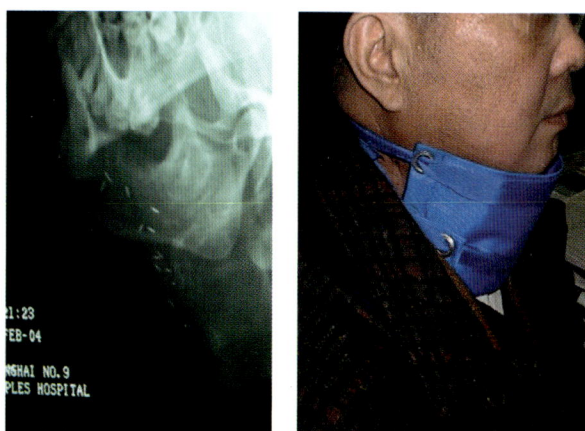

（1）　　　　　　　　　（2）

图 23-26　质量控制和放射工作规范

（1）插植后患者常规通过拍 X 线片或模拟机检查来核对已插植的粒子数；

（2）患者粒子植入区外戴铅橡皮防护罩可明显减少体外射线剂量

5. 放射性粒子组织间插植后的注意事项

（1）粒子持续作用时间一般为 3 个半衰期，在此期间要求患者能够配合追踪管理。

（2）粒子辐射的射线大多作用于患者体内，但治疗后 1~2 个月内，仍应尽量避免与孕妇、儿童密切接触，或保持 1 m 以上距离。

（3）植入粒子后第 1 日、第 4~6 周各随访 1 次，其后每 3 个月随访 1 次，共 2 年。

6. 术中、术后并发症的诊断和处理

（1）出血：插植时发生明显出血，一般压迫止血即可；插植后发生出血一般会在局部形成血肿，如发生在上呼吸道（舌根等部位）附近，会出现"三凹征"，有窒息危险，须紧急处置（同本章口腔手术后出血的紧急处理）。

（2）局部组织坏死：在插植粒子过密、紧贴颌骨时可发生。制订正确的放疗计划，避免放射热点，粒子与颌骨距离 1 cm 以上可避免其发生。已发生局部组织坏死（常合并肿瘤坏死），一般有慢性瘘管形成，须给予换药、引流，严重者需行病灶清除和修复术。

（3）粒子体内移动：有报告粒子植入后局部组织收缩或肌肉挤压使粒子移入血管随血液流动引起肺栓塞，胸片可见粒子影像，一般患者无自觉症状及体征，仅随访，无特殊处理。但应注意如粒子引起脑栓塞，治疗困难，可引起严重后果，必须高度重视。

（4）插植区局部感染：主要因消毒不严或手术污染引起，应用抗生素治疗。

7. 经验和评述

目前放射性粒子组织间插植在技术上十分成熟，在近距离放射治疗中占有一席之地，并在口腔颌面-头颈肿瘤的治疗上多了一个选择。

与常用的照射治疗相比，放射性粒子组织间插植具有明显的放射生物学优势。肿瘤细胞周期与放射生物学的研究发现，肿瘤细胞 M 期的放射敏感性最高，S 期最不敏感；若以分裂延缓为标准，则 G2 期最敏感。肿瘤细胞受照射后，处于放射敏感时相和非敏感时相细胞的比例存在再分配，这样就增加了杀伤机会。放射性粒子组织间插植后连续不断照射，使肿瘤细胞的损伤效应累计叠加，增殖期的细胞被杀伤，静止期的细胞则进入敏感期（G2—M 期），细胞周期的延长，提高了 G2—M 期照射剂量，从而有助于提高对肿瘤细胞的杀伤效果，提高放射敏感性。放射性粒子植入具有低剂量率放射的生物学特性，因此在疗效上对亚致死放射损伤修复能力强、放疗后肿瘤细胞再充氧过程差、含乏氧细胞比例高、分化程度高和生长缓慢的肿瘤要优于常规的外放疗技术。由于是持续性照射，生物效应明显提高，对 DNA 双链断裂破坏完全，治疗增益可提高 12.6%。加上其他优点，放射性粒子组织间插植已受到口腔颌面头颈肿瘤外科医师的关注和欢迎。

此外，放射性粒子组织间插植的安全性良好。测试结果显示，一次 ^{125}I 粒子植入治疗对医师及患者家属所造成的辐射剂量约 0.02 mSv。据测试，一次 X 射线透视，被检者接受的辐射剂量为 2.8 mSv；胸部摄片，被检者接受射线辐射为 0.2～1 mSv（自然界中的天然辐射，每年作用于人体的剂量约为 2 mSv），远低于国家防护标准。医师和患者家属不必为辐射安全担心。医务人员为了减少个人的受辐照剂量，可尽量缩短与射线接触时间（提高熟练程度、缩短治疗时间），尽可能远离放射源（使用镊子等辅助工具进行操作），手术时穿铅防护衣、戴铅眼镜与铅手套，进一步减少受辐射剂量。

（王中和）